Medicina Fetal

Diagnóstico Pré-Natal e Conduta

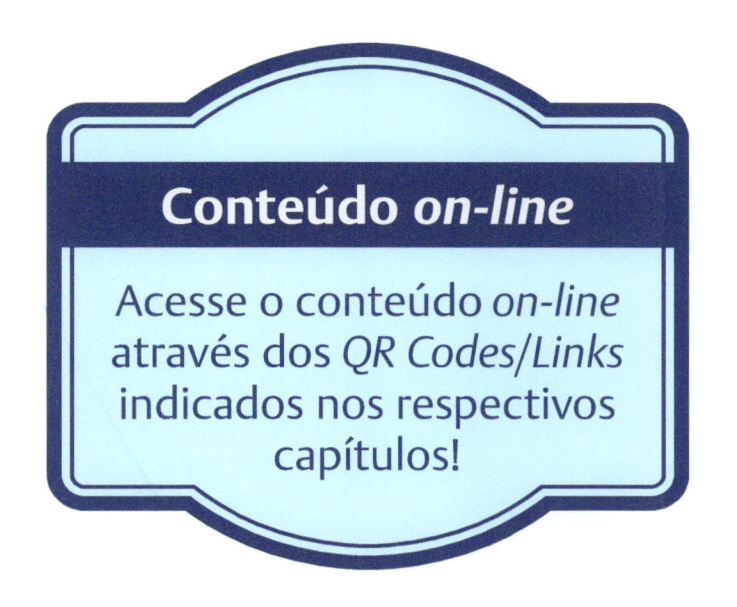

Conteúdo *on-line*

Acesse o conteúdo *on-line* através dos *QR Codes/Links* indicados nos respectivos capítulos!

Thieme Revinter

Medicina Fetal

Diagnóstico Pré-Natal e Conduta

Segunda Edição

Eduardo Valente Isfer

Especialização na área de Medicina Fetal em Paris (França) e Nova York (EUA)
Titulação Internacional de Médico Assistente Estrangeiro ("d'Assistant Étranger")
conferida pela Académie de Paris – Université Paris V – René Descartes, com o trabalho
científico intitulado: "Anasarque Foeto-Placentaire Non Immun"
Membro efetivo da Internacional Fetal Medicine and Surgery Society (IFMSS) desde 1992
Presidente do 28th Annual Meeting – The International Fetal Medicine and
Surgery Society (IFMSS) – Brazil, 2009
Autor dos livros: Medicina Fetal: Diagnóstico Pré-Natal e Conduta; Manual de Medicina
Fetal da Febrasgo
Planejamento, Organização e Presidente do I ao VII Encontro Internacional de
Especialistas em Medicina Fetal realizados em São Paulo, nos anos de 1993, 1995, 1997,
1999, 2001, 2003 e 2005, respectivamente
Membro Titular & Fundador da Academia Brasileira de Ultrassonografia

Thieme
Rio de Janeiro • Stuttgart • New York • Delhi

Dados Internacionais de Catalogação na Publicação (CIP)
(eDOC BRASIL, Belo Horizonte/MG)

I78m
    Isfer, Eduardo Valente
       Medicina fetal: diagnóstico pré-natal e conduta/Eduardo Valente Isfer. – 2.ed. – Rio de Janeiro, RJ: Thieme Revinter, 2023.

      23 x 31,4 cm
      Inclui bibliografia
      ISBN   978-65-5572-196-6
      eISBN 978-65-5572-202-4

      1. Diagnóstico pré-natal. 2. Feto – Desenvolvimento. 3. Feto – Doenças – Diagnóstico. I. Título.

                                            CDD: 618.32

Elaborado por Maurício Amormino Júnior – CRB6/2422

Contato com o autor:
isfer@fetus.com.br

Nota: O conhecimento médico está em constante evolução. À medida que a pesquisa e a experiência clínica ampliam o nosso saber, pode ser necessário alterar os métodos de tratamento e medicação. Os autores e editores deste material consultaram fontes tidas como confiáveis, a fim de fornecer informações completas e de acordo com os padrões aceitos no momento da publicação. No entanto, em vista da possibilidade de erro humano por parte dos autores, dos editores ou da casa editorial que traz à luz este trabalho, ou ainda de alterações no conhecimento médico, nem os autores, nem os editores, nem a casa editorial, nem qualquer outra parte que se tenha envolvido na elaboração deste material garantem que as informações aqui contidas sejam totalmente precisas ou completas; tampouco se responsabilizam por quaisquer erros ou omissões ou pelos resultados obtidos em consequência do uso de tais informações. É aconselhável que os leitores confirmem em outras fontes as informações aqui contidas. Sugere-se, por exemplo, que verifiquem a bula de cada medicamento que pretendam administrar, a fim de certificar-se de que as informações contidas nesta publicação são precisas e de que não houve mudanças na dose recomendada ou nas contraindicações. Esta recomendação é especialmente importante no caso de medicamentos novos ou pouco utilizados. Alguns dos nomes de produtos, patentes e design a que nos referimos neste livro são, na verdade, marcas registradas ou nomes protegidos pela legislação referente à propriedade intelectual, ainda que nem sempre o texto faça menção específica a esse fato. Portanto, a ocorrência de um nome sem a designação de sua propriedade não deve ser interpretada como uma indicação, por parte da editora, de que ele se encontra em domínio público.

Thieme Revinter Publicações Ltda.
Rua do Matoso, 170
Rio de Janeiro, RJ
CEP 20270-135, Brasil
http://www.ThiemeRevinter.com.br

Thieme USA
http://www.thieme.com

Design de Capa: © Thieme
Créditos Imagem da Capa: Pregnant woman with fetus 3D concept
@CLIPAREA l Custom media/shutterstock.com

Impresso no Brasil por Forma Certa Gráfica Digital Ltda.
5 4 3 2 1
ISBN 978-65-5572-196-6

Também disponível como eBook:
eISBN 978-65-5572-202-4

DEDICATÓRIA

O verdadeiro protagonismo de eu ter me empenhado a reescrever essa 2ª Edição, deve-se, essencialmente, à minha família, em particular, a minha esposa (Roseli) e filhas (Vivian e Andressa). Elas foram e, ainda são, as grandes responsáveis pela minha inspiração e persistência como acadêmico, pois além de estarem sempre presentes ao meu lado, também me apoiaram, de modo irrestrito, todos os meus projetos. A elas, dedico essa 2ª Edição como parte do meu reconhecimento, do meu orgulho e apreço que serão sempre eternos.

AGRADECIMENTOS

Neste momento, justamente quando posso dar por concluída a 2ª edição do livro *Medicina Fetal – Diagnóstico Pré-Natal e Conduta*, não poderia deixar de registrar o meu mais sincero respeito e agradecimento a todos aqueles que, de alguma forma, contribuíram para a realização deste trabalho.

Primeiramente, sinto-me na obrigação de citar e enaltecer os serviços prestados por todos os nossos colaboradores, desde os autores (nacionais e internacionais) como também o pessoal da Editora Thieme Revinter e aos meus funcionários da FETUS (Yasmim, Janaína e Anselmo), sem os quais dificilmente conseguiria compilar esta 2ª edição com tamanha qualidade e envergadura. Nesse particular, como já referenciei por ocasião da 1ª edição, gostaria de mais uma vez nominar os Profs. Bussâmara Neme *(in memorian)* e Antônio Rozas *(in memorian)*, nomes consagrados da Obstetrícia brasileira, os quais sempre foram exemplos de profissionalismo, resignação e dedicação científica. E também o Prof. Yves Dumez, a quem devo praticamente toda a minha formação na área de Medicina Fetal, pois com ele aprendi não apenas os procedimentos técnicos do diagnóstico e tratamento do feto, mas também como respeitá-lo como "paciente", o qual deve ser sempre protegido em todos os seus direitos.

Consoante com esta nova edição, gostaria de também deixar aqui expresso os meu agradecimentos aos Profs. Mark Evans (EUA), Michael Harrison (EUA) e Ayrton Pastore (BR), os quais se prontificaram, de imediato a escrever o prefácio, dignificando em muito a atual publicação. Evans e Harrison são dois ícones da Medicina Fetal. O Prof. M. Evans (obstetra), por quem tenho profundo apreço e estima, sempre me brindou com sua amizade e apoio em nível internacional (em particular, na IFMSS – International Fetal Medicine and Surgery Society). O Prof. Evans é mundialmente reconhecido e respeitado por suas inúmeras pesquisas e publicações no campo do rastreamento pré-natal de aneuploidias (bioquímico e biofísico), além de *expert* em gestação múltipla e em procedimentos diagnósticos invasivos. Já o Prof. M. Harrison (cirurgião pediátrico), por quem também me sinto enaltecido em poder gozar de sua amizade e apoio, foi o primeiro médico e o grande idealizador da cirurgia fetal, tendo publicado em 1990, no *New England Journal*, o primeiro caso de um feto operado ainda no útero materno, à "céu aberto", por hérnia diafragmática congênita (ao redor da 22ª semana) e que evoluiu com sucesso até o término da gestação. A partir desse relato, observou-se uma evolução extraordinária na área da cirurgia fetal, tendo sempre o Prof. Harrison como mentor e pioneiro, "inclusive para a cirurgia por fetoscopia". Por último, mas não menos importante, cito o Prof. Ayrton Pastore, colega e amigo, hoje uma das maiores referências na área da Ultrassonografia em Ginecologia e Obstetrícia, não apenas em nosso país, mas também na América Latina e Europa. A ele devo meus primeiros passos no ultrassom bem como a minha paixão na avaliação do bem-estar fetal. Sem dúvida, a possibilidade de poder contar com o seu prefácio abrilhanta ainda mais o ímpeto desta edição.

Agradecimentos à parte, gostaria de ainda enfatizar mais duas homenagens especiais. A primeira, aos meus pais *(in memorian)*, exemplos de dignidade, retidão e dedicação familiar, sempre incansáveis no que se referia à educação e à formação profissional de seus filhos. A segunda, a minha esposa, Roseli, e filhas, Vivian e Andressa (lembrando ainda que esta não tinha nascido por ocasião da 1ª Edição), que sempre estiveram ao meu lado, de forma incondicional, dando apoio, incentivo e suporte irrestritos a todos os meus projetos. A vocês, deixo esta obra como legado da minha admiração, respeito e agradecimento por tudo e pelo que significam para mim.

Por fim, gostaria de finalizar enfatizando que esta nova edição conseguiu compilar a experiência já obtida por diversos profissionais não apenas em nível nacional, mas também internacional. Desse modo, espero que este livro em sua nova edição possa contribuir ainda mais para o crescimento da Medicina Fetal e da Obstetrícia moderna, tanto no âmbito nacional quanto na América Latina.

PREFACE

Eduardo Isfer has produced a masterpiece for Fetal Medicine colleagues around the world, especially for the many professionals in the Portuguese and Brazilian world. This is a very comprehensive work that covers all the relevant topics necessary for modern Fetal Medicine Professionals: Maternal Fetal medicine specialists, fetal and pediatric surgeons, prenatal imaging specialists, geneticists, prenatal counselors, ethicists, and many others dedicated to caring for the fetal patient.

Eduardo has assembled a spectacular team of authors all expert in there very diverse fields. A large variety of diagnostic and therapeutic procedures are described in sufficient detail to be translated into clinical practice. The many tips about ultrasound should prove valuable to the experienced Sonographer and the eager novice. The same hold for the therapeutic procedures that are described in a way that lends itself perfectly to adoption by beginners and experienced practitioners alike.

Finally, it is wonderful for Portuguese speaking medical professionals to have a text of this quality to study, reference, treasure and admire. The rest of the fetal world is very proud of your work and is looking forward to great contributions in the future.

Michael R. Harrison, MD
Professor of Surgery, Pediatrics, OB-GYN,
and Reproductive Sciences, Emeritus
Founder / Director Pediatric Device Consortium
University of California San Francisco

Science, in general and the practice of medicine in particular, have been noted for periodic great leaps of advancement followed by intervals in which new concepts gradually get introduced into practice, weather the storms of introduction with its ups and downs, and finally gain acceptance into advanced, often subspecialized practice. Later on, tertiary practices migrate down the pathway from tertiary to secondary to primary care. The first attempts at a new technology (referred to as the phase of development) typically get reported at academic meetings, followed by journal articles, reviews, and grand rounds type lectures. The developing awareness of new methods creates demand for them – often well beyond the capacity of the initial developers to provide them. Then comes a phase of diffusion at which time new providers enter the field. There is a well-known pattern of increased utilization, increased complications, and then a gradual calming down of the situation as practice gradually improves across the board.

How to teach the new methods to both the field in general and the putative new providers takes many turns. One of the classic ones is the publishing of comprehensive textbooks. In the current internet era, the "younger generation" first instinct is to "google" the problem. Dr. "Google," however, did not graduate from medical school, and individual facts need to be put in overall context. Thus, there is still a profound need for the good books on the shelf that compile the subject, one chapter after the next so that the reader gets not only the specific information that might be discernable from a Facebook entry.

Dr. Isfer has undertaken the gargantuan task of creating a compendium of fetal medicine, from diagnostics through to fetal therapy written or translated into Portuguese, including both experts from across the globe as well as from Brazil. It creates an absolute bedrock of information for the Brazilian and Portuguese speaking populations to be taught in their own language. It also creates possibilities for patients to likewise learn in the comfort of their own language. It is a comprehensive treatise in the tradition of the classics of the medical literature that like its first edition will create a bridge to the future of healthcare.

Mark Evans
President, Fetal Medicine Foundation of America
Professor of Obstetrics and Gynecology
Icahn School of Medicine at Mt. Sinai

PREFÁCIO

A segunda edição de *Medicina Fetal – Diagnóstico Pré-Natal e Conduta,* em seus 145 capítulos distribuídos em 20 grandes tópicos, aborda o que há de mais importante, atual e avançado nessa área. A forma didática como foi escrito pelo Prof. Eduardo Valente Isfer e por nomeados colaboradores nacionais e internacionais sob sua coordenação, facilita muito o aprendizado, desde o neófito até o *expert* desse campo.

O roteiro e a escolha dos tópicos foram traçados da forma mais cuidadosa possível. A abordagem de Anatomia, Fisiologia e Genética enfatiza os principais métodos diagnósticos por imagem, como ultrassonografia, Doppler, ressonância magnética e também, a propedêutica fetal invasiva. O tópico das malformações é muito rico em informações, e as ilustrações são magníficas, seja pela ressonância magnética ou pela ultrassonografia tridimensional. Seu pioneirismo em nosso meio e sua experiência sobressaem de forma nítida em toda a obra, de forma especial nas patologias genéticas, na gemelidade, vitalidade e na terapêutica fetal. As infecções congênitas são abordadas detalhadamente da forma mais simples possível, para orientar o diagnóstico pré--natal e a conduta a ser realizada. Em toda a publicação, o feto é tratado como um paciente muito especial. Os tópicos que abordam os desvios do crescimento e a alteração da vitalidade fetal são excelentes. A parte final do livro, como não poderia deixar de ser pelo seu escopo, trata da terapia fetal clínica e cirúrgica com as mais avançadas tecnologias e técnicas visando salvaguardar o feto. Destaque ainda para os capítulos de assistência neonatal, efeitos sociais, psicológicos e ética na Medicina Fetal. Acredito que o livro será uma das principais referências em Medicina Fetal na língua portuguesa e em outros idiomas.

Ayrton Roberto Pastore
Livre-Docente do Departamento de
Radiologia da Universidade de São Paulo
Membro das Academias Brasileira e
Latino-Americana de Ultrassonografia

PREFÁCIO DA PRIMEIRA EDIÇÃO

O grande avanço científico, relacionado à propedêutica fetal, permitiu que obstetras e fisiologistas tomassem conhecimento intra-útero das condições morfológicas, bioquímicas, genéticas e fisiopatológicas do concepto.

Em consequência desses fatos, resultam atitudes assistenciais impositivas, no sentido de precipitar a extração fetal, a fim de eximir o concepto de condições adversas presentes durante a gestação e ou de permitir medidas terapêuticas neonatais. Outras vezes, entretanto, face à imaturidade fetal e à inadiável necessidade de corrigir situações comprometedoras da sua sobrevivência hígida, o concepto deve ser submetido a medidas terapêuticas intra-útero.

Surgiu, assim, um novo campo da assistência perinatal, a Medicina Fetal. Em sua prática deverão estar envolvidos diversos especialistas, cabendo, entretanto, ao tocólogo, afeito às patologias fetais e às possibilidades terapêuticas para a sua eventual correção, a responsabilidade maior na escolha da melhor solução, visando resguardar, pela sua eficiência e inocuidade, os interesses maternos e fetais.

Na presente publicação os autores e seus colaboradores, após salientar a importância do aconselhamento pré-gestacional e considerar os aspectos particulares da fisiologia fetal, reviram todas as metodologias aplicáveis para a devida apreciação do bem estar, da morfologia e da higidez do concepto. E, em decorrência dos achados consequentes da introdução dessa multiforme propedêutica, consideram, minuciosamente, as medidas terapêuticas, médicas e cirúrgicas, aplicáveis para eximir ou minorar os inconvenientes presentes durante a vida intra-uterina do concepto.

Finalmente, chamaram atenção para as questões éticas que ocorrem com a aplicação dessas medidas assistenciais, uma vez que nem sempre elas são inócuas para o binômio materno-fetal. Daí imperiosa necessidade de serem, devidamente, esclarecidos todos os participantes envolvidos, cabendo ao tocólogo defender, sempre que possível e pesados os riscos e benefícios, os interesses fetais.

A presente obra representa marco expressivo da literatura médica nacional, contribuindo, decisivamente, para alertar os tocoginecologistas sobre a responsabilidade que lhes cabe, durante a assistência pré-natal, para o diagnóstico precoce das anomalias fetais e, consequentemente, para as eventuais e possíveis correções. Daí decorre a importância de sua leitura e do seu conhecimento, visando a redução da morbiletalidade perinatal.

Prof. Dr. Antonio Rozas (In memorian)
Professor Titular da Disciplina de Obstetrícia da
Faculdade de Ciências Médicas de Sorocaba

Prof. Dr. Bussâmara Neme (In memorian)
Professor Emérito da Faculdade de Medicina de São Paulo (USP)
Professor Emérito da Faculdade de Ciências Médicas de Campinas (UNICAMP)
Professor Titular da Disciplina de Obstetrícia da
Faculdade de Ciências Médicas de Sorocaba (PUC)

PREFÁCIO DA PRIMEIRA EDIÇÃO

Je suis particulièrement heureux de préfacer ce premier livre de médecine foetale brésilien réalisé par Edouardo Isfer pour plusieurs raisons:

La première est qu'il a été mon élève pendant deux années à Port Royal, et qu'il a acquis non seulement des connaissances approfondies en médecine foetale, mais aussi une certaine manière d'aborder la médecine foetale «à la Française». L'approche de la médecine foetale qui est la nôtre se distingue par une notion très forte de médecine multidisciplinaire, une relation très étroite avec les pédiatres, les généticiens, les chirurgiens et tous les spécialistes impliqués dans la médecine foetale. Il me semble que le premier travail d'Edouardo Isfer en rentrant au Brésil a été de créer autour de lui un groupe multidisciplinaire à l'image de ce qu'il existe chez nous.

La seconde raison est l'extraordinaire essort de la médecine foetale brésilienne dont j'ai pu constater la progression au cours de mes voyages successifs au Brésil. La jeunesse et l'enthousiasme de la médecine foetale brésilienne fait plaisir à voir, quand on a été un de ceux qui ont formé en Europe un bon nombre des spécialistes qui fiont maintenant la Médicine Foetale au Brésil.

La troisième est moins sentimentale et plus technique. La découverte prénatale de certaines anomalies au pronostic incertain entraine à l'heure actuelle en Europe des interruptions de grossesse. En raison de la loi brésilienne, ces mêmes anomalies débouchent au Brésil sur une prise en charge pédiatrique. Alors qu'il n'est plus possible d'établir des critères pronostiques prénataux en Europe en raison de l'issue fatale de ces grossesses, la médecine foetale brésilienne va pouvoir établir ces critères pronostiques qui nous manquent. Ce champ d'investigation est énorme et très important pour l'en emble de la communauté prénatale dans le monde. Nous restons la disposition de nos amis brésiliens pour les aider à atteindre cet objectif.

Ce livre est la consécration d'un élève, qui a su très rapidement adapter ses connaissances acquises à l'étranger, au potentiel formidable de son pays en plein développement. Nous sommes fiers d'y avoir participé et nous espérons pouvoir collaborer encore très longtemps avec tous nos amis brésiliens.

Y. Dumez
Professeur des Universités,
Faculté de Médecine Necker Enfants Malades, Paris,
Université Paris V

COLABORADORES

ACHILÉA LISBOA BITTENCOURT
Professora de Patologia da Faculdade de Medicina da Universidade Federal da Bahia (UFBA)
Professora Emérita da UFBA

ADRIANO PAIÃO DOS SANTOS
Título de Especialista em Ginecologia e Obstetrícia pela Federação Brasileira das Associações de Ginecologia e Obstetrícia (Febrasgo)
Diretor Técnico da Clínica Afetus, DF

ADRIANO PIENARO CHRISOSTOMO
Especialista em Ginecologia e Obstetrícia pela Federação Brasileira das Associações de Ginecologia e Obstetrícia (Febrasgo)/AMB
Certificação de Área de Atuação em Ultrassonografia em Ginecologia e Obstetrícia e em Medicina Fetal pela Febrasgo, pelo Colégio Brasileiro de Radiologia e Diagnóstico por Imagem (CBR) e AMB
Diretor Científico e Médico Assistente do Instituto da Mulher e Medicina Fetal de Curitiba (IMMEF)

ALBERTO BORGES PEIXOTO
Professor de Ginecologia e Obstetrícia do Mario Palmério Hospital Universitário da Universidade de Uberaba (UNIUBE)
Pós-Graduando em Nível de Doutorado do Departamento de Obstetrícia da Escola Paulista de Medicina da Universidade Federal de São Paulo (EPM-Unifesp)

ALEX SANDRO ROLLAND SOUZA
Professor da Pós-Graduação *Stricto Sensu* do Instituto de Medicina Integral Prof. Fernando Figueira (IMIP) – Recife, PE
Professor Adjunto do Departamento Materno Infantil da Universidade Federal de Pernambuco (UFPE)
Professor do Departamento de Medicina da Universidade Católica de Pernambuco (Unicap)

ALEXANDRA MATIAS
Departamento de Ginecologia e Obstetrícia do Centro Hospitalar de S. João da Faculdade de Medicina da Universidade do Porto, Portugal

ALEXANDRA PIRES GROSSI
Título de Especialista em Ginecologia e Obstetrícia
Certificado de Stuação na Área de Medicina Fetal pela Federação Brasileira das Associações de Ginecologia e Obstetrícia (Febrasgo)/AMB
Certificado de Atuação na Área de Ultrassonografia em Ginecologia e Obstetrícia pela Febrasco, pelo Colégio Brasileiro de Radiologia e Diagnóstico por Imagem (CBR) e AMB

ALICE CALONE
Membro Titular em Ginecologia e Obstetrícia Fetal pela Federação Brasileira das Associações de Ginecologia e Obstetrícia (Febrasgo)
Especialista em Medicina Fetal

AMILCAR MARTINS GIRON
Professor Livre-Docente do Hospital das Clínicas de São Paulo da Universidade de São Paulo (USP)
Chefe do Setor de Urologia Perinatal

ANA BIANCHI
Directora de la Escuela Internacional de Ultrasonido Latino-Americana
Presidenta de la Federación Latinoamericana de Perinatología
Profesora extranjera de la Universidad de Riverao Preto, FATESA – Brazil

ANA SOFIA CRUZ
Membro Titular do Colégio Brasileiro de Radiologia e Diagnóstico por Imagem (CBR)
Membro da Sociedade Brasileira de Ultrassonografia (SBUS)
Coordenadora de Setor de Neurossonografia Neonatal – Cisam/UPE

ANDRÉ HADIME MIYAGUE
Mestre e Doutor pela Universidade de São Paulo (USP)
Research Fellow na Unidade de Terapia Fetal do University Hospitals Leuven, Bélgica
Professor Adjunto no Departamento de Tocoginecologia da Universidade Federal do Paraná (UFPR)

ANDRÉ MARQUEZ CUNHA
Especializado em Medicina Fetal pela Clínica Fetus
Mestre Doutor pela Universidade Federal de São Paulo (Unifesp)
Professor do Departamento de Ginecologia e Obstetrícia da Faculdade de Medicina da Universidade Federal de Goiás (UFG)

ANGELA GONÇALVES DA SILVA HILUEY
Psicóloga
Doutora em Educação pela FE/USP
Pós-Doutora em Terapia Familiar pela Universidade Autônoma de Barcelona, Espanha
Diretora e Docente do Centro de Estudos da Família Itupeva (CEF) – Escola Associada a RELATES-Rede Europeia e Latino-Americana de Escolas Sistêmicas
Member of the EFTA – European Family Therapy Association

ANTONIO BRAGA
Professor de Obstetrícia da Faculdade de Medicina da Universidade Federal do Rio de Janeiro (UFRJ) e da Universidade Federal Fluminense (UFF)
Presidente da Comissão Nacional Especializada em Doença Trofoblástica Gestacional da Federação Brasileira das Associações de Ginecologia e Obstetrícia (Febrasgo)
Presidente da Associação Brasileira de Doença Trofoblástica Gestacional

ANTONIO CARLOS VIEIRA CABRAL
Professor Titular de Obstetrícia da Faculdade de Medicina da Universidade Federal de Minas Gerais (UFMG)

ANTÔNIO CARLOS VIEIRA LOPES
Professor Emérito da Faculdade de Medicina da Bahia da Universidade Federal da Bahia
Título de Especialista em Ginecologia e Obstetrícia pela AMB/Febrasgo

ARLLEY CLEVERSON BELO DA SILVA
Médico Especialista em Obstetrícia e Ginecologia || Medicina Fetal
Research Fellow em Medicina Fetal no King's College Hospital, Londres
Mestre no Programa de Pós-Graduação em Tecnologias e Atenção à Saúde da Universidade Federal de São Paulo (Unifesp)

ARMANDO REYES ENGEL
Chefe do Departamento de Biologia Molecular
Escola de Medicina da Universidade de Málaga, Espanha

BÁRBARAH SILVEIRA PENATTI
Graduada em Medicina pelo Centro Universitário Lusíada/ UNILUS – Santos, SP

BASKY THILIGANATHAN
Director
Fetal Medicine Unit, St George's Hospital – London

BEATRICE TASSIS
Responsabile Ambulatorio Infezioni in Gravidanza e Specialista in Ecografie Ostetriche di II Livello e Diagnosi Prenatale Invasiva

BERNHARD ZIMMERMANN
University Women's Hospital/Department of Research University of Basel, Basel, Switzerland

BRUNA ABREU RAMOS
Mestre em Ciências da Saúde pela Faculdade de Medicina da Universidade Federal de Goiás (UFG)

BRUNO PENNA FARIA
Acadêmico da Faculdade Ciências Médicas de Minas Gerais (FCMMG)
Estagiário da Clínica Gennus – Núcleo de Medicina Fetal, MG

BRUNO RAFAEL ZAHER MUNIZ PONTES
Professor da Disciplina de Obstetrícia do Curso de Medicina do Centro Universitário Lusíada (UNILUS)
Especialista em Ginecologia e Obstetrícia pela Federação Brasileira das Associações de Ginecologia e Obstetrícia (Febrasgo)
Pós-Graduado em Medicina Fetal e Ecocardiografia Fetal pelas Clínica Conceptus e Instituto Lilian Lopes

CARLA MILAN
Médica Ultrassonografista da Unidade de Diagnóstico por Imagem do Hospital Moinhos de Vento – Porto Alegre, RS
Pós-Graduação em Medicina Fetal pelo Centro de Estudos em Medicina Fetal – Fetus – São Paulo, SP
Mestre em Obstetrícia pela Universidade Estadual Paulista (Unesp)

CARLOS ANTÔNIO BARBOSA MONTENEGRO (In memorian)
Professor Titular da Faculdade de Medicina da Universidade Federal do Rio de Janeiro (UFRJ)
Membro Emérito da Academia Nacional de Medicina

CARLOS GANDARA
Especialista em Cirurgia Pediátrica pela Sociedade Brasileira de Cirurgia Pediátrica
Mestre em Cirurgia pela Universidade Federal do Rio Grande do Sul (UFRGS)

CARLOS GERALDO VIANA MURTA (In memorian)
Doutor pela Disciplina de Medicina Fetal do Departamento de Obstetrícia da Universidade Federal de São Paulo (Unifesp)
Fellow pela University of Maryland, Baltimore, EUA
Médico da Universidade Federal do Espírito Santo (Ufes)

CAROLINA DINIZ
Fetóloga pela Federação Brasileira das Associações de Ginecologia e Obstetrícia (Febrasgo)
Mestre em Ciências pela Universidade Federal de São Paulo (Unifesp)
Coordenadora do setor de Bioimagem do HDM/IMIP

CAROLINA LEÃO DE MORAES
Mestre em Ciências da Saúde pela Faculdade de Medicina da Universidade Federal de Goiás (UFG)

CAROLINA MARIA LOPES
Título de Especialista e Ginecologia e Obstetrícia pela Federação Brasileira das Associações de Ginecologia e Obstetrícia (Febrasgo)
Título de Especialista em Ultrassonografia em Ginecologia e Obstetrícia pela Febrasgo – CBR
Professora da Pós-Graduação em Ultrassom de Ginecologia e Obstetrícia Fetus (SP)

CAROLINA RODRIGUES DE MENDONÇA
Doutoranda em Ciências da Saúde na Faculdade de Medicina da Universidade Federal de Goiás (UFG)
Professora de Apoio a Inclusão dos Cursos de Fisioterapia e Educação Física – Eseffego da UFG

CAROLINE FERREIRA DAVID
Residência Médica em Ginecologia e Obstetrícia- HRAN- DF
Residência Médica de Ultrassonografia Ginecológica e Obstétrica pelo Hospital Materno Infantil, GO
Pós-Graduação Lato Sensu em Medicina Fetal pela Fundação Medicina Fetal Barcelona (Espanha)/Nexus (Brasília)

CLÁUDIA NICOLE DOS SANTOS
Título de Especialista em Diagnóstico por Imagem com Atuação Exclusiva em Ultrassonografia Geral
Título de Especialista em Ginecologia e Obstetrícia
Título de Especialista em Medicina Fetal
Título de Especialista em Ultrassonografia em Ginecologia e Obstetrícia

CLÁUDIO CORRÊA GOMES
Certificação de Área de Atuação em Ultrassonografia em Ginecologia-Obstetrícia e Medicina Fetal pela Federação Brasileira das Associações de Ginecologia e Obstetrícia (Febrasgo)/AMB
Research Fellow – Kings College Hospital – Londres
Diretor Clínico do Instituto da Mulher e Medicina Fetal de Curitiba (IMMEF)

CLEISSON FÁBIO ANDRIOLI PERALTA
Mestre e Doutor em Medicina pela Universidade de São Paulo (USP)
Pós-Doutorado em Medicina Fetal, Kings College Hospital, London

CORIDON FRANCO DA COSTA
Título de Especialista em Ginecologia e Obstetrícia pela Federação Brasileira das Associações de Ginecologia e Obstetrícia (Febrasgo)
Título de Especialista em pela Febrasgo
Mestrando em Educação Médica Continuada pela Universidade Vale de Cricaré
Membro da Comissão Nacional de Medicina Fetal da Febrasgo
Membro do Conselho Editorial da Revista Femina da Febrasgo

CORINTIO MARIANI NETO
Doutor em Tocoginecologia pela Universidade Estadual de Campinas (Unicamp)
Diretor Técnico do Hospital Leonor Mendes de Barros, SP
Professor do Curso de Medicina da Universidade Cidade de São Paulo (USP)

CRISTHIANE LABES DOS SANTOS
Formada pela Universidade de Santo Amaro (Unisa)
Residência médica em Ginecologia e Obstetrícia pelo Hospital do Servidor Público Municipal (HSPM)
Especialização em Medicina Fetal pela Fetus – Centro de Estudos

CRISTOS PRITSIVELIS
Mestre e Doutor pela Faculdade de Medicina da Universidade Federal do Rio de Janeiro (UFRJ)
Chefe do Setor de Ultrassonografia da Maternidade Escola da UFRJ

CYNTHIA OLIVEIRA
Título de Especialista em Ginecologia e Obstetrícia pela Federação Brasileira das Associações de Ginecologia e Obstetrícia (Febrasgo) /AMB
Título em Área de atuação em Ultrassonografia em Ginecologia e Obstetrícia pela Febrasgo /AMB
Título em Área de Atuação em Medicina Fetal pela Febrasgo /AMB

DANIEL LORBER ROLNIK
Especialista em Ginecologia e Obstetrícia pelo Hospital das Clínicas da Faculdade de Medicina da Universidade de São Paulo (HCFMUSP)
Mestre em Ciências pela Faculdade de Medicina pela FMUSP
Research Fellow e Auditor da Fetal Medicine Foundation/King's College Hospital – Londres, Reino Unido

DANIELA LAGO KREUZIG
Título de Especialista em Ecocardiografia pela Sociedade Brasileira de Cardiologia (SBC)
Título de Especialista em Cardiologia Pediátrica pela Sociedade Brasileira de Pediatria (SBP)
Médica Assistente da Seção Médica de Ecocardiografia do Instituto Dante Pazzanese de Cardiologia, SP
Médica Assistente da Seção Médica de Ecocardiografia do Hospital do Coração

DANIELLE DO BRASIL DE FIGUEIREDO
Médica Assistente do Serviço de Medicina Fetal do Hospital Materno Infantil de Brasília
Research Fellowship em Medicina Fetal no King's College Hospital de Londres
Observing Fellowship em Medicina Fetal no CAFCA (Center of Fetal Care) da Universidade de Maryland

DENILSON JOSÉ DE SOUZA
Especialização em Medicina Fetal na Clínica Fetus, SP
Fellow-Observer at King's College Hospital- Londres
Diretor do Centro de Diagnóstico da Mulher – Itajaí, SC
Chefe do Setor de Medicina Fetal da Maternidade Santa Luiza – Balneário Camboriú, SC

DENISE ARAÚJO LAPA
Mestre e Doutora em Obstetrícia pela Faculdade de Medicina da
Universidade de São Paulo (FMUSP)
Diploma Internacional em Medicina Fetal pela FMF, Londres
Coordenadora da Rede Fetal Brasileira
Programa de Terapia Fetal Hospital Albert Einstein

DICK OEPKES, MD, PHD, FRCOG
Professor of Obstetrics and Fetal Therapy
Departamento de Obstetrícia, Centro Médico da Universidade de Leiden,
Leiden, Países Baixos

DUNYA RODRIGUES MOTA CARNEIRO
Especialista em Medicina Fetal pela Clínica Fetus
Mestre em Medicina pela Escola Paulista de Medicina da Universidade
Federal de São Paulo (EPM-Unifesp)
Professora Adjunta do Departamento de Ginecologia e Obstetrícia da
Universidade Federal da Paraíba (UFPR)

EDNA MARIA DE ALBUQUERQUE DINIZ
Livre-Docente em Neonatologia – Disciplina de Pediatria Neonatal
Departamento de Pediatria da Faculdade de Medicina da Universidade de
São Paulo (FMUSP)

EDSON TETSUYA NAKATANI
Especialista em Ginecologia e Obstetrícia pela Federação Brasileira das
Associações de Ginecologia e Obstetrícia (Febrasgo)/AMB
Certificação de Área de Atuação em Medicina Fetal pela Febrasgo/AMB
Certificação de Área de Atuação em Ultrassonografia em Ginecologia
e Obstetrícia pela Febrasgo , pelo Colégio Brasileiro de Radiologia e
Diagnóstico por Imagem (CBR)/AMB

EDWARD ARAUJO JÚNIOR
Professor Adjunto Livre-Docente da Disciplina de Medicina Fetal
do Departamento de Obstetrícia da Escola Paulista de Medicina da
Universidade Federal de São Paulo (EPM-Unifesp)

ELLEN BEATRIZ ARAÚJO FREIRE
Residência em Medicina Fetal pela Faculdade de Medicina da
Universidade de São Paulo (FMUSP)
Médica da Medicina Fetal do Fleury

ENRICO LOPRIORE MD PHD
Division of Neonatology, Department of Pediatrics, Leiden University
Medical Center, Leiden, The Netherlands
Correspondence to: E. Lopriore, MD, PhD
Division of Neonatology, Department of Pediatrics, J6-S
Leiden University Medical Center

ERIC L. KRIVCHENIA, MS
Research Coordinator, Department of Obstetrics and Gynecology, MCP
Hahnemann University School of Medicine,hiladelphia, Pennsylvania

ERIC P. HOFFMAN
Ph.D. Biology (Genetics)
The Johns Hopkins University, Baltimore, MD

ERNESTO FABRE GONZÁLEZ
Catedrático de Obstetricia y Ginecología
Hospital Universitario "Lozano Blesa" – Zaragoza – Spain
Presidente del Comité Científico de la Sociedad Iberoamericana de
Diagnóstico y Tratamiento Prenatal

ERNESTO FABRE
Chefe do Departamento de Ginecologia e Obstetrícia
Hospital Universitário "Lozano Blesa"
Escola de Medicina de Zaragoza, Espanha

EUGÊNIO MARCELO PITA TAVARES
Especialista em Ginecologia e Obstetrícia pela Federação Brasileira de
Ginecologia e Obstetrícia (Febrasgo)
Ultrassonografista pela Sociedade Brasileira de Ultrassonografia (SBUS)
Proficiência em Ultrassonografia Obstétrica do 1º trimestre pela Fetal
Medicine Foundation Centre, Londres
Extensão em Medicina Fetal pela Universidade do Porto, Portugal

EVALDO TRAJANO FILHO
Presidente da SBUS-Regional, DF
Membro da Academia Latino-Americana de Ultrassonografia
Diretor Científico da NEXUS: Núcleo de Excelência em Ultrassonografia

FÁBIO ROBERTO RUIZ DE MORAES
Especialista em Medicina Fetal pela Federação Brasileira das Associações
de Ginecologia e Obstetrícia (Febrasgo)/AMB
Mestre em Princípios da Cirurgia – Ipem/Fempar
Supervisor do Programa de Residência Médica de Ginecologia e
Obstetrícia da UFT da Universidade Federal do Tocantins (UFT)

FABRICIO DA SILVA COSTA
Mestre e Doutor em Tocoginecologia pela Faculdade de Medicina de
Ribeirão Preto da Universidade de São Paulo (USP)
Pós-Doutor em Medicina Fetal pelo Royal Women's Hospital, University of
Melbourne – Melbourne – Austrália, EUA
Chefe do Serviço de Medicina Perinatal da Monash Health – Melbourne –
Austrália, EUA
Professor Associado do Departamento de Obstetrícia e Ginecologia da
Monash University – Melbourne – Austrália, EUA

FABRÍCIO VIEIRA FURTADO
Especialista em Ginecologia e Obstetrícia pela Federação Brasileira das
Associações de Ginecologia e Obstetrícia (Febrasgo)/AMB
Certificação de Área de Atuação em Medicina Fetal pela Febrasgo/AMB
Certificação de Área de Atuação em Ultrassonografia em
Ginecologia e Obstetrícia pela Febrasgo, pelo Colégio Brasileiro de
Radiologia e Diagnóstico por Imagem (CBR)/AMB

FERNANDA MACHADO
Médica Radiologista com Título pelo Colégio Brasileiro de Radiologia e
Diagnóstico por Imagem (CBR)
Residência Médica no InCor/USP
Médica Radiologista do Hospital Sírio Libanês

FERNANDO BARREIROS
Ex-Professor da Universidade do Oeste Paulista
Título de Especialista em Ginecologia e Obstetrícia pela Federação
Brasileira das Associações de Ginecologia e Obstetrícia (Febrasgo)
Título de Habilitação em Ultrassonografia pelo Colégio Brasileiro de
Radiologia e Diagnóstico por Imagem (CBR)

FLAVIA CUNHA DOS SANTOS
Professora Assistente de Obstetrícia da Faculdade de Ciências Médicas da
Universidade do Estado do Rio de Janeiro (UERJ)
Médica da Maternidade Escola da UFRJ

FRANCISCO AUGUSTO PORTO FILHO
Sócio na Conceptus – Unidade de Medicina Fetal do ABC

FRANCISCO EDSON DE LUCENA FEITOSA
Doutor em Obstetrícia pela Universidade Estadual de Campinas (Unicamp)
Especialista em Ginecologia e Obstetrícia pela Federação Brasileira das
Associações de Ginecologia e Obstetrícia (Febrasgo)
Habilitação em Ultrassonografia em GO e Medicina Fetal pela Febrasgo)
Professor Adjunto do Departamento de Saúde Materno Infantil da
Universidade Federal do Ceará (UFC)

FRANCISCO HERLÂNIO COSTA CARVALHO
Mestre e Doutor em Obstetrícia (Medicina Fetal) pela Universidade
Federal de São Paulo (Unifesp)
Professor Adjunto do Departamento de Saúde Materno Infantil da
Universidade Federal do Ceará (UFC)
Coordenador do Setor de Medicina Fetal da Maternidade – Escola Assis
Chateaubriand da UFC

FRANCISCO LÁZARO PEREIRA DE SOUSA
Mestre e Doutor em Ciências pelo Departamento de Obstetrícia da
Universidade Federal de São Paulo (Unifesp), com estadia de pesquisa na
Universidade Friedrich-Schiller de Jena/Alemanha na
Área de Imunologia da Reprodução
Professor do Departamento de Tocoginecologia do Centro
Universitário Lusíada/UNILUS- Santos, SP

FRANCISCO MAUAD FILHO
Professor da Faculdade de Medicina de Ribeirão Preto da Universidade de
São Paulo (USP)
Diretor da Faculdade de Tecnologia em Saúde (Fatesa)

FRANÇOIS I. LUKS, MD, PHD
Professor of Surgery, Pediatrics and Obstetrics & Gynecology
Alpert Medical School of Brown University
Interim Chief, Division of Pediatric Surgery

GABRIELA PAIVA
Residente de Ginecologia e Obstetrícia da Universidade Federal do Rio de Janeiro (UFRJ),

GASTÓN GRANT
Fellow do Instituto de Medicina Fetal Andaluz (IMFA) Málaga, Espanha

GERALD A. MANDELL, MD
Clinical Professor of Radiology
University of Arizona College of Medicine, Phoenix, Arizona
Director of Nuclear Medicine

GRASIELLE MARTHENDAL CRUZ
Farmacêutica e Bioquímica
Especialidade em análises clínicas
Coordenadora do departamento de diagnóstico pré-natal do Laboratório Germano de Sousa, Portugal

GREGÓRIO LORENZO ACÁCIO
Mestre e Doutor em Tocoginecologia pela Universidade Estadual de Campinas (Unicamp)
Área de atuação em Ultrassonografia em Ginecologia e Obstetrícia e em Medicina Fetal pela Federação Brasileira das Associações de Ginecologia e Obstetrícia (Febrasgo)/AMB
Chefe do Serviço de Ginecologia e Obstetrícia da Universidade de Taubaté/HUT

GUILHERME LOUREIRO FERNANDES
Professor Responsável pelo Setor de Medicina Fetal da Disciplina de Obstetrícia da Faculdade de Medicina ABC
Corresponsável pelo Departamento de Medicina Fetal da Maternidade Pro Matre Paulista

GUSTAVO HENRIQUE DE OLIVEIRA
Professor convidado do Departamento de Ginecologia e Obstetrícia da Faculdade de Medicina de São José do Rio Preto (Famerp)
Coordenador do Centro Interdepartamental de Medicina Fetal (Cimefe) da Famerp da Faculdade de Medicina de São José do Rio Preto
Membro da Rede Fetal Brasileira

HERON WERNER JÚNIOR
Doutor em Radiologia da Universidade Federal do Rio de Janeiro (UFRJ)
Membro Titular da Academia Brasileira de Ultrassonografia
Membro Titular da Academia Latino Americana de Ultrassonografia

HEVERTON PETTERSEN
Research Fellow no serviço do Prof. Kypros Nicolaides, King's College Hospital, Londres
Editor Científico da Revista Brasileira de Ultrassonografia (SBUS)
Diretor Clínico da Clínica Gennus – Núcleo de Medicina Fetal de Minas Gerais

HIROSHI KITAGAWA
Pediatric Surgery, St. Marianna University School of Medicine, 2-16-1 Sugao, Miyamae-ku, Kawasaki 216-8511, Japan

IEDA PAULA KAIUT
Título de Especialista em Ginecologia e Obstetrícia (TEGO) pela Federação Brasileira das Associações de Ginecologia e Obstetrícia (Febrasgo)
Especialista em Medicina Fetal – Fetus
Título de Especialista em Ultrassonografia Geral (TEUS) pelo Colégio Brasileiro de Radiologia e Diagnóstico por Imagem (CBR)

IGOR STUDART DE LUCENA FEITOSA
Acadêmico do Curso de Medicina da Universidade Federal do Ceará (UFC)

INGRID SCHWACH WERNECK BRITTO
Doutora em Tocoginecologia pela Faculdade de Ciências Médicas da Santa Casa de São Paulo
Pós-Doutora no Texas Children's Hospital& Baylor College of Medicine, Houston, Texas, USA
Professora Assistente da Faculdade de Ciências Médicas da Santa Casa de São Paulo

JADER DE JESUS CRUZ
Título de Ultrassonografia em GO pela Federação Brasileira das Associações de Ginecologia e Obstetrícia (Febrasgo)
Mestre em Medicina pela Universidade Nova Lisboa
Doutorando em Medicina pela Universidade Nova Lisboa

JAIR ROBERTO DA SILVA BRAGA
Mestre em Morfologia e Doutor em Fisiologia pela Universidade Federal do Rio de Janeiro (UFRJ)
Diretor Médico da Maternidade Escola da UFRJ
Coordenador da Maternidade do Hospital Caxias D'Or, RJ

JALSI TACON ARRUDA
Pós-Doutora em Ciências Biológicas no Instituto de Ciências Biológicas da Universidade Federal de Goiás (UFG)
Professora Titular da Graduação em Medicina do Centro Universitário UniEVANGÉLICA
Professora Titular da graduação em Ciências Biológicas – Licenciatura, Faculdade Araguaia

JAVIER MIGUELEZ
Doutor em Medicina pela Faculdade de Medicina da Universidade de São Paulo (FMUSP)
Fellow em Medicina Fetal pelo King's College Hospital, Londres
Coordenador da Equipe de Medicina Fetal do Hospital São Luiz/Fleury

JEAN-MARTIN LABERGE, MD, FRCSC, FACS
Director, Division of Pediatric General Surgery
The Montreal Children's Hospital of the McGill University Health Center

JOÃO RICARDO PENTEADO GONÇALVES
Mestrando em Saúde Perinatal na Maternidade Escola da Universidade Federal do Rio de Janeiro (UFRJ)
Neurocirurgião Pediátrico do Instituto Estadual do Cérebro Paulo Niemeyer, RJ
Coordenador da Neurocirurgia Pediátrica do Hospital Caxias D'Or, RJ

JOFFRE AMIM JÚNIOR
Professor Associado da Faculdade de Medicina da Universidade Federal do Rio de Janeiro (UFRJ)
Diretor da Maternidade Escola da UFRJ

JORGE ALBERTO BIANCHI TELLES
Ginecologista/Obstetra com Área de Atuação em Medicina Fetal
Mestre em Medicina pela Universidade Federal do Rio Grande do Sul (UFRGS)
Médico Fetal do Hospital Presidente Vargas e Santa Casa de Porto Alegre

JORGE DE REZENDE FILHO
Professor Titular da Faculdade de Medicina da Universidade Federal do Rio de Janeiro (UFRJ)
Professor Titular da Faculdade Souza Marques

JOSÉ ALEXANDRE DO AMARAL COSTA
Graduação em Medicina pela Universidade Federal de Sergipe (UFS)
Especialização em Ultrassonografia pela Federação Brasileira das Associações de Ginecologia e Obstetrícia (Febrasgo)

JOSÉ ANTÔNIO SIQUEIRA DE ARRUDA CAMARA
Diretor Clínico Instituto Arruda Camara
Vice-Presidente da Sociedade de Radiologia do Amazonas – Soram
Membro AIUM/EUA

JOSÉ ANTÔNIO A. MAGALHÃES
Professor Titular de Obstetrícia e Ginecologia da Faculdade de Medicina da Universidade Federal do Rio Grande do Sul (UFRGS)
Chefe do Grupo de Medicina Fetal do Hospital de Clínicas de Porto Alegre

JOSÉ MARIA CARRERA MACIÁ
Jefe de los Servicios de Medicina Perinatal. Institut Universitari Dexeus – Barcelona
Presidente de Honor de la Sociedad Iberoamericana de Diagnóstico y Tratamiento Prenatal

JOSÉ MARIA RODRIGUEZ PEREZ
Pediatra-Neonatologista
Coordenador Médico do Centro Internacional de Neurodesenvolvimento Neonatal (Cinn)
Ex-Conselheiro, Ex-Secretário e Primeiro neonatologista brasileiro membro da Sociedade Ibero Americana de Neonatologia (Siben)

JULIANA ESTEVES
Hospital dos Servidores do Estado do Rio de Janeiro
Perinatal Barra, RJ

JULIANA GEBB, MD
The Center for Fetal Diagnosis and Treatment
The Children's Hospital of Philadelphia

JULIANA GEVAERD MARTINS
Especialização em Medicina Fetal na Clínica Conceptus, SP
Residente de Ginecologia e Obstetrícia na University of
Miami – Flórida, SPEUA
Futura *Fellow* em Medicina Materno-Fetal na Eastern Virgínia Medical
School – EUA

JULIANA MOYSES LEITE ABDALLA
Mestre em Saúde da Mulher pela Universidade Federal de
Minas Gerais (UFMG)
Fellow em Medicina Fetal com o Prof. Philippe Jeanty,EUA
Certificado de Atuação em Medicina Fetal pela Federação Brasileira das
Associações de Ginecologia e Obstetrícia (Febrasgo)

JULIO ELITO JR.
Professor Associado Livre-Docente do Departamento de Obstetrícia da
Universidade Federal de São Paulo (Unifesp)

KADIJA RAHAL CHRISOSTOMO
Especialista em Ginecologia e Obstetrícia pela Fetal pela Federação
Brasileira das Associações de Ginecologia e Obstetrícia (Febrasgo)/AMB
Mestre em Tocoginecologia pela Universidade Federal do Paraná (UFPR)
Doutoranda no setor de Medicina Interna e Ciências da Saúde da UFPR

KARINA FELIPPE MONEZI PONTES
Pós-Graduação em US em GO e Medicina Fetal pela Fetus
Título de USG em GO pela CBR
Preceptora de Ginecologia e Obstetrícia pela Faculdade de
Medicina da UNINOVE

KARLA J. APEZZATO E SILVA
Título de Especialista em Ginecologia e Obstetrícia
Título de Especialista em Ultrassonografia em Ginecologia e Obstetrícia
pela Federação Brasileira das Associações de Ginecologia e Obstetrícia
(Febrasgo) e pelo Colégio Brasileiro de Radiologia e Diagnóstico por
Imagem (CBR)
Título de Especialista em Medicina Fetal pela Febrasgo

KELLY APARECIDA KANUNFRE
Especialista em Laboratório do Instituo de Medicina Tropical de São Paulo
pela Universidade de São Paulo (USP)
Doutor em Ciências pela Faculdade de Medicina da USP
Mestre em Ciências pela Faculdade de Medicina da USP

KEVIN C. PRINGLE
Paediatric Surgery, Department of Obstetrics and Gynaecology, University
of Otago, Wellington
P.O. Box 7343, Wellington South, 6242 Wellington, New Zealand

KIM MORGAN MRCOG
Clinical Fellow, Fetal Medicine Unit
St George's Hospital – London – U.K.

KLEBER PIMENTEL
Professor Assistente de Obstetrícia da Universidade Federal da Bahia (UFBA)
Membro Titular do Colégio Brasileiro de Radiologia e Diagnóstico por
Imagem (CBR)
Mestre em Medicina e Saúde pela UFBA

LARAH GELOISSE DE MELO SANTILLO AIZA
Título de Especialista em Ginecologia e Obstetrícia
Subespecialização em Medicina Fetal na Clínica Conceptus, SP
Certificado na Área de Atuação em Medicina Fetal pela Federação
Brasileira das Associações de Ginecologia e Obstetrícia (Febrasgo)/AMB

LAUDELINO LOPES
Associate Professor, Department of Obstetrics and Gynecology, Maternal
Fetal Medicine, University of Western Ontario, London, Ontario, Canada

LIESBETH LEWI
Médica assistente especialista em Medicina Materno-Fetal do Hospital
Universitário de Leuven, Bélgica
Doutora em Medicina Materno-Fetal (PhD) pela Universidade de
Leuven, Bélgica
Membro do Programa de Treinamento Global Clínico-Científico da Escola
de Medicina da Universidade de Harvard

LILIAM CRISTINE ROLO
Professor Adjunto
Doutor, Disciplina de Medicina Fetal, Departamento de Obstetrícia, Escola
Paulista de Medicina da Universidade Federal de São Paulo (EPM-Unifesp)

LÍLIAN DOS SANTOS RODRIGUES SADECK
Doutora em Pediatria pela Faculdade de Medicina da Universidade de São
Paulo (USP)
Presidente do Departamento de Neonatologia da Sociedade de Pediatria
de São Paulo (SPSP)
Diretora de Cursos e Eventos da Sociedade Brasileira de Pediatria (SBP)

LILIAN M. LOPES
Diretora médica da Clínica Ecokid de São Paulo
Doutora em Medicina pela Faculdade de Medicina da Universidade de São
Paulo (FMUSP)
Research Fellow no laboratório de Ecocardiografia Pediátrica e Fetal da
Universidade da Califórnia, San Francisco, USA
Título de Especialista em Cardiologia, Cardiologia Pediátrica e
Ecocardiografia conferido pela Sociedade Brasileira de Cardiologia

LISANNE S.A. TOLLENAAR
Division of Fetal Therapy, Department of Obstetrics, Leiden University
Medical Center, Leiden, The Netherlands
Correspondence to: L.S.A. Tollenaar
Division of Neonatology, Department of Pediatrics, J6-S
Leiden University Medical Center
PO Box 9600, 2300 RC, Leiden, The Netherlands

LÍVIA CHAMUSCA
Título de Especialista de Ginecologia e Obstetrícia pela Federação
Brasileira das Associações de Ginecologia e Obstetrícia (Febrasgo)
Título de Especialista em Ultrassonografia pelo Colégio Brasileiro de
Radiologia e Diagnóstico por Imagem (CBR)
Membro Titular do CBR
Membro Titular da Febrasgo

LÍVIA CRISTINA RIBEIRO DUARTE COSTA PINTO
Título de Especialista em Ginecologia e Obstetrícia pela Federação
Brasileira das Sociedades de Ginecologia e Obstetrícia (Febrasgo)
Título de qualificação em Colposcopia pela Sociedade Brasileira de
Patologia do Trato Genital Inferior e Colposcopia
Pós-Graduação *Lato Sensu* em Sexologia Clínica pela Faculdade de
Ciências Médicas e da Sociedade de Juiz de Fora

LIVIA MARIA DEL MONACO SILVA MACHADO
Título de Especialista em Ginecologia e Obstetrícia
Especialista em Medicina Fetal pela Faculdade de Medicina do ABC
Médica especialista em Medicina Fetal da Clínica de Ultrassonografia da
Dra. Odivânia Moscogliatto, São José dos Campos, SP

LIVIA ROMERO
Universidade Federal Fluminense

LUCCA PENNA FARIA
Acadêmico da Faculdade de Medicina de Barbacena – FUNJOB
Estagiário da Clínica Gennus – Núcleo de Medicina Fetal de Minas Gerais

LUCIANO MARCONDES MACHADO NARDOZZA
Professor Associado Doutor, Disciplina de Medicina Fetal,
Departamento de Obstetrícia, Escola Paulista de Medicina da
Universidade Federal de São Paulo (EPM-Unifesp)

LUCIANO PINHEIRO FILHO
Fellow do Instituto de Medicina Fetal Andaluz (IMFA)Málaga, Espanha

LUÍS FLÁVIO DE ANDRADE GONÇALVES, MD
Professor of Child Health and Radiology
University of Arizona College of Medicine, Phoenix, Arizona
Co-Director of Fetal Imaging
Phoenix Children's Hospital
Phoenix, Arizona, EUA

LUIZ ANTONIO DA SILVA
Especialista em Patologia Clínica pela SBPC/AMB
Membro do Programa Antártico Brasileiro – PROANTAR – dentro do
Projeto Internacional "BIOMASS" – *Biological Investigation of Marine
Antarctic Systems and Stocks* – USP, como médico e pesquisador na Área de
Fisiologia Humana
Diretor da Divisão de Apoio de Diagnóstico e Terapêutica do Hospital
Guilherme Álvaro da Secretaria de Saúde do Estado de São Paulo

LUIZ EDUARDO MACHADO (*In memorian*)
Doutorado em Medicina Reprodutiva pela Universidade de
Valência, Espanha
Membro da Academia Brasileira de Ultrassonografia
Membro Titular da Federação Brasileira das Sociedades de Ginecologia e
Obstetrícia (Febrasgo) e Membro da comissão de Ultrassonografia

MANOEL SARNO
Professor Doutor Disciplina de Obstetrícia do Departamento de
Tocoginecologia da Universidade Federal da Bahia

MANUEL GALLO VALLEJO
Jefe de Sección de Diagnostico Prenatal. Hospital Universitario Materno-
Infantil "Carlos Haya" – Málaga
Vicepresidente de la Asociación Española de Diagnostico Prenatal
Presidente Electo de la Sociedad Iberoamericana de Diagnóstico y
Tratamiento Prenatal
Diretor do Programa Espanhol para a Prevenção de Defeitos do Tubo
Neural pelo Uso de Folatos
Diretor do Instituto de Medicina Fetal Andaluz (IMFA) – Málaga, Espanha

MARCELA DE CASTRO STIEVANI E SILVA
Especialista em Ginecologia e Obstetrícia pela Federação Brasileira das
Sociedades de Ginecologia e Obstetrícia (Febrasgo)/AMB
Área de atuação em Medicina Fetal pela Febrasgo /AMB
Médica Assistente do Setor de Ultrassonografia em Ginecologia e
Obstetrícia do Hospital Universitário de Taubaté

MARCELE MARANHÃO MAIA RAVAGIO
Vice-Coordenadora do Setor de Ultrassonografia do FEMME –
Laboratório da Mulher, São Paulo

MARCELLO BRAGA VIGGIANO
Especialista em Ultrassonografia Obstétrica e Medicina Fetal pela
Federação Brasileira das Sociedades de Ginecologia e
Obstetrícia (Febrasgo)
Mestre e Doutor em Obstetrícia/Ciências da Saúde pela Escola Paulista de
Medicina da Universidade Federal de São Paulo (EPM-Unifesp)
Professor Adjunto do Departamento de Ginecologia e Obstetrícia da
Faculdade de Medicina da Universidade Federal de Goiás (FM-UFG)
Supervisor do Programa de Residência Médica em Ultrassonografia em
Ginecologia e Obstetrícia do Hospital Materno Infantil de Goiânia

MARCELO AQUINO
Professor Associado de Obstetrícia da Universidade Federal da Bahia (UFBA)
Ex-Research Fellow de Medicina Fetal do King´s College de Londres e
Especialista em Medicina Fetal pela Federação Brasileira das
Sociedades de Ginecologia e Obstetrícia (Febrasgo)
Mestre e Doutor em Obstetrícia pela Universidade de São Paulo (USP)

MARCELO CAVALCANTE
Professor Doutor de Ginecologia-Obstetrícia da Universidade de
Fortaleza (Unifor)

MARCELO F. ARÊAS
Clinical Education Specialist Radiologist Technologist, Siemens
Healthinners, Forchheim Germany

MARCELO FILIPPO
Médico Assistente do Serviço de Medicina Fetal do Hospital Materno
Infantil de Brasília
Observing Fellowship em Medicina Fetal no King`s College
Hospital de Londres
Observing Fellowship em Medicina Fetal no CAFCA (Center of Fetal Care)
da Universidade de Maryland

MARCELO MARQUES DE SOUZA LIMA
Fetólogo pela Fetus e Federação Brasileira das Sociedades de Ginecologia e
Obstetrícia (Febrasgo)
Mestre em Ciências pela Universidade Federal de São Paulo (Unifesp)
Docente da Universidade do Vale do São Francisco (Univasf)

MÁRCIA K. DE ALMEIDA WASSLER
Especialista em Ginecologia e Obstetrícia
Especialista em Ultrassonografia em Ginecologia e Obstetrícia
Especialista em Medicina Fetal

MARCÍLIO LEITE OLIVEIRA
Especialista em Medicina Fetal
Diretor Médico da Unifetos – Feira de Santana

MÁRCIO B. SILVA
Radiologist Technologist, CDPI, Multi-Imagem – DASA

MÁRCIO KARPINSKI SELL
Especialista em Medicina Fetal pelo Centro de Estudos Fetus, SP
Certificado de Área de Atuação em Medicina Fetal pela Federação
Brasileira das Sociedades de Ginecologia e Obstetrícia (Febrasgo)
Médico do Instituto da Mulher e Medicina Fetal (IMMEF) – Curitiba, PR

MÁRCIO LEANDRO PISKE
Pós-Graduação em Sexologia Clínica no Salesiano em Vitória, ES
Título de Especialista em Ginecologia e Obstetrícia
Título de Área de Atuação em Ultrassonografia em Ginecologia e
Obstetrícia (AMB/CBR/SBUS/ Febrasgo)
Habilitação em Morfologia Fetal – Translucência Nucal pela Fetal
Medicine Foundation (Londres)

MARCONI DE SOUZA TAVARES
Membro Titular do Colégio Brasileiro de Radiologia e Diagnóstico por
Imagem (CBR) e AMB
Membro da Sociedade Brasileiro de Ultrassonografia (SBUS)
Perito Judicial

MARCOS FARIA
Mestre em Ginecologia/Obstetrícia pela Universidade Federal de
Minas Gerais (UFMG)
Research Fellow no serviço do Prof. Kypros Nicolaides, King's College
Hospital, Londres
Diretor Científico da Clínica Gennus – Núcleo de Medicina Fetal de
Minas Gerais

MARIA TEREZA PENIDO REBELLO
Mestre em Ciências da Saúde pela Universidade Estadual de Montes
Claros (Unimontes)
Fellow no serviço do Prof. Kypros Nicolaides, King'sCollege Hospital, Londres
Professora do Departamento de Saúde da Mulher e da Criança da
Unimontes

MARIANNA AMARAL PEDROSO
Residência Médica em Ginecologia e Obstetrícia pela FHEMIG – Belo
Horizonte
Título de especialista em Ginecologia e Obstetrícia pela Federação
Brasileira das Sociedades de Ginecologia e Obstetrícia (Febrasgo)
Título de Especialista em Medicina Fetal pela Febrasgo

MARIANA VENTURINI
Graduação em Medicina pela Universidade de Caxias do Sul
Médica Residente da Hospital Femina

MARIELA DEGAN BARROS BATTISTELLA
Graduada em Medicina pelo Centro Universitário Lusíada/UNILUS –
Santos, SP

MARILIM DE SOUZA BEZERRA
Título de Especialista em Ginecologia e Obstetrícia (TEGO) pela Federação
Brasileira das Sociedades de Ginecologia e Obstetrícia (Febrasgo)/AMB
Especialização em Medicina Fetal na instituição Fetus em São Paulo
Certificado de Atuação na área de Medicina Fetal pela Febrasgo/AMB
Certificado de atuação em Ultrassonografia em Ginecologia e Obstetrícia
pela Febrasgo e pelo Colégio Brasileiro de Radiologia e Diagnóstico por
Imagem (CBR)/AMB

MARINA SCOLARI MOREIRA MIRANDA
Formação Universitária: Universidade Federal de Minas Gerais
Residência Médica em Ginecologia e Obstetrícia
Residência Médica em Ultrassonografia em Ginecologia e Obstetrícia

MARJORYE CADAMURO SMERECKI
Especialização – Residência Médica no Hospital Universitário do Oeste do
Paraná- HIOP, Brasil
Título de Ginecologia e Obstetrícia
Especialização em Medicina Fetal, Centro de Estudos Fetus, Fetus, Brasil

MARK I. EVANS, MD
President of the Fetal Medicine Foundation of America
President of the International Fetal Medicine and Surgery Society Foundation
Past President of the Central Association of Obstetricians and Gynecologists

MARK P. JOHNSON, MD
The Center for Fetal Diagnosis and Treatment
The Children's Hospital of Philadelphia

MARLEN CRISTIANE LASKE TRICHES, MD
Diretora Clínica
Clínica Materno-Fetal
Florianópolis, Santa Catarina, Brasil

MAURICIO MENDES BARBOSA
Graduado pela Faculdade de Medicina da Universidade Federal do Rio de Janeiro (UFRJ)
Pós-Doutor pelo Departamento de Obstetrícia da Universidade Federal de São Paulo (Unifesp)

MAURÍCIO SAITO
Membro Titular da Academia Latino-Americana de Ultrassonografia
Mestre em Ciências e Saúde pela Unilus
Diretor Científico da Unimef Conceptus *São Paulo*, SP

MELISSA MITSUÊ BRAZ IMOTO
Título de Especialista em GO AMB/ Febrasgo
Certificado de Atuação na área de UU em GO AMB/CBR/ Febrasgo
Título de Especialista em Medicina Fetal AMB/ Febrasgo

MELISSA VIBIAN BUENO
Professora do Setor de Medicina Fetal da Disciplina de Obstetrícia da Faculdade de Medicina ABC
Médica do Departamento de Medicina Fetal da maternidade Pro Matre Paulista

MILTON SAITO
Médico sócio na Conceptus Unidade de Medicina Fetal do ABC – Conceptus

MOSCHOS A. PAPADOPOULOS, *DDS, DR MED DENT*
Associate Professor and Program Coordinator, Department of Orthodontics, School of Dentistry, Aristotle University of Thessaloniki, Thessaloniki, Greece

NAHLA KHALEK, MD
The Center for Fetal Diagnosis and Treatment
The Children's Hospital of Philadelphia

NICOLE LEE UDSEN LUÍS
Medicina na Instituição de Ensino Universidade de São Paulo (USP)
Ex-Pediatra/Neonatologista na Empresa Hospital Israelita Albert Einstein
Pediatra/Neonatologista no Instituto da Criança do Hospital das Clínicas da USP (HCFMUSP)

NICOLLE RAMOS ANDREATTA ANGELI
Médica pela Universidade Luterana do Brasil
Residência Médica em Ginecologia e Obstetricia pelo Hospital de Clínicas Paraná
Especialização Médica em Medicina Fetal/Fetus

NIKOLAOS A. PAPADOPULOS, *MD, DR MED, PRIVAT DOZENT*
Assistant Medical Director & Intrauterine Surgery Project Manager, Department of Plastic and Reconstructive Surgery, Technical University Munich, Munich, Germany

NUNO MONTENEGRO (*In memorian*)
Departamento de Ginecologia e Obstetrícia, Centro Hospitalar de S. João, Faculdade de Medicina da Universidade do Porto, Porto, Portugal

OLAV LAPAIRE
Prof. Dr. med., Chefarzt Stv. at the University Hospital Basel

PABLO NATTES SANCHEZ
Médico Cirurgião da Faculdade de Medicina da Universidad Mayor de San Simón UMSS
Especialização em Medicina Fetal pela Fetus
Curso Intensivo Teórico Prático, "Ultrasonido del Corazón Fetal", CARDIOFETAL, Centro de Cardiologia e Ecocardiografia Fetal e Pediátrica São Paulo – Brasil

PATRÍCIA GONÇALVES EVANGELISTA
Mestranda em Ciências da Saúde pela Faculdade de Medicina da Universidade Federal de Goiás (UFG)

PATRÍCIA JUNGMANN
Professora Adjunta de Patologia da Faculdade de Ciências Médicas da Universidade de Pernambuco (UPE)
Doutora em Imunologia pelo Institut Pasteur de Paris

PATRÍCIA TELLÓ DÜRKS
Membro Titular em Ginecologia e Obstetrícia pela Federação Brasileira das Sociedades de Ginecologia e Obstetrícia (Febrasgo)
Especialista em Medicina Fetal

PAULO ALEXANDRE CHINEN
Ginecologista e Obstetra
Mestre e Doutor em Obstetrícia pela Universidade Federal de São Paulo (Unifesp)

PEDRO CASTRO
Research Fellow pela Fetal Medicine Foundation – King's College Hospital – Inglaterra
Doutor em Radiologia pela Universidade Federal do Rio de Janeiro (UFRJ)

PEDRO PIRES
Doutor pela Universidade Estadual de Campinas (Unicamp)
Professor Adjunto da Faculdade de Ciências Médicas da Universidade de Pernambuco (UPE)
Professor da FCM – FACISA, Campina Grande
Presidente da Sociedade Brasileira de Medicina Fetal

RAFAEL AGUIRRE
Médico Ginecologista. Docente Clínica Ginecológica "C". Centro Hospitalar Pereira Rossell Faculdade de Medicina. Universidad de la República. Montevidéu – Uruguai

RAFAEL DAVI BOTELHO
Encarregado médico de Obstetrícia no Hospital Santa Marcelina

RAFAEL FREDERICO BRUNS
Professor Adjunto do Departamento de Tocoginecologia da Universidade Federal do Paraná
Professor do Curso de Ultrassom 3D/4D do Centro de Treinamento em Ultrassonografia de São Paulo – Cetrus

RAFAEL LEIRÓZ
Membro Titular do Colégio Brasileiro de Radiologia e Especialista em Medicina Fetal pela Federação Brasileira das Sociedades de Ginecologia e Obstetrícia (Febrasgo)
Especialista em Ginecologia e Obstetrícia pela Febrasgo
Coordenador Acadêmico da Caliper Clínica e Escola de Imagem

RAFAELA CAMINHA VANIN
Ginecologista e Obstetra pelo Hospital de Clínicas de Porto Alegre
Título de Especialista em Ginecologia e Obstetrícia pela Federação Brasileira das Sociedades de Ginecologia e Obstetrícia (Febrasgo) (AMB)
Médica Residente em Área de Atuação – Medicina Fetal no Hospital de Clínicas de Porto Alegre

RAFAELA CARDOSO GIL PIMENTAL
Especialista em Ultrassonografia
Professora Assistente da Faculdade de Tecnologia em Saúde – Fatesa

RAFAELA CARDOSO SILVA NAGAFCHI
Especialista em Ginecologia e Obstetrícia pela Maternidade Escola Vila Nova Cachoeirinha – São Paulo, SP
Título de Especialista em Ginecologia e Obstetrícia pela Federação Brasileira das Sociedades de Ginecologia e Obstetrícia (Febrasgo)
Título de Especialista em Medicina Fetal pela Febrasgo

RAFAELI ROBERTO SFENDRYCH
Médico ultrassonografista da Maternidade Darcy Vargas de Joinville
Diretor Técnico da ULTRAMATER – Clínica de Ultrassonografia de Joinville

REISSON SERAFIM CRUZ
Especialista em Medicina Fetal
Especialista em Ultrassonografia pela Federação Brasileira das Sociedades de Ginecologia e Obstetrícia (Febrasgo)

RENATO AUGUSTO MOREIRA DE SÁ
Professor Associado de Obstetrícia, Universidade Federal Fluminense (UFF)
Pesquisador em Medicina Fetal do Instituto Fernandes Figueira/Fiocruz

RICARDO BARINI
Professor Doutor Disciplina de Obstetrícia do Departamento de Tocoginecologia da Faculdade de Ciências Médicas da Universidade Estadual de Campinas (FCM/Unicamp)

RICARDO DE LORENZO Y MONTERO
Abogado. Socio-Director del Bufete De Lorenzo Abogados. Presidente de la Asociación Española de Derecho Sanitario. De la Real Academia Nacional de Medicina

RITA DE CÁSSIA EULÁLIO ARAÚJO
Residência Médica em Ginecologia e Obstetrícia pelo Hospital Barão de Lucena
Especialização em Medicina Fetal pela Fetus e Especialização em Ultrassonografia em Ginecologia e Obstetrícia pela Fetus

RITA DE CÁSSIA SANCHEZ
Doutora em Medicina pela Faculdade de Medicina da Universidade de São Paulo (FMUSP)
Coordenadora Materno-infantil do Hospital Israelita Albert Einsten

ROBERTO CARDOSO
Doutor em Ciências pela Universidade Federal de São Paulo (Unifesp)
Membro Titular da Academia Brasileira de Ultrassonografia
Coordenador do Setor de Medicina Fetal do FEMME – Laboratório da Mulher, SP

RODRIGO RUANO
Doutorado em Ciências e Livre-Docente pela Faculdade de Medicina da Universidade de São Paulo (FMUSP)
Professor de Obstetrícia & Ginecologia e Pediatria e Chefe do serviço de Medicina Materno-Fetal da Mayo Clinic, Rochester, Minnesota, Estados Unidos da América

ROGÉRIO GOMES DOS REIS GUIDONI
Professor da Disciplina de Obstetrícia do Curso de Medicina do Centro Universitário Lusíada (UNILUS)
Mestre em Ciências pelo Programa de Pós-Graduação em Obstetrícia pela Universidade Federal de São Paulo (Unifesp)
Diretor Técnico da Clínica Conceptus – Unidade de Medicina Fetal do ABC

ROSIMARY ALMADA ARAÚJO
Graduação pela Universidade Federal do Maranhão (UFMA)
Especialista em Medicina Fetal pelo Centro de Estudos Fetus, SP

S. BEAUDOIN, MD, PHD
Département de Chirurgie Pédiatrique
Hôpital Universitaire Necker Enfants Malades
APHP, Université Paris Descartes

SANG CHOON CHA
Livre-Docente em Medicina pela Universidade de São Paulo (USP)
Especialista em Medicina Materno-fetal pela McGill University, Canadá

SEBASTIÃO ZANFORLIN FILHO
Professor Associado ao Departamento de Ginecologia e Obstetrícia da Faculdade de Medicina da Santa Casa de São Paulo
Diretor do Centro de Treinamento em Ultrassonografia de São Paulo – Cetrus
Médico do Setor de Medicina Fetal do departamento de Perinatologia do Hospital Israelita Albert Einstein

SÉRGIO FLORIANO DE TOLEDO
Professor da Disciplina de Obstetrícia do Curso de Medicina do Centro Universitário Lusíada (UNILUS)
Mestre em Ciências pelo Programa de Pós-Graduação do UNILUS

SERGIO KOBAYASHI
Especialista em Medicina Fetal pela Federação Brasileira das Sociedades de Ginecologia e Obstetrícia (Febrasgo)
Mestre em Obstetrícia pela Escola Paulista de Medicina da Universidade Federal de São Paulo (EPM-Unifesp)
Doutor em Radiologia pela Faculdade de Medicina da Universidade de São Paulo (EPM-Unifesp)

SIMONE DE LIMA SILVA
Especialista em Ginecologia e Obstetrícia pela Federação Brasileira das Sociedades de Ginecologia e Obstetrícia (Febrasgo)/AMB
Área de atuação em Ultrassonografia em Ginecologia e Obstetrícia e em Medicina Fetal pela Febrasgo/AMB
Auxiliar de Ensino das Disciplinas de Ginecologia e Obstetrícia da Universidade de Taubaté
Coordenadora do Ambulatório de Gestação de Alto Risco do Hospital Universitário de Taubaté

SIMONE R. F. FONTES PEDRA
Doutora em Ciências pela Universidade de São Paulo (USP)
Chefe da Seção Médica de Cardiologia Pediátrica e Cardiopatias Congênitas do Instituto Dante Pazzanese de Cardiologia
Coordena a Unidade Fetal HCor – Hospital do Coração da Associação do Sanatório Sírio, SP

SINUHE HAHN
Professor, University of Basel

STELLA PRADO LAVIGNE GESTEIRA
Título: Prevalência de depressão em mulheres com câncer de mama na cidade de Ilhéus/BA
Curso de curta duração em Advanced Cardiologic Life Suport
American Heart Association, AHA, Estados Unidos

STÊNIO GALVÃO DE FREITAS
Residência Médica em Medicina Fetal
Preceptor da Residência Médica de Ginecologia e Obstetrícia do Hospital Dom Malan – HDM/IMIP – Petrolina, PE

SUZANE ALMEIDA CAMPOS
Diretora Médica da Unifetos – Salvador
Especialista em Ultrassonografia em Ginecologia e Obstetrícia pela Federação Brasileira das Sociedades de Ginecologia e Obstetrícia (Febrasgo)
Especialista Medicina Fetal pela Febrasgo

TAÍS CAMILA ZORTÉA
Especialista em Ginecologia e Obstetrícia pela Federação Brasileira das Sociedades de Ginecologia e Obstetrícia (Febrasgo)
Habilitação em Medicina Fetal pela Febrasgo

TAÍSA DAVAUS GASPARETTO
Residência Médica em Radiologia e Diagnóstico por Imagem na Universidade Federal Fluminense (UFF)
Mestre e Doutor em Radiologia e Diagnóstico por Imagem na Universidade Federal do Rio de Janeiro (UFRJ)

TÁRIK KASSEM SAIDAH
Doutorando em Ciências da Saúde pela Faculdade de Medicina da Universidade Federal de Goiás (UFG)

TATIANA CORTEZ ROMERO
Médica pela Universidade Federal do Amazonas (Ufam)
Especialista em Ultrassonografia pelo INRAD-HC-FMUSP
Membro do Colégio Brasileiro de Radiologia e Diagnóstico por Imagem (CBR)
Médica Pesquisadora do INRAD-HC-FMUSP

TERESA VICTORIA, MD, PHD
Assistant Professor of Radiology
Perelman School of Medicine at the University of Pennsylvania
Pediatric Radiologist
Children's Hospital of Philadelphia

TERSIA GUIMARÃES DE CARVALHO GALVÃO
Preceptora do Centro Universitário INTA- UNINTA- Sobral-CE
Médica Obstetra do Hospital Regional Norte – Sobral, CE
Treinamento teórico *e prático sobre Sistema Intrauterino Liberador de Levonogestrel* (SIU-LNG) – Balbina Lemos e Anelise Zollinger

THAÍSA ANDRADE RIBEIRO MARCONDES NARCISO
Ex-Research Fellow Harris Birthright Centre for Fetal Medicine – serviço do Professor Kypros Nicolaides (Fetal Medicine Foundation Londres)
Pós-graduanda do Departamento de Obstetrícia da Faculdade de Medicina da Universidade de São Paulo (FMUSP)
Médica especialista em Medicina Fetal da Clínica de Ultrassonografia da Dra. Odivânia Moscogliatto, São José dos Campos, SP

THELMA SUELY OKAY
Professora Associada do Departamento de Pediatria da Faculdade de Medicina e do Instituto de Medicina Tropical da Universidade de São Paulo (USP)
Doutora em Ciências (modalidade Biologia Celular e Molecular) pela Faculdade de Medicina de Grenoble, Universidade Joseph Fourier, França
Editora-chefe da Revista do Instituto de Medicina Tropical de São Paulo
Coordenadora do Programa de Pós-Graduação do Instituto de Medicina Tropical

UMBERTO NICOLINI (*In memorian*)
Dipartimento di Ostetricia e Ginecologia
Ospedale Buzzi – Università di Milano
Milano – Italia

VANESSA CAMPOS
Mestranda da Maternidade Escola da Universidade Federal do Rio de Janeiro (UFRJ)

VICENTE MONTEGGIA
Especialista em Ginecologia e Obstetrícia pela Federação Brasileira das Sociedades de Ginecologia e Obstetrícia (Febrasgo)
Especialista em Medicina Fetal pela Febrasgo
Membro da Fetal Medicine Foundation com Diploma Internacional em Medicina Fetal

VICTOR HUGO SAUCEDO SANCHEZ
Mestre em Obstetrícia pela Universidade Federal de São Paulo (Unifesp)
Doutor em Ciências pela Unifesp
Professor Afiliado de Obstetrícia pela Unifesp

VIRGILIO HUGO BATISTA SAUCEDO
Pós-Graduando do Departamento de Obstetrícia da Universidade
Federal de São Paulo (Unifesp)
Médico da equipe de Medicina Fetal da Ultramed – *Clínica de*
Ultrassonografia de São Paulo, SP

VIRGINIA MACHADO
PhD em Cardiologia Fetal e Pediátrica – Guy s Hospital pela
Universidade de Londres
Cardiologista Fetal e Pediátrica – Ministério da Saúde, SP
Cardiologista Fetal Hospital Servidor Público Estadual, SP
Diretora da Clínica CardioFetal, SP

VÍVIAN MACEDO GOMES MARÇAL
Título de Especialista em Ginecologia e Obstetrícia pela Federação
Brasileira das Sociedades de Ginecologia e Obstetrícia (Febrasgo)
Pós-Graduanda – Nível Mestrado na Escola Paulista de Medicina da
Universidade Federal de São Paulo (EPM-Unifesp) – Departamento de
Obstetrícia – Medicina Fetal

VIVIANE LOPES
Mestre em Ciências pela Universidade Federal de São Paulo (Unifesp)
Coordenadora do Setor de Ultrassonografia do FEMME – Laboratório da
Mulher, SP

VIVIANE VIEIRA FRANCISCO HABIB
Mestre e Doutora em Radiologia pela Universidade Federal de
São Paulo (Unifesp)
Coordenadora do setor de RM fetal e membro do setor de
Ultrassonografia do FEMME – Laboratório da Mulher, SP

VÍVINI CASTRO PERIN
Pós-Graduação em Medicina Fetal na Cetrus, SP
Certificado de Atuação em Medicina Fetal pela Federação Brasileira das
Sociedades de Ginecologia e Obstetrícia (Febrasgo)

WALDEMAR NAVES DO AMARAL FILHO
Médico residente em Ginecologia e Obstetrícia pelo Hospital e
Maternidade Dona Íris

WOLFGANG HOLZGREVE
University Women's Hospital Basel, Switzerland

XIAO YAN ZHONG
Doctor of Medicine, Tongji Medical University, Wuhan, China, 1983
Doctor of Medicine, University Heidelberg, Germany, 1998

SUMÁRIO

Medicina Fetal

Diagnóstico Pré-Natal e Conduta

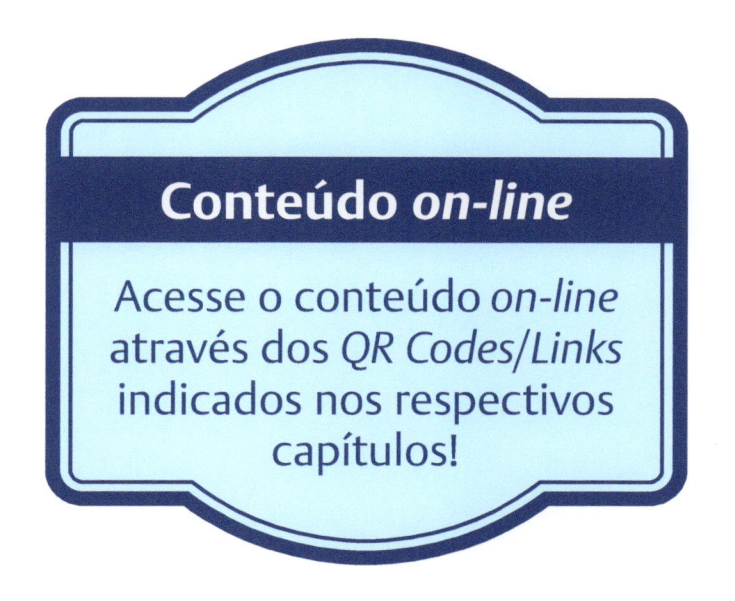

Conteúdo *on-line*

Acesse o conteúdo *on-line* através dos *QR Codes/Links* indicados nos respectivos capítulos!

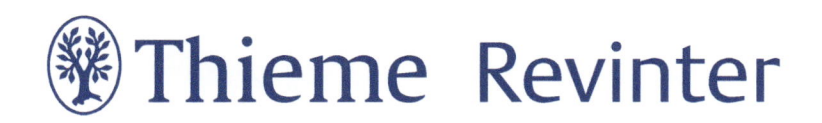

Parte 1 INTRODUÇÃO

CAPÍTULO 1

MEDICINA FETAL: ONTEM, HOJE E AMANHÃ

Antônio Braga ▪ Vanessa Campos ▪ Gabriela Paiva
Jorge Rezende-Filho ▪ Carlos Antônio Barbosa Montenegro (*In memorian*)

É a Medicina Fetal a área de atuação dentro da Obstetrícia em que, mercê da propedêutica fetal, estimam-se as condições do concepto *in utero*, sejam elas de natureza genética, morfológica ou fisiopatológica, permitindo assim cuidados clínico e cirúrgico, que, no ambiente intrauterino ou neonatal, possam garantir e maximizar as condições de vitabilidade do concepto e a higidez perinatal.

Por longo tempo, quando ainda não havia a Medicina Fetal, a Obstetrícia poderia ser descrita como uma arte errática e até mesmo mística, com o compartimento fetal restrito a alguns métodos investigatórios.[1]

A história da Medicina Fetal é relativamente recente, quando comparada a outras especialidades médicas, data de aproximadamente 1960, e vem evoluindo rapidamente nas últimas décadas. Com a habilidade de visualização do feto com segurança, este passou a ser objeto de atenção médica, o que levou ao desenvolvimento de técnicas de diagnóstico específicas e terapias inovadoras alvissareiras.

O incremento dos métodos ultrassonográficos possibilitou o avanço na habilidade de diagnóstico de anomalias fetais, na previsão de seu desfecho e na realização de intervenções com o intuito de eximir o concepto de condições ominosas presentes durante a gestação e/ou de permitir medidas terapêuticas neonatais de fortuna.[2]

Revendo a curta, porém excitante história da Medicina Fetal, podemos observar que foi a ultrassonografia o grande pilar para estruturação da especialidade. Na década de 1950, os préstimos ultrassonográficos passaram a ser utilizados na propedêutica essencial à tocoginecologia moderna. Aventamos que a ultrassonografia transmuta a Perinatologia em Medicina Fetal, proporcionando avanço inimaginável na Obstetrícia, quiçá dividida antes e após o ultrassom.

Mas esses avanços, que se iniciaram na década de 1950, foram impulsionados por visionários que, há pelos menos 150 anos, pontificaram inúmeras descobertas que deram lastro científico ao emprego da ultrassonografia moderna.

As bases da física acústica moderna foram delineadas no famoso tratado "Teoria do Som" do cientista inglês Lord Rayleigh, em 1877. A descoberta da piezoeletricidade pelos irmãos franceses, Pierre e Jaques Curie, em 1880, marca grande avanço na ultrassonografia. Eles perceberam que um potencial elétrico era produzido quando a pressão mecânica era exercida sobre determinados cristais, produzindo som numa frequência superior a 20 kHz (ultrassom). Essa teoria foi utilizada inicialmente na detecção de *icebergs* após o naufrágio do Titanic e para navegação de submarinos na I Grande Guerra Mundial.[3]

Paul Langévin, pupilo francês de Pierre Curie, construiu, em 1915, o primeiro hidrofone que, utilizando-se de ondas de ultrassom, era capaz de localizar submarinos, mesmo em grandes distâncias. Isso seria inspirador para o estudo fetal e de massas abdominais na ultrassonografia aplicada à Medicina.

Com o desenvolvimento bélico advindo com a II Grande Guerra Mundial, houve um aprimoramento do ultrassom com o desenvolvimento do sonar (*sound navigation and ranging*). Era o sonar capaz de determinar a distância pelo som, o que era de grande importância para a navegação. Seu uso estimulou a criação do radar, que utilizava ondas eletromagnéticas em vez de ultrassom, com invulgar aplicação militar.

O refinamento destes aparatos permitiu a ampliação de sinais, melhorando sua sensibilidade e estabilidade. Não obstante, o ultrassom, em seus primórdios de aplicação médica, era limitado para fins terapêuticos, e, em 1940, foi empregado pela primeira vez como ferramenta diagnóstica pelo neuropsiquiatra, Dussik, na Áustria, para localizar tumores e verificar o tamanho dos ventrículos cerebrais, por meio da mensuração da transmissão dos sons pelo crânio. Essa aplicação fantástica do ultrassom valeu-se do efeito Doppler, descrito por Johann Christian Andreas Doppler, em 1842. Não tardaria para que o ultrassom Doppler fosse empregado na avaliação do fluxo sanguíneo uterino e da hemodinâmica fetal.

A historiografia médica consagrou o início do emprego sistemático da ultrassonografia na tocoginecologia com o artigo seminal de Ian Donald, em 1958, publicado na revista Lancet.[4] Estampavam-se, no ousado trabalho, as primeiras imagens ultrassonográficas de fetos e massas ginecológicas – hoje imortalizadas pelo pioneirismo. Hoje já não se faz mais necessário justificar o emprego da ultrassonografia em nossa especialidade, tão alargadas são suas indicações, que tornaram esse método indissociável da prática obstétrica diligente.[5]

Para alcançar os píncaros da nossa especialidade, houve uma notável expansão no emprego da ultrassonografia a partir de 1950.

Na assistência antenatal, o reconhecimento das condições fetais anômalas e a eventual necessidade de análises bioquímicas, cromossômicas ou moleculares dos tecidos, por meio de métodos invasivos (amniocentese, biópsia de vilosidades coriônicas e cordocentese), tornaram o claustro materno objeto de intervenções. Em 1954, foi descrita a primeira observação fetal com fetoscópio rígido, e, seis anos mais tarde, Liley propôs para o tratamento da hidropisia fetal grave a transfusão sanguínea intra-abdominal. A amniocentese foi empregada desde o século passado para tratamento do poli-hidrâmnio, injeções intra-amnióticas e determinação de bilirrubina, mesmo antes de 1950. Esse método hoje, pelo geral guiado pela ultrassonografia, garante a obtenção segura de material para estudo citogenético para determinação do cariótipo fetal em cultura de células de líquido amniótico.[6]

Fitzgerald e Drumm, em 1977, foram os primeiros a relatar a aplicação do Doppler na circulação fetal, demonstrando a captação e o registro do fluxo da artéria umbilical com uso do Doppler contínuo. A dopplervelocimetria umbilical, e porque não dizer também do ducto venoso, possui evidências comprovadas no acompanhamento de gestação de alto risco, com a capacidade de avaliar função placentária e resposta hemodinâmica fetal à hipóxia. Para além do bem-estar fetal, esse recurso está hoje alinhado ao rastreio de anomalias cromossômicas e predição de anemia fetal em gestantes isoimunizadas pelo Rh.[7]

A biópsia de vilosidades coriônicas, que inicialmente era realizada por histeroscopia, começou a ser empregada sob visão ultrassonográfica a partir da década de 1980. Essa técnica consiste na obtenção de amostra de tecido trofoblástico para análise genética, considerando-se a mesma origem embriológica de formações fetal e placentária, uma vez que as vilosidades coriônicas se originam do trofoblasto extraembrionário.[8]

A cordocentese, técnica descrita por Daffos *et al.*, para a obtenção de sangue fetal puro, através da punção da veia umbilical, pela via percutânea, amparada pela monitoração ultrassonográfica contínua, teve o intuito de evitar a iatrogenia causada pela fetoscopia que era utilizada para a visibilização direta e punção dos vasos do cordão umbilical.[9] Originalmente, o acesso à circulação fetal, por punção do cordão umbilical ou da veia femoral fetal, era realizado sob visão direta, pela exposição do concepto no momento da histerotomia.

Momento invulgar da ultrassonografia ocorreu entre 1980 e 1983, quando foram introduzidas novas técnicas para avaliação do concepto e sua vitalidade. Mas apenas após 1983 é que se observou verdadeira correlação entre o diagnóstico do fluxo placentário e fetal com prognóstico perinatal. Esse acesso indireto à circulação fetal foi o marco mais importante para o avanço da Medicina Fetal até o momento, pois forneceu subsídios para o entendimento da fisiologia e fisiopatologia fetal, dando nova abordagem na propedêutica e terapêutica fetais intrauterinas.

O interesse vascular fetal fez crescer a argúcia pela anatomia do coração fetal. Avolumaram-se os estudos descritivos da anatomia normal do coração fetal na década de 1980, seguidos pela identificação das cardiopatias congênitas. O diagnóstico antenatal dessas anomalias melhorou o prognóstico perinatal, estimulando, em 1985, o grupo francês liderado por Fermont estatuir que a avaliação do coração fetal fosse incorporada à rotina de avaliação do ultrassonografista – o que ainda não se estabeleceu.[10]

No bojo desses avanços, vale citar que, em 1983, foi realizado o primeiro estudo fetal por ressonância nuclear magnética na gestação, feito por Smith.[11]

Entre nós, a ultrassonografia foi citada pela primeira vez em 1972, pelo professor Dr. Fernando Maria Bonilla-Musoles, em São Paulo. Ele pode ser considerado o grande mentor da ultrassonografia na América Latina, principalmente no Brasil.[3]

Os primeiros equipamentos de ultrassom no Brasil aqui aportaram no início da década de 1970. Foram os pioneiros a Maternidade Escola da UFRJ no Rio de Janeiro, sob a tutela de Jorge Rodrigues Lima, Carlos Montenegro, Rezende-Pai e Sérgio Simões, em Recife com Paulo Costa, e em São Paulo com Roberto Tadeu Shigueoka e Edson Martins Passos. Praticamente na mesma época, o IPERBA na Bahia, com Domingos Machado e Luiz Eduardo Machado, recebeu seu aparelho.[3,12]

O Doppler no Brasil foi introduzido, em 1986, na Maternidade Escola da UFRJ no Rio de Janeiro, sob a mentoria de Carlos Montenegro e os esforços de Joffre Amim Júnior.

A Medicina Fetal representa na atualidade um importante segmento da Obstetrícia moderna, que transita de modo elegante em áreas correlatas, como genética, teratologia, diagnóstico por imagem, endocrinologia e fisiologia materno-fetal.

A padronização das avaliações de imagem, no bojo da assistência em saúde pública, recomenda, na assistência pré-natal no risco obstétrico habitual, a realização de, ao menos, três exames de imagem, um em cada trimestre.

O exame morfológico de primeiro trimestre deverá ser realizado entre 11 a 13 semanas, mais especificamente entre as medidas de CCN 45 e 85 mm, com a via preferencialmente abdominal, podendo ser complementado pelo estudo transvaginal, com os objetivos de identificar a localização da gravidez, confirmar a idade gestacional, demonstrar a vitalidade fetal, identificar o número de fetos e a corionicidade de gestações múltiplas, observar algumas anomalias fetais e o rastreio para aneuploidias através da avaliação da translucência fetal.[13]

Nos casos anômalos, pode-se lançar mão dos testes para diagnóstico de cromossomopatias, que podem ser invasivos ou não.

Os exames invasivos são realizados pela análise citogenética colhida do vilo corial ou do líquido amniótico. A biópsia do vilo corial consiste na punção e aspiração de fragmentos das vilosidades coriônicas por meio de inserção de uma agulha na placenta, entre 11 e 15 semanas. A amniocentese é obtida por aspiração da cavidade amniótica, após 15 semanas de idade gestacional. Já a cordocentese permite avaliação do sangue fetal, obtido por punção da

veia umbilical, pesquisando hemoglobinopatias e anemias, além de outras análises.[12]

Os métodos não invasivos para estudo de malformações fetais correspondem aos estudos do DNA fetal no sangue periférico materno. Essa técnica, ancorada no sequenciamento de DNA fetal livre no plasma materno, prescinde da violação uterina, minorando o risco de perda gestacional. Essa técnica, que ainda divide especialistas que ainda não posicionaram o método como de rastreio ou diagnóstico, ainda convive, com a combalida triagem sérica materna, com dosagem de PAPP-A (proteína A plasmática da gravidez), estriol livre e a fração beta livre da gonadotrofina coriônica humana.

Ainda considerando o primeiro trimestre, vale salientar aspectos importantes a serem observados em gestações múltiplas, no que diz respeito à rotina de ultrassonografia. Esse exame precoce deverá determinar, além da idade gestacional, a corionicidade (preferencialmente entre 6 e 9 semanas, por via transvaginal), relação com zigoticidade, complicações possíveis em gestações monocoriônicas (com visualização no final do primeiro trimestre, como fetos cárdios ou gêmeos unidos) e rastreio das anomalias fetais.

A padronização da ultrassonografia morfológica do segundo trimestre deve ser capaz de identificar os fetos sem anomalias e com baixo risco de complicações intrauterinas daqueles que vão requerer maior atenção especializada. A faixa da idade gestacional ideal para sua realização será, preferencialmente, entre 22 e 24 semanas. A biometria estimará o peso fetal (diâmetro biparietal e occipitofrontal, circunferência abdominal, comprimento de fêmur e úmero) e a avaliação de diversas partes fetais (polo cefálico, face fetal, pescoço fetal, tórax e coração, abdome e suas estruturas, coluna, membros e extremidades, fêmur, placenta, genitália, líquido amniótico, colo uterino e seu comprimento). Quando encontrada alguma alteração, o exame deve ser dirigido para a moléstia apresentada pelo feto, além de todas as etapas no rastreio do exame.[14]

A morfologia fetal é objeto de maior interesse na ultrassonografia do segundo trimestre. Inúmeras malformações diagnosticadas nesse período são passíveis de correção cirúrgica intraútero, como o teratoma sacrococcígeo, hérnia diafragmática congênita, obstrução baixa do trato urinário (valva de uretra posterior), síndrome da banda amniótica, mielomeningocele, síndrome da transfusão feto-fetal, feto acárdico, hidrotórax primário, malformação adenomatosa cística congênita e ventriculomegalia progressiva isolada.[15]

Conquanto faça parte do estudo morfológico do segundo trimestre o estudo do coração e dos grandes vasos da base, aventa-se a adoção universal da ecocardiografia antenatal como forma precisa de diagnosticar malformações cardíacas, cuja prevalência entre nós acomete 2%-5% dos recém-nascidos. A ecocardiografia pode ser realizada a partir de 18 semanas de idade gestacional, podendo ser postergada até 28 semanas. Sendo a cardiopatia a anomalia congênita grave mais comum e com taxa de mortalidade infantil de 20%, torna-se necessário especial atenção na ultrassonografia morfológica de segundo trimestre, capaz de antever 90% dos casos de cardiopatia fetal.

Casos de dúvidas na morfologia fetal hoje podem ser dirimidos pela ressonância nuclear magnética. Esse método possibilita avaliação requintada do feto, suas alterações e a relação com outras estruturas anatômicas da pelve. É um método propedêutico não invasivo e complementar a ultrassonografia. O período considerado ideal para realização do exame é a partir de 20 semanas, destacando-se com excelência na avaliação do sistema nervoso central do feto. As principais indicações para o uso da ressonância magnética antenatal são: estudo de malformações do sistema nervoso central, oligoâmnio com suspeita de anomalia fetal, placenta prévia acreta, pelvimetria, estudo da anatomia materna, prenhez ectópica.[16]

Não se deve olvidar, ainda na ultrassonografia do segundo trimestre, a medição universal do colo do útero. Essa medida, simples, é capaz de selecionar pacientes que vão necessitar de estratégias de prevenção secundária e terciária para melhor conduzir o parto pré-termo.

No terceiro trimestre, a ultrassonografia deve atestar a vitabilidade fetal e a avaliação de seu crescimento. Os inúmeros vasos ensonados pela dopplervelocimetria, as artérias uterina, umbilical, cerebral média e o ducto venoso são capazes de diagnosticar a insuficiência placentária, a restrição do crescimento fetal intrauterino, atestar a vitabilidade fetal e predizer a morte fetal.

O futuro da Medicina Fetal está por ser escrito. Por certo, trará terapias fetais capazes de melhorar a saúde do feto através de diagnósticos mais precisos e tratamentos mais oportunos, intervenções mesmo antes do parto, minorando ou efetivamente tratando anomalias fetais, ainda na vida intrauterina. Não obstante muitas anomalias estruturais sejam diagnosticadas, mas não possuam alternativas de reversão, outras como a mielomeningocele estão no centro dos estudos em Medicina Fetal, comparando-se resultados da cirurgia aberta *versus* fechada por fetoscopia, ambas no período antenatal.[17,18]

A Medicina Fetal do amanhã estará em consonância com avanços tecnológicos que permitam a criação de aparelhos de imagem mais precisos e com métodos de rastreio não invasivo cada vez mais precisos. Por certo, o sequenciamento de última geração, que permite a leitura de todo o genoma humano, desvendará, em breve, toda a genética fetal, permitindo-se um diagnóstico precoce e estabelecimento, quando possível, do tratamento específico.

Por fim, mesmo a despeito dos maiores avanços da Medicina Fetal, vale deixar claro aos noviços de que é impossível dissociar do tratamento fetal o apoio emocional à grávida e a sua família, pelo geral comprometidos ante aos desvios da fisiologia da gestação. Na Medicina Fetal, não se pode esquecer de que devemos zelar sempre pelo bem-estar e segurança do binômio materno-perinatal.

REFERÊNCIAS BIBLIOGRÁFICAS

1. Viggiano MGC. Condutas em obstetrícia. Goiânia: Atheneu; 1994. p.15-21.
2. Zugaib M, Liao AW, Brizot ML, et al. Medicina fetal. 3rd ed. São Paulo: Atheneu; 2012.
3. Santos HCO, Amaral WN. A história da ultrassonografia no Brasil. Goiânia: Contato COMUNICAÇÃO; 2012.
4. Donald I, MacVicar J, Brown TG. Investigation of abdominal masses by pulsed ultrasound. Lancet. 1958;1:1188-95.
5. Dastur Adi E, Tank PD. Ian Donald: the pioneer of ultrasound in medicine. J Obstet Gynecol (India). 2008;58(6):482-3.
6. Santos LC, Figueiredo SR, Souza ASR, et al. Medicina fetal. Rio de Janeiro: Medbook; 2008.
7. Creasy RK, Resnik R, Iams JD. Maternal-fetal medicine. 5th ed. Philadelphia: Saunders; 2004.
8. Campbell S. A short history of sonography in obstetrics and gynaecology. FVV in ObGyn. 2013;5(3):213-29.
9. Daffos F, Capella-Pavlovsky M, Forestier F. Fetal blood sampling during pregnancy with use of a needle guided by ultrasound: a study of 606 consecutive cases. Am J Obstet Gynecol. 1985;153:655-60.
10. Fermont L, De Geeter B, Aubry MC, Kachaner J, Sidi D. A close collaboration between obstetricians and pediatric cardiologists allows antenatal detection of severe cardiac malformation by 2D echocardiography. In: Doyle EF, Engle ME, Gersony WM, Rashkind WJ, Talner NS (Eds.). Pediatric cardiology: proceedings of the second World Congress. New York: Springer-Verlag; 1986. p. 34-7.
11. Smith FW, Adam AH, Phillips WD. NMR imaging in pregnancy. Lancet. 1983 Jan 1;1(8314-5):61-2.
12. Melo NR, Fonseca EB. Medicina fetal – Coleção Febrasgo. Rio de Janeiro: Elsevier; 2012.
13. Sanseverino MTV, Kessler RG, Burin MG, et al. Diagnóstico pré-natal: avanços e perspectivas. Revista HCPA. 2001;3:301-16.
14. Magalhães JAA. Medicina fetal. Revista HCPA. 2000;20(2):157-68.
15. Peralta CFA, Barini R. Cirurgia fetal no Brasil. Rev Bras Ginecol Obstet. 2011;33(4):153-6.
16. Flake AW. Surgery in the human fetus: the future. Journal of Physiology. 2003;547(1):45-51.
17. Watanabe M, Flake AW. Fetal surgery: progress and perspectives. Advances in Pediatrics. 2010;57:353-72.
18. Pedreira DAL. Advances in fetal surgery. Einstein. 2016;14(1):110-2.

Parte 2 ANATOMIA & FISIOLOGIA FETOPLACENTÁRIA

IMPLANTAÇÃO E DESENVOLVIMENTO DA CIRCULAÇÃO UTEROPLACENTÁRIA

Stenio Galvão ▪ Carolina Diniz ▪ Marcelo Marques de Souza Lima

O conteúdo deste capítulo (págs. 9 a 19), encontra-se disponível on-line.

Para acessá-lo, aponte a câmera do seu smartphone ou tablet para a imagem acima.

FISIOLOGIA DA TROCA MATERNO-FETAL

Alex Sandro Rolland Souza ■ Stênio Galvão de Freitas

O conteúdo deste capítulo (págs. 20 a 23), encontra-se disponível on-line.

Para acessá-lo, aponte a câmera do seu smartphone ou tablet para a imagem acima.

EMBRIOLOGIA E FISIOLOGIA DO SISTEMA NERVOSO FETAL

Dunya Rodrigues Mota Carneiro

O conteúdo deste capítulo (págs. 24 e 25), encontra-se disponível on-line.

Para acessá-lo, aponte a câmera do seu smartphone ou tablet para a imagem acima.

EMBRIOLOGIA DA FACE

Márcia K. de Almeida Wassler

O conteúdo deste capítulo (págs. 26 a 47), encontra-se disponível on-line.

Para acessá-lo, aponte a câmera do seu smartphone ou tablet para a imagem acima.

DESENVOLVIMENTO E FISIOLOGIA DO SISTEMA CARDIOVASCULAR FETAL

Márcio Karpinski Sell ■ Eduardo Valente Isfer

O conteúdo deste capítulo (págs. 48 a 62), encontra-se disponível on-line.

Para acessá-lo, aponte a câmera do seu smartphone ou tablet para a imagem acima.

EMBRIOLOGIA, DESENVOLVIMENTO E FISIOLOGIA DO SISTEMA PULMONAR FETAL

Taís Camila Zortéa

O conteúdo deste capítulo (págs. 63 a 67), encontra-se disponível on-line.

Para acessá-lo, aponte a câmera do seu smartphone ou tablet para a imagem acima.

DESENVOLVIMENTO E FISIOLOGIA DO TRATO GASTROINTESTINAL FETAL

Denilson José de Souza ■ Juliana Gevaerd Martins

O conteúdo deste capítulo (págs. 68 a 74), encontra-se disponível on-line.

Para acessá-lo, aponte a câmera do seu smartphone ou tablet para a imagem acima.

EMBRIOLOGIA, DESENVOLVIMENTO E FISIOLOGIA DO TRATO GENITURINÁRIO FETAL

Carla Milan

O conteúdo deste capítulo (págs. 75 a 79), encontra-se disponível on-line.

Para acessá-lo, aponte a câmera do seu smartphone ou tablet para a imagem acima.

EMBRIOLOGIA DO SISTEMA MUSCULOESQUELÉTICO

Nicolle Ramos Andreatta Angeli

O conteúdo deste capítulo (págs. 80 a 82), encontra-se disponível on-line.

Para acessá-lo, aponte a câmera do seu smartphone ou tablet para a imagem acima.

SISTEMA LINFÁTICO

Alice Calone ▪ Patrícia Telló Dürks

O conteúdo deste capítulo (págs. 83 a 86), encontra-se disponível on-line.

Para acessá-lo, aponte a câmera do seu smartphone ou tablet para a imagem acima.

ENDOCRINOLOGIA FETAL

Rafaeli Roberto Sfendrych

O conteúdo deste capítulo (págs. 87 a 94), encontra-se disponível on-line.

Para acessá-lo, aponte a câmera do seu smartphone ou tablet para a imagem acima.

FISIOLOGIA DO SISTEMA IMUNOLÓGICO FETAL

Kelly Aparecida Kanunfre ■ Thelma Suely Okay

INTRODUÇÃO

O sistema imune pode ser dividido em natural, inato ou não específico, e o sistema imune específico em adquirido ou adaptativo. Tanto as células imunes inatas quanto as adaptativas já estão presentes no feto precocemente durante a vida intrauterina.

O sistema imune natural representa a primeira linha de defesa do organismo, gerando respostas rápidas que não dependem de estimulação antigênica prévia, mas são reações não específicas, com pouca diversidade e não geram memória imunológica. Estas reações ocorrem por intermédio de fatores humorais como os componentes do sistema do complemento, as opsoninas, algumas proteínas de fase aguda, dentre elas a proteína C reativa e a procalcitonina, e algumas glicoproteínas como a fibronectina. Ademais, existem componentes celulares da imunidade inata que aparecem durante o primeiro trimestre da gestação e, em seguida, sofrem significativa expansão até o nascimento. As primeiras células inatas a aparecer são monócitos, macrófagos e células dendríticas que podem ser encontradas em pequenas quantidades a partir da 4ª semana de vida intrauterina. A seguir aparecem os granulócitos (especialmente neutrófilos), e as células Natural Killer (NK) a partir da 8ª semana. Todos estes tipos celulares sofrerão expansão maciça para alcançar níveis máximos em torno do nascimento e estarão disponíveis para a fagocitose e destruição de elementos estranhos ao organismo.

O sistema imune específico, por sua vez, inclui os linfócitos T, os linfócitos B e as células apresentadoras de antígeno ou APC de Antigen Presenting Cells.[1-3] Trata-se de uma outra linha de defesa que agirá de forma mais lenta, porém, mais específica e com um repertório diversificado, mas apesar de gerar memória imunológica, depende de estimulação antigênica prévia.

As células-tronco que constituem as células indiferenciadas que darão origem às diferentes linhagens celulares hematopoiéticas estão presentes no saco vitelino desde a 4ª semana de vida intrauterina, porém, neste período inicial, apenas uma diferenciação da linhagem mielomonocitária pôde ser observada, muito embora já se tenha observado precursores linfoides presentes na região para-aótica do embrião.[4] A seguir, da metade do 1º mês até a metade do 7º mês de gestação, o fígado fetal torna-se o principal órgão hematopoiético, que será substituído paulatinamente pela medula óssea a partir do 3º trimestre da gestação.[5,6]

O timo aparece e começa a realizar o recrutamento de células epiteliais por volta da 7ª semana de vida intrauterina, e o órgão adquire capacidade funcional a partir da 10ª semana. A seguir ele é colonizado por células precursoras dos linfócitos T que passarão por inúmeras etapas de maturação. A diferenciação começa por volta da 10ª semana, e na 12ª semana os linfócitos T já se encontram maduros, podendo ser detectados tanto em órgãos linfoides secundários (baço e gânglios), quanto no sangue fetal.

Sendo assim, a resposta imune específica aparece muito precocemente na vida intrauterina e poderia, teoricamente, atuar desde o fim do primeiro trimestre da gestação, sendo que a 12ª semana parece representar um marco no desenvolvimento da resposta imune fetal. Porém, os linfócitos T e B fetais encontram-se em estado naive (não estimulados), sendo capazes apenas de promover uma resposta imune do tipo primária, lenta e ineficaz. Este fato explica a susceptibilidade aumentada de recém-nascidos, principalmente os pré-termo, que apresentam infecções bacterianas e virais. Os diferentes estímulos antigênicos que a criança vai sofrer e que são representados pelos episódios de inflamação e infecção somados aos processos de cooperação entre as células T e B culminarão com a maturação completa do sistema imune específico ao longo, principalmente, do primeiro ano de vida.[3,7]

SISTEMA IMUNE NATURAL

A imunidade natural ou inata constitui um sistema inespecífico de defesa imune encontrada em todos os organismos multicelulares. Nos mamíferos, este sistema depende, principalmente, de células fagocíticas (neutrófilos e macrófagos), bem como das células Natural Killer (NK) e dendríticas que promovem a rápida eliminação de patógenos por intermédio da fagocitose. Todos estes tipos celulares são capazes de eliminar microrganismos, mas apresentam eficiência aumentada quando os invasores são previamente opsonizados, ou seja, são recobertos por componentes do sistema do complemento, ou, ainda, por anticorpos ou proteínas solúveis pertencentes ao sistema imune não específico.[1-3]

A imunidade inata também é mediada por um grupo de receptores com repertório limitado, os chamados receptores de reconhecimento de padrões (PRRs). Cada microrganismo, patogênico ou não, possui determinada composição molecular, porém, existem estruturas semelhantes em todos eles, os chamados padrões associados a patógenos (PAMPs), que fazem com que padrões que não pertençam ao hospedeiro, como os lipopolissacarídeos das paredes das bactérias (LPS) sejam reconhecidos como não próprios por meio dos PRRs. Existem ao menos cinco famílias de receptores, sendo a mais conhecida a dos toll-like (TLR), presentes na membrana plasmática e no endossoma das células apresentadoras de antígeno (APCs), capazes de reconhecer componentes de bactérias, vírus e fungos, estimulando a síntese e liberação de citocinas pró-inflamatórias. Alguns TLRs são expressos na membrana plasmática (TLR1, 2, 4, 5 e 6) e detectam uma variedade de ligantes ricos em lípides e proteínas que são encontrados no meio extracelular, enquanto outros TLRs, como TLR3 e TLR7, 8 e 9, são importantes indutores da imunidade contra o vírus. Os TLRs, além dos PAMPs, são capazes de se ligar a moléculas endógenas liberadas ativa ou passivamente durante episódios de necrose tecidual, as chamadas alarminas (Damage Associated Molecular Pattern – DAMPs).[8-12]

Após a descoberta dos receptores toll-like, várias classes de PRRs citosólicos foram identificados, como os receptores RIG-I-like (RLRs), ou seja, retinoic acidinducible gene I (RIG-I) - like helicases (RLHs) e os NOD-like (NLR) ou nucleotide-binding oligomerization domain-like receptors. A família dos RIG-I-like (RLRs) consiste em três membros que detectam RNA vírus, enquanto a família dos NOD-like (NLRs) é composta por mais de 20 membros e vários deles respondem aos PAMPs, assim como a partículas não PAMP e ao estresse celular, desencadeando respostas pró-inflamatórias que culminam com a secreção de IL-1β.[5,7,8,13,14]

Componentes Celulares do Sistema Imune Natural

As primeiras células sanguíneas, derivadas do mesoderma estão localizadas no saco vitelino das células embrionárias. Essas células primitivas migram para a região anterior do embrião e se desenvolvem para formar progenitores das células vermelhas do sangue (linhagem eritroide). Acredita-se que esses progenitores precoces também originem as células que darão origem aos granulócitos e macrófagos, assim como megacariócitos (plaquetas). Posteriormente, estas células-tronco hematopoiéticas serão capazes de povoar o fígado fetal e, finalmente, promover a hematopoiese em longo prazo na medula óssea. Em fetos humanos, a transferência das células-tronco hematopoiéticas para a medula óssea ocorre em torno da 20ª semana de vida intrauterina e é mediada pela quimiocina CXCL12, por intermédio da interação com o seu receptor CXCR4 presente nas células-tronco hematopoiéticas. A quimiocina CXCL12, produzida por células do estroma da medula óssea, tem papel crucial no desenvolvimento do órgão.

Os leucócitos polimorfonucleares neutrófilos sofrem diferenciação a partir de uma célula progenitora, a unidade formadora de colônias de granulócitos. Esta célula progenitora pode dar origem tanto aos neutrófilos quanto aos monócitos. O mieloblasto é o primeiro precursor do neutrófilo. Esta célula requer cerca de 7 dias, além de uma série de fatores de estimulação, para diferenciar-se totalmente, transformando-se em um polimorfonuclear neutrófilo maduro. Em vigência de processos infecciosos, este *pool* de células imaturas pode ser rapidamente mobilizado para a circulação periférica na dependência de fatores de regulação positivos e negativos. Os principais fatores de regulação positivos são a IL-3, o fator estimulador de colônias de macrófagos (GM-CSF), e o fator estimulador de colônias de granulócitos (G-CSF). Vários fatores de regulação negativos têm sido descritos e dentre eles podemos destacar os interferons, o TGF-α (*Transforming Growth Factor* α), as prostaglandinas e a lactoferrina. Muito embora os precursores de PMN já estejam presentes no saco vitelino, PMNs maduros não são observados no fígado fetal ou medula óssea antes da 14ª semana de gestação. Por volta da 22ª-23ª semanas, o número de PMN circulantes aumenta, porém, ainda corresponde a apenas 2% do valor encontrado em sangue de cordão umbilical ao final da gestação.[3]

A quimiotaxia, definida como a migração dirigida dos PMN para o local onde há substâncias que atraem estas células, compreende uma série de eventos como a ligação do PMN a substâncias quimiotáxicas por meio de receptores localizados na superfície das células, a produção de um "segundo mensageiro" intracelular, que é ativado pela ligação da substância quimiotáxica ao seu receptor específico e, finalmente, a remodelação da arquitetura da membrana plasmática e do citoesqueleto celular. Estas mudanças profundas, tanto na forma quanto na orientação do conteúdo celular, permitirão a ação de uma concentração ainda mais elevada de substâncias quimiotáxicas produzindo um efeito em cascata. Muitos destes eventos são pouco ativos nas células de recém-nascidos, sobretudo nos pré-termo, principalmente no que se refere à mobilidade dos PMN. Esta deficiência foi demonstrada tanto *in vivo* quanto *in vitro*.[3,5]

O sistema de fagócitos mononucleares compreende precursores da medula óssea, os monócitos circulantes e os macrófagos maduros. A exemplo do que ocorre com a linhagem granulocítica, os fagócitos mononucleares são derivados de células progenitoras da linhagem GM-CSF. Vários fatores de crescimento hematopoiéticos influenciam a produção de fagócitos mononucleares, sendo o CSF-1 (fator estimulador de colônias de macrófagos) o principal deles, pois estimula não apenas o crescimento, mas também a maturação e a produção dos fagócitos mononucleares. Muito embora os macrófagos possam ser identificados já no saco vitelino fetal, monócitos não são encontrados na circulação antes do 5º mês de gestação. A quantidade destas células vai aumentando paulatinamente e, por volta da 30ª semana, constituem entre 3 e 7% do total de células sanguíneas circulantes. Os fagócitos mononucleares também exercem uma função de adesão, assumindo papel fundamental na cicatrização de feridas, processos inflamatórios e na resposta imune. Como os neutrófilos, os monócitos precisam migrar dos vasos sanguíneos para o local da inflamação para poderem erradicar os patógenos invasores. Este fluxo de células dirigido ao sítio inflamatório está comprovadamente reduzido em recém-nascidos, bem como a capacidade de adesão dos monócitos às superfícies.[3,8]

Em relação à fagocitose, trata-se de processo de ingestão de partículas, sendo que a maior parte delas precisa estar opsonizada, ou seja, recoberta por imunoglobulinas do tipo IgG, fatores do complemento C3b ou IC3b, fibronectina ou outra proteína solúvel, antes de ser reconhecida e digerida pelo PMN, monócito ou macrófago. Após a ligação do patógeno opsonizado ao receptor presente na superfície celular, o PMN produzirá prolongamentos (pseudópodes) para cercar a partícula e formar o vacúolo fagocítico. Muito embora diversos estudos *in vivo* e *in vitro* tenham demonstrado que a atividade fagocítica é normal em recém-nascidos a termo e pré-termo, seus PMN expressam uma quantidade menor de receptores do complemento CR3 (CD11b/CD18), quando estimulados por fatores quimiotáxicos. Assim como os PMN, a fagocitose dos macrófagos é facilitada quando o material fagocitado encontra-se previamente opsonizado. Existem evidências de capacidade diminuída de ingestão do *S. aureus*, S. β-hemolítico do grupo B, *E. coli*, *S. pyogenes*, *T. gondii* e herpes simples do tipo II em recém-nascidos. Em relação à capacidade microbicida, isto é, à capacidade de destruição dos patógenos que pode ser tanto dependente quanto independente de oxigênio, esta parece ser normal em recém-nascidos, mesmo nos pré-termo, a menos que estejam criticamente enfermos. Esta capacidade também é regulada por citocinas. O IFN-γ parece ser o fator ativador mais importante, sendo auxiliado pelo GM-CSF. Macrófagos ativados exibem produção aumentada de citocinas pró-inflamatórias, autorregulação de receptores Fc, e aumento da produção de substâncias dependentes de oxigênio (íon superóxido, peróxido de hidrogênio, radicais hidroxila). O efeito oposto, isto é, de inibição de algumas das funções dos macrófagos é induzido por IL-10 e TGF-α. Tanto a produção de IFN-γ quanto a resposta dos mononucleares de recém-nascidos ao IFN-γ parecem estar diminuídas.[3,5]

As células NK são células hematopoiéticas capazes de apresentar citotoxicidade espontânea a várias células-alvo. São morfologicamente maiores que os linfócitos T e B, apresentando citoplasma granular e marcadores de superfície CD16 e CD56, além de ausência do receptor de célula T. Em termos quantitativos, correspondem a cerca de 10 a 20% do total de linfócitos circulantes.

As células NK participam da destruição de células infectadas pelo citomegalovírus, herpes e *Toxoplasma,* dentre outros microrganismos.[3]

Embora o número absoluto de células NK no sangue de cordão e no do recém-nascido seja duas vezes maior que o encontrado no adulto, a atividade basal das mesmas encontra-se diminuída em 30 a 80%. Além disso, apenas uma pequena porcentagem destas células NK expressa CD56 e CD57 durante o período neonatal, produzindo, consequentemente, uma ação citotóxica muito menos intensa.[3]

Desde a sua descoberta, as células dendríticas (DCs) foram associadas a monócitos e macrófagos em razão de uma significativa sobreposição fenotípica e funcional. No entanto, avanços técnicos têm demonstrado que, sob o ponto de vista de desenvolvimento, DCs, monócitos e macrófagos são diferentes. A maioria dos macrófagos surge durante a embriogênese e pode persistir nos tecidos por longos períodos de tempo em decorrência do processo de autorrenovação, enquanto monócitos e DCs possuem meia-vida curta e dependem de reposição constante de células hematopoiéticas. O conhecimento sobre a hematopoiese de células dendríticas deriva, principalmente, de estudos em camundongos, embora progenitores homólogos e similaridades no processo de desenvolvimento tenham sido identificados em seres humanos. A descoberta de um progenitor clonal comum de macrófagos e células dendríticas tem contribuído para a visão de que monócitos e DCs estão ligados no decorrer do desenvolvimento, embora estudos recentes tenham questionado a existência de um verdadeiro progenitor bipotente para DCs e monócitos. As células dendríticas são controladores versáteis do sistema imune capazes de detectar infecção ou dano tecidual, iniciando respostas efetoras inatas e adaptativas. Recentemente, a existência de vários subtipos de DCs tornou-se evidente. Estes subtipos possuem desenvolvimentos distintos e são funcionalmente especializados e estrategicamente localizados em todos os órgãos para defender o organismo contra patógenos invasores.[3,5,15]

Componentes Humorais do Sistema Imune Natural

As opsoninas são constituídas, principalmente, por anticorpos séricos e componentes do sistema do complemento. Ambos os fatores se encontram diminuídos no período neonatal. As proteínas do sistema do complemento são sintetizadas desde o início da gestação, tendo sido confirmada a síntese de C4, C2, C3 e C5 desde a 8ª semana de vida intrauterina. Em recém-nascidos a termo, os componentes da via clássica do complemento parecem estar presentes em concentrações comparáveis àquelas de adultos, no entanto, em prematuros, há redução dos fatores C1q, C4, C3 e da atividade do complemento total (CH50). A via alternativa também parece apresentar ação diminuída em recém-nascidos, principalmente nos prematuros.[3,8]

A fibronectina faz parte de uma família de glicoproteínas de alto peso molecular conhecidas como moléculas de adesão, facilitando este processo entre células, ou entre uma célula e um substrato. A concentração plasmática de fibronectina encontra-se diminuída em sangue de cordão fetal, em sangue de recém-nascidos a termo, e ainda de maneira mais acentuada em recém-nascidos pré-termo até a 30ª-31ª semanas. A síntese de fibronectina por macrófagos em modelos *in vitro* encontra-se diminuída no período neonatal. A fibronectina apresenta concentrações ainda mais baixas em recém-nascidos pequenos para a idade gestacional, com distúrbios respiratórios, anoxia neonatal e sepse.[3]

Algumas proteínas de fase aguda do soro, como a proteína C reativa e a procalcitonina também atuam no combate aos estados inflamatórios e infecciosos, sendo capazes de reconhecer e se ligar a antígenos polissacarídeos de bactérias como o pneumococo e,[16] ainda, a complexa parede celular de alguns fungos. A proteína C reativa exerce função semelhante àquela do componente C1q do complemento. Quando a proteína C reativa se liga ao antígeno e o sistema do complemento é ativado, o microrganismo é opsonizado e uma rápida depuração ocorre, depuração esta mediada por neutrófilos, monócitos e macrófagos. A proteína C reativa é sintetizada pelo feto e pelo recém-nascido em níveis equivalentes aos de adultos. Em diferentes estudos com recém-nascidos apresentando infecção grave e comprovada, os níveis séricos se elevaram em 50 a 100% dos pacientes estudados.[3,8,17]

A lactoferrina, por sua vez, constitui um exemplo de glicoproteína ligada ao ferro que está presente em grânulos específicos dos neutrófilos e participa da resposta imune não específica. É liberada dentro do fagossoma depois da ingestão da partícula e depositada na superfície da membrana celular durante o processo de degranulação. Esta glicoproteína parece aumentar a adesão endotelial dos neutrófilos, a produção de substâncias dependentes de oxigênio e a quimiotaxia. Os neutrófilos de sangue do cordão de recém-nascidos são extremamente deficientes em lactoferrina.[18]

SISTEMA IMUNE ESPECÍFICO

Imunidade Específica Mediada por Linfócitos T

Precursores de células T aparecem por volta da 8ª semana de vida intrauterina no fígado fetal e sofrem diferenciação dentro do timo. O componente epitelial do timo é proveniente dos 3º e 4º arcos branquiais que migram e fundem-se por volta da 8ª semana de vida intrauterina. A colonização linfoide do timo tem início na 10ª semana, sendo os linfócitos pré-T atraídos por fatores quimiotáxicos secretados pelas células epiteliais.[3,5,7] Tanto as células epiteliais quanto as dendríticas de origem hematopoiética exercem papel crucial na ativação dos precursores de linfócitos T por meio da expressão de moléculas de classe I e II do Complexo Maior de Histocompatibilidade Humano (MHC), ou *Human Leucocyte Antigen* (HLA), presente na superfície das membranas celulares destes linfócitos.[19,20] As células precursoras linfoides pré-T adquirem os receptores de membrana específicos dentro do timo: na primeira etapa existe uma coexpressão de moléculas de cooperação CD4 e CD8, a seguir, a expressão do receptor que caracteriza o linfócito T, o chamado *"T Cell Receptor"* ou TCR. Trata-se de um heterodímero que permite o reconhecimento específico de um peptídio que funcione como antígeno, sendo o tipo convencional, o TCR alfa/beta que é expresso pela maioria dos linfócitos T e consiste em duas cadeias polipeptídicas glicosiladas (alfa e beta). O TCR $\alpha\beta$ é, por sua vez, associado fisicamente a uma proteína chamada CD3, formando o complexo funcional TCR-CD3 na superfície dos linfócitos T. Um segundo tipo de TCR, chamado de TCR $\gamma\delta$, é composto pelas respectivas cadeias polipeptídicas gama e delta, também associadas a CD3, todas na superfície externa de linfócitos T. As células T $\gamma\delta$ são duplamente negativas, isto é, CD4-CD8- e reconhecem antígenos de maneira independente do MHC de classe I ou de classe II. Tais células estão envolvidas no reconhecimento de proteínas de estresse induzidas por choque térmico, oriundas de bactérias e de células autólogas. A função dos linfócitos T γ é eliminar as células que estão sob estresse, como por exemplo, as células infectadas ou aquelas que estão em processo de transformação tumoral. As células T *naive* (não estimuladas) podem ser detectadas em baixos números a partir da 12ª semana, contudo, o *pool* de células T fetais é formado predominantemente por células T $\gamma\delta$ (gama-delta) até aproximadamente a 32ª semana de gestação, e a partir desta data passa a existir predomínio de células T $\alpha\beta$ (alfa-beta). Desta forma, as células TCR γ/δ representam a minoria dos linfócitos T do sangue periférico e dos órgãos linfoides (1-5%), mas são majoritários nos epitélios e mucosas do organismo. Por outro lado, linfócitos que expressam TCR α/β representam a maioria (95%) em sangue periférico, e nos órgãos linfoides secundários.[3,5,7,21]

Os linfócitos T CD4 (auxiliares ou "*helper*"), que representam 65% dos linfócitos T do sangue periférico, estão envolvidos no processo de cooperação celular com linfócitos B (produção de anticorpos), com células monocíticas e dendríticas (produção de citocinas), enquanto os linfócitos T CD8 (citotóxicos ou supressores) que constituem 35% dos linfócitos T circulantes estão envolvidos na resposta antiviral e antitumoral. O aumento do repertório de linfócitos T, ou seja, a possibilidade de gerar um grande número de Receptores de Célula T (TCR) capazes de reconhecer grande número de peptídios antigênicos é uma função que vai sendo adquirida progressivamente por meio de rearranjos aleatórios que ocorrem nos genes que codificam os diferentes segmentos do TCR. Estes rearranjos aleatórios darão origem a linfócitos T que possuem diferentes receptores de membrana, capazes de promover o reconhecimento tanto de autoantígenos quanto de aloantígenos. A seguir, em um processo que ocorre dentro do timo ao longo da vida fetal, existe a seleção negativa de linfócitos T que expressam um TCR capaz de reconhecer autoantígenos (antígeno *self*, próprio do organismo), e, simultaneamente, a seleção positiva de linfócitos T que expressam TCRs capazes de reconhecer um aloantígeno (*non-self*, estranho ao organismo). Desta forma, evita-se o aparecimento de doenças autoimunes e estimula-se, ao mesmo tempo, o desenvolvimento do sistema imune propriamente dito.[3,21]

A diferenciação dentro do timo começa muito cedo durante a vida fetal. A organização corticomedular do timo tem início por volta da 10ª semana, e na 12ª semana já é possível observar-se a presença de linfócitos T maduros (TCR-CD3 α/β) no sangue fetal, linfócitos estes que possuem receptores CD4 ou CD8 (a relação CD4/CD8 é idêntica àquela do adulto). Ao nascimento, em razão do aumento do número de linfócitos (linfocitose) que é característico do primeiro ano de vida da criança, o número absoluto de linfócitos T CD4 e T CD8 é superior àquele encontrado no adulto.[3,22]

No timo, a maturação normal das células T requer excisão, rearranjo e união do DNA que codifica os genes do receptor de antígeno de células T (TCR) para produzir células com diversas especificidades antigênicas. Como um subproduto desta recombinação, o DNA excisado forma estruturas circulares denominadas de círculos de excisão de receptores de células T epissomais (TRECs). Mais recentemente, uma nova abordagem laboratorial foi proposta para a avaliação da função tímica por meio da quantificação de TRECs em sangue periférico de pacientes realizada com a amplificação quantitativa de TRECs em casos suspeitos de imunodeficiências primárias, nos quais a quantidade de TRECs se encontra reduzida.[22-24]

A resposta linfoproliferativa dos linfócitos T frente a mitógenos não específicos é detectável no sangue fetal a partir da 12ª semana, sendo que a capacidade de reconhecimento e de produção de uma resposta específica para um antígeno específico aparece por volta da 16ª semana. O repertório completo de receptores dos linfócitos T (TCR) parece estar pronto ao nascimento, o que permite a realização de testes de linfoproliferação e, ainda, a imunofenotipagem para o diagnóstico de imunodeficiências primárias (hereditárias).[3]

Sendo assim, uma característica muito importante dos linfócitos T dos recém-nascidos é o fato de serem *naive*, isto é, não terem sido previamente estimulados (linfócitos T de memória), consequentemente são capazes apenas de produzir respostas imunes do tipo primárias. Ao nascimento, os linfócitos T expressam, em sua maioria, o receptor de membrana CD45RA característico dos linfócitos *naive*. A aquisição do marcador CD45RO (característico dos linfócitos T de memória) ocorrerá progressivamente durante os primeiros anos de vida. Os valores normalmente observados em adultos só são encontrados em crianças após a primeira década de vida.[3]

A tolerância imunológica exerce papel central na manutenção da gestação e na prevenção do parto prematuro. O sistema imune possui várias estratégias que asseguram sua homeostase e evitam o autorreconhecimento de antígenos em níveis exacerbados. Esses mecanismos ocorrem precocemente no timo, onde células autorreativas são eliminadas, processo conhecido como seleção negativa. Existem ainda os mecanismos de tolerância periférica mediados por células imunorregulatórias ativas, as células T reguladoras ou regulatórias (Tregs). As Tregs representam uma subpopulação de linfócitos T caracterizados pela expressão da molécula CD25+ e do fator nuclear FOXP3. Induzem a supressão das células T efetoras, bloqueando a ativação e a função destes linfócitos, sendo importantes para o controle da resposta imune contra antígenos próprios (*self*) e não próprios (*non-self*). Atualmente são descritos ao menos dois tipos de Tregs: naturais e adaptativas. As chamadas Tregs naturais expressam, constitutivamente, o receptor de cadeia α da IL-2 (CD25), sendo assim denominadas CD4+CD25+. São produzidas nos corpúsculos de Hassal do timo como uma subpopulação de células T funcionalmente distintas e maduras, e representam 5 a 10% das células T CD4+ periféricas. A sinalização para o desenvolvimento das Tregs naturais que ocorre durante a timopoiese normal não é bem conhecida, porém, acredita-se que estas células possam ser geradas no timo mediante reconhecimento de Ag próprios (*self*) por meio de receptores (TCR) de alta afinidade. A IL-2 parece ter papel importante no desenvolvimento das Tregs. Experimentos realizados em camundongos demonstraram que a deficiência tanto da citocina quanto do receptor de IL-2 resultou em defeitos graves de Tregs, o que também foi observado em pacientes com deficiência congênita da molécula CD25. Além do marcador CD25, as Tregs naturais também expressam outros marcadores de superfície que não são específicos, mas auxiliam na identificação destas células, entre os quais o CTLA-4 (*cytotoxic T-lymphocyte antigen 4*), GITR (*Glucocorticoid-induced tumor necrosis factor receptor*), TNFR-2 (*tumor necrosis factor receptor-2*) e HLA-DR (*human leucocyte antigen*). As Tregs denominadas adaptativas, por sua vez, são geradas na periferia após uma variedade de estímulos antigênicos, em condições ditas tolerogênicas. Estas células exercem sua função por meio da liberação de citocinas inibitórias como IL-4, IL-10 e TGF-β. Vários tipos de Tregs adaptativas têm sido descritos, incluindo TR1, que produz IL-10 e cuja função supressiva está bem documentada nas doenças alérgicas, autoimunes e em transplantes halógenos. Outras Tregs adaptativas são a TR3 (produtora de TGF-β), células T CD4- CD8-, *natural killer* (NK), CD8+ supressoras e células T gama-delta (γδ).[3,25-28]

Produção de Citocinas

A resposta imune primária é caracterizada por uma produção tênue de citocinas, tanto do tipo pró-inflamatórias ou TH1 (IL-2, IFN-γ) quanto do tipo anti-inflamatórias ou TH2 (IL-4, IL-10, IL-13). A capacidade limitada dos linfócitos T *naive* de produzirem citocinas traz consequências previsíveis, pois a IL-2 é necessária para a amplificação da resposta imune celular; o IFN-γ além de possuir ação antiviral reconhecida, é indispensável para a ativação de monócitos e células dendríticas, estimulando-as a produzir IL-12, a citocina de maior importância no combate a agentes infecciosos. A IL-12 e o

IFN-γ estão igualmente envolvidos na citotoxicidade de células *NK*, o que explica a ação reduzida da atividade de células *NK* em fetos e recém-nascidos. Em relação a IL-4, IL-10 e IL-13, estas citocinas atuam na proliferação e na etapa final de maturação dos linfócitos B. A produção deficiente destas citocinas é responsável pela resposta humoral deficiente observada no período fetal e neonatal.[3,8,28,29]

Além de uma produção de citocinas deficiente, fetos e recém-nascidos apresentam mecanismos de cooperação celular limitados. No adulto imunocompetente, a ativação da resposta imune é desencadeada pelo reconhecimento do antígeno presente no linfócito CD4 auxiliar ou *helper* que é capaz de expressar, transitoriamente, em sua membrana, uma molécula envolvida na cooperação celular, o ligante CD40. Este ligante também está presente na superfície de linfócitos B e em monócitos e células dendríticas. Nos recém-nascidos a expressão do ligante CD40 é deficiente e a normalização desta função ocorre paulatinamente no decorrer dos primeiros meses de vida.[3,30-32] Esta deficiência acarreta a produção inadequada de citocinas (pró-inflamatórias, principalmente IL-12), além de mecanismos de cooperação celular B/T deficientes, alterando a maturação final dos linfócitos B, com consequente produção deficiente de anticorpos, produção esta que também é afetada pela liberação reduzida de linfocinas (IL-4, IL-10 e IL-13). Este fenômeno é conhecido como de defeito de comutação isotípica.[3,18]

Imunidade Específica Mediada por Linfócitos B

Os precursores dos linfócitos B são detectáveis no fígado fetal por volta da 7ª ou 8ª semanas de gestação, seguidos das primeiras células B fetais maduras (B1) na 14ª semana. Contrariamente à maturação dos linfócitos T que ocorre dentro do timo, a maturação dos linfócitos B ocorre nos órgãos linfoides primários (fígado fetal e medula óssea).

Os linfócitos B são responsáveis pela imunidade humoral (produção de anticorpos capazes de neutralizar e opsonizar moléculas estranhas). Esta resposta é do tipo específica para cada antígeno e necessita de uma etapa prévia de estimulação dos linfócitos T e B, além da participação de outra célula (monócito, célula dendrítica) capaz de funcionar como apresentadora do antígeno (APC) para as células T efetoras.[3]

O primeiro marcador de superfície que aparece durante a maturação dos linfócitos B é o CD19. A seguir, os linfócitos B promovem o rearranjo dos genes que codificam as imunoglobulinas de membrana IgM e IgD. A IgM de membrana constitui o receptor da célula B (BCR), que por sua vez é capaz de reconhecer os antígenos em estado natural, isto é, sem a associação a moléculas do HLA, como ocorre com o receptor de célula T (TCR). A diversidade no repertório das imunoglobulinas de superfície dará origem a um grande número de células B prontas para fazerem o reconhecimento de diferentes antígenos. Esta função é adquirida por meio de rearranjos que ocorrem de maneira aleatória nos genes que codificam os diferentes segmentos das imunoglobulinas. A seguir ocorrem os processos de seleção negativa, ou seja, de inativação dos BCR que reconhecem estruturas do próprio indivíduo (autoantígenos), e seleção positiva dos BCR que reconhecem aloantígenos. Esta maturação da linhagem B tem início na 11ª semana de gestação e continua durante a vida fetal. No entanto, a aquisição do repertório BCR completo, isto é, a possibilidade de reconhecimento de todos os antígenos parece não estar inteiramente funcionando ao nascimento, como podemos comprovar pela produção inadequada e insuficiente de anticorpos específicos contra um determinado microrganismo quando o feto é infectado precocemente durante a vida intrauterina. Os linfócitos B maduros IgM+ e IgD+ são detectáveis na circulação fetal em número normal desde a 12ª semana, o que permite o diagnóstico pré-natal de doenças como a agamaglobulinemia por meio de técnicas de imunofenotipagem.[3,5,8,21] Embora as células B inatas e adaptativas já estejam presentes precocemente durante o desenvolvimento fetal, suas funções efetoras são consideradas pouco desenvolvidas durante todo o período fetal, provavelmente pelo fato de existir exposição fetal apenas a antígenos maternos e a antígenos próprios (autoantígenos). Ambos os tipos de antígenos precisam ser tolerados para garantir a viabilidade do feto durante a gravidez e, posteriormente, evitar fenômenos de autoimunidade. Assim, o sistema imune fetal por natureza é tolerante, de modo a evitar efeitos deletérios de processos inflamatórios. Indo de encontro a este raciocínio, tem sido relatado que as células T CD4 + possuem tendência de se diferenciarem em células T reguladoras (Treg) após estimulação, auxiliando a tolerância a autoantígenos fetais e antígenos não maternos durante o desenvolvimento fetal. Além disso, as vias de estimulação da resposta pró-inflamatória como da resposta mediada por células *T helper* (TH1) são tidas como menos responsivas em relação às mesmas vias do adulto. Se o viés de tolerância das células T fetais é simplesmente em razão da ausência de forte estimulação antigênica, baixa coestimulação e existência de pouco estímulo ou ausência de estímulos, ou pelo menos em parte, também, em decorrência da imaturidade celular intrínseca do sistema imune, não está esclarecido. Todavia, é importante notar que existem dados muito limitados disponíveis sobre a maturação do sistema imune fetal, em contraponto à grande quantidade de informações provenientes do período neonatal.

Assim como foi mencionado no âmbito do desenvolvimento e diversificação dos linfócitos T, também foi sugerida a existência de linfócitos B immunorregulatórios CD1+, indutores da produção e liberação de IL-10.[33,34]

Produção de Imunoglobulinas

No feto normal, a produção de imunoglobulinas é difícil de ser avaliada em razão da ausência de estimulação antigênica prévia. Em casos de infecção, a produção de IgM é detectável a partir da 12ª semana, e a de IgG e de IgA um pouco mais tarde (15ª a 20ª semana). Ao nascimento, os linfócitos B dos recém-nascidos produzem, essencialmente, IgM e apresentam uma capacidade reduzida de comutação isotípica, isto é, de passarem a produzir IgG e IgA quando comparados aos linfócitos de adultos. Esta deficiência pode estar relacionada com a imaturidade intrínseca dos linfócitos B *naive*, que é caracterizada pelo fenótipo IgM+ IgD+ CD5+ e CD27-, e ainda a um defeito dos linfócitos T auxiliares responsáveis pela produção de citocinas e expressão do ligante CD40. Os diferentes episódios de estimulação antigênica e a cooperação com linfócitos T permitirão o aparecimento de linfócitos B de memória, CD27+, capazes de induzir uma resposta secundária que culminará com a produção de IgG e IgA. Uma porcentagem idêntica de linfócitos B CD27+ que a encontrada em adultos só é atingida após o primeiro ano de vida. Mesmo durante o primeiro ano de vida a resposta imune de linfócitos B é diminuída, principalmente, com relação aos antígenos polissacarídeos.[5]

Ao nascimento, a quantidade de imunoglobulinas sintetizada pelo recém-nascido é muito baixa. A produção aumenta progressivamente para atingir as mesmas do adulto após o 4º ano de vida. A pequena produção de imunoglobulinas ao nascimento é compensada pela passagem ativa transplacentária de IgG materna que ocorre no terceiro trimestre de gestação. Esta compensação de fim de gestação está obviamente ausente no recém-nascido pré-termo, o que explica a maior susceptibilidade às infecções bacterianas. A IgG materna desaparece progressivamente durante os primeiros meses de vida, sendo um dos fatores que contribuem para a existência da hipogamaglobulinemia transitória do lactente (até os 6 meses de vida).[3,5]

Imunidade Específica Mediada por Células Apresentadoras de Antígeno (APC)

As células precursoras das que serão as células apresentadoras de antígenos podem ser observadas no saco vitelino entre a 4ª e a 6ª semanas de vida intrauterina e encontram-se em estado funcional nos órgãos linfoides secundários a partir da 12ª semana.[3,21]

A resposta imune específica requer a interação entre a célula apresentadora de antígeno (APC) que captura o mesmo, o "digere" e apresenta os peptídios antigênicos oriundos da metabolização deste antígeno aos linfócitos T. Este processo é realizado em associação a moléculas do sistema HLA. As primeiras células da linhagem linfocítica são detectáveis no saco vitelino a partir da 5ª semana de vida intrauterina. Posteriormente, a diferenciação destas células ocorrerá no fígado fetal e, a seguir, na medula óssea fetal. Por volta da 8ª semana, os monócitos e células dendríticas estão presentes nos órgãos linfoides secundários (baço e gânglios), onde participarão da resposta imune. A capacidade de estas células processarem o antígeno e apresentá-lo aos linfócitos T é inferior àquela do indivíduo adulto, principalmente no que se refere à capacidade de expressar as moléculas de classe II do HLA na membrana celular, defeito este muito provavelmente secundário à produção inadequada e insuficiente de INF-γ pelos linfócitos T.[3,5,28]

Doenças Genéticas que Alteram o Sistema Imune

Existem doenças genéticas que alteram os sistemas imune natural e adaptativo que constituem as imunodeficiências primárias (PIDs). Trata-se de um grupo heterogêneo de doenças herdadas cujas características clínicas são resultantes de deficiência ou imunidade em excesso e incluem infecções, autoimunidade e aparecimento de neoplasias. Várias medidas de suporte se encontram disponíveis para o manejo das PIDs incluindo a suplementação de fatores deficientes, como imunoglobulina intravenosa em distúrbios com imunodeficiência humoral, uso de antibióticos, antivirais ou antifúngicos para tratamento e prevenção de infecções e fármacos imunossupressores para conter manifestações de autoimunidade. A terapia definitiva é estabelecida na maioria dos transtornos usando a correção do defeito genético, quer por transplante de células hematopoiéticas ou por terapia gênica. No entanto, tratamentos definitivos estão disponíveis apenas em centros de atendimento terciário e muitos pacientes podem ter que esperar até um doador compatível estar disponível. Além disso, os custos relativos ao transplante de células hematopoiéticas ou a terapia genética são enormes, e muitos pacientes de países em desenvolvimento não têm condições de pagar o mesmo em decorrência de restrições financeiras para arcar com estes custos.[3]

Fatores Maternos e Ambientais que Afetam o Sistema Imune Fetal

Alguns outros fatores,[5,7,35] como a dieta e o estresse maternos, hábitos como o tabagismo, o tipo de parto e fatores ambientais interferem de forma significativa na resposta imune fetal e serão discutidos a seguir.

Dieta Materna

A desnutrição materna pode ter efeitos profundos no crescimento fetal, causar parto prematuro e também comprometer gravemente a maturação do sistema imune fetal. A desnutrição materna leva à deficiência fetal de uma série de minerais e vitaminas. A deficiência em minerais, como o zinco, resulta em redução do tamanho do timo e do baço, diminuição da atividade das células T e B e redução dos níveis de IgG no feto. As vitaminas A e D atuam como potentes moduladores de todas as outras vitaminas, e a deficiência destas vitaminas durante a gravidez têm sido associadas ao desenvolvimento imune alterado no feto. A vitamina A é importante para a formação de órgãos linfoides secundários facilitando a diferenciação de células que, por sua vez, induzirão a formação do tecido linfoide. A vitamina D é um poderoso indutor da capacidade supressora das células T reguladoras (Treg) e pode modular negativamente a imunidade TH1. Desta forma, a vitamina D pode estar envolvida na tolerância materno-fetal. Por outro lado, a obesidade materna também causa repercussões no sistema imune fetal e tem sido associada a várias doenças inflamatórias e metabólicas, incluindo obesidade e asma nos filhos destas mães. Modelos experimentais desenvolvidos em camundongos obesos mostraram que filhos de animais obesos têm diminuição da contagem de linfócitos e redução da produção de anticorpos específicos, indicando que a obesidade materna prejudica a maturação imune fetal.

Estresse Materno

O estresse materno pré-natal demonstrou efeitos duradouros sobre a imunidade fetal e tem sido associado ao desenvolvimento de doenças crônicas como asma e alergia nos filhos destas mães. Modelos animais demonstraram que o estresse materno leva à imunossupressão geral na prole, modificando a proliferação de linfócitos e a função efetora dos mesmos por meio da redução do efeito citotóxico das células NK. As diferenças na imunidade neonatal podem ser causadas pela transferência de hormônios de estresse, por exemplo, de glicocorticoides pela placenta. Estes hormônios são conhecidos por terem funções imunomoduladoras, alterando a resposta imune fetal.

Tabagismo Materno

O tabagismo materno pode influenciar o desenvolvimento pulmonar do feto, levando à diminuição da função pulmonar e aumento do risco de doenças pulmonares crônicas. No entanto, a exposição fetal ao tabaco causa impacto não apenas na estrutura e função pulmonar, mas também está associada ao desenvolvimento de outras doenças inflamatórias crônicas, incluindo cardiopatias congênitas e diabetes tipo I. Isto se deve, em parte, à redução de células T reguladoras (Treg). O tabagismo materno também inibe a imunidade inata, alterando a capacidade de resposta dos ligantes de receptores de células *toll-like*, levando à redução do fator de necrose tumoral (TNF) e de IL-6 produzidos pelas células apresentadoras de antígenos (APC).

Exposição Materna a Animais

Foi demonstrado que a exposição materna a animais, não apenas no domicílio, por exemplo, em sítios e fazendas, pode modular o sistema imune fetal, causando efeito protetor contra o desenvolvimento de asma e alergia. Células do sangue de cordão umbilical obtidos de filhos de mães que moram e trabalham em zona rural exibem maior número de células T reguladoras (Treg) com aumento da capacidade supressora, bem como diminuição da resposta imune TH2. A amplitude de alterações do sistema imune está diretamente relacionada com a quantidade de animais aos quais as mães foram expostas durante a gravidez.

Tipo de Parto

Durante o parto, o futuro recém-nascido deixará o ambiente intrauterino e encontrará, imediatamente, uma variedade de antígenos desconhecidos. A natureza destes antígenos é parcialmente dependente do tipo de parto. Recém-nascidos de parto vaginal passam pelo canal do parto, onde serão revestidos pela microbiota vaginal da mãe, enquanto aqueles nascidos por cesariana terão o primeiro encontro com microrganismos maternos e não maternos assim que forem retirados do útero. Estas diferenças influenciam a colonização, especialmente do intestino do recém-nascido, e terão profundos efeitos sobre a imunidade e o perfil de maturação do sistema imune no período neonatal e após este período. Outra grande diferença entre o parto vaginal e a cesariana, especialmente no que se refere à cesariana eletiva, é o nível e o tipo de estresse que o feto vai sofrer durante o processo. Contrações do útero durante o trabalho de parto e a hipoxemia a que o feto estará exposto durante sua passagem pelo canal de parto levam à liberação de hormônios de estresse, incluindo catecolaminas, dopamina e cortisol, alterando profundamente o fenótipo das células do sistema imune do recém-nascido.

O trabalho de parto altera, especificamente, o número e a função de neutrófilos, monócitos e células NK. A quimiotaxia de neutrófilos se encontra aumentada, assim como a apoptose de neutrófilos é retardada e a capacidade de resposta a lipopolissacarídeos (LPS) se encontra aumentada, elevando a capacidade microbicida e protegendo o recém-nascido contra infecções bacterianas imediatas. A contagem de monócitos e os níveis de expressão de receptores do tipo *toll-like* (TLR2 e TLR4) se encontram aumentados nestas células após o parto, contribuindo para a proteção do recém-nascido. O número de células NK também se encontra elevado após o parto fornecendo, potencialmente, outro mecanismo de defesa de primeira linha contra infecções neonatais. Além disso, a produção de citocinas pró-inflamatórias também é alterada pelo tipo de parto. A cesariana eletiva está associada à produção reduzida de TNF, IL-12 e IFN-γ pelas células sanguíneas do cordão umbilical. Desta forma, o parto vaginal parece ter evoluído juntamente com a funcionalidade do sistema imune para preparar o recém-nascido contra o risco imediato de infecção.

Fatores Ambientais que Promovem a Maturação Imune Pós-Natal

Durante e imediatamente após o nascimento, o recém-nascido é exposto a uma variedade de antígenos ambientais de natureza não patogênica e patogênica. O sistema imune do recém-nascido é desafiado para ser capaz de distinguir entre o bom e o mau antígeno. Encontrar o equilíbrio entre a ativação imune e a tolerância exige que o sistema imune neonatal seja educado. Esta maturação do sistema imune é parcialmente impulsionada por eventos celulares intrínsecos determinados geneticamente, além de fatores do ambiente. Fatores ambientais específicos podem modificar o desenvolvimento do sistema imune neonatal levando a um fenótipo que promoverá a saúde, enquanto em outros casos poderão definir um perfil de susceptibilidade à determinada doença.

REFERÊNCIAS BIBLIOGRÁFICAS

1. Medzhitov R, Janeway C. Innate immunity. N Engl J Med. 2000;343:338-44.
2. Murphy K. Janeway's immunobiology. 8th ed. Garland Science; 2012.
3. Hong DK and Lewis DB. Developmental immunology and role of host defenses in fetal and neonatal susceptibility to infection. Remington and Klein's infectious diseases of the fetus and newborn infant, 8th ed. Saunders; 2015. p. 81-188.
4. Dommergues M, Aubény E, Dumez Y, Durandy A, Coulombel L. Hematopoiesis in the human yolk sac: quantitation of erythroid and granulopoietic progenitors between 3.5 and 8 weeks of development. Bone Marrow Transplant. 1992;9 Suppl 1:23-7.
5. Ygberg S, Nilsson A. The developing immune system - from foetus to toddler. Acta Paediatr. 2012;101:120-7.
6. Pagenkemper M, Diemert A. Monitoring fetal immune development in human pregnancies: current concepts and future goals. J Reprod Immunol. 2014;104-5:49-53.
7. Gollwitzer ES, Marsland BJ. Impact of early-life exposures on immune maturation and susceptibility to disease. Trends Immunol. 2015;36:684-96.
8. Levy O. Innate immunity of the newborn: basic mechanisms and clinical correlates. Nat Rev Immunol. 2007;7:379-90.
9. Kawai T, Akira S. The role of pattern-recognition receptors in innate immunity: update on Toll-like receptors. Nat Immunol. 2010;11:373-84.
10. Koga K, Izumi G, Mor G, Fujii T, Osuga Y. Toll-like receptors at the maternal-fetal interface in normal pregnancy and pregnancy complications. Am J Reprod Immunol. 2014;72:192-205.
11. Bryant CE, Gay NJ, Heymans S, Sacre S, Schaefer L, Midwood KS. Advances in Toll-like receptor biology: modes of activation by diverse stimuli. Crit Rev Biochem Mol Biol. 2015;50:359-79.
12. De Nardo D. Toll-like receptors: Activation, signalling and transcriptional modulation. Cytokine. 2015;74:181-9.
13. Chen G, Shaw MH, Kim YG, Nuñez G. NOD-like receptors: role in innate immunity and inflammatory disease. Annu Rev Pathol. 2009;4:365-98.
14. Kim YK, Shin JS, Nahm MH. NOD-Like receptors in infection, immunity, and diseases. Yonsei Med J. 2016;57:5-14.
15. Pakalniškytè D, Schraml BU. Tissue-Specific Diversity and Functions of Conventional Dendritic Cells. Adv Immunol. 2017;134:89-135.
16. Cowan MJ, Ammann AJ, Wara DW, Howie VM, Schultz L, Doyle N, et al. Pneumococcal polysaccharide immunization in infants and children. Pediatrics. 1978;62:721-7.
17. Kumar SK, Bhat BV. Distinct mechanisms of the newborn innate immunity. Immunol Lett. 2016;173:42-54.
18. Yoder MC and Polin RA. The Immune System. In Fanaroff AA and Martin RJ (Eds.). Neonatal – perinatal medicine: diseases of the fetus and infant. 6th ed. St. Louis: Mosby Year Book; 1997. 36. p. 685-811.
19. Klein J, Sato A. The HLA system. First of two parts. N Engl J Med. 2000;343:702-9.

20. Klein J, Sato A. The HLA system. Second of two parts. N Engl J Med. 2000;343:782-6.
21. Basha S, Surendran N, Pichichero M. Immune responses in neonates. Expert Rev Clin Immunol. 2014;10:1171-84.
22. Douek DC, McFarland RD, Keiser PH, Gage EA, Massey JM, Haynes BF, et al. Changes in thymic function with age and during the treatment of HIV infection. Nature. 1998;396:690-5.
23. Chan K, Puck JM. Development of population-based newborn screening for severe combined immunodeficiency. J Allergy Clin Immunol. 2005;115:391-8.
24. Tagliaferri L, Kunz JB, Happich M, Esposito S, Bruckner T, Hübschmann D, et al. Newborn screening for severe combined immunodeficiency using a novel and simplified method to measure T-cell excision circles (TREC). Clin Immunol. 2017;175:51-5.
25. Sakaguchi S. The origin of FOXP3-expressing CD4+ regulatory T cells: thymus or periphery. J Clin Invest. 2003;112:1310-2.
26. Erlebacher A. Mechanisms of T cell tolerance towards the allogeneic fetus. Nat Rev Immunol. 2013;13:23-33.
27. Arck PC, Hecher K. Fetomaternal immune cross-talk and its consequences for maternal and offspring's health. Nat Med. 2013;19:548-56.
28. Hsu P, Nanan RK. Innate and adaptive immune interactions at the fetal-maternal interface in healthy human pregnancy and pre-eclampsia. Front Immunol. 2014;5:125.
29. Chau A, Markley JC, Juang J, Tsen LC. Cytokines in the perinatal period - Part I. Int J Obstet Anesth. 2016;26:39-47.
30. Brugnoni D, Airò P, Graf D, Marconi M, Lebowitz M, Plebani A, et al. Ineffective expression of CD40 ligand on cord blood T cells may contribute to poor immunoglobulin production in the newborn. Eur J Immunol. 1994;24:1919-24.
31. Fuleihan R, Ahern D, Geha RS. Decreased expression of the ligand for CD40 in newborn lymphocytes. Eur J Immunol. 1994;24:1925-8.
32. Nonoyama S, Penix LA, Edwards CP, Lewis DB, Ito S, Aruffo A, et al. Dimished expression of CD40 ligand by activated neonatal T cells. J Clin Invest. 1995;95:66075.
33. Berthelot JM, Jaminb C, Amroucheb K, Le Goffa B, Maugarsa Y, Youinou P. Regulatory B cells play a key role in immune system balance. Joint Bone Spine. 2013;80(1):18-22.
34. Goode I, Xu H, Ildstad ST. Regulatory B Cells: The New "It" Cell. Transplant Proc. 2014;46(1):3-8.
35. Palmer AC. Nutritionally mediated programming of the developing immune system. Adv Nutr. 2011;2:377-95.

CAPÍTULO 14

PARÂMETROS BIOQUÍMICOS E BIOLÓGICOS FETAIS

Eduardo Valente Isfer ▪ Mauricio Saito ▪ Luiz Antonio da Silva

O presente capítulo tem por objetivo orientar obstetras, neonatologistas, geneticistas e patologistas, além do próprio especialista em Medicina Fetal, quanto à evolução (normalidade) dos parâmetros biológicos fetais durante a gestação. Desse modo, este capítulo está dividido em duas partes, a primeira abordando os parâmetros biológicos no sangue fetal e a segunda no líquido amniótico (LA).

Salienta-se, no entanto, que todos os dados aqui relatados (inclusive quadros e figuras), referem-se a trabalhos pioneiros (considerados preliminares). Recomenda-se, portanto, cautela na sua utilização, devendo o especialista interpretá-los juntos aos demais sinais e sintomas fetais e obstétricos.

SEÇÃO 14-1

BIOLOGIA DO SANGUE FETAL

Eduardo Valente Isfer ▪ Mauricio Saito ▪ Luiz Antonio da Silva

INTRODUÇÃO

Até a década de 1980, a avaliação de grande parte das patologias fetais era possível apenas em restritos centros especializados. Isto era causado pelas dificuldades diagnósticas impostas pela baixa acuracidade da imagem ultrassonográfica e pelas dificuldades técnicas de obtenção de material fetal para essa investigação. A partir desta fase, com o aprimoramento da resolução da imagem no ultrassom (US) e, principalmente, com o advento da cordocentese, verificou-se notável evolução do conhecimento biológico do concepto.

O acesso ao sangue do feto permitiu avaliar as alterações fisiológicas frente ao seu desenvolvimento, bem como as suas variações diante de anomalias ou de determinadas intercorrências gestacionais. Em outras palavras, foi a partir deste momento que o concepto se tornou verdadeiramente um paciente.

Para o diagnóstico e tratamento de muitas dessas patologias, não só a técnica de obtenção do material deve ser empregada de modo criterioso como também é de capital importância o conhecimento dos parâmetros hematimétricos e bioquímicos a serem analisados. Somente deste modo pode-se realizar, adequadamente, a interpretação do material obtido.

FISIOLOGIA

Origem e Diferenciação da Célula Hematopoiética

A origem celular hematopoiética tem sido sustentada por muito tempo por duas teorias. A primeira baseava-se na diferenciação de um único tipo de linhagem celular (*stem cell*) e a outra associava-se a mais de um tipo de linhagem celular, originando os diferentes elementos encontrados na corrente sanguínea.

Atualmente, sustentado por estudos experimentais em animais e, recentemente, em culturas de células hematopoiéticas, aceita-se que a diferenciação dos elementos celulares, do ponto de vista embriológico, deve-se a um único tipo celular, pluritotipotente. Este elemento celular não identificável morfologicamente apresenta a propriedade de diferenciação e maturação e, por vezes, de se autodiferenciar e renovar. Esta célula é precursora tanto da linhagem mieloide como da linfoide. A sua presença pode ser colocada em prova por diversas técnicas experimentais.

O desenvolvimento do sistema hematopoiético é derivado a partir de um *pool* de células totipotentes, localizadas dentro da parede mesenquimatosa do saco vitelínico. Nestas células, conhecidas como "primeira geração", verifica-se a migração pela conexão da rede vascularizada entre o sistema embrionário e extraembrionário. Esta primeira migração é essencial para a hematopoiese. Certificando-se da importância destas células, dados experimentais demonstram que a ablação da vesícula vitelínica impede o desenvolvimento da hematopoiese. As células de "primeira geração" apresentam meia-vida curta, cerca de 8 a 12 semanas.[1]

A instalação destas células no fígado resulta no desenvolvimento de outra linhagem pluripotente, dita de "segunda geração". Estas são menores que as primeiras e mais próximas da linhagem normoblástica. Estas células proliferam-se dentro do fígado e acabam por constituir aproximadamente 50% das células nucleadas hepáticas. Após esta fase, as células migram para outros locais embrionários (medula, baço, gânglios linfáticos e timo) assim como para locais extraembrionários.

A fase medular corresponde a uma "terceira geração" de células pluripotentes, que são as responsáveis pela produção de todas as linhagens celulares durante os períodos pré e pós-natal.[2]

Deste modo, a hematopoiese fetal pode ser dividida em três períodos: mesoblástico, hepático e mieloide.[1,3]

1ª Fase – Mesoblástica

A partir do 19º dia de concepção já é possível verificar, na parede mesenquimatosa do saco vitelínico, as primeiras células primitivas, os hemocitoblastos. Estas células são formadas em pequenas ilhotas vasculares que, futuramente, se diferenciarão em vasos.

As células da "primeira geração" desaparecem por completo da circulação fetal entre a 12ª e a 15ª semana. A partir da 11ª semana de gestação, a vesícula vitelínica apresenta-se totalmente degenerada. Caracteristicamente, este tipo de célula apresenta-se pequena e nucleada, mostrando estrutura muito semelhante aos normoblastos (precursores dos eritrócitos).

As ilhotas vasculares são, incialmente, um aglomerado de células de coloração escura, sendo responsáveis pela origem dos sistemas vasculares e hematopoiéticos. As células localizadas perifericamente formam o endotélio primitivo do sistema vascular. Da região central do aglomerado destacam-se células que livres constituem os hemocitoblastos. Estas permanecem nucleadas durante toda a atividade funcional. Destas células originam os eritroblastos primitivos, também conhecidos como normoblastos. Na região periférica dos aglomerados, em razão da proximidade com outros aglomerados, verifica-se a conexão entre estes, formando uma malha irregular envolvendo a vesícula vitelínica, que constituirá os futuros vasos vitelínicos.

Ao redor do 22º dia da gestação, ilhotas vasculares semelhantes podem ser observadas dentro do mesênquima do cório e do pedículo embrionário até o pedículo alantoide. Estas ilhotas originam uma segunda malha extraembrionária, conhecida como corioalantoide, que constituirá os futuros vasos umbilicais. Dentro destas duas malhas, a hematopoiese é intravascular, sendo que, futuramente, entrarão em contato com os vasos formados dentro do embrião.

Da 6ª à 8ª semana de gestação, estas ilhotas começam a regredir, apesar de manifestarem pequena atividade hematopoiética em decorrência de um tipo celular conhecido como "megaloblasto".

2ª Fase – Hepática

No 35º dia de gestação inicia-se a produção de células sanguíneas no fígado por meio de clones celulares que crescem rapidamente, estabilizando esta produção por volta da 9ª semana. A partir desta fase pode-se observar atividade hematopoiética também no timo, rins e gânglios linfáticos. No baço verifica-se a presença de grande quantidade de glóbulos brancos nucleados. A presença destes no baço retrata algumas controvérsias. Para alguns autores, a presença destes glóbulos corresponde à atividade produtora, de sequestração e de destruição. Para outros, a presença deste tipo celular corresponde somente à atividade de sequestração, pois se verifica, nesta situação, a presença apenas de células em diferentes estágios de degeneração.

No fígado, a hematopoiese ocorre em local extravascular. Apesar do encontro de granulócitos e de plaquetas dentro da sua circulação, a produção hepática é quase que exclusivamente eritropoiética. Os precursores desta linhagem celular representam quase 50% das células nucleadas encontradas neste órgão.

Entre o 3º e o 6º mês de vida fetal, o fígado é o principal produtor de células sanguíneas. A partir desta fase, esta função, hepatopoiese, declina rapidamente. Porém, esta atividade persiste até a primeira semana de vida extrauterina.

3ª Fase – Mieloide

O período mieloide de hematopoiese fetal inicia-se por volta do 4º mês, primeiramente na clavícula e na extremidade dos ossos longos. Após duas semanas intensifica-se rapidamente, quando também o osso esternal manifesta esta atividade. Sua contribuição quantitativa só se torna importante a partir do 6º mês.

Os espaços medulares formam-se na região dos precursores cartilaginosos nos ossos longos, por meio do fenômeno de reabsorção. Em torno do 5º mês, a celularidade medular ainda é pouco expressiva e apresenta predominância leucocitária. Os precursores eritropoiéticos proliferam-se rapidamente, sendo que a medula atinge sua celularidade máxima, para esta linhagem, próximo à 30ª semana de gestação. O volume medular no tecido ósseo ocupado pela linhagem hematopoiética continua a aumentar até o termo. No último trimestre, a medula óssea já é a principal fonte de células sanguíneas e todo o espaço medular é ocupado por tecido ativo.

O controle dos mecanismos da hematopoiese ainda não está esclarecido. Relata-se que a hipoxemia materna é capaz de influenciar a hematopoiese fetal. Entretanto, permanece incerto se a passagem do predomínio da fase extramedular para a medular é influenciada por fatores ambientais (diminuição da concentração do pO_2) ou vinculada à variação dos níveis de eritropoietina fetal ou, ainda, decorrente de algum sistema genético predeterminado. Observa-se que os níveis de eritropoietina fetal aumentam progressivamente desde a 16ª semana de 4 mU/mL para 13 mU/mL no termo. Além

disso, aventa-se a ação de outros hormônios como estrogênio, progesterona, testosterona, hormônios tireoideanos e prostaglandinas no desenvolvimento da eritropoiese.[4]

CONTROLE DA PUREZA DO SANGUE FETAL

O volume de sangue fetal coletado na cordocentese é, em geral, discreto, porém, dependente da idade gestacional (em torno de 3 a 4 mL, e 6 mL no segundo e terceiro trimestres, respectivamente). Logo, necessita-se de laboratórios e equipamentos que trabalhem com micrométodos de dosagens.

Além das dificuldades técnicas da própria obtenção de material fetal, a possibilidade de "contaminação", pelo sangue materno ou pelo líquido amniótico (LA) deve ser sempre pesquisada, pois, nestes casos, pode invalidar os resultados. Logo, o conhecimento da diferenciação celular é fundamental para a interpretação do sangue fetal. Para tanto, diferentes testes podem ser realizados para avaliar esta eventualidade.

De modo prático, a contaminação na proporção de 1/1.000 entre o sangue fetal e o materno pode resultar em dosagem positiva de IgM, que seria proveniente da mãe. O resultado final deste "equívoco" poderá conduzir o especialista e/ou obstetra a concluir, erroneamente, diagnóstico falso-positivo de infecção congênita.

A contaminação pelo LA pode levar a um diagnóstico falso de anemia fetal em gestantes isoimunizadas. Além disso, pelo fato de o LA ser rico em fatores de coagulação, pode indicar, também, falsa trombocitopenia ou diminuição de algum fator de coagulação específico.

Para se obter a certeza da pureza do sangue fetal, diversos exames podem ser utilizados (Quadro 14-1).[5,6]

Contaminação pelo Sangue Materno

Hoje todas as equipes ou serviços de medicina fetal têm a obrigação de estarem a par desta intercorrência operacional. Logo, devem estar habilitados em reconhecer de imediato a presença do sangue materno, pois qualquer deslize pode repercutir gravemente na conduta final a ser adotada.

Curva de Distribuição Eritrocitária e Leucocitária

Esquematicamente, as diferenças para a suspeita da contaminação estão relacionadas com as diferenças citológicas entre o sangue fetal e materno.

O ideal é a utilização de aparelhagem que separa eletronicamente os elementos celulares, distribuindo-os conforme seu volume. Este aparelho é conhecido como analisador de partículas *Coulter Counter Channalyser*. Em questões de segundos, por meio de um osciloscópio, este aparelho configura a imagem de cada tipo celular conforme seu volume. O sangue fetal e o sangue materno apresentam configurações diferentes, dependentes das suas próprias características. A coleta do sangue materno deve ser realizada momentos antes da cordocentese. Este tipo de rastreamento permite diagnosticar a contaminação por sangue materno de até 5%.[7,8]

Quadro 14-1. Controle de Qualidade da Amostra de Sangue Fetal

A. Contaminação pelo Sangue Materno

- Curva de distribuição do volume linfocitário e eritrocitário
- Aglutinação anti-I e anti-i
- Dosagem de β-HCG (fração beta da gonadotrofina coriônica)
- Teste de Kleihauer

B. Diluição pelo Líquido Amniótico

- Hematócrito
- Esfregaço pelo método de May Grunwald Giemsa
- Fatores de coagulação

C. Diluição pelo Citrato de Sódio

- Fatores de coagulação
- Curva de distribuição do volume linfocitário e eritrocitário

Quadro 14-2. Volume Corpuscular Médio em Relação à Idade Gestacional (Nº Fetos = 1.233)

IG	18-21	22-25	26-29	30-33	34-termo
VCM	135,3	125	119,5	114,5	115,0

Modificado de Forestier et al. (1989)[9]
IG: Idade gestacional (semanas); VCM: volume corpuscular médio

O sangue fetal, quando comparado com o materno, apresenta as seguintes características:

- População leucocitária predominantemente linfocitária.
- Presença de eritroblastos.
- Volume corpuscular médio (VCM) elevado, geralmente acima de 100 fentolitros (fl).
- Tendência do índice de distribuição dos glóbulos vermelhos em formas jovens.
- Variedade dos parâmetros de acordo com a evolução da idade gestacional.

Com base na curva de distribuição do volume eritrocitário, verifica-se que as células sanguíneas fetais apresentam, por serem mais jovens, maior volume corpuscular. O VCM maior que 100 fl confirma ser o sangue de origem fetal, enquanto valores menores que este são sugestivos de contaminação por sangue materno (Quadro 14-2).[9]

Antígenos i e I

O feto apresenta em suas hemácias capacidade antigênica (antígeno i) para o anticorpo i, enquanto o soro da gestante apresenta reatividade com o anticorpo I. Este teste tem a capacidade de diagnosticar contaminação de aproximadamente 5% com sangue materno.[10]

Dosagem de Betagonadotrofina Coriônica (β-hCG)

O feto praticamente não apresenta este hormônio em seu sangue. A detecção de β-hCG na cordocentese permite relatar contaminação de 0,2% com sangue materno e de 1% com LA.

A critério de exemplo, na idade gestacional entre a 19ª e 24ª semana, os níveis maternos de β-hCG situam-se entre 15.000 a 20.000 miliU/mL, sendo que a taxa fetal encontra-se em níveis inferiores a 30 miliU/mL.[11]

Teste de Kleihaüer

O teste de Kleihaüer é dependente das diferentes propriedades encontradas na hemoglobina F (predominantemente fetal) e na hemoglobina A (predominantemente adulta). Em nosso meio, a facilidade de aplicação deste teste o torna o mais comumente empregado.

Apesar de este método ser capaz de diagnosticar contaminação de até 0,5%, na prática, este teste é pouco confiável, principalmente após a 30ª semana. Isto se deve ao fato de que neste período, o concepto apresenta aumento na sua concentração de hemoglobina A.[9]

Diluição pelo Líquido Amniótico

A contagem de todas as séries, de forma homogênea, abaixo dos níveis encontrados para a idade gestacional, sugere a contaminação pelo LA. Nesta situação, quando a amostra é obtida para o controle de gestantes isoimunizadas, a interpretação torna-se duvidosa.

A presença de LA deve ser suspeitada na utilização do analisador de partículas Coulter Counter Channalyser, quando se verifica diminuição na curva de eritrócitos, leucócitos e plaquetas na mesma proporção. Infelizmente, a sensibilidade deste método torna-se confiável somente diante de contaminações com mais de 10% de LA.[5]

A coloração pelo método de May-Grunwald-Giemsa visa à identificação de células amnióticas. Porém, esta pesquisa apresenta-se positiva apenas quando também a contaminação contém pelo menos 10% de LA.

Recentemente, relata-se a utilização do teste de arborização realizado do mesmo modo (com material coletado do fundo-de-saco vaginal) para o diagnóstico de amniorrexe. No entanto, o sangue fetal só apresenta esta propriedade com contaminações a partir de 20%.[11,12]

As dosagens dos fatores V (pró-acelerina) e fator VIII (anti-hemofilia) são importantes sinais da ativação da hemostase fetal. A contaminação do sangue fetal pelo LA menor que 1% pode ativar estes fatores. Taxa destes fatores superiores a 100% é altamente indicativa de contaminação pelo LA. Entretanto, estes resultados devem ser comparados com os fatores dependentes de vitamina K, como o IX e o II, que, ao contrário dos fatores V e VIII, não são ativados pelo LA.

Para Forestier et al. (1988) este último é o teste mais sensível e específico para diagnosticar a contaminação do sangue fetal pelo LA.[11]

Diluição pelo Citrato de Sódio

O citrato de sódio é o anticoagulante utilizado nos tubos de ensaio e também na própria agulha da punção (cordocentese). A finalidade deste é evitar a coagulação do sangue fetal durante o procedimento. A aplicação do anticoagulante em grande volume pode diluir a solução.

A constatação desta diluição pode ser realizada através da dosagem dos fatores V e VIII (da mesma forma que foi referido para o LA) e pela alteração dos índices hematológicos, onde pode ocorrer diminuição da concentração de todas as séries (de forma proporcional).[11]

O risco de contaminação do sangue fetal por meio de cordocentese, detectável pelos métodos mais empregados, está resumido no Quadro 14-3.[13]

HEMATOLOGIA

O conhecimento dos níveis hematimétricos é fundamental para a adequada análise do sangue obtido pela cordocentese. Este permite analisar a evolução de diversos elementos celulares durante a gestação e constatar, por variações fisiológicas, as intercorrências patológicas fetais.

A determinação dos valores hematológicos referidos no Quadro 14-4 foi obtida a partir de cordocenteses realizadas em gestantes entre a 18ª e 35ª semanas pelas mais variadas indicações. Porém, todos os fetos foram avaliados e confirmados como normais ao nascimento.[1,4,14]

Quadro 14-3. Porcentagem de Contaminação Detectável por Cada Método

Método	LA	SM	CS
Índice hematológico	20%	>5%	20%
Coloração GIEMSA	10%	10%	–
Beta-HCG	1%	0,2%	–
Fatores de coagulação	<0,1%	30%	10-50%
Teste de Kleihauer	–	5%(*)	–

Modificado de Forestier (1987)[13]
LA: Líquido amniótico; SM: sangue materno; CS: citrato de sódio; -: diagnóstico de contaminação não é possível por este método; *: depende da idade gestacional

Quadro 14-4. Evolução dos Valores Hematológicos em Fetos Normais durante a Gravidez (Nº Fetos = 1.234)

Valores hematológicos	IG (sem.)		
	18ª - 23ª	24ª - 29ª	30ª - 35ª
GV (10^{12}/L)	2,87 +/- 0,28	3,38 +/- 0,32	3,86 +/- 0,43
GB (10^9/L)	4,3 +/- 1,2	4,6 +/- 1,3	5,8 +/- 1,6
PLAQ (10^9/L)	241 +/- 45	267 +/- 49	265 +/- 59
Hb (g/100 mL)	11,7 +/- 0,8	12,8 +/- 1,1	14,1 +/- 1,4
VCM (fl)	131,2 +/- 7,3	119,1 +/- 5,6	114,3 +/- 7,0

Modificado de Forestier et al. (1989)[9]
sem.: Semanas; IG: idade gestacional; GV: glóbulos vermelhos (hemácias); GB: glóbulos brancos (leucócitos); PLAQ: plaquetas; Hb: hemoglobina; VCM: volume corpuscular médio

Hemácias

A concentração de eritrócitos e a taxa de hemoglobina aumentam linearmente durante a gestação. Os glóbulos vermelhos aumentam de 2,44 x 10^{12}/L na 18ª semana, para 3,66 x 10^{12}/L na 29ª semana. Já a taxa de hemoglobina fetal cresce paralelamente de 11,1 g/100 mL para 13,6 g/100 mL durante este mesmo período gestacional (Quadros 14-5 e 14-6).

Em decorrência da diferenciação e maturação das hemácias, verifica-se diminuição do seu VCM (Quadro 14-2).

As formas jovens, eritroblastos, diminuem progressivamente, quando comparadas ao número de leucócitos. Esta relação é, em média, de 83 eritroblastos para cada 100 leucócitos na 17ª semana, reduzindo para 4/100 leucócitos na 40ª semana. Da mesma forma, os reticulócitos diminuem de 27,5 x 10^{9}/litro (L) para 17,5 x 10^{9}/L no mesmo período gestacional. Estes dados denotam as modificações fisiológicas da hematopoiese durante a evolução da gestação (Quadro 14-7 e Figs. 14-1 e 14-2).

O período hepático da produção de células da série vermelha estende-se da 10ª à 24ª semana de gestação, porém, como já referido, sabe-se que o fígado produz esta linhagem celular até as primeiras semanas de vida pós-natal. Verifica-se que a partir da 16ª semana ocorre rápida diminuição da contribuição do sistema extramedular na produção sanguínea, com consequente aumento da hematopoiese no sistema medular. A diminuição da produção hepática é traduzida pela redução do número de células jovens (eritroblastos). Como os demais órgãos responsáveis pela produção extramedular,

o fígado também não apresenta mecanismos para manter, em seus sinusoides, sua hematopoiese.

Já no sistema medular, as células nucleadas estão contidas no parênquima (medula óssea). Em razão de sua grande motilidade e deformidade, os reticulócitos são as únicas formas precursoras produzidas por este sistema com capacidade de atingir a circulação sanguínea. Entretanto, o fígado produz, proporcionalmente, maior quantidade de reticulócitos que o sistema medular; fato que justifica, também, a diminuição de sua concentração a partir da 17ª semana. Portanto, na 16ª semana, quando mais de 95% das células da série vermelha são produzidas pelo sistema extramedular, a proporção de reticulócitos é de 10,5 a 23 para cada 100 elementos celulares da série vermelha. Por outro lado, na 40ª semana, quando mais de 95% das células são produzidas pelo sistema medular, esta proporção de reticulócitos diminui para 3,5/100 a 6,8/100 (Quadro 14-8).[14]

Os elementos da série branca são analisados juntamente com os eritroblastos em razão das técnicas laboratoriais utilizadas. As principais variações encontradas da 18ª a 30ª semana ocorrem entre os números de linfócitos e eritroblastos. Comparando as variações do número de eritroblastos, durante este mesmo período gestacional, nota-se aumento de 80 para 84% no número de linfócitos, sendo que, de modo inverso, para os eritroblastos verifica-se redução de 12 para 4%.

Quadro 14-5. Concentração Média de Hemácias em Relação à Idade Gestacional (Nº Fetos = 1.234)

IG	18-21	22-25	26-29	30-33	34-termo
Hemácias	2,76	3,11	3,45	3,76	4,13

Modificado de Forestier *et al.* (1989)[9]
IG: Idade gestacional

Quadro 14-6. Variações dos Níveis de Hemoglobina (g100 mL) (Nº de Fetos = 1.233)

IG	18-21	22-25	26-29	30-33	34-termo
Hb	11,7	12,4	13,1	13,8	14,7

Modificado de Forestier *et al.* (1989)[9]
IG: Idade gestacional; Hb: hemoglobina

Quadro 14-7. Evolução dos Eritroblastos durante o Período Gestacional em Fetos Normais (Nº Fetos = 1.233)

IG (sem.)	Eritroblastos (%)
18–23	16 +/– 11
24–29	9 +/– 9
30–35	5 +/– 5

Modificado de Forestier *et al.* (1989)[9]
sem.: Semanas; (%): porcentagem de eritroblastos em relação a 100 leucócitos

Quadro 14-8. Valores Médios do Número de Reticulócitos (Nº Fetos = 129)

IG	10^{9}/Litro	Porcentagem (%)
18-21	696 +/– 183	23,8 +/– 7,2
22-25	614 +/– 138	19,2 +/– 4,6
26-29	541 +/– 142	15,1 +/– 3,7
30-33	369 +/– 98	9,5 +/– 2,2
34-termo	279 +/– 78	6,8 +/– 1,9

Forestier *et al.* (1989)[9]
IG: Idade gestacional; (%): porcentagem

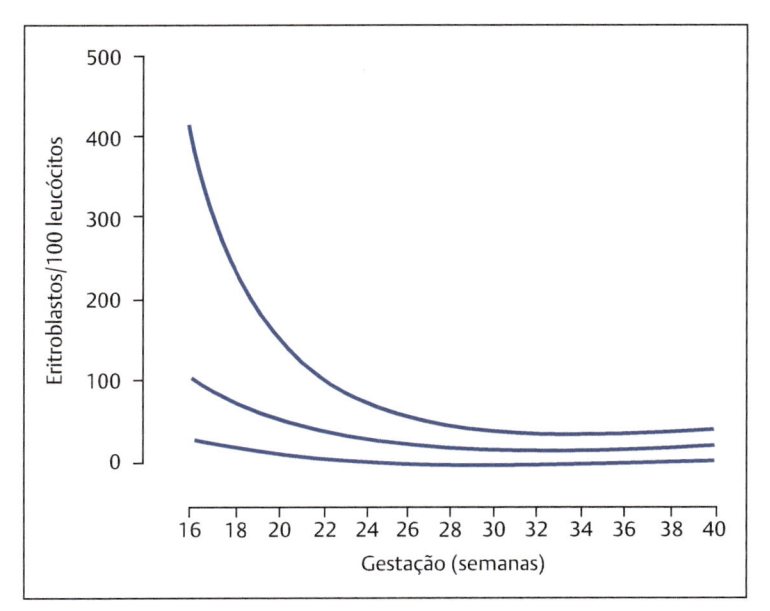

Fig. 14-1. Relação entre eritroblastos e leucócitos de acordo com a idade gestacional.

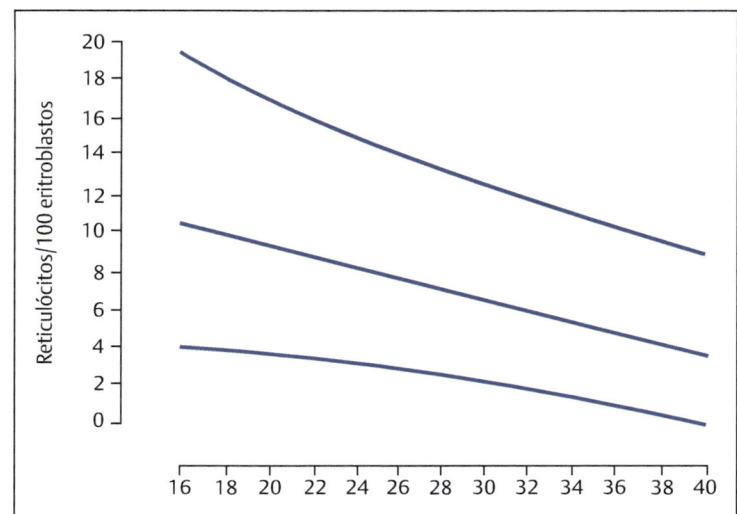

Fig. 14-2. Relação entre reticulócitos e leucócitos de acordo com a idade gestacional.

Antígenos Eritrocitários Fetais

A determinação antigênica do sangue fetal é importante para a avaliação dos casos de aloimunização. Daffos & Forestier (1988) conseguiram identificar 37 antígenos eritrocitários no concepto, utilizando anticorpos específicos.[1]

Entre os antígenos polimórficos estão: A, A$_1$, B, D, C, C^W, c, E, e, K, k, Kp^a, Fy^a, Fy^b, Jk^a, Jk^b, M, N, S, Lu^a, Lu^b, Le^a, Le^b, P$_1$, Xg^a.

Entre os monomórficos destacam-se: H, Rh17, Kp^b, Js^b, Fy^3, JK^3, P, I, i, Ve^a, Ge^a, Emma.

Praticamente todos já se encontram completamente desenvolvidos durante a segunda metade da gravidez. Suas respostas antigênicas e frequência são similares ao RN e ao adulto (exceto para A, A$_1$, B, H, Le^a, Le^b, Lu^a, Lu^b, P$_1$, P, I, i). Assim, qualquer um destes pode ser responsável pela presença de isoimunização.

Hemoglobina

Durante a vida intrauterina, as hemácias são constituídas, principalmente, pela hemoglobina fetal (HbF). Quando comparada com a hemoglobina adulta (HbA), observa-se, proporcionalmente, que a HbF constitui 90 a 95% da taxa total de Hb. Funcionalmente esta proporção é importante, pois a HbF apresenta maior afinidade ao oxigênio do que a HbA. Entretanto, este predomínio diminui com a evolução da gestação. A partir da 34ª semana, a concentração de HbF corresponde a 15 a 50% da série vermelha.

O conhecimento da evolução dos níveis de hemoglobina no concepto tem sido fundamental para o diagnóstico e a avaliação dos casos de isoimunização (Fig. 14-3).

Além de possibilitar o estudo da anemia hemolítica, a constatação do aumento da síntese da HbA auxilia na comprovação do diagnóstico da doença hemolítica perinatal (DHPN). A hemoglobina F acetilada é uma fração constante do total de HbF, representando 8% do total desta hemoglobina (Quadro 14-9).[13]

Quadro 14-9. Relação entre Hemoglobina A/Hemoglobina F Acetilada no Sangue Fetal (Pós-Cordocentese)

IG (sem.)	Hemoglobina A/hemoglobina F
19-21	0,86 (0,13)
22-24	0,92 (0,18)
25-27	0,94 (0,21)
28-30	1,00 (0,20)
31-36	1,19 (0,18)

Modificado de Forestier *et al.* (1988)[11]
IG: Idade gestacional; sem.: semanas

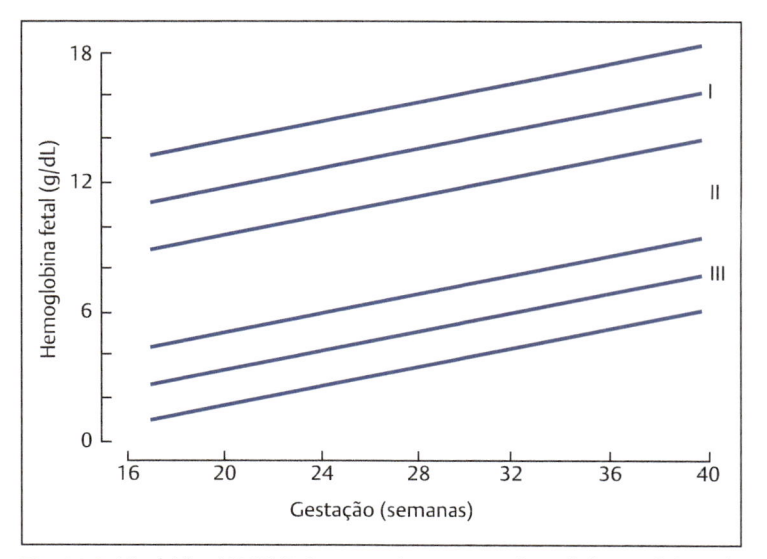

Fig. 14-3. Nicolaides (1989)[14]. Comparação entre os níveis de hemoglobina de fetos normais, anêmicos e hidrópicos na doença hemolítica perinatal; ZONA I – valores considerados normais; ZONA II – valores para anemia moderada; ZONA III – valores encontrados em fetos hidrópicos.

Leucócitos

Os granulócitos, formas imaturas dos leucócitos, podem ser encontrados desde a 1ª semana de gestação. Em torno da 8ª semana, observam-se os primeiros mielócitos. Os poli-nucleados maduros apresentam-se na circulação somente a partir da 12ª semana.

Os leucócitos propriamente ditos podem ser observados no embrião de 7 semanas, sendo originalmente formados dentro da parede do saco vitelínico. A produção dos leucócitos, de modo significativo, só ocorre no período mieloide da hematopoiese. Inicialmente esta produção ocorre na porção medular da clavícula. A taxa presente na circulação permanece inferior a 1.000 elementos por microlitros durante toda a primeira metade da gestação. Só a partir da fase mieloide é que ocorre aumento rápido até a 28ª semana.

Nota-se aumento exponencial do número total de leucócitos a partir da 18ª semana, prolongando-se até o termo (entre 2,8 x 10^9/L até 11,8 x 10^9/L, respectivamente). Este aumento deve-se, principalmente, a dois elementos celulares: linfócitos e neutrófilos. Até a 37ª e 38ª semana, verifica-se predominância no número de linfócitos. Entretanto, a partir da 32ª semana a proporção de neutrófilos aumenta gradualmente, tornando-se o predominante em número, próximo do termo (Quadro 14-10).[3,15,16]

Entre a série branca, como referido acima, observa-se que a taxa de linfócitos decresce regularmente, porém, sua concentração permanece majoritária entre os glóbulos brancos durante toda a gravidez. Quanto aos neutrófilos, sua taxa persiste baixa até o terceiro trimestre, quando, então, aumenta de modo linear até o termo. Acredita-se que este "aspecto fisiológico" entre a relação linfócito/neutrófilo se deva ao fato de que no início da gravidez a maior concentração de linfócitos seja necessária para a defesa do hospedeiro (concepto) contra as viroses, que podem ser transmitidas por via transplacentária. Além disso, os linfócitos são essenciais para o reconhecimento de antígenos e desenvolvimento precoce da tolerância imunológica. Por outro lado, os neutrófilos estão relacionados com os mecanismos de defesa do feto contra as infecções bacterianas. Logo, estes últimos tornam-se necessários apenas no último trimestre da gestação, preparando o concepto para a vida pós-natal, pois intraútero a placenta tem participação ativa e efetiva (como verdadeira "barreira") contra a maioria das bactérias.[17,18]

A porcentagem de eosinófilos mantém-se relativamente estável entre a 18ª e a 26ª semana, apresentando, a seguir, discreto aumento até o termo.

As variações encontradas para os monócitos são controversas. Alguns relatos citam que estes aumentam linearmente conforme o avanço da gestação. Davies et al. (1992) encontraram aumento de 0,07.10^9/L na 18ª semana, para 0,44.10^9/L em fetos a termo.[15] Entretanto, essa variação na concentração dos monócitos não tem sido confirmada por outros estudos.

O conhecimento das relações leucocitárias é de extrema importância para a avaliação diagnóstica de patologias fetais (Quadro 14-11). Cita-se como exemplo a eosinofilia nos casos de fetos infectados por doenças parasitárias, em especial, por toxoplasmose.

A linfopoiese inicia-se dentro dos plexos linfáticos por volta da 8ª semana, estende-se ao timo na 9ª semana e aos gânglios linfáticos no 3º mês. Desde o seu surgimento, o número de linfócitos aumenta rapidamente, atingindo o pico de 10.000/microlitros na 20ª semana. A partir desta fase, decresce até o valor de 3.000/microlitros ao nascimento.

As variações encontradas nas subpopulações de linfócitos durante a gestação demonstra, provavelmente, a maturação do seu

Quadro 14-10. Número de Leucócitos (10^9/L) em Relação à Idade Gestacional (Nº Fetos = 2.860)

IG (sem)	18-21	22-25	26-29	> 30
Leuc.	2,57+/–0,42(3,73+/–2,17)	4,08+/–0,84	6,40+/–2,99	

Forestier *et al.* (1991)[16]
IG: Idade gestacional; sem.: semanas

Quadro 14-11. Distribuição Leucocitária Fetal em Relação à Idade Gestacional (Nº = 2.860)

IG (sem.)	Linfóc. (%)	Neutróf. (%)	Eosinóf. (%)	Basóf. (%)	Monócit. (5%)
18-21	88 +/− 7	6 +/− 4	2 +/− 3	0,5 +/− 1	3,5 +/−2
22-25	87 +/− 6	6,5+/−3,5	3 +/− 3	0,5 +/− 1	3 +/−2,5
26-29	85 +/− 6	8,5+/− 4	4 +/− 3	0,5 +/− 1	3 +/−2,5
> 30	68,5 +/− 15	23 +/− 15	5 +/− 3	0,5 +/− 1	3 +/− 2

Forestier et al. (1991)[16]
Linfóc.: Linfócitos; Neutróf.: neutrófilos; Eosinof.: eosinófilos; Monócit.: monócitos; Basóf.: basófilos; +/−: desvio-padrão

Quadro 14-12. Referência Quanto ao Número das Subpopulações de Linfócitos (Nº Fetos = 124)

IG (n°)	CD3$^+$ (n°)	CD4$^+$ (n°)	CD8$^+$ (n°)
16	1,14 (0,00-2,46)	0,70 (0,00-1,66)	0,55 (0,09-1,01)
18	1,54 (0,24-2,82)	1,00 (0,07-1,94)	0,58 (0,12-1,05)
20	1,88 (0,61-3,16)	1,28 (0,35-2,20)	0,62 (0,16-1,08)
22	2,18 (0,91-3,46)	1,51 (0,58-2,44)	0,65 (0,19-1,11)
24	2,44 (1,17-3,72)	1,71 (0,78-2,65)	0,69 (0,23-1,15)
26	2,66 (1,38-3,94)	1,89 (0,95-2,82)	0,72 (0,26-1,18)
28	2,83 (1,55-4,12)	2,02 (1,08-2,96)	0,76 (0,30-1,22)
30	2,97 (1,68-4,25)	2,12 (1,18-3,06)	0,79 (0,33-1,25)
32	3,06 (1,77-4,34)	2,18 (1,25-3,12)	0,82 (0,36-1,29)
34	3,11 (1,82-4,39)	2,21 (1,28-3,15)	0,86 (0,40-1,32)
36	3,11 (1,83-4,40)	2,21 (1,27-3,15)	0,89 (0,43-1,36)
38	3,07 (1,78-4,37)	2,17 (1,23-3,12)	0,93 (0,46-1,39)
40	3,00 (1,67-4,31)	2,10 (1,14-3,06)	0,96 (0,49-1,43)

Modificado de Thilaganathan et al. (1992)[17]
(n°): Número de linfócitos em 10^9/litro; (): limite superior e inferior (intervalo de confiança de 95%)

Quadro 14-13. Referência Quanto à Porcentagem das Subpopulações de Linfócitos (Nº Fetos = 124)

IG (%)	CD3$^+$ (%)	CD4$^+$	CD8$^+$(%)
16	46 (26–67)	29 (11–46)	24 (13–35)
18	53 (33–74)	35 (18–52)	22 (12–33)
20	59 (39–80)	40 (23–57)	21 (11–31)
22	64 (44–85)	45 (28–61)	20 (10–30)
24	69 (48–89)	48 (31–65)	19 (9–30)
26	72 (52–92)	51 (34–68)	19 (8–29)
28	74 (54–94)	53 (36–70)	19 (8–29)
30	75 (55–95)	54 (37–71)	19 (8–29)
32	75 (55–96)	54 (37–71)	19 (9–30)
34	75 (55–95)	53 (36–70)	22 (10–30)
36	73 (53–93)	52 (35–69)	21 (11–31)
38	71 (50–91)	50 (32–66)	22 (12–33)
40	68 (47–89)	47 (29–63)	24 (13–35)

Modificado de Thilaganathan et al. (1992)[17]
(%): Porcentagem; (): limite superior e inferior (intervalo de confiança de 95%)

Quadro 14-14. Distribuição das Populações Linfocitárias T

	Feto (20–26 sem.)	RN	Adulto
Nº linfócitos	3,8 +/− 0,9	7,1 +/− 2,3	2,5 +/− 1,0
CD3 (%)	42 +/− 8	–	74,2 +/−7
CD4 (%)	40 +/− 11	52,2 +/− 10,3	46,2 +/− 13
CD8 (%)	8 +/− 3,5	10,2 +/− 3,4	15,6 +/− 4
CD4/CD8 (%)	5,7 +/− 2,5	5 +/− 2	3,1 +/− 1

Daffos & Forestier (1988)[1]
+/−: Desvio-padrão; -/: não referido; RN: recém-nascido

Quadro 14-15. Concentração de Plaquetas (10^9/L) (Nº de Fetos = 1.228)

IG (sem.)	18-21	22-25	26-29	30-33	34-termo
PLAQ.	235	257	289	253	234

Forestier et al. (1989)[9]
IG: Idade gestacional; sem.: semanas; PLAQ: plaquetas

sistema imunológico. Entre estas alterações verifica-se o aumento do número total das células T (CD3$^+$), T "*helper*" (CD4$^+$) e T supressor/ citotóxico (CD8$^+$). Por consequência, observa-se também aumento da relação CD4/CD8. Os valores das subpopulações de linfócitos estão relacionados nos Quadros 14-12 e 14-13 (Thilaganathan et al., 1992).[17]

Quando se compara o sangue do concepto e do recém-nado (RN) com o do adulto, observa-se que a população de CD8+ é significativamente mais baixa nos dois primeiros. Já no que se refere à relação CD4/CD8, esta se apresenta mais baixa no adulto (Quadro 14-14).

As células mieloides precoces (metamielócitos, mielócitos, promielócitos e blastos) e os basófilos podem ser encontrados em 24 e 15% das amostras de sangue fetal, respectivamente. Estes dois tipos de elementos celulares contribuem com 2% do total dos glóbulos brancos, não havendo variação de seu percentil relacionado com a idade gestacional.

Plaquetas

Os megacariócitos já podem ser encontrados desde a 5ª e a 6ª semana de gestação, dentro da parede do saco vitelínico. Após esta fase, passam a ser produzidos no fígado, durante o estágio visceral da hematopoiese, mantendo-se dentro deste órgão até o final da gestação. No que se refere à sua produção pela medula óssea, esta já se inicia em torno do 3º mês de gestação.

As plaquetas podem ser observadas dentro da circulação sanguínea fetal desde a 11ª semana. Seu número já é idêntico ao adulto a partir da 18ª semana (variando entre 200 a 300.10^9/L) (Quadro 14-15).[19]

Qualitativamente, notam-se algumas diferenças. A análise funcional plaquetária demonstra que, como no adulto, estas podem-se agregar na presença de adenosina difosfato (ADP), colágeno, ácido aracdônico, ristocisteína e trombina. A diferença principal em sua função, em relação à plaqueta do adulto, é a ausência de agregação na presença de adrenalina.[1]

HEMOSTASE

As variações dos fatores responsáveis pela hemostasia fetal ainda são pouco conhecidas pelo fato de as indicações para este tipo de pesquisa não serem frequentes. Entretanto, relata-se que entre os RN que vão a óbito nos primeiros dias de vida, verifica-se, na necrópsia, incidência de até 40% de hemorragias e tromboses vasculares. A elevada frequência destas intercorrências tem imposto ao pré-natalista e ao neonatologista o conhecimento das alterações da hemostasia fetal e/ou perinatal.[20]

Quadro 14-16. Fatores Responsáveis pela Hemostase Fetal — Valores de Normalidade no 2º Trimestre

Fatores de Coagulação	Médio	Desvio-padrão
Tempo de QUICK	26,3%	7,4
Fibrinogênio	1,19 g/L	0,42
Fator II	18,7%	5,0
Fator V	28,9%	11,5
Fator X	24,1%	5,4
Fator VII	23,7%	7,3
Fator VIII	30,7%	12,4
Fator IX	16,7%	6,7
Fator XI	12,7%	5,5
Fator XII	32,5%	9,2
Antitrombina III	24,0%	5,5
Proteína C	11,4%	2,2
Plasminogênio	23,9%	6,2

Modificado de Forestier *et al.* (1989)[9]

Atualmente, a partir de dados obtidos pela biologia fetal, é possível diagnosticar casos de aloimunização plaquetária (anti-PLA1) e púrpura trombocitopênica idiopática (PTI). No primeiro caso, quando se constata a trombocitopenia fetal, a transfusão plaquetária tem permitido o nascimento de fetos normais, sem sequelas neurológicas provenientes das hemorragias. Já para a PTI, o diagnóstico permite conhecer as condições fetais, permitindo determinar a via de parto mais adequada para esta situação.

Além destas, o diagnóstico de outras anomalias raras também tem sido relatado. Todos esses diagnósticos são possíveis hoje graças ao conhecimento dos valores normais desses fatores de coagulação (Quadro 14-16).[21]

Pode-se dizer que a hemostasia fetal evolui muito pouco durante o 2º e 3º trimestres. Os fatores de coagulação praticamente não se alteram desde a 18ª semana até o termo. De modo esquemático, rotula-se que a taxa dos fatores de coagulação fetal corresponde a aproximadamente 1/3 daquela referida para o adulto.[20]

Fatores Dependentes Vitamina K

Algumas das proteínas responsáveis pela coagulação são dependentes da presença da vitamina K durante sua produção hepática. Entre estes fatores estão incluídas protrombina (fator II), proconvertina

Quadro 14-17. Valores das Proteínas Fetais K Dependentes (Nº de Fetos = 63) (IG entre 19ª e 28ª sem.)

Proteína	Valor (%)
Protrombina (fator II)	
■ ativ. coagulante	12,28 +/–3,63
■ ativ. antigênica	17,5 +/–3,5
Proconvertina (fator VII)	28 +/–4
Fator anti-hemofílico B (fator IX)	
■ ativ. coagulante	9,78 +/–1,23
■ ativ. antigênica	9,3 +/–2,8
Fator Stuart (fator X)	21,1 +/–2,7
Proteína C	11,2 +/–2,9

Daffos & Forestier (1988)[1]
ativ.: Atividade; IG: idade gestacional; sem.: semana

(fator VII), fator anti-hemofílico B (fator IX), fator de Stuart (fator X) e a proteína C.

A baixa concentração fetal destes fatores, encontrada no sangue obtido pela cordocentese, quando comparada com o feto a termo, está relacionada mais com a imaturidade hepática do concepto do que propriamente com a diferença de concentração de vitamina K. Esta possibilidade tem sido evocada porque se verifica, ao nascimento, que a taxa de vitamina K encontrada no cordão umbilical é quase a mesma que a taxa materna. Vale salientar, no entanto, que a taxa de pró-convertina (Fator VII) se mantém estável praticamente durante toda a gravidez (Quadro 14-17).

Fatores Anti-Hemofílico A (Fator VIII), Anti-Hemofílico B (Fator IX) e Pró-Acelerina (Fator V)

Estabelecer e conhecer corretamente os valores destas proteínas, de acordo com a idade gestacional, constitui etapa fundamental para o diagnóstico pré-natal das afecções pelas quais estas são responsáveis. O Quadro 14-18 mostra os valores destes fatores obtidos por cordocentese, entre a 19ª e a 27ª semanas.[22]

Outros Fatores Responsáveis pela Coagulação Fetal

Existem outros sistemas que participam da coagulação fetal, como os fatores do sistema de contato (Quadro 14-19) e do sistema fibrinolítico (Quadro 14-20). Da mesma forma que esses fatores ativadores, existem também os fatores inibidores da coagulação (Quadro 14-21).

Quadro 14-18. Atividade Coagulante e Antigênica dos Fatores Anti-hemofílico A, Anti-Hemofílico B e da Pró-Convertina

Fator de coagulação (%)	Idade gestacional (sem.)		
	19-21	22-24	25-27
Fator VIII (anti-hemofílico A)			
■ ativ. cg	40 +/– 12	39 +/– 13,5	42,5 +/– 12
■ ativ. anti-gn	59 +/– 12,5	64 +/– 13	63 +/– 13
Fator IX (anti-hemofílico B)			
■ ativ. cg	9 +/– 2,5	9 +/– 3	12 +/– 4
■ ativ. anti-gn	6 +/– 2	9 +/– 2,5	9 +/– 2,5
Fator V (pró-convertina)	39 +/– 11	40,5 +/– 5	39 +/– 9

Daffos (1991)[22]
sem.: Semanas; ativ.: atividade; cg: coagulante; anti-gn: antigênica

Quadro 14-19. Fatores do Sistema de Contato (Nº Fetos = 63)

IG (sem.)	Fator	Valor
	Pré-calicreína	19 +/– 2%
	Fator Hageman	22 +/– 6%
Entre 19ª e 29ª	(Fator XII)	
	Fator Rosenthal	11 +/– 2%
	(Fator XI)	

Daffos & Forestier (1988)[1]
IG: Idade gestacional; sem.: semanas; +/–: desvio-padrão

Quadro 14-20. Fatores do Sistema Fibrinolítico (Nº Fetos = 63)

IG (sem.)	Fator	Valor
	Fibrinogênio	1,05 +/– 0,34 g/L
Entre 19ª e 29ª	Fator XIII	30 +/– 5%
	Plasminogênio	20,5 +/– 2,5%

Daffos & Forestier (1988)[1]
IG: Idade gestacional; sem.: semanas; +/–: desvio-padrão

Quadro 14-21. Fatores Inibidores do Sistema de Coagulação

Fator	Valor
Fibronectina	40 +/- 10%
Proteína C	11 +/- 3%
Alfa 2-antiplasmina	61 +/- 6%
Alfa 1-antitripsina	40 +/- 4%
Alfa 2-macroglobulina	18 +/- 4%
Antitrombina III	
▪ Atividade anticoagulante	24,5 +/- 2,5%
▪ Atividade antigênica	24,0 +/- 3,5%
2º cofator de heparina	
▪ Atividade anticoagulante	30 +/- 6%
▪ Atividade antigênica	27 +/- 5%

Modificado de Forestier (1990)[19]
+/-: Desvio-padrão

Quando se compara a taxa fetal com a concentração do sangue adulto, ambos os fatores (ativadores e inibidores) se apresentam proporcionalmente menores.

Como já salientado, estes números demonstram que o sistema de coagulação fetal funciona com concentração reduzida quando comparado com o adulto. A hipótese da miniaturização deste sistema é baseada na diminuição proporcional tanto dos fatores ativadores quanto dos inibidores.

Hemostase Fetal Primária

Como referido acima, sabe-se que o número de plaquetas mantém-se estabilizado, em torno de 250.10^9/L, durante toda a gravidez, já a partir da 18ª semana (Quadro 14-14). O volume médio plaquetário, quando comparado com o do adulto, é discretamente maior (9,69 +/- 0,8 fl e 8,7 +/- 0,9 fl, respectivamente).

A análise das glicoproteínas da membrana plaquetária permite identificar, desde a 18ª semana de gestação, as glicoproteínas Ib, IIb, IIIa e IIIb. O antígeno plaquetário PLA-1 está presente desde o 1º trimestre da gestação. O Quadro 14-22 refere-se aos valores médios dos antígenos plaquetários mensurados através de imunofluorescência (após fixação plaquetária com anticorpos específicos dirigidos contra os antígenos PLA-1, LeK[a] e glicoproteínas IIb-IIIa, Ib).

Em síntese, a partir do desenvolvimento biológico da hemostasia fetal, inúmeras patologias tornaram-se viáveis ao diagnóstico pré-natal, além das tradicionais (hemofilia A e B, aloimunização plaquetária ao sistema PLA-1, PTI). Entre essas patologias que envolvem o sistema plaquetário, destacam-se:[1]

Quadro 14-22. Valor Médio dos Antígenos Plaquetários

Ag. Plaquetário	Feto (Nº = 10)	Adulto (Nº = 23)
PLA-1	433 +/- 30	427 +/- 13,5
LeK[a]	441,5 +/- 25	459 +/- 15
Glicoproteínas		
▪ GP IIb-IIIa, IgGL	427 +/- 23	420 +/- 30
▪ GP IIb-IIIa, AP-2	459,5 +/- 8,5	498 +/- 30
▪ GP IIIa, AP-3	536 +/- 14	515 +/- 13
▪ GP Ib, AN 51	491,5 +/- 14	426,5 +/- 9
▪ GP Ib, 6D1	479 +/- 15	440 +/- 8,7

Daffos & Forestier (1988)[1]
Ag.: Antígeno; nº: número; +/-: desvio-padrão

Síndrome de May-Hegglin
Trombocitopenia ligada ao cromossomo X. Cursa com plaquetas gigantes e inclusões citoplasmáticas características.

Síndrome das Plaquetas Cinzas
Trata-se de patologia plaquetária com deficiência em granulação alfa. Seu diagnóstico pode ser obtido por microscopia eletrônica ou pelos testes de agregação plaquetária e dosagem de determinados constituintes (betatromboglobulina, F4P, albumina).

Trombastenia de Glanzmann
Seu diagnóstico é confirmado pela ausência de agregação das plaquetas à ADP, associado à alteração das glicoproteínas de membrana IIb, IIIa.

Deficiência dos Fatores V, VII e XIII
Todos esses diagnósticos são possíveis hoje graças ao conhecimento dos valores normais desses fatores de coagulação (Quadro 14-16).[18]

Doença de Willenbrand
O diagnóstico depende da dosagem do cofator da ristocetina e do fator VIIIr WAg (Quadro 14-23).

PARÂMETROS BIOQUÍMICOS
A partir de cordocenteses, realizadas pelas mais diversas indicações, foi possível estabelecer os valores considerados médios (normais) para a análise bioquímica fetal. O padrão de normalidade de cada um destes elementos está diretamente relacionado com seu metabolismo, e este, por sua vez, está intimamente relacionado com o desenvolvimento e maturação dos órgãos que o regem.

Entre os diversos elementos que podem ser analisados, pode-se dizer que aqueles que têm sido os mais estudados são:

1. *Elementos bioquímicos:* proteínas totais, albumina, bilirrubina total, bilirrubina direta, colesterol, triglicérides, creatinina, ácido úrico, cálcio, fósforo e alfafetoproteína (AFP).
2. *Enzimas:* fosfatase alcalina (FA), aspartato aminotransferase, creatinoquinase (CK), desidrogenase lática (DHL) e gamaglutamiltransferase (GGT).

A influência materna nos valores desses parâmetros deve ser sempre considerada, pois cada elemento estudado apresenta seu próprio metabolismo e tipo de passagem transplacentária. Dependendo do parâmetro, os níveis maternos podem exercer efeitos consideráveis sobre a sua concentração no sangue fetal.

Para avaliar a relação entre as concentrações do soro materno e fetal, o coeficiente de Spearman deve ser utilizado. Este coeficiente permite distinguir se existe correlação ou não entre os compartimentos materno e a fetal de determinado elemento bioquímico. Valor deste coeficiente maior ou igual a 0,6 (p. ex., ureia, creatinina, ácido úrico e glicose), indica que há correlação entre as concentrações dos dois compartimentos, ou seja, a taxa destes elementos no sangue fetal não reflete o metabolismo do concepto, pois a concentração materna interfere diretamente nos valores fetais. Para exemplificar essa situação, cita-se a creatinina cujo aumento não significa insuficiência renal fetal, pois mesmo em caso de uropatias severas, não se observa variações em sua concentração.[1]

O valor deste coeficiente abaixo de 0,2, como é verificado para o colesterol, triglicérides, proteínas totais, CK, DHL, aspartato

Quadro 14-23. Diagnóstico Pré-Natal da Doença de Willebrand

Fator	Tipo I	Tipo IIa
VIII:C	Diminuído	Normal
vWF:Ag	Diminuído	Normal
vWF:RCo	Diminuído	Diminuído

Forestier *et al.* (1989)[20]

Quadro 14-24. Parâmetros Bioquímicos Fetais em Relação ao Coeficiente de Spearman

Parâmetros	Coeficiente Spearman (Maior ou Igual a 0,6)
Ureia	0,765
Glicose	0,631
Creatinina	0,849
Ácido úrico	0,680
	(menor que 0,2)
Colesterol	–0,137
Triglicérides	–0,190
Proteínas totais	–0,112
Creatinoquinase	0,124
Aspartato aminotransferase	0,042
Fosfatase alcalina	0,041
Desidrogenase láctica	0,119

Daffos & Forestier (1988)[1]

aminotransferase e FA, demonstra que não existe correlação entre a taxa materna e a fetal. Estes dados sugerem que a concentração fetal destes elementos reflete o próprio metabolismo do concepto, totalmente independente do materno (Quadro 14-24).

Estas observações são de grande auxílio no diagnóstico pré-natal. Por exemplo, taxa elevada de colesterolemia dosada em feto de 24 semanas permite diagnosticar a hipercolesterolemia congênita por herança autossômica recessiva (AR). Outro exemplo é a suspeita de infecção congênita em gestantes com soroconversão por toxoplasmose, onde exista aumento de DHL e/ou GGT (sugerindo acometimento hepático pelo parasita).

Elementos Bioquímicos

Entre os diversos parâmetros bioquímicos analisados, em dois não foi verificada diferença significativa entre a concentração materna e a fetal: creatinina e cálcio. Os outros elementos apresentaram concentrações diferentes entre os dois compartimentos.

De modo geral, os baixos níveis encontrados de albumina, aminoácidos, glicemia e triglicérides indicam que os seus metabolismos são, aparentemente, menores no concepto. Acredita-se que isto esteja associado, provavelmente, à menor necessidade energética pelo feto.

Já a baixa concentração sérica fetal de catabólitos, tais como ureia e creatinina, devem também refletir, possivelmente, essa reduzida necessidade de energia pelo concepto durante o seu desenvolvimento.

A seguir, aborda-se, suscintamente, cada um desses parâmetros quanto a sua evolução intraútero, bem como seus respectivos valores, considerados como normais para o concepto. Entretanto, recomenda-se cautela na sua utilização, devendo-se interpretá-los juntos com os demais dados (sinais e sintomas) fetais e anamnese obstétrica.[23]

Creatinina e Cálcio

A creatinina apresenta concentração média de 64 +/- 2 µmol/L e de 67 +/- 1,5 µmol/L no sangue fetal e materno, respectivamente. Ou seja, existe nítida interferência do padrão materno na concentração fetal deste parâmetro bioquímico.

De maneira semelhante, a concentração do cálcio fetal também apresenta valores praticamente idênticos aos maternos (concentração média de 2,25 +/- 0,2 e 2,27 +/- 0,1 mmol/L para o concepto e gestante, respectivamente), diferentemente das taxas de proteínas e fósforo. Entretanto, o cálcio não apresenta correlação com as taxas das duas últimas. Isto se deve, provavelmente, ao grande consumo deste elemento pelo metabolismo ósseo (Quadro 14-25).

Fósforo e Bilirrubinas

O fósforo, a bilirrubina total e a bilirrubina direta mantêm concentração significativamente mais elevada no feto quando comparada com o nível materno (Quadro 14-26).

A presença da bilirrubina conjugada (direta) no soro fetal pode ser, também, reflexo da imaturidade hepática. O fígado fetal parece metabolizar quantidade não significativa para, em seguida, eliminá-la também com dificuldade. Sendo assim, a maior parte da bilirrubina não conjugada é eliminada pela placenta. A baixa concentração deste metabólito no soro de fetos anêmicos, acometidos pela DHPN, parece comprovar estes dados.

Proteínas Totais e Albumina

A taxa de proteínas totais e albumina apresenta concentração média que equivale quase à metade da materna (Quadro 14-27).

A baixa concentração de proteínas no soro fetal indica que a sua passagem pela placenta é restrita. O aumento de sua concentração com a evolução da idade gestacional está relacionado, provavelmente, com o aumento da síntese proteica pelo próprio concepto.

No que se refere à AFP, sabe-se que se trata de uma proteína sintetizada, inicialmente na vesícula vitelínica e, posteriormente, no fígado fetal. A dosagem da AFP no soro materno tem sido utilizada para o rastreamento de anomalias fetais e aberrações cromossômicas.

No sangue fetal, a taxa de AFP eleva-se progressivamente, atingindo um pico perto da 12ª a 13ª semanas (3 mg/100 mL). A seguir, observa-se diminuição na sua concentração, apresentando no termo

Quadro 14-25. Parâmetros Bioquímicos Fetais e Maternos entre a 20ª e a 26ª Semanas de Gestação (Nº Fetos = 63) (Nº Gestantes = 63)

Parâmetros Bioquímicos		Feto	Gestante
Creatinina	(mg/L)	7,26 +/– 0,21	7,65 +/– 0,16
	(µmol/L)	64 +/– 2	67 +/– 1,5
Cálcio	(mg/L)	90,2 +/– 8	91 +/– 4
	(mmol/L)	2,25 +/– 0,2	2,27 +/– 0,1

Daffos & Forestier (1988)[1]
µmol/L: micromol/litro; mmol/L: milimol/litro

Quadro 14-26. Parâmetros Bioquímicos Fetais e Maternos entre a 20ª e a 26ª Semanas de Gestação (Nº Fetos = 63)(Nº Gestantes = 63)

Parâmetros Bioquímicos		Feto	Gestante
Fósforo	(mg/L)	83,1 +/–2,9	45,5 +/–1,8
	(mmol/L)	2,65 +/–0,1	1,45 +/–0,06
Bilir. total	(mg/L)	15,7 +/–0,6	5,05 +/– 0,25
	(µmol/L)	26,8 +/–1	8,6 +/–0,4
Bilir. direta	(mg/L)	9,4 +/–0,35	0,5 +/–0,2
	(µmol/L)	16,1 +/–0,6	0,9 +/–0,4

Daffos & Forestier (1988)[1]
µmol/L: Micromol/litro; mmol/L: milimol/litro; mg/L: miligrama/litro

Quadro 14-27. Parâmetros Bioquímicos Fetais e Maternos entre a 20ª e a 26ª Semanas de Gestação (Nº Fetos = 63) (Nº Gestantes = 63)

Parâmetros Bioquímicos		Feto	Gestante
Proteínas totais	(g/L)	30,4 +/– 0,6	69,6 +/– 0,9
Albumina	(g/L)	21,4 +/– 0,4	34,9 +/– 0,5

Daffos & Forestier (1988)[1]
g/L: Grama/litro

taxas ao redor de 10 a 50 microgramas/100 mL. Já a nível materno, a AFP aumenta progressivamente da 10ª semana à 32ª semana, quando atinge seus níveis máximos (250 ng/100 mL). No entanto, o valor médio de AFP no soro materno, para o período recomendado como rastreador de anomalias fetais (ou seja, 16ª semana), é de 30 ng/100 mL (Figs. 14-4 a 14-6 e Quadros 14-28 a 14-30).[24-28]

A AFP será abordada de modo mais enfático na parte do presente capítulo (Biologia do Líquido Amniótico).

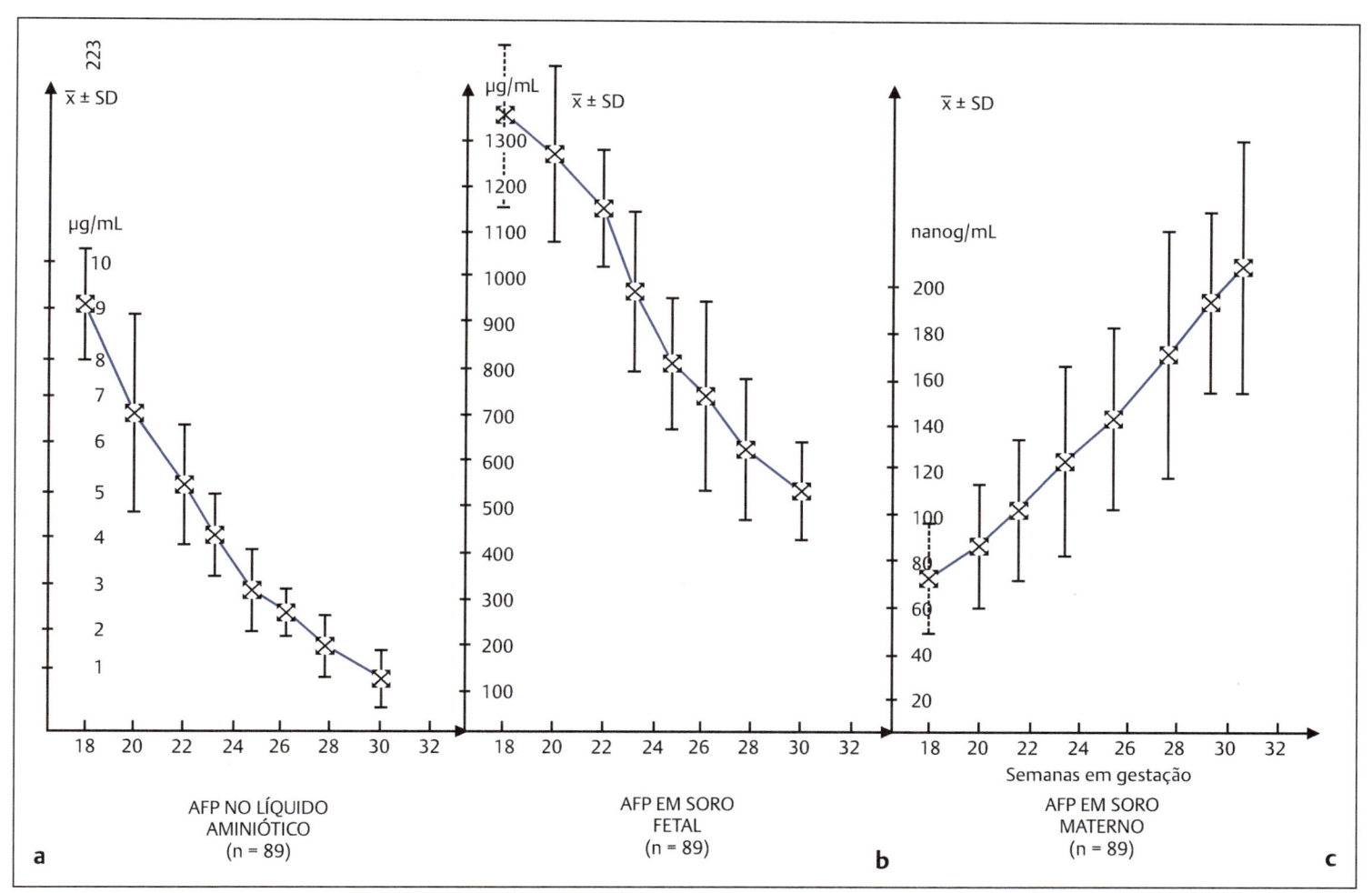

Fig. 14-4. Evolução dos níveis de alfafetoproteína no soro materno, fetal e líquido amniótico. (**a**) Líquido amniótico. (**b**) Soro fetal. (**c**) Soro materno.

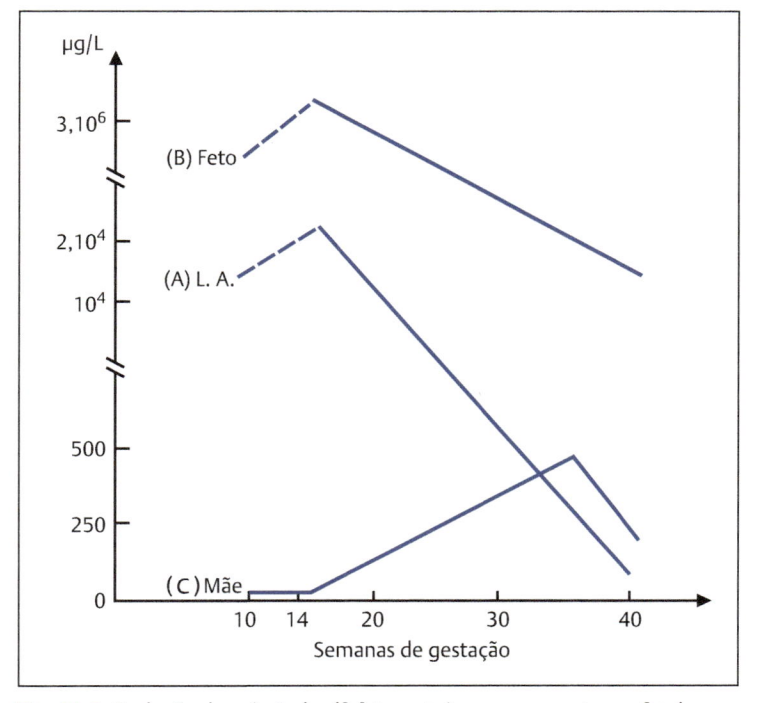

Fig. 14-5. Evolução dos níveis de alfafetoproteína no soro materno, fetal e líquido amniótico. *A.* Líquido amniótico. *B.* Soro fetal. *C.* Soro materno.

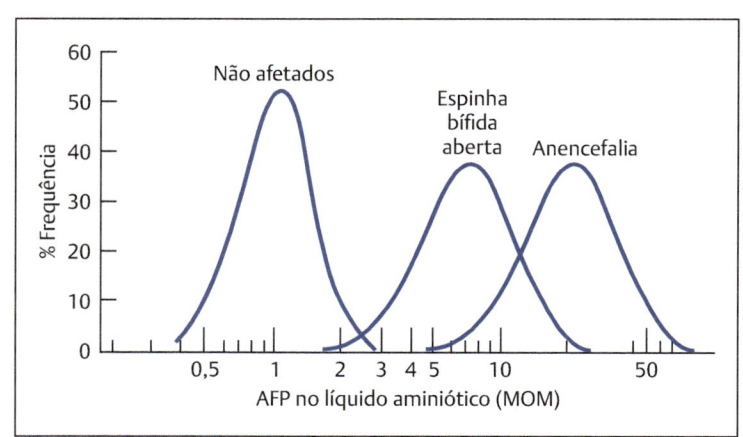

Fig. 14-6. Níveis de AFP no líquido amniótico em fetos normais e acometidos por DFTN (MoM).

Quadro 14-28. Dosagem Qualitativa da Acetilcolinesteras e (Eletroforese) em Gestações Normais

Idade Gestacional	Nº Casos/Positividade
4 sem	1/1
5 sem	2/2
6 sem	3/3
7 sem	7/7
8 sem	12/12
9 sem	10/22
10 sem	5/32
11 sem	1/14
12 sem	0/8
13 sem	0/6
14 sem	0/2
15 sem	0/13

Adaptado de Oury et al. (1989)[27]
Nº: número de casos

Quadro 14-29. Concentração da Acetilcolinesterase em Fetos Normais de Acordo com a Idade Gestacional

Idade gestacional	Valor médio (U/L)
17 sem.	3,73 +/– 1,5
18 sem.	3,67 +/– 1,3
19 sem.	3,24 +/– 1,3
20 sem.	3,10 +/– 1,43
21 sem.	2,70 +/– 1,02
22 sem.	2,57 +/– 1,05
Acima 22 sem.	2,11 +/– 0,77
Valor médio durante a gravidez	= 3,46 +/– 1,41

Modificado de Larget-Piet et al. (1986)[25]
+/–: Desvio-padrão; sem.: semanas

Quadro 14-30. Relação Acetilcolinesterase/Pseudocolinesterase no Líquido Amniótico Frente a Anomalias Fetais

Anomalia fetal	Valores médios	Nº casos
Defeitos de tubo neural		
■ Anencefalia	0,27 +/– 0,11	11
■ Espinha bífida	0,48 +/– 0,16	49
■ Encefalocele	0,27 +/– 0,15	5
Defeito de parede abdominal		
■ Gastrosquise	0,06 +/– 0,02	19
■ Onfalocele	0,06 +/– 0,02	10
■ Higroma cístico	0,34 +/– 0,11	10
■ Ascite fetal	0,08 +/– 0,04	2
■ Falso-positivo	0,05 +/– 0,04	6

Modificado de Kelly et al. (1989)[28]

Glicose

Quanto à glicemia fetal, esta corresponde aproximadamente à metade da materna, no entanto, guarda nítida correlação com a concentração da mãe (Quadro 14-31). O coeficiente de Spearman de 0,631 confirma este intercâmbio entre mãe-feto. Em síntese, pode-se dizer que a maior fonte de glicose fetal é a gestante.

Em fetos normais, a concentração média de glicose na veia umbilical é maior do que aquela encontrada na artéria umbilical. Este fato indica, provavelmente, que existe "fornecimento" de glicose para o concepto pela unidade placentária.

Durante a gravidez há aumento exponencial da concentração de glicose na veia umbilical, bem como da relação (índice) entre a insulina fetal/glicose fetal. Estes aspectos da fisiologia fetal refletem, presumivelmente, a maturação progressiva da atividade endócrina do pâncreas fetal.[29]

Diante de fetos com crescimento intrauterino retardado (RCIU), observa-se que alguns manifestam hipoglicemia. A causa mais provável para esta intercorrência fetal seria a inadequada suplementação materna de glicose para a unidade fetoplacentária, com subsequente prejuízo da perfusão placentária. Outras possíveis explicações, seriam a diminuição da gluconeogênese fetal e o aumento do consumo glicídico pelo concepto.[29]

Colesterol e Triglicérides

O metabolismo lipídico é de extrema importância para o crescimento e desenvolvimento celular e orgânico fetal. No final da gravidez, observa-se aumento no requerimento de lipídios para funções especiais ao nível do cérebro, pulmão e tecido adiposo. A formação de depósito no tecido adiposo só se inicia após a 24ª semana, para após, aumentar exponencialmente até o termo. Na 32ª semana, o tecido adiposo constitui apenas 3,5% do peso corpóreo fetal, porém na 40ª semana, já participa com aproximadamente 16% deste peso.[30]

Em fetos normais, a concentração plasmática de colesterol e triglicérides são ainda significativamente mais baixas em relação aos níveis maternos (Quadro 14-32). Além disso, observa-se que a taxa de triglicérides diminui progressivamente com a evolução da gestação. Este fato pode ser resultante do aumento da utilização dos triglicérides pelo concepto para deposição no seu tecido adiposo. Esta diminuição pode ser equacionada pela seguinte fórmula:[1]

$$y = 26,5 - 15,9x$$

Onde:

- y = taxa de concentração dos triglicérides (g/L)
- x = idade gestacional (semanas) x (- 0,614)

Sendo:

- (– 0,614) coeficiente de Spearman

Quadro 14-31. Parâmetros Bioquímicos Fetais e Maternos entre a 20ª e a 26ª Semanas de Gestação (Nº Fetos = 63) (Nº Gestantes = 63)

Parâmetros Bioquímicos		Feto	Gestante
Glicose	(g/L)	0,51 +/– 0,04	0,79 +/– 0,02
	(mmol/L)	2,8 +/– 0,2	4,4 +/– 0,1

Daffos & Forestier (1988)[1]
g/L: Grama/litro; mmol/L: milimol/litro

Quadro 14-32. Parâmetros Bioquímicos Fetais e Maternos entre a 20ª e a 26ª Semanas de Gestação (Nº Fetos = 63) (Nº Gestantes = 63)

Parâmetros Bioquímicos		Feto	Gestante
Colesterol	(g/L)	0,58 +/– 0,02	2,55 +/– 0,07
	(mmol/L)	1,5 +/– 0,05	6,6 +/– 0,2
Triglicérides	(g/L)	0,78 +/– 0,02	1,22 +/– 0,06
	(mmol/L)	0,89 +/– 0,03	1,4 +/– 0,07

Daffos & Forestier (1988)[1]
g/L: Grama/litro; mmol/L: milimol/litro

A concentração de colesterol fetal corresponde a um quinto da materna. Isto demonstra duas possibilidades: melhor aproveitamento em razão de o metabolismo fetal ser acelerado para este elemento, ou então, à imaturidade hepática para sua síntese.

Quanto aos triglicerídeos, vale salientar que não há correlação entre os níveis maternos e fetais (coeficiente de Spearman menor que 0,2), como acontece também para o colesterol. Logo, sugere-se não haver transporte transplacentário significativo desses lipídios, ou seja, a taxa fetal destes elementos reflete o seu próprio metabolismo.

O conhecimento da evolução fisiológica dos triglicerídeos tem sido de importância, principalmente quando se avalia fetos com RCIU. Frente a esta afecção, alguns conceptos têm apresentado aumento na sua concentração plasmática (hipertrigliceridemia), que poderia ser decorrente do aumento da lipólise fetal, ou do aumento da síntese lipídica pelo feto, ou ainda, redução na utilização dos triglicerídeos pelo concepto por oxidação ou por deposição em seu tecido adiposo. Acredita-se que a explicação mais conveniente seja esta última (falha no processo normal de deposição gordurosa), com consequente persistência e aumento dos níveis de lipídios na corrente sanguínea (plasma) fetal.[29]

Ureia e Ácido Úrico

Em relação à ureia, sua baixa concentração pode estar relacionada com a má reabsorção tubular da água pelo feto. Isto se deve, provavelmente, a imaturidade renal fetal, com consequente aumento de seu *clearence*. Além disso, o reduzido catabolismo de aminoácidos associado à imaturidade hepática contribui para estes níveis.

Quanto ao ácido úrico, a sua taxa indica a renovação celular, a qual também se encontra em baixa concentração. A avaliação dos seus precursores permite relatar que a sua baixa concentração deve-se ao aumento do seu metabolismo e de sua eliminação (Quadro 14-33).

Aminoácidos

Os aminoácidos são transportados ativamente através da placenta contra um gradiente de concentração, pois providenciam fonte de nitrogênio para o crescimento fetal.

Na gestação normal, existe nítida correlação entre os níveis individuais de aminoácidos fetal e materno, sendo que a concentração média no feto é discretamente superior que a materna (3,20 +/- 0,44 mmol/L *versus* 2,32 +/- 0,33 mm-ol/L, respectivamente) (Quadros 14-34 a 14-37). Vale frisar que a correlação entre os níveis fetal e maternos foram significativas para todos os aminoácidos, exceto para a arginina.[31]

Cetin *et al.* (1990) referem, em seu estudo, que a concentração da maioria dos aminoácidos não se modificou de modo significativo durante o segundo e o terceiro trimestres (concentração média total de 2,97 +/- 0,10 mmol/L e 3,13 +/- 0,05 mmol/L, respectivamente).[32]

Esses dados corroboram com a hipótese do transporte ativo dos aminoácidos pela placenta. Infelizmente, por razões éticas e técnicas óbvias, não é possível coletar amostras simultâneas da veia e artéria umbilicais durante a mesma cordocentese, pois esta propedêutica poderia confirmar a real transferência entre mãe-feto deste meta-bólito. No entanto, Soltesz *et al.* (1985) estudando dez amostras de sangue fetal,[33] obtidas por fetoscopia, observaram nítida correlação entre os níveis fetal e materno para 14 aminoácidos dosados. Esses autores referem diferenças significativas entre os níveis venosos e arterial para a maiorias dos aminoácidos.

Quadro 14-34. Concentração de Aminoácidos Fetal e Materno na Gestação Normal (IG = 16ª a 36ª sem.) (Nº Casos = 62)

Aminoácido (micromol/L)	Feto AIG	Gestante
	VM (95% IC)	VM (95% IC)
Essenciais		
▪ Valina	218 (139–295)	134 (78–190)
▪ Leucina	106 (62–150)	77 (58–101)
▪ Isoleucina	61 (29–93)	41 (33–54)
▪ Treonina	252 (150–354)	152 (84–220)
▪ Fenilalanina	68 (40–96)	42 (26–58)
▪ Metionina	31 (15–47)	19 (9–29)
▪ Lisina	345 (217–473)	143 (85–201)
▪ Histidina	108 (64–152)	97 (74–127)
▪ Arginina	88 (34–142)	52 (18–86)
Não essenciais		
▪ Glutamina	633 (175–1091)	587 (435–791)
▪ Alanina	322 (78–566)	248 (188–327)
▪ Glicina	163 (105–221)	131 (61–201)
▪ Serina	133 (75–191)	89 (64–123)
▪ Tirosina	70 (32–118)	36 (20–52)
▪ Ornitina	110 (40–180)	42 (28–62)
▪ Taurina	111 (84–146)	63 (35–112)
▪ Ácido aspártico	8 (5–13)	10 (5–18)
▪ Ácido glutâmico	86 (37–201)	64 (33–125)
▪ Prolina	196 (80–312)	143 (104–197)
▪ Asparagina	88 (57–136)	86 (54–136)
▪ Citrulina	15 (5–25)	13 (5–21)

Economides *et al.* (1989)[31]
VM: Valor médio (normal); IG: idade gestacional; sem.: semana; AIG: feto adequado para a idade gestacional; (95% IC): limite superior e inferior de normalidade — intervalo de confiança

Quadro 14-35. Concentração Total dos Aminoácidos Fetal e Materno e Suas Respectivas Relações Essencial/Não Essencial na Gestação Normal (IG = 16ª a 36ª sem.) (Nº Casos = 62)

Aminoácido (micromol/L)	Feto AIG	Gestante
	VM (95% IC)	VM (95% IC)
Total	3.200 (2.320–4.080)	2.320 (1.660–1.980)
Essencial	1.283 (919–1.648)	766 (516–1.016)
Não essencial	1.967 (1.253–2.681)	1.553 (1.097–2.009)
Relação E/NE	1.57 (0,99–2,15)	2,05 (1,42–2,68)

Economides *et al.* (1989)[31]
IG: Idade gestacional; VM: valor médio (normal); sem.: semana; AIG: feto adequado para a idade gestacional; (95% IC): limite superior e inferior de normalidade — intervalo de confiança de 95%; E/NE: relação (índice) aminoácido essencial/não essencial

Quadro 14-33. Parâmetros Bioquímicos Fetais e Maternos entre a 20ª e a 26ª Semanas de Gestação (Nº Fetos = 63) (Nº Gestantes = 63)

Parâmetros Bioquímicos		Feto	Gestante
Ureia	(g/L)	0,16 +/– 0,01	0,26 +/– 0,01
	(mmol/L)	2,5 +/– 0,16	4,4 +/– 0,2
Ácido úrico	(mg/L)	28 +/– 1,7	36,2 +/– 1,6
	(µmol/L)	167 +/– 10	215 +/– 9,5

Daffos & Forestier (1988)[1]
g/L: Grama/litro; µmol/L: micromol/litro; mmol/L: milimol/litro; mg/L: miligrama/litro

De modo inverso ao que foi referido até então, Kamoun et al. (1985),[34] estudando fetos entre a 20ª e a 33ª semana de gestação, obtiveram valores plasmáticos para os aminoácidos fetais menores que aqueles obtidos para adultos. Analisando essas controvérsias, Economides et al. (1989) e Nicolaides et al. (1991) aventam para as seguintes hipóteses, na tentativa de explicar o disparate entre os resultados obtidos entre algumas dessas equipes, principalmente no que se refere às diferenças entre os níveis plasmáticos entre os compartimentos fetal e materno:[29,31]

■ Diferenças entre as concentrações (*pool*) de aminoácidos circulantes a nível materno.
■ Interferência do fluxo uterino e umbilical.
■ Consumo de aminoácidos pela unidade uteroplacentária.

Quadro 14-36. Relação (Índice) Feto-Materna de Aminoácidos na Gestação Normal (IG = 16ª a 36ª sem.) (Nº Casos = 62)

Aminoácido (micromol/L)	Valor Médio (95% IC)
Essenciais	
■ Valina	1,68 (0,94–2,42)
■ Leucina	1,39 (0,61–2,17)
■ Isoleucina	1,43 (0,69–2,17)
■ Treonina	1,67 (1,13–2,21)
■ Fenilalanina	1,65 (0,87–2,43)
■ Metionina	1,78 (0,60–2,96)
■ Lisina	2,50 (1,62–3,38)
■ Histidina	1,16 (0,46–1,86)
■ Arginina	1,87 (0,39–3,35)
Não essenciais	
■ Glutamina	1,08 (0,36–1,80)
■ Alanina	1,32 (0,72–1,92)
■ Glicina	1,31 (0,61–2,01)
■ Serina	1,47 (0,71–2,23)
■ Tirosina	2,02 (0,66–3,38)
■ Ornitina	2,56 (1,14–3,98)
■ Taurina	1,93 (0,37–3,49)
■ Ácido aspártico	1,01 (0,58–1,75)
■ Ácido glutâmico	1,22 (0,32–4,65)
■ Prolina	1,45 (0,75–2,15)
■ Asparagina	1,07 (0,45–1,69)
■ Citrulina	1,09 (0,79–1,50)

Economides *et al.* (1989)[31]
sem.: Semana; G: idade gestacional; AIG: feto adequado para a idade gestacional; (95% IC): limite superior e inferior de normalidade — intervalo de confiança

Quadro 14-37. Relação (Índice) Feto-Materna dos Aminoácidos Total, Essencial, Não Essencial em Gestação Normal (IG = 16ª a 36ª sem.) (Nº Casos = 62)

Aminoácido (micromol/L)	Valor médio (95% IC)
Total	1,60 (1,08–2,12)
Essencial	1,75 (1,03–2,47)
Não essencial	1,50 (0,94–2,87)

Economides *et al.* (1989)[31]
sem.: Semana; IG: idade gestacional; AIG: feto adequado para a idade gestacional; (95% IC): limite superior e inferior de normalidade — intervalo de confiança de 95%

■ Maturação do mecanismo de transporte placentário.
■ Balanço entre síntese e consumo de aminoácidos pelo próprio concepto.

Paralelamente a esses fatos, observa-se diminuição no índice ou relação feto-materna de aminoácidos, com o evoluir da gravidez. Este fato reflete, presumivelmente, o aumento do consumo deste substrato bioquímico pela unidade fetoplacentária.

Em contrapartida, nas gestações complicadas com hipoxemia fetal e/ou RCIU, geralmente ocorre distúrbios no perfil plasmático dos aminoácidos de ambos os compartimentos (materno e fetal). Observa-se diminuição tanto da concentração total de aminoácidos a nível fetal quanto na relação (índice) feto-materna dos aminoácidos essenciais (Quadros 14-38 a 14-41). Pode-se dizer que o índice médio feto-materno de aminoácidos chegou a ser 12,5% menor no grupo de fetos com RCIU quando comparado aos conceptos adequados para a idade gestacional, para Economides et al. (1989).[31]

Essas alterações podem ser resultantes do aumento do consumo de aminoácidos pela unidade fetoplacentária e/ou da redução da perfusão e transporte pela placenta. Ademais, o excesso de lactato encontrado nesses conceptos, pode ser consequente ao aumento no consumo de aminoácidos pela unidade placentária.[29]

Quadro 14-38. Concentração de Aminoácidos Fetal e Materno em Gestação com RCIU (IG = 16ª a 36ª sem.) (Nº Casos = 62)

Aminoácido (micromol/L)	Feto RCIU V.M. (95% I.C.)	Gestante V.M. (95% I.C.)
Essenciais		
Valina	194[@] (126–262)	147 (85–209)
Leucina	100 (54–146)	83 (60–114)
Isoleucina	57 (29–85)	45 (36–57)
Treonina	229* (127–331)	173[@] (71–275)
Fenilalanina	63 (41–85)	50[$] (28–72)
Metionina	29 (11–47)	25[$] (9–41)
Lisina	–	158 (76–240)
Histidina	114 (68–160)	108 (78–149)
Arginina	66 (10–122)	56 (14–98)
Não essenciais		
Glutamina	–	615 (488–774)
Alanina	360 (78–642)	264 (200–348)
Glicina	222[$] (90–354)	167[$] (39–295)
Serina	106[$] (60–152)	86 (67–110)
Tirosina	61* (37–85)	41[@] (21–61)
Ornitina	97* (15–179)	42 (26–66)
Taurina	41[$] (60–114)	71 (41–123)
Ácido aspártico	10 (6–17)	13 (3–23)
Ácido glutâmico	98 (49–195)	68 (32–142)
Prolina	217[@] (129–305)	154 (117–203)
Asparagina	59[@] (43–81)	–
Citrulina	14 (4–24)	16 (4–28)

Economides *et al.* (1989)[31]
VM: valor médio (normal)
RCIU: restrição de crescimento intrauterino
(95% IC): limite superior e inferior de normalidade — intervalo de confiança de 95%
$: diferença estatisticamente significativa (P < 0,001)
@: diferença estatisticamente significativa (P < 0,01)
*: diferença estatisticamente significativa (P < 0,05)

Quadro 14-39. Concentração Total dos Aminoácidos Fetal e Materno e suas Respectivas Relações Essencial/Não Essencial no RCIU (IG = 16ª a 36ª sem.) (Nº Casos = 62)

Aminoácido (micromol/L)	Feto RCIU VMT (95% IC)	Gestante VMT (95% IC)
Total	3.098 (2.038–4.158)	2.490 (1.484–3.496)
Essencial	1.127 (779–1.475)	869* (551–1.187)
Não essencial	1.949* (1.067–2.831)	1.627 (857–2.397)
Relação E/NE	1.71 (0,95–2,47)	1,93 (1,33–2,54)

Economides *et al.* (1989)[31]
IG: Idade gestacional; VMT: valor médio total (normal); sem.: semana;
RCIU: restrição de crescimento intrauterino
*: diferença estatisticamente significativa (P < 0,001)
(95% IC): limite superior e inferior de normalidade — intervalo de confiança de 95%
E/NE: relação (índice) aminoácido essencial/não essencial

Quadro 14-40. Relação (Índice) Feto-Materna de Aminoácidos em Gestação com RCIU (entre a 16ª e a 36ª semana) (Nº Fetos = 62)

Aminoácido (micromol/L)	Valor médio (95% IC)
Essenciais	
▪ Valina	1,36$ (0,66–2,06)
▪ Leucina	1,22* (0,34–2,10)
▪ Isoleucina	1,21* (0,27–2,15)
▪ Treonina	1,38* (0,60–2,10)
▪ Fenilalanina	1,32$ (0,54–2,10)
▪ Metionina	1,28$ (0,34–2,22)
▪ Lisina	1,94$ (0,72–3,16)
▪ Histidina	1,11 (0,33–1,89)
▪ Arginina	1,23$ (0,15–2,31)
Não essenciais	
▪ Glutamina	1,08 (0,52–1,64)
▪ Alanina	1,25 (0,13–2,37)
▪ Glicina	1,38 (0,58–2,18)
▪ Serina	1,17* (0,53–1,81)
▪ Tirosina	1,59@ (0,65–2,53)
▪ Ornitina	2,18@ (0,30–4,06)
▪ Taurina	1,30$ (0,18–2,42)
▪ Ácido aspártico	1,12 (0,67–1,86)
▪ Ácido glutâmico	1,41 (0,35–5,61)
▪ Prolina	1,52 (0,60–2,44)
▪ Asparagina	0,96 (0,46–1,46)
▪ Citrulina	1,15 (0,69–1,61)

Economides *et al.* (1989)[31]
RCIU: restrição de crescimento intrauterino
(95% IC): limite superior e inferior de normalidade — intervalo de confiança de 95%
$: diferença estatisticamente significativa (P < 0,001)
@: diferença estatisticamente significativa (P < 0,01)
*: diferença estatisticamente significativa (P < 0,05)

Quanto à concentração plasmática fetal de aminoácidos não essenciais em relação aos conceptos com RCIU, observa-se que a sua resposta é variável. Para alguns aminoácidos (serina, tirosina, taurina e ornitina), tanto os níveis plasmáticos fetais quanto o índice feto-materno apresentaram-se diminuídos. Inclusive, observou-se correlação positiva entre a serina e a taurina com o grau de hipoxemia fetal. Esses dados observados refletem, provavelmente, que os modelos de biossíntese desses aminoácidos não estão ainda completamente

Quadro 14-41. Relação (Índice) Feto-Materna dos Aminoácidos Total, Essencial, Não Essencial em Gestação com RCIU (entre a 16ª e a 36ª sem.) (Nº Casos = 62)

Aminoácido (micromol/L)	Valor médio (95% IC)
Total	1,40* (0,40–2,20)
Essencial	1,34** (0,61–2,07)
Não essencial	1,34 (0,34–2,34)

Economides *et al.* (1989)[31]
sem.: Semana; IG: idade gestacional; RCIU: restrição de crescimento intrauterino;
(95% IC): limite superior e inferior de normalidade — intervalo de confiança de 95%;
**: diferença estatisticamente significativa (P < 0,001); *: diferença estatisticamente significativa (P < 0,01)

elucidados a nível intrauterino e, portanto, poder-se-ia considerá-los como aminoácidos essenciais ao desenvolvimento fetal. A favor desta última hipótese, tem-se observado que em fetos prematuros, existe deficiência na concentração plasmática da taurina, o que sugere que este aminoácido possa ser considerado como nutriente essencial durante o desenvolvimento fetal e pós-natal imediato.[29,31,35]

Por outro lado, os níveis de alguns aminoácidos não essenciais (glicina, prolina e alanina) tendem a aumentar em conceptos acometidos por RCIU. A explicação mais plausível seria a redução na utilização destes nutrientes para oxidação ou neoglicogênese. Alternativamente, postula-se que em fetos com RCIU e hipoxêmicos, exista diminuição no uso desses aminoácidos para a síntese proteica, à qual seria consequente à disfunção hepática (documentada também pela elevação das enzimas hepáticas frente a essa afecção).[31,36]

Quanto à relação entre os aminoácidos não essenciais/essenciais, nota-se que este índice se apresenta aumentado em fetos com RCIU, quando comparado com conceptos adequados para a idade gestacional. Este fenômeno biológico também é encontrado em crianças com malnutrição proteica e síndrome de Kwashiorkor.[29,31]

Paralelamente, observa-se também aumento na concentração plasmática materna dos dois grupos de aminoácidos (essenciais e não essenciais), a qual apresenta correlação significativa com o grau de hipoxemia. Esses dados são compatíveis com o conceito de insuficiência uteroplacentária, onde existiria redução tanto na suplementação, quanto no consumo de aminoácidos pela unidade fetoplacentária. Outra possível explicação para o aumento materno dos níveis desses nutrientes seria a redução no volume plasmático materno, o qual estaria diretamente relacionado com a gravidade da patologia (presumivelmente materna) envolvida. Esta por sua vez, conduziria à insuficiência uteroplacentária e hipoxemia fetal.

Por fim, pode-se evocar a utilização da correlação entre a hipoxemia fetal (ao nível da veia umbilical) e o aumento da concentração materna de alguns aminoácidos, como propedêutica bioquímica gestacional para avaliar o potencial de nutrição do feto. Além do mais, acredita-se também que o estudo de alguns aminoácidos (p. ex., a glicina), a nível materno, possa ser um marcador do desenvolvimento mental e psicomotor do período pós-natal.[31]

Ferritina e Cobalamina

A ferritina é uma proteína hidrossolúvel de alto peso molecular. Apesar de esta apresentar componente predominantemente intracelular, é o seu componente circulante (livre) que reflete os níveis de reserva de ferro. Tanto o ferro quanto a cobalamina têm função fundamental no desenvolvimento e crescimento do concepto. Enquanto o ferro é essencial para a eritropoiese, a cobalamina é necessária para a síntese dos nucleotídeos. Portanto, ambos são indispensáveis para o crescimento e divisão celular.

Nasrat et al. (1991) não encontraram relação entre os níveis maternos e fetais. Isto se deve, provavelmente, ao fato do ferro atravessar a placenta independentemente do seu grau de concentração.[37] No entanto, a taxa de ferritina no sangue fetal aumenta com a idade gestacional. Estima-se que o ferro ultrapasse a barreira placentária aproximadamente 0,4 mg/dia na 16ª semana, e próximo de 4,7 mg/

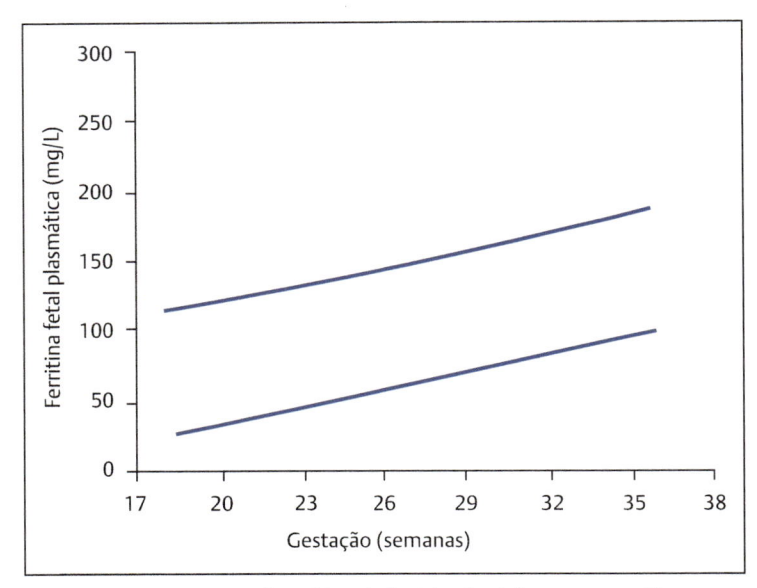

Fig. 14-7. Concentração plasmática de ferritina fetal durante a gravidez.

dia na 30ª semana. Este aspecto traduz aumento da ferritina em cerca de quatro vezes da 18ª a 36ª semana (Fig. 14-7).

Já Abbas et al. (1994) obtiveram, em gestações normais, correlação significativa de ferritina e cobalamina entre os níveis séricos fetal e materno.[38] Para ambos, as concentrações fetais foram também significativamente maiores que a materna. A média da relação (índice) feto-materna foi de 3,2 e 1,2 para a ferritina e cobalamina, respectivamente.

Quanto à ferritina, observou-se aumento na sua relação média feto-materna de 1,6 para 7,5, entre a 16ª até a 38ª semana. Este aumento na concentração média de ferritina fetal com a idade gestacional deve-se, presumivelmente, ao aumento da transferência placentária de ferro. Acredita-se que o armazenamento de ferro pelo concepto, sob a forma de ferritina, seja para suprir o aumento nas necessidades de expansão da sua massa celular de glóbulos vermelhos. Além disso, esse estoque de ferro serve também para o período pós-natal, pois a concentração de ferro no leite materno é baixa. Por fim, esses autores concluem que a partir da 16ª semana de gravidez, existe eficiente estoque de ferro pelo concepto e transferência de cobalamina pela mãe para o feto, contra gradiente de concentração.[38]

Quadro 14-42. Concentração Sérica Materna, Fetal e Relação (Índice) Feto-Materna da Cobalamina (ng/L) e Ferritina (µg/L)

Autores	Ano	Nº	Materna	Fetal	F/M
Ferritina					
MacPhail[39]	(1980)*	103	21,3	71,1	3,4
Celada[40]	(1982)*	64	13,8	81,0	6,1
Okuyama[41]	(1985)*	35	9,6	160,5	16,7
Milman[42]	(1987)*	85	21,0	128,0	6,1
Wong & Saha[43]	(1990)*	72	17,4	142,0	8,2
Abbas[38]	(1994)**	68	10,6	79,6	7,5
Cobalamina					
Zachau-Christiansen[44]	(1962)*	365	240	373	1,6
Vaz Pinto[45]	(1973)*	30	236	375	1,6
Giugliani[46]	(1985)*	51	340	799	2,3
Abbas[38]	(1994)**	72	250	288	1,2

ng/L: Nanogramas por litro; µg/L: microgramas por litro; Nº: número de casos estudados; *: idade gestacional do referido estudo: 38ª a 42ª semana; **: idade gestacional do referido estudo: 16ª a 38ª semana

O Quadro 14-42 relaciona alguns dos estudos já realizados em relação às concentrações séricas fetal, materna e o índice feto/materno de ferritina e cobalamina.[38-46]

A mensuração dos níveis de ferritina tem sido utilizada para avaliar o nível de armazenamento de ferro pelos fetos em gestações complicadas por malnutrição e/ou má absorção materna, perfusão placentária deficiente e nos casos de anemias hemolíticas fetais (em especial, DHPN). Nesta última situação, os conceptos, em decorrência de hemólise, apresentam níveis significativamente mais elevados de armazenamento de ferro, podendo haver intoxicação por este substrato bioquímico. Relata-se que em casos de DHPN grave, o excesso de depósito de ferro pode resultar em bradicardia severa e até óbito perinatal (ambos atribuídos à intoxicação cardíaca pelo ferro).

Elementos Enzimáticos

Para algumas enzimas, como aspartato aminotransferase, CK e GGT, as concentrações encontradas no sangue fetal têm sido semelhantes à materna. Já para FA e DHL, tem-se observado que suas concentrações no soro fetal são mais elevadas que no soro materno (Quadro 14-43).

O valor médio no feto (normal) para GGT e DHL é ao redor de 30 UI/L e de 279 UI/L, respectivamente. Já os valores encontrados em fetos infectados pelo *Toxoplasma gondii*, demonstram concentração média de 180 UI/L de GGT e 480 UI/L de DHL (Quadro 14-44). Este fato reflete a importância dessas duas enzimas como marcadores biológicos fetais inespecíficos para o diagnóstico de infecções congênitas.

Em relação às enzimas, a GGT tem sido, talvez, o principal alvo para estudos sobre o comportamento fetal, frente às intercorrências que podem comprometer o bem-estar biológico do concepto. A GGT é uma enzima glicoproteica, a qual se concentra principalmente nos rins. Seus níveis elevados têm sido considerados como excelente (sensitivo) marcador da disfunção hepática, porém não é específico deste órgão, já que é produzida também pelo pâncreas, rins e coração. Baseando-se nesses aspectos, tem-se observado que a GGT pode-se encontrar elevada não apenas em processos infecciosos, como também em outras situações tais como insuficiência placentária (hipóxia fetal crônica com subsequente prejuízo às células hepáticas e disfunção), DHPN (possivelmente secundária à eritropoiese extramedular) e, também, em malformações fetais extra-hepáticas (Quadro 14-45). Nesta última situação, questiona-se se os valores aqui encontrados (elevados) não estariam sendo influenciados pela produção concomitante dos outros sistemas envolvidos.

Deste modo, Hallak *et al.* (1994) concluem que a GGT pode servir não apenas como marcador inespecífico de infecção congênita, mas como marcador inespecífico de anormalidade fetal.[47]

Quadro 14-43. Comparação entre a Atividade Enzimática Fetal e Materna (UI/L) (nº fetos = 63) (Nº Gestantes = 63)

Enzimas (UI/L)	Feto (20ª-26ª)	Mãe
Creatinofosfoquinase	62 +/– 6	48 +/– 2
Desidrogenase láctica	261 +/– 14	132 +/– 5
Asparato aminotransferase	21,1 +/– 2	12,9 +/– 1
Fosfatase alcalina	197 +/– 11	60 +/– 3
Gama glutamiltransferase	24,4 +/– 9,6	19 +/– 10

Daffos & Forestier (1989)[1]

Quadro 14-44. Níveis de Gama-GT e DHL em Fetos Normais e em Fetos com Toxoplasmose Congênita

	Fetos normais	Fetos Infectados (Toxoplasmose)
GGT (UI/L)	30 +/– 10	180 +/– 80
DHL (UI/L)	279 +/– 50	480 +/– 110

GGT: Gama glutamiltransferase; DHL: desidrogenase láctica; +/–: desvio-padrão

Quadro 14-45. Níveis de Gama-Glutamiltransferase Frente a Intercorrências Fetais e Obstétricas (Nº Fetos = 72)

Indicação	GGT
Malformação fetal$	191,9 +/– 31,5
DHPN	124,8 +/– 26,0
Possível infecção fetal	131,9 +/– 18,5
Oligoâmnio idiopático	202,6 +/– 85,4
PTI	188,6 +/– 90,2

Hallak et al. (1994)[47]
$: Malformações cardíacas, renais, neurológicas e intestinais; GGT: gama-glutamiltransferase; DHPN: doença hemolítica perinatal; PTI: púrpura trombocitopênica idiopática

Vitaminas

A vitamina B$_{12}$ e o ácido fólico são utilizados para a síntese do DNA (*deoxyribonucleic acid*). Além disso, o folato também é essencial à síntese do RNA$_t$ (*transfer ribonucleic acid*) e ao metabolismo dos aminoácidos, em particular, para a metionina (classe dos amino-ácidos essenciais). Logo, o folato é fundamental para a divisão celular. Sendo assim, a sua deficiência pode provocar distúrbio no processo de desmetilação da homocisteína para metionina, com consequente hiper-homocisteinemia. Esta por sua vez, pode exercer efeito embriotóxico, culminando com distúrbio da morfogênese do embrião e desenvolvimento de anomalias (em particular, na etiopatogenia dos defeitos de tubo neural).[48]

Sabe-se, ainda, que níveis sanguíneos elevados de homocisteína são fatores de risco para acidentes ou doenças vasculares. Deste modo, a hiper-homocisteinemia pode também estar relacionada com o desenvolvimento de vascularização anormal da placenta, a qual pode refletir em abortamentos espontâneos recorrentes, infartos placentários e descolamento prematuro da placenta.[48]

Por todos esses aspectos, torna-se lógica a proposta de suplementação vitamínica (em especial, de folatos) para a prevenção de defeitos de fusão do tubo neural (DFTN). O objetivo é atenuar o distúrbio do metabolismo da metionina-homocisteína com subsequente diminuição da concentração sanguínea de homocisteína.

Economides et al. (1990) observaram, em seu estudo, que os valores de folato sérico encontrados no feto, entre a 14ª e 21ª semana, eram muito semelhantes àqueles obtidos no cordão umbilical em gestações de termo.[49] Além disso, os níveis fetais dos folatos foram superiores aos maternos em aproximadamente duas vezes, retificando o fato do concepto necessitar de mais folato para a sua síntese de DNA (Quadro 14-46).

Os dados obtidos por Daffos & Forestier (1988) também estão de acordo ao que foi referido.[50] Além disso, quando compararam fetos, cuja gestantes tinham recebido ácido fólico (5 mg/dia durante 5 dias consecutivos), com grupo controle, observaram que houve aumento significativo apenas na concentração do folato sérico para primeiro grupo. Porém, não foram observadas alterações hematológicas ou aumento no folato eritrocitário entre os grupos (Quadros 14-47 e 14-48).[50] Esses autores concluem que o folato atravessa a placenta, mesmo naquelas situações onde a gestante não é anêmica.

Quadro 14-46. Concentração de Folato e Vitamina B$_{12}$ entre a 14ª e a 21ª Semana de Gestação

Vitamina (ng/mL)	Gestante	Feto
Vit B$_{12}$	230 (90–380)	–
Folato sérico	7,4 (2,6–18)	14,6 (6,8–18)
Folato eritrocitário	400 (245–1.000)	970 (400–1.340)

Modificado de Economides et al. (1992)[49]
–: Não mensurado; ( ): limites superior e inferior de normalidade

Quadro 14-47. Estudo da Passagem Transplacentária do Folato Sérico e Eritrocitário (µg/mL)

Grupos	Feto		Gestante	
	Soro	Eritr.	Soro	Eritr.
1 (nº = 10)	20,3 +/– 4,3	282 +/– 37	12,5 +/– 2,4	276 +/– 65
2 (nº = 10)	16,6 +/– 4	313 +/– 60	4,4 +/– 1,5	160 +/– 56

Daffos e Forestier (1988)[50]
µg/mL: Micrograma por mililitro; Eritr.: folato eritrocitário; grupo 1: gestantes que receberam suplementação de ácido fólico; grupo 2: grupo controle; nº: número de casos de cada grupo

Quadro 14-48. Influência da Suplementação de Folato nos Parâmetros Hematimétricos do Concepto

Feto	Grupo 1 (10 casos)	Grupo 2 (10 casos)
Hb (g/100 mL)	12,24 +/– 1,08	12,1 +/– 1,3
VCM (fl)	121,7 +/– 7,12	129,29 +/– 8,77
RDW	17,93 +/– 1,07	17,94 +/– 1,73

Daffos e Forestier (1988)[50]
g/100 mL: Grama por 100 mililitros; Grupo 1: gestantes que receberam suplementação de ácido fólico; Grupo 2: grupo controle; Hb: hemoglobina; VCM: volume corpuscular médio; RDW: índice de distribuição dos eritrócitos

Eskes (1994) salienta que a proposta de suplementação vitamínica profilática, principalmente de folatos, não deve ficar restrita apenas às gestantes com antecedentes de DFTN, mas também àquelas com história obstétrica prévia de abortos de repetição (recorrentes), infartos placentários e descolamento prematuro de placenta.[48]

EQUILÍBRIO ACIDOBÁSICO E GASOMETRIA DO SANGUE FETAL

Os princípios da fisiologia da gasometria e do equilíbrio acidobásico são baseados nas observações de adultos. A investigação desses parâmetros no sangue fetal tem sido rotulada, até o presente momento, como representativa para o concepto.

O oxigênio é transportado do sangue materno para o sangue fetal sob duas formas: livremente dissolvido no plasma ou ligado à hemoglobina (hemácias). A concentração de pO$_2$ é também regulada pela temperatura, concentração de hidrogênio das hemácias e concentração de 2,3-difosfoglicerato. Estes fatores parecem agir independentemente, diminuindo ou aumentando a afinidade da hemoglobina ao oxigênio.[29,51]

Os estudos para a análise do padrão gasométrico fetal têm sido focados em diferentes tipos de exame: fetoscopia e/ou cordocentese (Quadros 14-49 e 14-50),[52,53] realização do pH no escalpe fetal (Quadro 14-51) e amostra de sangue fetal obtida no cordão umbilical no pós-parto imediato (Quadro 14-52).[54-57] A importância

Quadro 14-49. Equilíbrio Acidobásico Feto-Materno

	Feto (Cordocentese)		Gestante
	sg vv.	sg aa.	sg aa
ph	7,391 +/– 0,03	7,342 +/– 0,03	7,373 +/– 0,04
pO$_2$ mmHg	49,5 +/– 12,5	32,5 +/– 7	100 +/– 15
pCO$_2$ mmHg	35 +/– 3	39 +/– 4	34 +/– 4
Bicarbonato (mmol/L)	21 +/– 2	22 +/– 2	18,5 +/– 1,5
BE	– 3 +/– 2	– 3 +/– 2	– 6 +/– 1,5

Soothil et al. (1986)[52]
sg.: Sangue; vv: venoso; aa: arterial; pO$_2$: pressão parcial de oxigênio; pCO$_2$: pressão parcial de dióxido de carbono; BE: excesso de base; mmHg: milímetros de mercúrio; mmol/L: milimol por litro

Quadro 14-50. Equilíbrio Acidobásico na Gestação Normal (IG média = 20 sem.)

	Feto (Cordocentese)		Sangue Materno
		sg vv.	sg aa.
pH	7,37 +/– 0,03	7,31 +/– 0,02	7,37 +/– 0,04
pO$_2$ mmHg	44,3 +/– 7,3	21,7 +/– 5,2	42,3 +/– 1,8
pCO$_2$ mmHg	37,0 +/– 3,6	46 +/– 6,1	38,4 +/– 5,8
Bicarbonato	21,5 +/– 1,9	23,0 +/– 3,0	21,8 +/– 1,9
(mmol/L)			
BE	– 3,1 +/– 1,3	– 3,1 +/– 2,6	– 2,8 +/– 1,4

Modificado de Economides *et al.* (1992)[53]
sg: Sangue; vv: venoso; aa: arterial; pO$_2$: pressão parcial de oxigênio; pCO$_2$: pressão parcial de dióxido de carbono; BE: excesso de base; mmHg: milímetros de mercúrio; mmol/L: milimol por litro

Quadro 14-51. Valores Normais da Gasometria Fetal Obtidos pelo Escalpe

	1º estágio		2º estágio
Início	Final		
pH	7,33 +/– 0,03	7,32 +/– 0,02	7,29 +/– 0,04
pO$_2$ mmHg	21,8 +/– 2,6	21,3 +/– 2,1	16,5 +/– 1,4
pCO$_2$ mmHg	44 +/– 4,05	42 +/– 5,1	46,3 +/– 4,2
Bicarbonato (mmol/L)	20,1 +/– 1,2	19,1 +/– 2,1	17 +/– 2
BE	3,9 +/– 1,9	4,1 +/– 2,5	6,4 +/– 1,8

Huch e Huch (1984)[54]
pO$_2$: Pressão parcial de oxigênio; pCO$_2$: pressão parcial de dióxido de carbono; BE: excesso de base; mmHg: milímetros de mercúrio; mmol/L: milimol por litro

Quadro 14-52. pO$_2$, pCO$_2$, pH e Lactato no Cordão Umbilical no Pós-Parto Imediato (Vaginal e Cesariana) na Gestação a Termo

Autor	vv umbilical				aa umbilical			
	pO$_2$	pCO$_2$	pH	Lact.	pO$_2$	pCO$_2$	pH	Lact.
A	29	40	7,32	4,1	18	49	7,25	4,6
B	24	43	7,30	–	15	57	7,25	–
C	29	38	7,35	–	18	49	7,28	2,5

A: Rooth & Sjostedt (1962)[55]; B: Saling (1968)[56]; C: Yeomans *et al.* (1985)[57]

destes estudos reside no fato de que a hipóxia e a acidose, durante o trabalho de parto, constituem ainda em importante causa de morbiletalidade perinatal.

Soothill *et al.* (1989) obteve os valores na artéria e veia umbilicais, por cordocentese, considerados como normais para o concepto (Quadro 14-49 e Figs. 14-8 a 14-11).[52] Este grupo observou que em relação ao ph, não houve diferença entre o compartimento fetal e o materno. Por outro lado, o pO$_2$ fetal foi significativamente mais baixo que o materno, enquanto o pCO$_2$, bicarbonato e o lactato encontram-se mais elevados. A baixa concentração de pO$_2$ poderia refletir um defeito de equilíbrio na passagem transplacentária ou mesmo, aumento do consumo de oxigênio pelo feto.

Economides et al. (1992) também puderam obter, através da cordocentese, valores do equilíbrio acidobásico em fetos com idade gestacional média de 20 semanas, correlacionando-os com os valores maternos (Quadro 14-50) e também com a gasometria do LA (Quadro 14-53 – ver 14.2, Biologia do LA).[53]

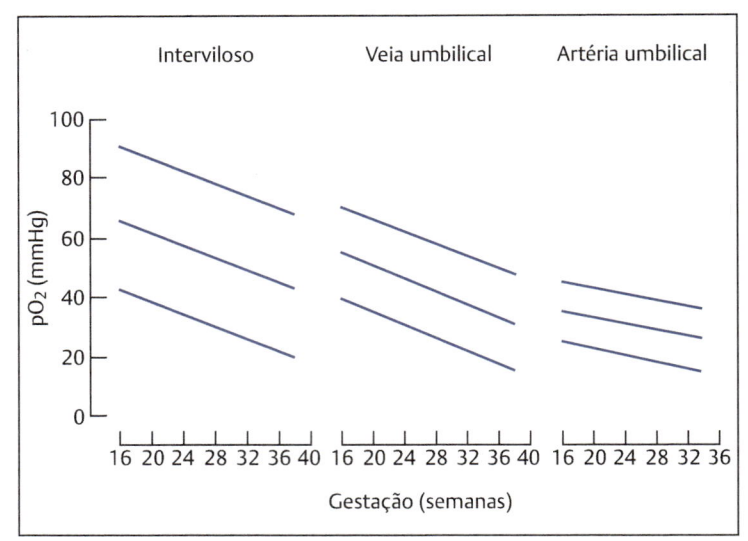

Fig. 14-8. Taxa de pO$_2$ no espaço interviloso, veia umbilical e artéria umbilical de acordo com a idade gestacional (95% intervalo de confiança).

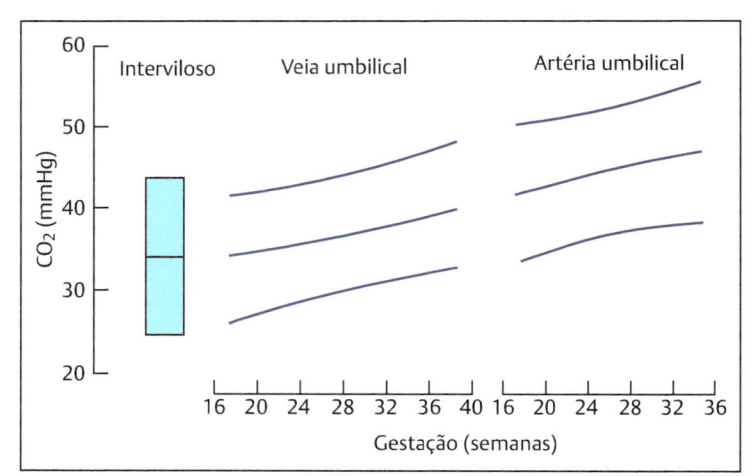

Fig. 14-9. Taxa de pCO$_2$ no espaço interviloso, veia umbilical e artéria umbilical de acordo com a idade gestacional (95% intervalo de confiança).

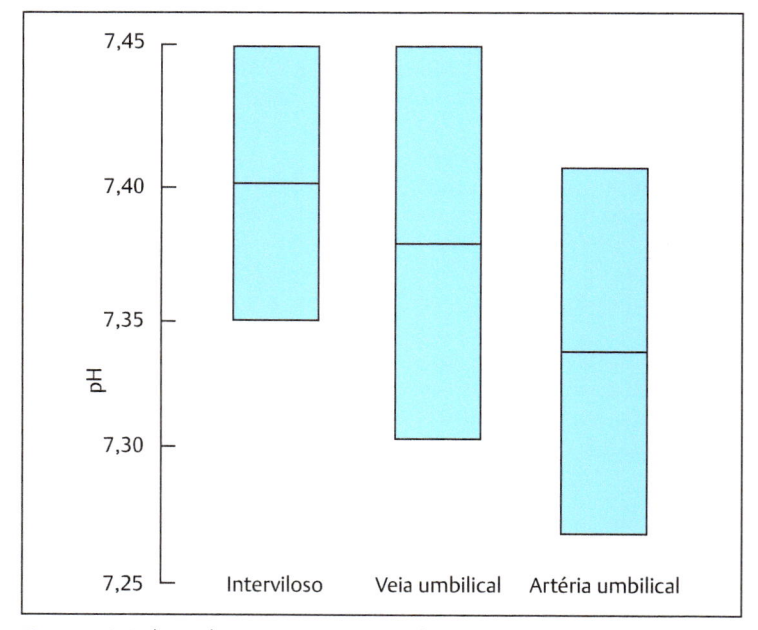

Fig. 14-10. Valores do pH no espaço interviloso, veia umbilical e artéria umbilical de acordo com a idade gestacional (95% intervalo de confiança).

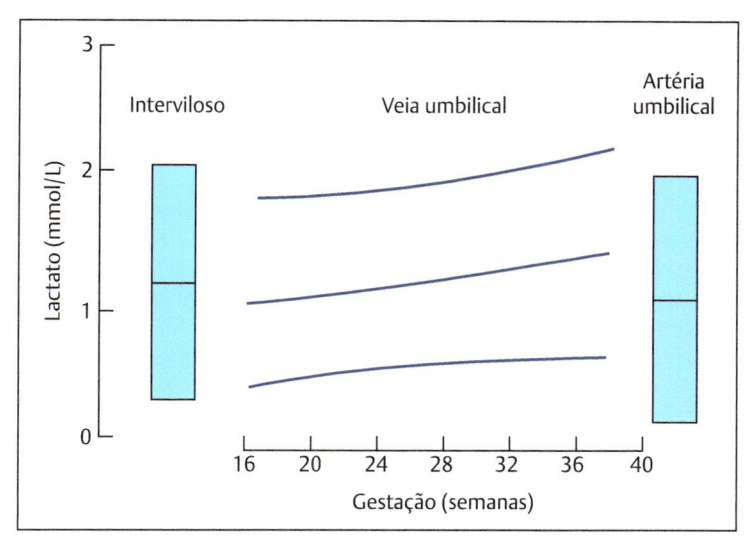

Fig. 14-11. Concentração de lactato plasmático no espaço interviloso, veia umbilical e artéria umbilical de acordo com a idade gestacional (95% intervalo de confiança).

Quadro 14-53. Equilíbrio Acidobásico em Gestação Normal (IG média = 20 sem.)

	Feto (Cordocentese)		Líquido Amniótico
	sg vv.	**sg aa.**	
pH	7,37 +/– 0,03	7,31 +/– 0,02	7,18 +/– 0,02
pO₂ mmHg	44,3 +/– 7,3	21,7 +/– 5,2	86,3 +/– 20,7
pCO₂ mmHg	37,0 +/– 3,6	46 +/– 6,1	43,4 +/– 2,7
Bicarbonato (mmol/L)	21,5 +/– 1,9	23,0 +/– 3,0	15,9 +/– 1,6
BE	– 3,1 +/– 1,3	– 3,1 +/– 2,6	– 10,3 +/– 1,9

Modificado de Economides *et al.* (1992)[17]
sg: Sangue; vv.: venoso; aa.: arterial; pO_2: pressão parcial de oxigênio; pCO_2: pressão parcial de dióxido de carbono; BE: excesso de base; mmHg: milímetros de mercúrio; mmol/L: milimol por litro

Esses resultados preliminares são contraditórios com aqueles obtidos pelo escalpe fetal (durante o trabalho de parto), onde o concepto seria menos hipóxico, mais hipercapneico e acidótico (Quadro 14-51). Deste modo, essa propedêutica tem sido, nos dias atuais, amplamente contestada. Os aspectos exacerbados para isso são os seguintes:[58]

1. O sangue localizado ao nível do escalpe fetal pode estar mais acidótico do que as amostras sistêmicas causadas por estase circulatória que acompanha, frequentemente, a formação do *caput succedaneum* (O'Connor et al., 1979).[59]
2. Alternativamente, o escalpe pode ser o último tecido fetal a tornar-se acidótico, graças ao fenômeno da "centralização fetal" (redistribuição do sangue em decorrência de hipóxia).

A utilidade prática dos parâmetros gasométricos fetais, principalmente no que se refere a cordocentese, necessita de maior número de informações, pois ainda são muito precoces os conhecimentos sobre a sua eficácia na monitorização das intercorrências fetais, em particular, do sofrimento fetal. Por outro lado, acredita-se que novas propostas terapêuticas para a unidade fetoplacentária possam ser desenvolvidas a partir desta nova abordagem da fisiologia fetal.

IMUNOLOGIA

O conhecimento da imunologia fetal ainda comporta várias controvérsias. Os estudos avaliando o desenvolvimento imunológico ainda são restritos e poucos elucidativos.

Imunocompetência Fetal
Ontogênese

A primeira reação imunológica fetal parece estar relacionada com o tecido hepático. Entre a 7ª e a 10ª semana, identificam-se no fígado células capazes de resposta proliferativa, quando essas são estimuladas *in vitro* por células alogênicas ou xenogênicas (linfócitos B). Entretanto, a maioria destas respostas não é específica.[3]

No epitélio do timo, pode-se observar a presença de linfócitos a partir da 9ª a 10ª semana de gestação. Estas células apresentam capacidade de formar pequenas rosetas na presença de hemácias de carneiro, indicando já possível resposta imune (linfócitos T).

Atividade Citotóxica dos Linfócitos

A atividade citotóxica dos linfócitos fetais parece ser limitada, por vezes nula, mesmo quando os linfócitos são provenientes da mãe. Em síntese, ou os efeitos citotóxicos fetais não são produzidos ou são inibidos por fatores supressores.

Resposta aos Mitógenos T (Linfócitos T)

A primeira reposta positiva à fito-hemaglutinina pode ser obtida a partir da 10ª semana de gestação com os timócitos. Já a resposta proliferativa obtida pela concanavalina é mais tardia, ao redor da 13ª ou 14ª semana para os timócitos e 18ª semana, para os linfócitos de origem esplênica.[1]

O aparecimento precoce deste tipo de resposta primeiramente no timo, para depois surgir no baço, sugere que a diferenciação dos linfócitos T (celular) seja no timo.

A porcentagem de células T (CD2 ou CD3) é menor no concepto que no RN ou no adulto. Quanto à subpopulação CD8, observa-se que sua taxa é significativamente menor para o feto e RN quando comparada aos níveis do adulto. Já a relação CD4/CD8 apresenta-se mais elevada para os primeiros (Quadro 14-14).

Desenvolvimento das Respostas Humorais (Linfócitos B)

A taxa de linfócitos B periféricos no concepto, em relação ao número total de linfócitos, é ao redor de 5% para Rainaut et al. (1987).[60] Entretanto, essa taxa parece ser mais elevada para Thilaganathan et al. (1993) (Quadro 14-54).[61]

A ativação dos linfócitos B fetais *(in vivo)*, em resposta a um estímulo antigênico, está relacionada com a produção de IgM, em menor grau de IgA e a quantidades ínfimas de IgG. Na prática, a taxa de IgG fetal é quase que exclusivamente de origem materna (Quadro 14-55).[3,62]

Quadro 14-54. Subpopulações Linfocitárias em Fetos Normais (Nº Fetos = 104) (IG = 20ª a 22ª sem.)

Subpopulação Linfocitária	Numeração Média (Limite)
Linfócito T (10⁹/L)	1,98 (1,57–2,29)
Linfócito B (10⁹/L)	0,50 (0,38–0,67)
Células NK (10⁹/L)	0,19 (0,12–0,29)

Thilaganathan *et al.* (1993)[61]
Nº: Número de fetos; sem: semana; IG: idade gestacional; (limite): limites superior e inferior de normalidade; NK: células "*Natural Killer*"

Quadro 14-55. Imunoglobulinas Não Específicas em Fetos Normais (mg/dL)

IG Sem. (Nº Fetos)	IgM	IgA	IgG
20–34 (nº = 74)	336 +/– 240	1,91 +/– 2,17	2,45 +/– 2,87
20–23 (nº = 36)	256 +/– 220	1,97 +/– 1,77	1,96 +/– 1,56
24–27 (nº = 23)	310 +/– 105	1,50 +/– 1,26	2,34 +/– 2,44
28–34 (nº = 15)	566 +/– 285	2,39 +/– 3,55	3,68 +/– 4,72

Berrebi *et al.* (1992)[62]
mg/dL: Miligramas por decilitro; IG: idade gestacional; Sem.: semanas de gestação; nº: número de fetos

Os linfócitos B podem ser identificados no fígado fetal a partir da 10ª a 11ª semana de gestação. Sua repartição, cujo objetivo é exprimir os diferentes isotipos, aumenta em função da idade gestacional, atingindo os níveis próximos do adulto ao redor da 15ª semana.

Utilizando-se o vírus Epstein Barr *in vitro* em RN, observa-se que a produção de IgM é compatível com aquela encontrada no adulto. No entanto, a sua produção de IgG e IgA é menos expressiva. Em resumo, acredita-se que a resposta humoral no RN seja inibida por um defeito ou imaturidade dos linfócitos T indutores ou, ainda, por supressão da atividade de resposta do linfócito B.

A nível fetal, a taxa de IgM pode ser identificável a partir da 22ª semana de gestação. Ao nascimento, a produção de IgA, IgG, IgD e IgE é ainda discreta, porém, a de IgM está próxima daquela encontrada no adulto. Enquanto a concentração sérica de IgM do feto a termo atinge níveis do adulto, as taxas de IgG só chegam a esses níveis na idade de um ou dois anos de vida. A taxa de IgA apresenta produção ainda mais lenta.[3,23]

Estes aspectos sobre as imunoglobulinas serão reenfatizados mais abaixo.

Função dos Macrófagos e Monócitos

As diferentes funções fagocitárias, como a formação antigênica, fagocitose ou modulação de respostas imunológicas (através de fatores solúveis), ainda não estão completamente estabelecidas no feto e RN. No adulto este tipo de resposta está ligado à liberação de linfocinas.

As células "portadoras" de antígeno existem no interior do timo desde o início do desenvolvimento fetal. A sua restrição aos antígenos do CMH (complexo maior de histocompatibilidade), sugere que algumas dessas células já estejam bem diferenciadas neste período. No entanto, sua atividade funcional é relativamente débil intraútero.[3]

Atividade das Células "Natural Killer" (NK)

As células "*Natural Killer*" (NK) são derivadas de células tumorais ou infectadas por vírus ou outro agente infeccioso, ou seja, são espontaneamente citotóxicas. Não se trata de linhagem de células particular, mas de um estágio de maturação dos monócitos jovens ou de uma subpopulação de linfócitos. Sua concentração média, em torno da 20ª e 22ª semana, é próxima de $0,19.10^9$/L (Quadro 14-54).

No RN, a atividade das células NK representam aproximadamente 50% da encontrada no adulto.

Em relação ao feto, observa-se que as células linfoides hepáticas isoladas apresentam atividade semelhante a células NK. Essa atividade parece ser mais importante entre a 9ª e a 11ª semana que em períodos gestacionais mais tardios. Este aspecto faz supor a hipótese de que exista um precursor linfoide da atividade NK no concepto.[23]

A atividade NK das células mononucleadas circulantes no concepto na 25ª semana é discreta, ao redor de 5 a 10% da atividade do adulto.[3]

Sistema Complemento

Vários componentes do complemento já estão presentes no feto antes da 18ª semana. O fígado fetal sintetiza C2 e C4 desde a 8ª semana, sendo que no final do primeiro trimestre, C1, C3 e C5 podem ser identificados. Quanto ao C7 e C9, estes podem ser detectados no feto ao redor da 14ª a 18ª semana.[3,23]

Entretanto, as suas respectivas taxas permanecem discretas até o terceiro trimestre. Ao nascimento, a concentração da maioria desses compostos é ainda metade do adulto.

RELAÇÃO MATERNO-FETAL

Passagem Transplacentária de Linfócitos

A transferência de linfócitos fetais para a circulação materna ocorre durante toda a gestação. Esta passagem pode ser constatada pela presença de linfócitos portadores de cromossomo Y em gestantes com fetos masculinos. A incidência deste fenômeno varia de 0,14 a 0,8%

(ou seja, 1 linfócito fetal para cada 125 a 715 linfócitos maternos), podendo ser comprovado a partir da 14ª a 15ª semana de gestação.[1]

Já o inverso, a passagem de linfócitos maternos para a circulação fetal, parece não ocorrer.

Balanço Imunológico Materno-Fetal

O feto comporta-se como enxerto semialógeno. Quanto à reação materna, esta se manifesta sob a forma de tolerância e não de rejeição. Os mecanismos responsáveis por este tipo de resposta são diversos, porém estão ligados principalmente à placenta.

O papel imunológico representado pela placenta parece ser determinante ao nível materno, em particular no que se refere em reconhecer os antígenos fetais de origem paternos. A presença de anticorpos anti-HLA paternos nos soros de primíparas (20% dos casos) e multíparas (50% dos casos), bem como a presença de haplótipos paternos no sangue da gestante, testemunham a favor da função imunológica exercida pela placenta (resposta de não rejeição).[1,23]

Para explicar esse tipo de imunização, dois tipos de mecanismos são hipóteses:

1. Células fetais ou trofoblásticas, ao migrarem para a circulação materna, induziriam a resposta imunológica.
2. A placenta, por meio de suas células trofoblásticas, seria a principal "fonte" de imunização materna.

Outro elemento de importância na fisiologia da "não rejeição" do concepto pela sua mãe são os linfócitos T supressores. Quanto aos mecanismos que podem intervir na sua ativação, estes ainda não são totalmente conhecidos. No entanto, algumas hipóteses têm sido sugeridas, como:

■ Alfafetoproteína (produção fetal).
■ Proteínas imunorreguladoras (produção placentária).
■ Anticorpo anti-HLA paterno (produção materna).

Fenotipagem Linfocitária

A caracterização do tipo linfocitário permite avaliar o tipo de resposta imunológica mediada por cada um dos subgrupos (subpopulação) de linfócitos. A utilização de anticorpos monoclonais específicos fornece as condições para esta diferenciação.

A diferenciação linfocitária pode ser realizada através das seguintes etapas:[1]

Numeração dos Linfócitos

■ *Sangue fetal (20ª a 26ª semana):* $3,8 +/- 0,9.10^3$/mm³.
■ *Sangue de cordão:* $7,1 +/- 2,3.10^3$/mm³.
■ *Sangue de adulto:* $2,5 +/- 0,95.10^3$/mm³.

Células Nucleadas (Separação)

Pode ser realizada por centrifugação deferencial em gradiente de densidade.

Fenotipagem

As subpopulações de linfócitos podem ser mensuradas através das seguintes técnicas:[12]

■ Técnicas de hibridização (formação de anticorpos monoclonais) (Quadro 14-56).
■ Imunofluorescência direta e indireta.
■ Citometria de fluxo.

Os Quadros 14-12, 14-13, 14-57 e 14-58 abordam as subpopulações linfocitária T e B.

A importância do conhecimento das formas linfocitárias possibilita o especialista a:

1. Diagnóstico pré-natal das deficiências imunológicas congênitas.
2. Reconhecimento da resposta imunológica frente a agressão antigênica.
3. Conhecimento da função e do desenvolvimento da resposta imunológica fetal.

Quadro 14-56. Anticorpos Monoclonais Utilizados para a Fenotipagem Linfocitária

Linfócitos T		
Coulter Clone T$_3$	=>	20-30% timócitos
Coulter Clone T$_4$	=>	80% timócitos/60% periféricos
Coulter Clone T$_8$	=>	80% timócitos/35% periféricos
:		subpopulação = supressor citotóxico
Coulter Clone T$_{11}$	=>	95% timócitos
Linfócito B		
Coulter Clone B$_1$	=>	sangue periférico órgãos linfoides medula óssea
Coulter Clone B$_4$	=>	totalidade dos órgãos linfoides 5% medula óssea
Células "*Natural Killer*"		
Leu$_7$, Leu$_{11}$	=>	sangue periférico (reconhece fração dos granulócitos)
NKH$_1$A	=>	discreta atividade citotóxica
Macrófagos		
Coulter Clone My$_4$	=>	reconhece os macrófagos e alguns granulócitos

Quadro 14-57. Subpopulação Linfocitária T em Fetos Normais

IG (sem.)	Linfócitos CD4 (%)	Linfócitos CD8 (%)
19-21	41	14
22-24	41	14
25-27	45	14
28-30	47	18
31-33	47	18
34-37	47	18

Forestier *et al.* (1989)[9]
IG: Idade gestacional; sem.: semana

Quadro 14-58. Subpopulação Linfocitária B em Fetos Normais (IG = 20ª a 26ª Semana)

	Nº Linfócitos (10^3/mm^3)	B$_1$ (%)	B$_4$ (%)	E 135 (%)
Feto	3,8 +/- 0,9	4,4 +/- 1,7	5 +/- 3,8	28,6 +/- 8,5

Daffos Feto & Forestier (1988)[1]
IG: Idade gestacional; nº: número absoluto de linfócitos

A partir destes dados, pode-se identificar, nos dias de hoje, algumas das seguintes anomalias:[1]

A) Deficiências Imunológicas Combinadas Severas (DICS):
  ▪ Linfocitose com agamaglobunemia.
  ▪ *Deficit* de precursores linfocitários.
  ▪ Reticuloendoteliose d'OMENN.
  ▪ DICS ligados a anomalias funcionais do linfócito B e T.
  ▪ DICS associados a *deficit* da adenosina desaminase.
  ▪ DICS associados a defeito de expressão de membrana dos antígenos do CMH (sistema maior histocompatibilidade).
B) Deficiências Imunológicas ligadas ao Cromossoma X:
  ▪ Agamaglobulinemia.
  ▪ Granulomatose séptica crônica.
  ▪ Síndrome de Wiskott Aldrich.

Imunoglobulinas

Como já abordado acima, os anticorpos fetais surgem na circulação fetal entre a 8ª e a 10ª semana de gestação. Inicialmente são sintetizados os IgM. Em seguida, inicia-se a produção de IgG e somente após a 30ª semana os IgA. Na gestação de termo, o sangue fetal é praticamente desprovido de IgA. Esta imunoglobulina só atinge os valores adultos entre os 6 a 8 anos de idade.[3]

A elevação dos níveis de IgM total estão relacionados com processos infecciosos congênitos. Já a IgM específica, em muitas situações de acometimento fetal por agentes infecciosos, não atinge níveis suficientes para a reação específica. Por outro lado, suas taxas elevadas intraútero ou logo após o nascimento, sugerem infecção congênita (Fig. 14-12).[23,63]

A presença de IgG no feto reflete, geralmente, passagem transplacentária deste tipo de anticorpo, ou seja, representa quase que exclusivamente a IgG materna. Esta transferência ocorre principalmente a partir do terceiro trimestre. A relação de IgG fetal e materna aumenta paralelamente conforme avança a idade gestacional. No entanto, na gestação de termo a produção de IgG é ainda discreta. Os níveis de IgG atinge os níveis do adulto (10 a 14 g/l) apenas no primeiro ou segundo ano de vida.

No Quadro 14-55, estão referidas as concentrações das imunoglobulinas IgA, IgG e IgM obtidas em 106 fetos, através de cordocentese, por Berrebi *et al.* (1992).[62]

ENDOCRINOLOGIA
Sistema Hipotálamo-Hipofisário (SHH)

O SHH diferencia-se a partir do diencéfalo. Próximo à 14ª semana, todos os seus núcleos já estão diferenciados. Apesar de as células da adeno-hipófise apresentarem atividade *in vitro* por volta da 5ª semana (capacidade de secretar hormônio de crescimento, prolactina, hormônio adrenocorticotrófico, hormônio luteinizante, hormônio foliculoestimulante e prolactina), a coordenação desta atividade inicia-se somente entre a 18ª e 20ª semana. É neste período que também se verifica a presença dos plexos capilares.[1,23]

A vasopressina pode ser presenciada a partir da 12ª semana, e a ocitocina em seguida.

A norepinefrina, serotonina e a dopamina podem estar presentes desde a 10ª semana, sendo que quando comparadas com níveis do adulto, as duas primeiras apresentam concentrações menores, enquanto para última é maior.

Entre os fatores liberadores, sabe-se que aqueles que regem as gonadotrofinas (GnRH) encontram-se em concentrações elevadas nos conceptos masculinos com idade gestacional entre a 34ª e a 38ª semana. Para os fetos femininos, o mesmo ocorre, porém mais precocemente (entre a 22ª e a 25ª semana).[1]

O fator liberador da tireotrofina (TRH) é encontrado desde a 8ª semana de gestação, sendo que até a 20ª semana verifica-se aumento crescente de sua concentração.[64,65]

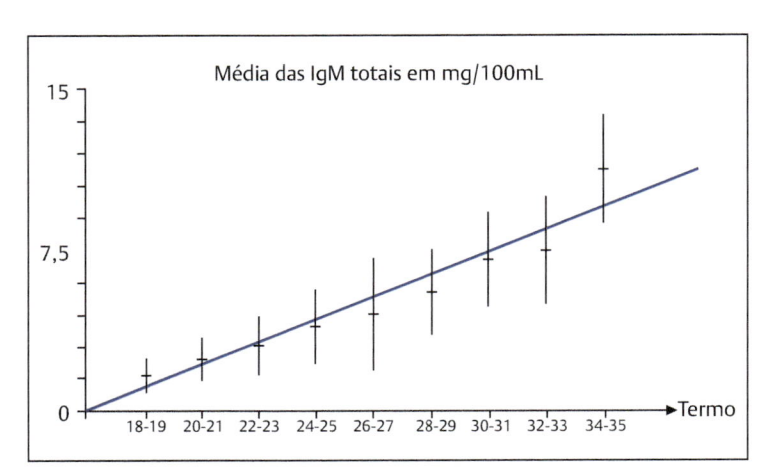

Fig. 14-12. Evolução da taxa de IgM total em função da idade gestacional (Imunocaptura Anti-u).

Os opiáceos endógenos apresentam importante papel nos diversos processos fisiológicos. Entre estes, incluem-se a pressão arterial, atividade respiratória e motilidade intestinal. A origem das beta-endorfinas permanece inconclusiva. A sua produção parece ocorrer a nível placentário e na glândula pituitária. A relação entre o nível materno e fetal permanece controversa. Por conta de seu papel fisiológico, aventa-se que a betaendorfina possa estar relacionada com o estresse fetal.[23,66,67]

Hormônios Hipofisários

Hormônio do Crescimento (GH)

A presença do GH pode ser verificada desde a 10ª semana de gestação. Observa-se aumento progressivo em seus níveis, cujo ápice ocorre entre a 20ª e a 24ª semana, diminuindo logo em seguida. Sabe-se também que os fatores de crescimento insulina-*like* I e II (*insuline-like-growth factors* – IGF), um dos responsáveis pelo crescimento e desenvolvimento celular fetal, são sintetizados pelo fígado sob a influência do GH. Os seus valores estão referendados no Quadro 14-59.[23]

Ao nascimento, a sua concentração chega a 600 ug. Após esta fase, a concentração começa a diminuir, atingindo, por volta do 1º ano, as taxas normais de criança pré-púbere.

Esta evolução bifásica está relacionada, provavelmente, com o efeito da somatostatina encontrada dentro do tálamo, que inibe a produção do GH.

Somatomedina

Este hormônio é dosado por radioimunoensaio. O feto apresenta níveis baixos entre a 21ª e a 24ª semana. Quando comparados aos seus valores na 40ª semana, que são mais altos, parece que a somatomedina exerce papel secundário no crescimento fetal intrauterino.

Entre a 21ª e a 24ª semana, seus níveis encontram-se, em média, de 0,05 +/– 0,06. Entre a 25ª e a 28ª semana, estes elevam-se para 0,24 +/– 0,03.[1]

Hormônio Luteinizante (LH) e Hormônio Foliculoestimulante (FSH)

Estão presentes desde a 10ª semana e aumentam quantitativamente até a 29ª semana, atingindo seu platô a partir desta fase. A concentração em fetos femininos é maior que nos masculinos.

Na metade da gravidez, o LH secretado pela hipófise fetal associa-se ao hCG placentário para estimular as células de Leydig fetais. Observa-se que o LH livre (subunidade beta ativa) é detectável no sangue fetal já na 14ª semana. Ao redor da 20ª semana, sua concentração é alta, diminuindo a seguir até valores muito baixos, porém ainda mensuráveis no termo.[23,68,69]

Nos conceptos femininos, o pico máximo de FSH ocorre entre a 20ª e a 29ª semana, sendo que nos masculinos este pico também ocorre nesta fase, mas em concentrações menores (Fig. 14-13).

Quadro 14-59. Fator de Crescimento Insulina-*like* I e II

IG (sem.)	IGF I	IGF II
21	55 +/– 3	383 +/– 12
22	52 +/– 3	354 +/– 15
23	52 +/– 2,6	259 +/– 17
24	58 +/– 3,5	335 +/– 15
25–32	54 +/– 6,2	392 +/– 17
RN	143 +/– 7,5	653 +/– 27
Adultos normais	279 +/– 11,4	1282 +/– 64

Adaptado de Daffos & Forestier (1988)[1]

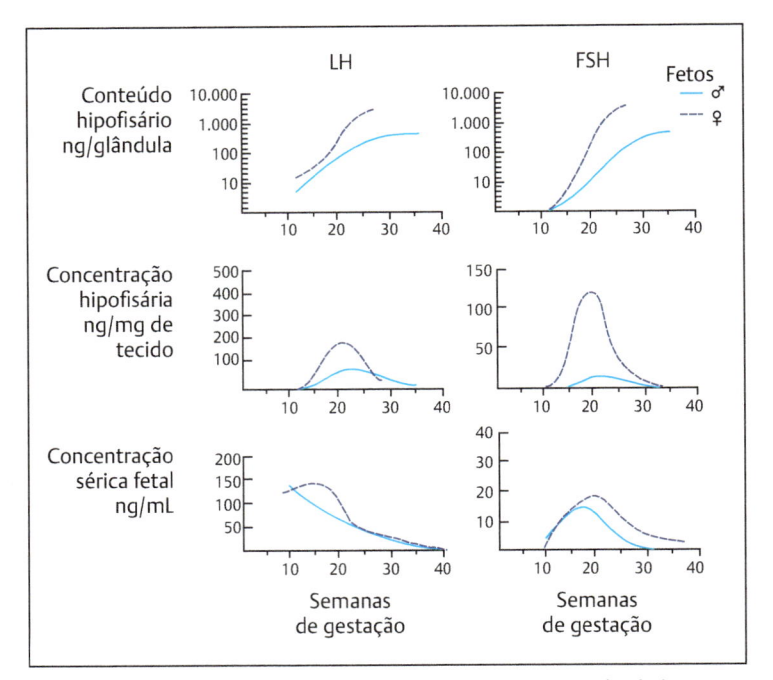

Fig. 14-13. Evolução da concentração de LH e FSH em função da idade gestacional para o sexo masculino e feminino.

Hormônio Tireotrófico (TSH)

O TSH pode ser identificado na hipófise fetal desde a 12ª semana, apresentando aumento significativo de sua concentração a partir da 20ª semana. Na gestação normal, tanto o TSH quanto os hormônios tireoidianos aumentam com a idade gestacional.[70]

As concentrações fetais de TSH são menores que aquelas encontradas no adulto. Os valores médios antes da 20ª semana são de 2 microU/mL e entre a 20ª e a 30ª semana de 15 microU/mL (Quadro 14-60 e Fig. 14-14).

Quadro 14-60. Valores do TSH Fetal e Materno (micro U/mL) (Nº fetos = 10)

TSH (2º trimestre)	
Gestante	1,6 +/– 0,59
Feto	4,53 +/– 1,75

Daffos *et al.* (1988)[1]
Nº: Número de fetos

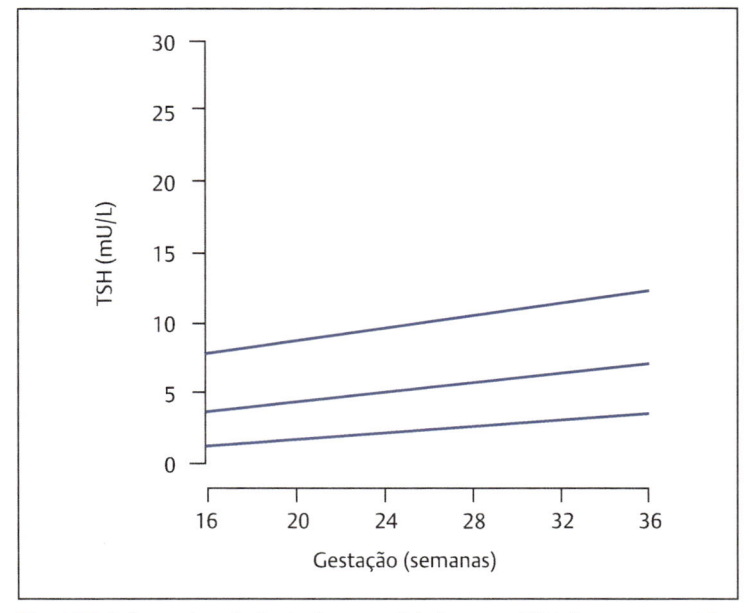

Fig. 14-14. Curva de referência de normalidade para o TSH durante a gravidez (Média, 5º e 95º Percentil).

Ao nascimento, apresenta aumento transitório com pico após meia hora de vida. Apesar do TRH (fator liberador do TSH) estar presente antes mesmo da 20ª semana, os mecanismos de *feedback* apresentam respostas coordenadas somente a partir deste período da gravidez.

Em gestações comprometidas com hipoxemia e RCIU, a taxa fetal de TSH está aumentada. Questiona-se que este aumento seja ocasionado pela diminuição das concentrações dos hormônios tireoidianos, fato observado nessas situações. Por outro lado, acredita-se que talvez esteja relacionado com hipoxemia, propriamente dita, tanto por ativação da sua liberação (como ocorre também com a adrenalina), quanto ao fenômeno da "centralização" (aumento da perfusão sanguínea do polo cefálico).[23,71]

Prolactina

Encontra-se na hipófise a partir da 15ª semana. Os níveis da prolactina aumentam lentamente, atingindo o platô por volta da 23ª semana. Após a 30ª semana, verifica-se aumento linear até o termo, atingindo a concentração de 168 +/– 14 ng/mL (semelhante ao RN).[1]

A estimulação de prolactina intraútero está vinculada à dopamina e ao estrógeno e, de modo menos significativo, ao TRH.[72]

Hormônios Tireoidianos

A tireoide pode ser visualizada ao US a partir da 16ª semana de gestação. Porém, esta glândula já migra definitivamente para a sua posição original por volta do 55º a 60º dia. A função de captação de iodo e síntese hormonal é possível a partir da 10ª semana. Nota-se aumento da tri-iodotironina (T3) e tiroxina (T4) a partir desta fase (Figs. 14-15 e 14-16). No entanto, suas concentrações são, em geral, menores que do adulto.[23]

Pelo que se observa intraútero, em relação à evolução do TSH, T3 e T4, nota-se que a maturação da glândula tireoide fetal é independente da hipófise, que por sua vez não é responsiva (suscetível) ao *feedback* negativo proveniente dos hormônios tireoidianos.

O T4 encontra-se presente no plasma fetal desde a 12ª semana de gestação. Este aumento ocorre paralelamente ao das proteínas transportadoras (TBG). A fração livre deste hormônio (T4L) aumenta até a metade da gestação, atingindo, já nesta fase, os níveis verificados após o nascimento no RN (Quadro 14-61). O T4 total e o T4 livre podem ser encontrados no LA, porém, suas concentrações não refletem o estado funcional da glândula.

Graças ao melhor conhecimento da fisiologia da glândula tireoide fetal, o diagnóstico pré-natal de hipotireoidismo tornou-se viável.[69-73]

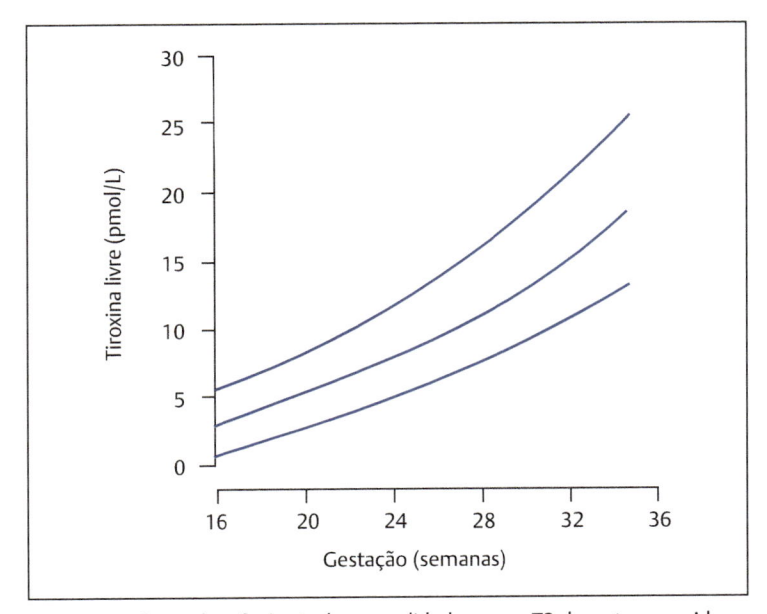

Fig. 14-15. Curva de referência de normalidade para o T3 durante a gravidez (Média, 5º e 95º Percentil).

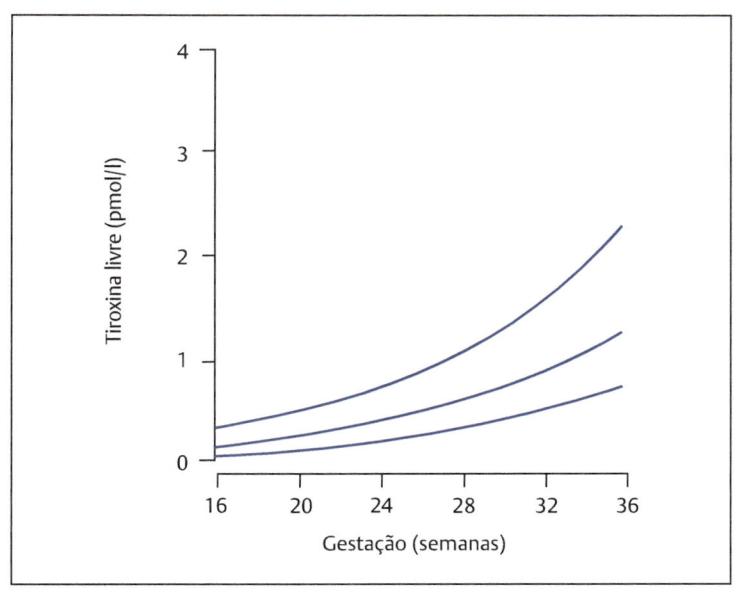

Fig. 14-16. Curva de referência de normalidade para T4 durante a gravidez (Média, 5º e 95º Percentil).

Quadro 14-61. Tiroxina Fetal e Materna no Segundo Trimestre da Gravidez (Nº Fetos = 10)

	T4L (pg/mL)	T4 Total (ng/mL)
Gestante	10,86 +/– 1,9	135 +/– 22,5
Feto	10,44 +/– 3,35	35,5 +/– 15,5

Daffos & Forestier (1988)[1]
T4L: Tiroxina livre; Nº: número de fetos

Hormônios da Glândula Suprarrenal

A suprarrenal apresenta dupla função hormonal: formação de seus próprios hormônios e de precursores esteroides, que serão ativados na placenta.

O córtex desta glândula diferencia-se a partir da zona interna, representando 80% da sua massa total. A outra zona, a externa, corresponde aos 20% restantes. O crescimento da zona interna é dependente da ação do hormônio da gonadotrofina coriônica (hCG) e, posteriormente, do hormônio adrenocorticotrófico (ACTH).[1]

Fetos anencéfalos, por não apresentarem a síntese de ACTH, têm esta camada da glândula suprarrenal hipotrofiada, não produzindo, consequentemente, os glicocorticoides.

Daffos e Forestier (1988) avaliaram os níveis de sulfato de pregnenolona (S5P), 17 hidroxipregnenolona (S17-OH5P) e desidroepiandrosterona (SDHA), obtidos por cordocentese, em fetos de idade gestacional entre a 21ª e a 28ª semana e os compararam com os níveis maternos (Quadro 14-62).[1]

Estes dados demonstram que a concentração destes três esteroides diminui entre a 21ª e a 28ª semana de gestação, havendo significativa correlação entre os níveis encontrados e a idade gestacional. Na gestante, de modo contrário, não parece haver correlação entre os níveis verificados quando relacionados com a idade gestacional.

Entre esses sulfatos, a nível fetal é a S17-OH$_5$P que apresenta concentrações quantitativamente maiores. Quando comparados os níveis maternos com os dos fetos, somente foi encontrado correlação entre o S$_5$P. Esta correlação parece estar associada ao próprio metabolismo deste hormônio. Enquanto o S17-OH$_5$P e SDHA são produzidos essencialmente pela suprarrenal materna, este último apresenta produção em dois locais: materna e placentária, com esta a partir do metabólito S5P fetal.[23]

A zona externa da suprarrenal é responsável pela produção de cortisol, utilizando a progesterona proveniente da placenta.

Quadro 14-62. Taxa Plasmática dos Hormônios da Suprarrenal no Feto e na Gestante

Hormônio	21-22 (7)	23-24 (8)	25-26 (3)	27-28 (2)
S5P				
Mãe	75 (45-120)	80 (48-135)	74 (51-95)	107 (92-121)
Feto	718 (551-980)	604 (440-994)	454 (384-610)	465 (284-646)
S17-OH5P				
Mãe	6,7 (5,0-11,0)	8,1 (5,0-14,0)	7,7 (6,0-8,5)	7,0 (7,0-7,0)
Feto	900 (760-1224)	737 (524-1077)	540 (444-619)	562 (484-639)
SDHA				
Mãe	535 (241-988)	532 (193-776)	300 (222-347)	756 (706-809)
Feto	731 (540-1234)	584 (392-830)	504 (450-532)	420 (310-530)

Daffos & Forestier (1988)[1]
S5P: Sulfato de pregnenolona; S17-OH5P: 17 hidroxipregnenolona; SDHA: desidroepiandrosterona; ( ): limites superior e inferior da normalidade

A maioria dos corticosteroides é produzida pela unidade feto-placentária, ou seja, por meio de enzimas específicas presentes somente na placenta ou no feto. A função desses corticosteroides no desenvolvimento fetal tem sido estudada extensivamente em animais. Aqui, o cortisol tem induzido a maturação de diversas enzimas no pulmão, fígado, intestino delgado e pâncreas, além de participar da gênese do trabalho de parto, em ovelhas especificamente.[74]

O cortisol presente no plasma fetal praticamente não se altera entre a 18ª a 36ª semana. Já a concentração de ACTH aumenta com a idade gestacional, porém, não existe correlação entre o seus níveis e as taxas de cortisol. Este fato sugere que o eixo pituitária-adrenal no concepto é relativamente imaturo durante a gravidez. Outra hipótese, seria o aspecto da placenta ser o maior produtor de ACTH, logo, essa produção placentária seria insensitiva ao *feedback* negativo para os esteroides.[29]

Quanto a gestante, observa-se o processo inverso, ou seja, enquanto as concentrações de ACTH não se alteram durante a gravidez, àquelas do cortisol se elevam neste mesmo período. Além disso, também não há correlação entre os níveis fetais maternos de ACTH (Quadro 14-63).[74]

Comparando-se os níveis de cortisol e cortisona materno e fetal, observa-se que o feto apresenta baixos níveis destes hormônios, apesar de haver correlação entre estes níveis. Enquanto na gestante a taxa de cortisol é mais elevada, a de cortisona apresenta níveis mais equivalentes em ambos (Quadros 14-64 e 14-65).

Diante do RCIU, observa-se que alguns fetos apresentam aumento na sua concentração plasmática de cortisol. Acredita-se que esta

Quadro 14-63. Concentração Plasmática de Cortisol e ACTH durante a Gestação Normal (Nº Casos = 61)

Parâmetro	Feto VM (95%)	Gestante VM (95%)
Cortisol (nmol/L)	74 (39–140)	535 (188–1.524)
ACTH (pg/mL)	60 (27–130)	72 (33–157)

Economides *et al.* (1988)[74]
ACTH: Hormônio adrenocorticotrófico; VM: valor médio (normal); (95%): limites superior e inferior de normalidade — 95% de intervalo de confiança; nº: número de casos estudados; nmol/L: nanomol/litro; pg/mL: picograma/mililitro

Quadro 14-64. Concentração da Cortisona e Cortisol no Concepto (Nº Fetos = 41)

ng/mL	Idade Gestacional (sem.)				
	21-22 (10)	23-24 (12)	25-26 (7)	27-28 (7)	29-30 (5)
Cortisona					
	23,1 (11-38,5)	28,5 (7-52)	34,4 (21-69)	35,1 (23-60)	21,0 (12- 29)
Cortisol					
	7,9 (4,0-3,4)	10,1 (4,3-15,8)	7,8 (4-12)	7,9 (5-10)	5,5 (4-8)

Daffos & Forestier (1988)[1]
sem.: Semanas; nº: número de casos estudados; ng/mL: nanograma por mililitro

Quadro 14-65. Concentração da Cortisona e Cortisol na Gestante (nº Gestantes = 29)

ng/mL	Idade Gestacional (sem.)				
	21-22	23-24	25-26	27-28	29-30
(10)	(12)	(4)	(2)	(1)	
Cortisona	30,6 (20-54)	30,1 (16-46)	27,8 (18-33)	40,5 (40-41)	23
Cortisol	261 (169-358) (123-477)	315	308 (187-498)	413 (332-493)	192

Daffos & Forestier (1988)[1]

Quadro 14-66. Concentração Plasmática de Cortisol e ACTH na Gestação com RCIU (Nº Casos = 41)

Parâmetro	Feto V.M. (95%)	Gestante V.M. (95%)
Cortisol (nmol/L)	102 (39–264)	588 (197–1.753)
ACTH (pg/mL)	38 (15–96)	72 (27–198)

Economides *et al.* (1988)[74]
ACTH: Hormônio adrenocorticotrófico; RCIU: restrição de crescimento intrauterino; VM: valor médio (normal); (95%): limites superior e inferior de normalidade — 95% de intervalo de confiança; nº: número de casos estudados; nmol/L: nanomol/litro; pg/mL: picograma/ mililitro

reação possa ser uma resposta direta à hipoglicemia fetal, a qual em geral acompanha essa afecção. Paradoxalmente, nota-se também diminuição na taxa de ACTH fetal (Quadro 14-66).[74] Sendo assim, a explicação mais plausível para este fenômeno seria o aumento do fluxo sanguíneo ao nível das adrenais, graças à redistribuição fisiológica da circulação sanguínea fetal ("centralização") em resposta à hipoxemia. Já quanto ao nível reduzido de ACTH no plasma fetal, este poderia ser consequente a um *feedback* negativo (aumento do cortisol) ou estar relacionado com a espessura da placenta, que se encontra reduzida no RCIU e, por consequência, proporcionaria diminuição na sua produção placentária de ACTH e/ou fator liberador do ACTH.[23,29,74]

No que se refere à gestante e RCIU, praticamente não se observam alterações nos seus padrões de cortisol e ACTH (Quadro 14-66).

Aldosterona e Sistema Renina-Angiotensina

A aldosterona presente no feto é de origem exclusivamente fetal, derivada a partir da progesterona placentária. A taxa de concentração deste hormônio está relacionada com o regime alimentar materno (sal).

A renina e a angiotensina apresentam-se em níveis mais elevados no sangue fetal quando comparados com os níveis maternos. Esses são ativos no RN.

Função Pancreática

Os níveis de glicose fetal refletem a glicemia materna. Isto ocorre pelo fato da glicose atravessar a barreira placentária por difusão facilitada. A presença de fetos macrossômicos em gestantes diabéticas exemplificam estes dados.

A produção de insulina é realizada pelas células beta do pâncreas graças ao estímulo glicêmico. Logo, a concentração no soro fetal deste hormônio é dependente da glicemia fetal. Entre a 8ª e a 9ª semana, já pode ser evidenciada a insulina no pâncreas. A concentração deste hormônio aumenta progressivamente com a evolução da gestação.[75]

A produção do glucagon parece estar relacionada com o próprio desenvolvimento das células A do pâncreas. Diante de RCIU, observa-se aumento deste hormônio a nível fetal quando este se encontra hipoglicêmico. A resposta hormonal do glucagon nestes fetos tem correlação inversa aos níveis glicêmicos e de insulina.[23,76]

Hubinont et al. (1991) compararam os níveis glicêmicos e hormonais no sangue fetal obtido por cordocentese (Quadro 14-67).[76]

Função Gonádica

Os hormônios esteroides são secretados pela gônada fetal em resposta à estimulação gonadotrófica (HCG). Para o feto masculino, é a testosterona o seu marcador, enquanto o 17-beta estradiol é o hormônio característico do tecido intersticial e folicular do ovário.

A gônada masculina apresenta dois tipos de secreção hormonal. A primeira se trata de substância não esteroidogênica, cuja função é inibir o desenvolvimento dos canais de Müller. O segundo tipo de secreção, refere-se aos esteroides androgênicos, os quais estimulam o desenvolvimento dos canais de Wolff.

Quadro 14-67. Concentração Hormonal Pancreática e Glicêmica Fetal

Glicose (mmol/L)	3,56 (3,40-3,72)
Insulina (MOM)	0,98 (0,85-1,11)
Glucagon (pg/mL)	133 (107-166)

Modificado de Hubinont et al. (1991)[76]
( ): Limites superior e inferior de normalidade — intervalo de confiança de 95%; MOM: múltiplo da média

A testosterona e a desidroepiandrosterona apresentam papel primordial no desenvolvimento da genitália masculina. A testosterona é produzida a partir das células de Leydig (desde a 7ª semana), podendo ser dosada precocemente na gestação. O seu nível máximo de secreção ocorre entre a 10ª e a 15ª semana. Acredita-se que estes picos estejam relacionados com os níveis de HCG maternos. Após esta fase, observa-se diminuição progressiva até a 22ª e 28ª semana, quando, então, a diferença entre os dois sexos desaparece quase que completamente (Fig. 14-17).[23,68]

No sexo feminino essas taxas são muito baixas, porém, o ovário fetal apresenta atividade desde a 2ª semana. É capaz de sintetizar DHA, mas não testosterona ou estrógeno. A fisiologia precisa dos estrógenos é desconhecida (sabe-se apenas que provêm da unidade fetoplacentária). No sangue fetal, o estrógeno apresenta concentração de 22,7 ug/mL entre a 17ª e 20ª semana, aumentando esta para 108,9 ug/mL no termo. O desenvolvimento ovariano também depende da hipófise, como demostram as anomalias gonádicas encontradas nos fetos anencéfalos.[1]

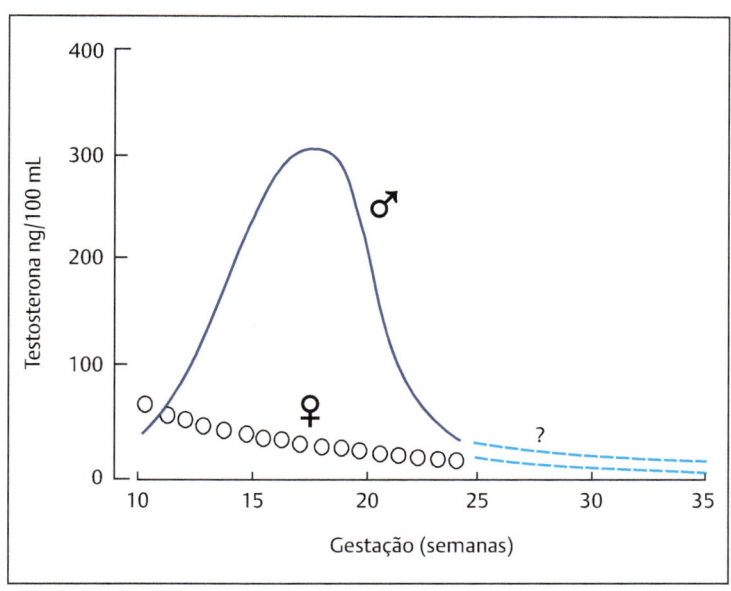

Fig. 14-17. Evolução da taxa sérica de testosterona fetal durante a gravidez.

SEÇÃO 14-2

BIOLOGIA DO LÍQUIDO AMINIÓTICO

Mauricio Saito ■ Luiz Antonio da Silva ■ Eduardo Valente Isfer

EMBRIOLOGIA

A cavidade amniótica inicia sua formação precocemente após a nidação, por volta do 8º dia pós-concepcional. Neste período, o blastocisto está parcialmente localizado no interior do estroma endometrial.

A região localizada junto ao endométrio é conhecida como trofoblasto. Nesta se forma um disco compacto de duas camadas diferenciadas. A primeira, mais interna, é formada por camada simples de células mononucleadas, sendo conhecida por citotrofoblasto. A outra, externa, é composta por um aglomerado celular multinucleado sem limites precisos, sendo conhecida por sinciciotrofoblasto.[77]

Na região oposta ao endométrio, forma-se um disco germinativo bilaminar, também composto por duas camadas. Uma destas, o folheto germinativo endodérmico, é formada por pequenas células cuboides. A segunda, o folheto germinativo ectodérmico, é constituído por células colunares altas. Inicialmente, as células deste último estão localizadas junto ao trofoblasto. Entretanto, verifica-se, nesta fase, a formação de pequenas fendas entre estas duas camadas.[78]

Paralelamente, na região do trofoblasto forma-se uma camada de células achatadas (derivado do ectoderma), conhecidas como amnioblasto. Estas células junto ao trofoblasto e aquelas do ectoderma revestem interiormente a futura cavidade amniótica (Fig. 14-18).

O crescimento da cavidade amniótica é muito rápido. Por volta da 4ª semana, estas contribuem para a delimitação do embrião e para a formação do cordão umbilical. Este compreende três vasos reagrupados dentro de mesênquima avascular rico em substância fundamental (aspecto de geleia) e limitado perifericamente pelo âmnio. Seu comprimento aumenta paralelamente ao feto durante toda a gestação. Por volta da 12ª semana, o aumento do volume de líquido amniótico (LA) é o responsável pelo acoplamento da âmnio ao cório.[77-79]

Fisiologia da Produção e Reabsorção do Líquido Amniótico

A produção do LA é dinâmica, incluindo diversos sistemas (Fig. 14-19).[80]

Cordão Umbilical

A constatação de permeabilidade do cordão umbilical a outros elementos, que não à água, é controversa. Entretanto, mesmo que exista, esta não poderá proporcionar trocas significativas, em razão da sua pequena área de superfície e revestimento gelatinoso.[79]

Membranas Corioamnióticas

Esta membrana é rotulada como permeável à água e à moléculas menores que 150.000 dáltons. Esta propriedade favorece as trocas bioquímicas entre os compartimentos materno e fetal. A prolactina apresenta papel importante neste mecanismo, pois favorece a saída de água da cavidade amniótica. O volume de renovação de água que atravessa este sistema é estimado em 1.800 mL/dia.[81]

A decídua sintetiza diversos elementos bioquímicos que são transferidos para o cório e âmnio. Além disto, sabe-se que o cório é capaz de sintetizar a progesterona e o âmnio as prostaglandinas. A produção de prostaglandinas é inibida tanto pelo contato da membrana âmnica com o cório, assim como pela presença da prolactina. A interação hormonal destes elementos é importante para a fisiopatogenia do trabalho de parto prematuro (TPP).[79]

De modo prático, pode-se dizer que as membranas corioamnióticas são responsáveis pelo maior percentual de produção e re-

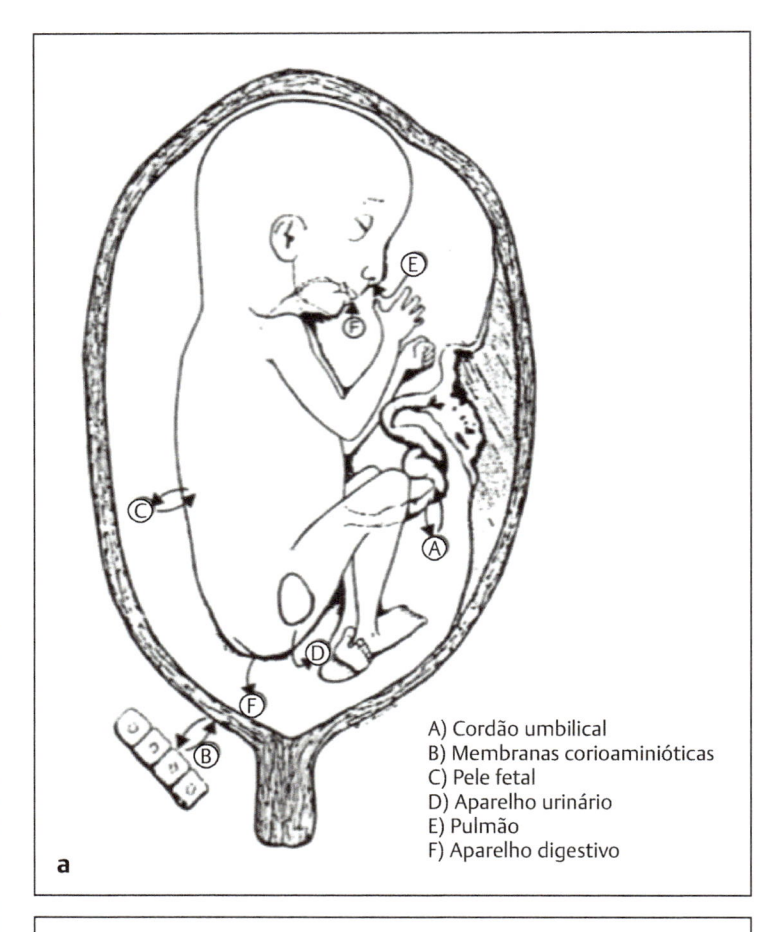

A) Cordão umbilical
B) Membranas corioaminióticas
C) Pele fetal
D) Aparelho urinário
E) Pulmão
F) Aparelho digestivo

a

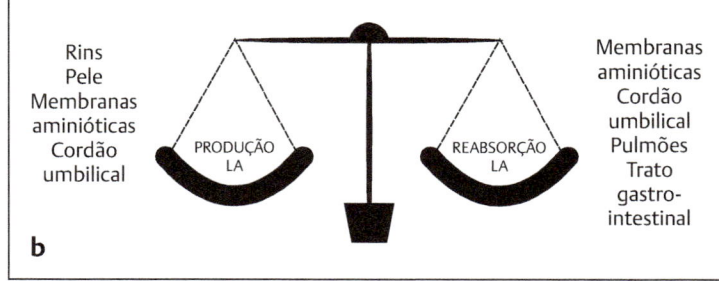

b

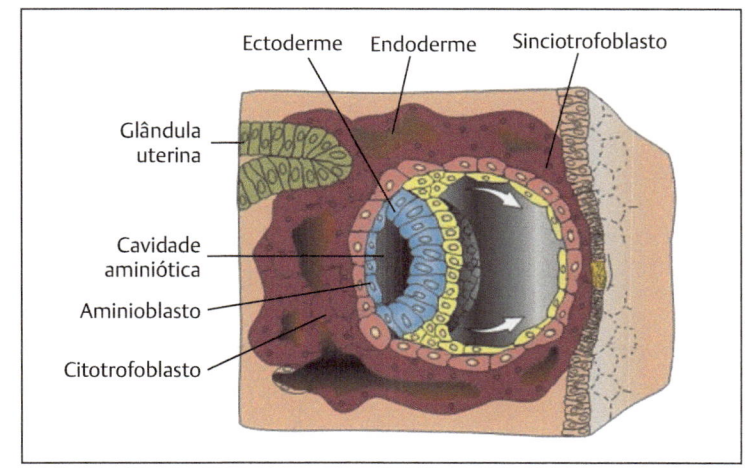

Ectoderme   Endoderme   Sinciotrofoblasto
Glândula uterina
Cavidade aminiótica
Aminioblasto
Citotrofoblasto

Fig. 14-18. Embriologia da cavidade amniótica.

Fig. 14-19. (a, b) Produção e reabsorção de líquido amniótico.

absorção de LA, até a 16ª semana. A partir desta idade gestacional, este segmento anexial passa a responder muito pouco pelo volume total de LA produzido diariamente (aproximadamente 10 a 12%), porém, contribui ainda, de modo significativo, na taxa de reabsorção.[80]

Pele

Este epitélio é, inicialmente, uniestratificado, tornando-se progressivamente pluriestratificado entre a 10ª e a 12ª semana. Apesar de este último apresentar mais de uma camada celular, verifica-se, nesta fase, a presença de canais intercelulares que comunicam a cavidade amniótica com a derme subjacente. É através destes canais que ocorrem as trocas entre os compartimentos amniótico e fetal. Esta característica da pele fetal faz com que, até a 20ª semana, a composição bioquímica do LA seja semelhante ao soro materno.

A partir desta idade gestacional, a ceratinização transforma progressivamente a epiderme em estrutura não permeável. Somando-se a ceratinização, por volta da 26ª semana inicia-se a secreção das glândulas sebáceas, as quais reforçam ainda mais esta impermeabilidade.[78]

Sistema Urinário

A diferenciação dos rins definitivos ocorre a partir do metanéfron, quando em contato com o botão ureteral. Esta diferenciação inicia-se por volta da 5ª semana. Os néfrons são formados em quantidades crescentes desde a 7ª semana até 36ª semana de gestação. Desta forma, o rim é capaz de excretar urina desde a 7ª semana. A função glomerular propriamente dita inicia-se por volta da 10ª semana, enquanto a função tubular ocorre ao redor da 15ª semana. Porém, a passagem da urina para o compartimento amniótico somente é possível após a reabsorção da membrana urogenital, a qual ocorre no final da 9ª semana. Sendo assim, a bexiga pode ser visualizada, ao ultrassom (US), já ao redor da 10ª semana.[80]

Durante este período gestacional, a urina fetal é hiposmolar (137 mili osm/kg). Quanto a sua produção, observa-se que esta aumenta rapidamente durante toda a evolução da gestação. Acredita-se que este aumento esteja relacionado com a rápida maturação da filtração glomerular e do transporte tubular (Quadro 14-68).[82-87]

O aumento da filtração glomerular está diretamente relacionado com a elevação do débito plasmático glomerular, da pressão de ultrafiltração e da superfície capilar. O desenvolvimento destas funções relaciona-se intimamente com a proliferação do número de néfrons. Além disto, a prostaglandina também contribui para este desenvolvimento, pois esta é responsável pela perfusão do córtex renal.

A maturação da função tubular ocorre simultaneamente à maturação da filtração glomerular, proporcionando a reabsorção de diversos solutos e diminuindo, por consequência, a concentração osmolar urinária. O aumento da concentração da osmolaridade, do sódio e do cálcio no LA deve conduzir o especialista a investigar alteração da função renal fetal.[80,88]

A partir da 17ª a urina é considerada a principal fonte de LA, contribuindo com aproximadamente dois terços a 80% de seu volume.

Quadro 14-68. Produção Urinária Fetal (mL/hora) de Acordo com a Idade Gestacional

Autor	20	24	28	30	32	34	36	38	40
Campbell[5]	–	–	–	–	12	15	18	23	28
Wladimiroff[6]	–	–	–	10	12	15	18	24	27
Van Otterlo[7]	–	–	–	8	12	15	18	23	26
Kurjak[8]	–	–	4	8	10	12	14	19	26
Deutinger[9]	–	–	6	8	12	14	18	20	22
Rabinowitz[10]	5	9	14	18	22	27	33	41	51

Pulmão

A manutenção de pressão intracanicular de 2 a 3 mmHg no interior do parênquima pulmonar fetal é fundamental para o seu desenvolvimento. O preenchimento de líquido produzido pelo pulmão e proveniente dos movimentos respiratórios nos bronquíolos terminais, permite o desenvolvimento dos alvéolos assim como da sua vascularização (membrana alvéolo-capilar), por onde ocorrerão as trocas gasosas após o nascimento.

A manutenção deste gradiente de pressão deve-se à traqueia, que se mantém fechada na ausência dos movimentos respiratórios. Este fenômeno de fechamento tem por objetivo impedir a igualdade pressórica entre o espaço alveolar e a cavidade amniótica. Este espaço "aéreo" alveolar no feto, ocupa volume em torno de 30 mL/kg.[89]

A produção de líquido dentro do pulmão inicia-se a partir da 18ª semana. Nota-se que sua produção é dependente de um sistema complexo de transporte iônico dentro das células epiteliais pulmonares. Este sistema iônico depende da alta taxa de cloro e do potencial elétrico negativo existente no interior dos pneumócitos.

O pulmão pode produzir cerca de 3 a 4 mL/h/kg de líquido na gestação normal, ou seja, cerca de 200 a 300 mL/24 horas em feto de termo. Esta produção é responsável por até 20% do total do volume de LA, a partir da 17ª semana.[89]

Sistema Digestório

Próximo à 4ª semana, na extremidade cefálica, a membrana faríngea se reabsorve rapidamente. A luz digestiva abre-se dentro da cavidade amniótica por intermédio de um botão primitivo conhecido como *stomodaeum* ou "boca primitiva". Na extremidade caudal, em forma de cloaca, verifica-se, neste mesmo período, clivagem que separa o *sinus* urogenital (ventral) do reto (dorsal). O reto, em sua porção distal, é formado por uma membrana anal que será reabsorvida por volta da 8ª a 9ª semana.[90]

O intestino primitivo apresenta, inicialmente, luz estreita colonizada por numerosas células endoblásticas que se diferenciam formando epitélio indiferenciado pluriestratificado. As células das cristas neurais migram para dentro deste epitélio a partir da 8ª semana, colonizando todo o tubo digestivo para formar o plexo mioentérico. Deste modo, a parede intestinal já pode apresentar função contrátil desde a 10ª semana.

O esfíncter anal desenvolve-se precocemente, com suas fibras iniciais presentes desde a 10ª semana. Quando a luz intestinal se desenvolve, o epitélio pluriestratificado endoblástico é preenchido por numerosas formações mesenquimatosas que se confluem para dentro da luz intestinal. Estas protrusões sofrem, posteriormente, processo de reabsorção e, em seu lugar, formam-se vilosidades mais estreitas centradas por eixo conjuntivo-vascular e bordada por epitélio cilíndrico. Neste epitélio, verifica-se a diferenciação de células secretantes e enterócitos.

Desde a 12ª semana, os enterócitos apresentam sistema de transporte com propriedade de absorção. Este epitélio apresenta permeabilidade a macromoléculas durante toda a vida embrionária. E também a partir deste mesmo período, 12ª a 13ª semana, pode-se verificar a presença de células secretoras.[80]

No intestino delgado, pode-se constatar a presença de GGT e das sacaridase, além de outras enzimas produzidas pela vesícula biliar e fígado. No intestino grosso, verifica-se a secreção de sialomucina, a qual aumenta progressivamente até a 24ª semana. Já ao nível do cólon e do reto, as sulfomucinas são secretadas de modo crescente até a 22ª a 24ª semana. Esta última é a principal secreção mucinosa intestinal no período fetal.

A mucosa intestinal é a principal região de sequestro de água, ou seja, é o órgão que controla quase toda a taxa de reabsorção do LA dentro do sistema amniótico (Quadro 14-69). O reflexo fetal de deglutição pode ser identificado, ao exame ultrassonográfico, desde a 16ª semana de gestação. Porém, a passagem do LA para o sistema digestório parece ocorrer antes desta fase.

Quadro 14-69. Deglutição Fetal em Função da Idade Gestacional

Idade gestacional	Volume
18 semanas	2 a 7 mL/dia
23 semanas	13 a 16 mL/dia
Termo	400 mL/dia

Além da água, alguns elementos nutritivos presentes no LA são também absorvidos pela mucosa intestinal. Estes elementos são importantes para o desenvolvimento e crescimento do feto.

Pode-se, inclusive, notar a presença de escamas celulares que permanecem em suspensão dentro da luz intestinal juntamente com muco produzido pelas células secretoras. Estes elementos constituem o mecônio, que, em razão das ondas peristáticas, migra lentamente em direção à ampola retal, permanecendo neste local até o final da gravidez.[80]

CARACTERÍSTICAS DO LÍQUIDO AMNIÓTICO

Variações Quanto ao Volume

A variação da quantidade de LA está intimamente relacionada com o desenvolvimento fetal. Até a 20ª semana de gestação, o seu volume está intimamente relacionado com o peso fetal, guardando durante este período relação de aproximadamente 1 para 1. O volume total de LA varia de 220 a 500 mL.[79]

Após a 20ª semana, por conta da ceratinização da pele e, principalmente, pelo aumento da sua produção pelo sistema urinário fetal, o volume de LA aumenta independente do volume fetal. A quantidade máxima de LA é alcançada na 34ª semana e, a partir desta fase, declina até o momento do parto. A diminuição na sua produção a partir desta fase deve-se à maturação do sistema tubular, que resulta no aumento da capacidade de reabsorção de líquido (Quadro 14-70).[91]

Qualquer desordem em um dos mecanismos responsáveis pela produção do LA pode resultar na variação de seu volume final. Entre as malformações fetais, verifica-se que as anomalias do sistema nervoso central e as obstruções digestivas cursam, quase que invariavelmente, com poli-hidrâmnio. De modo inverso, as anomalias do trato urinário associam-se mais frequentemente ao oligoâmnio.[80]

Ao exame ultrassonográfico, pode-se utilizar dois critérios para a avaliação da quantidade de LA. A medida de bolsão único, que consiste na pesquisa ultrassonográfica do diâmetro vertical do maior bolsão. Considera-se oligoâmnio quando esta medida for menor ou igual a 2, e poli-hidrâmnio quando esta for maior que 8. Entre os valores maiores que 2 e menores ou igual a 8, considera-se que o volume de LA é normal.

Quadro 14-70. Variação do Volume de Líquido Amniótico em Relação à Idade Gestacional

Idade gestacional (sem.)	Volume Médio (mL)
7	20
12	50
16	200
20	350
30	600
34	980/1.000
38	800
40	600/800
42	300/540

Modificado de Langer (1993)[91]
sem.: Semana

O segundo critério, é o índice de líquido amniótico (ILA). Divide-se o abdome materno em quatro quadrantes e, em cada um destes, mede-se o diâmetro vertical do maior bolsão encontrado. A somatória dos quatro resultados numera o ILA. De modo sucinto e prático, considera-se oligoâmnio quando esta somatória for menor que 5. Valor maior ou igual a 5 e menor que 8, é denominado de líquido reduzido. Valores igual ou maior que 8 e menor ou igual a 18 é determinado como normal. Valores maiores que 18 e menores que 24 são considerados como líquido aumentado. Por fim, valores acima de 24 são definidos como poli-hidrâmnio.[92,93]

Propriedades Físicas e Químicas

A água constitui cerca de 98 a 99% do volume total de LA, logo, esta característica justifica suas propriedades.

O LA apresenta densidade de 1,006 e a viscosidade de 1, muito próximo aos valores obtidos na água.

Na primeira e segunda metade da gestação, o LA apresenta coloração amarela citrina (clara) para após, a partir do início do terceiro trimestre, adquirir aspecto incolor. Próximo ao termo, decorrente da descamação fetal e do muco produzido pelas glândulas sebáceas, o LA torna-se opalescente.

A coloração esverdeada próxima do termo se deve à liberação de mecônio para a cavidade amniótica, fato que ocorre em razão do relaxamento do esfíncter anal. A presença do mecônio no LA deve ser considerado, ainda, como sinal de comprometimento do bem estar fetal. No entanto, pode também ser encontrado em algumas situações fetais não mórbidas obrigatoriamente (p. ex., gestação prolongada).[80]

O valor do pH do LA é ao redor de 7,25. A partir da 24ª semana, nota-se uma tendência à acidificação. Esta deve-se, presumivelmente, ao aumento da contribuição do volume de LA pelo sistema urinário fetal (Quadro 14-53).[79,94]

Ainda no que se refere ao equilíbrio acidobásico, a pesquisa do pH, pO_2 e pCO_2 no LA tem sido realizada desde a década de 1960. O objetivo é avaliar se os gases no LA refletem o nível de oxigenação fetal, já que existe difusão desses através da pele fetal. No entanto, embora essa difusão transpercutânea exista, não se tem observado correlação significativa entre o pO_2 da artéria umbilical e do LA (Quadro 14-71).[95-97]

Mais recentemente, Koresawa et al. (1986) encontraram valores de pO_2 no LA muito superiores àqueles referidos previamente, inclusive havendo correlação com os valores do cordão umbilical ao nascimento.[95] Acredita-se que essa discrepância esteja relacionada com as condições técnicas acoplada com o avanço tecnológico da metodologia utilizada ou, então, às diferenças nos grupos de gestantes estudadas.

Em síntese, esta área (gasometria no LA) ainda merece maiores investigações.

Composição do Líquido Amniótico

O LA é predominantemente formado pela água (98 a 99%). O restante é composto por substâncias bioquímicas e elementos figurados.[79,80]

Quadro 14-71. pH, pO_2, pCO_2 no Líquido Amniótico

Autor		pH	pO_2 (mmHg)	pCO_2 (mmHg)
Sjostedt (1961)[96]	(A)	7,12	11	51
	(B)	7,04	7	57
Quilligan (1962)[97]	(C)	–	13	47
	(D)	–	9	50
Koresawa (1986)[95]		7,13	67	50

(A): Início da gravidez; (B): final da gravidez; (C): gestação com feto vivo; (D): gestação com feto em óbito; pO_2: pressão parcial de oxigênio; pCO_2: pressão parcial de dióxido de carbono; mmHg: milímetros de mercúrio

Elementos Minerais

No LA, a concentração dos eletrólitos, com exceção do sódio, varia muito pouco durante a gestação. A taxa de sódio diminui progressivamente do início até o final da gestação, quando atinge a concentração de 120 mEq/l.

Esta modificação nos níveis de sódio, também reflete a redução da osmolaridade que diminui de forma constante da 20ª semana (280 miliosmol/kg) até o termo (260 miliosmol/kg). A alteração destes valoresse deve, principalmente, à maturação do sistema tubular renal, que é responsável pela reabsorção deste eletrólito (Quadro 14-72).

A ceratinização da pele a partir da 20ª semana, diminuindo a transição iônica (permeabilidade) entre o concepto e cavidade amniótica, também contribui para a variação da osmolaridade do LA.

Os outros elementos como o cobre, ferro, magnésio, zinco, bismuto e cromo, têm sido dosados. Entretanto, estes apresentam concentrações muito variáveis e de pouca aplicabilidade obstétrica, até o presente momento (Quadro 14-72).[79]

Elementos Orgânicos

O estudo destes elementos tem sido amplamente utilizado para o diagnóstico de diversas intercorrências. Neste tópico, descreve-se a evolução durante a gravidez dos principais parâmetros orgânicos.

Glicose

Durante a gravidez observa-se que a glicose diminui significativamente a partir da 20ª semana, em razão tanto do sistema urinário quanto da maturação hepática. Ou seja, valores próximos de 0,60 g/l na 10ª semana evoluem para 0,10 g/l no termo (Quadro 14-73).

A diminuição dos níveis de glicose no LA reflete diretamente o desenvolvimento hepático do concepto, pois o fígado é o principal responsável pelo armazenamento de glicose. Com a evolução da gestação, verifica-se aumento desta capacidade de armazenamento (gluconeogênese). Desta forma, a redução da glicose no LA traduz, presumivelmente, a maturação hepática. Além disso, a diminuição na concentração âmnica da glicose também decorre do aumento do volume de LA pelo sistema urinário, ou seja, a taxa de glicose sofreria uma "diluição" com o evoluir da gravidez.[80]

De modo prático, a mensuração da concentração da glicose, no LA, tem sido utilizada para o rastreamento de infecções bacterianas. Isto se deve ao fato destes microrganismos serem dependentes de fatores energéticos para o seu metabolismo. Para valores menores que 14 mg/dl no LA, obtido através da amniocentese, Romero et al. (1990) demonstram sensibilidade e especificidade de 86,9 e 91,7%, respectivamente, para cultura positiva em gestantes com membranas íntegras.[98] De forma semelhante, porém considerando como positivo valores menores que 10 mg/dL, Kirshon et al. (1991) encontraram sensibilidade de 100% e especificidade de 90% (Quadro 14-74).[98,99]

Bilirrubina

A bilirrubina não conjugada é encontrada no LA desde a 10ª semana de gestação. Esta se eleva progressivamente até a 20ª semana. Desta fase até a 26ª semana ocorre estabilização em seus níveis, para após diminuir progressivamente até a 36ª semana. Próximo do termo, a bilirrubina praticamente não é mais encontrada no LA (Quadro 14-75).[80]

Esta variabilidade dos níveis de bilirrubina está diretamente associada a diversos fatores. Entre estes citam-se a maturidade hepática e o grau de hemólise das hemácias jovens. Somando-se a isto, a albumina, por apresentar forte ligação com a bilirrubina, também interfere na sua concentração.

As modificações encontradas nos níveis de bilirrubina no LA têm sido utilizadas, através da espectrofotometria (delta DO), para a avaliação do grau de hemólise fetal em gestantes isoimunizadas pelo fator Rh. O aumento da concentração de bilirrubina avaliado por este método denota indiretamente os níveis hematimétricos fetais. Este exame, apesar do advento da cordocentese, ainda é útil em muitas situações para a avaliação do diagnóstico e da conduta a ser estabelecida em fetos isoimunizados (principalmente após a 26ª semana).[80]

Relata-se, ainda, que em algumas malformações fetais, especialmente as digestivas, pode também apresentar aumento de seus níveis no LA por diminuir a reabsorção deste pigmento ao nível da mucosa intestinal.

Creatinina, Ureia, Ácido Úrico e Outros Ácidos

O aumento da concentração de ácido úrico, creatinina e ureia no LA está relacionado diretamente com o aumento do metabolismo fetal. O desenvolvimento da filtração glomerular e a maturação do sistema de reabsorção (tubular) favorecem a retirada da circulação sanguínea fetal destes elementos (Quadro 14-76).

Quadro 14-72. Variações dos Eletrólitos e da Osmolaridade durante a Gestação no Líquido Amniótico

Eletrólitos (mEq/L)	Idade gestacional		
	Início	Evolução	Termo
Ânions			
Cloro	105	Diminui	100
Bicarbonato	17	Igual	Igual
Fósforo	15	Igual	Igual
Cátions			
Sódio	135 +/– 5	Diminui	120
Potássio	4,2	Igual	Igual
Cálcio	3,5	Igual	Igual
Magnésio	1,5	Diminui	1,0
Osmolaridade (mosmol/L)	280	Diminui	260

Quadro 14-73. Variação da Glicose Relacionada com a Idade Gestacional no Líquido Amniótico

Elemento	Valor médio (40ª Semana)	Evolução
Glicose	0,10 g/L	Diminui* (10ª sem.: 0,60 g/L)

Quadro 14-74. Níveis de Glicose no Líquido Amniótico e Infecção Bacteriana

Cultura	Níveis de Glicose	
	Menor 14 mg/dL	Maior 14 mg/dL
Positiva	20 casos	3 casos
Negativa	12 casos	133 casos

Modificado de Romero et al. (1990)[98]

Quadro 14-75. Variação da Bilirrubina Relacionada com a Idade Gestacional no Líquido Amniótico

Elemento	Valor médio (40ª semana)	Evolução
Bilirrubinas	0,3 mg/L	Diminui (15ª sem.: 1,3 mg/L)

Quadro 14-76. Variação da Creatinina, Ureia e Ácido Úrico Relacionada com a Idade Gestacional no Líquido Amniótico

Elemento	Valor médio (40ª semana)	Evolução
Creatinina	22 mg/L	Aumenta regularmente (10ª sem = 5 mg/L)
Ureia	0,30 g/L	Aumenta (10ª sem = 0,12 g/L)
Ácido úrico	80 mg/L	Aumenta regularmente

Quadro 14-77. Concentração Média de Ácidos Orgânicos no Líquido Amniótico

Ácido orgânico	Valor médio (mg/L)
Ácido láctico	700
Ácido cítrico	50
Ácido pirúvico	10

Na prática, a creatinina tem sido utilizada para avaliação da maturidade fetal. Sua concentração maior que 2 mg/100 mL está associada, em 95% dos casos, à maturidade do sistema pulmonar fetal.

Além do ácido úrico, outros ácidos orgânicos podem também ser dosados (Quadro 14-77). Entre estes, acredita-se que as variações do ácido láctico possam estar relacionadas com a hipóxia fetal. No entanto, outros fatores podem alterar sua concentração. Este ácido também pode ser utilizado para o diagnóstico de certas glicogenoses.[80]

A diminuição do ácido cítrico com a evolução da gestação está relacionada com a osteogênese, enquanto as variações do ácido pirúvico ainda não estão bem estabelecidas.

Proteínas

A taxa de proteínas encontrada no LA, quando comparada com os outros compartimentos, é considerada baixa. Em geral, a concentração é inferior a 4 ou 5 g/L de LA.

As proteínas encontradas apresentam baixo peso molecular, em geral, abaixo de 150.000 dáltons. Entre as proteínas mais frequentemente encontradas verificam-se albumina, imunoglobulina G, alfa 1-antitripsina, transferrina, glicoproteína ácida e a alfafetoproteína (AFP) (Quadro 14-78).[24]

Dentre estas, a AFP tem sido utilizada para o rastreamento de malformações fetais e anomalias cromossômicas. Esta proteína é produzida, inicialmente, na vesícula vitelínica e, depois, no fígado fetal. Sua concentração no LA deve-se, principalmente, à micção, porém, esta só começa no fim do primeiro trimestre. Logo, anteriormente a este período, a AFP atinge a cavidade âmnica através da pele não ceratinizada do concepto. Em relação ao compartimento materno, esta proteína chega por via transplacentária e membranas corioamnióticas.[80]

Deste modo, a concentração no soro fetal é aproximadamente 100 a 200 vezes superior aos níveis encontrados no LA e cerca de 1 milhão de vezes superior à taxa sérica materna. Em razão desta diferença de concentração, a quantificação da dosagem de AFP é de miligramas (mg) no feto, microgramas (μg) no LA e de nanogramas (ng) no soro materno.[24,26]

No sangue fetal e materno, a evolução fisiológica da AFP já foi referida (1ª parte deste capítulo). Quanto ao LA, observa-se que a

Quadro 14-78. Valores Médios de Determinadas Proteínas no Líquido Amniótico

Proteína	Valores médios (mg/L)
IgM	Ausente
IgA	320 +/− 140
IgG	16 +/− 11
C_3	16 +/− 8
Alfa 1-glicoproteína	43 +/− 15
Haptoglobulina	Ausente
Transferrina	222 +/− 108
Albumina	2.825 +/− 870
Alfa1-antitripsina	200 +/− 54
Alfa 2-macroglobulina	Ausente

Modificado de Muller (1989)[24]

sua taxa se eleva progressivamente, atingindo o pico ao redor da 17ª semana, para diminuir a seguir. Nesta fase, os níveis desta proteína atingem a 15 mg/L e na gestação de termo, diminui para 0,1 mg/L.[24]

Em síntese, a partir da 18ª semana, os níveis desta proteína elevam-se no soro materno, porém diminuem no LA e no soro fetal (Figs. 14-4 e 14-5).

O aumento desta proteína no LA e no sangue materno está associado a diversas anomalias fetais, em particular nos defeitos de fusão do tubo neural (DFTN) (Fig. 14-6), mas também em anomalias de parede abdominal, obstruções digestivas e patologias urinárias.

Lipídios

A taxa de lipídios encontrada no LA é da ordem de 400 mg/L. Todas as frações podem ser dosadas. A origem dos lípidios encontrados no LA é exclusivamente fetal. Entre estes, a classe dos fosfolipídios tem sido estudada por representar a composição do surfactante pulmonar.

A produção e os níveis de esfingomielina mantêm-se constante durante todo o terceiro trimestre. Já a lecitina aumenta sua concentração progressivamente e, a partir da 34ª semana, seus níveis ultrapassam os valores da esfingomielina. Desta forma, a relação da lecitina sobre a esfingomielina superior a 2 denota presença de maturidade pulmonar. Na 36ª semana, a concentração média de lecitina é de 21 mg/100 mL, enquanto a da esfingomielina é de 4 mg/100 mL (Fig. 14-20).[100]

A dosagem isolada do fosfatidilglicerol também tem sido utilizada para a pesquisa de maturidade pulmonar, particularmente, em gestantes diabéticas.

Aminoácidos

Todos os aminoácidos podem ser identificados no LA. Entretanto, sua dosagem perdeu o interesse por conta da possibilidade de dosá-los diretamente no sangue fetal, por meio da cordocentese.[80]

Enzimas

Diversas enzimas podem ser encontradas no LA. Estas podem ser provenientes de todos os sistemas fetais. Entre estas, situam-se as enzimas do trato digestório, que têm sido utilizadas para diagnóstico pré-natal das anomalias digestivas: GGT, leucinoaminopeptidase (LAP), 5'nucleotidase e fosfatase alcalina (FA) com suas isoenzimas.

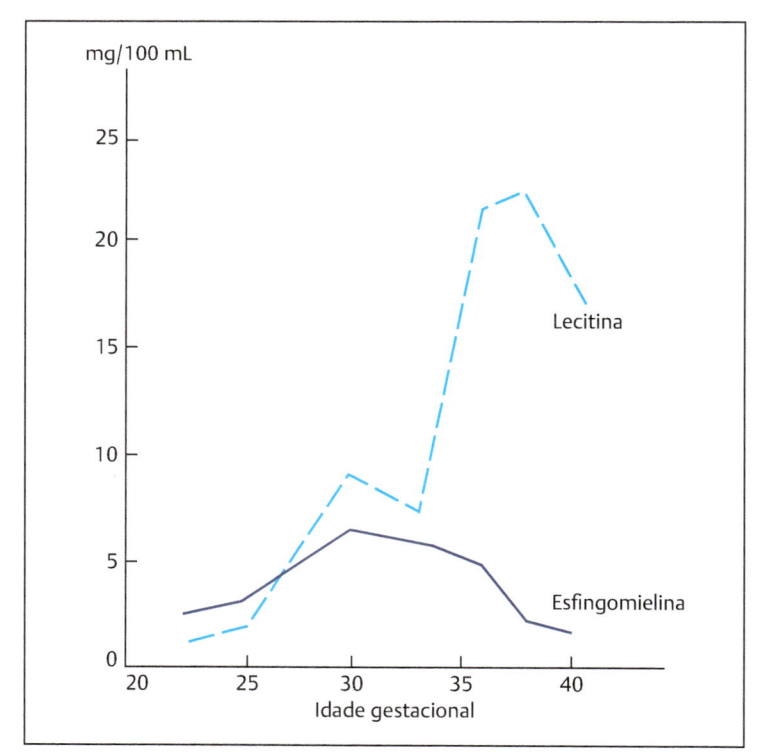

Fig. 14-20. Concentração no líquido amniótico de lecitina e esfingomielina durante a gravidez.

O estudo dos tecidos fetais permite localizar e quantificar determinadas enzimas digestivas. Próximo a 18ª semana, a bile produz níveis importantes de GGT e de 5'nucleotidase, enquanto a FA encontrada neste local é de origem predominantemente hepática.[80]

Já nas vilosidades intestinais, verifica-se a produção de GGT, LAP, FA do tipo intestinal e dissacaridases. Estas enzimas e aquelas da bile acumulam-se no epitélio intestinal, contribuindo para a formação do mecônio.

O conhecimento da evolução dos níveis destas enzimas contribui para o diagnóstico de uma série de anomalias do trato digestório. As enzimas produzidas no epitélio do intestino delgado podem ser encontradas desde a 13ª semana, em razão da permeabilidade do ânus, decorrente da reabsorção da membrana anal. Antes desta fase, por conta da presença desta membrana, estas enzimas situam-se dentro da luz intestinal. Entre a 14ª e a 18ª semana, o LA torna-se rico nestas enzimas. A partir da 18ª semana, em decorrência da inervação do esfíncter anal, a atividade destas enzimas diminui progressivamente, pois novamente ficam retidas na luz intestinal, para após da 22ª semana, estes valores permanecerem residuais até o termo (Quadro 14-79).[24]

As anomalias de trânsito intestinal resultam sempre na alteração do perfil enzimático amniótico. Deste modo, antes da 20ª semana, é possível diagnosticar algumas anomalias intestinais.

A dosagem da atividade da 5'nucleotidase pode ser mensurada no LA. A avaliação da sua concentração serve apenas para retificar valores anormais de GGT, pois sua produção é essencialmente de origem biliar. Porém, esta enzima apresenta afinidade importante com material plástico, alterando (absorvendo) de modo incontrolável seus resultados. Logo, a dosagem da 5'nucleotidase se torna inutilizável sob o ponto de vista prático.[24]

Da mesma forma, a atividade das dissacaridases (lactase, sacarase, maltase e palatinase) também podem ser avaliadas. No entanto, suas atividades entre a 16ª e a 20ª semanas no LA são discretas. Logo, a interpretação de suas respectivas atividades, quando diminuídas, torna-se difícil, ou seja, a sua utilidade no diagnóstico pré-natal é controversa.

Entre as patologias que envolvem o trânsito intestinal, a dosagem da atividade dessas enzimas no LA tem sido de grande valia para o diagnóstico intrauterino de mucoviscidose (MCV), que é uma anomalia autossômica recessiva (AR), com risco de recorrência de 25%. Entretanto, antes da 17ª semana, a obstrução intestinal não está presente em todos os casos, logo, o diagnóstico da MCV nesta situação torna-se improvável pelo LA. Em contrapartida, nos casos onde existe a obstrução da luz intestinal pelo "mecônio ressecado", verifica-se redução da GGT, LAP e FA, principalmente da sua isoenzima intestinal. Salienta-se, no entanto, que essa investigação deve ser realizada, idealmente, na 17ª ou 18ª semana. Na experiência de Muller et al. (1986) e Boué e Muller (1989), a fosfatase alcalina parece apresentar resultados mais fidedignos para este diagnóstico (Fig. 14-21) (Quadro 14-80).[101,102]

Para os casos de atresia anorretal, por conta da impermeabilidade da membrana anal, é possível suspeitar deste diagnóstico frente a ausência ou concentração diminuída destas enzimas no LA, antes mesmo da 20ª semana.[80]

O diagnóstico de atresia de vias biliares pode ser suspeitada pela presença de imagem ultrassonográfica de massa abdominal hiperecogênica. A ausência de GGT, no LA, é altamente sugestiva do concepto ser portador desta patologia.

Por outro lado, após a 20ª semana de gestação, também é possível caracterizar algumas anomalias digestivas pelo aumento da concentração destas enzimas no LA.[80]

Na estenose duodenal, em virtude da regurgitação do conteúdo intestinal, verifica-se aumento significativo da GGT e da LAP. Outras anomalias como atresia jejunal, atresia intestinal múltipla e anomalias vasculares, também podem manifestar este mesmo perfil enzimático. Já quando existe aumento global de todas as taxas enzimáticas, deve-se suspeitar de íleo meconial. No caso de diarreia clorada, verifica-se aumento anormal dos níveis de cloro no LA.

No que se refere ao diagnóstico das infecções congênitas, tem sido utilizada a dosagem da desidrogenase láctica (DHL) no LA. Dosagem superior a 400 UI/L, assim como, relação da concentração da DHL no LA com os seus níveis (séricos) materno maior que 1,5, são altamente indicativos de corioamnionite.[103]

A diamina oxidase apresenta no LA taxa muito superior àquela encontrada no soro materno. Em situações onde haja elevação desta enzima no nível sérico materno, devem-se pesquisar casos atípicos de amniorrexe prematura.

A acetilcolinesterase é uma enzima encontrada no sistema nervoso central. A presença desta enzima pode ser constatada até a 12ª semana, quando ainda não ocorreu o fechamento do tubo neural. A partir desta idade gestacional, concentrações elevadas no LA são sugestivas de anomalias deste sistema. Esta enzima pode ser identificada indiretamente (dosagem qualitativa pela eletroforese) ou diretamente, pela dosagem quantitativa (Quadro 14-28).[24]

A dosagem da acetilcolinesterase demonstra a redução dos seus níveis conforme a evolução da idade gestacional (Quadro 14-29).

Larget-Piet et al. (1986) verificaram que em todos casos de fetos portadores de DFTN, os valores de acetilcolinesterase situavam-se acima de 6 U/L (média de 10,15 +/- 4,07).[25]

Utilizando a relação entre a acetilcolinesterase e a pseudocolinesterase, por meio de eletroforese, Kelly et al. (1989) observaram que todos os casos que apresentavam defeitos do tubo neural esta relação determinou valor maior que 0,13.[28] Em gestações normais, os valores desta relação eram menores que 0,12 (Quadro 14-30).

Comparando as bandas obtidas na eletroforese, verifica-se que normalmente o LA contém somente uma banda "lenta", que representa a enzima butirilcolinesterase. A presença de uma segunda banda, mais "rápida", demonstra a existência da acetilcolinesterase no LA, indicando presumivelmente que há alguma anomalia fetal (solução de continuidade no tubo neural ou na parede abdominal, higroma cístico, teratoma).[80]

O traçado da eletroforese, nesta situação, demonstra a presença de duas bandas. Este teste deve ser realizado sempre após a 12ª semana, pois antes desta fase, as enzimas residuais, presentes antes do fechamento fisiológico do tubo neural, podem proporcionar resultados falso-positivos. Porém, quando realizado no período gestacional adequado, a presença de banda "rápida" é tradução de DFTN.[24,27,80]

Quadro 14-79. Valores das Atividades das Enzimas Digestivas Fetais na Gestação Normal (IG = 18ª a 20ª Aem.)

Local	GGT	LAP	FA	ISO-FA
LA	300	6	22	80% intestinal
	(75–818)	(10–73)	(4–73)	
Líquido gástrico	700	67	48	80% intestinal
	(600–1.400)	(54–74)	(20–74)	
Bile	7.000	500	20	100% hepática
	(850–54.000)	(270–760)	(5–100)	
Mec.	125.000	6.500	145.000	100% intestinal
	(1.700–136.000)	(1.800–36.000)	(6.000–77.000)	
Ileo	1.700	850	4.300	100% intestinal
	(800–4.200)	(200–3.300)	(800–11.400)	
Cólon	1.150	750	1.000	50% intestinal
	(100–6.500)	(100–1.800)	(10–1.700) 50%	
R—F—O				
Urina	< 2		< 1	–

Muller (1989)[24]

IG: Idade gestacional; GGT: gama glutamiltransferase; LAP: leucino aminopeptidase; FA: fosfatase alcalina; ISO—FA: isoenzima da fosfatase alcalina; LA: líquido amniótico; mec.: mecônio; (): limites superior e inferior da normalidade; <: menor que; —: desprezível (não—mensurado); R—F—O: isoenzima rim—fígado—ossos

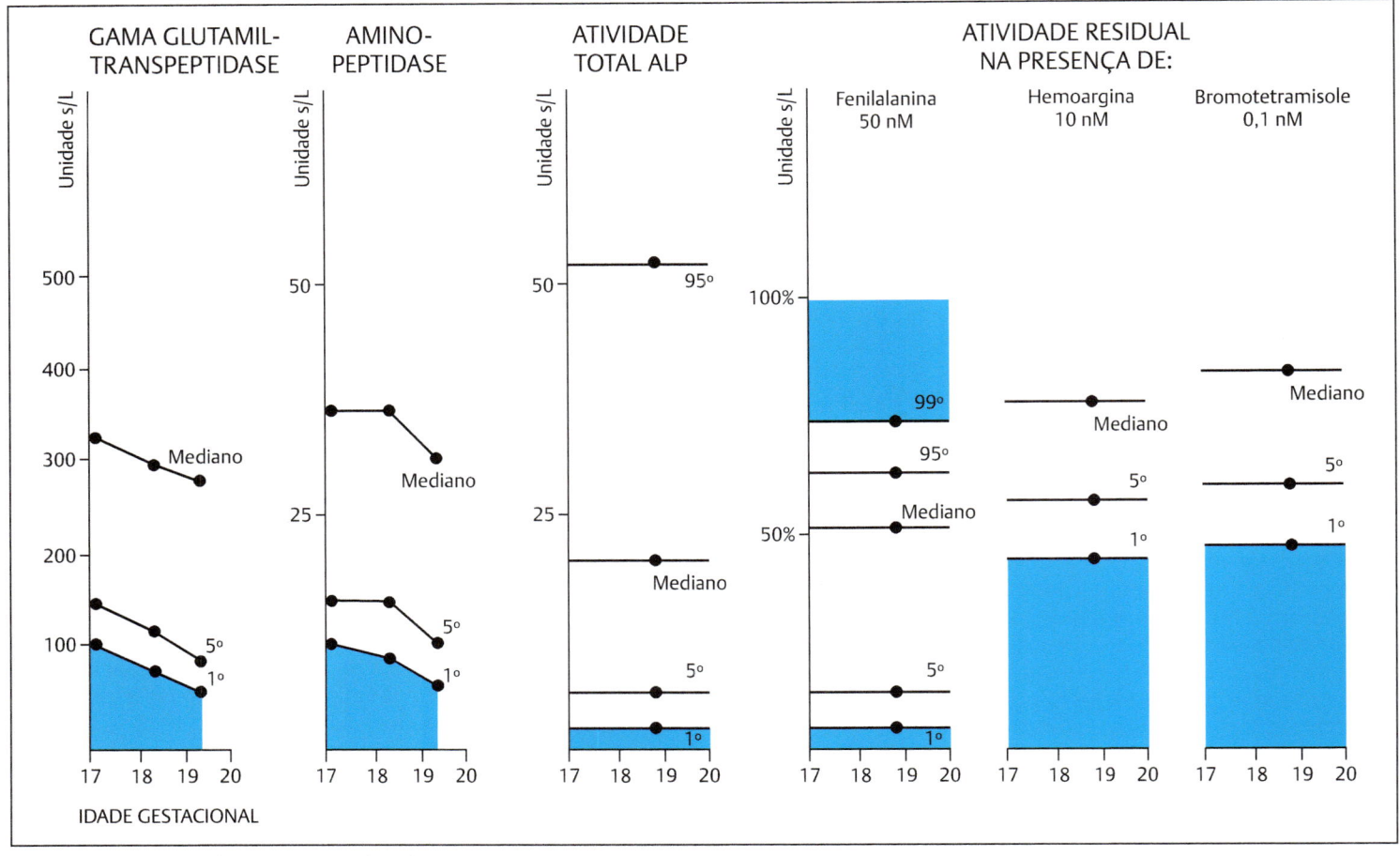

Fig. 14-21. Valor normal das enzimas no líquido amniótico (IG: 16ª a 20ª semana).

Quadro 14-80. Diagnóstico Pré-natal da Mucoviscidose através da Análise das Enzimas Digestivas no Líquido Amniótico (IG = 17ª a 19ª sem.) (Nº Total de Casos = 282)

Valores normais	=>	Entre o 5º e o 95º percentil
178 casos		178 RN normais
Valores anormais	=>	Abaixo do 1º percentil
55 casos		= 52 IMG
		= 3 RN com MCV
Valores anormais	=> Entre o 1º e o 5º percentil	
49 casos		= 46 casos –> nova punção
		@ 28 anormais = IMG
@ 18 normais		16 RN normais
		2RN com MCV
		= = 3 casos (**)
		@ 2 com MCV
		@ 1 normal

Boué & Muller (1989)[102]
RN: Recém-nascido; MCV: mucoviscidose; (**): não houve nova punção (para confirmar os valores prévios); IMG: Interrupção médica da gestação

Vitaminas

A comparação entre os níveis de ácido fólico e folato no sangue materno e fetal (cordocentese) e no LA em fetos normais e naqueles que apresentavam DFTN, demonstrou que, apesar de os resultados demonstrarem redução destes elementos, esta diferença não foi significativa. Estes resultados foram obtidos por cordocentese, amniocentese e sangue materno entre a 14ª e a 21ª semana (Quadro 14-81).[104]

Quadro 14-81. Níveis de Folato e Vitamina B_{12} em Fetos Normais e em Fetos Portadores de DFTN

	Normal	DFTN
Materno		
Folato (ng/mL)	7,4 (2,6–1,9)	9,8 (5,1–18)
Vit B_{12} (ng/L)	230 (90–385)	205 (85–255)
Sangue fetal		
Folato (ng/mL)	15,3 (8,8–18)	14,6 (6,8–18)
Líquido amniótico		
Folato (ng/mL)	3,6 (1,6–14,4)	5,5 (4,3–18)
Vit B_{12} (ng/L)	280 (110–1.030)	125 (200–240)

Modificado de Economides *et al.* (1992)[104]
DFTN: Defeito de fusão do tubo neural; ( ): limites superior e inferior de normalidade; Vit B_{12}: vitamina B_{12}

Hormônios

A concentração dos hormônios fetais dosados no LA, com exceção da prolactina, apresenta concentrações maternas mais elevadas. Salienta-se que a prolactina apresenta origem decidual.

A dosagem de 17-hidroxiprogesterona tem sido utilizada para a avaliação de casos de hiperplasia congênita da suprarrenal, a qual apresenta herança AR (risco de recidiva de 25%). No feto feminino, esta patologia resulta em virilização em decorrência de deficiência da enzima 21-OH hidroxilase. Esta enzima é responsável pela síntese de cortisol, logo, sua ausência leva a déficit de cortisol com consequente aumento da produção de ACTH. Este, por sua vez, acarreta hiperplasia da glândula suprarrenal, com a produção em excesso de 17-OH progesterona. Este hormônio apresenta ação local na genitália externa feminina, resultando em virilização.[105]

No que se refere à propedêutica invasiva para investigar o perfil hormonal sexual dos conceptos, a maioria dos serviços preconizam a amniocentese. Isto se deve, preferencialmente, a três motivos:[80,106]

1. A obtenção de sangue fetal (cordocentese) no período recomendado (16ª a 18ª semana), necessita de operador habilitado. Além disso, em 90 a 95% das vezes, o vaso puncionado é a veia umbilical (origem placentária), logo, não reflete de modo confiável os hormônios sexuais produzidos pelo concepto, nem suas concentrações circulantes;
2. A cavidade amniótica é um compartimento facilmente acessível, sendo a amniocentese procedimento menos agressivo para o feto. Além do mais, praticamente todos os hormônios esteroides naturais podem ser dosados no LA e;
3. Quando se compara as variações da concentração entre esses compartimentos, no que se refere à idade gestacional e sexo fetal, observa-se que o LA reflete adequadamente a produção fetal dos hormônios sexuais.

No LA, os valores de 17-OH progesterona aumentam gradativamente da 14ª à 16ª semana até a 26ª a 28ª semana. Desta fase até a 36ª ou 38ª semana, nota-se aumento ainda mais significativo e, após, os seus valores diminuem até o trabalho de parto.[105,107]

A determinação das concentrações amnióticas dos hormônios esteroides de origem gonádica e/ou da suprarrenal, é a base para o diagnóstico pré-natal dos déficits de biossíntese esteroide. Os valores estabelecidos no LA para os hormônios sexuais estão referidos no Quadro 14-82.[106]

A avaliação dos níveis de 17-OH progesterona permite diagnosticar se existe comprometimento do feto feminino, além de moni-

Quadro 14-82. Concentração dos Hormônios Sexuais no Líquido Amniótico na 16ª e na 17ª semana

Hormônio		Feto feminino	Feto masculino
17 alfa-OHP	(ng/dL)	116,4 +/– 42,5	103,7 +/– 31,5
	(nmol/L)	3,52 +/– 1,28	3,14 +/– 0,95
Delta 4 ANDR*	(ng/dL)	47,5 +/– 24,1	77,1 +/– 39,4
	(nmol/L)	1,66 +/– 0,84	2,69 +/– 1,38
Testosterona	(ng/dL)	4,5 +/– 2,0	23,2 +/– 10,6
	(nmol/L)	0,156 +/– 0,07	0,804 +/– 0,37
17 beta-E*	(ng/dL)	6,3 +/– 3,7	5,3 +/– 3,8
	(nmol/L)	0,231 +/– 0,135	0,139 +/– 0,14

Forest (1989)[106]
17 alfa—OHP: 17 alfa-hidroxiprogesterona; Delta 4 ANDR: delta 4 androstenediona; 17 beta-E: 17 beta-estradiol; *: diferença relacionada com o sexo

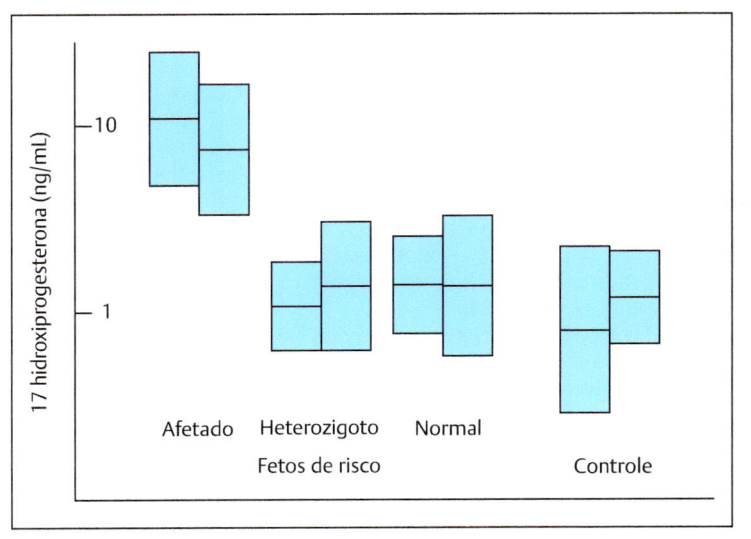

Fig. 14-22. Níveis de 17-hidroxiprogesterona no líquido amniótico (95% de intervalo de confiança).

Quadro 14-83. Valores da 17-Alfa OH-Progesterona em Fetos Normais e na Hiperplasia Congênita da Suprarrenal

IG (Sem.)	Fetos Normais (ng/mL)	Fetos HSRC (ng/mL)
10ª-11ª	1,10 +/– 0,15	12,70 +/– 1,20
16ª-18ª	1,32 +/– 0,08	8,06 +/– 0,96

Adaptado de Oury *et al.* (1989)[27]
sem.: Semanas; HSRC: hiperplasia da suprarrenal congênita

torizar a resposta ao tratamento pela administração de corticosteroides (Fig. 14-22 e Quadro 14-83).[27,105-108]

Citologia

O LA é rico em elementos celulares originários das membranas anexiais e pele fetal até a 20ª semana. A cultura dessas células permite o diagnóstico cromossômico e o estudo de doenças metabólicas.

Após a 20ª semana, as células são provenientes principalmente da descamação das mucosas e pele fetal. Essa última, causada pela ceratinização, apresenta baixo poder de crescimento em cultura. Desta forma, o potencial celular mitótico, para o estudo genético, apresenta adequada resposta até esta fase. Salienta-se, ainda, que na realização da amniocentese precoce, entre a 10ª e a 14ª semana, verifica-se concentração maior de células provenientes da placenta, resultando em provável aumento do risco de mosaicismo.[80]

O estudo citológico também tem sido utilizado para o diagnóstico de maturidade pulmonar, através da coloração de azul de nilo (pesquisa de células orangiófilas).

A presença de bactérias no LA é sugestiva de infecção ovular. A cultura positiva, ou seja, o encontro de mais de 1.000 colônias/mL tem apresentado correlação significativa com a infecção ovular.

Diagnóstico Pré-Natal pela Bioquímica

O estudo de doenças metabólicas, por meio de dosagem bioquímica (direta) no LA, torna possível o diagnóstico de inúmeras patologias metabólicas. No Quadro 14-84 estão relacionadas as mais frequentes.[80,109]

Quadro 14-84. Anomalias Metabólicas Diagnosticadas no Líquido Amniótico

Anomalia	Elemento
Acidemia propiônica	Metilcitrato
Acidemia metilmalônica	Metilcitrato e metilmalonato
Síndrome de Zellweger	Ácido pipecólico
Déficit de sulfito-oxidase	S. sulfocisteína
Acidúria argininossuccínica	Ácido argininossuccina
Citrulinemia	Citrulina
Tirosinemia tipo I	Succinil-acetona
	4-OH fenilactato
Acidúria piroglutâmica	Ácido piroglutâmico
B-metil crotonil glicinúria	3 hidroxi-isovalerato
Acidúria glutárica tipo I	Ácido glutárico
Acidúria glutárica tipo II	Ácido glutárico
	Dicarboxílicos C6, C8, C10
Acidúria 3-OH-3CH3 glutárico	3-OH-3CH3 glutárico
Déficit múltiplo em carboxilase	Metilcitrato
	3-OH isovalerato
Galactosemia	Galactitol
Moléstia de Gunther	Uroporfirina

Modificado de Saudubray e Poenaru (1986)[109]

REFERÊNCIAS BIBLIOGRÁFICAS

1. Daffos F, Forestier F. Médecine et biologie du foetus humain. Paris: Editeur Maloine; 1988. p. 79-123.
2. Larsen WJ. Human embriology. New York: Churchill Livingstone;1993. p. 33-7.
3. D'Ercole C, Boubli L, Vinatier D, Blanc B. Ontogénie du système immunitaire embryonaire et foetal. Editions Techniques Encycl. Méd. Chir. (Paris-France). Obstétrique 1994;5-006-C-20:4.
4. Ireland R, Abbas A, Thilaganathan B, Melbye O, Snijders R, Layton M, Nicolaides KH. Fetal and maternal erytropoietin levels in normal pregnancy. Fetal Diagn. Ther. 1992;7:21-5.
5. Daffos F, Descombey D, Mac Aleese J, Giovangrandi Y, Forestier F. Prélèvement de sang foetal. In: Deuxiémes journées d'enseignement de mèdicine et de biologie foetales. Paris: La Clusaz; 1989. p. 22-41.
6. Forestier F, Sole Y, Daffos F. Criteres de purete du sang foetal. In: Deuxiéme journées d'enseignement de medicine et de biologie foetales. Paris: La Clusaz; 1989. p. 43-51.
7. Henrion R, Dumez Y, Aubry JP, Aubry MC. Diagnostic pré-natal et medicine foetale. Paris: Ed. Masson;1987. p. 45-57.
8. Gaucherand P, Germain D, Mathieu M, Plau-Chu H, Rudigoz RC. Diagnostic anténatal Editions techniques. Encycl Méd Chir. (Paris – France). Obstétrique. 1992;5015 C^{10}:22.
9. Forestier F, Sole Y, Hersy L, Mandrelbrot L, Hohlfeld P, Galvez O, Daffos F. Acquisitions récéntés en Biologie Foetale. In: Deuxiémes journées d'enseignement de mèdicine et de biologie foetales. Paris: La Clusaz; 1989. p. 208-23.
10. Habibi J, Bretagne M, Forestier F. Blood group antigens on fetal red cells obtained by umbilical vein puncture under ultrasound guidance. A rapid hemaggluination test to check for contamination with maternal blood. Pediatr. Res. 1986;20:1082-4.
11. Forestier F, Cox WL, Daffos F, Rainaut M. The assesment of fetal blood samples. Am J Obstet Gynecol. 1988;158:1184-8.
12. Lazebinick N, Hendrix PV, Ashmead GG. Detection of fetal blood contamination by amniotic fluid obtained during cordocentesis. Am J Obstet Gynecol. 1990;163:78-80.
13. Forestier F. Some aspects of fetal biology. Fetal Ther. 1987;2:181-7.
14. Nicolaides KH. Studies on fetal physiology and pathophysiology in rhesus disease. Seminars in Perinatology. 1989;13:328-37.
15. Davies NP, Buggins ASG, Snijders RJM, Jenkins E, Layton DM, Nicolaides KH. Blood leucocyte count in the human fetus. Archives of disease in Childhood. 1992;67:399-402.
16. Forestier F, Daffos F, Catherine N, Renerd M, Andreux JP. Developmental hematopoiesis in normal human fetal blood. Blood. 1991;77:2360-3.
17. Thilaganathan B, Mansur CA, Morgan G, Nicolaides KH. Fetal T-lymphocyte populations in normal pregnancies. Fetal Diagn Ther. 1992;7:53-61.
18. Klein JO, Remington JS. Current concepts of infections of the fetus and newborn infant. In: Remington JS, Klein JO (Eds.). Infectious diseases of the fetus and newborn infant. Philadelphia: Saunders; 1990. p. 1-16.
19. Forestier F. Troubles de l'hémostase foetal. Arch Gynecol Obstet. 1990;247:s6-s14.
20. Forestier F, Sole Y, Descombey D, Daffos F. Diagnostic prénatal des anomalies de l'hemostase. In: Deuxiéme journées d'enseignement de médecine et de biologie foetales. Paris: La Clusaz; 1989. p.180-93.
21. Ash KH, Mibashan RS, Nicolaides KH. Diagnosis and treatment of feto-maternal hemorrhage in a fetus with homozygous von Willebrand's disease. Fetal Diagn and Ther. 1988;3:189-91.
22. Daffos F. Fetal blood sampling. In: Harrinson M, Golbus MS, Filly RA. The unborn patient. Prenatal diagnosis and treatment. Philadelphia: W.B. Saunders Company; 1991. p. 75-81.
23. Isfer EV, Saito M, Silva LA. Parâmetros bioquímicos e biológicos fetais. In: Isfer EV, Sanchez RC, Saito M. Medicina fetal – Diagnóstico pré-natal e conduta. Rio de Janeiro: Editora Revinter; 1996. p. 22-53.
24. Muller F. Analyses biochimiques sur des prélèvements foetaux. In: Médecine prénatale biologie clinique du foetus. Médecine-sciences flammarion. Paris: (EDITORA?); 1989. p. 46-89.
25. Larget-Piet L, Puissant H, Larget-Piet A. Diagnostic pré-natal des anomalies de la goutière neurale par dosages de l'alphafoetoprotéine et de l'acétylcholinestérase. In: Mattei JF, Dumez Y. Le diagnostic pré-natal. Paris: Doin Éditeurs; 1986. p. 75-89.
26. Gilmore DH, Aitken DA. Pré-natal screening. In: Whittle MJ & Connor JM. Prenatal diagnosis in obstetric practice. London: Blackwell Scientific Publications, 1989. p. 22-32.
27. Oury JF, Duchatel F, Boue J, Demay MR, Muller F, Chadefaux B, Boue A. Ponction precoce de liquide amniotique. In: Deuxiemes journees d'enseigment de medicine et biologies foetales. Paris: La Clusaz; 1989. p. 52-63.
28. Kelly JC, Petrocik E, Wassman R. Amniotic fluid acetylcholinesterase ratios in prenatal diagnosis of fetal abnormalities. Am J Obstet Gynecol. 1989;161:703-5, 1989.
29. Nicolaides KH, Snijders RJM, Noble P. Cordocentesis in the Study of Growth-Retarded Fetuses. In: Divon MY. Abnormal fetal growth. New York: Elsevier Science Publishing, 1991. p. 163-77.
30. Widdowson EM. Growth and the composition of the fetus and newborn. In: Assali NS (Ed.). Biology of Gestation. New York: Academic Press; 1968. p. 23.
31. Economides DL, Nicolaides KH, Gahl WA, Benardini I, Evans MI. Plasma amino acids in appropriate and small-for-gestational-age fetuses. Am J Obstet Gynecol. 1989;161:1219-27.
32. Cetin I, Corbetta C, Sereni LP, Marconi AM, Bozzetti P, Pardi G, Battaglia FC. Umbilical amino acid concentrations in normal and growth-retarded fetuses sampled in utero by cordocentesis. Am J Obstet Gynecol. 1990;162:253-61.
33. Soltesz G, Harris D, Mackenzie IZ, Aynsley-Green A. The metabolic and endocrine milieu of the human fetus and mother at 18-21 weeks of gestation. I. Plasma amino acid concentrations. Pediatr Res. 1985;19:91-3.
34. Kamoun P, Droin V, Forestier F, Daffos F. Free amino acid in human fetal plasma. Clin Chim Acta. 1985;150:227-30.
35. Ghisolfi J. Taurine and premature. Biol Neonate. 1987;52:78-86.
36. Cox WL, Daffos F, Forestier F, et al. Physiology and management of intrauterine growth retardation: a biologic approach with fetal blood sampling. Am J Obstet Gynecol. 1988;159:36-41.
37. Nasrat HA, Nicolini U, Nicolaidis P, Letsky EA, Gau G, Rodeck CH. The effect of intrauterine intravascular blood transfusion on iron metabolism in fetuses with Rh alloisoimunization. Obstet Gynecol. 1991;77:558-62.
38. Abbas A, Snijders RJM, Sadullah S, Nicolaides KH. Fetal blood ferritin and cobalamin in normal pregnancy. Fetal Diagn Ther. 1994;9:14-8.
39. Macphail AP, Charlton RW, Bothwell TH, Torrance JD. The relation-ship between maternal and infant iron status. Scand J Haematol. 1980;25:141-50.
40. Celada A, Busset R, Gutierrez J, Herreros V. Maternal and cord blood ferritin. Hely Paediatr Acta. 1982;37:239-44.
41. Okuyama T, Tawada T, Furaya H, Villee CA. The role of transferrinb and ferritin in fetal-maternal-placental unit. Am J Obstet Gynecol. 1985;152:344-50.
42. Milman N, Ibsen KK, Christensen JM. Serum ferritin and iron status in mothers and newborn infants. Acta Obstet Gynecol Scand. 1987;66:205-11.
43. Wong CT, Saha N. Interrelation-ships of storage iron in the mother, the placenta and the newborn. Acta Obstet Gynecol Scand. 1990;69:613-6.
44. Zachau-Christiansen B, Hoff-Jorgensen E, Ostergard Kristensen HP. The relative haemoglobin, iron, vitamin B12 and folic acid values in the blood of the mothers and their newborn infants. Danish Med Bull. 1962;9:157-66.
45. Vaz Pinto A; Santos F, Midlej MC, Almeida AM, Gama MP. Vitamin B12 and folic acid in maternal and mewborn sera. Rev Invest Clin, 1973;25:341-4.
46. Giugliani ERJ, Jorge SM, Gonçalves AL. Serum vitamin B12 levels in parturients, in the intervillous space of the placenta and in full-term newborns and their interrelationships with folate levels. Am J Clin Nutr. 1985;41:330-5.
47. Hallak M, Berry SM, Bichalsi JA, Evans MI, Cotton DB. Fetal liver functions tests: umbilical cord gammaglutamyl-transferase as a marker for fetal abnormality. Fetal Diagn Ther. 1994;9:165-9.
48. Eskes TKAB. Possible basis for primary prevention of birth defects with folic acid. Fetal Diagn Ther. 1994;9:149-54.
49. Economides DL, Fergunson J, Mackenzie IZ, Darley J, Ware II, Siedle MH. Folate and vitamin B$_{12}$ concentrations in maternal and fetal blood, and amniotic fluid in second trimester pregnancies complicated by neural tube defects. Brith Med J Obstet Gynaecol. 1990;99:23-5.

50. Daffos F, Forestier F. Médecine et biologie du foetus humain. Paris: Editeur Maloine; 1988. p. 431-42.

51. Hay Jr. WW. Fetal physiology. In: Lin CC, Verp MS, Sabbagha. The high risk fetus. New York: Ed. Springer-Verlab; 1992. p. 1-51.

52. Soothill PW, Nicolaides KH, Rodeck CH, Campbell S. The effect of gestational age on blood gas and acid-base values in human pregnancy. Fetal Therapy. 1986;1:4, 166-73.

53. Economides DL, Johnson P, MaCkenzie IZ. Does amniotic fluid analysi reflect acid-based balance. Am J Obstet Gynecol. 1992;166:970-3.

54. Huch R, Huch A. Maternal and fetal acid-base balance and bloog gas measurement. In: Beard RW, Nathani-Elsz PW. Fetal physiology and medicine. New York: Ed. Marcel Decker; 1984. p. 713-56.

55. Rooth G, Sjostedt S. The placental transfer of gases and fixed acids. Arch Dis Child. 1962;37:366-70.

56. Saling E. Foetal and neonatal hypoxia. London: Trans. F.E. Loeffler. Arnold.

57. Yeomans ER, Hauth JC, Gilstrap LC, Stri-Ckland DM. Umbilical cord pH, pCO$_2$ and bicarbonate following uncomplicated term vaginal deliveries. Am J Obstet Gynecol. 1985;151:798-800.

58. Soothill PW, Nicolaides KH, Rodeck CH. Fetal blood gas and acid-base parameters. In: Rodeck CH. Fetal medicine. London: Blackwell; 1989. p. 57-89.

59. O'connor MC, Hytten FE, Zanelli GD. Is the fetus "scalped" in labour? Lancet. 1979;ii:947-8.

60. Rainaut M, Pagniez M, Hercend T, Daffos F, Forestier F. Characterization of mononuclear cell subpopulations in normal fetal peripheral blood. Hum. Immunol. 1987;18:331-7.

61. Thilaganathan B, Tsakonas D, Nicolaides KH. Abnormal fetal immunological development in Down's syndrome. Br J Obstet Gynecol. 1993;100:60-2.

62. Berrebi A, Benichou AC, Sarramon MF, et al. Valeurs biologiques de référence chez le foetus humain. A propos de 106 ponctions de cordon in utero. J Gynecol Obstet Biol Reprod. 1992;21:355-9.

63. Gold F. Foetus et nouveau-né de faible poids. Biologie et médicine. Paris-France: Ed. Masson; 1993. p. 199-208.

64. Khodr TMS, Khord GS. Studies in human endocrinology. I. Luteinizing hormone-releasing factor content teh hypo-talhalamus. Am J Obstet Gynecol. 1978;130:795-7.

65. Kaplan SL, Grumbach MM, Aubert ML. The ontogenesis of pituitary hormones and hypothalamic factors in the human fetus: maturation of central system regulation of anterior pituitary function. Recent Prog Horm Res. 1972;32:161-3.

66. Goland RS, Wardlaw SL, Stark RJ, Frantz AG. Human plasma beta-endorphin during pregnancy, labor and delivery. J Clin Endocrinol Metab. 1981;52:74-8.

67. Radunovic N, Lockwood CJ, Alvarez M, Nastic D, Berkowitz LR. B Endorphin concentrations in fetal blood during the second half of pregnancy. Am J Obstet Gynecol. 1992;167:740-4.

68. Rappaport R. La secrétion des androgenes chez le foetus et sa virilisation. 8ème Seminaire de Diagnostic Antenatal des Malformations. Paris: (EDITORA?); 1989. p.17-21.

69. Forest MG, Ducharme JR. Hormones gonadotropes et gonadiques. In: Bertrand J, Rappaport R, Sizonenko PC. Endocrinologie pédiatrique. Physiologie physiopathologie, clinique. Lausanne: Payot; 1982. p. 91-112.

70. Thorpe-Beeston JG, Nicolaides KH, Felton CV, Butler J, Mcgregor AM. Maturation of the secretion of thyroid hormone and thyroid stimulating hormone in the fetus. N Engl J Med. 1991;324:532-6.

71. Thorpe-Beeston JG, Nicolaides KH, Snijders RJM, Felton CV, Mcgregor AM. Thyroid fuction in small for gestational age fetuses. Obstet Gynecol. 1991;77:701-6.

72. Aubert ML, Grumbach MM, Kaplan SL. The ontogenesis of human fetal hormones. III Prolactin. J Clin Invest. 1975;56:151-7.

73. Noia G, De Santis M, Tocci A, et al. Early prenatal diagnosis and therapy of fetal hypothyroid goiter. Fetal Diagn Ther. 1992;7:138-43.

74. Economides DL, Nicolaides KH, Linton EA, Perry LA, Chard T. Plasma cortisol and adrenocorticotropin in appropriate and small for gestational age fetuses. Fetal Ther. 1988;3:158-64.

75. Fowden AL. The role of insulin in prenatal growth. J Dev Physiol. 1989;12:133-82.

76. Hubinont C, Nicolini U, Fisk NI, Tannir-Andorn Y, Rodeck CH. Endocrine pancreatic function in growth-retarded fetuses. Obstet Gynecol. 1991;77:501-44.

77. Langman J. Embriologia médica. São Paulo: Editora Atheneu; 1985. p. 37-45.

78. Nessman C. Rappel embryologique. Societé francaise de Foetopathologie. 4ème Journeé Nationale. 1988 16 déc. p. 1-3.

79. Codaccioni X. Physiologie de liquide amniotique. Societé francaise de Foetopathologie. 4ème Journeé Nationale. 1988 16 déc. p. 3-8.

80. Isfer EV, Saito M, Silva LA. Parâmetros bioquímicos e biológicos fetais. In: Isfer EV, Sanchez RC, Saito M. Medicina fetal – diagnóstico pré-natal e conduta. Rio de Janeiro: Editora Revinter; 1996. p. 54-71.

81. Philip N. Bases embryologiques et physiologiques. In: Mattei JF, Dumez Y. Le Diagnostic prénatal. Paris: Doin Editeur; 1986. p. 13-20.

82. Campbell S, Wladimiroff JW, Dewhurst CV. The antenatal measurement of fetal urine production. Br Commonw J Obstet Gynecol. 1973;80:680-6.

83. Wladimiroff JW, Campbell S. Fetal urine production rates in normal and complicated pregnancy. Lancet. 1974;1:151-3.

84. Van Otterlo LC, Wladimiroff JW, Wallen-Burg HCS. Relationship between fetal urine production and amniótic fluid volume in normal pregnancy and pregancy complicated by diabetes. Br Med J Obstet Gynaecol. 1977;84:205-9.

85. Kurjak A, Kirkinen P, Latin V, Ivankovic D. Ultrasonic assessment of fetal kidney function in normal and complicated pregnancies. Am J Obstet Gynecol. 1981;141:266-70.

86. Deutinger J, Bartl W, Pfersmann C, Neu-Mark J, Bernaschek G. Fetal kidney volume and urine production in cases of fetal growth retardation. J Perinat Med. 1987;15:307-15.

87. Rabinowitz R, Peters MT, Vyas S, Campbell S, Nicolaides KH. Measurement of fetal urine production in normal pregnancy by real-time ultrasonography. Am J Obstet Gynecol. 1989;161:1264-6.

88. Guignard JP. Rein foetale et liquide amniotique. Societé francaise de Foetopathologie. 4éme Journeé Nationale.. 1988 16 déc. p. 10-1.

89. Strang L. Poumon foetal et liquide amniotique. Societé francaise de Foetopathologie. 4ème Journeé Nationale. 1988 16 déc. p. 9.

90. Gaillard D, Satauffer A. Dévelopment de l'intestin foetal et liquide amniotique. Societé francaise de Foetopathologie. 4ème Journeé Nationale. 1988 16 déc. p. 12-3.

91. Langer B. Pathologie du liquide amniotique. In: Schaeder G, Messer J, Haddad J, Langer B. Précis de médicine foetale et neonatale. Paris: Springer-Verlag; 1993. p. 101-11.

92. Manning FA. Dynamic ultrasound-based fetal assesment: The fetal biophysical profile score. In: Fleischer AC, Romero R, Manning FA, Jeanty P, James Jr. AE. The principles and practice of ultrasonography in Obstetrics and gynecology, 4th ed. Philadelphia: Appleton and Lange;1991. p. 417-28.

93. Phelan JP, Smith CV, Broussard P, Small M. Amniotic fluid volume assesment with the four quadrant techinique at 36-42 weeks gestation. J Reprod Med. 1987;32:540-2.

94. Economides DL, Johnson P, MacKenzie IZ. Does amniotic fluid analysis reflect acid-based balance. Am J Obstet Gynecol. 1992;166:970-3.

95. Koresawa M, Shiguemitsu S, Inaba J et al. Amniotic gas analisis as an indicator of placenta function. Personal communication; 1986.

96. Sjostedt S, Rooth G, Caligara F. The oxigen tension of the blood in the umbilical cord and intervillous space. Arch Dis Child. 1960;35:529-33.

97. Quilligan EJ. Amniotic fluid gas tensions. Am J Obstet Gynecol. 1962;84:20-4.

98. Romero R, Jimenez C, Lohda AK, Nores J, Hanaoka S, Avila C, et al. Amniotic fluid glucose concentration: a rapid and simple method for the detection of intramniotic infection in preterm labor. Am J Obstet Gynecol. 1990;163:968-74.

99. Kirshon B, Rosenfeld B, Mari G, Belfort M. Amniotic fluid glucose and intraamniotic infection. Am J Obstet Gynecol. 1991;164:818-20.

100. Gluck L, Kulovich MY, Borer RC, Brenner PH, Anderson GG, Spellacy WN. Diagnosis of respiratory distress syndrome by amniocentesis. Am J Obstet Gynecol. 1971;109:470-3.

101. Muller F. Diagnostic antenatal de la mucoviscidose. In: Mattey JF, Dumez Y. Le diagnostic prénatal. Paris: Doin Editeur; 1986. p. 91-8.

102. Boué A, Muller F. Diagnostic prénatal de la mucoviscidose. In: Boué A. Médicine prénatale – Biologie clinique du foetus. Flammarion – Paris: Ed. Médicine-Sciences; 1989. p. 148-56.

103. Bobitt JR, Hayslip CC, Damato JD. Amniotic fluid infection as determined by transabdominal amniocentesis in patient with intact membranes in premature labor. Am J Obstet Gynecol. 1981;140:947-9.

104. Economides DL, Fergunson J, Mackenzie IZ, Darley J, Ware IJ Siedle MH. Folate and vitamin B_{12} concentrations in maternal and fetal blood, and amniotic fluid insecont trimester pregnancies complicated by neural tube defects. British Med J Obstet Gynaecol. 1992;99:23-5.

105. Coulin P, Raux-Demay MC. Conseil génétic et diagnostic prénatal du déficit en 21-hydroxylase. In: Mattei JF, Dumez Y. Le diagnostic prénatal. Paris: Doin; 1986. p. 99-112.

106. Forest MG. Les possibilités de dosages des hormones sexuelles in utero. 8ème Seminaire de Diagnostic Prénatal des Malformations. Paris; 1989 Nov. p. 23-4.

107. Boué A. Hiperplaises congenitales des surrénales. In: Boué A. Médicine prénatale. Flammarion- Paris: Ed. Médicine-Sciences; 1989. p. 140-8.

108. Raux-Demay M, Mornet E, Boué J, Couillin P, Oury JF, et al. Early prenatal diagnosis of 21 hydroxylase deficiency using amniotic fluid 17 – hydroxyprogesterone determination and DNA probes. 8ème Seminaire de Diagnostic Prénatal des Malformations. Paris;1989 Nov. p. 29-37.

109. Saudubray JM, Poenaru L. Diagnostic prénatal des maladies héréditares du metabolisme. In: Mattei JF, Dumez Y. Le diagnostic pré-natal; 1986. p. 55-73.

BIBLIOGRAFIA COMPLEMENTAR

Daffos F, Forestier F. Médecine et biologie du foetus humain. Paris: Editeur Maloine; 1988. p. 125-35.

Parte 3 EPIDEMIOLOGIA DAS ANOMALIAS FETAIS

CAPÍTULO 15

FATORES EPIDEMIOLÓGICOS DAS MALFORMAÇÕES CONGÊNITAS FETAIS

Eduardo Valente Isfer ▪ Térsia Guimarães Galvão ▪ Stella Lavigne Gesteira

DEFINIÇÃO

A OMS define malformação congênita como qualquer "anomalia orgânica presente ao nascimento, mesmo que não seja aparente ou imediatamente detectável". Assim definido, o termo malformação se refere a uma entidade nosológica mais restritiva do que aquela anomalia congênita, que, por sua vez, abrange o conjunto de anomalias morfológicas e/ou funcionais, podendo ter em sua origem (fator causal) um defeito extrínseco no desenvolvimento intrauterino do embrião ou na sua constituição genética (anomalias cromossômicas, erros inatos do metabolismo ou outras doenças hereditárias).

No sentido mais estrito, pode-se dizer que o termo malformação se refere a um acidente durante o período da embriogênese (mais especificamente, entre o 13º ao 56º dia pós-concepção), contrapondo-se, assim, ao termo deformação que é resultante da lesão de um órgão ou de uma estrutura já formada e, também, do termo ruptura (*disruption*), que resulta da destruição de um tecido normal.[1] Por outro lado, independentemente da definição a ser adotada, a dificuldade principal é estabelecer os limites entre o normal e o anormal. Essa dificuldade é, por vezes, contornada pela distinção de malformações ditas "majors" (maiores) e "minors" (menores).[2]

Na prática, as malformações congênitas e as anormalidades cromossômicas são comumente estudadas em conjunto, mesmo porque a melhor indicação para se realizar um cariótipo fetal é, justamente, a presença de uma malformação no concepto.

Se por um lado, existem importantes diferenças nosológicas sobre uma definição global, por outro, há um consenso quase unânime sobre a definição de cada malformação (anencefalia, *omphalocele* e outras). Isto ocorreu graças à padronização no uso de uma nomenclatura comum e de um sistema de codificação mais adequado, que foi desenvolvido nesses últimos anos. Ademais, este contexto tornou-se essencial, visto que o interesse ao nível de Saúde Pública não é apenas para estudar as malformações como um todo, mas sim de avaliar sua prevalência, evolução no tempo e espaço e de seus fatores etiológicos.

FREQUÊNCIA

A maioria das estatísticas refere-se às malformações observadas entre os recém-nascidos ou fetos e o número destas malformações em comparação ao número de nascimentos no mesmo período (prevalência). Isto conduz a duas observações preliminares:[2]

1. Por um lado, as prevalências não levam em conta os abortos espontâneos nem embriões malformados, fatos que impossibilitam, obviamente, o registro no *pool* das malformações. Sendo assim, subestima-se, provavelmente, a frequência real das malformações na espécie humana.
2. Por outro lado, as prevalências são estabelecidas relacionando-se o número de malformações observadas pelos nascimentos identificados entre os nascidos vivos, natimortos e fetos de interrupções médicas da gravidez (IMG), considerando-se que esses fetos teriam atingido o limite legal de viabilidade.

PREVALÊNCIA GLOBAL

A prevalência global, incluindo o período neonatal precoce (0 a 6 dias pós-parto), é estimada em 2 ou 3 casos (nascimentos ou fetos) por 100 nascimentos.

As variações encontradas de uma estatística para a outra podem estar relacionadas com o tipo de malformação identificada e com as investigações complementares praticadas, como: realização de exame anatomopatológico e a obtenção do cariótipo dos fetos e natimortos. Pois esses exames complementares possibilitam a detecção de anormalidades orgânicas e de cromossomopatias, que não tinham sido identificadas pelo exame clínico prévio, respectivamente.

Por outro lado, essa diferença estatística pode, também, estar relacionada com a metodologia de coleta de informações, tal qual o sistema de registro que foi utilizado. Esses registros são, por vezes, menos exaustivos do que um levantamento transversal específico, mas à medida que eles cobrem continuamente todos os nascimentos em um determinado departamento, região ou mesmo país, eles são imunes a flutuações ou vieses de amostragem.

De modo geral, observa-se que a prevalência aumenta durante o primeiro ano, mais especificamente em relação a algumas malformações, como cardíacas e renais, que acabam sendo diagnosticadas mais tardiamente. As poucas estatísticas (*co-horts*) de crianças acompanhadas até um ano mostram uma prevalência geral ao redor de 4 a 5% dos nascimentos, ou seja, uma frequência duas vezes maior que aquela estimada para o período neonatal precoce.[2]

PREVALÊNCIA DAS MALFORMAÇÕES
De Acordo com o Tipo de Malformação

A prevalência para cada tipo de malformação é bem estabelecida em muitos países, graças à implementação de sistema de registro (Quadro 15-1).[2]

Para algumas malformações, a sua frequência varia muito de um país para outro. Dentro deste contexto, observa-se que os defeitos de fechamento do tubo neural (DFTN) (tais como anencefalia e espinha bífida) são muito mais frequentes no Reino Unido (32,6/10.000 nascimentos) do que o observado no resto da Europa (média de 9,8/10.000 nascimentos). Outro exemplo é a polidactilia, que é mais prevalente em populações africanas (250/10.000 nascimentos) do que na Europa (média de apenas 7,8/10.000 nascimentos).

Quadro 15-1. Porcentagem de Óbito em Fetos Portadores de Malformação Congênita (em Gestações acima de 20 semanas)

Malformações (sistema)	Natimortos	Nascimento total (número)
Sistema nervoso central	25,1	3.378
▪ Anormalidades do fechamento do tubo neural (anencefalia excluída)	25,4	1.453
▪ Hidrocefalia	27,0	659
Sistema cardiocirculatório	4,0	6.184
Sistema digestório	5,5	2.731
Sistema urinário	10,5	1.899
▪ Incluindo agenesia renal	19,1	418
▪ Rins policísticos	8,7	345
Hérnia diafragmática	9,4	392
Onfalocele/Gastrosquise	25,1	394

Adaptado de Goujard (1990).[2]

Já na França, ocupam lugar de destaque as seguintes malformações:

- Cardiovasculares → 43/10.000 nascimentos.
- Renais → 22/10.000 nascimentos.
- Neurológicas → 23/10.000 nascimentos.
- Aneuploidias → 23/10.000 nascimentos.

De acordo com a literatura, entre 10 e 20% das crianças portadoras de anomalias congênitas são polimalformadas (apresentam defeitos congênitos que acometem dois ou mais sistemas/órgãos) ou fazem parte de uma síndrome polimalformativa, mas com cariótipo normal.[2,3]

As malformações incapacitantes são responsáveis por aproximadamente 50% desses casos. Quando associadas a anomalias cromossômicas, estima-se que pelo menos 1% desses fetos apresentarão acometimento grave. Isto significa que, em termos absolutos, na ausência de rastreio e prevenção, todos os anos nasceriam entre 7.500 a 8.000 crianças portadoras de algum tipo de deficiência debilitante grave.[2]

De Acordo com o Sexo

A frequência das malformações pode diferir de acordo com o sexo. Os DFTN são três vezes mais frequentes nas meninas do que nos meninos.

Exemplos notórios são:

- *Fenda labial:* mais frequente no menino, sendo essa frequência ainda mais significativa quando essa é grave.
- *Fenda palatina isolada:* é, inversamente, mais frequente na menina.
- *Pé torto tipo equino varo:* duas vezes mais frequente nos meninos.
- *Luxação congênita do quadril:* sete a oito vezes mais comum em meninas.

MORTALIDADE

Em relação à população de crianças que nascem malformadas, estima-se que ocorra uma taxa de óbito ainda intraútero em aproximadamente 6% dos casos (considerando-se gestações de 20 semanas ou mais).[2] Essa taxa pode chegar a 20% quando os fetos são polimalformados. E também observam-se taxas elevadas para determinados tipos de malformações (Quadro 15-1). Em síntese, sabe-se, hoje, que as taxas de malformações e anormalidades cromossômicas diagnosticadas entre os óbitos perinatais chegam a atingir a cifra de 25% dos casos.[2,4]

Atualmente, as anomalias congênitas representam 20 a 30% das causas de mortalidade infantil em países da Comunidade Europeia. No entanto, elas vêm em segundo lugar, depois das afecções de origem perinatal. Durante o período neonatal (0 a 27 dias), a distribuição das taxas de óbito entre essas duas causas varia de acordo com o nível de assistência e, consequentemente, da mortalidade neonatal. Naqueles países onde a taxa de neomortalidade é baixa, observa-se que as anomalias congênitas são proporcionalmente mais numerosas, representando, por exemplo, 36% das causas de óbito na Dinamarca, e de 32% na Holanda. Essa situação se inverte para aqueles países onde há elevada incidência de natimortalidade: 21% para a Grécia, e 15% para a Itália.[2]

Dentre as anomalias congênitas, vale destacar que defeitos cardíacos congênitos sozinhos são responsáveis por 27 a 45% das mortes. Já a proporção de óbitos por espinha bífida é baixa, exceto no Reino Unido e na República da Irlanda, onde a prevalência dessas anormalidades é mais alta.

Em todos os países da União Europeia a mortalidade infantil, por anomalias congênitas, diminuiu nos últimos 20 a 30 anos. Este declínio foi, no entanto, menor do que o da mortalidade infantil global, particularmente na França. Isso explica, de certa forma, o porquê de as anomalias congênitas serem responsáveis por uma crescente parcela de mortes.

MONITORAMENTO EPIDEMIOLÓGICO

Nos últimos anos, estudo epidemiológico das malformações se desenvolveu consideravelmente, tanto na metodologia da pesquisa etiológica quanto na avaliação dos fatores de risco. Entretanto, o item mais importante foi, certamente, aquele dado à vigilância epidemiológica (a chamada "teratovigilância"). Por exemplo, a análise realizada *a posteriori* das malformações esqueléticas, registradas na Suécia de 1954 a 1967, demonstrou que o efeito teratogênico da talidomida poderia ter sido identificado no ano de sua introdução no mercado, em 1959, se a frequência de determinadas malformações tivesse sido objeto de uma vigilância mais cuidadosa.

A partir de 1961, sistemas de informação sanitária, especialmente concebidos para a vigilância epidemiológica de anomalias congênitas, foram sucessivamente estabelecidos na maioria dos países industrializados. Esses "Registros de Malformações Congênitas", implantados regional ou mesmo nacionalmente, têm por objetivo assegurar a observação contínua da distribuição e das tendências de incidência, através de coleta e de avaliação sistemática de informações que permitam a identificação de qualquer agente teratogênico novo ou mutagênico no ambiente.[2]

Os registros respondem a requisitos metodológicos rigorosos pois devem assegurar notificação contínua e exaustiva dos casos em uma região geográfica específica.

DIAGNÓSTICO ULTRASSONOGRÁFICO

O desenvolvimento da ultrassonografia (USG) resultou em um aumento considerável no número de exames realizados. Uma pesquisa realizada, em 1987, com o Colégio Nacional de Ginecologistas e Obstetras Franceses e com Sociedade Francesa de Medicina Perinatal mostrou que a triagem de malformações era a indicação mais frequente, classificada em primeiro lugar entre as indicações propostas (Quadro 15-2). A importância atribuída ao rastreio de malformações não variou, consoante os médicos prescreveram duas ou três USGs. Quando apenas dois exames eram prescritos, o primeiro, mais frequentemente realizado entre a 17ª e 20ª semana, dava-se ênfase ao exame morfológico.[5]

Se considerarmos a contribuição específica das diversas técnicas atuais de diagnóstico pré-natal, pode-se dizer que a biologia molecular é responsável por apenas 4% dos diagnósticos pré-natais (apesar dos seus últimos avanços), a amniocentese por 36%, e a USG por, no mínimo, 60% dos casos de malformações congênitas. Isso demonstra a importância da USG na política de triagem no rastreio das malformações.[6]

VALOR DIAGNÓSTICO DA ULTRASSONOGRAFIA

Definições

A avaliação da eficácia diagnóstica de um teste de triagem é medida em função de (Quadro 15-3):

- *Sensibilidade:* definida pela porcentagem de malformações reconhecidas como tal ao ultrassom (US) (verdadeiros positivos).
- *Especificidade:* definida pela porcentagem de não malformados reconhecidos como tal ao US (verdadeiros negativos).

As taxas de falso-negativos (FN) e falso-positivos (FP) são calculadas pela porcentagem de fetos malformados entre aqueles diag-

Quadro 15-2. Indicações para Realizar Ultrassonografia

	Importância em %						Total
	1ʳᵉ	2ᵉ	3ᵉ	4ᵉ	5ᵉ	6ᵉ	
Detectar malformações	52,7	22,7	11,1	7,1	4,7	0,4	98,7
Aferir idade gestacional	43,0	23,1	15,0	10,3	6,0	0,0	97,4
Monitorar crescimento fetal	18,0	30,2	32,8	12,6	4,3	0,0	98,7
Diagnóstico de gravidez múltiplas	8,8	16,1	16,7	28,7	23,3	0,6	94,2
Detectar anormalidades da placenta	6,0	6,1	14,1	26,6	38,8	0,6	92,7
Outro	0,2	0,8	0,2	0,4	0,6	2,5	4,8

Adaptado de Blondel *et al.* (1987).[5]

Quadro 15-3. Tabela de Estudo do Valor Diagnóstico da Ultrassonografia

	Criança ou feto		
	Malformado	**Não malformado**	**Total**
	(+)	**(–)**	
Malformação (+)	a	b	n_1
Resultado do ultrassom			
Sem malformação (–)	c	d	n_0
Total	m_1	m_0	n

$$\text{Sensibilidade} = \frac{\text{verdadeiros positivos}}{\text{malformado}} = \frac{a}{m_1}$$

$$\text{Especificidade} = \frac{\text{verdadeiros negativos}}{\text{não malformado}} = \frac{d}{m_0}$$

$$\text{Preditivo positivo Real} = \frac{\text{verdadeiros positivos}}{\substack{\text{todos fetos} \\ \text{diagnosticados positivos}}} = \frac{a}{h_1}$$

$$\text{Preditivo negativo Real} = \frac{\text{verdadeiros negativos}}{\substack{\text{todos fetos} \\ \text{diagnosticados negativos}}} = \frac{d}{n_0}$$

nosticados, ao US, como normal (falsos negativos) e pela porcentagem de fetos normais entre os diagnosticados como sendo malformados (falsos positivos).

Dois outros índices também são usados:

■ *Valor preditivo positivo (VPP):* que representa a porcentagem de malformados entre aqueles diagnosticados malformados ao US.
■ *Valor preditivo negativo:* que representa o percentual de não malformados entre aqueles diagnosticados não malformados ao US.

Estes dois últimos dados estatísticos são os parâmetros mais interessantes para o profissional da saúde. No entanto, deve-se salientar que estes variam de uma população para outra, dependendo da prevalência da malformação a ser detectada (mesmo que a sensibilidade e a especificidade da USG não altere).[2]

Resultados

A partir da análise, obtida em seis grandes estatísticas na literatura, podem-se estabelecer quatro noções importantes, a saber (Quadro 15-4):[2,7]

1ª. A sensibilidade varia significativamente de acordo com o tipo de malformação. Observa-se, de acordo com a literatura, que ela passa 33% para a detecção da atresia esofágica, por exemplo, a 100% para a anencefalia.
2ª. A priori, o diagnóstico pela USG de rotina é, geralmente, menos eficaz do que aquele obtido pelo US de rastreio, que é direcionado às gravidezes de alto risco. Dentre os principais marcadores

Quadro 15-4. Valor Diagnóstico do Ultrassom no Rastreio das Malformações Congênitas (o Primeiro Número Indica os Diagnósticos Exatos e os Falsos Negativos estão entre Parênteses)

Tipo de malformação	Rastreio orientado		Detecção de rotina				Sensibilidade do diagnóstico (ultrassom)
	Campbell	**Sabbagha**	**Schmidt**	**Hansmann**	**Hill**	**Boog**	
	Ano 1983	**Ano 1985**	**Ano 1984**	**Ano 1985**	**Ano 1985**	**Ano 1987**	
Anencefalia	48 (0)	5 (0)	31 (0)	48 (0)	4 (0)	19 (0)	100%
Espinha bífida	96 (6)	5 (1)	5 (2)	23 (7)		9 (1)	89%
Encefalocele	4 (0)	1 (1)			1 (0)	3 (0)	90%
Hidrocefalia	27 (1)	18 (1)	12 (0)	27 (0)	2 (0)	12 (0)	98%
Microcefalia	3 (0)	1 (0)	6 (1)	11 (0)	0 (1)	1 (0)	92%
Holoprosencefalia	1 (0)		2 (1)		1 (0)	4 (0)	89%
Rim policístico	11 (0)	2 (0)		12 (2)	1 (1)	5 (0)	91%
Agenesia renal	8 (1)	1 (1)	16 (1)	24 (6)	3 (0)	5 (1)	85%
Hidronefrose	18 (0)	2 (0)		15 (0)	2 (0)	40 (0)	100%
VUP		7 (0)			2 (0)	4 (0)	100%
Atresia do esôfago			0 (1)		0 (2)	4 (5)	33%
Atresia intestinal	4 (1)	6 (0)		5 (2)		12 (0)	90%
HDC	3 (0)		1 (2)		1 (0)	5 (0)	83%
Onfalocele	27 (2)	10 (0)		20 (2)	0 (2)	9 (0)	92%
Gastrosquise	9 (1)			4 (0)	1 (0)	1 (1)	88%
Malf. cardíaca	8 (2)		1 (11)		3 (15)	17 (13)	41%
Malf. de membros	21 (1)	6 (0)	3 (0)	11 (2)	4 (6)	15 (2)	85%
Anomalia cromossômica	9 (0)				1 (8)	8 (10)	50%
Sensibilidade geral	95%	94%	80%	90%	43%	84%	

Adaptado de Goujard (1990).[2]
VUP: Válvula de uretra posterior; HDC: hérnia diafragmática congênita; Malf.: malformação.

de risco, destacam-se: o antecedente de criança malformada, dosagem bioquímica anormal de primeiro e/ou segundo trimestre, intercorrência na gestação (por exemplo: desvio de líquido amniótico – LA, como polidrâmnio ou oligoâmnio) ou, ainda, algum sinal ao US marcador de alteração fetal (como a restrição de crescimento intrauterino – RCIU).

A exemplo do que foi descrito anteriormente, em um estudo inglês realizado no Reino Unido e direcionado especificamente para a triagem de DFTN, foi calculada a sensibilidade do rastreamento, pela USG, para espinha bífida. Os autores puderam observar que na população definida como de risco para esta afecção, a taxa de sensibilidade chegou a 80% contra 66% da obtida na população considerada de baixo risco. Por outro lado, não se pode, em momento algum, negligenciar a importância do exame de rotina, pois sabe-se que 90% ou mais dos fetos portadores de anomalias congênitas advêm justamente das gestantes sem qualquer antecedente prévio particular (ou seja, da população de baixo risco).[8]

3ª. Respeitar a importância dos Centros de Referência em Medicina Fetal. Segundo Goujard (1990),[2] o porcentual do VPP chega a aumentar de 37%, quando realizado no primeiro nível, para 81% em Centro de Referência (US Obstétrico Patológico ou Genético-Fetal ou Nível III, segundo Isfer *et al.*, 1992).[9]

4ª. Por fim, deve-se também se atentar à porcentagem de FP que é muitas vezes obscurecida (ao redor de 4%, segundo Boog & Bandaly, 1987).[7]

LIMITES ATUAIS DO RASTREIO À ULTRASSONOGRAFIA

Embora a USG seja, sem dúvida, a técnica de triagem mais eficaz para as deformidades, cabe ao epidemiologista destacar os seguintes pontos:

- Qualquer que seja o desempenho do operador (ultrassonografista) e do aparelho, o valor diagnóstico dessa técnica sempre terá limites. As gestantes e/ou casal devem ser constantemente avisadas.
- O período (idade gestacional) da análise morfológica, mais especificamente, da realização da USG Morfológica, tendo-se em conta a fisiopatogenia das malformações (em particular, se são letais ou curáveis), deve ser objeto de protocolos, a fim de minimizar falhas diagnósticas.
- Por fim, não esquecer dos exames complementares fetais, tanto não invasivos (ressonância magnética, USG3D, NIPT) como invasivos (amniocentese, biópsia de vilosidades coriônicas, cordocentese, punção de líquidos seroso e urina, biópsia de pele e outros), que têm por objetivo definir o diagnóstico final, bem como o prognóstico previsível, para, então, poder estabelecer a conduta mais adequada para cada caso. E para tanto, recomenda-se que toda essa assistência se realize em um Centro de Referência em Medicina Fetal com uma equipe multidisciplinar.

REFERÊNCIAS BIBLIOGRÁFICAS

1. Spranger J, Benirschke K, Kall JG. *Errors of morphogenesis: concepts and terms.* J Paediatr. 1982;100:160-65.
2. Goujard J. Approche épidémiologique des malformations congénitales. In: Gillet JY, Boog G, Dumez Y, Nisand I, Vallette C. Écographie des Malformations Foetales. Éditions Vigot; 1990. p.1-8.
3. Robert E. Dysplasie n° 12. Données 1987. Lyon: Institut européen des génomutations; 1988.
4. Ayme S, Julian C, Maurin N, Gambarelli D, Sudan N, Giraud F. Le registre des mort-nés des Bouches-du-Rhône: bilan de trois ans de fonctionnement. J Genet Hum. 1985; 3-4:265-74.
5. Blondel B, Ringa V, Breart G. La pratique de l'échographie pour les grossesses normales. Résultats d'une enquête auprès de gynécologues obstétriciens français. In: Apport de l'échographie en Obstétrique. Paris: Diffusion Vigot; 1987. p. 47-57.
6. Ayme S, Julian C, Macquart-Moulin G. Évaluation des actions de dépistage des malformations congéniales in utero: le point de vue du généticien. In: Chercher pour agir. Recherche d'aujourd'hui. Médecine d'aujourd'hui et de demain. Paris: Ed. INSERM; 1988. p. 211-18.
7. Boog G, Bandaly F. I e diagnostic échographieque des malformations fœtales avantages et inconvénients. Le point de vuc du praticien. In: Apport de l'échographie en Obstétrique. Paris: Diffusion Vigot; 1987. p. 253-73.
8. Robert CJ, Evans KT, Hibbard BM, Laurence KM, Roberts EE, Robertson LB. Diagnostic effectiveness of ultrasound in detection of neural tube defect. The South Wales experience of 2 509 scans (1977-1982) in high-risk mothers. Lancet. 1983; i:1068-2069.
9. Isfer EV, Saito M, Sanchez RC, Pedreira DAL. Medicina fetal. Rev Bras Clin Terap. 1992;21(7):259-69.

BIBLIOGRAFIA COMPLEMENTAR

Ayme S. Diagnostic pré-natal des malformations fœtales el échographie: le point de vue du généticien. In: Apport de l'échographie en obstétrique. Paris: Diffusion Vigot; 1987. p. 289-302.

Briard ML, Feingold J, Bonaiti Pellie C, Lapeyre F, Frezal J, Varangot J. Fréquence des malformations à la naissance. Etude d'une maternité parisienne. Arch Franç Péd 1975;32:123.

British paedriatic association classification of diseases. Londres; Vol. l. 1979.

Campbell S, Pearce JM. The prenatal diagnosis of fetal structural anomalies by ultrasound. Clin Obstect Gynaecol. 1983;10:475-506.

Carter CO. Incidence and aetiology In: Congenital abnormalities in infancy. Oxford: Ed. Norman A. P; 1963. p. 1-20.

De Wals PH, Dolk H, Bertrand F, Gillerot Y, Weatherall JAC, Lechat MF. La surveillance épidémiologique des anomalies congénitales par le register EUROCAT. Epidem Santé Pub. 1988;36:273-82.

Goujard J. Le diagnostic échographique des malformations fœtales: avantages et inconvénients. Le point de vue. de l'épidémiologiste. In: Apport dé l'échographie en Obstétrique. Paris: Diffusion Vigot; 1987. p. 275-88.

Hill LM, Breckle R, Gehrking WC. Prenatal detection of congenital malformations by ultrasonography. Mayo clinic experience. Am J Obstet Gynecol. 1985;151:44-50.

Holmes LB, Cann C, Cook C. Examinations Of infants for both minor and major malformations to evaluate for possible teratogenic exposures. In: Prevention of physical and mental congenital defects, Part B. Ed. Alan R. Liss; 1985. p. 59-63.

Philip N, Mattei JF. Malformations Congénitales. Intérêt Génétique et Étiologique. In: Gillet JY, Boog G, Dumez Y, Nisand I, Vallette C. Écographie des Malformations Foetales. Éditions Vigot; 1990. p. 9-17.

Roux Ch, Migne G, Mulliez N, Youssef S. Fréquence des malformations à la naissance. Etude d'une maternité parisienne pendant cinq ans. J Gyn Obstet Biol Repr. 1982;2:215-226.

Sabbagha RE, Sheikh Z, Tamura RK, Dal Campo S, Simpson JL, Depp R, Gerbie AB. Predictive value, sensitivity and specificity of ultrasonic targeted imaging for fetal anomalies gravid women at high risk for both defects. Am J Obstet Gynecol. 1985;152:822-827.

CAPÍTULO 16

ETIOPATOGENIA DAS MALFORMAÇÕES CONGÊNITAS

Eduardo Valente Isfer ■ Cristhiane Labes dos Santos ■ Marjorye Cadamuro Smerecki

A priori, não existe uma definição precisa do que é malformação congênita. No sentido mais estrito, este é um acidente embrionário que ocorre a qualquer momento entre a implantação do ovo até o final da sétima semana, opondo-se assim à definição de deformação que resulta de uma lesão do órgão ou estrutura já formada e, também, de *disruption* (disruptura ou rompimento) que resulta da destruição do tecido normal. Enfim, talvez a terminologia mais adequada para se referir a esses acontecimentos fosse o termo "anomalias fetais congênitas".

Do ponto de vista prático, a Organização Mundial da Saúde (OMS) definiu malformação congênita "toda e qualquer anomalia orgânica presente ao nascimento, mesmo que esta não seja aparente ou diagnosticável imediatamente". Estima-se que de cada 100 recém-nascidos (RN), 2 a 3 são portadores de malformações, menores ou maiores, o que representa anualmente na França 1:200 a 1:500 crianças. No entanto, este quadro não reflete, em parte, a realidade, pois algumas anormalidades cardíacas e/ou renais, em particular, só são reconhecidas mais tardiamente.

ETIOPATOGENIA DAS ANOMALIAS FETAIS CONGÊNITAS

As malformações congênitas podem revelar diversas etiologias.

Os fatores exógenos ou ambientais, dentre os quais estão os agentes infecciosos, físicos ou tóxicos, representam apenas 5 a 10% de todas as etiologias. Já as causas genéticas ou endógenas representam em média 20 a 30% desses defeitos e estão associadas a mutações genéticas ou anormalidades cromossômicas. Por outro lado, em mais de 50% dos casos a causa real da malformação permanece desconhecida (Fig. 16-1).[1]

CAUSAS GENÉTICAS OU INTRÍNSECAS OU ENDÓGENAS

Mutações Genéticas

Referem-se às mutações que afetam um único par de genes, obedecendo às leis de herança mendeliana, podendo ser autossômica dominante, recessiva ou, ainda, relacionada com o X.

Este fator etiológico excepcionalmente é a causa das malformações isoladas, mas pode ser responsável por até 10% das síndromes polimalformativas. No entanto, por causa da multiplicidade de novas síndromes genéticas descritas atualmente na literatura, aventa-se que essa taxa (estatística) deva estar subestimada. Os distúrbios mendelianos são caracterizados por um alto risco de recorrência, ou seja, referem-se a um *pool* de patologias de grande interesse para o diagnóstico pré-natal (Fig. 16-2).

De maneira geral, não se conhece a origem bioquímica da maioria das síndromes malformativas de origem genética. Logo, seu diagnóstico se baseia na evidência de uma associação malformativa definida. Para tanto, o papel da ultrassonografia morfológica é primordial para o rastreio pré-natal.

Mutações Autossômicas Recessivas

Referem-se às mutações mais frequentes. O risco de recorrência é de 25% em cada gravidez. Elas são favorecidas pela consanguinidade.

Mutações Dominantes

Estas são raras em patologias malformativas, porém um certo número de anomalias de extremidades e de craniossinostoses se transmite deste modo. Quando um dos dois pais é afetado, o risco de acometimento fetal é de 50%. Em determinadas situações, pode-se observar expressão variável desta síndrome (ou seja, graus distintos de gravidade) dentro de uma mesma família. Já o aparecimento de um caso isolado em uma família reflete uma nova mutação. Por fim, algumas mutações dominantes letais (por exemplo: nanismo tanatofórico) aparecem comumente em afecções esporádicas.

Mutações que Afetam Genes Localizados no Cromossomo X

Este tipo de mutação acomete os meninos e poupa as meninas que podem transmitir o gene. Todas as irmãs de um indivíduo acometido bem como as mulheres da linhagem materna são potencialmente de risco de conduzir a patologia.

Anormalidades Cromossômicas

De acordo com a literatura, observa-se que aproximadamente 0,6% das crianças nascidas são portadoras de alguma alteração cromossômica. Este valor global inclui tanto as anomalias estruturais equilibradas (translocações, inversões), que não apresentam nenhum impacto fenotípico e chegam a atingir 1 a cada 500 indivíduos; quanto as anomalias desequilibradas, que comportam excesso ou defeito de material cromossômico (ou seja, podendo afetar o número ou estrutura de cromossomos). Em referência a estas últimas, as consequências fenotípicas podem variar de acordo com a natureza e comprimento do segmento cromossômico em questão.[1]

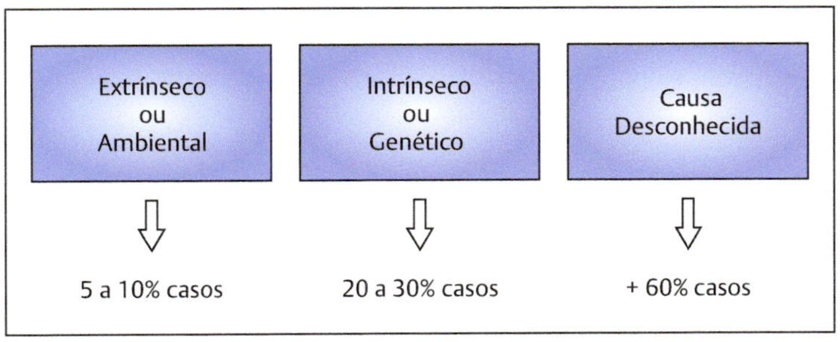

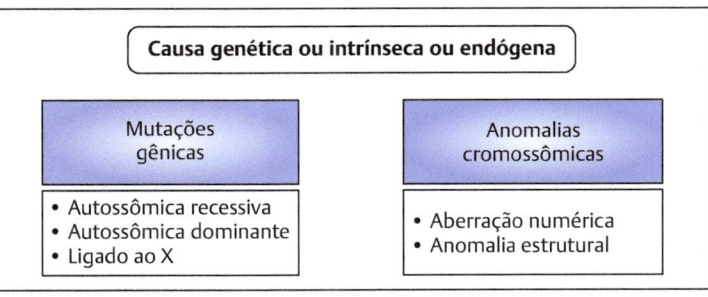

Fig. 16-1. Etiopatogenia das anomalias fetais congênitas.

Fig. 16-2. Etiopatogenia das anomalias fetais congênitas – causa genética.

Anomalias Estruturais

Estas são a consequência de uma quebra cromossômica seguida de reconstituição ou reinserção ilegítima, que pode proporcionar tanto na perda de um segmento cromossômico (por exemplo: deleção) quanto na presença de um segmento triplicado (por exemplo: trissomia parcial). Estas anomalidades desequilibradas podem ocorrer "de novo" no momento da divisão meiótica ou ser rearranjos entre heranças parentais equilibradas.

A Síndrome *Cri Du Chat,* que está relacionada com a perda da parte distal do braço longo do cromossomo 5, é uma das anormalidades estruturais mais comuns (estima-se 1 caso a cada 50.000 nascimentos).[2]

Aberrações Numéricas

As poliploidias, que correspondem a uma multiplicação do número de cromossomos haploides além de 2, são relativamente raras.

As triploidias (69XXX ou 69XXY), que excepcionalmente são compatíveis com a continuação da gravidez além de 3 meses, apresentam como características ultrassonográficas a restrição de crescimento intrauterino (RCIU), hidrocefalia, oligo-hidrâmnio e uma placenta anormalmente espessada (placentomegalia importante e com múltiplos cistos).[3]

Em relação às anomalias cromossômicas ditas numéricas, o acidente responsável mais comum é a **não disjunção** de 2 cromossomos principais de um par pode conduzir a uma monossomia ou, contrariamente, a uma trissomia. Estes acidentes podem ocorrer ou ser endereçados aos cromossomos autossômicos ou aos cromossomos sexuais, e intervir na primeira ou na segunda das duas divisões meióticas. Por fim, sabe-se hoje que as monossomias autossômicas são letais em seres humanos.

As trissomias autossômicas mais frequentes são:[1]

- Trissomia 21 (síndrome de Down) → 1,4 por mil nascimentos.
- Trissomia 18 (síndrome de Edwards) → 0,2 a 0,3 por mil nascimentos.
- Trissomia 13 (síndrome de Patau) → 0,1 a 0,2 por mil nascimentos.

Em relação aos cromossomos sexuais, a monossomia para o cromossomo X é a responsável pela síndrome de Turner (45,X0). Já aquelas que cursam com excesso no número de cromossomos sexuais são relativamente frequentes, e a sua expressão clínica pode variar entre um caso e outro.

O aumento da idade materna é um fator que favorece a ocorrência destas anomalias cromossômicas por **não disjunção**. Este aumento foi bem demonstrado na Trissomia 21, para os quais o risco é de 1 em 1.000 aos 30 anos, 1,6 em 100 aos 38 anos e chegou a acometer 3 em 100 casos após os 45 anos.

Frequência dos Defeitos Congênitos em Aberrações Cromossômicas

As consequências fenotípicas das anomalias cromossômicas desequilibradas são variáveis, dependendo do tipo de desequilíbrio (monossomia ou trissomia) e da natureza do segmento cromossômico envolvido. Com exceção das anomalias gonossômicas, nas demais alterações cromossômicas, observam-se quase que invariavelmente atraso mental e dismorfismo, que pode ser discreta. Por outro lado, as grandes monstruosidades, geralmente, não são acompanhadas de anormalidades no cariótipo.

Estima-se que ao redor de 30% dos recém-nascidos portadores de aberrações cromossômicas apresentam malformações maiores ou *majors*.[4] No Quadro 16-1 estão resumidas as malformações maiores mais frequentes.[5]

CAUSAS AMBIENTAIS EXTRÍNSECAS OU EXÓGENAS

Embora estas causas digam respeito a apenas 10% do *pool* de todas as malformações congênitas, elas são as mais temidas. Na Figura 16-3 estão listados os principais fatores exógenos a serem investigados na gestante por ocasião do diagnóstico de anomalia fetal.

Quadro 16-1. Principais Defeitos Congênitos nas Anomalias Cromossômicas

Malformações frequentes	Malformações incomuns
Fenda labial +/– platina	
Atresia de esôfago	
Ânus imperfurado	
Artéria mesentérica comum	Atresia jejunal ou ileal
Onfalocele	Gastrosquise
Cardiopatias congênitas	Situs in*versus*
Uropatias	Extrofia vesical ou cloacal
Holoprosencefalia	
Agenesia de corpo caloso	
Hipoplasia ou agenesia do rádio	Anomalia de fossa cubital ou fibular
Microftalmia, coloboma	
	Anencefalia
	Exencefalia
Espinha bífida	Inencefalia
	Otocefalia
	Amelia
	Focomelia
Polidactilia pós-axial	Ectroctilia
	Artrogripose
	Teratoma
	Sirenomelia
	Monstruosidades (feto acárdico, siameses)

Modificado de Schinzel (1984).[5]

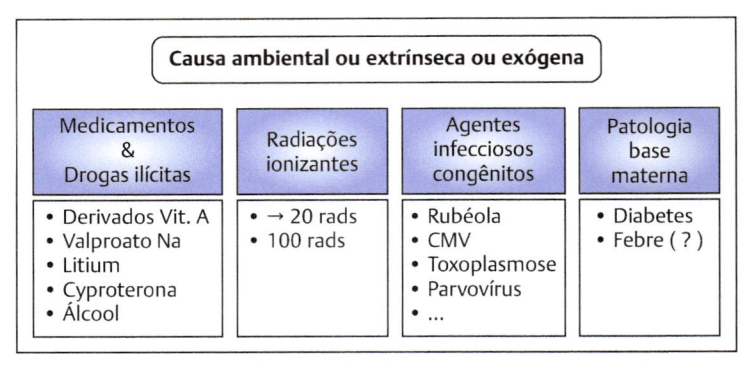

Fig. 16-3. Etiopatogenia das anomalias fetais congênitas – causa exógena. Vit.: Vitamina; CMV: citomegalovírus.

A descoberta, em 1941, dos efeitos teratogênicos da rubéola e, posteriormente, da tragédia da talidomida, no início dos anos 1960, norteou a criação de métodos de avaliação de risco teratogênico. Na França, estima-se que aproximadamente 50% das mulheres tomam pelo menos um medicamento durante o primeiro trimestre. Sendo assim, recomenda-se que esses fatores potenciais de teratogênese sejam conhecidos, tanto para que se evite o nascimento de crianças deficientes, quanto gerar angústias injustificadas aos pais.

Antes de considerar os mecanismos de ação teratogênica, é importante ressaltar que os efeitos deletérios dos agentes exógenos para o feto em desenvolvimento não estão só limitados aos defeitos ao nascimento. Dentre os efeitos mutagênicos, uma deficiência de DNA fetal a partir de uma célula somática poderia ser adiada por várias décadas (carcinogênese) ou mesmo ameaçar a prole potencial de um feto exposto. Infelizmente, estas mutações em que não há anormalidades morfológicas não podem ser rastreadas e nem monitorizadas pelas avaliações ultrassonográficas.[1]

Princípios da Teratologia

A ação teratogênica depende do momento da exposição, ou seja, do estágio ou da fase do desenvolvimento do concepto. No entanto, a suscetibilidade individual aos agentes teratogênicos é influenciada por fatores maternos e características genéticas. Este último conceito reflete as dificuldades de se extrapolarem os dados de experimentos em animais sobre a teratologia em humanos (Fig. 16-4).

Período de Exposição

■ *Antes da implantação (6-7 dias)*: o ovo obedece classicamente à lei do "Tudo ou nada". Este conceito, que é bem evidenciado com as radiações ionizantes, não parece ser válido para as substâncias químicas, embora o risco seja baixo.

■ *Período embrionário*: nos seres humanos ocorre entre o 13° ao 56° dia pós-fecundação e é o período crítico onde se observa a ocorrência das verdadeiras malformações congênitas. Vários

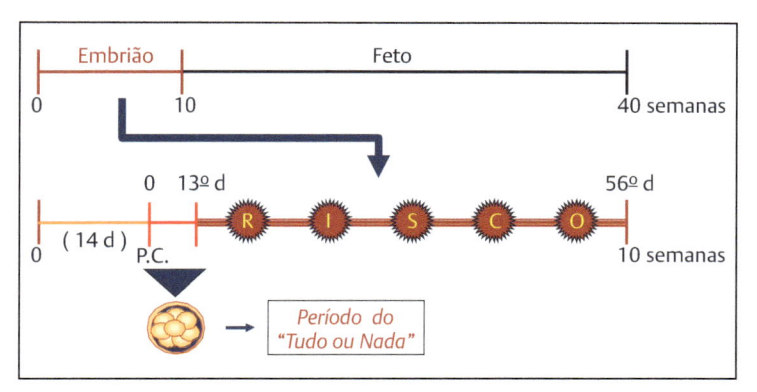

Fig. 16-4. Embriogênese & princípios da teratologia. P.C.: Período da concepção; d: dias.

órgãos, cujo desenvolvimento é simultâneo, podem ser afetados (Quadro 16-2). Este conceito deve ser enfatizado, porque certos fatores têm uma ação prolongada após a data da sua administração (por exemplo: derivados sintéticos da vitamina A, cuja ação se estende por um a seis meses após cessar o seu uso).[6] Além disso, os mecanismos de ação dos agentes teratogênicos são diferentes e podem atuar, preferencialmente, sobre determinados tipos de órgãos e/ou sistemas, proporcionando, por vezes, um quadro clínico bem característico, que já pode conduzir à denominação de determinadas síndromes (por exemplo: síndrome do alcoolismo fetal). Do mesmo modo, a exposição a anticoagulantes do tipo warfarin, entre a 6ª e 9ª semanas de vida embrionária, pode conduzir, em aproximadamente 4% dos casos, a uma cópia fenotípica da Doença das Epífises Pontuadas com hipoplasia extrema da cartilagem nasal e das falanges dos últimos dedos. Se o risco malformativo de uma agressão durante a fase embrionária do desenvolvimento for um conceito bem estabelecido, parece que atualmente os distúrbios nos processos de maturação e diferenciação possam também levar a distúrbios funcionais, sem a presença de uma anomalia anatômica óbvia. É particularmente evidente que certas drogas (morfina) ou substâncias tóxicas (álcool) comprometem o desenvolvimento mental e comportamental.[7]

■ *Período fetal*: inicia-se ao final do 2° mês e continua até o fim da gravidez. Neste período, a morfogênese está completa, logo, esta fase é marcada por fenômenos de crescimento e maturação de órgãos (sistema nervoso, órgãos reprodutivos, rins). Uma agressão nesta fase da gravidez pode causar três tipos de fenômenos:
  • Alteração das estruturas preexistentes normais (necrose, amputação),
  • Anormalidades histológicas (cistos, rotação anormal) e
  • Anormalidades funcionais (retardo psicomotor, distúrbios comportamentais, distúrbios endócrinos).

Quadro 16-2. Desenvolvimento Embrionário

Semana de desenvolvimento	3	4	5	6
Sistema digestório	–	Intestino primitivo	Esôfago separado da traqueia	Rotação intestinal Hérnia ("fisiológica") de cordão
			Compartimentação da cloaca	
Sistema nervoso central	–	Fechamento do tubo neural	Vesículas cerebrais	Desenvolvimento dos hemisférios cerebrais. Formação cerebelar
Aparelho cardiovascular	Brotos/esboços cardíacos	Tubo cardíaco primitivo. Primeiros batimentos cardíacos	Compartimentação do coração	
Face	–	–	Brotos faciais	Fechamento do lábio superior
Membros	–	–	Brotos dos membros superiores e inferiores	Diferenciação dos dedos das mãos e pés
Aparelho urinário	Pronefro	Mesonefro Ducto de Wolff	Metanefro Ducto de Muller	Reabsorção da membrana urogenital
Semana de desenvolvimento	7	8	9	10
Aparelho digestório	Lobulação hepática	–	Reabsorção da membrana anal. Redução da hérnia umbilical	–
Sistema nervoso central	Plexo coroide	–	–	–
Aparelho cardiovascular	Fim da compartimentação do coração	Organização definitiva do sistema vascular	–	
Membros	Membros com 3 segmentos	–	Movimentação inicial do feto	–
Aparelho urinário	–	Esboço uterino & vaginal	Reabsorção do ducto de Wolff (mulheres) e do ducto de Muller (homens)	–

Fatores que Influenciam a Ação dos Agentes Teratogênicos (Quadro 16-3)

- *Farmacocinética materno-feto-placentária:* as alterações fisiológicas induzidas pela gravidez alteram o metabolismo e a farmacocinética das drogas e medicamentos. Dentre destas, destacam-se o aumento do volume plasmático e a diminuição da proteína carreadora da fração livre das drogas, que individualmente ou em conjunto podem proporcionar alterações na eficácia e toxicidade de determinadas drogas. Praticamente todos estes fatores interagem entre si, e as alterações observadas são quantitativamente menores.[8]
- *Transferência placentária:* depende principalmente das características da molécula da droga e/ou medicamento. Aqueles que possuem baixo peso molecular, ionizados e lipossolúveis apresentam melhor difusão transplacentária. Já a idade gestacional e o fluxo sanguíneo materno-fetal podem modificar esta passagem.
- *Compartimento fetal:* o fígado do concepto possui capacidade metabólica que surge precocemente, que é, logicamente, muito menos efetiva que a de um adulto. Por outro lado, as características da circulação fetal (em particular, a derivação parcial do fígado através do ducto venoso) proporcionam que um *pool* de drogas seja distribuído diretamente para a parte superior do corpo, especialmente coração e cérebro, evitando, assim, o território hepático fetal.
  A distribuição de cada droga e/ou medicamento no tecido fetal é seletiva. Esta seletividade pode ser decorrente tanto da solubilidade lipídica do fármaco em questão (por exemplo: aqueles que se ligam preferencialmente às suprarrenais, como a fenitoína e progesterona), quanto a um processo de ligação específica (por exemplo: tiouracil com as glândulas da tireoide).[8]
- *Terreno ou território genético:* este quesito configura importância crucial e é argumentado por vários fatores:[1]
  - Diferenças de teratogenicidade de um mesmo produto para diferentes espécies, como a talidomida (teratogênica nos humanos, macacos e coelhos; porém não o é em ratos);
  - Predisposição genética para certos tipos de histocompatibilidade a determinadas anomalias específicas, como fenda palatina induzida por corticoides em cobaias (as quais possuem o lócus H2).

No ser humano, estes fatos podem ser demonstrados por ocasião da gravidez gemelar dizigótica, quando se observa que apenas um dos gêmeos é acometido pela malformação (em detrimento da exposição materna ao agente teratogênico).

Por fim, qualquer droga e/ou medicamento, mesmo com poder teratogênico importante e comprovado, o risco de uma gravidez exposta será sempre abaixo de 100% (por exemplo: estima-se 25% para a talidomida).

Agentes Teratogênicos
Teratógenos Verdadeiros (Fig. 16-3)

Estes são poucos numerosos. Alguns são bem conhecidos, e suas respectivas repercussões patológicas quase que praticamente desapareceram, por causa de dois fatores principais:

- Pelo fato de terem sido retirados do mercado ou
- Decorrente de informações suficientes para instituir a sua prevenção (por exemplo: talidomida, radioterapia, dietilestilbestrol, trimetadiona, warfarin e outros).

Para outras drogas, a noção de teratogenicidade é ainda recente para que as informações sejam suficientemente difundidas.

Quadro 16-3. Fatores que Influenciam a Ação dos Agentes Teratogênicos

- Farmacocinética materno-feto-placentária
- Transferência placentária
- Compartimento fetal
- Terreno ou território genético

A seguir serão abordados alguns medicamentos de importância utilizados na prática clínica e suas respectivas repercussões no feto.[1]

- *Derivados da vitamina A*: atualmente parecem ser teratogênicos tão potentes quanto a talidomida.
  - Isotretinoína (Roacutan) causa malformações do sistema nervoso central, orelha (hipoplasia extrema, anotia) e coração;[6]
  - Etretinato (Tigason) provoca graves malformações esqueléticas (redução de membros).[9]
    A alta teratogenicidade dessas drogas impõe uma rigorosa contracepção durante todo o tratamento, que deve incluir o período um ano após a parada do etretinato e de 1 mês após a parada de isotretinoína. Em caso de exposição a essas drogas no início da gravidez, em países do 1º mundo é lícita a interrupção médica da gravidez (IMG), caso o casal queira.
- *Valproato de sódio (Depakene):* estima-se que multiplica por 10 o risco de disrafia do sistema nervoso central (1% contra 1‰ na população em geral).[10]
- *Lítio:* provoca defeitos cardíacos em 5 a 10% dos casos (comunicação interventricular – CIV, canal arterial). No entanto, observa-se um impacto significativo na incidência da doença de Ebstein (ao redor de 2,8% nas usuárias do medicamento, enquanto, na população em geral, sua incidência é excepcional).
- *Ciproterona (Androcur):* apresenta risco potencial de feminilização em feto do sexo masculino se exposto entre as 6ª e 14ª semanas. Ao contrário, o Danazol (Danatrol) provoca a masculinização de um feto feminino.

Outros Medicamentos

Além das drogas mencionadas anteriormente, pode-se dizer que há poucos efeitos teratogênicos bem documentados em relação às demais drogas e/ou medicamentos. Muitas hipóteses não puderam ser confirmadas por estudos sérios na literatura. Enfim, seria inadequado ou pouco produtivo redigir aqui uma lista extensa e exaustiva, porém alguns detalhes relacionados com algumas das principais drogas utilizadas na prática clínica merecem destaques.[11]

- *Antibióticos*: são drogas relativamente inócuas e seguras, em particular as penicilinas convencionais, macrolídeos, aminoglicosídeos (exceto se forem utilizados por um período prolongado, tendo sido descrito casos de surdez, em especial relacionados com a estreptomicina e canamicina) e até mesmo com as tetraciclinas (exceção: coloração do dente). Já metronidazol (Flagyl) teria um efeito mutagênico, mas nenhuma malformação foi descrita.

  Por outro lado, novas drogas e medicamentos à base de sulfa devem ser evitados.

- *Corticosteroides*: o risco de lábio leporino observado em camundongos nunca foi comprovado no ser humano. No entanto, a possibilidade de restrição de crescimento intrauterino (RCIU) do feto é real.
- *Psicotrópicos*: os *benzodiazepínicos* tradicionais são inócuos e, mesmo em relação aos antidepressivos ou neurolépticos, não há atualmente argumento significativo teratogênico para seu uso.
- *Anticonvulsivantes*: além do que já foi descrito anteriormente do valproato de sódio (Depakene), sabe-se também que a taxa de malformação entre os recém-nascidos de mães tratadas com epilepsia é 2 a 3 vezes maior do que a população em geral, em especial naqueles casos onde a gestante foi medicada com politerapia (combinação de mais de um anticonvulsivante). Dentre as principais anomalias, destacam-se as fendas faciais e as cardiopatias congênitas.
- *Anticoagulantes orais*: um risco teratogênico específico durante o primeiro trimestre foi descrito por *warfarin*. Para todos os outros anticoagulantes orais, a exposição durante o segundo e/ou terceiro trimestre pode provocar, em 2% desses casos, graves anomalias do sistema nervoso central (como atrofia cerebral e até Síndrome

de Dandy-Walker). Diante disto, recomenda-se dar preferência ao tratamento contínuo com heparina durante a gestação.

- *Raios X*: a teratogenicidade, observada para irradiações na ordem de 100 rads (como microcefalia, atraso mental, catarata), nunca foi descrita para doses inferiores a 20 rads. Na prática, deve-se limitar a dose em 10 rads durante a gravidez, para todo e qualquer exame diagnóstico em radiologia. Abaixo desta dose, o risco de malformação congênita pode ser considerado como praticamente nulo. Já os riscos cancerígenos e mutagênicos são difíceis de estimar (Fig. 16-3).
- *Agentes tóxicos*: álcool, se ingerido em grandes doses durante a gravidez, pode causar síndrome malformativa, que inclui: RCIU, cardiopatia congênita, dismorfismo facial, retardo psicomotor.

O tabaco não é teratogênico, mas pode ser responsável pela RCIU e prematuridade.

Agentes Infecciosos Virais & Parasitários (Fig. 16-3)

- *Rubéola congênita*: pode proporcionar malformação cardíaca (canal arterial), ocular (microftalmia, catarata), surdez e retardo mental. O risco de sequelas é máximo entre a segunda e a sexta semana, mas praticamente nulo após o quarto mês.
- *Varicela*: atualmente, sabe-se que se contraída entre a 8ª e a 15ª semana de gestação, pode provocar, em até 5% dos casos, acometimento fetal envolvendo: cicatrizes na pele, malformações de membros (tipo amputação), atrofia cerebral, anomalias oculares e até retardo mental.[12]
- *Citomegalovírus*: a infecção fetal assintomática é a forma mais comum nesta virose (ao redor de 90% dos casos). Já sob a forma neonatal é mais rara, porém, quando ocorre, este envolve o acometimento hepático, neurológico (microcefalia, calcificações intracranianas) e pneumonia intersticial. Pode, inclusive, se manifestar de forma generalizada que apresenta alta taxa de mortalidade.
- *Toxoplasmose*: sua importância reside sempre na infecção primária (primoinfecção) materna. A gravidade do acometimento fetal é variável: desde a forma generalizada, sob a forma neurológica (hidrocefalia) ou mesmo sob a forma puramente ocular (coriorretinite, que se revela na adolescência). O risco da infecção fetal varia com a data da infecção materna: 17% no primeiro trimestre, 25% no segundo trimestre e 65% no terceiro trimestre. No entanto, a gravidade da infecção diminui quanto mais tardio for a soroconversão materna.

Fatores Maternos (Fig. 16-3)

- *Diabetes melito*: o risco malformativo aumenta 2 a 4 vezes mais em relação à população em geral. Observam-se principalmente cardiopatias congênitas e anormalidades esqueléticas (em particular, síndrome da regressão caudal).
- *Febre materna:* acredita-se que a febre possa ter um efeito teratogênico intrínseco próprio, independentemente de qualquer fator infeccioso associado. Sobretudo, este efeito se manifestaria, principalmente, no sistema nervoso central, provocando heterotopia neuronal, microcefalia, microftalmia e retardo mental.[13]

CAUSA DESCONHECIDA

Mais de 50% das malformações não têm causa genética ou ambiental reconhecida. Algumas são esporádicas, mas um grande número delas tem um certo componente hereditário sem seguir claramente um padrão de hereditariedade mendeliana (lábio leporino, disrafias do tubo neural, estenose do piloro, certas cardiopatias).

Diante desta situação, vários modelos ou tentativas de explicação têm envolvido novos conceitos (embriológicos e genéticos) com o intuito de elucidar a provável etiopatogenia.[1,14]

Dentre destas, destacam-se (Fig. 16-5):

- *Teoria poligênica*: nesta hipótese, assume-se que essas afecções estão sob a dependência de vários pares de genes independentes. Neste caso, o risco de recorrência deve ser calculado matematicamente.

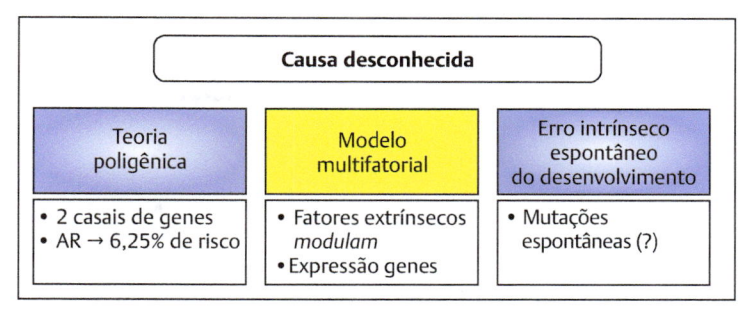

Fig. 16-5. Etiopatogenia das anomalias fetais congênitas – causa desconhecida. AR: Autossômica recessiva.

Assim, a probabilidade de recorrência para uma condição dependente de dois pares de genes recessivos seria de 6,25%, que é muito próximo do risco empírico de 5% para a espinha bífida. No entanto, as observações de gêmeos monozigóticos discordantes para essas malformações são contrárias a essa explicação puramente genética.

- *Modelo multifatorial:* aqui, por si só, seria o envolvimento de fatores extrínsecos que modulariam a expressão desses genes. A soma e interação de diferentes fatores genéticos e não genéticos determinariam a predisposição de um sujeito (feto) a ter tal ou qual malformação.
O estudo referendado da população determina uma curva contínua. Os indivíduos situados acima de um determinado limite têm maior predisposição para ter a afecção referida. Já aqueles que estejam abaixo deste limiar não apresentariam risco para a mesma.
- *Erros intrínsecos espontâneos de desenvolvimento:* para alguns autores, uma porcentagem não negligenciável de malformações não reconhece qualquer causa, logo, seria uma consequência de erros intrínsecos espontâneos de desenvolvimento, cujo conceito é semelhante ao das mutações espontâneas.

POLIMALFORMAÇÕES

Em 15% dos casos, as malformações estão associadas entre si, ou seja, refere-se a um feto polimalformado.

As polimalformações podem revelar etiologias diversas, a saber:[1]

- Anomalia cromossômica → 40%.
- Origem gênica → 10%.
- Causa ambiental → 10%.
- Etiologia reconhecida → 40%.

Além do aspecto etiológico, há o problema do mecanismo dessas Síndromes Polimalformativas. O desenvolvimento simultâneo de diferentes órgãos permite considerar uma causa única com múltiplas consequências sobre os diferentes órgãos ou tecidos em formação, justamente no momento da agressão. Porém, esta explicação não é satisfatória, porque a maioria das síndromes malformativas é caracterizada por uma pleiotropia (propriedade de um gene determinar mais de uma característica fenotípica) embriológica constituída por malformações independentes, histológica e cronologicamente.

No caso de uma síndrome genética (gênica ou cromossômica), as anomalias estão presentes desde a fecundação, qualquer que seja a natureza ou o tipo das malformações.

MECANISMO DAS POLIMALFORMAÇÕES

Pode-se definir quatro grandes categorias de polimalformações (Quadro 16-4).[1]

Quadro 16-4. Mecanismos das Polimalformações (Categorias)

- Anomalia de um campo morfogenético
- Sequência malformativa
- Síndrome polimalformativa propriamente dita
- Associações malformativas

Anomalia de um Campo Morfogenético (Fig. 16-6)

Existe uma única causa para a origem de múltiplas anomalias. Ou seja, essas anomalias pertencem ao mesmo campo morfogenético.

O exemplo mais conhecido em humanos é o da holoprosencefalia. No desenvolvimento normal, a migração do mesoderma pré-cordal à frente da metacorde influencia o desenvolvimento do cérebro anterior e das estruturas do estágio intermediário da face. Um distúrbio nessa etapa evolutiva da migração induz a malformações dessas estruturas, que podem se manifestar desde um simples coloboma de íris até ciclopia.

Sequência Malformativa (Quadro 16-5)

Refere-se a uma sequência malformativa quando várias anomalias derivam de uma anomalia inicial, cuja causa não é única. O diagnóstico da sequência não possui nenhum valor de orientação etiológica.

A síndrome de Pierre Robin pode ser considerada uma sequência malformativa, pois tanto a glossoptose quanto a fenda palatina são consequências da hipoplasia mandibular (que ocorre antes da 9ª semana). Da mesma forma, a artrogripose é um sinal clínico e não uma doença específica, sendo o fenômeno inicial a diminuição dos movimentos do feto, seja por origem fetal (síndrome de Werdnig-Hoffman), materna (síndrome de Steinert), genética ou exógena.

Síndromes Malformativas Propriamente Ditas (Quadro 16-6)

Síndrome refere-se a um conjunto de malformações relacionadas com uma única causa, mas não derivadas do mesmo campo morfogenético e não constituem uma sequência possível.

Deste modo, existem síndromes genéticas (síndrome de Meckel, síndrome de Fryns etc.) e síndromes não genéticas (síndrome de alcoolismo fetal).

Associações Malformativas (Quadro 16-7)

Quando várias malformações estão associadas umas às outras com mais frequência do que o acaso, e não estão incluídas em nenhum dos três mecanismos mencionados anteriormente, refere-se à associação *VACTREL*: anormalidades vertebrais, atresia anal, malformação cardíaca, obstrução traqueoesofágica, malformações renais e de membros (*limbs* – terminologia em inglês). A descoberta de

Quadro 16-6. Mecanismos das Polimalformações (Definição)

Síndrome malformativa propriamente dita

■ Conjunto de malformações causa única → mas não derivam de um mesmo campo morfogenético → nem constituem uma sequência lógica.
■ Por exemplo:
   ● Origem genética → Sd. Meckel – Gruber
   ● Origem não genética → Sd. alcoolismo fetal

Quadro 16-7. Mecanismos das Polimalformações (Definição)

Associações malformativas
■ Situação onde várias malformações se associam (mais frequentemente que ao acaso) e nenhum dos mecanismos anteriores se enquadra ■ Por exemplo: VACTREL → origem multifatorial

uma dessas anomalias deve fazer com que o especialista ou ultrassonografista pesquise a presença dos outros achados.

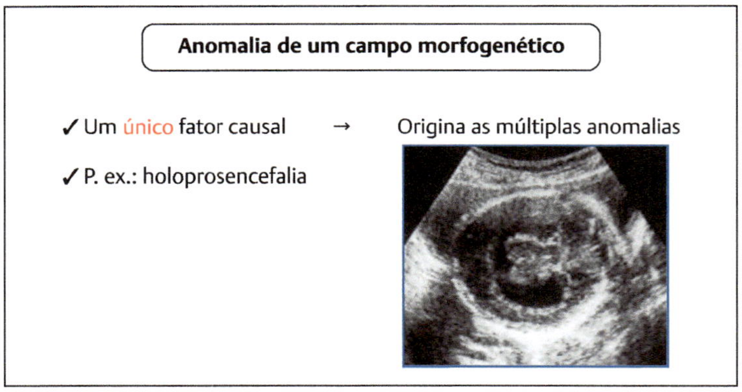

A associação malformativa é frequentemente esporádica, porém não constitui um diagnóstico etiológico. Seu espectro clínico abrange diversas síndromes genéticas.

VARIABILIDADE FENOTÍPICA DAS SÍNDROMES MALFORMATIVAS

Ter noção da variabilidade fenotípica nas síndromes malformativas é de crucial importância, pois este é fundamental na orientação do diagnóstico pré-natal (particularmente, no que tange à recorrência dessas síndromes genéticas).

Por exemplo, na síndrome de Meckel, que associa polidactilia, rins policísticos e encefalocele, apenas 50% dos indivíduos afetados apresentam essas três malformações. Já 16% têm encefalocele e rins policísticos, outros 15% rins policísticos e polidactilia, e somente 3% têm encefalocele com polidactilia sem anormalidade renal. De certa forma, essa variabilidade dificulta o diagnóstico pré-natal, já que apenas 23% das encefaloceles e 21% das polidactilias são visibilizadas ao ultrassom realizado em 1º nível (ultrassonografia de rotina).

Além disso, essa variabilidade pode também se manifestar intrafamiliarmente, podendo apresentar um quadro mais significativo e outro mais atenuado em dois irmãos.

CONSIDERAÇÕES FINAIS

O desempenho da ultrassonografia possibilita o diagnóstico pré-natal de um grande número de síndromes malformativas. Uma malformação sem gravidade intrínseca (por exemplo: polidactilia, fenda labiopalatina) pode ser o único sinal acessível ao ultrassom de uma síndrome letal ou envolvendo retardo mental grave. A indicação de ultrassonografia deve ser feita conjuntamente pelo especialista em Medicina Fetal e o Geneticista.

O primeiro avalia as possibilidades de diagnóstico de acordo com a facilidade de detecção das malformações. O segundo avalia o valor dos sinais dentro da síndrome, ou seja, sua frequência relativa. Por vezes, essa noção pode complicar o diagnóstico pré-natal, como vimos anteriormente para a síndrome de Meckel-Gruber. Outro exemplo é a síndrome de Fryns, que associa dismorfismo facial, anormalidades extremas e hérnia diafragmática. As anormalidades das extremidades consistem em hipoplasia da falange terminal e nem sempre podem ser detectadas ao ultrassom. Já presença constante de hérnia diafragmática possibilita propor o diagnóstico ultrassonográfico no pré-natal. Duas famílias foram descritas com dois irmãos afetados, um deles sem hérnia diafragmática, mas com sobrevivência prolongada e retardo mental. A indicação deve ser atualizada com cada novo caso de acordo com a experiência e os dados recentes da literatura.[1]

A descoberta de uma malformação na ultrassonografia deve considerar a possibilidade de outras malformações associadas. Deste modo, recomenda-se a realização de uma Ultrassonografia de 3º nível (Genético-Fetal), que deve ser realizada em um Centro de

Anomalia de um campo morfogenético

✓ Um único fator causal → Origina as múltiplas anomalias

✓ P. ex.: holoprosencefalia

Fig. 16-6. Mecanismos das polimalformações (definição).

Quadro 16-5. Mecanismos das Polimalformações (Definição)

Sequência malformativa

■ Várias anomalias são derivadas de uma anomalia inicial → cuja causa não é única
■ Seu diagnóstico → não tem valor na orientação etiológica
■ Por exemplo: artrogripose → é sinal clínico e não uma "doença/patologia":
   ● Origem fetal → Sd. Werdnig - Hoffman
   ● Origem materna → Sd. Steinert
   ● Origem genética ou exógena

referência em Medicina Fetal, pois esta ultrassonografia deverá ser orientada de acordo com as associações malformativas, sequências e de possíveis síndromes.

O cariótipo fetal será, quase que invariavelmente, uma indicação protocolar (em particular, pela técnica de *microarray*). No entanto, as cromossomopatias não resumem todas as etiologias genéticas, logo, a coletânea das imagens ao ultrassom pode, atualmente, fornecer uma avaliação morfológica precisa do feto. Enfim, a estreita colaboração entre o especialista em Medicina Fetal e Geneticistas pode permitir explorar esses dados e levar ao desenvolvimento de uma lista de possíveis diagnósticos entre a multiplicidade de síndromes conhecidas usando, se necessário, uns *softs* especializados.

Por fim, o progresso considerável obtido nos últimos anos no campo das síndromes malformativas fez da sindromologia uma especialidade dentro da Genética Médica, bem como a própria citogenética. Logo, frente a um diagnóstico pré-natal de feto polimalformado, é recomendável a ajuda do geneticista. Assim, em vez de pensar que geneticistas serão capazes de realizar ultrassonografia de 3º nível ou especialistas em medicina fetal se tornarem geneticistas, mais oportuno é incentivar a colaboração multidisciplinar entre todos, que será sempre mais benéfica ao casal e familiares.

REFERÊNCIAS BIBLIOGRÁFICAS

1. Philip N, Mattei JF. Malformations congénitales. Intérêt génétique et étiologique. In: Gillet JY, Boog G, Dumez Y, Nisand I, Vallette C. Écographie des malformations foetales. Éditions Vigot; 1990. p. 9-17.
2. De Grouchy J, Turleau C. Atlas des maladies chromosomiques. 2ᵉ éd. Expansion scientifique franqaise; Paris, 1982.
3. Crane JP, Beaver HA, Cheung SW. Antenatal ultrasound findings in fetal triploidy syndrome. J Ultrasound Med. 1985;4(1): 519-24.
4. Kalter H, Warkany J. Congenital malformations. Etiologic factors and their role in prevention. N Engl J Med. 1983; 308:424-31.
5. Schinzel A. Catalogue of unbalanced chromosomal aberrations in man. In: de Gruyter W (Ed.). Berlin/New York. 1984.
6. Hall J. Vitamin A: a newly recognized human teratogen. Harbinger or things to come? J Pediatr. 1984; 105:583-84.
7. Goldman AS. Critical periods of prenatal toxicity. In: Clinics in Perinatology. W. B. Saunders Company; 1979 September. p. 203-18.
8. Olive G, Sureau C. Utilisation des médicaments chez la femme enceinte. Sem Hop Paris. 1987;24:1949-69.
9. Groote W, Harms D, Janig U, Kietzmann H, Ravens U, Schwarze I. Malformation of fetus conceived 4 months after termination of maternal Etretinate treatment. Lancet I. 1985:1256.
10. Robert E, Guibaud P. Maternal valproic acid and congenital neutral tube defects. Lancet II.1982:937.
11. Elefant E, Bavoux C, Boyer M, Badiou C, Sarrut B. Médicaments et grossesse. Iʳᵉ partie: aspects théoriques. Actualités en gynécologie obstétrique. In: Tournaire M. Collége national des gynécologues obstétriciens franqais. Paris: Ed. Vigot, Paris; 1987. p. 287-342.
12. Enders G. Varicella-zoster virus infection in pregnancy. Prog Med. Virol. 1984;29:166-96.
13. Warkany J. Hyperthermia. In: Sever JL, Brent RL (Eds.). Teratogen update, environmentally induced birth defects risks. New York:Alan R. Liss Inc; 1986. p. 181-87.
14. Brent RL. Solving the problem of human malformations. In: Sever JL, Brent RL(Eds.). Teratogen update, environmentally induced birth defects risks. New York: Alan R. Liss Inc;. 1986. p. 189-98.

BIBLIOGRAFIA COMPLEMENTAR

Ayme S. Diagnostic prénatal et syndromologie. In: Le diagnostic prénatal. Progrès en Pédiatrie. Paris: Doin Ed; 1986. p. 249-56.
El Shafie M, Klippel CH. Associated congenital anomalies in major surgical malformations. In. Associated congenital anomalies. London Baltimore: Williams and Wilkins; 1981.
Goujard J. Approche Épidémiologique des Malformations Congénitales. In: Gillet JY, Boog G, Dumez Y, Nisand I, Vallette C. Écographie des Malformations Foetales. Éditions Vigot; 1990. p. 1-8.
Hamerton JF, Canning N, Ray M, Smith S. A cytogenetic survey of 14 069 newborn infants. I. Incidence of chromosome abnormalities. Clin Genet. 1975;8:223-43.
Machin GA, Nicholson SF, Nimrod CA. A multidisciplinar comittee approach of prenatal diagnosis and management of fetuses with congenital anomalies. BDOAS. 1987;23(1):351-66.
Warkany J. Prevention of congenital malformations. In: Epidemiologic methods for detection of teratogens. In: Klingberg MA, Weatherall JAC (Eds.). Basel/New York: Karger; 1979. p. 190-97.

PREVENÇÃO PRIMÁRIA DAS ANOMALIAS CONGÊNITAS

Manuel Gallo ▪ Ernesto Fabre ▪ Armando Reyes Engel
Luciano Pinheiro Filho ▪ Gastón Grant

O conteúdo deste capítulo (págs. 150 a 157), encontra-se disponível on-line.

Para acessá-lo, aponte a câmera do seu smartphone ou tablet para a imagem acima.

CONSEQUÊNCIAS DAS PATOLOGIAS FETAIS NA INFÂNCIA E VIDA ADULTA

Viviane Vieira Francisco Habib ▪ Viviane Lopes ▪ Marcele Maranhão Maia
Victor Hugo Saucedo Sanchez ▪ Virgílio Hugo Batista Saucedo ▪ Roberto Cardoso

INTRODUÇÃO

Existem diversas patologias fetais diagnosticadas na vida intrauterina com repercussões clínicas importantes em médio e longo prazos. Os avanços na imagem antenatal nos últimos 10 anos mudaram completamente o diagnóstico e o tratamento.[1]

É importante conhecer as principais consequências das patologias fetais para estabelecermos o prognóstico na vida adulta e os principais avanços no tratamento.

Neste capítulo abordaremos as sequelas das principais anormalidades cerebrais, lombossacrais, torácicas, cardíacas, geniturinárias, abdominais e infecciosas, congênitas, ao longo da vida.

A evolução natural e as consequências de complicações posteriores de malformações congênitas precisam ser amplamente elucidadas e comparadas aos benefícios dos tratamentos, morbidade cirúrgica, para que se estabeleçam novos protocolos de tratamento efetivos e resolutivos.[2]

Com os avanços nos procedimentos cirúrgicos, na melhor avaliação neuropsicológica atual e na interpretação detalhada por imagem, tem sido possível um diagnóstico mais preciso e completo das sequelas prognósticas na vida adulta.

Pretendemos resumir de forma didática as principais sequelas neuropsicológicas, de desenvolvimento, limitações físicas e funcionais associadas aos diferentes tipos de malformações.[2,3]

SEQUELAS RELACIONADAS COM AS PRINCIPAIS MALFORMAÇÕES ENCEFÁLICAS

As malformações do sistema nervoso central (SNC) têm alta prevalência, atingindo de 5 a 10 para 1.000 nascidos vivos.[4] O encéfalo é afetado com maior frequência que os outros órgãos durante a vida intrauterina por causa de sua formação complexa e prolongada, tornando-se suscetível a anomalias de desenvolvimento por um longo período, que vai da 3ª à 16ª semana.[4]

As malformações encefálicas são as mais prevalentes malformações descritas, porém variam muito no grau de comprometimento do córtex e, assim, nas sequelas que essas crianças poderão ter na vida adulta.[4]

As principais consequências dessas malformações são as sequelas no neurodesenvolvimento, mais comumente as anormalidades motoras e a epilepsia em crianças, nos casos mais graves, levando ao óbito.

Muitos transtornos do desenvolvimento são associados a lesões encefálicas. As repercussões funcionais, neuropsicológicas e comportamentais destas lesões dependem de múltiplos fatores, como as regiões predominantemente atingidas, a idade da criança e a extensão da lesão.

De acordo com um grande estudo realizado pelo EUROCAT Central Registry, atualizado, em 2015, a suplementação com ácido fólico reduz significativamente a incidência de malformações encefálicas.[5]

Dentro das malformações do SNC, as ventriculomegalias (VM) são as mais prevalentes (Fig. 18-1). Neste cenário, determinar a etiologia das VM é fundamental para aferir o prognóstico. Quando existe a associação a malformações intra e extra-axiais ocorre um aumento de 56% na morbimortalidade.[4,5] A associação a cromossomopatias também piora em 87% o prognóstico. Se fazem necessários tratamentos cirúrgicos, como a passagem de válvulas flexíveis para diminuir a pressão intracraniana. Embora polêmico, alguns autores defendem que o tratamento precoce (intraútero), de certos casos (especialmente os sem associações) reduziria a necessidade de intervenção futura.[5]

A holoprosencefalia (HPE) e suas variantes é uma malformação estrutural, complexa, caracterizada por uma incompleta clivagem do prosencéfalo na vida embrionária (Fig. 18-2).

É uma importante causa de perda gestacional no primeiro trimestre (maior que 40%). O prognóstico está diretamente relacionado com a gravidade das anomalias faciais. As principais disfunções são motoras e incluem hipotonia, disautonomia e espasticidade.[6] Se faz necessário um aconselhamento genético nessas famílias em razão do mau prognóstico nas formas mais graves. O aconselhamento genético requer uma abordagem clínica completa, dada a extrema variabilidade de fenótipo e etiologia. O cariótipo é uma ferramenta essencial de diagnóstico. Uma vez que mutações nos quatro genes principais (SHH, ZIC2, SIX3 e TGIF) foram identificadas em pacientes com HPE, o estudo molecular é realizado rotineiramente em HPE não sindrômica.[7] Novas ferramentas moleculares, como a análise array-CGH, agora fazem parte do processo de diagnóstico. O diagnóstico pré-natal é com base principalmente em exames de imagem fetais, mas o diagnóstico pré-natal "molecular" já pode também ser realizado, atualmente.[7]

Na agenesia de corpo caloso podemos ter a associação de múltiplos fatores que podem alterar o prognóstico, como a presença de

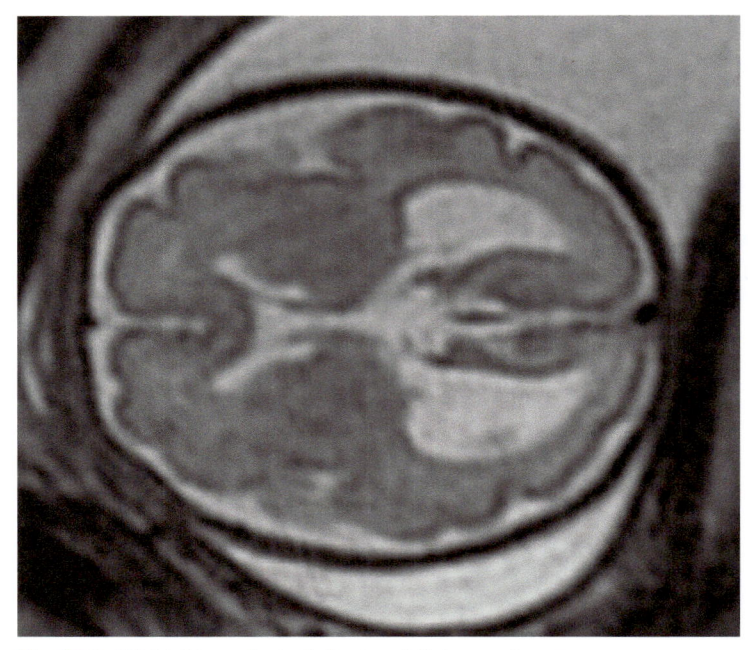

Fig. 18-1. RM fetal (sequência de haste axial) demonstrando ventriculomegalia simétrica bilateral. (Fonte: Arquivo pessoal.)

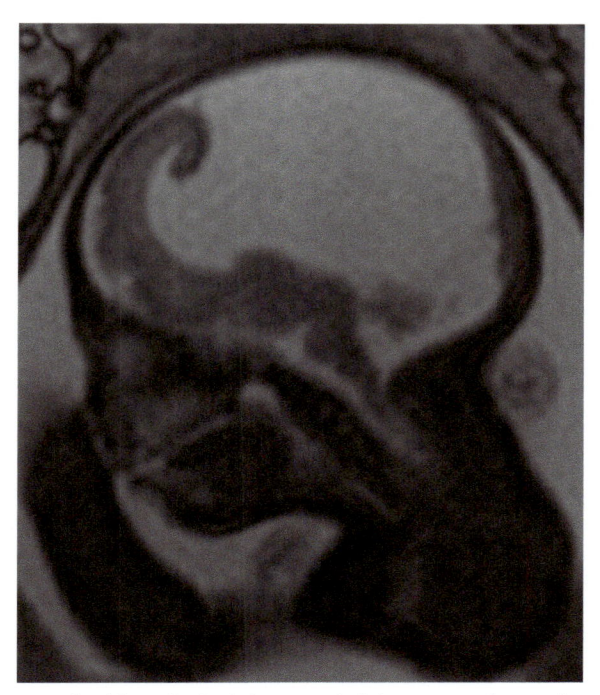

Fig. 18-2. RM fetal (sequência de haste sagital demonstrando grande cavidade única ventricular sugestiva de holoprosencefalia alobar. (Fonte: Arquivo pessoal.)

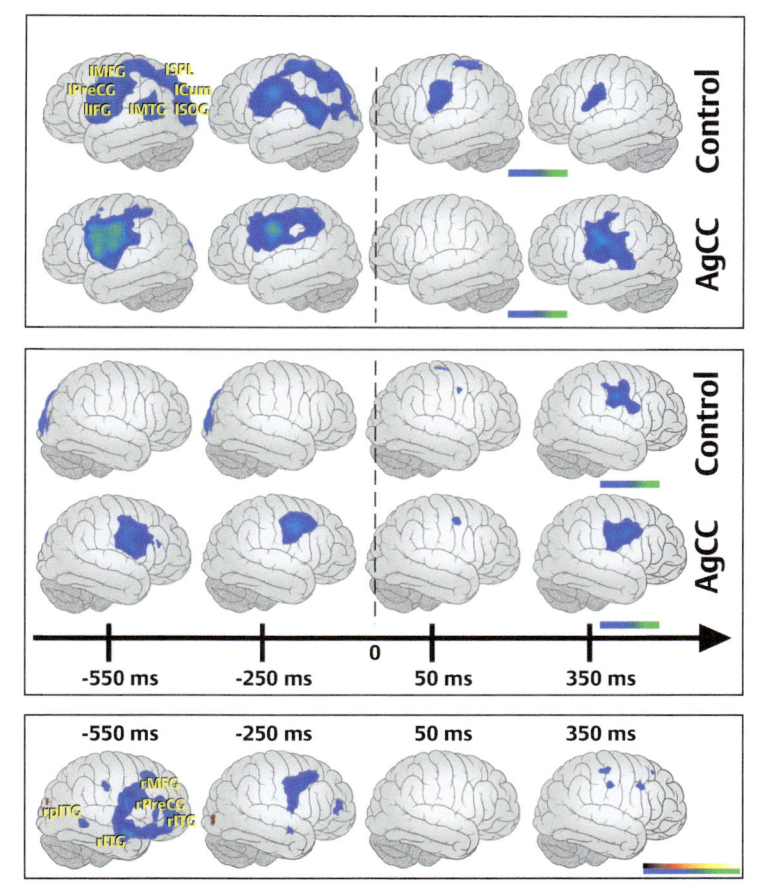

Fig. 18-3. (**a**) Exame de imagem funcional para avaliação da capacidade verbal em pacientes com agenesia de corpo caloso: alterações na potência beta no hemisfério esquerdo (teste t de uma amostra). Reduções robustas na potência beta são vistas no hemisfério esquerdo em coortes de controle e AgCC antes da geração de resposta e durante a execução. (**b**) Alterações na potência beta no hemisfério direito. Alterações na potência beta frontal e temporal antes da resposta estão presentes apenas no AGCC, com alterações bilaterais em ambos os grupos após 0 ms. (**c**) Comparação (teste t não paramétrico não pareado) entre os grupos controle e AgCC. Aumentos significativos na atividade beta (azul) antes do início da resposta estão presentes apenas no hemisfério direito, com maior atividade no AgCC. Diminuições na atividade beta para a coorte AgCC (vermelho) estão presentes nas regiões posteriores do hemisfério esquerdo fora da rede de idiomas.

microcefalia, anomalias genéticas e outras malformações associadas. Crianças com essas associações têm 75% mais epilepsia, 35,5% de microcefalia e sobrevida de apenas 14% com 14 anos, além de infecções respiratórias agudas.[8] Em casos isolados de agenesia os portadores podem ter a capacidade cognitiva preservada.

Em estudos recentes têm sido demonstrado o papel que o desenvolvimento do corpo caloso tem na especialização hemisférica da linguagem, porém isto ainda é pouco compreendido. Usamos imagens de RM durante testes linguísticos para testar a dominância hemisférica em pacientes com agenesia do corpo caloso e encontramos lateralidade reduzida (isto é, maior probabilidade de bilateralidade ou dominância do hemisfério direito).[9] A lateralidade correlacionou-se positivamente com medidas comportamentais da inteligência verbal (Fig. 18-3).[9]

A microcefalia é definida com 3 desvios-padrão abaixo da média no pré-natal. A gravidade da microcefalia se correlaciona com o QI. Quando associada a outras alterações, o prognóstico neuropsicomotor piora muito.[10] Ela não tem tratamento, e isto gera um problema social importante. Uma das etiologias mais frequentes no Brasil é a infecção pelo vírus da Zika, que teve um surto epidêmico, em 2016. Os relatos iniciais de infecção congênita pela Zika relacionaram com a microcefalia no nascimento com anomalias cerebrais graves. Os aspectos fenotípicos de reconhecimento foram ampliados para incluir a microcefalia que se desenvolve após o nascimento e as sequelas do neurodesenvolvimento. Neste capítulo, resumimos as principais anormalidades motoras e a epilepsia em crianças com evidência de infecção congênita pela Zika e fornecemos informações sobre o impacto dessas condições. Uma pesquisa na literatura médica foi feita para identificar artigos sobre anormalidades motoras e epilepsia em crianças com evidência de infecção congênita pela Zika, usando Medline e PubMed, Embase, Scopus, o OpenGrey Repository, e o Gray Literature Report em Saúde pública. Foram revisadas eventuais características clínicas de anormalidades motoras e epilepsia nas crianças estudadas.[10] Trinta e seis publicações foram identificadas; oito (8) foram selecionados para posterior revisão. Entre as crianças com achados clínicos consistentes com a síndrome congênita da Zika, 54% tinham epilepsia, e 100% tinham anormalidades motoras.[10] Nesses

lactentes, deficiências consistentes com diagnósticos de paralisia cerebral e epilepsia ocorreram com frequência.[10] Anormalidades motoras piramidais e extrapiramidais foram detectadas. A identificação imediata de possíveis deficiências permite a intervenção precoce para melhorar a qualidade de vida das crianças afetadas. Apesar desses dados, ainda há o que se aprender nesse terreno, e estudos em longo prazo de resultados e intervenções no desenvolvimento em crianças com infecção congênita pela Zika ainda serão necessários.[10]

Nos transtornos de migração encefálica, podemos encontrar desde hipotonia, distúrbios do desenvolvimento neurológico, epilepsia, elevações transitórias das bilirrubinas e pneumonias de repetição. As alterações estarão relacionadas com as áreas comprometidas e sua extensão. Dentre os principais diagnósticos estão a lisencefalia, heterotopia, microgiria e agiria.[11]

As anomalias da fossa posterior mais frequentes são os cistos de fossa posterior, as disgenesia do vérmix cerebelar e o cisto de dilatação do IV ventrículo. A malformação de Dandy Walker se correlaciona com 29% de chance de alteração no cariótipo. A hidrocefalia e as sequelas já descritas no início desse capítulo aparecem em 80% dos casos.[12]

SEQUELAS RELACIONADAS COM AS PRINCIPAIS MALFORMAÇÕES DO TUBO NEURAL

Os defeitos do tubo neural (DTN) são um grupo importante de anomalias congênitas graves associadas à mortalidade, morbidade e incapacidade em longo prazo, além de custos emocionais, psicológicos e econômicos. A cada ano, aproximadamente 5.000 fetos na Europa são afetados. A maioria desses casos é diagnosticada no período pré-natal (Fig. 18-4).[13]

Cerca de 65% dos fetos com anencefalia morrem na vida intrauterina ou têm uma sobrevida limitada.

Os disrafismos apresentam espectros de apresentação variáveis dependendo do número de corpos vertebrais acometidos e do tamanho da herniação ou defeito. As sequelas mais frequentes são as motoras, ortopédicas, necessitando de reabilitação fisioterápica decorrente da exposição das raízes nervosas, levando a plegias e paraplegias, alterações urológicas, gastrointestinais e respiratórias (bexiga neurogênica, incapacidade de controlar a micção, defecação e deglutição, bem como uma maior chance de complicações respiratórias). Assim estima-se que cerca de 75% dos afetados precisarão de cuidados multidisciplinares na vida adulta.[14]

No panorama das cirurgias fetais, a intervenção fetal para mielomeningocele (MMC) pode melhorar a hidrocefalia por causa da herniação do rombencéfalo associada à malformação de Arnold-Chiari II e pode reduzir a necessidade de desvio ventriculoperitoneal. A partir de agora, há pouca evidência de que o reparo pré-natal da MMC melhora a função neurológica. A MMC é a primeira doença não letal mais bem indicada para cirurgia fetal. Ainda não temos acompanhamento em longo prazo desses pacientes, visto que se trata de uma intervenção recente (a primeira cirurgia fetal para esse fim no Brasil foi realizada, em 2003, pelos cirurgiões, Antônio Fernando Moron, obstetra, e Sérgio Cavalheiro, neuroci-

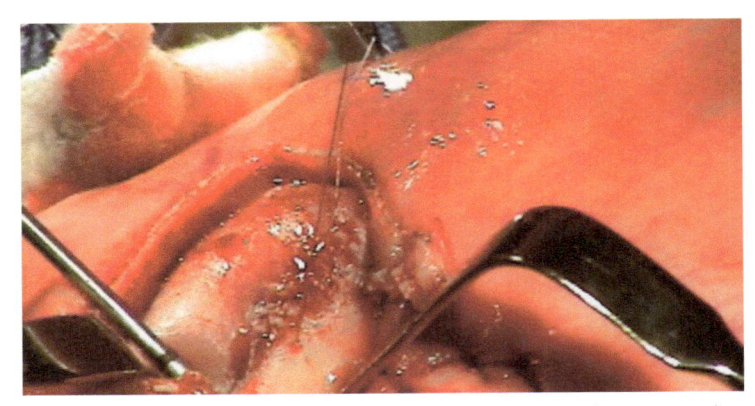

Fig. 18-5. Imagem frontal de cirurgia fetal intrauterina de mielomeningocele. (Fonte: Arquivo pessoal.)

rurgião, porém, em mais alguns anos teremos um melhor mapeamento sobre a possível melhora do prognóstico dessas doenças (Fig. 18-5).[14]

SEQUELAS RELACIONADAS COM AS PRINCIPAIS MALFORMAÇÕES CARDÍACAS

Aproximadamente 1% das crianças nascem com algum defeito cardíaco congênito, sendo assim a malformação mais comum. Temos os defeitos de septo cardíaco que compreende 26% das doenças congênitas cardíacas, seguida pela tetralogia de Fallot, defeito do septo atrioventricular, coartação da aorta, transposição dos grandes vasos e ventrículo esquerdo hipoplásico.[15]

Dependendo da magnitude (tamanho e localização da lesão) da malformação estes fetos serão submetidos a cirurgias, procedimentos hemodinâmicos intervencionistas ou apenas ao acompanhamento clínico.[14]

Têm sido estudadas as sequelas em longo prazo dessas malformações, mesmo quando elas são corrigidas.

Sabe-se que, dependendo da congestão causada pela alteração cardíaca, podemos ter hipoplasia pulmonar em 15% dos casos, o que pode acarretar sequelas respiratórias na vida adulta. Além disso podemos encontrar hepatomegalia e esplenomegalia em alguns casos. Nesses casos precisamos procurar malformações anorretais que podem estar associadas, bem como afastar síndromes mais complexas com exames de imagem detalhados.[14]

Trabalhos recentes encontraram relação de fetos com doença cardíaca congênita com volumes cerebelares menores do que fetos saudáveis. Pesquisas adicionais são necessárias para avaliar este achado como um marcador por imagem para resultados em longo prazo.[16]

Pacientes com malformações cardíacas congênitas, mesmo quando corrigidas, têm 50% mais chance de ter arritmias, problemas nas válvulas e necessidade de reoperação na idade adulta, quando comparadas a uma população saudável.[15]

SEQUELAS RELACIONADAS COM AS PRINCIPAIS MALFORMAÇÕES TORÁCICAS

Sobreviventes de hérnia diafragmática congênita (HDC) têm alta incidência de morbidade. Porém, a grande variabilidade nas práticas de acompanhamento nas diferentes instituições pode impedir a adequada análise dos resultados clínicos.[17]

Um estudo multicêntrico de acompanhamento dessas crianças realizado no Canadá, em 12 grandes centros de referência, com acompanhamento mínimo de 24 meses após a alta, revelou a incapacidade do neurodesenvolvimento como achado mais comum (27%), seguida de gastrointestinais (20,5%), pulmonares (11,4%), musculoesqueléticos (11,4%) e cardíacos (4,5%). A cirurgia adicional foi necessária em 17 pacientes (38,6%), incluindo reparo recorrente da HDC em sete (7) (15,9%). Cinco pacientes (11,4%) apresentaram perda auditiva. Entre as 41 crianças com dados disponíveis de 24 meses, 32 (78%), 17 (41,5%) e 14 (34,1%) pacientes apresentaram pesos

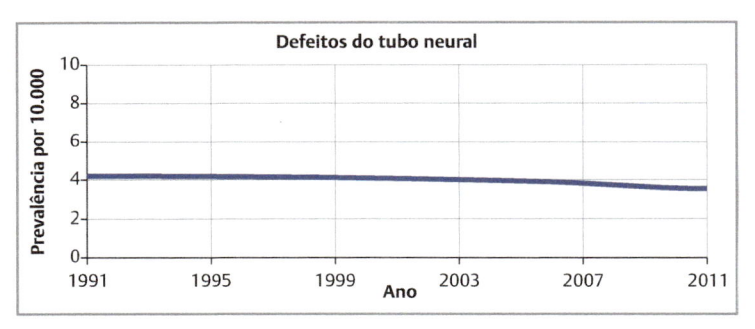

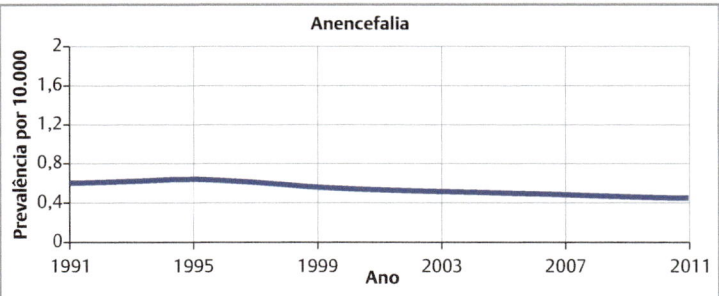

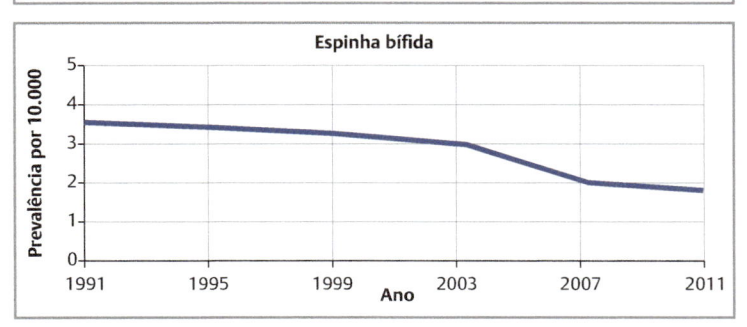

Fig. 18-4. Prevalência ao longo dos anos de defeitos do tubo neural (DTN) na Europa.

abaixo do 50º, 25º e 3º percentis, respectivamente.[17] O prognóstico piora muito quando associado à hipoplasia pulmonar, má rotação intestinal, canal arterial patente, forame oval patente e regurgitação de válvulas cardíacas.

A ressonância magnética aparece como uma ferramenta na elucidação do prognóstico em longo prazo já que permite uma adequada avaliação volumétrica pulmonar, consegue descartar a eventual presença de fístula traqueoesofágica e define o grau de obstrução esofágica e traqueal.

A atresia brônquica é uma malformação congênita rara, que consiste na interrupção de um lóbulo ou, mais frequentemente, de um brônquio segmentar. Isto leva à impactação do muco e à hiperinsuflação do segmento pulmonar obstruído. Ela causa complicações infecciosas e, em longo prazo, destruição do parênquima pulmonar adjacente. Assim, uma ressecção cirúrgica é geralmente indicada, mesmo em pacientes assintomáticos.[18]

A hipoplasia pulmonar apresenta uma mortalidade de aproximadamente 70%. A mortalidade aumenta de acordo com a associação de outras malformações, particularmente a agenesia renal.[19]

Não podemos esquecer das massas mediastinais e pulmonares, como os teratomas, cistos broncogênicos e sequestros que terão maior ou menor implicação no prognóstico de acordo com a compressão e órgãos invadidos.

SEQUELAS RELACIONADAS COM AS PRINCIPAIS MALFORMAÇÕES ABDOMINAIS

As principais malformações abdominais são as obstrutivas, destacando-se as atresias de esôfago e duodeno. Temos que lembrar também das imperfurações anais e dos defeitos da parede abdominal. A maioria dessas alterações cursa com polidrâmnio na vida intrauterina.

O maior risco dessas malformações - em especial as obstrutivas – é o risco de aspiração, por isso um diagnóstico preciso e precoce se faz imperativo. Essas crianças têm 95% de chance de ventilação mecânica nas primeiras horas de vida.[20]

Os defeitos da parede abdominal (DPA) ocorrem em aproximadamente 1 em 2.000 nascidos vivos.[21] Os DPA são conhecidos há séculos, com as primeiras descrições do século I depois de Cristo. Esse grupo amplo e heterogêneo de malformações compreende os dois defeitos congênitos da parede abdominal mais comuns (gastrosquise e onfalocele), além de outras anomalias incomuns, como ectopia *cordis*, Pentalogia de Cantrell (PC) e extrofia da bexiga e da cloaca.

Como o diagnóstico correto tem um papel fundamental no manejo da gravidez e no planejamento do tratamento, os médicos devem ser capazes de reconhecer e distinguir entre esses defeitos da parede, além de detectar suas anomalias associadas. Assim um novo desfecho pode ser alcançado.[21]

A RM, nesses casos, não é rotineiramente empregada. No entanto, em decorrência do amplo campo de visão, a melhor acuidade na avaliação de tecidos moles, bem como o acesso à visualização do mecônio nas sequências ponderadas em T1, a RM têm sido uma ferramenta excelente para a melhor acurácia diagnóstica, melhorando a avaliação de malformações associadas, bem como dando maior precisão na identificação dos órgãos envolvidos, permitindo até a volumetria dos órgãos herniados.[21]

Assim, um delineamento em longo prazo é possível. Nos dias atuais, prognóstico nas gastrosquise e onfalocele tem sido excelente, a sobrevida na maioria dos casos supera 90%, e a mortalidade cai a cada dia. Apenas 10 a 20% dos casos têm associação a outras anomalias, nas gastrosquise. Nas onfaloceles, temos 70% de malformações associadas, como polidactilia, anomalias vertebrais, musculoesqueléticas e renais, que mudam o prognóstico.[21]

No caso da Pentalogia de Cantrell, ectopia *cordis* e nos demais defeitos complexos teremos alterações torácicas cervicais que muitas vezes são fatais.

O diagnóstico preciso pré-natal permite uma monitorização fetal cuidadosa e a programação cirúrgica mais adequada para esses fetos.[21]

SEQUELAS RELACIONADAS COM AS PRINCIPAIS MALFORMAÇÕES GENITURINÁRIAS

A agenesia renal bilateral é a mais grave anomalia e a de mais difícil diagnóstico entre as que determinam prognóstico letal. A sua incidência ocorre em 1:4.000 nascimentos e deve ser feito o diagnóstico com dois métodos: a ultrassonografia (US) e a RM.[22]

A agenesia renal e a ectopia renal – unilaterais – têm um prognóstico excelente se isoladas, podendo ser feito o diagnóstico apenas na vida adulta.

As doenças císticas renais variam de acordo com a sua apresentação e a multiplicidade de cistos.

A doença autossômica recessiva (rim policístico infantil) apresenta múltiplos microcistos que podem se apresentar apenas como focos ecogênicos à US e, às vezes, a RM se faz necessária para individualizar os cistos não descritos. Nesse contexto, a função renal pode estar deteriorada e por causa do oligoâmnio podemos ter a hipoplasia pulmonar em 50% dos casos.[22]

A doença autossômica dominante (rim policístico do adulto) apresenta múltiplos cistos e pirâmides hiperecoicas à US. Ela pode se apresentar apenas na quarta ou quinta década de vida, mas os cistos renais, quando eventualmente encontrados na vida intrauterina, podem corroborar com o diagnóstico precoce. Estes pacientes podem ter hipertensão arterial e falência renal na vida adulta.[22]

Observamos 1 a 5% de dilatação piélica na gestação, com uma frequência de 2:1 (meninos em relação às meninas) e uma resolução espontânea em 40 a 80% dos casos.[23]

Quando nos deparamos com a dilatação do sistema coletor, um completo estudo da anatomia do trato urinário é necessário. A RM pode ser utilizada principalmente nos casos de oligoâmnio, em decorrência da dificuldade da avaliação pela US.[23]

Na maior parte das uropatias obstrutivas, o prognóstico é bom, e o diagnóstico antenatal permitirá um bom manejo pós-parto.

O que determinará o prognóstico será o tipo e a extensão das anomalias, o diagnóstico precoce, a bilateralidade, a presença de displasia renal, o comprometimento da bexiga e a presença de hipoplasia pulmonar.[23] A extrofia vesical representa uma parte do espectro de anomalias congênitas raras e cirurgicamente corrigíveis.[24]

No espectro de gravidade, estão as epispádias e as extrofias cloacais, onde nenhum músculo ou tecido conjuntivo está presente ao longo da parede abdominal anterior, por causa da não migração de células mesenquimais na quarta semana de gestação.[24]

A suspeita ultrassonográfica de extrofia vesical pode surgir a partir da identificação de uma massa na parede abdominal infraumbilical e de uma bexiga não visualizada. No entanto, em alguns casos, um cisto uracal no abdome inferior pode ser confundido com uma bexiga (Fig. 18-6).[24]

A RM pode ser usada como um adjuvante. As sequências ponderadas em T1 demonstram o hipersinal do mecônio que permite a avaliação do reto, ânus e intestino grosso.[24]

Um diagnóstico pré-natal preciso é essencial para o adequado aconselhamento parental com uma equipe multidisciplinar. A morbidade é muito alta, uma cirurgia extensa é necessária para reparar a bexiga e o defeito da parede abdominal. A incontinência urinária e fecal é prevalente. A cirurgia reconstrutiva para a genitália externa é muitas vezes necessária em pacientes masculinos.[24]

SEQUELAS RELACIONADAS COM AS PRINCIPAIS MALFORMAÇÕES ESQUELÉTICAS

As displasias esqueléticas são um grupo heterogêneo de doenças que levam a alterações de todo o esqueleto em maior ou menor grau. São raras e têm um fenótipo muito variável. O conhecimento das principais alterações do esqueleto é feito por um mapeamento por imagem, seja ele por US, RM e tomografia computadorizada (TC).[25]

O prognóstico vai variar de acordo com a gravidade da doença, como, por exemplo, a acondrogênese é letal em 100% dos casos, enquanto a acondroplasia permite sobrevida e cursa com uma capacidade intelectual normal. Quando existem displasias torácicas e de coluna, geralmente o prognóstico é pior; quando acomete

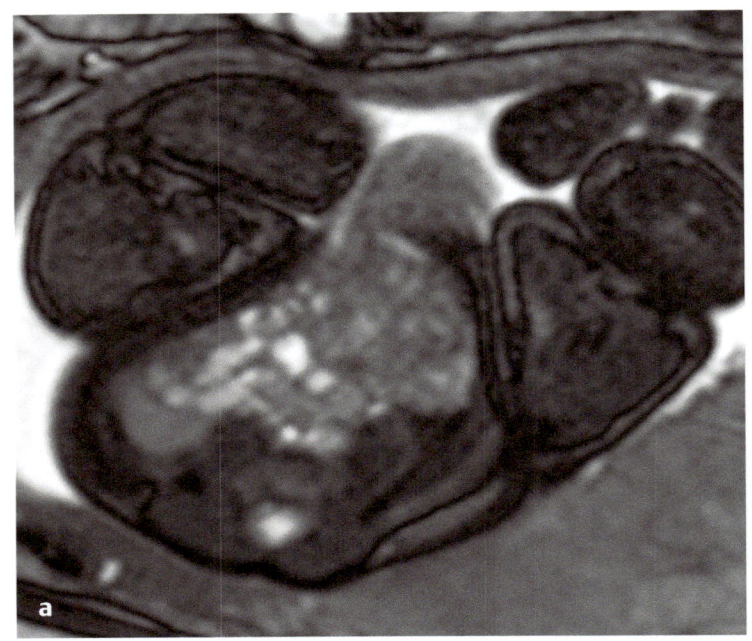 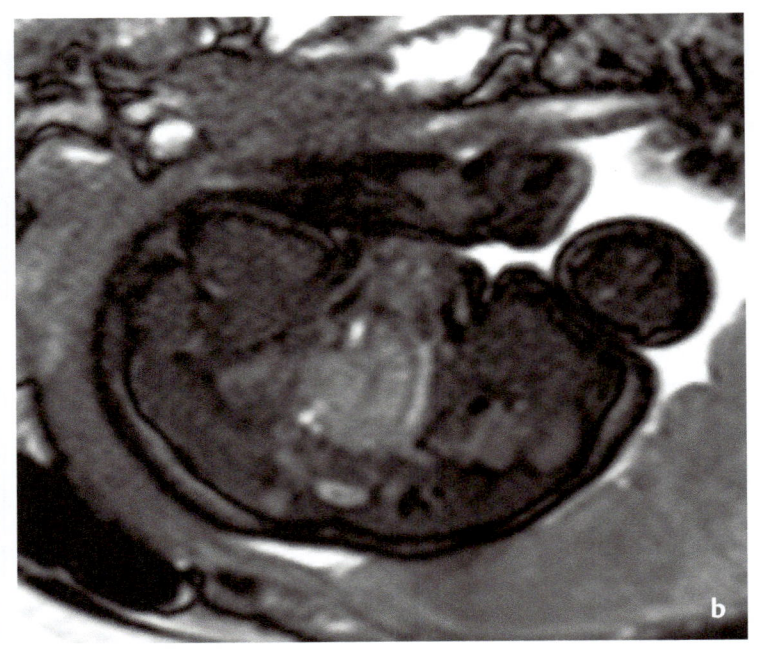

Fig. 18-6. (**a**) RM fetal (corte axial) demonstrando gastrosquise associado à extrofia vesical (**b**) no corte axial mais inferior, podemos identificar os dois ureteres se exteriorizando para a parede abdominal. (Fonte: arquivo pessoal.)

apenas os membros temos uma qualidade de vida normal, apesar dos aspectos sociais eventualmente comprometidos. A via de parto escolhida na maioria desses casos é a cesárea.[25]

CONCLUSÕES

Fornecer uma ideia clara e real do diagnóstico de uma malformação congênita tem sido a busca incansável de fetólogos e radiologistas dos dias de hoje. Novas tecnologias têm transformado esse cenário para melhor.

Nesse contexto, temos novos equipamentos de US e RM, exames citogenéticos, avaliação funcional através de fusão de imagens, todos os métodos que nos trazem uma elucidação das alterações neuropsicológicas, motoras, além dos tratamentos cirúrgicos fetais que poderão modificar o panorama futuro.

Estamos em momento de entendimento, acompanhamento dessas crianças, e logo teremos mais respostas, no que se refere ao prognóstico das anomalias congênitas.

REFERÊNCIAS BIBLIOGRÁFICAS

1. Hensle TW, Deibert CM. Adult male health risks associated with congenital abnormalities. Urol Clin North Am. 2012 Feb;39(1):109-14.
2. Mwaniki MK1, Atieno M, Lawn JE, Newton CR. Long-term neurodevelopmental outcomes after intrauterine and neonatal insults: a systematic review. Lancet. 2012 4;379(9814):445-52.
3. Peetsold MG1, Heij HA, Kneepkens CM, Nagelkerke AF, Huisman J, Gemke RJ. The long-term follow-up of patients with a congenital diaphragmatic hernia: a broad spectrum of morbidity. Pediatr Surg Int. 2009 Jan;25(1):1-17.
4. Noronha L, Medeiros F, Marins VDM, Sampaio GA, Serapião MJ, Torres Luiz FBT. Malformações Do Sistema Nervoso Central- Análise de 157 necrópsias pediátricas. Arq Neuropsiquiatr. 2000;58(3-B):890-96.
5. Vergani P, Locatelli A, Strobelt N. Clinical outcome of mild ventriculomegaly. Am J Obstetric Gynecol.1998; 178:218-22.
6. Dubourg C, Bendavid C, Pasquier L. Holoprozencefaly Orphanet. J Rare Dis. 2007;2:1-14.
7. Mercier S1, Dubourg C, Garcelon N, Campillo-Gimenez B, Gicquel I, Belleguic M et al. New findings for phenotype-genotype correlations in a large European series of holoprosencephaly cases. New findings for phenotype-genotype correlations in a large European series of holoprosencephaly cases. J Med Genet. 2011 Nov;48(11):752-60.
8. Paul LK, Brown, WS, Adolphs R. Agenesis of the corpus callosum: genetic, developmental, and functional aspects of connectivity. Neurosciense 2007;8:287-99.
9. Hinkley LB, Marco EJ, Brown EG, Bukshpun P3, Gold J3, Hill S1 et al. The Contribution of the Corpus Callosum to Language Lateralization. J Neurosci. 2016 20;36(16):4522-33.
10. Pessoa A, van der Linden V, Yeargin-Allsopp M, Carvalho CG, Ribeiro EM, Van Naarden Braun K et al. Motor Abnormalities and Epilepsy in Infants and Children With Evidence of Congenital Zika Virus Infection. Pediatrics. 2018 Feb;141:167-179.
11. Barkovich AJ, Koch TK, Carrol CL. The spectrum of lizencefalhy : report of ten patients analysed for MR. Ann Neurol radiol. 1991;30:139-46.
12. Alkan O, Kizilkilic O, Yldirium T. Malformations of the mild brain and hind brain; a retrospective study and review of the literature. Cerebellum 2009;8:355-65.
13. Khoshnood B, Loane M, de Walle H, Arriola L, Addor MC, Barisic I et al . Long term trends in prevalence of neural tube defects in Europe: population based study. BMJ. 2015;351:h5949.
14. Hirose S, Farmer D. Fetal surgery for myelomeningocely. Clin Perinatol. 2009, 36:431-39.
15. Salvin JW, Mc Elhinney DB, Colan SD. Fetal tricuspid valve size and growth as predictors of outcome inpulmonary atresia with intact ventricular septum. Pediatrics. 2006;118:415-20.
16. Olshaker H, Ber R, Hoffman D, Derazne E, Achiron R, Katorza E. Volumetric Brain MRI Study in Fetuses with Congenital Heart Disease. - AJNR Am J Neuroradiol. 2018 Apr 19.
17. Safavi A1, Synnes AR, O'Brien K, Chiang M, Skarsgard ED, Chiu PP. Multi-institutional follow-up of patients with congenital diaphragmatic hernia reveals severe disability and variations in practice. J Pediatr Surg. 2012 May;47(5):836-41.
18. Traibi A, Seguin-Givelet A, Grigoroiu M, Brian E, Gossot D. Congenital bronchial atresia in adults: thoracoscopic resection. J Vis Surg. 2017;(30)3:174.
19. Burri PH. Structural aspects of postnatal lung development alveolar formation and growth. Biol Neonate; 2006;89(4)313-22.
20. Olgun H, Karacan M, Caner I, Oral A, Ceviz N. Congenital cardiac malformation in neonates with apparently isolated gastrointestinal malformations. Pediatric Int. 2009;51(2):260-62.
21. Torre US, Portela-Oliveira E, Braga FDCB, Werner Jr. H, Daltro PAN, Souza AS. When Closure Fails: What the Radiologist Needs to Know About the Embryology, Anatomy, and Prenatal Imaging of Ventral Body Wall Defects. Semin Ultrasound CT MR. 2015;36(6):522-36.
22. Deltas C. Paoagregoriu G. Cystic diseases of the kidney. Arch Pathol Lab Med. 2010;34:569-82.
23. Thomas DFM. Prenatal diagnosis: what do we know of long term outcomes? J Pediatric Urol. 2010;6:204-11.
24. Goldman S1, Szejnfeld PO, Rondon A, Habib Francisco VV, Bacelar H, Leslie B et al. Prenatal diagnosis of bladder exstrophy by fetal MRI. J Pediatr Urol. 2013 Feb;9(1):3-6.
25. Trujillo- Tiebas MJ, Fenollar Cortes M, Lorda-Sanchez I. Prenatal diagnosis of skeletal dysplasia due to FGFR3 gene mutations: a 9 year experience: prenatal diagnosis in FGFR3 gene. J Assist Reproduct Genet. 2009;26:455-60.

CAPÍTULO 19

AGENTES TERATOGÊNICOS FETAIS

Fábio Roberto Ruiz de Moraes

A dúvida da paciente muitas vezes é a mesma do médico assistente: "O que causou esta malformação?". A segunda pergunta requer uma resposta rápida e sincera: "Qual a chance de acontecer novamente Doutor". Para responder a estas duas perguntas, se faz necessário o conhecimento dos agentes teratogênicos e seus efeitos na embriogênese e formação fetal.

A Teratologia, palavra de origem Grega, τερατολογία, (τερατο–monstro, e λογία–estudo), refere-se aos estudos dos agentes genéticos e ambientais, e sua influência sobre o concepto durante o pré-natal. Sendo assim, fundamental o conhecimento sobre as fases dos desenvolvimentos embrionário e fetal.

Até 1940 acreditava-se que os embriões estavam protegidos de agentes externos, por causa da existência de várias camadas de proteção, como as membranas corioamnióticas, a parede uterina e a musculatura abdominal materna.

Apesar de todo o avanço científico, os mecanismos exatos pelos quais a maioria dos agentes Biológicos, Químicos e Físicos comprometem o desenvolvimento do embrião ainda não foram completamente elucidados.

PRINCÍPIO QUE INFLUENCIA NO IMPACTO TERATOGÊNICO

Estágio do Desenvolvimento do Concepto

O efeito sobre o concepto está diretamente relacionado com a idade gestacional. Quanto mais precoce a gestação, maior o comprometimento (Fig. 19-1), inclusive com risco de óbito.[1] Desta forma, o período crítico realmente é o da embriogênese, entretanto, o Sistema Nervoso Central está em contínuo desenvolvimento, podendo sofrer agressões ao longo de toda a gestação, tendo como exemplo clássico a infecção pelo Zika Vírus.

Relação Dose/Efeito

O comprometimento do concepto é diretamente proporcional à quantidade de agente teratogênico, ou seja, quanto maior a dose, maior a manifestação, maior o dano, maior o risco de malformações e o riso de morte.

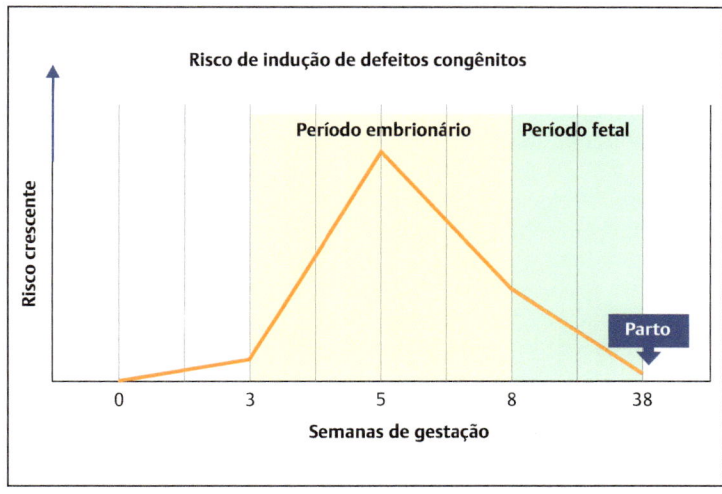

Fig. 19-1. Risco de indução de defeitos congênitos.

Mecanismo Patogênico Específico de Cada Agente

O mecanismo de ação específico de cada agente teratogênico sobre as células e tecidos em desenvolvimento pode alterar o crescimento do tecido, interferindo com a diferenciação celular ou morfogênese fetal e provocando a morte celular.

AGENTES TERATOGÊNICOS

O Agente Teratogênico, por definição, é qualquer substância, organismo, agente físico ou estado de deficiência que, estando presente durante a vida embrionária ou fetal, produz uma alteração na estrutura ou função da descendência, produzindo, assim, alteração funcional ou estrutural, ou até mesmo a morte fetal ou neonatal.[2] Estima-se que cerca de 15% de todas as gestações reconhecidas terminem em aborto, e que de 3% de todos os recém-nascidos vivos apresentem algum defeito congênito.[3]

Teratogenia por Agentes Biológicos
Rubéola

Até o século XVIII era considerada uma variante do Sarampo. Seu nome em Latim significa "pequeno vermelho". Os primeiros relatos de caso bem documentados são de 1941, associando este agente ambiental à catarata congênita, surdez e cardiopatia. Sabe-se também que o vírus da Rubéola também é o responsável pela Restrição de Crescimento Intrauterino (RCIU) e microcefalia. A incidência da Síndrome da Rubéola Congênita (SRC) diminuiu muito com o advento da vacina. Como a vacina é feita com vírus vivo atenuado, está contraindicada na gestação, apesar de não existirem relatos da SRC com a vacina.

O principal achado na infecção congênita é a surdez, que associada à cardiopatia a catarata congênita configura a SRC Clássica. Porém também pode estar presente o déficit intelectual, hepatoesplenomegalia, glaucoma e retinopatia, além das malformações já citadas. As principais malformações cardíacas são: defeito do septo interventricular, estenose pulmonar e alterações no ducto arterioso.

Pelo baixo custo e baixo risco de gravidade, alguns autores recomendam imunizar as pacientes suscetíveis no período puerperal imediato, ainda no ambiente hospitalar.

Toxoplasma

O *Toxoplasma gondii* é um hospedeiro intracelular obrigatório. Atravessa barreiras humanas com facilidade, inclusive a placenta. Por ter tropismo pelo sistema nervoso sua maior repercussão é ao nível de Sistema Nervoso Central e nervo óptico. Os sinais clássicos da toxoplasmose congênita são dilatação ventricular, retinocoroidite, calcificação cerebral e déficit intelectual. Também são achados frequentes a microcefalia, microftalmia, RCIU e calcificações cerebrais.

A toxoplasmose, diferente da maioria dos agentes teratogênicos biológicos, apresenta terapêutica relativamente eficaz, ou seja, mediante diagnóstico materno está indicado formalmente o início do tratamento com a espiramicina, diminuindo assim a chance de transmissão vertical, tratamento este que deverá ser mantido até a chegada do resultado da avidez para IgG da Toxoplasmose. Diante da confirmação diagnóstica de infecção fetal deve-se instaurar o tratamento fetal com esquema tríplice. Ou seja, a conduta ativa do médico assistente fará a diferença na ação teratogênica do patógeno.

Citomegalovírus

O Citomegalovírus (CMV) também conhecido como *Herpes-vírus* tipo 5, pertence à família *Herpesviridae*. As vias de transmissão ocorrem por contato com secreções biológicas. A transmissão vertical pode ocorrer durante a gestação pela forma transplacentária, no nascimento com contato ao canal de parto e após pelo meio do leite materno. O CMV infecta várias células do corpo humano, porém as únicas que permitem sua replicação são os fibroblastos humanos. Os leucócitos infectados atravessam a barreira da placenta, entrando na circulação fetal pelos vasos do cordão umbilical, onde o vírus se replica e é excretado no líquido amniótico pela urina fetal. Esse líquido é deglutido pelo feto, e o vírus pode replicar-se na orofaringe e entrar na circulação fetal, atingindo outros órgãos.

A infecção caracteriza-se pelo envolvimento de múltiplos órgãos, principalmente o sistema nervoso central e o sistema reticuloendotelial. São várias as manifestações clínicas, como RCIU, icterícia, petéquias, hepatoesplenomegalia, dilatação ventricular e microcefalia (com ou sem calcificações cerebrais). Nos fetos assintomáticos, as sequelas podem ser déficits neurológicos, defeitos dentários e perda auditiva neurossensorial. Normalmente esses sintomas se manifestam nos primeiros dois anos de vida.

Herpes Simples

O vírus da herpes humana (HHV) é relativamente comum e de fácil transmissão. Aproximadamente 75% das mulheres com história de herpes genital causada por HHV-2 e adquirida antes da gravidez possuem pelo menos um caso de recorrência durante a gravidez, e 14% desenvolvem sintomas específicos ou lesões antes do parto. A transmissão materna do herpes para o neonato ou feto pode acontecer por três vias diferentes: *in utero* (5% dos casos); *peri partum* (85% dos casos) a partir de uma infecção transplacentária ascendente ou por disseminação retrógrada através de membranas amnióticas intactas ou rompidas, e *pos partum* (5% dos casos), geralmente adquirida a partir do contato direto com uma pessoa infectada pelo HHV, geralmente com lesões cutâneas ou orolabiais. Na infecção congênita, a transmissão do HHV ocorre tanto em infecções maternas primárias, como em recorrentes. A transmissão do HHV por via congênita é rara, e quando o HHV é transmitido por esta via, a infecção apresenta uma tríade de manifestações clínicas características no recém-nascido: achados cutâneos (lesões ativas, cicatrizes, aplasia da cútis, hiperpigmentação ou hipopigmentação); achados neurológicos (microcefalia, calcificações intracranianas, hidrocefalia); e achados oculares (coriorretinite, microftalmia, atrofia óptica).

Varicela

A transmissão vertical do vírus da varicela ocorre em 8 a 25% dos casos. Destes casos somente 1 a 2% dos casos desenvolverão a Síndrome da varicela congênita (SVC). A SVC é caracterizada por uma embriofetopatia, que inclui lesões cutâneas cicatriciais, hipoplasia de membros, atrofia muscular, pé torto, restrição de crescimento intrauterino, microcefalia, atrofias cerebelar e cortical, hidrocefalia, convulsões, calcificações intra e extracranianas, déficit sensitivo, síndrome de Horner, atrofia de medula espinal, disfunção de esfíncter anal, disfagia, atresia intestinal, bexiga neurogênica, disfunção renal, pneumonia por aspiração recorrente, microftalmia, atrofia do nervo óptico, hipoplasia de disco óptico, coriorretinite, catarata congênita e nistagmo. Em gestantes que tiveram contato com pessoas infectadas pode ser utilizada a imunoglobulina, e em gestantes infectadas pode ser utilizada a terapia com aciclovir.

HIV

A infecção fetal pelo HIV (transmissão vertical) implica numa série de complicações fetais, entretanto, é importante salientar que a imunossupressão materna implica em uma gama importante de infecções oportunistas com repercussão direta na saúde do feto. Apesar de inúmeros relatos associando a transmissão vertical do HIV à Microcefalia, hipertelorismo, RUPREMA (ruptura prematura das membranas amnióticas) e trabalho de parto prematuro, os dados sólidos mostram uma real associação à RCIU (Restrição de Crescimento Intrauterino) e fetos PIG (Pequenos para a Idade gestacional).

Zika Vírus

Por ter relatos relativamente recentes de infecção fetal, ainda existem poucas publicações sobre o tema quando comparadas a outros agentes biológicos teratogênicos. O vírus da Zika foi descoberto, em 1947, em Uganda em macacos que habitavam uma floresta cujo nome era Zika. Em 1948, foi descoberto que o mosquito *Aedes aegypti* era o transmissor da doença. Apesar de relatos de infecções em humanos datadas de 1950, o primeiro surto foi na Oceania, em 2007. Surtos também ocorreram, em 2013 e 2014, na Polinésia Francesa e na Ilha de Páscoa, porém foi somente, em 2015, após o surto chegar no Brasil que se iniciou a associação entre o vírus e a microcefalia fetal, gerando verdadeiro pânico na população, principalmente na região nordeste do Brasil. Em 2016, a Organização Mundial da Saúde (OMS) decreta Emergência Internacional por causa do vírus da Zika.

Além da clássica microcefalia, também foram encontrados os seguintes achados nos fetos com infecção confirmada: calcificações cerebrais, ventriculomegalia, lisencefalia, hipoplasia do tronco cerebral e cerebelo, RCIU, pé torto congênito, artrogripose e oligoâmnio. Alguns autores classificaram estes achados, quando associados à microcefalia, como a síndrome do Zika Vírus.

Com a queda progressiva de novos casos, em novembro de 2016, a OMS decreta o fim da Emergência Internacional, decisão seguida pelo Brasil (Ministério da Saúde), em maio de 2017.

Teratogenia por Agentes Químicos

Talvez o leitor sinta falta da classificação da FDA (Food and Drug Administration) nas drogas que serão abordadas na sequência. Porém as novas normas da FDA para o uso de medicamentos na gravidez e na lactação, que entraram em vigor, em junho de 2015, reformularam o conteúdo e o formato das bulas, removendo quaisquer referências às categorias A, B, C, D e X. Estas foram substituídas por um resumo dos riscos perinatais do medicamento, discussão das evidências pertinentes e uma síntese dos dados mais relevantes para a tomada de decisões na prescrição. O objetivo final das novas normas é facilitar o processo de prescrição por meio do oferecimento de um conjunto de informações consistentes e bem estruturadas a respeito do uso de medicamentos nos períodos da gravidez e lactação. A FDA acredita que a estrutura narrativa da nova bula é mais adequada para registrar e transmitir os potenciais riscos da exposição aos medicamentos, em contraste com a rigidez das categorias A, B, C, D e X, onde drogas da mesma classe farmacológica poderiam estar em categorias diferentes.

Ácido Valproico

Alguns metabólitos do ácido valproico (VPA) são tóxicos, como o 4-en-VPA (ácido 2-propil-4-pentanoico) com especificidade de atuação em tecidos do sistema nervoso. Outros fatores que podem explicar o poder teratogênico do VPA seriam deficiência de folato (uma vez que o VPA é um antagonista do folato), radicais livres, isquemia, mecanismos relacionados com a apoptose e a supressão neuronal, homocisteinemia. O folato também foi considerado essencial como um cofator que induz a metilação da metionina a partir da homocisteína e controla os níveis circulantes desses aminoácidos no organismo. A redução da quantidade de folato sérico em decorrência do uso de VPA acarretou um aumento da concentração de homocisteína, que teria um papel nocivo, a hiper-homocisteinemia nas gestações. Os produtos contendo valproato (ácido valproico, divalproato de sódio) são vendidos sob prescrição médica e estão indicados para conter convulsões associadas à epilepsia, também como um estabilizador do humor. Os principais defeitos congênitos entre as crianças cujas mães tomaram um medicamento contendo valproato durante a gravidez são os defeitos de fechamento do tubo neural e déficit intelectual (QI muito baixo), sendo a severidade dos sintomas diretamente proporcional à dose tomada. Outros achados que também foram atribuídos ao uso do VPA são: fendas orofaciais, anormalidades cardíacas, polidactilia, plagiocefalia, hidrocefalia, síndrome de Arnold-Chiari, hipospadias. O dismorfismo facial é denominado "síndrome do ácido valproico". O VPA é o anticonvulsivante de maior potencial teratogênico, considerando a dose e se administrado em mono ou politerapia. A Academia Americana de Neurologia recomendou que mulheres em idade fértil evitem o uso desse medicamento quando possível, e este medicamento não deve ser a primeira opção para tratamento de epilepsia e outras condições patológicas de mulheres em idade reprodutiva.

Álcool

A Síndrome Alcoólica Fetal (SAF) é totalmente dependente da presença de álcool no sangue materno, desta forma, trata-se de um agente teratogênico absolutamente evitável. Os primeiros relatos sobre os efeitos do álcool na gestação surgiram, em 1968, na França, onde pesquisadores descreveram graves efeitos adversos do álcool em filhos de mães alcoolistas. A terminologia "Síndrome Alcoólica Fetal" foi proposta por Jones e Smith nos Estados Unidos, quando apresentaram um padrão de malformações em fetos de mães alcoolistas e critérios diagnósticos.

O quadro clínico fetal da mãe que consumiu bebida alcoólica durante a gestação decorre da interferência na formação cerebral, em especial na proliferação normal e migração dos neurônios que não se desenvolvem completamente em certas estruturas e podem acarretar alterações congênitas, anomalias do sistema nervoso central, retardo no crescimento e prejuízos no desenvolvimento cognitivo e comportamental. Além dos achados citados, as gestantes usuárias de álcool podem apresentar parto prematuro, aborto, morte fetal e uma série de deficiências físicas, comportamentais, cognitivas, sociais e motoras, além de outras dificuldades ao longo da vida. A prevalência da SAF em nascidos vivos supera os índices da síndrome de Down, autismo e da espinha bífida. A SAF é uma das principais causas evitáveis de deficiência intelectual.

Mecanismos pelos quais o álcool causa a teratogenia: a) morte celular, causando desenvolvimento anormal de diferentes partes do corpo do feto; b) interrompe o desenvolvimento normal de células responsáveis por diferentes funções do cérebro; c) interfere no fluxo sanguíneo da placenta, dificultando o fornecimento de nutrientes e oxigênio para o feto e prejudicando seu desenvolvimento natural; d) subprodutos tóxicos do metabolismo do álcool permanecem concentrados no cérebro.

O quadro clássico da SAF cursa com: 1. alterações faciais; 2. restrição de crescimento pré e/ou pós-natal e 3. evidências de alterações estruturais e/ou funcionais do SNC associadas à exposição intrauterina ao álcool.

Por se tratar de uma malformação fetal plenamente evitável e relativamente frequente, a prevenção é a principal estratégia terapêutica.

Anticoagulantes

Os derivados cumarínicos (*warfarin*) atravessam com relativa facilidade a barreira placentária. No primeiro trimestre, principalmente entre a 6ª e 9ª semanas, causam a "embriopatia varfarínica", também chamada de Síndrome Varfarínico-Fetal, em 15 a 25% dos fetos expostos, cursando com hipoplasia do osso nasal e rarefação das epífises (também podem ocorrer microcefalia, hidrocefalia). Quando usados na segunda metade da gestação, os cumarínicos podem causar microcefalia, atrofia do nervo óptico, catarata congênita, deficiência mental, hipotonia e hemorragias fetais. Entretanto, trata-se de droga segura durante a amamentação.

O plasma fresco e a reposição de vitamina K não surtem efeitos sobre o feto, o efeito de reversão da anticoagulação age somente sobre a gestante.

A heparina não fracionada (HNF) e a heparina de baixo peso molecular (HBPM) não atravessam a barreira placentária, e por isto são os anticoagulantes preferenciais durante a gravidez. Porém, seu uso prolongado associa-se a efeitos colaterais maternos, incluindo trombocitopenia, hemorragia e osteoporose. As vantagens da HBPM sobre a HNF são a superioridade quanto à biodisponibilidade (100% *vs.* 30%), à vida média após a aplicação (2 h *vs.* até 60 min), à absorção por via subcutânea (100% *vs.* variável) e à menor incidência de trombocitopenia (0% *vs.* 2,7%). Contudo, limitações ao seu uso incluem a neutralização inadequada pelo sulfato de protamina e o alto custo.

Antineoplásicos

O câncer e a gravidez, quando associados, são um desafio para o médico. A quimioterapia pode oferecer riscos à saúde fetal e, por outro lado, se não for realizado nenhum tratamento até o nascimento, é a vida da mãe que pode ficar em risco. O tratamento de uma gestante com câncer é sempre uma decisão difícil porque envolve o risco materno, o fetal, o desejo da paciente e dos familiares e as opiniões do oncologista, do obstetra e do neonatologista.

Classificação dos Quimioterápicos

A) *Alquilantes (ciclofosfamida, clorambucil, thiotepa, melphalan, busulfan):* são drogas moderadamente teratogênicas, principalmente quando usadas no primeiro trimestre. São malformações possíveis com o uso da ciclofosfamida no primeiro trimestre: malformações oculofaciais, anormalidades de unhas, ausência de dedos, hérnia umbilical, fenda palatina, microcefalia, hemangioma, ânus imperfurado e fístula retovaginal. Nos segundo e terceiro trimestres, restrição de crescimento intrauterino e pancitopenia neonatal podem ocorrer.

B) *Antimetabólitos (methotrexate, 5-fluorouracil, 6-mercaptopurina, thioguanina, ARA-C, hydroxyureia, hexamethylmelamine):* todas são drogas teratogênicas, com destaque para o metotrexato. As principais malformações são: anormalidades esqueléticas e cranianas, ausência de osso frontal, hipertelorismo, hipoplasia de mandíbula e defeitos cardíacos, como a dextroposição.

C) *Antibióticos (bleomicina, doxorrubicina, daunorrubicina, epirrubicina, mitocina, dactinomicina):* são drogas de baixo potencial teratogênico. As malformações mais comuns são: ânus imperfurado, fístula retovaginal e microcefalia.

D) *Alcaloides da vinca (vincristina, vimblastina):* são minimamente teratogênicos. Algumas anomalias podem estar associadas à vincristina, incluindo defeitos do septo atrial, hipoplasia renal e pancitopenia.

E) *Derivados da platina (cisplatina, carboplatina):* não foram relatados casos de malformação durante a gestação com o uso de derivados da platina. Entretanto, seu uso pode causar restrição de crescimento, diminuição da acuidade auditiva, leucopenia e alopecia transitória em recém-nascidos.

F) *Taxanos (paclitaxel, taxotere):* o uso do paclitaxel esteve associado à morte fetal em ratos, porém sem achados em humanos.

G) *Etoposide:* seu uso está ligado à restrição de crescimento intrauterino e pancitopenia neonatal.

H) *Navelbine, gencitabine e derivados da topoisomerase:* são drogas teratogênicas em animais, ainda sem estudos em humanos.

É importante salientar que todo quimioterápico é teratogênico, em maior ou menor grau. O uso de citostáticos no primeiro trimestre da gestação pode causar de 10 a 20% de malformações fetais, enquanto seu uso no segundo e terceiro trimestres causa em torno de 3%, índice praticamente igual à população em geral.

Antitireoidianos

Os medicamentos antitireoidianos atravessam a barreira placentária, causando efeito direto no feto. O propiltiouracil pode provocar hipotireoidismo fetal, apesar de ser um achado raro. Apesar de sua possível hepatotoxidade, o propiltiouracil é a droga de escolha no primeiro trimestre, uma vez que metimazol aparentemente provoca anomalias fetais quando administrado no primeiro trimestre. O iodeto de potássio, através do bloqueio da liberação dos hormônios tireoidianos, pode causar bócio fetal.

Drogas Antiepiléticas

Teoricamente não existe um risco maior para o desenvolvimento de malformações em filhos de mães com epilepsia não submetidas a tratamento, porém, o uso de determinadas drogas antiepiléticas (DAE) durante a gravidez pode aumentar o risco para determinadas malformações, como defeitos do tubo neural, fendas labial e palatina e alterações cardíacas.

Principais DAE:

1. *Lamotrigina:* a droga atravessa a barreira placentária, e a mãe e o feto têm concentrações sanguíneas semelhantes. A lamotrigina é usada como DAE de primeira escolha para mulheres durante a menacme. Porém, por causa de sua ação inibidora da diidro-folatorredutase, causa diminuição dos níveis de ácido fólico, associando assim à ocorrência de defeitos do tubo neural.

2. *Levetiracetam:* a segurança desta droga em gestantes ainda é desconhecida, embora, em modelos animais, o levetiracetam e seu metabólito mais importante, o 2-pirrolidinona, ácido N-butírico (PBA) tenham levado à ocorrência de anormalidades esqueléticas, fenda palatina, atraso no crescimento fetal e aumento da mortalidade fetal.

3. *Gabapentina:* mostrou toxicidade para os fetos de roedores, com atraso na ossificação de ossos cranianos, vértebras e membros, além de aumento da incidência de hidronefrose.

4. *Topiramato:* atravessa livremente a barreira hematoencefálica e, portanto, os níveis séricos maternos e fetais são equiparáveis no momento do parto. Existe associação a malformações maiores e menores em neonatos expostos *in utero* ao topiramato, sendo que as malformações maiores ocorreram principalmente naqueles em que as mães estavam em uso de topiramato em regime politerapêutico.

5. *Carbamazepina:* pode causar aumento da ocorrência de alterações dismórficas faciais, como nariz curto, fissura palpebral, pregas epicantais, hipertelorismo e hipoplasia ungueal, além de atraso no desenvolvimento neuropsicomotor. Em monoterapia durante a gravidez pode haver um risco duas ou três vezes maior para o desenvolvimento de anomalias congênitas maiores e para a ocorrência de prematuridade. Essas malformações podem ser decorrentes, em grande parte, do metabólito epóxi, formado por oxidação.

6. *Fenobarbital:* está associado a malformações cardíacas, fenda palatina e padrões específicos de malformações menores e dismorfismos.

7. *Fenitoína:* apresenta um maior risco de aparecimento de lábio e fenda palatina, anomalias cardíacas, hipoplasia das unhas e falanges distais e anormalidades craniofaciais. O QI de crianças nascidas de mães que fizeram tratamento em monoterapia com fenitoína é menor quando comparados a controles e em crianças de gestantes que utilizaram a carbamazepina.

8. *Valproato:* está associado a um risco de 1 a 2% para o desenvolvimento de defeitos do tubo neural. Doses superiores a 1.000 mg aumentam o risco de ocorrência de espinha bífida.

Lítio

O lítio é um dos principais psicofármacos para tratamento do transtorno de Humor Bipolar. A principal malformação associada é a cardíaca (coarctação aórtica, defeitos septais, atresia mitral ou tricúspide, dextrocardia, ventrículo único), bem como a anomalia de Ebstein (hipoplasia do ventrículo direito e implantação baixa da válvula tricúspide). Fetos de mães expostas ao lítio no 1° trimestre da gestação teriam então risco 400 vezes maior (1:50) para desenvolver a anomalia de Ebstein do que a população em geral não exposta (1:20.000). Também podem estar presentes distúrbios do ritmo cardíaco, dificuldade respiratória, cianose, diabetes *insipidus* nefrogênica, disfunção da tireoide, hipoglicemia, hipotonia, letargia, hiperbilirrubinemia e bebês grandes para idade gestacional. A American Academy of Pediatrics, Committee on Drugs, contraindica a amamentação durante o uso do lítio. A amamentação em vigência

do uso de lítio pode causar disfunção da tireoide, cianose, flacidez e alterações no ECG da criança.

Apesar das malformações cardíacas fetais, em gestantes que usaram o lítio (principalmente no primeiro trimestre), a magnitude do dano, aparentemente, é menor do que postulado previamente.

Opioides

O uso de opioides na gestação inclui tanto o consumo ilegal da heroína, como o mau uso da prescrição de analgésicos mais potentes. Sabe-se que a passagem desta substância pela placenta é muito rápida, causando assim efeitos obstétricos variados. Durante a gestação aumentam as taxas de pré-eclâmpsia, descolamento prematuro de placenta e alterações da vitalidade fetal.

No período perinatal observam-se aspiração meconial, baixo peso ao nascimento, mortalidade perinatal e morbidade puerperal. Os recém-nascidos são acometidos principalmente pelas complicações de prematuridade, síndrome de abstinência neonatal, déficit de crescimento pós-natal, retardos neurocomportamentais e síndrome da morte súbita neonatal. No feto, aumenta o risco de Microcefalia, fissuras orais, defeitos do septo ventricular e comunicação interatrial.

Em relação à heroína, vale salientar o perigo adicional de substâncias que são misturadas na droga, como estricnina, quinino, coumadina entre outras, aumentando ainda mais os riscos fetais, além dos riscos inerentes da contaminação pelo vírus do HIV e da Hepatite B durante o uso da droga.

Talidomida

Provavelmente foi a Talidomida, na década de 1950, que abriu os olhos da comunidade médica para a teratogenicidade dos medicamentos. Usada inicialmente para o tratamento da Hanseníase, observou-se que as gestantes que faziam uso da droga cursavam principalmente com focomelia (anomalias do desenvolvimento dos ossos longos dos membros).

O período embrionário mais delicado para a droga vai do 21° ao 40° dia de gestação. Além da focomelia, a Talidomida pode cursar com malformação do crânio, microftalmia, anoftalmia, deformidades ou ausência do pavilhão auricular e atresia de canal externo, com orelhas de implantação baixa, nariz em sela, fenda palatina, malformação do sistema respiratório, anomalias cardiovasculares, malformação do trato gastrointestinal, ausência de vesícula biliar e ducto biliar comum, anomalias do trato urinário e rins.

Acredita-se que 100% das mulheres expostas à Talidomida no período embrionário terão alguma repercussão fetal, considerando que apenas um comprimido de 50 mg já pode ser suficiente para o dano embrionário.

Tetraciclina

As tetraciclinas atravessam facilmente a placenta. As concentrações plasmáticas no cordão umbilical atingem 60% e no líquido amniótico 20% da concentração plasmática materna. Como as tetraciclinas apresentam alta afinidade por cálcio e tecidos mineralizados, elas ligam-se de maneira muito intensa a ossos e dentes em desenvolvimento, o que torna os dentes manchados, por causa da hipoplasia do esmalte, porém, sem alterações funcionais.

Porém, não é apenas a alteração estética que ocorre nos recém-nascidos, as tetraciclinas, em especial, a oxitetraciclina, podem apresentar efeitos teratogênicos como defeitos no tubo neural, fenda palatina e anormalidades morfológicas cardiovasculares significativas.

Ácido Retinoico (Vitamina A)

O Ácido retinoico na adequada expressão gênica perturba a morfogênese normal, causando anomalias de sistema nervoso central, coração e orelhas. A isotretinoína foi reconhecida como agente teratogênico, em 1982.

A isotretinoína (faz parte do grupo de derivados do ácido retinoico) é usada na terapêutica dermatológica, no tratamento das formas graves de acne. Ela tem efeitos teratogênicos comprovados, que incluem anormalidades do sistema nervoso central (hidrocefalia, malformação/anormalidade cerebelar, microcefalia), dismorfismo facial, fenda palatina, anormalidades na orelha externa (microtia, canais auditivos externos pequenos ou ausentes), anormalidades oculares (microftalmia), anormalidades cardiovasculares (malformações, como tetralogia de Fallot, transposição de grandes vasos sanguíneos, defeitos septais), anormalidades no timo e nas glândulas paratireoides. Como sua meia-vida é relativamente curta, o risco de malformações é pequeno, se a medicação for interrompida antes da gravidez.

O etretinato é utilizado no tratamento da psoríase e associa-se a malformações do sistema nervoso central, craniofaciais e esqueléticas. Ao contrário da isotretinoína, a sua meia-vida é muito longa, e os efeitos teratogênicos podem ocorrer mesmo quando o tratamento for interrompido meses antes da gravidez (o etretinato apresenta persistência sérica por até 5 anos após a interrupção do tratamento).

Teratogenia por Agentes Físicos
Radiação Ionizante

Diariamente as gestantes estão expostas à radiação ionizante, a dose é quem determinará ou não o dano ao feto. A radiação faz parte do dia a dia, livremente na natureza. A gravidade diante de uma exposição inadvertida é inversamente proporcional à idade gestacional, quanto mais precoce for a idade gestacional durante a exposição à radiação, maior será o risco e/ou a agressão ao embrião/feto.

Nos vários graus de exposição, existe a radiação solar, a paciente submetida a exames radiológicos, as profissionais da saúde que trabalham em ambiente que há exposição de radiação que venham a engravidar, as mulheres submetidas à radioterapia e, por último, os acidentes nucleares, de onde provém boa parte das informações da consequências da radiação em gestantes.

Radiação ionizante são ondas eletromagnéticas de alta energia (raios X ou raios gama) que, ao interagirem com a matéria, desencadeiam uma série de ionizações, transferindo energia aos átomos e moléculas presentes no campo irradiado e promovendo, assim, alterações físico-químicas intracelulares.

Para se medir a energia depositada por um feixe de fótons de alta energia (raios X ou raios gama) em um determinado tecido biológico e os seus efeitos sobre este tecido, foi criada a grandeza "dose absorvida". A dose absorvida de radiação é a energia depositada por quilograma de tecido e é expressa em "rad" (*radiation absorbed dose*, ou dose de radiação absorvida). Pelo sistema internacional de medidas utiliza-se a unidade "gray" (Gy), que equivale a 100 rad. Ela é adotada para qualquer tipo de radiação ionizante e não especificamente para o uso de raios X (RX). Os efeitos biológicos não dependem apenas da dose de radiação absorvida (Gy), mas também das características da radiação ionizante e da sua capacidade de produzir íons e dissipar energia em sua trajetória no meio ou tecido. Desta forma pode-se estimar a radiação absorvida pelo feto em exames radiológicos, por exemplo, como no Quadro 19-1.

As radiações ionizantes podem alterar as características físico-químicas das moléculas de um determinado tecido. Células com alta taxa de proliferação são mais sensíveis à radiação ionizante e são encontradas em tecidos de elevada multiplicação celular. A radiossensibilidade é inversamente proporcional ao grau de diferenciação celular e diretamente proporcional ao número de divisões celulares necessárias para que a célula alcance a sua forma "madura". As células humanas mais radiossensíveis são as células da epiderme, os eritroblastos, as células da medula óssea e as células imaturas dos espermatozoides. Já as células nervosas ou musculares, que não se dividem e são bem diferenciadas, são muito radiorresistentes.

O embrião é mais sensível aos efeitos da radiação ionizante nas duas primeiras semanas de gestação; durante este período, o embrião exposto à radiação permanecerá intacto ou será reabsorvido ou abortado. Considera-se risco de morte fetal neste período quando a exposição for superior a 10 rad (100 mGy). Durante as

Quadro 19-1. Dose Média de Radiação Absorvida pelo Feto em Exames Radiológicos

Exame radiológico	Dose média absorvida pelo feto (mGy)
RX de tórax (PA e perfil)	< 0,01
RX simples de abdome	2-3
Urografia excretora	4-9
RX de coluna lombar	4-6
TC de tórax (axial)	0,30
TC de abdome e pelve (axial)	2,5-5
TC de crânio (axial)	< 0,30

PA: Posteroanterior
Fonte: D'Ippolito G, Medeiros RB. Exames radiológicos na gestação. Radiol Bras 2005;38(6):448.[4]

3ª e 15ª semanas de gestação (quando ocorre a organogênese), o dano no embrião pode ser decorrente de morte celular induzida pela radiação, distúrbio na migração e proliferação celular. Nesta fase podem ocorrer graves anormalidades no sistema nervoso central, que está em formação (p. ex., hidrocefalia e microcefalia). Quando o feto é exposto a doses superiores a 100 mGy, podem ocorrer retardo mental e redução de cerca de 30 pontos no quociente de inteligência (QI) para cada 100 mGy acima do limite superior tolerado. Entre as 16ª e 30ª semanas de gestação permanecem os riscos de retardo mental, inibição do crescimento do feto e microcefalia. Após a 32ª semana de gestação não há riscos significativos ao feto, excetuando-se um possível aumento do risco de desenvolver uma neoplasia maligna durante a infância ou a maturidade. Neste sentido é importante observar que a incidência natural de anomalias congênitas na população em geral varia entre 0,5 e 5%. A probabilidade de malformações congênitas induzidas por exposição à radiação ionizante é da ordem de 0,5% para uma dose de 10 mGy; os riscos de microcefalia e retardo mental são de 0,4% e 0,1%, respectivamente, para uma dose de 10 mGy. Por outro lado, não foram identificados casos de retardo mental grave em crianças que foram expostas à radiação da bomba atômica antes da 8ª semana e depois da 25ª de gestação. Não se observam efeitos adversos no feto relacionado com a radiação ionizante em doses menores que 50 mGy.

Quando o útero é submetido a doses de radiação (20 mGy) aumenta o risco de o feto desenvolver câncer na infância, e principalmente aumenta o risco de ocorrência de leucemia, por uma fator de 1,5 a 2,0 quando comparado à incidência natural.

Os exames de radiodiagnóstico expõem o embrião a doses de radiação inferiores a 50 mGy. Apesar de os tratamentos de radioterapia utilizarem doses mais elevadas, estas não representam risco acrescido para o feto desde que a neoplasia se localize fora da região abdominopélvica e sejam tomadas as medidas de proteção adequadas reduzindo tanto quanto possível a dose administrada ao embrião. Antes desta decisão o risco/benefício deve ser sempre bem ponderado.

A indicação de exames radiológicos deve considerar o benefício obtido pela gestante e a disponibilidade de exames alternativos e inócuos ao feto, como a US e a RM.

Exames com radiação inferior a 50 mGy não têm sido associados a aumento do risco de aborto, anomalias congênitas, retardo mental ou mortalidade neonatal. Desta forma, a dose de radiação fetal inferior a 100 mGy não é indicativa para interrupção da gravidez. Porém, deve-se considerar esta opção quando a dose absorvida e calculada for superior a 250 mGy. Deve-se salientar que não existem exames radiológicos únicos que exponham o feto a este nível de radiação, mas numa combinação de exames isto pode ocorrer.

No ser humano, os maiores efeitos sobre o feto associados à radiação são retardo mental, microcefalia e a restrição de crescimento. É estimado que a incidência geral de malformações para fetos expostos *in utero* durante os 4 primeiros meses da gestação está em torno de 0 a 1 caso por 1.000 irradiados por 1 rad. O risco teórico máximo atribuído à exposição a 1 rad é de aproximadamente 0,003%, sendo, portanto, muitas vezes menor que o risco de abortamento, malformações espontâneas ou doenças genéticas. Por esta razão, não há nenhum dado que sugira que haja aumento do risco para o feto de aborto, retardo do crescimento ou malformações congênitas com doses menores que 5 rads, o que é o caso das exposições a raios X para fins diagnósticos.

Os riscos para microcefalia e retardo mental decorrente das radiações ionizantes são maiores quando a exposição ocorre entre as 8ª e 15ª semanas de idade gestacional. Durante este período, o risco para retardo mental severo é de aproximadamente 4% para exposições de 10 rads e 60% para exposições de 150 rads. Doses muito maiores (> 50 rads) são necessárias para afetar o feto entre as 16ª e 25ª semanas de idade gestacional. Não parece haver um aumento do risco para retardo mental em fetos expostos à radiação ionizante em doses inferiores a 5 rads em idades gestacionais inferiores a 8 semanas ou superiores a 25 semanas.

Em relação à carcinogênese, doses iguais ou maiores que 10 rads recebidas pelo feto intrauterino produzem um consequente aumento do risco para câncer infantil, sendo que o coeficiente de risco neste nível de exposição é de aproximadamente 6%, apesar de o valor exato deste risco permanecer incerto.

A Reforma Trabalhista abriu a possibilidade para que mulheres grávidas possam trabalhar em local com insalubridade mínima e média, mediante atestado médico. Entretanto, continua proibido o exercício profissional de gestantes em atividades com grau de insalubridade máximo. Esse é o caso das Médicas radiologistas, Técnicas e Tecnólogas em Radiologia, que continuam a ter direito ao afastamento imediato das atividades com radiação ionizante, tão logo seja confirmada a gravidez.

A Lei n.º 13.467/17, que institui a Reforma Trabalhista, diz assim:

> *Art. 394-A. Sem prejuízo de sua remuneração, nesta incluído o valor do adicional de insalubridade, a empregada deverá ser afastada de:*
>
> *I – atividades consideradas insalubres em grau máximo, enquanto durar a gestação;*
>
> *II - atividades consideradas insalubres em grau médio ou mínimo, quando apresentar atestado de saúde, emitido por médico de confiança da mulher, que recomende o afastamento durante a gestação;*
>
> *III – atividades consideradas insalubres em qualquer grau, quando apresentar atestado de saúde, emitido por médico de confiança da mulher, que recomende o afastamento durante a lactação.*

Gestantes que porventura necessitem de radioterapia como última alternativa terapêutica receberão a devida proteção radiológica possível. As que receberam o tratamento sem saber que estavam grávidas entram no rol das radiações acidentais e suas possíveis implicações.

Os casos de gestantes expostas a radiação de bombas atômicas, bem como acidentes em usinas nucleares são as principais fontes de informações das consequências da radiação durante a gestação de acordo com a dose recebida.

Hipertermia

As principais origens da hipertermia durante a gestação são a febre e o Doppler. Entretanto há de se ter parcimônia nesta afirmação, pois é necessário um aumento de até 4°C para ação teratogênica sobre o embrião.

O efeito térmico do Doppler é avaliado pelo índice térmico (IT), que traduz aproximadamente a máxima elevação térmica passível de ocorrer no tecido exposto aos ultrassons. Um IT de 1,0 significa que uma subida térmica de 1°C é previsível, deixando um transdutor numa posição fixa (até a temperatura estabilizar) num modelo de tecido perfundido, como resultado da deposição de energia no tecido por absorção dos ultrassons. A máxima elevação térmica *in vivo* ocorre no osso (estrutura que absorve as ondas ultrassônicas de forma mais significativa) na região subjacente ao transdutor.

A hipertermia está relacionada com defeitos de fechamento do tubo neural, microcefalia, micrognatia e fendas faciais.

Teratogenia Genética

Do ponto de vista quantitativo, os fatores genéticos constituem as causas mais importantes de defeitos congênitos. As mutações são responsáveis por um terço de todas as malformações. Aberrações cromossômicas ocorrem em 6 a 7% dos zigotos.

Podem ocorrer dois tipos de anormalidades cromossômicas: numéricas ou estruturais. Os cromossomos acometidos podem ser os sexuais e os autossômicos. As alterações cromossômicas apresentam fenótipos característicos, como na Síndrome de Edwards (trissomia do cromossomo 18) por exemplo. O mecanismo de anormalidade desencadeado pelas alterações genéticas é praticamente idêntico aos iniciados por fatores ambientais.

Importante salientar que nem tudo que é "familiar" é genético, pois uma mulher pode estar exposta a um fator ambiental, e os fetos de mais de uma gestação serem acometidos.

As anormalidades cromossômicas estão devidamente descritas em outro capítulo do livro.

Teratogenia Multifatorial

Ocorre quando há a associação de fatores ambientais e genéticos, agindo em conjunto, causando assim manifestações fetais.

Muitas anomalias congênitas comuns são causadas por fatores genéticos e ambientais atuando em conjunto, trata-se da herança multifatorial. Na maioria das anomalias congênitas as causas são desconhecidas.

Nas perdas gestacionais estima-se uma contribuição de causas cromossômicas em mais de 50% dos abortamentos espontâneos. Com relação aos defeitos congênitos, causas genéticas parecem ser responsáveis por 15-20%; fatores ambientais são reconhecidamente responsáveis por 7%; 20% são de etiologia multifatorial, mas em mais de 50% dos casos a causa permanece desconhecida.

Cabe ao assistente conhecer as causas evitáveis e tratáveis de teratogenia, evitando assim a iatrogenia.

REFERÊNCIAS BIBLIOGRÁFICAS

1. Langman. Embriologia médica. 12. ed. 2014. p. 101.
2. Dicke JM. Teratology: principles and practice. Medical Clinics of North America. 1989 May;73(3).
3. Kalter H, Warkany J. Congenital malformations — etiologic factors and their role in prevention. N Engl J Med. 1983 February 24;308:424-431.
4. D'Ippolito G, Medeiros RB. Exames radiológicos na gestação. Radiol Bras 2005;38(6):448.

BIBLIOGRAFIA COMPLEMENTAR

Brasil. Ministério da Saúde. Secretaria de Vigilância em Saúde. Recomendações para profilaxia da transmissão vertical do HIV e terapia antirretroviral em gestantes [Internet]. Brasília (DF): Ministério da Saúde; 2010.

Briggs GG, Freeman RK, Yaffe SJ. Drugs in pregnancy and lactation: A reference guide to fetal and neonatal risk. Ninth Edition, Philadelphia; 2011.

Buxmann H, Hamprecht K, Meyer-Wittkopf M, Friese K. Primary human cytomegalovirus (HCMV). Infection in Pregnancy. 2017;45-52.

Cassina M, et al. Pregnancy outcome in women exposed to antiepileptic drugs: teratogenic role of maternal epilepsy and its pharmacologic treatment. Reproductive toxicology, 2013;39:50-57.

FDA (Food and Drug Administration). Pregnancy, lactation, and reproductive potential: Labeling for human prescription drug and biological products — content and format guidance for industry. DRAFT GUIDANCE. December, 2014.

Ferreira S, Costa R, Malveiro D, Vieira F. Warfarin embryopathy: balancing maternal and fetal risks with anticoagulation therapy. Pediatrics & Neonatology, 2018.

Hladik W, Baughman AL, Serwadda D, Tappero JW, Kwezi R, Nakato ND, et al. Burden and characteristics of HIV infection among female sex workers in Kampala, Uganda - a respondent-driven sampling survey. BMC Public Health. 2017;17(1):565.

Lima LR, Silva AP, Schmidt-Chanasit J, Paula VS. Diagnosis of human herpes virus 1 and 2 (HHV-1 and HHV-2): use of a synthetic standard curve for absolute quantification by real time polymerase chain reaction. Mem Inst Oswaldo Cruz. 2017:0.

Lind JN, Interrante JD, Ailes EC, Gilboa SM, Khan S, Frey MT, et al. Maternal use of opioids during pregnancy and congenital malformations: a systematic review. Pediatrics. 2017 May.

Lloreda-Garcia JM, Martínez-Ferrández C, Gil-Sánchez S, Ibáñez-Micó S. Síndrome de la varicela congénita y herpes zoster neonatal. Enfermedades infecciosas y microbiología clínica 2013 December;31(10):705-706.

Lozano, JMR. Congenital malformations in children of epileptic mothers with intrauterine exposures to antiepileptic drugs and comparison with a control group. Update from pinar del rio epilepsy pregnancy multicenter study, experience 1996–2016. Neurology. 2017 April;17.

Lyons C, Ketende S, Drame F, Grosso A, Diouf D, Ba I, et al. Physical and sexual violence affecting female sex workers in Abidjan, Côte d'Ivoire: Prevalence, and the relationship between violence, the work environment, HIV and access to health services. J Acquir Immune Defic Syndr. 2017.

Maldonado YA, Read JS. Diagnosis, treatment, and prevention of congenital toxoplasmosis in the United States. Pediatrics. 2017 Feb;139(2).

Moore KL, Persaud TVN, Torchia MG. Embriologia clínica. 10ª ed. Rio de Janeiro. Elsevier, 2016. p.457-486.

Moraes F, Moraes E, Sales L. Zika virus and fetal microcephaly, an epidemic is occurring in Brazil, the word is in danger? 2016 PCS Global Obstetrics & Gynaecology Congress Annals. 2016:76.

Moraes F, Moraes E, Sales L. Zika virus and fetal microcephaly: what has changed in the last year? 2017 PCS 2nd Global Obstetrics & Gynaecology Congress Annals. 2017:87.

Moraes F. Cobertura da vacinação anti-rubéola no puerpério. repositório de teses UFSC. 2000 TO 305.

Nelson MM, Forfar JO. Associations between Drugs Administered during Pregnancy and Congenital Abnormalities of the Fetus. Br Med J. 1971;1:523.

Patorno E, Huybrechts KF, Bateman BT, Cohen JM, Desai RJ, Mogun H, et al. Lithium use in pregnancy and the risk of cardiac malformations. N Engl J Med 2017; 376:2245-54.

Petribu NCL, Aragao MFV, van der Linden V, et al. Follow-up brain imaging of 37 children with congenital Zika syndrome: case series study. BMJ. 2017 Oct 13;359:j4188.

Prusa AR, Kasper DC, Sawers L, Walter E, Hayde M, Stillwaggon E. Congenital toxoplasmosis in Austria: Prenatal screening for prevention is cost-saving. PLoS Negl Trop Dis. 2017 Jul 10;11(7).

Rivero IM, Solano MR, Uriarte JM, et al. Síndrome de varicela congénita. Progresos de Obstetricia y Ginecología. 2014 Nov;57(9):432-35.

Salam AP, Rojek A, Dunning J, Horby PW. Clinical trials of therapeutics for the prevention of congenital zika virus disease: challenges and potential solutions. Ann Intern Med. 2017;166 (10):725-32.

Saldan A, et al. Testing for cytomegalovirus in pregnancy. J Clin Microbiol. 2017;55(3):693-702.

Shepard TH, Lemire RJ. Catalog of teratogenic agents. 11 th ed. Baltimore: The Johns Hopkins University Press. 2004.

Veroniki AA, Cogo E, Rios P, Straus SE, Finkelstein Y, Kaeley R, et al. Comparative safety of antiepileptic drugs during pregnancy: a systematic review and network meta-analysis of congenital malformations and prenatal outcomes. BMC Medicine. 2017;15:95.

Walsh EM, O'Kane GM, Cadoo KA, Graham DM, Korpanty GJ, Power DG, Carney DN. Is chemotherapy always required for cancer in pregnancy? An observational study. Irish Journal of Medical Science Irish Journal of Medical Science. 2017 November; 186(4):875-881.

Werner H, Daltro P, Fazecas T, Zare Mehrjardi M, Araujo Júnior E. Neuroimaging findings of congenital toxoplasmosis, cytomegalovirus, and zika virus infections: a comparison of three cases. J Obstet Gynaecol Can. 2017 Dec;39(12):1150-1155.

Yamamoto L, Targa LS, Sumita LM, Shimokawa PT, Rodrigues JC, Kanunfre KA, Okay TS. Association of parasite load levels in amniotic fluid with clinical outcome inc toxoplasmosis. Obstet Gynecol. 2017 Aug;130(2):335-345.

Parte **4** GENÉTICA & MEDICINA FETAL

ACONSELHAMENTO PRÉ-CONCEPCIONAL

Marcello Braga Viggiano ▪ Caroline Ferreira David ▪ Marina Scolari Moreira Miranda

O conteúdo deste capítulo (págs. 173 e 174), encontra-se disponível on-line.

Para acessá-lo, aponte a câmera do seu smartphone ou tablet para a imagem acima.

ACONSELHAMENTO FRENTE À ALTERAÇÃO ULTRASSONOGRÁFICA FETAL (CONSULTORIA EM MEDICINA FETAL)

Marcos Faria ▪ Heverton Pettersen ▪ Eduardo Isfer

INTRODUÇÃO

Anomalias fetais ocorrem em 2-3% das gestações, sendo o aconselhamento após o diagnóstico ultrassonográfico fundamental para o casal, pois além de confortar, orienta quanto aos próximos passos relacionados com a propedêutica complementar e terapêutica. Lembramos ao leitor que o nosso objetivo não envolve o aconselhamento genético que, quando necessário, deverá ser realizado por geneticista clínico, com experiência em diagnóstico pré- e pós-natal.

Na abordagem obstétrica, o ideal é que um aconselhamento inicial seja feito no período pré-conceptual, abordando os anseios dos futuros pais, investigando os riscos individuais e recomendando o uso do ácido fólico por período de 2 a 3 meses antes da gestação.[1] Após a concepção, todas as gestantes ou casais têm direito ao maior número de informações com relação à gestação e aos testes disponíveis para avaliação da saúde fetal.

Dentre os exames complementares, os testes de rastreamento anatômico e cromossômico são partes integrantes da rotina pré--natal moderna. Neste cenário, a ultrassonografia tem papel bem estabelecido no rastreamento e no diagnóstico de anomalias fetais. A acurácia do exame ultrassonográfico, operador dependente, é fundamental e servirá de base para a construção de um raciocínio clínico lógico e um aconselhamento adequado em relação às condutas propedêuticas e terapêuticas.

ABORDAGENS DO ACONSELHAMENTO

Defendemos a conduta de um aconselhamento universal, independente do risco inicial da gestação ou de um diagnóstico de alteração fetal. As variáveis idade materna, idade gestacional, história prévia, história familiar, crença, receios, condição financeira e exames físicos e complementares devem ser consideradas em qualquer aconselhamento. Também, independente do risco fetal, abordagem com relação às diferenças entre testes de rastreamento e diagnóstico, suas vantagens e desvantagens. No caso de rastreamento das cromossomopatias, deve ficar claro para o casal que somente um estudo invasivo para estudo do cariótipo fetal é capaz de diagnosticar anomalias cromossômicas, e mais, que um estudo cromossômico não exclui anomalias gênicas. As informações devem ser transmitidas de forma clara e natural, sem o intuito de causar ansiedade ao casal, mas de conscientizar e possibilitar a melhor escolha de acompanhamento para eles e para o feto. Durante o aconselhamento, é obrigação do médico avaliar e disponibilizar todas as alternativas diagnósticas e terapêuticas disponíveis de rastreamento, mas a escolha final deve acontecer através de um consenso com o casal. É ideal que todo o processo de aconselhamento seja registrado, com evidências de que as informações foram passadas de forma clara para os pais. Este processo previne entendimentos diferentes das orientações discutidas e fornece respaldo jurídico posterior, caso haja necessidade. É certo que os casais nunca reclamarão das informações fornecidas, mas daquelas omitidas.

Frente ao diagnóstico de alteração fetal, o aconselhamento deve abordar, inicialmente, as possíveis etiologias e os meios complementares disponíveis para a confirmação diagnóstica. É nossa opinião que a abordagem profunda sobre hipóteses diagnósticas ainda não confirmadas deva ser evitada em um primeiro momento, pois o excesso de informação confunde o casal e causa maior ansiedade.

Após a confirmação do diagnóstico e etiologia, segue então o aconselhamento detalhado, com abordagem da história natural, prognóstico, disponibilidade de tratamento e possibilidade de recorrência. O aconselhamento não segue um protocolo específico, rígido, aplicado da mesma forma para todos os casais. Mesmo diante de uma mesma anomalia, as variáveis citadas anteriormente (idade materna, idade gestacional etc.) são diferentes e devem ser levadas em consideração na tomada de decisão.

Ainda, o tom do aconselhamento deve ser diferenciado entre os diversos tipos de serviços diagnósticos. Não podemos exigir que o aconselhamento realizado em um serviço geral de ultrassonografia tenha a mesma amplitude daquele aconselhamento realizado em um serviço especializado em medicina fetal. É importante que cada serviço reconheça o seu potencial, e se o achado ultrassonográfico estiver acima da capacidade de resolução de um serviço, encaminhamento a um serviço especializado deve ser feito imediatamente. Um aconselhamento inadequado pode prejudicar ou atrasar o diagnóstico e a terapia subsequente, com consequências para o feto e para o casal. Quando se trata de diagnóstico pré-natal, uma conduta a ser evitada, comumente disseminada em nosso meio, é a reavaliação fetal em 2 semanas quando um diagnóstico ultrassonográfico é duvidoso. Esta conduta atrasa o verdadeiro diagnóstico e tratamento fetal, quando possível, devendo ser substituída pela solicitação imediata de uma segunda opinião. Esta postura não desmerece o ultrassonografista e agiliza procedimentos subsequentes.

PONTOS IMPORTANTES PARA UM ACONSELHAMENTO ADEQUADO

As normas éticas associadas à prática médica nos sugerem que alguns passos sejam seguidos para que o aconselhamento seja efetivo.

Relacionamento Médico-Gestante

O ambiente ultrassonográfico, escuro e frio, é o primeiro empecilho para uma boa relação médico-gestante/casal. Acender a luz da sala de ultrassonografia antes da entrada da gestante, olhar nos olhos e mostrar-se interessado pela gestante, e não somente pelo exame ultrassonográfico, pode ser um bom começo. Embora seja mais um exame para o ultrassonografista, lembramos que é "o exame" para o casal. A comunicação entre ultrassonografista e gestante/casal é fundamental para o estabelecimento deste relacionamento. Para isso a linguagem deve ser apropriada e compreensível. Termos médicos devem ser evitados e, quando não for possível substitui-los, devem ser explicados ao casal. Uma estratégia que utilizamos é a de fazer desenhos didáticos, o que facilita a compreensão de alterações fetais que são de difícil entendimento para os casais.

Anamnese Adequada

Muitas informações que nos auxiliarão no diagnóstico e no aconselhamento podem ser obtidas de forma rápida e direta. Local de origem da gestante, profissão, tipo sanguíneo e fator Rh do casal, histórico de gestações anteriores, forma de concepção, histórico familiar, consanguinidade entre os pais podem ser dados importantes na hora de montar as hipóteses diagnósticas e fazer o aconselhamento. Além disso, a anamnese demonstra o interesse pelo caso e reforça a relação médico-gestante/casal.

Diagnóstico Correto

Como comentado anteriormente, o diagnóstico correto é a base para o aconselhamento adequado. Falsos diagnósticos, seja de alterações presentes ou ausentes, levam a um aconselhamento inadequado. Deve haver o maior empenho para um diagnóstico ultrassonográfico preciso. As limitações causadas pelo aparelho de ultrassonografia e qualidade da imagem, biotipo materno, idade gestacional, tempo disponível para o diagnóstico e limitações pessoais do examinador não devem ser obstáculos para um diagnóstico correto das anomalias fetais.

Disponibilidade de Tempo e Local Adequados

Não existe tempo definido para um aconselhamento adequado, porém, um aconselhamento apressado é presságio de comunicação inadequada. Aconselhar não é pontuar "tarefas" para serem executadas. Após o diagnóstico de uma anomalia, o casal deve ser levado a um ambiente adequado para discussão das hipóteses diagnósticas e as formas de confirmação. Havendo certeza diagnóstica, as explicações sobre a anomalia fetal, sua história natural, possibilidade de tratamento intraútero, as necessidades e soluções neonatais devem ser feitas com calma e clareza. Para ter a certeza de que tudo que foi discutido foi entendido pelo casal, uma estratégia é pedir à gestante/casal que fale sobre o diagnóstico e condutas discutidas. Qualquer ponto duvidoso deve ser rediscutido. Todo esse processo demanda tempo!

Aconselhamento

Segundo o dicionário Aurélio, a palavra **aconselhamento** significa ato ou efeito de aconselhar(-se); **auxílio** ou **orientação** concedidos, geralmente por um profissional, em determinada situação ou circunstância.[2] O aconselhamento não deve ser feito como uma imposição ou protocolo a ser cumprido, mas como uma *orientação*. A gestante/casal tem o direito de avaliar o que está sendo discutido e escolher a melhor opção para eles, ainda que esta não seja a conduta tecnicamente adequada e defendida pelo profissional de saúde.

ACONSELHAMENTO REFERENTE ÀS MALFORMAÇÕES FETAIS

As anomalias fetais ocorrem em 2 a 3% das gestações e, quando diagnosticadas no período pré-natal por meio de ultrassonografia, podem ser classificadas de acordo com o tipo de manifestação ultrassonográfica, se isoladas ou associadas e quanto ao grau de consequências da alteração.[3,4] Estas classificações iniciais facilitam o aconselhamento com relação à elaboração de hipóteses diagnósticas e exames complementares para confirmação do diagnóstico. Ultrassonograficamente, as alterações são agrupadas em anomalias estruturais (malformações, deformações, disrupturas e displasias), sinais fenotípicos (face plana, edema de nuca, implantação baixa de orelha, fêmur curto, clinodactilia etc.) e sinais ultrassonográficos, sem correspondente anatômico ou anatomopatológico específico (*golf ball*, intestino hiperecogênico etc.). Segundo Jones (2006),[3] as malformações são aquelas onde a origem da alteração está na embriogênese (holoprosencefalia, defeito do septo atrioventricular, agenesia renal etc.). Deformações são alterações causadas por forças externas que agem sobre uma estrutura embriologicamente normal (pé torto congênito causado por oligodramnia). As disrupturas são alterações causadas pela destruição de uma estrutura que teve sua formação normal (cardiopatia na rubéola congênita, ventriculomegalia na citomegalovirose, porencefalia na morte de um gemelar monocoriônico). As displasias, por sua vez, ocorrem por conta da desorganização celular de um tecido (malformação adenomatoide cística, displasias esqueléticas etc.). Estes achados podem aparecer de forma isolada ou associada e ter como etiologia um fator único (cromossomopatias, infecções) ou, ainda, podem fazer parte de uma síndrome congênita complexa (osteocondrodisplasias, VATER, Noonan, Smith-Lemli-Optiz, Pena-Schokeir, entre centenas de outras síndromes). Pelo grau de consequências, são classificadas em anomalias estruturais maiores, que causam sequelas graves ou necessitam de cirurgia para correção (anencefalia, ventriculomegalia, espinha bífida, cardiopatias etc.) e anomalias estruturais menores, sem consequências graves ou que não precisam de correção, embora a correção possa ser feita com caráter estético (apêndices pré-auriculares, polidactilia etc.).

Nos casos de anomalias múltiplas, o diagnóstico etiológico poderá ser mais complexo e sugerimos o uso da mesma estratégia descrita por Jones (2006) para o diagnostico pós-natal. Três perguntas devem ser respondidas:[3]

1. **Qual das malformações é a mais precoce do ponto de vista embriogênico?** Isto indicaria que o problema básico estaria presente antes do período de desenvolvimento daquela estrutura, fornecendo pistas para o diagnóstico etiológico;
2. **Se as anomalias poderiam ser explicadas por um único problema básico, sendo o conjunto explicado por uma *sequência cronológica de eventos*?** As anomalias estruturais (malformações, deformações, disrupturas e displasias) podem manifestar-se ao exame ultrassonográfico como defeito único ou um conjunto de anomalias que poderia ser explicado por um desenvolvimento sequencial: cardiopatia isolada ou hidropsia; pé torto congênito ou síndrome de Potter; amputação de uma extremidade ou sequência da ruptura amniótica precoce com malformações múltiplas - síndrome da banda amniótica.
3. **Se as anomalias poderiam ser explicadas por um fator etiológico único, com manifestações em diversos tecidos?** Nestes casos estão incluídas as síndromes malformativas causadas por infecções, cromossomopatias e mutações.

O conhecimento do ultrassonografista e sua capacidade intuitiva, associados a uma anamnese adequada, podem facilitar o diagnóstico e proporcionar aconselhamento individual adequado, que sempre deverá ser baseado nas evidências ultrassonográficas registradas.

ACONSELHAMENTO REFERENTE AO EXAME MORFOGENÉTICO DE PRIMEIRO TRIMESTRE ALTERADO

A Fetal Medicine Foundation (2019) e a International Society of Ultrasound in Obstetrics and Gynecology (ISUOG) recomendam a realização de ultrassonografia entre 11 semanas e 13 semanas e 6 dias (CCN variando entre 45-84 mm) com objetivos específicos (Quadro 21-1).[5] Alteração em qualquer um dos tópicos avaliados merece aconselhamento específico.

Idade Gestacional Incorreta

Em qualquer aconselhamento, a certeza da idade gestacional correta é fundamental. Aconselhamentos relacionados com os efeitos de agentes teratogênicos, infecções congênitas e acompanhamento e determinação do melhor momento para realização do parto em fetos com anomalias progressivas e restrição de crescimento são dependentes da datação correta realizada no primeiro trimestre. O fato de que 10-40% das gestantes não se lembram ou não têm certeza da data da sua última menstruação faz do exame ultrassonográfico de primeiro trimestre método confiável para determinação da idade gestacional.[6] Determinamos a idade gestacional pela medida do comprimento cabeça-nádega e se a diferença for superior a 5 dias quando comparado à idade gestacional calculada pela data da última menstruação, aconselhamos a gestante e o médico assistente a considerarem a idade gestacional estabelecida pela ultrassonografia do primeiro trimestre.[5]

Risco Aumentado para Cromossomopatias

Atualmente é inquestionável o aconselhamento materno/casal em relação ao risco fetal de anomalias cromossômicas com base na idade materna, marcadores bioquímicos e ultrassonográficos de primeiro trimestre (medida da translucência nucal, osso nasal,

Quadro 21-1. Objetivos do Exame Ultrassonográfico do Primeiro Trimestre: 11- 13 semanas e 6 dias (FMF, ISUOG)

- Definir idade gestacional
- Rastrear defeitos cromossômicos
- Rastrear anomalias estruturais
- Rastrear e definir gemelaridade
- Rastrear PE e CIUR
- Rastrear TPP

ducto venoso, válvula tricúspide, frequência cardíaca fetal e outros) e rastreamento pelo DNA fetal na circulação materna. A medida da translucência nucal é utilizada para estimar não só o risco de cromossomopatias, mas também o prognóstico fetal (Quadro 21-2). Quanto maior a medida da translucência nucal, maior a chance de cromossomopatias, maior a chance de anomalias estruturais, maior a chance de óbito fetal e menor a chance de RN vivo e saudável.

O risco fetal pode ser estimado utilizando-se de um ou mais testes, ou, ainda, seguindo estratégia de contingência, onde os exames são executados em etapas definidas por um resultado prévio. A estratégia de contingência tem como objetivo aumentar a taxa de detecção das cromossomopatias, diminuir o número de procedimentos invasivos desnecessários e diminuir custos.[7,8]

Os serviços de ultrassonografia de rotina devem utilizar a medida da translucência nucal isolada como marcador para avaliação do risco inicial, devendo o aconselhamento inicial ser baseado no fluxograma da Figura 21-1.

Na presença de qualquer marcador ultrassonográfico de cromossomopatias: translucência nucal ≥ 2,5 mm, frequência cardíaca fetal ≤ percentil 5 ou ≥ percentil 95, osso nasal ausente, refluxo em válvula tricúspide e ducto venoso com contração atrial reversa ou IP ≥ percentil 95, a gestante deve ser encaminhada a um serviço de medicina fetal, onde um cálculo mais acurado do risco fetal e aconselhamento específico serão realizados. Nestes serviços, outras estratégias de contingência poderão ser utilizadas (Figs. 21-2 e 21-3), como os testes bioquímicos e o estudo de DNA fetal na circulação materna.[7,8]

É importante deixar que o casal decida o que é "alto" ou "baixo" risco de cromossomopatia. O valor do "alto risco" é pessoal e depende das expectativas do casal, desejos, experiências prévias, história familiar, se a gestação foi espontânea ou assistida, outros. Lembramos que a definição de alto risco maior que 1/100 é uma definição formal, que atende a uma determinada sensibilidade e especificidade dos testes utilizados e a própria FMF utiliza valores de cortes diferentes, de acordo com objetivos específicos. O médico que fará o aconselhamento deverá ter em mente que quanto menor o valor de corte utilizado (1/200, 1/300, 1/500 etc.), maior será a taxa de detecção de cromossomopatias (alta sensibilidade). Em contrapartida, teremos taxas de falso-positivo maior, o que significa mais exames invasivos desnecessários e maior número de perdas gestacionais de fetos normais.

Basicamente, o aconselhamento quanto à indicação de um procedimento invasivo para a determinação do cariótipo fetal dependerá do risco fetal final para cromossomopatias e do desejo do casal em realizar o procedimento após extensiva discussão dos riscos e benefícios do exame. O estudo do cariótipo fetal poderá ser realizado através da cultura tradicional ou por *microarray* (biologia molecular).

Em casos onde a cultura ou *microarray* forem normais e houver medida de TN ≥ 3,5 mm, ou ainda, ducto venoso com contração atrial reversa ou refluxo em válvula tricúspide, as gestantes devem permanecer sob vigilância do serviço de medicina fetal, pois existe maior risco de anomalias cardíacas, restrição de crescimento e óbito fetal.[9,10] Estas gestantes devem ser submetidas a novas rea-

Quadro 21-2. Risco Fetal de Acordo com a Medida da Translucência Nucal (FMF)

TN aumentada entre 11-14 semanas (n = 4.767 fetos)				
Translucência nucal	Defeitos cromossômicos	Cariótipo normal		Vivos e normais
		Anomalias fetais maiores	Óbito fetal	
< 95º percentil	0,2%	1,5%	1,0%	97%
95º-99º percentil	3,5%	2,5%	1,0%	93%
3,5-4,4 mm	20%	10%	2,5%	70%
4,5-5,4 mm	33%	20%	3,5%	50%
5,5-6,4 mm	50%	25%	10%	30%
≥ 6,5 mm	65%	45%	20%	15%

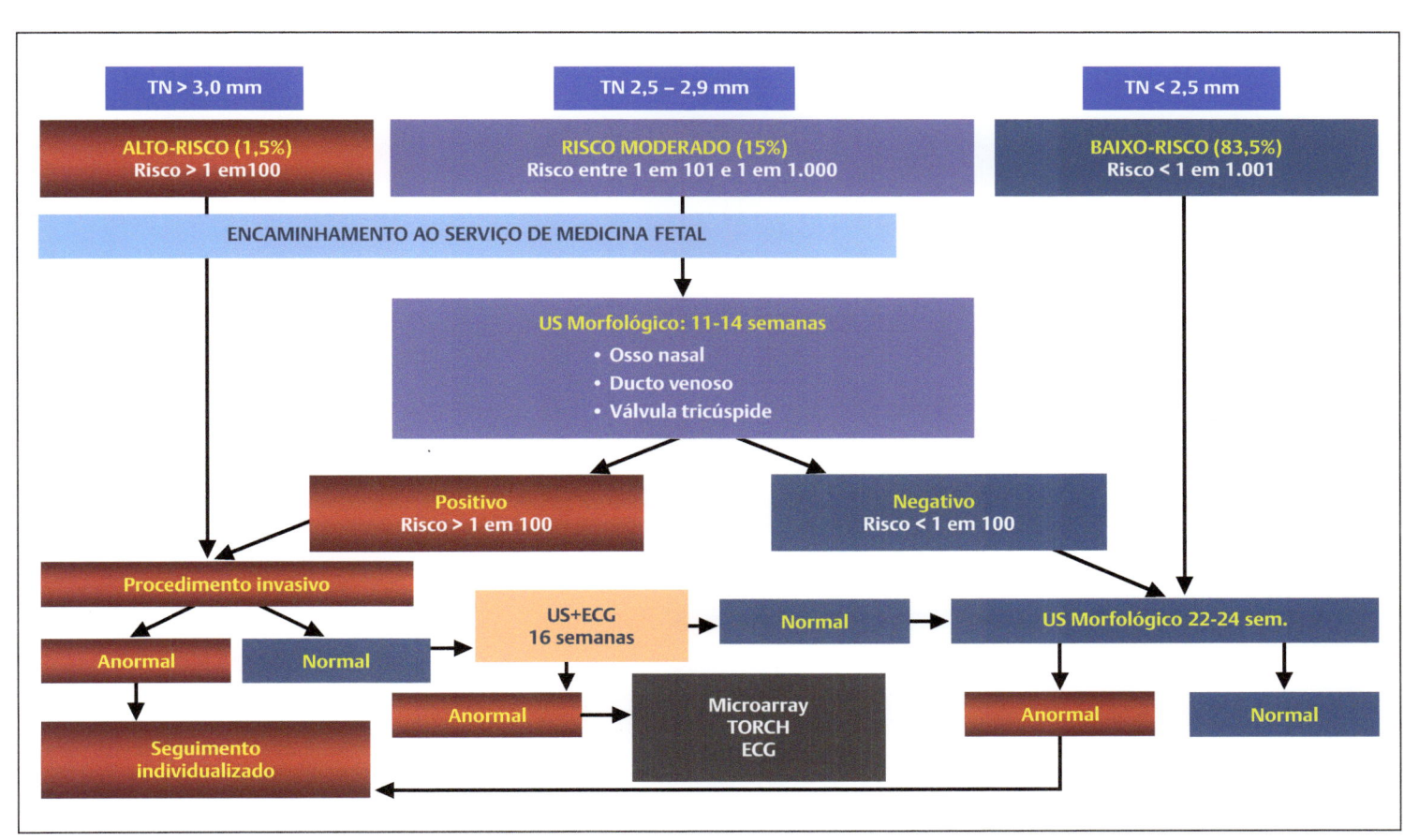

Fig. 21-1. Aconselhamento do casal de acordo com a medida da translucência nucal realizada em serviço de rotina e da avaliação dos demais marcadores ultrassonográficos como segunda linha de rastreamento. ECG: Ecocardiografia.

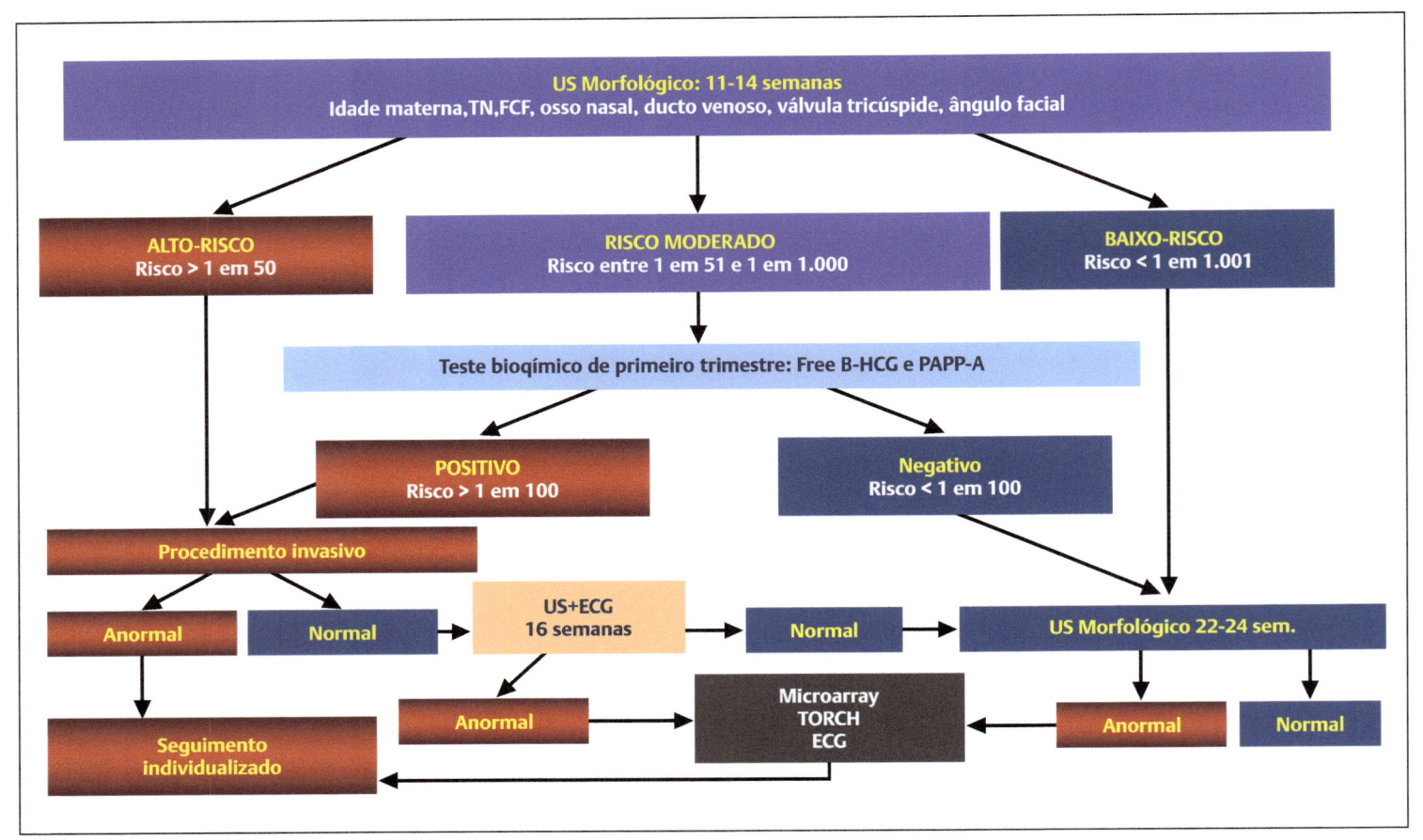

Fig. 21-2. Aconselhamento do casal de acordo com exame morfogenético de primeiro trimestre e teste bioquímico como segunda linha de rastreamento. Proposta dos autores. ECG: Ecocardiografia.

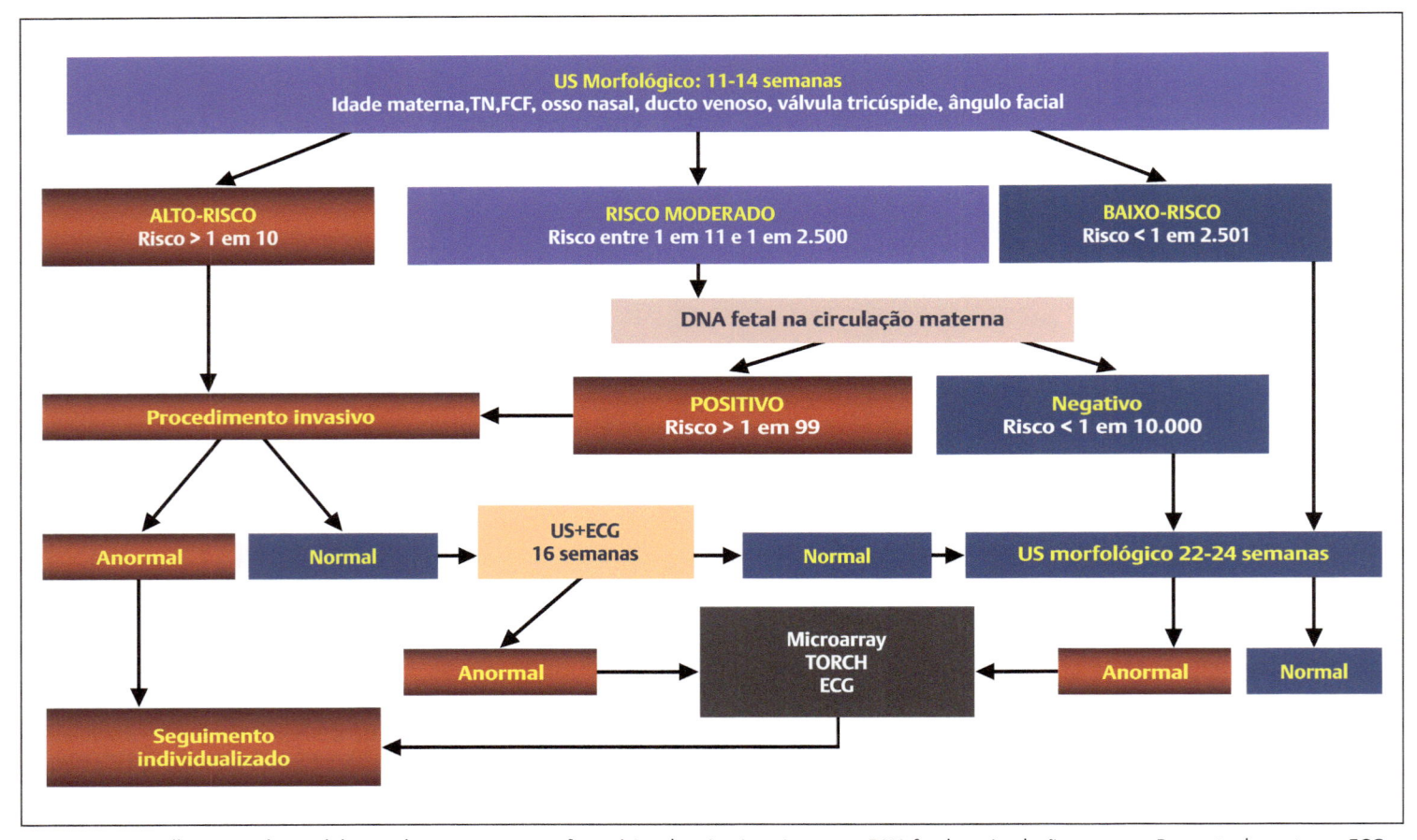

Fig. 21-3. Aconselhamento do casal de acordo com exame morfogenético de primeiro trimestre e DNA fetal na circulação materna. Proposta dos autores. ECG: Ecocardiografia.

valiações ultrassonográficas com 16, 22, 28, 32 e 36 semanas de gestação. Todas as avaliações devem ser realizadas por fetologista experiente e devem abordar anatomia detalhada, ecocardiografia fetal, estudo dopplerfluxométrico arterial e venoso do feto, estudo das artérias uterinas, avaliação do bem-estar fetal e associar a um estudo longitudinal da curva de crescimento.

Anomalias Estruturais

Aparelhos ultrassonográficos com alta resolução e treinamento adequado dos ultrassonografistas permitem hoje o diagnóstico de 60-70% das grandes malformações no primeiro trimestre da gestação.[11,12] Dessa forma, um estudo morfológico de primeiro trimestre deve ser realizado, porém, o fetologista deve orientar o casal quanto às limitações desse período. Syngelaki et al. (2011) analisaram 44.859 fetos, sendo identificadas 488 anomalias (1,1%).[13] Destas, 43,6% foram identificadas durante o primeiro trimestre de gestação. Os autores relataram que todos os casos de acrania, holoprosencefalia alobar, onfalocele, gastrosquise, megabexiga e anomalia de *body-stalk* foram diagnosticados neste período. Por outro lado, anomalias que potencialmente poderiam ter sido identificadas neste período, apresentaram taxa de detecção insatisfatória. Entre estas anomalias estavam ausência de mãos e pés (diagnóstico de 77%), hérnia diafragmática (diagnóstico de 50%), displasias esqueléticas letais (diagnóstico de 50%), polidactilia (diagnóstico de 60%), malformação cardíaca (diagnóstico de 34%), fenda facial (diagnóstico de 5%) e espinha bífida (diagnóstico de 14%). Diferentemente das anomalias citadas anteriormente, por conta das características específicas de desenvolvimento tardio, casos de agenesia de corpo caloso, hipoplasia de vérmis cerebelar, lesões ecogênicas pulmonares, obstrução intestinal, a maioria das nefropatias e pé torto congênito não foram identificados no primeiro trimestre. Os autores concluíram que em exame ultrassonográfico no período de 11-13 semanas, algumas anormalidades sempre devem ser detectadas, outras são potencialmente detectáveis e algumas nunca serão detectadas.

Uma observação importante do trabalho foi que a detecção de uma malformação estava relacionada com a associação com translucência nucal alterada, uma expressão fenotípica da anormalidade, e, consequentemente, um marcador importante para malformação. Seguindo o mesmo raciocínio, os demais marcadores de cromossomopatias (frequência cardíaca fetal, osso nasal, ângulo facial, válvula tricúspide e ducto venoso) podem funcionar como sinal de "alerta" para o diagnóstico de malformações estruturais, aumentando a acurácia do exame e, consequentemente, melhorando a qualidade do aconselhamento no primeiro trimestre.

Dessa forma, as alterações estruturais frequentemente diagnosticadas no primeiro trimestre são: anencefalia, holoprosencefalia, ventriculomegalia, espinha bífida, fendas faciais, cardiopatias, ausência de bolha gástrica, hérnia diafragmática, agenesia renal, megabexiga, onfalocele, gastrosquise e anomalias de membros. Todas são passíveis de associação com cromossomopatias e todas as gestantes devem ser aconselhadas a realizar o estudo cromossômico fetal através do cariótipo tradicional ou *microarray*.[11,13,14]

Diagnóstico da Gemelaridade

A gemelaridade ocorre em torno de 2-3% das gestações e está relacionada com o aumento da morbiletalidade fetal e neonatal em decorrência de complicações específicas (síndrome da transfusão feto-fetal, TRAP, TAPS, restrição de crescimento seletiva, morte de um gemelar) ou não (restrição de crescimento, trabalho de parto prematuro, pré-eclâmpsia e eclâmpsia) das gestações gemelares. Esta morbiletalidade está diretamente relacionada com o tipo de corionicidade, monocoriônica ou dicoriônica, devendo o aconselhamento destas gestantes ser realizado de acordo com o tipo de placentação.[15,16]

Gestações monocoriônicas devem ser avaliadas por meio de ultrassonografia com 12 e 16 semanas, e após este período a cada 2 semanas. Gestações dicoriônicas devem ser avaliadas com 12 e 20 semanas, e após este período a cada 4 semanas.[15] Acompanhamento e exames sugeridos podem ser vistos na Figura 21-4.

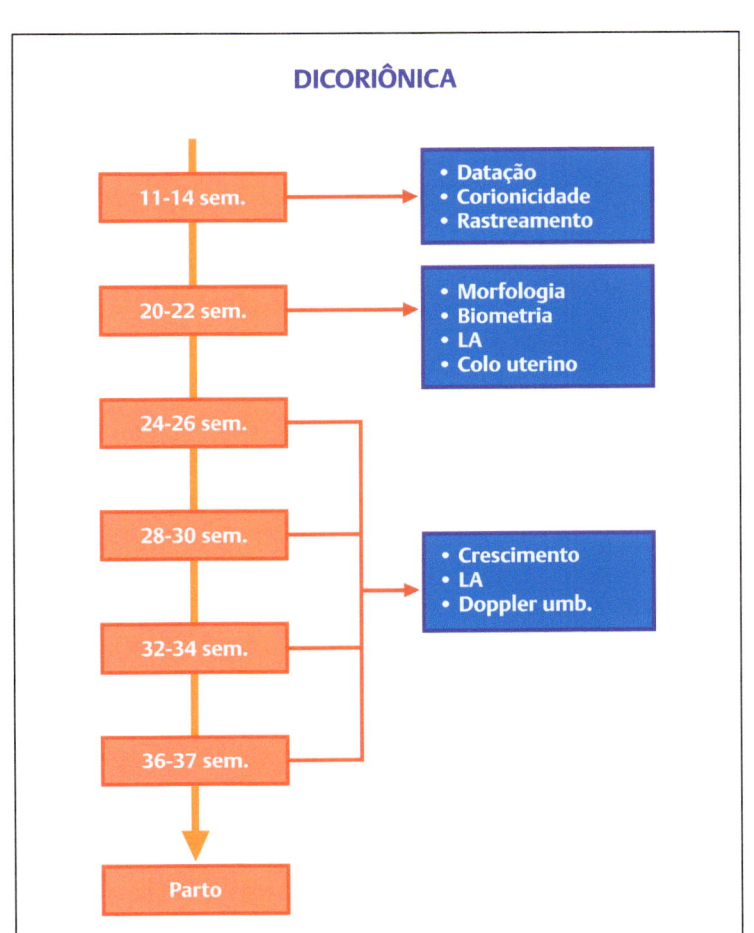

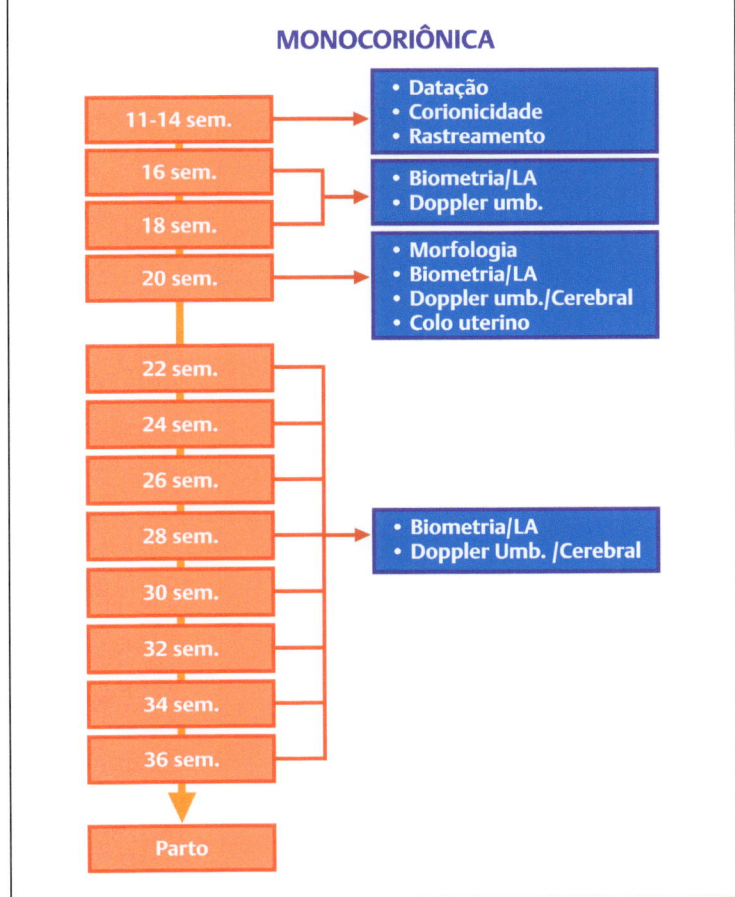

Fig. 21-4. Aconselhamento de gestações gemelares (ISUOG).

Diante de uma complicação, a orientação será específica e abordada no capítulo de gemelaridade. A orientação para tratamento está associada à complicação. Transfusão feto-fetal estádio II ou mais de Quintero deverá ser tratada com coagulação dos vasos comunicantes através do *laser*.[17]

Artérias Uterinas com IP Acima do Percentil 95

Pré-eclâmpsia e restrição de crescimento fetal são importantes causas de morbiletalidade materna e perinatal. As duas condições estão associadas a alterações na invasão trofoblástica e transformação das artérias espiraladas de alta resistência em vasos de baixa resistência.[18] A avaliação dopplerfluxométrica das artérias uterinas no primeiro trimestre é um dos pilares para o rastreamento da pré-eclâmpsia e da restrição de crescimento.[19,20] A possibilidade de diminuir o risco de síndromes hipertensivas e restrição de crescimento com o uso de medicação é dependente de aconselhamento com base na ultrassonografia de primeiro trimestre.[21] Gestantes com aumento do índice de pulsatilidade de artérias uterinas acima de 2 desvios-padrões são aconselhadas a utilizarem aspirina e fazerem monitorização individualizada e mais frequente com ultrassonografia e dopplerfluxometria.

Colo Curto

Embora tenha sido mostrado na literatura que gestantes com diminuição no tamanho do colo uterino no primeiro trimestre possuíam maior risco de trabalho de parto prematuro, ainda não existe uma conduta bem definida quanto ao achado de colo curto no primeiro trimestre.[22]

ACONSELHAMENTO REFERENTE AO EXAME MORFOGENÉTICO ALTERADO DE SEGUNDO E TERCEIRO TRIMESTRES

A partir dos anos 1980, quando a definição dos aparelhos de ultrassonografia melhorou, a possibilidade de diagnósticos de anomalias estruturais e sinais fenotípicos passou a ser investigada com maior atenção. Embora o exame de primeiro trimestre venha ganhando notoriedade, ambos os exames sempre serão complementares na pesquisa de anomalias. Preferimos o termo morfogenético ao termo morfológico, pois o exame tem como objetivo a pesquisa de anomalias estruturais e sinais fenotípicos de síndromes cromossômicas e gênicas. Orientamos todas as gestantes a realizar exame morfogenético de segundo trimestre com base no fato de que 70% das malformações estruturais ou cromossômicas ocorrem em fetos de gestações sem nenhum fator de risco.

A ultrassonografia morfogenética clássica é realizada entre 20-24 semanas, embora alguns serviços realizem-na a partir de 18 semanas. Nosso serviço prefere realizá-la entre 22-24 semanas, visto que o diagnóstico de anomalias é significativamente maior após 22 semanas.[23,24] É nossa impressão que a pesquisa de marcadores fenotípicos de cromossomopatias também se torna mais fácil e acurada após este período.

Ao realizarmos exame morfogenético, é importante deixar claro para a gestante ou casal as suas limitações. As alterações que não comprometem a anatomia das estruturas não podem ser detectadas. Exemplos são as alterações do comportamento (autismo e alterações correlatas), erros inatos do metabolismo sem manifestações estruturais ou com manifestações tardias (fenilcetonúria, hipotireoidismo congênito, fibrose cística, deficiência de biotinidase) ou, ainda, hemoglobinopatias sem manifestação ultrassonográfica (anemia falciforme, talassemias) entre outras.

Mais recentemente, foi acrescentada aos exames de primeiro e segundo trimestres a realização de um novo exame morfogenético no terceiro trimestre, entre 28-35 semanas. Esta recomendação está baseada no fato de que algumas estruturas continuam a sua formação após o período do exame morfológico (cérebro, pulmões, rins, intestino). Ficara et al. (2019) estudaram 995 fetos com alterações estruturais e observaram que 25% das alterações foram diagnosticadas somente no exame ultrassonográfico realizado entre 35-37 semanas, embora todos os fetos tenham sido submetidos ao exame morfológico entre 18-24 semanas.[25] Achados semelhantes foram publicados por outros autores.[26,27]

Além das alterações estruturais e fenotípicas, no segundo e terceiro trimestres, também devem ser avaliados a medida do colo uterino (via transvaginal) para avaliação do risco de parto prematuro e sinais ultrassonográficos de bem-estar fetal. Não teceremos comentários com relação às alterações desses exames visto que serão discutidas em capítulos específicos.

Exame Morfogenético Alterado

Na literatura, a taxa de detecção de anomalias estruturais varia de 15-85%, estando esta variabilidade relacionada com o grau de *expertise* do examinador, da qualidade do aparelho de ultrassonografia, do período gestacional de realização do exame e do órgão ou sistema acometidos pela malformação.[4]

Diante de uma alteração, para que o aconselhamento seja adequado, a sequência de perguntas deve ser respondida: 1. se a alteração é isolada ou associada; 2. se é uma anomalia estrutural (malformação, deformação, disruptura ou displasia), sinal fenotípico ou sinal ultrassonográfico (sem repercussão anatômica); 3. a correlação do achado com cromossomopatias e 4. se é uma malformação maior ou menor. Outras variáveis que ajudam a conduzir o aconselhamento são idade materna, desejo do casal, crenças, condições econômicas e opções diagnósticas disponíveis no momento e local.

Malformações Maiores

De forma geral, as malformações possuem uma correlação maior com cromossomopatias. Nas malformações maiores (anencefalia, holoprosencefalia, ventriculomegalia, defeitos da linha média da face, cardiopatias, atresia duodenal, onfalocele) existe a indicação formal para o estudo do cariótipo fetal.[28-31]

Sinais Fenotípicos de Cromossomopatias

Nos fetos que apresentam sinais fenotípicos clássicos das trissomias 21 (braquicefalia, face plana, pregas pré-nasal e nucal aumentadas, osso nasal ausente ou pequeno, ossos longos curtos, clinodactilia, hipoplasia da falange média do quinto dedo) e trissomia 18 (cabeça em forma de "morango", hipotelorismo, implantação baixa de orelhas, micrognatia, dedos sobrepostos, pés em cadeira de balanço) há recomendação para avaliação do cariótipo fetal.[29,31,32]

Malformações Menores

Nas malformações menores (polidactilia, cisto de plexo coroide, hidronefrose) as gestantes são aconselhadas a realizar exame morfogenético terciário com ultrassonografista experiente.[31-33] Se gestante é jovem e a alteração é isolada, o risco para cromossomopatias é baixo. Nestes casos a gestante ou o casal devem ser orientados quanto ao pequeno risco de cromossomopatias, porém, é colocada à disposição da gestante a possibilidade de pesquisa do DNA fetal na circulação materna. O exame invasivo para determinação do cariótipo fetal também será discutido e a gestante/casal decidirão sobre a melhor opção. Se gestante com 35 anos ou mais, associação a outras alterações (sinal fenotípico/sinal ultrassonográfico), há recomendação para avaliação do cariótipo fetal. Nestes casos, somente se a gestante se recusar a fazer um exame invasivo e desejar melhorar a acurácia do rastreamento, orientamos a realização da pesquisa do DNA fetal na circulação materna (NIPT).

Oligoidramnia e Deformações

Nos casos de oligoidramnia/anidramnia isoladas ou associadas à deformação, a gestante é aconselhada a realizar estudo morfogenético detalhado. Havendo dificuldade para realizar o estudo ultrassonográfico, orientamos a gestante a realizar amnioinfusão para complementação da avaliação fetal. A amnioinfusão melhora a qualidade da imagem e, consequentemente, aumenta a acurácia do exame morfológico. Associado a este fator, ajuda a definir se a causa da oligoidramnia/anidramnia é amniorrexe prematura.[34] Diante de quadro de oligoidramnia, se deformação estiver presente, isolada ou associada a outras alterações ou a outro fator de risco para cromossomopatias (idade materna, gestação anterior com cromossomopatia), a gestante é aconselhada a realizar estudo do cariótipo fetal.

Gestações que evoluem com oligoidramnia são aconselhadas a complementar a propedêutica por meio de estudo dopplerfluxométrico, arterial (artérias uterinas, umbilical, cerebral) e venoso (ducto venoso), além da pesquisa de trombofilias.[35,36]

Disrupturas

A destruição de uma estrutura que se formou adequadamente ocorre nos casos de infecção congênita (citomegalovirose, toxoplasmose, rubéola), processos hemorrágicos (trombocitopenia), processos isquêmicos (trombose vascular) e hipovolemia (transfusão feto-fetal, morte de um gemelar, TRAP). Sendo assim, a orientação da gestante deve ser baseada na investigação do processo que deu origem à malformação. Se o exame ultrassonográfico demonstra sinais associados de infecção (ventriculomegalia, calcificações cerebrais, porencefalia, destruição do tecido cerebral, cardiomegalia, cardiopatia, hepatoesplenomegalia, calcificações hepáticas e hidropsia), orientamos a realização de pesquisa materna para as TORCH/parvovírus/sífilis e, caso haja confirmação da infecção materna, realizamos a confirmação da infecção fetal por meio de PCR em líquido amniótico. Após o diagnóstico, a gestante deve ser orientada quanto ao tratamento fetal (sífilis, toxoplasmose, citomegalovirose) ou tratamento da sintomatologia (parvovírus) com a transfusão intrauterina.

Displasias

O capítulo das displasias é extenso em razão da grande variedade de etiologias: cromossômicas (displasias renais e trissomia 13), genéticas (displasias esqueléticas – acondroplasia), tumorais (malformação congênita de vias aéreas ou malformação adenomatoide cística) e idiopáticas. Nestes casos o aconselhamento será realizado de acordo com a patologia específica.

Sinais Ultrassonográficos sem Expressão Anatômica ou Patológica

Os sinais ultrassonográficos de *golf ball* e intestino hiperecogênico são considerados marcadores leves para cromossomopatias. Na presença destes sinais, a gestante deve ser aconselhada a realizar exame morfogenético detalhado com ultrassonografista experiente. Se estes marcadores aparecem de forma isolada, a gestante deve ser orientada quanto ao baixo risco de cromossomopatias. Porém, se estes marcadores ocorrem em gestante com fatores de risco (idade materna, história prévia de gestação com cromossomopatias) ou associam-se a outros marcadores ultrassonográficos, a possibilidade de cromossomopatia aumenta em relação ao risco basal e o estudo do cariótipo fetal deve ser discutido com a gestante/casal.[37] Como estes marcadores estão principalmente associados à trissomia do cromossomo 21, caso a gestante ou casal não queiram realizar um exame invasivo em decorrência do risco de perda gestacional, oferecemos a pesquisa do DNA fetal na circulação materna (NIPT).

No caso de intestino hiperecogênico, a literatura mostra associação à fibrose cística, porém, esta associação é descrita como fraca na maioria dos trabalhos. De forma geral, nos casos de intestino hiperecogênico isolado, a chance de o feto ter fibrose cística é inferior a 1%. Investigação de história familiar e investigação inicial dos pais podem ser realizadas nos casos positivos. Cuidado deve ser tomado para não causar ansiedade desnecessária, seja com aconselhamento, seja com pesquisa fetal através de *microarray* e achado de variantes de significado incerto – VUS.[38-40]

Feto Morto

O termo morte fetal é utilizado quando ocorre a parada de batimentos cardíacos após 14 semanas. O termo natimorto é utilizado quando ocorre o parto de um feto morto. A literatura ainda utiliza

Quadro 21-3. Objetivos da Avaliação Pós-Morte Intrauterina

- Estabelecer relação de causalidade (aceitação)
- Estabelecer risco de recorrência
- Prevenir ou tratar o ocorrido em uma gestação seguinte
- Diagnóstico de doença materna & acompanhamento específico
- "Aspecto jurídico"

o termo "*stillbirth* (natimorto)" para óbitos que ocorram após 24 semanas.[41]

A determinação da causa do óbito fetal tem importantes benefícios, descritos no Quadro 21-3.[42,43]

A determinação de uma causa para a morte fetal coloca um ponto final quanto a questionamentos imaginários e define um ponto de partida para o processo de aceitação do óbito. Quanto à orientação futura, o risco de recorrência também está relacionado com o motivo de óbito. Os defeitos cromossômicos (trissomia dos cromossomos 13, 18,21) em um feto morto aumentam o risco de recorrência em torno de 1% acima do risco estimado pela idade materna em gestações futuras (The Fetal Medicine Foundation). Defeitos anatômicos possuem risco de recorrência variável, tendo os defeitos de tubo neural e defeitos cardíacos um risco de recorrência em torno de 5-7% (The Fetal Medicine Foundation). Síndromes gênicas e defeitos hereditários também possuem risco de recorrência variável. No caso de doenças autossômicas recessivas, este risco é de 25%, e nas autossômicas dominantes o risco é de 50%. Além disso, causas maternas (hipertensão, diabetes, fumo, trombofilias, outras) podem ser consideradas e acompanhadas de forma diferenciada em uma próxima gestação, com diminuição do risco de óbito fetal. Um ponto importante na definição da causa é o aspecto jurídico. Em muitos casos é a definição da causa que conduz o andamento de um processo médico.

Embora exista uma resistência maior dos casais quanto ao estudo do feto morto, é nossa obrigação explicar aos casais os benefícios deste procedimento. Fazê-los compreender que o diagnóstico causal é fundamental para esclarecimento deste complexo processo (biológico e psicológico) e necessário para orientação quanto aos cuidados que deverão ser tomados em futuras gestações não é tarefa fácil, mas todos os esforços devem ser feitos com este intuito.

Dividimos a investigação do óbito fetal em três compartimentos: 1. placenta, com realização de estudo anatomopatológico minucioso, envolvendo macroscopia e microscopia; 2. feto, com estudo genético fetal (cariótipo e estudo gênico), autópsia, radiografia de corpo inteiro e segmentos (cabeça, tórax, abdome e membros) e ressonância magnética; 3. gestante, com investigação do hemograma, confirmação do tipo sanguíneo, Coombs indireto, Kleihauer-Bethke, pesquisa de infecções maternas e trombofilias primárias ou secundárias.[35,44]

Especificamente, quanto ao estudo do cariótipo, este poderá ser realizado antes ou após o parto do feto morto. Lembramos que quanto maior o tempo de óbito, menor a possibilidade de sucesso da cultura para estudo do cariótipo tradicional. Em casos de aborto ou feto morto, a falha na cultura pode chegar a 40%.[45] Atualmente temos optado por técnicas mais modernas de investigação do cariótipo fetal que utilizam biologia molecular e não necessitam do crescimento celular em culturas (Polimerase Chain Reaction – PCR, Chromosomal Comparative Genomic Hybridization – CGH, microarray, New Generation Sequency – NGS, Fluorescence In Situ Hybridization – FISH, Multiplex Ligation-Dependent Probe Amplification - MLPA), sendo possível não somente a avaliação do número de cromossomos, mas também a investigação simultânea de fragmentos do DNA fetal.

Acompanhamento do Feto Malformado

Esclarecido o diagnóstico ultrassonográfico e sua etiologia, o próximo passo é orientar o casal com relação ao acompanhamento fetal. O acompanhamento ultrassonográfico da anomalia é definido pela história natural, velocidade de evolução da patologia, possível mudança de prognóstico ao longo da gestação, determinação do melhor momento para a realização do tratamento ou do parto. Patologias com evolução natural definida, lenta, denominadas estáveis, podem ser acompanhadas a cada 4-6 semanas (p. ex., anencefalia, holoprosencefalia). Patologias com evolução rápida, denominadas instáveis, devem ser acompanhadas com um período menor (p. ex., massas pulmonares, derrames pleurais). Dividimos aqui o acompanhamento de acordo com a história natural da alteração ultrassonográfica.

Patologias Incompatíveis com a Vida

Nestes casos, o feto evoluirá com óbito intra ou extrauterino. Achados como acrania, anencefalia, obstrução laríngea, *body-stalk*, síndrome de banda amniótica com grande comprometimento, síndrome de Edwards, pentalogia de Cantrell, rins policísticos - forma infantil, agenesia renal, encefalocele gigante, displasias esqueléticas letais e outras, onde o óbito é o desfecho final, o acompanhamento ultrassonográfico deverá ser mensal, desde que não haja mudança no quadro clínico obstétrico. Se existe mudança do quadro clínico com dores, contrações, aumento súbito do útero fita, sangramentos e ruptura da bolsa, realizamos a ultrassonografia imediatamente. Devido ao desfecho final, é discutida com o casal a possibilidade de interrupção legal da gestação nos casos de anencefalia. Esta orientação também é dada naqueles casos onde, associado à malformação fetal, há aumento do risco de vida materno (sangramento materno aumentado, hipotonia uterina pós-parto, síndrome de Ballantyne).

Patologias Evolutivas com Benefício Fetal por meio de Tratamento Intrauterino

O aconselhamento terapêutico deve sempre ser feito com base no princípio da beneficência de Hipócrates.[46] De forma resumida, diante da possibilidade de tratamento fetal, os riscos e benefícios fetais e maternos devem ser avaliados aos olhos da ética e do direito de escolha do casal, devendo sempre ter como objetivo final o benefício e nunca o malefício. Após ampla discussão baseada em evidências científicas sobre os riscos e benefícios do tratamento, o casal manifesta o desejo de realizar ou não o procedimento fetal.

Em nosso serviço orientamos para a terapia fetal os casos de arritmias cardíacas, anemias (isoimunização, parvovirose, outras), trombocitopenia, derrame pleural, malformação adenomatoide cística (MAC) tipo I, hérnia diafragmática severa, estenose aórtica, espinha bífida (19-28 semanas), válvula de uretra posterior, transfusão feto-fetal, síndrome da transfusão fetal reversa em gêmeos monocoriônicos (TRAP), sequência da anemia-policitemia (TAPS) e polidramnia severa.[47-56] O aconselhamento terapêutico sempre deve ser realizado com equipe multidisciplinar envolvendo obstetra assistente, fetologista, geneticista, anestesista, cirurgião pediátrico, pediatra intensivista, psicólogo, entre outros.

Gestantes com suspeita de anemia severa e arritmia cardíaca são tratadas imediatamente ao diagnóstico. As gestantes que necessitam de preparo cirúrgico devem ser acompanhadas individualmente, de acordo a protocolos específicos. No período pré-tratamento, o intervalo entre os exames não deve ser maior que 1 semana. Após a realização do tratamento, medicamentoso ou cirúrgico, a avaliação deve ser feita a cada 3 dias na primeira semana, semanalmente nas próximas 2 semanas e, a partir da terceira semana, quinzenalmente até o melhor momento para o parto.

Patologias Evolutivas com Benefício de Tratamento Extrauterino

Alterações que não se beneficiam de tratamento intrauterino, mas possuem tratamento extrauterino como onfalocele, gastrosquise, espinha bífida com contraindicação para cirurgia fetal, cardiopatias, malformações pulmonares (MAC e sequestro), bócio congênito e ventriculomegalias são acompanhadas quinzenalmente. Nos casos onde observamos a progressão acelerada da patologia, com piora do prognóstico ou aumento do risco de óbito fetal, a maturidade é induzida com corticoide entre 32-34 semanas de gestação e após

confirmação da maturidade através de amniocentese (relação L/E; fosfatidilglicerol, razão surfactante/albumina; corpos lamelares), o parto é realizado.[57-60] Não havendo progressão da doença ou risco fetal, os fetos são acompanhados até o termo, havendo a indicação obstétrica da interrupção.

Patologias Não Evolutivas

Alterações onde o prognóstico fetal não é alterado com a evolução da gestação como fenda facial, polidactilia, amputações transversais, pé torto congênito entre outras são acompanhadas a cada 4 a 6 semanas até o termo, com indicação obstétrica do parto.

CONCLUSÃO

Abordamos aqui, de forma resumida, o aconselhamento geral realizado pelo fetologista em um serviço terciário. É importante salientar que esta abordagem deva ser individualizada, devendo atender às condições de cada casal, seus desejos, crenças e possibilidades. Um cuidado especial ao aconselhar gestantes e casais é de não criar ansiedade desnecessária com diagnósticos ainda não firmados. O aconselhamento sempre será baseado em evidências, mas não nos furtamos em dizer que, em alguns momentos, a experiência pessoal é de grande valia diante de um momento tão doloroso para o casal e tão delicado para o médico assistente.

Também foi nosso objetivo alertar ao ultrassonografista menos experiente, diante de diagnóstico de uma patologia fetal que não seja de seu domínio, a necessidade de encaminhamento imediato ao serviço terciário. Nestes centros, uma abordagem multiprofissional envolvendo obstetra, fetologista, geneticista, cirurgião pediátrico, neonatologista, psicólogos entre outros profissionais, trará maiores benefícios para o feto e o casal. Orientamos também todos os casais com quadro de anomalia fetal a fazerem acompanhamento com psicólogo experiente em gestações com feto malformado. O casal se encontra fragilizado, vivenciando as fases do "luto" (negação, raiva, barganha, depressão e, por fim, aceitação) e necessitam de um suporte psicológico adequado para ajudá-los a passar por esse momento tão difícil e de incertezas.

REFERÊNCIAS BIBLIOGRÁFICAS

1. Wilson RD, Audibert F, Brock JA et al. Pre-conception folic acid and multivitamin supplementation for the primary and secondary prevention of neural tube defects and other folic acid-sensitive congenital anomalies. Genetics Committee. J Obstet Gynaecol Can. 2015 June;37(6):534-52.
2. Holanda AB. Dicionário Aurélio da Língua Portuguesa, 5.ed. Editora Positivo; 2010.
3. Jones KL. Dysmorphology approach and classification, in smith's - Recognizabel patterns of human malformation. Elsevier Saunders; 2006.
4. Edwards L, Hui L. First and second trimester screening for fetal structural anomalies. Semin Fetal Neonatal Med. 2018 Apr;23(2):102-11.
5. Salomon LJ, Alfirevic Z, Bilardo CM, Chalouhi GE, Ghi T, Kagan KO, et al. ISUOG practice guidelines: performance of first-trimester fetal ultrasound scan. Ultrasound Obstet Gynecol. 2013 Jan;41(1):102-13.
6. Geirsson RT. Ultrasound instead of last menstrual period as the basis of gestational age assignment. Ultrasound Obstet Gynecol. 1991 May 1;1(3):212-9.
7. Kagan KO, Staboulidou I, Cruz J, Wright D, Nicolaides KH. Two-stage first-trimester screening for trisomy 21 by ultrasound assessment and biochemical testing. Ultrasound Obstet Gynecol. 2010;36(5):542-7.
8. Kagan KO, Wright D, Nicolaides KH. First-trimester contingent screening for trisomies 21, 18 and 13 by fetal nuchal translucency and ductus venosus flow and maternal blood cell-free DNA testing. Ultrasound Obstet Gynecol. 2015;45(1):42-7.
9. Papatheodorou SI, Evangelou E, Makrydimas G, Ioannidis JP. First-trimester ductus venosus screening for cardiac defects: a meta-analysis. Br J Obstet Gynaecol. 2011;118:1438-45.
10. Pereira S, Ganapathy R, Syngelaki A, Maiz N, Nicolaides KH. Contribution of fetal tricuspid regurgitation in first-trimester screening for major cardiac defects. Obstet Gynecol. 2011;117:1384-91.

11. Souka AP, Nicolaides KH. Diagnosis of fetal abnormalities at the 10-14-week scan. Ultrasound Obstet Gynecol. 1997;10(6):429-42.

12. Economides DL, Whitlow BJ, Braithwaite JM. Ultrasonography in the detection of fetal anomalies in early pregnancy. Br J Obstet Gynaecol. 1999;106(6):516-23.

13. Syngelaki A, Chelemen T, Dagklis T, Allan L, Nicolaides KH. Challenges in the diagnosis of fetal non-chromosomal abnormalities at 11-13 weeks. Prenat Diagn. 2011;31(1):90-102.

14. Oneda B, Rauch A. Microarrays in prenatal diagnosis. Best Pract Res Clin Obstet Gynaecol. 2017 July;42:53-63.

15. Khalil A, Rodgers M, Baschat A, Bhide A, Gratacos E, et al. ISUOG Practice Guidelines: role of ultrasound in twin pregnancy. Ultrasound Obstet Gynecol. 2016 Feb;47(2):247-63.

16. Committee on Practice Bulletins — Obstetrics; Society for Maternal–Fetal Medicine. Practice Bulletin No. 169: Multifetal Gestations: Twin, Triplet, and Higher-Order Multifetal Pregnancies.. Obstet Gynecol. 2016 Oct;128(4):e131-46.

17. Akkermans J, Peeters SH, Klumper FJ, Lopriore E, Middeldorp JM, Oepkes D. Twenty-Five Years of fetoscopic laser coagulation in twin-twin transfusion syndrome: a systematic review. Fetal Diagn Ther. 2015;38(4):241-53.

18. Brosens I, Pijnenborg R, Vercruysse L, Romero R. The "Great Obstetrical Syndromes" are associated with disorders of deep placentation. Am J Obstet Gynecol. 2011 Mar;204(3):193-201.

19. O'Gorman N, Tampakoudis G, Wright A, Wright D, Nicolaides KH. Uterine artery pulsatility index at 12, 22, 32 and 36 weeks' gestation in screening for pre-eclampsia. Ultrasound Obstet Gynecol. 2016 May;47(5):565-72.

20. Poon LC, Syngelaki A, Akolekar R, Lai J, Nicolaides KH. Combined screening for preeclampsia and small for gestational age at 11-13 weeks. Fetal Diagn Ther. 2013;33(1):16-27.

21. Bujold E, Roberge S, Nicolaides KH. Low-dose aspirin for prevention of adverse outcomes related to abnormal placentation. Prenat Diagn. 2014 July;34(7):642-8.

22. Greco E, Gupta R, Syngelaki A, Poon LC, Nicolaides KH. First-trimester screening for spontaneous preterm delivery with maternal characteristics and cervical length. Fetal Diagn Ther. 2012;31(3):154-61.

23. Levi S1, Schaaps JP, De Havay P, Coulon R, Defoort P. End-result of routine ultrasound screening for congenital anomalies: the Belgian Multicentric Study 1984-92. Ultrasound Obstet Gynecol. 1995 June;5(6):366-71.

24. Schwärzler P, Senat MV, Holden D, Bernard JP, Masroor T, Ville Y. Feasibility of the second-trimester fetal ultrasound examination in an unselected population at 18, 20 or 22 weeks of pregnancy: a randomized trial. Ultrasound Obstet Gynecol. 1999 Aug;14(2):92-7.

25. Ficara A, Syngelaki A, Hammami A, Akolekar R, Nicolaides KH. Value of routine ultrasound examination at 35-37 weeks' gestation in diagnosis of fetal abnormalities. Ultrasound Obstet Gynecol. 2019 Oct 8.

26. Malinger G, Lerman-Sagie T, Watemberg N, Rotmensch S, Lev D, Glezerman M. A normal second-trimester ultrasound does not exclude intracranial structural pathology. Ultrasound Obstet Gynecol. 2002 July;20(1):51-6.

27. de Grauw AM, den Dekker HT, de Mol AC, Rombout-de Weerd S. The diagnostic value of routine antenatal ultrasound in screening for congenital uropathies. J Matern Fetal Neonatal Med. 2016;29(2):237-41.

28. Berry SM, Gosden C, Snijders RJ, Nicolaides KH. Fetal holoprosencephaly: associated malformations and chromosomal defects. Fetal Diagn Ther. 1990;5(2):92-9.

29. Nicolaides KH, Snijders RJ, Gosden CM, Berry C, Campbell S. Ultrasonographically detectable markers of fetal chromosomal abnormalities. Lancet. 1992;19;340(8821):704-7.

30. Hecher K, Snijders R, Nicolaides K. Screening for fetal chromosomal abnormalities by maternal serum biochemistry and ultrasound examination of fetal morphology. Curr Opin Obstet Gynecol. 1993;5(2):170-8.

31. Vintzileos AM & Egan JF. Adjusting the risk for trisomy 21 on the basis of second-trimester ultrasonography. Am J Obstet Gynecol. 1995;172(3):837-44.

32. Snijders RJ, Faria M, von Kaisenberg, Nicolaides K. Fetal Abnormalities. In: Rosalinde Snijders, Kypros Nicolaides (Orgs.). Ultrasound markers for fetal chromosomal defects. Londres: Parthenon; 1996. v. 1. p. 1-62.

33. Snijders RJ, Sebire NJ, Faria M, Patel F, Nicolaides KH. Fetal mild hydronephrosis and chromosomal defects: relation to maternal age and gestation. Fetal Diagn Ther. 1995;10(6):349-55.

34. Vikraman SK, Chandra V, Balakrishnan B, Batra M, Sethumadhavan S, Patil SN, et al. Impact of antepartum diagnostic amnioinfusion on targeted ultrasound imaging of pregnancies presenting with severe oligo- and anhydramnios: An analysis of 61 cases. Eur J Obstet Gynecol Reprod Biol. 2017 May;212:96-100.

35. Simchen MJ, Ofir K, Moran O, Kedem A, Sivan E, Schiff E. Thrombophilic risk factors for placental stillbirth. Eur J Obstet Gynecol Reprod Biol. 2010;153(2):160-4.

36. Ashwal E, Hiersch L, Melamed N, Aviram A, Wiznitzer A, Yogev Y. The association between isolated oligohydramnios at term and pregnancy outcome. Arch Gynecol Obstet. 2014;290(5):875-81.

37. Sohl BD, Scioscia AL, Budorick NE, Moore TR. Utility of minor ultrasonographic markers in the prediction of abnormal fetal karyotype at a prenatal diagnostic center. Am J Obstet Gynecol. 1999 Oct;181(4):898-903.

38. Maillet L, Rudigoz RC, Buffin R, Massardier J, Gaucherand P, Huissoud C. Neonatal outcome of fetal hyperechogenic bowel. Gynecol Obstet Fertil. 2014 June;42(6):383-6.

39. Bleu G, Coulon C, Vaast P, Bourgeot P, Sfeir R, Boute O, Houfflin-Debarge V. Hyperechogenic fetal bowel: Which fetal and neonatal outcome? A French study of 149 cases. J Gynecol Obstet Biol Reprod (Paris). 2015 June;44(6):558-64.

40. Miller ME, Allen VM, Brock JK. Incidence and carrier frequency of CFTR gene mutations in pregnancies with echogenic bowel in nova scotia and prince edward island. J Obstet Gynaecol Can. 2018 July;40(7):896-902.

41. Man J, Hutchinson JC, Ashworth M, Heazell AE, Jeffrey I and Sebire NJ. Stillbirth and intrauterine fetal death: contemporary demographic features of >1000 cases from an urban population. Ultrasound Obstet Gynecol. 2016;48:591-5.

42. Royal College of Obstetricians and Gynecologists. (2010) Late Intrauterine Fetal Death and Stillbirth (Green-top Guideline No. 55. https://www.rcog.org.uk/en/guidelines-research-services/guidelines/gtg55/

43. Quibel T, Bultez T, Nizard J, Subtil D, Huchon C, Rozenberg P. In utero fetal death. J Gynecol Obstet Biol Reprod. (Paris). 2014 Dec;43(10):883-907.

44. Korteweg FJ, Erwich JJ, Timmer A, van der Meer J, Ravisé JM, Veeger NJ, Holm JP. Evaluation of 1025 fetal deaths: proposed diagnostic workup. Am J Obstet Gynecol. 2012 Jan;206(1):53.e1-53.e12.

45. Massalska D, Zimowski JG, Bijok J, Pawelec M, Czubak-Barlik M, Jakiel G, Roszkowski T. First trimester pregnancy loss: Clinical implications of genetic testing. J Obstet Gynaecol Res. 2017 Jan;43(1):23-9.

46. Chevernak FA, McCullough LB, Kurjak A. The central role of the fetus as a patient in defining an ethical standard of care for fetal therapy. In: The fetus as a patient. Kurjak A, Chevernak FA. New York: The Parthenon Publishing Group Ltda; 1994. p. 3-10.

47. Pettersen HN, Nicolaides KH. Pleural effusions. In: Fetal therapy: invasive and transplacental. In: Fisk NM, Moise KJ (Eds). Cambridge University Press: Cambridge; 1997. p. 261-72.

48. Santolaya-Forgas J. How do we counsel patients carrying a fetus with pleural effusions? Ultrasound Obstet Gynecol. 2001;18:305-8.

49. Jani J, Keller RL, Benachi A, Nicolaides KH, Favre R, Gratacos E, et al. Prenatal prediction of survival in isolated left-sided diaphragmatic hernia. Ultrasound Obstet Gynecol. 2006;27:18-22.

50. Adzick NS, Thom EA, Spong CY, Brock JW 3rd, Burrows PK, Johnson MP, et al. A randomized trial of prenatal versus postnatal repair of myelomeningocele. N Engl J Med. 2011;17;364(11):993-1004.

51. Hahurij ND, Blom NA, Lopriore E, Aziz MI, Nagel HT, Rozendaal L, Vandenbussche FPHA. Perinatal management and long-term cardiac outcome in fetal arrhythmia. Early Human Development. 2011 Feb.;87(2):83-7.

52. Gratacós E, Ortiz JU, Martinez JM. A systematic approach to the differential diagnosis and management of the complications of monochorionic twin pregnancies. Fetal Diagn Ther. 2012;32(3):145-55.

53. Moldenhauer JS, Soni S, Rintoul NE, Spinner SS, Khalek N, Martinez-Poyer J, et al. Fetal myelomeningocele repair: The Post-MOMS Experience at the Children's Hospital of Philadelphia. Fetal Diagn Ther. 2015;37(3):235-40.

54. Ruano R, Sananes N, Sangi-Haghpeykar H, Hernandez-Ruano S, Moog R, Becmeur F, et al. Fetal intervention for severe lower urinary tract obstruction: a multicenter case–control study comparing fetal cystoscopy with vesicoamniotic shunting. Ultrasound Obstet Gynecol. 2015;45:452-8.

55. Graves CE, Harrison MR, Padilla BE. Minimally invasive fetal surgery. Clin Perinatol. 2017 Dec;44(4):729-51.

56. Kabagambe SK, Jensen GW, Chen YJ, Vanover MA, Farmer DL. Fetal surgery for myelomeningocele: a systematic review and meta-analysis of outcomes in fetoscopic versus open repair. Fetal Diagn Ther. 2018;43(3):161-74.

57. Wijnberger LD, Huisjes AJ, Voorbij HA, Franx A, Bruinse HW, Mol BW. The accuracy of lamellar body count and lecithin/sphingomyelin ratio in the prediction of neonatal respiratory distress syndrome: a meta-analysis. BJOG. 2001;108(6):583-8.

58. Committee on Obstetric Practice. ACOG committee opnion: antenatal corticosteroid therapy for fetal maturation. Obstet Gynecol. 2002;99(5 Pt 1):871-3.

59. Crane J, Armson A, Brunner M, De La Ronde S, Farine D, Keenan-Lindsay L, et al. Antenatal corticosteroid therapy for fetal maturation. J Obstet Gynaecol Can. 2003;25(1):45-52.

60. Besnard AE, Wirjosoekarto SA, Broeze KA, Opmeer BC, Mol BW. Lecithin/sphingomyelin ratio and lamellar body count for fetal lungmaturity: a meta-analysis. Eur J Obstet Gynecol Reprod Biol. 2013;169(2):177-83.

BIBLIOGRAFIA COMPLEMENTAR

The Fetal Medicine Foundation. Disponível em: https://fetalmedicine.org

Parte 5 PERDAS FETAIS DE REPETIÇÃO

PERDAS FETAIS DE REPETIÇÃO – FATOR ENDÓCRINO

Alberto Borges Peixoto ▪ Edward Araújo Júnior ▪ Renato A Moreira de Sá ▪ Laudelino Lopes

O conteúdo deste capítulo (págs. 187 a 190), encontra-se disponível on-line.

Para acessá-lo, aponte a câmera do seu smartphone ou tablet para a imagem acima.

PERDAS GESTACIONAIS DE REPETIÇÃO – FATOR IMUNOLÓGICO

Ricardo Barini ▪ Marcelo Cavalcante ▪ Manoel Sarno

INTRODUÇÃO

A gravidez, do ponto de vista imunológico, é um grande paradoxo que desafia imunologistas e especialistas em reprodução humana por longas décadas. **"Por que a mãe não rejeita o seu bebê?"** Esse, talvez, seja o maior enigma da medicina reprodutiva em todos os tempos. Até hoje ainda não se compreende como, o embrião/feto, considerado um enxerto ("corpo estranho") para a mãe, não é atacado pelo sistema imune materno ao longo da gestação.[1]

A primeira teoria para justificar a não rejeição do feto pelo organismo materno foi proposta em 1953, por Peter Brian Medawar, um britânico nascido em Petrópolis-RJ (28 de fevereiro de 1915), prêmio Nobel de Medicina em 1960. Para explicar a receptividade materna ao feto, Medawar propôs que: 1. o feto era imunologicamente neutro; 2. o útero era um local imunologicamente privilegiado; 3. a placenta era uma barreira neutra separando a mãe e o feto; 4. a gestante tinha um estado de imunossupressão fisiológica.[2]

Posteriormente, diferentes autores, como Billingham e Alan Beer, com base em estudos na área da imunologia dos transplantes, ajudaram a estabelecer as bases imunológicas atualmente aceitas. As teorias atuais devem considerar alguns aspectos: 1. a circulação sanguínea materna é independente da fetal; 2. existe expressão de antígenos em tecidos fetais que entram em contato com tecidos maternos (a nível uterino e sistêmico); e 3. existe um estado de tolerância na interface materno-fetal. Dessa forma, sabe-se que inúmeros mecanismos participam dessa imunotolerância, havendo participação da mãe e do feto, e que fatores fetais direcionam as modificações no sistema imunológico materno.[3]

Didaticamente, ao longo desse capítulo, vamos procurar entender aspectos anatômicos, celulares e imunológicos da interface materno/embrionária-fetal, as alterações auto e aloimunes relacionadas com as perdas gestacionais e imunoterapias atualmente disponíveis.

INTERFACE MATERNA/EMBRIONÁRIA-FETAL (ALOIMUNIDADE)

A interface materna/embrionária-fetal é a região de contato da mucosa uterina (endométrio/decídua) com tecidos de origem embrionária (trofoblasto). O contato mãe-embrião inicia no terço distal da tuba uterina, local da fertilização embrionária, porém, torna-se mais íntimo na cavidade uterina. Durante a implantação, células embrionárias interagem, localmente e a distância, com tecidos maternos, promovendo uma resposta imune favorável ao desenvolvimento da gestação. Uma interação complexa de fatores maternos e fetais é fundamental para manter a gravidez até o parto. As interações imunológicas podem ser encontradas em diferentes estágios, desde a adesão do blastocisto, à invasão de trofoblastos nos tecidos maternos (remodelação vascular) e o fluxo de sangue materno através da placenta. Essas interações precisam de mecanismos bem controlados para evitar a rejeição embrionária.[4]

Trofoblasto

O trofoblasto é a estrutura de origem embrionária que envolve o produto da concepção e entra em contato com o sistema imunológico materno. Ele participa diretamente dos mecanismos de alotolerância embrionária e apresenta características bem específicas: 1. **expressa antígenos do complexo principal de histocompatibilidade** (*Major Histocompatibility Complex* – MHC), o HLA-G e outros antígenos da Classe I. Estes determinam e coordenam muitas funções imunológicas que incluem supressão imunológica, a produção de citocinas e fatores de crescimento. Isto torna a placenta um órgão privilegiado, resistente ao ataque linfocitário, aos anticorpos citotóxicos e ao complexo antígeno-anticorpo na maioria das situações; 2. **forma uma barreira física para a maioria dos efetores imunológicos, exceto as imunoglobulinas IgG**. Estes anticorpos se ligam aos receptores Fc placentários e são transportados para o feto desde os estágios mais precoces da gestação; 3. **sinaliza e recruta a migração de uma família de linfócitos para a decídua uterina**, o que resulta em uma gama de funções de suporte de crescimento. Também atua estimulando linfócitos capazes de liberar fatores de supressão que diminuem a atividade citotóxica de outros linfócitos; 4. **produz hormônios esteroides, proteicos e uma variedade de proteínas com ação apoptótica, anti-inflamatória e imunossupressora**, que regulam a expressão gênica das células trofoblásticas e uterinas; 5. **induz a produção, no organismo materno, de anticorpos capazes de dirigir a atividade imunológica materna contra aloantígenos paternos.** Estes anticorpos suprimem as células *natural killer* (NK) citotóxicas através dos receptores Fab para atividade inibitória (*Killing Inhibitory Receptor* - KIR) ou para a atividade de estímulo (*Killing Activating Repector* - KAR); 6. **atua como um imunoabsorvente**, fixando anticorpos supressores, e estabelece uma camuflagem imunológica bloqueando o eixo eferente do arco reflexo imunológico.[5]

No início da nidação, o trofoblasto começa a diferenciar-se em dois subtipos: o sinciciotrofoblasto (células trofoblásticas, em contato direto com a decídua, que se fundem) e o citotrofoblasto (restante das células trofoblásticas, mononucleadas). O sinciciotrofoblasto, camada que reveste externamente a vilosidade coriônica, forma uma membrana diretamente exposta ao sangue materno e seus efetores imunológicos. Ele envolve o feto completamente e funciona como uma membrana biológica, responsável por trocas bidirecionais de todas as moléculas, entrando ou saindo da circulação fetal. Sua superfície de contato é enorme, aproximadamente 25 m². Este tecido, capaz de autorregeneração, apresenta um *status* imunológico de camuflagem e proteção fetal dos agentes, dos mecanismos citotóxicos e dos efetores autoimunes maternos.[6]

O citotrofoblasto, inicialmente limitado à camada mais interna da vilosidade coriônica, não possui contato direto com a decídua materna. Porém, o citotrofoblasto passa a se agrupar em forma de colunas e ancora a placenta à decídua, sendo porções terminais das vilosidades coriônicas. O citotrofoblasto também atua como uma célula-tronco, gerando outros subtipos e, também, por divisão e fusão subsequente, serve como fonte para a expansão e manutenção do sinciciotrofoblasto.[6]

As outras formas de tecidos trofoblásticos descritas são: 1. citotrofoblasto extraviloso, que migra e reside no tecido uterino materno, este trofoblasto invasor expressa HLA-G; 2. trofoblasto endovascular, que promove erosão e altera a estrutura das arteríolas que nutrem a placenta, também exibe o HLA-G e transforma estes vasos em aneurismas sem contratilidade, substituindo-lhes as camadas íntima e média; 3. linfócitos grandes e granulares (LGLs) encontrados nesta área sintetizam óxido nitroso (NO), potente vasodilatador que promove o relaxamento do tecido muscular liso.[7]

Células do citotrofoblasto extravilositário fetal não expressam as moléculas do MHC da Classe I clássicas, HLA-A e HLA-B, nem as moléculas MHC Classe II. Observa-se apenas a expressão de moléculas MHC Classe I não clássicas, HLA-G e HLA-E, e baixa expressão de moléculas MHC Classe I clássica, HLA-C.[7]

A molécula HLA-G é muito interessante por causa de uma expressão limitada, presente especialmente nas células do citotrofoblasto extravilositário, nas células fetais endoteliais endovasculares e nas células amnióticas, sendo exatamente as células de origem fetal que entram em contato com o sistema imune materno. A molécula HLA-G também é expressa em embriões humanos, parecendo que a sua presença é essencial para um bom resultado gestacional. O exato mecanismo do envolvimento da molécula HLA-G na implantação embrionária ainda não foi demonstrado. Acredita-se que a molécula HLA-G esteja envolvida na adesão celular, na invasão trofoblástica e no controle da citotoxicidade das células *natural killers* uterinas (uNK). Existem vários polimorfismos genéticos da molécula HLA-G associados a perdas gestacionais, geralmente relacionados com redução nos níveis de HLA-G. HLA-C também interage com células NK e é responsável pelo reconhecimento autólogo do tecido fetal. Eles são expressos no trofoblasto extravilositário e pode se ligar às células NK via receptores assíduos de imunoglobulina (KIRs) e parece mediar a invasão de trofoblasto.[7]

Endométrio/Decídua

O ciclo menstrual na mulher tem como finalidade não somente produzir um óvulo maduro, com potencial de ser fertilizado por espermatozoide capacitado no terço distal da trompa uterina, mas também tornar o endométrio receptivo ao processo de implantação embrionária. O endométrio, composto por dois tipos celulares principais (células do estroma e células glandulares), sofre influência da ação de esteroides ovarianos, estrógeno e progesterona. Durante a implantação existem alterações morfológicas e funcionais no endométrio, promovendo a decidualização. Em torno do período de implantação, há uma grande mudança na proporção e número de células imunes do endométrio, ocorrendo o primeiro contato mãe--embrião. O entendimento da dinâmica endometrial/decidual, dos mecanismos celulares envolvidos e da resposta imune é de grande importância no aloreconhecimento embrionário.[6]

Células Natural Killer

As células *natural killer* (NK) são componentes importantes do sistema imune inato, com a função de eliminar células infectadas por vírus e células cancerígenas por meio de secreção de produtos citotóxicos como granzima e perforina. O interesse pelo estudo do envolvimento da célula NK no processo de implantação embrionária surgiu por observar que ela representa cerca de 70% de todas as células imunes da cavidade uterina.[6]

As células NK endometriais apresentam características fenotípicas diferentes das células NK do sangue periférico. As células NK de sangue periférico representam 10 a 15% de todos os linfócitos, e a maioria expressa CD56^dimCD16+ (cerca de 90%), com características citotóxicas, e uma pequena parcela expressa CD56^brightCD16-. Por outro lado, a maioria das células NK endometriais é CD56^bright-CD16-, uma população celular menos tóxica e que expressa grande variedade de interleucinas e fatores angiogênicos.[6]

Durante um ciclo menstrual, a porcentagem das células NK endometriais/deciduais aumenta rapidamente até 70% do uterino leucócitos. O número de células NK endometriais e deciduais começa a aumentar na fase secretora e início da gravidez, atingindo um pico no final do primeiro trimestre, e depois diminui à medida que o feto aproxima-se do termo. Esses achados sugerem que as células NK endometriais desempenham um papel importante no estabelecimento e na manutenção da gravidez.[8]

A maioria das células NK endometriais de mulheres não grávidas, além de não expressar CD16 (um marcador de citotoxicidade), também não expressa NKp30, NKp44 (marcadores de ativação celu-

lar), ou L-selectina (uma molécula de adesão). No entanto, elas são caracterizadas pela expressão de outros marcadores de ativação, como o HLA-DR, CD69, NKp46 e NKG2D. No estado não gravídico, as células NK são funcionalmente menos citotóxicas e produzem pouca quantidade de citocinas, porém, possuem potencial de proliferação.[8,9]

Durante o processo de implantação embrionária, as células endometriais secretam IL-15, o que faz com que as células NK endometriais se diferenciem em células NK deciduais. As células NK deciduais começam a aumentar a produção de citocinas, fatores de crescimento e fatores angiogênicos. Células NK deciduais aumentam o fluxo sanguíneo na interface materno-fetal por remodelação de artérias espirais e ajuda a migração de trofoblastos. Alguns fatores angiogênicos (VEGF, PLGF, angiopoietina-2 e NKG5) são produzidos por células NK deciduais, que também secretam várias citocinas e fatores de crescimento como TNF-α, IL-10, GM-CSF, IL-1β, TGF-p1, CSF-1, LIF e IFN-γ.[9]

Várias teorias foram divulgadas para explicar a origem das células NK uterinas. Entre elas, a teoria mais popular é a do recrutamento de células NK periféricas. Algumas quimiocinas endometriais parecem estar envolvidas nesse recrutamento de células CD56^bright-tCD16- periféricas para a cavidade uterina. TGF-β pode converter células CD56^dimCD16+ em células CD56^brightCD16-. Outras teorias propostas sugerem a proliferação e diferenciação *in situ* de células NK uterinas a partir de precursores hematopoiéticos.[5,6]

As células NK deciduais interagem com o antígeno leucocitário humano expresso (HLA) no trofoblasto, HLA-G, HLA-E ou HLA-C. Essa interação é essencial para a migração e invasão trofoblástica, bem como a resposta imune local e sistêmica.[5,6]

As células NK periférica e endometrial são estudadas como biomarcadores imunológicos de insucesso gestacional. Estudos da década de 1990 revelaram que elevações pré-concepcionais na quantidade e na atividade de células NK periféricas, bem como a elevação na concentração de células NK endometriais estavam relacionados com perdas gestacionais recorrentes. Desde então, o estudo das células NK periférica e endometrial é sugerido em diferentes protocolos de investigação de casais com história de infertilidade e perdas gestacionais.[6]

Uma recente metanálise, que avaliou a relação das células NK periféricas e endometriais com os quadros de infertilidade e perdas gestacionais, observou significância estatística entre níveis elevados de células NK periféricas nos casos de mulheres inférteis ou com história de perdas gestacionais quando comparadas às populações de controle. Porém, não foi observada relação significante da elevação das células NK endometriais com infertilidade e perdas gestacionais.[10]

Células Dendríticas e Macrófagos

Células dendríticas (DCs) e macrófagos são recrutados para o endométrio e acumulados especialmente em torno do embrião implantado. Na decídua, as DCs e os macrófagos representam cerca de 5-10% e 10-20% de todas as células uterinas, respectivamente. A função e a diferenciação dessas células são reguladas pelo microambiente uterino determinado por citocinas e quimiocinas, em especial pelo fator estimulador de colônias 1 (CSF-1, *colony-stimulating factor*). As DCs, por meio de secreção de citocinas como sFLT1 (*tyrosine kinase* 1) e TGFβ1 (*transforming growth factor*), atuam localmente e regulam a angiogênese no endométrio e estão envolvidas no desenvolvimento das células T (Treg) reguladoras.[5,7]

Os macrófagos são as células imunes inatas que eliminam os microrganismos invasores do endométrio. O número de macrófagos endometriais aumenta na fase secretora tardia em comparação com a fase proliferativa. Os macrófagos possuem participação em mecanismos imunossupressores deciduais e secretam citocinas pró-inflamatórias e anti-inflamatórias. Os macrófagos deciduais podem ser diferenciados em: 1. Macrófagos M1, ativados por citocinas pró-inflamatórias e lipopolissacarídeos (LPS), que secretam TNF-α e IL-12; 2. Macrófagos M2, ativados por glicocorticoides e interleucinas Th2 (IL-4, IL-10 e IL-13). O balanço entre macrófagos M1 e M2 contribui para o resultado gestacional.[5,7]

Células T

As células T reguladoras (Treg) (CD4+CD25+FoxP3) são um subtipo de linfócitos T (CD4+) que apresentam como característica fundamental a regulação da resposta imune e a manutenção da autotolerância. As células Treg regulam os linfócitos Th1 e Th2 e secretam TGF-β e IL-10. As células Treg são fundamentais no reconhecimento precoce de tecido fetal e desenvolvimento de tolerância. As células Treg maternas migram em resposta à secreção estrogênica materna e à secreção de β-HCG, ocorrendo aumento em sua concentração endometrial durante a implantação. A células Treg também proliferam em resposta ao fator estimulante das colônias de granulócitos (G-CSF). Alguns postularam que esta ação do G-CSF pode reduzir a incidência de aborto espontâneo.[5,7]

A disfunção das células Treg parece participar da fisiopatologia de doenças autoimunes, como o Lúpus Eritematoso Sistêmico (LES) e o diabetes tipo I. Alterações na função das células Treg também foram observadas em gestações com desfecho desfavorável. Pacientes com história de aborto recorrente parece ter baixos níveis periféricos e deciduais de células Treg. Usando o FoxP3 como marcador de função das células Treg, observou-se redução de duas vezes em sua expressão no endométrio de pacientes com infertilidade primária. É possível que alterações na expressão de células Treg possam levar a alterações na expressão das células Th1 (T helper 1) e Th2 (T helper 2).[6]

Os linfócitos Th1 e Th2 são subgrupos de linfócitos T que podem ser definidos de acordo com o tipo de citocinas que secretam. Apresentam uma origem comum, os linfócitos Th naïve (Th0), que recebe influências de citocinas em sua diferenciação em Th1 ou Th2. As células Th0, sob estímulo de IL-12, se diferencia em Th1, e sob estímulo de IL-4 se diferencia em Th2. As células Th1 produzem citocinas relacionadas, principalmente, com a defesa mediada por fagocitose contra agentes infecciosos intracelulares, como Interferon-gama (IFN-γ), IL-12 e Fator de Necrose Tumoral alfa (TNF-α). As células Th2 secretam IL-4, IL-5, IL-10 e IL-13, relacionadas com a produção de anticorpos IgE e reações imunes mediadas por eosinófilos e mastócitos contra alérgenos e helmintos. O equilíbrio entre a resposta imunológica Th1 e Th2 é fundamental para o sucesso gestacional. Evidências sugerem que quadros de aborto recorrente apresentam desequilíbrio Th1/Th2, com predominância de resposta Th1.[6,11]

Recentemente, um tipo de células T, células Th17, foi descrito. As células Th17 têm origem nas células T *naïve*, reguladas pelas células Treg, em resposta ao estímulo por TGF-β e IL-6. Pouco se conhece sobre sua dinâmica endometrial durante o ciclo menstrual e início da implantação embrionária. As células Th17 secretam IL-17, IL-21 e IL-22. Estudos recentes observaram elevações nos níveis sanguíneos e deciduais das células Th-17 em gestantes ou não gestantes com história de abortos de repetição, quando comparadas aos grupos controles.[5,7]

Não existe um consenso sobre a melhor forma de investigar a relação entre os fatores aloimunes e as perdas gestacionais de repetição. Diversas formas já foram propostas: 1. avaliação da compatibilidade HLA do casal; 2. teste de prova cruzada (*crossmatch*) do casal (sora da mulher *versus* linfócitos do homem); 3. avaliação do perfil de interleucinas sanguíneas e/ou endometriais (relação Th1/Th2); 4. avaliação de células NK (percentual sanguíneo e/ou endometrial, teste de citotoxicidade de células NK) e 5. recentemente, avaliação das células Treg.

Na prática clínica, a avaliação das células NK é a investigação mais utilizada. A determinação do nível sérico de células NK (CD56+16+) considera risco elevado de perda gestacional quando o percentual é ≥ 12% dos linfócitos totais em sangue periférico. O teste de atividade de células NK avalia a capacidade citotóxica das células NK *in vitro* quando reage com células-alvo (K562), e considera um valor normal quando o percentual de lise celular é inferior a 15% em uma proporção de 50:1 (células NK:célula-alvo). A célula NK endometrial pode ser avaliada por meio de imuno-histoquímica (marcador CD56) em fragmento de biópsia de endométrio, preferencialmente realizada na segunda fase do ciclo menstrual, sendo considerada normal quando a relação de célula NK endometrial/células estromais é inferior a 5%.[10]

DISTÚRBIOS AUTOIMUNES

A gravidez representa para a mulher uma sobrecarga não só de aloantígenos, como também volume excessivo de autoantígenos representados pelos produtos fetais com os quais deve interagir. Isto cria condição singular que facilita o aparecimento de autoanticorpos nas mulheres em proporções maiores do que nos homens, especialmente após o início da vida reprodutiva. Inúmeros distúrbios autoimunes estão associados a perdas gravídicas recorrentes, falhas de implantação e infertilidade.

O sistema imunológico de um indivíduo normalmente é impedido de reagir contra o próprio organismo mediante o estabelecimento de um estado de supressão nos clonos autorreativos que interagem com as moléculas imunogênicas de estruturas embrionárias, na fase de diferenciação funcional dos linfócitos T e B. Este estado é conhecido por "tolerância central", sendo estabelecido por volta do 6º mês de vida fetal até o 4º mês de nascimento. Outro sistema de regulação é estabelecido nos momentos de ativação dos linfócitos T e B por antígenos para que eles não venham a desenvolver respostas lesivas ao organismo, em particular quando sofrem contato com antígenos do próprio organismo. Este estado é denominado "tolerância periférica".

A autoimunidade parece interferir diretamente na capacidade reprodutiva da mulher. Alterações autoimunes são observadas não somente em casais com quadro de infertilidade, como também naqueles com antecedente de perdas gestacionais. O contrário também é observado. Uma evidência clara, da influência dos mecanismos imunes da gestação, é a melhora (artrite reumatoide e esclerose múltipla) ou agravamento (lúpus eritematoso sistêmico) de algumas doenças autoimunes durante o período gravídico-puerperal.

O desencadeamento de mecanismos autoimunes em mulheres com perdas gestacionais pode ser explicado por duas maneiras diferentes. Primeiro, que a gestação não é protegida por falta de reconhecimento aloimune e pode, em consequência, estimular resposta autoimune na mãe após a morte fetal. Segundo, que, em algumas gestações, determinadas expressões antigênicas do HLA materno ou fetal podem provocar resposta autoimune na mãe e o feto pode se tornar "inaceitável" do ponto de vista imunológico para a mãe.

A fisiopatologia da perda gestacional em mulheres com níveis séricos elevados de autoanticorpos, com ou sem o diagnóstico de alguma doença autoimune, ainda é desconhecida. Porém, comparando grupos de mulheres com história de aborto recorrente com mulheres férteis, observou-se maior prevalência de autoanticorpos (anticorpos antifosfolípidios, antitireoidianos, anti-DNA e fator antinúcleo – FAN) no primeiro grupo. Ogasawara et al., estudando mulheres com 2 ou mais abortos espontâneos consecutivos, observaram maior prevalência de anticorpos anti-β2 glicoproteína, anticoagulante lúpico e FAN, em uma prevalência de 3,3%, 10% e 25,2%, respectivamente.[12] A presença de anticorpos antitireoidianos eleva consideravelmente o risco de perdas gestacionais, mesmo em pacientes com a função tireoidiana normal. Autoanticorpos, como FAN, também foram associados a pior prognóstico gestacional, mesmo em pacientes tratadas adequadamente para outras causas de abortamento.

Na prática clínica, a relação entre autoimunidade e perdas gestacionais de repetição pode ser avaliada por pesquisa dos autoanticorpos: anticorpos antitireoidianos (antiperoxidase e antitireoglobulina), FAN e anti-DNA. Os anticorpos antifosfolípides são autoanticorpos que fazem parte da investigação da síndrome antifosfolípide.

SÍNDROME ANTIFOSFOLÍPIDE

A Síndrome Antifosfolípide (SAF) é a alteração autoimune mais estudada associada a perdas gestacionais. Foi descrita pela primeira vez por Hughes, em 1983. A SAF é definida como a presença de autoanticorpos em associação a um antecedente de evento tromboembólico, como trombose vascular, óbito fetal, aborto recorrente, parto antes de 34 semanas causado por pré-eclâmpsia grave ou insuficiência placentária severa. Os autoanticorpos mais frequentemente associados à SAF são o anticoagulante lúpico (ACGL), anticorpo anticardiolipina (aCL) e anti-β2 glicoproteína. Esta síndrome é dividida em primária ou secundária, conforme sua combinação ou não com outras entidades clínicas, principalmente o lúpus eritematoso sistêmico.[13]

No início da década de 1980 identificou-se a relação entre a presença de anticorpos anticardiolipina, trombose e aborto recorrente. Lubbe et al. (1984) foram os primeiros a descrever a presença do ACGL em pacientes com aborto espontâneo recorrente.[14] Em seguida, vários relatos da presença desses anticorpos e perdas gestacionais apareceram na literatura.[15,16] Em 1983, Harris et al. publicaram método simplificado para medida de anticorpos antifosfolípidos com melhora na sensibilidade para restreamento destas alterações.[17]

Os anticorpos antifosfolípidos (AAF) são imunoglobulinas que reagem com qualquer fosfolipídio. Do ponto de vista clínico, o termo se aplica a anticorpos da classe IgG ou IgM (eventualmente IgA) dirigidos contra fosfolipídios de cargas negativas como cardiolipina, fosfatidilglicerol, fosfatidilinositol, fosfatidilserina, fosfatidiletanolamina ou ácido fosfatídico. Todos esses fosfolipídios são componentes do esqueleto celular, sendo que a cardiolipina está presente especialmente na estrutura das mitocôndrias. A cardiolipina é o antígeno utilizado na sorologia para sífilis, o que justifica a presença de reações cruzadas ou falso-positivas para alguns pacientes portadores de doenças autoimunes, quanto estiverem presentes na forma de IgA.

Os níveis de anticorpo anticardiolipina (ACL) em pacientes sem evidência clínica de lúpus eritematoso sistêmico (LES) ou outras doenças autoimunes que evoluíram com óbito fetal foram significativamente mais altos do que em pacientes que tiveram pelo menos um filho nascido vivo saudável e a termo.[18] Os títulos do ACL podem variar durante a gestação, e sua ascensão parece estar relacionada com pior prognóstico gestacional.[19,20] Resultados positivos durante a gravidez devem ser confirmados após intervalo de 6 a 8 semanas.[21] Em nosso meio, o ACL foi encontrado em 7,7% das pacientes com aborto recorrente, semelhante àqueles apresentados na literatura.[22-24]

O anticoagulante lúpico (ACGL) é um anticorpo dirigido contra fosfolipídios de cargas negativas que tenham interações na cascata de coagulação. Outros dois testes utilizados para a pesquisa do anticoagulante lúpico, juntamente com o TTPA, são o "*kaolin clotting time*" (KCT) e o "*dilute Russell Viper Venom Time*" (dRVVT). Como a presença do ACGL predispõe a acidentes tromboembólicos, alguns autores sugerem que as perdas gestacionais aconteçam por lesões tromboembólicas na microcirculação placentária.[25]

Os AAF, o ACGL e os testes biológicos para sífilis frequentemente são positivos na mesma paciente. Os níveis de ACGL podem flutuar durante a gestação.[26] Pacientes com ACGL persistentemente elevado têm alto risco para eventos trombóticos venosos e/ou arteriais e perda gestacional.[24] Nas gestações em que o ACGL está presente, não são raras as complicações que levam à prematuridade ou à restrição de crescimento intrauterino.[24] Os eventos trombóticos costumam surgir em pacientes jovens, muitas vezes saudáveis, mais frequentemente como acidente vascular cerebral trombótico ou trombose periférica arterial ou venosa. As tromboses aparecem em intervalos de tempo imprevisíveis, mesmo anos, em pacientes com níveis constantemente elevados de AAF. Altos níveis do ACL da classe IgG são considerados fator de risco para trombose.[27]

Uma grande variedade de eventos neurológicos, além do acidente vascular cerebral, ocorre em pacientes com SAF: coreia, neuropatias focais e mielopatia desmielinizante incomum, conhecida como "esclerose lupoide" ou "neuropatia jamaicana". A combinação de acidente vascular cerebral e livedo reticular é conhecida como síndrome de Sneddon. Biópsias mostraram capilares e pequenas veias ocluídas por trombos de fibrina, fornecendo forte indício de que uma coagulação microvascular anormal seria o centro da patogênese.[26] A trombocitopenia também ocorre em pacientes com SAF, geralmente é leve, com plaquetas variando de 75.000 a 150.000, não necessitando de tratamento.[26] Questiona-se o envolvimento de uma glicoproteína de membrana das plaquetas na antigenicidade para os AAF.[28]

A pré-eclâmpsia de instalação precoce também foi associada à SAF: em 43 pacientes com pré-eclâmpsia grave, previamente às 34 semanas de gestação, 16% tinham elevação significativa de AAF.

Destas pacientes, três sofreram complicações periparto importante: infarto cerebral, embolia pulmonar e trombose venosa profunda, cegueira monocular transitória e amnésia pós-parto.[25]

A vasculite é uma manifestação rara da SAF, geralmente descrita em artérias periféricas. A vasculite renal, entretanto, foi observada pela primeira vez em 1994, em uma paciente com história de aborto recorrente e positividade para ACL-IgG. Ela apresentou falência renal aguda e pré-eclâmpsia grave no segundo trimestre da gestação. A vasculite renal foi autolimitada.[29] Foram também citadas manifestações audiovestibulares da SAF com falência aguda do órgão em uma paciente com AAF e com LES, e em outra paciente com a SAF primária, mostrando que os AAF podem servir como marcadores para várias condições patológicas.[30]

Descreveu-se também uma síndrome pós-parto associada aos AAF, consistindo em doença pleurorrespiratória, febre, manifestações cardíacas e renais. Uma das pacientes descritas desenvolveu miocardiopatia e outras duas apresentaram trombose 4 semanas após o parto.[31] Sugere-se que a síndrome seja a exacerbação de um processo autoimune subclínico preexistente, funcionando os AAF como seus marcadores.[31,32]

As complicações da SAF no ciclo gravídico-puerperal podem ser graves. Hochfeld *et al.* (1994) relataram 1 óbito materno no período pós-parto por tromboses múltiplas em uma paciente portadora de ACL da classe IgG.[33] Quanto às complicações neonatais, Frick relatou, em 1955, a passagem transplacentária de fatores anticoagulantes passivamente adquiridos. Como os AAF geralmente são da classe IgG, a passagem placentária pode ser antecipada.[34] Sheridan-Pereira *et al.* (1988) descreveram um caso de trombose aórtica no recém-nascido de uma paciente portadora de ACGL.[35] Há outros relatos de tromboses neonatais em crianças nascidas de mães com AAF. Em um dos casos, o recém-nascido apresentou tromboses na aorta, artéria cerebral média e seio sagital superior, a despeito do tratamento materno com prednisona e aspirina.[36] A trombose clínica é um risco para recém-nascidos de mulheres com AAF durante a gestação. Assim, estas crianças deveriam ser submetidas à pesquisa de AAF, principalmente o ACL e o ACGL.[35]

Foram relatados trombose, necrose extensa e infarto em placentas de pacientes com AAF.[37-40] Biópsias realizadas em placentas de mulheres com LES e AAF mostraram vasculite das artérias espiraladas, infiltrado inflamatório perivascular, deciduíte e hipertrofia da camada média.[41,42]

Na fisiopatologia da insuficiência ou infarto placentário vistos com AAF é proposta a produção diminuída de prostaciclina ou resposta diminuída da liberação de prostaciclina pela estimulação da trombina.[24,43] As células endoteliais metabolizam o ácido aracdônico via ciclo-oxigenase para prostaciclina. As plaquetas, ao contrário, metabolizam o ácido aracdônico em tromboxano A2. A prostaciclina é um potente vasodilatador e inibidor da agregação plaquetária, enquanto o tromboxano tem efeitos opostos. Portanto, a diminuição da prostaciclina predisporia à trombose via agregação plaquetária e vasoconstrição.[24] O estudo anatomopatológico de placentas de gestantes que haviam abortado mostrou que a necrose e o infarto placentários associavam-se, significativamente, à presença de AAF, se comparado com o estudo de placentas de mulheres que não tinham positividade para estes anticorpos.[38]

Foram sugeridos vários outros mecanismos para as alterações placentárias encontradas, como fibrinólise diminuída e diminuição da antitrombina III, mas o mais consistente entre eles é a diminuição da ativação da proteína C.[24,39] A proteína C é ativada na membrana endotelial pela formação de um complexo entre a trombina e uma glicoproteína de membrana chamada trombomodulina. Esta reação é dependente de fosfolipídios e cálcio, sendo que os AAF podem impedi-la. A placenta é particularmente rica em trombomodulina.[24] A deposição de imunocomplexos ou a ligação direta dos anticorpos pode iniciar as alterações inflamatórias nos vasos deciduais, mas um mecanismo mediado por células T também pode ser importante, sendo os anticorpos do soro marcadores de tal atividade.[41]

Há dados sugestivos, também, de que a autoimunidade dirigida a moléculas de adesão possa interferir com a implantação e a placentação, pois são produtos necessários nesses processos. Alguns fosfolipídios como a fosfatidilserina ou a fosfatidiletanolamina têm sido relatados como moléculas de adesão associadas à fusão celular para a formação de sincício em musculatura lisa.[15] Um anticorpo para estas moléculas de adesão pode afetar negativamente o desenvolvimento sincicial e, possivelmente, estar envolvido na falência orgânica placentária. Tanto essas moléculas como a cardiolipina, o fosfatidilglicerol e o fosfatidilinositol são encontrados nas vilosidades placentárias.[44] Anticorpos contra esses fosfolipídios podem ser eluídos de placentas de pacientes com aborto recorrente, e a identificação e o tratamento específico para esses anticorpos têm melhorado significativamente o prognóstico de mulheres afetadas.[25,45,46]

A pesquisa de história familiar na síndrome antifosfolípide mostrou resultados interessantes. De 108 pacientes com síndrome antifosfolípide, 78% tinham história de um ou mais parentes com pelo menos um parâmetro clínico para a síndrome. Este achado sugere uma contribuição genética para a síndrome antifosfolípide.[47]

Os critérios para o diagnóstico da SAF foram inicialmente propostos em 1999, em Sapporo, no Japão, e revistos em Sidney, Austrália, em 2006. Para confirmação diagnóstica é obrigatória a presença de pelo menos um critério clínico e pelo menos um critério laboratorial. O critério clínico pode ter relação com algum evento tromboembólico (arterial, venoso ou de pequeno vaso) ou alguma complicação obstétrica (abortos de repetição com menos de 10 semanas, óbito fetal com mais de 10 semanas ou parto antes de 34 semanas por quadro de eclâmpsia, pré-eclâmpsia ou insuficiência placentária). A detecção de AAF (anticoagulante lúpico, anticardiolipina IgG ou IgM e anti-β2-glicoproteína IgG ou IgM) positivo moderado ou alto em duas ocasiões com intervalo de 12 semanas configura a presença do critério laboratorial. Outros AAF não fazem parte dos critérios laboratoriais para diagnóstico de SAF (Quadro 23-1).[48]

A terapia imunossupressora para tratamento de eventos associados aos AAF foi sugerida com base na relação entre a presença do ACL e a ocorrência de trombose e perdas fetais recorrentes. A redução de seus níveis com esteroides ou imunossupressores poderia, teoricamente, diminuir o risco destes eventos. Contudo, a resposta dos níveis de ACL à terapia com esteroides ou imunossupressores não é previsível.

Quando gestantes portadoras de AL foram tratadas com 40 a 60 mg de prednisona e 75 mg de aspirina por dia, 5 em 6 pacientes tiveram supressão do anticorpo e deram à luz nascidos vivos. A aspirina promove inibição seletiva da síntese de tromboxano A2, prevenindo a trombose de pequenas veias. Foi sugerido o início do uso da prednisona e aspirina no fim do primeiro trimestre, com aumento da prednisona a cada 2 semanas, enquanto os parâmetros de coagulação não voltassem ao normal.[14] Em uma série de 8 pacientes tratadas com prednisona, 5 desenvolveram pré-eclâmpsia, levantando a questão sobre o desenvolvimento de complicações relacionadas com o uso de corticosteroides.[25]

O uso da aspirina isoladamente parece não interferir no prognóstico das gestações em mulheres com síndrome antifosfolípide. Em um estudo randomizado duplo-cego, Pattison et al. (2000) não encontraram diferença estatística no número de nascidos vivos em mulheres com síndrome antifosfolípide tratadas com aspirina ou placebo.[49] Entretanto, há sugestões de que a aspirina possa contribuir na prevenção da isquemia cerebral em indivíduos com AAF e eventos trombóticos.

Em 1984 foi usada pela primeira vez a heparina com a aspirina.[14] A heparina não cruza a placenta e, provavelmente, não atinge o feto. Ela inibe a ligação dos AAF aos fosfolipídios no *Enzyme Linked Immunosorbent Assay* (ELISA). Isto aparentemente envolve uma interação entre a heparina e estes anticorpos.

O uso de heparina em gestantes portadoras de AAF foi associado à diminuição ou desaparecimento dos anticorpos da circulação materna. As mulheres nas quais este efeito ocorreu tiveram significativamente mais nascidos vivos do que aquelas que apresentaram persistência dos AAF na circulação. Estas evoluíram para aborto espontâneo, em sua maioria.[50]

O uso da heparina de baixo peso molecular (enoxaparina) para o tratamento da síndrome antifosfolípide vem-se tornando cada vez mais frequente. Seu uso associado à aspirina parece prevenir a perda gestacional em mulheres com aborto espontâneo recorrente e AAF. A heparina de baixo peso molecular se mostrou tão eficaz quanto à heparina não fracionada, apresentando menores taxas de sangramento e taxas similares de trombocitopenia. Entretanto, foi descrito um caso de elevação de enzimas hepáticas durante o tratamento com enoxaparina, quadro que se reverteu após a interrupção do uso da droga.[51] Os autores sugerem provável hepatotoxicidade da enoxaparina, mas grandes séries precisam ser avaliadas para se chegar a esta conclusão.

O uso de imunoglobulina humana intravenosa também já foi relatado como tentativa terapêutica. A síndrome antifosfolípide é uma boa candidata para imunoterapia com imunoglobulina intravenosa que contém anticorpos anti-idiotípicos direcionados contra os AAF patogênicos. Em um estudo piloto multicêntrico não foram encontradas diferenças estatisticamente significativas nos resultados gestacionais quando comparados os tratamentos: heparina, AAS e imunoglobulina intravenosa X heparina, AAS e placebo.[52] As conclusões finais serão avaliadas quando todos os dados forem analisados.

IMUNOTERAPIAS

Ácido Acetilsalicílico (AAS)

O ácido acetilsalicílico (AAS, Aspirina), primeira criação da indústria farmacêutica, sintetizado comercialmente desde 1897, é largamente estudado em obstetrícia. Seu principal mecanismo de ação, através da inibição inespecífica da ciclo-oxigenase (COX), auxilia na redução de mediadores inflamatórios. O bloqueio da COX-2 reduz o processo inflamatório, favorecendo melhora dos resultados obstétricos. Hoje, as evidências científicas são favoráveis ao uso do AAS para prevenção primária de pré-eclâmpsia, com redução na morbidade e mortalidade materna e neonatal se a terapia com AAS for iniciada até o final do primeiro trimestre.

As evidências científicas não são conclusivas quanto ao uso isolado do AAS, em mulheres com história de aborto recorrente de causa idiopática ou com diagnóstico de trombofilia, para a redução

---

Quadro 23-1. Critérios para Diagnóstico de Síndrome Antifosfolípídio

Critérios clínicos

- Trombose vascular: um ou mais episódios de trombose arterial, venosa ou de pequenos vasos, em qualquer órgão ou tecido, confirmados por Doppler ou histopatologia, que exclua vasculite
- Morbidade gestacional:
  - Uma ou mais mortes de feto morfologicamente normal com mais de 10 semanas de idade gestacional, confirmadas por ultrassom (US) ou exame do feto
  - Um ou mais nascimentos prematuros de feto morfologicamente normal com 34 semanas ou menos em virtude de eclâmpsia, pré-eclâmpsia ou causas de insuficiência placentária
  - Três ou mais abortamentos espontâneos antes de 10 semanas de idade gestacional, sem anormalidades hormonais ou anatômicas maternas, e causas cromossomiais paternas ou maternas excluídas

Critérios laboratoriais

- Lúpus anticoagulante (LA) presente no plasma em duas ou mais ocasiões com intervalo mínimo de 12 semanas, detectado de acordo com as recomendações da Sociedade Internacional de Trombose e Hemostasia (ISTH)
- Anticardiolipinas (ACL) IgG ou IgM positivo, em soro ou plasma, em títulos moderados ou elevados (> 40 GPL ou MPL ou > percentil 99), em duas ou mais ocasiões com intervalo de, no mínimo, 12 semanas por teste ELISA padronizado
- Anti-β2GPI IgG ou IgM presente (> percentil 99) no soro ou plasma em duas ou mais ocasiões com intervalo mínimo de 12 semanas por teste ELISA padronizado

Fonte: Miyakis S, Lockshin MD, Atsumi T, Branch DW, Brey RL, Cervera R et al. 2006[48]

de risco de uma nova perda. É recomendado o uso do AAS associado à heparina nos casos de SAF.

Recentemente, estudo observou uma elevação na taxa de nascidos vivos em mulheres, com história de perda gravídica anterior e proteína C reativa pré-gestacional elevada, que foram tratadas com AAS em baixa dose.

Corticosteroide

O uso de corticosteroide em pacientes com história de aborto recorrente é controverso. A literatura sugere seu uso quando detectado algum autoanticorpo ou nos casos de alteração das células NK. Laskin et al. não observaram melhora na taxa de nascidos vivos quando compararam o uso de prednisona associada a AAS ao uso de placebo em grupo de pacientes com história de aborto recorrente que tiveram testes positivos para autoanticorpos (FAN, aDNA, antilinfócitos, anticardiolipina e anticoagulante lúpico). O grupo tratado ainda apresentou uma taxa de parto prematuro maior que o grupo placebo.

Recentemente, uma metanálise observou melhora na taxa de nascidos vivos tanto quando foi utilizado corticosteroide isoladamente (RR 1,58, IC 95% 1,23-2,02, P = 0,0003) em pacientes com história de aborto recorrente e elevação na concentração de célula NK endometrial, quanto nos casos de uso de corticosteroide associado à heparina e AAS (RR 7,63, IC 95%, 3,71-15,69, p < 0,001) nos casos de aborto recorrente de causa idiopática.

Imunoterapia com Linfócitos

A imunoterapia com linfócitos foi o primeiro tratamento proposto para readequar a resposta imune materna em casos de casais com história de perdas gestacionais de repetição. Com base em estudos na área de transplante de órgãos, do início da década de 1970, onde observaram melhorias nos resultados de transplantes de rim em pacientes submetidos a transfusões de sangue, Taylor e Faulk descreveram casos de gravidez bem-sucedida em três pacientes com história de abortos de repetição tratadas com plasma rico em leucócitos de um doador não aparentado.[53]

A imunoterapia com linfócitos passou a ser largamente utilizada após a publicação do primeiro estudo duplo-cego randomizado e foi considerada padrão até 1999, quando novo estudo publicado no Lancet questionou a validade desta técnica.[54] Em 2001, a Biblioteca Cochrane publicou a primeira versão de uma metanálise dos estudos com imunoterapias para casos de perdas gestacionais, incluindo os dados de Ober et al., apesar da enorme quantidade de críticas sobre a metodologia e a veracidade dos resultados desse estudo.[53] O resultado da metanálise da Biblioteca Cochrane questionou as evidências até então aceitas pela literatura da época.[55]

Em março de 2016, Liu et al. publicaram nova metanálise independente da Cochrane, indicando a alta eficácia da imunoterapia. Demonstraram, inclusive, que o grau de heterogeneidade do artigo de Ober promovia um desvio expressivo dos resultados, ao contrário da maioria dos artigos publicados.[56]

Em março de 2016, a ANVISA, baseada em uma análise da Câmara Técnica de Reprodução Humana do CFM, considerou que esta forma de tratamento e o uso de imunoglobulina humana intravenosa deveriam ser considerados experimentais e utilizados apenas em projetos de pesquisa. Apesar das evidências expostas junto à Câmara Técnica, a existência de novos dados que mudavam o panorama de aplicabilidade da técnica, não foi possível reverter tal recomendação. Em 2017 revisamos estas discrepâncias metodológicas entre as metanálises da Cochrane e de Liu et al., resumimos em uma publicação onde todas as análises estatísticas foram favoráveis à imunoterapia com linfócitos, exceto na análise publicada pela Cochrane.[57]

Imunoglobulina Humana Endovenosa

A imunoglobulina humana (IG) é um hemoderivado extraído do plasma de milhares de doadores e utilizada para tratamento de algumas doenças autoimunes desde a década de 1980. O uso da IG no tratamento de mulheres com aborto recorrente, com marcadores imunológicos presentes, foi proposto pela primeira vez na década de 1990. Desde então, o uso da IG é discutido na literatura, com dados controversos.

Uma metanálise recente, de Wang et al., que avaliaram 11 estudos, mostrou que houve melhora na taxa de nascidos vivos no grupo de pacientes com história de aborto recorrente tratado com IG comparado com placebo (RR = 1,25, IC 95%: 1 a 1,56, p = 0,05). A análise dos subgrupos mostrou que a taxa de nascidos vivos das pacientes com aborto recorrente primário (RR = 0,88, IC 95% 0,71 a 1,07) e secundário (RR = 1,26, IC 95% 0,99 a 1,61) não foi significante entre os grupos. O uso da IG antes da concepção mostrou melhor resultado (RR = 1,67, IC 95% 1,30 a 2,14, p < 0,0001) do que após a implantação (RR = 1,10, IC 95%: 0,93 a 1,29).[58]

Atualmente, a Sociedade Coreana de Imunologia da Reprodução recomenda o uso de IG endovenosa no tratamento de casais com aborto recorrente com alterações imunológicas. A avaliação das alterações imunológicas é realizada por pesquisa das células NK (percentual periférico e citotoxicidade) e através das interleucinas Th1/Th2. O protocolo recomendado utiliza uma dose de 400 mg/kg por cada infusão, realizada a cada 3 a 4 semanas desde o início da gestação (nos casos de gravidez espontânea) ou desde o início do ciclo de fertilização in vitro. Apesar de a maioria das evidências serem favoráveis ao tratamento, o uso da IG no Brasil está limitado a protocolos de pesquisa.

Outras Imunoterapias

Outras modalidades terapêuticas são propostas para tratamento de casais com perdas gestacionais idiopáticas ou com alterações imunes, entre elas: drogas anti-TNF, drogas imunossupressoras, fatores estimuladores de colônia (G-CSF) e infusão de emulsões lipídicas. Essas terapias procuram induzir ajustes no sistema imune materno para que a resposta imunológica seja favorável à implantação embrionária.

REFERÊNCIAS BIBLIOGRÁFICAS

1. Billingham RE, Silvers WK. Some biological differences between thymocytes and lymphoid cells. Wistar Inst Symp Monogr. 1964 Aug;2:41-51.
2. Medawar PB. "Biological problems of skin surgery." J Int Chir 1953;13(4):385-91; includes translations.
3. Beer AE, Semprini AE, Zhu XY, Quebbeman JF. Pregnancy outcome in human couples with recurrent spontaneous abortions: HLA antigen profiles; HLA antigen sharing; female serum MLR blocking factors; and paternal leukocyte immunization. Exp Clin Immunogenet. 1985;2(3):137-53.
4. Huppertz B. "The feto-maternal interface: setting the stage for potential immune interactions." Semin Immunopathol. 2007;29(2):83-94.
5. Krieg S, Westphal L. "Immune function and recurrent pregnancy loss." Semin Reprod Med. 2015;33(4):305-12.
6. Erlebacher A. "Immunology of the maternal-fetal interface." Annu Rev Immunol. 2013;31:387-411.
7. Grimstad F, Krieg S. "Immunogenetic contributions to recurrent pregnancy loss." J Assist Reprod Genet. 2016;33(7):833-47.
8. Oertelt-Prigione S. "Immunology and the menstrual cycle." Autoimmun Rev. 2012;11(6-7):A486-92.
9. Lee JY, et al. "Role of endometrial immune cells in implantation." Clin Exp Reprod Med. 2011;38(3):119-25.
10. Seshadri S, Sunkara SK. "Natural killer cells in female infertility and recurrent miscarriage: a systematic review and meta-analysis." Hum Reprod Update. 2014;20(3):429-38.
11. Kumar A. "Immunomodulation in recurrent miscarriage." J Obstet Gynaecol India. 2014;64(3):165-8.
12. Ogasawara M, Aoki K, Katano K, Aoyama T, Kajiura S, Suzumori K. Prevalence of autoantibodies in patients with recurrent miscarriages. Am J Reprod Immunol. 1999 Jan;41(1):86-90.
13. Asherson RA, Cervera R. "Primary", "secondary" and other variants of the antiphospholipid syndrome. Lupus. 1994;3:293-8.
14. Lubbe WF, Butler WS, Palmer SJ, Liggins GC. Lupus anticoagulant in pregnancy. Br J Obstet Gynaecol. 1984;91:357-63.
15. Harris EN, Phil M, Chan JKH, Asherson RA, Aber VR, Gharavi AE, Hughes GRV. Thrombosis, recurrent fetal loss and thrombocytopenia: predictive value of the anticardiolipin antibody test. Arch Intern Med. 1986;146:2153-6.

16. Lockshin MD, Qamar T, Druzin ML, Goei S. Antibody to cardiolipin, lupus anticoagulant and fetal death. J Rheumatol. 1987;14:259-62.

17. Harris EN, Gharavi AE, Boey ML, Patel BM, Mackworth-Young CG, Loizou S, Hughes GRV. Anticardiolipin antibodies: detection of radioimmunoassay and association with thrombosis in systemic lupus erythematosus. Lancet. 1983;2:1211-4.

18. Bocciolone L, Meroni P, Parazzini F, Tincani A, Radici E, Tarantini M, et al. Antiphospholipid antibodies and risk of intrauterine late fetal death. Acta Obstet Gynecol Scand. 1994;73:389-92.

19. Cowchock S, Dehoratius RD, Wapner RJ, Jackson LG. Subclinical autoimmune disease and unexplained abortion. Am J Obstet Gynecol. 1984 Oct;150(4):367-71.

20. Kwak JY, Barini R, Gilman-Sachs A, Beaman KD, Beer AE. Down-regulation of maternal antiphospholipid antibodies during early pregnancy and pregnancy outcome. Am J Obstet Gynecol. 1994 July;171(1):239-46.

21. Harris EN, Hughes GR, Gharavi AE. Antiphospholipid antibodies: an elderly statesman dons new garments. J Rheumatol Suppl. 1987 June;14 Suppl 13:208-13.

22. Couto E, Barini R, Pinto e Silva JL, de Moraes DR, de Carvalho LM. Anticardiolipin antibody in recurrent spontaneous aborting and fertile women. Sao Paulo Med J. 1998 July-Aug;116(4):1760-5.

23. Barbui T, Cortelazzo S, Galli M, Parazzini F, Radici E, Rossi E, Finazzi G. Antiphospholipid antibodies in early repeated abortions: a case-controlled study. Fertil Steril. 1988 Oct;50(4):589-92.

24. Triplett DA. Antiphospholipid antibodies: proposed mechanisms of action. Am J Reprod Immunol. 1992 Dec. 28(3-4):211-5.

25. Branch DW, Scott JR, Kochenour NK, Hershgold E. Obstetric complications associated with lupus anticoagulant. N Engl J Med. 1985;313:1322-6.

26. Lockshin MD. Anticardiolipin antibodies and lupus anticoagulants. Curr Opin Rheumatol. 1990 Oct;2(5):708-11.

27. Molta C, Meyer O, Dosquet C, Montes de Oca M, Babron MC, Danon F, et al. Childhood-onset systemic lupus erythematosus: antiphospholipid antibodies in 37 patients and their first-degree relatives. Pediatrics. 1993 Dec;92(6):849-53.

28. Moise KJ. Autoimmune thrombocytopenic purpura in pregnancy. Clin Obstet Gynecol. 1991;34:51-63.

29. Almeshari K, Alfurayh O, Akhtar M. Primary antiphospholipid syndrome and self-limited renal vasculitis during pregnancy: a case report and review of the literature. Am J Kidney Dis. 1994;24:505-8.

30. Vyse T, Luxon LM, Walport MJ. Audiovestibular manifestations of the antiphospholipid syndrome. J Laryng Otol. 1994;108:57-9.

31. Kochenour NK, Branch DW, Rote NS, Scott JR. A new postpartum syndrome associated with antiphospholipid antibodies. Obstet Gynecol. 1987;69:460-8.

32. Kupferminc MJ, Lee MJ, Green D, Peaceman AM. Severe postpartum pulmonary, cardiac, and renal syndrome associated with antiphospholipid antibodies. Obstet Gynecol. 1994;83:806-7.

33. Hochfeld M, Druzin ML, Maia D, Wright J, Lambert RE, Mcguire J. Pregnancy complicated by primary antiphospholipid antibody syndrome. Obstet Gynecol. 1994;83:804-5.

34. Lechner K. Acquired inhibitors in nonhemophilic patients. Haemostasis. 1974;3:65-93.

35. Sheridan-Pereira M, Porreco RP, Hays T, Burke S. Neonatal aortic thrombosis associated with the lupus anticoagulant. Obstet Gynecol. 1988;71:1016-8.

36. Tabutt S. Multiple thrombosis in a premature infant associated with maternal phospholipid antibody syndrome. J Perinatol. 1994;14:66-70.

37. De Wolf F, Carreras LO, Moerman P, Vermylen J, Van Assche A, Renaer M. Decidual vasculopathy and extensive placental infarction in a patient with repeated thromboembolic accidents, recurrent fetal loss, and a lupus anticoagulant. Am J Obstet Gynecol. 1982;142:829-34.

38. Out HJ, Bruinse HW, Christiaens GC, Van Vliet M, De Groot PG, Nieuwenhuis HK, Derksen RHWM. A prospective, controlled multicenter study on the obstetric risks of pregnant women with antiphospholipid antibodies. Am J Obstet Gynecol. 1992;167:26-32.

39. Inbar O, Blank M, Faden D, Tincani A, Lorber M, Shoenfeld Y. Prevention of fetal loss in experimental antiphospholipid syndrome by low-molecular-weight heparin. Am J Obstet Gynecol. 1993;169:423-6.

40. Silver RM, Draper ML, Byrne JLB, Ashwood EA, Lyon JL, Branch DW. Unexplained elevations of maternal serum alpha-fetoprotein in women with antiphospholipid antibodies: a harbinger of fetal death. Obstet Gynecol. 1994;83:150-5.

41. Erlendsson K, Steinsson K, Jóhannsson JH, Geirsson RT. Relation of antiphospholipid antibody and placental bed inflammatory vascular changes to the outcome of pregnancy in successive pregnancies of 2 women with systemic lupus erythematosus. J Rheumatol. 1993;20:1779-85.

42. Barros VIPVL. Correlações anatomoclínicas de placentas de pacientes com lupus eritematoso sistêmico. São Paulo, 1994. [Tese - Mestrado - Universidade de São Paulo]

43. Silveira LH, Hubble CL, Jara LJ, Saway S, Martínez-Osuna P, Seleznick MJ, et al. Prevention of anticardiolipin antibody-related pregnancy losses with prednisone and aspirin. Am J Med. 1992;93:403-11.

44. Kajino T. Polyclonal activation of IgM antibodies to phospholipids in patients with idiopathic fetal growth retardation. Am J Reprod Immunol. 1991;25:28-34.

45. Lubbe WF, Walker EB. Chorea gravidarum associated with circulating lupus anticoagulant: successful outcome of pregnancy with prednisone and aspirine therapy: case report. Br J Obstet Gynaecol. 1983;90:487-9.

46. Kwak JYH, Ober C, Barini R, Beer AE. Maternal autoimmune abnormalities and fetal HLA-DQA1 alleles in women with recurrent spontaneous abortion (RSA). In: Proceedings of the thirty-ninth annual meeting of the Society for Gynecologic Investigation, San Antonio, Texas, March 18-21, San Antonio: Society for Gynecologic Investigation, 1992:363.

47. Weber M, Hayem G, Debandt M, Palazzo E, Roux S, Kahn MF, Meyer O. The family history of patients with primary or secondary antiphospholipid syndrome (APS). Lupus. 2000;9:258-63.

48. Miyakis S, Lockshin MD, Atsumi T, Branch DW, Brey RL, Cervera R, et al. International consensus statement on an update of the classification criteria for definite antiphospholipid syndrome (APS). J Thromb Haemost. 2006;4(2):295-306.

49. Pattison NS, Chamley LW, Birdsall M, Zanderigo AM, Liddell HS, McDougall J. Does aspirin have a role in improving pregnancy outcome for women with the antiphospholipid syndrome? A randomized controlled trial. Am J Obstet Gynecol. 2000 Oct;183(4):1008-12.

50. Masamoto H, Toma T, Sakumoto K, Kanazawa K. Clearance of antiphospholipid antibodies in pregnancies treated with heparin. Obstet Gynecol. 2001 Mar;97(3):394-8.

51. Carlson MK, Gleason PP, Sen S. Elevation of hepatic transaminases after enoxaparin use: case report and review of unfractionated and low-molecular-weight heparin-induced hepatotoxicity. Pharmacotherapy. 2001;21(1):108-13.

52. Branch DW, Peaceman AM, Druzin M, Silver RK, El-Sayed Y, Silver RM, et al. A multicenter, placebo-controlled pilot study of intravenous immune globulin treatment of antiphospholipid syndrome during pregnancy. The Pregnancy Loss Study Group. Am J Obstet Gynecol. 2000 Jan;182(1 Pt 1):122-7.

53. McIntyre JA, McConnachie PR, Taylor CG, Faulk WP. Clinical, immunologic, and genetic definitions of primary and secondary recurrent spontaneous abortions. Fertil Steril. 1984 Dec;42(6):849-55.

54. Ober C, Karrison T, Odem RR, Barnes RB, Branch DW, Stephenson MD, et al. Mononuclear-cell immunisation in prevention of recurrent miscarriages: a randomised trial. Lancet. 1999 July;354(9176):365-9.

55. Scott JR. Immunotherapy for recurrent miscarriage. Cochrane Database Syst Rev. 2003;(2):CD000112.

56. Liu Z, Xu H, Kang X, Wang T, He L, Zhao A. Allogenic lymphocyte immunotherapy for unexplained recurrent spontaneous abortion: a meta-analysis. Am J Reprod Immunol. 2016 Dec;76(6):443-53.

57. Cavalcante MB, Sarno M, Araujo Júnior E, da Silva Costa F, Barini R. Lymphocyte immunotherapy in the treatment of recurrent miscarriage: systematic review and meta-analysis. Arch Gynecol Obstet. 2017 Feb;295(2):511-8.

58. Wang SW, Zhong SY, Lou LJ, Hu ZF, Sun HY, Zhu HY. The effect of intravenous immunoglobulin passive immunotherapy on unexplained recurrent spontaneous abortion: a meta-analysis. Reprod Biomed Online. 2016 Dec;33(6):720-36.

BIBLIOGRAFIA COMPLEMENTAR

Aksel S. Immunologic aspects of reproductive diseases. JAMA. 1992 Nov 25;268(20):2930-4.

Albrechtsen D, Solheim BG, Thorsby E. Serologic recognition of HLA-D-associated determinants. Transplant Proc 1977 Mar;9(1):435-7.

Arakawa M, Takakuwa K, Honda K, Tamura M, Kurabayashi T, Tanaka K. Supressive effect of anticardiolipin antibody on the proliferation of human umbilical vein endothelial cells. Fertil Steril. 1999;71:1103-7.

Beer AE, Billingham RE. The embryo as a transplant. Sci Am. 1974 Apr;230(4):36-46.

Beer AE, Quebbeman JF, Ayers JW, Haines RF. Major histocompatibility complex antigens, maternal and paternal immune responses, and chbronic habitual abortions in humans. Am J Obstet Gynecol. 1981 Dec 15;141(8):987-99.

Beer AE, Sio JO. Placenta as an immunological barrier. Biol Reprod. 1982 Feb;26(1):15-27.

Berlin G, Selbing A, Ryden G. Rhesus haemolytic disease treated with high-dose intravenous immunoglobulin. Lancet. 1985 May 18;1(8438):1153.

Billington WD. Immunological aspects of trophoblast activity. Lancet. 1965 Apr 10;1(7389):823-4.

Branch DW. Immunologic disease and fetal death. Clin Obstet Gynecol. 1987 June;30(2):295-311.

Bulmer JN, Johnson PM. Immunohistological characterization of the decidual leucocytic infiltrate related to endometrial gland epithelium in early human pregnancy. Immunology, 1985 May;55(1):35-44.

Bulmer JN, Sunderland CA. Immunohistological characterization of lymphoid cell populations in the early human placental bed. Immunology. 1984 June;52(2):349-57.

Caruso A, De Carolis S, Ferrazzani S, Valesini G, Caforio L, Mancuso S. Pregnancy outcome in relation to uterine artery flow velocity wavefoms and clinical characteristics in women with antiphospholipid syndrome. Obstet Gynecol. 1993;82:970-7.

Chaouat G, Kolb JP, Wegmann TG. The murine placenta as an immunological barrier between the mother and the fetus. Immunol Ver. 1983;75:31-60.

Cohle SD, Petty CS. Sudden death caused by embolization of trophoblast from hydatidiform mole. J Forensic Sci. 1985 Oct;30(4):1279-83.

Coulam CB. Unexplained recurrent pregnancy loss: epilogue. Clin Obstet Gynecol. 1986 Dec;29(4):999-1004.

De la Camara C, Arrieta R, Gonzalez A, Iglesias E, Omenaca F. High-dose intravenous immunoglobulin as the sole prenatal treatment for severe Rh immunization. N Engl J Med. 1988 Feb 25;318(8):519-20.

Dudley DJ, Chen CL, Mitchell MD, Daynes RA, Araneo BA. Adaptive immune responses during murine pregnancy: pregnancy-induced regulation of lymphokine production by activated T lymphocytes. Am J Obstet Gynecol. 1993 Apr;168(4):1155-63.

Edwards JA, Jones DB, Evans PR, Smith JL. Differential expression of HLA class II antigens on human fetal and adult lymphocytes and macrophages. Immunology. 1985 July;55(3):489-500.

Faulk WP, McIntyre JA. Immunological studies of human trophoblast: markers, subsets and functions. Immunol Ver. 1983;75:139-75.

Galli M, Comfurius P, Maasen C, Hemker HC, De Baets MH, Van Breda-Wriesman PJC, et al. Anticardiolipin antibodies (ACA) directed not to cardiolipin but to a plasma protein cofactor. Lancet. 1990;335:1544-7.

Gill TJ 3rd. Immunogenetics of spontaneous abortions in humans. Transplantation. 1983 Jan;35(1):1-6.

Goodfellow PN, Barnstable CJ, Bodmer WF, Snary D, Crumpton MJ. Expression of HLA system antigens on placenta. Transplantation. 1976 Dec;22(6):595-603.

Head JR. Pregnancy-induced hyporesponsiveness to paternal alloantigens. I. Alterations of humoral immunity in primiparous female rats. Transplantation. 1982 Nov;34(5):251-7.

Heyborne KD, McGregor JA, Henry G, Witkin SS, Abrams JS. Interleukin-10 in amniotic fluid at midtrimester: immune activation and suppression in relation to fetal growth. Am J Obstet Gynecol. 1994 July;171(1):55-9.

Hunt JS, Orr HT. HLA and maternal-fetal recognition. FASEB J. 1992 Mar;6(6):2344-8.

Kampe CE. Clinical syndromes associated with lupus anticoagulants. Semin Thromb Hemost. 1994;20:16-26.

Kovats S, Main EK, Librach C, Stubblebine M, Fisher SJ, DeMars R. A class I antigen, HLA-G, expressed in human trophoblasts. Science. 1990 Apr 13;248(4952):220-3.

Lee RM, Emlen W, Scott JR, Branch DW, Silver RM. Anti-beta 2-glycoprotein I antibodies in women with recurrent spontaneous abortion, unexplained fetal death, and antiphospholipid syndrome. Am J Obstet Gynecol. 1999;181:642-8.

Maurer DH, Callaway C, Sorkin S, Pollack MS. Gamma interferon induces detectable serological and functional expression of DR and DP but not DQ antigens on cultured amniotic fluid cells. Tissue Antigens. 1988 Apr;31(4):174-82.

McIntyre JA, Faulk WP. Immunobiology of trophoblast membrane glycoproteins. Transplant Proc. 1979 Dec;11(4):1892-5.

Mosmann TR, Coffman RL. Heterogeneity of cytokine secretion patterns and functions of helper T cells. Adv Immunol. 1989;46:111-47.

Mowbray JF, Gibbings C, Liddell H, Reginald PW, Underwood JL, Beard RW. Controlled trial of treatment of recurrent spontaneous abortion by immunisation with paternal cells. Lancet. 1985;(1):941-3.

Natali PG, Giacomini P, Bigotti A, Imai K, Nicotra MR, Ng AK, Ferrone S. Heterogeneity in the expression of HLA and tumor-associated antigens by surgically removed and cultured breast carcinoma cells. Cancer Res. 1983 Feb;43(2):660-8.

Nepom BS, Nepom GT. Polyglot and polymorphism. An HLA update. Arthritis Rheum. 1995 Dec;38(12):1715-21.

Power DA, Catto GR, Mason RJ, MacLeod AM, Stewart GM, Stewart KN, Shewan WG. The fetus as an allograft: evidence for protective antibodies to HLA-linked paternal antigens. Lancet. 1983 Sep 24;2(8352):701-4.

Reed E, Beer AE, Hutcherson H, King DW, Suciu-Foca N. The alloantibody response of pregnant women and its suppression by soluble HLA antigens and anti-idiotypic antibodies. J Reprod Immunol. 1991 July;20(2):115-28.

Robertson SA, Seamark RF. Granulocyte-macrophage colony stimulating factor (GM-CSF): one of a family of epithelial cell-derived cytokines in the preimplantation uterus. Reprod Fertil Dev. 1992;4(4):435-48.

Rocklin RE, Kitzmiller JL, Carpenter CB, Garovoy MR, David JR. Maternal-fetal relation. Absence of an immunologic blocking factor from the serum of women with chronic abortions. N Engl J Med. 1976 Nov 25;295(22):1209-13.

Scott JR, Rote NS, Branch DW. Immunologic aspects of recurrent abortion and fetal death. Obstet Gynecol. 1987;70:645-56.

Suciu-Foca N, Reed E, Rohowsky C, Kung P, King DW. Anti-idiotypic antibodies to anti-HLA receptors induced by pregnancy. Proc Natl Acad Sci. USA 1983 Feb;80(3):830-4.

Suciu-Foca N, Cai JD, Gutierrea C, Reed E, Morrison S, Pernis B, King DW. New differentiation antigens associated with the growth and maturation of B lymphocytes. J Immunol. 1988 Jan 15;140(2):395-403.

Szekeres-Bartho J, Kilar F, Falkay G, Csernus V, Torok A, Pacsa AS. The mechanism of the inhibitory effect of progesterone on lymphocyte cytotoxicity: I. Progesterone-treated lymphocytes release a substance inhibiting cytotoxicity and prostaglandin synthesis. Am J Reprod Immunol Microbiol. 1985 Sep;9(1):15-8.

Szekeres-Bartho J, Wegmann TG. A progesterone-dependent immunomodulatory protein alters the Th1/Th2 balance. J Reprod Immunol. 1996 Aug;31(1-2):81-95.

Vince GS, Johnson PM. Materno-fetal immunobiology in normal pregnancy and its possible failure in recurrent spontaneous abortion? Hum Reprod. 1995 Dec;10 Suppl 2:107-13.

Wegmann TG, Mosmann TR, Carlson GA, Olijnyk O, Singh B. The ability of the murine placenta to absorb monoclonal anti-fetal H-2K antibody from the maternal circulation. J Immunol. 1979 Sep;123(3):1020-3.

Yamamoto T, Yoshimura S, Geshi Y, Sasamori Y, Okinaga S, Kobayashi T, Mori H. Measurement of antiphospholipid antibody by ELISA using purified beta 2-glycoprotein I in preeclampsia. Clin Exp Immunol. 1993;94:106-200.

PERDAS FETAIS DE REPETIÇÃO – FATOR ANATÔMICO

Milton Saito ▪ Francisco Augusto Porto Filho

O conteúdo deste capítulo (págs. 199 a 205), encontra-se disponível on-line.

Para acessá-lo, aponte a câmera do seu smartphone ou tablet para a imagem acima.

Parte **6** PROPEDÊUTICA FETAL NÃO INVASIVA

DIAGNÓSTICO PRÉ-NATAL NÃO INVASIVO PELO SANGUE MATERNO: PASSO A PASSO DO LABORATÓRIO À PRÁTICA CLÍNICA – EVOLUÇÃO HISTÓRICA

Wolfgang Holzgreve ▪ Olav Lapaire ▪ Bernhard Zimmermann
Xiao Yan Zhong ▪ Sinuhe Hahn

O conteúdo deste capítulo (págs. 209 a 212), encontra-se disponível on-line.

Para acessá-lo, aponte a câmera do seu smartphone ou tablet para a imagem acima.

CAPÍTULO 26

DIAGNÓSTICO PRÉ-NATAL NÃO INVASIVO PELO ESTUDO DO DNA FETAL NO SANGUE MATERNO ("NIPT" – NON INVASIVE PRENATAL TESTING)

Jader de Jesus Cruz ■ Grasielle Marthendal Cruz ■ Eduardo Isfer

INTRODUÇÃO

O diagnóstico pré-natal de aneuploidias necessita de um teste invasivo, seja ele a biópsia de vilo corial (BVC) realizada a partir das 11 semanas ou amniocentese, realizada após as 16-17 semanas de gravidez. Estudos recentes mostram que as taxas de aborto relacionadas com estes procedimentos são inferiores a 0,5% para amniocentese e biópsia de vilosidades coriais. Apesar de baixas, essas taxas são estimadas a partir de estudos realizados em grandes centros e com operadores altamente qualificados; é possível que em centros com menor volume e menos experiência as taxas de aborto possam ser maiores. Por esta razão, estes testes devem ser indicados em situações com alta probabilidade de alterações cromossômicas determinada em teste de rastreamento.

O rastreio das trissomias 21, 18 e 13 por idade materna, translucência nucal (TN), frequência cardíaca fetal (FCF), fração beta livre da gonadotrofina coriônica humana (β-hCG livre) e proteína plasmática A associada à gravidez (PAPP-A) detecta cerca de 90% dos casos de trissomia 21 e 95% dos casos de trissomia 18 e 13 para um falso positivo de 5%. A performance do rastreio pode ser ainda melhorada ao se adicionar outros marcadores ecográficos como osso do nariz (ON), medida do índice de pulsatilidade do ducto venoso (IPDV) e a presença de regurgitação pela válvula tricúspide (TR) (Quadro 26-1).

Mais recentemente, testes que pesquisam no sangue materno DNA fetal livre (do inglês: cffDNA - cell free fetal DNA) foram incorporados na prática clínica para os rastreios. Estudos sugerem que os testes de cffDNA podem detectar cerca de 99% dos casos de trissomias 21 e 13 e cerca de 97% dos casos de trissomia 18 em gestações únicas com taxas de falso positivo de cerca de 0,04% para cada trissomia. Nas gestações gemelares a taxa de detecção de trissomia 21 é de cerca de 98% para um falso positivo de 0,05%. Atualmente, os números de casos estudados em gestações gemelares, para calcular a performance do rastreio para trissomias 18 e 13, são baixos não permitindo uma avaliação apurada da performance do rastreio nestas trissomias.

O plasma de gestantes contém DNA livre (fragmentos de DNA), incluindo uma pequena porção de origem fetal. O DNA livre de origem fetal está presente na circulação materna a partir da quarta semana e, após a décima semana de gestação, representa mais de 4% de todo o DNA livre. Tem a vantagem de ser indetectável dentro de algumas horas após o parto, portanto, um teste pré-natal que se baseie na pesquisa de DNA fetal livre não é influenciado por resquícios de DNA fetal de gestações anteriores.

Existem diferentes métodos utilizados para se estudar e sequenciar o DNA fetal no sangue materno, porém o objetivo deste capítulo não é descrever as técnicas que são utilizadas para a realização destes testes, nem discutir as vantagens e desvantagens de cada uma das técnicas. Nosso objetivo é mostrar as estratégias que podem ser utilizadas para incorporar este teste na prática clínica.

RASTREAMENTO DAS TRISSOMIAS 21, 18 E 13

A taxa de detecção da análise de cffDNA no sangue materno para as trissomias 21, 18 e 13 é superior a de todos os outros métodos de rastreio já utilizados, tanto no primeiro, como no segundo trimestre (Quadro 26-1). Além disso, a utilização deste método de rastreamento está associada a uma redução substancial na taxa de falso positivo e, sendo assim, na necessidade de testes invasivos que por sua vez leva à redução de possíveis complicações decorrentes de procedimentos invasivos.

As mais recentes metanálises combinam diversos estudos sobre a performance do rastreio por cffDNA para trissomia 21 (30 estudos com 1.963 casos de trissomia 21), trissomia 18 (25 estudos com 563 casos de trissomia 18) e trissomia 13 (23 estudos com 119 de trissomia 13) com mais de 200.000 gestações avaliadas. O resultado combinado da performance do rastreio para trissomia 21 é de uma taxa de detecção de 99,7% (IC 95%: 99,1-99.9%) para um falso positivo de 0,04% (IC 95%: 0,02-0,07). Para trissomia 18 a taxa de detecção estimada é de cerca de 97,9% (IC 95%: 94,9-99,1%) para 0,04% (IC 95%: 0,03-0,07) de falso positivo e para a trissomia 13 a taxa de detecção estimada é de cerca de 99% (IC 95%: 65,8%-100%) para um falso positivo de 0,04% (IC 95%: 0,02-0,07%).

É seguro dizer que o rastreio para trissomias 21,18 e 13 por cffDNA é o melhor método de rastreio atualmente. Contudo, mesmo que este método de rastreio venha substituir definitivamente o rastreio combinado de aneuploidias no futuro, é importante salientar que não elimina a necessidade de um exame ecográfico detalhado entre as 11-14 semanas, uma vez que a ecografia do primeiro trimestre possui importância ímpar na detecção precoce de anomalias estruturais fetais, rastreio de pré-eclâmpsia e restrição de crescimento fetal. A avaliação dos marcadores ecográficos de aneuploidias, como a translucência da nuca, índice de pulsatilidade do ducto venoso e fluxo na válvula tricúspide, continua a ser muito importante no primeiro trimestre mesmo em pacientes com rastreio negativo por cffDNA para trissomias 21,18 e 14, uma vez que os marcadores ecográficos permitem auxiliar a detecção de anomalias estruturais maiores (como as malformações cardíacas) e outras alterações cromossômicas e genéticas.

OUTRAS POSSÍVEIS INDICAÇÕES PARA cffDNA

Hoje em dia através da análise genome-wide do cffDNA (GW-cffDNA) é tecnicamente possível avaliar não somente trissomias, como também outras trissomias autossômicas raras (TAR) e desequilíbrios segmentares fetais (DS). A microdeleção mais comum é a 22q11.2,

Quadro 26-1. Comparativo entre Diferentes Métodos de Rastreamento de Trissomia 21

	Taxa de detecção (%)	Taxa de falso-positivo (%)
Idade materna (IM)	30	5
IM + translucência nucal (TN)*	75	5
IM + TN + β-hCG and PAPP-A*	90	5
IM + TN + MEA** + β-hCG and PAPP-A*	93-96	2,5
IM + bioquímica (2º trimestre)	60-70	5
Rastreio ecográfico no 2º trimestre	75	10-15
cff DNA	99	0,1

*entre 11-13+6[d] semanas
** MEA: marcadores ecográficos adicionais no primeiro trimestre.

que se estima ter uma prevalência entre 1em 4.000-6.000 nascidos vivos, com algumas publicações referindo 1:1.000 gestações. A deleção 22q11.2 é a segunda principal causa de atraso do desenvolvimento neuropsicomotor e anomalias cardíacas congênitas. Apesar de um rastreio para essa deleção ser interessante, a ampliação do teste com a finalidade de rastrear outros DS ou TAR é menos lógica.

Um estudo desenvolvido nos Países Baixos incluiu mais de 56.000 gestantes que fizeram o GW-cffDNA. Destas, 101 foram positivas para TAR sendo que somente 6 foram confirmadas e das que foram confirmadas somente 1 estava associada a um fenótipo anormal. Noventa e cinco pacientes deste estudo foram positivas para DS. Destas 29 foram confirmadas, porém, o número de casos sem uma alteração ecográfica detectável não foi avaliado, sendo assim, é difícil avaliar o benefício real do uso de GW-cffDNA para a detecção de DS. Este estudo mostra que, atualmente, o potencial benefício de se rastrearem todas os desequilíbrios genéticos não ultrapassa o potencial dano, uma vez que um resultado alterado leva à ansiedade, e a falta de informações sobre o significado clínico de muitas alterações torna difícil, se não impossível, explicar o exato prognóstico e o resultado final da gravidez.

Outros pontos preocupantes quanto ao uso de GW-cffDNA incluem o aumento da taxa de falso-positivo (TFP) em um teste que tem a vantagem de ter essa taxa baixa. O aumento da TFP é à custa de alterações com significado clínico incerto, mesmo após a confirmação por estudo invasivo. Existem desafios legais e éticos, bem como informais às gestantes e aos pais, uma vez que não existem informações precisas sobre as limitações e problemas com diagnósticos de significado clínico incerto. Atualmente, o uso clínico de GW-cffDNA para pesquisa de alterações para além das trissomias 21,18 e 13 deve ser cautelosamente pensado. É importante que mais pesquisas sejam realizadas e mais perguntas sejam respondidas.

RASTREAMENTO EM GESTAÇÕES GEMELARES

Os estudos sobre a *performance* dos rastreios por cffDNA em gestações gemelares têm menos dados quando comparado ao que existe sobre as gestações únicas. Um estudo conduzido pelo grupo do King's College Hospital incluindo 997 gestações gemelares que fizeram rastreio para aneuploidias por cffDNA conclui que a taxa de detecção deste método para trissomia 21 em gêmeos é de 94,1% (16 de 17 casos), para trissomia 18 é de 90% (9 de 19 casos) e para trissomia 13 de 50% (1 de 2 casos), além disso, o estudo mostra que em 99,7% das vezes o teste cffDNA classificou corretamente como de baixo risco uma gravidez sem uma das três trissomias (962 de 968 casos). Este mesmo estudo ainda faz uma metanálises combinando os dados publicados com os dados de outros sete estudos. Esta metanálise agrega 56 casos de trissomia 21 em 3.718 gestações gemelares sem trissomia 21 com uma taxa de detecção estimada de 98,2% (IC 95%: 83,2-99,8%) e falso positivo de 0,05% (IC 95%: 0,01-0,26%). O número de casos de trissomia 18 é de 18 em 3.143 gestações gemelares sem esta trissomia. A taxa de detecção estimada para a trissomia 18 é de 88,9% (IC 95%: 64,8-97,2%) e falso positivo de 0,03% (IC 95%: 0,00-0,33%). O número de casos de trissomia 13 é de 3, e 2 foram corretamente detectados com um falso positivo de 0,19% (5/2569).

A *performance* do rastreio por cffDNA para trissomia 21 nas gestações gemelares é semelhante a que encontramos nas gestações únicas, contudo o número de casos com trissomias 18 e 13 é muito pequeno para poder avaliar adequadamente a *performance* do teste para estas trissomias.

COMO UTILIZAR O cffDNA NA PRÁTICA CLÍNICA

Existem essencialmente duas formas de utilizar o cffDNA na prática. A avaliação do DNA fetal livre no sangue materno pode ser utilizada universalmente, ou pode ser incorporada de forma contingente com base nos resultados do rastreamento de primeira linha (preferencialmente o rastreio combinado). Na segunda opção, o teste de DNA fetal livre no sangue materno poderia ser oferecido para um grupo de risco intermediário, como um método para selecionar, de forma mais acurada, o subgrupo que poderia se beneficiar com a realização de testes diagnósticos invasivos.

Rastreio Universal (Fig. 26-1)

Nesta forma de utilização deste método de rastreio, todas as gestantes fazem o teste de cffDNA, e o rastreio combinado de aneuploidias ficaria reservado para as pacientes que não obtêm resultado por este método (uma vez que em cerca de 4% das gestações há uma falha em conseguir resultado). É importante lembrar que defeitos estruturais fetais podem ser uma contraindicação para este rastreio, uma vez que nos defeitos fetais maiores um estudo invasivo para realização de *array* CGh pode estar indicado. Sendo assim faz sentido a realização do rastreio por cffDNA após a ecografia entre 11-14 semanas para o diagnóstico de anomalias estruturais fetais maiores e a avaliação dos marcadores ecográficos de aneuploidias (principalmente a translucência da nuca, ducto venoso e tricúspide), uma vez que estes marcadores também podem ser utilizados como marcadores de defeitos estruturais. A aplicação do rastreio por cffDNA de modo universal deve levar em consideração que, com já dito anteriormente, uma parcela da população pode não obter resultado e desta maneira se a coleta de sangue for após a ecografia das 11-14 semanas, uma alíquota de sangue extra deve ser coletada ou separada para a avaliação dos marcadores bioquímicos do rastreio combinado, se necessário. Outro ponto a considerar é a utilização do sangue para a pesquisa de PlGF para o rastreio de pré-eclâmpsia. Por essas razões, a colheita de sangue materno para a realização do teste de cffDNA não deveria ultrapassar as 13 semanas e 6 dias, apesar deste método de rastreio não ter essa limitação de tempo.

A maior desvantagem desta abordagem está no custo do teste de cffDNA ainda hoje. É possível que, nos próximos anos, esse método de rastreio tenha custos mais baixos, tornando a utilização universal menos onerosa.

Rastreio Contingente (Fig. 26-2)

Nesta abordagem, o rastreio por cffDNA é oferecido após a realização de um rastreio inicial (preferencialmente o rastreio combinado). O rastreio inicial classifica as gestantes em riscos baixo, intermediário e alto. Para as gestantes classificadas como de baixo risco pelo rastreio inicial, o aconselhamento é no sentido de tranquilizar quanto à baixa probabilidade de trissomias 21, 18 e 13. Para as gestantes classificadas como de alto risco, a opção de um teste diagnóstico invasivo (amniocentese ou biópsia de vilo corial) pode ser oferecida.

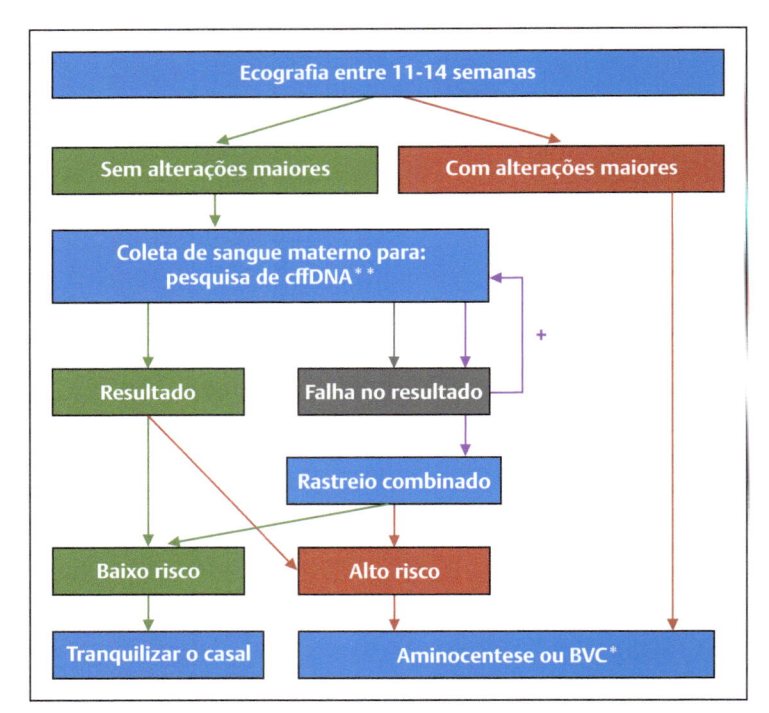

Fig. 26-1. Esquematização da proposta de aplicação universal do rastreio por cffDNA em sangue materno. * Biópsia de vilo corial. ** lembrar de reservar uma alíquota de sangue para os marcadores bioquímicos do rastreio combinado (se necessário) e de pré-eclâmpsia. + recoleta de sangue (1x) para o caso de não obter resultado na primeira amostra.

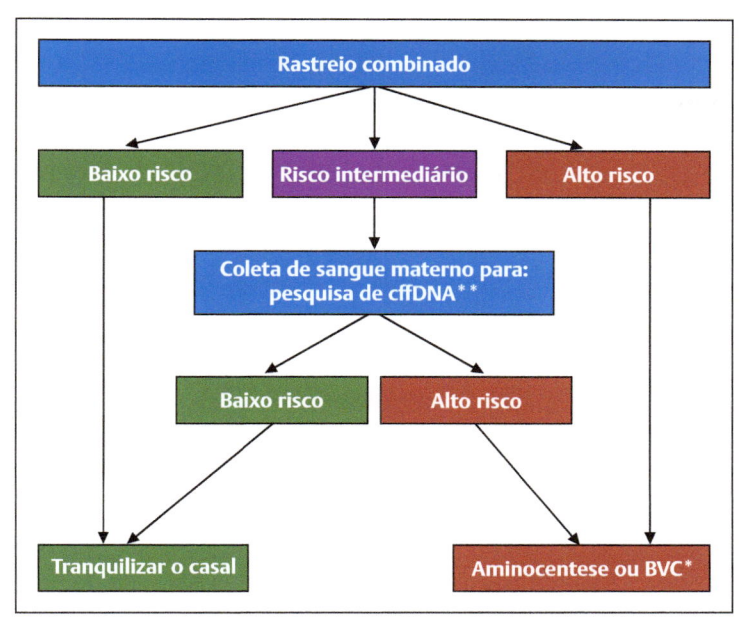

Fig. 26-2. Esquematização da proposta de aplicação contingente do rastreio por cffDNA em sangue materno. *Biópsia de vilo corial.

Para o grupo de gestantes definido como de risco intermediário pelo rastreio inicial, a opção de um novo teste de rastreio, agora por cffDNA, pode ser oferecida.

A definição dos pontos de corte para cada grupo de risco pode ser determinada localmente em cada sistema de saúde, para cumprir com os objetivos estabelecidos de taxas de detecção e falso-positivos. Em um estudo realizado na Inglaterra o grupo de alto risco foi definido com maior que 1 em 100, o grupo de baixo risco como risco menor que 1:2.500, e o grupo de risco intermediário como o risco entre 1 em 101 e 1 em 2.499. Neste estudo, as taxas de detecção para as trissomias 21, 18 e 13 foram de 91,5% (43/47) e 100% (28/28, trissomias 18+13 combinadas) respectivamente. A realização de pesquisa do cffDNA como teste de contingência, após o rastreio combinado (avaliação ultrassonográfica em associação ao teste bioquímico), mantém as principais vantagens da análise de DNA fetal livre, ou seja, aumento considerável da taxa de detecção com diminuição do falso positivo, além de apresentar um custo significativamente menor.

Finalmente, é importante ratificar qualquer que seja a estratégia utilizada para indicar o teste de DNA fetal livre no sangue materno (rastreamento universal ou teste de contingência), se houver um resultado positivo, um teste invasivo deve ser realizado para confirmar o diagnóstico.

LIMITAÇÕES DO TESTE DE DNA NO SANGUE MATERNO

A principal limitação do teste que analisa o DNA fetal livre no sangue materno é a possibilidade de o teste não dar um resultado em virtude da quantidade insuficiente de DNA fetal livre encontrado no sangue materno (fração fetal). Este fato pode ocorrer em 1 a 4% das gestações únicas. A falha na coleta e/ou no transporte do material para o laboratório ou problemas técnicos na realização do teste também podem ser causas de falha do teste. Nas situações onde o teste não tem resultado, é possível tentar uma segunda coleta. Após uma segunda amostra de sangue materno, o resultado é obtido satisfatoriamente em cerca de 99%.

A concentração de cffDNA será mais baixa quando maior o índice de massa corporal da gestante, quanto maior a idade materna e quanto mais baixo forem os valores de PAPP-A, será mais baixa nas gestações por fertilização assistida. A fração fetal tem um impacto significativo na *performance* do teste, por isso é importante que os testes de DNA fetal no sangue materno tenham a medida da fração fetal para que se corrija a *performance* pela fração fetal. Um teste em que a fração fetal seja de 4% tem uma taxa de detecção, a princípio, inferior a um teste que tenha uma fração fetal de 5 ou 6%.

É importante reafirmar aqui que os testes de cffDNA não substituem a necessidade da ultrassonografia no primeiro ou qualquer outro trimestre. O papel da ecografia no primeiro trimestre da gravidez vai muito além do rastreamento da trissomia 21. O exame entre 11-14 semanas de gravidez permite o rastreamento e a detecção de uma série de condições materno-fetais, como pré-eclâmpsia e anomalias fetais maiores que o cffDNA não permite. Também é importante lembrar que em todo o processo de decisão sobre o tipo de teste de rastreio a ser utilizado e a realização ou não de um teste invasivo (amniocentese ou biópsia de vilo corial) deve-se sempre ter como objetivo principal a resposta aos anseios dos pais, assim sendo, a escolha e decisão dos pais são o fator mais importante.

Resumo:

- Testes de cffDNA têm melhores *performances* do que qualquer outro método de rastreio para trissomias 21, 18 e 13.
- A avaliação do primeiro trimestre evolui para além do rastreamento de aneuploidias, por isso, utilizar o teste de cffDNA não elimina a necessidade da avaliação ultrassonográfica entre 11-13 semanas e não elimina a necessidade da bioquímica (PlGF) para o rastreamento de outras condições materno-fetais.
- O teste de cffDNA não é diagnóstico, sendo assim, um teste positivo precisa ser confirmado por amniocentese ou BVC. E um resultado negativo não garante que o feto não seja portador de trissomias.
- Os painéis ampliados de rastreio por cffDNA não são recomendados, uma vez que alguns resultados podem ter significado clínico incerto.

BIBLIOGRAFIA COMPLEMENTAR

Akolekar R, Beta J, Picciarelli G, Ogilvie C, DAntonio F. Procedure-related risk of miscarriage following amniocentesis and chorionic villus sampling: a systematic review and meta-analysis. Ultrasound Obstet Gynecol. 2015;45(1):16-26.

Ashoor G, Syngelaki A, Wagner M, Birdir C, Nicolaides KH. Chromosome-selective sequencing of maternal plasma cell–free DNA for first-trimester detection of trisomy 21 and trisomy 18. YMOB. 2012;206(4):322.e1-322.e5.

Ashoor G, Syngelaki A, Wagner M, Birdir C. Chromosome-selective sequencing of maternal plasma cell–free DNA for first-trimester detection of trisomy 21 and trisomy 18. American Journal of ... 2012.

Cuckle H. cfDNA screening performance: accounting for and reducing test failures. Ultrasound Obstet Gynecol. 2017;49(6):689-692.

Di Renzo GC, Bartha JL, and CBAJOO, 2019. Expanding the indications for cell-free DNA in the maternal circulation: clinical considerations and implications. Elsevier. 2019;220(6):537-542.

Galeva S, Gil MM, Konstantinidou L, Akolekar R, Nicolaides KH. First-trimester screening for trisomies by cfDNA testing of maternal blood in singleton and twin pregnancies: factors affecting test failure. Ultrasound in Obstetrics & Gynecology. 2019;53(6):804-809.

Gil MM, Accurti V, Santacruz B, Plana MN, Nicolaides KH. Analysis of Cell-Free DNA in Maternal Blood in Screening For Aneuploidies: Updated Meta-Analysis. Ultrasound Obstet Gynecol. April 2017:1-37.

Gil MM, Galeva S, Jani J, et al. Screening for trisomies by cfDNA testing of maternal blood in twin pregnancy: update of The Fetal Medicine Foundation results and meta-analysis. Ultrasound in Obstetrics & Gynecology. 2019;53(6):734-742.

Grati FR, Kagan KO. No test result rate of cfDNA analysis and its influence on test performance metrics. Ultrasound Obstet Gynecol. October 2016.

Jani JC, Gil MM, Benachi A, et al. Genome-wide cfDNA testing of maternal blood. Ultrasound in Obstetrics & Gynecology. 2020;55(1):13-14.

Kagan KO, Maier V, Sonek J, et al. False-Positive Rate in First-Trimester Screening Based on Ultrasound and Cell-Free DNA versus First-Trimester Combined Screening with Additional Ultrasound Markers. Fetal Diagn Ther. June 2018:1-8.

Kagan KO, Sonek J, Sroka A, et al. False-positive rates in screening for trisomies 18 and 13: a comparison between first-trimester combined screening and a cfDNA-based approach. Arch Gynecol Obstet. 2019;299(2):431-437.

Kagan KO, Sonek J, Wagner P, Hoopmann M. Principles of first trimester screening in the age of non-invasive prenatal diagnosis: screening for chromosomal abnormalities. Arch Gynecol Obstet. 2017;296(4):645-651.

Kagan KO, Wright D, Nicolaides KH. First-trimester contingent screening for trisomies 21, 18 and 13 by fetal nuchal translucency and ductus venosus flow and maternal blood cell-free DNA testing. Ultrasound Obstet Gynecol. 2015;45(1):42-47.

Nicolaides KH, Syngelaki A, Poon LC, Gil M, Wright D. First-Trimester Contingent Screening for Trisomies 21, 18 and 13 by Biomarkers and Maternal Blood Cell-Free DNA Testing. Fetal Diagn Ther. 2013.

Nicolaides KH. A model for a new pyramid of prenatal care based on the 11 to 13 weeks' assessment. Chitty LS, Lau TK, eds. Prenat Diagn. 2011;31(1):3-6. doi:10.1002/pd.2685.

Nicolaides KH. Turning the Pyramid of Prenatal Care. Fetal Diagn Ther. 2011;29(3):183-196.

Salomon LJ, Alfirevic Z, Audibert F, et al. ISUOG updated consensus statement on the impact of cfDNA aneuploidy testing on screening policies and prenatal ultrasound practice. Ultrasound in Obstetrics & Gynecology. 2017;49(6):815-816.

Sarno L, Revello R, Hanson E, Akolekar R, Nicolaides KH. Prospective first-trimester screening for trisomies by cell-free DNA testing of maternal blood in twin pregnancy. Ultrasound in Obstetrics & Gynecology. 2016;47(6):705-711.

Song K, Musci T, Caughey AB. Clinical Utility and Cost of Non-Invasive Prenatal Testing with cfDNA Analysis in High Risk Women Based on a U.S. Population. J Matern Fetal Neonatal Med. January 2013.

Wright D, Wright A, Nicolaides KH. A unified approach to risk assessment for fetal aneuploidies. Ultrasound Obstet Gynecol. 2015;45(1):48-54.

RASTREAMENTO BIOQUÍMICO MATERNO NAS ANEUPLOIDIAS FETAIS

Karina Felippe Monezi Pontes

O conteúdo deste capítulo (págs. 217 a 224), encontra-se disponível on-line.

Para acessá-lo, aponte a câmera do seu smartphone ou tablet para a imagem acima.

CARDIOTOCOGRAFIA ANTEPARTO

Corintio Mariani Neto

O conteúdo deste capítulo (págs. 225 a 233), encontra-se disponível on-line.

Para acessá-lo, aponte a câmera do seu smartphone ou tablet para a imagem acima.

CARDIOTOCOGRAFIA COMPUTADORIZADA

Jorge de Rezende Filho ▪ Flavia Cunha dos Santos
Carlos Antônio Barbosa Montenegro (*In memorian*)

O conteúdo deste capítulo (págs. 234 a 236), encontra-se disponível on-line.

Para acessá-lo, aponte a câmera do seu smartphone ou tablet para a imagem acima.

ULTRASSONOGRAFIA OBSTÉTRICA: CLASSIFICAÇÃO, IMPORTÂNCIA & SISTEMATIZAÇÃO

Eduardo Valente Isfer ▪ Márcia K. de Almeida Wassler
Cristhiane Labes dos Santos

INTRODUÇÃO

O papel da ultrassonografia (USG) na prática obstétrica atual não é mais necessário ser demonstrado. Trata-se de exame complementar não invasivo, inócuo e obrigatório no acompanhamento de toda e qualquer gestação. O ultrassom (US) permite a exploração racional do embrião e, posteriormente, do feto com seu ambiente. Por não ser invasivo e não causar liberação de radiações ionizantes, não provoca efeitos deletérios ao feto, gestante e operador envolvido, além de possibilitar a avaliação imediata de seus resultados.

Proporciona, também, respostas a questões indagadas por sinais físicos ou funcionais, porém é no domínio da avaliação estrutural do feto que este exame se torna insubstituível, visto que, aqui, geralmente a clínica é silenciosa.

Antes de 1978, o diagnóstico das anomalias fetais pelo US era raro e, quando isto ocorria, tratava-se de patologias fetais que não ofereciam dúvidas ou problemas quanto à conduta obstétrica, pois geralmente eram letais (p. ex., anencefalia). A partir de então, houve relativa melhora na evolução tecnológica, fornecendo, assim, melhores imagens. Este período até os anos 1980 foi marcado pela improvisação, pois os obstetras passaram a se defrontar com patologias até então desconhecidas, principalmente no que se referia ao aspecto fisiopatológico.

De 1980 a 1990, foram introduzidas novas técnicas para melhor avaliar o bem-estar do feto, porém, só após 1983 é que se observou verdadeira correlação entre diagnóstico e prognóstico, em especial com o advento da cordocentese.

Posteriormente, já na década de 1990, a USG evoluiu mais ainda com o desenvolvimento de imagens tridimensionais - o chamado ultrassom 3D (US3D) (Fig. 30-1). Essa técnica facilitou mais ainda a compreensão dos exames pelas pacientes. Já nos dias de hoje, a resolução das imagens ultrassonográficas evoluiu a tal ponto que já temos praticamente o US3D em "quase" tempo real (que muitos a denominam de US4D).

Em síntese, com o aprimoramento da tecnologia ultrassonográfica e experiência adquirida pelos operadores (em particular, pelos médicos especialistas em Medicina Fetal), a identificação das anomalias fetais passou a ser uma realidade nos principais serviços de USG. Em paralelo, o US também possibilitou o acesso ao compartimento fetal através de procedimentos invasivos (diagnósticos e terapêuticos), proporcionando, assim, melhor conhecimento entre achados morfológicos alterados à USG e o(s) fator(es) etiológico(s) responsável(is), a saber:

- *Fator genético:* síndromes cromossômicas ou gênicas.
- *Fator ambiental:* processos infecciosos congênitos, teratogênese por drogas e/ou medicações, radiações ionizantes ou por patologia de base materna.
- *Fator desconhecido:* teoria poligênica, causa multifatorial (a mais aceita) ou por erro intrínseco do desenvolvimento (mutações espontâneas).

FINALIDADE

Um dos maiores progressos em Medicina Fetal nos últimos anos foi o aumento da sensibilidade do rastreamento ultrassonográfico das malformações fetais. Isto se deve principalmente à melhoria da qualidade dos equipamentos de US e ao aperfeiçoamento do nível técnico dos profissionais envolvidos. Em particular, com o advento da escala em cinza (Fig. 30-2), as estruturas fetais foram mais facilmente delineadas, possibilitando o diagnóstico de anormalidades morfológicas fetais durante o pré-natal, mesmo em populações de baixo risco, tornando-se paulatinamente parte da rotina dos cuidados pré-natais.

Em cerca de 90% dos casos de fetos malformados, não há qualquer fator de risco identificável. Assim sendo, a realização da USG obstétrica de rotina nas pacientes de baixo risco aumenta a taxa de detecção das anomalias estruturais. Deve-se ter em mente a sua importância, atualmente, tendo-se em vista os seguintes fatores:

- Considera-se que 2 a 3% dos recém-nascidos (RN) são portadores de uma ou mais malformações congênitas.
- As malformações fetais são responsáveis por 30 a 50% da mortalidade perinatal, contribuindo também com 20% da mortalidade neonatal.

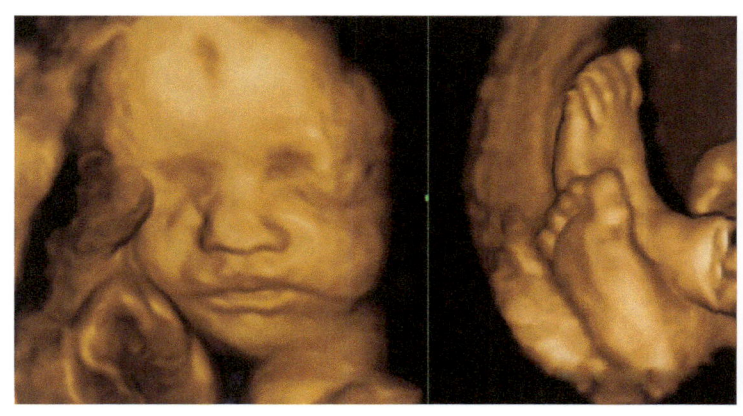

Fig. 30-1. Ultrassom tridimensional (US3D). Face e pés. (Cortesia Dra. Márcia Wassler.)

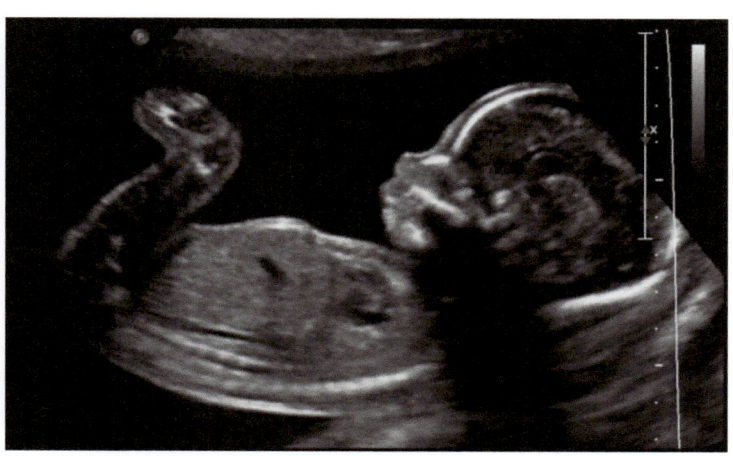

Fig. 30-2. Ultrassom (escala em cinza).

- A USG obstétrica de rotina (Nível I) consegue detectar, ao menos, 35 a 40% das malformações fetais (vide classificação dos níveis mais abaixo).
- Já a USG obstétrica morfológica fetal (USGMF) (Nível II) proporciona uma taxa de diagnóstico das principais anomalias fetais na ordem de 60 a 80-85%.
- Por fim, a USG obstétrica genético-fetal (Nível III) consegue atingir uma *performance* diagnóstica ao redor de 80 a 95% das anomalias fetais.

A USG é uma metodologia diagnóstica que permite identificar **alterações diretas** da morfologia fetal, como as anomalias malformativas (que apresentam estreita correlação com quadros sindrômicos), bem como **alterações indiretas**, que muitas vezes estão relacionadas com as anteriores (por exemplo: restrição de crescimento intrauterino - RCIU, alterações do volume de líquido amniótico – LA entre outras). Sendo assim, quanto à sua finalidade, pode-se dizer que a USG, na prática obstétrica, tem por objetivo dois itens:

1. *Diagnóstico direto:* representado pela análise da morfologia e fisiologia fetais.
2. *Diagnóstico indireto:* através dos procedimentos fetais e/ou anexiais (cordocentese, amniocentese, biópsia de vilosidade coriônica e outros).

A inocuidade e facilidade de repetição fazem da USG o exame de escolha para o estudo da morfologia e da fisiopatologia do feto. No entanto, como demonstram diversos relatos, a qualidade deste diagnóstico é extremamente variável em função de inúmeros parâmetros, como: órgão fetal em questão, idade gestacional em que é realizado o exame, o número de exames feitos durante a gravidez, experiência do operador e a existência ou não de elementos de orientação para uma determinada patologia.

De modo genérico, podem-se distinguir dois tipos de anomalias em função do valor diagnóstico da USG. No primeiro grupo, se situam determinadas anomalias que raramente comportam falso-negativos por causa de sua evidência à USGMF, mesmo em mãos com moderada experiência. Exemplos notórios são: anencefalia, hidrocefalia, estenose duodenal, anomalias de parede abdominal (onfalocele), higroma cístico, hidronefrose, rins policísticos. Nestes casos, mesmo que o diagnóstico preciso não possa ser definido imediatamente, a sua suspeita orienta o encaminhamento a um Centro de Referência em Medicina Fetal. A USG demonstra aqui toda a sua utilidade.

No segundo grupo, constam as anomalias de caráter fenotípico menos nítido e/ou de expressão variável de acordo com a idade gestacional, apresentando taxa de falso negativo mais elevado (fazendo cair nitidamente a sensibilidade do exame). Diante destas, a eficácia da USG está vinculada à idade gestacional, órgão ou sistema em questão afetado, qualidade do equipamento de US, mas principalmente à experiência do ultrassonografista. Os melhores exemplos desta situação são representados pela espinha bífida (EB) e atresia de esôfago, cujas porcentagens diagnósticas atingem apenas 33 a 40% e 10 a 30% dos casos, respectivamente, em exames de rotina.

Ainda dentro deste contexto, a ecocardiografia fetal é outro exemplo de importância. A *performance* diagnóstica do exame pode chegar a 80 - 92% nos fetos considerados como de risco para cardiopatia congênita. Por outro lado, este índice cai para 40 a 60% diante dos exames de rotina.

PARÂMETROS TÉCNICOS

Idade Gestacional

A USG é uma técnica de exploração visual do feto, que é considerada indireta. Permite o diagnóstico de, praticamente, 95% dos casos de malformações externas e internas do feto, desde que o operador seja habilitado (especializado ou com larga experiência em medicina fetal).

No Quadro 30-1, resume-se o período gestacional onde a USG-MF pode averiguar a normalidade estrutural do feto.

Quadro 30-1. Ultrassonografia *versus* Idade Gestacional

Idade gestacional	Achados ultrassonográficos
Até 14 semanas	▪ Número de sacos gestacionais ▪ Vitalidade fetal ▪ Polo cefálico ▪ Coluna ▪ Membros
17 a 20 semanas	▪ Polo cefálico ▪ Coluna ▪ Face ▪ Parede abdominal ▪ Diafragma ▪ Estômago ▪ Bexiga ▪ Órgãos genitais externos ▪ Membros e extremidades
20 a 24 semanas	▪ Estruturas cerebrais ▪ Face ▪ Tórax e coração ▪ Abdome e sistema digestório ▪ Rins ▪ Membros e extremidades
28 a 32 semanas	▪ Determinadas anomalias do esqueleto ▪ Certos nanismos ▪ Cistos de ovário
Radiografia	
Acima de 32 semanas	Esqueleto
2º e 3º Trimestres	▪ Oligoâmnio com suspeita de anomalia fetal (renal e SNC) ▪ Confirmar suspeita de anomalia fetal (diagnosticada em USG)

SNC: Sistema nervoso central; USG: ultrassonografia.

O período gestacional, em que o exame de USG é realizado, varia de acordo com o desenvolvimento cronológico do concepto, como também envolve o conhecimento por parte do operador e da fisiologia de cada órgão fetal em questão.

Em síntese, a idade gestacional é parâmetro de fundamental importância, pois é inadmissível realizar repetidas USGMF com o intuito de pesquisar uma determinada anomalia fetal. Assim, deve-se ter em mente o caráter particular do desenvolvimento de cada sistema fetal, além de suas noções epidemiológicas. Com estas informações, pode-se optar pela idade gestacional mais adequada para a realização da USGMF, em que a referida anomalia se manifestaria com maior clareza (Quadro 30-2).[1]

Experiência do Operador (Ultrassonografista)

Refere-se a outro parâmetro determinante para apreciar a importância do exame (possivelmente o de maior importância).

Seria ilusório pensar que toda gravidez, *a priori* normal, possa se beneficiar de um ou mais USGMF em Centros de Referências, que são escassos. Ao contrário, recomenda-se, de início, obedecer a algumas regras:

- Formação completa e orientada de todo operador (técnicos, obstetras ou radiologistas), se possível, próximo a um centro de referência.
- Necessidade de vigilância de todo operador por ultrassonografista experiente, para orientá-lo diante de todo e qualquer desvio em relação aos aspectos normais.
- Necessidade de bom senso permanente para solicitar uma segunda opinião. Esta deve ser a mais rápida possível, evitando o retardo, sempre prejudicial, quando há necessidade de se determinar a conduta a ser instituída.

Se todas essas condições forem preenchidas, a USG é indiscutivelmente o meio mais eficaz para diagnóstico pré-natal.

Quadro 30-2. Cronologia dos Órgãos Fetais à Ultrassonografia

Fetal	Idade gestacional
Polo cefálico	
Identificável	8ª semana
Biometria	12ª semana
Estruturas medianas	12ª/13ª semana
Sistema ventricular	15ª/16ª semana
Estruturas cerebrais	17ª/18ª semana
Corpo caloso	20ª/22ª semana
Coluna vertebral	
Identificável	12ª semana
Estudo completo	17ª/18ª semana
Face	
Estudo completo	18ª/20ª semana
Coração	
Identificável	7ª semana
Quatro cavidades	18ª/20ª semana
Estudo preciso	22ª/24ª semana
Pulmão	
Estudo completo	16ª semana
Parede abdominal	
Identificável	12ª/13ª semana
Diafragma	18ª semana
Sistema digestório	
Estômago	13ª/14ª semana
Fígado	24ª/25ª semana
Alças intestinais	29ª semana
Aparelho urinário	
Bexiga (identificável)	12ª semana
Bexiga (estudo completo)	15ª/16ª semana
Rins (identificáveis)	17ª/20ª semana
Estudo completo	24ª/26ª semana
Genitália externa	
Masculina	16ª semana
Feminina	16ª semana
Membros	
Identificáveis	10ª/11ª semana
Estudo dos segmentos E extremidades	12ª/13ª semana
Estudo completo	16ª/22ª semana

Henrion et al., 1987.[1]

CLASSIFICAÇÃO & METODOLOGIA

O American Institute of Ultrasound in Medicine (AIUM) sistematizou pela primeira vez o exame obstétrico em dois níveis:[2]

▪ *Nível I:* refere-se ao exame de USG Obstétrica de Rotina destinado a avaliações biométricas básicas, análises morfológica e funcional superficiais (mínima), determinação da apresentação e posição fetal, localização e caracterização da placenta e avaliação do volume do LA;

▪ *Nível II:* refere-se à USG mais especializada, geralmente realizada em Centros de Referência em Medicina Fetal, que tem por objetivo confirmar e/ou retificar a suspeita de anomalias fetais diagnosticadas em exames de Nível I, como: polidrâmnio, oligoidrâmnio, movimentos fetais ativos anormais, anomalias do ritmo cardíaco fetal, história pregressa de fetos malformados, interferência no desenvolvimento fetal por patologias de base materna, determinar a placentação (corionicidade) das gestações gemelares e múltiplas, risco de processo infeccioso congênito viral ou parasitário, uso de medicamentos potencialmente teratogênicos, sangramentos de primeiro trimestre, altura uterina anormal entre outras.

No entanto, por causa de a nossa realidade (nível nacional) ser completamente diferente de países do 1º mundo, Isfer *et al.*, desde 1992, classificaram a USG Obstétrica em três níveis quanto à metodologia, a saber (Quadro 30-3):[3]

▪ *Nível I - ultrassonografia obstétrica dito de rotina ("consultório"):* refere-se aos exames realizados em serviços primários, geralmente executados por técnicos, obstetras ou radiologistas. Tem por objetivo pesquisar presença de gestação múltipla, assegurar a vitalidade embrionária/fetal, estabelecer a biometria básica, apreciar a morfologia fetal mínima, avaliar a placenta e verificar a quantidade de LA (sensibilidade diagnóstica no rastreio das anomalias fetais varia de 40 a 60%).

▪ *Nível II - ultrassonografia obstétrica morfológica fetal (USGMF) ou estrutural orientada ("universidade"):* refere-se a exames de US cujo empenho e experiência do operador (realizado preferencialmente por obstetras, mas também por radiologistas) são imprescindíveis, pois neste nível são direcionadas àquelas pacientes já classificadas como grupo de risco (Quadro 30-4), cujos fetos necessitam de avaliação mais minuciosa e direcionada.[3] As principais

Quadro 30-3. Níveis Técnicos de Complexidade da USG Obstétrica & Sensibilidade Diagnóstica

▪ Nível I → Rotina: 40 a 60%
▪ Nível II → Morfológico: 60 a 80-85%
▪ Nível III → Genético - Fetal: 80 a 95%

USG: Ultrassonografia.
Isfer et al., 1992.[3]

Quadro 30-4. Indicações para Ultrassonografia Morfológica

Antecedentes pessoais e familiares	Casos índex
Sinais clínicos	▪ RCIU ▪ Sangramentos vaginais ▪ Alterações de volume de LA
Marcadores ultrassonográficos	▪ Alterações de volume de LA ▪ Associação de oligoâmnio/polidrâmnio e RCIU ▪ Marcadores para rastreamento de síndromes presentes ▪ RCIU embrionário/fetal ▪ Alteração de movimentos fetais ▪ Anomalias de ritmo cardíaco fetal
Sinais biológicos	AFP sérica materna alterada

RCIU: Restrição de crescimento intrauterino; LA: líquido amniótico; AFP: alfafetoproteína.
Modificada de Isfer *et al.* (1992).[3]

Quadro 30-5. Níveis Técnicos de Complexidade da Ultrassonografia Obstétrica

Níveis	Nomenclatura	Médico	Observações
Nível I	De rotina	Realizada por técnicos ultrassonografistas e radiologistas	Estudos biométrico, morfológico simples e o perfil biofísico fetal
Nível II	Obstétrica	Realizada por obstetras e radiologistas	Estudos biométrico, morfológico simples e o perfil biofísico fetal
Nível III	Morfológica	Realizada por especialistas em ultrassonografia ou Medicina Fetal	Estudos biométrico, morfológico detalhado e avaliação da vitalidade fetal
Nível IV	Genético-fetal	Realizada por especialistas em Medicina Fetal	Estudos biométrico, morfológico de todos os segmentos do concepto. Inclui o aconselhamento e a formulação de hipótese diagnóstica

Noronha *et al.* (2009).[4]

universidades bem como grandes serviços de radiologia e laboratórios, em geral, disponibilizam esse tipo (nível) de exame às pacientes e obstetras (sensibilidade diagnóstica no rastreio das anomalias fetais varia de 60 a 80-85%).

▪ *Nível III - ultrassonografia obstétrico-patológica ou genético-fetal ("centro de referência")*: restrita aos Centros de Referência em Medicina Fetal e direcionada a todas as gestantes em que um dos exames anteriores tenha apresentado, ao menos, suspeita de malformação fetal e/ou placentária, desvio de crescimento e/ou de LA. Neste nível, o exame de US tem por finalidade principal confirmar e/ou retificar a suspeita diagnóstica prévia, bem como classificar a patologia em questão e já aferir um prognóstico fetal preliminar do ponto de vista ultrassonográfico. Ou seja, aqui o operador tem de ser um especialista em Medicina Fetal (sensibilidade diagnóstica no rastreio das anomalias fetais pode atingir 80 a 95% de eficiência).

Em 2009, uma classificação em quatro níveis foi proposta por Noronha *et al.* (Quadro 30-5):[4]

▪ *Nível I*: rotina (incluindo o perfil biofísico fetal - PBF).
▪ *Nível II*: obstétrica (incluindo o perfil biofísico fetal - PBF).
▪ *Nível III*: morfológica (incluindo o perfil biofísico fetal - PBF).
▪ *Nível IV*: genético-fetal.

Ao se fazer uma analogia do ponto de vista prático, Pastore & Moron compararam a realização dos dois exames com a compra de uma passagem aérea.[5] Embora o avião (equipamento de US) e o piloto (ultrassonografista) sejam os mesmos, o bilhete da primeira classe (USGMF) é o máximo em termos de serviço que pode ser oferecido ao cliente. Já os passageiros com bilhete da classe econômica (USG obstétrica de rotina) não recebem um serviço tão personalizado, mas todos passageiros, sem exceção, devem chegar ao seu destino são e salvos. Ou seja, para o piloto (ultrassonografista) a condução da aeronave (US) deve ser criteriosamente a mesma para ambos os tipos de passageiros (pacientes), em particular no que se refere à postura e profissionalismo, havendo diferenças apenas quanto aos serviços de bordo (laudos e/ou relatórios mais detalhados).

Desde 1989, Filly já havia ressaltado que, até certo ponto, a distinção entre a USG de **Nível I** e **Nível II** referem-se a um elemento de diferença na "habilidade" do examinador.[6] Aqueles que fazem exames de **Nível II** geralmente têm mais experiência no diagnóstico de anomalias fetais, mas, na verdade, um exame de **Nível I** é também um exame bem definido e complexo que requer alto grau de competência. Embora o exame não seja feito especificamente para detectar anomalias fetais, há uma probabilidade razoável de que, durante o curso da aquisição de dados, muitas anomalias, se presentes, sejam reconhecidas, sendo prudente o esforço para sua identificação.

Mais recentemente, em dezembro de 2016, o American College of Obstetricians and Gynecologists em conjunto com o American College of Radiology, American Institute of Ultrasound in Medici-

Quadro 30-6. Níveis Técnicos de Complexidade da USG Obstétrica & Sensibilidade Diagnóstica - Indicações para USG Morfológica

▪ Nível I → Rotina - Morfológico → 40 a 80%
▪ Nível II → Genético - Fetal → 80 a 95%

USG: Ultrassonografia.
Isfer *et al.*, 1992.[3]

ne, National Institute of Child Health and Human Development, Society for Maternal-Fetal Medicine e a Society of Radiologists in Ultrasound definiram adotar uma terminologia que uniformizasse o desempenho da USG obstétrica no primeiro, segundo e terceiro trimestres da gestação, a saber: **padrão, limitado e especializado**.[7,8] Ou seja, adaptando-se essa nova proposta de desempenho com a nossa realidade, poderíamos resumir em:

▪ Exame USG padrão → Nível I - USG de rotina.
▪ Exame USG limitado → Nível II - USG morfológica.
▪ Exame USG especializado → Nível III - USG genético-fetal.

No entanto, pode-se dizer que o **Nível I** realizado nos países de primeiro mundo (EUA, Canadá, França, Inglaterra e outros europeus), corresponderia, na prática, aos **Níveis I e II acoplados na classificação de Isfer *et al.*** e aos **Nível I, II e III de Noronha *et al.***. E o **Nível II** aquele denominado de Genético-Fetal (**Nível III para Isfer *et al.* e Nível IV para Noronha *et al.***) (Quadro 30-6).[3]

Resumindo, pode-se dizer que a descrição anterior corresponderia, de forma prática e como ideal para os dias de hoje, a seguinte metodologia (Quadro 30-6):[3]

▪ *Nível I:* USG de rotina + USG morfológica fetal (USGMF).
▪ *Nível II:* USG genético-fetal.

Quanto à necessidade e/ou recomendação da utilização de "termo de autorização e/ou consentimento", por parte da paciente, por ocasião do exame de ultrassom (US), o consenso do comitê do American Institute of Ultrasound in Medicine foi de que este ficasse a critério de cada serviço.[2]

NÚMERO DE USGMF E PERÍODO GESTACIONAL

Em nosso Serviço, recomendamos, como ideal, a realização de quatro exames de USGMF durante o pré-natal. O primeiro sendo no primeiro trimestre, mais especificamente, entre 10 a 14 semanas (ideal ao redor da 12ª semana). O segundo entre as 20ª e 22ª semanas, o terceiro entre as 26ª e 28ª semanas e um último entre as 32ª e 34ª semanas de gestação (Quadro 30-7).[9]

Diante de situações socioeconômicas, onde por razões distintas não há possibilidade de se realizarem as quatro USGMF (como referido anteriormente), a equipe médica (obstetra e ultrassonografista) tem e deve se adaptar a essa nova realidade, agora imposta. Dentro deste contexto e com o intuito de otimizar essa situação, em nosso Serviço recomendamos a seguinte metodologia alternativa em relação às USGMF, a saber (Quadro 30-8).[9]

Quadro 30-7. Ultrassonografia Morfológica Fetal durante a Gestação (Idade Gestacional)

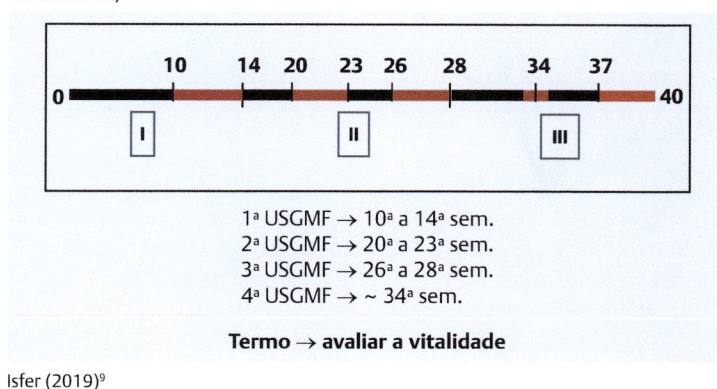

1ª USGMF → 10ª a 14ª sem.
2ª USGMF → 20ª a 23ª sem.
3ª USGMF → 26ª a 28ª sem.
4ª USGMF → ~ 34ª sem.

Termo → avaliar a vitalidade

Isfer (2019)[9]

Quadro 30-8. Ultrassonografia Morfológica Fetal durante a Gestação (Idade Gestacional) – Metodologia Alternativa

Metodologia alternativa → 3

- 1ª USGMF → 10ª a 14ª sem.
- 2ª USGMF → 20ª a 23ª sem.
- 3ª USG → ~ 34ª sem.

Metodologia alternativa → 2

- 1ª USGMF → 10ª a 14ª sem.
- 2ª USGMF → 26ª a 28ª sem.

Metodologia alternativa → 1

- 1ª USGMF → 20ª a 23ª sem.

Isfer (2019).[9]

IMPORTÂNCIA DA USGMF

No segundo trimestre, a USGMF apresenta papel relevante decorrente de sua importância na avaliação da anatomia e fisiologia das estruturas fetais (órgãos e sistemas). As principais anomalias congênitas são diagnosticadas com maior precisão durante este período da gravidez. No entanto, muito ainda se está aprendendo sobre a história natural dessas anomalias e como elas afetam os resultados pós-natais.

O estudo EUROFETUS, projeto multicêntrico envolvendo 61 centros de ultrassonografia obstétrica de 14 países europeus, avaliou a exatidão do exame **USG Nível I** no segundo trimestre em populações não selecionadas.[10] Mais da metade (56%) dos 4.615 casos de malformações fetais foram detectados e, destes, 55% das principais anomalias foram identificadas antes da 24ª semana de gestação. A sensibilidade de detecção foi maior para as **anomalias maiores** do que para as **anomalias menores** (73,7% *vs.* 45,7%).

Em relação ao valor diagnóstico da USGMF, esta varia de acordo com o tipo de malformação em questão e os elementos de orientação do risco para cada gestação. Assim, quando há antecedentes familiares de fetos malformados (caso "index"), rastreamento bioquímico anormal ou alterações à **USG de rotina** (polidrâmnio, oligoidrâmnio, RCIU), a USGMF é mais eficaz, aumentando acuracidade do exame.

O Quadro 30-9 avalia a sensibilidade da USGMF em relação ao diagnóstico das principais malformações.[11]

O constante avanço no diagnóstico pré-natal das malformações congênitas, juntamente com grandes esforços em termos de cuidados intensivos, tem contribuído para melhorar o resultado fetal.

Havendo suspeita de qualquer alteração fetal e/ou anexial, a paciente deve ser imediatamente encaminhada a um Centro de Referência em Medicina Fetal (**USG Obstétrica Nível III ou Genético-Fetal**). Aqui, o operador deve, obrigatoriamente, ser especializado em Medicina Fetal. Geralmente, referem-se a obstetras, pois é necessário ser conhecedor da fisiologia que envolve mãe-placenta-feto. A este nível, o diagnóstico deve ser confirmado e/ou retificado, assim como classificado e apreciado quanto à gravidade.

Quadro 30-9. Valor Diagnóstico da Ultrassonografia na Pesquisa das Principais Malformações Fetais

Malformação	Sensibilidade diagnóstica
Anencefalia	100%
Espinha bífida	89%
Hidrocefalia	98%
Microcefalia	92%
Holoprosencefalia	89%
Rins policísticos	91%
Agenesia renal	85%
Hidronefrose	100%
Válvula de uretra posterior	100%
Atresia esôfago	33%
Atresia intest.	90%
Hérnia diafrag.	83%
Onfalocele	92%
Gastrosquise	88%
MF cardíacas	41%
MF membros	85%
Anom. cromossômica	50%

Isfer *et al.* (1996).[11]

A descoberta de uma malformação na USGMF deve levar o especialista em Medicina Fetal a um reflexo imediato, levando-o à procura de outra malformação que possa vir associada, realizando uma pesquisa completa e minuciosa da morfologia, biometria e funcional dos órgãos fetais.

A importância da identificação de anomalias fetais durante o pré-natal, a partir dos recentes avanços nas técnicas de diagnóstico, tem possibilitado a realização de consultas especializadas (aconselhamento genético básico e/ou consultoria em Medicina Fetal) com os casais, cujo intuito é fornecer informações sobre:

1. Resultados e qualidade de vida desses fetos.
2. Possíveis intervenções.
3. Ajuste apropriado do tempo e via de parto.
4. Tempo de hospitalização esperado.

Ainda dentro deste contexto, como já referido anteriormente, outro elemento de grande valia por ocasião da realização da USGMF é a anamnese materna feita pelo médico operador, em particular no que diz respeito à investigação dos efeitos de agentes teratogênicos, como certos agentes químicos (que podem causar, por exemplo, redução de membros, masculinização de genitália feminina e lábio leporino) ou físicos (por exemplo: radiação ionizante, que pode causar aborto, microcefalia, microftalmia, RCIU, catarata e, ao longo de toda a gravidez, o risco de efeitos carcinogênicos) ou, ainda, biológicos (por exemplo: citomegalovirose, rubéola, sífilis, toxoplasmose, Zika vírus), capazes de acarretar RCIU, microcefalia, catarata, surdez, hidrocefalia entre tantas outras.

Quanto à realização de USG em gestações de baixo risco, a Cochrane disponibiliza duas revisões sistemáticas, realizadas, em 2008 e 2015, sobre as vantagens da **USG de rotina ou Nível I** após a 24ª semana de gravidez.[12,13] O primeiro estudo envolveu 27.024 mulheres, e o segundo, 34.980 mulheres. Com base nas evidências existentes, a **USG de rotina ou Nível I** na gravidez tardia em populações de baixo risco (ou não selecionadas) não conferiu benefício à mãe ou ao bebê. Entretanto, fica claro que faltam dados para os outros resultados primários, como: prematuridade com menos de 34 semanas, efeitos psicológicos maternos e neurodesenvolvimento aos dois anos de idade, refletindo uma escassez de pesquisas que cubram esses resultados.

Primeiro Trimestre

Já no primeiro trimestre, a USG obstétrica é exame de fundamental importância para avaliar o desenvolvimento e vitalidade da gestação, pois permite ao operador:

- Datar a idade gestacional, com margem de erro de apenas 3 a 5 dias (ou seja, refere-se ao melhor período para precisar corretamente a idade gestacional);
- Certificar-se da presença da vitalidade embrionária (avaliando a frequência cardíaca embrionária e/ou fetal);
- Definir o prognóstico da evolução da gravidez, na visibilização e aspecto funcional do corpo lúteo gravídico e da vesícula vitelínica;
- Identificar presença de anomalias uterinas e de corpo estranho (por exemplo: presença de dispositivo intrauterino - DIU);
- Avaliar a corionicidade das gestações gemelares;
- Rastrear aneuploidias, bem como diagnosticar patologias, como doenças trofoblásticas, gestações ectópicas íntegras ou rotas e malformações embriofetais (através da avaliação da anatomia embrionária e fetal – sonoembriologia);
- Diagnosticar perdas gestacionais precoces;
- E, atualmente, rastrear gestações de alto risco para pré-eclâmpsia, risco de trabalho de parto prematuro e RCIU.

Nos dias de hoje, os programas de triagem de USG de primeiro trimestre, quando aplicados em pacientes obstétricas de baixo risco, resultam em:

- Redução significativa na taxa de indução de parto para gravidezes pós-termo que possuem maior risco de complicações.
- Contribuem para a identificação dos distúrbios de crescimento fetal e suspeição das diversas condições que desencadeiam esses desvios (diabetes gestacional, insuficiência placentária e uma gama variada de doenças genéticas).
- Possibilitam melhor programação para o parto e eventuais procedimentos invasivos diagnósticos e terapêuticos durante a gestação.

Exame Precoce

Em torno do 32º dia, o saco gestacional, estrutura anecoica de contorno ecogênico medindo cerca de 2 a 4 mm, já pode ser visibilizado (Fig. 30-3).

A primeira estrutura anatômica identificada no interior do saco gestacional corresponde à vesícula vitelina, visível por volta da 5ª semana e que confirma a presença de uma gestação embrionária tópica. A vesícula é vista como uma estrutura esférica, com interior sonotransparente que em geral não ultrapassa a medida de 6 mm (Fig. 30-4). O aspecto calcificado e o tamanho aumentado estão associados a mau prognóstico gestacional.

Entre as 5ª e 6ª semanas, quando atinge 2 mm no maior diâmetro, o disco embrionário é visível junto à parede da vesícula vitelina. Observam-se, então, os batimentos cardíacos embrionários que, obrigatoriamente, devem estar presentes quando o comprimento cabeça-nádega (CCN) for igual ou superior a 5 mm.

1. *Avaliação do saco gestacional (SG):* entre os itens mais importantes que se deve levar em consideração durante o exame USG são: implantação, forma, conteúdo, contorno e tamanho.
   Já presença de SG de contorno irregular, com ausência do sinal do "duplo saco decidual", com forma alongada, de implantação baixa (heterotópica), pequeno para a data gestacional referida ou de crescimento reduzido em exames seriados, em geral estão associados a péssimo prognóstico gestacional com índices de abortamento espontâneo superiores a 80%.
2. *Avaliação dos batimentos cardioembrionários (BCE):* a avaliação do BCE já deve ser feita a partir da 6ª semana de gestação (inclusive). A não visibilização e registro do BCE em gestação maior ou igual a 6 semanas é indicativo de perda gestacional. Vários autores referem que, em embriões normais, a frequência cardíaca é crescente entre as 5ª e 9ª semanas. Em gestações de primeiro trimestre, a presença de bradicardias significativas tem sido associada a elevados índices de perda gestacional. A partir da 6ª semana, o achado de BCE menor que 85 batimentos por minuto deve alertar o operador para a possibilidade de perda embrionária com abortamento espontâneo.
3. *Movimentação embrionária:* em gestações normais, os movimentos do embrião começam a ser visibilizados a partir da 8ª semana, sendo estes basicamente do tronco e espásticos. É possível visibilizar o movimento embrionário, por meio da ultrassonografia transvaginal (USGTV), em 100% dos casos, quando se trata de gestações superiores a 8 semanas, ou que apresentem SG maior que 30 mm de diâmetro médio. A não observação dos movimentos embrionários em gestações superiores a 9 semanas (ou saco gestacional maior que 30 mm de diâmetro médio) deve alertar ao clínico sobre possíveis complicações na evolução da prenhez, estando associado a elevados índices de abortamento.
4. *Avaliação da vesícula vitelínica:* a ausência de vesícula vitelínica por ocasião da USGTV, na maioria das vezes, está relacionada com gestações anembrionadas. Alterações da forma, contorno irregular, hiperecogenicidade ou diâmetro maiores que 6 mm podem estar associadas a elevados índices de abortamento espontâneo, presença de malformações congênitas e de aneuploidias fetais.
5. *Datação da gestação:* a avaliação do desenvolvimento do concepto só pode ser avaliada a partir da correta determinação da idade gestacional (IG). A predição da IG a partir da medida do CCN fetal tem erro de, no máximo, 4 a 7 dias (Fig. 30-5).

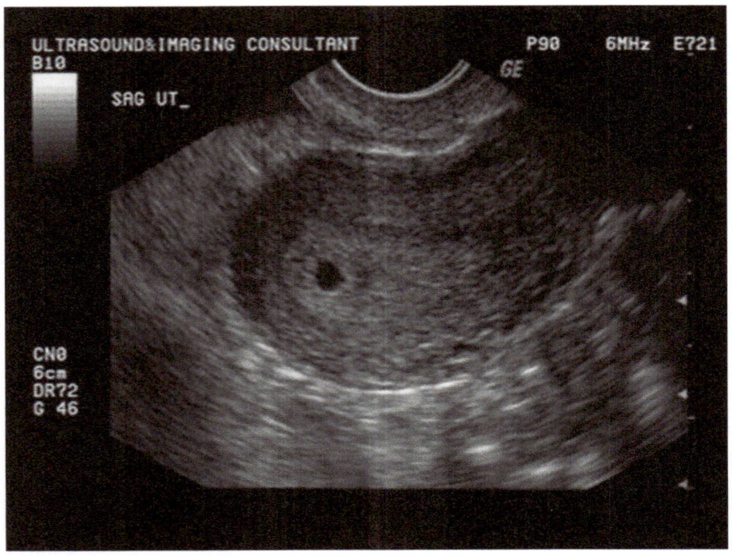

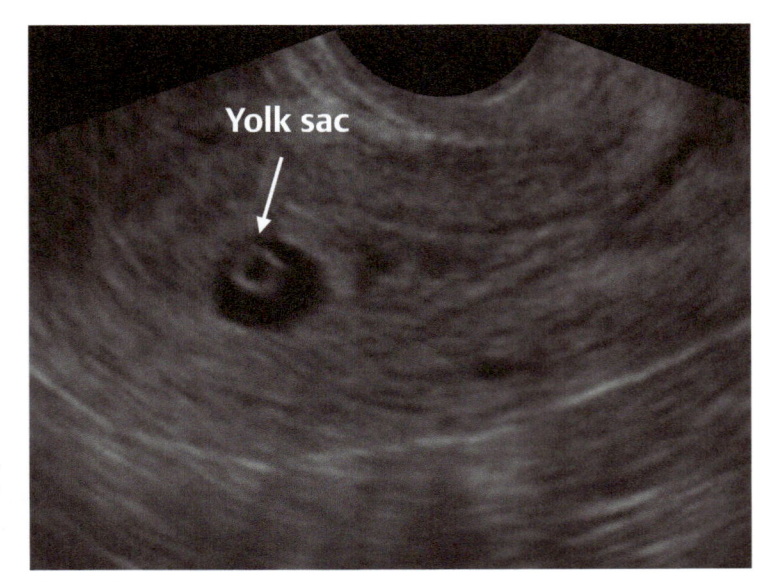

Fig. 30-3. Saco gestacional.

Fig. 30-4. Vesícula vitelina.

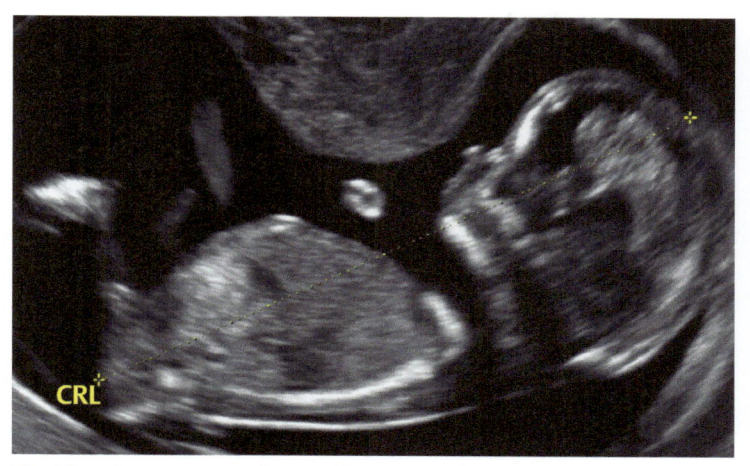

Fig. 30-5. Comprimento cabeça-nádega (CCN). (https://www.slideshare.net/kaleemullahabid/isuog-practice-guidelines-*performance*-of-first-trimester-fetal-ultrasound-scan-68143989.)

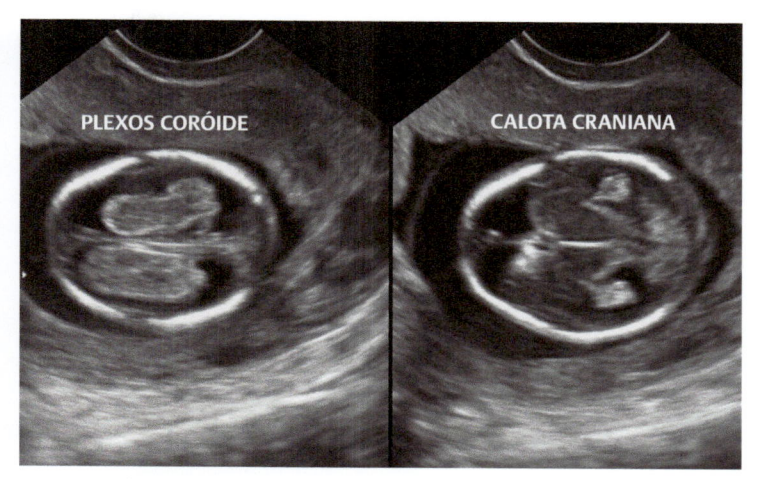

Fig. 30-6. Plexos coroides e calota craniana.

Segundo Meleti *et al.* (2010), por ocasião do estudo em 1.280.746 nascidos vivos, demonstraram que a datação da gravidez, quando realizada por USG precoce, auxiliou de modo significativo o acompanhamento e conduta de quando programar o término da gestação e, assim, observaram contribuição positiva no prognóstico neonatal.[14]

Rastreio de Malformações

Há evidências crescentes de que mais da metade das anomalias fetais graves já podem ser diagnosticadas entre as 11ª e 14ª semanas de gestação:[15,16]

- 53% das anomalias do sistema nervoso central.
- 75% das anomalias do sistema gastrointestinal e da parede abdominal.
- 25% das principais anomalias urinárias.
- 69% das principais anomalias esqueléticas.
- 99% das hidropsias fetais.
- e um total de 49% das principais anomalias estruturais.

Segundo Ebrashy *et al.* (2010), em estudo prospectivo por um período de cinco anos com 2.876 mulheres grávidas, que foram acompanhadas com exame ultrassonográfico entre 13 e 14 semanas (através de varredura transabdominal e/ou endovaginal), os dados iniciais demonstraram que a USGTV foi significativamente melhor na visualização do crânio, coluna, estômago, rins, bexiga e membros superiores e inferiores.[17] Porém, com as melhorias que ocorreram nos últimos anos em relação à resolução dos aparelhos e, também, à medida que a experiência do operador em identificar anomalias nesse período aumenta, muito mais detalhes da anatomia

fetal tornaram-se acessíveis no primeiro trimestre, tornando possível o diagnóstico de anomalias complexas já nesta IG (Fig. 30-6).

Entretanto, estabelecer uma rotina para avaliação fetal é de primordial importância para que se possam diagnosticar as anomalias congênitas mais frequentes, bem como as de maior interesse epidemiológico e as passíveis de suporte neonatal. Em 90% dos casos, considera-se possível o rastreio anatômico no primeiro trimestre pela avaliação por vias abdominal e endovaginal.

1. *Polo cefálico:* os núcleos de ossificação do crânio aparecem no final da 10ª semana, portanto, somente na 11ª semana será possível o diagnóstico de defeitos como a acrania e a anencefalia. Por exemplo, holoprosencefalia alobar pode ser diagnosticada no primeiro trimestre, caracterizando-se por cavidade ventricular única, ausência das estruturas da linha média e fusão dos tálamos. Os ventrículos laterais são relativamente amplos neste período e aparecem circundando os plexos coroides que se apresentam simétricos, ecogênicos e homogêneos ("sinal da borboleta") (Fig. 30-6).
2. *Coração:* entre as 12ª e 14ª semanas, a área cardíaca já pode ser avaliada e, em mãos experientes, é possível, com o uso de sondas endovaginais de alta frequência, definir as quatro câmaras cardíacas, o eixo cardíaco e as vias de saída. O ritmo cardíaco deve ser registrado pelo Módulo M. Por outro lado, somente em casos específicos usa-se o Doppler (Fig. 30-7).
3. *Abdome (identificação do estômago, rins e bexiga e integridade da parede abdominal):* o estômago já pode ser visibilizado a partir da 9ª semana, e a bexiga a partir da 11ª semana (podendo ser observada em 90% dos fetos com 12 semanas). Nesta fase gestacional, o estômago e a bexiga são as únicas estruturas anecoicas do abdome (Fig. 30-8).

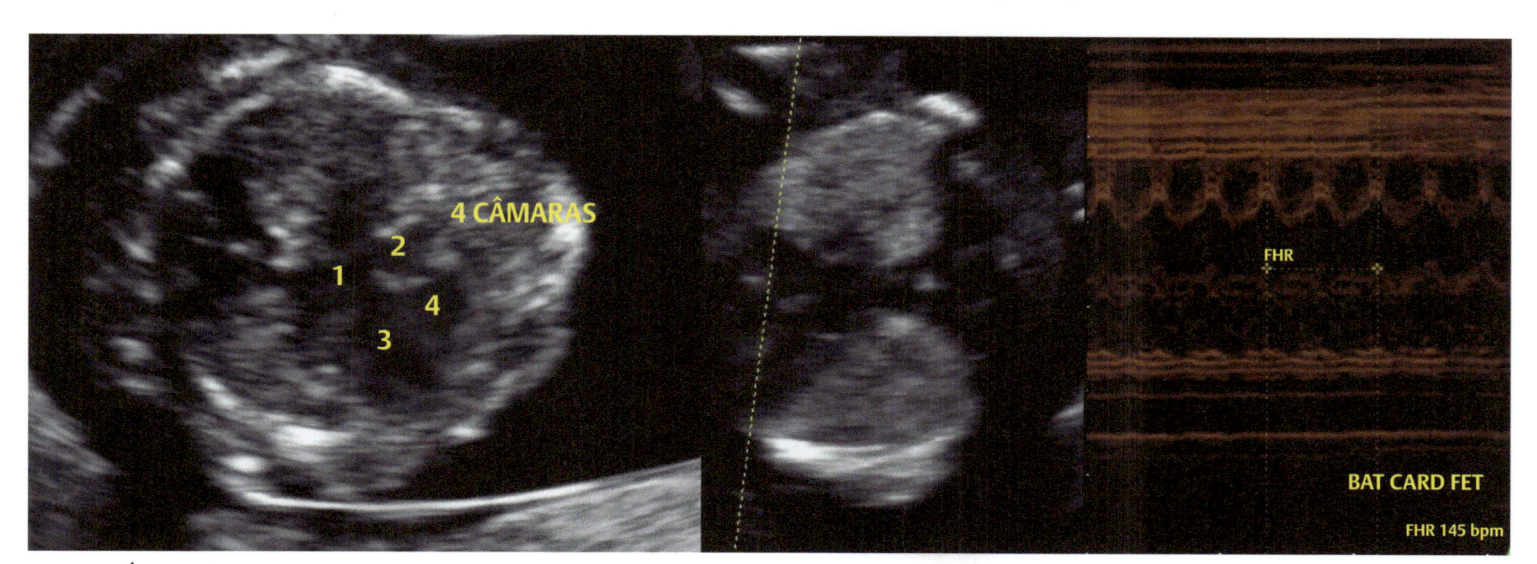

Fig. 30-7. Área cardíaca - 4 câmaras/ritmo cardíaco modo M.

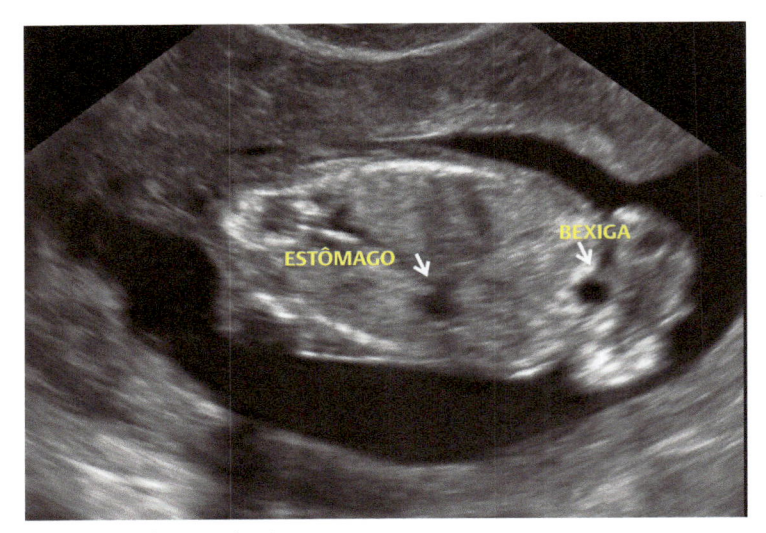

Fig. 30-8. Estômago e bexiga.

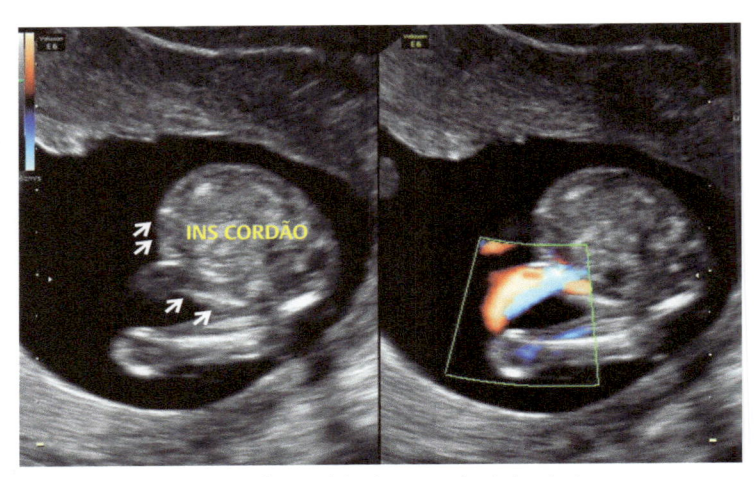

Fig. 30-9. Inserção do cordão umbilical na parede abdominal.

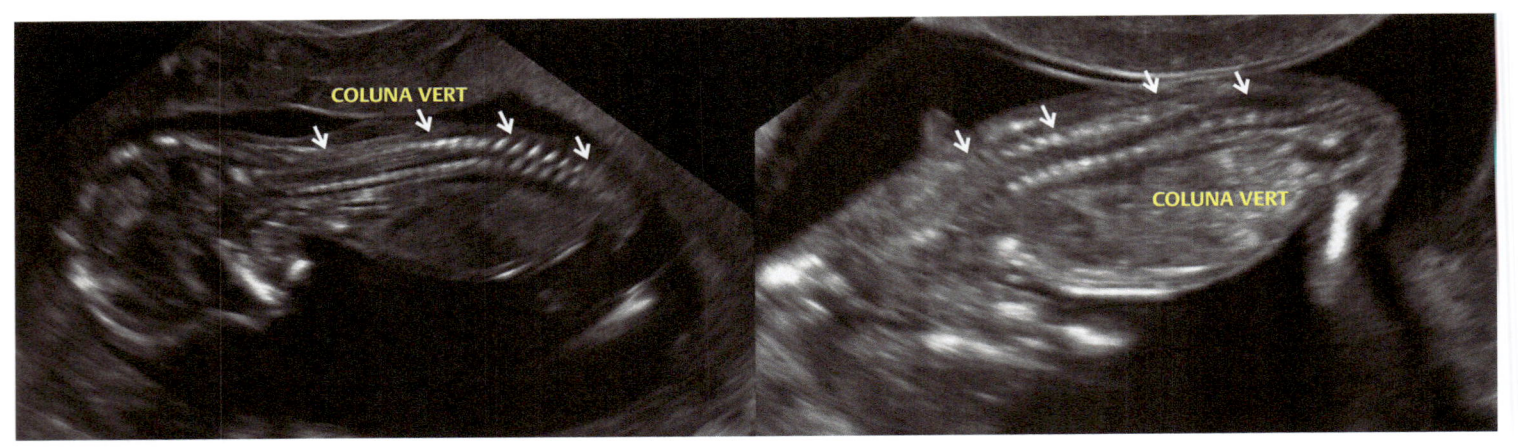

Fig. 30-10. Coluna vertebral.

Os rins apresentam-se como massas hiperecogênicas laterais à coluna vertebral, porém, nem sempre são observados com clareza.

A integridade da parede abdominal deve ser avaliada a partir da visibilização da inserção do cordão umbilical no abdome fetal (Fig. 30-9). Até a 11ª semana, pode-se observar herniação de uma pequena porção de alças intestinais no interior do anel umbilical, denominada de "hérnia fisiológica". A partir da 12ª semana, até 10% dos fetos ainda poderão apresentar essa "herniação fisiológica", porém a partir da 13ª semana não se deve mais observar tal achado (se este ainda estiver presente, deve-se aventar a possibilidade de defeitos ventrais da parede abdominal, como onfalocele e gastrosquise).

A onfalocele, por exemplo, pode estar associada a defeitos cromossômicos, principalmente as trissomias dos cromossomos 13 e 18.

1. *Coluna:* deve-se pesquisar a integridade dos corpos vertebrais e da pele que recobre a coluna. Pequenos defeitos podem ser difíceis de diagnosticar (Fig. 30-10).
2. *Extremidades inferiores e superiores:* nesta IG já é possível definir pés, mãos e dedos nitidamente, caracterizando sua orientação e movimentação. A partir da 12ª semana, observa-se a presença dos ossos longos dos membros (Fig. 30-11).

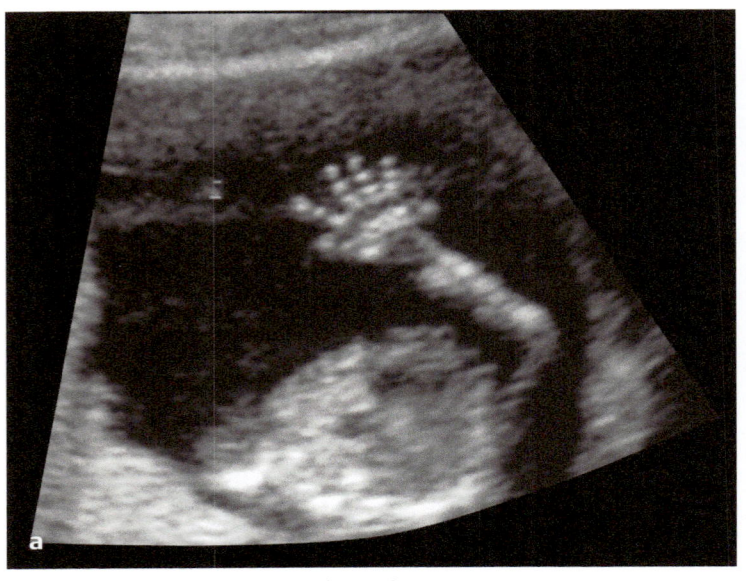

Fig. 30-11. (a) Mão fetal; **(b)** membros inferiores.

Rastreio de Aneuploidias

O período compreendido entre as 11ª e 13ª semanas e 6 dias de gestação (ou CCN entre 45 a 84 mm) é o melhor período para se realizar a USGMF de 1º trimestre. Nesta época da gravidez, a Translucência Nucal (TN) adquire seu valor como o mais importante e melhor marcador de aneuploidias, particularmente das trissomias 21, 18 e 13 (Fig. 30-12). Vários estudos retrospectivos e prospectivos já demonstraram que, primeiramente, a TN fetal é passível de ser mensurada com sucesso em mais de 99% dos casos e, em segundo lugar, o risco de anormalidades cromossômicas aumenta gradualmente com a idade materna e a espessura da TN. Para uma taxa de falso-positivo de 5%, o rastreio da TN identifica 75 a 80% dos fetos com trissomia 21 e outras grandes aneuploidias.

Ademais, a TN constitui-se também em excelente marcador de malformações fetais, em especial, as cardiovasculares, do trato gastrointestinal, do trato urinário e do sistema musculoesquelético.

Diagnóstico e Caracterização das Gestações Gemelares

A postergação da maternidade, a idade materna avançada na concepção e as técnicas de reprodução assistida estão relacionadas com o aumento da incidência de gestações múltiplas. Até 24% dos procedimentos bem-sucedidos de FIV resultam em gravidezes múltiplas. Para tanto, o primeiro trimestre é considerado o momento ideal para determinar a corionicidade.

A gemelaridade dicoriônica é facilmente identificável por meio da USG a partir da 6ª semana de gravidez, pela presença de um septo espesso hiperecogênico entre os dois sacos gestacionais, fácil de ser identificado na sua base junto às placentas, onde aparece como uma projeção triangular de tecido chamada de "sinal do lambda ou *twin peak*" (Fig. 30-13).

Já na gestação monocoriônica, não existe o "sinal do lambda" porque a membrana interamniótica se insere abruptamente na placa corial, levando à formação de uma imagem ultrassonográfica que lembra a letra "T" ("sinal do T", típico das gestações monocoriônicas) (Fig. 30-14). Dessa forma, a avaliação da membrana interamniótica próxima à(s) placenta(s), especialmente até o final da 14ª semana, é a maneira mais confiável de determinar o número de córions (placentas) da gestação gemelar.

Rastreio de Pré-Eclâmpsia e Restrição de Crescimento Intrauterino

A pré-eclâmpsia (PE) e, posteriormente, sua evolução para eclâmpsia são distúrbios multissistêmicos que afetam cerca de 2% das gestações e que se originam na gravidez precoce, sendo uma das principais causas de morbimortalidades materna e perinatal. Ambas situações são consideradas como a segunda causa mais comum de morte materna direta em países desenvolvidos.

Em 2012, 11 estudos, totalizando 43.122 mulheres, avaliaram o papel do Doppler da artéria uterina no primeiro trimestre para a predição da PE. O sonograma anormal (alterado) das artérias uterinas no primeiro trimestre apresentou alta especificidade e baixa sensibilidade na predição de PE de início precoce (antes da 34ª semana). A partir destes estudos, Poon *et al.* (2014) concluíram que é possível se obter uma triagem eficaz para PE de início precoce já no primeiro trimestre da gestação, com uma taxa de detecção ao redor de 95% (com uma taxa de falso positivo de 10%).[18]

Elkholi *et al.* (2016) consideraram como marcadores ideais do primeiro trimestre para predição de PE e RCIU, em mulheres grávidas de baixo risco, a combinação do índice de pulsatilidade (IP) das artérias uterinas e a concentração sérica materna do fator de crescimento placentário.[19]

Segundo Trimestre

Em relação à USG Obstétrica, mais especificamente à USGMF, a sistematização do exame é etapa imprescindível, que tem de ser sempre respeitada para se evitarem falhas ou erros inadvertidos. Plagiando Pastore & Moron, aprendemos na biologia que "O corpo humano é dividido em cabeça, tronco e membros", logo, a sistematização da USG Obstétrica e, principalmente, da USGMF deve seguir esse roteiro.[5] Ademais, o princípio básico aqui é realizar o exame fetal no sentido craniocaudal, podendo-se deixar os anexos para serem avaliados por último ou, alternativamente (como preferem alguns profissionais), primeiramente (Fig. 30-15).

Exceção a essa regra, é quando a paciente já vem previamente encaminhada por suspeita de malformação fetal (neste caso, para realizar a USG Nível III ou Genético-Fetal), pois nessa eventualidade,

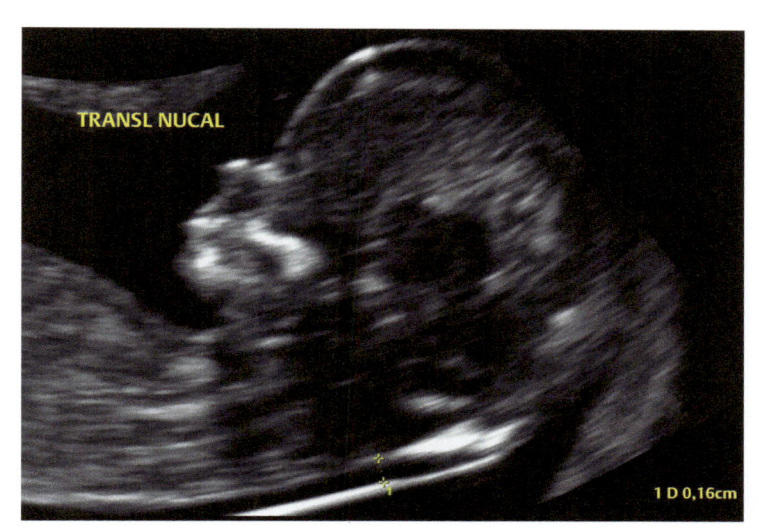

Fig. 30-12. Translucência nucal.

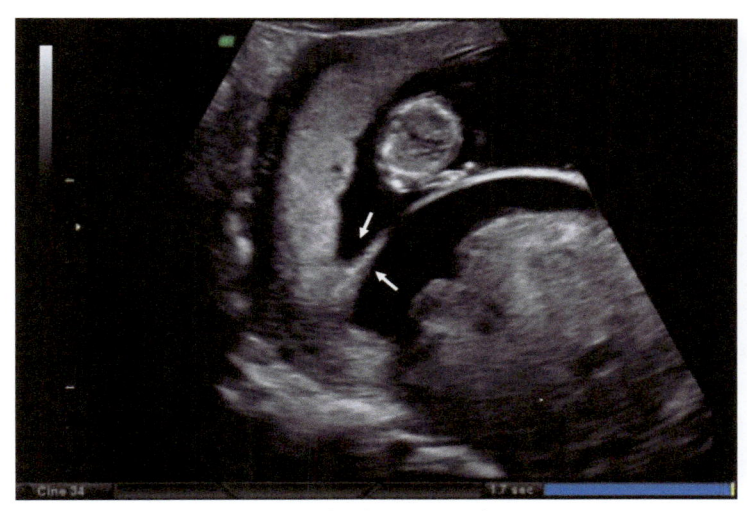

Fig. 30-13 Sinal de lambda (gemelar dicoriônica - diamniótica).

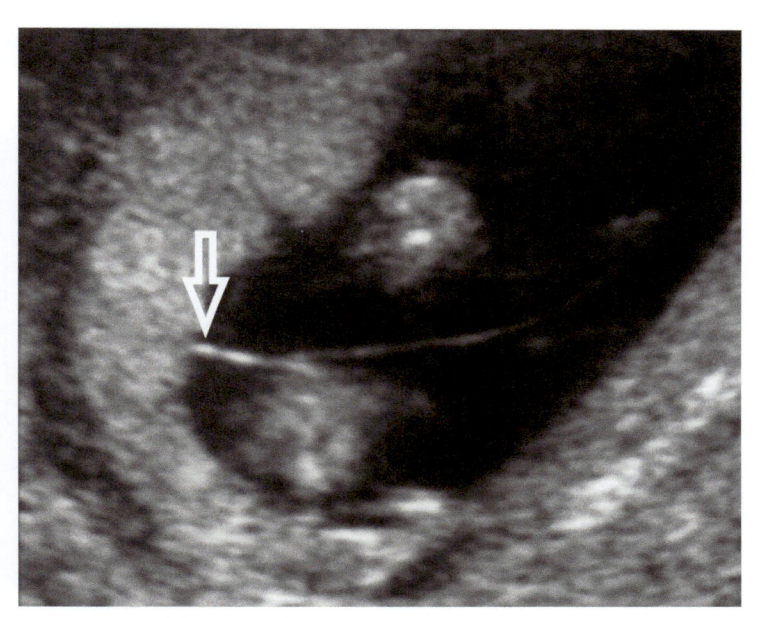

Fig. 30-14. Sinal do T (gemelar monocoriônica - diamniótica).

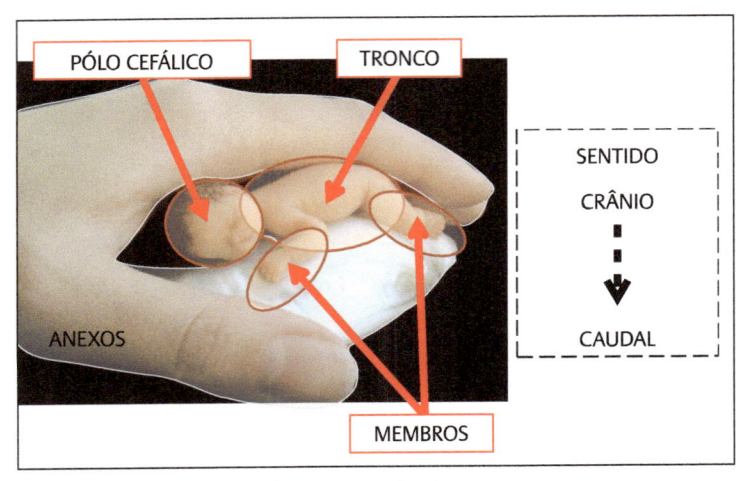

Fig. 30-15. Sistematização da USGMF no 2º trimestre.

o órgão e/ou sistema supostamente afetado deverá ser o último a ser avaliado. O intuito desta sistemática é "preservar melhor" o raciocínio do operador (especialista em Medicina Fetal). Ou seja, devem-se primeiro avaliar os demais órgãos e sistemas em busca de outra anomalia associada (período em que a mente ainda está "descansada" e adepta a absorver mais informações adicionais), para, no final, dispensar o tempo que for necessário na patologia em questão.

Em nosso Serviço, preconizamos a sistematização da USGMF do 2º trimestre por etapas, a saber:

1ª Etapa → Avaliação "Global" da Gestação

Refere-se à etapa inicial da USGMF que avalia, de imediato, se a gestação é única ou múltipla, e a seguir a posição espacial do feto (situação e apresentação), bem como a presença da vitalidade fetal (batimento cardíaco fetal - BCF presente).

Em caso de gestação múltipla, requer-se documentação de informações adicionais, como: corionicidade (Figs. 30-13 e 30-14), amnicidade, comparação do tamanho fetal, estimativa do volume do LA (aumentado, diminuído ou normal) em cada SG e genitália fetal (quando visibilizada).

Nesta etapa, deve-se também aferir o comprimento do colo uterino (idealmente pela via endovaginal), bem como o aspecto do orifício interno do mesmo, com o intuito de rastrear aquelas gestantes mais propensas à prematuridade. Apesar de o melhor período para avaliá-lo ser ao redor da 23ª semana, recomenda-se para as pacientes de baixo risco que se faça, ao menos, uma avaliação da medida do colo uterino, via vaginal, entre as 18ª e 24ª semanas (valores acima de 30 mm são considerados como normais).

2ª Etapa → Avaliação do "Território Fetal"

Refere-se à USGMF propriamente dita, onde a aplicabilidade clínica da sistematização é imperiosa, em particular na avaliação da biometria e da morfologia fetal, respeitando-se o sequenciamento craniocaudal (Fig. 30-16):

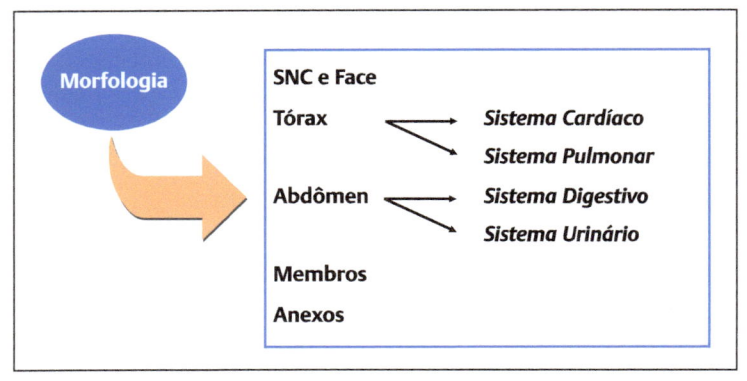

Fig. 30-16. Sistematização da USGMF no 2º trimestre. Fase diagnóstica "essencial" para as malformações fetais.

1ª Parte – Cabeça (ou Crânio)

Trata-se da primeira parte da nossa "trinca biológica" a ser avaliada. No plano biométrico, refere-se a um dos três pilares que regem a avaliação do crescimento e evolução fetal.

Nesta fase, avaliam-se precisamente o polo cefálico, sistema nervoso central (SNC), incluindo a coluna vertebral, face e pescoço.

Polo Cefálico & SNC

1. *Parâmetros biométricos:* frente à USGMF, uma biometria mais abrangente é recomendada com o objetivo de estudar melhor as variações constitucionais e patológicas. Dentre os principais, destacam-se (Quadro 30-10):
   - Diâmetro biparietal (DBP) (*).
   - Diâmetro occiptofrontal (DOF) (*).
   - Circunferência cefálica (CC) (*).
   - Índice cefálico (IC, que é a relação DBP/DOF x 100) (*).
   - Diâmetro transverso do cerebelo (DTC) (*).
   - Corno posterior (CP) do ventrículo lateral (VL) ou átria (*).
   - Cisterna magna ou fossa posterior (FP) (*).
   - Relação ventrículo lateral (VL)/hemisfério cerebral (HC).
   - Prega nucal (na realidade, este parâmetro pertence à região cervical).

   (*) parâmetros biométricos considerados como "obrigatórios" em toda USGMF.

2. *Morfologia:* por ocasião da análise detalhada da anatomia da calota craniana e das estruturas cerebrais, recomendam-se verificar os seguintes itens (Quadro 30-11):
   - Crânio deve apresentar formato oval, calota íntegra com ecogenicidade habitual, sem solução de continuidade (Fig. 30-17).
     - A forma da cabeça pode ser achatada *(dolicocefalia)* ou arredondada *(braquicefalia)* como uma variante da normalidade. Nestas circunstâncias, certas variantes do desenvolvimento normal da cabeça fetal podem tornar a medição do perímetro cefálico mais confiável do que o DBP para estimar a idade gestacional.
     - Em gestações mais avançadas, alguns fetos apresentam imagens lineares ecogênicas, junto à calota craniana (ossos parietais), que muitas vezes flutuam no líquido amniótico, que representam os cabelos.

Quadro 30-10. Polo Cefálico (USGMF 2º Trimestre)

Biometria	
Estruturas cerebrais	▪ DBP (*) ▪ DOF (*) ▪ CC (*) ▪ IC (*) ▪ DTC (*) ▪ Átria (*) ▪ Cisterna magna (*) ▪ Relação VL/HC ▪ Prega nucal

(*): Parâmetros biométricos "obrigatórios"; DBP: diâmetro biparietal; DOF: diâmetro occiptofrontal; CC: circunferência cefálica; IC: índice cefálico; DTC: diâmetro transverso cerebelar; VL: ventrículo lateral; HC: hemisfério cerebral.

Quadro 30-11. Polo cefálico (USGMF 2º Trimestre)

Morfologia		
Estruturas cerebrais →	▪ Córtex cerebral ▪ Pedúnculo & tálamos ▪ Septo pelúcido ▪ Foice cerebral ▪ Ventrículos laterais ▪ 3º & 4º ventrículos ▪ Plexos coroides ▪ Corpo caloso ▪ Anatomia cerebelar ▪ Cisterna magna	Coluna vertebral ↓ ▪ Linhas Longitudinais ▪ Corpos Vertebrais ▪ Cortes (L/T/F)*

L: Longitudinal; T: transverso; F: frontal.

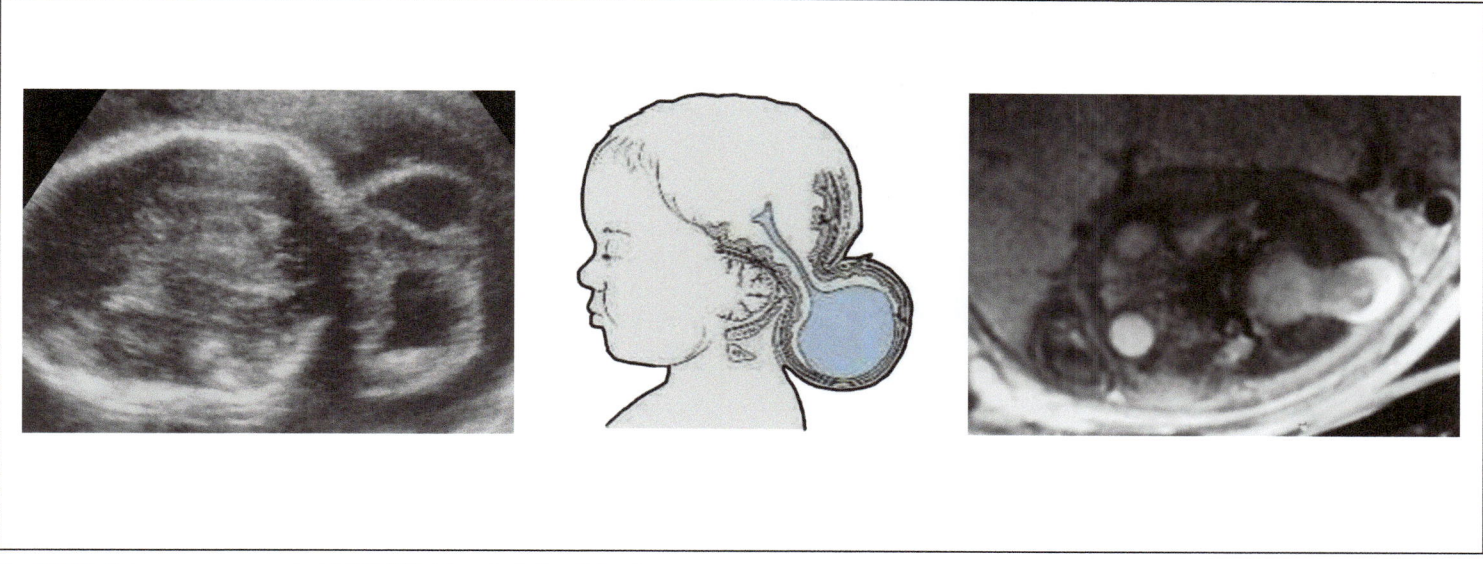

Fig. 30-17. Sistema nervoso central (USGMF 2º trimestre). Encefalocele.

- Eco médio (foice cerebral) deve-se apresentar sem desvios da linha média, com *cavum* do septo pelúcido presente e sem anormalidades:
  - *Cavum* do septo pelúcido (CSP) (aparece a partir da 16ª semana de gestação, desaparece no final do 3° trimestre, e não está presente no recém-nascido).
- Ventrículos laterais (VL) devem ser simétricos, de dimensões normais, com suas respectivas paredes regulares, bem como a relação entre VL e hemisfério cerebral (HC) deve ser adequada para a referida idade gestacional (Fig. 30-18).
- Plexos coroides devem estar presentes e simétricos, com ecotextura homogênea, localizados adequadamente no interior dos VL:
  - No primeiro trimestre, os plexos coroides ocupam a quase totalidade dos ventrículos cerebrais. À medida que a gestação avança, o tamanho dos ventrículos laterais e dos plexos coroides diminui proporcionalmente em relação ao cérebro.

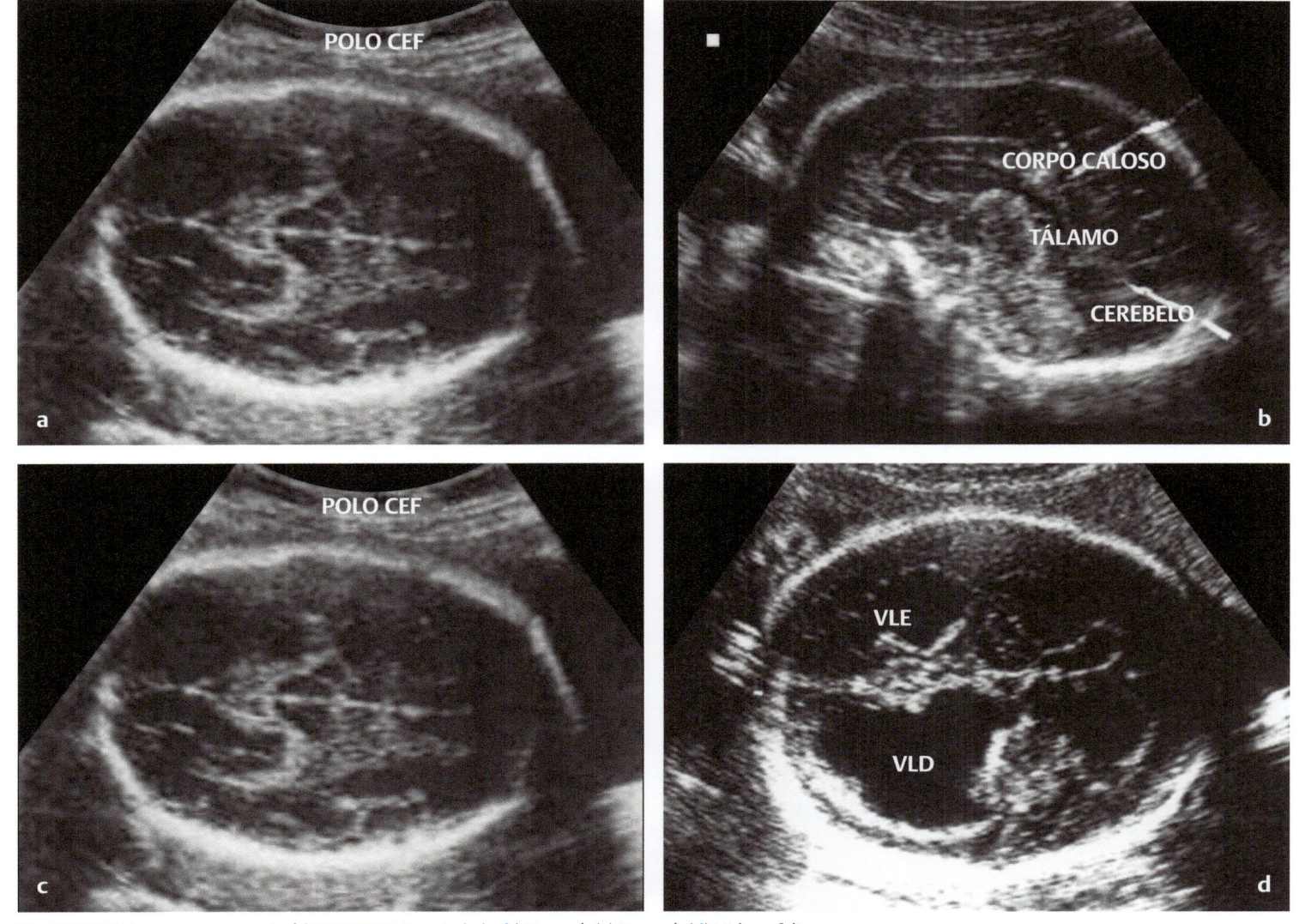

Fig. 30-18. Sistema nervoso central (USGMF 2º trimestre). (**a**, **b**) Normal. (**c**) Normal; (**d**) Hidrocefalia.

- Tálamos e pedúnculos cerebrais devem ser simétricos, com suas respectivas formas preservadas.
- Os hemisférios cerebelares e vermix devem apresentar forma habitual.
- Fossa posterior deve ser visibilizada e adequada para a referida idade gestacional.
- Coluna: deve ser avaliada sistematicamente em toda a sua extensão, desde a região cervical até a sacral e coccígea, nos cortes transversal, frontal e longitudinal (Quadro 30-11).
  - Na presença de disrafias ao nível da coluna, mais especificamente a mielomeningocele, recomenda-se avaliar atentamente a calota craniana na busca de sinais marcadores para tal afecção (sinal do "limão" que é o infra-abaulamento ao nível dos ossos frontoparietais e do sinal da "banana" que traduz a herniação do cerebelo para a fossa posterior numa primeira etapa e depois evolui para o sinal da "ausência do cerebelo" – também denominado de sinal de Chiari II). Porém, no corte transverso da coluna, pode-se identificar

a presença de solução de continuidade (sinal do "u") (Fig. 30-19).

Logo o Quadro 30-12 correlaciona os sistemas que devem ser particularmente explorados em função da malformação neurológica em questão.[11]

Face

1. *Parâmetros biométricos:* o estudo de todas as estruturas anatômicas da face é etapa mandatória da USGMF, pois diversas síndromes genéticas (cromossômicas e gênicas) acometem a morfogênese da área facial em maior ou menor grau. Os planos da USG de corte para essa finalidade são **sagital**, **transversal** e **coronal**.

Por outro lado, a estática fetal, em especial o posicionamento do feto com o seu dorso anterior (olhando para baixo), bem como membros e as extremidades acolados à face podem dificultar ou mesmo impedir a sua análise. Nesse quesito, o US3D (Fig. 30-1) e o US4D (tridimensional em **tempo real**) (Fig. 30-20)

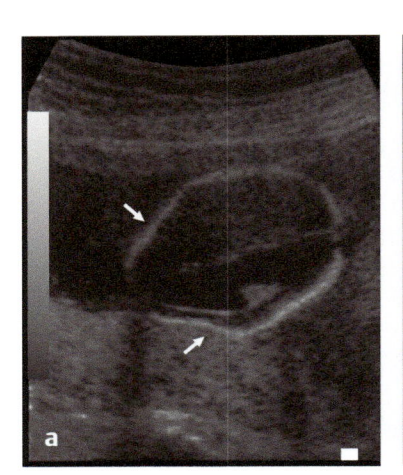 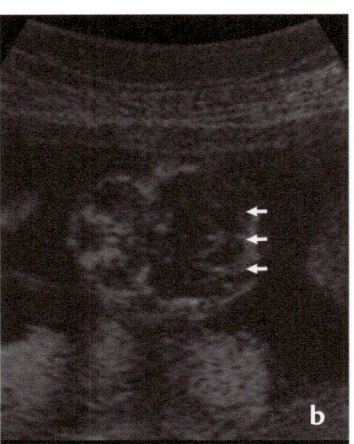 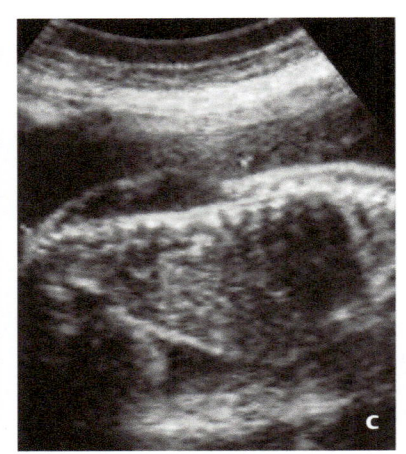 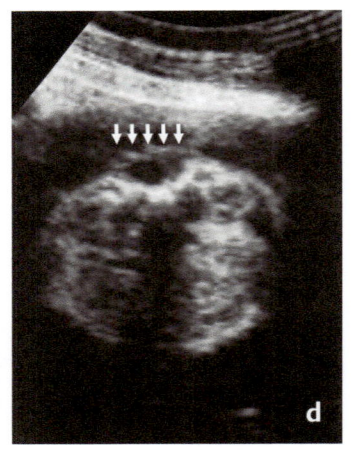

Fig. 30-19. Coluna vertebral (USGMF 2° trimestre). Mielomeningocele: (**a**) sinal do "limão", (**b**) "banana", (**c**, **d**) sinal do "U".

Quadro 30-12. Sistema Nervoso Central & Anomalias Associadas

Anomalia	SNC	Tórax	TGI	TGU	Partes moles & Face	Membros
Anencefalia	+	+	+	+	+	+
Encefalocele	+	–	Onfalocele	+	Hipotelorismo	Polidactilia
E. bífida	+	–	–	–	–	–
Hidrocefalia	+	–	–	–	–	Pé Torto
Holoprosencefalia	–	–	–	+	–	–
Microcefalia	–	Coração	–	–	–	–
Macrocefalia	–	–	Onfalocele	–	Hipertelorismo	Encurtamento

TGI: trato gastrointestinal; TGU: Trato geniturinário.
Isfer *et al.* (1996).[11]

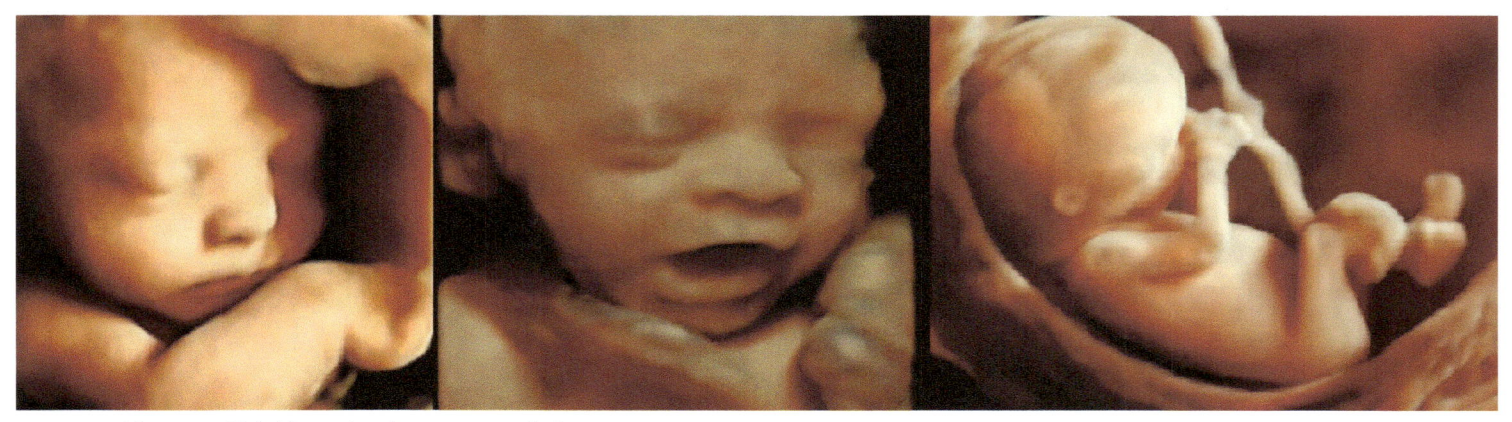

Fig. 30-20. Ultrassom 4D (tridimensional em tempo real). Face.

Quadro 30-13. Face (USGMF 2º Trimestre)

Biometria
▪ DOE (*)
▪ DOI (*)
▪ DIO (*)
▪ Diâmetro orbital
▪ Relação DIO/DBP (*)
▪ Osso nasal (*)
▪ Relação nariz/osso nasal

(*) Parâmetros biométricos "obrigatórios"; DOE: Diâmetro orbital externo; DOI: diâmetro orbital interno; DIO: diâmetro intraorbital; DBP: diâmetro biparietal.

com suas técnicas de reconstrução volumétrica em superfície têm possibilitado uma melhor visibilização da face e, por consequência, estudo complementar das anomalias faciais.

Dentre os principais parâmetros biométricos, destacam-se como úteis os seguintes (Quadro 30-13):

▪ Distância orbital externa (DOE) (*).
▪ Distância orbital interna (DOI) (*).
▪ Distância intraorbital (DIO) (*).
▪ Relação DIO/DBP (entre as 15ª a 25ª semanas) apresenta valor constante de 0,45 ± 0,03, sendo parâmetro de referência para identificar hipo ou hipertelorismo) (*) (Quadro 30-14).
▪ Diâmetro orbital (DO).
▪ Osso nasal (*).
▪ Relação comprimento do nariz/ON: valor normal: 2,09 ± 0,17 (auxilia na identificação dos fetos com síndrome de Down).

(*) parâmetros biométricos considerados como "obrigatórios" em toda USGMF.

2. *Morfologia:* como todas as demais estruturas anatômicas, a face também requer atenção profissional. Primeiramente, porque a face é "o reflexo do SNC", ou seja, se alguma alteração for suspeitada à USGMF nesta região, o operador deve "voltar e "refazer" uma nova avaliação do SNC, agora com atenção redobrada (Fig. 30-21). Em segundo lugar, porque a face é a região fetal mais aguardada do exame, a que gera ansiedade e expectativa pelos pais.

Em síntese, os seguintes itens da face devem ser avaliados (Quadro 30-15):

▪ Perfil facial com suas respectivas hemifaces simétricas.
▪ Fronte e raiz nasal de aparência normal.
▪ Narinas presentes, simétricas, com septo nasal medianizado.
▪ Órbitas esféricas e normoposicionadas.
▪ Câmaras anteriores simétricas com cristalinos visibilizados bilateralmente.
▪ Pavilhão auditivo externo presente e localizado adequadamente, com sua morfologia adequada.

Quadro 30-14. Face (USGMF 2º Trimestre)

Biometria

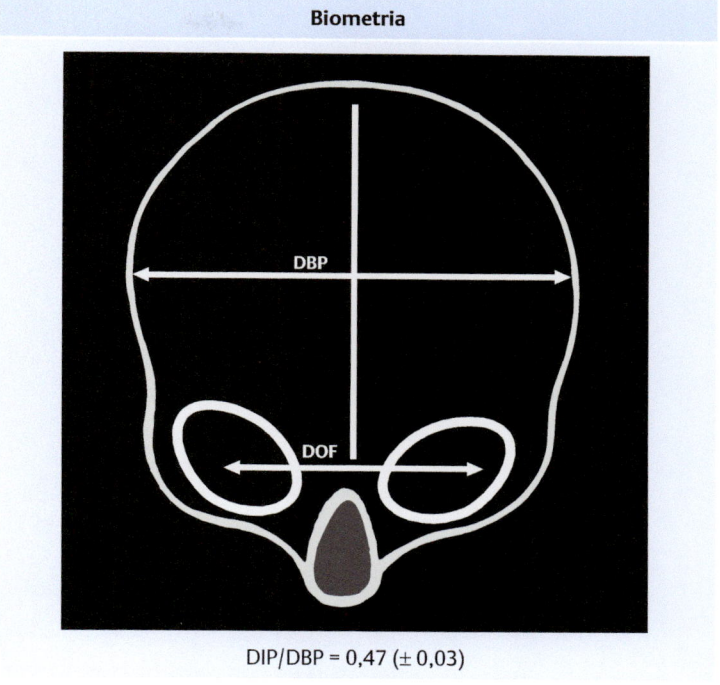

DIP/DBP = 0,47 (± 0,03)

DIO: Diâmetro intraorbital; DBP: diâmetro biparietal.

Quadro 30-15. Face (USGMF 2º Trimestre)

Morfologia
▪ Órbitas
▪ Cristalinos
▪ Nariz & osso nasal
▪ Orelha
▪ Boca/lábio/língua
▪ Perfil facial

▪ Palato e lábios bem definidos e sem soluções de continuidade (Fig. 30-22):
  • As fendas palatinas posteriores com lábio íntegro são muitas vezes de difícil visibilização. Por vezes, o Doppler colorido pode auxiliar, mostrando o fluxo invertido (transpalatino) durante a deglutição fetal.
▪ Língua de dimensões apropriadas.
▪ Mandíbula identificada com dimensões e morfologia normais.

Portanto, o Quadro 30-16 correlaciona as principais anomalias faciais e também de partes moles com as anomalias associadas mais frequentemente encontradas.[11]

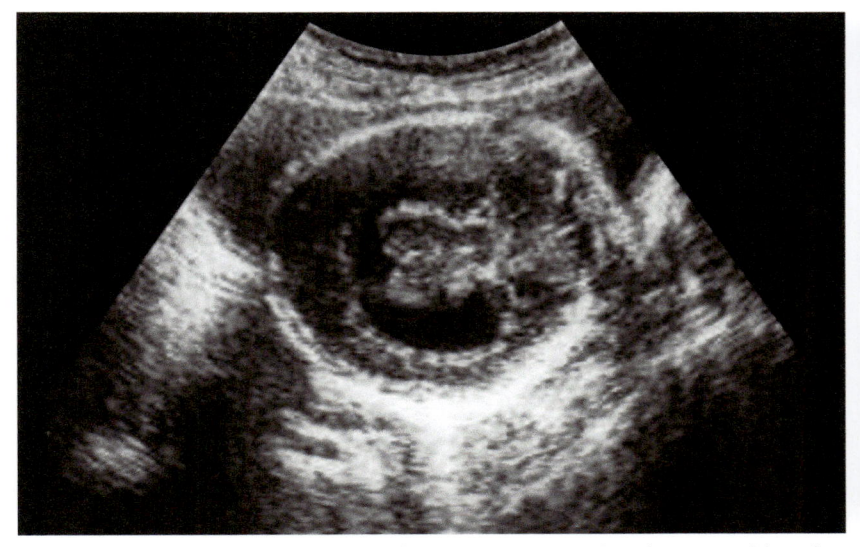
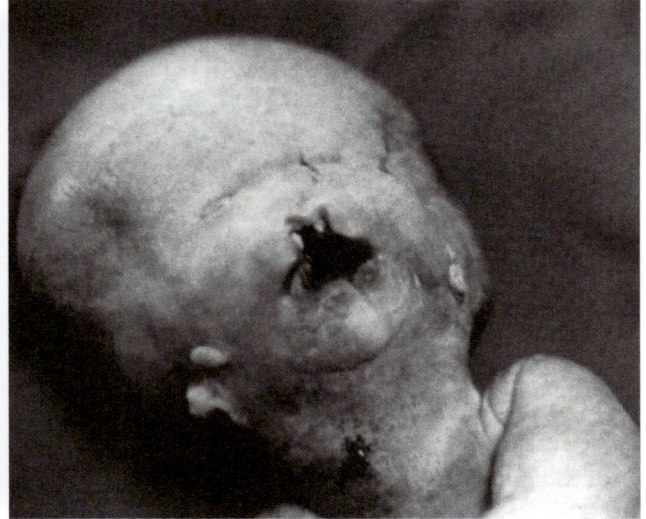

Fig. 30-21. Face e sistema nervoso central (USGMF 2º trimestre). Holoprosencefalia e dismorfismo facial.

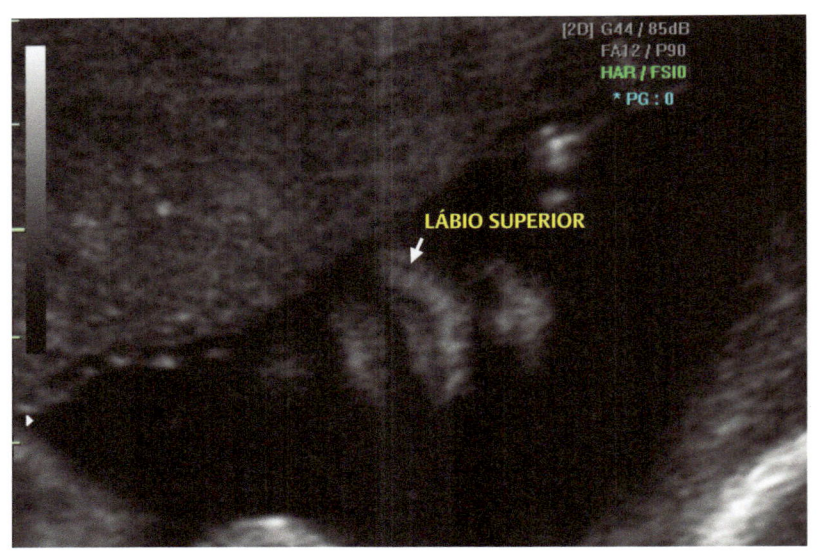
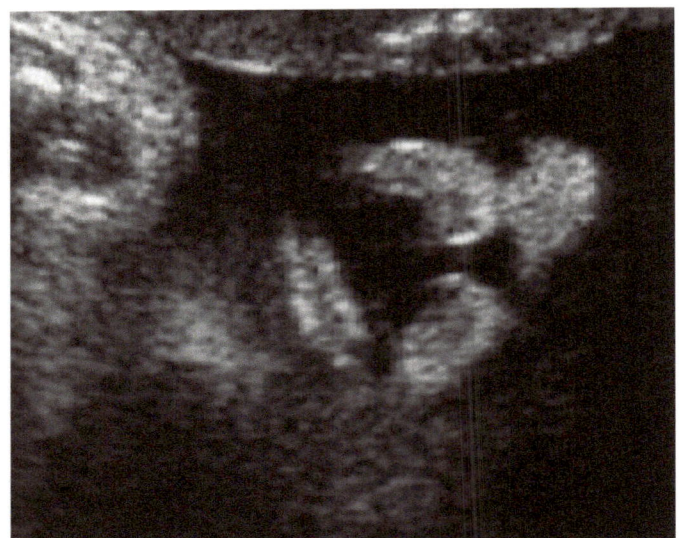

Fig. 30-22. Face (USGMF 2º trimestre). (**a**) Lábios normais. (**b**) Fenda labial.

Quadro 30-16. Face e Partes Moles e Anomalias Associadas

Anomalia	SNC	Tórax	TGI	TGU	Partes moles e face	Membros
Anasarca	–	Cor.	–	–	–	–
Higroma cístico	–	Cor.	–	–	–	+
Teratoma sacroc.	–	–	–	–	–	Ag. sacr.
Fenda palat.	Holopros.	Cor.	–	–	Hipotel.	Pterig.
Hipotelor.	Holopros.	–	–	–	Fenda pal.	Mão
	Hidrocef.	–	–	–	–	Crispée
Hipertelor.	Macrocef.	–	–	Cript.	Fenda palatina	Polidact.
	Microcef.	–	–	Hiposp.		Sindact.

Polidact.: Polidactilia; Cor.: coração; Microcef.: microcefalia; Macrocef.: macrocefalia; Cript.: criptorquidia.
Isfer *et al.* (1996)[11]

Pescoço e Região Cervical

1. *Parâmetros biométricos:* o principal representante deste segmento é a prega nucal (PN), que é de grande valia para o rastreamento de cromossomopatias (em particular, síndrome de Down).
   - ▪ Prega nucal (PN).
2. *Morfologia:* apesar de ser uma região anatômica que dispensa pouco interesse por ocasião da USG Obstétrica, deve-se ter em mente que esta região, por vezes, é sítio de tumorações anexiais, como, por exemplo: higroma cístico (importante marcador cromossômico para síndrome de Turner ou síndrome de Down), bócio congênito (em geral, refletindo hipotireoidismo fetal), linfangiomas e até mesmo teratomas (Fig. 30-23).

Deste modo, durante a USGMF, devem-se realizar cortes longitudinais e transversos da região cervical a fim de identificar as principais estruturas anatômicas que compõem este segmento, como:

- ▪ Tireoide: a tireoide normalmente é "silenciosa" durante a gravidez, apresentando dimensões muito reduzidas, logo,

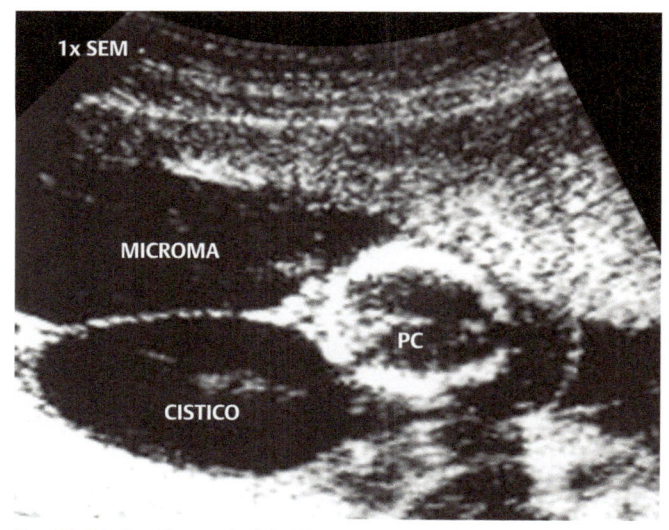
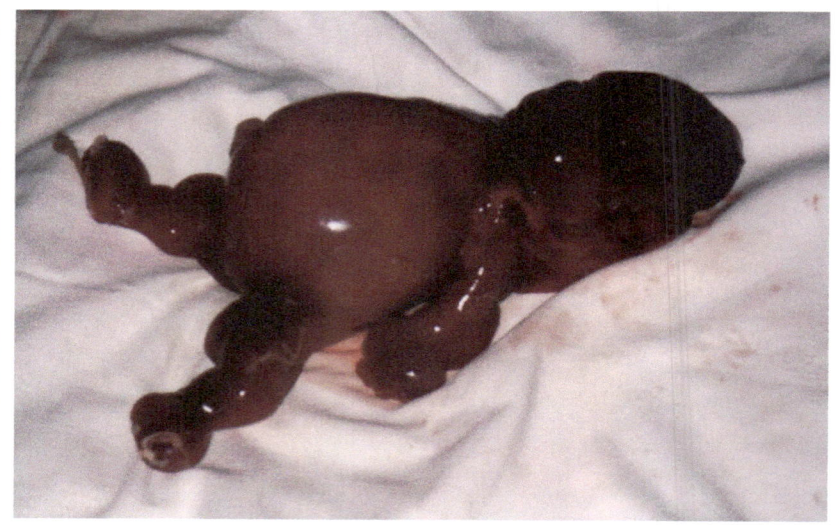

Fig. 30-23. Região cervical (USGMF 2º trimestre). Higroma cístico.

normalmente não é mensurada. Entretanto, em alguns casos onde o feto pode cursar com bócio congênito (raro), as suas dimensões deverão ser avaliadas.

■ Esôfago: esta estrutura pode ser identificada tanto pelo corte transverso (estando levemente medianizado à esquerda), quanto pelo plano sagital. O Doppler colorido auxilia, na maioria das vezes, a identificação do esôfago (sem cor). Enfim, pode-se dizer que este parâmetro não faz parte obrigatória da sistematização da USGMF, porém o seu estudo é importante quando existe a suspeita de atresia do esôfago (estômago não identificado no compartimento superior estando associado à polidrâmnio).

2ª Parte - Tronco

O "Tronco", segunda parte do "corpo humano", é composto essencialmente pelo **tórax (cavidade torácica) e pelo abdome (cavidade abdominal)**.

Tórax ou Cavidade Torácica

A avaliação da cavidade ou caixa torácica pode ser subdividida em **tórax extracardíaco (pulmão, diafragma e timo) e coração** (Fig. 30-24).

No Quadro 30-17 estão relacionadas as principais anomalias torácicas e os sistemas que devem ser investigados por ocasião do seu diagnóstico pré-natal.

Tórax Extracardíaco

Dos componentes anatômicos que compõem o *tórax extracardíaco,* o pulmão (mais bem denominado como campos pleuropulmonares - CPP) e o diafragma são os principais, logo, a avaliação minuciosa de ambos é parte obrigatória durante a USGMF. No entanto, o timo não faz parte da avaliação de rotina, ficando restrita sua avaliação apenas em casos específicos (por exemplo: como diagnóstico diferencial em casos de massas tumorais em região do mediastino).

1. *Parâmetros biométricos*: outra etapa obrigatória na USGMF é a avaliação da forma e comprimento da cavidade torácica, pois as principais displasias esqueléticas (em particular, as letais) cursam com restrição significativa da circunferência torácica fetal. Ou seja, em relação aos parâmetros biométricos que devem fazer parte da USGMF a fim de referendar o desenvolvimento dos CPP, são (Quadro 30-18):
   ■ Diâmetro torácico anteroposterior (DTAP) (*).
   ■ Diâmetro torácico transverso (DTT) (*).
   ■ Circunferência torácica (CT) (*).
      ■ Volume avaliado pelo US3D auxilia no diagnóstico da hipoplasia pulmonar.
   ■ Relação tórax/circunferência abdominal (*).
   ■ Medida da clavícula e omoplata.
   ■ Perímetro do timo (PTi) e diâmetro transverso do timo (DTTi).
   (*) Parâmetros biométricos considerados como "obrigatórios" em toda USGMF.
2. *Morfologia*: a análise estrutural do *tórax extracardíaco* deve-se iniciar pela arcada torácica e, posteriormente, pelas estruturas anatômicas que a compõe.
   Durante a vida fetal os pulmões são visibilizados como estruturas sólidas que ocupam o espaço entre o coração e a caixa torácica. Sendo assim, recomenda-se a avaliação morfológica dos seguintes itens do dito **tórax extracardíaco** (Quadro 30-19):
   ■ Aspecto e características da caixa torácica.
   ■ Simetria do gradil costal, bem como o número e forma das costelas.
   ■ Presença ou ausência de fraturas nas costelas.

Quadro 30-17. Malformações Fetais Torácicas e Anomalias Associadas

Anomalia	SNC	Tórax	TGI	TGU	Partes moles e face	Membros
Celiostomia superior	–	+	+	–	+	+
Hipopl. caixa torácica	Microcefalia			Agenesia		Polidactilia
	Macrocefalia			Cistos		Artrogripose
Derrame pleural ou pericárdico	–	Coração	–	Hidrocele	–	Polidactilia
						Anasarca
Cistos Pulmonares		–	Ascite	–	–	–
Coração						
Ventrículo único	–	–	–	–	–	–
Átrio único	Microcefalia	–	–		Fenda palatina	Polidactilia amputação
CIA/CIV	–	–	–	–	–	Agenesia rádio
Hipoplasia VE	Hérnia diafragmática	–	–	–	–	–
Hipoplasia VD						

CIA: Comunicação interatrial; CIV: comunicação interventricular; VE: ventrículo esquerdo; VD: ventrículo direito; TGI: trato gastrointestinal; TGU: trato geniturinário. Isfer *et al.* (1996).[11]

Quadro 30-18. Tórax (USGMF 2º Trimestre)

Biometria
■ Diâmetros torácicos *
■ CT *
■ Clavícula
■ Área cardíaca
■ FCF (*)

(*) Parâmetros biométricos "obrigatórios"; CT: circunferência torácica; FCF: frequência cardíaca fetal.

Quadro 30-19. Tórax (USGMF 2º Trimestre)

Morfologia
■ Diafragma
■ Textura pulmonar
■ Área cardíaca
■ FCF & ritmo
■ "4 câmaras"
■ Vias de saída

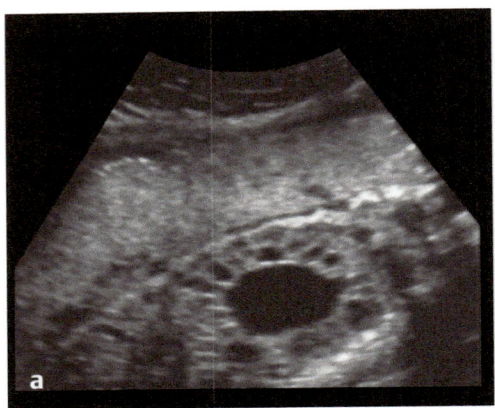 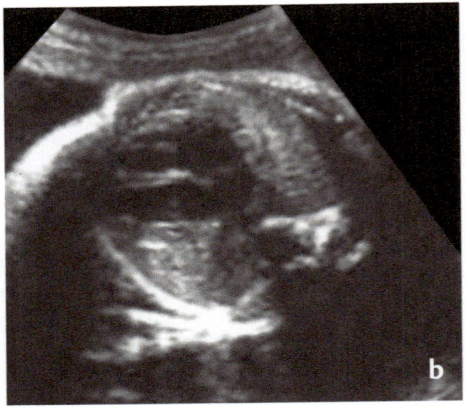 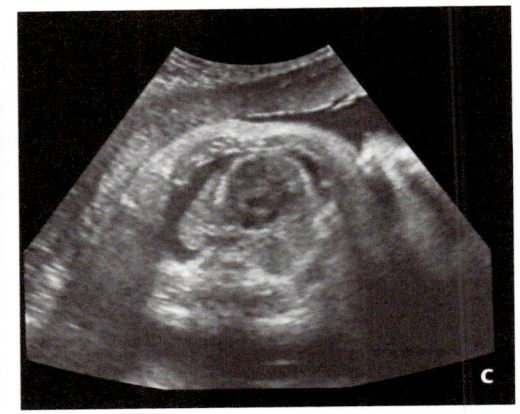

Fig. 30-24. Tórax (USMF 2º trimestre). Pulmão: (**a**) MACP, (**b**) normal, (**c**) DP ou hidrotórax. MACP: Malformação adenomatosa cística do pulmão; DP: derrame pleural.

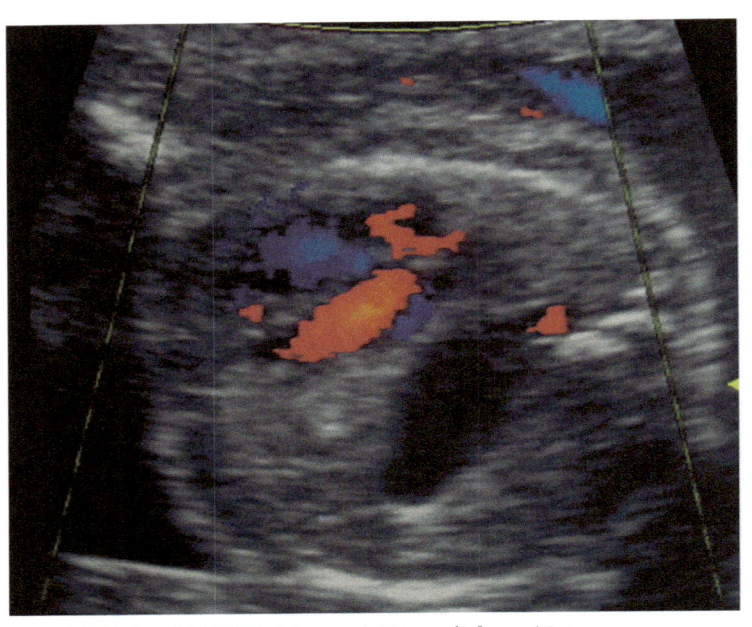 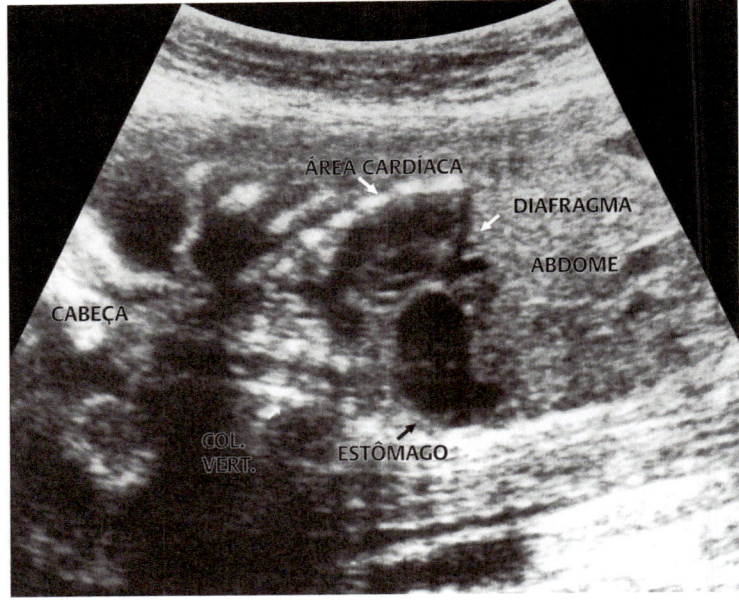

Fig. 30-25. Tórax (USGMF 2º trimestre). Hérnia diafragmática.

- Avaliar a ecogenicidade e volume (relação tórax/área cardíaca) dos CPP para a idade gestacional referida:
  - Ecotextura e ecogenicidade variam conforme a idade gestacional. A medida que a idade gestacional aumenta, os pulmões tornam-se mais hiperecogênicos que o fígado.
  - Identificar os vasos pulmonares através de mapeamento Doppler colorido (importante para o diagnóstico de sequestro pulmonar tipo extralobar, que é nutrido por vaso aberrante proveniente da aorta).
- Espaço pleural deve ser virtual, sem evidências de derrames (Fig. 30-24).
- Integridade do diafragma, bem como identificar a presença de movimentos respiratórios durante o exame (visibilizado pelo US como uma linha hipoecogênica que separa a cavidade torácica da abdominal em corte sagital do feto). Deve ser visibilizado em toda sua extensão, descartando a existência de hérnia diafragmática congênita (HDC) (Fig. 30-25).
- Avaliar escápula e clavícula.
- Timo: este órgão não faz parte da rotina obrigatória da USG-MF. No entanto, os parâmetros utilizados para a sua mensuração são o perímetro do timo (PTi) e o diâmetro transverso (DTTi).
  - O plano ideal é o corte transverso do tórax, com a visibilização dos pulmões, traqueia posteriormente e os três vasos (tronco da artéria pulmonar, aorta ascendente e veia cava superior), com o timo anterior.

Coração

As anomalias cardíacas são as malformações fetais mais frequentes encontradas durante a gestação. Apresentam íntima associação a cromossomopatias, síndromes gênicas, infecções congênitas (rubéola), teratogênese por medicamentos (antidepressivos à base de lítio, ácido retinoico), além de serem responsáveis por um grande número de abortos, óbitos fetais e neonatais.

Em decorrência de sua elevada incidência nas morbiletalidades fetal e perinatal, nos dias de hoje não se admite mais que o profissional médico (ultrassonografista) que se habilite a realizar a USG Obstétrica não tenha o treinamento mínimo na área cardíaca, a fim de rastrear, pelo menos, 40 a 60% das principais cardiopatias congênitas (sensibilidade diagnóstica do corte USG de "quatro câmaras"). Sendo assim, o treinamento do ultrassonografista nesta área é fundamental para a melhora da acuidade diagnóstica, além de possibilitar a assistência adequada do feto e recém-nascido em centros terciários.

No entanto, quando se realiza a USGMF, o examinador tem que ter capacitação de realizar, ao menos, os três principais planos cardíacos ("quatro câmaras", eixo maior das câmaras esquerdas e no eixo menor das câmaras direitas), onde a sensibilidade diagnóstica das cardiopatias congênitas chega próximo de 85%.

1. *Parâmetros biométricos*: do ponto de vista prático, a biometria cardíaca é de importância relativa. Normalmente, a principal biometria é a aferição da área cardíaca (Quadro 30-18).
   - Área cardíaca:
     - Normal: área cardíaca ocupando cerca de um terço até 50% da área torácica.

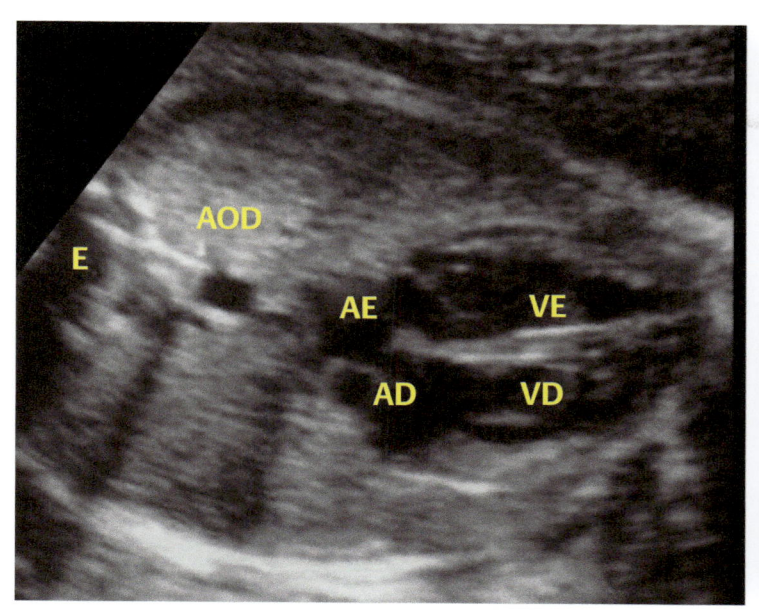
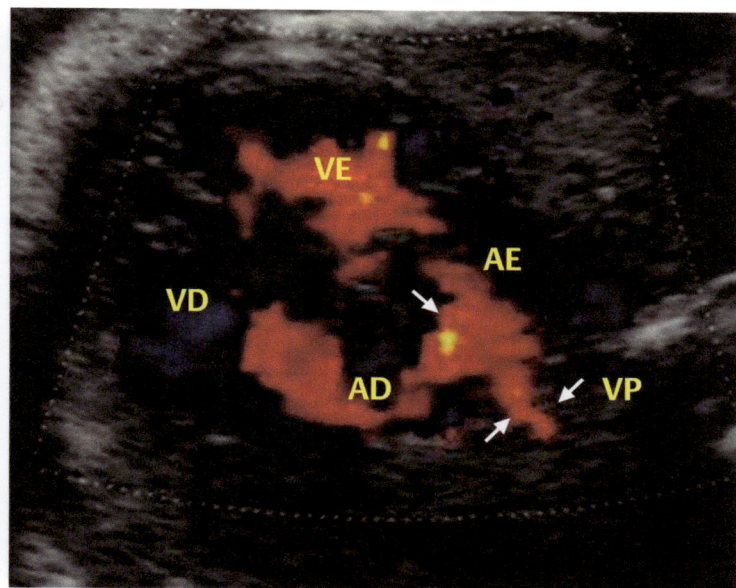

Fig. 30-26. Tórax (USGMF 2º trimestre). Coração – 4 câmaras. (Cortesia Dra. Lilian Lopes.)

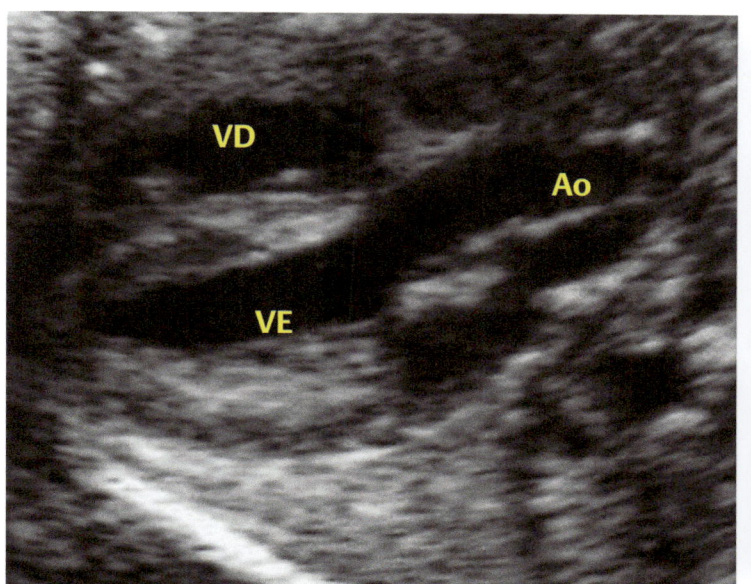
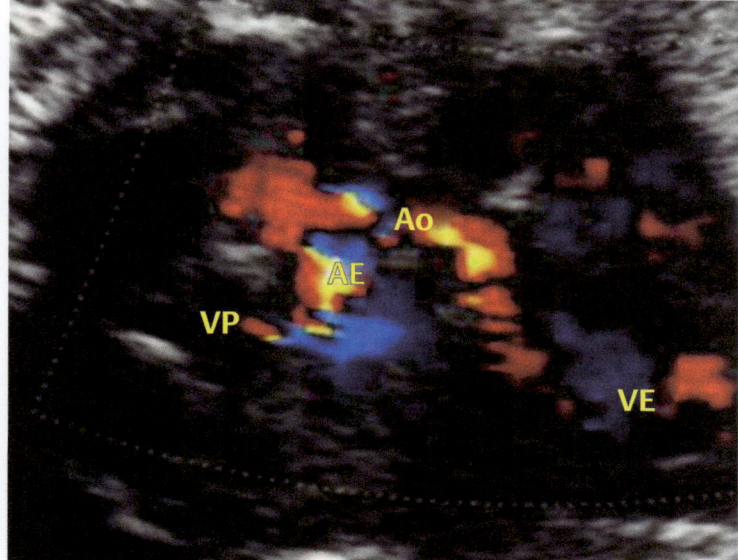

Fig. 30-27. Tórax (USGMF 2º trimestre). Coração – eixo maior do ventrículo esquerdo. (Cortesia Dra. Lilian Lopes.)

- Quando se apresenta acima desses limites, denota-se a presença de cardiomegalia, que pode ser consequente a processo infeccioso congênito ou refletir estágio de insuficiência cardíaca fetal por anomalia congênita, hidropsia fetal).
■ Frequência cardíaca fetal (FCF) e ritmo (*).
■ Medida transversa do septo interventricular (também de importância relativa em auxiliar no diagnóstico do desequilíbrio glicêmico em gestantes diabéticas).

(*) Parâmetros biométricos considerados como "obrigatórios" em toda USGMF.

2. *Morfologia*: para aquelas gestantes que por ocasião da USGMF do 1º trimestre apresentaram marcadores de risco fetal aumentado para cardiopatia congênita (TN alterada e/ou ducto venoso e regurgitação tricúspide alterados), a avaliação da anatomia cardíaca fetal pode ser realizada a partir da 16ª semana de gestação pela USGTV.

No entanto, o melhor período (idade gestacional) para se avaliar detalhadamente a anatomia cardíaca é ao redor das 24ª a 26ª semanas da gestação. Numa primeira etapa, compete ao operador (ultrassonografista) que irá realizar a USGMF a rastrear as principais cardiopatias congênitas. Para tanto, recomenda-se a seguinte propedêutica ultrassonográfica cardíaca (Quadro 30-19):

■ Estimar o volume e aferir o posicionamento da área cardíaca em relação ao tórax:
  - Normalmente o coração está desviado no sentido do hemitórax esquerdo, com a ponta do coração voltada para a região anteroesquerda do tórax (formando ângulo aproximado de 45° com o eixo anteroposterior do tórax).
■ Corte de "quatro câmaras" (Fig. 30-26).
  - Identificar dois átrios e dois ventrículos com dimensões proporcionais e aspectos típicos.
  - Aferir integridade do septo interventricular e do septo interatrial.
  - Identificar disposição e inserção das valvas mitral e tricúspide.
  - Patência do forame oval.
■ Corte da via de saída do ventrículo esquerdo ("eixo maior) (Fig. 30-27).
  - Detectar concordância venoatrial, atrioventricular e ventriculoarterial.
■ Corte da via de saída do ventrículo direito ("eixo menor) (Fig. 30-28).
  - Identificar os arcos aórtico e ductal.
■ Avaliar ritmo cardíaco sinusal e sua regularidade.

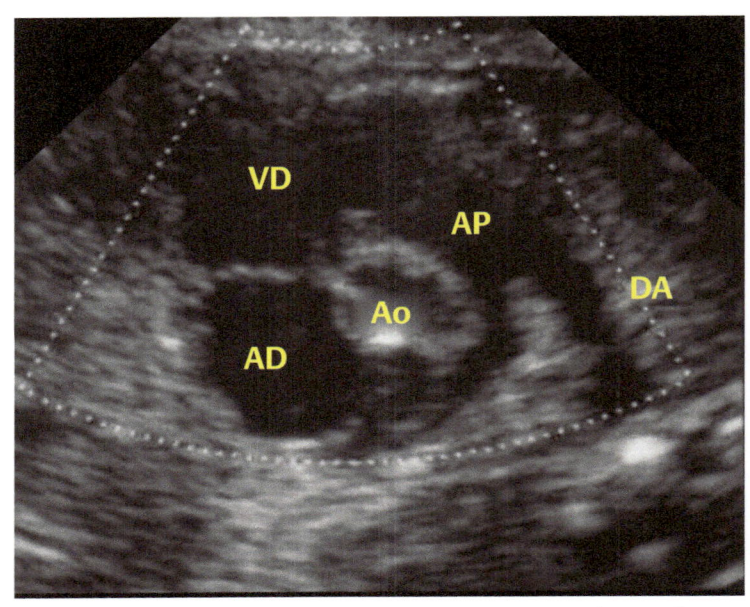 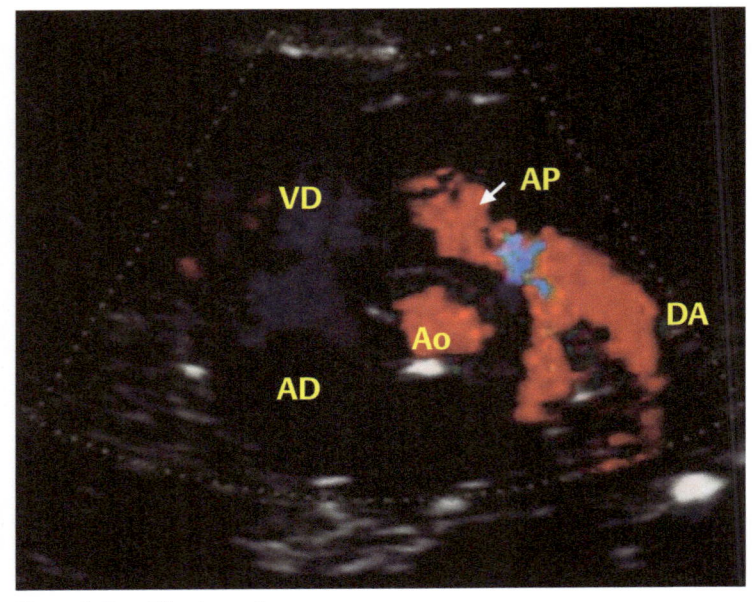

Fig. 30-28. Tórax (USGMF 2º trimestre). Coração - eixo menor dos grandes vasos. (Cortesia Dra. Lilian Lopes.)

Abdome ou Cavidade Abdominal

Refere-se, no plano biométrico, à etapa principal dos três pilares que regem a avaliação do crescimento e evolução fetal, pois é aqui que os desvios de crescimento são diagnosticados, ou, no mínimo, suspeitados.

Porém, no plano morfológico, o operador deve avaliar todas as estruturas que a compõem: **fígado, baço, alças intestinais, estômago, bexiga e genitália**, mas também aquelas do **espaço retroperitoneal como as lojas renais (rins)**. Devem-se também incluir, aqui, a avaliação e integridade da parede abdominal. Enfim, pode-se concluir que todos esses órgãos, sistemas e estruturas anatômicas compõem o "**conjunto da cavidade abdominal**".

1. *Parâmetros biométricos*: do ponto de vista prático e também decorrente de sua importância no quesito crescimento fetal, a biometria da cavidade abdominal é obrigatória e imprescindível. Sua medida é utilizada juntamente com outros parâmetros biométricos para estimar o peso fetal e pode permitir a detecção de RCIU ou macrossomia.

   A circunferência abdominal ou diâmetro abdominal médio deve ser determinada na linha da pele em uma verdadeira visão transversal ao nível da junção da veia umbilical, seio portal e estômago fetal quando visível sem a inclusão da imagem renal (Fig. 30-29).

   Por outro lado, há hoje tabelas biométricas já definidas para praticamente todas as estruturas anatômicas (órgãos) que a compõem, porém, a utilização ou necessidade dessas tabelas, na aplicabilidade clínica, são esporádicas e pontuais.

   Dentre os principais, destacam-se (Quadro 30-20):
   - Diâmetro abdominal anteroposterior (DAAP) (*).
   - Diâmetro abdominal transverso (DAT) (*).
   - Circunferência abdominal (CA) (*).
   - Peso fetal (*).
   - Relações biométricas (*):
     - Relação CC/CA: utilizada para caracterizar o crescimento e o tipo de RCIU.
     - Relação Tórax/CA: utilizada para rastrear a possibilidade de hipoplasia pulmonar (já referido anteriormente).
     - Relação Comprimento Femoral/Circunferência Abdominal (Relação F/CA): útil para rastreamento de alterações do crescimento fetal (particularmente a partir da 24ª semana).
   - Diâmetros do estômago.
   - Medida longitudinal & volume do fígado.
   - Perímetro do baço.
   - Comprimento do pâncreas.
   - Diâmetros e volume dos rins.

- Medida da pelve renal, cujos parâmetros de normalidade são:
  - < 3 mm entre as 13ª-14ª semanas.
  - < 4 mm entre as 15ª-19ª semanas.
  - < 5 mm entre as 20ª-30ª semanas.
  - < 7 mm após a 30ª semana.
- Diâmetro do cólon.

(*) Parâmetros biométricos considerados como "obrigatórios" em toda USGMF.

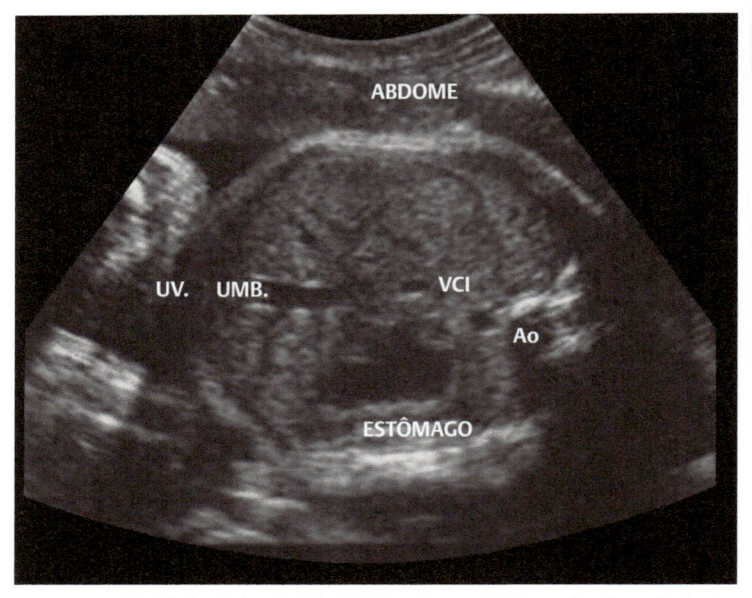

Fig. 30-29. Cavidade abdominal (USMF 2º trimestre). Normal – circunferência abdominal.

Quadro 30-20. Cavidade Abdominal (USGMF 2º Trimestre)

Biometria
▪ Diâmetro abdominal anteroposterior (DAAP) (*)
▪ Diâmetro abdominal transverso (DAAP) (*)
▪ Circunferência abdominal (CA) (*)
▪ Peso fetal (*)
▪ Relações biométricas (*)
▪ Diâmetro longitudinal & volume hepático
▪ Diâmetros & volume renal (CR)
▪ Medida da pelve renal
▪ Perímetro do baço
▪ Diâmetros do estômago

(*): Parâmetros biométricos "obrigatórios".

2. *Morfologia*: a análise morfogênica do "**conjunto da cavidade abdominal**" é uma das etapas que mais requer experiência e conhecimento do operador, particularmente no que se refere à evolução de todos esses órgãos e estruturas, agora em função da idade gestacional no momento do exame (Quadro 30-21). Os Quadros 30-22 e 30-23 correlacionam as principais malformações fetais que acometem os tratos digestório e geniturinário, respectivamente, com as anomalias associadas mais frequentes.

▪ Parede abdominal: avaliar integridade, abaulamentos e espessura do tecido celular subcutâneo (identificar de edema). A integridade da parede abdominal deve ser confirmada pela visibilização da inserção do cordão umbilical.

  • O estudo da inserção do cordão umbilical na parede abdominal é obrigatório na USGMF, pois auxilia no diagnóstico diferencial entre onfalocele (o cordão está inserido na massa) e gastrosquise (o cordão apresenta inserção normal na parede abdominal) (Fig. 30-30).

Quadro 30-21. Cavidade Abdominal (USGMF 2º Trimestre)

Morfologia
▪ Parede abdominal
▪ Textura & dimensões
▪ Fígado & VB
▪ Estômago
▪ Alças intestinais
▪ Rins & bexiga
▪ Baço
▪ Suprarrenais
▪ Genitália

VB: Vesícula biliar.

Quadro 30-22. Aparelho Digestório e Anomalias Associadas

Anomalia	SNC	Tórax	TGI	TGU	Partes moles e face	Membros
Onfalocele	Coluna				Macrogl.	–
Gastrosquise	–	–	–	–	–	–
Celiostomia	+	+	+	+	+	+
Extrofia ves.	Coluna	–		+	–	–
Hérnia diafragmática	–	Hipoplasia VF	–	–	–	–
Ascite/anasarca	–	Coração Pulmão	+	Hidrocele Hidronefrose	Edema	+
Atresia						
Esôfago	–	–	–	–	+	Rádio
Duodenal	Coluna	–		–	–	–
Ileal	Hidrocefalia	Coração	–	–	–	–
Anal	Coluna	–	–	+	–	–

Cor.: Coração; Hidroc.: hidrocele; Hidronef.: hidronefrose.
Isfer *et al.* (1996).[11]

Quadro 30-23. Trato Geniturinário e Anomalias Associadas

Anomalia	SNC	Tórax	TGI	TGU	Partes moles e face	Membros
Agenesia renal	–	–	+	Cript. Ambiguid.	–	Pé em bota Artrogrip. Agen. radical Agen. sacral
Rins polic. inf.	–	–	Cistos Hepat.	–	–	–
Cisto único	–	–	–	–	–	–
Rins Multic.	+	+	–	+	–	Polidact.
Hidronefrose	–	–	Ascite	Cript.	–	–
Hidrocele	–	–	+	–	–	–
Criptorquidia	+	+	+	.	Hipert	Polidact.
Genitália amb.	+	–	–	+	Micrognatia	Polidactilia Sindact.

Hipert.: Hipertelorismo; Polidact.: polidactilia; Cript.: criptorquidia; Ambiguid.: ambiguidade.
Isfer *et al.* (1996).[11]

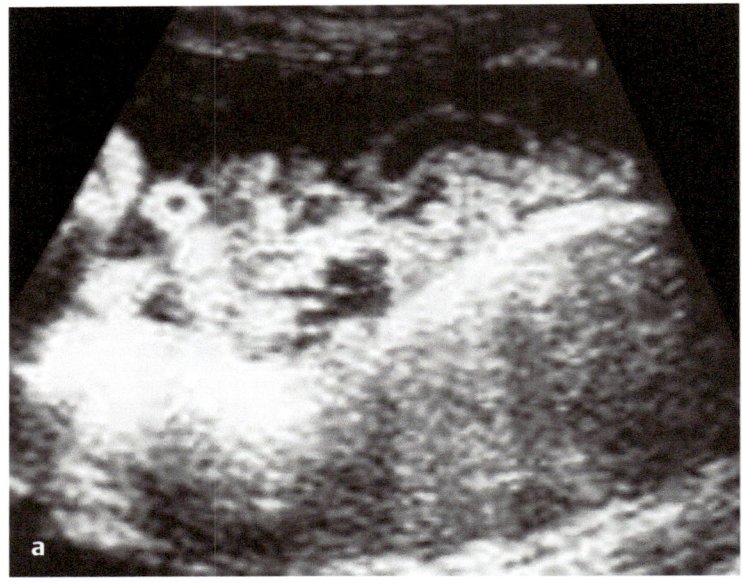
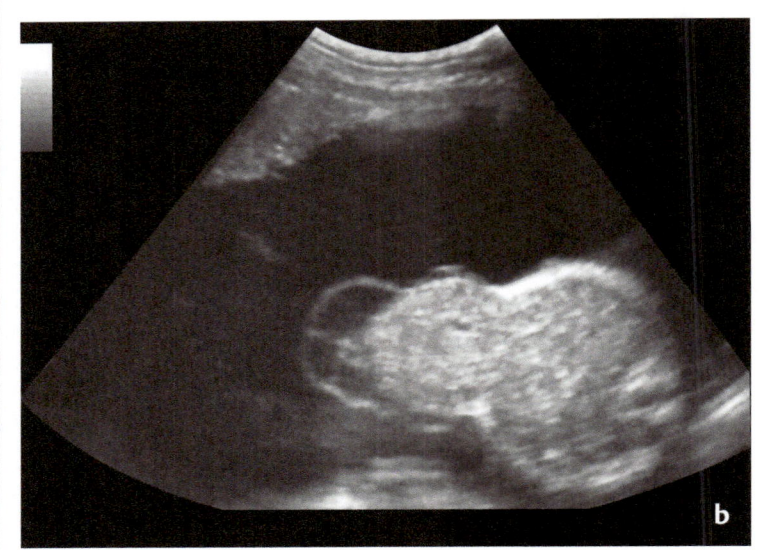

Fig. 30-30. Cavidade abdominal (USGMF 2º trimestre). (**a**) Gastrosquise; (**b**) Onfalocele.

- Estômago: deve ser visibilizado em seu sítio habitual, à esquerda e de volume adequado para a idade gestacional referida (Fig. 30-31).
- Fígado: devem-se avaliar:
  - Topografia: localizado à direita e constitui o maior órgão intra-abdominal.
  - Dimensões: verificar a presença de hepatomegalia (infecções congênitas, anemia fetal).
  - Volume: deve estar de acordo com a idade gestacional referida, porém pode variar (não somente como consequência do seu crescimento fisiológico ao longo da gestação, como também por processos fisiopatológicos).
  - Textura: deve ser homogeneamente hipoecogênica. Presença de calcificações pode sugerir infecção congênita.
  - Vasos hepáticos: devem ser identificados à veia umbilical, veia cava superior, veia cava inferior, ducto venoso.
- Vesícula biliar: deve-se avaliá-la quanto à sua *topografia* (localizada à direita em íntimo contato com o fígado), *forma* ("em gota") e *textura* (anecoica com paredes delgadas).
- Baço: deve-se avaliá-lo quanto a:
  - Topografia: localizado à esquerda, posterolateralmente com relação ao estômago.

- Dimensões: presença de esplenomegalia é frequente em processos infecciosos congênitos e na anemia fetal.
- Textura: deve ser homogênea e hipoecogênica em relação aos demais órgãos intra-abdominais, porém similar aos rins.
- Pâncreas: não faz parte da sistematização da USGMF. Pode ser identificado no 3º trimestre, localizado atrás do estômago e à frente da veia esplênica.
- Alças intestinais: devem apresentar ecogenicidade adequada para a referida idade gestacional. O seu estudo compreende a divisão em:
  - Intestino delgado: ondas peristálticas podem ser observadas a partir da 18ª semana da gestação, porém somente próximo ao termo é que se tornam evidentes e com maior duração. A sua visibilização ocorre a partir da 28ª semana de gestação.
    - Topografia: central.
    - Dimensões: sua medida transversa não deve exceder 7 mm. Quando isso ocorre, deve-se suspeitar de obstrução intestinal.
    - Textura: as alças do intestino delgado apresentam-se mais ecogênicas quando comparadas às do intestino grosso.

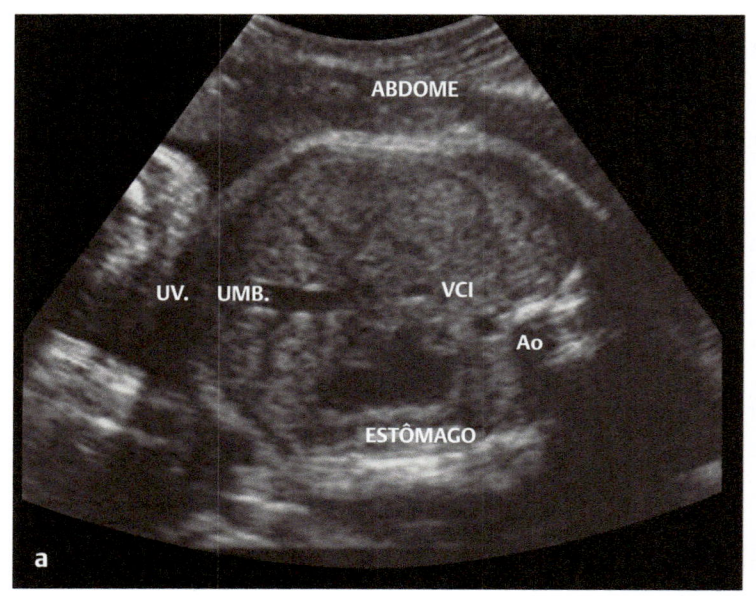
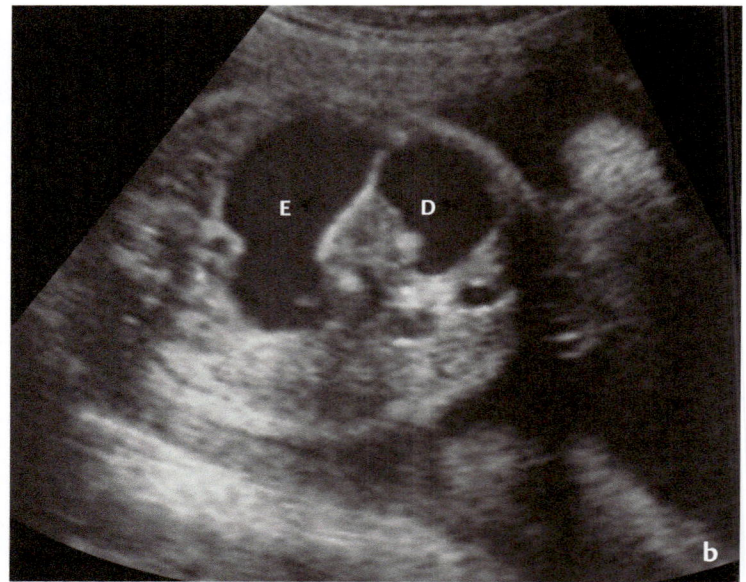

Fig. 30-31. Cavidade abdominal (USGMF 2º trimestre). (**a**) Normal; (**b**) Atresia de duodeno.

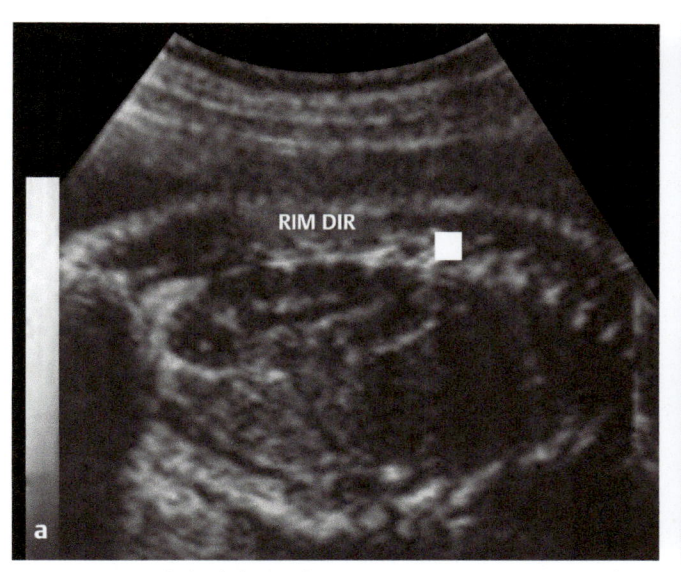
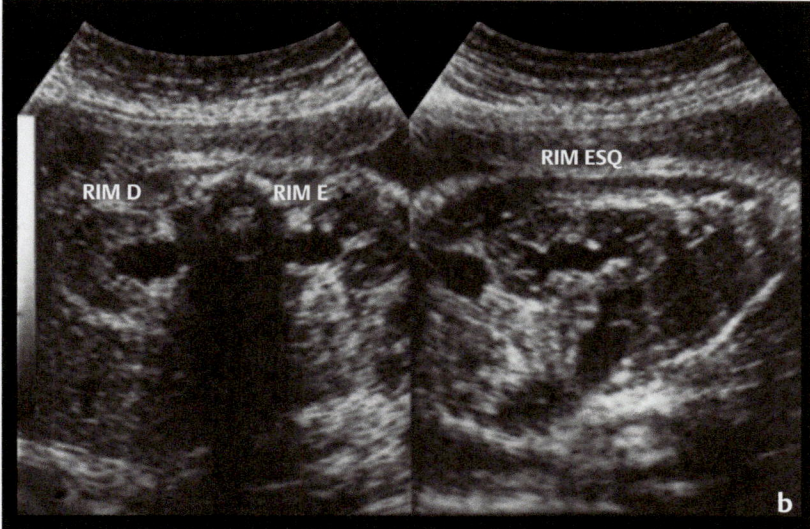

Fig. 30-32. Cavidade abdominal (USGMF 2º trimestre). (**a**) Normal; (**b**) Dilatação piélica.

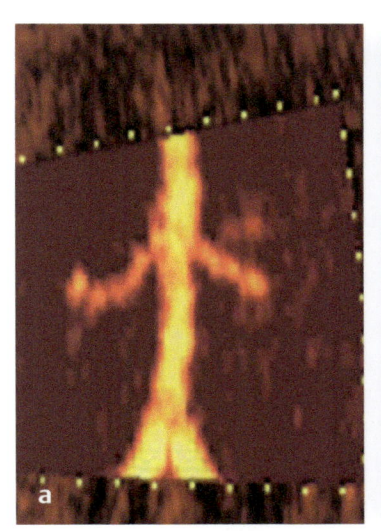
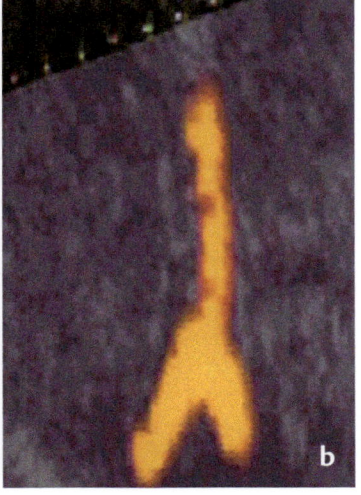

Fig. 30-33. Cavidade abdominal (USGMF 2º trimestre). Doppler das artérias renais. (**a**) Normal; (**b**) Agenesia renal.

- Intestino grosso: apresenta forma tubular e localiza-se na periferia do hipogástrio fetal.
  - ◆ Dimensões: seu diâmetro transverso normalmente aumenta com a idade gestacional.
  - ◆ Textura: a ecogenicidade aumenta com relação às estruturas abdominais adjacentes à medida que a idade gestacional avança. A partir da 29ª semana, é maior que a bexiga e menor que a do fígado, mas após a 34ª semana passa a ser similar à do fígado.
- Trato geniturinário: o seu estudo comporta:
  - Rins: devem ser avaliados quanto à sua topografia, forma e dimensões (volume, cuja CR não deve ultrapassar a 30% da CA, em condições normais). Parênquima (córtex) renal visibilizado, e ser avaliado em *espessura, ecogenicidade e aspecto (ausência de cistos)* bilateralmente.
  - Pelve renal: plano transverso do abdome fetal é o ideal para o seu estudo, sendo a sua medida (diâmetro) no sentido anteroposterior (espessura) (Fig. 30-32).
  - Ureteres: não devem ser visibilizados (normais).
  - Bexiga: deve estar sempre presente na USGMF do 2º trimestre (sua identificação é possível a partir de 11 semanas) e de volume adequado para a referida idade gestacional. Na presença de megabexiga, deve-se suspeitar de obstrução baixa (ao nível da uretra) do trato urinário.
  - Artérias renais: sua identificação (emergência junto à aorta), por meio do Doppler colorido, auxilia no diagnóstico da agenesia renal uni ou bilateral (Fig. 30-33).

3ª Parte - Membros

Os "membros", a terceira e última parte do "corpo humano", aqui definidos como sistema esquelético são compostos pelos **membros superiores** (MMSS) e **inferiores** (MMII), que incluem os **ossos longos** e suas respectivas **extremidades**.

No entanto, por vezes se faz necessária uma sistematização específica e complementar para melhor estudar o sistema esquelético, particularmente se houver suspeita de alguma anomalia fetal (cujo conjunto, denomina-se de **displasia esquelética**), que aí deve incluir:

- Crânio e face.
- Coluna vertebral.
- Dimensões do tórax.
- Ossos longos e extremidades.
- Ossificação (mineralização óssea).
- Movimentação fetal.

O Quadro 30-24 correlaciona as principais malformações fetais que acometem o sistema musculoesquelético com as anomalias associadas mais frequentes.

Membros Superiores (MMSS)

Nesta etapa, avaliam-se alinhamento (eixo), comprimento, integridade, presença e conexão em todo o MMSS, bilateralmente.

1. *Parâmetros biométricos:* por ocasião da biometria dos ossos longos, deve-se estar a par que a porção mensurada destes é a diáfise ossificada. Ou seja, cada caliper é colocado nas extremidades da diáfise ossificada sem incluir as epífises.
   À USGMF, recomenda-se a mensuração de todos os ossos longos que compõem o MMSS, a saber (Quadro 30-25):
   - Medida do úmero (*).
   - Medida da ulna (*).
   - Medida do rádio.
   - Relação falange média do 5º/4º quirodáctilo.
   - Medida da clavícula.
   - Medida da omoplata.
   (*) Parâmetros biométricos considerados como "obrigatórios" em toda USGMF.
2. *Morfologia:* neste quesito, avaliação das características morfológicas do **sistema esquelético - MMSS**, deve-se atentar para os seguintes itens (Quadro 30-26):
   - Alinhamento (eixo) e conexão do braço com antebraço.
   - Alinhamento (eixo) e inserção das mãos com antebraço.
   - Forma e grau de mineralização óssea (ecogenicidade).
   - Curvatura e ausência de fraturas.
   - Contagem dos quirodáctilos ("dedo por dedo e osso por osso").
   - Presença de sobreposição do 5º sobre o 4º e do 2º sobre os 3º quirodáctilos (clinodactilia) (Fig. 30-34).

Quadro 30-24. Membros e Anomalias Associadas

Anomalia	SNC	Tórax	TGI	TGU	Partes moles e face	Membros
Ausência segmento	Coluna	Hipopl. Tórax	Anom.	Anom.	Fenda palatina Retrogn	Anom.
Tamanho segmento	Anom.	Hipopl. Tórax	–	–	–	–
Modif. forma	–	–	–	–	–	–
Fraturas	Macrocef.	+	–	–	–	–
Polidactilia	+	Cor.	–	Rins	+	–
Sindactilia	An. crânio	–	–	–	Hipert.	–
Eritrodactilia	–	–	–	–	Fenda	–
Pés e mãos em bota	+	–	–	+	–	–

Hipert.: Hipertelorismo; Macrocef.: macrocefalia.
Isfer *et al.* (1996)[11]

Quadro 30-25. Membros e Extremidades (USGMF 2º Trimestre)

Biometria

- Membros superiores (MMSS)
  - Medida do úmero (*)
  - Medida da ulna (*)
  - Medida do rádio
  - Medida da clavícula
  - Medida da omoplata

- Membros inferiores (MMII)
  - Medida do fêmur (*)
  - Medida da tíbia (*)
  - Medida da fíbula
  - Relação pé/fêmur

(*) Parâmetros biométricos "obrigatórios".

Quadro 30-26. Membros e Extremidades (USGMF 2º Trimestre)

Morfologia

- Biometria e forma dos ossos longos
- Núcleos ossificação
  - Distal do fêmur → 33ª sem.
  - Proximal da tíbia → 35ª sem.
  - Proximal do úmero → 37ª sem.

- Extremidades
  - Presença bilateral
  - Anatomia
  - Contagem dos dedos
  - Comprimento dos pés
  - Alinhamento

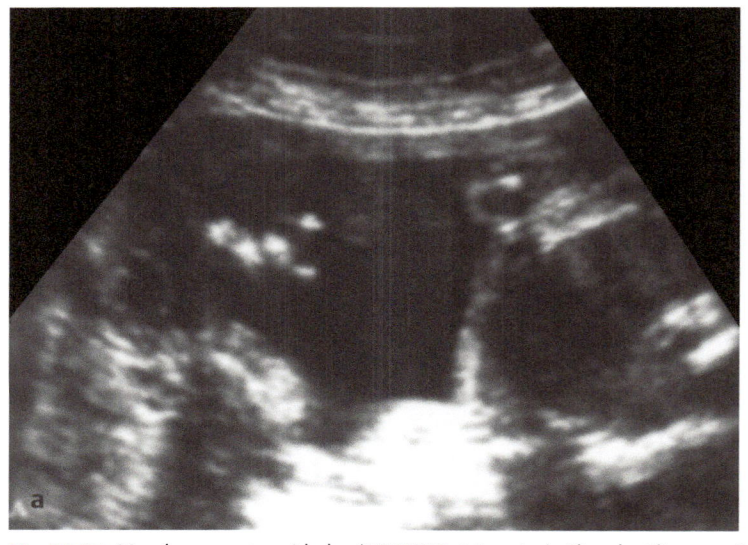

Fig. 30-34. Membros e extremidades (USGMF 2º trimestre). Clinodactilia em mãos.

Membros Inferiores (MMII)

Segue a mesma rotina preconizada para os MMSS, ou seja, avaliam-se também alinhamento (eixo), comprimento, integridade, presença e conexão em todo o MMII, bilateralmente.

1. *Parâmetros biométricos:* deve-se realizar a mensuração de todos os ossos longos que compõem o MMII, a saber (Quadro 30-25):
   - Medida do fêmur (*).
   - Medida da tíbia (*).
   - Medida da fíbula.
   - Relação pé/fêmur.

- Relação comprimento fêmur/circunferência abdominal (relação F/CA) e fêmur/circunferência cefálica (relação F/CC): ambos são úteis para rastrear os desvios de crescimento fetal, bem como para classificá-los.

(*) Parâmetros biométricos considerados como "obrigatórios" em toda USGMF.

2. *Morfologia:* da mesma forma que foi relatada para os MMSS, aqui também se deve atentar para os seguintes itens (Quadro 30-26):
   - Alinhamento (eixo) e conexão da perna com a coxa.
   - Alinhamento (eixo) e inserção dos pés com a perna (Fig. 30-35).
   - Forma e grau de mineralização óssea (ecogenicidade).

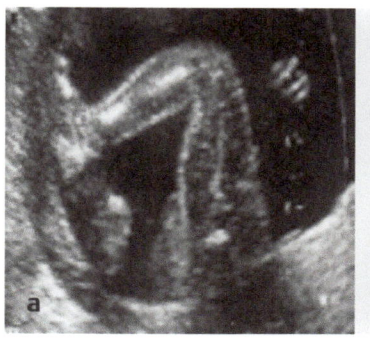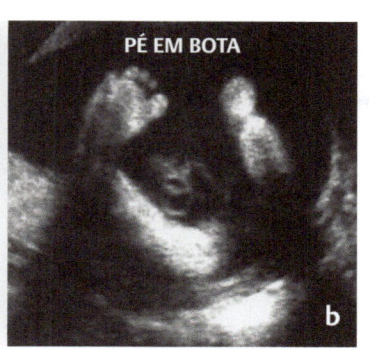

PÉ EM BOTA

Fig. 30-35. Membros e extremidades (USGMF 2º trimestre). (**a**) Normal; (**b**) pé torto congênito.

- Curvatura e ausência de fraturas.
- Contagem dos pododáctilos ("dedo por dedo e osso por osso").
- Presença de sobreposição do 5º sobre o 4º e do 2º sobre os 3º pododáctilos (clinodactilia).

3ª Etapa → Avaliação dos "Anexos Fetais"

Como referido anteriormente, esta etapa da USGMF pode ser realizada por último (como preconizamos em nosso Serviço) ou, alternativamente, logo no início (primeiramente, antes da realização da morfologia fetal).

Nesta etapa, avaliam-se precisamente a placenta, volume de líquido amniótico e cordão umbilical.

O Quadro 30-27 correlaciona as principais intercorrências fetais, incluindo alterações anexiais, com as anomalias associadas mais frequentes.

Placenta

A inserção da placenta, bem como sua aparência e relação com o orifício cervical interno devem ser relatadas. Sabe-se, hoje, que a posição aparente da placenta no início da gravidez pode não se correlacionar com a sua localização no momento do parto. Logo, exames por vias transabdominal, transperineal ou endovaginal podem ser úteis na visualização do orifício cervical interno e sua relação com a placenta.

1. *Parâmetros biométricos*: a medida da espessura placentária também faz parte da USGMF. A sua espessura pode variar dependendo da existência de patologias materna e/ou fetais.

   O aumento do espessamento placentário é comum em condições específicas, como na isoimunização Rh, diabetes *melito*, hidropsia fetal, tumores placentários (por exemplo: corioangioma), infecções congênitas e em gemelares (por exemplo: síndrome de transfusão feto-fetal). Ao contrário, a placenta com menor espessura pode ser observada em casos de hipertensão materna grave, diabetes grave (com vasculopatia), infecções crônicas e anomalias cromossômicas (Quadro 30-28).

   - Espessura placentária - normal: idade gestacional (em semanas) com uma variação de +/- 10 mm (*);
   - Grau placentário (graus 0 a III) (*) (Fig. 30-36):
     - Grannum *et al.* (1979) propuseram uma classificação que tenta correlacionar o grau de calcificação da placenta com a maturidade fetal, porém se sabe nos dias de hoje que tal afirmação é de valor relativo.

   (*) Parâmetros biométricos considerados como "obrigatórios" em toda USGMF.

Quadro 30-27. Intercorrências Gerais e Anomalias Associadas

Anomalia	SNC	Tórax	TGI	TGU	Partes moles e face	Membros
Poli-hidrâmnio	+	+	+	+	+	+
Oligoâmnio	+	+	–	–	–	–
Macrossomia	+	–	Onfalocele	–	Macroglossia	Polidactilia
CIUR	+	+	+	+	+	+
Art. Umbil. Única	+	Coração	+	+	+	+
Movim. Fetais Diminuídos	+	–	–	+	–	Pterigium múltiplo
Movim. Fetais Diminuídos	+	–	–	–	–	+

Isfer *et al.* (1996).

Quadro 30-28. Membros e Extremidades (USGMF 2º Trimestre)

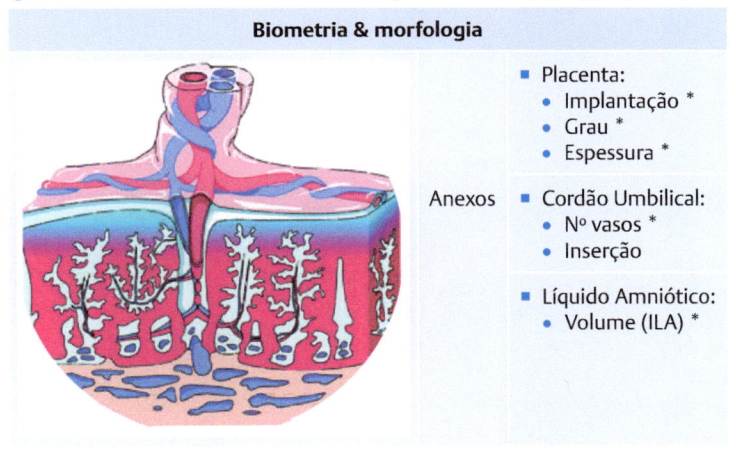

Biometria & morfologia

Anexos

- Placenta:
  - Implantação *
  - Grau *
  - Espessura *
- Cordão Umbilical:
  - Nº vasos *
  - Inserção
- Líquido Amniótico:
  - Volume (ILA) *

(*) Parâmetros biométricos "obrigatórios".

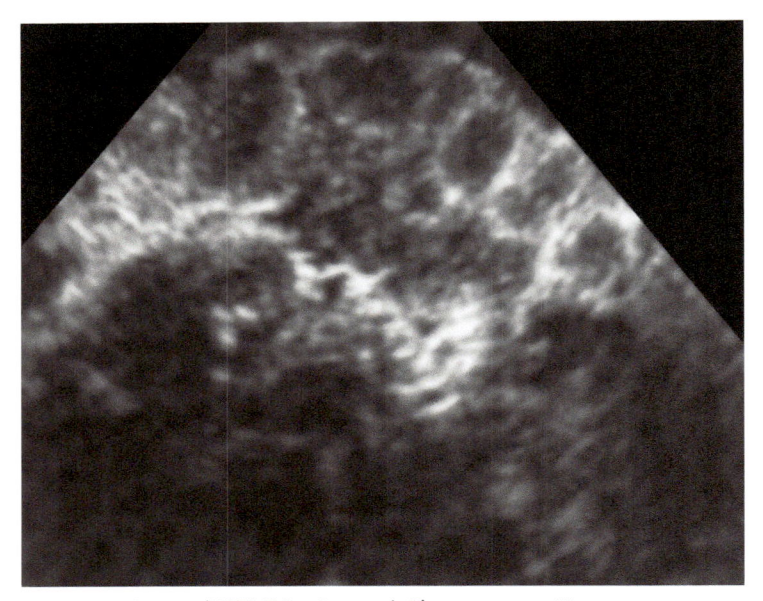

Fig. 30-36. Anexos (USGMF 2º trimestre). Placenta – grau III.

2. *Morfologia*: a placenta é uma estrutura de forma arredondada e discoide, responsável pela saúde fetal (vitalidade) tanto na condição respiratória quanto (crescimento).

A sua avaliação na USGMF consiste na observação de (Quadro 30-28):
  ▪ Localização.
  ▪ Espessura e volume.

▪ Textura e consistência (calcificações, trombose, infarto, tumores).
▪ Inserção do cordão.
▪ Identificar acretismo (muita atenção às placentas prévias – PP).
▪ Identificar descolamento placentário (agudo e crônico).

Líquido Amniótico (LA)

A estimativa qualitativa ou semiquantitativa do volume de LA deve ser sempre documentada. Embora seja aceitável para examinadores experientes estimar qualitativamente o volume de LA, métodos semiquantitativos também foram descritos para esta finalidade (por exemplo: Índice de Líquido Amniótico - ILA e a medida do maior bolsão).

1. *Parâmetros biométricos*: em relação à avaliação do LA, mais precisamente em relação ao seu volume em função da idade gestacional referida, esta é a principal etapa deste anexo.
Sua avaliação pode ser feita de forma subjetiva ou fundamentada em métodos quantitativos (Quadro 30-28):
  ▪ Avaliação subjetiva do LA (*):
    ▪ Dependente da experiência do operador, ou seja, trata-se de método que dificulta uma comparação entre dois ou mais examinadores;
    ▪ Por outro lado, em mãos experientes, trata-se, possivelmente, ainda, do melhor método.
  ▪ Métodos quantitativos:
    ▪ Índice de líquido amniótico (ILA) (*) (Fig. 30-37);
    ▪ Maior bolsão (*).
(*) Parâmetros biométricos considerados como "obrigatórios" em toda USGMF.

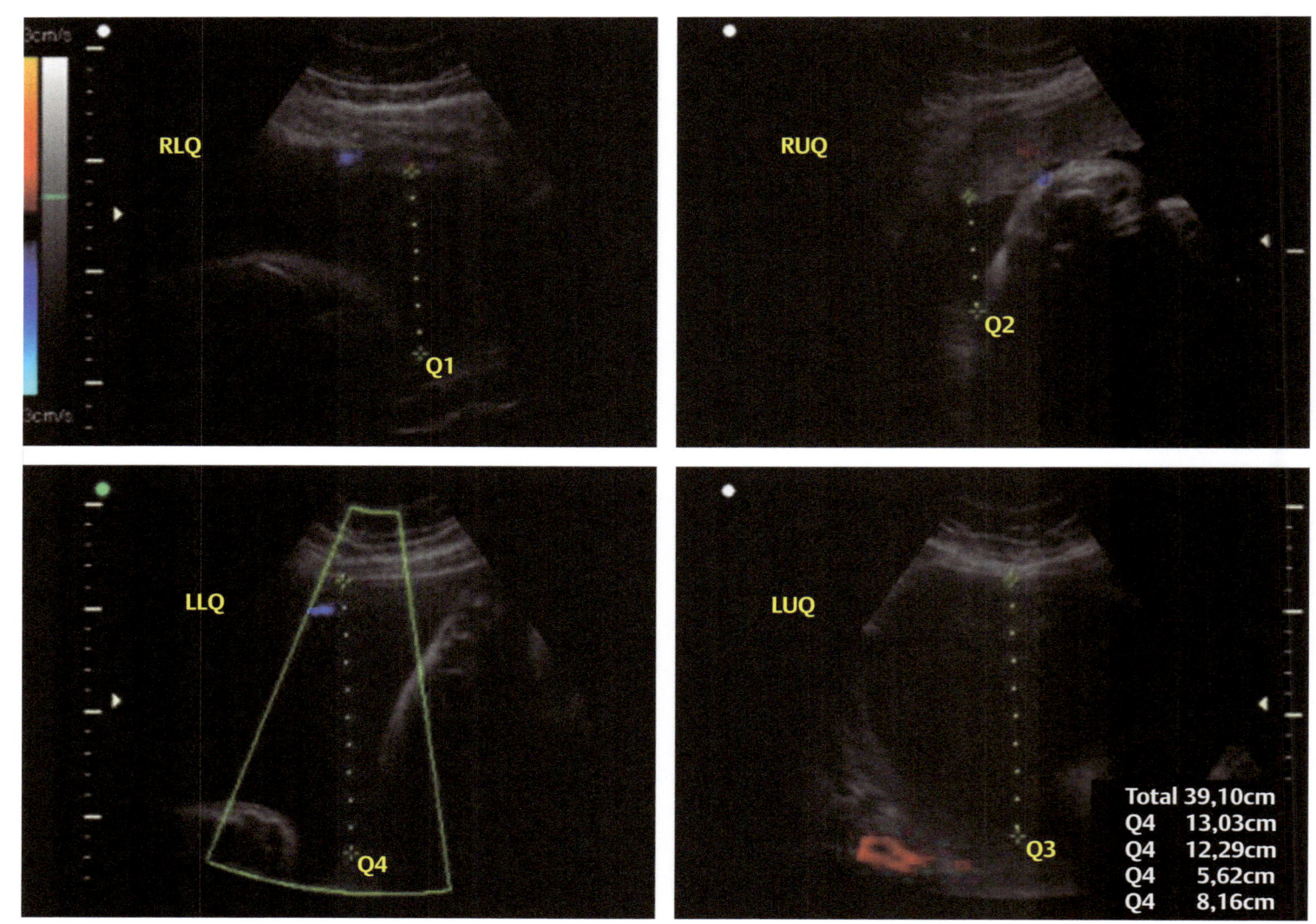

Fig. 30-37. Anexos (USGMF 2º trimestre). Índice do líquido amniótico.

2. *Morfologia*: o volume de LA é um parâmetro de grande valia no estudo da morfologia fetal. Várias anomalias materno-fetais podem cursar com alteração quantitativa do LA.

Do ponto de vista morfológico, podem-se presenciar dois tipos de alteração no que se refere ao LA (Quadro 30-28):
- Volume reduzido - oligoidrâmnio:
  - Fatores maternos: hipertensão materna, colagenoses (por exemplo: síndrome anticorpo antifosfolípide - SAF), RCIU e outras.
  - Fatores fetais: anomalias do TGU.
- Volume aumentado - polidrâmnio:
  - Fatores maternos: diabetes *melito* materna, isoimunização Rh.
  - Fatores fetais: anomalias do SNC, TGI, displasias esqueléticas, cromossomopatias (por exemplo: trissomia 18).

Cordão Umbilical

O cordão umbilical é constituído de três vasos: duas artérias e uma veia. Esta estrutura anatômica pode ser visibilizada simultaneamente em corte transversal, sendo que as artérias mimetizam o chamado sinal "das orelhas do Mickey".

1. *Parâmetros biométricos*: o número de vasos do cordão umbilical deve ser documentado, bem como o seu local de inserção na placenta, quando tecnicamente possível (Quadro 30-28).
   - Número de vasos (duas artérias e uma veia) (*) (Fig. 30-38):
     - Dependente da experiência do operador, ou seja, trata-se de método que dificulta uma comparação entre dois ou mais examinadores.
   (*) Parâmetros biométricos considerados como "obrigatórios" em toda USGMF.
2. *Morfologia*: o uso do Doppler colorido (corte longitudinal e principalmente transversal) ao nível da bexiga urinária fetal permite ao operador a identificação das duas artérias umbilicais margeando a bexiga. Ainda no corte longitudinal, pode-se observar o aspecto espiralado (normal) do cordão em sua extensão.

Outra situação de grande utilidade do Doppler colorido é o diagnóstico de uma inserção de cordão velamentosa (também chamada membranosa), que quando atravessa o orifício cervical interno do colo do útero caracteriza a *vasa previa*, uma condição que tem alto risco de mortalidade fetal, se não diagnosticada antes do trabalho de parto (Quadro 30-28).

Além disso, devem-se também avaliar:
- Comprimento do cordão.
- Inserção aos níveis placentário e fetal.
- Morfologia dos segmentos livres (alças) do cordão:
  - Excluir presença de massas (trombose) ou cistos (alantoide, aneurisma).

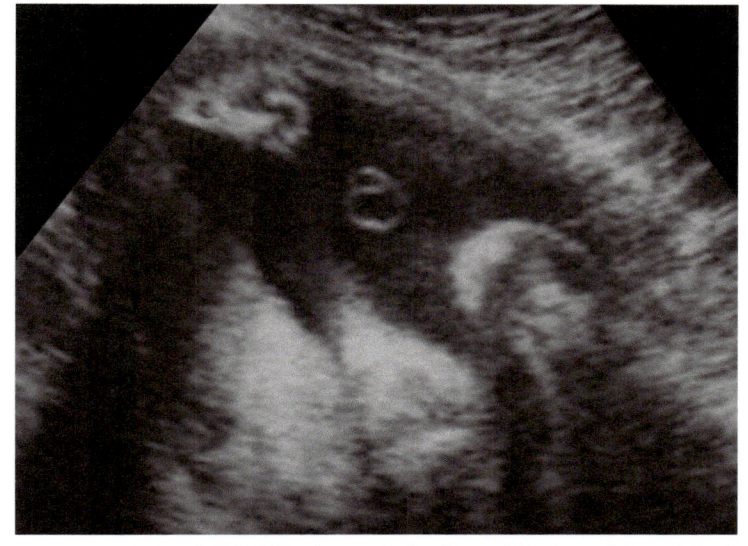

Fig. 30-38. Anexos (USGMF 2º trimestre). Cordão umbilical – artéria umbilical única.

Terceiro Trimestre

No 3º trimestre é importante ainda pesquisar marcadores tardios para aneuploidias, além de definir a localização placentária, avaliar o volume de LA e, principalmente, diagnosticar a presença de desvios de crescimento fetal.

São propósitos desta avaliação:
- Monitorar o crescimento fetal (diagnóstico dos desvios de crescimento).
- Avaliar a concordância de peso entre os fetos de gestação múltipla.
- Avaliar a placenta: implantação, presença de calcificações, tumorações, graus de acretismo.
- Revisar as estruturas fetais, em especial aquelas que têm maior predisposição ao aparecimento de malformações de início tardio, como cérebro, face, trato digestório, trato urinário e sistema musculoesquelético.
- Avaliação do volume de LA.
- Avaliação da vitalidade fetal.
- Medir o comprimento do colo do útero.

Bricker *et al.* (2015) publicaram um estudo a partir do Registro de Ensaios do Grupo Cochrane de Gravidez e Parto e listas de referências de estudos recuperados.[13] Treze ensaios recrutando 34.980 mulheres foram incluídos na revisão sistemática. Com base nas evidências existentes, concluíram que a USG de rotina na gravidez tardia (após 24 semanas), em populações de baixo risco ou não selecionadas, não confere benefício à mãe ou ao bebê. Não houve diferença nos resultados primários de mortalidade perinatal, nascimento prematuro com menos de 37 semanas, taxas de cesariana e taxas de indução de trabalho de parto, se a USG no final da gravidez for realizada ou não rotineiramente. Entretanto, consideraram que faltam dados para os outros resultados primários, como: nascimento prematuro com menos de 34 semanas, efeitos psicológicos maternos e neurodesenvolvimento aos dois anos de idade, refletindo uma escassez de pesquisas que corroborem esses resultados.

Por outro lado, em pacientes com fatores de risco para o crescimento anormal, o diagnóstico de RCIU é tipicamente um diagnóstico de USG com base nas discrepâncias entre as medições biométricas reais e as esperadas para uma determinada IG. Portanto o diagnóstico depende de uma datação precisa, preferentemente realizada no primeiro trimestre.

Em mulheres sem fatores de risco para RCIU, Lausman *et al.* (2013) não recomendam o exame USGMF no terceiro trimestre, incluindo perfil biofísico, biometria fetal, volume de líquido amniótico e estudos do Doppler da artéria umbilical.[20] Já nas gestações afetadas pela RCIU, concluem que os estudos com Doppler da artéria umbilical após 24 semanas podem levar à intervenção que reduz a mortalidade perinatal e a morbidade perinatal grave.

Os coeficientes de correlação observados quanto às características de crescimento fetal entre os diferentes trimestres são mais fortes no final da gravidez, podendo estar associadas ao risco de desfecho adverso. A associação mais forte está presente na circunferência abdominal no terceiro trimestre e peso fetal estimado por USG.

Os exames de ultrassonografia entre 34 e 36 semanas de gestação permitem uma previsão mais precisa do peso ao nascer do que os sonogramas mais tardios.

Outro aspecto a ser abordado no terceiro trimestre é o estudo da vitalidade fetal. A dopplerimpedanciometria é o melhor indicador de bem-estar fetal e, as alterações nele observadas podem ser divididas em precoces (artéria umbilical e artéria cerebral média) e tardias (ducto venoso e veia umbilical). O Doppler da artéria umbilical é o único procedimento de avaliação anteparto da vitalidade fetal que tem contribuído para a redução da mortalidade perinatal. O aumento da resistência na artéria umbilical é o primeiro sinal da insuficiência placentária no modelo obstrutivo e reflete a diminuição das vilosidades funcionais placentárias. Além disso, a artéria umbilical tem-se mostrado o método mais sensível para reconhecer os fetos de baixo peso. Dois terços dos fetos com RCIU apresentam alteração neste compartimento, com uma especificidade que variou de acordo com os trabalhos entre 75-95%, embora o valor preditivo positivo (VPP) tenha ficado entre 30-80%.

CONCLUSÃO

O exame de USG na gestação é um exame complementar não invasivo, essencial na avaliação do bem-estar fetal, sendo insubstituível em sua função de análise da morfologia e fisiopatologia fetais. Além disso, trata-se de exame inócuo e que hoje deve ser obrigatório em toda e qualquer gestação. Atualmente, através das possibilidades oferecidas pela USG, o feto pode ser apreciado diretamente (pela imagem) e também qualificado quanto ao seu bem-estar.

Quando o ultrassonografista de primeiro ou segundo nível for competente, de modo geral, consegue diagnosticar corretamente as alterações fetoplacentárias. Porém, apenas o operador especializado (**USG Nível III ou Genético-Fetal**) é capaz de classificar esses achados, tendo em vista seu caráter isolado ou não, assim como fornecer o prognóstico preliminar. Com esses dados, os procedimentos fetais (invasivos ou não) agora podem ser propostos, de acordo com a malformação em questão.

Posteriormente, com os resultados obtidos pela biologia fetal (procedimentos invasivos) associados, novamente, aos achados USG-MF, a patologia em questão é discutida em âmbito multidisciplinar para que o prognóstico seja calculado. Finalmente, a conduta a ser instituída é programada, agora, porém, frente a um prognóstico previsível e, obviamente, após informação e autorização prévia dos pais.

Graças a toda essa evolução, pode-se dizer que atualmente vive-se uma nova era na Obstetrícia Moderna: a Medicina Fetal.

REFERÊNCIAS BIBLIOGRÁFICAS

1. Henrion R, Dumez Y, Aubry JP, Aubry MC. Diagnostic prénatal et medecine foetale. Paris: Masson; 1987.
2. Medicine AIoUi. AIUM practice guideline for the performance of obstetric ultrasound examinations. Journal of Ultrasound in Medicine: Official Journal of the American Institute of Ultrasound in Medicine. 2013;32(6):1083.
3. Isfer EV, Saito M, Sanchez RC, Pedreira DAL. Medicina fetal. Rev Bras Clin Terap. 1992;21(7):259-69.
4. Noronha Neto C, Souza ASRd, Moraes Filho OB, Noronha AMB. Importância da ultrassonografia de rotina na prática obstétrica segundo as evidências científicas. Femina. 2009;37(5):239-45.
5. Pastore AR, Moron AF. Ultrassonografia morfológica do 2° e 3° trimestre da gestação. In: Pastore AR, Cerri GG. Ultrassonografia em Ginecologia e Obstetrícia. 2. ed. Rio de Janeiro: Revinter; 2010. p. 263-83.
6. Filly RA. Level 1, level 2, level 3 obstetric sonography: I'll see your level and raise you one. Radiology. 1989;172(2):312-.
7. College A, Gynecologists. oOa. Ultrasound in pregnancy. Practice Bulletin The American College of Obstetricians and Gynecologists. 2016 December;175:241-56.
8. Reddy UM, Abuhamad AZ, Levine D, Saade GR. Fetal Imaging: Executive Summary of a Joint Eunice Kennedy Shriver National Institute of Child Health and Human Development, Society for Maternal-Fetal Medicine, American Institute of Ultrasound in Medicine, American College of Obstetricians and Gynecologists, American College of Radiology, Society for Pediatric Radiology, and Society of Radiologists in Ultrasound Fetal Imaging Workshop. Obstetrics & Gynecology. 2014;123(5):1070-82.
9. Isfer EV, Wassler MKA, Santos CL. Ultrassonografia morfológica do 2° trimestre da gravidez. In: Fernandes CE, Sá MFS, Mariani Neto C, et al. Tratado de Obstetrícia Febrasgo. Rio de Janeiro: Elsevier; 2019. p. 686-712.
10. Grandjean H, Larroque D, Levi S. The performance of routine ultrasonographic screening of pregnancies in the eurofetus study. American Journal of Obstetrics and Gynecology. 1999;181(2):446-54.
11. Isfer EV, Sanchez RC, Saito M. Ultrassom e sua importância na medicina fetal. In: Isfer EV, Sanchez RC, Saito M. Medicina Fetal Diagnóstico Pré-Natal e Conduta. Revinter; 1996. p.72-82.
12. Bricker L, Neilson JP, Dowswell T. Routine ultrasound in late pregnancy (after 24 weeks' gestation). The Cochrane Library; 2008.
13. Bricker L, Medley N, Pratt JJ. Routine ultrasound in late pregnancy (after 24 weeks' gestation). The Cochrane Library; 2015.
14. Meleti D, Caetano ACR, Nardozza LMM, Moron AF, Araujo Junior E. A ultrassonografia rotineira em pré-natal de baixo risco colabora com a diminuição das mortalidades maternas e neonatais. Femina. 2010.
15. Van Mieghem T, Hindryckx A, Van Calsteren K. Early fetal anatomy screening: who, what, when and why? Current Opinion in Obstetrics and Gynecology. 2015;27(2):143-50.
16. Karadeniz S, Erol AO. Results of fetal anomaly screening performed at 11–14 weeks of gestation at a tertiary center. Perinatal. 2016;24(2):100-5.
17. Ebrashy A, El Kateb A, Momtaz M, El Sheikhah A, Aboulghar M, Ibrahim M, et al. 13–14-week fetal anatomy scan: a 5-year prospective study. Ultrasound in Obstetrics & Gynecology. 2010;35(3):292-6.
18. Poon LC, Nicolaides KH. Early prediction of preeclampsia. Obstetrics and gynecology international. 2014;2014.
19. Elkholi DGEY, Hefeda MAE, Nagy HM. First Trimester Screening for Preeclampsia and Intrauterine Growth Restriction Using Uterine Artery Doppler and Maternal Serum Placental Growth Factor and Pregnancy Associated Plasma Protein-A. Reproductive Immunology: Open Access. 2016.
20. Lausman A, Kingdom J, Gagnon R, Basso M, Bos H, Crane J, et al. Intrauterine growth restriction: screening, diagnosis, and management. Journal of Obstetrics and Gynaecology Canada. 2013;35(8):741-8.

BIBLIOGRAFIA COMPLEMENTAR

Barini R, Stella JH, Ribeiro ST, Luiz F, Isfer E, Sanchez R. Desempenho da ultra-sonografia pré-natal no diagnóstico de cromossomopatias fetais em serviço terciário. RBGO. 2002;24(2):121-7.

Bastos Gar JBO, Rezende PR, Vilarinho APF, Bastos RS. Ultra-Sonografia Obstétrica no Pré-Natal de Baixo Risco. Volta Redonda; ano III, edição especial, outubro 2008.

Bennett KA, Crane JM, O'shea P, Lacelle J, Hutchens D, Copel JA. First trimester ultrasound screening is effective in reducing postterm labor induction rates: a randomized controlled trial. American Journal of Obstetrics and Gynecology. 2004;190(4):1077-81.

Caughey AB, Nicholson JM, Washington AE. First-vs second-trimester ultrasound: the effect on pregnancy dating and perinatal outcomes. American Journal of Obstetrics and Gynecology. 2008;198(6):703. e1-. e6.

Daffos F, Forestier F, Capella-Pavlovsky M. Prélèvement de sang foetale. In: Tournaire, M. Mise a jour en gynécologie obstétrique. Paris: Diffusion Vigot; 1984.

Gaillard R, Steegers EA, de Jongste JC, Hofman A, Jaddoe VW. Tracking of fetal growth characteristics during different trimesters and the risks of adverse birth outcomes. International Journal of Epidemiology. 2014;43(4):1140-53.

Goldstein I, Zimmer EA, Tamir A, Peretz BA, Paldi E. Evaluation of normal gestational sac growth: appearance of embryonic heartbeat and embryo body movements using the transvaginal technique. Obstet Gynecol. 1991;77:885-8.

Grannum PA, Berkowitz RL, Hobbins JC. The ultrasonic changes in the maturing placenta and their relation to fetal pulmonic maturity. Am J Obst Gynecol. 1979;133:915-22.

Khalil A, Rodgers M, Baschat A, Bhide A, Gratacos E, Hecher K, et al. ISUOG practice guidelines: the role of ultrasound in twin pregnancy. Ultrasound Obstet Gynecol. 2016;47(2):247-63.

Martin JA, Hamilton BE, Sutton PD, Ventura SJ, Mathews T, Kirmeyer S, et al. Births: final data for 2007. National Vital Statistics Reports. 2010;58(24):1-85.

Mayer C, Joseph K. Fetal growth: a review of terms, concepts and issues relevant to obstetrics. Ultrasound in Obstetrics & Gynecology. 2013;41(2):136-45.

Morin L, Lim K, Bly S, Butt K, Cargill YM, Davies G, et al. Ultrasound in twin pregnancies. Journal of Obstetrics and Gynaecology Canada. 2011;33(6):643-56.

Nicolaides KH. Nuchal translucency and other first-trimester sonographic markers of chromosomal abnormalities. American Journal of Obstetrics and Gynecology. 2004;191(1):45-67.

Oliani AH, et al. Ultrassonografia morfológica do primeiro trimestre-passo a passo. Revista Brasileira de Ultrassonografia. 2015;18:9-16.

Peralta CFA, Barini R. Obstetric ultrasound between the 11th and 14th weeks: beyond the screening for chromosomal abnormalities. Revista Brasileira de Ginecologia e Obstetrícia. 2011;33(1):49-57.

Pressman EK, et al. Prediction of birth weight by ultrasound in the third trimester. Obstetrics & Gynecology. 2000;95(4):502-6.

Velauthar L, Zamora J, Aquilina J, Khan K, Thangaratinam S. OC23. 05: Prediction of pre-eclampsia using first trimester uterine artery Doppler: a Meta analysis of 43 122 pregnancies. Ultrasound in Obstetrics & Gynecology. 2012;40(S1):49.

von Kaisenberg C, Chaoui R, Häusler M, Kagan K, Kozlowski P, Merz E, et al. Quality requirements for the early fetal ultrasound assessment at 11–13+ 6 weeks of gestation (DEGUM Levels II and III). Ultraschall in der Medizin-European Journal of Ultrasound. 2016;37(03):297-302.

Women's NCCf, Health CS. Multiple pregnancy: the management of twin and triplet pregnancies in the antenatal period. 2011.

CAPÍTULO 31

VOLUMETRIA TRIDIMENSIONAL NA MEDICINA FETAL (FETO E ANEXOS)

Edward Araujo Júnior ▪ Liliam Cristine Rolo
Luciano Marcondes Machado Nardozza

O conteúdo deste capítulo (págs. 263 a 270), encontra-se disponível on-line.

Para acessá-lo, aponte a câmera do seu smartphone ou tablet para a imagem acima.

CAPÍTULO 32

ULTRASSONOGRAFIA DO PRIMEIRO TRIMESTRE – RASTREAMENTO E DIAGNÓSTICO DAS ANEUPLOIDIAS

Marcos Faria ▪ Maria Tereza Penido Rebello
Lucca Penna Faria ▪ Heverton Pettersen

INTRODUÇÃO

O princípio da beneficência sempre esteve presente como pilar de sustentação da atividade médica e não poderia ser diferente dentro da trajetória da medicina fetal. A ultrassonografia abriu uma grande janela, permitindo a aproximação do mundo intrauterino da assistência obstétrica e dando a oportunidade para intervenções que têm como objetivo final a melhora da qualidade da saúde materna, fetal e neonatal.

A avaliação especializada do concepto e da gestação permite a identificação daqueles casos que se beneficiariam com uma conduta preventiva ou terapêutica durante o período gestacional. O sucesso desta intervenção está diretamente relacionado com a precocidade da identificação do problema e atuação eficaz. Por isso, a concentração de esforços no primeiro trimestre para rastreamento das complicações maternas (pré-eclâmpsia e eclâmpsia), gestacionais (trabalho de parto prematuro) e fetais/neonatais (malformações estruturais, cromossomopatias) é evidenciada em centenas de publicações nos últimos 25 anos.

O advento da ultrassonografia endovaginal, a melhora da qualidade técnica dos aparelhos, o uso de sondas de alta frequência e a ultrassonografia tridimensional, aliados aos treinamentos específicos dos ultrassonografistas, possibilitam um grande avanço na avaliação biofísica e anatômica do binômio mãe-feto no primeiro trimestre gestacional. A avaliação anatômica neste período ganha importância quando lembramos que determinadas anomalias, com prognósticos reservados, podem ser tratadas, beneficiando feto/neonato. Também é importante o diagnóstico de anomalias estruturais que estejam relacionadas com as cromossomopatias (onfalocele, cardiopatias, megabexiga, artéria umbilical única e holoprosencefalia) bem como o diagnóstico de anomalias com prognóstico fetal reservado (p. ex., anencefalia, *body-stalk*).

Acrescenta-se ainda, nesta avaliação de primeiro trimestre, a identificação de sinais ultrassonográficos de anomalias cromossômicas: aumento na medida da translucência nucal (TN), osso nasal (ON) ausente, velocidade de contração atrial do ducto venoso (DV) negativa, presença de regurgitação da válvula tricúspide (VT), aumento do ângulo facial (AF) e variações na frequência cardíaca fetal (FCF). A medida da translucência nucal (TN) ainda ocupa lugar de destaque neste rastreamento, não só pela facilidade de sua mensuração, mas também pela grande acurácia do teste. Se quisermos aumentar ainda mais a sensibilidade e a especificidade do rastreamento no primeiro trimestre, podemos associar a medida da TN aos demais marcadores. Para o cálculo de risco específico do binômio mãe-feto, um programa matemático está disponibilizado gratuitamente no *site* da "Fetal Medicine Foundation" (www.fetalmedicine.com) para médicos que fazem o curso, o treinamento e a auditoria.[1]

Os benefícios de um diagnóstico pré-natal precoce são evidentes: 1. conhecimento antecipado da saúde do concepto; 2. como a maioria dos resultados é normal, permite reduzir a ansiedade do casal; 3. permite que condições anteriormente classificadas como de péssimo prognóstico sejam tratadas clinicamente ou cirurgicamente durante a gestação, melhorando o prognóstico e a qualidade de vida do recém-nascido; 4. opções de condutas quando anomalias incompatíveis são diagnosticadas; 5. orientações mais acuradas aos casais que sabidamente apresentam riscos aumentados de anomalias cromossômicas e genéticas; 6. auxilia o obstetra assistente na escolha do momento, local e forma do parto; 7. permite a organização e a composição de uma equipe multidisciplinar para melhor atendimento do recém-nascido; 8. previne que uma cesariana desnecessária seja realizada em um concepto com defeito cromossômico e anomalias estruturais incompatíveis com a vida, com diminuição do risco cirúrgico e preservação do futuro obstétrico da gestante.

MARCADORES DE CROMOSSOMOPATIAS ENTRE 11-14 SEMANAS

O rastreamento de anomalias cromossômicas no primeiro trimestre deve incluir, obrigatoriamente, a medida da translucência nucal, podendo ter seu desempenho melhorado com a adição de outros marcadores ultrassonográficos como osso nasal, ducto venoso, válvula tricúspide, ângulo facial e frequência cardíaca fetal; ou, ainda, com marcadores bioquímicos como a gonadotrofina coriônica - *free* β-hCG e a proteína plasmática associada à gravidez - PAPP-A.[2,3] Este capítulo tem como foco a avaliação dos marcadores ultrassonográficos no primeiro trimestre da gestação.

TRANSLUCÊNCIA NUCAL

Inicialmente, vários nomes foram dados ao aumento da região nucal no primeiro trimestre (higroma cístico ou *hygroma coli*, acúmulo de fluido nucal, edema de nuca e prega nucal), porém, o termo translucência nucal (TN) foi utilizado por Nicolaides *et al.* (1992) e, por descrever uma imagem ultrassonográfica típica do primeiro trimestre, tornou-se popularmente conhecido.[4] Atualmente, todas as alterações anecoicas que envolvam a região cervical no primeiro trimestre, sejam septadas ou não, são descritas como variações da medida da TN.[5]

Definição

Nicolaides *et al.* (1992) definiram a TN como sendo o espaço anecoico localizado entre a pele e o tecido mole que circunda a coluna fetal na região cervical, visibilizado à ultrassonografia em corte sagital do feto (Fig. 32-1).[4] Este espaço anecoico pode ser observado em alguns fetos a partir de 8/9 semanas de gestação, porém, por volta da 12ª semana de gestação a TN é observada em todos os fetos. Como a TN desaparece por volta da 14ª semana de gestação, sua medida é considerada um fenômeno transitório.[6,7]

O espaço anecoico observado na região cervical fetal à ultrassonografia traduz o acúmulo de líquido fisiológico na região subcutânea dorsal do feto. Esse espaço está intimamente relacionado com o desenvolvimento do sistema linfático que ocorre a partir da 8ª semana.[6,8-10] As características histológicas revelam endotélio fenestrado, similar ao dos vasos linfáticos e sinusoides dos adultos. Com base na posição subcutânea da região nucal, foi sugerido que esses espaços correspondam aos recessos superficiais dos sacos linfáticos jugulares.[9]

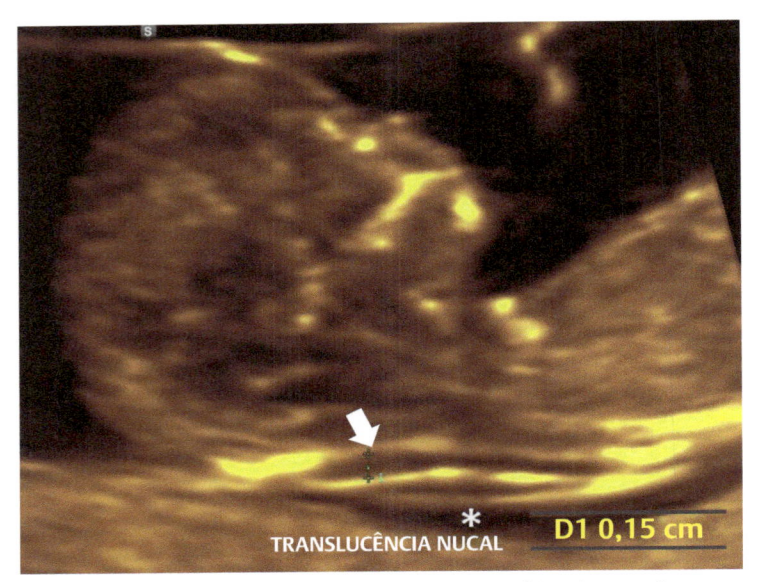

Fig. 32-1. Espaço representativo da translucência nucal (seta) e membrana amniótica (asterisco).

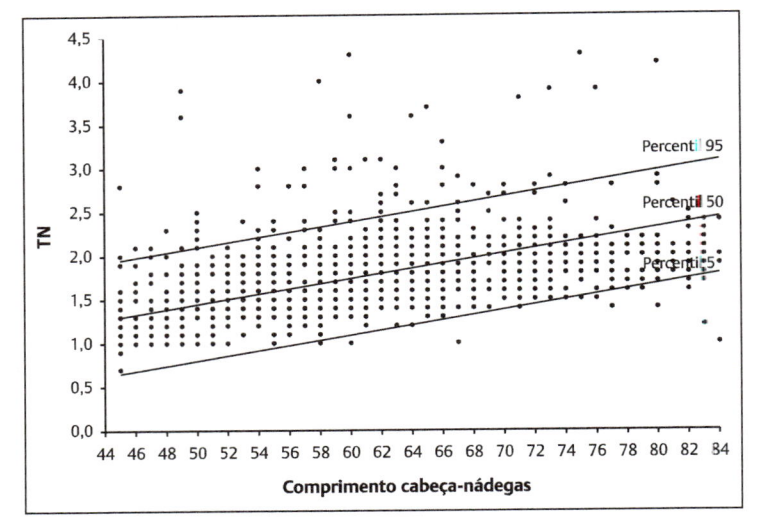

Fig. 32-2. Curva de normalidade da medida da translucência nucal (TN) em relação à medida do comprimento cabeça-nádega (CCN) em população brasileira (1.250 fetos normais): percentis 5, 50 e 95.

Fisiopatologia da TN

Nicolaides *et al.* (1992) descreveram que o aumento da TN seria resultado do acúmulo de líquido no tecido subcutâneo, podendo ser considerado como um sinal precoce de hidropsia fetal e podendo ou não evoluir como tal.[4] Nicolaides, Sebire, Snijders (2000) descrevem que o aumento da TN pode ser explicado por sete categorias fisiopatológicas: 1. anomalias cardíacas e alterações do fluxo venoso; 2. alteração da matriz extracelular; 3. alterações no desenvolvimento dos vasos linfáticos; 4. congestão venosa na cabeça e no pescoço; 5. falha na drenagem linfática por restrição na movimentação fetal; 6. anemia ou hipoproteinemia fetal; 7. infecções congênitas.[11]

Avaliação Normal da TN

Descrições iniciais mostraram que medidas da TN iguais ou superiores aos valores de 2,5 estariam associadas ao risco aumentado para cromossomopatias, malformações estruturais (em especial cardíacas), síndromes genéticas e morte fetal. Como a medida da TN aumenta com o evoluir da idade gestacional, os valores fixos de limite para a normalidade foram substituídos pelas curvas de normalidade que levam em consideração a medida do comprimento cabeça-nádega (CCN) fetal.[12-15] Yagel *et al.* (1998) compararam a validade da medida da TN utilizando como valores de corte a curva de normalidade *versus* a medida fixa de TN de 3 mm.[16] Os autores observaram que ambos os valores possuíam sensibilidade (85,7%) e valor preditivo negativo (99,6%) semelhantes. Porém, o desempenho da curva de normalidade foi melhor para a especificidade (94,6 *versus* 87,9%) e para o valor preditivo positivo (28,6 *versus* 15%). Isto significa que a curva de normalidade diminui a chance de falso-positivo e, consequentemente, a realização de exame invasivo desnecessário.

Dessa forma, o melhor critério de avaliação da TN deve ser estabelecido por uma curva que leva em consideração a medida do CCN. Em nosso meio, Faria (2004) descreveu curva de normalidade após a avaliação de 1.250 fetos normais (Fig. 32-2 e Quadro 32-1).[17]

A "Fetal Medicine Foundation" (FMF) disponibiliza gratuitamente programa que correlaciona a medida da TN ao risco fetal, desde que o examinador faça o curso e se submeta à auditoria.

TN e Cromossomopatias

O primeiro relato de associação entre anomalia da região nucal e cromossomopatia no primeiro trimestre foi feito por Reuss *et al.* (1987).[18] Posteriormente, várias séries de casos passaram a ser publicadas mostrando a importância da correlação das anomalias cervicais diagnosticadas no primeiro trimestre e cromossomopatias.

A primeira grande série correlacionando aumento da medida da TN e cromossomopatias foi publicada por Nicolaides *et al.*

(1992) e envolvia a avaliação de 827 fetos entre 10 e 13 semanas de gestação.[4] A medida da TN foi considerada anômala quando > 3 mm, condição encontrada em 51 fetos (6%). Enquanto nesse grupo a prevalência de cromossomopatias foi de 35% (18/51), no grupo em que a medida da TN foi inferior a 3 mm a prevalência foi de 1,3% (10/776). Snijders *et al.* (1998) descreveram resultado de estudo multicêntrico realizado em 22 centros britânicos envolvendo 96.127 gestações entre 10 e 14 semanas.[19] Quando foi considerada como valor anômalo a medida da TN acima do percentil 95 da curva de normalidade (curva elaborada pela "Fetal Medicine Foundation"), encontraram 4,9% da população com teste de rastreamento positivo. Nessas condições, as sensibilidades para trissomia do cromossomo 21 e para outras cromossomopatias foram, respectivamente, de 71,8 e 70,5%, com falso-positivo de 4,4%. Quando foi considerado o risco fetal de 1/300 como parâmetro para classificar a gestação como de alto risco para cromossomopatias, foram selecionadas 8,8% das gestantes, com sensibilidade para a trissomia do cromossomo 21 de 82,2% e para as outras cromossomopatias foi de 77,8%, com aumento do falso-positivo para 8,3%. A especificidade e o valor preditivo positivo foram de 91,7 e 6,6%, respectivamente, para uma prevalência de anomalias cromossômicas de 0,7%. Estudos avaliando validade da medida da TN no rastreamento de cromossomopatias na população brasileira mostraram resultados semelhantes.[17,20-22]

Quando a medida da TN está aumentada, existe aumento na prevalência de cromossomopatias de forma geral. Além do aumento das prevalências das trissomias dos cromossomos 13; 18; 21; da monossomia X e da triploidia, estão também aumentadas as prevalências de deleções, trissomias parciais e translocações não balanceadas. A presença de septação na avaliação da TN tem sido considerada como fator prognóstico fetal por alguns autores, existindo risco ainda maior de cromossomopatias.[23]

Translucência Nucal Aumentada e Cariótipo Normal

Pandya *et al.* (1994) verificaram que os fetos que possuíam a medida da TN > 4 mm, mesmo com o cariótipo normal, possuíam maior associação a outras anomalias, como: defeitos cardíacos, hérnia diafragmática, onfalocele, anomalias genéticas e outras.[24] Posteriormente, vários estudos estabeleceram que em fetos com medida de TN aumentada e cariótipo normal, existe associação a uma grande variedade de malformações fetais e síndromes genéticas.[25-27] Estes fetos também estão associados à maior taxa de abortamento, morte neonatal e infantil.[12,26,27] Souka *et al.* (1998) observaram que as prevalências de anomalias estruturais e genéticas aumentaram com o aumento da medida da TN.[19] Estes autores encontraram uma prevalência substancialmente aumentada de defeitos cardíacos, hérnia diafragmática, onfalocele, anomalia de *body stalk* e síndrome de

Quadro 32-1. Percentil 5, 50 e 95 para a Medida da Translucência Nucal (TN) de Acordo com o Comprimento Cabeça-Nádega (CCN)

CCN	Perc 5	Perc 50	Perc 95
45	0,7	1,3	2,0
46	0,7	1,3	2,0
47	0,7	1,4	2,0
48	0,7	1,4	2,0
49	0,8	1,4	2,1
50	0,8	1,5	2,1
51	0,8	1,5	2,1
52	0,9	1,5	2,2
53	0,9	1,5	2,2
54	0,9	1,6	2,2
55	0,9	1,6	2,2
56	1,0	1,6	2,3
57	1,0	1,7	2,3
58	1,0	1,7	2,3
59	1,1	1,7	2,4
60	1,1	1,7	2,4
61	1,1	1,8	2,4
62	1,2	1,8	2,5
63	1,2	1,8	2,5
64	1,2	1,9	2,5
65	1,2	1,9	2,5
66	1,3	1,9	2,6
67	1,3	1,9	2,6
68	1,3	2,0	2,6
69	1,4	2,0	2,7
70	1,4	2,0	2,7
71	1,4	2,1	2,7
72	1,4	2,1	2,7
73	1,5	2,1	2,8
74	1,5	2,1	2,8
75	1,5	2,2	2,8
76	1,6	2,2	2,9
77	1,6	2,2	2,9
78	1,6	2,3	2,9
79	1,6	2,3	2,9
80	1,7	2,3	3,0
81	1,7	2,4	3,0
82	1,7	2,4	3,0
83	1,8	2,4	3,1
84	1,8	2,4	3,1

Fonte: Faria, 2004[17]

acinesia fetal. Relataram o aumento na prevalência para síndromes genéticas e displasias esqueléticas, que geralmente são encontradas em menos de 1 para 10.000 gestações.

Quando associamos os achados pré-natais descritos por Michaelidis & Economides (2001) aos achados pós-natais descritos por Hiippala *et al.* (2001), nos fetos com TN aumentada e cariótipo normal, as malformações estruturais e síndromes genéticas estão presentes em 22% deles.[28,29]

Hyett (2002) sugeriu que investigações mais apuradas fossem feitas somente quando a medida da TN fosse > 3,5 mm (percentil 99 para a curva de normalidade) com cariótipo normal.[30] O autor considerou que 80% dos fetos que possuem TN aumentada estão no grupo de fetos com medida de TN entre os percentis 95 e 99 (TN < 3,5 mm), sendo que nesse grupo a sobrevida sem anomalias é alta (96,3%). Com essa atitude, o acompanhamento específico só seria realizado em 20% dos fetos com aumento da medida de TN. Souka *et al.* (2001) relataram que em 980 fetos com medida da TN aumentada e exame ultrassonográfico morfológico normal com 20 semanas de gestação, o risco residual de o feto ter resultado adverso foi muito baixo (2,2%).[27] Porém, se ao exame morfológico existisse a presença de edema cervical isolado, esse risco seria mais alto (18,3%).

Aspectos Técnicos para a Medida da TN

Nicolaides, Heath e Cicero (2002) recomendam o uso de um aparelho de ultrassonografia com boa resolução de imagem capaz de realizar a função de "*video-loop*" e fazer medidas com dimensões de 0,1 mm.[31] Todo ultrassonografista envolvido na medição da TN deve receber treinamento adequado, disponibilizado pelo *site* da "Fetal Medicine Foundation", e ser auditado pela mesma entidade.[1] Frey-Tirri *et al.* (2007) recomendam que um ultrassonografista passe a fazer rastreamento através da TN somente depois que ele realizar, anteriormente, 100 exames com auditoria.[32] Para que o rastreamento das cromossomopatias possua resultado padronizado, com sensibilidade e especificidade semelhantes entre os examinadores, a FMF definiu normas que devem ser rigorosamente seguidas.

1. *Idade gestacional:* entre 11 semanas e 13 semanas + 6 dias de gestação, com CCN entre 45-84 mm. O exame é realizado após a 11ª semana de gestação em razão da melhor visibilização do feto, da possibilidade de diagnóstico de outras malformações e de não haver indicação para um procedimento invasivo antes desta idade gestacional. Por outro lado, o limite superior de 13 semanas + 6 dias de gestação está vinculado à diminuição natural da medida da TN após este período (mesmo nos fetos com cromossomopatias), aumento na dificuldade técnica da mensuração da TN pela posição fetal e pela necessidade de um diagnóstico precoce, ainda no primeiro trimestre (Fig. 32-3).

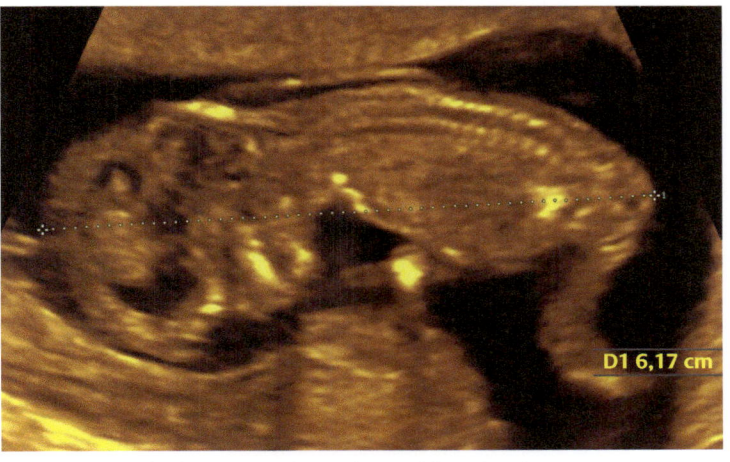

D1 6,17 cm

Fig. 32-3. Medida do comprimento cabeça-nádega (CCN) no primeiro trimestre. Para a medida adequada da translucência nucal (TN), esta medida deve estar entre 45-84 mm.

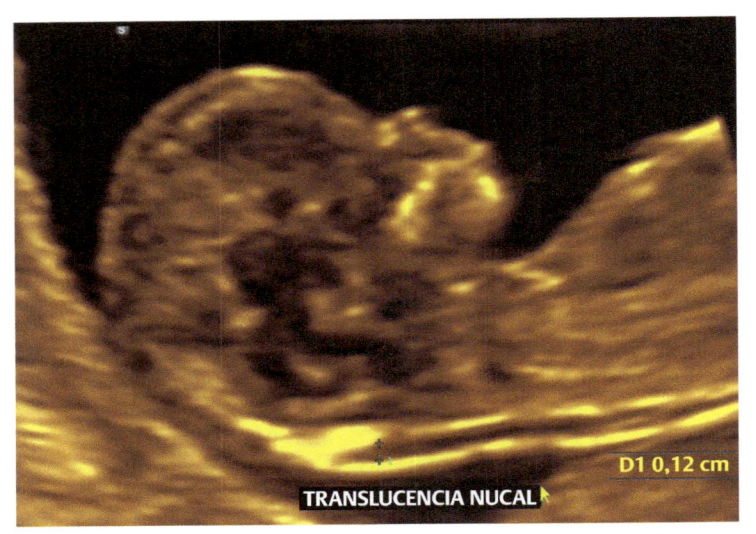

Fig. 32-4. Magnificação adequada da imagem para a medida da translucência nucal (TN).

2. *Magnificação da imagem:* a magnificação deve ser tal que a cabeça e a parte superior do tórax fetal ocupem toda a tela. O aumento da imagem deve ser feito para possibilitar melhor visualização das estruturas e maior fidedignidade da medida (Fig. 32-4).

3. *Plano sagital:* para garantir que o plano sagital seja exatamente mediano, as seguintes estruturas devem estar presentes na imagem: a) ponta do nariz e osso nasal; b) palato com formato retangular; c) imagem anecoica no centro do crânio (diencéfalo) e d) TN bem definida. A imagem do osso zigomático não deve ser visualizada no corte (Fig. 32-4).

4. *Posição neutra do feto:* a posição do feto deve ser neutra, sem flexão ou extensão da cabeça e do corpo. Se o feto está com a cabeça fletida, a medida da TN pode estar diminuída em até 0,4 mm. Se o feto está com a cabeça defletida, a medida da TN pode estar aumentada em até 0,6 mm (Fig. 32-4).

5. *Diferenciação da membrana amniótica:* a membrana amniótica sempre deve ser diferenciada da linha da pele que delimita a TN, o que confirma a medida do espaço correspondente (Fig. 32-1).

6. *Medir a porção mais larga da TN:* a medida da TN deve ser realizada na sua porção mais larga. As barras transversais do caliper em cruz devem estar exatamente sobre as bordas das linhas ecogênicas que delimitam o espaço correspondente à TN. Pelo menos três medidas devem ser realizadas e deverá ser considerada aquela de maior valor (Fig. 32-1).

7. *Circular de cordão:* existindo circular de cordão, a medida da TN deve ser realizada acima e abaixo da circular. O valor a ser considerado para a medida da TN é aquele representativo da média aritmética das medidas obtidas.

É importante ressaltar que os resultados das medidas obtidas por via abdominal ou endovaginal são semelhantes, porém, a reprodutibilidade do método endovaginal é melhor. O exame endovaginal está indicado quando existe dificuldade na medição da TN por via abdominal ou, ainda, quando o resultado da medida abdominal estiver próximo ao valor de corte.[33]

Reprodutibilidade na Medida da Translucência Nucal

Sem dúvida, o primeiro passo para que a reprodutibilidade seja atingida é estabelecer critérios para a obtenção da medida da TN. Outro aspecto de importância é o treinamento adequado do operador. Braithwaite *et al.* (1996) avaliaram dois ultrassonografistas que participaram de programa de treinamento para a medida da TN.[14] Foram acompanhadas 883 gestações entre 10 e 13 semanas. Os autores consideraram para um treinamento adequado as variáveis: taxas de obtenção da medida (sucesso), boa reprodutibilidade (intra e interobservador) e concordância entre as medidas obtidas pelos alunos e aquela obtida por um examinador experiente. Todas as variáveis avaliadas melhoraram com um número maior de exames e os ultrassonografistas em treinamento foram considerados aptos a medir adequadamente a medida da TN quando realizaram 80 exames via transabdomianl e 100 exames via endovaginal. Concluíram que o treinamento adequado é crucial para o sucesso do método no rastreamento de populações de baixo risco.

Reflexões sobre a Medida da Translucência Nucal

Não existem dúvidas de que a medida da TN é hoje o método mais empregado no rastreamento das cromossomopatias. É um rastreamento relativamente barato, de fácil execução, podendo atingir grande parte da população. Porém, estas vantagens fizeram com que a disseminação do método atingisse também um grupo de examinadores despreparados, não só do ponto de vista técnico, mas também com relação ao aconselhamento genético das gestantes. A execução inadequada da medida da TN pode aumentar os resultados falso-positivos e, consequentemente, ser responsável por um número maior de procedimentos invasivos desnecessários. O exame mal executado também pode aumentar os resultados falso-negativos, criando a falsa impressão de um exame ineficiente. Por fim, o examinador deve ser capaz de transmitir à gestante informações fidedignas do que realmente representa o exame de rastreamento e o risco fetal determinado por ele.

OSSO NASAL

A descrição fenotípica da síndrome de Down, feita em 1886 por Langdon Down, já salientava o aspecto hipoplásico do nariz nestes indivíduos. Fazer a correlação entre o achado fenotípico pós-natal com o achado ultrassonográfico no período pré-natal não foi difícil.[11] Em fetos normais existe crescimento linear do osso nasal com aumento da idade gestacional.[34,35] Estabelecer um padrão de crescimento normal durante o período pré-natal possibilitou o diagnóstico de hipoplasia nasal e, consequentemente, a oportunidade de usar este sinal como um marcador ultrassonográfico de cromossomopatias. No primeiro trimestre, a avaliação do osso nasal baseia-se, principalmente, no critério categórico de sua presença ou ausência (Fig. 32-5). Porém, na procura de melhor sensibilidade e especificidade, curvas de normalidade foram descritas.[35-37]

Definição

A região nasal fetal (cartilagens, ossos e ligamentos) forma-se a partir do processo frontonasal, cujas células possuem origem embriológica na crista neural e migram do mesencéfalo inferior e rombencéfalo superior para formar os arcos durante a 4ª semana embriológica. O desenvolvimento facial ocorre, principalmente, entre a 4ª e a 8ª semana de gestação.[38] Em análise histológica de fetos abortados, demonstrou-se o surgimento do osso nasal em embriões com comprimento cabeça-nádega (CCN) de 42 mm, correspondendo à idade gestacional de 11 semanas. Quando foi feito estudo radiológico, a ossificação foi detectada em idade discretamente mais avançada, com CCN a partir de 50 mm, o que corresponde à idade de 11 semanas e 5 dias. Dessa forma, os primeiros sinais de ossificação dos ossos nasal e vomeral ocorrem no 3º mês de vida intrauterina.[39]

O osso nasal surge a certa distância do osso frontal como um fino e curto contorno ósseo da borda anterossuperior da membrana que recobre a cápsula da cartilagem do septo nasal, sendo este importante para o crescimento e desenvolvimento da região mediana da face durante a vida intrauterina.[37,39,40]

Fisiopatologia do Osso Nasal

Uma possibilidade fisiopatológica aventada para a agenesia ou atraso no desenvolvimento do osso nasal seria uma anomalia genotípica determinante de um fenótipo peculiar, como o atraso na migração das células da crista neural.[41-43] Somando-se a isso, o processo de ossificação nasal também depende da matriz funcional ao redor das células, o que pode estar alterada nos casos de trissomia 21.[11] Finalmente, foi constatado que o crescimento do

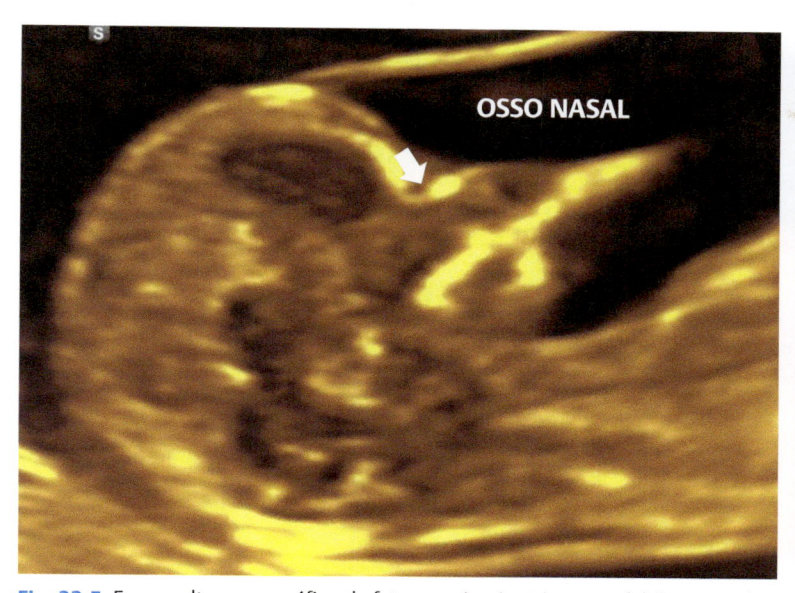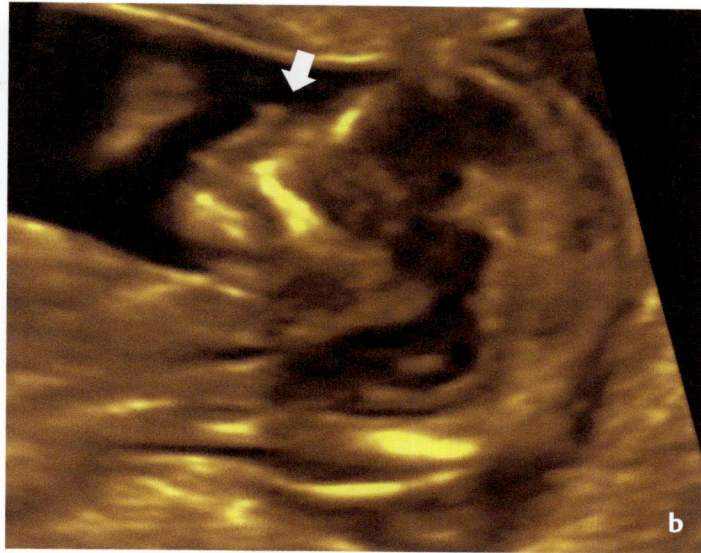

Fig. 32-5. Exame ultrassonográfico de feto no primeiro trimestre. (a) Osso nasal presente; (b) osso nasal ausente.

osso nasal na trissomia 21 não ocorre de forma linear e paralela ao diâmetro biparietal, como normalmente acontece em fetos cromossomicamente normais.[44] Rustico *et al.* (2004) demonstraram, em estudo morfo-histológico *post mortem,* a presença de 10-20% de tecido osteocartilaginoso na região nasal de fetos portadores de trissomia 21 quando comparados a 35-50% nos fetos cromossomicamente normais.[45]

Avaliação Normal do ON

O osso nasal apresenta um crescimento linear com a evolução da gestação e, consequentemente, sua ausência em fetos euploides é menor quanto maior for a idade gestacional. Cicero *et al.* (2003) avaliaram fetos cromossomicamente normais e não visibilizaram o osso nasal em 4,6% daqueles com CCN entre 45 e 54 mm, em 3,9% com CCN entre 55-64 mm, em 1,5% com CCN entre 65-74 mm e em 1% quando o CCN estava entre 75-84 mm.[46] Deve-se ressaltar que diferenças étnicas interferem no crescimento do osso nasal. Em fetos cromossomicamente normais no primeiro trimestre, as mães de origem afro-caribenha e asiática possuem uma incidência maior de ausência do osso nasal quando comparadas àquelas de origem caucasiana. Este achado sugere que correções devam ser realizadas no rastreamento do osso nasal fetal em populações multirraciais.[46,47] Na população brasileira, Mazzoni Júnior (2005) estudou 625 fetos normais entre 10 e 39 semanas e estabeleceu uma curva de normalidade (Fig. 32-6).[37]

Embora existam curvas de normalidade, é importante ressaltar que a FMF recomenda que para o estudo de rastreamento deva ser levada em consideração a presença/ausência do osso nasal e sua ecogenicidade. É considerado normal quando a ecogenicidade do osso nasal for superior à ecogenicidade da pele que recobre o osso. Se a ecogenicidade é igual ou inferior à da pele, o osso nasal é considerado hipoplásico ou ausente.

Osso Nasal e Cromossomopatias

Keeling, Hansen, Kjaer (1997) realizaram radiografias axiais em fetos *post mortem* entre 12 e 24 semanas de gestações com trissomia 21,[41] e relataram agenesia ou hipoplasia do osso nasal em 61% dos fetos. Stemple e *et al.* (1999) demonstraram que 23% dos fetos com trissomia 21 não apresentavam calcificação do osso nasal em momento algum da gestação. Nos fetos trissômicos que apresentavam alguma calcificação, os ossos tendiam a ser menores do que os dos fetos euploides.

Estudos ecográficos avaliando a ausência ou hipoplasia do osso nasal entre 11 e 14 semanas de gestação mostram relação deste achado com cromossomopatias. Cicero *et al.* (2001) descreveram agenesia do osso nasal em 43 (73%) de 59 fetos com trissomia 21 e em apenas 3 (0,5%) de 603 fetos cromossomicamente normais.[36] Notaram, também, ausência do osso nasal em 11 (55%) dos 20 fetos com trissomia 18 e 2 (25%) dos 8 fetos com síndrome de Turner. Otaño *et al.* (2002) observaram ausência do osso nasal em 60% dos portadores da síndrome de Down quando comparados a 0,6% (um em 175 fetos) dos fetos com cariótipo normal.[48] Viora *et al.* (2003) avaliaram 1.752 fetos e consideraram como osso nasal hipoplásico a medida inferior ao percentil 10 da curva de normalidade.[49] Registraram 36 casos (2,1%) de hipoplasia ou ausência do osso. Dentre os fetos com cariótipo normal, o osso estava ausente em 1,4% (24/1.733). Nos fetos com aneuploidia, o osso nasal foi hipoplásico ou ausente em 63% (12/19) e, quando considerada somente a síndrome de Down, a sensibilidade foi de 80%, com uma taxa de falso-positivo de 3,7%. Quando os autores levaram em consideração somente a ausência do osso nasal, foram detectados 60% dos casos de síndrome de Down, com taxa de falso-positivo de 1,4%. Devemos lembrar que tão importante quanto determinar o aumento do risco de aneuploidia na hipoplasia ou ausência do osso nasal, é determinar a redução deste risco na sua presença.

Aspectos Técnicos para a Medida do Osso Nasal

Em razão da maior dificuldade de mensuração do osso nasal quando comparado à TN, a maioria dos estudos tem sido realizada com base na presença e ausência do mesmo. O treinamento exigido para uma avaliação adequada também deve ser maior. Estima-se que o ultrassonografista experiente na medição da translucência nucal necessite, em média, de 80 exames (variando de 40 a 120) para se tornar competente na avaliação do osso nasal (ON).[50] Kanellopoulos

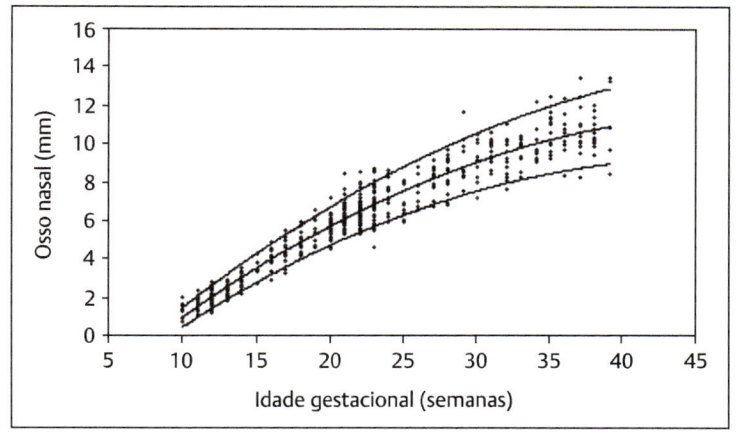

Fig. 32-6. Curva de normalidade para a medida do osso nasal durante a gestação.

et al. (2003) não observaram aumento significativo da duração do exame (8,3 *versus* 8 minutos) nem o aumento da necessidade do estudo transvaginal quando o osso nasal passou a ser incluído na investigação fetal.[51]

Para aquisição de uma imagem adequada no primeiro trimestre, sugere-se a utilização de equipamento com boa resolução e munido com função *cine-loop*. O exame pode ser realizado por via abdominal com transdutores convexos de 3,5; 5 e 7 Mhz ou por via endovaginal. Cuidados especiais são necessários para a reprodutibilidade do exame (Fig. 32-5):

1. *Idade gestacional:* entre 11 semanas e 13 semanas + 6 dias de gestação, com CCN entre 45-84 mm, respeitando a mesma metodologia e o período da medida da TN.
2. *Magnificação da imagem:* a magnificação deve ser tal que a cabeça e a parte superior do tórax fetal ocupem toda a tela. O aumento da imagem deve ser feito para possibilitar melhor visibilização do osso nasal e medida fidedigna com precisão de décimos de milímetro.
3. *Plano sagital:* usar a mesma metodologia descrita para a medida da TN com visibilização das estruturas medianas.
4. *Ângulo de insonação:* o feixe acústico deve incidir em ângulo de 90° em relação ao osso nasal, observando-se duas linhas, uma menos ecogênica (pele) e outra mais ecogênica (osso nasal).
5. *Ausência de rotação da incidência do feixe ultrassonográfico:* em qualquer rotação que ocorra para fora do plano sagital existe o desalinhamento das estruturas ponta do nariz, osso nasal e osso zigomático. O resultado é a visibilização de ON menor ou até mesmo ausente, o que aumentaria os resultados falso-positivos.

Reprodutibilidade na Avaliação do Osso Nasal

Otaño *et al.* (2002) registraram 6% de insucesso na tentativa de avaliação do osso nasal nos fetos de primeiro trimestre, sendo a grande maioria (9 em 11 casos) na primeira metade da execução da pesquisa.[48] Este fato demonstra a grande importância de adequado treinamento profissional na avaliação do osso nasal neste período. Kanellopoulos *et al.* (2003) encontraram mensurações reprodutíveis, com variação mínima tanto inter quanto intraobservador.[51] Este resultado diferencia-se daquele encontrado por Senat, Bernard, Boulvain (2003), que mostraram apenas uma razoável concordância intra e interobservador, estando o índice *Kappa* em torno de 0,40.[52]

DUCTO VENOSO

Em razão de seu importante papel na regulação da fisiologia circulatória fetal, o ducto venoso (DV) pode apresentar alterações significativas em fetos com descompensação hemodinâmica associada ou não a defeitos cardíacos. Como as cardiopatias são frequentemente encontradas em fetos com cromossomopatias, a investigação da velocimetria e da morfologia da onda de fluxo do DV no primeiro trimestre pode ser utilizada como método complementar no rastreamento precoce de anomalias cromossômicas e cardíacas.[53,54]

Definição

O DV funciona como um *shunt* entre a veia umbilical (VU) e a veia cava inferior (VCI) (Fig. 32-7).

Apresenta características de esfíncter, agindo como regulador de fluxo no sistema hemodinâmico fetal ao levar sangue oxigenado da veia umbilical diretamente ao átrio direito. Sequencialmente, o sangue é conduzido através do forame oval até o átrio esquerdo e distribuído à circulação coronariana e cerebral, o que faz do DV o principal distribuidor de sangue fetal oxigenado.[55,56]

O DV surge na sexta semana, a partir da confluência dos sinusoides hepáticos, desenvolvendo um canal separado da circulação hepática, completando a sua formação na oitava semana. A sua forma é cônica e seu início no "sinus umbilical" é mais estreito que seu término na VCI, conferindo-lhe a forma de trompete. Esse formato é responsável pelo aumento da velocidade do fluxo san-

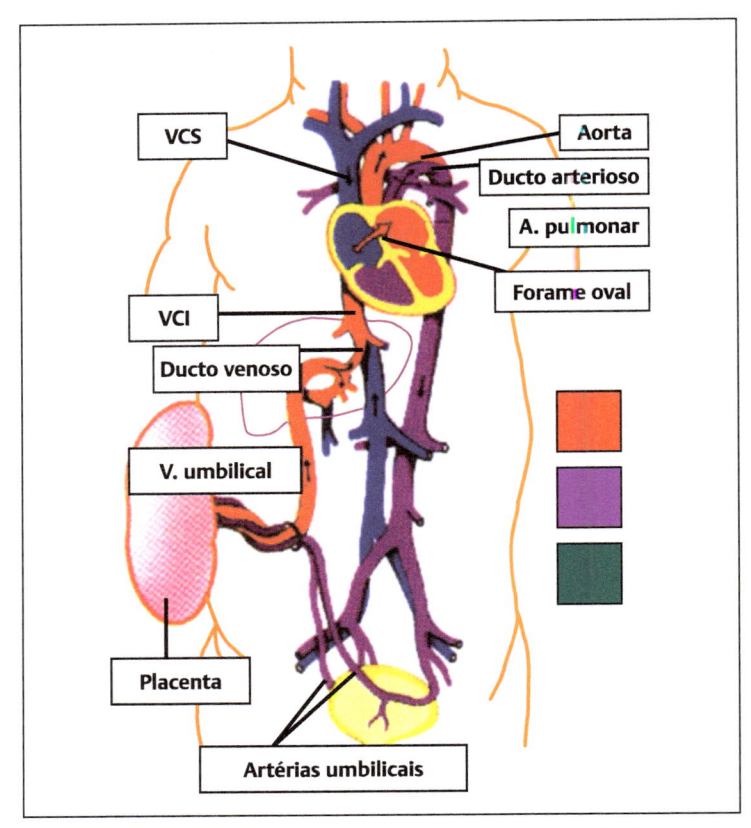

Fig. 32-7. Desenho representativo do ducto venoso e sua correlação com a veia umbilical (VU) e a veia cava inferior (VCI).

guíneo em seu interior. Após o nascimento, ele oblitera, atrofia e sua musculatura é substituída por tecido conjuntivo, originando o ligamento venoso. A presença de seis a oito camadas celulares músculo-elásticas sugere que, ao contrário de outras veias, esse vaso funcione como um sistema de alta pressão suportando elevado fluxo de velocidade. Mavrides *et al.* (2002) sugeriram que a composição peculiar de sua camada endotelial associada à inervação de sua musculatura lisa confere ao DV uma capacidade instantânea para realizar vasoconstrição e vasodilatação, impondo-lhe atividade vasorreguladora.[57]

Fisiopatologia do Ducto Venoso

Considerando-se a localização estratégica do DV e sua direta relação com os eventos hemodinâmicos intra e extracardíacos, podemos presumir sua grande importância no estudo da integridade fisiológica do coração fetal. O sangue que atinge a veia cava inferior (VCI) proveniente do DV possui a mesma saturação de oxigênio da veia umbilical, ou seja, 80 a 85%. Por outro lado, o sangue que atinge a VCI pelas veias hepáticas, após perfundir o fígado, apresenta saturação entre 25 e 30%. As disposições anatômicas e as diferenças de velocidades dos fluxos que atingem a VCI a partir do DV e das veias hepáticas produzem um efeito de correnteza em cada um dos fluxos, sendo este o fator responsável pela separação dos mesmos, apesar de estarem dentro do mesmo vaso (VCI). O sangue proveniente do ducto venoso localiza-se na porção posterior e esquerda da luz da VCI, enquanto o fluxo originário do fígado localiza-se mais anterior e à direita. Dentro do átrio direito, o sangue oriundo do ducto venoso, em decorrência de sua alta velocidade, flui prioritariamente em direção ao forame oval, atingindo o ventrículo esquerdo. Este sangue bem oxigenado é distribuído para o cérebro, miocárdio e membros superiores.[58]

Em gestações normais de segundo trimestre, 20 a 30% do fluxo da veia umbilical atinge o DV, sendo o restante do fluxo umbilical desviado para os sinusoides hepáticos. Em condições patológicas como hipoxemia, hipovolemia ou compressões de cordão umbilical, o volume de fluxo que passa pelo DV pode alcançar até 55% daquele da veia umbilical.[59] Os estudos sugerem que em condições de estresse fetal há fluxo preferencial do sangue oxigenado oriundo do cordão umbilical para o DV. A movimentação fetal (sono ativo) aumenta a velocidade máxima do fluxo sistólico e do diastólico, bem como as velocidades médias, enquanto durante a inércia fetal (sono passivo) existe redução dessas velocidades em 30%.[60]

Sendo a velocidade do fluxo sanguíneo no DV resultado do gradiente da pressão existente entre a veia umbilical e o átrio direito, a diminuição na velocidade deste fluxo pode indicar o aumento das pressões nas câmaras direitas resultante da diminuição desse gradiente. O aumento da pré-carga ventricular direita, da pressão ventricular diastólica final e aumento da pressão atrial são causados por patologias que estão associadas a aumento da resistência placentária, à insuficiência cardíaca ou à vasoconstrição periférica fetal.[54,61] Na prática obstétrica, essas alterações fisiopatológicas estão associadas a hipóxia grave, cardiopatias ou taquicardias supraventriculares, cromossomopatias, anemia e o crescimento intrauterino restrito.

A agenesia do DV pode estar associada à maior incidência de malformação fetal, cromossomopatias, hidropsia e resultados perinatais adversos, entretanto, o desenvolvimento fetal pode ser normal. Nos casos de agenesia, dois fatores estão associados ao prognóstico fetal: malformações associadas e o tipo de drenagem da VU em relação à VCI. Com relação à drenagem da VU, se ela é intra-hepática, o prognóstico é bom; porém, se a drenagem da VU é extra-hepática e direta na VCI, o prognóstico é pior, com maiores chances de cromossomopatias, malformações cardíacas, hidropsia, morte intra e extrauterina.[62-64]

Onda de Fluxo Normal no Ducto Venoso

Alterações na hemodinâmica fetal que culminam com aumento na pressão venosa central e falência cardíaca podem ser precedidas por alterações nas velocidades do fluxo no DV. Dessa forma, o reconhecimento do padrão normal é fundamental para utilizarmos o ducto como método de rastreamento. O espectro típico da onda dos vasos venosos consiste em três fases que se correlacionam com a mecânica do ciclo cardíaco.[65] No DV, as três fases do ciclo correspondem a (Fig. 32-8):

- *Sístole ventricular:* durante a sístole ventricular ocorre, simultaneamente, o relaxamento atrial e, consequentemente, diminuição da pressão intra-atrial, resultando no aumento do gradiente de pressão entre o DV e o átrio direito. O resultado é a elevação na velocidade do fluxo do DV em direção ao coração fetal (S). À medida que o átrio enche de sangue, a pressão atrial aumenta e a velocidade do fluxo do DV começa a diminuir.
- *Início da diástole ventricular:* com a abertura das válvulas atrioventriculares e o enchimento passivo dos ventrículos, ocorre nova queda na pressão atrial e novo aumento na diferença das pressões

entre o DV e o átrio direito. Esse aumento do gradiente resulta em um segundo aumento na velocidade de fluxo do DV(D).
- *Contração atrial:* na fase final da diástole ocorre o enchimento ventricular ativo causado pela contração atrial. Com o aumento da pressão atrial ocorre diminuição do gradiente das pressões entre DV e átrio direito, com diminuição da velocidade de fluxo do DV. É o ponto de menor velocidade da onda de fluxo do DV, porém, sempre anterógrado e positivo (A).

Ducto Venoso e Cromossomopatias

As anomalias cardíacas em fetos portadores de cromossomopatias desencadeiam intensa alteração hemodinâmica no primeiro trimestre da gravidez. A presença de lesões obstrutivas, como válvulas imperfuradas e grandes vasos hipoplásicos, pode causar fluxo reverso no DV, congestão venosa e, consequentemente, acúmulo excessivo de líquido na região nucal.[66] A normalização espontânea do fluxo no ducto venoso e da TN em fetos com cromossomopatias ocorre simultaneamente ao fechamento espontâneo de defeitos septais ventriculares no transcorrer da gestação.[67]

Vários autores tentaram demonstrar que a dopplerfluxometria do DV pode ser utilizada em associação à TN alterada para o diagnóstico de cromossomopatias ou de patologias fetais no primeiro trimestre da gestação. Matias *et al.* (1998) observaram fluxo ausente ou reverso em DV em 90,5% dos fetos com cromossomopatias no primeiro trimestre.[54] Borrell *et al.* (1998) observaram fluxo anormal no DV (IPV aumentado) em 73% dos fetos entre 10 e 18 semanas de gestação com trissomia do cromossomo 21.[53] Antolin *et al.* (2001) avaliaram 1.371 fetos entre 10 e 16 semanas e, utilizando o índice de pulsatilidade venoso (IPV) do ducto venoso, foram capazes de identificar 55% das cromossomopatias e 69% das trissomias autossômicas.[68]

No Brasil, Murta *et al.* (2002) avaliaram o Doppler do DV e a medida da TN em 491 fetos.[69] Desses, 21 eram portadores de trissomia do cromossomo 21, sendo que 3 apresentaram ausência de fluxo na contração atrial e 17 possuíam fluxo reverso (sensibilidade de 95%). No grupo de fetos normais, somente 8 (1,7%) fetos apresentaram alteração do DV.

O estudo da velocidade do fluxo no DV associada à TN deve ser considerado em fetos com alto risco de cromossomopatias, podendo diminuir a menos de 1% o falso-positivo e, consequentemente, a indicação de procedimentos invasivos desnecessários.[68]

O achado de fluxo reverso durante a contração atrial foi inicialmente considerado como critério de anormalidade para rastreamento de anomalias cromossômicas no primeiro trimestre (Fig. 32-9). Porém, sabe-se que o cálculo do índice de pulsatilidade venoso (IPV) do DV possui maior sensibilidade e especificidade no rastreamento. Na impossibilidade de utilização do IPV e cálculo

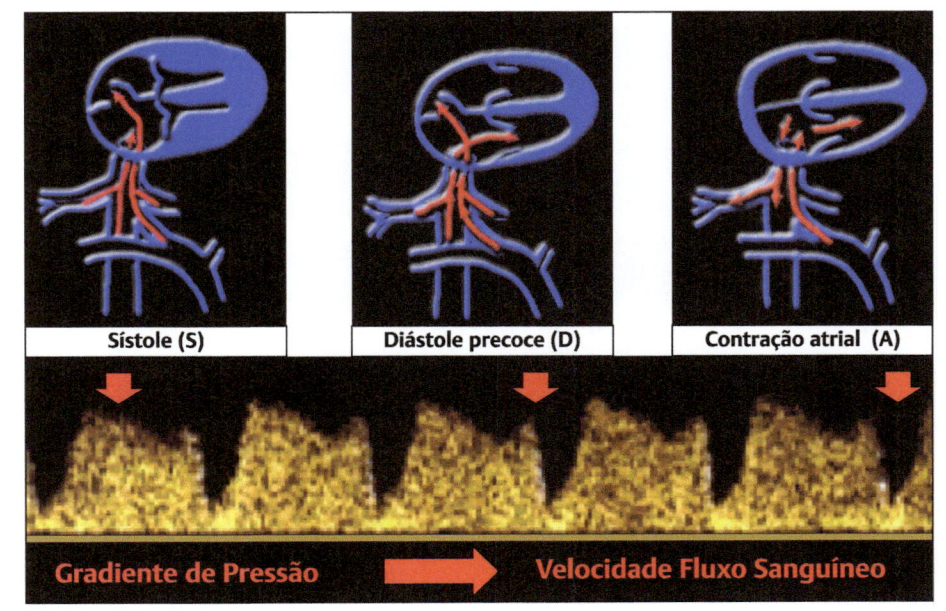

Fig. 32-8. Fases da onda espectral do ducto venoso: S: Sístole ventricular; D: diástole ventricular; A: contração atrial. Quanto maior o gradiente de pressão, maior a velocidade de fluxo.

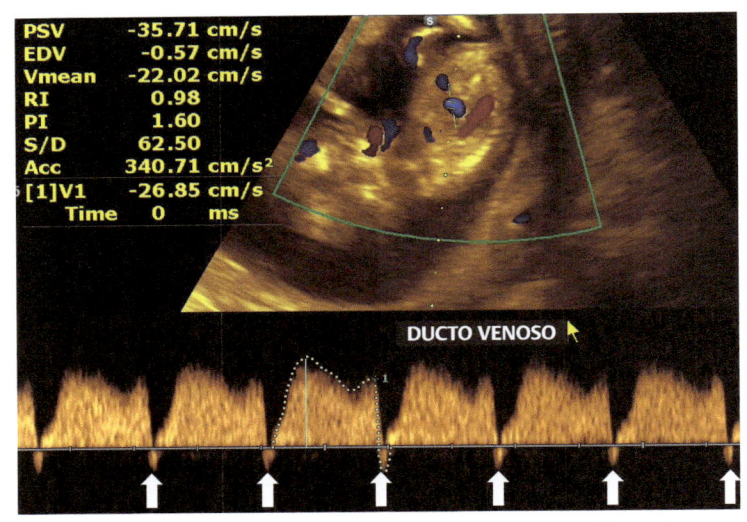

Fig. 32-9. Ducto venoso. Fluxo reverso durante a contração atrial (setas largas).

do risco fetal através do *software* da "Fetal Medicine Foundation", a própria entidade considera como sinal de alerta a presença de contração atrial negativa. É importante ressaltar que em 80% dos fetos com onda A negativa no primeiro trimestre o resultado final da gestação é normal.[1]

Aspectos Técnicos para a Medida do DV

A maior dificuldade na avaliação do fluxo no DV no primeiro trimestre da gestação está no seu pequeno tamanho associado à constante movimentação fetal. A área topográfica a ser insonada é muito pequena e com uma rede vascular milimétrica (Fig. 32-10) composta pela porção intra-hepática da veia umbilical (VU), DV, veia cava inferior (VCI) e veia hepática direita (VHD).

Maiz *et al.* (2008) realizaram estudo com objetivo de estabelecer uma curva de aprendizado.[70] Os autores fizeram o cálculo do número de exames necessários para a obtenção de um traçado adequado do DV e definiram como 80 o número médio para obtenção de um traçado de boa qualidade. Para sistematização da avaliação do DV no primeiro trimestre, a FMF estabelece os critérios a seguir (Fig. 32-11):

1. *Idade gestacional:* entre 11 semanas e 13 semanas + 6 dias de gestação, com CCN entre 45-84 mm, respeitando a mesma metodologia e período da medida da TN.
2. *Magnificação da imagem:* a magnificação deve ser tal que o tórax e o abdome ocupem toda a tela. O aumento da imagem deve ser feito para possibilitar melhor individualização do DV.

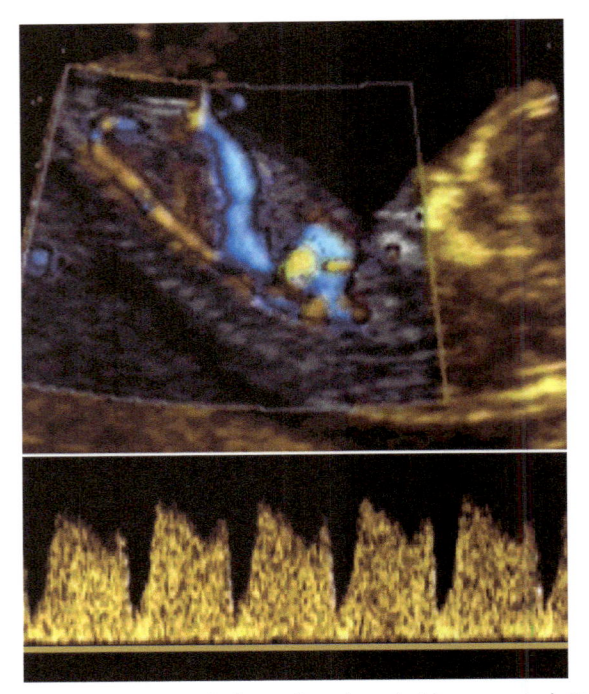

Fig. 32-11. Ducto venoso avaliado por Doppler colorido e espectral. Atenção à metodologia: idade gestacional, magnificação da imagem, corte parassagital, tamanho da amostra (1 mm), ângulo de insonação (< 30°), ausência de movimentos.

3. *Plano parassagital:* a visibilização do DV no primeiro trimestre deve ser através de plano longitudinal parassagital, sendo possível ver a VU, DV, VHD e VCI.
4. *Color Doppler:* é obrigatório o uso de *color* Doppler para localização do DV.
5. *Amostra:* o ponto ideal para a obtenção da velocidade do fluxo no DV é na sua porção proximal, junto ao seio umbilical. A janela de insonação deve ser de 0,5-1 mm com o filtro de 50-70 Hz. Cuidado deve ser tomado com relação à contaminação da onda do DV por fluxos de vasos vizinhos. A contaminação da onda do DV pela onda da VHD dá a falsa impressão de onda A negativa – teste falso-positivo. A contaminação da onda do DV pela onda da VU dá a falsa impressão de onda A positiva – teste falso-negativo (Fig. 32-12).
6. *Angulação:* a angulação do feixe sonoro em relação ao DV deve ser, no máximo, de 30°. Quanto menor a angulação, mais fidedigno será a amostra espectral.

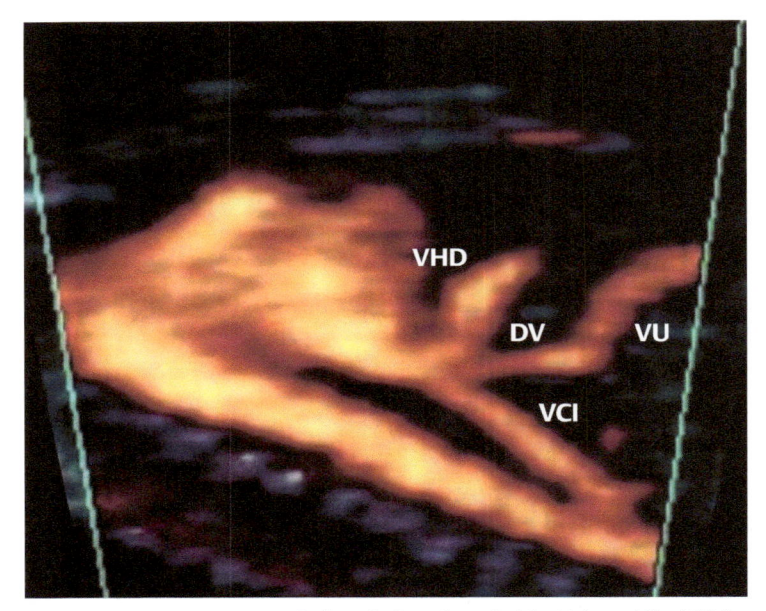

Fig. 32-10. Ducto venoso avaliado pelo Doppler colorido. Veia umbilical (VU), ducto venoso (DV), veia cava inferior (VCI) e veia hepática direita (VHD).

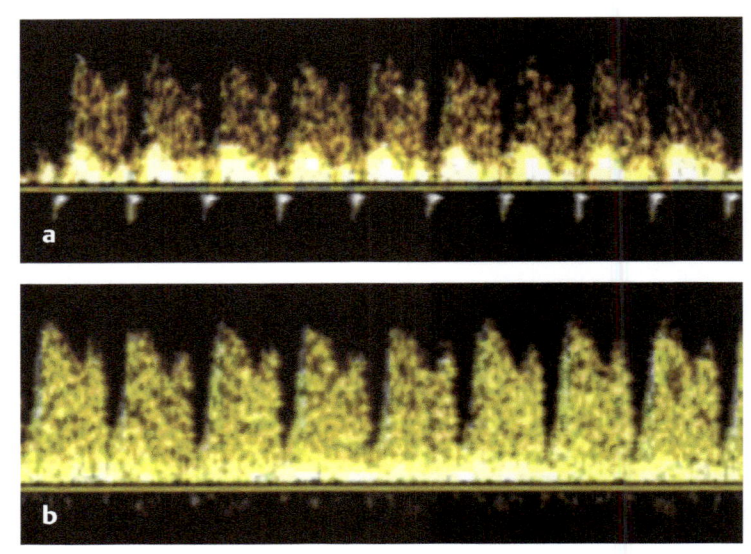

Fig. 32-12. Estudo espectral da onda de fluxo do ducto venoso. a) Contaminação da onda de fluxo do DV com fluxo da VHD originando falso-positivo para onda A com contração atrial negativa. b) Contaminação da onda de fluxo do DV com fluxo da VU, impossibilitando avaliação da real velocidade da onda A.

7. *Velocidade do traçado espectral:* o fluxo espectral deve conter 3 a 6 ondas na tela, o que é conseguido com uma velocidade *swipe* de 2 cm/s.
8. *Ausência de movimentos fetais:* as amostras devem ser realizadas na ausência de movimentos fetais.

Reprodutibilidade na Avaliação do DV

Prefumo, Biasio, Venturini (2001) avaliaram fetos entre 11 e 14 semanas de gestação.[71] Encontraram excelente reprodutibilidade intra e interobservador em todos os parâmetros analisados. Na análise intra e interobservador, o coeficiente de variação encontrado garantiu taxa de confiabilidade de 95% para todos os parâmetros averiguados.

VÁLVULA TRICÚSPIDE (VT)

Pela estreita correlação entre as malformações cromossômicas e as cardiopatias, a pesquisa de sinal precoce de cardiopatia também poderia ser utilizada para rastrear fetos de maior risco para cromossomopatias. Inicialmente, a regurgitação de válvula tricúspide (RT) no primeiro trimestre foi associada às cardiopatias e indiretamente às cromossomopatias. Porém, estudos posteriores mostraram que a regurgitação também estava presente em uma incidência maior em fetos com cromossomopatias sem cardiopatia, tornando-se, desta forma, um marcador independente da presença de doença cardíaca.[72]

Definição

A regurgitação do fluxo sanguíneo em válvula tricúspide, ou simplesmente regurgitação tricúspide (RT), é caracterizada por um fluxo ventriculoatrial reverso na válvula tricúspide durante a sístole ventricular. Para que seja caracterizado o fluxo anômalo e não haja confusões com os fluxos dos grandes vasos (aorta e tronco pulmonar), a FMF caracteriza como RT aquele fluxo reverso que ocupa pelo menos metade da sístole, com velocidade superior a 60 m/s, visto que os fluxos em aorta e tronco pulmonar podem chegar a 50 m/s nesta idade gestacional.[1] O estudo da RT sempre deve ser realizado pelo modo espectral, visto que neste período, pelo tamanho das estruturas, o modo color não é adequado.

Fisiopatologia da VT

O fluxo sanguíneo normal em válvula tricúspide é representado por uma onda bifásica correspondente à fase de enchimento ventricular e à fase de contração atrial durante a diástole ventricular (Fig. 32-13). A partir do início da sístole ventricular, com o aumento da pressão

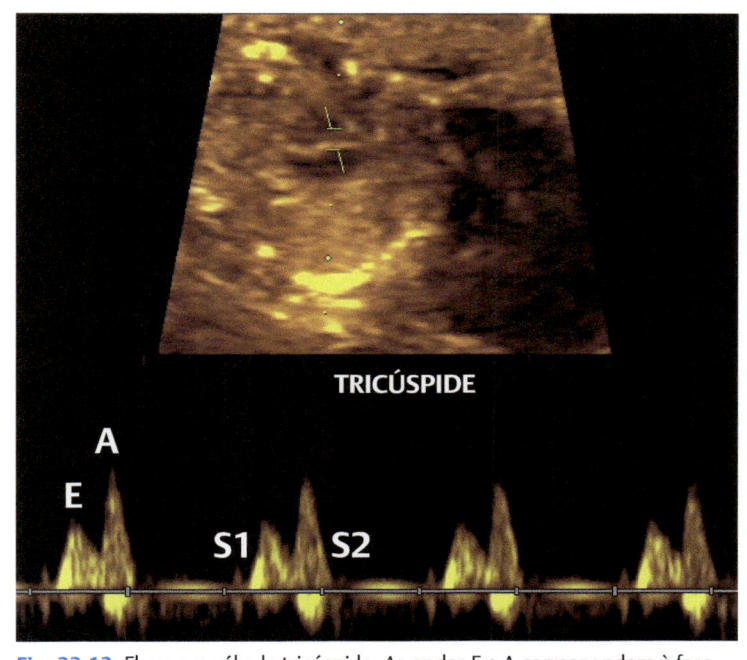

Fig. 32-13. Fluxo em válvula tricúspide. As ondas E e A correspondem à fase de enchimento ventricular e contração atrial, respectivamente. As espículas representam a abertura (S1) e o fechamento (S2) dos folhetos valvulares.

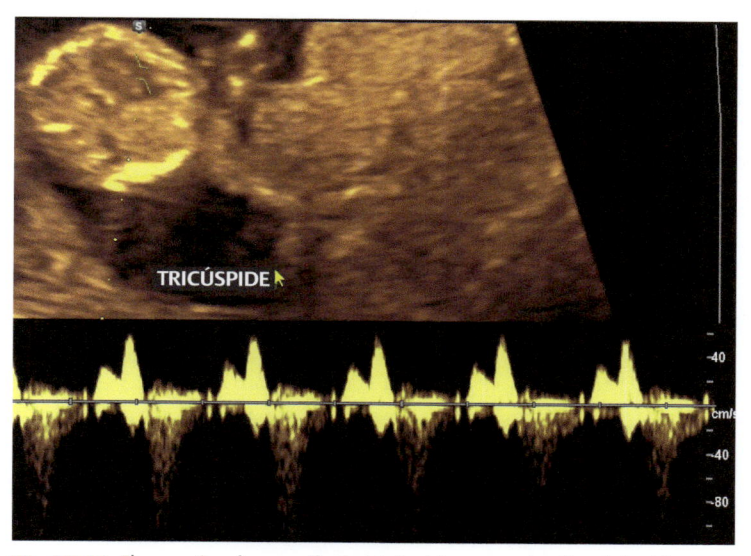

Fig. 32-14. Fluxo anômalo em válvula tricúspide: regurgitação tricúspide.

intraventricular, ocorre o fechamento das válvulas atrioventriculares e, fisiologicamente, não deve retornar nenhum fluxo de sangue para as cavidades atriais. A passagem de sangue retrógrada pelas válvulas atrioventriculares durante a sístole ventricular caracteriza a RT (Fig. 32-14).

A etiologia da RT no primeiro trimestre ainda é controversa. Ela pode ocorrer em decorrência de defeito valvular, aumento na pré-carga representado pelo aumento de volume de sangue para o ventrículo direito e aumento da pós-carga representado pelo aumento da resistência periférica.[72,73] Fala contra o aumento de volume o fato de nem sempre existir aumento simultâneo do tamanho ventricular ou cardíaco, fato este característico nas alterações com sobrecarga volumétrica. Fisiologicamente, a pós-carga dos dois ventrículos é a mesma desde que não existam anomalias do arco aórtico. Esta pós-carga, para ambos os ventrículos, é predominantemente exercida pela resistência placentária, que é alta antes de 12 semanas e cai entre 12 e 16 semanas. Esta queda na resistência pode ser o fator explicativo do desaparecimento da RT no segundo trimestre não só nos fetos normais, mas também nos cardiopatas e naqueles com cromossomopatias. Este mesmo comportamento pode ser comparado à característica transitória da TN e do DV e pode ser responsável pela ligação que existe entre as alterações da TN, do fluxo em DV e da válvula tricúspide.

No primeiro trimestre, a RT chama a atenção para possíveis processos patológicos, sejam cardiopatias ou cromossomopatias. Nos segundo e terceiro trimestres a RT é rara e, quando associada à anatomia cardíaca normal, geralmente é um processo transitório e sem importância. Após o nascimento, este achado pode ser encontrado transitoriamente em até 70% dos corações normais.[72]

A prevalência da RT no primeiro trimestre está associada à medida do CCN, variação da TN, presença de defeitos cardíacos e cromossomopatias. Faiola *et al.* (2005) avaliaram 718 fetos entre 11 e 13 semanas + 6 dias e observaram que a prevalência da RT diminuía à medida que aumentava a medida do CCN, independente se o feto fosse normal ou tivesse cromossomopatias.[73] Os autores descreveram que a prevalência de RT também estava associada à variação da TN, sendo maior quanto maior a medida da TN. Observaram também que, nos fetos cromossomicamente normais, a presença de RT aumentou o risco para cardiopatias de 1,2 para 25% quando a medida da TN era inferior a 3,5 mm. Por fim, os autores relataram que independentemente de cardiopatias, existe aumento na prevalência de RT nos fetos com cromossomopatias, tornando este sinal um importante aliado no rastreamento.

É interessante comentar que a regurgitação em válvula mitral (RM) raramente ocorre, visto que a anatomia do ventrículo esquerdo é mais adaptada para resistir às sobrecargas de pressão e volume.[72]

Avaliação Normal da VT

Ao estudo ultrassonográfico, o fluxo na VT é representado no modo espectral por meio de uma onda bifásica unidirecional, com o primeiro pico representando a fase de enchimento ventricular (E) e o segundo pico representando a fase de contração atrial (A). No feto, sempre a velocidade do fluxo durante a contração atrial (A) é maior, e o desaparecimento da onda E pode significar comprometimento da função diastólica. Presença de espículas antes (S1) e depois (S2) da diástole correspondem ao registro da abertura e ao fechamento dos folhetos da válvula tricúspide (Fig. 32-13).

Regurgitação da Tricúspide e Cromossomopatias

Faiola *et al.* (2005) avaliaram a RT em 718 fetos. A RT foi observada em 39 (8,5%) dos 458 fetos cromossomicamente normais, em 82 (65%) dos 126 fetos com trissomia 21, em 44 (53%) dos 83 fetos com trissomias 13/18, e em 11 (22%) dos 51 fetos com outras anomalias cromossômicas.[73] Falcon *et al.* (2006) avaliaram 1.538 fetos.[74] A RT foi observada em 4,4% dos fetos cromossomicamente normais, 68% dos fetos com trissomia 21, 33% dos fetos com trissomia 18 e 15% dos fetos com outras anomalias cromossômicas. Os autores concluem dizendo que o acréscimo da investigação de RT aos marcadores Idade Materna, TN e Teste Bioquímico diminui o percentual de falso-positivos de 5 para 3%, mantendo a sensibilidade do rastreamento em 90%.

A associação da RT aos demais marcadores (Idade Materna, TN, FCF e Bioquímica materna) no primeiro trimestre foi estudada também por Kagan *et al.* (2009).[75] Os autores avaliaram 19.800 fetos e investigaram duas estratégias de rastreamento. A primeira consistia na realização da avaliação da RT em todos os fetos. A segunda consistia na avaliação da RT somente nos fetos com risco entre 1/51 e 1/1.000 estabelecido pelo rastreamento inicial com base na medida da TN (*software* da FMF). A RT foi observada em 0,9% dos fetos euploides, 56% dos fetos com trissomia 21, 33% dos fetos com trissomia 18, 30% dos fetos com trissomia 13 e 38% dos fetos com síndrome de Turner. Utilizando a primeira estratégia (todos os fetos avaliados), a taxa de detecção das trissomias 21, 18, 13 e Turner foi, respectivamente, de 96%, 92%, 100% e 100% para uma taxa de falso-positivo de 2,4%. Utilizando a segunda estratégia (risco fetal entre 1/51 e 1/1.000), somente 15% dos fetos foram avaliados para RT, porém, as taxas de detecção e falso-positivo para cromossomopatias mantiveram-se as mesmas. Os autores concluem que a introdução da investigação da RT aumentou as taxas de detecção das cromossomopatias e diminuiu o percentual de falso-positivos, diminuindo, consequentemente, o número de procedimentos invasivos desnecessários, independente da estratégia aplicada.

Após a avaliação da válvula tricúspide, a presença ou ausência de RT pode ser acrescida aos demais marcadores e o risco fetal para cromossomopatias calculado pelo *software* da FMF. Seguindo as recomendações de Kagan *et al.* (2009), se o risco fetal calculado inicialmente pela TN é maior ou igual a 1/50, independente da presença ou ausência da RT, o programa não altera o risco fetal. Se o risco fetal inicial está entre 1/51-1/1.000, a presença de RT aumenta o risco fetal para cromossomopatias, enquanto a ausência de RT diminui o risco fetal.[75] A FMF também recomenda que, existindo RT e cariótipo normal, todos os fetos devem ser submetidos à ecocardiografia.

Aspectos Técnicos na Avaliação da Válvula Tricúspide

Para que exista reprodutibilidade dos estudos, a FMF determina que as seguintes normas sejam seguidas (Fig. 32-13):

1. *Idade gestacional:* entre 11 semanas e 13 semanas + 6 dias de gestação e CCN entre 45-84 mm, respeitando a mesma metodologia e período da medida da TN.
2. *Magnificação da imagem:* a magnificação deve ser tal que o tórax ocupe grande parte da tela. O aumento da imagem deve ser feito para possibilitar melhor colocação da amostra sobre a válvula tricúspide.
3. *Plano transverso do tórax:* a imagem cardíaca deve ser obtida de forma que o corte de quatro câmaras fique em imagem apical.
4. *Doppler:* deve ser utilizado o Doppler pulsátil com avaliação do espectro do fluxo. O Doppler colorido não deve ser utilizado.

5. *Amostra:* o volume da amostra deve ser de 2-3 mm. A amostra deve ser colocada sobre a válvula tricúspide com angulação do feixe sonoro inferior a 30°. Quanto menor a angulação, mais fidedigna será a amostra espectral.
6. *Velocidade do traçado espectral:* a velocidade do traçado deve ser alta, entre 2 e 3 cm/s, de forma que a onda de fluxo da válvula tricúspide fique bem distribuída na tela, com demonstração de 4 a 6 ondas.
7. *Regurgitação do fluxo:* é considerado RT quando o fluxo reverso ocupar pelo menos 50% da sístole, com uma velocidade de fluxo superior a 60 cm/s. Atenção especial deve ser dada à velocidade, visto que fluxos na aorta e no tronco pulmonar podem ser captados erroneamente e a velocidade desses fluxos não ultrapassa 50 cm/s nesta idade gestacional. Como a válvula possui três cúspides, a amostra deve ser feita pelo menos três vezes como tentativa de avaliar as três cúspides.

Reprodutibilidade na Avaliação da VT

Em 2010, Ninno *et al.* estudaram, prospectivamente, as velocidades máximas da fase de enchimento (E) e contração atrial (A) da válvula tricúspide, bem como a relação entre as velocidades (E/A), duração do ciclo cardíaco (C), duração da diástole (D) e relação entre o tempo de diástole e do tempo cardíaco (D/C).[76] Os autores observaram que a reprodutibilidade inter e intraobservador foi de moderada para boa.

ÂNGULO FACIAL

A observação de que crianças com trissomia 21 possuíam uma face mais plana – *flat face* – fez com que este mesmo achado fosse inicialmente procurado durante os exames ultrassonográficos de rastreamento do segundo trimestre. Vários estudos correlacionaram o achado de *flat face* a cromossomopatias, porém, a descrição do sinal era meramente subjetiva. Para tornar a descrição do sinal objetiva, a medida do ângulo facial, no primeiro e segundo trimestres, tem sido descrita.

Definição

No primeiro trimestre, o ângulo facial (AF), ou ângulo frontomaxilo, é um ângulo obtido por meio do encontro de uma linha que passa pela superfície do palato e outra que tange o limite anterior da maxila e o osso frontal (Fig. 32-15), sendo obtido através de corte sagital mediano da face fetal.[77]

Fisiopatologia do Ângulo Facial

Durante a gestação ocorre uma grande mudança na relação das estruturas que compõem a face fetal. Inicialmente, existe uma predominância da região frontal, à custa do desenvolvimento acelerado do cérebro fetal. Com a evolução da gestação, a relação entre o crânio e a face torna-se mais harmônica. No primeiro trimestre, entre 11

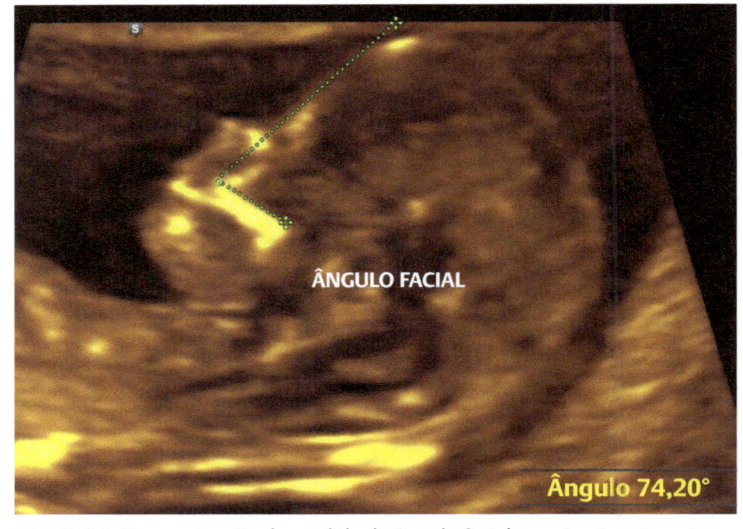

ÂNGULO FACIAL

Ângulo 74,20°

Fig. 32-15. Demonstração da medida do ângulo facial no primeiro trimestre.

e 13 semanas, ocorre um deslocamento progressivo da maxila em direção anterior, o que muda a relação desta estrutura com a região frontal e com a mandíbula.[78]

Nos fetos com trissomia, em especial a trissomia 21, o deslocamento anterior da maxila não acontece na mesma proporção que em fetos cromossomicamente normais, fazendo com que esta estrutura se mantenha em posição posterior à região frontal. Com isso, o ângulo formado entre a porção anterior da maxila e o osso frontal permanece aumentado nos fetos trissômicos.[78]

Ângulo Facial Normal

No primeiro trimestre, o AF diminui à medida que a idade gestacional avança, existindo uma relação inversa entre o ângulo e a idade gestacional (AF = 93,34 – 0,200 × CCN, r = 0,374, P < 0,0001).[77] Com o CCN de 45 mm, o AF médio é de 85°, e quando o CCN é de 84 mm, o AF médio é de 75° (Fig. 32-16). Estudos que compararam a evolução do AF no primeiro trimestre *versus* a origem racial não encontraram diferenças entre fetos caucasianos, afro-caribenhos, indianos, paquistaneses, chineses e brasileiros.[77,79,80]

Alterações do Ângulo Facial e Cromossomopatias

A descrição de que o AF no primeiro trimestre estaria aumentado nos fetos com trissomia 21 foi feita, inicialmente, por Sonek *et al.* (2007). Os autores compararam as medidas do AF de 100 fetos com trissomia 21 e de 300 fetos com cariótipo normal. Observaram que o AF médio dos fetos com trissomia era de 88,7° (variação de 75,4°-104°), enquanto nos fetos euploides era de 78,1 (variação de 66,6°–89,5°). Quando o AF de 85° foi considerado como valor de corte, a sensibilidade para o diagnóstico de trissomia foi de 69%, com falso-positivo de 5%. A FMF utiliza o valor de corte de 90° (> percentil 95 da curva de normalidade) e considera o feto com ângulo facial acima deste valor com possível risco aumentado para cromossomopatias.[1]

Não existe qualquer correlação entre o AF com idade materna, TN ou bioquímica materna. Dessa forma, a medida do AF pode ser incorporada ao rastreamento combinado de primeiro trimestre.[77,78] Quando a medida do AF foi incorporada ao rastreamento pela idade materna, TN e bioquímico de primeiro trimestre (*free* β-hCG e PA-PP-A), a sensibilidade para trissomia 21 aumentou de 90% para 94%, mantendo-se a taxa de falso-positivo de 5%.[81]

Para o cálculo do risco fetal para cromossomopatias, a FMF utiliza o *software* específico que trabalha da seguinte forma: a) Se o rastreamento inicial (idade materna, TN, bioquímica) indica risco fetal maior que 1/50 para cromossomopatias, mesmo que o AF esteja dentro da curva de normalidade, não ocorre mudança do risco; b) Se o rastreamento inicial (idade materna, TN, bioquímica) indica risco fetal para cromossomopatias menor que 1/50, se o AF está dentro da curva de normalidade há diminuição do risco fetal, se o AF está acima do percentil 95, há aumento do risco.[1]

Aspectos Técnicos na Avaliação do AF

As normas técnicas definidas pela FMF e que devem ser seguidas são:

1. *Idade gestacional:* entre 11 semanas e 13 semanas + 6 dias de gestação e CCN entre 45-84 mm, respeitando a mesma metodologia e período da medida da TN.
2. *Magnificação da imagem:* a magnificação deve ser tal que a cabeça e a parte superior do tórax ocupem toda a tela. O aumento da imagem deve ser feito para possibilitar melhor visualização das estruturas.
3. *Plano sagital:* para garantir que o corte esteja sendo realizado em plano sagital mediano, as seguintes estruturas devem estar presentes na imagem: a) ponta do nariz e osso nasal; b) palato com formato retangular; c) imagem anecoica no centro do crânio (diencéfalo) e d) visualização da TN. No plano sagital mediano correto, o palato aparece como uma imagem retangular e o processo zigomático não é visualizado.
4. *Incidência do feixe sonoro:* o feixe sonoro deve incidir perpendicularmente ao osso nasal, não devendo existir variação superior a +30°.
5. *Posicionamento das linhas:* a medida do AF deve ser feita por meio da angulação obtida entre uma linha que tange a superfície superior do palato e outra que tange, simultaneamente, a porção anterior da maxila e o osso frontal.

FREQUÊNCIA CARDÍACA FETAL

Vários estudos têm mostrado uma mudança da frequência cardíaca fetal (FCF) no primeiro trimestre da gestação em fetos com cromossomopatias. Dessa forma, a FMF inclui este parâmetro no rastreamento das trissomias 13, 18 e 21.[1]

Fisiopatologia da Frequência Cardíaca Fetal (FCF)

Em gestações normais, a FCF aumenta entre a 5ª e a 9ª semana de gestação. A partir de então apresenta uma diminuição gradativa. Esta diminuição progressiva ao longo da gestação está relacionada com o desenvolvimento morfológico do coração e com o amadurecimento do sistema parassimpático.[1,82]

Em fetos com cromossomopatias, alterações na FCF estão associadas aos defeitos cardíacos associados ou a um grau moderado de atraso no desenvolvimento. É interessante notar que o aumento da FCF é observado naquelas alterações cromossômicas onde existe estreitamento do arco aórtico e possível intermediação do sistema de barorreceptores. Uma vez que o coração fetal trabalha no seu limite no primeiro trimestre (lei de Frank-Starling), o aumento da FCF poderia ser um mecanismo compensatório para o aumento do débito cardíaco. Por outro lado, a bradicardia fetal poderia estar associada à restrição de crescimento grave e precoce, sendo um evento pré-terminal.[82]

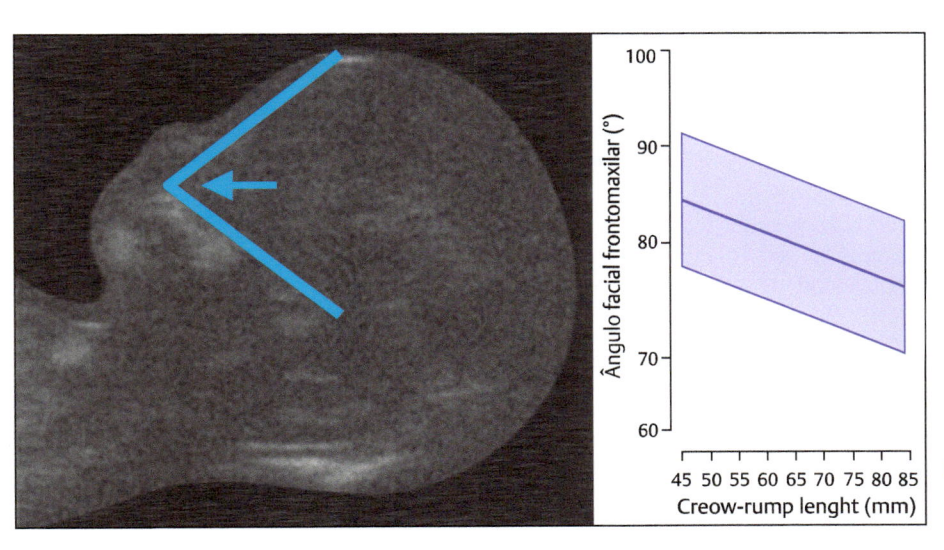

Fig. 32-16. Curva de normalidade para a medida do ângulo facial no primeiro trimestre com os percentis 5, 50 e 95.

Frequência Cardíaca Fetal Normal no Primeiro Trimestre

Em fetos cromossomicamente normais, no primeiro trimestre, a frequência cardíaca fetal média aumenta de 110 bpm na 5ª semana para 170 bpm na 10ª semana e, posteriormente, diminui para 140 bp minuto na 14ª semana de gestação.[1,82]

Frequência Cardíaca e Anomalias Cromossômicas

Hyett *et al.* (1996) avaliaram a frequência cardíaca entre 10-14 semanas em 6.903 fetos cromossomicamente normais e em 85 com trissomia 21.[83] Observaram que fetos com trissomia 21 possuíam a frequência cardíaca média maior, bem como fetos com trissomia 13 e com síndrome de Turner. Por outro lado, fetos com trissomia 18 e triploidia possuíam FCF média menor que a da população normal. Estes achados foram confirmados em uma série ainda maior composta por 25.000 fetos normais, 554 fetos com trissomia 21, 219 fetos com trissomia 18, 95 fetos com trissomia 13, 50 fetos com triploidia, 115 fetos com síndrome de Turner e 28 com outras anomalias envolvendo os cromossomos sexuais.[82]

Em fetos com trissomia 21 a FCF está acima do percentil 95 em 15% dos casos. Em fetos com trissomia 18 a FCF está abaixo do percentil 5 em 15% dos casos. Em fetos com trissomia 13 a FCF está acima do percentil 95 em 85% dos casos.

Aspectos Técnicos na Avaliação da Frequência Cardíaca Fetal

A FMF recomenda que a FCF seja mensurada da seguinte forma:

1. *Plano ultrassonográficos:* corte transverso ou longitudinal do coração.
2. *Modo espectral:* obtenção da frequência cardíaca fetal deve ser feita por Doppler pulsado, com amostra sobre válvula cardíaca.
3. *Velocidade do traçado espectral:* obtenção de 6-10 ciclos cardíacos durante ausência de movimentos fetais.
4. *Cálculo da FCF:* o cálculo da FCF por *software* do aparelho de ultrassonografia.

A ASSOCIAÇÃO DE MARCADORES NO PRIMEIRO TRIMESTRE

A associação de marcadores ultrassonográficos no primeiro trimestre tem como objetivo melhorar as taxas de detecção das cromossomopatias (sensibilidade), bem como selecionar melhor as gestantes normais (especificidade), diminuindo a taxa destas que vão para um procedimento invasivo (falso-positivo).

No século passado, até meados da década de 1970, o único marcador utilizado era a idade materna de 35 anos. Este marcador, utilizado isoladamente, era capaz de identificar cerca de 30% dos fetos com cromossomopatias, com um ônus de 5% de exames invasivos na população cromossomicamente normal (falso-positivo - FP). Com o passar dos anos, as gestações passaram a acontecer em um período cada vez mais tarde na vida da mulher. Nos dias atuais, considerando a idade de 35 anos para indicar um procedimento invasivo, 20% das gestantes seriam selecionadas, para um percentual de diagnóstico de 50% (sensibilidade) e, consequentemente, um aumento dos FP (pacientes cromossomicamente normais submetidas ao procedimento invasivo). Como alguns países adotam a política de realização de exames invasivos em um percentual fixo de 5% da população, a taxa de FP máxima seria, então, de 5%, considerando-se a idade materna como parâmetro de rastreamento isolado a idade materna de corte passaria de 35 para 38 anos.

A partir dos anos 1980, foram associadas à idade materna as avaliações bioquímicas de segundo trimestre (16-18 semanas de gestação) envolvendo os hormônios α-fetoproteína (AFP), estriol (E$_3$), gonadotrofina coriônica humana (hCG total e porção β-livre) e inibina-A. Esta estratégia consegue identificar 50-70% dos fetos com trissomia 21, com realização do exame invasivo em 5% da população normal (FP = 5%).

No início da década de 1990, foi agregado ao rastreamento o primeiro marcador ultrassonográfico de primeiro trimestre – a medida da TN. Este marcador, associado à idade materna, é capaz de identificar 75% dos fetos com cromossomopatias à custa de 5% de exames invasivos em pacientes normais (FP = 5%). Subsequentemente à idade materna e TN foram associadas à investigação bioquímica materna de primeiro trimestre, envolvendo a avaliação dos hormônios β-hCG livre e PAPP-A (Pregnancy-Associated Plasma Protein A). Esta combinação de marcadores aumentou a taxa de detecção das trissomias para 85-90%, com uma taxa de FP de 5%. Com a possibilidade de realização dos exames ultrassonográficos e teste bioquímico em um mesmo momento do primeiro trimestre, obtendo-se os resultados com tempo médio de 30 minutos, o grupo do professor Kypros Nicolaides cria a estratégia denominada OSCAR (*One Stop Clinics for Assessment of Risk*).

A partir de 2001 foram acrescentadas, sequencialmente, ao rastreamento de primeiro trimestre, as pesquisas do osso nasal (presente/ausente), fluxo em ducto venoso (onda A positiva/negativa), fluxo em válvula tricúspide (regurgitação tricúspide) e ângulo facial (percentil) com o objetivo de aumentar cada vez mais a taxa de detecção de cromossomopatias e diminuir significativamente o percentual de exames invasivos em fetos normais, diminuindo com isso as perdas gestacionais causadas pelos procedimentos.[2] O Quadro 32-2 mostra as taxas de detecção (sensibilidade) e de falso-positivo (FP) para a associação de marcadores no primeiro trimestre.

A associação de marcadores durante o exame de primeiro trimestre possui benefícios, porém, à medida que se associam mais marcadores, há aumento da necessidade de examinadores mais especializados, com aumento simultâneo do tempo de exame. Com o objetivo de avaliar uma conduta mais racional, Falcon *et al.* (2006), Kagan *et al.* (2009) e Ghaffari *et al.* (2012) estudaram duas estratégias de rastreamento no primeiro trimestre.[3,74,75] A primeira estratégia envolvia a realização do rastreamento básico (Idade Materna/TN/Teste Bioquímico) associado aos demais marcadores (ON, DV, RT, AF) em todos os pacientes. A segunda estratégia, dita de contingência, envolvia a realização do rastreamento básico (Idade Materna/TN/Teste Bioquímico) e caso o resultado do risco do rastreamento básico estivesse entre 1/51 e 1/1.000, os demais marcadores (ON, DV, RT, AF) seriam avaliados para estabelecer um risco mais apurado. Não seriam necessários os demais marcadores caso o risco inicial fosse maior que 1/50, quando as gestantes foram orientadas a fazer o procedimento invasivo, ou quando o risco inicial fosse menor que 1/1.000, quando as gestantes foram encaminhadas para o estudo morfológico. Os autores observaram que ambas as estratégias possuíam sensibilidades e falso-positivos semelhantes, com a vantagem de que, na estratégia de contingência, somente 15% das pacientes seriam submetidas aos demais marcadores, com diminuição do tempo de exame e menor necessidade de examinador treinado para os marcadores mais específicos. Atualmente, a orientação da FMF para os serviços de rotina é de realizarem a segunda estratégia, de contingência, e caso o risco fetal para cromossomopatias esteja entre 1/51 e 1/1.000, a gestante faça a complementação do exame com examinador treinado para os demais marcadores (Fig. 32-17).

Quadro 32-2. Sensibilidade e Falso-Positivo para as Associações de Marcadores de Cromossomopatias no Primeiro Trimestre

Rastreamento	Sensibilidade (%)	Falso-positivo (%)
IM	50	20
IM + TN	80	5
IM + TN + TB +	90	3
IM + TN + TB + ON	93	2,5
IM + TN + TB + ON + AF	94	2,5
IM + TN + TB + ON + AF + VT	95	2,5
IM + TN + TB + DV	95	2,5

IM: Idade materna, TN: translucência nucal; TB: teste bioquímico; DV: ducto venoso; ON: osso nasal; AF: ângulo facial, VT: válvula tricúspide

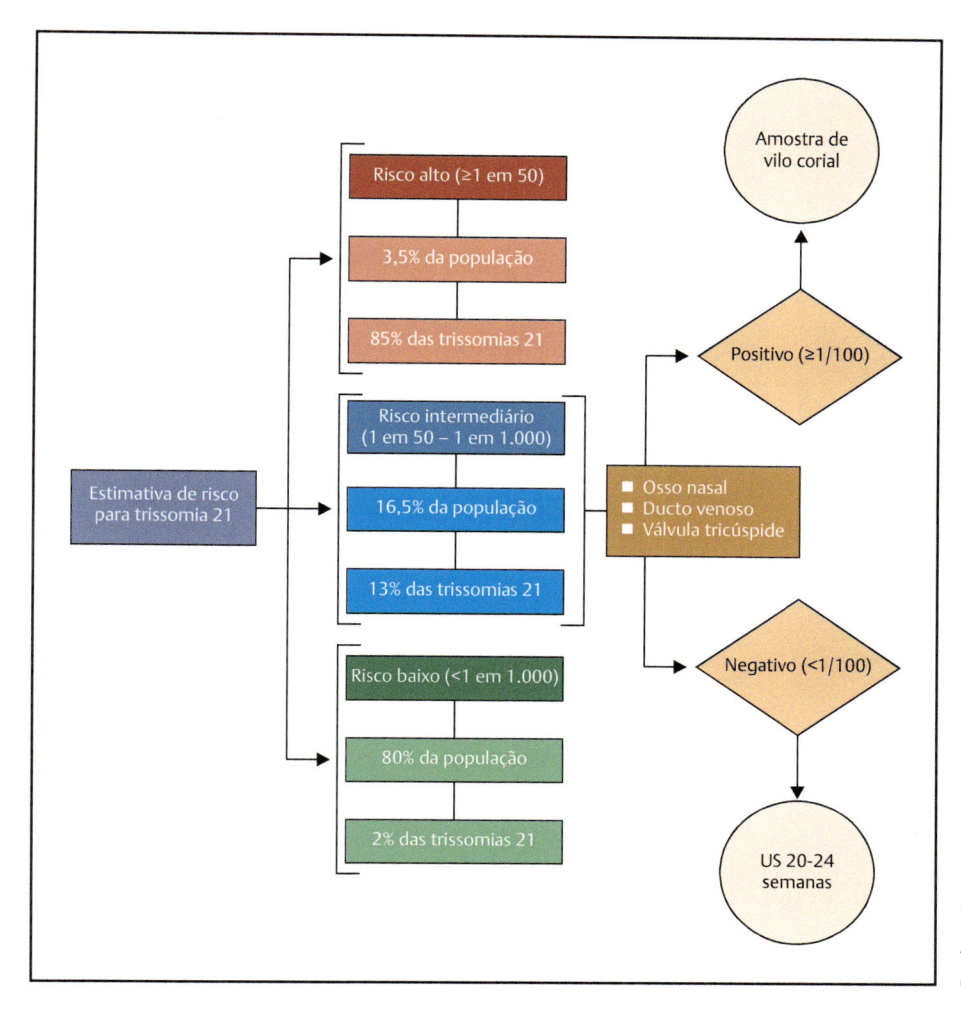

Fig. 32-17. Protocolo sugerido pela FMF para rastreamento de cromossomopatias associando os marcadores idade materna, translucência nucal, teste bioquímico de primeiro trimestre, osso nasal, ducto venoso, regurgitação tricúspide e ângulo facial.[1]

MALFORMAÇÕES ANATÔMICAS NO PRIMEIRO TRIMESTRE E CROMOSSOMOPATIAS

Jones (1988) descreveu que a maioria dos fetos com alterações citogenéticas possuíam também defeitos estruturais, externos ou internos, que poderiam ser reconhecidos através da ultrassonografia detalhada.[84] Com base nessa afirmativa, diversos autores descreveram, nas décadas de 1980 e 1990, vários sinais denominados marcadores ultrassonográficos de anomalias cromossômicas do segundo trimestre. Como discutido na introdução, com a melhora da imagem fetal no primeiro trimestre, passou-se a fazer a avaliação de muitos desses marcadores neste período e, consequentemente, esses marcadores passaram a alertar o ultrassonografista sobre uma possível cromossomopatia.

A Sociedade Internacional de Ultrassonografia em Obstetrícia e Ginecologia recomenda a avaliação detalhada da anatomia fetal no primeiro trimestre de acordo com os parâmetros dispostos no Quadro 32-3.[85]

Somente um estudo detalhado da anatomia pode diagnosticar anomalias estruturais relacionadas com as cromossomopatias.

Onfalocele

Sabemos sobre a presença de onfalocele fisiológica no primeiro trimestre, porém, sua persistência após 12 semanas gestacionais ou medida de CCN acima de 50 mm está fortemente associada a processo patológico e, consequentemente, aumento do risco para cromossomopatia.[86] Diante de onfalocele verdadeira (Fig. 32-18), existe indicação formal para exclusão de cromossomopatias, em especial a trissomia do cromossomo 18 - síndrome de Edwards.[86-88]

Quadro 32-3. Anatomia Avaliada em Ultrassonografia de Primeiro Trimestre, Segundo a ISUOG (2013)

Órgão/área anatômica	Presente e/ou normal
Cabeça	■ Ossos do crânio ■ Foice mediana ■ Ventrículos preenchidos pelo plexo coroide
Pescoço	■ Aspecto normal ■ Espessura da translucência nucal
Face	■ Olhos com lentes ■ Osso nasal ■ Perfil normal/Mandíbula ■ Lábios intactos
Coluna	■ Vértebras (longitudinal e axial) ■ Pele sobre a coluna intacta
Tórax	■ Pulmões simétricos ■ Ausência de massas ou derrames
Coração	■ Atividade cardíaca regular ■ 4 câmaras simétricas
Abdome	■ Estômago no quadrante superior esquerdo ■ Rins presentes ■ Bexiga presente
Parede abdominal	■ Inserção normal do cordão umbilical ■ Ausência de defeitos umbilicais
Extremidades	■ 4 membros com 3 segmentos cada ■ Pés e mãos com orientação normal
Placenta	■ Tamanho e textura
Cordão	■ Cordão com 3 vasos

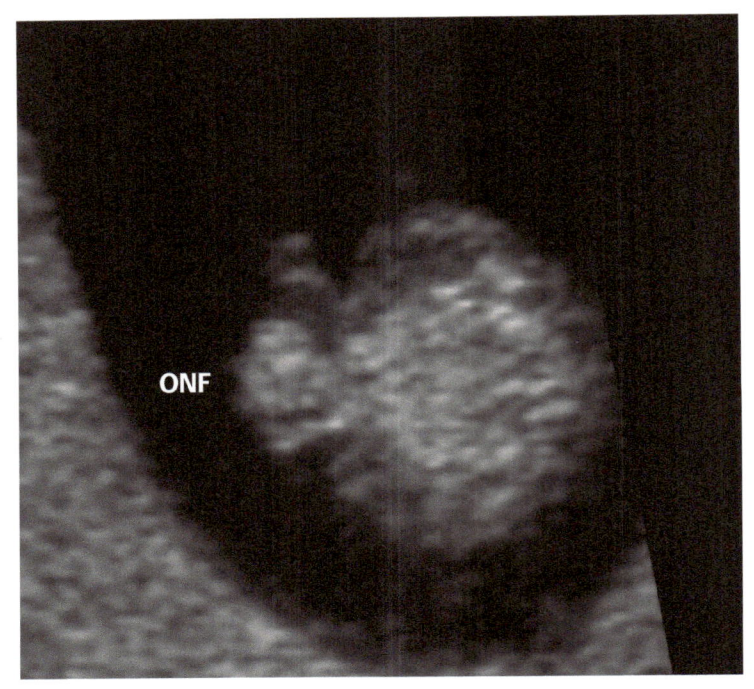

Fig. 32-18. Onfalocele (ONF) no primeiro trimestre da gestação. Corte transversal do abdome na inserção do cordão umbilical.

Malformações Cardíacas

Como ocorre no segundo trimestre, o achado de malformações cardíacas no primeiro trimestre (Fig. 32-19) está fortemente associado às cromossomopatias.[89-91] Apesar de ser difícil o diagnóstico neste período, com metodologia adequada e aplicação do ultrassonografista, aproximadamente 90% das grandes malformações cardíacas podem ser detectadas.[92] A utilização de sinais indiretos de cardiopatia como a medida da TN aumentada, o DV reverso ou a regurgitação da válvula tricúspide podem ser úteis em chamar a atenção do ultrassonografista para um exame cardíaco mais detalhado e o diagnóstico de uma cardiopatia já no primeiro trimestre da gestação.[1,90,93]

Megabexiga

A distensão vesical anômala (megabexiga) no primeiro trimestre deve ser considerada quando o diâmetro longitudinal da bexiga for igual ou superior a 7 mm (Fig. 32-20). Este achado ultrassonográfico tem sido relacionado a cromossomopatias. Liao *et al.* (2003), avaliando fetos entre 10 e 14 semanas, observaram que o diâmetro longitudinal da bexiga entre 7-15 mm estava associado a cromossomopatias em 25% dos casos.[94] Porém, quando este diâmetro era > 15 mm, o risco de cromossomopatias foi de 10%. Os autores observaram, ainda, que estando a medida entre 7-15 mm e o cariótipo sendo normal, em 90% dos casos havia resolução espontânea da megabexiga. Porém, nos fetos com medidas > 15 mm e cariótipo normal, todos evoluíram com síndrome de obstrução urinária baixa.

Artéria Umbilical Única

O estudo das artérias umbilicais no primeiro trimestre tem sido feito pelo módulo Doppler colorido e o diagnóstico de artéria umbilical única tem se correlacionado a cromossomopatias (Fig. 32-21). Acácio *et al.* (2001) avaliaram 1.170 fetos entre 10 e 14 semanas, sendo observados 9 fetos (0,7%) com artéria umbilical única.[22] Destes fetos, 7 (88%) estavam associados a malformações adicionais e, dentre eles, 2 (29%) eram cromossomicamente anormais. Rembouskos *et al.* (2003) estudaram gestações entre 11 e 14 semanas e encontraram prevalência de artéria umbilical única em 3,3% dos fetos com cariótipo normal, em 11% dos fetos com trissomia 21, 78% dos fetos com trissomia 18 e 10% dos fetos com outras trissomias.[95]

Anomalias do Sistema Nervoso Central

A holoprosencefalia, anomalia de clivagem do prosencéfalo, está fortemente correlacionada a cromossomopatias (em especial trissomia do cromossomo 13) no segundo trimestre. Esta mesma correlação tem sido observada no primeiro trimestre da gestação.[88,95] Neste período a holoprosencefalia tem-se correlacionado não só a anomalias do cromossomo 13 (trissomia, cromossomo em anel), mas também a anomalias do cromossomo 18 e triploidia. A ausência do "sinal da borboleta" descrito por Sepulveda *et al.* (2004) têm sido o sinal ultrassonográfico mais precoce de holoprosencefalia (Fig. 32-22).[96]

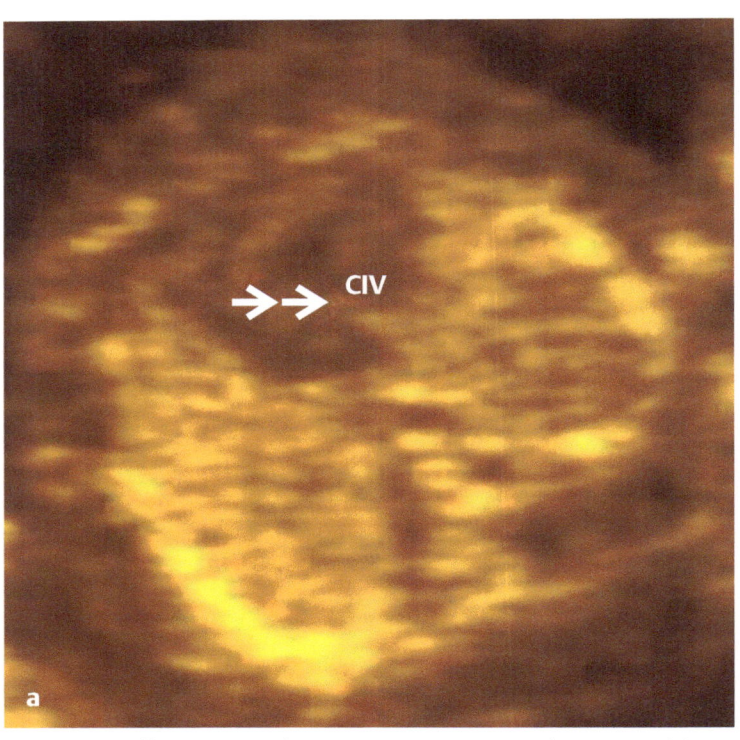

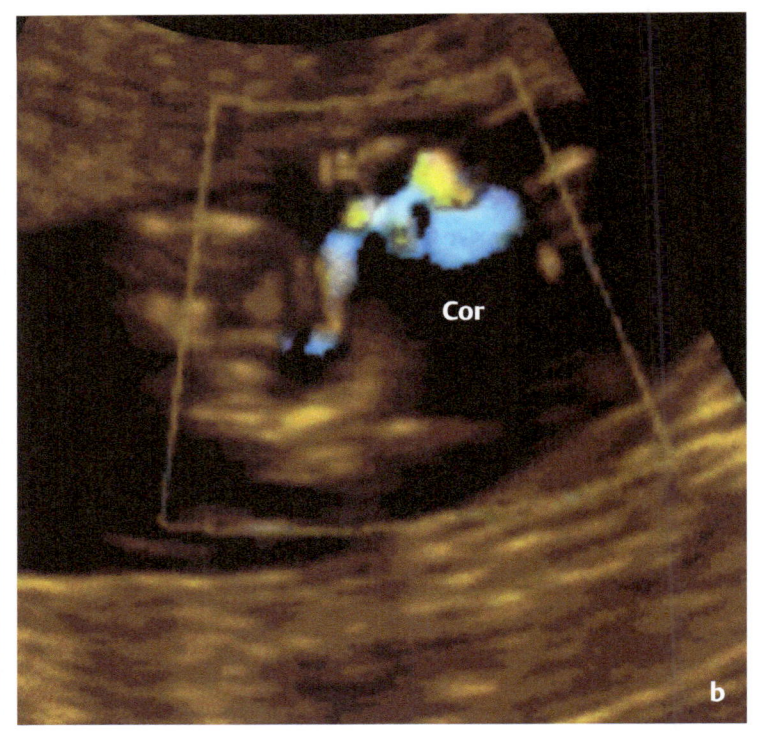

Fig. 32-19. Malformações cardíacas no primeiro trimestre da gestação. (**a**) CIV. Comunicação interventricular, (**b**) ectopia *cordis* (cor - coração).

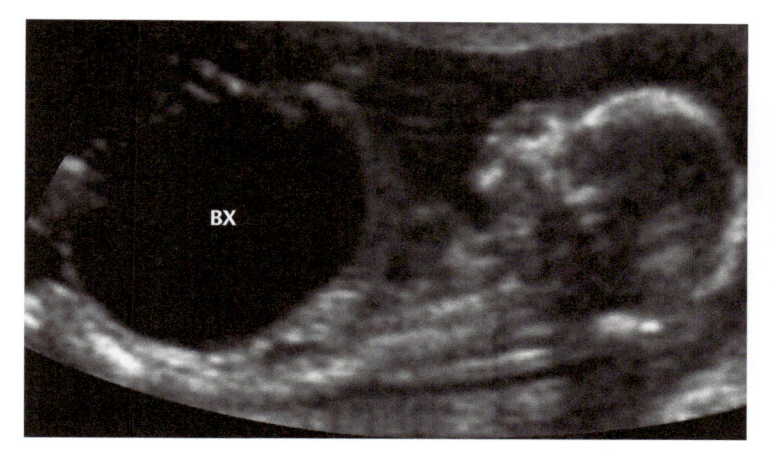

Fig. 32-20. Megabexiga no primeiro trimestre da gestação (BX = bexiga).

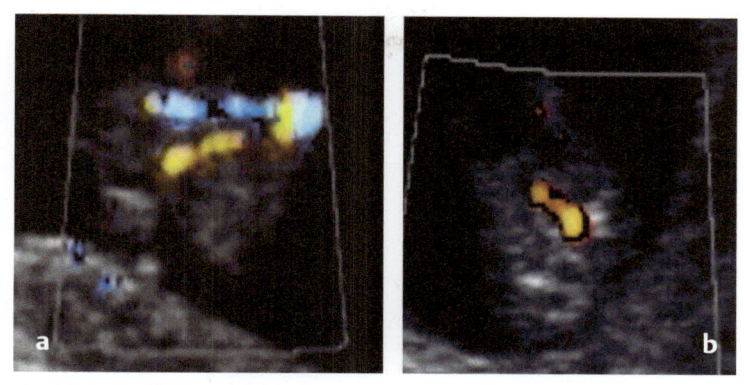

Fig. 32-21. Artérias umbilicais no primeiro trimestre da gestação avaliadas por Doppler colorido. (**a**) Duas artérias umbilicais, (**b**) artéria umbilical única.

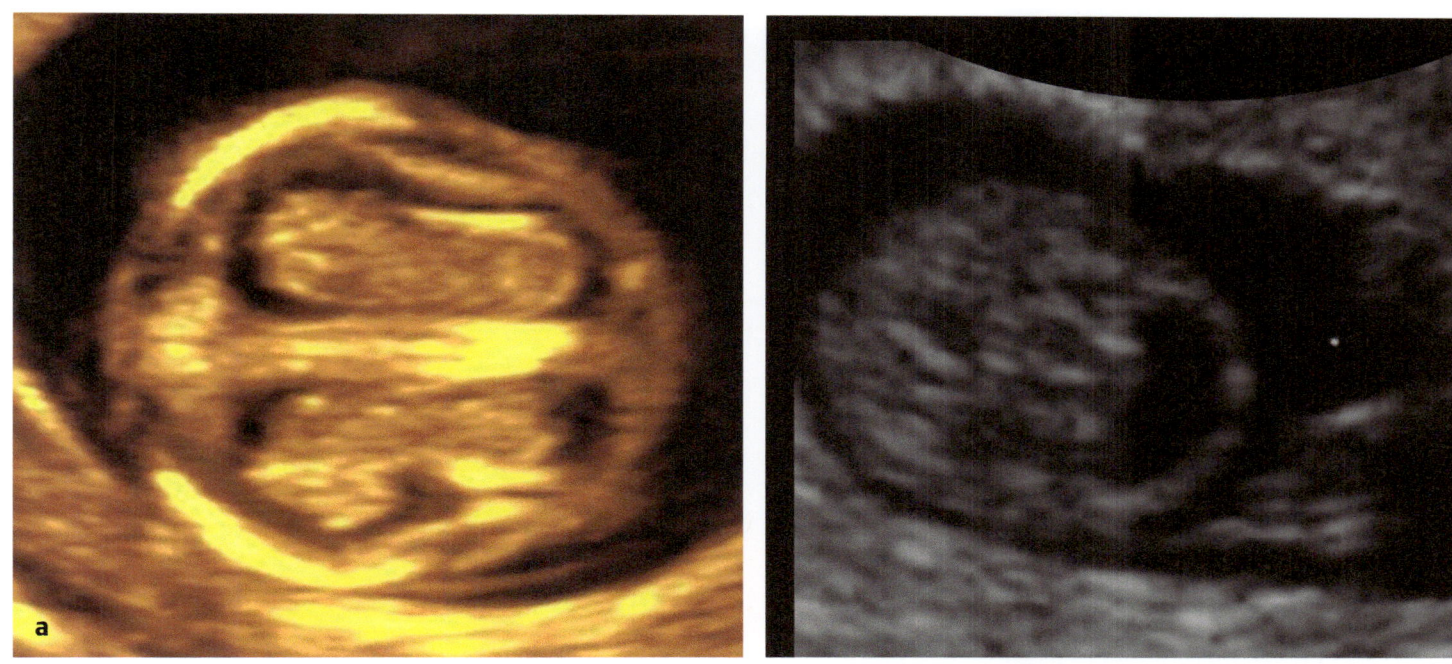

Fig. 32-22. Avaliação do Sistema Nervoso Central. (**a**) Sinal da "borboleta" no primeiro trimestre da gestação (normal), (**b**) holoprosencefalia (holo).

RASTREAMENTO CROMOSSÔMICO POR MEIO DE TESTE PRÉ-NATAL NÃO INVASIVO

O teste pré-natal não invasivo que utiliza DNA fetal livre no plasma da gestante (*cell free* DNA – cfDNA) apresenta grande potencial como método de rastreamento fetal para aneuploidias. Com uma taxa de detecção de 99,6% dos casos de trissomia 21; 96,3% de trissomia 18; e 91% de trissomia 13; e uma taxa de falso-positivo de aproximadamente 0,1% para cada uma das trissomias. Este teste apresenta melhor desempenho que qualquer marcador isolado ou associado descrito anteriormente.[97] Em 2011, a análise de cfDNA tornou-se clinicamente disponível e o Colégio Americano de Obstetrícia e Ginecologia, bem como a Sociedade de Medicina Materno-Fetal passaram a recomendar este teste como opção de rastreamento para aquelas gestantes com risco relativamente aumentado para aneuploidias.

Apesar da alta sensibilidade e baixo falso-positivo, o teste cfDNA ainda possui alto custo, fator que impede que o teste se torne um método de rastreamento primário de aneuploidia. Uma possível combinação para redução de custos no rastreamento das cromossomopatias seria a utilização, no primeiro trimestre, de testes ultrassonográficos e bioquímicos como métodos de triagem para indicação da análise do cfDNA, sendo esta uma estratégia conhecida como de contingência.[1] Kagan, Wrigth, Nicolaides (2015) avaliaram a conduta de contingência utilizando a TN e o DV para classificar as gestantes em risco elevado (> 1/10), risco intermediário (1/11-1/3.000) e risco

baixo (< 1/3.000) para as trissomias 13, 18 e 21.[98] Quando o risco era elevado, existia a indicação direta para realização do estudo do cariótipo fetal. Com risco intermediário, as gestantes eram encaminhadas para o teste de cfDNA. No baixo risco, as gestantes eram encaminhadas para o estudo morfológico (Fig. 32-23). Com esta conduta, os autores realizaram o cfDNA em 19,1% das gestantes e diagnosticaram 96% das trissomias 21, 95% das trissomias 18 e 91% das trissomias 13, com um falso-positivo de 0,8%. É importante dizer que ao utilizarmos a estratégia de contingência, mantemos a taxa de detecção elevada, reduzimos o falso-positivo e exames invasivos desnecessários (0,8% em vez de 5%) e, por fim, reduzimos os custos com o cfDNA (19% da população em vez de 100%).

É importante lembrar que o cfDNA ainda é um teste de rastreamento e não diagnóstico, devendo ser realizado o estudo do cariótipo fetal por meio de um procedimento invasivo quando o teste for positivo para cromossomopatias (risco > 99/100). Também parece lógico que havendo um teste prévio de rastreamento positivo com risco elevado de cromossomopatias, o exame invasivo, e não um novo teste de rastreamento (cfDNA), seja realizado. Porém, cada gestante deverá ser avaliada individualmente e em casos nos quais não exista o desejo inicial de um procedimento invasivo, a avaliação do cfDNA poderá ser oferecida como uma opção a mais para acurar o risco fetal.

Há a expectativa de que, no futuro, quando o cfDNA se tornar um teste mais disponível e com menor custo, ele possa ser a forma preferencial de rastreamento das principais cromossomopatias e

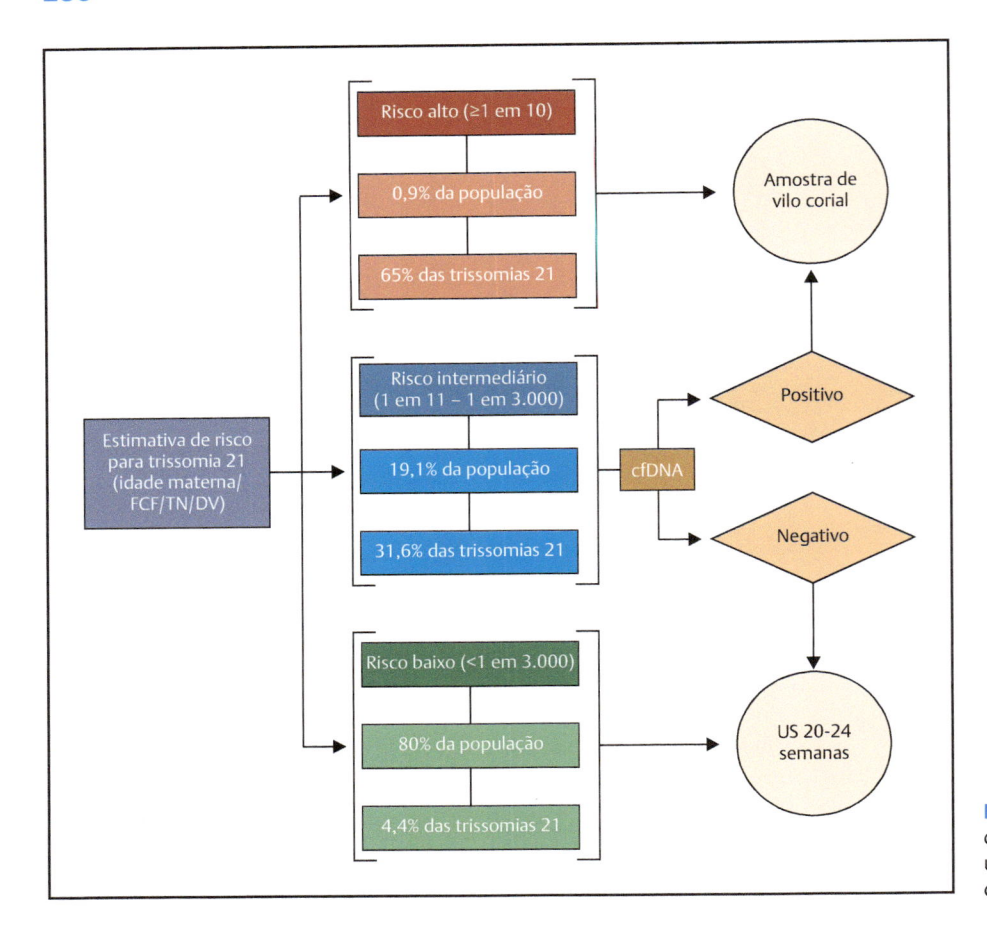

Fig. 32-23. Protocolo sugerido pela FMF para rastreamento de cromossomopatias associando os riscos estipulados pela ultrassonografia de primeiro trimestre e cfDNA – estratégia de contingência.

de defeitos genéticos, substituindo o rastreamento cromossômico realizados pela TN/bioquímico. Porém, sabemos que a ultrassonografia de primeiro trimestre não perderia a sua importância, visto que ainda permaneceria como importante método de rastreamento da anatomia fetal, da pré-eclâmpsia, da restrição de crescimento e do parto prematuro.

PROCEDIMENTOS INVASIVOS PARA O DIAGNÓSTICO DAS CROMOSSOMOPATIAS NO PRIMEIRO TRIMESTRE

Após a discussão sobre o rastreamento das anomalias cromossômicas no primeiro trimestre, fica evidente a necessidade da confirmação diagnóstica. Por mais sugestivos que sejam a ultrassonografia e o cfDNA no primeiro trimestre em relação ao diagnóstico cromossômico, é necessária a sua confirmação por estudo citogenético.

O procedimento de eleição para este período é a amostra de vilo corial – AVC (Fig. 32-24), visto que estudos mostraram maior risco da amniocentese para perda gestacional (2-3%) e tálipes (1,5%) quando realizada neste período.[1] A AVC permite coleta de material genético fetal e realização de análises por FISH (*fluorescence in situ hybridization*), cariótipo, *microarray*, testes moleculares e sequenciamento genético.[99]

O procedimento envolve a coleta de material placentário, seja por via transcervical ou transvaginal, com acompanhamento ultrassonográfico, sem atingir o saco amniótico. A AVC deve ser realizada a partir de 11 semanas, visto que antes desse período existe a possibilidade de o procedimento estar relacionado com o aumento na

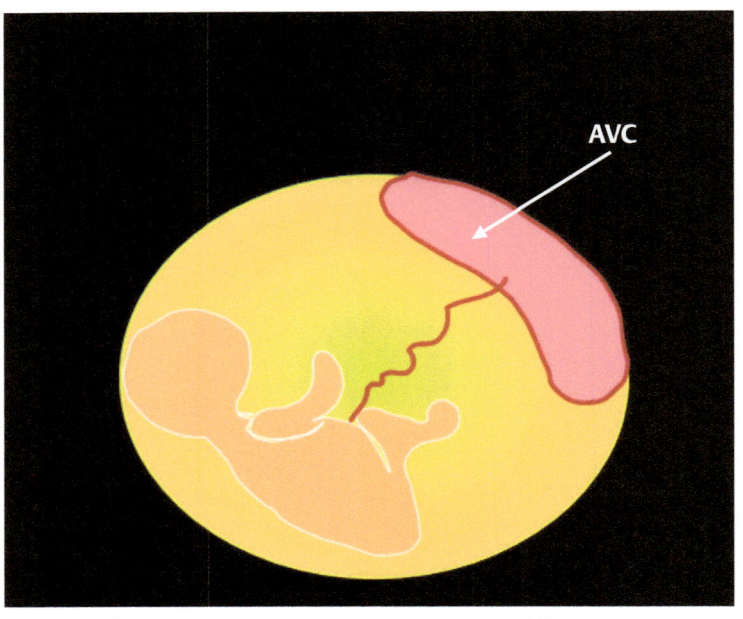

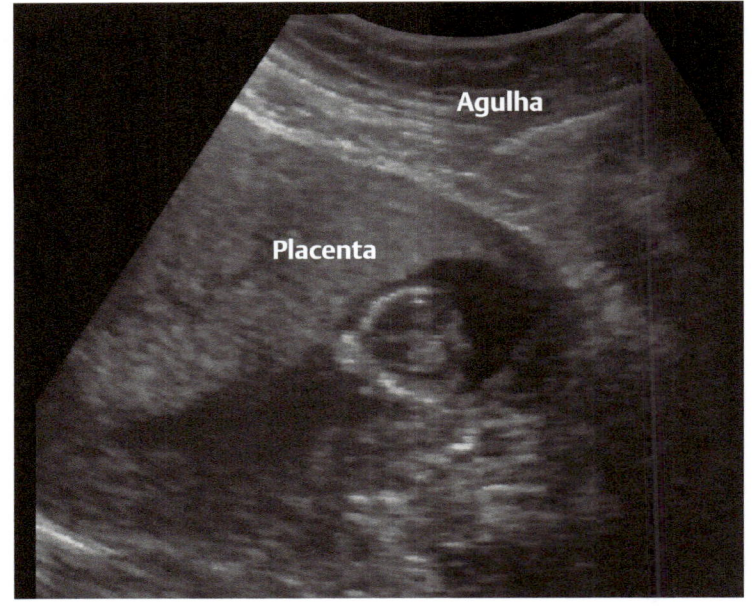

Fig. 32-24. Procedimento invasivo: Amostra de vilo corial (AVC).

incidência de deformidades faciais (micrognatia e microglossia) e em membros.[1,99]

Como vantagens da AVC podemos citar o diagnóstico precoce, com 12-13 semanas de gestação, e baixo risco de complicações. Como desvantagens devem ser lembradas a maior dificuldade técnica para realização do procedimento, quando comparada à amniocentese, e a maior possibilidade de resultados mostrando mosaicismo confinado à placenta, 1 a 2%.

A realização de qualquer procedimento invasivo está intimamente relacionada com o risco de perda gestacional. Em estudo recente, Beta *et al.* (2018) observaram que o risco de perda gestacional após a realização de AVC foi de 0,35% (IC 95%: 0,3-1), semelhante ao risco da amniocentese realizada no segundo trimestre.[100] Obviamente, este risco está intimamente relacionado com a experiência do serviço que realiza o diagnóstico. Maiores detalhes com relação aos procedimentos invasivos para diagnóstico fetal serão discutidos em capítulo específico.

COMENTÁRIOS FINAIS

Estudos mostram que aproximadamente 60% das anomalias estruturais maiores e 90% das anomalias cromossômicas podem ser diagnosticadas já no primeiro trimestre da gestação por meio de exame ultrassonográfico detalhado. Além disso, a possibilidade de detecção do risco elevado para pré-eclâmpsia, restrição de crescimento e trabalho de parto prematuro possuem importância fundamental quando falamos de prevenção. Para taxas elevadas de diagnósticos no primeiro trimestre, dois fatores são fundamentais: instrumento e instrumentador. O aparelho de ultrassonografia deve possuir boa capacidade de resolução, sondas de alta frequência (5-7 MHz) e modo *cine-loop*. Por sua vez, o ultrassonografista deve conhecer adequadamente a embriologia e ser capaz de correlacionar anatomia e imagem ultrassonográfica, o que demanda estudos e treinamentos específicos.

Por fim, algumas observações importantes com relação ao exame morfológico de primeiro trimestre: 1. o exame possui melhor desempenho quando realizado por volta da 12ª semana de gestação; 2. a morfologia de primeiro trimestre não substitui o exame ultrassonográfico morfológico do segundo trimestre, ambos são exames complementares; 3. sabemos que algumas alterações anatômicas são características e transitórias do primeiro trimestre (p. ex., TN, DV, RT), enquanto outras só aparecem em períodos mais tardios (p. ex., hipertrofia de piloro, cisterna magna aumentada); 4. uma anomalia descrita em determinada idade gestacional não significa que ela certamente pode ser descartada naquela mesma idade.

Estando atento a essas observações, o ultrassonografista cumprirá sua função adequadamente, dando assistência e tranquilidade ao casal em momento precoce da gestação.

REFERÊNCIAS BIBLIOGRÁFICAS

1. Fetal Medicine Foundation, 2018. www.fetalmedicine.com.
2. Nicolaides KH. Screening for fetal aneuploidies at 11 to 13 weeks. Prenat Diagn. 2011 Jan;31(1):7-15.
3. Ghaffari SR, Tahmasebpour AR, Jamal A, HantoushzadehS, Eslamian L, et al. First-trimester screening for chromosomal abnormalities by integrated application of nuchal translucency, nasal bone, tricuspid regurgitation and ductus venosus flow combined with maternal serum free β-hCG and PAPP-A: a 5-year prospective study. Ultrasound Obstet Gynecol. 2012;39:528-34.
4. Nicolaides KH, Azar G, Byrne D, Mansur C, Marks K. Fetal nuchal translucency: ultrasound screening for chromosomal defects in first trimester of pregnancy. Br Med J. 1992;304:867-9.
5. Snijders RJ, Faria M, von Kaisemberg, Nicolaides KH. First trimester fetal nuchal translucency. In: Snijders RJ & Nicolaides KH. Ultrasound markers for fetal chromosomal defects. London: The Parthenon Publishing Group; 1996. p.121-56.
6. Roberts LJ, Bewley S, Mackinson AM, Rodeck CH. First trimester fetal nuchal translucency: problems with screening the general population. 1. Br J Obstet Gynaecol. 1995;102:381-5.
7. Pajkrt E, de Graaf IM, Mol BW, van Lith JM, Bleker OP, Bilardo CM. Weekly nuchal translucency measurements in normal fetuses. Obstet Gynecol. 1998;91:208-11.

8. Van der Putte SC & Van Limborgh J. The embryonic development of the main lymphatics in man. Acta Morphol Neerl Scand. 1980;8:323-35.
9. Castelli E, Todros T, Mattutino G, Torre C, Panattoni G. Light and scanning electron microscope study of nuchal translucency in a normal fetus. Ultrasound Obstet Gynecol. 2003;21:514-6.
10. Haak MC & van Vugt JM. Pathophysiology of increased nuchal translucency: a review of the literature. Hum. Reprod. Update 2003;9:175-84.
11. Nicolaides KH, Sebire NJ, Snijders RJM. (Trad). Brizot ML. O exame ultra-sonográfico entre 11-14 semanas: Diagnóstico de anomalias fetais. Cosenza: Editoriale BIOS S.A.S., 2000, 194 p. Pandya PP, Kondylios A, Hilbert L, Snijders RJ, Nicolaides KH. Chromosomal defects and outcome in 1015 fetuses with increased nuchal translucency. Ultrasound Obstet Gynecol. 1995a;5:15-9.
12. Pandya PP, Snijders RJ, Johnson SP, De Lourdes Brizot M, Nicolaides KH. Screening for fetal trisomies by maternal age and fetal nuchal translucency thickness at 10 to 14 weeks of gestation. Br J Obstet Gynaecol. 1995b;102:957-62.
13. Braithwaite JM, Morris RW, Economides DL. Nuchal translucency measurements: frequency distribution and changes with gestation in a general population. Br J Obstet Gynaecol. 1996;103: 1201-4.
14. Biagiotti R, Periti E, Brizzi L, Vanzi E, Cariati E. Comparison between two methods of standardization for gestational age differences in fetal nuchal translucency measurement in fi rsttrimester screening for trisomy 21. Ultrasound Obstet Gynecol 1997;9:248-52.
15. Yagel S, Anteby EY, Rosen L, Yaffe E, Rabinowitz R, Tadmor O. Assessment of firsttrimester nuchal translucency by daily reference intervals. Ultrasound Obstet Gynecol. 1998;11:262-5.
16. Faria MML. Translucência nucal: elaboração e estudo comparativo da curva de normalidade com valores de corte preestabelecidos no rastreamento das anomalias cromossômicas. 20 de fevereiro de 2004. 268 páginas. Dissertação apresentada ao curso de pós-graduação como requisito para obtenção ao título de Mestre em Medicina. Universidade Federal de Minas Gerais, Belo Horizonte, 2004.
17. Reuss A, Pijpers L, Schampers PT, Wladimiroff JW, Sachs ES. The importance of chorionic villus sampling after first trimester diagnosis of cystic hygroma. Prenat Diagn. 1987;7:299-301.
18. Snijders RJ, Noble P, Sebire N, Souka A, Nicolaides KH. UK multicentre project on assessment of risk of trisomy 21 by maternal age and fetal nuchal-translucency thickness at 10-14 weeks of gestation. Fetal Medicine Foundation - First Trimester Screening Group. Lancet. 1998;352:343-6.
19. Faria M, Quintino S, Pettersen H. Rastreamento ultrassonográfico de anomalias cromossômicas através da medida da translucência nucal - Análise de 231 fetos. RBGO. 1997;19:19-30.
20. Acacio GL, Barini R, Pinto Junior W, Ximenes RL, Pettersen H, Faria M. Nuchal translucency: un ultrasound marker for fetal chromosomal abnormalities. São Paulo Med J. 2001;119:19-23.
21. Murta CG & França LC. Medida da translucência nucal no rastreamento de anomalias cromossômicas. RBGO 2002;24:163-73.
22. Landwehr JB Jr, Johnson MP, Hume RF, Yaron Y, Sokol RJ, Evans MI. Abnormal nuchal findings on screening ultrasonography: aneuploidy stratifi cation on the basis of ultrasonographic anomaly and gestational age at detection. Am J Obstet Gynecol. 1996;175:995-9.
23. Pandya PP, Brizot ML, Kuhn P, Snijders RJ, Nicolaides KH. First-trimester fetal nuchal translucency thickness and risk for trisomies. Obstet Gynecol. 1994;84:420-3.
24. Souka AP, Snijders RJ, Novakov A, Soares W, Nicolaides KH. Defects and syndromes in chromosomally normal fetuses with increased nuchal translucency thickness at 10-14 weeks of gestation. Ultrasound Obstet Gynecol. 1998;11:391-400.
25. Pajkrt E, Mol BW, Bleker OP, Bilardo CM. Pregnancy outcome and nuchal translucency measurements in fetuses with a normal karyotype. Prenat Diagn. 1999;19:1104-8.
26. Souka AP, Krampl E, Bakalis S, Heath V, Nicolaides KH. Outcome of pregnancy in chromosomally normal fetuses with increased nuchal translucency in the first trimester. Ultrasound Obstet Gynecol. 2001;18: 9-17.
27. Michaelidis GD & Economides DL. Nuchal translucency measurement and pregnancy outcome in karyotypically normal fetuses. Ultrasound Obstet Gynecol. 2001;17:102-5.
28. Hiippala A, Eronen M, Taipale P, Salonen R, Hiilesmaa V. Fetal nuchal translucency and normal chromosomes: a long-term follow-up study. Ultrasound Obstet Gynecol. 2001;18:18-22.
29. Hyett J. Increased nuchal translucency in fetuses with a normal karyotype. Prenat Diagn. 2002;22:864-8.

30. Nicolaides KH, Heath V, Cicero S. Increased fetal nuchal translucency at 11-14 weeks. Prenat Diagn. 2002;22:308-15.

31. Frey Tirri B, Troeger C, Holzgreve W, Tercanli S. Quality management of nuchal translucency measurement in residents. Ultraschall Med. 2007 Oct;28(5):484-8.

32. Braithwaite JM & Economides DL. The measurement of nuchal translucency with transabdominal and transvaginal sonography success rates, repeatability and levels of agreement. Br J Radiol. 1995;68:720-3.

33. Guis F, Ville Y, Vincent Y, Doumerc S, Pons JC, Frydman R. Ultrasound evaluation of the length of the fetal nasal bones throughout gestation. Ultrasound Obstet Gynecol. 1995;5:304-7.

34. Orlandi F, Bilardo CM, Campogrande M, Krantz D, Hallahan T, Rossi C, Viora E. Measurement of nasal bone length at 11-14 weeks of pregnancy and its potential role in Down syndrome risk assessment. Ultrasound Obstet Gynecol. 2003;22:36-9.

35. Cicero S, Curcio P, Papageorghiou A, Sonek J, Nicolaides K. Absence of nasal bone in fetuses with trisomy 21 at 11-14 weeks of gestation: an observational study. Lancet. 2001;358:1665-7.

36. Mazzoni Júnior GT. Avaliação ultrassonográfica do osso nasal fetal. 18 de fevereiro de 2005. 128 páginas. Dissertação apresentada ao curso de pós-graduação como requisito para obtenção ao título de Mestre em Medicina. Universidade Federal de Minas Gerais, Belo Horizonte; 2005.

37. Moore KL, Persaud TVN. Aparelho faríngeo (braquial). In: Moore KL, Persaud TVN (Eds). Embriologia clínica, 6.ed. Rio de Janeiro: Editora Guanabara Koogan S.A.; 2000. p. 207-46.

38. Sandikcioglu M, Moelsted K, Kjaer I. The prenatal development of the human nasal bone and vomeral bones. J Craniofac Genet Dev Biol. 1994;14:124-34.

39. Zoppi MA, Ibba RM, Axiana C, Floris M, Manca F, Monni G. Absence of fetal nasal bone and aneuploidies at first-trimester nuchal translucency screening in unselected pregnancies. Prenat Diagn. 2003;23:496-500.

40. Keeling JW, Hansen BF, Kjaer I. Pattern of malformations in the axial skeleton in human trisomy 21 fetuses. Am J Med Genet. 1997;68:466-71.

41. Kjaer M, Keeling JW, Andersen E, Fischer Hansen B. Hand development in trisomy 21. Am J Med Genet. 1998;79:337-42.

42. Stemple N, Huten Y, Fredouille C, Brisse H, Nessmann C. Skeletal abnormalities in fetuses with Down's syndrome: a radiographic post-mortem study. Pediatr Radiol. 1999;29:682-8.

43. Bromley B, Lieberman E, Shipp TD, Benacerraf BR. Fetal nose bone length: a marker for Down Syndrome in the second trimester. J Ultrasound Med. 2002;21:1387-94.

44. Rustico MA, Bussani R, Silvestri F. Nasal bone and trisomy 21: prenatal ultrasound and postmortem morphohistological study. Ultrasound Obstet Gynecol. 2004;23:96-8.

45. Cicero S, Longo D, Rembouskos G, Sacchini C, Nicolaides KH. Absente nasal bone at 11-14 weeks of gestation and chromosomal defects. Ultrasound Obstet Gynecol. 2003;22:31-5.

46. Prefumo F, Sairam S, Bhide A, Penna L, Hollis B, Thilaganathan B. Maternal ethinic origin and fetal nasal bones at 11-14 weeks of gestation. BJOG. 2004;111:109.

47. Otaño L, Aiello H, Igarzabal L, Matayoshi T, Gadow EC. Association between first trimester absence of fetal nasal bone on ultrasound and Down's syndrome. Prenat Diagn. 2002;22:930-2.

48. Viora E, Masturzo B, Errante G, Sciarrone A, Bastonero S, Campogrande M. Ultrasound evaluation of fetal nasal bone at 11 to 14 weeks in a consecutive series of 1906 fetuses. Prenatdiagn. 2003;23:784-7.

49. Cicero S, Dezerega V, Andrade E, Scheier M, Nicolaides KH. Learning curve for sonographic examination of the fetal nasal bone at 11-14 weeks. Ultrasound Obstet Gynecol. 2003;22:135-7.

50. Kanellopoulos V, Katsetos C, Economides DL. Examination of fetal nasal bone and repeatability of measurement in early pregnancy. Ultrasound Obstet Gynecol. 2003;22:131-4.

51. Senat MV, Bernard JP, Boulvain M, Ville Y. Intra and interoperator variability in fetal nasal bone assessment at 11-14 weeks of gestation. Ultrasound Obstet Gynecol. 2003;22:138-41.

52. Borrell A, Antolin E, Costa D, Farre MT, Martinez JM, Fortuny A. An abnormal ductus venosus blood flow in trisomy 21 fetus during early pregnancy. Am J Obstet Ginecol. 1998;179:1612-7.

53. Matias A, Gomes C, Flack N, Montenegro N, Nicolais K. Screening for chromosomal abnormalities at 10-14 weeks. The role of ductus venosus blood flow. Ultrasound Obstet Ginecol. 1998;12:380-4.

54. Brenzika C. Fetal hemodynamics. J Perinat Med. (Berlin) 2001;29:371-80.

55. Mavrides E, Moscoso G, Carvalho JS, Campbell S, Thilaganathan B. The anatomy of the umbilical, portal and hepatic venous systems in the human fetus at 14-19 weeks of gestation. Ultrasound Obstet Ginecol. 2001;18:598-604.

56. Mavrides E, Moscoso G, Carvalho JS, Campbell S, Thilaganathan B. The human ductus venous between 13 and 17 weeks of gestation: histogical and morphometric studies. Ultrasound Obstet Ginecol. 2002;19:39-46.

57. Kiserud T, Rasmussen S, Sckulstad S. Blood flow and degree of shunting through the ductus venosus in the fetus. Am J Obstet Gynecol. 2000;182:147-53.

58. Rudolph AM. Hepatic and ductus venousus blood flows curing fetal life. Hepatology. 1983;3:254-8.

59. Huisman TW, Brezinka C, Stewart PA, Stijnen T, Wladimiroff JW. Ductus venosus Doppler flow velocity waweforms in relation to fetal behavioral states. Br J Obstet Gynaecol. 1994;101:220-4.

60. Hecher K, Campbell S, Doyle P, Harrington K, Nicolaides K. Assessment of fetal compromise by doppler ultrasound investigation of fetal circulation; arterial, intracardiac, and venous blood flow velocity studies. Circulation. 1995;91:129-38.

61. Hoppen T, Hofstaetter C, Plath H, Kau N, Bartmann P. Agenesis of the ductus venosus and its correlation to hydrops fetalis. J Perinat Med. 2000;28:69-73.

62. Contratti G, Banzi C, Ghi T, Perolo A, Pilu G, Visentin A. Absence of ductus venousus: report of 10 new cases and review of the literature. Ultasound Obstet Gynec. 2001;18: 605-9.

63. Berg C, Kamil D, Geipel A, Kohl T, Knopfle G, Hansmann M. Gembruch U. Absence of ductus venosus – importance of umbilical venous drainage site. Ultrasound Obstet Gynecol. 2006;28:275–81.

64. Hecher K & Campbell S. Characteristics of fetal venous blood flow under normal circunstances and during fetal disease. Ultrasound Obstet Ginecol. 1996;7:68-83.

65. Hyett J, Moscoso G, Nicolaides KH. Cardiac defects in 1sttrimester fetuses with trisomy 18. Fetal Diagn Ther 1995a ;10:381-6.

66. Hyett J, Moscoso G, Nicolaides KH. First-trimenster nuchal translucency and cardiac septal defects with trisomy 21. Am J Obstet Gynecol. 1995b;172:1411-3.

67. Antolin E, Comas C, Torrents M, Munoz A, Figueras F, Echevarria M, et al. The role of ductus venosus blood flow assessment in screening for chromosomal abnormalities at 10 -16 weeks of gestation. Ultrasound Obst Ginecol. 2001;17:295-300.

68. Murta CGV, Morom A, Ávila M. Detecção da síndrome de Dcwn: ênfase no Doppler do ducto venoso. GO Atual. 2002;3:20-31.

69. Maiz N, Kagan KO, Milovanovic Z, Celik E, Nicolaides KH. Learning curve for Doppler assessment of ductus venosus flow at 11 + 0 to 13 + 6 weeks' gestation. Ultrasound Obstet Gynecol. 2008 May;31(5):503-6.

70. Prefumo F, Biasio P, Venturini L. Reproducibility of ductus venosus Doppler flow measurements at 10-14 weeks of gestation. Ultrasound Obstet Ginecol. 2001;17:301-5.

71. Huggon IC, De Figueiredo DB, Allan LD. Tricuspid regurgitation in the diagnosis of chromosomal anomalies in the fetus at 11–14 weeks of gestation. Heart. 2003;89:1071-3.

72. Faiola S, Tsoi E, Huggon IC, Allan LD, Nicolaides KH. Likelihood ratio for trisomy 21 in fetuses with tricuspid regurgitation at the 11 to 13 + 6-week scan. Ultrasound Obstet Gynecol. 2005 July;26(1):22-7.

73. Falcon O, Auer M, Gerovassili A, Spencer A and Nicolaides KH. Screening for trisomy 21 by fetal tricuspid regurgitation, nuchal translucency and maternal serum free β-hCG and PAPP-A at 11 + 0 to 13 + 6 weeks. Ultrasound Obstet Gynecol. 2006;27:151-5.

74. Kagan KO, Valencia C, Livanos P, Wright D, Nicolaides KH. Tricuspid regurgitation in screening for trisomies 21, 18 and 13 and Turner syndrome at 11+0 to 13+6 weeks of gestation. Ultrasound Obstet Gynecol. 2009 Jan;33(1):18-22.

75. Ninno MA, Liao AW, Lamberty CO, Miguelez J, Zugaib M. Fetal tricuspid valve Doppler at 11-13 weeks and 6 days: reference values and reproducibility. Prenat Diagn. 2010 Aug;30(8):790-4.

76. Borenstein M, Persico N, Kaihura C, Sonek J, Nicolaides KH. Frontomaxillary facial angle in chromosomally normal fetuses at 11 + 0 to 13 + 6 weeks. Ultrasound Obstet Gynecol. 2007a;30:737-41.

77. Borenstein M, Persico N, Strobl I, Sonek J, Nicolaides KH. Frontomaxillary and mandibulomaxillary facial angles at 11 + 0 to 13 + 6 weeks in fetuses with trisomy 18. Ultrasound Obstet Gynecol. 2007b;30:928-33.

78. Chen M, Wang HF, Leung TY, Sahota DS, Borenstein M, Nicolaides K, et al. Frontomaxillary facial angle at 11 + 0 to 13 + 6 weeks in Chinese population. J Matern Fetal Neonatal Med. 2011 Mar;24(3):498-501.

79. Panigassi AP, Lima AF, Lobo GR, Nowak PM, Nardozza L, Pares DS. Study on the applicability of the frontomaxillary facial angle. in the first trimester in a mixed population – a Brazilian pilot study Ultrasound in Obstetrics & Gynecology 2011;38(Suppl. 1):186-71.

80. Borenstein M, Persico N, Kagan KO, Gazzoni A, Nicolaides KH. Frontomaxillary facial angle in screening for trisomy 21 at 11 + 0 to 13 + 6 weeks. Ultrasound Obstet Gynecol. 2008 July;32(1):5-11.

81. Liao AW, Snijders R, Geerts L, Spencer K, Nicolaides KH. Fetal heart rate in chromosomally abnormal fetuses. Ultrasound Obstet Gynecol. 2000;16:610-13.

82. Hyett JA, Noble PL, Snijders RJ, Montenegro N, Nicolaides KH. Fetal heart rate in trisomy 21 and other chromosomal abnormalities at 10-14 weeks of gestation. Ultrasound Obstet Gynecol. 1996;7:239-44.

83. Jones KL. Smith's recognizable patterns of human malformation, 4th ed. London: WB Saunders; 1988.

84. ISUOG Practice Guidelines: performance of first-trimester fetal ultrasound scan. Ultrasound Obstet Gynecol 2013;41:102-13.

85. Snijders RJ, Brizot ML, Faria M, Nicolaides KH. Fetal exomphalos at 11 to 14 weeks of gestation. J Ultrasound Med. 1995;14:569-74.

86. Sepulveda W, Wong AE, Dezerega V. First-trimester sonographic findings in trisomy 18: a review of 53 cases. Prenat Diagn. 2010;30:256e9.

87. Syngelaki A, Guerra L, Ceccacci I, Efeturk T, Nicolaides KH. Impact of holoprosencephaly, exomphalos, megacystis and increased nuchal translucency on first-trimester screening for chromosomal abnormalities. Ultrasound Obstet Gynecol. 2017 July;50(1):45-8.

88. Gembruch U, Baschat AA, Knöpfle G, Hansmann M. Results of chromosomal analysis in fetuses with cardiac anomalies as diagnosed by first- and early second-trimester echocardiography. Ultrasound Obstet Gynecol. 1997 Dec;10(6):391-6.

89. Huggon IC, Ghi T, Cook AC, Zosmer N, Allan LD, Nicolaides KH. Fetal cardiac abnormalities identified prior to 14 weeks' gestation. Ultrasound Obstet Gynecol. 2002 July;20(1):22-9.

90. Carvalho JS, Moscoso G, Tekay A, Campbell S, Thilaganathan B, Shinebourne EA. Clinical impact of first and early second trimester fetal echocardiography on high risk pregnancies. Heart. 2004 Aug;90(8):921-6.

91. Persico N, Moratalla J, Lombardi CM, Zidere V, Allan L, Nicolaides KH. Fetal echocardiography at 11-13 weeks by transabdominal high-frequency ultrasound. Ultrasound Obstet Gynecol. 2011 Mar;37(3):296-301.

92. Maiz N, Valencia C, Emmanuel EE, Staboulidou I, Nicolaides KH. Screening for adverse pregnancy outcome by ductus venosus Doppler at 11-13+6 weeks of gestation. Obstet Gynecol. 2008 Sep;112(3):598-605.

93. Liao AW, Sebire NJ, Geerts L, Cicero S, Nicolaides KH. Megacystis at 10-14 weeks of gestation: chromosomal defects and outcome according to bladderlength. Ultrasound Obstet Gynecol. 2003 Apr;21(4):338-41.

94. Rembouskos G, Cicero S, Longo D, Sacchini C, Nicolaides KH. Single umbilical artery at 11-14 weeks' gestation: relation to chromosomal defects. Ultrasound Obstet Gynecol. 2003;22:567-70.

95. Sepulveda W, Dezerega V, Be C.First-trimester sonographic diagnosis of holoprosencephaly: value of the "butterfl y" sign. J Ultrasound Med. 2004;23:761-65; quiz 766-7.

96. Gil MM, Quezada MS, Revello R, Akolekar R, Nicolaides KH. Analysis of cell-free DNA in maternal blood in screening for fetal aneuploidies: updated meta-analysis. Ultrasound Obstet Gynecol. 2015 Mar;45(3):249-66.

97. Kagan KO, Wright D, Nicolaides KH. First-trimester contingent screening for trisomies 21, 18 and 13 by fetal nuchal translucency and ductus venosus flow and maternal blood cell-free DNA testing. Ultrasound Obstet Gynecol. 2015 Jan;45(1):42-7.

98. Carlson LM, Vora NL. Prenatal diagnosis: screening and diagnostic tools. Obstet Gynecol Clin North Am. 2017 June;44(2):245-56.

99. Beta J, Lesmes-Heredia C, Bedetti C, Akolekar R. Risk of miscarriage following amniocentesis and chorionic villus sampling: a systematic review of the literature. Minerva Ginecol. 2018 Apr;70(2):215-9.

CAPÍTULO 33

RASTREIO DE ANOMALIAS ESTRUTURAIS NO PRIMEIRO TRIMESTRE

Jader de Jesus Cruz ▪ Arlley Cleverson Belo da Silva

INTRODUÇÃO

No começo do século XX, a alta mortalidade materna e infantil estimulou a criação de um sistema de acompanhamento médico das mulheres grávidas. Em 1929, o Ministério da Saúde no Reino Unido oficializou a prática dos cuidados pré-natais na Inglaterra através de um memorando (*Memorandum on Antenatal Clinics*) que delineou o que hoje conhecemos como pré-natal. Neste documento é recomendado que a primeira visita da gestante ao médico deveria ser por volta das 16 semanas. Após esta, novas visitas médicas deveriam acontecer por volta das 24 e 28 semanas, a partir daí a cada duas semanas até as 36 semanas, e então semanalmente até o parto (Fig. 33-1). Este modelo de cuidados pré-natais foi criado com base em conceitos empíricos e o conhecimento científico limitado dos anos 1920 e, apesar deste fato, este modelo permanece como a base de um padrão de cuidados pré-natais que é seguido no mundo inteiro até hoje.

Hoje sabemos que as características e a história materna, associadas a resultados de testes biofísicos e bioquímicos entre 11-14 semanas, podem definir um risco específico de cada gestante para algumas das principais complicações da gestação de forma específica e individualizada. Esta avaliação de risco é possível, principalmente, para trissomia do 21, pré-eclâmpsia e restrição de crescimento fetal. Estimar precocemente o risco individualizado de cada gestante para estas complicações pode melhorar a qualidade do cuidado pré-natal, tornando-o um acompanhamento orientado e específico para a necessidade de cada gestante.

A ultrassonografia desempenha um papel central nos rastreios do primeiro trimestre, seja por meio da medida da translucência da nuca ou da avaliação da artéria uterina. Com o aumento da experiência em ecografia entre as 11-13 semanas ao longo desses 30 anos de pesquisa em rastreios no primeiro trimestre, o exame

ecográfico evoluiu de um exame onde se mede o comprimento craniocaudal e a translucência nucal para uma avaliação completa onde se estuda, também, a anatomia fetal à procura de malformações maiores.

EXAME ECOGRÁFICO ENTRE 11-13+6 SEMANAS

A avaliação ecográfica do feto entre as 11-13+6 semanas tem papel fundamental na datação da gravidez, determinação do número de fetos e a sua corionicidade em casos de gestações gemelares ou múltiplas. Inclui, ainda, a medida da translucência da nuca, avaliação do osso nasal, avaliação do fluxo de sangue pela válvula tricúspide e a medida do índice de pulsatilidade do ducto venoso bem como das artérias uterinas. Porém, neste capítulo, trataremos, especificamente, da avaliação da anatomia fetal e a possibilidade de detecção de anomalias estruturais.

Sabe-se que o desempenho da ecografia no primeiro trimestre para a detecção de anomalias estruturais depende de alguns fatores importantes:

- *Tempo destinado à realização do exame*: é essencial entender que, com o aumento significativo dos itens a serem avaliados ao longo dos anos, o tempo destinado à avaliação do primeiro trimestre deve ser adequado para este fim. Em muitos centros no mundo este tempo é entre 30 a 45 minutos.
- *Objetivos definidos para o exame*: a inclusão ou não da avaliação de determinada estrutura na lista de objetivos para esta ecografia vai condicionar a detecção ou não de anomalias nesta estrutura. Por exemplo, se a avaliação das mãos não estiver incluída nos objetivos deste exame, o diagnóstico de anomalias da mão, obviamente, não será possível.
- *Experiência do médico*: o exame ecográfico depende da experiência do observador para a detecção de anomalias. Por esta razão, o treinamento adequado e a respectiva certificação e auditoria são passos importantes para a realização adequada deste exame.
- *Qualidade do equipamento de ultrassom*: os avanços tecnológicos permitiram a criação de aparelhos mais seguros e com melhor qualidade de imagem que permitem melhor avaliação das estruturas fetais, sendo, assim, um fator condicionante ao diagnóstico mais preciso.
- *Sinais que permitem suspeitar de anomalias*: com a finalidade de auxiliar a detecção de defeitos anatômicos, alguns marcadores ecográficos podem e devem ser utilizados. Talvez o melhor exemplo de tais marcadores seja a medida da translucência da nuca (TN) e sua associação a cardiopatias fetais maiores. Discutiremos mais adiante sobre este assunto neste capítulo.

Em dois artigos científicos publicados pelo mesmo grupo com um intervalo de 9 anos classificam-se, de forma interessante e lógica, as anomalias estruturais no primeiro trimestre de acordo com sua detecção em: não diagnosticável, potencialmente detectável e sempre detectável. É claro que esta classificação reflete a experiência do grupo que publicou os artigos e que, em diferentes centros, as anomalias incluídas em cada um dos grupos podem variar. Contudo, é uma excelente forma de compreender a extensão das possibilidades e limites do diagnóstico de malformações no primeiro trimestre.

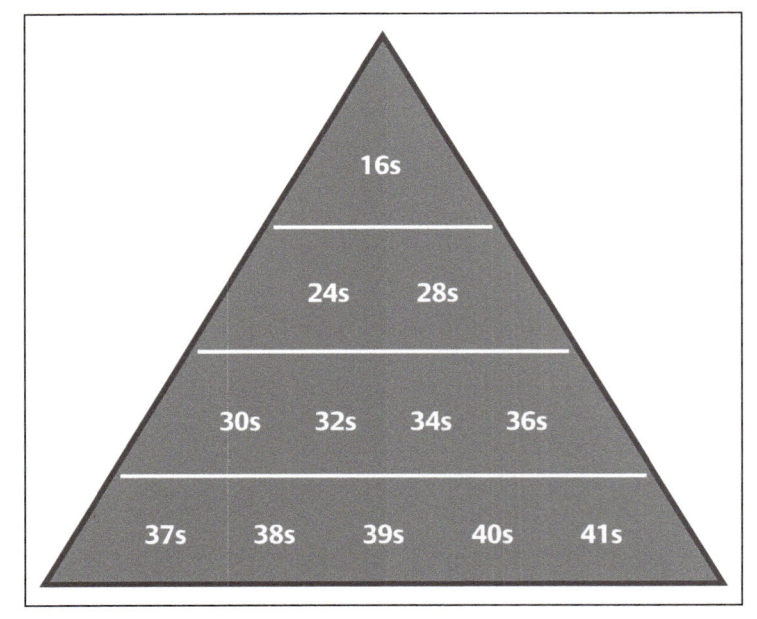

Fig. 33-1. Pirâmide de cuidados pré-natais definida em 1929.

ANOMALIAS ESTRUTURAIS NÃO DETECTÁVEIS

Assim como em todos os outros trimestres, existem anomalias que não são detectáveis entre as 11-13+6 semanas de gravidez. Este grupo de anomalias é composto por defeitos fetais que surgem mais tarde na gravidez como, por exemplo, as obstruções intestinais, infecções fetais e hemorragias cerebrais (Fig. 33-2). Entram neste grupo anomalias de estruturas que se desenvolvem ou só podem ser avaliadas após este período, como as anomalias do corpo caloso (Fig. 33-3). Incluem-se também anomalias que dependem da evolução de sinais ecográficos que permitam seu diagnóstico, como as malformações congênitas das vias aéreas (Fig. 33-4).

ANOMALIAS POTENCIALMENTE DETECTÁVEIS

Este grupo de anomalias é composto por defeitos estruturais que são possíveis de identificar no primeiro trimestre, porém sua detecção é mais difícil. O diagnóstico destas anomalias pode ser facilitado por meio de protocolos próprios de avaliação, treinamento específico para avaliação de determinadas estruturas e de mais tempo para o exame ecográfico. Adicionalmente, marcadores que facilitem a suspeita de uma malformação podem ser incorporados. Um bom exemplo deste tipo de marcador é a medida da TN, que pode estar aumentada em fetos com defeitos estruturais como displasias esqueléticas, hérnia diafragmática e cardiopatias fetais. Alguns exemplos

de anomalias que podem compor este grupo são as fendas de palato, a espinha bífida e as cardiopatias congênitas maiores.

- *Fendas faciais:* as fendas faciais (labial e palato) são malformações importantes com uma incidência aproximada de 1:800 gestações. O diagnóstico pré-natal deste defeito se realiza, tradicionalmente, por ecografia no segundo trimestre entre 20-24 semanas, pela visualização direta do defeito em cortes coronais e axiais do lábio e palato anterior (alveolar). Entre 11-13 semanas o corte coronal da face mostra três linhas ecogênicas facilmente identificáveis. As linhas correspondem ao processo anterior ou frontal do osso maxilar e o palato primário com seu rebordo alveolar (Fig. 33-5). Por ser esta área semelhante a um triângulo e estar imediatamente posterior ao nariz, chama-se de triângulo retronasal (TRN). Quando o triângulo é completo, principalmente em sua base, sugere que o palato anterior seja normal, enquanto, se houver um espaço, uma solução de continuidade em sua base sugere a presença de um defeito de palato (Fig. 33-6). A comparação entre dois estudos, realizados pelo mesmo grupo de investigadores, que avaliaram o desempenho da ecografia entre 11-13 semanas mostra aumento de 30% (de 5% para 35%) na detecção de fendas do palato após a incorporação de protocolos específicos de avaliação desta estrutura, como a avaliação do TRN.
- *Espinha bífida*: o deslocamento caudal do cérebro presente na espinha bífida aberta e identificável no segundo trimestre da gravidez é possível de se ver entre 11-13 semanas no mesmo corte sagital

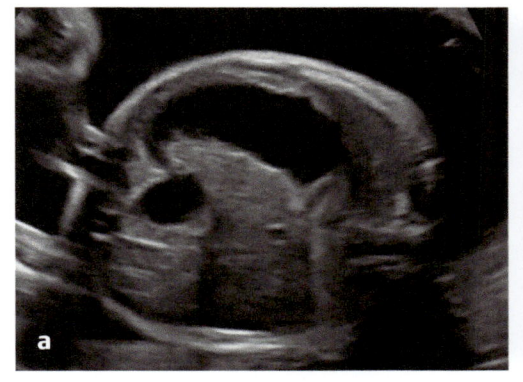 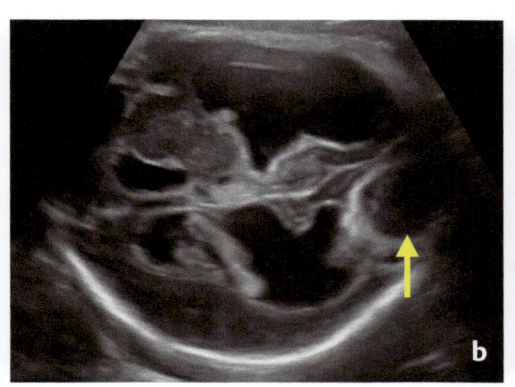 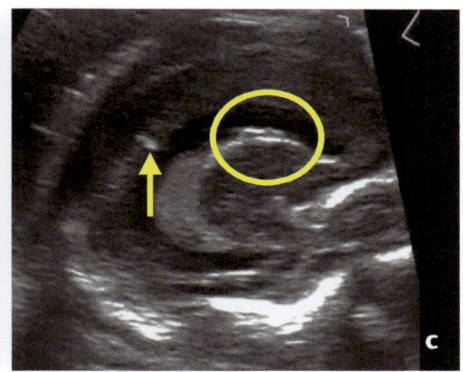

Fig. 33-2. (a) Corte transverso do abdome fetal no terceiro trimestre demonstrando a imagem característica da estenose duodenal. **(b)** Corte transverso da cabeça fetal demonstrando sinais de hemorragia cerebral com ventrículos laterais aumentados com paredes irregulares e cisto porencefálico posteriormente (seta). **(c)** Corte longitudinal da cabeça fetal demonstrando o ventrículo lateral longitudinalmente com imagens císticas em sua parede e calcificação periventricular em feto com infecção por CMV.

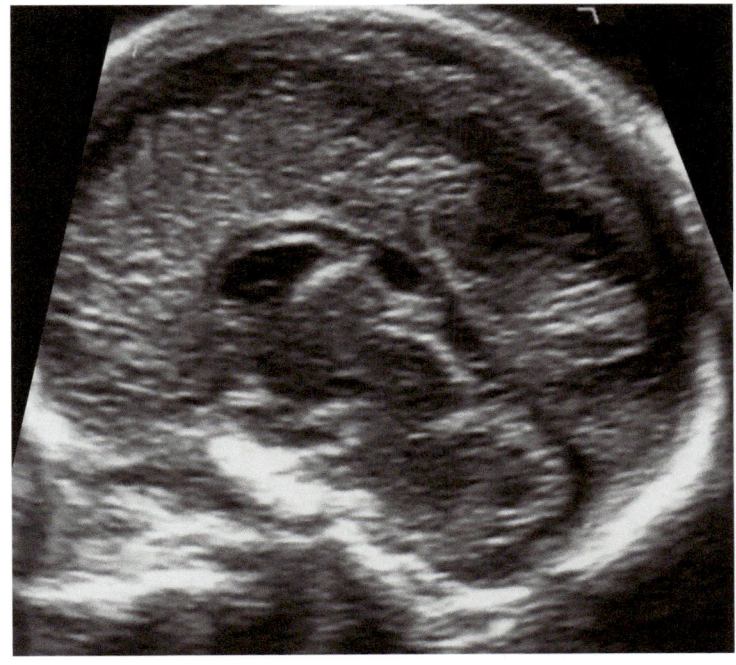

Fig. 33-3. Corte sagital da cabeça fetal demonstrando corpo caloso (hipoplásico).

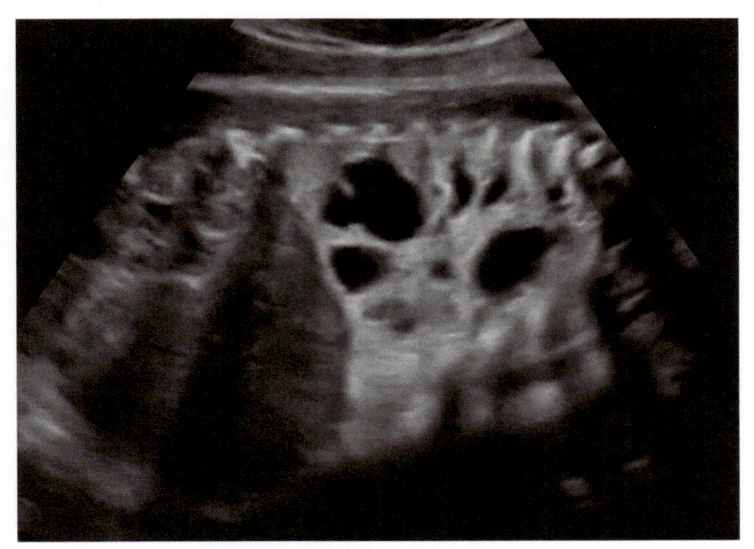

Fig. 33-4. Corte parassagital do tórax fetal demonstrando o pulmão com aspecto hiperecogênico e com grandes cistos característicos de malformação congênita das vias aéreas.

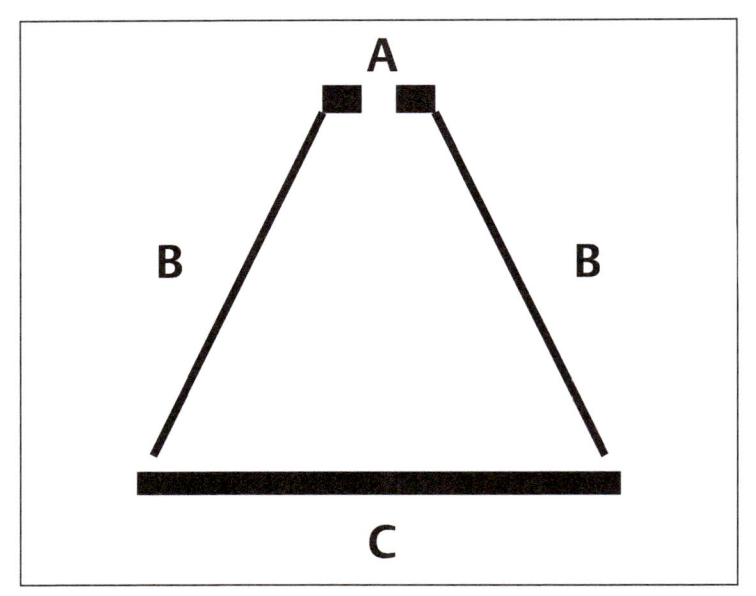

Fig. 33-5. Desenho esquemático do triângulo retronasal. *A.* corresponde aos ossos nasais, *B.* ao processo anterior da maxila e *C.* ao palato anterior.

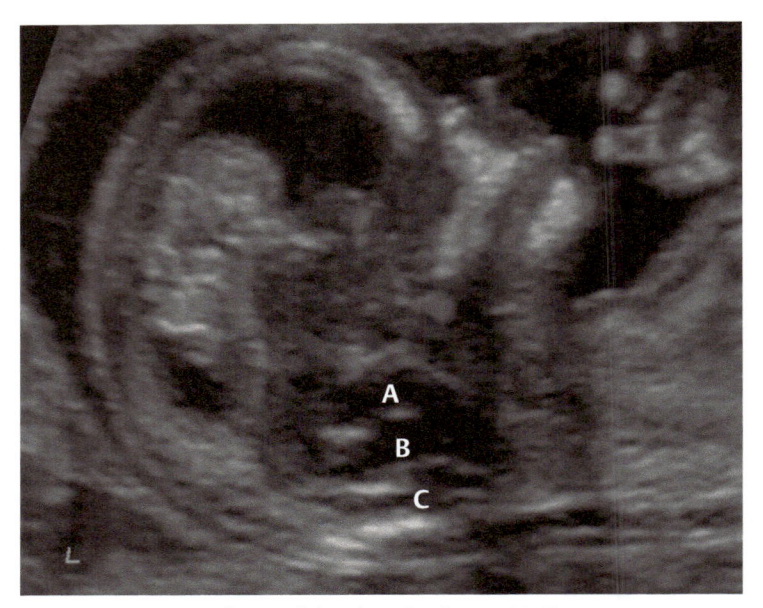

Fig. 33-7. Corte sagital normal da cabeça fetal entre 11-13 semanas. *A.* Tronco cerebral; *B.* quarto ventrículo; *C.* cisterna magna.

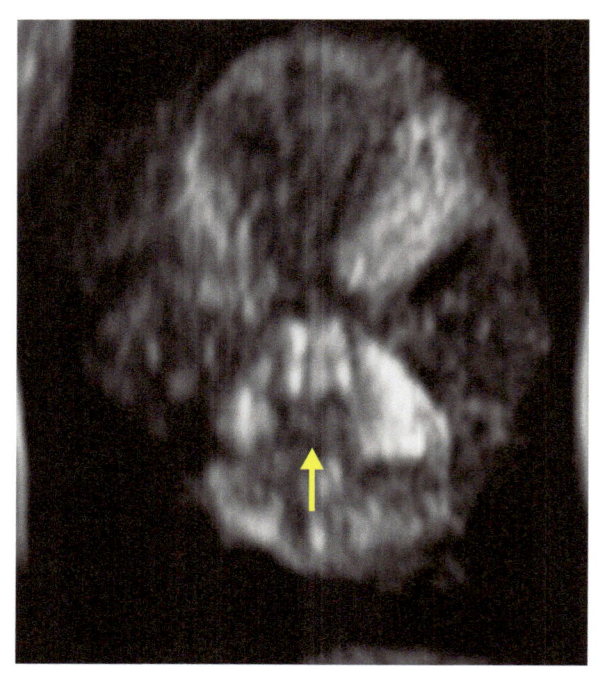

Fig. 33-6. Corte coronal da face fetal no primeiro trimestre demonstrando a solução de continuidade na base do triângulo retronasal (seta) sugestivo de fenda de palato.

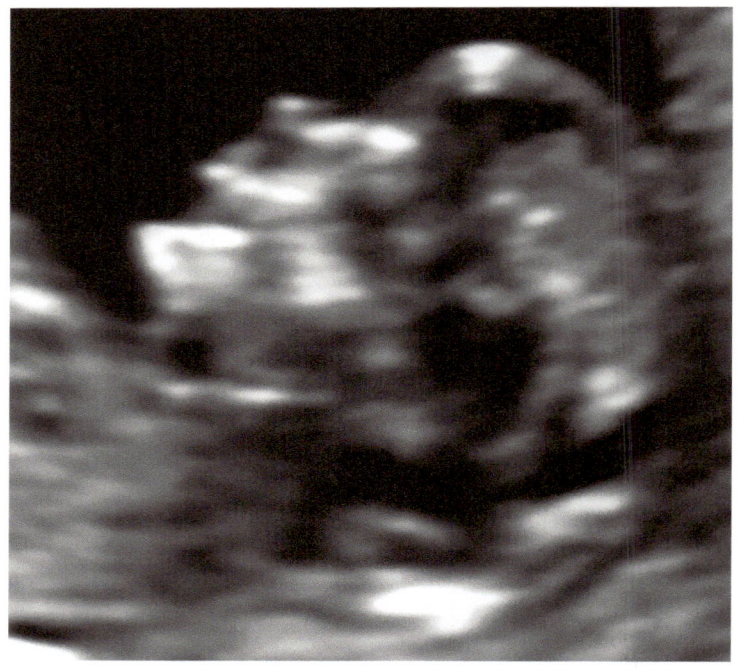

Fig. 33-8. Corte sagital da cabeça fetal entre 11-13 semanas em um caso com espinha bífida aberta. É possível ver a predominância do tronco cerebral em comparação ao complexo posterior (quarto ventrículo e cisterna magna) com perda das características anatômicas da fossa posterior.

médio da face fetal para a avaliação da TN e do osso nasal. Neste plano, a parte do cérebro fetal entre o osso esfenoide anteriormente e o osso occipital posteriormente pode ser dividida em tronco cerebral, mais anterior, seguido pelo do quarto ventrículo e cisterna magna na parte posterior (Fig. 33-7). Em fetos com espinha bífida aberta, o diâmetro do tronco cerebral está aumentado e o diâmetro do complexo quarto ventrículo-cisterna magna está diminuído (Fig. 33-8). Outros sinais indiretos podem auxiliar na suspeita de espinha bífida aberta, como a medida do diâmetro biparietal, que pode estar abaixo do percentil 5 em cerca de 44% nos casos de espinha bífida. É possível que a avaliação da fossa posterior também possa ser utilizada para detectar ou suspeitar de outras anomalias desta região anatômica como alguns artigos demonstram, porém o nível de evidência ainda é pequeno para que seja incluído na prática diária.

■ *Cardiopatias maiores:* anomalias do coração e grandes vasos figuram entre os defeitos congênitos mais comuns. São responsáveis por cerca 20% de todos os natimortos e 30% de mortes neonatais por malformações. A medida da TN, a avaliação da onda "a" do ducto venoso e a pesquisa de regurgitação na válvula tricúspide podem ser utilizadas como marcadores para malformações cardíacas maiores. Uma política em que a ecocardiografia fetal especializada seria indicada para casos onde a TN fetal está acima do percentil 99 ou há onda reversa no ducto venoso ou há regurgitação tricúspide pode detectar cerca de 50% destas anomalias com um falso-positivo de aproximadamente 4%.

Existem outros marcadores descritos para o auxílio na detecção dos defeitos estruturais, porém não é o objetivo deste capítulo discorrer sobre os marcadores de cada defeito estrutural isoladamente, mas apresentar uma visão geral do papel que este tipo de ferramenta pode ter. Além disso, é importante salientar que a utilização de um marcador não elimina a necessidade de avaliar adequadamente a área de interesse.

ANOMALIAS ESTRUTURAIS DETECTÁVEIS

Entre as anomalias que podem ser sempre diagnosticadas entre as 11-13+6 semanas de gestação estão anencefalia/acrania, holoprosencefalia alobar, onfalocele, gastrosquise, anomalia de *body stalk* e megabexiga.

- *Anencefalia/acrania:* o diagnóstico consiste na ausência de crânio ossificado com distorção da massa encefálica (Fig. 33-9). Em cerca de metade dos casos é possível detectar outras anomalias associadas. No caso de diagnóstico isolado é rara a associação a defeitos cromossômicos. É importante lembrar que a suplementação de ácido fólico iniciada pelo menos 3 meses antes da concepção reduz, em cerca de 75%, o risco de recorrência.
- *Holoprosencefalia alobar:* é o tipo mais grave de holoprosencefalia. Com prevalência aproximada de 1:300 gestações, esta anomalia consiste na falha da clivagem do diencéfalo e telencéfalo, resultando na fusão dos cornos anteriores dos ventrículos laterais (Fig. 33-10), consequentemente a "imagem da borboleta" no corte axial do polo cefálico fetal não está presente (Fig. 33-11). Existe associação a defeitos cromossômicos, principalmente trissomia do 13 e do 18, em mais de 60% dos casos.
- *Onfalocele e gastrosquise*: a inserção do cordão umbilical na parede abdominal deve ser avaliada em todos os exames entre 11-13+6 semanas. Onfalocele é um defeito central na parede abdominal com exteriorização de alças intestinais envoltas por uma membrana (Fig. 33-12) e com inserção do cordão umbilical direto no saco herniário, em que o fígado pode ou não estar herniado. A prevalência desta anomalia varia de acordo com a idade gestacional (Quadro 33-1). A onfalocele está associada a cromossomopatias, principalmente trissomias 13 e 18. Gastrosquise é um defeito lateral da parede abdominal, geralmente à direita da inserção do cordão umbilical, com evisceração de estruturas intra-abdominais que estejam em contato direto com o líquido amniótico (Fig. 33-13). Esta malformação frequentemente não está associada a aneuploidias ou doenças genéticas, entretanto existe risco aumentado para obstrução e isquemia intestinais, restrição do crescimento fetal e trabalho de parto prematuro.
- *Anomalia de body stalk:* esta anomalia é caracterizada por um conjunto de achados: grande defeito de parede abdominal, cifoescoliose grave, cordão umbilical curto ou ausente e ruptura de membrana amniótica com parte fetal dentro da cavidade celômica. Esta malformação frequentemente não está associada a aneuploidias ou doenças genéticas.
- *Megabexiga:* durante o exame no primeiro trimestre, a bexiga fetal aparece como uma pequena estrutura anecogênica na pelve fetal. A megabexiga é definida pela medida do comprimento longitudinal da bexiga maior ou igual a 7 mm (Fig. 33-14). Esta

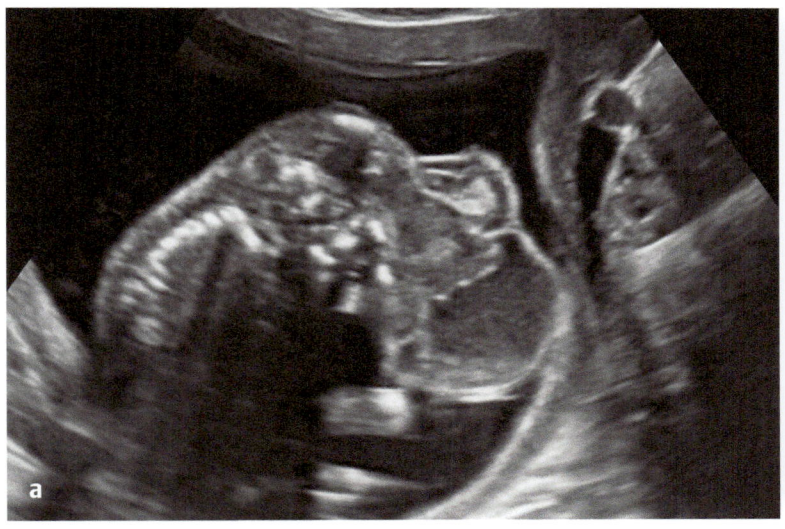
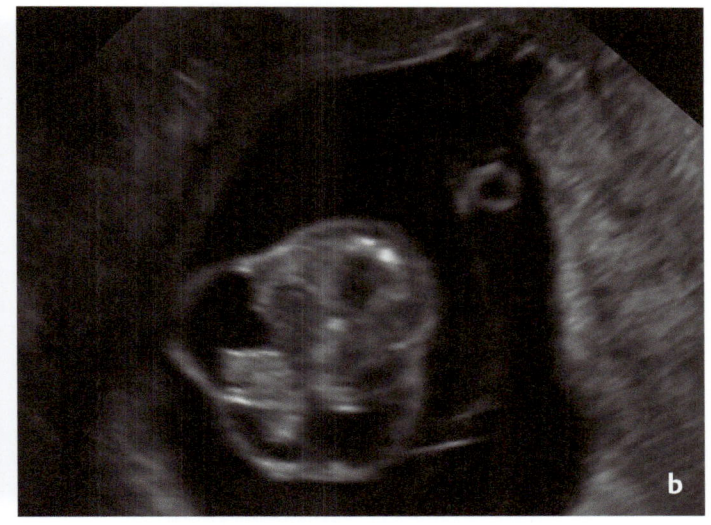

Fig. 33-9. Acrania em corte sagital (a) e transverso (b).

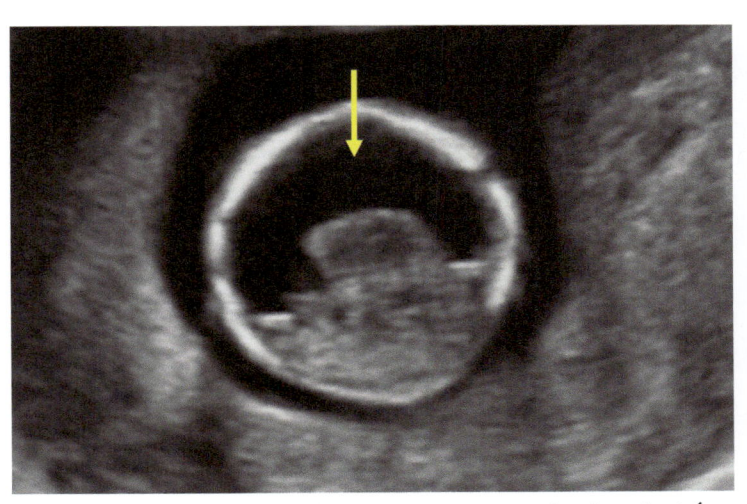

Fig. 33-10. Holoprosencefalia alobar em corte transverso da cabeça fetal. É possível identificar a fusão dos ventrículos laterais anteriormente (seta).

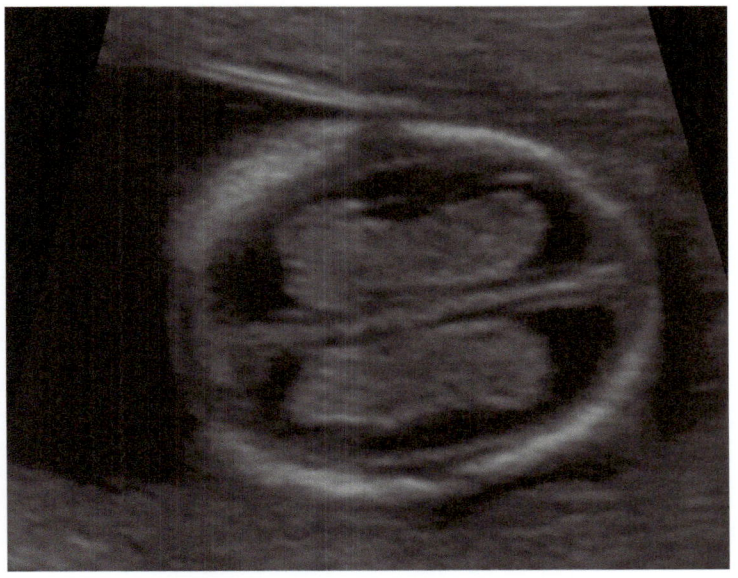

Fig. 33-11. Corte transverso da cabeça fetal demonstrando a imagem em borboleta formada pelos plexos coroides.

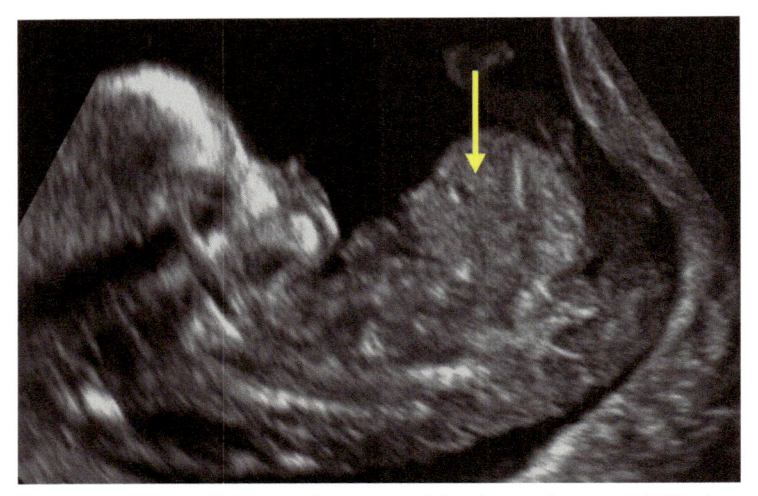

Fig. 33-12. Corte sagital de um feto com onfalocele grande contendo fígado (seta).

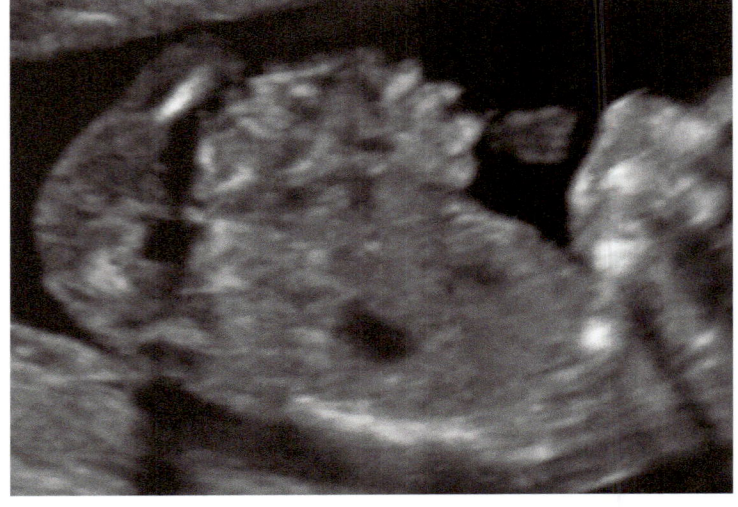

Fig. 33-13. Corte sagital de um feto com gastrosquise, note o aspecto das alças intestinais "soltas" na cavidade amniótica.

Quadro 33-1. Onfalocele de Acordo com o Comprimento Craniocaudal (CCC)

	CCC (mm)	Prevalência
Somente intestino	45-54,9	1 em 98
	55-64,9	1 em 798
	65-84	1 em 2.073
Com fígado		1 em 3.360

anomalia pode estar associada a aneuploidias, principalmente trissomias 13 e 18. O prognóstico em fetos euploides depende da medida longitudinal da bexiga; se menor que 16 mm, evolução para resolução espontânea pode acontecer em até 90% dos casos, entretanto, se ≥ 16 mm, o prognóstico é mais reservado uma vez que estes casos costumam estar associados a uropatias obstrutivas.

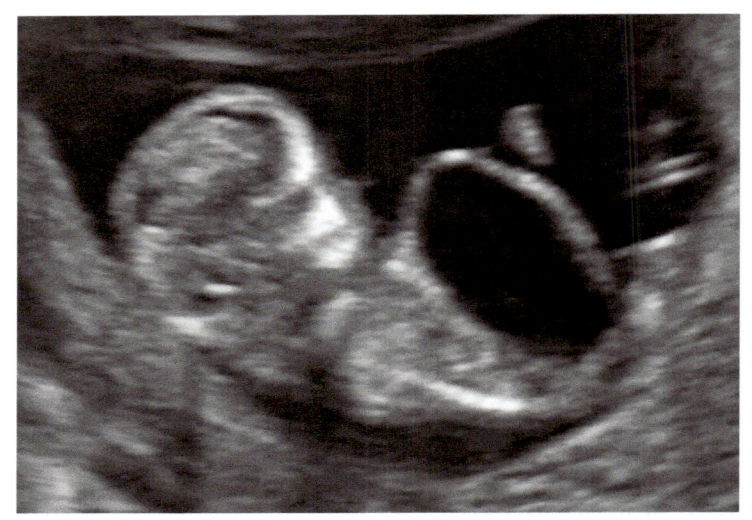

Fig. 33-14. Megabexiga as 11 semanas.

TAXA DE DETECÇÃO DE ANOMALIAS FETAIS

É importante dizer que as taxas de detecção de malformações fetais no primeiro trimestre serão diferentes em cada unidade de Medicina Fetal uma vez que existem fatores, já mencionados neste capítulo, que influenciam diretamente a *performance* do exame. Dois estudos sobre taxas de detecção de malformações fetais no primeiro trimestre, realizados pelo mesmo grupo num intervalo de 8 anos mostra a evolução das taxas de detecção destas anomalias. Houve melhora na taxa de detecção de espinha bífida (de 14,3% para 59,3%), fendas faciais (de 5% para 34,6%), displasia esquelética letal (de 50% para 71,4%), malformações cardíacas como síndrome do coração esquerdo hipoplásico (de 50% para 92,5%) e defeito de septo atrioventricular (de 33,3% para 90,9%). É possível que melhoras nas taxas de detecção reflitam modificações nos protocolos de avaliação e utilização de ecógrafos com melhor resolução e incorporação de práticas não utilizadas anteriormente. O Quadro 33-2,

adaptado de Syngelaki *et al.,* 2019, mostra a diferença nas taxas de detecção de anomalias de 2011 e até 2019.

Pontos importantes:

- A ecografia entre 11-13+6 semanas evoluiu para um exame materno-fetal mais completo com avaliação da morfologia fetal com possibilidade de diagnóstico de grande número de malformações fetais maiores.
- A taxa de detecção de anomalias estruturais nesta ecografia depende da experiência do médico, da qualidade do ecógrafo utilizado, do tempo disponível para a realização do exame, do protocolo de avaliação de cada unidade de medicina fetal e da possibilidade de utilizar marcadores para determinadas anomalias.
- Nem todas as malformações maiores são detectáveis entre as 11-13+6 de gestação. Por isso é importante avaliar a morfologia fetal possível em todos os exames ultrassonográficos.

Quadro 33-2. Comparação da Taxa de Detecção de Anomalias Fetais no Primeiro Trimestre em Dois Períodos Diferentes em Centro Especializado em Medicina Fetal

Anomalia fetal	Taxa de detecção entre 11 e 13+6 semanas	
	2011	**2019**
Acrania	100%	100%
Holoprosencefalia alobar	100%	100%
Encefalocele	Zero	100%
Espinha bífida	14,3%	59,3%
Hipoplasia/agenesia cerebelar	Zero	13,3%
Fendas faciais	5%	34,6%
Micrognatia	Zero	14,3%
Hérnia diafragmática congênita	50%	29,2%
Atresia tricúspide	Zero	100%
Atresia pulmonar	100%	100%
Síndrome do coração esquerdo hipoplásico	50%	92,5%
Defeito de septo atrioventricular	33,3%	90,9%
Defeito cardíaco complexo	Zero	60%
Isomerismo atrial esquerdo	100%	57,1%
Tetralogia de Fallot	30%	39,3%
Anomalias de arco aórtico	NA	31,6%
Coarctação de aorta	26,7%	NA
Anomalias de válvula tricúspide	100%	25%
Transposição de grandes vasos	40%	13,3%
Dupla saída de ventrículo direito	57,1%	NA
Arco aórtico à direita	NA	15,6%
Anomalia de cloaca	100%	100%
Situs inverso abdominal	NA	100%
Onfalocele	100%	100%
Gastrosquise	100%	100%
Obstrução de trato urinário baixo	NA	71,2%
Megabexiga	100%	100%
Agenesia renal bilateral	Zero	15,4%
Rins policísticos bilaterais	33,3%	7,1%
Agenesia renal unilateral/rim pélvico	Zero	2,4%
Amelia/hemimelia	77,8%	75%
Displasia esquelética letal	50%	71,4%
Dígitos anormais (polidactilia etc.)	60%	42,4%
Hemivértebra/escoliose	NA	33,3%
Pé torto	Zero	2,2%
Teratoma sacrococcígeo	NA	50%
Anomalia body stalk	100%	100%
Pentalogia de Cantrell	NA	100%

NA: Não avaliado.

BIBLIOGRAFIA COMPLEMENTAR

Clur SAB, Bilardo CM. Early detection of fetal cardiac abnormalities: how effective is it and how should we manage these patients? Prenatal diagnosis 2014;34:1235-45.

Dolk H, Loane M, Garne E & Group E. S. of C. A. (EUROCAT) W. Congenital heart defects in Europe: prevalence and perinatal mortality, 2000 to 2005. Circulation 2011;123:841-9.

Gil MM, Revello R, Poon LC, Akolekar R & Nicolaides KH. Clinical implementation of routine screening for fetal trisomies in the UK NHS: cell-free DNA test contingent on results from first-trimester combined test. Ultrasound in Obstetrics & Gynecology 2016 Jan.;47(1):45-52.

Hyett J, Moscoso G, Papapanagiotou G, Perdu M, Nicolaides KH. Abnormalities of the heart and great arteries in chromosomally normal fetuses with increased nuchal translucency thickness at 11-13 weeks of gestation. Ultrasound in Obstetrics & Gynecology 1996;7:245-50.

Kagan KO, Staboulidou I, Syngelaki A, Cruz J, Nicolaides KH. The 11-13-week scan: diagnosis and outcome of holoprosencephaly, exomphalos and megacystis. Ultrasound in Obstetrics & Gynecology 2010;36:10-4.

Minnella GP et al. Diagnosis of major heart defects by routine first-trimester ultrasound examination: association with increased nuchal translucency, tricuspid regurgitation and abnormal flow in ductus venosus. Ultrasound in Obstetrics & Gynecology 2020;55:637-44.

Nicolaides KH. Screening for fetal aneuploidies at 11 to 13 weeks. Prenatal diagnosis 2011;31:7-15.

Paladini D et al. Congenital anomalies of upper extremities: prenatal ultrasound diagnosis, significance, and outcome. American Journal of Obstetrics and Gynecology 2010;202:596.e1–10.

Persico N et al. Fetal echocardiography at 11-13 weeks by transabdominal high-frequency ultrasound. Ultrasound in Obstetrics & Gynecology 2011;37:296-301.

Persico N et al. Incidence of chromosomal abnormalities in fetuses with first trimester ultrasound anomalies and a low-risk cell-free DNA test for common trisomies. Prenatal Diagnosis 2020;40.

Quarello E, Lafouge A, Fries N, Salomon L J & CFEF. Basic heart: a feasibility study of first-trimester systematic simplified fetal echocardiography. Ultrasound in Obstetrics & Gynecology 2016;49:224-30.

Santorum M, Wright D, Syngelaki A, Karagioti N, Nicolaides KH. Accuracy of first-trimester combined test in screening for trisomies 21, 18 and 13. Ultrasound in Obstetrics & Gynecology 2017;49:714-20.

Sepulveda W, Dezerega V, Be C. First-trimester sonographic diagnosis of holoprosencephaly: value of the "butterfly" sign. J Ultrasound Med 2004;23:761-5-quiz 766–7.

Snijders RJ, Sebire NJ, Souka A, Santiago C, Nicolaides KH. Fetal exomphalos and chromosomal defects: relationship to maternal age and gestation. Ultrasound in Obstetrics & Gynecology 1995;6:250-5.

Souka AP, Nicolaides KH. Diagnosis of fetal abnormalities at the 10-14-week scan. Ultrasound in Obstetrics & Gynecology 1997;10:429-42.

Syngelaki A et al. Diagnosis of fetal non-chromosomal abnormalities on routine ultrasound examination at 11-13 weeks' gestation. Ultrasound in Obstetrics & Gynecology 2019;54:468-76.

Syngelaki A, Chelemen T, Dagklis T, Allan L, Nicolaides KH. Challenges in the diagnosis of fetal non-chromosomal abnormalities at 11–13 weeks. Prenatal Diagnosis 2011;31:90-102.

Ville Y et al. First-trimester diagnosis of nuchal anomalies: significance and fetal outcome. Ultrasound in Obstetrics & Gynecology 1992;2:314-6.

CAPÍTULO 34

ULTRASSONOGRAFIA DO PRIMEIRO TRIMESTRE – RASTREAMENTO E DIAGNÓSTICO DAS SÍNDROMES GÊNICAS

Heverton Pettersen ▪ Lucca Penna Faria
Bruno Penna Faria ▪ Marcos Faria

INTRODUÇÃO

Antes mesmo dos conhecimentos da genética moderna, John Langdon Haydon Down descreveu, em 1866, pela primeira vez, as características de uma criança com síndrome de Down. Identificou que algumas crianças, mesmo filhas de pais europeus, tinham características físicas similares às povo da Mongólia, sendo que muitas destas gestantes tinham idade próxima ao climatério.[1] Em 1959, quase 100 anos depois, o francês Jerome Lejeune descreveu que os indivíduos descritos por Dr. Langdon Down tinham uma síndrome genética caracterizada pela presença de um cromossomo acrocêntrico extra, resultando em um total de 47 cromossomos.[2] Com base na descrição inicial do Dr. Langdon Down, de que muitas mães das crianças com síndrome de Down estavam próximas à idade do climatério, surge o primeiro parâmetro de rastreamento para as anomalias cromossômicas, a idade materna.

Para descrição deste capítulo abordaremos alguns princípios básicos da genética humana, padrões de herança genética e doenças cromossômicas. No rastreamento das síndromes gênicas serão discutidos história familiar, teste bioquímico, fração de DNA fetal na circulação materna e ultrassonografia de primeiro trimestre. As técnicas para estudos citogenéticos, como cariótipo, sequenciamento do exoma e do genoma serão descritas de forma sucinta no campo do diagnóstico das síndromes gênicas.

PRINCÍPIOS DA GENÉTICA BÁSICA

O genoma corresponde a toda informação genética herdada de um indivíduo, estando codificada no seu DNA ou RNA. O genoma humano contém cerca de três bilhões de pares de bases nitrogenadas que formam o DNA e estão distribuídas nos 23 pares de cromossomos presentes no núcleo das células. A sequência do genoma humano foi quase totalmente sequenciada, embora ainda não seja totalmente compreendida. Existem cerca de 20.000 genes que codificam aminoácidos e proteínas, sendo que este número poderá diminuir à medida que a quantidade das sequências de base do genoma e os métodos de detecção dos genes melhorem. Aos olhos dos conhecimentos atuais, as sequências de bases nitrogenadas que codificam as proteínas representam apenas uma pequena fração do genoma (aproximadamente 1,5%), sendo estas porções do genoma definidas como éxons, ou exoma. O restante das sequências das bases nitrogenadas (98,5% do genoma) está em porções do genoma definidas como íntrons. São atribuídas aos íntrons as funções de sequências reguladoras do DNA, transcrição em moléculas de RNA não codificante ou, ainda, sequências com funções ainda indeterminadas. Cerca de 85% dos genes mutantes estão localizados no éxons e o restante localizados nos íntrons.[1,3]

A síndrome genética (síndrome do grego "ocorrer conjuntamente") é um conjunto de sinais e sintomas que definem as manifestações clínicas de várias doenças, ou condições clínicas, decorrentes de um problema genético causado por uma ou mais anormalidades no genoma. Uma anomalia genética pode envolver um ou mais cromossomos, um ou mais genes, sendo decorrentes de mutação, aneuploidia, deleção, duplicação, inversão, dissomia ou outras alterações. Estas alterações genômicas levam às manifestações anatômicas, estruturais e funcionais representadas por um fenótipo característico. A primeira condição genética reconhecida na humanidade foi detectada em hominídeos da espécie fóssil *Paranthropus robustus* (período paleolítico), em que mais de um terço dos indivíduos apresentavam *amelogenesis imperfecta*, **uma rara malformação do esmalte dos dentes molares.**[4,5]

De forma didática, podemos dividir as doenças genéticas em três grandes grupos. O primeiro grupo é constituído pelas alterações cromossômicas, onde ocorre o comprometimento do número ou da estrutura dos cromossomos, afetando diretamente a quantidade de genes. O segundo grupo envolve as alterações na constituição do DNA dos genes (doenças monogênicas) e ocorrem à custa de mutações. O terceiro grupo é constituído pelas doenças multifatoriais, onde ocorre a interação de fatores gênicos com fatores ambientais, sendo o fator genético responsável por maior ou menor suscetibilidade aos fatores ambientais ou alterações no próprio genoma. Neste grupo são incluídas aquelas doenças com herança poligênica ou multifatorial.[1,6,7]

As doenças genéticas podem ser decorrentes de um fator hereditário, sendo, portanto, transmitidas aos descendentes; decorrentes de um erro durante a meiose (gametas) ou mitose (embrião); ou, ainda, decorrentes de uma mutação que altera a estrutura do DNA. A maioria das doenças genéticas são doenças gênicas determinadas por mutações em um gene, cujo efeito primário é a formação de uma proteína modificada ou a sua supressão, levando a um sintoma, sinal, malformação ou doença específica. Entretanto, na maior parte das doenças gênicas, o efeito primário (modificação proteica) não é reconhecido e a etiologia genética é estabelecida pelo fato de a doença ser transmitida aos descendentes, ou a doença genética ser mais frequente em determinado subgrupo populacional.

Enquanto as doenças cromossômicas associadas aos erros meióticos aumentam com a idade dos progenitores, as síndromes monogênicas podem aparecer repentinamente em um indivíduo sem que haja casos anteriores da alteração genética na família. Quando isso ocorre, dá-se o nome de mutação espontânea ou mutação "de novo".[1,6,7]

DOENÇAS CROMOSSÔMICAS

Embora as doenças cromossômicas envolvam a estrutura de um ou mais cromossomos, o resultado envolve porções ausentes, extras ou irregulares do DNA do cromossomo envolvido. Pode ser um número atípico de cromossomos (aneuploidias) ou uma anormalidade na estrutura de um ou mais cromossomos.

Síndromes Trissômicas Autossômicas

É caracterizada por três copias de um dos cromossomos autossômicos. Pode ser decorrente de trissomia livre (um cromossomo extra completo) ou de translocação Robertsoniana não balanceada (fragmento extra de determinado cromossomo aderido a outro cromossomo). As trissomias mais comuns em recém-nascidos são a síndromes de Down, Edwards e Patau, envolvendo, respectivamente, os cromossomos 21, 18 e 13. O risco de ocorrência dessas síndromes aumenta com a idade materna, em especial quando acima de 35 anos, sendo o risco calculado com a idade materna no dia do parto.

Síndrome de Down

A síndrome de Down é uma condição que envolve um cromossomo extra no par 21 - trissomia do cromossomo 21. A trissomia livre do cromossomo 21 (47,XX+21 ou 47,XY+21) representa 94% dos casos; o mosaicismo de células trissômicas e células normais (47,XX+21/46,XX ou 47,XY+21/46,XY) representa 2,4% dos casos, e a trissomia por translocação Robertsoniana representa 3,6% dos casos.

A prevalência geral é de 1:660 nascimentos, porém, o risco aumenta com a idade materna, em especial após os 35 anos. Clinicamente está relacionada com deficiência mental, aparência facial característica e hipotonia muscular. Todos os indivíduos afetados experimentam atrasos cognitivos, mas a incapacidade intelectual geralmente é leve a moderada. Ao exame ultrassonográfico, os principais sinais fenotípicos são a medida da translucência nucal aumentada, braquicefalia, ventriculomegalia, face plana, osso nasal hipoplásico, melotia, edema de nuca, cardiopatias (sendo o defeito do septo atrioventricular o mais prevalente - 40%), derrame pleural, artéria subclávia direita aberrante, atresia esofágica, atresia duodenal, intestino hiperecogênico, ossos longos curtos, clinodactilia e afastamento do hálux.

Para a trissomia livre do cromossomo 21, o cariótipo do casal só deve ser sugerido se um segundo filho for acometido, sendo que nestes casos existe um mosaicismo presente em até 38% das vezes. Por outro lado, se a trissomia do cromossomo 21 é resultante de translocação Robertsoniana não balanceada, o cariótipo do casal é obrigatório, pois os progenitores podem ser portadores de uma translocação balanceada em até um terço dos casos.[1,8]

Síndrome de Edwards

A síndrome de Edwards é uma condição que envolve um cromossomo extra no par 18 - trissomia do cromossomo 18 (47,XX+18 ou 47,XY+18). Pode ocorrer em decorrência de trissomia livre do cromossomo 18 (99%), mosaicismo (0,9%) ou translocação do braço longo do cromossomo 18 (0,1%).

A prevalência é de 1:3.000 nascimentos, sendo que o risco aumenta com a idade materna. Está associada a múltiplas malformações sistêmicas. Mais de 130 anormalidades diferentes têm sido reportadas na literatura médica. Em decorrência da gravidade dos defeitos, somente 15% dos acometidos nascerão vivos. Destes, cerca de 50% faleceram na primeira semana pós-parto e muitos dos remanescentes não completarão o primeiro ano de vida. Somente 5-10% sobrevivem mais de 1 ano com atraso mental severo. Existem pelo menos 10 relatos de casos com sobrevida de mais de 10 anos. As anomalias detectáveis por exame ultrassonográfico são cabeça em forma de morango, defeitos do tubo neural, agenesia de corpo caloso, anormalidades da fossa posterior, higroma cístico, osso nasal hipoplásico, microtia, fenda labial e palatina, micrognatia, cardiopatias, hérnia diafragmática, onfalocele, displasia renal cística, válvula de uretra posterior, mãos cerradas, aplasia radial, pés tortos e/ou mata-borrão, restrição de crescimento, artéria umbilical única.[1,8]

Síndrome de Patau

A síndrome de Patau é uma condição que envolve um cromossomo extra no par 13 - trissomia do cromossomo 13 (47,XX+13 ou 47,XY+13). A ocorrência da síndrome pode ser causada por trissomia livre do cromossomo 13 (90%), translocação ou mosaicismo (10%).

A prevalência é de 1:5.000 nascimentos, sendo mais prevalente à medida que aumenta a idade materna. Está associada à grave deficiência intelectual e malformações sistêmicas múltiplas. Em razão da gravidade da condição, entre 85-90% serão natimortos ou neomortos, e entre os remanescentes, 90% falecerão no primeiro ano de vida. Porém, existe um relato de caso de sobrevida de indivíduo com Patau até 33 anos. Há um conjunto importante de anomalias que podem ser detectadas por ultrassom. Com relação ao sistema nervoso central, os achados incluem holoprosencefalia, agenesia de corpo caloso, malformações cerebelares, microcefalia, espessamento nucal e defeito do tubo neural. Os defeitos craniofaciais são micrognatia, fenda bilateral lábio e palato, micro ou anoftalmia,

hipotelorismo, hipoplasia da face média e probóscide. Os defeitos septais e retorno venoso pulmonar ausente estão entre os achados cardiovasculares mais frequentes, enquanto os achados do trato urinário incluem rins aumentados, ecogênicos ou displasia renal cística. No abdome podem ser detectados onfalocele, artéria umbilical única e intestino ecogênico. Defeitos esqueléticos se manifestam como polidactilia pós-axial, aplasia radial e deformidade em flexão dos dedos, sendo comum a associação de todas essas alterações à restrição do crescimento fetal.[1,8]

Risco de Recorrência das Trissomias Maiores

De Souza *et al.* (2009) estudaram 5.906 mulheres que tiveram fetos com trissomias 13, 18 ou 21.[9] Destas, 3.713 tiveram gravidez subsequente e o risco de nova trissomia foi calculado. O risco relativo (RR) de nova trissomia foi calculado comparando-se o número de trissomias subsequentes *versus* o risco esperado pela idade materna. Os autores observaram que gestantes com história de fetos com trissomias 13 e 18 possuíam risco aumentado para fetos com a mesma trissomia em gestações subsequentes. O RR de nova gestação com trissomias 13 ou 18 foi de 3,8 (IC 95%: 1,5-7,9), sendo ainda maior quando a gestante possuía menos de 35 anos (7,8; IC 95%: 2,1-20,2). Quando avaliaram gestantes com história de fetos com trissomia 21, houve aumento do RR de 2,2 (IC 95%: 1,6-2,9), sendo ainda maior nas gestantes com menos de 35 anos (3,5; IC 95%: 2,1-5,5). Além disso, as gestantes com história prévia de fetos com trissomia 21 também possuíam risco aumentado para fetos com trissomia 13 e 18 em futuras gestações (1,4; IC 95%: 0,7-2,5).

Síndromes Envolvendo os Cromossomos Sexuais

As aneuploidias envolvendo os cromossomos sexuais são mais comuns que as aneuploidias autossômicas, tanto em material de abortamento quanto ao nascimento.[10]

Síndrome de Turner (Monossomia X)

A síndrome de Turner é uma condição cromossômica que envolve a "perda" de um cromossomo X (45,X). A síndrome de Turner pode resultar de monossomia do cromossomo X (45,X), rearranjo estrutural do cromossomo X, mosaicismo (45,X/46,XX ou 45,X/46,XY) ou uma haploinsuficiência no gene SHOX, responsável pelo desenvolvimento e crescimento ósseo.

A prevalência é de 1:2.500 nascimentos, não estando associada à idade materna. Clinicamente é caracterizada por baixa estatura, pescoço alado, disgenesia gonadal, desenvolvimento sexual infantil, cúbito valgo e cardiopatia (válvula aórtica bicúspide, prolapso da válvula mitral, coarctação da aorta). Cerca de 6% dos indivíduos com Turner têm mosaicismo 4,5X/46,XY. Nestes casos está indicada a cirurgia para remoção do tecido gonadal residual na adolescência com o objetivo de eliminar o risco de desenvolver câncer (gonadoblastoma). Achados ultrassonográficos frequentemente encontrados são higroma cístico, edema subcutâneo, linfangiectasia, coarctação da aorta, taquicardia sinusal, síndrome de hipoplasia de câmaras esquerdas, derrame pleural, rim em ferradura, fêmur curto e hidropsia fetal. A maioria dos casos detectáveis no pré-natal evolui com aborto espontâneo no primeiro trimestre ou natimorto no segundo trimestre. Os fetos que sobrevivem à gestação têm maior probabilidade de exibir Turner em mosaicismo. O risco de recorrência é esporádico e não está aumentado, diferente do que ocorre com as trissomias.[1,8]

Síndrome de Klinefelter

A síndrome de Klinefelter é uma condição cromossômica que envolve a trissomia sexual XXY (47,XXY). A presença do cromossomo Y é responsável pelo desenvolvimento fenotípico masculino. A síndrome de Klinefelter é a principal causa de hipogonadismo e infertilidade,

A prevalência é de 1:500 homens nascidos. Clinicamente se manifesta com membros longos, relativo encurtamento do tronco, altura variável (percentil 25 a 99), clinodactilia, hipogonadismo/infertilidade e ginecomastia. O desempenho intelectual é variável, estando o QI entre 85 e 90, com diminuição da habilidade de ler e soletrar. Lembet *et al.* (2003) descrevem diagnóstico pré-natal de feto com 16 semanas que apresentava higroma, hipertelorismo, micrognatia, baixa implantação de orelhas, flexão das extremidades e *rocker-botton*.[11] Vaknin *et al.* (2008) fizeram avaliação de 67 aneuploidias sexuais com diagnóstico durante o período pré-natal.[12] Dessas aneuploidias, 19 (28%) eram fetos com cariótipo 47,XXY. A razão do estudo citogenético nos fetos com Klinefelter foi idade materna (58%), achado ultrassonográfico no segundo trimestre (21%), rastreamento bioquímico de 1° e 2° trimestre (5%), solicitação do casal (16%). Nenhum dos fetos com Klinefelter mostrou aumento da medida da TN. Os autores comentam que o rastreamento ultrassonográfico das anomalias cromossômicas sexuais no primeiro trimestre, com exceção da síndrome de Turner, é mais difícil de ser realizado.

Triploidia

A triploidia ocorre em decorrência de um conjunto haploide extra de cromossomos que pode ter origem materna ou paterna. Segundo Sivanathan & Thilaganathan (2017), dois terços dos casos de triploides possuem origem paterna (69,XXY) e um terço são de origem materna (69,XXX).[8]

A prevalência é de 1:2.500-5.000 nascimentos e a triploidia não tem relação com a idade materna. A maioria dos fetos triploides evolui com abortos precoces, sendo responsáveis por até 20% das causas cromossômicas de abortamento. O restante evolui como mola incompleta, ou com restrição de crescimento severo e precoce, que não ultrapassa o segundo trimestre. Quando a carga triploide extra é de origem paterna (69,XXY), os achados ultrassonográficos incluem placenta hidrópica contendo diversos cistos (favo de mel) e mola parcial com embrião/feto, estando muitas vezes associado ao quadro clínico de pré-eclâmpsia. Quando a origem da carga extra é materna (69,XXX), o quadro apresenta-se com restrição de crescimento fetal precoce, com grande desproporção entre cabeça e tronco fetal, estando muitas vezes associado a malformações múltiplas como ventriculomegalia, agenesia de corpo caloso, malformação de Dandy-Walker, holoprosencefalia, meningomielocele, sindactilia, micrognatia, microftalmia, cardiopatias, displasia renal, dedo do pé "em carona" e placenta pequena e fina. A taxa de recorrência é baixa.[1,8]

Síndromes com Microdeleções e Duplicações

Os distúrbios genômicos são doenças que resultam da perda ou ganho de material cromossômico/DNA, envolvendo não só o cromossomo inteiro (aneuploidias), mas também fragmentos desses cromossomos. Quando pensamos em fragmentos dos cromossomos/DNA, estes distúrbios podem ser perdas no número de cópias das bases nitrogenadas (síndromes de deleção) ou ganhos no número dessas cópias (síndromes de duplicação). O tamanho dessas perdas ou ganhos é importante para a escolha do método diagnóstico.

As síndromes associadas a adições e deleções cromossômicas maiores, acima de 10 milhões de pares de bases (Mb), são detectadas pela técnica de cariótipo convencional. As alterações envolvendo ganho ou perda de bases que são muito pequenas, < 5 Mb, a ponto de não serem detectadas pelo estudo do cariótipo tradicional ou de alta resolução, são chamadas de variações no número de cópias (do inglês, CNVs - *Copy Number Variations*). O diagnóstico de casos suspeitos envolvendo as CNVs é confirmado por hibridização fluorescente *in situ* (em inglês, FISH - *fluorescent in situ hybridization*) ou por análise cromossômica dos microarranjos (do inglês, CMA - *chromosomal microarray analysis*) ou simplesmente *microarray*. A Figura 34-1 mostra exemplo do diagnóstico de duas microdeleções no cromossomo 16, feito pelo exame de *microarray* e pelo exame de FISH.[13]

Algumas CNVs são definidas como patogênicas e causam distúrbios sindrômicos com características fenotípicas consistentes. Outras CNVs estão associadas à suscetibilidade ou resistência a doenças e, às vezes, a mesma CNV pode estar associada a distúrbios clínicos diferentes. Síndromes genéticas semelhantes podem ocorrer quando as CNVs afetam vários genes adjacentes. Por outro lado, outras CNVs ainda fazem parte da variação genética normal e não têm associação a doenças reconhecidas, sendo definidas como CNVs não patogênicas. Por fim, algumas CNVs não possuem uma correlação clara com doenças e são definidas como CNVs de significado desconhecido (do inglês VUS – *Variants of Unknown Significance*).

As síndromes associadas a essas microdeleções ou microduplicações (CNVs) são denominadas síndromes de microdeleção ou microduplicação (SMM). Teoricamente, para cada síndrome de microdeleção deve haver uma síndrome de microduplicação recíproca. No entanto, existem, atualmente, 211 síndromes de microdeleção *versus* apenas 79 síndromes de microduplicação relatadas. Esta é uma proporção de 2,5:1 em um total de 267 *locus* genômicos diferentes com SMMs. Somente em 56 (21%) dos *loci* são relatados como SMMs recíprocas (Fig. 34-2). A ocorrência dessa desproporção é explicada por várias razões. Embora os erros meióticos que resultam em duplicação ou deleção devam ocorrer em frequências iguais, estudos recentes indicam que a seleção precoce durante a gametogênese favoreça uma ou outra ocorrência. Além disso, é uma observação geral que as microduplicações resultem em um fenótipo clínico mais leve ou inexistente quando comparadas às microdeleções recíprocas. Isto ocorre, também, ao nível cromossômico, onde as trissomias de cromossomos inteiros ou cromossomos marcadores supranumerários são mais bem tolerados do que as mesmas monossomias autossômicas.[13,14]

São exemplos de SMM: a) microdeleções: DiGeorge, Prader–Willi, Angelman, Miller–Dieker; b) microduplicações: Beckwith-Wiedemann e Sotos. Embora a maioria das SMM seja decorrente de mutações novas, nos casos onde os pais são afetados, a condição se comporta como um distúrbio mendeliano e o risco de ocorrência no concepto é de 50%.[13,14]

Embora a identificação das CNVs tenha esclarecido a causa de várias condições patogênicas, em algumas situações o encontro dessas microdeleções/microduplicações pode criar uma situação de difícil aconselhamento. Isso acontece naqueles casos onde a iden-

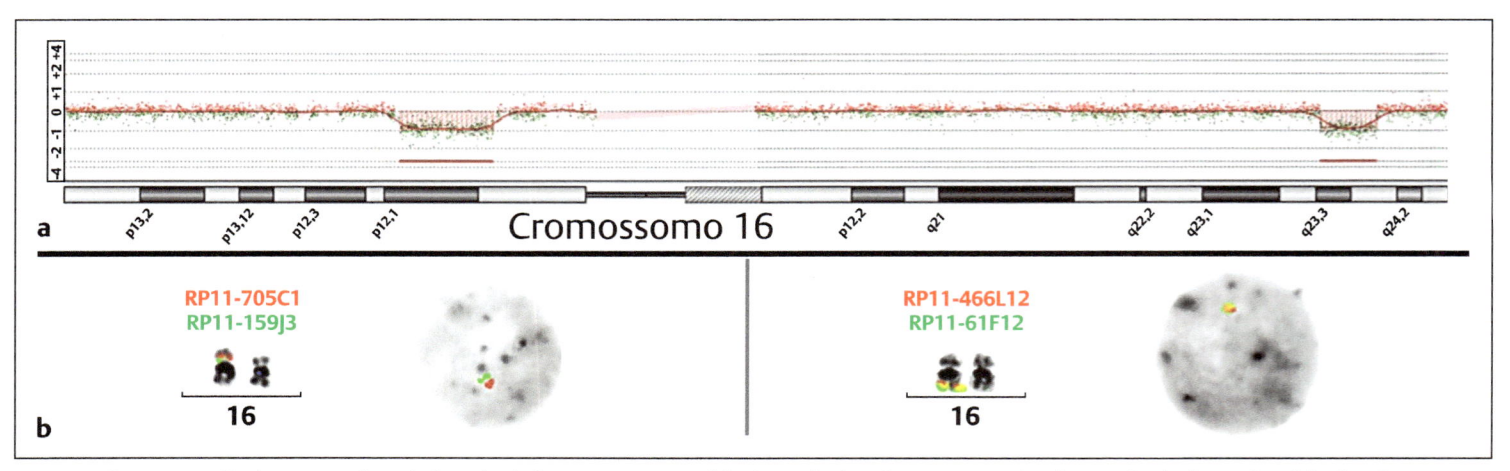

Fig. 34-1. Representação de exames diagnósticos de síndromes com microdeleções e duplicações. No exemplo, observação de duas microdeleções do cromossomo 16 (16p12.1p11.2 e 16q23,3q24.1). (**a**) Técnica de *microarray* - CMA(180k); (**b**) FISH.[13]

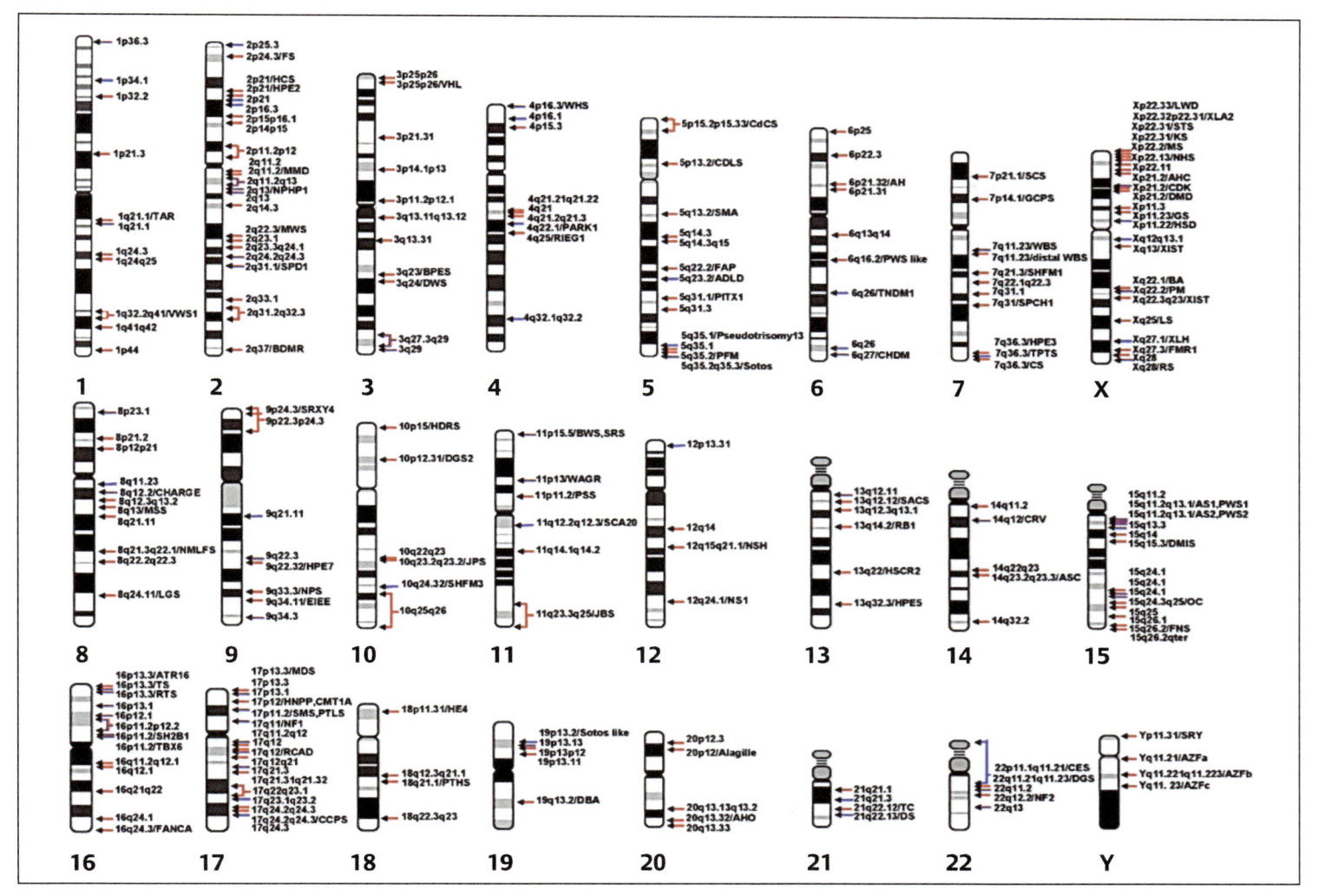

Fig. 34-2. Desenho esquemático dos *loci* genômicos para a SMMs reportadas ao menos duas vezes, de acordo com o cromossomo analisado. As setas vermelhas ilustram as microdeleções, as setas azuis ilustram as microduplicações, e as cores vermelha e azul juntas revelam as SMMs recíprocas.

tificação de novas alterações tem baixa frequência na população normal, sem um fenótipo típico definido. Nesses casos, se a CNV envolve genes ou tem tamanho significativo, os progenitores devem ser estudados. Se a CNV é herdada de um dos progenitores normal e não existem estudos comprovando sua patogenicidade, a mesma deve ser considerada uma variante benigna.

DOENÇAS MONOGÊNICAS

As doenças monogênicas decorrem de um único gene mutante. Existe 6.563 fenótipos que têm como base uma alteração molecular conhecida em gene.[15] O Quadro 34-1 ilustra as classes e o número de fenótipos e de genes conhecidos.

É importante ressaltar que um gene mutante pode-se manifestar através de mais de um fenótipo (Quadro 34-2), portanto, uma mutação pode ter manifestações clínicas diferentes. O inverso também é verdadeiro e mutações diferentes no mesmo gene podem causar a mesma doença. Por exemplo, na fibrose cística existem mais de 200 mutações no gene, mas elas produzem o mesmo padrão de doença.[15]

Quadro 34-1. Classes e Número de Fenótipos e Genes Conhecidos

Classe de fenótipos	Fenótipos	Genes
Doença ou traço de gene único	5.504	3.818
Suscetibilidade para doença complexa ou infecções	694	501
"Não doenças"	148	116
Doença genética de células somáticas	226	127

OMIM-2020.[15]

Quadro 34-2. Ilustra a Distribuição do Número de Fenótipos entre os Genes

Número de genes com 1 fenótipo	2.909
Número de genes com 2 fenótipos	777
Número de genes com 3 fenótipos	276
Número de genes com 4+ fenótipos	237

OMIM-2020.[15]

As doenças monogênicas podem ser transmitidas às gerações subsequentes respeitando um padrão mendeliano. Entretanto, a impressão genômica e a dissomia uniparental podem afetar estes padrões de herança. Ao descrevermos os padrões de herança, utilizaremos os termos genéticos propostos por Thompson & Thompson (2016), onde o indivíduo acometido pela doença recebe o nome de afetado ou probando, e o indivíduo que possui o gene mutante sem a manifestação clínica de portador.[7]

Gene Autossômico Dominante (AD)

Somente uma cópia mutante do gene é necessária para o indivíduo ser afetado pela doença autossômica dominante. A chance de um feto herdar este gene mutante é de 50%, sendo este o risco de o novo ser ter a doença. Em geral, uma pessoa afetada tem um progenitor afetado. Todavia, em muitos casos, o indivíduo afetado pode ser o primeiro membro da família a apresentar esta doença, sendo uma mutação "nova" a origem. Estas mutações "novas" possuem correlação com a idade paterna. Cerca de 12 síndromes com malformações múltiplas e herança AD têm sido descritas, no entanto, as manifestações de um gene dominante dependem da penetrância (porcentagem de indivíduos que possuem a mutação e manifestam a doença) e expressividade (grau de manifestação clínica da doença). Isto significa que embora um gene mutante esteja presente, nem todos os indivíduos que herdam esta mutação desenvolverão todos os sintomas ou severidade da doença. Um exemplo de doença AD é a síndrome de Waardenburg tipo I, onde o risco de herança do gene mutante PAX3 de um indivíduo afetado é de 50%, mas somente 20% dos indivíduos afetados terão o fenótipo de surdez.[1,16,17]

Gene Autossômico Recessivo (AR)

Duas cópias do gene mutante são obrigatórias para o indivíduo manifestar a doença autossômica recessiva. O indivíduo afetado geralmente tem os progenitores sadios, embora cada um deles tenha um gene mutante e sejam conhecidos como portadores genéticos. O risco de este casal portador ter um filho afetado é de 25%.[1,16,17] A consanguinidade entre os progenitores aumenta o risco de doença AR. Em primos de primeiro grau, sem história de doenças genética, existe risco adicional de 2-4% para doenças AR. Se o risco é de 25% para o casal no qual o homem e a mulher são sabidamente portadores do gene mutante para doença AR, o risco teórico máximo para os primos de primeiro grau seria de 8-16% e, consequentemente, 84-92% dos casais consanguíneos, primos de primeiro grau, terão um filho normal.[18]

Gene Ligado ao Cromossomo X Dominante (LXD)

Neste caso, as doenças são decorrentes de mutações presentes nos genes do cromossomo X. Esta é uma forma rara de padrão hereditário, com poucos casos descritos. Homens e mulheres são afetados por essas doenças, porém, nas crianças masculinas, o espectro da doença costuma ser mais severo. Neste padrão de herança, algumas condições são letais para os fetos masculinos, sendo predominantemente reportadas nos indivíduos do sexo feminino (p. ex., síndrome de Aicardi). O padrão de transmissão é diferente para os progenitores masculinos e femininos acometidos pela doença. Os descendentes masculinos de progenitores masculinos acometidos são saudáveis, uma vez que o cromossomo X destes descendentes foi herdado da mãe, porém, todas as suas filhas terão a doença. Por outro lado, quando o progenitor feminino é afetado por uma doença LXD, a doença ocorrerá em 50% dos descendentes, todavia somente as mulheres sobreviverão no período neonatal. Exceção pode ser vista quando o feto masculino apresenta síndrome de Klinefelter (47,XXY), neste caso o espectro da doença é similar ao sexo feminino acometido.[1,16,17]

Gene Ligado ao Cromossomo X Recessivo (LXR)

São doenças causadas por mutações nos genes do cromossomo X. Os fetos masculinos têm espectro mais severo da doença do que os femininos. Como ocorre nas doenças LXD, nas doenças LXR o padrão de transmissão também é diferente para os progenitores masculinos e femininos afetados. Os descendentes masculinos de progenitores masculinos com doença LXR nunca serão afetados, pois recebem o cromossomo Y do pai, mas todas as descendentes femininas serão portadoras do gene da doença. As mulheres portadoras do gene LXR têm 50% de chance de ter um descendente do sexo masculino afetado pela doença e 50% das filhas serão portadoras da cópia mutante. Mulheres poderão apresentar a doença LXR se tiverem monossomia para o cromossomo X (síndrome de Turner) ou apresentar uma inativação distorcida (metilação) do cromossomo X.[1,16,17]

Gene Ligado ao Cromossomo Y (LY)

São doenças causadas por mutações nos genes do cromossomo Y. Os homens afetados pela doença LY apresentarão todos os descendentes masculinos afetados, com todas as filhas saudáveis. As doenças ligadas ao cromossomo Y são extremamente raras, mas os exemplos mais conhecidos são vistos nas clínicas de reprodução humana, em decorrência da infertilidade masculina.[1,16,17]

Gene Mitocondrial (Mi)

Esse tipo de herança se aplica aos genes codificados pelo DNA mitocondrial que está presente no citoplasma dos gametas femininos (óvulos). Nestes casos, somente DNA mitocondrial materno estará presente na formação do embrião e, portanto, trata-se de uma herança exclusiva materna. Importante lembrar que a maioria das doenças mitocondriais, em especial quando os sintomas se desenvolvem no início da vida, são causadas por mutação em genes localizados no DNA nuclear, responsáveis pela produção energética mitocondrial. Na maioria das vezes estas doenças possuem um padrão de herança autossômica recessiva. Somente uma minoria das doenças mitocondriais é causada por mutações no DNA mitocondrial e, dessa forma, associadas à herança materna citoplasmática.

Como as mitocôndrias são maternas, um homem afetado pela doença terá filhos normais, enquanto 100% das mulheres afetadas transmitirão o gene mutante mitocondrial para seus descendentes, independente do sexo. A maioria das mulheres afetadas tem mitocôndrias normais e anormais e somente quando o limite de anormalidade é excedido em um tecido envolvido, a doença se manifesta. Sendo assim, nem todos os afetados pela mutação manifestarão a doença, mas filhas assintomáticas de mães afetadas poderão ter filhos acometidos.[1,16,17]

DOENÇA MULTIFATORIAL

Em meados de 1960 foi desenvolvido um modelo de herança que envolvia o conceito de suscetibilidade genética para determinada característica, decorrentes de genes diferentes e delineados por fatores genéticos e ambientais. Este modelo se aplicava de forma adequada aos achados descritos numa variedade de estudos epidemiológicos que envolviam malformações comuns, como: fenda labiopalatina, fenda labial, defeitos do tubo neural, pés tortos congênitos (talipes), estenose pilórica, entre outras. Estas malformações aconteciam com maior frequência em subgrupos familiares, embora o padrão de herança não fosse compatível com as leis mendelianas de transmissão dos genes.[1,7]

Portanto, a herança multifatorial é aquela em que o fenótipo ocorre pela associação de fatores genéticos a fatores do meio ambiente, e a suscetibilidade genética ocorre quando genes propiciam a aquisição ou desenvolvimento de caracteres (ou doenças) determinados por fatores ambientais. Ainda, essa suscetibilidade genética pode ser monogênica ou poligênica, sendo que nesta última há limiares diferentes para a determinação fenotípica.

Fatores epidemiológicos e clínicos são observados de acordo com a malformação analisada, sendo que sua prevalência e recorrência são determinadas pelo grupo étnico, consanguinidade, número de afetados, gênero e gravidade da lesão. O Quadro 34-3 ilustra o risco de recorrência de algumas dessas malformações.[1]

Quadro 34-3. Risco de Recorrência de Malformações com Herança Multifatorial

Defeito	Risco de recorrência		
	Progenitores normais com um filho afetado	Masculino futuro	Feminino futuro
Fenda labial com ou sem fenda no palato	4,0-5,0%	–	–
Fenda palatina isolada	2,0-6,0%	–	–
Defeito cardíaco	3,0-4,0%	–	–
Estenose pilórica	3,0%	4,0%	2,4%
Anomalia de Hirschsprung	3,0-5,0%	–	–
Pés tortos (tálipes)	2,0-8,0%	–	6,3%
Deslocamento do quadril	3,0-4,0%	0,5%	–
Defeito no tubo neural	3,0-5,0%	–	–
Escoliose	10-15%		

Jones et al., 2013.[1]

Ao avaliar um recém-nascido com malformação congênita, um exame minucioso deve ser realizado para confirmar o achado isolado. Somente então uma herança multifatorial pode ser sugerida e riscos empíricos podem ser usados para o futuro aconselhamento genético reprodutivo. Para a maioria das malformações isoladas mais comuns, o risco empírico de recorrência é de 3-5%, exceto escoliose (10-15%). O risco pode ser ligeiramente ajustado para cima ou para baixo, de acordo com a gravidade da lesão. O gênero pode influenciar o risco em relação à estenose pilórica e luxação congênita do quadril (Quadro 34-3). Se são dois os filhos afetados, a recorrência em um terceiro filho é 2 a 3 vezes maior, de 10-15%.[1]

RASTREAMENTO DE DOENÇAS GÊNICAS NO PRIMEIRO TRIMESTRE DA GESTAÇÃO

História Clínica

O aconselhamento genético reprodutivo exigirá do especialista em medicina fetal um treinamento específico. Ele deverá ser capaz de identificar famílias com maior risco para malformações e síndromes genéticas, investigar doenças familiares prévias, interpretar informações sobre uma doença específica, analisar padrões de herança, estabelecer o risco de recorrência e oferecer aos casais as opções de rastreamento e diagnóstico disponíveis.

Nesse processo de aconselhamento, é importante disponibilizar para o casal informações que permitam a escolha, individualizada, daqueles testes que trarão as respostas desejadas e necessárias para tomada de decisões no acompanhamento pré-natal. O conhecimento do médico fetologista deverá não só estender-se aos testes genéticos de rastreamento e diagnóstico, mas também ter a capacidade de disponibilizar possibilidades que envolvam opções reprodutivas (fertilização *in vitro*, diagnóstico pré-implantacional - PGD, doação de gametas etc.). Também será exigido do fetologista um suporte psicológico, visto que as consultas envolvem momentos com grandes emoções, doenças e sofrimentos prévios, intercalados por um estresse peculiar dos casais que se sentem incapazes de produzir uma prole "normal".

A história médica familiar continua sendo a ferramenta sensível e econômica para identificar indivíduos de risco para distúrbios com etiologia genética. O heredograma tem sido descrito como o melhor teste de rastreamento no aconselhamento. Conforme destacado no Quadro 34-4 ("sinais de alerta"), o heredograma é uma ferramenta multifuncional para diagnóstico genético, avaliação de riscos e desenvolvimento de relacionamento com a futura gestante ou casal.[19]

Planejamento Reprodutivo: Período Pré-Concepcional

A consulta pré-concepcional é o momento ideal para obter um histórico médico dos futuros pais e familiares. Além do aconselhamento reprodutivo rotineiro, este momento deve ser utilizado para identificar a necessidade de uma triagem clínica e laboratorial mais específica, muitas vezes negligenciada em um casal saudável.

Quadro 34-4. "Sinais de Alerta" para Condições Genéticas

- História familiar de uma condição genética conhecida ou suspeita
- Predisposição étnica a certas doenças genéticas
- Consanguinidade (relação sanguínea dos pais)
- Vários membros da família afetados com os mesmos distúrbios ou distúrbios relacionados
- Idade anterior ao esperado para o início de uma doença
- Diagnóstico de doença em sexo habitualmente menos afetado
- Ocorrência multifocal ou bilateral de doença (geralmente câncer) em órgãos emparelhados
- Presença de determinada doença na ausência de fatores de risco ou após aplicação de medidas preventivas
- Uma ou mais malformações importantes
- Atraso mental ou do desenvolvimento
- Anormalidades no crescimento (restrição de crescimento, crescimento assimétrico ou crescimento excessivo)
- Perdas recorrentes na gravidez (duas ou mais)

Committee opinion 2011.[19]

É importante ressaltar que muitos casais lembrar-se-ão do histórico familiar somente quando interrogados na anamnese. A história familiar pode sugerir padrões de herança (autossômico recessivo ou dominante, ligado ao X, mitocondrial, multifatorial ou esporádico), fornecendo informações para o planejamento genético reprodutivo (Fig. 34-3). O aspecto étnico do casal não pode ser esquecido, visto que muitas doenças genéticas possuem forte vínculo com a origem racial.

Este é o momento ideal para revisar a história familiar e discutir com o casal a opção de realizar uma triagem para indivíduos afetados e portadores de condições genéticas, a possibilidade de diagnóstico pré-implantação (PGD), ou testes genéticos que possam ser oferecidos no início da gravidez.[20]

A história clínica prévia do casal, causas conhecidas de infertilidade, fenômenos tromboembólicos envolvendo gestante e familiares, história gestacional prévia, abortos (idade gestacional e evolução) devem ser levantados. Respostas positivas nestes quesitos precisarão de investigação mais detalhada e aconselhamento genético adequado. Atenção especial deve ser dada a todo casal com resultado adverso em gestação anterior (aborto espontâneo, parto prematuro, resultado de teste de triagem neonatal indicando anormalidade ou defeitos congênitos) e histórico familiar de resultados adversos na gravidez. Como fatores genéticos e ambientais (epigenéticos) podem contribuir para o resultado gestacional, o aconselhamento pré-concepcional pode ser a oportunidade para motivação da futura gestante para mudanças de hábitos, deixando de fumar, melhorando a exposição ambiental ou, ainda, alcançando um peso mais saudável.[21]

Nesta linha de raciocínio, este período também é importante para abordagem sobre o uso de medicamentos utilizados de rotina ou com objetivo profilático. Evitar medicamentos como inibidores da enzima de conversão da angiotensina ou, ainda, drogas dermatológicas com potencial teratogênico. Também deve ser ressaltada a importância da suplementação com ácido fólico com o objetivo de diminuir o risco de defeitos do tubo neural.

Por fim a pesquisa de sorologias relacionadas com as infecções com potencial de transmissão vertical. O planejamento prévio permite o uso de vacinas (p. ex., rubéola) ou, ainda, a orientação para o período pré-natal quanto aos cuidados com alimentos (toxoplasmose) ou exposição profissional (citomegalovirose). Outros exames laboratoriais que garantam uma condição clínica materna adequada (p. ex., glicemia, TSH) também devem ser solicitados para a condução de uma gestação saudável.

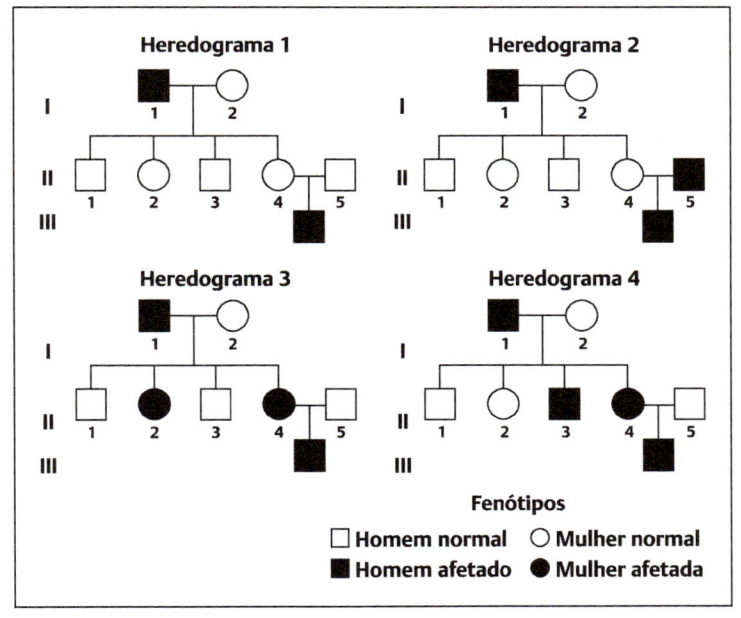

Fig. 34-3. Exemplos de heredogramas apresentando padrões de herança ligados ao X recessivo (1), autossômico recessivo (2), ligado ao X dominante (3), autossômico dominante (4).

Qualquer que seja a investigação genética, testes de rastreamento ou diagnóstico e aconselhamento que possam ser concluídos antes da concepção sempre beneficiarão o casal, pois permitem um planejamento gestacional mais apropriado, com mais tempo para a tomada de decisões. Nos casos que envolvem doenças previamente conhecidas, os casais poderão decidir por não conceber, optar por um diagnóstico genético pré-implantação ou, ainda, considerar usar um doador de gametas.

Teste Bioquímico

Em 1984, Merkatz *et al.* descreveram a associação entre baixos níveis de alfafetoproteína no soro materno de gestações com trissomias nas gestações de segundo trimestre.[22] Naquele mesmo ano, Cuckle *et al.* (1984) fizeram a proposta para rastreamento de trissomia do cromossomo 21 utilizando a associação da pesquisa bioquímica de alfafetoproteína e idade materna.[23] Com o objetivo de melhorar a sensibilidade e diminuir os falso-positivos do rastreamento bioquímico, outros hormônios foram acrescentados na investigação bioquímica do segundo trimestre (β-hCG, estriol, inibina).

Porém, a necessidade de rastreamento mais precoce estimulou o interesse pela expressão bioquímica também no primeiro trimestre da gestação. Ozturk *et al.* (1990) observaram que a fração livre de β-hCG no primeiro trimestre era inferior no soro de gestantes com fetos afetados pela trissomia do cromossomo 18,[24] quando comparadas a gestantes de fetos normais. Spencer *et al.* (1999) observaram que no soro de gestantes de fetos com a trissomia do cromossomo 21 havia aumento da fração livre de β-hCG quando comparadas a gestações normais no primeiro trimestre.[25]

Pandya *et al.* (1995) descreveram uma forma combinada de triagem para aneuploidias maiores, com base na combinação da espessura da translucência nucal fetal, idade materna e bioquímica de soro materno dos hormônios gonadotrofina coriônica humana livre (β-hCG) e proteína plasmática associada à gravidez (PAPP-A) entre 10-14 semanas de gestação.[26] As medidas bioquímicas expressas em múltiplos da mediana (MoM) mostraram que fetos com trissomia 21 apresentavam β-hCG elevado e PAPP-A baixa. Esse método foi capaz de identificar 80% dos fetos trissômicos com taxa de falso-positivo inferior a 5%.

Com o avanço e a demanda cada vez maiores pela triagem sorológica materna para as aneuploidias, outras condições clínicas passaram a fazer parte do rol de doenças com resultado bioquímico anormal. Com relação às doenças gênicas, alguns autores têm relatado nível de PAPP-A muito abaixo do normal. Aitken *et al.* (1999) analisaram 19 fetos com diagnóstico posterior de síndrome de Cornelia de Lange.[27] Quando a pesquisa de PAPP-A foi realizada em idade gestacional inferior a 20 semanas, 18 (95%) desses fetos apresentavam nível de PAPP-A muito abaixo do esperado, com média de 0,21 MoM (variação de 0,03-0,71 MoM). Em 8 destes fetos não havia alterações ultrassonográficas de membros superiores como fator de alerta para a síndrome. Este achado foi compartilhado por Arbuzova *et al.* (2003) e Chong *et al.* (2009), quando reportaram fetos com síndrome de Cornelia de Lange que no primeiro trimestre apresentaram, respectivamente, PAPP-A médio de 0,20 MoM e 0,24 MoM, níveis muito inferiores ao esperado para este período.[28,29]

Johnson *et al.* (2001) reportaram um caso de síndrome de Zellweger em que o feto apresentava translucência nucal aumentada e teste bioquímico alterado, com nível de estriol não conjugado baixo (0,26 MoM).[30] Recentemente, Mak *et al.* (2019) reportaram um feto com síndrome de *Cri-du-chat* (microdeleção 5p) com baixa dosagem de PAPP-A (0,15 MoM).[31]

Nos trabalhos citados, chamam a atenção os níveis de PAPP-A abaixo de 0,20 MoM. Se considerarmos este valor como um corte para uma investigação ultrassonográfica e genética mais específica, aproximadamente 0,5% das gestantes seriam selecionadas como de risco de terem um feto com alguma síndrome genética.

Fração Livre do DNA Fetal na Circulação Materna

Um novo modelo de investigação genética utilizando fração livre do DNA fetal tem sido oferecido às gestantes com o objetivo de rastreamento das aneuploidias maiores (trissomias 13, 18, 21 e sexuais) e das microdeleções mais comuns (Quadro 34-5).[32] O DNA fetal na circulação materna provém da apoptose de células placentárias, liberado em pequenos fragmentos (150-220Pb). É detectado a partir

Quadro 34-5. Ilustra as Microdeleções mais Comuns e Suas Características Clínicas

Microdeleção	Características clínicas
Síndrome da Deleção 22q11.2	A síndrome da deleção 22q11.2, também conhecida como Síndrome de DiGeorge, é causada pela perda de uma pequena porção do cromossomo 22. Ocorre em cerca de 1 a cada 2.000 bebês nascidos vivos. A maior parte das crianças com Síndrome de DiGeorge apresenta deficiência intelectual leve-moderada e atraso na fala. Muitas têm problemas cardíacos, imunológicos, hipocalcemia neonatal entre outros. Cerca de 20% destas crianças apresentam sintomas relacionados com o transtorno do espectro autista ou doenças psiquiátricas (esquizofrenia)
Síndrome da Deleção 1p36	Esta síndrome é causada pela perda de uma pequena porção do cromossomo 1 podendo ser descrita como Monossomia 1p36. Cerca de 1 a cada 5.000 bebês nascidos vivos apresentam esta condição. Crianças com Monossomia 1p36 apresentam deficiência intelectual moderada a grave e defeitos cardíacos com necessidade de correção cirúrgica ou tratamento medicamentoso. Cerca da metade das crianças com Monossomia 1p36 tem convulsões e problemas comportamentais, além de perda auditiva e/ou visual
Síndrome de *cri-du-chat* (5p-)	Causada pela perda de uma pequena porção do cromossomo 5 (5p-), acomete cerca de 1 a cada 20.000 bebês nascidos vivos. Os bebês usualmente são pequenos ao nascimento, com dimensões reduzidas do cérebro e cabeça. Frequentemente apresentam deficiência intelectual grave, problemas para respirar e se alimentar e precisam de cuidados médicos especiais. Crianças afetadas apresentam deficiência intelectual moderada a grave, incluindo atrasos no desenvolvimento da fala e linguagem. O choro característico lembra o "miado de um gato" (*cri-du-chat*)
Síndrome de Angelman (deleção 15q11.2)	A Síndrome de Angelman tem dois mecanismos causais principais: perda de uma pequena porção do cromossomo 15 de origem materna ou herdar duas cópias do cromossomo 15 de origem paterna, sem cópia materna (dissomia uniparental paterna). Cerca de 1 a cada 12.000 bebês nascidos vivos tem esta condição. Frequentemente apresentam dificuldade alimentar, hipotonia muscular, convulsões, grave deficiência intelectual e motora; costumam ter dimensões reduzidas do cérebro e cabeça, além de atraso da fala
Síndrome de Prader-Willi (deleção 15q11.2)	A Síndrome de Prader-Willi tem dois mecanismos causais principais: perda de uma pequena porção do cromossomo 15 de origem paterna ou herdar duas cópias do cromossomo 15 de origem materna (dissomia uniparental materna). Cerca de 1 a cada 10.000 bebês nascidos vivos apresentam esta condição. Hipotonia, dificuldades na alimentação, deficiência intelectual, problemas comportamentais, atraso de desenvolvimento motor e da fala são os sintomas mais frequentes

Wapner *et al.*, 2015.[32]

Quadro 34-6. Sensibilidade, Especificidade, Valor Preditivo Positivo, Valor Preditivo Negativo das Aneuploidias, Microleções e Sexo Fetal Rastreados pelo DNA Fetal na Circulação Materna

Condição	Sensibilidade	Especificidade	VPP	VPN
Trissomia 21	> 99% (IC: 97,8-99,9)	> 99% (IC: 99,7-100)	91%	> 99,99
Trissomia 18	98,2% (IC: 90,4-99,9)	> 99% (IC: 99,7-100)	93%	> 99,99%*
Trissomia 13	> 99% (IC: 87,2-100)	> 99% (IC: 99,8-100)	38%	> 99,99%
Monossomia X	94,7% (IC: 74,0-99,9)	> 99% (IC: 99,7-100)	50%	> 99,99%
Triploidia	> 99% (IC: 66,4-100)	> 99% (IC: 99,5-100)	5,3%	> 99,99%
XXX, XXY, XYY	NR	NR	89%	NR
S. del22q11.2	90,0% (IC: 55,5-99,7)	> 99% (IC: 98,6-99,9)	20%	99,97-99,99%
S. del 1p36	> 99% (IC: 2,5-100)	> 99% (CI: 99,1-100)	7,0-17%	99,97-99,99%
S. Angelman	95,5% (IC: 77,2-99,9)	> 99% (IC: 99,1-100)	10%	> 99,99%*
S. *Cri-du-chat*	> 99% (IC: 85,8-100)	> 99% (IC: 99,1-100)	2,5%	> 99,99%*
S. Prader-Willi	93,8% (IC: 69,8-99,8)	> 99% (IC: 99,1-100)	5,0%	> 99,99%*
Feminino	> 99,9% (IC: 99,4-100)	> 99% (IC: 99,5-100)		
Masculino	> 99,9% (IC: 99,5-100)	> 99% (IC: 99,4-100)		

NR: Não reportado, VPP: valor preditivo positivo, VPN: valor preditivo negativo.

de 32 dias de gestação e desaparece 2 horas após o parto e dequitação da placenta. Cerca de 2-20% de todo o DNA livre na circulação materna é de origem fetal, sendo esta fração proporcional à idade gestacional. São empregadas diversas metodologias para análise desses fragmentos de DNA fetal, que, por sua vez, são comparados ao genoma padrão. O resultado classifica as gestantes como de alto risco (99/100) ou de baixo risco (1/10.000) para determinada anomalia. Como não existe invasão do ambiente fetal para obtenção do material genético, o teste é considerado de rastreamento pré-natal não invasivo (do inglês, NIPT – *noninvasive prenatal test*). Por ser um teste de rastreamento e existir a possibilidade de resultados falsos-positivos e falsos negativos, frente a um resultado positivo (gestante com o risco aumentado) é necessária a confirmação do diagnóstico através de um teste invasivo.[33]

Sete estudos científicos envolvendo 68.000 gestantes validaram o NIPT como um teste de rastreamento com alta acurácia, exibindo uma sensibilidade superior a 99% e uma taxa de falso-positivo < 0,1% para as trissomias maiores. As taxas de sensibilidade, especificidade, valor preditivo positivo, valor preditivo negativo dessas aneuploidias, microdeleções e sexo fetal rastreadas pelo DNA fetal na circulação materna são reportadas no Quadro 34-6.[32,34-39] Em 2017 foram discutidas no *"Advances in Fetal Medicine Course" – Fetal Medicine Foundation* (2017), duas casuísticas referentes à acurácia do NIPT, uma britânica e uma holandesa, onde os autores relataram alta sensibilidade no rastreio das trissomias 21 (99% e 96,7%; respectivamente) e 18 (92,9% e 100%; respectivamente), porém, menor sensibilidade do NIPT para a detecção da trissomia 13 (61,5% e 52,1; respectivamente).[40]

Cuckle *et al.* (2015) reportaram uma discordância entre o exame de DNA fetal na circulação materna e o cariótipo neonatal.[41] Relataram que os principais motivos foram o mosaicismo placentário, cariótipo materno alterado, doença materna maligna, mosaicismo fetal verdadeiro, fração baixa de DNA fetal e presença de *vanish twin* (gestação gemelar com decesso e desaparecimento de um dos fetos). Revello *et al.* (2016) reportaram uma falha na obtenção de resultado (*no results*) no teste NIPT em 2,9% dos casos.[42] Para um resultado fidedigno, são necessários pelo menos 4% de fração de DNA fetal, o que não ocorreu em 1,9% das gestantes testadas. Houve uma diminuição da fração de DNA fetal livre quando existia aumento da massa corporal materna, gestantes de origem asiática em relação às de origem caucasiana e gestantes submetidas à fertilização *in vitro*. No restante de 1% das amostras sem resultado, as mesmas não puderam

ser avaliadas porque os fragmentos de DNA, embora presentes, existiu um motivo técnico que possibilitasse o estudo, a comparação e o resultado fidedigno. A baixa fração de DNA fetal na circulação materna ocorre com maior frequência nas trissomias 13 e 18, mas não na trissomia 21. Se o motivo da falha de obtenção no resultado for baixa fração de DNA fetal, existe a recomendação de maior atenção na pesquisa dos sinais ultrassonográficos de cromossomopatias no exame morfogenético de primeiro trimestre, e caso existam marcadores ultrassonográficos, procedimento invasivo deve ser realizado para descartar ou confirmar essas trissomias.[41,42]

O custo elevado do NIPT é um empecilho para oferecer o teste a todas as gestantes. Dessa forma, estratégias que visam melhor custo-benefício tentam selecionar as gestantes que se beneficiariam com a realização do NIPT. Nicolaides *et al.* (2013) sugeriram um modelo de contingência onde as gestantes seriam submetidas previamente a um teste que combina idade materna, medida da translucência nucal e teste bioquímico de primeiro trimestre (PAPP-A, β-hCG), fornecendo um risco específico para síndrome de Down.[43] Usando um ponto de corte com risco superior a 1:3.500 para a realização do NIPT, os autores conseguiram selecionar 36% das gestantes que deveriam ser submetidas ao teste. Com esta estratégia evitaram a realização do NIPT em 64% das gestantes. Os autores observaram ainda que se acrescentassem outros marcadores bioquímicos ou biofísicos, poderiam reduzir ainda mais o percentual de gestantes submetidas ao NIPT. Quando foi adicionado o fator de crescimento placentário (PLGF) e a alfafetoproteína (AFP), os autores reduziram o grupo de risco (risco > 1:3.500) para 21%, e quando incluíram o índice de pulsatilidade do ducto venoso (DV), esse grupo de risco foi reduzido para apenas 11%. É importante ressaltar que mesmo reduzindo a utilização do NIPT em praticamente 90% das gestantes, as taxas de detecção para síndrome de Down (98%) e de procedimento invasivo (0,5%) permaneceram próximas àquelas taxas estabelecidas pela utilização do NIPT em todas as gestantes.

Atualmente, o NIPT é reconhecido como método de rastreamento para **todas** as gestantes, independente de fator de risco, pelas principais sociedades que ditam condutas no período pré-natal, incluindo *American College of Obstetrics & Gynecologists* (ACOG), *American College of Medical Genetics and Genomics* (ACMG) e *International Society for Prenatal Diagnosis* (ISPD).

Melhor conhecimento da genética molecular, aperfeiçoamento e precisão dos sequenciadores de nova geração e a redução dos custos têm proporcionado o emprego do NIPT em uma variedade de condições, incluindo doenças monogênicas dominantes, recessivas e ligadas ao X.[44,45] Zhang *et al.* (2019) demonstraram em ensaio clínico inicial que o NIPT pode fornecer informações moleculares valiosas para a detecção de um amplo espectro de doenças monogênicas dominantes, complementando a triagem de aneuploidias e doenças recessivas realizadas atualmente.[45] Recentemente, Che *et al.* (2020) demonstraram que a captura e o sequenciamento direcionados de SNPs polimórficos, a partir de DNA fetal livre no plasma materno, permitiram a haplotipagem e a criação de perfil do número de cópias (CNVs) do genoma fetal durante a gravidez.[46] Para fração de 20% de DNA fetal livre, os autores foram capazes de diagnosticar herança paterna (99,9%) e materna (99%) com grande precisão. A redução da fração fetal para 10% permitiu ainda o diagnóstico de 99,8% e 97% para herança paterna e materna, respectivamente. Os autores concluíram que o método permite a reconstrução precisa dos haplótipos fetais e pode ser facilmente implementado na prática clínica com fins de pesquisa de doenças gênicas hereditárias.

Ultrassonografia Morfológica e Genética no Primeiro Trimestre da Gestação

No início da década de 1990, a translucência nucal (TN) surgiu como método de rastreamento ultrassonográfico de aneuploidias maiores durante o primeiro trimestre da gestação. Nicolaides *et al.* (1992) reportaram um valor preditivo positivo de 35% para aneuploidias quando os fetos apresentavam medida de translucência nucal entre 3-8 mm.[47]

Posteriormente foram publicados vários trabalhos que comprovaram a eficácia da TN no rastreamento das aneuploidias maiores. Outros marcadores de primeiro trimestre como osso nasal, ângulo facial, ducto venoso, regurgitação de válvula tricúspide foram incorporados ao rastreamento ultrassonográfico, aumentando a sensibilidade/especificidade dos testes e culminando com a diminuição do número de procedimentos invasivos desnecessários. Para estudo mais detalhado do rastreamento no primeiro trimestre, recomendamos que o leitor reporte ao capítulo "Ultrassonografia do Primeiro Trimestre – Rastreamento e Diagnóstico das Aneuploidias" neste livro. Posteriormente observou-se que o aumento da medida da TN também estava correlacionado a outras síndromes genéticas além das trissomias maiores.[8,48,49]

O desenvolvimento de transdutores abdominais e endovaginais de alta resolução, aliado ao conhecimento e treinamento dos fetologistas, permitem hoje um estudo detalhado da anatomia fetal no primeiro trimestre. Patologias que eram detectadas somente durante o segundo trimestre, passaram a ser suspeitadas ou diagnosticadas já no primeiro trimestre. Estes avanços permitem que o rastreamento e o diagnóstico das síndromes gênicas possam ser realizados por um estudo morfológico e genético detalhado no primeiro trimestre da gestação. A identificação de malformação, única ou múltipla, pode sugerir a presença de uma possível síndrome genética. Syngelaki *et al.* (2016) avaliaram a relação entre malformações maiores (holoprosencefalia, onfalocele e megabexiga) e TN > 3,5 mm com as aneuploidias em 108.982 fetos.[50] Aneuploidias foram observadas em 78,4% dos casos de holoprosencefalia, 40,8% das onfaloceles, 18,5% das megabexigas e 48,5% dos fetos com TN > 3,5 mm. Quando os autores relacionaram uma cromossomopatia com o achado ultrassonográfico, a trissomia 13 foi associada à holoprosencefalia, a trissomia 18 à onfalocele e à megabexiga e, finalmente, a trissomia 21 à TN alterada. A presença de pelo menos uma das seguintes características: TN ≥ 3,5 mm, holoprosencefalia, onfalocele ou megabexiga estavam associadas a 57% dos casos com aneuploidias.

No entanto, há uma grande variedade de síndromes genéticas além das principais trissomias, existindo marcadores ultrassonográficos que podem sugerir uma determinada síndrome (encefalocele e Meckel-Gruber) no exame do primeiro trimestre. Mas para o êxito do diagnóstico pré-natal, seja no primeiro ou segundo trimestre, há necessidade de uma abordagem estruturada e gradual (veja protocolo em considerações finais). Como as anomalias são classificadas em malformações, deformações, rupturas e displasias, é importante observar que nem todas as anomalias detectadas são associadas às síndromes genéticas, e nem todas as síndromes genéticas podem ser detectadas através de anomalias. Além disso, existem algumas anormalidades que se tornam aparentes somente no final gestação, não sendo possível o diagnóstico no primeiro trimestre. Fazem parte deste grupo de malformações de aparecimento tardio algumas anomalias cardíacas, displasias esqueléticas e distúrbios da migração neuronal, que estão relacionadas à condição progressiva da evolução fetal.

No estudo do primeiro trimestre com objetivo de avaliação das síndromes genéticas, tanto o rastreamento como o diagnóstico são desafiadores. O fetologista deve estar atento a qualquer sinal ultrassonográfico que fuja do desenvolvimento normal. Todavia, existem diversos relatos na literatura de síndromes gênicas nos quais a translucência nucal estava alterada (Fig. 34-4). O resultado de um cariótipo normal diante de uma medida de TN alterada, em especial se ≥ 3,5 mm, nem sempre é tranquilizador e o fetologista deve estar atento à possibilidade de este achado ser o primeiro sinal para uma síndrome gênica. Nestes casos, uma pesquisa ultrassonográfica minuciosa, atenta não só ao diagnóstico de malformações estruturais maiores, mas também aos pequenos sinais que possam passar despercebidos em um exame de rotina. Ainda, a investigação fetal não termina com cariótipo, mas começa com o cariótipo e o casal deve ser estimulado a prosseguir com a investigação genética com testes como o *microarray*-SNP, exoma e genoma se necessários (veja protocolo em considerações finais).

Medida da Translucência Nucal Aumentada e Cariótipo Normal

Em 1993, Johnson *et al.* examinaram 27 fetos com translucência nucal ≥ 2 mm (considerados de risco) e cariótipo normal.[51] Em 24 fetos a TN resolveu espontaneamente por volta de 18 semanas e 23 deles nasceram fenotipicamente normais. Porém, um dos fetos com regressão da TN apresentou sinais fenotípicos da síndrome de Noonan (AD) ao nascimento. Nos outros três fetos onde não ocorreu a regressão, dois fetos evoluíram com quadro de hidropsia fetal e o terceiro feto evoluiu com decesso intrauterino associado à uropatia obstrutiva. Pandya *et al.* (1994) analisaram 565 fetos cromossomicamente normais com translucência nucal aumentada, entre 3-9 mm.[48] A taxa de sobrevida neonatal para translucência nucal de 3 e 5 mm foi de 97% e 53%, respectivamente. Todos os fetos sobreviventes tiveram resolução da TN por volta de 20 semanas, todavia, um dos fetos sobreviventes apresentou a síndrome de Stickler (AD). A partir dessas publicações o aumento da medida da TN passou a ser correlacionado, também, a outras síndromes genéticas além das aneuploidias.

Souka *et al.* (1998) avaliaram 4.116 fetos com medida da TN > percentil 95 para a idade gestacional e cariótipo normal.[49] Os autores reportam maior prevalência de cardiopatias, hérnia diafragmática, onfalocele, síndrome de *body stalk* e sequência de acinesia e deformação fetal. Além disso, chamaram atenção para maior prevalência de displasias esqueléticas e síndromes genéticas que são raramente encontradas na população (< 1:10.000). Deve ser chamada a atenção para o fato de que os autores acharam maior prevalência de cardiopatias, hérnia diafragmática e onfalocele, malformações que possuem maior correlação com as síndromes genéticas. Bilardo *et al.* (2007) analisaram 451 fetos com translucência nucal alterada (medida da TN > percentil 95 para a idade gestacional) e cariótipo normal e encontraram 23 doenças genéticas (Quadro 34-7).[52] A maioria foi diagnosticada ou suspeitada durante exame morfológico ou pela análise do DNA. Com exceção de seis casos, nos quais os fetos possuíam maior risco para doenças genéticas, os demais ocorreram por mutações novas. As síndromes que envolviam doenças neuromusculares ou esqueléticas foram as mais comuns e todas foram detectadas no período pré-natal. Dos 23 fetos sindrômicos, em sete a ultrassonografia morfológica não conseguiu identificar claramente uma alteração que sugerisse uma síndrome genética.

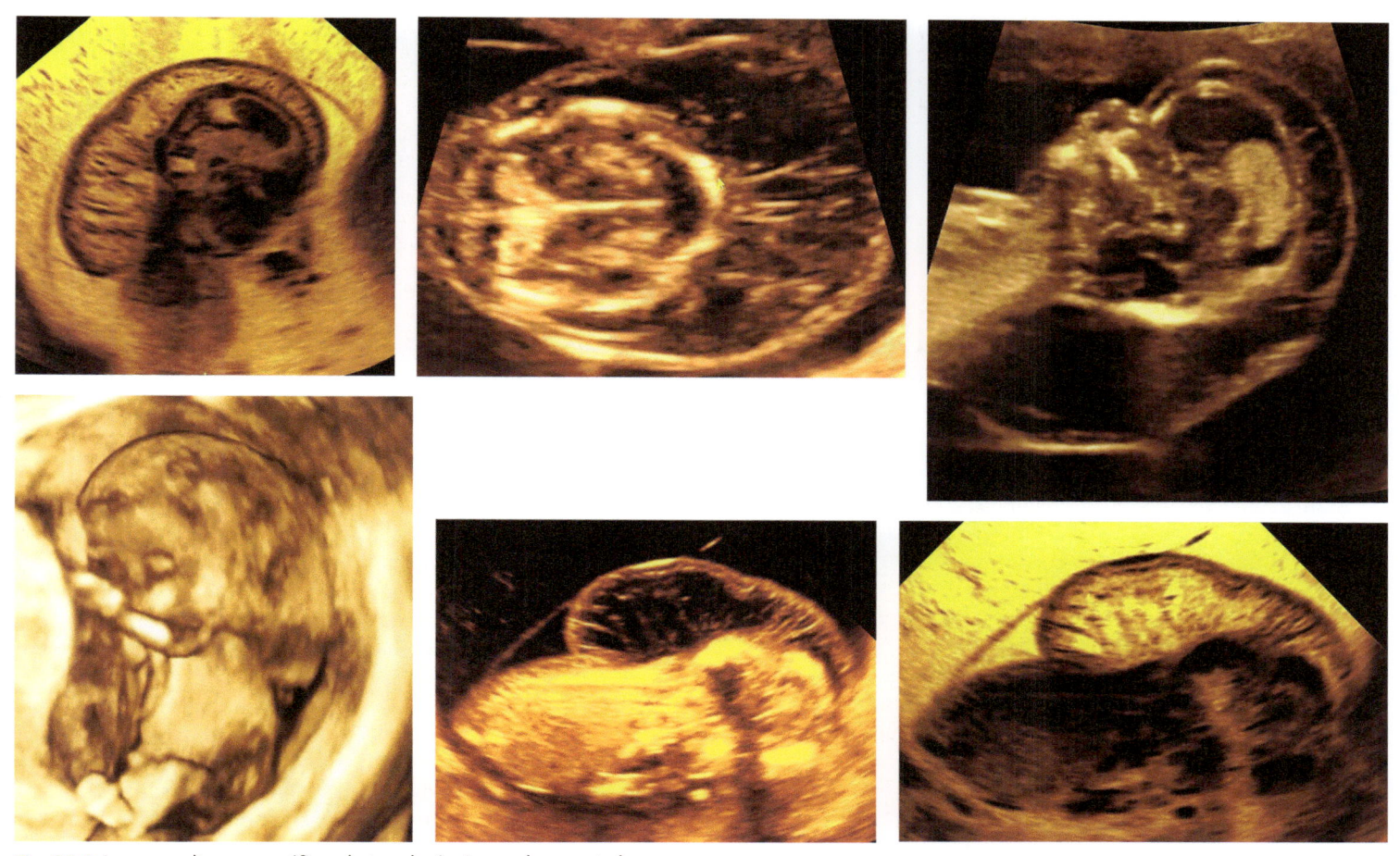

Fig. 34-4. Imagens ultrassonográficas de translucência nucal aumentada.

Quadro 34-7. Síndromes Genéticas Encontradas em 23 Fetos Euploides com TN Alterada

Doença	Nº	TN (mm)	Diagnóstico US/ DNA ou Pós-Natal
Síndrome da displasia ectodermal ectrodactilia	1	3,4	US
Del cromossomo 8	1	4,0	US
SMA – tipo	1	3,7	DNA
Gangliosidoses – GM1	1	4,0	DNA
Distrofia miotônica	2	2,6/3,3	DNA/DNA
Osteogênese imperfeita	1	3,5	DNA
Acondrogênese	2	4,5/17	US
Displasia diastrófica	2	3,7/4,7	US/US
Síndrome de Fryns	1	4,0	US
Síndrome Pierre-Robin	1	7,0	US
Sequência de deformação de acinesia fetal	1	7,6	US
Síndrome de DiGeorge	2	5,0/5,0	DNA/PP
Síndrome de Zelleweger	1	8,4	US
Síndrome de Coffin-Siris	1	5,0	PP
Síndrome de Noonan	1	5,1	PP
Síndrome Genética Inespecífica	4	4,0/5,5/5,0/6,0	US*/US*/PP/PP

CCN: Comprimento cabeça-nádegas, TN: translucência nucal, Del: deleção, SMA: atrofia muscular espinhal, US: ultrassonografia; *: somente marcador leve, PP: pós-parto. Bilardo et al., 2007.[52]

Nestes, em três fetos foram observados sinais ultrassonográficos discretos (edema de nuca, aumento da pelve renal, derrame pericárdico); dois apresentavam defeitos cardíacos menores (diagnosticados no período pós-parto) e dois não apresentavam qualquer sinal ao exame ultrassonográfico.

Souka *et al.* (1998) e Sivanathan & Thilaganathan (2017) reportaram as síndromes genéticas mais comumente encontradas em fetos euploides com translucência nucal aumentada e/ou ultrassonograifa morfológico de primeiro trimestre alterada. Segue breve descrição dessas síndromes.[8,49]

Sequência de Acinesia e Deformação Fetal

A sequência de acinesia e deformação fetal (SADF) é um grupo heterogêneo de condições clínicas e genéticas. As SADFs evoluem com diminuição ou ausência da movimentação fetal (acinesia) associada a múltiplas contraturas articulares (artrogripose). Possui um padrão autossômico recessivo (AR) nos tipos 1, 2, 3 e 4 (SADF 1, SADF 2, SADF 3 e SADF 4). Vários são os genes envolvidos, sendo os principais o MUSK (SADF 1: cromossomo 9 - 9q31.3), RAPSN (SADF 2: cromossomo 11 - 11p11.2), DOK7 (SADF 3: cromossomo 4 - 4p16.3) e NUP88 (SADF 4: cromossomo 17 - 17p13.2). O risco de recorrência varia de 00-25%, variável com a presença esporádica e com o padrão AR.[1,15]

A prevalência da SADF é incerta, visto que abrange várias síndromes clínicas com manifestações heterogêneas. A sequência inclui artrogripose letal congênita, pterígio múltiplo e síndromes de Pena-Shokeir. As manifestações clínicas e ultrassonnográficas reconhecidas como parte das SADFs são: talipes bilateral, deformidades fixas em flexão ou extensão dos quadris, joelhos, cotovelos e pulsos (Fig. 34-5), restrição de crescimento, hipoplasia pulmonar, fenda facial e criptorquidia.[1,15,49,53,54]

Hyett *et al.* (1997) observaram relação entre a SDAF e TN aumentada.[53] Estudaram cinco gestações com histórico prévio de SDAF e encontraram dois casos com recorrência, ambos com TN aumentada. Por outro lado, nos três fetos normais a TN estava adequada

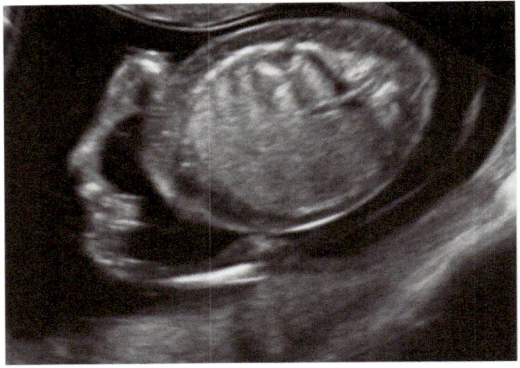 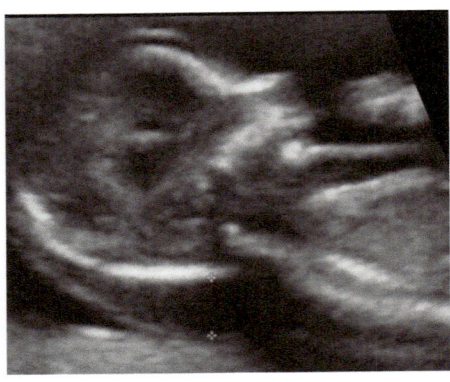 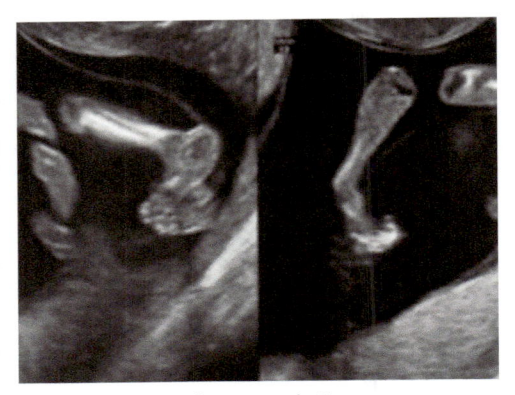

Fig. 34-5. Imagens ultrassonográficas da sequência de deformação de acinesia fetal: contraturas articulares e translucência nucal aumentada.[54]

para a idade gestacional. Souka *et al.* (1998), avaliaram 4.116 fetos com aumento de TN e cariótipo normal.[49] Entre estes fetos, seis fetos foram diagnosticados, posteriormente, com SDAF. Em avaliação retrospectiva de outros 15 estudos, entre 416 fetos com TN aumentada e cariótipo normal, foram encontrados três casos de SDAF.[54] Nos dois estudos houve maior prevalência de SADFs nos fetos com TN aumentada e cariótipo normal do que aquela prevalência esperada na população geral.[49,54]

Dessa forma, o aumento da TN no primeiro trimestre ou o edema nucal, flexão fixa das extremidades e hidropsia no segundo e terceiro trimestres são sinais ultrassonográficos que devem chamar a atenção para a investigação das SDAFs.[49,53,54]

Acondrogênese Tipo II

Trata-se de uma displasia esquelética letal, com padrão autossômico dominante (AD), decorre de uma mutação no gene *COL2A1*, localizado no braço curto do cromossomo 12 - 12q13.11.[15,49]

A prevalência é próxima a 1:40.000 nascimentos. No segundo trimestre, as características ultrassonográficas são encurtamento severo dos membros (micromelia), tórax estreito, abdome proeminente, hipomineralização dos corpos vertebrais, dos ossos ilíacos e sacrais, desorganização da junção costocondral e hidropsia.[49,55] Estes achados são típicos na ultrassonografia de início do segundo trimestre (Fig. 34-6).

Existem dois relatos de casos sobre o diagnóstico ultrassonográfico da acondrogênese tipo II no primeiro trimestre da gestação, ambos em gestações de alto risco para a doença. Os fetos apresentavam aumento da espessura da translucência nucal e membros curtos, posicionados anormalmente pela falta de movimento.[56,57]

Acondroplasia

Essa síndrome é a displasia esquelética mais comum, com padrão autossômico dominante e com penetrância completa. Ocorre em decorrência de mutação do receptor do fator de crescimento de fibroblastos 3 (FGFR-3), localizado no braço curto do cromossomo 4 (4p16.3). A forma homozigota é letal e a heterozigota é compatível, sendo que 80% dos casos decorrem de uma mutação nova. Tem sido associado à idade paterna avançada, em especial acima dos 50 anos.[8,15,49,58]

A prevalência é de 1:26.000 nascimentos. As principais características incluem membros curtos, lordose lombar que pode levar a estenose e compressão medular, mãos e dedos curtos e em tridente (comprimento similar), macrocefalia e ponte nasal deprimida. Inteligência e expectativa de vida são normais. No pré-natal, o encurtamento dos membros geralmente se torna aparente somente após a 22ª semanas de gestação. Os relatos de casos pré-natal no primeiro trimestre envolvem a descrição do aumento da espessura da translucência nucal.[8,15,49,58]

Atrofia Muscular Espinhal Tipo 1

A atrofia muscular espinhal tipo 1 (AME-1) faz parte de um grupo de doenças neuromusculares. A AME-1 possui um padrão autossômico recessivo, decorrente de uma mutação ou deleção na cópia telomérica do gene SMN1, no cromossomo 5, região 5q13. O éxon 7 do gene SMN1 está ausente em 95,6% dos casos.[15]

Tem uma prevalência de nascimento de cerca de 1:6.000-8.000. É caracterizada pela degeneração das células do corno anterior da medula espinal e do tronco encefálico, com subsequente hipotonia e atrofia muscular simétrica. O início dos sintomas pode ser intrauterino, com diminuição dos movimentos fetais. A morte, que

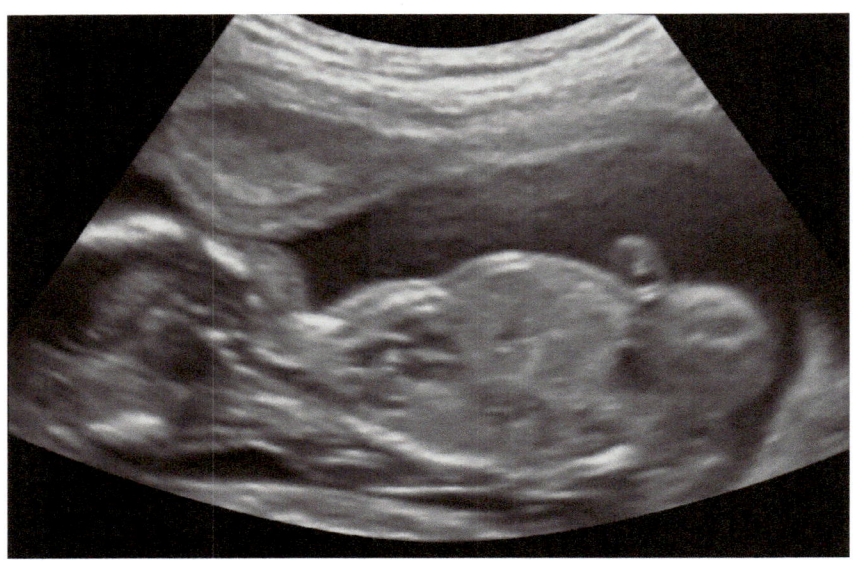 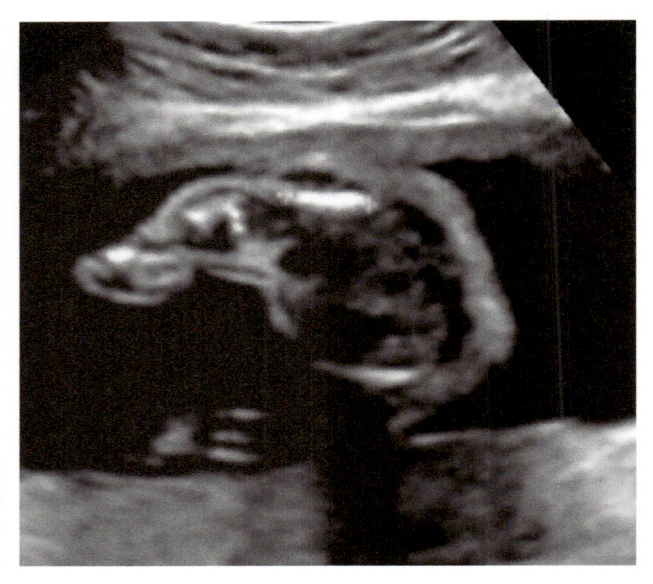

Fig. 34-6. Caso de acondrogênese.

ocorre nos primeiros dois anos de vida, é resultante de infecções e insuficiência respiratória.[15,49,59,60,61]

Souka *et al.* (1998) relataram um caso afetado que resultou em morte neonatal. Há outros três relatos de casos da síndrome. Em todos os casos relatados, houve aumento da espessura da translucência nucal.[49,59-61]

Síndrome Beckwith–Wiedemann

Esta é uma síndrome geralmente esporádica e ocasionalmente familiar. Tem padrão autossômico dominante, sendo causada por mutação (duplicação ou deleção) no cromossomo 11, na região 11p15.5. Os genes específicos são *p57*(KIP2), *H19*, *CDKN1C* e *LIT1*. O risco de recorrência é baixo (menos de 1,0%) na maioria dos casos, mas pode chegar até 50% dependendo da etiologia genética específica.[15]

A prevalência é de 1:14.000 nascimentos. É caracterizada pela tríade de macrossomia, macroglossia e onfalocele que podem estar frequentemente associadas à hiperplasia e/ou hipertrofia dos rins, das suprarrenais e pâncreas, hipoglicemia (30-50%) e policitemia. A hipoglicemia ocorre em decorrência de macrossomia e dificuldade de alimentação causada por macroglossia. Em alguns casos, há acometimento mental que é considerado secundário à hipoglicemia inadequadamente tratada. Cerca de 5,0% dos indivíduos afetados desenvolvem tumores durante a infância, mais comumente nefroblastoma (Wilms) e hepatoblastoma.[8,15,49]

Souka *et al.* (1998) relataram a síndrome de Beckwith-Wiedemann em um dos fetos com translucência nucal alterada e onfalocele.[49]

Displasia Campomélica (ou Camptomélica)

É uma displasia esquelética rara, com padrão autossômico dominante. É decorrente de uma mutação no gene *SOX9*, no cromossomo 17, na região 17q24.3.

Apresenta encurtamento e curvatura acentuada dos ossos tubulares longos, especialmente nos membros inferiores, covinhas cutâneas múltiplas em braços e pernas, hipoplasia de escápula, macrocefalia, face desproporcionalmente pequena, tórax estreito e deficiência de crescimento no pré-natal. Alguns dos indivíduos geneticamente masculinos mostram um dismorfismo sexual com fenótipo feminino. Os indivíduos afetados geralmente morrem no período neonatal por hipoplasia pulmonar decorrente do tórax pequeno e hipoplasia traqueobrônquica. Há na literatura um relato de caso dessa condição apresentando aumento da espessura da translucência nucal no primeiro trimestre.[15,49,62]

Síndrome de Cornelia de Lange

A síndrome de Cornelia de Lange (SCL) ocorre por conta de mutações nos genes autossômicos NIPBL, RAD21 e SMC3 ou ligado ao X nos genes HDAC8 e SMC1A. Portanto pode ter um padrão de herança autossômico dominante ou ligado ao X. Cerca de 50-60% dos casos são resultantes de mutações novas no NIPBL e os genes envolvidos estão associados à codificação dos componentes do complexo da coenzima.

A prevalência é de 1:10.000 nascidos vivos. É caracterizada por dismorfismo facial, malformações em membros superiores, restrição de crescimento fetal, atraso no desenvolvimento, atraso mental e problemas comportamentais. Entre os achados ultrassonográficos observam-se a braquicefalia, narinas antevertidas, filtro longo, lábios finos, micrognatia, micromelia, displasia ulnar com contraturas anormais dos membros superiores, sindactilia, oligodactilia e restrição de crescimento de início precoce. No entanto, existe uma grande variabilidade clínica nesse distúrbio, com fenótipos mais leves e de difícil diagnóstico.[15,29,49,63]

Chong *et al.* (2009) reportaram três casos de SCL. Os achados ultrassonográficos envolviam a restrição de crescimento, dismorfismo facial e alteração dos membros superiores.[29] Em um dos casos foi realizado teste bioquímico de primeiro trimestre que mostrou um nível de PAPP-A baixo (0,24 MoM). Dempsey *et al.* (2014) analisaram nove casos de SCL com diagnóstico genético pré-natal e 75% (9/12) deles tinham a mutação no gene NIPBL.[63] Daqueles fetos que realizaram a medida da TN, 80% (4/5) apresentaram translucência nucal aumentada.

Síndrome de Cri-du-chat

A síndrome de *Cri-du-chat* recebe esse nome em virtude do ruído característico emitido pelos recém-nascidos e semelhante ao choro do gato. É causada por deleções no cromossomo 5, braço curto (5p), que geralmente ocorrem por uma mutação nova. As mutações são de origem paterna em 80-90% dos casos, possivelmente decorrentes da quebra cromossômica durante a formação dos espermatozoides. Em 10% a 15% dos casos são decorrentes da translocação desequilibrada de origem parental. O risco de recorrência é praticamente insignificante, visto que a maioria dos casos resulta de uma mutação nova. Porém, em translocações balanceadas nos genitores, o risco de recorrência pode chegar a 18%.

Existe uma incidência de 1:20.000-50.000 nascimentos. Clinicamente existe o choro de gato estridente, características dismórficas, bem como atrasos no crescimento e no desenvolvimento. Ao estudo ultrassonográfico, as características dismórficas possíveis de identificação são: microcefalia, ventriculomegalia, anormalidade cerebelar, encefalocele, hipertelorismo, micrognatia, hipoplasia do osso nasal, translucência nucal aumentada, higroma cístico, defeitos cardíacos, cardiomegalia, hidropsia e restrição de crescimento.[8,15,31]

Recentemente, Mak *et al.* (2019) avaliaram cinco casos com diagnóstico pré-natal de síndrome *Cri-du-chat*.[31] Dois desses fetos possuíam indicação formal para o diagnóstico invasivo de *Cri-du-chat* em decorrência de translocação parenteral. Em um desses fetos, o US foi normal, enquanto no outro feto foi observada hipoplasia cerebelar com 16 semanas de gestação. Nos três fetos restantes, os pais eram normais e o diagnóstico invasivo de *Cri-du-chat* foi feito em razão da baixa fração de DNA fetal (1 feto) ou em decorrência de achados ultrassonográficos (2 fetos) e descritos no primeiro e segundo trimestres. Dos dois fetos com achados ultrassonográficos, um feto apresentou, no primeiro trimestre, o osso nasal ausente e aumento da pelve renal, acompanhados por alteração no teste bioquímico (PAPP-A = 0,15MoM). Este feto evoluiu com oligoidramnia, aumento da pelve renal, aumento da cisterna magna e hipoplasia cerebelar no segundo trimestre. O segundo feto apresentou no exame ultrassonográfico de segundo trimestre: ventriculomegalia, hipoplasia cerebelar, cardiomegalia e derrame pericárdico.

Síndrome de DiGeorge

É uma síndrome caracterizada, principalmente, por malformações cardíacas e faciais, com amplo espectro fenotípico. Possui padrão autossômico dominante (AD) decorrente de uma microdeleção heterozigótica de 1,5-3 Mb no cromossomo 22, envolvendo a região 22q11.2 e levando a uma haploinsuficiência no gene TBX1. Na maioria dos casos é resultante de uma nova mutação, porém, pode ser herdada de um progenitor com a microdeleção (com padrão AD) ou, mais raramente, de uma translocação desequilibrada herdada de um dos progenitores portadores de translocação equilibrada. O risco de recorrência é de 50% se um dos pais for afetado e menos de 1% para os casos de uma nova mutação. Um pequeno número de casos da síndrome de DiGeorge tem alterações em outros cromossomos, notavelmente 10p13.[8,15]

A incidência é de 1:2.000-7.000 nascidos vivos. Classicamente é caracterizada por anormalidades congênitas da via de saída cardíaca, anomalias faciais, hipoplasia paratireoidiana, hipocalcemia e aplasia do timo. Esses achados combinados foram descritos como manifestações da microdeleção 22q11. Essa microdeleção pode apresentar uma variedade de fenótipos: síndrome de Shprintzen ou velocardiofacial (SVCF); anomalia face/conotruncal (ou síndrome de Takao), e defeitos isolados do trato de saída do coração, incluindo tetralogia de Fallot (TOF), *truncus* e arco aórtico interrompido. Um acrônimo coletivo CATCH22 (*cardiac abnormality, T cell deficit, clefting, and hypocalcemia*) foi proposto para essas diferentes apresentações.[8,15] Os achados ultrassonográficos do coração incluem anormalidades do arco aórtico, anormalidades conotruncais como tetralogia de Fallot, atresia pulmonar com comunicação interventricular (CIV), dupla via de saída do ventrículo direito, *truncus* e transposição de grandes vasos. Na cabeça, pescoço e tórax, os achados são microcefalia, micrognatia, espessamento da translucência nucal, fenda palatina isolada, úvula bífida e aplasia do timo. Anomalias renais (uni ou bilateral), poli-hidramnia e restrição de crescimento também são diagnosticados.[8,15]

O prognóstico depende da gravidade dos defeitos cardíacos e da ausência ou presença de células T, imunodeficiência resultante da hipoplasia do timo. Níveis variados de atraso psicomotor estão presentes. Convulsões e tetania podem ocorrer em decorrência de hipocalcemia, sendo o prognóstico reservado caso ocorra associação com o hipoparatireoidismo.[8,15]

Em revisão sistemática, Grande *et al.* (2015) avaliaram o estudo de *microarray* em fetos com TN aumentada (TN ≥ 3,5 mm) e cariótipo normal.[64] Foram avaliados 1.403 fetos e a deleção indicando DiGeorge foi encontrada em nove (0,6%) fetos com TN aumentada e cariótipo normal, uma prevalência 12 vezes maior que a da população geral.

Ectrodactilia-Displasia Ectodérmica-Fenda Facial: Síndrome da Fenda

A ectrodactilia-displasia ectodérmica-fenda facial (do inglês, EEC: *Ectrodactyly-Ectodermal dysplasia – Cleft*) é uma síndrome heterogênea com manifestações clínicas variáveis, geralmente envolvendo a presença de fendas facial, nas mãos e nos pés. É uma condição rara, causada por uma mutação heterozigota do gene TP63 no cromossomo 3, na região 3q28., com padrão autossômico dominante.[1,15]

Em razão da raridade dos casos, a prevalência correta é desconhecida. Pode apresentar uma grande variabilidade na expressão fenotípica e nenhum dos três sinais cardinais da síndrome - ectrodactilia (mão e pé divididos), fissura facial (lábio e/ou palato) e displasia ectodérmica (anomalias de cabelos, dentes, unhas, ductos nasolacrimais e glândulas sudoríparas) são obrigatórios.[1,49,59]

Na literatura há um caso relatado de EEC que apresentava aumento da espessura da translucência nucal (3,4 mm) com 12 semanas.

Síndrome de Fryns

É uma síndrome polimalformativa com evolução usualmente letal no período neonatal. Embora o padrão autossômico recessivo seja reconhecido, não foi localizado gene ou genes relacionados com esta síndrome. Os cromossomos 1, 15 e 22 já foram associados aos achados clínicos, mas nenhum *locus* específico foi descrito. O risco de recorrência é de 25%.[1,8,15]

Com uma prevalência ao nascimento de 1:3.000-5.000 e predomínio masculino sobre feminino (3:2), esta é uma síndrome geralmente letal causada por insuficiência respiratória neonatal imediata. Aqueles que sobrevivem possuem atraso psicomotor severo. Os achados ultrassonográficos descritos são agenesia de corpo caloso, ventriculomegalia, Dandy-Walker, face grosseira (*coarse face*), hipertelorismo, microftalmia, ponte nasal baixa e larga, fenda facial, micrognatia, higroma cístico, cardiopatias (*truncus*, arco aórtico interrompido, isomerismo esquerdo), hérnia diafragmática, hipoplasia pulmonar, hipoplasia distal dos membros e falanges, oligodactilia pós-axial e poli-hidramnia.[1,8,15]

Há dois relatos de casos da síndrome de Fryns com achados ultrassonográficos no primeiro trimestre e ambos os fetos apresentavam aumento da espessura da translucência nucal.[49]

Gangliosidose GM1

A gangliosidose GM1 é uma doença de armazenamento lisossômico, caracterizada pelo acúmulo de substratos gangliosídicos nos lisossomos. Ocorre em virtude de uma mutação do gene (*GLB1*) que codifica a enzima de β-galactosidase-1, localizado no cromossomo 3 na região 3p22.3. Possui padrão autossômico recessivo (AR).

É uma doença rara e letal. É caracterizada por visceromegalia, displasia esquelética, dismorfismo facial, manchas maculares vermelho-cereja, edema generalizado e deterioração neurológica progressiva, resultando em atraso precoce e grave do desenvolvimento motor e mental. A morte ocorre nos primeiros 10 anos de vida, principalmente por infecções respiratórias. Os achados ultrassonográficos mais comuns são visceromegalia, edema generalizado e hidropsia.

Há um relato de caso que descreveu a associação de gangliosidose GM1 com aumento da espessura da translucência nucal no primeiro trimestre.[59]

Síndrome Hidroletal

É uma síndrome polimalformativa causada por uma mutação homozigota no gene *HYLS1* do cromossomo 11 (11q24.) ou no gene KIF7 no cromossomo 15 (15q26.). A primeira mutação resulta na síndrome hidroletal-1(SHL1) e a segunda mutação resulta na síndrome hidroletal-2(SHL2), ambas com padrão autossômico recessivo.[15]

É uma condição rara e letal. Os achados ultrassonográficos característicos são a hidrocefalia atípica, onde os hemisférios cerebrais são separados e deslocados caudalmente, com os ventrículos laterais se comunicando medialmente com um espaço central, acima dos hemisférios. No SNC, associados à hidrocefalia, são observados ausência de foice mediana, agenesia de corpo caloso, alterações nos giros cerebrais, hipoplasia dos lobos temporais e occipital e hipoplasia do tronco cerebral. Existe uma fenda na base do crânio que permite a extensão posterior do forame magno e cria a imagem de "buraco de fechadura" (Fig. 34-8).[65] Outras malformações associadas são fenda facial, micrognatia, polidactilia pós-axial em mãos e pés, talipes, poli-hidramnia e defeito do septo cardíaco. Os sinais ultrassonográficos podem mimetizar a síndrome de Meckel-Gruber, sendo a última caracterizada pela presença de encefalocele e cistos renais.[49,65-67]

Ammala e Salonen (1995) relataram o diagnóstico ultrassonográfico da síndrome hidroletal no primeiro trimestre em gestação de alto risco na Finlândia, onde a condição pode ser mais comum.[67] Os autores descrevem um feto com aumento da TN, estruturas cerebrais anormais, com ecos na linha média apenas na parte inferior do crânio, um grande cisto na parte posterior do cérebro e talipes.

Síndrome de Jarcho-Levin

A síndrome de Jarcho-Levin (SJL) pertence ao grupo das disostoses espondilocostais (DEC), um grupo heterogêneo de distúrbios do esqueleto axial. A mutação pode ocorrer no gene DLL3, localizado no cromossomo 19 (19q13.2), originando a síndrome de Jarcho-Levin (ou DEC-tipo 1). Outras mutações envolvendo os cromossomos 6, 7, 15, 16 e 17, originam os demais tipos de DEC (DEC tipos 6, 3, 2, 5 e 4, respectivamente). Dependendo do tipo de DEC, pode ter um padrão autossômico recessivo (tipos 1, 2, 3, 4 e 6) ou ainda um padrão misto, AR e AD (DEC-tipo 5), variando o risco de recorrência de 25-50%, de acordo com o padrão apresentado.[15]

As DEC são síndromes raras, caracterizadas por múltiplos defeitos de segmentação das vértebras (DSV), desalinhamento das costelas com pontos variáveis de fusão intercostal e muitas vezes uma redução no número de costelas. O termo "disostose espondilocostal" é mais bem aplicado a esses fenótipos com DSV generalizado e uma caixa torácica alargada simetricamente. A SJL é clinicamente caracterizada por um tórax curto, contraído, com fusões e defeitos vertebrais associados à desorganização das costelas. A morte ocorre na infância, principalmente devido a infecções respiratórias. Ao ultrassom os achados comuns são a desorganização vertebral, com fusão vertebral e hemivértebras, associada a desorganização das costelas, mimetizando as patas de um caranguejo (*crablike*). Diagnóstico diferencial deve ser feito com VACTERL. Outras variáveis de DEC podem ser menos assintomáticas, possibilitando a sobrevivência até a vida adulta, mas com algum grau de incapacidade física.[15,49,68,69]

Eliyahu *et al.* (1997) e Souka *et al.* (1998) descreveram o diagnóstico de SJL em cinco fetos no primeiro trimestre da gestação.[69] Os fetos apresentavam desalinhamento da coluna cervical e torácica além de desorganização das costelas. Além disso, dois desses fetos apresentaram aumento da translucência nucal.

Síndrome de Jeune (Distrofia Torácica Asfixiante - 1)

Conhecida como uma das displasias torácicas de costela curta, a síndrome de Jeune faz parte do grupo de ciliopatias esqueléticas autossômicas recessivas. A mutação tem sido mapeada no cromossomo 15, na região 15q13.[15]

A prevalência ao nascimento é de cerca de 1:100.000. Existe uma expressão fenotípica variável e, consequentemente, o prognóstico varia desde a morte neonatal por hipoplasia pulmonar até a sobrevida normal. A síndrome é caracterizada por uma caixa torácica restrita, costelas curtas, ossos tubulares encurtados e uma aparência de "tridente" do teto do acetábulo. Pode ou não estar associada à polidactilia. O diagnóstico ultrassonográfico evidencia tórax pequeno, costelas curtas, sendo o encurtamento dos ossos longos de leve a moderado, podendo não se tornar aparente até a 24ª semana de gestação.[49,70]

Em diagnóstico pré-natal relatado por Ben Ami *et al.* (1997), o exame ultrassonográfico de rotina com 14 semanas demonstrou aumento da espessura da translucência nucal associado ao comprimento do fêmur no quinto percentil para a idade gestacional.[70] Ao exame ultrassonográfico de 22 semanas foi constatado tórax estreito e membros curtos.

Síndrome de Joubert

A síndrome de Joubert dá nome a um grupo clínica e geneticamente heterogêneo de distúrbios que possuem como base anatômica a malformação do vérmis cerebelar. É uma síndrome autossômica recessiva, ocorrendo em virtude de uma mutação homozigota no gene *INNP5E*, no cromossomo 9, região 9q34.[15]

Esta é uma condição rara e letal. Clinicamente, apresenta-se com hipoplasia/agenesia do vérmis cerebelar associada à macrocefalia, bossa frontal, coloboma, displasia/distrofia retiniana, prega epicantal, narinas antevertidas, baixa implantação de orelhas e outros defeitos menos comuns (meningocele, polidactilia, fibrose hepática e cistos renais). É acompanhada por sintomas neurológicos severos, incluindo padrão respiratório irregular e atraso no desenvolvimento psicomotor. A morte geralmente ocorre nos primeiros cinco anos de vida. Os sinais ultrassonográficos característicos envolvem a ventriculomegalia e malformação da fossa posterior. No estudo de ressonância magnética apresenta o característico "sinal do dente molar", também descrito por alguns autores na ultrassonografia.[15,49,71]

Souka *et al.* (1998) reportaram um caso da síndrome de Joubert que apresentava aumento da espessura da translucência nucal com 11 semanas de gestação, porém, o diagnóstico só foi realizado com 20 semanas, após a detecção de agenesia do vérmis cerebelar.[49] Recentemente, Quarello (2016) analisou uma família com história obstétrica positiva para síndrome de Joubert e relatou um feto com 12 semanas que ao exame ultrassonográfico tinha um aumento da translucência intracraniana, horizontalização do tronco cerebral, alargamento do quarto ventrículo e uma aparência de dente molar dos pedúnculos cerebelares (Fig. 34-7).[71]

Síndrome de Meckel-Gruber

A síndrome de Meckel-Gruber (SMG) é uma condição letal, autossômica recessiva, causada por uma mutação homozigota do gene MKS1, no cromossomo 17 na região 17q22.[15]

Sua prevalência é cerca de 1:10.000 nascimentos. É caracterizada pela tríade de encefalocele, rins policísticos bilaterais e polidactilia pós-axial.[72] Existe ampla variabilidade clínica e controvérsia quanto aos critérios mínimos para o diagnóstico, mas a maioria dos autores recomenda a inclusão de fibrose hepática para o diagnóstico clínico.

Embora exista relato na literatura de feto com SMG diagnosticado no primeiro trimestre e que apresentava aumentado da espessura da translucência nucal, Sepulveda *et al.* (1997) relataram cinco fetos afetados, sendo que nenhum deles apresentou aumento da espessura da translucência nucal, e o diagnóstico foi realizado pela presença da própria encefalocele no exame ultrassonográfico de primeiro trimestre.[49,60,72,73]

Síndrome de Nance–Sweeney

Esta é uma síndrome autossômica recessiva muito rara, conhecida como displasia otoespondilomegaepifiseal, causada por uma mutação homozigota ou heterozigota composta no gene *COL11A2* no cromossomo 6, na região 6p21.[15] Esta displasia esquelética apresenta-se com surdez neurossensorial, encurtamento dos ossos longos com alargamento das epífises, anormalidades vertebrais e sinais faciais (face plana, ponte nasal baixa, micrognatia, fenda palatina). A inteligência e a expectativa de vida são normais. Souka *et al.* (1998) relataram um caso da síndrome com aumento da translucência nucal que foi diagnosticada no período pós-natal.[49]

Síndrome de Noonan

A síndrome de Noonan (SN) é também conhecida como pseudo-Turner ou Turner masculina em razão da semelhança clínica com a síndrome de Turner. Faz parte de um grupo de doenças denominadas RASopatias (vide comentários a seguir). A SN é uma condição

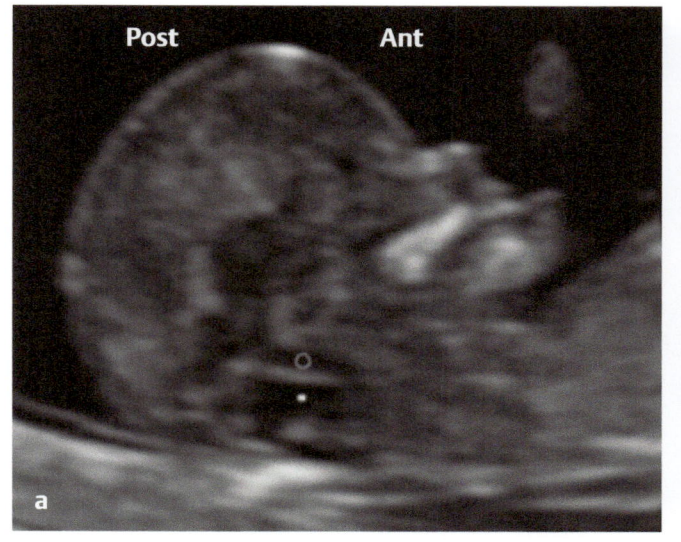
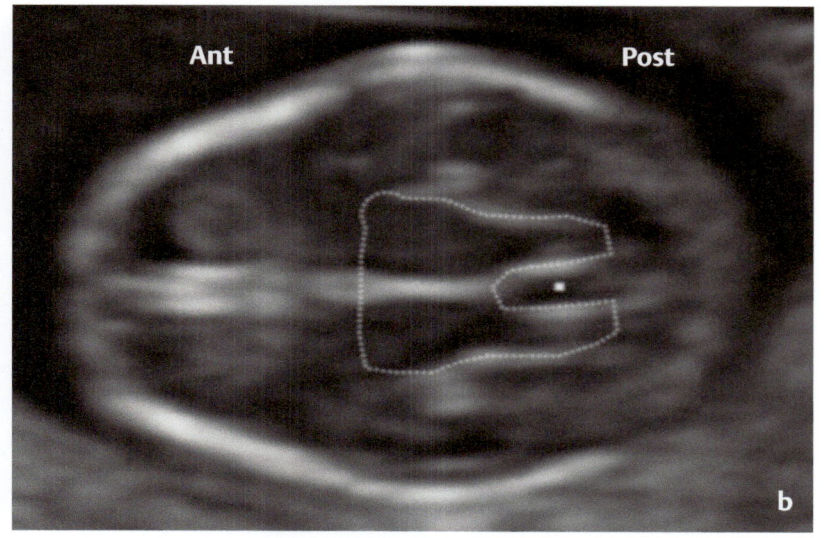

Fig. 34-7. (a) Imagem ultrassonográfica sagital do polo cefálico mostrando horizontalização do tronco cerebral (círculo aberto) e aumento da translucência intracraniana (ponto branco). **(b)** Corte transverso do polo cefálico em que os pedúnculos cerebelares têm aspecto de dente molar.

autossômica dominante com grande variabilidade na expressão clínica. Ocorre por conta de uma mutação heterozigótica do gene PTPN11 no cromossomo 12, na região 12q24, porém cerca de 50% dos casos representam mutações novas.[15]

A prevalência de nascimentos é de cerca de 1:2.000. Clinicamente apresenta-se com linfedema causado por displasia do sistema linfático, pescoço curto e com pregas laterais, baixa estatura, defeitos cardíacos (90%), alteração em tórax e coluna, hipertelorismo e implantação baixa das orelhas. As cardiopatias mais frequentes são a estenose pulmonar e cardiomiopatia hipertrófica. A expectativa de vida é provavelmente normal naqueles indivíduos sem doença cardíaca grave. Retardo mental leve está presente em cerca de um terço dos casos.[15,49]

Souka *et al.* (1998) reportaram apenas um caso de aumento da TN e síndrome de Noonan.[49] Os mesmos autores reviram outras 15 publicações prévias e encontraram cinco (1,2%) casos da síndrome de Noonan em um total de 416 fetos com aumento da TN e cariótipo normal. Schreurs *et al.* (2018) estudaram 185 fetos com diagnóstico de "higroma cístico" no primeiro trimestre. Em 63 fetos o cariótipo foi normal (34,1%) e teste para as "RASopatias" foi realizado em 15/63 fetos, dos quais 6 (40%) apresentaram síndrome de Noonan.[74]

Recentemente realizamos diagnóstico de síndrome de Noonan em feto encaminhado ao nosso serviço em razão de aumento da TN. Era uma gestante de 21 anos cujo exame ultrassonográfico mostrou comprimento cabeça nádegas de 65,8 mm (13 semanas e 2 dias), translucência nucal de 7,5 mm, osso nasal hipoplásico, translucência intracraniana de 6,9 mm sugestivo de alteração na fossa posterior, edema subcutâneo generalizado importante, comunicação interventricular, bolha gástrica pequena, aumento da pelve renal, artéria umbilical única, agenesia de ducto venoso, diminuição do saco amniótico. Não apresentava alterações em extremidades (Fig. 34-8). O risco corrigido para aneuploidias foi maior que 1:4, sendo o provável diagnóstico trissomia 18, porém, o cariótipo foi normal (46,XX). A gestante retornou com 17 semanas e o feto manifestava ao exame ultrassonográfico quadro de hidropsia fetal não imunitária associada aos achados anteriormente descritos. Após aconselhamento o casal concordou em realizar pesquisa para síndrome de Noonan, com resultado positivo. O achado de aumento da TN com cariótipo normal e agenesia do ducto venoso deve chamar a atenção do fetologista para o diagnóstico da SN.[40]

As "RASopatias" são um grupo clinicamente definido de síndromes genéticas causadas por mutações na linha germinativa em genes que codificam componentes ou reguladores da via da proteinoquinase, via esta denominada de Ras/PAM-quinase (**P**roteinoquinase

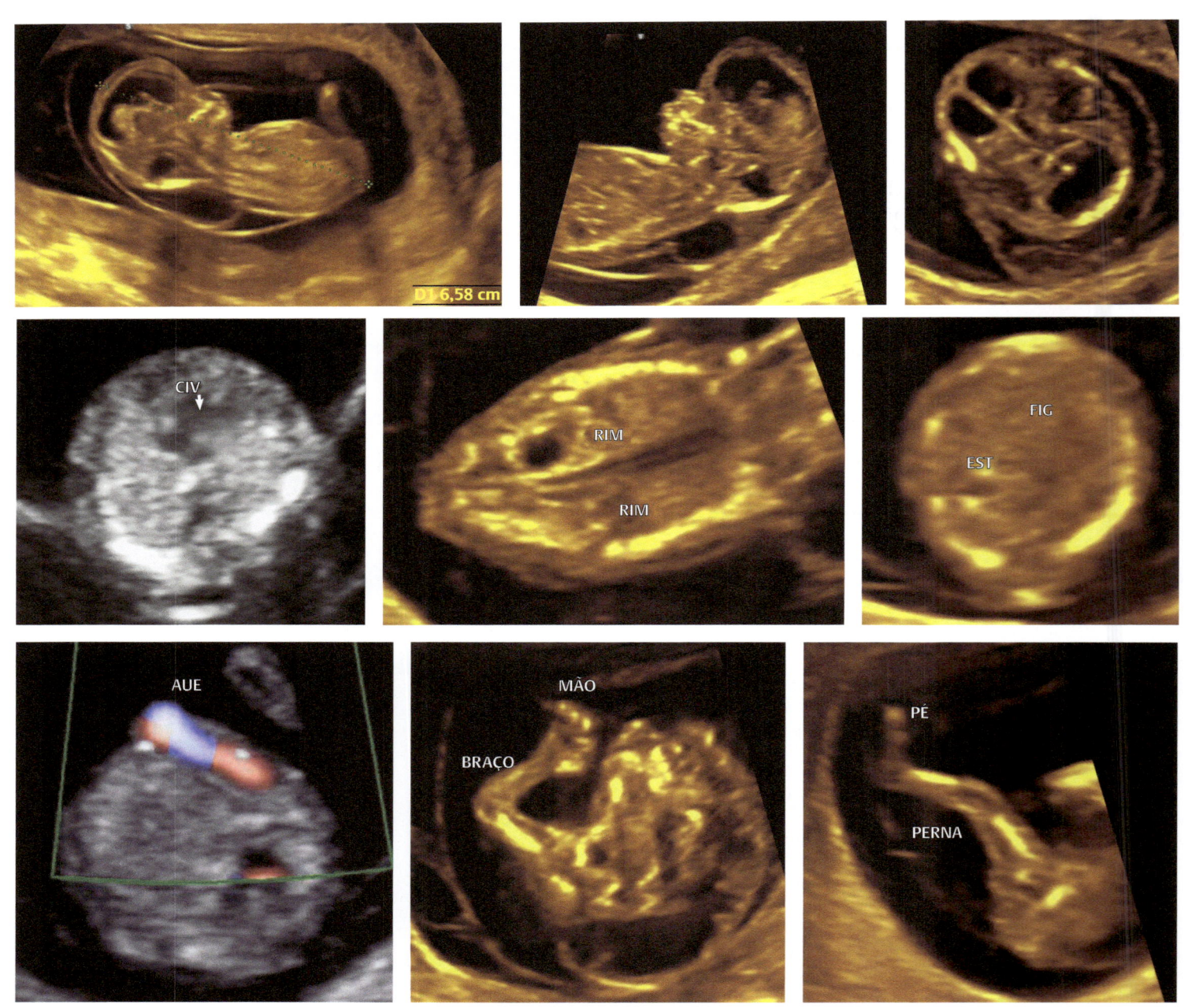

Fig. 34-8. Imagens ultrassonográficos em feto com diagnóstico de síndrome de Noonan.

Ativada por Mitógenos, em inglês MAPK). Este grupo de proteínas intracelulares é ativado por fatores extracelulares, mitogênicos (fatores do crescimento), sendo essenciais para regular o ciclo celular (mitose, diferenciação, crescimento, sobrevivência, senescência e apoptose celular); essenciais para o desenvolvimento normal do indivíduo. Portanto, não é de surpreender que sua desregulação possa ter efeito deletério no desenvolvimento embrionário e tardio. Em razão de desregulação comum da via Ras/PAM-quinase, as RASopatias exibem inúmeras características fenotípicas sobrepostas. Esses distúrbios incluem neurofibromatose tipo 1, síndrome de Noonan, síndrome de Noonan com múltiplas lentiginosas, síndrome da malformação capilar-malformação arteriovenosa, síndrome de Costello, síndrome cardiofacial-cutânea e síndrome de Legius.[75]

Síndrome de Roberts

A síndrome de Roberts é uma síndrome polimalformativa envolvendo tetrafocomelia e malformações faciais. É uma condição autossômica recessiva resultante de uma mutação homozigota no gene *ESCO2* no cromossomo 8, na região 8p21. Esta condição está associada a achado citogenético característico de separação prematura da heterocromatina do centrômero, com morfologia nuclear anormal.[15]

É uma síndrome rara, caracterizada clinicamente por defeitos simétricos nos membros (tetrafocomelia), com gravidade variável associado a microcefalia, fenda facial, hipertelorismo, anomalias de orelha e nariz, anomalias cardíacas e renais, restrição no crescimento e atraso mental. O diagnóstico ultrassonográfico no segundo trimestre está associado à observação de malformações faciais e cardíacas, descritas acima.[15,76]

Stioui *et al.* (1992) foram os primeiros a relatarem o diagnóstico precoce da síndrome de Roberts, com oito semanas de gestação.[76] Os autores realizaram amostra de vilo corial precoce em gestante com história pregressa de feto anteriormente afetado pela síndrome. O diagnóstico foi dado pelo encontro da alteração citogenética típica, com separação prematura dos centrômeros. Com 15 semanas descreveram os achados ultrassonográficos de encurtamento dos ossos longos abaixo do 3 percentil, sinostose úmero-radial e fenda palatina. Petrikovsky *et al.* (1997) relataram diagnóstico da síndrome de Roberts em feto com 11 semanas de gestação que apresentava aumento da translucência nucal e tetrafocomelia em uma gravidez de alto risco para a síndrome.[77] Khalil *et al.* (2011) avaliaram os casos de displasias esqueléticas diagnosticadas no primeiro trimestre e relataram um caso de síndrome de Roberts, onde as manifestações ultrassonográficas foram a redução do comprimento do fêmur, oligodactilia nos quatro membros e aumento da medida da TN (3,8 mm).[78] O diagnóstico foi confirmado por estudo citogenético em células do líquido amniótico que identificou a separação precoce dos centrômeros.

Síndrome de Smith–Lemli–Opitz

A síndrome de Smith-Lemli-Opitz (SLO) foi a primeira síndrome metabólica correlacionada às malformações múltiplas. É causada por uma mutação homozigota, ou heterozigota composta, que ocorre no gene que codifica a enzima 7-dehidrocolesterol-redutase (DHCR7), localizado no cromossomo 11, região 11q13.4. A SLO possui padrão autossômico recessivo.[15]

A síndrome de SLO tem uma prevalência de nascimentos de 1:20.000-40.000. As características clínicas incluem anomalias faciais menores, fenda palatina, polidactilia/sindactilia, defeitos cardíacos e restrição do crescimento. Os fetos masculinos podem apresentar genitália ambígua ou feminina. O estudo bioquímico mostra a deficiência da enzima 7-desidrocolesterol-redutase. Os acometidos por SLO evoluem com atraso mental severo, alta mortalidade perinatal e infantil.[15,49]

Souka *et al.* (1998) descreveram três casos da síndrome de SLO com aumento da medida da TN no primeiro trimestre (TN entre 2,5 e 6,5 mm).[49] No primeiro caso, o diagnóstico somente foi feito após o nascimento. No segundo, um feto com cariótipo normal masculino (46,XY) apresentava genitália externa feminina no segundo trimestre. O exame de fibroblastos cultivados a partir de biopsia de pele demonstrou níveis aumentados de 7-desidrocolesterol, característica bioquímica da síndrome. No terceiro caso, existia história de gestação anterior que evoluiu com morte neonatal inexplicável. Após a suspeita de SLO, o diagnóstico foi confirmado por análise de DNA em material fetal obtido a partir da amostra de vilosidades coriônicas. Os autores ainda reviram a literatura até aquele momento, relatando mais dois casos de SLO com aumento da TN no primeiro trimestre em gestantes com risco aumentado para a síndrome.[79-81]

Displasia Tanatofórica

A displasia tanatofórica (DT) é a displasia esquelética letal mais frequente, caracterizada por tórax extremamente pequeno e ossos longos curtos (micromelia). Decorre de uma mutação heterozigota no gene do receptor do fator de crescimento do fibroblasto (*FGFR3*), no cromossomo 4, região 4p16.3. Os casos surgem a partir de uma nova mutação com padrão autossômico dominante.[8,15]

A sua prevalência é de 1:40.000 nascimentos. Clinicamente é caracterizada por encurtamento grave nos membros (micromelia), tórax estreito com costelas curtas, platiespondilia, cabeça aumentada com fronte proeminente. O fêmur bem curto e curvo ("gancho de telefone") é característica da DT-tipo I, enquanto o fêmur maior e menos curvo associado ao crânio em "trevo" são característicos da DT-tipo II. A condição é letal, geralmente no período neonatal.[8,15,49]

Souka *et al.* (1998) reportaram um caso de displasia tanatofórica que apresentava aumento da espessura da translucência nucal com 11 semanas, sem a descrição de outros achados importantes.[49] Com 17 semanas de gestação o diagnóstico foi confirmado pelos achados ultrassonográficos de encurtamento severo dos membros associado ao tórax estreito. Caso semelhante foi descrito por Zhen *et al.* (2015) onde os autores observaram aumento da medida da TN no primeiro trimestre (4,8 mm) sem outros achados, e com 16 semanas de gestação foram observados tórax estreito associado aos ossos curtos e tortos.[82] No último caso os autores confirmaram a mutação no gene *FGFR3* em DNA isolado a partir das vilosidades coriônicas colhida no primeiro trimestre. Khalil *et al.* (2011) reavaliaram os exames de primeiro trimestre dos fetos com diagnóstico de displasia esquelética.[78] Relataram um feto com displasia tanatofórica que apresentava aumento progressivo da medida da TN (de 3,4 a 6,5 mm), membros curtos, alterações no formato do crânio (bossa frontal), tórax pequeno e curto, costelas curtas com 13 semanas. O diagnóstico foi confirmado pela mutação do gene *FGFR3* em vilosidades coriônicas. Tonni *et al.* (2014) descreveram um relato de caso no qual além da medida da translucência nucal aumentada, o feto apresentava crânio com formato anômalo (em trevo), um plexo coroide denteado e hidrocefalia inicial (Fig. 34-9).[83]

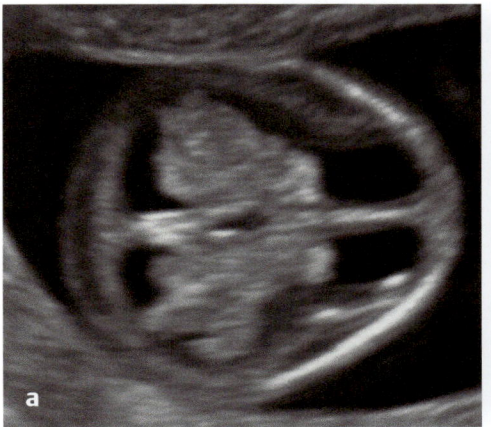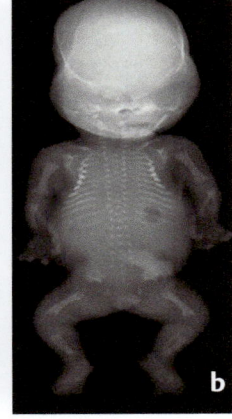

Fig. 34-9. Feto com displasia tanatofórica no primeiro trimestre. (**a**) Corte transversal do polo cefálico mostrando aumento dos ventrículos laterais e terceiro ventrículo com plexos coroides denteados. (**b**) Radiografia exibindo anormalidades esqueléticas do crânio, tórax, vértebras e extremidades.

O diagnóstico foi confirmado no segundo trimestre por ultrassonografia e estudo de biologia molecular para o gene *FGFR3*. Recentemente, Wang *et al.* (2017) reavaliaram 24 casos de displasia tanatofórica e estudaram a acurácia da relação entre o diâmetro biparietal/comprimento do fêmur (DBP/CF) no diagnóstico da displasia tanatofórica no primeiro trimestre da gestação.[84] Em fetos normais, a relação DBP/CF foi menor que 3 para idade gestacional inferior a 13 semanas. Em 15 fetos (63%) com displasia tanatofórica a medida foi ≥ 3 e os autores recomendaram este *cutoff* para rastreamento da displasia no primeiro trimestre da gravidez.

Síndrome de Trigonocefalia 'C'

É também conhecida como síndrome de trigonocefalia de Opitz, uma doença autossômica dominante que ocorre por conta de mutação heterozigota no gene *CD96* localizado no cromossomo 3, na região 3q13.1-q13.2.

Extremamente rara, a síndrome é caracterizada por trigonocefalia, nariz curto, maxila proeminente, cardiopatia, deformidades articulares, pele solta em decorrência de hiperelasticidade, hipotonia e atraso mental severo. Cerca da metade dos indivíduos afetados morre na infância e os que sobrevivem evoluem com microcefalia progressiva e deficiência mental severa.

Souka *et al.* (1998) reportaram diagnóstico retrospectivo da síndrome, após o nascimento, de feto que apresentava espessura da translucência nucal de 3,3 mm.[49]

Associação VACTERL

É um acrônimo mnemônico usado para descrever associação esporádica rara de defeitos, incluindo anormalidades **V**ertebrais, **A**tresia anal, defeitos **C**ardíacos, fístula **T**raqueoesofágica com atresia **E**sofágica, defeitos **R**adiais e **R**enais e anomalias nos membros (***L**imbs,* em inglês). A esse espectro de malformações pode ainda ser associada a **V**entriculomegalia (*Hydrocephalus*) - **VACTERL–H**. Embora a associação de VACTERL seja considerada uma síndrome esporádica, pelo comprometimento renal, tem sido questionado o envolvimento de genes como *FGF8, FOXF1, HOXD13, LPP, TRAP1* e *ZIC3*.[15,49,85]

A prevalência desta associação é de 1:10.000-40.000. O prognóstico dos indivíduos acometidos depende da combinação específica e da gravidade das anormalidades presentes. A função mental geralmente é normal.[15,49,85]

Souka *et al.* (1998) relataram dois casos de VACTERL associados a aumento da espessura da translucência nucal (2,8 e 3 mm) com 12 semanas de gestação.[49] Os diagnósticos foram confirmados, em um dos casos, ainda no período pré-natal, e no outro caso no período pós-natal, respectivamente.

Síndrome de Zellweger

Esta síndrome é uma doença sistêmica marcada pelo acometimento neurológico e hipotonia. Decorre de uma mutação homozigota, ou heterozigota composta, no gene PEX1 no cromossomo 7, na região 7q21.2. Possui padrão autossômico recessivo. O resultado é de diminuição acentuada dos peroxissomos, organelas responsáveis por metabolizarem o H_2O_2.[15,49]

Tem uma prevalência ao nascimento de cerca de 1:25.000. É caracterizada por acometimento neurológico grave associado à hipotonia muscular profunda. Outras características incluem dolicoturricefalia, anormalidades cerebrais, hipertelorismo, catarata, defeitos cardíacos, hepatomegalia, alterações geniturinárias e restrição de crescimento. É letal, sendo que a morte ocorre nos primeiros dois anos de vida, mais comumente por conta de infecções respiratórias e insuficiência hepática.[49]

Bilardo *et al.* (1998) relataram um caso da síndrome de Zellweger cujo feto apresentava aumento da espessura da translucência nucal com 12 semanas e evolução com derrame pericárdico com 20 semanas. O diagnóstico da condição foi feito somente no período pós-natal. Existem outros relatos de casos associando aumento da translucência nucal e hipocinesia à síndrome de Zellweger (Fig. 34-10).[30,86,87]

Gostaríamos de chamar a atenção do leitor, que até este momento, o nosso maior interesse está em mostrar a quantidade de síndromes genéticas que estão associadas à medida da TN aumentada. Dessa forma, o resultado normal do cariótipo em fetos com TN aumentada não permite que o médico assistente garantir a normalidade fetal, mas abre uma nova porta para investigações genéticas mais acuradas. Estas tecnologias envolvem o estudo do cariótipo fetal através da técnica de *microarray*-SNP e do genoma fetal através da técnica de NGS (**N**ext **G**eneration **S**equencing). Estes testes poderão ser realizados no período pré- ou pós-natal e o casal deverá estar ciente deste longo caminho investigativo!

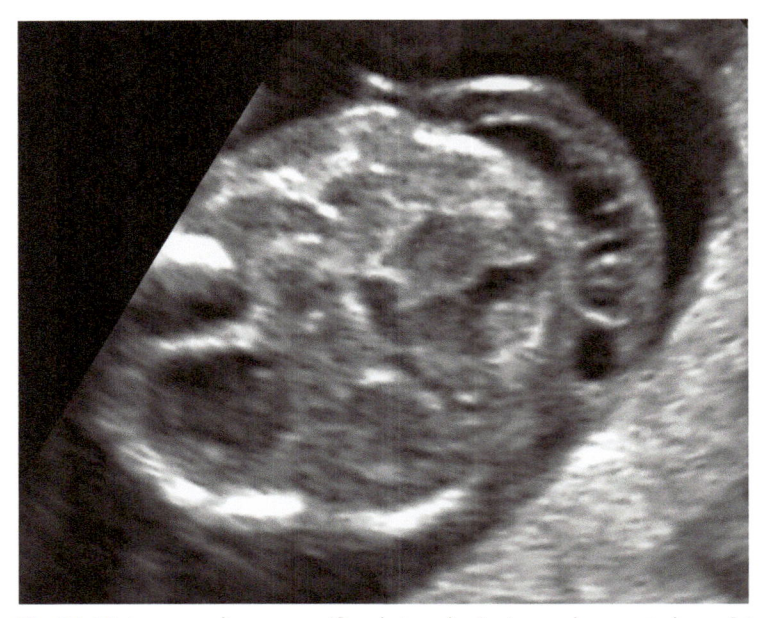
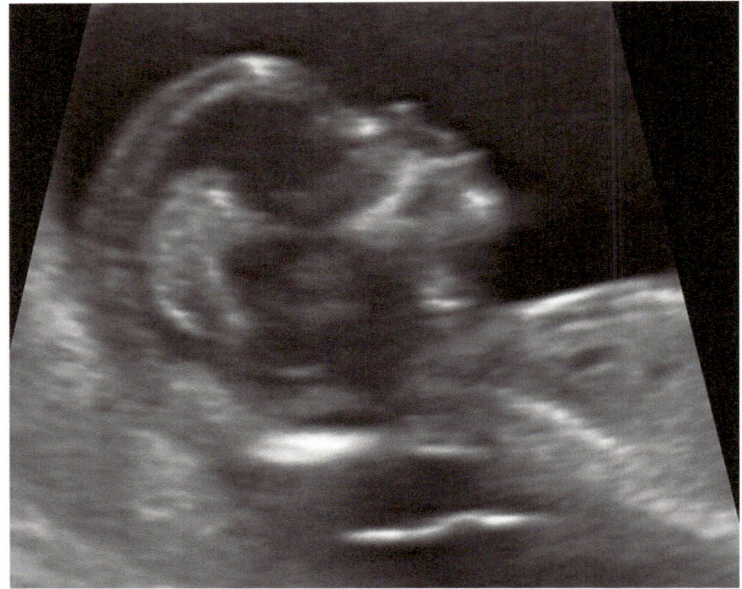

Fig. 34-10. Imagem ultrassonográfica de translucência nucal aumentada em feto com importante hipocinesia.

DIAGNÓSTICOS DE DOENÇAS GÊNICAS NO PRIMEIRO TRIMESTRE DA GESTAÇÃO

O diagnóstico das síndromes genéticas no primeiro trimestre é realizado por estudo celular do cariótipo ou do código genético fetal. O objetivo é obter informações quanto ao número/estrutura dos cromossomos e a composição dos genes por meio das estruturas de DNA, RNA e suas interações.

Exames Genéticos

Por muito tempo o exame citogenético padrão durante o período pré-natal foi a análise do cariótipo fetal por bandeamento, com objetivo de identificar as principais aneuploidias (trissomias 13, 18, 21; alteração nos cromossomos sexuais), deleções e duplicações com tamanhos acima de 7 a 10Mb (Fig. 34-11). Também, historicamente, a principal indicação para o estudo pré-natal foi a idade materna superior a 35 anos, visto que o risco de aneuploidias para esta idade era igual ou superior ao risco relacionado com abortamento resultante do procedimento invasivo (risco de 1/200).

Hoje, enfrentamos os desafios das mudanças culturais, como o aumento da idade da concepção e a procura pela informação, e mudanças tecnológicas, como as formas de rastreamento, diagnóstico e prevenção. Estas mudanças exigem do obstetra e do fetologista aperfeiçoamento conceitual constante e que culminam com práticas obstétricas e fetais mais seguras no acompanhamento das gestantes. A pesquisa de métodos de rastreamento mais sensíveis e específicos é contínua, sempre com o objetivo de realizar o máximo de diagnósticos com o mínimo de invasão. Porém, o diagnóstico definitivo das doenças genéticas, cromossômicas e gênicas, ainda é baseado em exames invasivos. A filosofia proposta tem como objetivo a realização de um número menor de exames invasivos e consequentemente um número menor de perdas gestacionais de fetos normais; sem, contudo, deixar de fazer o diagnóstico. O futuro? Fazer diagnósticos sem a necessidade de exames invasivos!

Simultaneamente ao avanço conseguido com os testes de rastreamento, grandes avanços nos testes genômicos foram realizados na última década, sendo possível a aplicação destas novas tecnologias no diagnóstico pré-natal. A análise cromossômica de microarranjos (do inglês, *Chromosomal Microarray Analysis* - **CMA**), ou simplesmente *microarray*, tornou-se o teste diagnóstico de primeira escolha em crianças com deficiência intelectual e/ou anormalidades estruturais a partir de 2010.[88,89] Em 2012, foi comprovado que o *microarray*, quando comparado ao cariótipo tradicional, aumenta o diagnóstico de uma anomalia genética em 6% dos fetos malformados e em 1,7% dos fetos normais. Com essas evidências, o *micro-*

array também passa a ser o exame de primeira escolha no período pré-natal para investigação dos fetos com aumento da medida da translucência nucal e anomalias estruturais.[21,90]

Os avanços tecnológicos na genética não pararam no *microarray*. A expansão do sequenciamento total do exoma (do inglês, **Whole Exome Sequencing** - **WES**), ou simplesmente exoma, como uma ferramenta diagnóstica foi expandida na pediatria, permitindo uma resolução ainda maior do genoma investigado. Agora, diante da suspeita de uma síndrome genética, quando comparamos o exoma ao cariótipo tradicional ou *microarray*, esta nova tecnologia é capaz de aumentar a identificação de um distúrbio genético em 25% a 30% dos casos investigados. Pesquisas clínicas sobre a utilidade do exoma no diagnóstico pré-natal mostram séries com taxas diagnósticas variáveis. Em fetos com anomalias, o exoma melhora a acurácia do cariótipo tradicional ou *microarray*, sendo capaz de identificar uma anomalia genética em 14% a mais dos casos.[89,91,92] A Figura 34-12 mostra o percentual de anomalias genéticas diagnosticadas com os testes comentados acima. Observa-se que ainda a maioria dos casos (63%) de anomalias fetais não possuem uma etiologia definida.[89]

Microarray (CMA – Chromosomal Microarray Analysis)

A avaliação da vilosidade coriônica ou do líquido amniótico pelo exame citogenético tradicional, através do cariótipo de banda G, possui uma resolução de leitura de aproximadamente de 7-10 milhões de pares de base (MB). Enquanto o cariótipo tradicional permite a detecção de todas aneuploidias, assim como muitos desequilíbrios cromossômicos com grandes deleções e duplicações, a maioria das perdas e ganhos com tamanho inferior a 7MB estarão além da capacidade de resolução desta análise citogenética. O teste genético pela técnica de *microarray* tem a capacidade de identificar perda e ganho de material gênico com tamanho bem menor, na faixa de quilobases (Kb), o que corresponde a aproximadamente uma resolução 100 vezes maior que a resolução alcançada pelo cariótipo com banda G. Dessa forma, o *microarray* é o exame indicado para o diagnóstico destas alterações submicroscópicas referidas como variantes do número de cópias - CNVs (veja tópico Síndromes com Microdeleções e Duplicações), muitas das quais são clinicamente insignificante e são encontradas em indivíduos aparentemente normais. Entretanto, outras CNVs estão associadas a condições genéticas que causam acometimento intelectual e/ou anomalias congênitas. Como citado antes, atualmente são descritos cerca de 267 *locus* genômicos diferentes que causam as síndromes de microdeleção e microduplicação (SMMs). São exemplos as síndromes de DiGeorge (1,5-3 MB), Prader-Willi e Angelman (4,0-6 MB) que são causadas por microdeleção.[14,93,94]

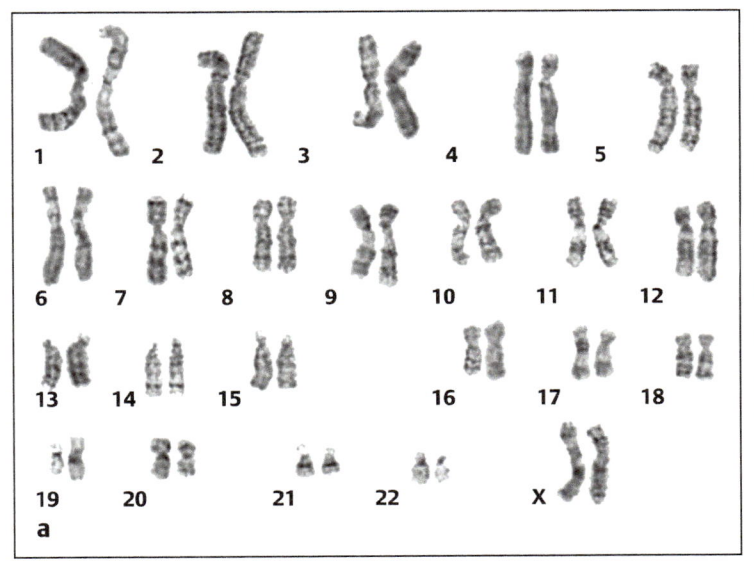

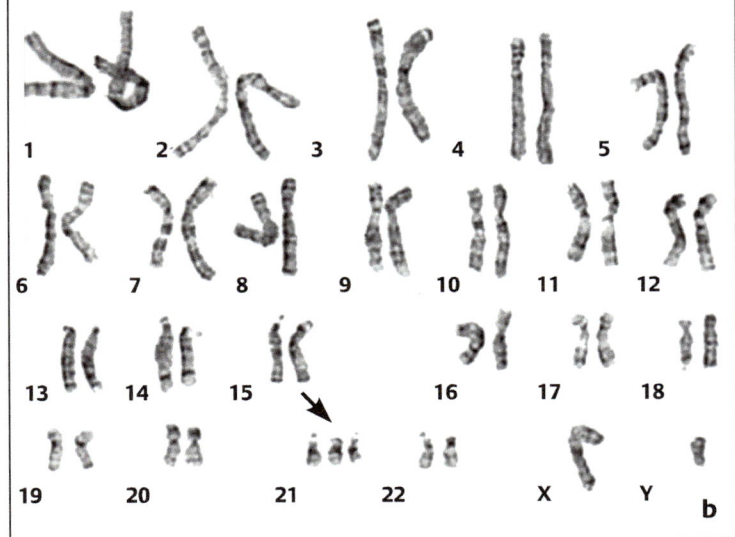

Fig. 34-11. Cariótipos fetais realizados por meio da coleta de vilo corial. (**a**) Cariótipo de feto normal (46,XX); (**b**) cariótipo de feto com trissomia do cromossomo 21 (47,XY+21).

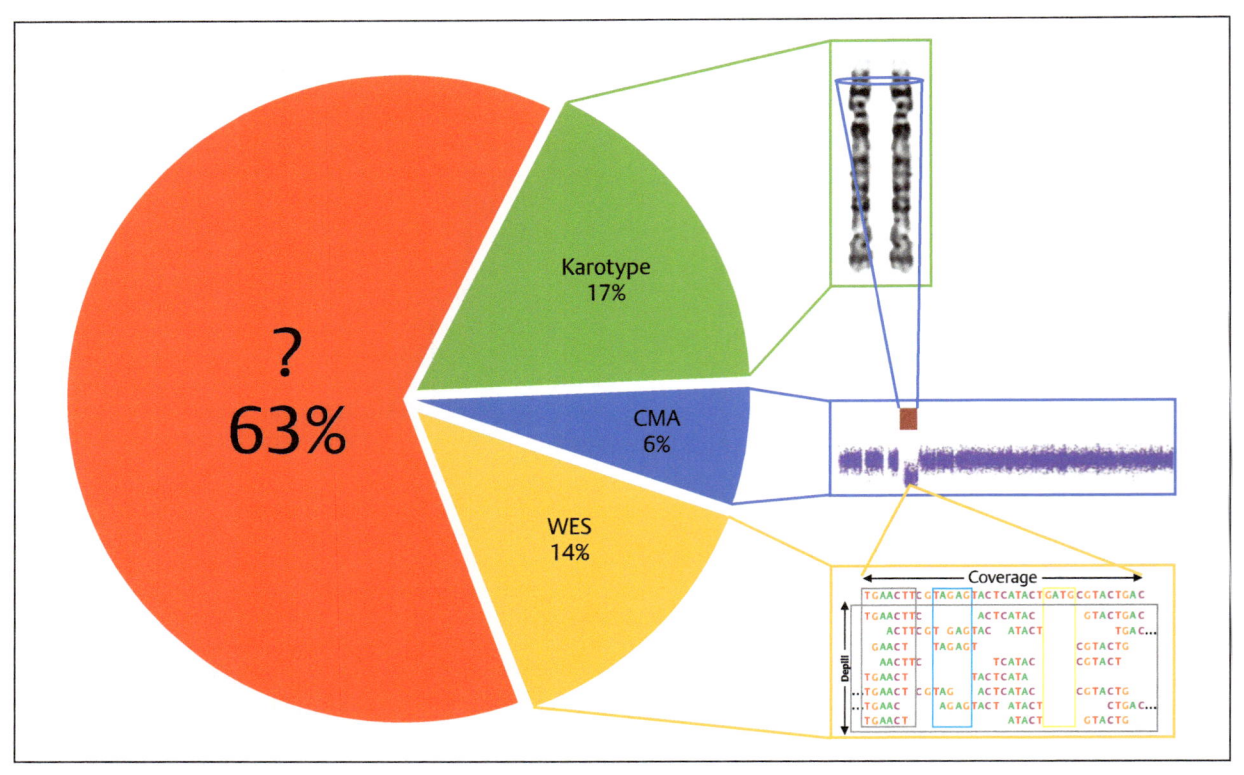

Fig. 34-12. O gráfico mostra o percentual de diagnósticos realizados com os testes genéticos disponíveis em fetos com anomalias estruturais.

Em 2013, o *American College of Obstetricians and Gynecologists* (ACOG) e a *Society for Maternal Fetal Medicine* (SMFM) sugeriram que o *microarray* seja realizado em conjunto com o cariótipo, ou substituí-lo, naquelas gestações onde forem identificadas anomalias estruturais ao exame ultrassonográfico.[95] Relataram ainda que o risco de CNVs não depende da idade materna ou paterna, portanto, o *microarray* não deve ser limitado às mulheres com idade superior a 35 anos. Sendo assim, o uso do *microarray* deve se estender a todos os casos de fetos com anomalias.[95]

Como comentado anteriormente, quando comparado ao cariótipo tradicional, a utilização do *microarray* aumenta a chance de diagnóstico de uma anomalia genética em 6,0-7,0%. Ao utilizamos o *microarray* para investigação de um feto anômalo, a chance de encontrar uma CNV patológica está relacionada com o número de anomalias associadas e com o sistema fetal acometido. Nas malformações isoladas, o *microarray* mostra um resultado anômalo em 5,1% dos casos, enquanto nas malformações múltiplas, o *microarray* mostra resultado anômalo em 13,6% dos casos. Os sistemas fetais com maior probabilidade de associação com resultado anômalo do *microarray* são o sistema nervoso central, renal/urogenital, cardíaco e esquelético. O maior impacto no diagnóstico é observado quando utilizamos o *microarray* na avaliação das malformações dos sistemas cardíaco e renal. Nas malformações isoladas desses sistemas, o *microarray* aumenta a taxa de diagnóstico genético em 10,6% das malformações cardíacas e em 15% das malformações renais quando comparado ao cariótipo tradicional.[89,96,97,98]

Embora o *microarray* seja um exame com grande acurácia, deve-se estar atento às suas limitações:

- Não identifica translocações balanceadas, uma vez que não existe ganho ou perda de material genético.
- Não consegue identificar o mecanismo responsável pelo desequilíbrio genético, por exemplo, a presença de um cromossomo marcador ou a duplicação direta dentro do cromossomo.
- Não identifica a tetraploidia.
- Não identifica mosaicismo de baixo grau.
- Não detecta doenças genéticas causadas por mutações na sequência gênica e/ou metilação aberrante.

Tipos de *Microarray* e Técnica

As duas tecnologias mais utilizadas para realização do exame de *microarray* são a hibridação genômica comparativa (do inglês, **C**omparative **G**enomic **H**ybridization arrays - **aCGH**) e polimorfismo de nucleotídeo único (em inglês: **S**ingle **N**ucleotide **P**olymorphism - **SNP**). Frequentemente pode haver uma combinação de ambas as técnicas. Embora as duas tecnologias sejam capazes de identificar CNVs (vide tópico Síndromes com Microdeleções e Duplicações), elas identificam também diferentes tipos de variações genéticas. Em ambos os métodos, sondas de DNA representativas de fragmentos do genoma humano normal são colocadas em uma matriz (lâmina ou "chip"). O DNA do indivíduo investigado é fracionado, multiplicado (PCR) e marcado com fluorocromos. Então estes fragmentos de DNA corados são hibridizados com as sequências do DNA das lâminas ou "chips". Como o DNA estudado possui marcação fluorescente diferente, a intensidade da coloração do sinal pode ser medida, destacando o ganho (maior intensidade) ou a perda (menor intensidade) do material genético investigado.[89]

Na técnica aCGH, além dos fragmentos do DNA controle serem maiores, eles também são marcados com fluorocromos. Assim, o DNA do controle e o DNA do indivíduo investigado são rotulados com fluorocromos de cores diferentes, geralmente verde e vermelho, e as intensidades relativas são comparadas após um processo de hibridização. Os dados resultantes são analisados através de uma razão logarítmica (Log_2), onde o resultado é interpretado como uma razão normal (número de cópias do fragmento estudado igual a dois, representando uma carga diploide), razão aumentada (indicando o ganho do número de cópias do fragmento estudado) ou ainda uma razão diminuída (indicando uma perda no número de cópias do fragmento estudado).

Os SNPs são por definição variações entre indivíduos em um único sítio de par da base nitrogenada em um fragmento de DNA (ou gene). Na técnica *microarray*-SNP, o "chip" possui pontos com pequenas sequências de oligonucleotídeos (fragmentos menores do DNA controle), representativos dos SNPs de todo o genoma. Como na técnica anterior, o DNA do indivíduo investigado foi anteriormente fracionado, multiplicado (PCR) e marcado com fluorocromos. Na técnica SNP, somente o DNA do indivíduo investigado está marcado com fluorocromos. O DNA investigado é então adicionado aos SNPs da matriz. Diferentemente da técnica aCGH, a técnica utilizando os SNPs mede a fluorescência absoluta da amostra do investigado, comparando com as intensidades dos múltiplos controles que foram hibridizados independentemente. A intensidade do sinal é medida em cada local de SNP, fornecendo informações sobre o número de cópias e sobre o genótipo (na técnica aCGH, somente o número de cópias). Da mesma forma que ocorre no aCGH, a leitura e interpretação são analisados através de uma razão logarítmica (Log^2), onde o resultado é interpretado como uma razão normal (número de cópias do fragmento estudado igual a dois, representando uma carga diploide), razão aumentada (indicando o ganho do número de cópias do fragmento estudado) ou ainda uma razão diminuída (indicando uma perda no número de cópias do fragmento estudado). No entanto, ao contrário do aCGH, o *microarray*-SNP também fornece informações relacionadas com o genótipo, extraídas a partir dos SNPs e clinicamente úteis. Dessa forma, através da técnica de *microarray*-SNP é possível aumentar a sensibilidade e especificidade do teste, com avaliação da dissomia uniparental (UPD – Uniparental disomy), triploidia, mosaicismo, contaminação com DNA materno, consanguinidade e zigosidade. Embora a triploidia não possa ser determinada a partir da análise da razão Log_2 gerados pelo aCGH ou SNP, quando os padrões de alelos dos SNPs (genótipo) são avaliados na matriz SNP, a triploidia pode ser facilmente identificada.[89] A Figura 34-13 mostra a diferença entre *microarray*-aCGH, onde são analisados somente os números de cópia com a mesma intensidade (razão Log_2) e *microarray*-SNP, onde são analisados alelos/SNPs (genótipo). Como no *microarray*-SNP é analisado o SNP para cada alelo, em um feto com cariótipo normal 46,XX existem dois SNPs (*A* e *a*), referentes a um determinado *locus* em cada um dos cromossomos homólogos, e consequentemente cada *locus* estudado pode ser representado no *microarray*-SNP por três condições de SNPs: *AA*, *Aa* ou *aa*, e daí a razão das três linhas em A_2. No caso da triploidia, 69,XXX com dois SNPs (*A* e *a*) para cada *locus*, existirão três cromossomos homólogos e consequentemente o *microarray*-SNP será representado por quatro condições: *AAA*, *AAa*, *Aaa* e *aaa* e daí a razão das quatro linhas em B_2.[89]

O *American College of Medical Genetics and Genomics* (ACMGG), juntamente com *The Association for Molecular Pathology* (AMP), publicaram diretrizes para a interpretação de CNVs e apresentaram um sistema de notificação com cinco possibilidades de resultados nas leituras realizadas através do estudo *microarray*: patogênico, provavelmente patogênico, significado incerto (VOUS - *variants of unknown significance*), provavelmente benigno ou benigno.[89] Hoje os geneticistas usam várias ferramentas, estratégias e diretrizes para auxiliar na interpretação dos resultados obtidos com o *microarray*. Bancos de dados públicos e internos de indivíduos normais ajudam a identificar as CNVs comuns na população. A facilidade do acesso a bancos de dados on-line de CNVs clinicamente significativas, como DECIPHER (https://decipher.sanger.ac.uk/), ISCA (http://dbsearch.clinicalgenome.org/search/) e Clinvar (https://www.ncbi.nlm.nih.gov/clinvar/) são recursos para ajudar a caracterizar a natureza clínica das CNVs patogênicas, bem como avaliar evidências de patogenicidade.[99,100]

Sequenciamento Total do Exoma (WES - Whole Exome Sequencing)

Embora o genoma humano seja composto por aproximadamente três bilhões de pares de bases, apenas cerca de 30 milhões estão em regiões codificadas e traduzidas em proteínas funcionais (1,5% do DNA). Estes pares de bases de codificação essencial estão localizados dentro dos éxons, compreendendo aproximadamente 20.000 genes. O conjunto de éxons é chamado de exoma e 85% das doenças mendelianas são causadas pelas variantes (mutações) encontradas no exoma. O restante dos pares de bases codificadas está localizado nos íntrons, regiões do DNA que não são transcritas para o RNA, porém com funções regulatórias. O conjunto de éxons e íntrons corresponde a aproximadamente 25% do DNA e todo o DNA codificado recebe o nome de genoma. Acredita-se que seu estudo seja capaz de detectar aproximadamente 100% das doenças mendelianas.

O sequenciamento de última geração pode ser realizado com objetivo do sequenciamento total de exoma (do inglês, *Whole Exome Sequencing* - **WES**) ou do sequenciamento total do genoma (do inglês, *Whole Genome Sequencing* - **WGS**). O sequenciamento possibilita maior resolução do DNA do que aquele conseguido com o cariótipo ou *microarray*, fornecendo diagnósticos mais específicos, com ampliação do diagnóstico clínico. Até este momento, estudos pós-natais de crianças sindrômicas onde o cariótipo ou o *microarray* foram normais, o WES foi capaz de identificar um distúrbio genético em 25 a 30% dos casos. Esses resultados criam perspectivas semelhantes também para a investigação pré-natal.[89] Uma revisão sistemática recente da literatura avaliou o uso do WES no período pré-natal. Os autores observaram um diagnóstico genético entre 6,2 e 80% dos casos, uma taxa de variação muito ampla. Esta variação foi atribuída a fatores como séries de casos relativamente pequenas, critérios de inclusão variados e limitação a casos com alta suspeita de doença Mendeliana previamente diagnosticada. Um diagnóstico genético utilizando WES pré-natal foi significativamente maior quando múltiplas anomalias estavam presentes.[91,92,101-103] Atualmente os dados ainda são muito limitados para fazer recomendações clínicas, mas os estudos iniciais sugerem que o envolvimento de sistemas orgânicos específicos, como o sistema nervoso central, renal e esquelético, podem ter taxa mais alta de resultados anormais.[89,104] A interpretação clínica das mudanças nos íntrons (WGS) ainda é limitada e como o WES é menos oneroso, este exame tem sido mais prontamente usado na clínica.[89,105]

Embora a utilização do WES no campo do diagnóstico pré-natal seja animadora, é importante lembrar que esta técnica tem suas limitações, sendo que algumas alterações genéticas não são detectáveis. O WES não pode detectar:

- Alterações epigenéticas.
- Nucleotídeos com expansões/contrações repetidas (p. ex., X Frágil).
- Alterações de pseudogene.

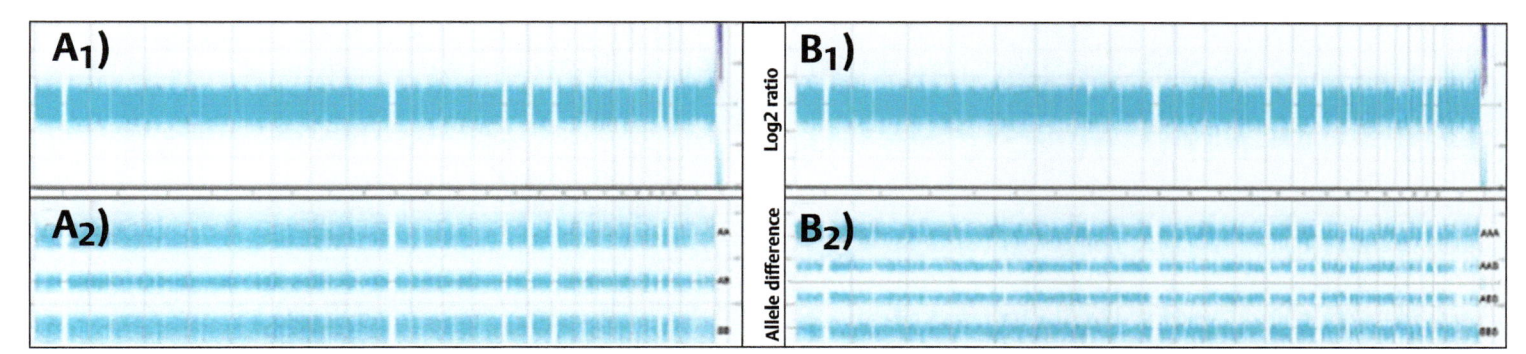

Fig. 34-13. Resultados dos exames de *microarray* realizados pelas técnicas de aCGH e SNP. Feto com cariótipo normal (46,XX) avaliado pela técnica de aCGH (A_1) e SNP (A_2); feto com cariótipo triploide (69,XXX) avaliado pela técnica de aCGH (B_1) e SNP (B_2). Observe que pela técnica de aCGH, os padrões diploide e triploide não podem ser distinguidos (A1 = B1). Por outro lado, pela técnica SNP, a triploidia ($A_2 \neq B_2$) é facilmente identificada.

- Alterações codificadas nos íntrons.
- Variantes em promotores.
- Alterações no DNA não nuclear (DNA mitocondrial).
- Mosaicismos somáticos (somente alguns detectados).
- Grandes CNVs encontradas no *microarray* (também detectáveis usando WGS).
- Translocações cromossômicas equilibradas (visíveis no cariótipo).

Ainda, se houver interrupção na ligação da sonda durante o enriquecimento do exoma, este não pode ser sequenciado.[89,106]

Técnica do Sequenciamento

Tecnicamente o DNA é extraído da amostra e fragmentado em segmentos. Várias técnicas são disponíveis para selecionar os fragmentos de DNA de interesse, que para WES envolvem os éxons e para o WGS envolvem os éxons e íntrons. Após a seleção dos fragmentos de interesse, eles são sequenciados e alinhados. Existem inúmeras plataformas de sequenciamento disponíveis comercialmente, com capacidade de sequenciar milhões de fragmentos de DNA em paralelo. As plataformas possuem diferenças na profundidade, tempo de execução e confiabilidade do sequenciamento. Os dados brutos da sequência são processados usando a chamada de base, alinhamento de leitura, chamada de variante e anotação de variante. O WES cria abundância de dados, exigindo avaliação cuidadosa e envolvendo bioinformática e conhecimento especializado em genética clínica.[89,106]

O *American College of Medical Genetics and Genomics* (ACMGG) e a *Association For Molecular Pathology* (AMP) publicaram uma declaração conjunta estabelecendo uma padronização na interpretação e classificação de variantes genéticas. Como ocorre no *microarray*, as variantes são categorizadas como patogênicas, provavelmente patogênicas, com significado incerto, provavelmente benignas ou benignas. A interpretação do resultado do WES geralmente requer uma equipe multidisciplinar de geneticistas clínicos, conselheiros genéticos e geneticistas moleculares. Para interpretação dos casos pré-natais, a inclusão de especialistas com conhecimento em imagem pré-natal e dismorfologia fetal é fundamental.[89,100]

A *International Society of Prenatal Diagnosis* (ISPD), a *The Society of Maternal Fetal Medicine* (SMFM) e a *Perinatal Quality Foundation* (PQF) recomendam que o sequenciamento do DNA fetal, seja por WES ou WGS, deve ser considerado apenas em circunstâncias específicas e, de preferência, como parte de protocolos de pesquisas. Essas sociedades comentam, ainda, que as indicações primárias para WES fetal seriam a presença de anomalias fetais sugestivas de um padrão sindrômico específico, ou uma desordem de gene único, não detectadas por outro método. Comentam, ainda, que o WES/WGS poderiam ser considerados quando existir história pregressa de feto malformado sem diagnóstico prévio específico e gestação atual com feto novamente comprometido e sem diagnóstico pelos métodos tradicionais (cariótipo ou *microarray*). Resumidamente, para o diagnóstico pré-natal de rotina, havendo a escolha pelo procedimento invasivo, as sociedades sugerem que seja realizado o *microarray*, não havendo ainda evidências para se oferecer o WES/WGS como método de primeira escolha.[89,104]

CONSIDERAÇÕES FINAIS

A evolução constante dos aparelhos de ultrassonografia e das técnicas de diagnóstico em genética médica, associados ao treinamento, ao conhecimento da embriologia e dos marcadores ultrassonográficos das síndromes genéticas pelos fetologistas, são fatores que hoje possibilitam a detecção precoce de anomalias genéticas no feto. É crucial que o processo diagnóstico seja baseado em conhecimento científico e se desenvolva de forma escalonada, para que não existam falhas e nem sejam dispendidos tempo e recursos financeiros de forma desnecessária.

O segmento de um protocolo ajuda a vincular os marcadores e exames complementares a uma síndrome associada, chegando ao diagnóstico plausível. Nem todas as síndromes genéticas são passíveis de diagnóstico no período pré-natal, pois não possuem sinais bioquímicos ou ultrassonográficos que as identifiquem, sendo o inverso também verdadeiro. Nem todo marcador bioquímico ou ultrassonográfico está associado à síndrome genética.

A história prévia e familiar, o exame ultrassonográfico acurado e o raciocínio clínico, associados ao debate com uma equipe de especialistas e com o casal, são ferramentas fundamentais para o sucesso diagnóstico. A composição da equipe multidisciplinar deve abranger fetologistas, citogeneticistas, geneticistas, neonatologistas, intensivistas, radiologistas, cardiologistas pediátricos, cirurgiões pediátricos, psicólogos e enfermagem especializada. Todos devem estar preparados para lidar com o casal e seu feto/recém-nascido com provável síndrome genética. Como vimos no decorrer do capítulo, o principal marcador de uma síndrome genética no primeiro trimestre é o aumento da medida da translucência nucal. Descrevemos na Figura 34-14 o protocolo empregado em nosso serviço.

Como a maioria das síndromes descritas acima está associada à translucência nucal aumentada e cariótipo normal, esta condição deve ser valorizada. Especial atenção deve ser dada às displasias esqueléticas e alterações musculares, que devem ser pesquisadas pela sua alta prevalência, em especial nestas condições. Avaliações do sistema esquelético envolvendo tamanho, formato, calcificação, simetria e articulações devem ser incluídas na rotina do exame morfológico de primeiro trimestre. Na presença de anomalias múltiplas, um teste invasivo diagnóstico deve ser considerado. Também é importante ter em mãos ferramentas que nos auxiliem no diagnóstico das síndromes genéticas. Na presença de marcadores múltiplos, os *sites* https://www.orpha.net/consor/cgi-bin/Disease.php?lng=PT e https://www.ncbi.nlm.nih.gov/omim **podem correlacionar os achados e oferecer a oportunidade para o diagnóstico de uma síndrome genética específica no primeiro trimestre.**

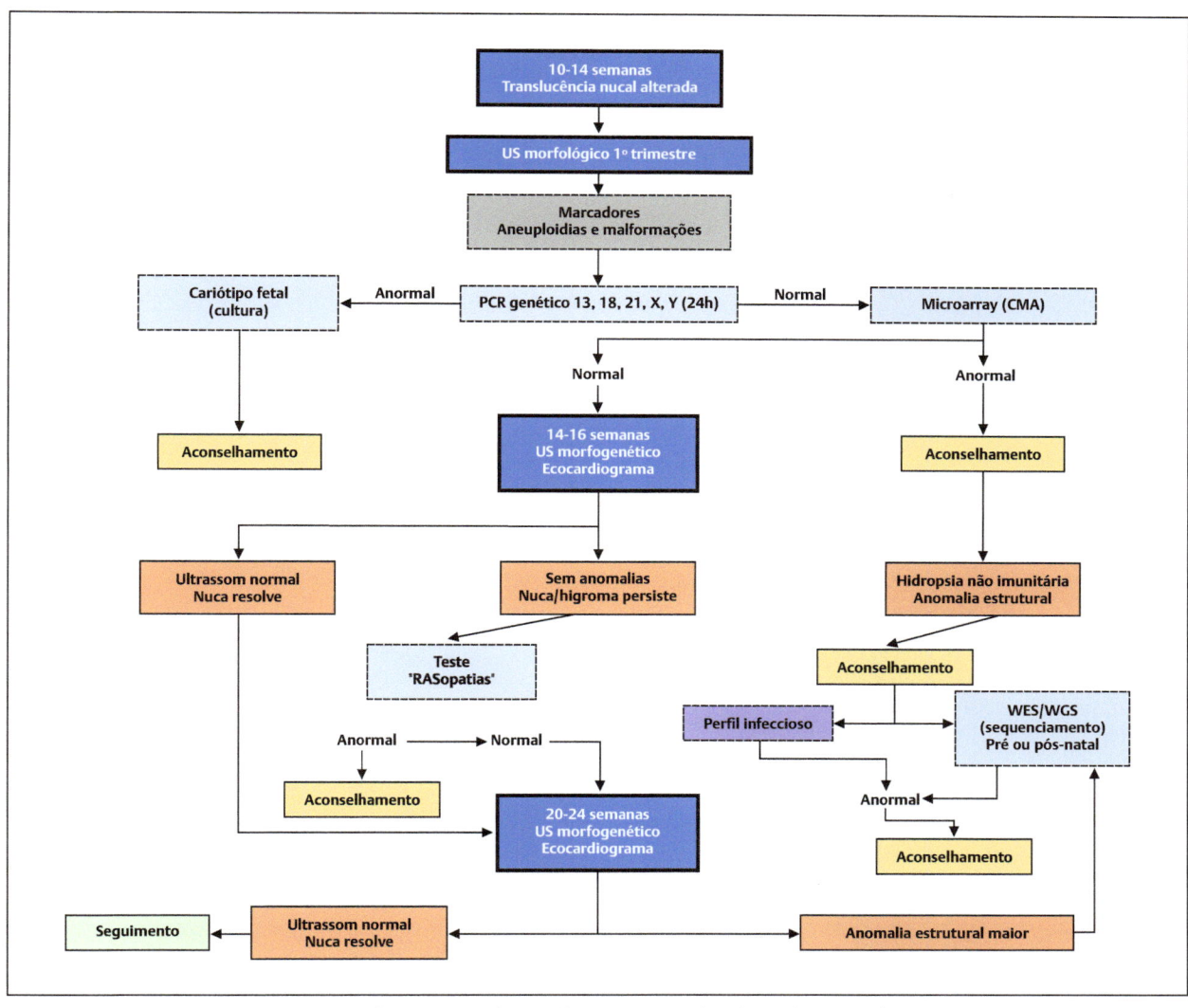

Fig. 34-14. Protocolo para fetos com translucência nucal alterada (Gennus, Núcleo de Medicina Fetal).

REFERÊNCIAS BIBLIOGRÁFICAS

1. Jones KL, Jones MC, Del Campo M. Genetics, genetic couseling and prevention. Chapter 3. In Smith's Recognizable Patterns of Human Malformation. Philadelphia PA: Elsevier Saunders; 2013. p. 869-93.
2. Lejeune J, Gautier M, Turpin R. Study of somatic chromosomes from 9 mongoloid children. CR Hebd Seances Acad Sci. 1959 Mar 16;248(11):1721-2.
3. Ezkurdia I, Juan D, Rodriguez JM et al. Multiple evidence strands suggest that there may be as few as 19,000 human protein-coding genes. Human Molecular Genetics. 2014;23:1-13.
4. Martin FD. Breve Historia del Homo Sapiens. Nowtilus Saber (editora original); 2008. ISBN-13: 978-84-9763-774-9.
5. Towle I & Irish JD. A probable genetic origin for pitting enamel hypoplasia on the molars of Paranthropus robustus. J Hum Evol. 2019;129:54-61.
6. Kingston HM. ABC of clinical genetics, 3.ed. London: BMJ Books; 2002. p. 1-3.
7. Thompson & Thompson. Genética médica. Tradução da 8ª Edição. Rio de Janeiro: Elsevier Editora Ltda.; 2016.
8. Sivanathan J, Thilaganathan B. Book: Genetics for obstetricians and gynaecologists: Chapter: genetic markers on ultrasound scan. Best Prac Res Clin Obstet Gynaecol. 2017 July;42:64-85.
9. De Souza E, Halliday J, Chan A, Bower C, Morris JK. Recurrence risks for trisomies 13, 18, and 21. Am J Med Genet A. 2009;149A(12):2716-22.
10. Templado C, Uroz L, Estop A. New insights on the origin and relevance of aneuploidy in human spermatozoa. Mol Hum Reprod. 2013;19(10):634:43.
11. Lembet A, Oktem M, Yilmaz Z, Kaya U, Derbent M. Prenatal diagnosis of multiple pterygium syndrome associated with Klinefelter syndrome. Prenat Diagn. 2003 Sep;23(9):728-30.
12. Vaknin Z, Reish O, Ben-Ami I, Heyman E, Herman A, Maymon R. Prenatal diagnosis of sex chromosome abnormalities: the 8-year experience of a single medical center. Fetal Diagn Ther. 2008;23(1):76-81.
13. Weise A, Mrasek K, Klein E, Mulatinho MV, Llerena Jr JC, Hardekopf D, et al. Microdeletion and microduplication syndromes. J Histochem Cytochem. 2012;60:346-58.
14. Nevado J, Mergener R, Palomares-Bralo M et al. New microdeletion and microduplication syndromes: a comprehensive review. Genetics and Molecular Biology. 2014;37(1):210-19.
15. OMIM. Online Mendelian Inheritance in Man. Morbid Map Scorecard (Updated April 24th, 2020) - https://www.omim.org/statistics/geneMap
16. Robert N, McInnes R, Willard H. Thompson & Thompson Genetics in Medicine. Philadelphia PA: Elsevier Saunders. USA. 2007, pag.144-6.
17. Griffiths AJF, Wessler SR, Carroll SB, Doebley J. "2: Single-Gene Inheritance". Introduction to Genetic Analysis (10th ed.). New York: W.H. Freeman and Company; 2013. p. 57-8.
18. Teeuw ME, Henneman L, Bochdanovits Z, Heutink P, Kuik DJ, Cornel MC, ten Kate LP. Do consanguineous parents of a child affected by an autosomal recessive disease have more DNA identical-by-descent than similarly-related parents with healthy offspring? Design of a case-control study. BMC Med Genet. 2010;11:113.
19. Committee Opinion No. 478: Family history as a risk assessment tool. American College of Obstetricians and Gynecologists Committee on Genetics. Obstet Gynecol. 2011 Mar;117(3):747-50.
20. Bennett RL. The family medical history as a tool in preconception consultation. J Community Genet. 2012;3(3):175-83.
21. Committee Opinion No. 581: the use of chromosomal microarray analysis in prenatal diagnosis. American College of Obstetricians and Gynecologists Committee on Genetics. Obstet Gynecol. 2013 Dec;122(6):1374-7.
22. Merkatz IR, Nitowsky HM, Macri JN, Johnson WE. An association between low maternal Alpha-fetoprotein and fetal chromosomal abnormalities. Am J Obstet Gynecol. 1984 Apr 1;148(7):886-94.

23. Cuckle HS, Wald NJ, Lindenbaum RYH. Maternal serum alpha-fetoprotein measurement: a screening test for Down syndrome. Lancet. 1984; i:926.

24. Ozturk M, Milunsky A, Brambati B, Sachs ES, Miller SL, Wands JR. Abnormal maternal serum levels of human chorionic gonadotropin free subunits in trisomy 18. Am J Med Genet. 1990;36(4):480-3.

25. Spencer K, Souter V, Tul N, Snijders R, Nicolaides KH. A screening program for trisomy 21 at 10-14 weeks using fetal nuchal translucency, maternal serum free beta-human chorionic gonadotropin and pregnancy-associated plasma protein-A. Ultrasound Obstet Gynecol. 1999;13(4):231-7.

26. Pandya PP, Santiago C, Snijders RJ, Nicolaides KH. First trimester fetal nuchal translucency. Curr Opin Obstet Gynecol. 1995;7(2):95-102.

27. Aitken DA, Ireland M, Berry E, Crossley JA, Macri JN, Burn J, Connor JM. Second-trimester pregnancy associated plasma protein-A levels are reduced in Cornelia de Lange syndrome pregnancies. Prenat. Diagn. 1999;19:706-10.

28. Arbuzova S, Nikolenko M, Krantz D, Hallahan T, Macri J. Low first-trimester pregnancy-associated plasma protein-A and Cornelia de Lange syndrome. Prenat Diagn. 2003;23(10):864.

29. Chong K, Keating S, Hurst S, et al. Cornelia de Lange syndrome (CdLS): prenatal and autopsy findings. Prenat Diagn. 2009;29(5):489-4.

30. Johnson JM, Babul-Hirji R, Chitayat D. First-trimester increased nuchal translucency and fetal hypokinesia associated with Zellweger syndrome. Ultrasound Obstet Gynecol. 2001;17(4):344-6.

31. Mak ASL, Ma TWL, Chan KYK, Kan ASY, Tang MHY, Leung KY. Prenatal diagnosis of 5p deletion syndrome: Report of five cases. J Obstet Gynaecol Res. 2019;45(4):923-6.

32. Wapner RJ, Babiarz JE, Levy B, Stosic M, Zimmermann B, Sigurjonsson S, et al. Expanding the scope of noninvasive prenatal testing: detection of fetal microdeletion syndromes. Am J Obstst Gynecol. 2015;212(3):332.e1-9.

33. Lo YM, Zhang J, Leung TN, et al. Rapid clearance of fetal DNA from maternal plasma. Am J Hum Genet. 1999;64:218-24.

34. Nicolaides KH, Syngelaki A, Gil M, Atanasova V, Markova D. Validation of targeted sequencing of single-nucleotide polymorphisms for non-invasive prenatal detection of aneuploidy of chromosomes 13, 18, 21, X, and Y. Prenat Diagn. 2013;33(6):575-9.

35. Pergament E, Cuckle H, Zimmermann B, Banjevic M, Sigurjonsson S, Ryan A, et al. Single-nucleotide polymorphism–based noninvasive prenatal screening in a high-risk and low-risk cohort. Obstet Gynecol. 2014;124(2 Pt 1):210-8.

36. Dar P, Curnow KJ, Gross SJ, Hall MP, Stosic M, Demko Z, et al. Clinical experience and follow-up with large scale single-nucleotide polymorphism-based noninvasive prenatal aneuploidy testing. Am J Obstet Gynecol. 2014; 211(5):527.e1-527.e17.

37. Nicolaides KH, Syngelaki A, del Mar Gil M, Quezada MS, Zinevich Y. Prenatal detection of fetal triploidy from cell-free dna testing in maternal blood. Fetal Diagn Ther. 2014;35(3):212-7.

38. Curnow KJ, Wilkins-Haug L, Ryan A, Kirkizlar E, Stosic M, Hall MP, et al. Detection of triploid, molar, and vanishing twin pregnancies by a single-nucleotide polymorphism-based noninvasive prenatal test. Am J Obstet Gynecol. 2015;212(1):79.e1-9.

39. Ryan A, Hunkapiller N, Banjevic M, Vankayalapati N, Fong N, Jinnet KN, et al. Validation of an enhanced version of a single-nucleotide polymorphism-based noninvasive prenatal test for detection of fetal aneuploidies. Fetal Diagn Ther. 2016;40(3):219-23.

40. Advances in Fetal Medicine Course – Fetal Medicine Foundation (2017). Available in: https://fetalmedicine.org/var/uploads/File/0/0/2/1/2019%20FMF%20December%20programme.pdf. Acessado 20 de Abril 2020.

41. Cuckle H, Benn P, Pergament E. Cell-free DNA screening for fetal aneuploidy as a clinical service. Clin Biochem. 2015;48(15):932-41.

42. Revello R, Sarno L, Ispas A, Akolekar R, Nicolaides KH. Screening for trisomies by cell-free DNA testing of maternal blood: consequences of a failed result. Ultrasound Obstet Gynecol. 2016;47(6):698-704.

43. Nicolaides KH, Wright D, Poon LC, Syngelaki A, Gil MM. First-trimester contingent screening for trisomy 21 by biomarkers and maternal blood cell-free DNA testing. Ultrasound Obstet Gynecol. 2013;42:41-50.

44. Chitty LS, Mason S, Barrett AN, et al. Non-invasive prenatal diagnosis of achondroplasia and thanatophoric dysplasia: next-generation sequencing allows for a safer, more accurate, and comprehensive approach. Prenat. Diagn. 2015;35(7):656-62.

45. Zhang J, Li J, Saucier JB et al. Non-invasive prenatal sequencing for multiple Mendelian monogenic disorders using circulating cell-free fetal DNA. Nat. Med. 2019;25(3):439-47.

46. Che H, Villela D, Dimitriadou E, et al. Noninvasive prenatal diagnosis by genome-wide haplotyping of cell-free plasma DNA. Genet Med. 2020:22(5):962-73.

47. Nicolaides KH, Azar B, Byrne D, Mansur C, Marks K. Fetal nuchaltranslucency: ultrasound screening for chromosomal defects in firsttrimester of pregnancy. BMJ. 1992;304:867-9.

48. Pandya PP, Brizot ML, Kuhn P, Snijders RJ, Nicolaides KH. First-trimester fetal nuchal translucency thickness and risk for trisomies. Obstet Gynecol. 1994;84(3):420-3.

49. Souka AP, Snijders RJ, Novakov A, Soares W, Nicolaides KH. Defects and syndromes in chromosomally normal fetuses with increased nuchal translucency thickness at 10-14 weeks of gestation. Ultrasound Obstet Gynecol. 1998;11(6):391-400.

50. Syngelaki A, Guerra L, Ceccacci I, et al. Impact of holoprosencephaly, exomphalos, megacystis and high NT in first trimester screening for chromosomal abnormalities. Ultrasound Obstet Gynecol. 2016;50(1):45-48.

51. Johnson MP, Johnson A, Holzgreve W, Isada NB, Wapner RJ, Treadwell MC, et al. First-trimester simple hygroma: cause and outcome. Am J Obstet Gynecol. 1993;168(1):156-61.

52. Bilardo CM, Müller MA, Pajkrt E, Clur SA, van Zalen MM, Bijlsma EK. Increased nuchal translucency thickness and normal karyotype: time for parental reassurance. Ultrasound Obstet Gynecol. 2007; 30(1):11-8.

53. Hyett J, Noble P, Sebire NJ, Snijders R, Nicolaides KH. Lethal congenital arthrogryposis presents with increased nuchal translucency at 10–14 weeks of gestation. Ultrasound Obstet Gynecol 1997; 9:310-13.

54. Abraham RM & Bi D. Fetal akinesia deformation sequence: a case report and review of literature. Int J Reprod Contracept Obstet Gynecol. 2014;3(3):843-6.

55. Wang W, Wu Q, Sun L et al. Diagnosis of prenatal-onset achondrogenesis type II by a multidisciplinary assessment: a retrospective study of 2 cases. Case Reports in Obstetrics and Gynecology. 2019;7981767:1-4.

56. Fisk NM, Vaughan J, Smidt M, Wigglesworth J. Transvaginal ultrasound recognition of nuchal oedema in the first-trimester diagnosis of achondrogenesis. J Clin Ultrasound. 1991;19:586-90.

57. Soothill PW, Vuthiwong C, Rees H. Achondrogenesis type 2 diagnosed by transvaginal ultrasound at 12 weeks of gestation. Prenat Diagn 1993;13:523-8.

58. Fukada Y, Yasumizu T, Takizawa M, Amemiya A, Hoshi K. The prognosis of fetuses with transient nuchal translucency in the first and early second trimester. Acta Obstet Gynecol Scand. 1998;76:913-16.

59. Bilardo CM, Pajkrt E, de Graff IM, Mol BWJ, Bleker OP. Outcome of fetuses with enlarged nuchal translucency and normal karyotype. Ultrasound Obstet Gynecol. 1998;11:401-6.

60. Van Vugt JMG, Tinnemans BWS, van Zalen-Sprock RM. Outcome and early childhood follow-up of chromosomally normal fetuses with increased nuchal translucency at 10–14 weeks' gestation. Ultrasound Obstet Gynecol. 1998;11:407-9.

61. Stiller RJ, Lieberson D, Herzlinger R, Siddiqui D, Laifer SA, Whetham JCG. The association of increased fetal nuchal translucency and spinal muscular atrophy type I. Prenat Diagn. 1999;19:587-9.

62. Hafner E, Schuchter K, Liebhart E, Philipp K. Results of routine fetal nuchal translucency measurement at weeks 10–13 in 4,233 unselected pregnant women. Prenat Diagn. 1998;18:29-34.

63. Dempsey MA, Knight Johnson AE, Swope BS, et al. Molecular confirmation of nine cases of Cornelia de Lange syndrome diagnosed prenatally. Prenat Diagn. 2014;34(2):163-7.

64. Grande M, Jansen FA, Blumenfeld YJ, Fisher A, Odibo AO, Haak MC, Borrell A. Genomic microarray in fetuses with increased nuchal translucency and normal karyotype: a systematic review and meta-analysis. Ultrasound Obstet Gynecol. 2015;46(6):650-8.

65. De Ravel TJ, van der Griendt MC, Evan P, Wright CA. Hydrolethalus syndrome in a non-Finnish family: confirmation of the entity and early prenatal diagnosis. Prenat Diagn. 1999;19(3):279-81.

66. Norgard M, Yankowitz J, Rhead W, Kanis AB, Hall BD. Prenatal ultrasound findings in hydrolethalus: continuing difficulties in diagnosis. Prenat Diagn. 1996;16(2):173-9.

67. Ammala P & Salonen R. First-trimester diagnosis of hydrolethalus syndrome. Ultrasound Obstet Gynecol. 1995;5:60-2.

68. Romero R, Pilu G, Jeanty P, Guidini A, HoBBins JC. Prenatal diagnosis of congenital anomalies. Applton & Lange.1988.

69. Eliyahu S, Weiner E, Lahav D, Shalev E. Early sonographic diagnosis of Jarcho–Levin syndrome: a prospective screening program in one family. Ultrasound Obstet Gynecol. 1997;9:314-8.

70. Ben Ami M, Perlitz Y, Haddad S, Matilsky M. Increased nuchal translucency is associated with asphyxiating thoracic dysplasia. Ultrasound Obstet Gynecol 1997;10:297-8.

71. Quarello E. Enlarged intracranial translucency and molar tooth sign in the first trimester as features of Joubert syndrome and related disorders. Ultrasound Obstet Gynecol. 2016 Oct;48(4):532-4.

72. Sepulveda W, Wong AE, Andreeva E, Odegova N, Martinez-Ten P, Meagher S. Sonographic spectrum of first-trimester fetal cephalocele: review of 35 cases. Ultrasound Obstet Gynecol. 2015;46:29-33.

73. Sepulveda W, Sebire NJ, Souka A, Snijders RJM, Nicolaides KH. Diagnosis of the Meckel–Gruber syndrome at eleven to fourteen weeks' gestation. Am J Obstet Gynecol. 1997;176:316-9

74. Schreurs L, Lannoo L, De Catte L, Van Schoubroeck D, Devriendt K, Richter J. First trimester cystic hygroma colli: retrospective analysis in a tertiary center. Eur J Obstet Gynecol Reprod Biol. 2018;231:60-4.

75. Rauen KA. The RASopathies. Annu Rev Genomics Hum Genet. 2013;14:355-69.

76. Stioui S, Privitera O, Brambati B, et al. First-trimester prenatal diagnosis of Roberts syndrome. Prenat Diagn. 1992;12:145-9.

77. Petrikovsky BM, Gross B, Bialer M, Solamanzadeh K, Simhaee E. Prenatal diagnosis of pseudothalidomide syndrome in consecutive pregnancies of a consanguineous couple. Ultrasound Obstet Gynecol. 1997;10:425-8.

78. Khalil A, Pajkrt E, Chitty LS. Early prenatal diagnosis of skeletal anomalies. Prenat Diagn. 2011;31(1):115-24.

79. Hobbins JC, Jones OW, Gottesfeld S, Persutte W. Transvaginal sonography and transabdominal embryoscopy in the first-trimester diagnosis of Smith–Lemli–Opitz syndrome, type II. Am J Obstet Gynecol. 1994;171:546-9.

80. Hyett JA, Clayton PT, Moscoso G, Nicolaides KH. Increased first trimester nuchal translucency as a prenatal manifestation of Smith–Lemli–Optiz syndrome. Am J Med Genet. 1995;58:374-6.

81. Sharp P, Haant E, Fletcher JM, Khong TY, Carey WF. First trimester diagnosis of Smith–Lemli–Opitz syndrome. Prenat Diagn. 1997;17:355-61.

82. Zhen L, Pan M, Han J, Yang X, Liao C, Li DZ. Increased first-trimester nuchal translucency associated with thanatophoric dysplasia type 1. J Obstet Gynaecol. 2015;35(7):685-7.

83. Tonni G, Palmisano M, Ginocchi V, Ventura A, Baldi M, Baffico AM. Dysmorphic choroid plexuses and hydrocephalus associated with increased nuchal translucency: early diagnostic markers of de novo thanatophoric dysplasia type II with cloverleaf skull (Kleeblattschaedel). Congenit Anom (Kyoto). 2014;54(4):228-32.

84. Wang L, Takai Y, Baba K, et al. Can biparietal diameter-to-femur length ratio be a useful sonographic marker for screening thanatophoric dysplasia since the first trimester? A literature review of case reports and a retrospective study based on 10,293 routine fetal biometry measurements. Taiwan J Obstet Gynecol. 2017;56(3):374-8.

85. Reutter H, Hilger AC, Hildebrandt F, Ludwig M. Underlying genetic factors of the VATER/VACTERL association with special emphasis on the "Renal" phenotype. Pediatr Nephrol. 2016 Nov;31(11):2025-33.

86. Christiaens GC, de Pater JM, Stoutenbeek P, Drogtrop A, Wanders RJ, Beemer FA. First trimester nuchal anomalies as a prenatal sign of Zellweger syndrome. Prenat Diagn. 2000;20(6):520-1.

87. Strenge S, Froster UG, Wanders RJ, et al. First-trimester increased nuchal translucency as a prenatal sign of Zellweger syndrome. Prenat Diagn. 2004;24(2):151-3.

88. Miller DT, Adam MP, Aradhya S, Biesecker LG, Brothman AR, Carter NP, et al. Consensus statement: chromosomal microarray is a first-tier clinical diagnostic test for individuals with developmental disabilities or congenital anomalies. Am J Hum Genet. 2010;86(5):749-64.

89. Levy B, Stosic M, Giordano J, Wapner R. Chromosomal microarrays and exome sequencing for diagnosis of fetal abnormalities. Chapter 26. In: Human reproductive and prenatal genetics. eds:Leung PCK & Qiao J. London: Academic Press; 2019. p.578-92.

90. Wapner RJ, Martin CL, Levy B, Ballif BC, Eng CM, Zachary JM, et al. Chromosomal microarray versus karyotyping for prenatal diagnosis. N Engl J Med. 2012;367(23):2175-84.

91. Yang Y, Muzny DM, Reid JG, Bainbridge MN, Willis A, Ward PA, et al. Clinical whole-exome sequencing for the diagnosis of mendelian disorders. N Engl J Med. 2013;369(16):1502-11.

92. Best S, Wou K, Vora N, Van der Veyver IB, Wapner R, Chitty LS. Promises, pitfalls and practicalities of prenatal whole exome sequencing. Prenat Diagn. 2017.

93. Redon R, Ishikawa S, Fitch KR, Feuk L, Perry GH, Andrews TD, et al. Global variation in copy number in the human genome. Nature. 2006;444(7118):444-54.

94. Cooper GM, Coe BP, Girirajan S, Rosenfeld JA, Vu TH, Baker C, et al. Acopy number variation morbidity map of developmental delay. Nat Genet. 2011;43(9):838-46.

95. American College of Obstetricians and Gynecologists Committee on Genetics. Committee Opinion No. 581: the use of chromosomal microarray analysis in prenatal diagnosis. Obstet Gynecol. 2013;122(6):1374-7.

96. Shaffer LG, Rosenfeld JA, Dabell MP, Coppinger J, Bandholz AM, Ellison JW, et al. Detection rates of clinically significant genomic alterations by microarray analysis for specific anomalies detected by ultrasound. Prenat Diagn. 2012;32(10):986-95.

97. Donnelly JC, Platt LD, Rebarber A, Zachary J, Grobman WA, Wapner RJ. Association of copy number variants with specific ultrasonographically detected fetal anomalies. Obstet Gynecol. 2014;124(1):83-90.

98. Srebniak MI, Diderich KE, Joosten M, Govaerts LC, Knijnenburg J, de Vries FA, et al. Prenatal SNP array testing in 1000 fetuses with ultrasound anomalies: causative, unexpected and susceptibility CNVs. Eur J Hum Genet. 2016;24(5):645-51.

99. Alkuraya FS. Discovery of rare homozygous mutations from studies of consanguineous pedigrees. Curr Protoc Hum Genet. 2012 Oct;Chapter 6:Unit6.12.

100. Richards S, Aziz N, Bale S et al. Standards and guidelines for the interpretation of sequence variants: a joint consensus recommendation of the American College of Medical Genetics and Genomics and the Association for Molecular Pathology. Genet Med. 2015;17(5):405-24.

101. Alamillo CL, Powis Z, Farwell K, Shahmirzadi L, Weltmer EC, Turocy J, et al. Exome sequencing positively identified relevant alterations in more than half of cases with an indication of prenatal ultrasound anomalies. Prenat Diagn. 2015;35(11):1073-8.

102. Fu F, Li R, Li Y, Nie ZQ, Lei TY, Wang D, et al. Whole exome sequencing as a diagnostic adjunct to clinical testing in a tertiary referral cohort of 3.988 fetuses with structural abnormalities. Ultrasound Obstet Gynecol. 2017.

103. Aarabi M, Sniezek O, Jiang H, Saller DN, Bellissimo D, Yatsenko SA, et al. Importance of complete phenotyping in prenatal whole exome sequencing. Hum Genet. 2018;137(2):175-81.

104. Henson M. Joint position statement from the International Society of Prenatal Diagnosis (ISPD), the Society of Maternal Fetal Medicine (SMFM) and the perinatal quality foundation (PQF) on the use of genome-wide sequencing for fetal diagnosis. Prenat Diagn. 2018.

105. Botstein D, Risch N. Discovering genotypes underlying human phenotypes: past successes for mendelian disease, future approaches for complex disease. Nat Genet. 2003;33(Suppl):228-37.

106. Rehm HL, Bale SJ, Bayrak-Toydemir P, Berg JS, Brown KK, Deignan JL, et al. ACMG clinical laboratory standards for next-generation sequencing. Genet Med. 2013;15(9):733-47.

BIBLIOGRAFIA COMPLEMENTAR

Bulas D, Saal H, Allen JF, Kapur S, Nies BM, Newman K. Cystic hygroma and congenital diaphragmatic hernia: early prenatal sonographic evaluation of Fryn's syndrome. Prenat Diagn. 1992;12:867-75.

Hosli IM, Tercanli S, Rehder H, Holzgreve W. Cystic hygroma as an early first-trimester ultrasound marker for recurrent Fryns' syndrome. Ultrasound Obstet Gynecol. 1997;10:422-4.

CAPÍTULO 35

MARCADORES DE ANEUPLOIDIAS NO SEGUNDO TRIMESTRE

Marcos Faria ▪ Heverton Pettersen
Bruno Penna Faria ▪ Eduardo Valente Isfer

INTRODUÇÃO

Nos últimos 50 anos, os avanços na ultrassonografia permitiram o diagnóstico de diversas anomalias fetais, seja por observação direta da anomalia, seja pelo rastreamento e pela confirmação diagnóstica por método complementar. Entre essas possibilidades diagnósticas, o rastreamento das cromossomopatias, em especial das aneuploidias, tem grande valor, pois essas anomalias são responsáveis por grande parte da mortalidade perinatal e do atraso psicomotor na infância. O impacto desse diagnóstico se reflete no aconselhamento e acompanhamento do casal, nas condutas obstétricas e no resultado perinatal final.

Hoje, o rastreamento do risco fetal para cromossomopatias é baseado na idade materna, nos marcadores bioquímicos, nos marcadores ultrassonográficos de primeiro e segundo trimestre e na pesquisa de DNA fetal livre na circulação materna (NIPT). Este último, embora seja o método com maior taxa de detecção e menor número de procedimentos invasivos desnecessários, ainda possui alto custo em nosso meio. Por outro lado, o exame ultrassonográfico é o método de rastreamento mais acessível, com alta taxa de detecção e uma taxa de falso-positivo aceitável, podendo ser realizado tanto no primeiro como no segundo trimestre.

Embora sejam grandes os esforços aplicados para um diagnóstico cada vez mais precoce, é inegável que a ultrassonografia de segundo trimestre possua algumas vantagens sobre o exame inicial. Neste período, sendo o feto maior, o diagnóstico de malformações associadas a cromossomopatias fica mais evidente. Além disso, o exame ultrassonográfico de segundo trimestre permite a identificação de sinais fenotípicos das aneuploidias, difíceis de serem percebidos com um feto menor. Dessa forma, a associação dos exames de primeiro e segundo trimestre é a conduta adequada.

O estudo morfológico de segundo trimestre é importante instrumento no rastreamento das principais cromossomopatias, aumentando a taxa de detecção e diminuindo a taxa de exames invasivos desnecessários no processo diagnóstico dessas alterações. Embora o capítulo seja relativo aos achados ultrassonográficos relacionados com as aneuploidias, não podemos deixar de salientar a importância da associação dos marcadores descritos às microdeleções, duplicações e inserções, não diagnosticadas pela técnica de cariótipo por bandas, mas pela técnica de *microarray*.

MARCADORES ULTRASSONOGRÁFICOS

As aneuploidias mais comumente associadas aos marcadores ultrassonográficos são as trissomias dos cromossomos 13 (Síndrome de Patau), 18 (Síndrome de Edwards), 21 (Síndrome de Down), monossomia do cromossomo X (Síndrome de Turner) e a triploidia. Esses marcadores ultrassonográficos manifestam-se por meio de malformações estruturais (p. ex., cardiopatias, holoprosencefalia, atresia duodenal), sinais fenotípicos (p. ex., prega nucal aumentada, face plana, clinodactilia) ou, ainda, por meio de sinais ultrassonográficos que não possuem uma representação anatomopatológica (p. ex., intestino hiperecogênico e foco ecogênico cardíaco).

As malformações estruturais, por serem marcadores mais facilmente detectados à ultrassonografia, acabam sendo o segundo

fator de risco com indicação para estudo do cariótipo fetal após o fator idade materna ≥ 35 anos. A literatura mostra grande variação na taxa de detecção das malformações, estando o diagnóstico relacionado com a experiência do examinador, idade gestacional, população estudada (alto ou baixo risco para a anomalia pesquisada) e nível de especialização dos serviços diagnósticos (primários ou terciários). Os sinais fenotípicos podem ser de difícil identificação e dependem da experiência do ultrassonografista. Finalmente, os sinais ultrassonográficos sem representação anatomopatológica, que estando presentes também em uma quantidade significativa dos fetos normais, possuem baixo valor preditivo positivo, sendo por isso chamados de marcadores menores.

ALTERAÇÕES NA FORMA DO CRÂNIO

O crânio possui formato elíptico, com o diâmetro occiptofrontal (DOF) maior que o diâmetro biparietal (DBP), estando o índice cefálico (DBP/DOF) entre 0,75 e 0,86. Índices inferiores a 0,75 configuram dolicocefalia, enquanto índices maiores que 0,86 configuram braquicefalia. Alterações no formato do crânio devem alertar o fetologista para uma pesquisa mais acurada de outros marcadores ultrassonográficos das cromossomopatias maiores (trissomias 13, 18 e 21); porém, microdeleções também podem estar associadas a essas alterações e somente o cariótipo não é suficiente para detectá-las.

Braquicefalia

A braquicefalia é diagnosticada quando ocorre uma predominância do DBP sobre o DOF, com um índice cefálico (DBP/DOF) maior do que 0,86 ou maior que 2 desvios-padrões para a idade gestacional (Fig. 35-1).[1] Tem sido descrita como sendo resultante de uma diminuição do lobo frontal que pode estar presente em síndromes cromossômicas e síndromes genéticas.[2]

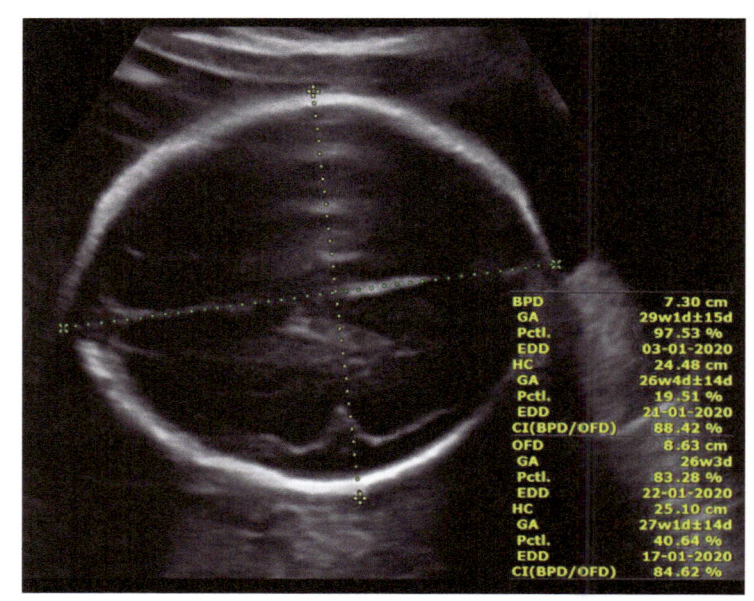

Fig. 35-1. Braquicefalia. Índice cefálico de 0,88.

Embora a braquicefalia seja bem reconhecida no período pós-natal como sinal fenotípico das crianças com Síndrome de Down, os estudos têm demostrando uma baixa sensibilidade do marcador no período pré-natal. Perry *et al.* (1984), Shah *et al.* (1990) e Borrell *et al.* (1997a) não encontraram diferenças entre os índices cefálicos de crianças com trissomia 21 e aquelas normais.[3-5] Nicolaides *et al.* (1992a), estudaram 114 fetos com braquicefalia e encontraram 43 (38%) com anomalias cromossômicas que envolviam trissomias 13, 18 e 21, além de triploidia e Síndrome de Turner.[6] Embora a braquicefalia tenha mostrado um valor preditivo de 38%, quando os autores avaliaram as crianças nascidas com trissomia 21 (69 crianças) e com outros problemas cromossômicos (231 crianças), observaram que somente 10 e 16%, respectivamente, possuíam braquicefalia, demonstrando dessa forma a baixa sensibilidade desse marcador no rastreamento das cromossomopatias.

Diante do quadro de braquicefalia, a literatura sugere atenção especial ao feto, com exame morfológico detalhado, levando-se em consideração a apresentação fetal, fatores familiares e a presença de demais marcadores para cromossomopatias para adequada orientação do casal.

Cabeça em Forma de Morango

A cabeça em "forma de morango" é caracterizada por um achatamento do osso occipital associado a um estreitamento da região frontal da cabeça, bem visualizada em corte suboccipto-bregmático (Fig. 35-2).[7] A explicação para este formato é a hipoplasia da face e lobos frontais associado a uma hipoplasia da região posterior do cérebro. É um achado ultrassonográfico frequentemente encontrado em fetos com trissomia do cromossomo 18. Nicolaides *et al.* (1992b) encontraram 54 fetos com cabeça em "forma de morango", sendo que todos os casos estavam associados a outras anomalias.[7] Desses fetos, 81% (44/54) possuíam anomalias cromossômicas, 43 deles com trissomia 18 e um feto com triploidia. Shields *et al.* (1998) avaliaram somente fetos com trissomia do cromossomo 18 e observaram que 43% deles com "cabeça em forma de morango ou limão".[8]

Dessa forma, o achado de "cabeça em forma de morango" possui boa sensibilidade (43%) e alto valor preditivo positivo (81%) para a trissomia do cromossomo 18.

ANOMALIAS DO SISTEMA NERVOSO CENTRAL

As malformações do sistema nervoso central (SNC) são marcadores frequentes de cromossomopatias, estando atrás somente das malformações cardíacas em termo de prevalência.[9]

Ventriculomegalia

Ventriculomegalia é diagnosticada quando o diâmetro dos cornos ventriculares ultrapassa 10 mm ou dois desvios-padrões ou ainda quando a relação ventrículo/hemisfério cerebral é maior que o percentil 95 (Fig. 35-3).[10,11] O mecanismo responsável pela ventriculomegalia (VMG) é variável. Pode ser resultante de obstrução à passagem do líquido cefalorraquidiano (LCR), malformações ou destruição do SNC e aumento da produção do LCE. Pode ser um indicativo do desenvolvimento inadequado do SNC.[9] As principais causas de VMG são: síndromes genéticas, alterações cromossômicas, infecção fetal, trombocitopenia, causas teratogênicas e neoplásticas.[10-12]

É a malformação do SNC mais frequente, estando presente em 0,3-1,5 a cada 1.000 nascimentos.[9] Diante do achado de ventriculomegalia, o valor preditivo positivo para cromossomopatias está intimamente relacionado com encontro de outras anomalias associadas, sendo entre 4 e 23%.[6]

Nicolaides *et al.* (1993a) descreveram 186 casos de ventriculomegalia e destes 42 (23%) possuíam anomalias cromossômicas, com predomínio das trissomias 13, 18, 21 e triploidia.[13] Os autores relataram que VMG isolada estava associada a 4 (2/42) de cromossomopatias, enquanto associada a outras anomalias a prevalência de cromossomopatias era de 28% (40/144). Zhao *et al.* (2018) relatam prevalências diferentes de cromossomopatias na VMG quando foram avaliados lateralidade da VMG (4,0% se unilateral e 14% se bilateral) e idade gestacional (14,5% se menos de 28 semanas e 4,5% se acima de 28 semanas).[14] Em revisão sistemática a respeito de VMG unilateral e cromossomopatias. Scala *et al.* (2017) relatam que a correlação é baixa.[15]

Diante do quadro de VMG bilateral, precoce e associada a outras anomalias, o valor preditivo para cromossomopatias é alto (~30%). É importante lembrar que não só as aneuploidias maiores (trissomias 13, 18 e 21) estão associadas às VMG, mas também outras anomalias cromossômicas, como *copy number variants* (CNV) de significado patogênico. Portanto, a VMG deve ser investigada pelo estudo de *microarray* caso o cariótipo tradicional seja normal.[16]

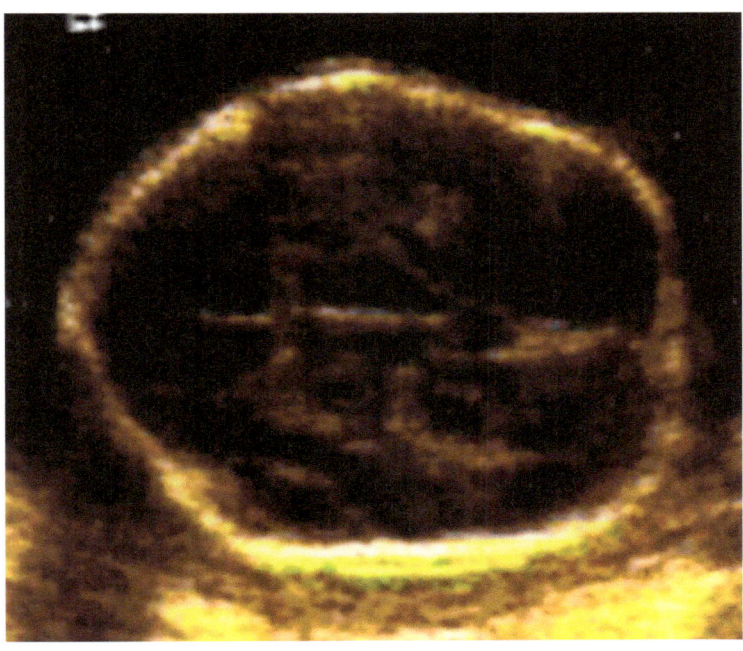

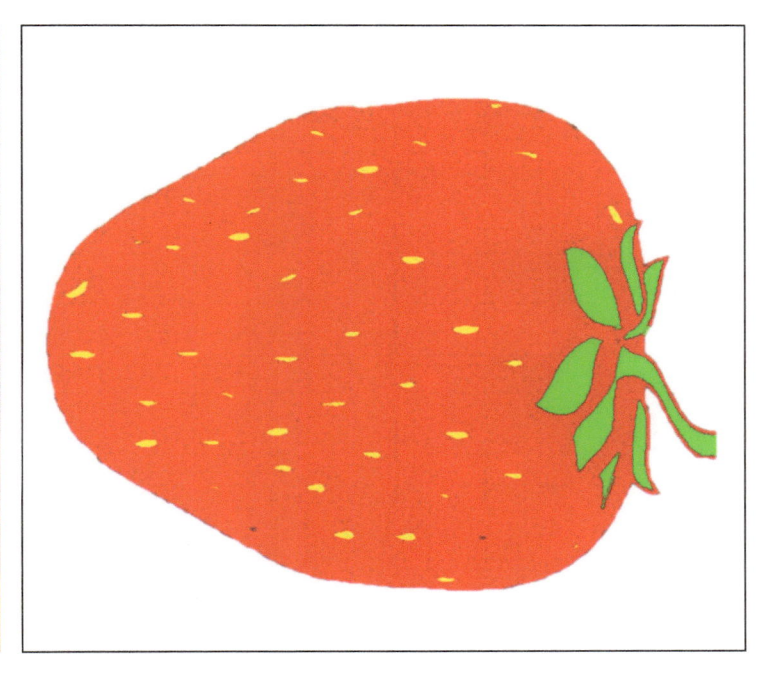

Fig. 35-2. Cabeça em "forma de morango".

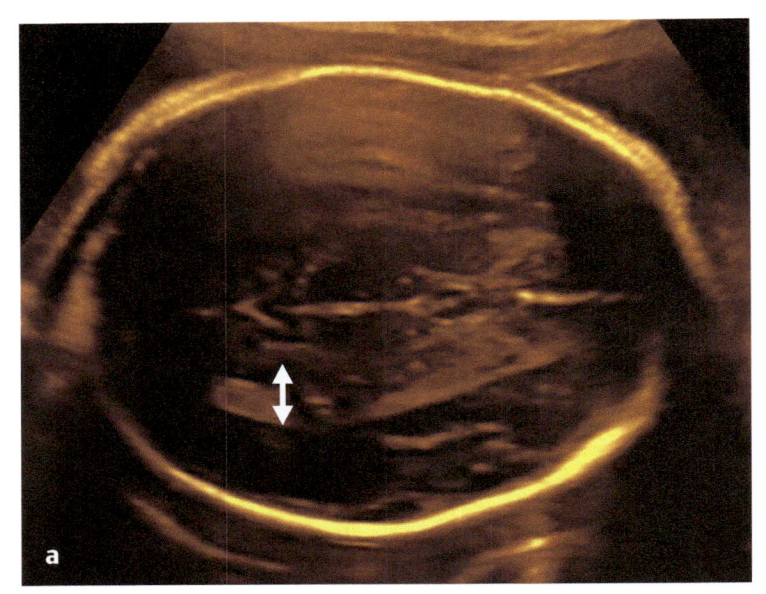
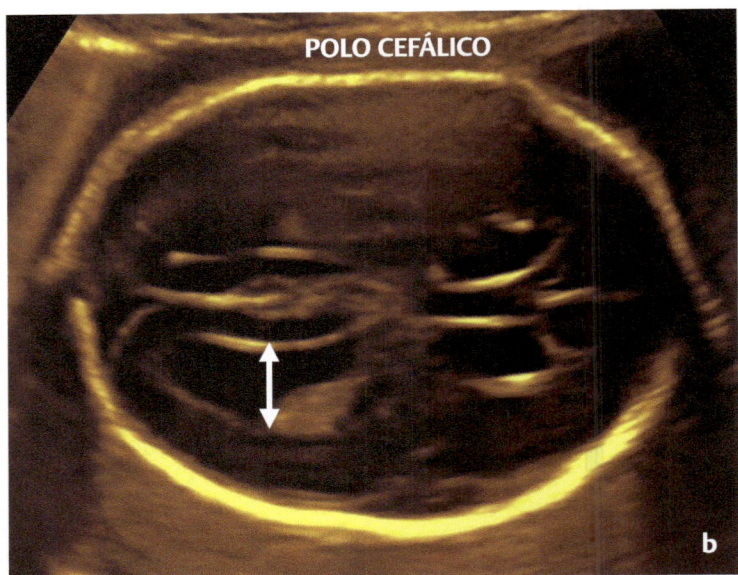

Fig. 35-3. Avaliação dos ventrículos cerebrais. (**a**) Ventrículo normal; (**b**) ventriculomegalia.

Holoprosencefalia

A holoprosencefalia é diagnosticada na presença de ventrículo cerebral único (alobar e semilobar) ou na presença de fusão dos cornos anteriores (lobar) (Fig. 35-4). Resulta da ausência ou da divisão incompleta dos hemisférios cerebrais no período embrionário e está frequentemente associado a defeitos da linha média da face (hipotelorismo, ciclopia, probóscide, etmocefalia, cebocefalia, fendas faciais). A holoprosencefalia tem sido associada a outras malformações estruturais, síndromes cromossômicas (em especial a trissomia 13) ou síndromes genéticas, embora, muitas vezes, uma etiologia não seja identificada.[17-19]

Ocorre em uma frequência que varia entre 0,25 a 2 em cada 10.000 nascimentos.[10,20] A chance de cromossomopatia na presença de holoprosencefalia varia de acordo com a associação de defeitos faciais e extra faciais, sendo entre 9,0 e 41%.[20,21]

Croen *et al.* (1996) descreveram 121 casos de holoprosencefalia e encontraram 50 (41%) deles associados a cromossomopatias, sendo a trissomia do cromossomo 13 a mais comum (38 casos).[20] Snijders *et al.* (1996) descreveram a associação de holoprosencefalia e cromossomopatias com base na presença de outras anomalias.[21] Se a holoprosencefalia é isolada, sem defeitos faciais ou extra faciais, a chance de uma cromossomopatia é de 9%. Se existe associação à malformação facial, sem defeito extrafacial, a chance de cromossomopatia é de 18%.

Porém, se existe defeito extrafacial associado à holoprosencefalia, a chance de cromossomopatia aumenta para 39%.

Diante dos dados, a orientação da gestante frente ao achado de holoprosencefalia deve ser baseada na presença de anomalias associadas. Cromossomopatia deve ser descartada e sendo o cariótipo normal, estudo de *microarray* deve ser realizado para descartar possíveis CNVs.[22]

Microcefalia

A microcefalia é definida como uma diminuição do perímetro cefálico abaixo de três desvios-padrões ou a diminuição da relação perímetro cefálico/comprimento do fêmur abaixo de dois desvios-padrões, calculados para a idade gestacional e sexo (Fig. 35-5).[10] Está diretamente associada ao atraso psicomotor.[23] A etiologia pode ser diversa: defeitos genéticos, infecções congênitas, exposição a drogas (álcool, hidantoína), radiação e síndromes gênicas como Cornelia De Lange, Coffin-Siris e Williams.[10,23]

Ocorrer em uma incidência de 1,5 a 6 em cada 10.000 nascimentos.[24] A frequência de cromossomopatias em fetos com microcefalia é dependente da associação a outras anomalias fetais e varia na literatura entre 10 e 40%.[12]

Eydoux *et al.* (1989) descreveram 20 casos de microcefalia dos quais 5 (25%) possuíam anomalias cromossômicas.[12] Quando os

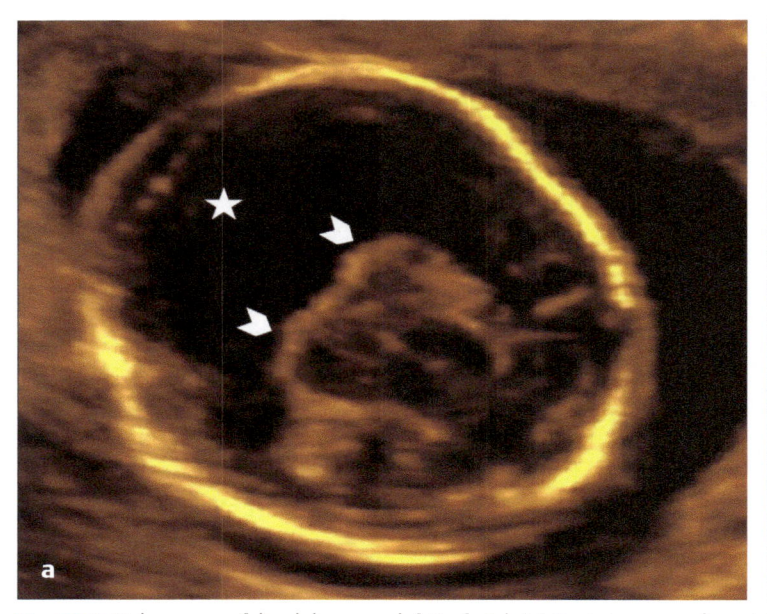
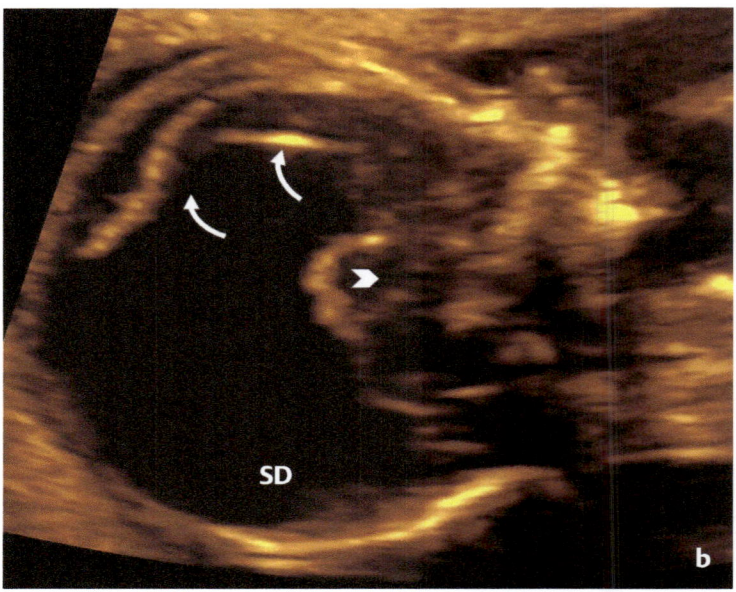

Fig. 35-4. Holoprosencefalia alobar sem defeito facial. (**a**) Corte transversal: ventrículo único (★) e tálamos fundidos (➤); (**b**) Corte sagital: manto periférico de tecido cerebral (∽), saco dorsal (SD) e tálamo fundido (➤).

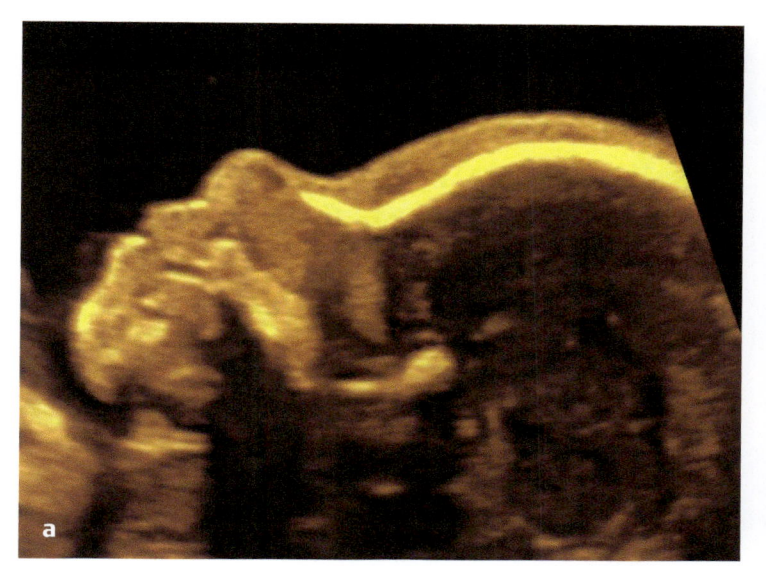 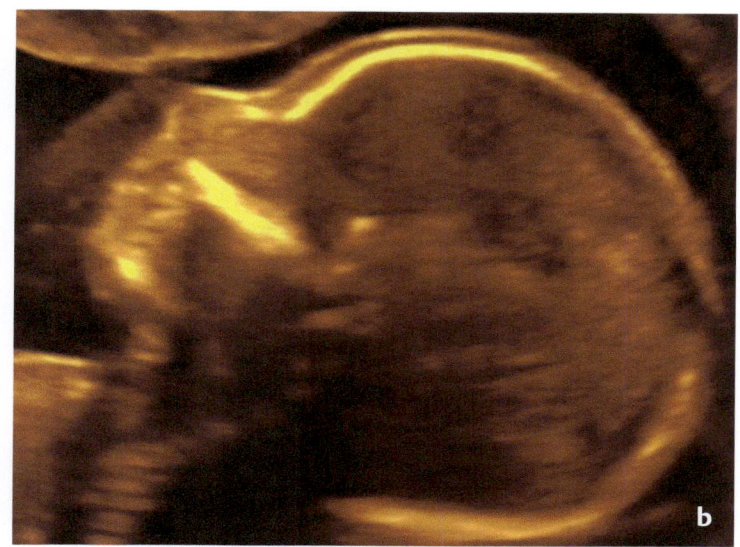

Fig. 35-5. Microcefalia. (**a**) Feto com circunferência cefálica adequada para a idade gestacional. (**b**) Feto com microcefalia. Observe a ausência de projeção anterior da região frontal.

autores separaram os fetos com microcefalia isolada e microcefalia associada a outras malformações, encontraram a prevalência de 10 e 40% de cromossomopatias, respectivamente. Nicolaides *et al.* (1992a) encontraram uma relação menor com cromossomopatias.[6] Os autores descreveram 52 casos de microcefalia e 8 (15,4%) deles associados a cromossomopatias. Neste estudo, 51 fetos possuíam anomalias associadas e todos os fetos com cromossomopatia estavam neste grupo, com uma prevalência de 8/51 (15,6%). Em ambos os estudos houve uma predominância da trissomia do cromossomo 13. Dahlgren L *et al.* (2001) avaliaram 21 fetos com microcefalia e 2 (9,0%) apresentavam alterações cromossômicas: um feto 46 XX del (3p) e um feto 46 XY rea (9) (q22.2).[25]

O diagnóstico de microcefalia obriga o examinador a fazer meticulosa investigação da história prévia, familiar e possível episódio de doença infecciosa. Além disso, a realização de estudo morfológico detalhado por examinador experiente. O estudo cromossômico é obrigatório para descartar as principais aneuploidias. Embora não seja o foco deste capítulo, lembramos ao leitor que hoje a literatura tem associado cada vez mais os quadros de microcefalias às CNV patológicas e, portanto, a utilização da técnica de *microarray* deve ser preferível ao estudo do cariótipo por banda G.[26]

Agenesia de Corpo Caloso

A agenesia de corpo caloso (ACC) é caracterizada pela ausência parcial ou total das fibras que formam o corpo caloso. Pode ser suspeitada durante o exame ultrassonográfico quando existe ausência de cavo do septo pelúcido, separação dos cornos anteriores dos ventrículos laterais, ventriculomegalia leve do corno posterior (colpocefalia) e deslocamento cranial do terceiro ventrículo (Fig. 35-6). Pode aparecer isoladamente ou mais comumente associada a desordens sindrômicas. A gênese desta alteração pode estar relacionada com outras alterações do SNC como a holoprosencefalia, alterações genéticas envolvendo cromossomos (principalmente as trissomias 13, 18 e rearranjo estruturais) e mutações.[10,27] A ACC pode aparecer de forma isolada ou associada a outras anomalias do SNC, ou ainda associada a anomalias de outros sistemas. Quando a ACC é isolada, pode ser assintomática. Existe na literatura uma discrepância de dados com relação à incidência de agenesia de corpo caloso, sendo que nas séries descritas há variação entre 0,7 a 5,3% das gestações.[10] Na presença de ACC, a frequência de cromossomopatias está correlacionada com a associação a outras malformações e varia entre 3 e 18%.[27]

Inicialmente, a associação da ACC à cromossomopatia foi feita por Vergani *et al.* (1994) que descreveram 14 casos, com um deles (7,0%) sendo portador da trissomia 18, porém, este feto também possuía outras anomalias associadas.[28] Rüland *et al.* (2017), em estudo retrospectivo, avaliaram a prevalência de cromossomopatias diante do diagnóstico de ACC.[27] Estudaram 343 fetos com ACC, 146

(41,6%) deles com ACC isolada e 197 (58,4%) associadas a outras anomalias. Os fetos considerados com ACC "isolada" foram divididos em realmente isoladas (127 fetos) e ACC associada a malformações menores (16 fetos) como artéria umbilical única, cisto de plexo coroide, hidronefrose, CIUR etc.

Dos fetos com ACC, 109 foram investigados quanto ao cariótipo. De 98 fetos com ACC realmente isolada com investigação de cariótipo, 3 (3,1%) fetos possuíam cromossomopatias. Dos 11 fetos com ACC isolada, mas associada a pequenos marcadores com investigação do cariótipo, 2 (18,2%) estavam associados a cromossomopatias. Os autores ainda ressaltam a importância da realização do estudo do cariótipo fetal através da técnica de *microarray*, que foi capaz de detectar uma CNV (*Copy Number Variants*) patogênica em 9% dos casos de ACC.

Portanto, diante do quadro de ACC, estudo morfológico detalhado deve ser realizado, e independente da associação a outros marcadores maiores ou menores, estudo de cariótipo e *microarray* devem ser solicitados.

Encurtamento do Lobo Frontal

O encurtamento do lobo frontal (ELF) é uma possível explicação para a braquicefalia observada em crianças com Síndrome de Down. Esse encurtamento pode ser suspeitado avaliando-se as medidas relacionadas com o lobo frontal (Fig. 35-7):[2] comprimento do lobo frontal (CLF: medida entre a taboa interna do osso frontal e a porção anterior do cavo do septo pelúcido), comprimento lobo frontal-cavo do septo pelúcido (LF-CSP: medida entre a taboa interna do osso frontal e a porção posterior do cavo do septo pelúcido) ou através da distância frontotalâmica (DFT: medida entre a taboa interna do osso frontal e a porção posterior do tálamo). Os percentis 10, 50 e 90 para a DFT podem ser vistos no Quadro 35-1.[2]

Estudando especificamente o lobo frontal e suas relações no período pré-natal entre 16 e 21 semanas de gestação, Bahado-Singh *et al.* (1992) observaram que a distância frontotalâmica (DFT) estava abaixo do percentil 10 em 52% dos fetos com trissomia 21.[2] Porém, quando os autores utilizaram a DFT observada/DFT esperada com valor de corte ≤ 0,84, observaram sensibilidade, especificidade e VPP respectivamente, de 21,2%, 95,2% e 1,2%, valores menos acurados que a DFT isolada. Em estudo semelhante, Winter *et al.* (1998), utilizando razão DFT observada/DFT esperada com valor de corte ≤ 0,84 e observaram uma sensibilidade de 16% com um falso-positivo de 3,0%, acurácia semelhante àquela encontrada pelos autores anteriores quando utilizaram a mesma relação.[29]

Como citado anteriormente para a braquicefalia, a medida do lobo frontal e suas relações parecem ter baixa sensibilidade no rastreamento das aneuploidias, porém, diante de tal achado, exame morfológico detalhado deve ser realizado.

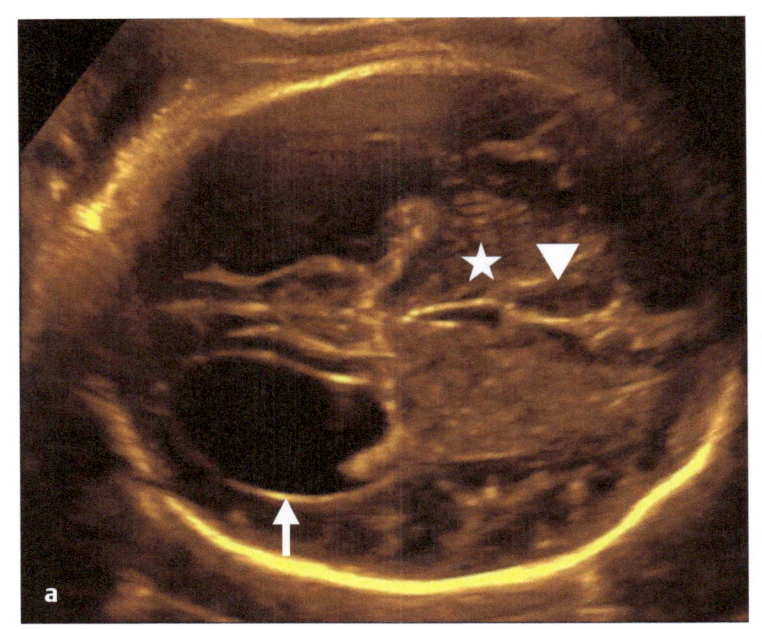

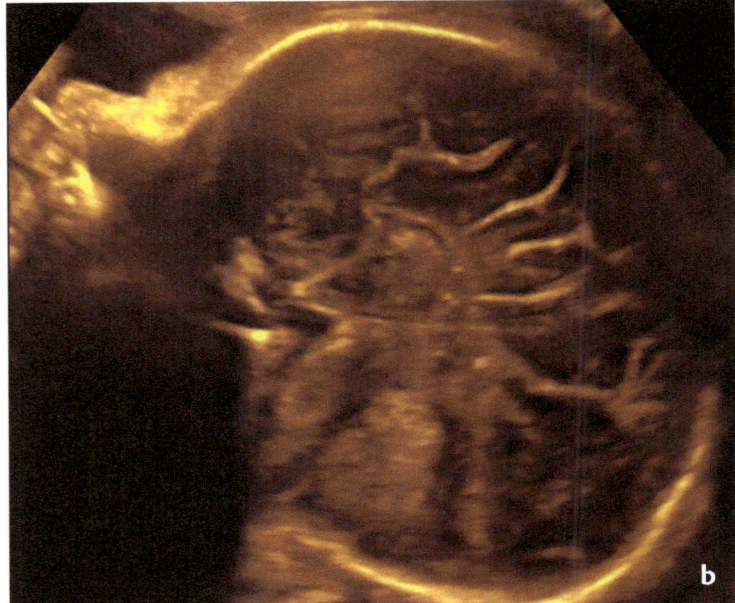

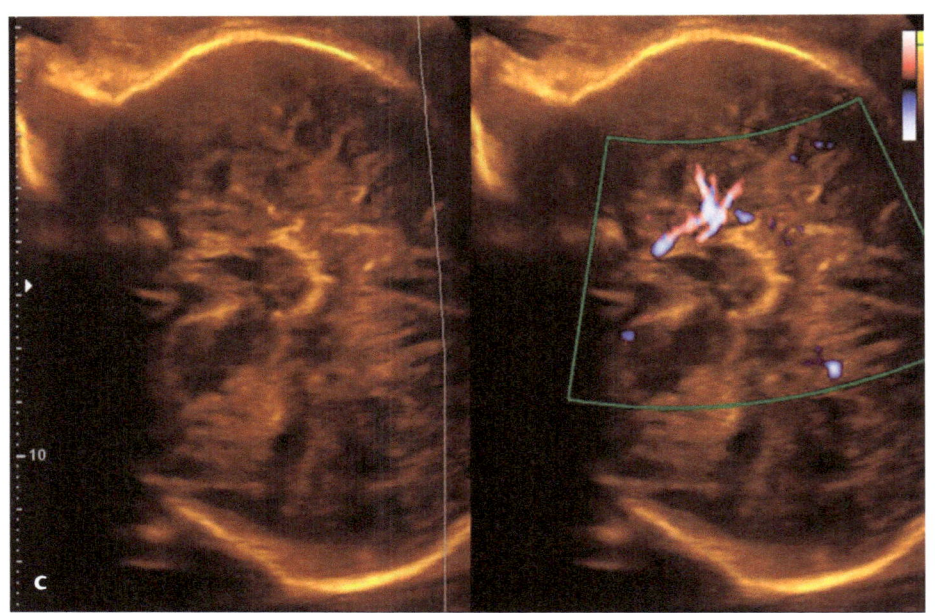

Fig. 35-6. Agenesia do corpo caloso. (a) Corte transventricular: ausência de cavo do septo pelúcido (▼), elevação do III ventrículo (★) e dilatação do corno posterior do ventrículo lateral – colpocefalia (↑); (b) corte sagital: ausência de corpo caloso; (c) Ausência da artéria pericalosa.

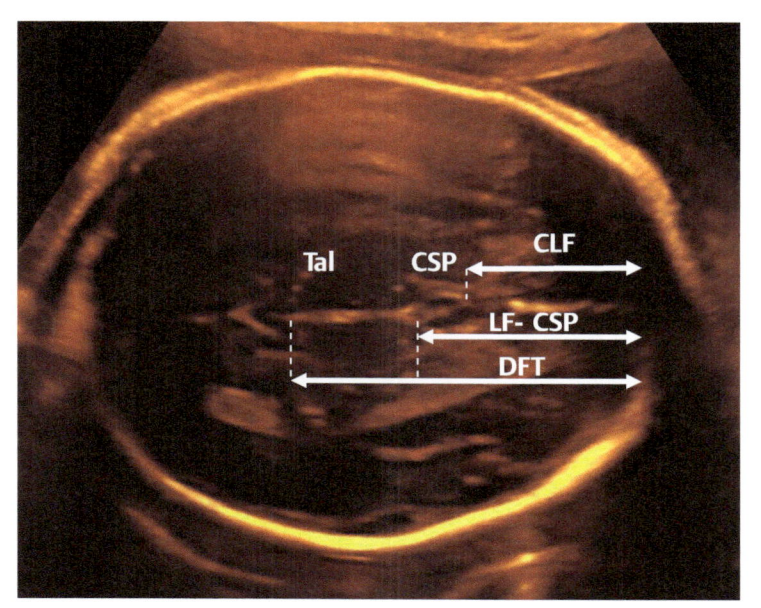

Fig. 35-7. Comprimento do lobo frontal e suas relações. CLF: Comprimento do lobo frontal; LF-CSP: comprimento do lobo frontal-cavo do septo pelúcido; DFT: distância frontotalâmica; Tal: tálamo; CSP: cavo do septo pelúcido.

Quadro 35-1. Distância Frontotalâmica (DFT) entre 15 e 21 Semanas. Percentil 10, 50 e 90

Idade gestacional (sem.)	Distância frontotalâmica (mm)		
	Percentil 10	Percentil 50	Percentil 90
15	24,3	28,65	33
16	26	30,5	34,4
17	29	33	35,4
18	32,6	36	39,75
19	35	38	40
20	35,7	39,3	42,9
21	38,2	40,05	43,3

Bahado-Singh, *et al.*, 1992.[2]

Anomalias da Fossa Posterior

As anomalias da fossa posterior envolvem os achados de Megacisterna Magna (MCM), cisto de Blake (CB), hipoplasia de vérmis cerebelar isolada (HVI), agenesia do vérmis cerebelar (AVC), cisto aracnóideo de fossa posterior (CAr) e hipoplasia cerebelar (Fig. 35-8).[30] A MCM é definida como alargamento isolado da cisterna magna > 10 mm, com vérmis cerebelar normal em corte transversal do cerebelo. O CB ocorre em decorrência da não abertura do forame de Magendie e consequente abaulamento do *velum* posterior para dentro da Cisterna Magna (CM). É caracterizado pelo deslocamento cranial do vérmis cerebelar que é normal, com aparência normal do fastígio, tentório e da CM. A HVI é caracterizada pela formação normal do vérmis cerebelar, porém, menor que o esperado para a idade gestacional, sendo que a anatomia da fossa posterior é normal. A AVC é a ausência completa do vérmis cerebelar. O CAr é caracterizado pela formação normal de cerebelo e vérmis cerebelar, com deslocamento e compressão das estruturas pelo cisto aracnóideo. A hipoplasia cerebelar (HC) é caracterizada pela formação adequada do vérmis cerebelar, porém com o diâmetro transverso do cerebelo abaixo do 5º percentil para a idade gestacional. Por fim, a literatura atual define como malformação de Dandy-Walker (MDW) a tríade de agenesia do vérmis cerebelar, completa ou incompleta, dilatação do 4º ventrículo e alargamento da fossa posterior com deslocamento superior do tentório, torcula e sino transversal. Deve-se evitar o termo variante de Dandy-Walker.[30]

Independente da anomalia que compromete a fossa posterior, a manifestação ultrassonográfica mais comum é o aumento da CM.

Essas alterações, muitas vezes, possuem etiologia desconhecida, porém, alguns casos estão associados a alterações genéticas, em especial as trissomias 13 e 18.[6,11,31,32]

Embora as anomalias do SNC estejam entre as anomalias mais frequentes, a prevalência descrita para MDW é de 1 a cada 25.000-30.000 nascidos vivos.[33] No período pré-natal, Watson *et al.* (1992) mediram a CM em 585 fetos e encontraram CM > 10 mm em 0,6% deles.[34]

Nicolaides *et al.* (1993a) descreveram 45 fetos com cisto de fossa posterior, entidade ultrassonográfica representativa da MDW.[13] Desses, 44 fetos (98%) possuíam malformações associadas. O feto com MDW isolada não possuía cromossomopatia. Dos fetos com malformações associadas, 21 (48%) possuíam cromossomopatias, sendo as trissomias dos cromossomos 13 (6 fetos) e 18 (8 fetos) as mais frequentes. D'Antonio *et al.* (2016) realizaram revisão sistemática da literatura com o objetivo de avaliar as malformações de fossa posterior e sua importância quando eram encontradas de forma isolada.[32] Observaram que a MDW estava associada a outras anomalias estruturais na maioria das vezes, sendo outras anomalias do SNC em 61% dos casos e anomalias extra SNC em 43% dos casos. Quando os autores avaliaram fetos com MDW isolada, a prevalência de anomalias cromossômicas foi de 16%, sendo as alterações mais comuns as microdeleções. Os mesmos autores avaliaram a prevalência de anomalias cromossômicas para MCM, CB e HVC e encontrando, respectivamente 0, 5 e 6% quando estas alterações apareciam de forma isolada. Wüest *et al.* (2017) avaliaram 69 fetos com malformação da fossa posterior.[30] Foram diagnosticados: 29 fetos com MCM, 4 fetos com CB, 5 fetos com HVC, 2 fetos com HC, 1 feto com CAr e 28 fetos

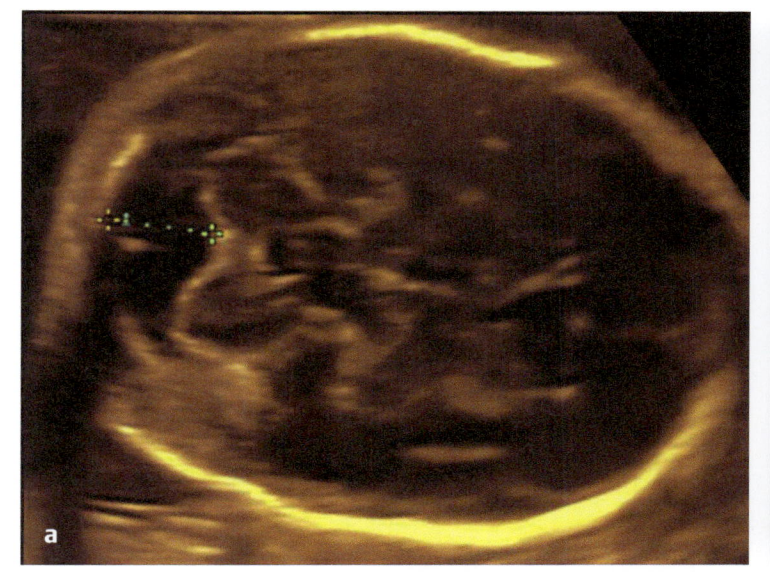
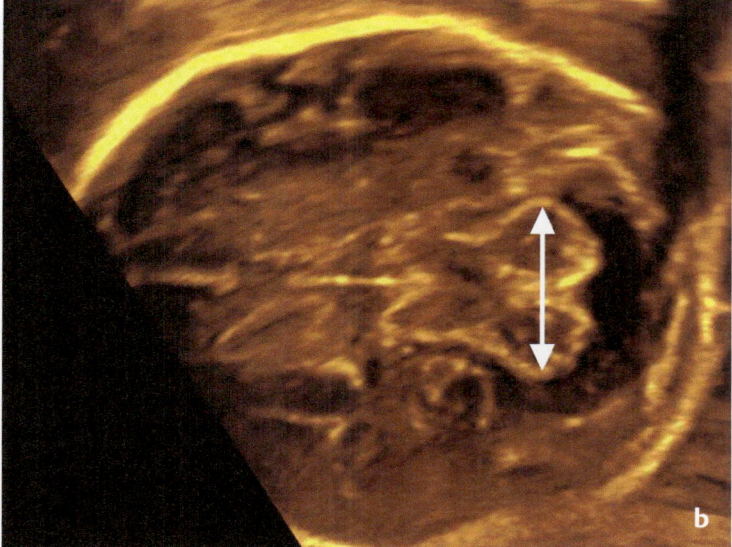
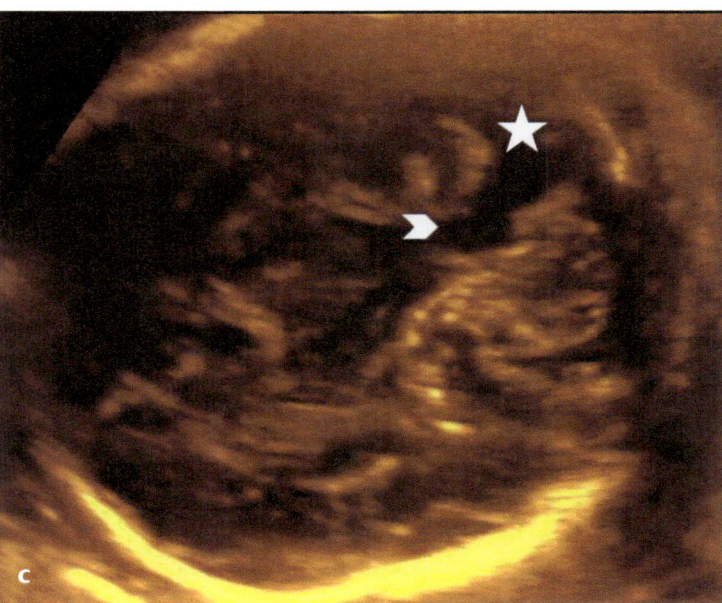

Fig. 35-8. Malformações de fossa posterior: (**a**) cisterna magna aumentada, (**b**) hipoplasia cerebelar: IG de 26 semanas e diâmetro transverso do cerebelo medindo 22 mm; (**c**) Agenesia do vérmis cerebelar: comunicação entre o IV ventrículo (➤) e a cisterna magna (★).

com MDW. O estudo do cariótipo fetal foi realizado em 41 fetos, com 13 resultados anormais: na MDW, 7/22(32%); na MCM, 4/13 (31%); no CB, 0/3 (0,0%); na HVI, 1/2 (50%) e na HC, 1/2 (50%). Ressaltam que em todos os casos com malformação de fossa posterior isolados, o cariótipo foi normal.

Concluímos que diante de uma anomalia de fossa posterior, a prevalência depende do tipo de anomalia e da associação a outras malformações. A MCM, CB e o CAr, se isolados e em gestantes de baixo risco, possuem pequena probabilidade de aneuploidia. As HVI, AVC, HC e MDW, isoladas ou associadas, merecem investigação. Hoje, não só as aneuploidias estão associadas aos defeitos de fossa posterior, mas também as CNV patogênicas, e, portanto, estudo do *microarray* está indicado.

FACE FETAL

O estudo ultrassonográfico da face fetal é rico em informações e pode evidenciar marcadores importantes para as cromossomopatias. Temos marcadores representados pelas malformações estruturais (p. ex., ciclopia, arrinia, fenda facial etc.) ou pela pesquisa de sinais fenotípicos das síndromes cromossômicas (p. ex., face plana, osso nasal curto ou ausente, hipotelorismo, implantação baixa das orelhas etc.).

Perfil Fetal

Não existe rastreamento cromossômico sem a avaliação do perfil fetal, seja no primeiro ou no segundo trimestre. Com corte sagital mediano da face é possível a avaliação das projeções faciais como testa, nariz, maxila e mandíbula, bem como da prega pré-nasal (Fig. 35-9). A avaliação de parâmetros isolados ou da relação entre as estruturas faciais possibilita a suspeita de diagnóstico de microcefalia, macrocefalia, osso nasal hipoplásico ou ausente, aumento da prega pré-nasal, hipoplasia do osso zigomático e micrognatia; todos marcadores relacionados às cromossomopatias.

Face Plana

A face plana é caracterizada pela ausência de projeção da maxila. Inicialmente descrito como um marcador com interpretação subjetiva, houve a necessidade de padronização técnica, e vários autores descreveram medidas de ângulos faciais que caracterizaram a face plana. Os mais utilizados são o ângulo frontomaxilar (AFM) e o ângulo mandíbula-nasomaxilar (AMNM) descritos por Sonek *et al.* (2007) e de Jong-Pleij *et al.* (2011).[35,36] O AFM é medido entre o cruzamento de duas linhas retas: a primeira traçada sobre a superfície superior do palato, sem envolver o osso vômer, e a segunda traçada entre a superfície do osso frontal e a porção anterior da maxila (Fig. 35-10), sendo plotado em curva de normalidade (Fig. 35-11). O AMNM é medido entre o cruzamento de uma linha traçada entre a porção anterior do mento e a base do osso nasal com uma linha traçada entre a base do osso nasal e a porção anterior da maxila (Fig. 35-10), sendo plotado em curva de normalidade (Fig. 35-12).[36] Em nosso serviço temos utilizado simplesmente uma linha que vai da porção anterior do osso frontal até a superfície do mento. Se a porção anterior da maxila é cortada por esta linha, não existe face plana; porém, se a porção anterior da maxila toca a linha ou fica posterior a ela, caracterizamos

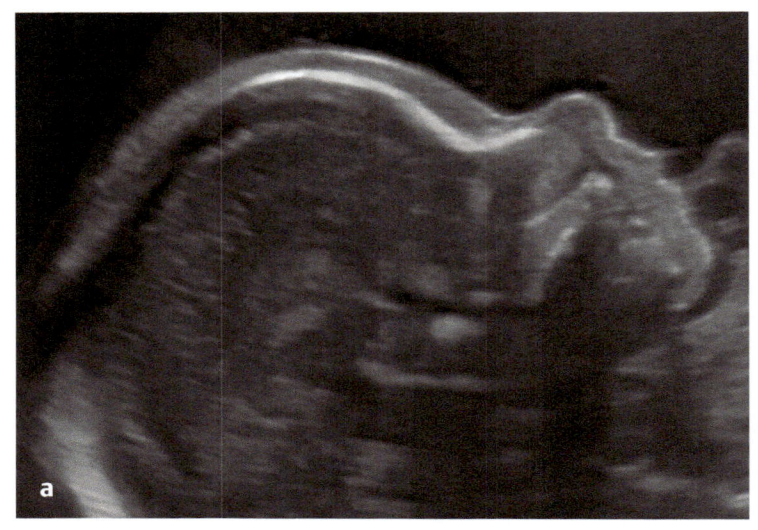
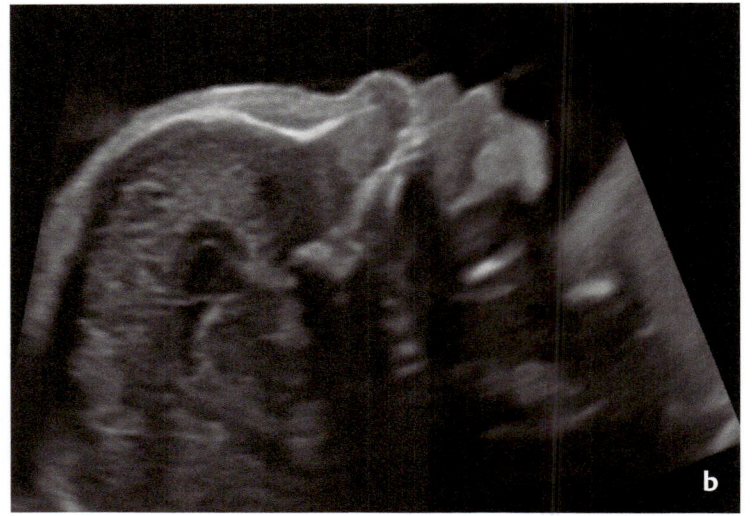

Fig. 35-9. Perfil fetal. (**a**) Feto cromossomicamente normal; (**b**) feto com trissomia do cromossomo 21.

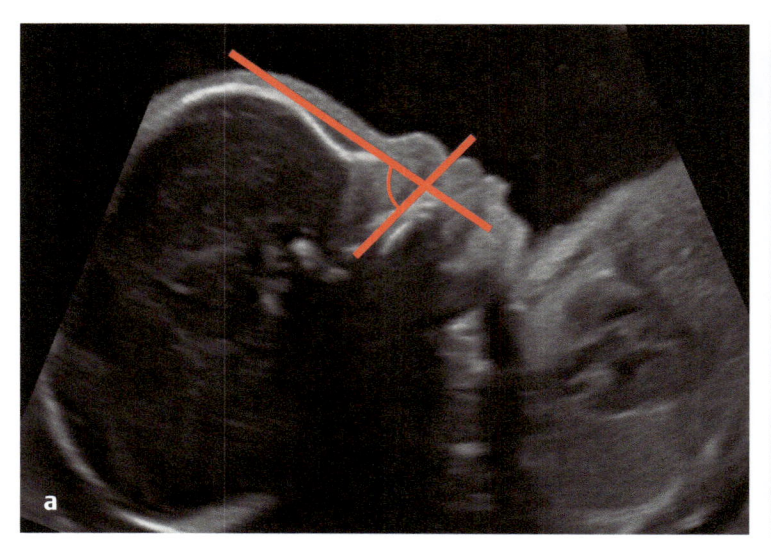
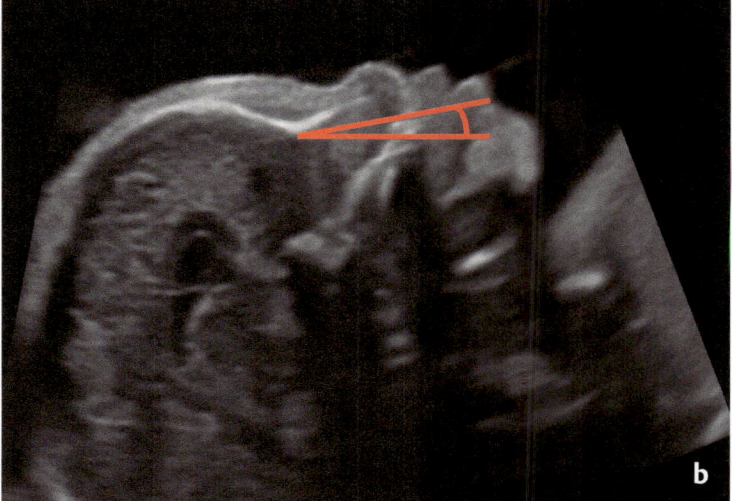

Fig. 35-10. Medida dos ângulos faciais em feto com trissomia 21. (**a**) Ângulo frontomaxilar (AFM); (**b**) ângulo mandíbula-naso-maxilar (AMNM).

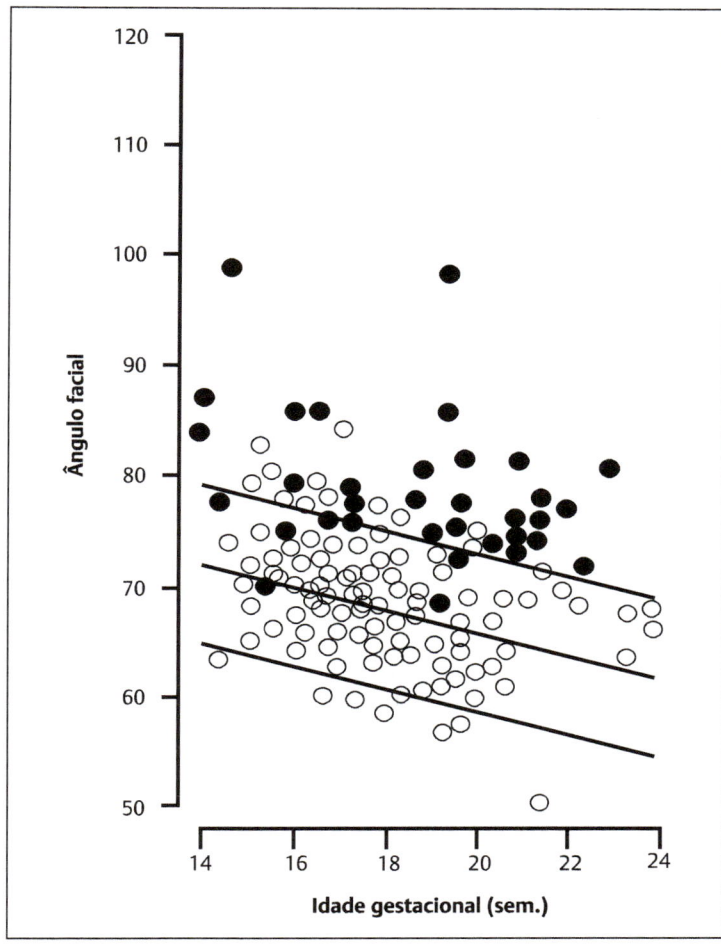

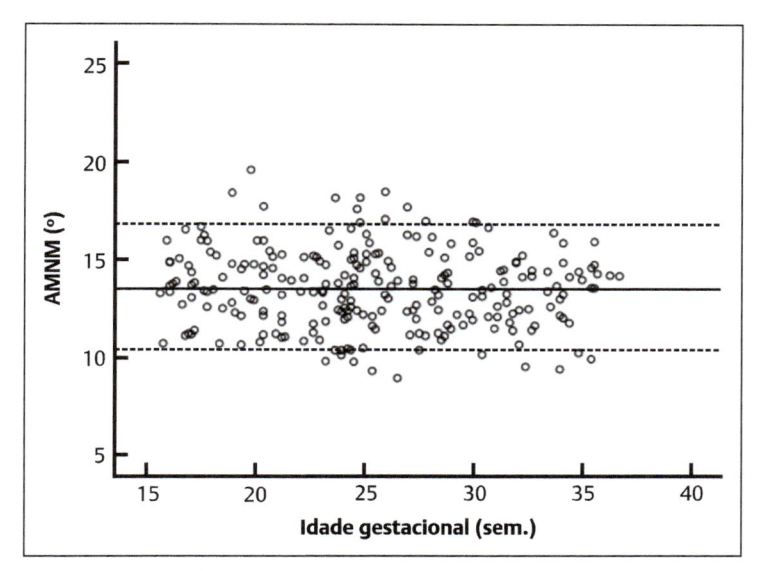

Fig. 35-11. Curva de normalidade para o ângulo frontomaxilar (AFM) entre 14 e 24 semanas. Círculos cheios representam fetos com trissomia 21 e círculos abertos representam os fetos normais. As linhas representam o percentil 5, 50 e 95.

Fig. 35-12. Curva de normalidade para o ângulo mandíbula-naso-maxila (AMNM). Círculos representam 241 fetos normais. As linhas representam o percentil 5, 50 e 95.

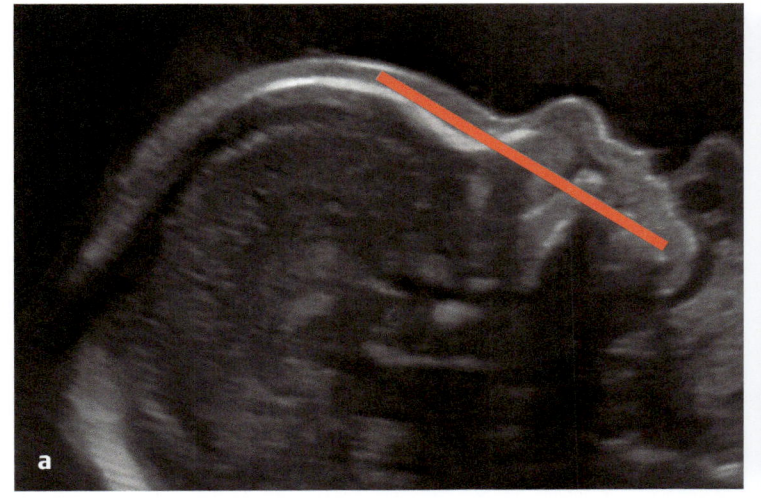

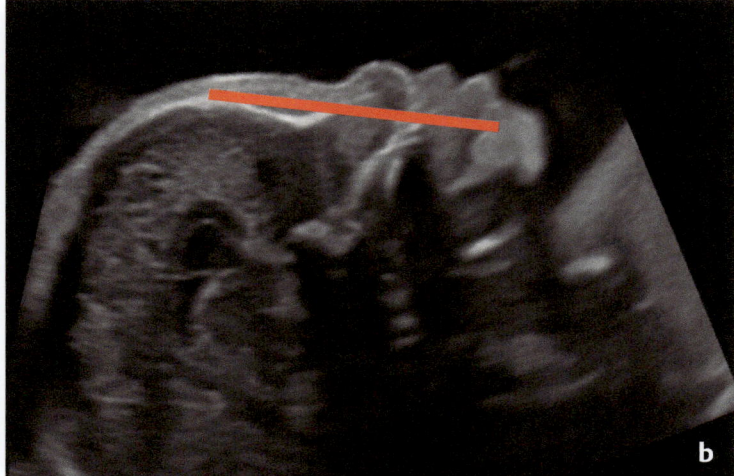

Fig. 35-13. Linha frontomandibular. (a) Feto cromossomicamente normal; (b) feto com trissomia do cromossomo 21 e face plana.

como face plana (Fig. 35-13). Para Snijders *et al.* (1996), a mudança no perfil fetal ocorre por hipoplasia do osso zigomático dos fetos com trissomia do cromossomo 21.[21]

A presença de face plana na população euploide ocorre entre 1,5 e 5%, podendo existir a influência racial, com uma tendência de a população afrodescendente possuir maior angulação frontomaxilar. Em fetos com trissomia 21, a frequência varia largamente, entre 10 e 85%, dependendo da forma como o ângulo é medido e da população estudada.[37,38]

Utilizando curva de normalidade (Fig. 35-11), Sonek *et al.* (2007) encontraram a medida do AFM acima do percentil 95 em 79% dos fetos com trissomia 21, com uma taxa de falso-positivo de 5%.[35] Molina *et al.* (2008), obtiveram resultados semelhantes utilizando como ângulo anômalo aquele > 88,5°, com uma sensibilidade de 65,2% e um falso-positivo (FP) de 5%.[37] Por outro lado, Odibo *et al.* (2009) não encontraram a mesma acurácia do AFM no diagnóstico da trissomia 21.[38] Utilizando um valor de corte acima do percentil 95 para a idade gestacional e população estudada, os autores identificaram somente 9,5% dos fetos com trissomia 21, com um FP de 1,5%. Os autores questionam a importância racial no grupo estudado. Utilizando o AMNM e valor anômalo àquele menor que o 5° percentil para a idade gestacional, de Jong-Pleij *et al.* (2011) identificaram 67% (2/3) fetos com trissomia 21, com falso-positivo de 5%.[36] Vos *et al.* (2015), estudando o AMNM em 125 fetos com trissomia 21, foram capazes de identificar somente 16% desses fetos quando utilizaram a medida do AMNM menor que o 5º percentil.[39] Por outro lado, na presença do marcador, os autores obtiveram valor preditivo positivo de 70%.

Os trabalhos pulicados sugerem que a acurácia do marcador face plana varia de acordo com a forma e a população em que ele é estudado. Porém, na presença deste marcador, o valor preditivo positivo é alto e aconselhamento e realização do estudo do cariótipo dependerão do estudo morfológico detalhado, da raça e dos fatores de risco materno.

Osso Nasal

A ausência ou hipoplasia do osso nasal aumenta o risco para cromossomopatias, em especial para a trissomia do cromossomo 21.[40] A avaliação do osso nasal deve ser realizada em corte sagital mediano do perfil fetal, com magnificação da imagem de forma que a face fetal ocupe grande parte da tela e a insonação das ondas sonoras atinja o osso nasal em ângulo aproximado de 45º (Fig. 35-14). Curva de normalidade deve ser utilizada para definição de hipoplasia do osso nasal (Quadro 35-2).[41] Importante salientar que os mesmos autores compararam as medidas do osso nasal de gestantes de origens afro-caribenha com caucasiana e não encontraram diferença significativa entre as duas populações.

Considerando-se a curva de normalidade e osso hipoplásico aquele menor que o 5º percentil, lembramos que até 5% da população euploide terá esse diagnóstico. A presença de osso hipoplásico na população de fetos com anomalia cromossômica varia de 3 a 62%, dependente da metodologia utilizada para o rastreamento e do tipo de aneuploidia.[42-44] Observa-se maior frequência de ausência – hipoplasia do osso nasal nos fetos com trissomia do cromossomo 21.

Cicero *et al.* (2003) avaliaram a medida do osso nasal de fetos submetidos à amniocentese entre 15 e 22 semanas e consideraram o osso presente ou hipoplásico (osso ausente ou menor que 2,5 mm).[42] O osso nasal estava hipoplásico em 62% dos fetos com trissomia 21 e em 3,0% dos fetos com outras cromossomopatias. Na população euploide, o osso nasal foi hipoplásico (falso-positivo) em somente 1,2% dos fetos. Os autores salientaram que em 14% dos fetos com trissomia 21, o osso nasal hipoplásico foi o único achado ultrassonográfico, o que faz deste marcador um importante instrumento no rastreamento dessa trissomia. Utilizando critério diferente para a classificação do osso nasal, sendo ausente ou hipoplásico aquele osso menor que 0,75MOM (Múltiplos da Mediana) para idade gestacional, Odibo *et al.* (2009) observaram taxa de detecção, falso-positivo e aumento do risco (LR), respectivamente, de 47,6%, 1,5% e 31,9 vezes para fetos

com trissomia do cromossomo 21.[38] Utilizando os mesmos critérios do autor anterior, Geipel *et al.* (2010) avaliaram fetos entre 14 e 18 semanas de gestação e identificaram 46% dos fetos com trissomia 21 e 47% dos fetos com outras cromossomopatias.[43] No mesmo estudo, 3,2% dos fetos com cariótipo normal apresentaram osso nasal ausente ou hipoplásico. Investigando especificamente o osso nasal em fetos com trissomias 13 e 18, triploides e com síndrome de Turner, Kagan *et al.* (2015) utilizaram o critério de osso nasal ausente ou hipoplásico aquele inferior ao 5º percentil e identificaram, respectivamente, 50% (T13), 51% (T18), 50% (Triploidias) e 29% (Turner).[44] Os autores confirmaram que a medida do osso nasal serve como marcador tanto para as trissomias do cromossomo 21 como para as demais aneuploidias. Em nosso meio, avaliaram a medida do osso nasal no rastreamento da trissomia 21. Os autores construíram curva de normalidade e consideraram rastreamento positivo quando a medida do osso nasal foi inferior ao 5º percentil, os autores detectaram 59,1% dos fetos com trissomia 21, para um falso-positivo de 5,1%. Houve aumento do risco para trissomia 21 em 11,6 vezes se a medida do osso nasal era menor que a esperada.

Dessa forma, o achado de osso nasal ausente ou hipoplásico, mesmo que isolado, aumenta significativamente o risco de uma aneuploidia, em especial a trissomia do cromossomo 21. Atenção especial deve ser dada ao casal, visto que este pode ser o único marcador. O estudo morfológico detalhado e a avaliação do risco materno devem orientar quanto à conduta. Se marcador isolado e gestante de baixo risco, avaliação do DNA fetal na circulação materna (NIPT) deve ser incentivada. Se risco materno elevado ou presença de outros marcadores, a opção deve ser pelo estudo do cariótipo fetal.

Prega Pré-Nasal

O aumento da prega pré-nasal (PPN), em modelo semelhante ao aumento da prega nucal, foi observado em fetos com trissomia do cromossomo 21.[45] A medida deve ser realizada em corte sagital mediano do perfil fetal, entre a porção mais inferior do osso frontal e a borda externa da pele mais próxima do ponto inicial da medida.[46] A imagem do perfil fetal deve ser obtida com os mesmos cuidados técnicos descritos anteriormente para a avaliação do osso nasal (Fig. 35-15). Este aumento da espessura da prega pré-nasal é explicado por um aumento do colágeno do tipo IV, característico de fetos com a trissomia 21, que retém ácido hialurônico e líquido no tecido subcutâneo, dando característica específica a este tecido.[47]

O espessamento da prega pré-nasal estará presente em 5% da população normal quando utilizamos as curvas de normalidade. Na população com alteração cromossômica, o espessamento estará presente entre 10% e 73%, dependente do tipo de aneuploidia investigada, sendo mais comum na trissomia do cromossomo 21.[44]

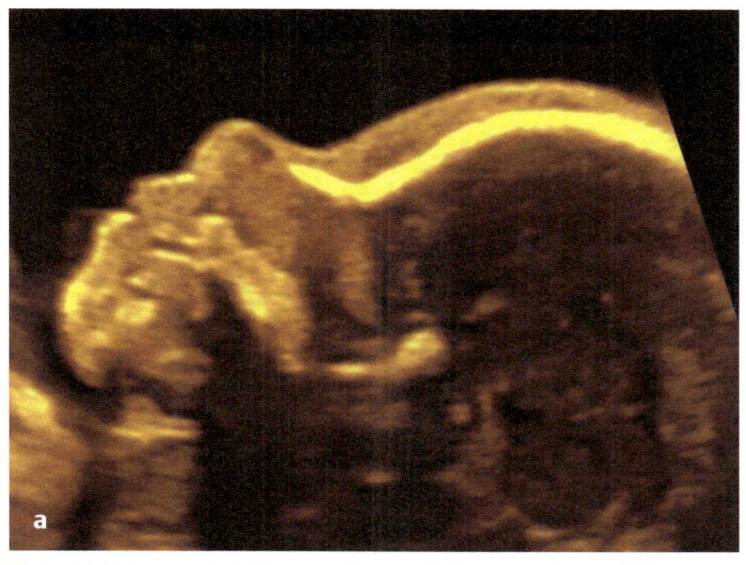
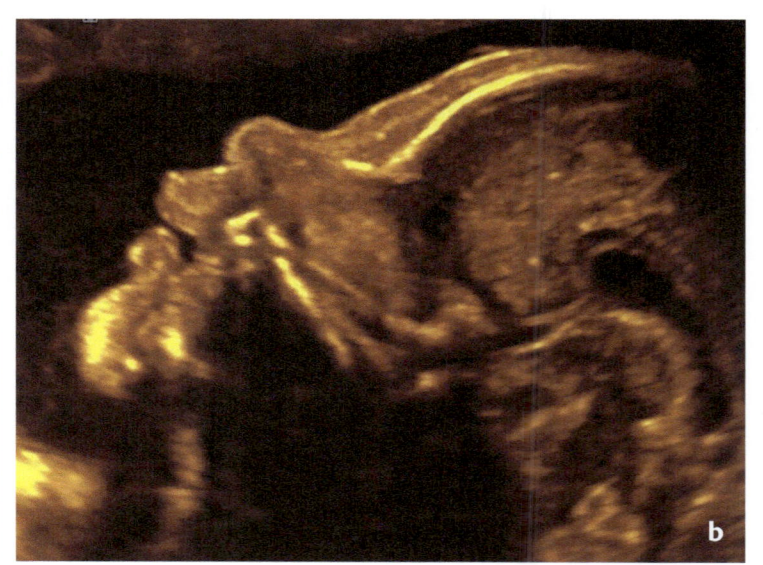

Fig. 35-14. Osso nasal. (**a**) Osso nasal normal; (**b**) osso nasal hipoplásico.

Quadro 35-2. Valores de Normalidade para a Medida do Osso Nasal. Percentis 2,5; 5; 50, 95 e 97,5

IG (semanas)	Fetos (n)	Percentil				
		2,5%	5%	50%	95%	97,5%
11	16	1,3	1,4	2,3	3,3	3,4
12	54	1,7	1,8	2,8	4,2	4,3
13	59	2,2	2,3	3,1	4,6	4,8
14	82	2,2	2,5	3,8	5,3	5,7
15	103	2,8	3,0	4,3	5,7	6,0
16	134	3,2	3,4	4,7	6,2	6,2
17	203	3,7	4,0	5,3	6,6	6,9
18	252	4,0	4,3	5,7	7,0	7,3
19	388	4,6	5,0	6,3	7,9	8,2
20	440	5,0	5,2	6,7	8,3	8,6
21	322	5,1	5,6	7,1	9,0	9,3
22	208	5,6	5,8	7,5	9,3	10,2
23	157	6,0	6,4	7,9	9,6	9,9
24	121	6,6	6,8	8,3	10,0	10,3
25	123	6,3	6,5	8,5	10,7	10,8
26	96	6,8	7,4	8,9	10,9	11,3
27	80	7,0	7,5	9,2	11,3	11,6
28	103	7,2	7,6	9,8	12,1	13,4
29	95	7,2	7,7	9,8	11,8	12,3
30	104	7,3	7,9	10,0	12,6	13,2
31	92	7,9	8,2	10,4	12,6	13,2
32	66	8,1	8,6	10,5	13,6	13,7
33	54	8,6	8,7	10,8	12,8	13,0
34	41	9,0	9,1	10,9	12,8	13,5
35	37	7,5	8,5	11,0	14,1	15,0
36	40	7,3	7,8	10,8	12,8	13,6
37	36	8,4	8,7	11,4	14,5	15,0
38	13	9,2	9,3	11,7	15,7	16,6
39	12	9,1	9,2	10,9	14,0	14,8
40	6	10,3	10,4	12,1	14,5	14,7

IG: Idade gestacional.
Sonek *et al.*, 2003.[41]

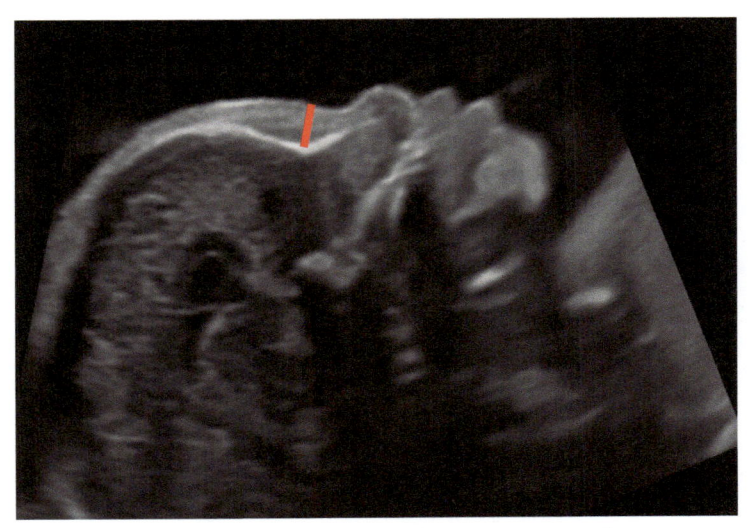

Fig. 35-15. Medida da prega pré-nasal em feto com trissomia do cromossomo 21.

Maymon *et al.* (2005) construíram uma curva de normalidade e estabeleceram valores medianos para as idades gestacionais de 14 a 27 semanas.[45] No modelo de predição descrito pelos autores, quando houvesse aumento da prega pré-nasal, para um falso-positivo de 5%, os autores seriam capazes de detectar 58% dos fetos com trissomia 21. Persico *et al.* (2008) utilizando o percentil 95 da curva de normalidade para a idade gestacional como valor de corte, encontraram 73% dos fetos com trissomia do cromossomo 21 (Fig. 35-16), para um falso-positivo de 5%.[46] Em 2015, Kagan *et al.* relataram que embora a prega pré-nasal tenha sido um marcador relevante para o rastreamento da trissomia 21, sua acurácia não foi a mesma para as trissomias 13 e 18, triploidia e síndrome de Turner, com taxas de detecção de 15%, 18%, 10% e 14%, respectivamente.[44]

Observamos que o aumento da prega pré-nasal é um marcador específico da trissomia 21. Diante do marcador, investigação minuciosa do feto deve ser executada. Em gestantes de baixo risco, a presença do marcador isolada exige a orientação do casal e a sugestão para realização da pesquisa do DNA fetal na circulação materna (NIPT). A presença do marcador associado a outras anomalias ou em gestante de alto risco exige a discussão de procedimento invasivo.

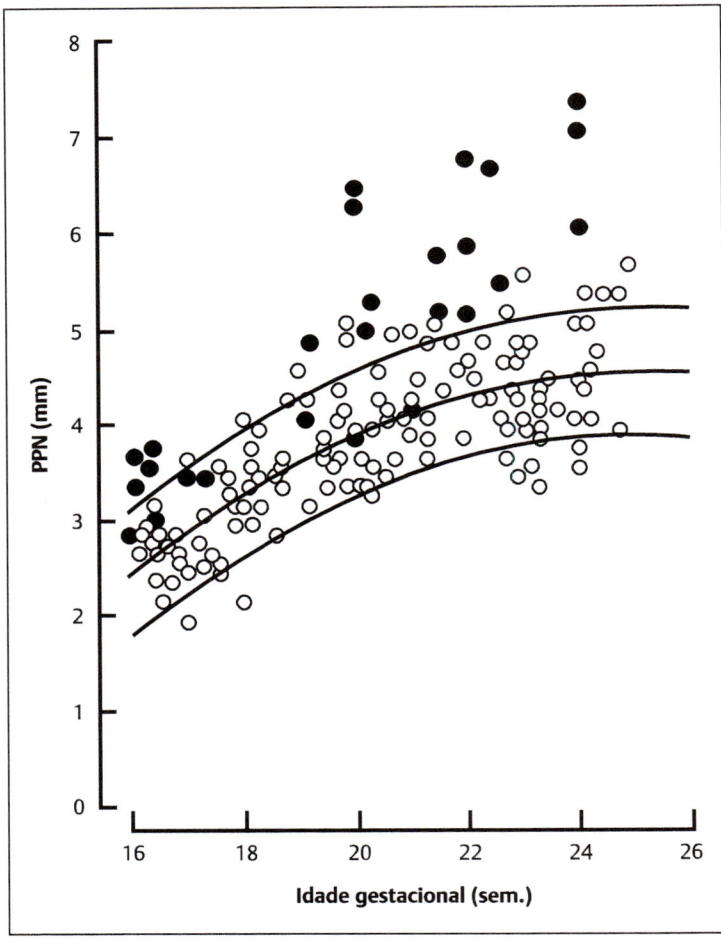

Fig. 35-16. Curva de normalidade para a medida da prega pré-nasal entre 16 e 24 semanas. Círculos cheios representam fetos com trissomia 21 e círculos abertos representam os fetos normais. As linhas representam o percentil 5, 50 e 95.[48]

Micrognatia

Micrognatia é o encurtamento da mandíbula e pode ser diagnosticado ao exame ultrassonográfico quando ocorre de forma acentuada, dando ao perfil da face fetal a característica de queixo pequeno. Retrognatia é o deslocamento posterior da mandíbula, sendo os termos muitas vezes usados indistintamente no período pré-natal.[48] Embora o diagnóstico seja frequentemente realizado de forma subjetiva, observando o posicionamento da mandíbula em relação à base nasal, Kaufman *et al.* (2016) chamam a atenção para a baixa sensibilidade deste método, com perda de diagnóstico entre 30-50% dos casos.[49] Dessa forma, vários métodos objetivos foram descritos com objetivo de sistematizar o diagnóstico de micrognatia.[50] A medida do ramo mandibular, entre a articulação temporomandibular e a sínfise mentoniana, foi o primeiro método descrito e parece o mais simples. Curva de normalidade foi estabelecida por Otto & Platt (1991) entre 14 e 39 semanas de gestação e os percentis 2,5; 50 e 97,5 estão descritos no Quadro 35-3.[51] Também foram descritos ângulos faciais e relações entre as estruturas da face para diagnóstico da micrognatia. Os mais utilizados são o ângulo facial inferior (AFI), o ângulo frontonasomentoniano (AFNM) e o ângulo mandíbulo-maxilar (AMM). O AFI é medido entre uma linha que passa pela sinostose do osso nasal, perpendicular à linha que passa pelo osso frontal, e uma segunda linha que passa pela ponta do queixo e a porção mais proeminente dos lábios (Fig. 35-17a).[52] O AFNM é medido entre uma linha que tange o osso frontal e a ponta do nariz e outra linha que tange o queixo e a ponta do nariz (Fig. 35-17b).[53] O AMM é medido entre uma linha que passa sobre a superfície do palato e outra que passa tocando a porção anterior do mento e a porção anterior da maxila, sendo este ângulo utilizado, principalmente, no primeiro trimestre.[54] No segundo trimestre, micrognatia é diagnosticada quando o AFI < 50° e AFNM < 142°.[50]

Quadro 35-3. Curva de Normalidade para a Medida da Mandíbula. Percentil 2,5; 50 e 97,5

Idade gestacional (Sem)	Percentil 2,5 (mm)	Percentil 50 (mm)	Percentil 95 (mm)
14	8	12	16
15	10	14	18
16	12	16	20
17	15	19	23
18	17	21	25
19	19	23	27
20	21	25	29
21	22	26	31
22	24	28	32
23	26	30	34
24	28	32	36
25	29	33	38
26	31	35	39
27	32	37	41
28	34	38	42
29	35	40	44
30	37	41	45
31	38	42	46
32	39	44	48
33	41	45	49
34	42	46	50
35	43	47	51
36	44	48	52
37	45	49	53
38	46	50	54
39	47	51	55

IG: Idade gestacional.
Modificado de Otto & Platt, 1991.[51]

A micrognatia está presente em uma grande variação de síndromes cromossômicas e gênicas (Fig. 35-18). Em estudos realizados "*post mortem*", mais de 80% dos fetos com trissomia 18 e triploidia possuíam micrognatia.[55]

A frequência de micrognatia na população geral é de 1 a cada 536 fetos e a frequência na população de fetos com aneuploidia varia de 17 a 66%, sendo predominante em fetos com trissomia do cromossomo 18 e triploidia.[50]

Nicolaides *et al.* (1993a) descreveram a associação entre micrognatia e cromossomopatias.[13] Os autores estudaram 56 fetos com micrognatia e encontraram cromossomopatias em 37 (66%) deles, com predomínio da trissomia do cromossomo 18 e da triploidia. Nesse estudo, todos os fetos com alteração cromossômica tinham micrognatia associada a outros defeitos. Recentemente Mouthon *et al.* (2019) descreveram a associação da micrognatia à fenda palatina (66%), aneuploidias (17%), outras anomalias cromossômicas (12%) e desordens monogênicas (22%), chamando a atenção para a complexidade deste marcador e a necessidade de estudo detalhado com a técnica de *microarray*.[48]

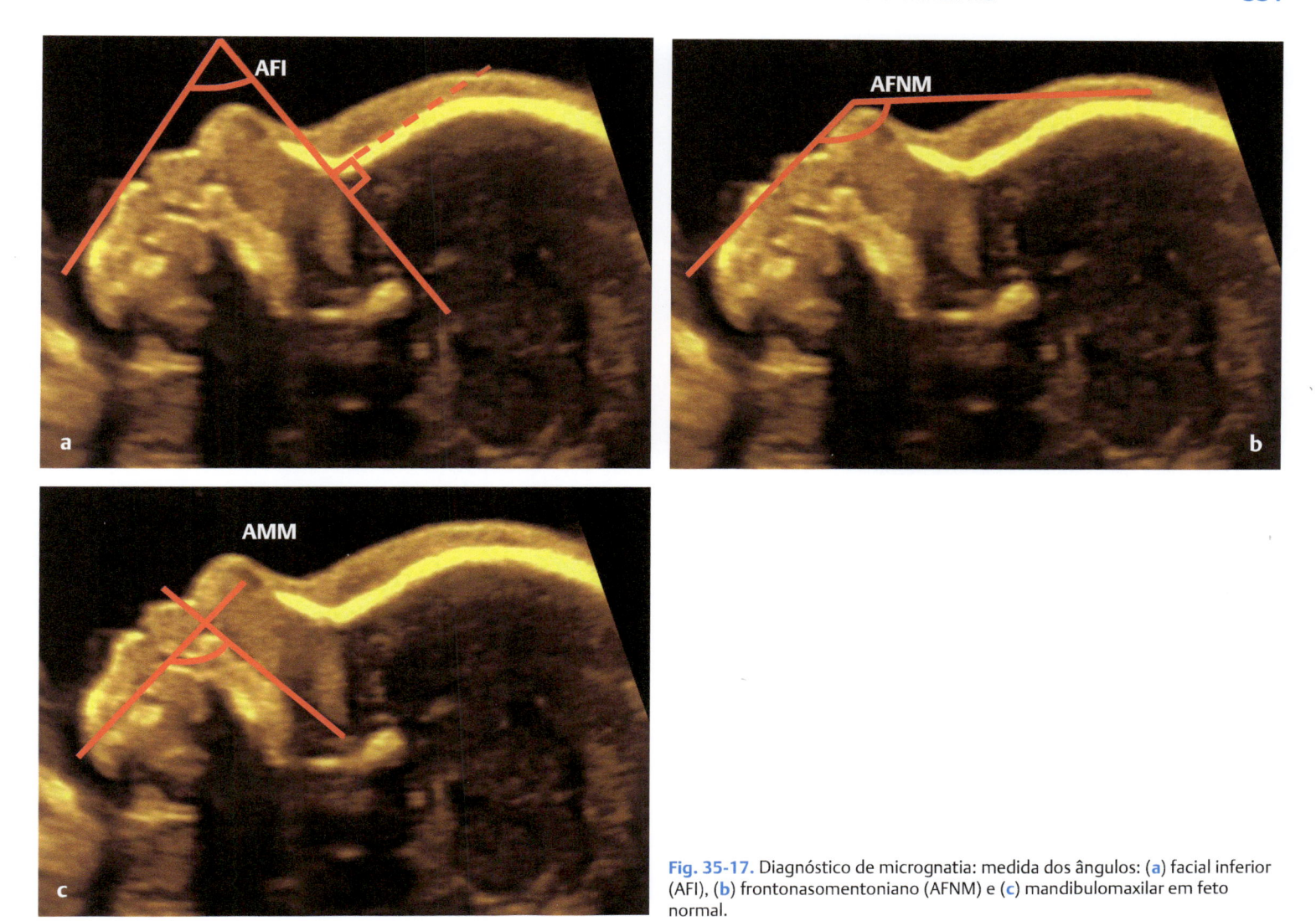

Fig. 35-17. Diagnóstico de micrognatia: medida dos ângulos: (**a**) facial inferior (AFI), (**b**) frontonasomentoniano (AFNM) e (**c**) mandibulomaxilar em feto normal.

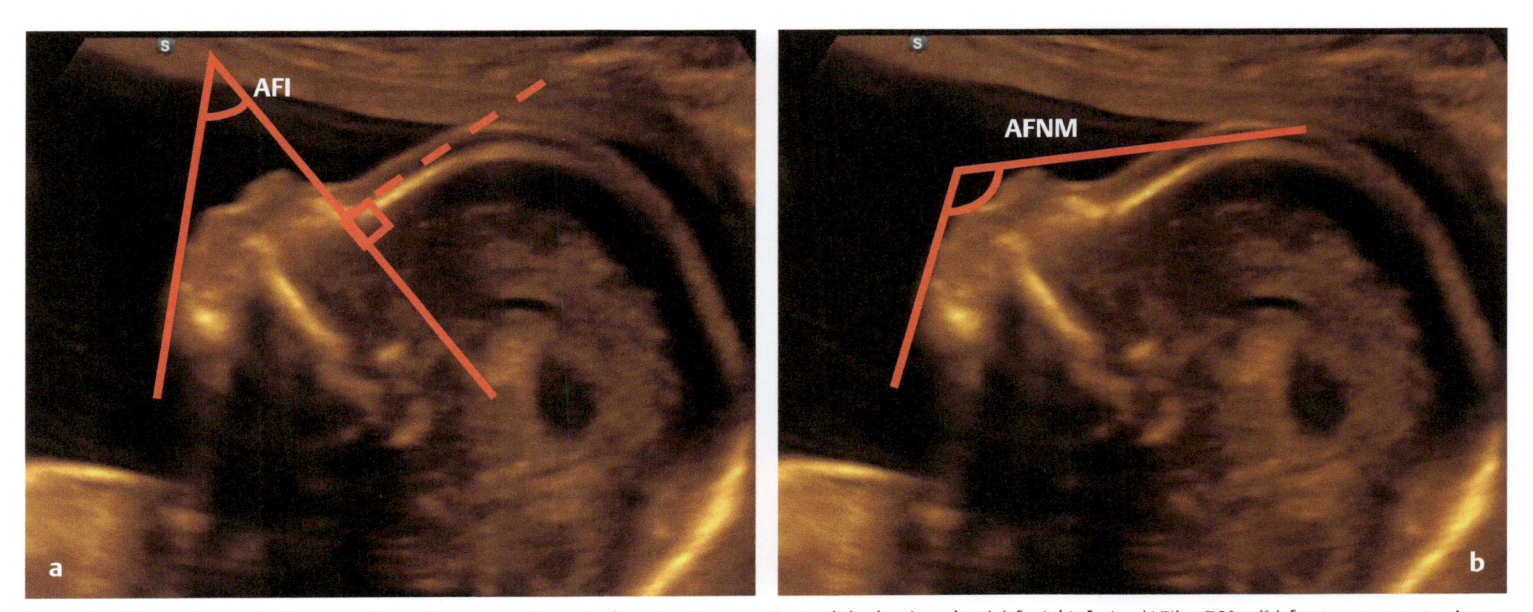

Fig. 35-18. Diagnóstico de micrognatia em feto com trissomia do cromossomo 18: medida dos ângulos (**a**) facial inferior (AFI) < 50° e (**b**) fontonasomentoniano (AFNM) < 142°.

Diante do achado de micrognatia, os autores sugerem avaliação do fenótipo dos pais, risco materno inicial e estudo morfológico detalhado para a orientação do casal. Se a micrognatia está associada a outras anomalias estruturais, avaliação do cariótipo deve ser considerada.

Fenda Facial

As fendas labiopalatinas são o resultado do comprometimento do palato primário e secundário e envolvem a falha no fechamento dos processos frontonasal, processos maxilares e conchas palatinas que ocorrem entre a 4ª e 8ª semanas de gestação.[56] Em 50% dos casos existe a associação de fenda labial e palatina, 25% dos casos somente fenda labial isolada e nos 25% restantes, fenda palatina isolada.[57] A suspeita inicial já pode ser feita na avaliação do perfil fetal, quando existe uma proeminência do lábio superior; no corte axial que mostra a fenda em lábio, alvéolo e palato; ou em corte coronal da face, que mostra a descontinuidade dos lábios (Fig. 35-19). A etiologia da fenda facial é multifatorial e envolve problemas cromossômicos, genéticos, ambientais e síndromes não gênicas.

As fendas faciais são o segundo defeito mais comum e acometem 1 a 2 a cada 1.000 nascimentos.[56] A associação de fenda facial e cromossomopatias está diretamente correlacionado a presença de outras anomalias associadas.

Nicolaides *et al.* (1993a) relataram 64 fetos com fenda facial, 31 (48%) deles possuíam cromossomopatias, em especial trissomias

dos cromossomos 13 e 18.[13] Os autores relatam que todos os fetos com fenda e cromossomopatias possuíam também outras anomalias estruturais associadas. Achados semelhantes foram encontrados por Bergé *et al.* (2001) quando avaliaram 70 fetos com fenda facial.[58] Entre os fetos acometidos, 36 (51%) estavam associados a cromossomopatias e todos eles possuíam anomalias adicionais. Quando os autores avaliaram o tipo de fenda e sua relação com cromossomopatias, as fendas medianas, fendas bilaterais e fendas unilaterais estavam associadas a cromossomopatias em 82, 59 e 32%, respectivamente, a maioria sendo trissomias dos cromossomos 13 (44%) e 18 (10%).

O achado de fenda facial obriga o examinador a fazer exame morfológico detalhado, com objetivo de diagnóstico de um padrão sindrômico. Caso a fenda apareça de forma isolada em gestante de baixo risco, a probabilidade de uma aneuploidia é pequena, porém estudos recentes mostram que CNVs patológicas foram encontradas nestes casos. Portanto, a consideração de investigação através de estudo de *microarray* deve ser discutida com o casal.[59]

Macroglossia

O aumento da língua com a sua protrusão além dos lábios ou além dos processos alveolares da maxila e mandíbula é definido como macroglossia.[60,61] Pode ser diagnosticada em cortes sagital do perfil fetal, axial da cavidade oral ou coronal dos lábios. A literatura mostra a relação de macroglossia com diversas condições: hipotireoidismo,

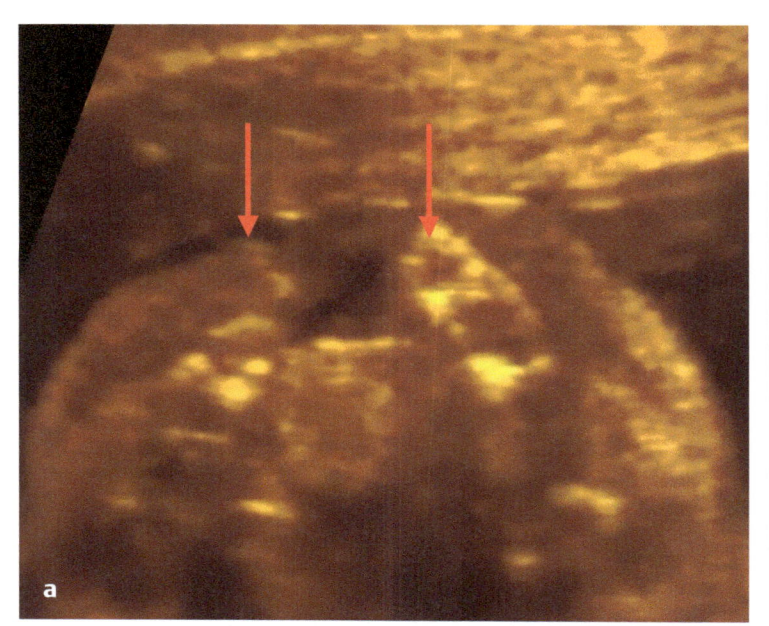

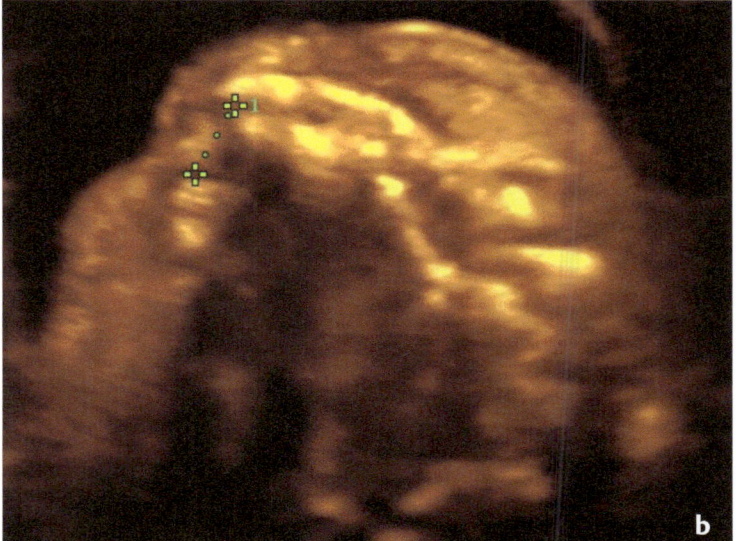

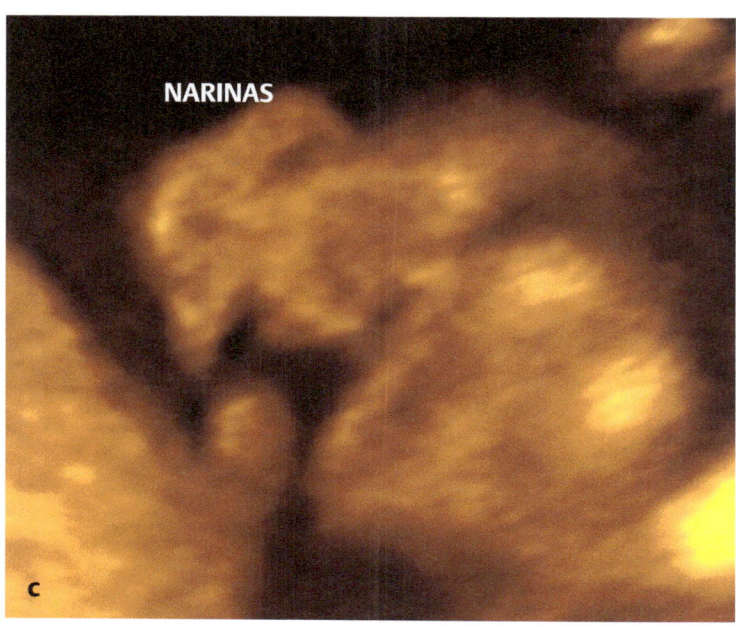

Fig. 35-19. Fenda labiopalatina (a) fenda mediana (corte axial); (b) fenda lateral (corte axial); (c) fenda labial (corte coronal).

amiloidose, Beckwith-Wiedemann e síndrome de Down. Porém, na síndrome de Down ocorre uma falsa macroglossia. Crianças com trissomia do cromossomo 21 possuem uma língua menor quando comparadas ao grupo controle. Contudo, a dimensão do esqueleto facial também é menor, mas a relação entre a língua e esqueleto nesses fetos é maior, dando a falsa impressão de macroglossia.[61] De qualquer forma, a observação de língua além dos processos alveolares é um marcador para cromossomopatias e síndromes gênicas, seja a macroglossia verdadeira (síndrome de Beckwith-Wiedemann) ou falsa (síndrome de Down).

Nicolaides *et al.* (1993b) encontraram 11 (73%) cromossomopatias em 13 fetos com macroglossia, todos com trissomia do cromossomo 21.[60] Quando esses autores avaliaram a idade gestacional do diagnóstico de macroglossia nos fetos com trissomia 21, este marcador foi visualizado antes de 28 semanas em 10% dos fetos e após 28 semanas em 20% dos fetos. Ainda que esta diferença não tenha sido estatisticamente significativa, parece que o marcador é mais facilmente visualizado no terceiro trimestre.

Embora a macroglossia seja descrita, classicamente, como fator fenotípico da trissomia do cromossomo 21, são encontrados na literatura a associação deste marcador à trissomia do 18, trissomia do 22 e triploidia.[61]

O diagnóstico de macroglossia (falsa ou verdadeira) obriga o examinador a realizar exame morfológico detalhado. Se associada a outros marcadores, síndromes cromossômicas e Beckwith-Wiedemann devem ser descartadas por meio de *microarray*. Se isolada, a avaliação do risco materno e discussão com o casal para investigação da trissomia do cromossomo 21 através da pesquisa de DNA fetal na circulação materna (NIPT) devem ser feitas.

Outros Defeitos Faciais

Outros defeitos faciais como alterações na distância dos olhos (ciclopia, hipotelorismo, hipertelorismo) e defeitos nasais (hipoplasia ou aplasia nasal, narina única, probóscide) foram citados anteriormente nos tópicos referentes à holoprosencefalia e osso nasal. Os defeitos faciais de linha média possuem maior associação a trissomias 13 e 18 e geralmente são acompanhadas de outras malformações.

ALTERAÇÕES CERVICAIS

Em sua maioria, as alterações cervicais refletem um acúmulo anômalo de líquido e possuem grande correlação com as aneuploidias. Enquanto no primeiro trimestre a manifestação ultrassonográfica é universalmente chamada de aumento da translucência nucal, a partir do segundo trimestre as anomalias cervicais manifestam-se na forma de higroma cístico e edema de nuca. São alterações morfológicas que possuem processos fisiopatológicos completamente diferentes.

Higroma Cístico

O higroma cístico (HC) é caracterizado pelo acúmulo de grande quantidade de líquido na região cervical em forma de bolsão multisseptado.[40] O diagnóstico ultrassonográfico é feito pela visualização, em corte transversal do pescoço, de múltiplos espaços preenchidos por líquido (Fig. 35-20). A fisiopatologia é resultante do mau desenvolvimento do sistema linfático.[40] A presença de HC está associada a defeitos cardíacos, defeitos cromossômicos (em especial a síndrome de Turner) e quadros de hidropsia.[13] Quando o HC aparece isolado, a resolução espontânea pode ocorrer em até 20% dos casos, com os fetos apresentando bom prognóstico.[62]

O HC está presente em até 1,0% dos exames ultrassonográficos, sendo facilmente diagnosticado.[62] A associação do HC a cromossomopatias ocorre em 32 a 77% das vezes, dependente das alterações estruturais associadas.[63,64]

A associação a aneuploidias foi inicialmente relatada no início da década de 1980, quando Redford *et al.* (1984) descreveram 5 casos de higroma cístico diagnosticados à ultrassonografia, dois com síndrome de Turner, um com trissomia do 21 e um com trissomia 18; tendo o quinto feto cariótipo normal.[65] Azar *et al.* (1991) descreveram 44 casos de higroma cístico, onde 33 (75%) dos fetos possuíam anomalias cromossômicas, com predomínio da síndrome de Turner (94%).[66] Associações tão altas com cromossomopatias também foram reportadas por Chervenak *et al.* (1983), Pearce *et al.* (1985), Abramowicz *et al.* (1989) e Nicolaides *et al.*, (1992a) com valores preditivos positivos (VPP) de 73, 77, 63 e 67%, respectivamente.[6,63,67,68] Recentemente, Zhang *et al.* (2017) conduziram estudo avaliando 5.328 fetos com anomalias diagnosticadas ao estudo ultrassonográfico.[64] Avaliaram 73 casos com higroma cístico e observaram uma taxa de cromossomopatias de 32% (VPP). Quando estudaram o higroma isolado ou associado a outras anomalias, os autores encontraram 26 e 36% de anomalias cromossômicas, respectivamente.

Diante do achado de HC, o risco para cromossomopatias é alto, independente da sua associação com risco materno elevado ou outras anomalias estruturais. Dessa forma, existe indicação formal para o estudo cromossômico. A síndrome de Turner é a alteração cromossômica mais comum, porém, as trissomias 18 e 21 também aparecem relacionadas.[40,69]

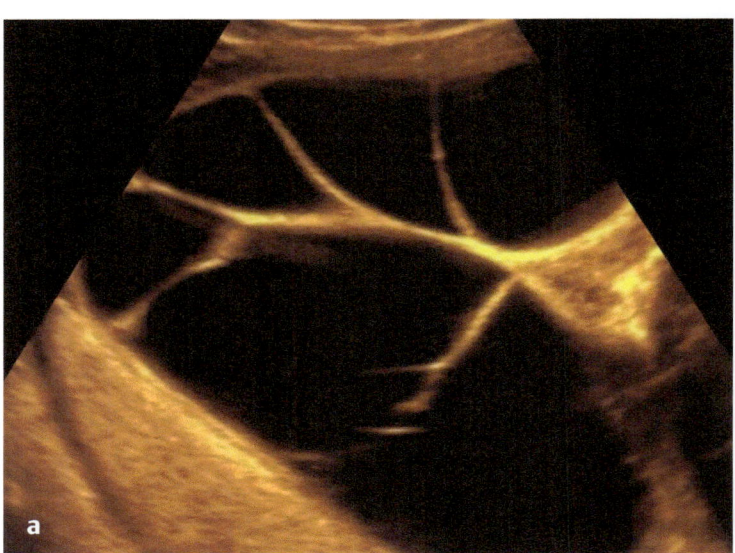
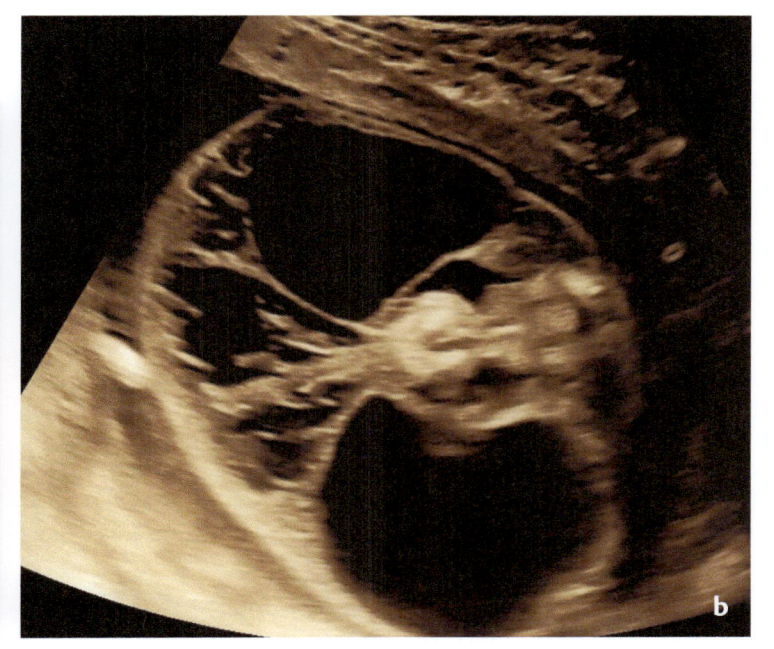

Fig. 35-20. (a, b) Higroma cístico.

Edema de Nuca

O edema de nuca é caracterizado pelo espessamento dos tecidos moles da região cervical a partir do segundo trimestre. A medida da espessura da região da nuca, chamada de medida da prega nucal (PN), deve ser realizada em corte axial que passa pelo cavo do septo pelúcido e pelo maior diâmetro do cerebelo, sendo medida a distância entre a borda externa do osso occipital e a borda externa da pele.[70] A PN é considerada com edema quando ≥ 5 mm para idade gestacional entre 14-19 semanas ou ≥ 6 mm para idade gestacional entre 20-24 semanas, embora alguns autores utilizem medida única de ≥ 6 mm para os dois períodos.[40,71] Para Nicolaides *et al.* (1992c), o edema de nucal é considerado quando em um corte longitudinal da coluna cervical há espessamento subcutâneo ≥ 7 mm, com produção de tremor característico do tecido subcutâneo quando são provocados movimentos repetidos, sacudindo a cabeça fetal (Fig. 35-21).[72] A fisiopatologia do edema de nucal está relacionada com aquelas da hidropsia fetal e, portanto, com qualquer causa que leve ao acúmulo de líquido no espaço intersticial: defeitos cardíacos, síndromes cromossômicas, alterações genéticas, erros inatos do metabolismo, displasias ósseas e outros.[72,73]

O aumento da PN está presente em 0,1 a 1,2% dos exames ultrassonográficos realizados entre 14 e 24 semanas.[74,75] Quando presente, o aumento da PN está relacionado com cromossomopatias em 3,7 a 37% dos casos, dependente da ausência ou presença de anomalias associadas.

Nicolaides *et al.* (1992c) utilizaram o corte longitudinal e a presença de tremor para avaliar a PN.[72] Diagnosticaram 145 fetos com PN aumentada, dos quais 53 (37%) possuíam cromossomopatias. Dos fetos com edema, em 132 (91%) a PN aumentada estava associada a outras anomalias e em 13 (9,0%) fetos a anomalia era isolada. Todos os fetos com anomalias cromossômicas estavam no grupo de PN aumentada e associada a outras anomalias. Nesse estudo houve predomínio da trissomia do cromossomo 21, mas outras anomalias cromossômicas também foram relatadas (trissomias 13 e 18, deleções, translocações, triploidias e síndrome de Turner). Em uma série de 28 fetos com trissomia 21, utilizando a medida transversa da prega nucal ≥ 6 mm como marcador entre 14-19 semanas, Benacerraf *et al.* (1987a) foram capazes de identificar 43% (12/28) dos fetos com trissomia do cromossomo 21, com apenas 0,1% de falso-positivo.[76] Gray & Crane (1994) utilizaram a medida transversa da prega nucal, com valores de corte ≥ 5 mm (14-19 semanas) e ≥ 6 mm (20-24 semanas) e observaram sensibilidade de 42 e 83%, respectivamente para os dois grupos.[71] Os falso-positivos para o diagnóstico de trissomia do cromossomo 21 foram de 2,8% (14-19 semanas) e 3,5% (20-24 semanas). Também utilizando valores de cortes diferenciados para

as idades gestacionais, Borrel *et al.* (1997b) construíram curva de normalidade para a medida da prega nucal entre 12 e 18 semanas.[77] Com valor de corte da PN acima de 2,5 DP para a idade gestacional, os autores foram capazes de detectar 62% dos fetos com trissomia 21, para um valor de falso-positivo de 0,7%. Agathokleous *et al.* (2013) realizaram metanálise dos marcadores ultrassonográficos da trissomia do cromossomo 21 e sua acurácia.[78] Utilizando a medida da PN entre 14-24 semanas ≥ 6 mm como marcador isolado, os autores descreveram taxa de detecção, falso-positivo, e aumento do risco (LR) para trissomia 21 de 26%; 1% e 3,79 vezes, respectivamente. Mais recentemente, Li *et al.* (2018) avaliaram 72 fetos com aumento da prega nucal (PN ≥ 5,0 mm entre 14-19 semanas; PN ≥ 6,0 mm entre 20-24 semanas).[70] O valor preditivo positivo para cromossomopatias foi de 17% (12/72) sendo sete aneuploidias e cinco *copy number variants* – CNV. Quando os autores avaliaram o aumento da PN e anomalias associadas, observaram as prevalências de cromossomopatias de 3,7% nos fetos com PN aumentada isolada e de 36% naqueles onde havia outras anomalias associadas ao aumento da PN.

Pela avaliação da literatura podemos perceber que se usando uma medida específica para PN em cada idade gestacional, ou grupos de idades gestacionais (14-19 semanas e 20-24 semanas), podemos obter melhores taxas de detecção e valor menor de falso-positivo. O aumento isolado da PN pode ser o único marcador para a trissomia 21 e investigação do NIPT ou cariótipo fetal dependerá do risco basal da gestante e das associações encontradas no exame morfológico. Deve ficar claro para o casal que o resultado normal do cariótipo ou *microarray* não exclui síndromes gênicas associadas ao aumento da PN, cujo diagnóstico deve ser realizado por exames específicos.

HIDROPSIA FETAL

Hidropsia fetal (HF) é o termo utilizado para caracterizar acúmulo patológico de líquido nas cavidades serosas e nos tecidos moles do feto (Fig. 35-22). Por definição, o diagnóstico ultrassonográfico de hidropsia deve envolver dois ou mais sítios de acúmulo de líquido, podendo estar presente na pele, nas cavidades pericárdica, pleural e peritoneal.[10,79] O edema de pele deve ser considerado quando a espessura da pele e subcutâneo for maior que 5 mm.[80] Outros achados ultrassonográficos frequentemente associados são o espessamento da placenta e a poli-hidramnia, mas não fazem parte da definição da hidropsia. Sua etiologia é diversa, podendo estar presente em uma larga variedade de desordens que acomete o feto e a mãe tais como: alterações hematológicas (isoimunização Rh, talassemias), defeitos cardíacos, alterações renais (síndrome nefrótica congênita), doenças pulmonares (malformação congênita das vias aéreas,

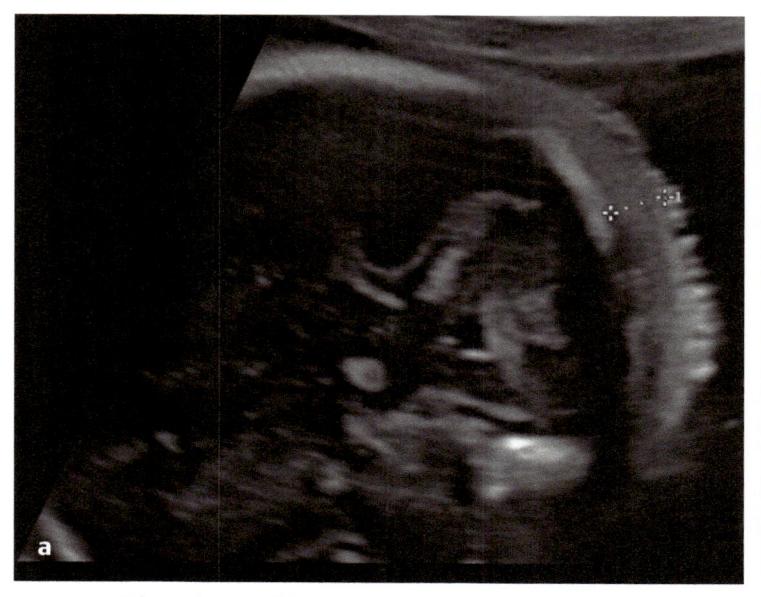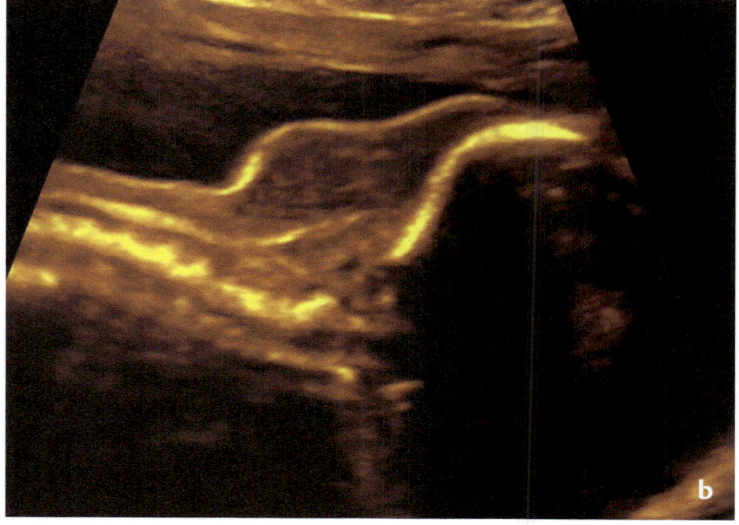

Fig. 35-21. Edema de nuca. (**a**) Corte transversal com espessura superior a 6 mm; (**b**) corte longitudinal com espessura maior que 7 mm e movimentação do tecido subcutâneo com a movimentação da cabeça fetal.

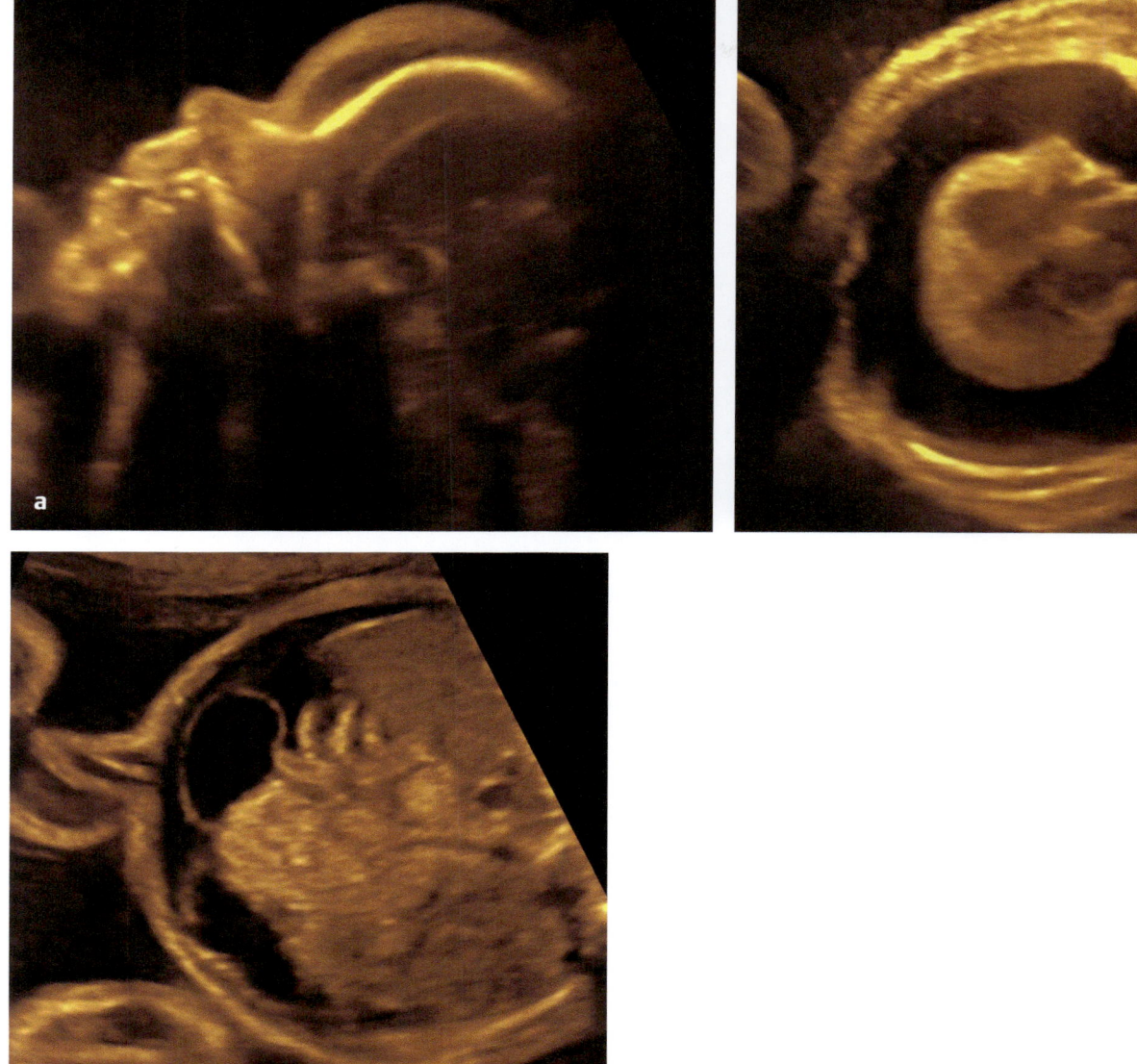

Fig. 35-22. Hidropsia não imune em feto de 26 semanas. (**a**) Edema subcutâneo, (**b**) derrame pericárdico, (**c**) ascite.

hérnia diafragmática), doenças hepáticas (tumores), doenças gastrointestinais (obstrução gastrointestinal e infartos), doenças metabólicas (doença de Gaucher, mucopolissacaridoses), síndromes cromossômicas (monossomias, trissomias, triploidias) e genéticas (pterígio múltiplo, síndrome de Noonan), infecção fetal (Parvovírus, Citomegalovírus, Coxsackie, toxoplasmose, sífilis) entre outras.[13,81,82] Após o advento da imunoglobulina, as causas cromossômicas passaram a ocupar lugar de destaque na etiologia da hidropsia não imune, sendo a causa mais comum nas hidropsias precoces.[82] Quando associada a cromossomopatia, a hidropsia tem como fisiopatologia o aumento da pressão venosa, causado pela cardiopatia; o aumento do líquido livre no espaço intersticial, causado pela displasia linfática; ou por distúrbio na mielopoiese, que leva à anemia e à insuficiência cardíaca de alto débito.

A hidropsia ocorre em uma frequência que varia de 1 para 1.700 a 3.000 gestações.[79] Na presença de hidropsia, a chance de anomalia cromossômica varia de 10-15% nas maiores séries.

Em revisão da literatura, Jauniaux *et al.* (1990) estudaram 600 fetos com hidropsia não imune.[83] Desses, encontraram 94 fetos (16%) com alterações cromossômicas, sendo as mais comuns a trissomia do cromossomo 21 (38%) e a monossomia X (35%). Incidência semelhante também foi encontrada por Nicolaides *et al.* (1993) quando observaram que entre 210 fetos com hidropsia não imune, 25 (12%) possuíam alterações cromossômicas, especialmente a trissomia 21 (56%).[13,60] Porém os autores excluíram os fetos com higroma cístico, o que diminuiu a prevalência de monossomia X nesta série de fetos

hidrópicos. Em revisão sistemática, Bellini *et al.* (2009) relataram a prevalência de cromossomopatias de 13,4%.[81] Revisões mais recentes têm mostrado uma queda na prevalência de cromossomopatias entre os fetos com hidropsia. Isso se deveu ao rastreamento precoce realizado no primeiro trimestre e diagnóstico das cromossomopatias antes mesmo que o feto pudesse desenvolver o quadro de hidropsia.[82]

ANOMALIAS TORÁCICAS

As anomalias torácicas estão intimamente relacionadas às cromossomopatias, em especial as anomalias cardíacas e hérnia diafragmática. Estudos recentes mostram que essas alterações estão associadas não só às aneuploidias, mas também a CNV patogênicas, o que justifica também o estudo desses fetos através da técnica de *microarray*.

Defeitos Cardiovasculares

Existe grande diversidade nos defeitos cardíacos, desde aqueles sem repercussão hemodinâmica para o feto (p. ex., pequenos defeitos septais) até defeitos letais se não diagnosticados e tratados precocemente (p. ex., hipoplasia ventricular esquerda). O diagnóstico ultrassonográfico depende do tipo de anomalia, da idade gestacional da investigação, da experiência do examinador e dos tipos de cortes ultrassonográficos utilizados para o diagnóstico. Se uma avaliação cardíaca adequada é realizada no período

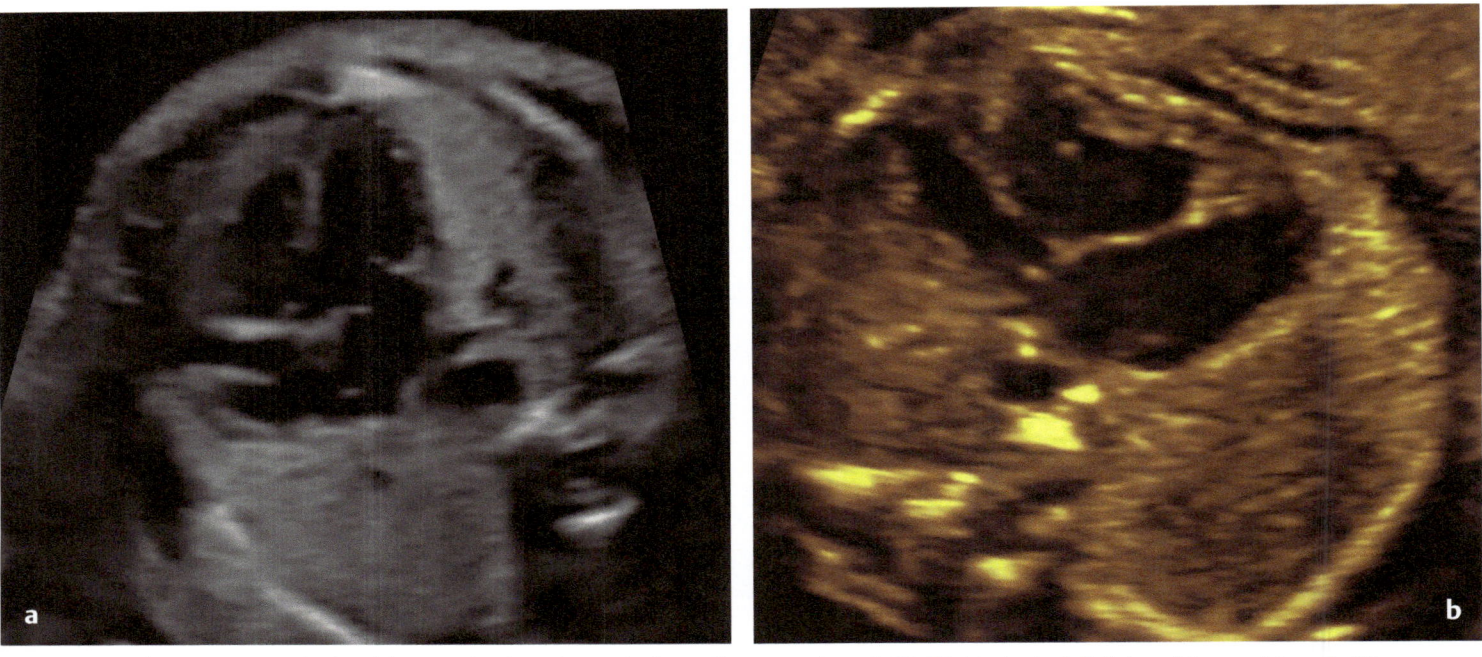

Fig. 35-23. Cardiopatias e aneuploidias. (**a**) Comunicação atrioventricular em feto com trissomia 21; (**b**) tetralogia de Fallot em feto com trissomia 18.

pré-natal, aproximadamente 90% dos defeitos cardíacos podem ser diagnosticados (Fig. 35-23). A etiologia dos defeitos cardíacos está vinculada a fatores genéticos (cromossomopatias e herança mendeliana), fatores ambientais (álcool, medicações, infecções) e origem multifatorial.[84]

A frequência de defeitos cardíacos na população geral é de aproximadamente de 1,0% nos recém-nascidos vivos e quando abortos e natimortos são considerados, essa frequência aumenta para 2 a 10%.[21] Nora & Nora (1978) relataram o encontro de anomalias cardíacas em 99% dos fetos com trissomia 18, em 90% dos fetos com trissomia 13, em 50% dos fetos com trissomia 21, 40-50% dos fetos com deleções ou trissomias parciais (em especial dos cromossomos 4, 5, 8, 9, 13, 14, 18 e 22) e em 35% dos fetos com monossomia X (Síndrome de Turner).[84] A correlação de defeitos cardíacos e cromossomopatias vem de longa data, e tanto a prevalência de defeitos cardíacos nos fetos com cromossomopatias (visto acima) bem como a chance de cromossomopatia frente ao achado de uma anomalia cardíaca (VPP) têm sido estudados. Quando analisamos a chance de cromossomopatia diante de um defeito cardíaco diagnosticado ao exame ultrassonográfico, encontramos estudos que mostram uma variação de 6,0% a 71%, dependente do tipo de defeito encontrado e da associação com outras anomalias.[13,85,86]

Nicolaides *et al.* (1993a) descreveram 156 malformações cardíacas, quatro casos isolados e 152 casos com outras malformações associadas.[13] Entre os casos isolados, nenhuma anomalia cromossômica. Por outro lado, entre os casos com anomalias associadas, 101 (66%) deles possuíam cromossomopatias, em especial a trissomia do cromossomo 18 (37%). Paladini *et al.* (1993) avaliaram 31 fetos com malformação cardíaca, 15 (48%) deles associados a cromossomopatias.[86] Quando avaliaram a presença de malformações associadas, cromossomopatia foi encontrada em 29% dos fetos com malformação cardíaca isolada e em 71% dos fetos com anomalia cardíaca associada a outra malformação. Os defeitos mais associados a cromossomopatias foram defeito do canal atrioventricular e defeito do septo ventricular. Cai *et al.* (2018) avaliaram 146 fetos com malformação cardíaca e encontraram 19 (13%) fetos com anomalias cromossômicas, oito (6,0%) deles com aneuploidias.[87] Entre os 110 fetos sem anomalias associadas, nove (8,0%) possuíam cromossomopatias (1 trissomia 21 + 8 outras anomalias envolvendo microdeleções, duplicações etc.). Entre os 36 fetos com anomalias associadas, 10 (28%) possuíam uma anomalia cromossômica (2 trissomias 21 + 4 trissomias 18 + 1 Klinefelter + 3 outras anomalias envolvendo microdeleções e duplicações). Além de confirmarem a importância de malformações associadas

na predição de cromossomopatias, os autores também mostram a importância do estudo pela técnica de *microarray* nos casos de cardiopatia.

Quando defeitos específicos foram avaliados, Blake *et al.* (1991) estudaram a prevalência de cromossomopatias em 20 fetos com hipoplasia do coração esquerdo.[85] Em 17 fetos onde o cariótipo foi realizado, foram encontrados três (18%) cromossomopatias (2 fetos com XO + 1 feto com trissomia 13). Se uma anomalia associada estava presente, o risco de cromossomopatias nesses fetos foi de 50%. Morlando *et al.* (2017) avaliaram fetos com comunicação atrioventricular (CAV) diagnosticados no segundo trimestre e o risco para trissomia 21, além de compararam a influência do risco inicial estipulado pelo rastreamento no primeiro trimestre.[88] Os autores observaram que independente do risco inicial, baixo ou alto, o risco para trissomia do cromossomo 21 foi elevado após o diagnóstico de CAV. Quando não levaram em consideração o risco do primeiro trimestre, o risco de trissomia 21 foi de 46%. Quando levaram em consideração o risco inicial com valor de corte de 1/150, se risco menor, a chance de cromossomopatia foi de 41%, se risco maior, o risco de cromossomopatia foi de 70%. Liu *et al.* (2018) avaliaram 88 fetos com malformações cardíacas associadas à dilatação das câmaras direitas.[89] Quando avaliaram os fetos pelo tipo específico de anomalia cardíaca e sua associação a cromossomopatias, observaram em 15 fetos com CAV, 3 (20%) com cromossomopatias (3 trissomias 21); 15 fetos com anomalia de Ebstein, 2 (13%) com cromossomopatias (1 trissomia 13 + 1 trissomia 21); 18 fetos com tetralogias de Fallot, 4 (22%) com cromossomopatias (4 trissomias do 21); 14 fetos com dupla via de saída de VD, 2 (14%) com cromossomopatias (1 trissomia 13 + 1 trissomia 18); 13 fetos com anomalias de drenagem de veia pulmonar, 1 (0,8%) com cromossomopatia (1 trissomia do braço longo do cromossomo 22 - síndrome dos olhos de gato) e 13 fetos com fechamento prematuro do ducto arterioso, nenhum (0,0%) com cromossomopatias.

As anomalias cromossômicas com maior associação aos defeitos cardíacos são as trissomias 13, 18, 21 e monossomia X (síndrome de Turner), porém, não podemos deixar de mencionar a associação de defeitos dos vasos da base com deleções do cromossomo 22 (síndrome de DiGeorge) ou ainda a outras microdeleções (CNVs) diagnosticadas pelo estudo de *microarray*.[87] Quando as aneuploidias específicas são relacionadas com as cardiopatias, observamos que a trissomia do cromossomo 21 está mais associada ao defeito CAV e defeito do septo ventricular, enquanto as trissomias dos cromossomos 13 e 18 estão associadas aos defeitos do septo ventricular.[84]

Dessa forma, o achado de cardiopatia, independente do risco materno inicial e da presença de associações tem indicação formal para o estudo do cariótipo fetal, e se disponível, a realização do estudo de *microarray*.

Artéria Subclávia Direita Aberrante

Habitualmente a artéria subclávia direita (ASCD) origina-se como ramo do tronco braquiocefálico, porém, em alguns indivíduos a ASCD origina-se da região ístmica da Aorta, como um quarto ramo isolado, e neste caso recebe o nome de artéria subclávia direita aberrante (ASCDA). Utilizando o *color* Doppler, o diagnóstico é dado quando em corte axial acima da junção da aorta e do ducto arterioso, angulando o transdutor para o ombro direito, observa-se a ASCDA passando por trás da traqueia, em lugar de seguir o seu trajeto habitual pela frente da traqueia (Fig. 35-24). Outra forma de diagnosticar é em corte longitudinal oblíquo da crossa da aorta, observa-se o quarto ramo da crossa, caracterizando ASCDA.[40,90]

A ASCDA na maioria das vezes é uma variação da normalidade, ocorrendo entre 0,5% e 2,0% dos indivíduos normais.[40] Porém observa-se uma frequência maior em fetos com trissomia do cromossomo 21. Diante do achado de ASCDA, a chance de anomalia cromossômica é de aproximadamente 14%, com risco aumentado para a trissomia 21 de 27 vezes.

A correlação entre ASCDA e síndrome de Down foi publicada inicialmente por Chaoui *et al.* (2005), quando observaram que este marcador estava presente em 5 (36%) de 14 fetos com trissomia do cromossomo 21.[90] Paladini *et al.* (2012) estudaram 106 fetos com trissomia do cromossomo 21 e encontraram 27 (25%) dos fetos com ASCDA.[91] Desses 27 fetos, em 8 (30%) a ASCDA foi o único marcador ultrassonográfico encontrado para a trissomia. Em metanálise realizada por Scala *et al.* (2015), os autores encontraram ASCDA em 1% da população euploide e em 24% da população de fetos trissômicos.[92] O achado de ASCDA aumentou o risco para síndrome de Down em 27 vezes (LR = 26,93). Em avaliação do cariótipo fetal por banda G e *microarray*, Maya *et al.* (2017) investigaram 63 fetos com ASCDA.[93] Desses, 36 (57%) fetos possuíam ASCDA como único achado e 27 (43%) estavam associados a outras alterações ultrassonográficas ou fatores de risco para trissomias. Nos 36 fetos com ASCDA isolada, não encontraram alterações no cariótipo/ *microarray*. Nos fetos com ASCDA associada a outros fatores de risco, encontraram 5 (14%) fetos com anomalias cromossômicas (1 feto com trissomia 21 + 2 fetos com deleção 22q11 + 1 feto com

duplicação 22q11 + 1 feto com deleção 22q11 e duplicação 1q21, simultaneamente).

Desta forma, a pesquisa de ASCDA deve ser realizada no exame morfológico desde que possua sensibilidade semelhante a CAV e maior do que o edema de nuca.[91] O achado de ASCDA tem sido relatado também com outras trissomias e alterações cromossômicas: trissomia 18, trissomia 13, síndrome de Turner, deleção 22q11 e deleção 4p-.[92]

O achado de ASCDA deve ser acompanhado de ultrassonografia morfológica detalhada e avaliação do risco materno para cromossomopatias. Em gestantes de baixo risco, onde o achado é isolado, a probabilidade de cromossomopatia é baixa, mas não pode ser desprezada e sugestão para NIPT deve ser oferecida. Nas gestantes com ASCDA associada a risco materno aumentado ou associada a outras alterações cromossômicas, o estudo de cariótipo deve ser oferecido e, sendo possível, a realização de *microarray* está indicada.

Hérnia Diafragmática

Hérnia diafragmática congênita (HDC) é caracterizada pela presença de órgãos abdominais no interior da cavidade torácica em decorrência da abertura no diafragma. O diagnóstico ultrassonográfico da HDC ocorre quando encontramos estômago, intestino ou fígado dentro do tórax fetal, com desvio do mediastino para o lado oposto ao da hérnia (Fig. 35-25). A associação a poli-hidramnia, ascite, hidropsia e outras malformações pode estar presente em até 40% dos casos. A fisiopatologia do problema está associada a defeito embriológico, quando não ocorre fusão adequada das pregas pleuroperitoneal e do septo transverso.[94] A etiologia para essa malformação é diversa, estando relacionada com fatores genéticos (cromossomopatias, CNVs, doenças monogênicas), fatores ambientais (Retinol) e em 80% dos casos são considerados multifatoriais. Mais de 50 causas genéticas têm sido associadas à hérnia diafragmática, a maioria delas com outros defeitos relacionados, porém, um número cada vez maior de alterações cromossômicas, em especial as CNVs patogênicas, tem sido descrito com quadros de hérnia isolada.[94]

A frequência de HDC é de 1 a cada 2.500-3.000 nascimentos, sendo responsável por 8,0% de todos os defeitos ao nascimento e 1,0-2,0% da mortalidade infantil.[94,95] Essa alta mortalidade ocorre em decorrência da evolução com hipoplasias pulmonar e vascular, com consequente hipóxia e acidose ao nascimento. A associação de hérnia diafragmática e anomalias cromossômicas tem sido extensamente relatada na literatura. Benacerraf & Adzick (1987), Sharland

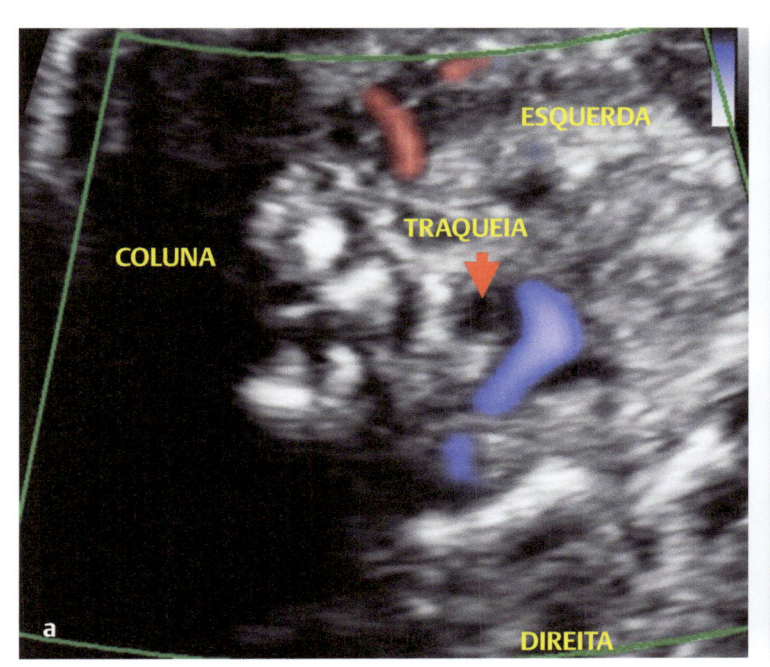 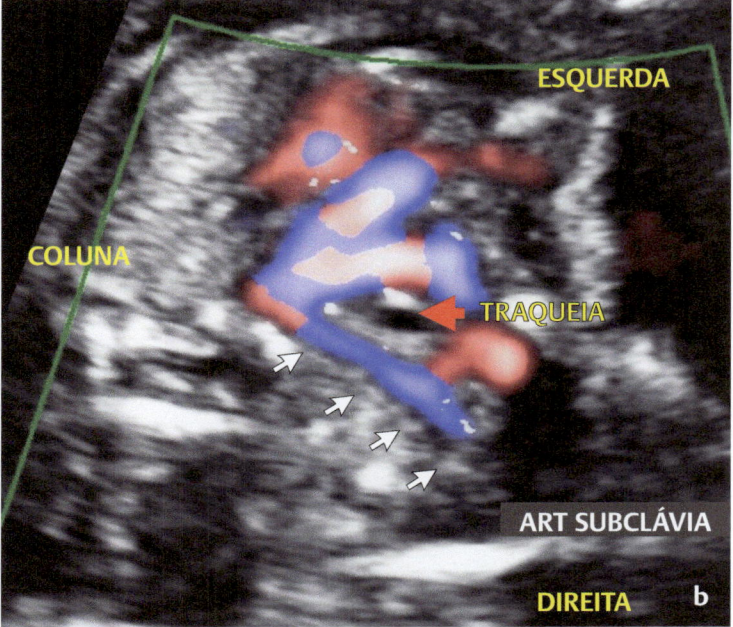

Fig. 35-24. Artéria subclávia direita. (**a**) Trajeto normal, passando pela frente da traqueia; (**b**) artéria subclávia direita aberrante (ASCDA), passando por trás da traqueia.

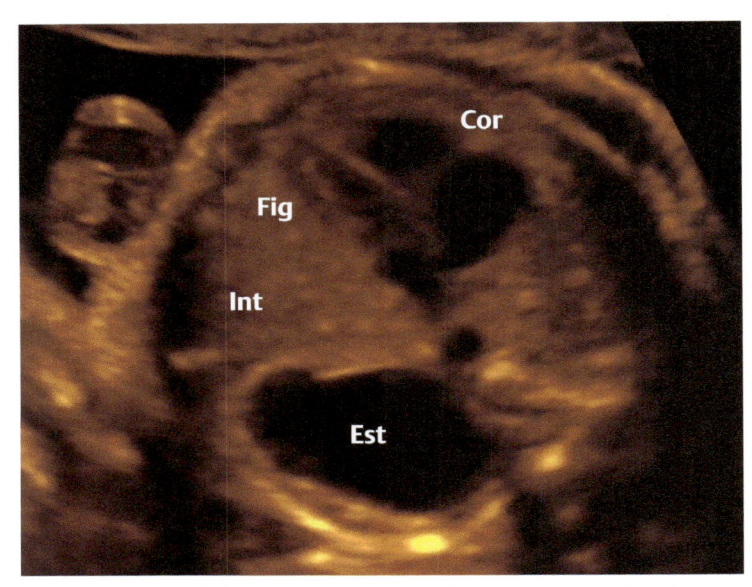

Fig. 35-25. Hérnia diafragmática contendo estômago, intestino e fígado em feto com trissomia do cromossomo 18. Cor: Coração; Est: estômago; Int: intestino; Fig: fígado.

et al. (1992), Nicolaides *et al.* (1993a), Howe *et al.* (1996), Ruano *et al.* (2006) e Wynn *et al.* (2014) relataram prevalências de cromossomopatias nos casos de HDC que variaram de 4 a 40%, estando esta variação relacionada com a presença de malformações associadas e do tipo de técnica utilizada para a pesquisa do cariótipo fetal, se cariótipo por banda ou *microarray*.[13,94,96-99] Em nosso meio, Ruano *et al.* (2006) avaliaram 38 fetos com hérnia diafragmática.[99] Os autores encontraram 9 (24%) fetos com cromossomopatias (4 trissomias 18 + 3 trissomias 13 + 1 mosaico 46XX/47XXX + 1 monossomia X). Todos os fetos com cromossomopatias possuíam malformações associadas. Entre os 17 fetos sem anomalias associadas, não foram encontradas cromossomopatias maiores. Zaiss *et al.* (2011) examinaram 362 fetos e recém-nascidos com hérnia diafragmática e chamaram a atenção para o fato de somente 18% de todas as anomalias associadas e 38% das anomalias maiores associadas à HDC terem sido diagnosticadas no período pré-natal.[100] Dessa forma, embora Nicolaides *et al.* (1993), Sharland *et al.* (1992) e Ruano *et al.* (2006) tenham encontrado anomalias cromossômicas somente em fetos com outras anomalias associadas à HDC, cuidado especial deve ser tomado ao classificar uma hérnia diafragmática como isolada e com baixo risco de cromossomopatias.[13,60,97,99] Além disso, mesmo que verdadeiramente isolada, recentes estudos têm mostrado a associação de HDC com CNVs patogênicas.[94]

Em todos os estudos citados, a aneuploidia mais frequente é a trissomia 18, sendo menos frequente a trissomia 13 e outras anomalias. Porém, nos relatos de hérnia à direita (Morgagni), em até 10% dos casos pode existir associação à trissomia do cromossomo 21, sendo ela a mais comum.

Portanto, diante do diagnóstico de HDC, independente do risco materno ou de anomalias associadas, o estudo do cariótipo fetal através da técnica de *microarray* está indicado.

Derrame Pleural

O derrame pleural (DP) é caracterizado pela presença de líquido entre as pleuras parietal e visceral. É diagnosticado ultrassonograficamente quando visualizamos imagem característica de líquido na cavidade pleural comprimindo os pulmões contra o centro do tórax (Fig. 35-26). Pode ser uni ou bilateral, aparecer de forma isolada ou fazer parte do quadro de hidropsia fetal. É classificado em primário ou secundário. A forma primária é a mais frequente no recém-nascido, aparece isoladamente e tem como etiologia uma produção aumentada de linfa ou uma diminuição na sua absorção por defeito nos canais linfáticos. A forma secundária é a forma mais frequente no feto e recebe o nome de hidrotórax, tendo etiologias diversas: alterações genéticas (cromossômicas ou monogênicas), infecciosa, malformação cardíaca e hemoglobinopatias.[101,102] Nas formas primária ou secundária, o DP pode evoluir com compressão pulmonar, hipoplasia pulmonar, desvio do mediastino, comprometimento da função cardíaca e posterior hidropsia fetal.

Enquanto a frequência do DP primário (quilotórax) é de 1 a cada 10.000 nascimentos, o DP secundário (hidrotórax) é de 1 a cada 1.500 gestações.[101] A prevalência de cromossomopatias frente ao diagnóstico de DP é variável na literatura, sendo de 4 a 80% dos casos.[103,104] Esta grande variação está principalmente relacionada com o período gestacional de diagnóstico do DP e com as malformações associadas. Quanto mais precoce o diagnóstico do DP, maior é a associação a cromossomopatias, sendo esta relação bastante evidenciada nos trabalhos envolvendo o diagnóstico de DP no primeiro trimestre. Hashimoto *et al.*, (2003) encontraram cromossomopatia em 9/11 (82%) fetos com derrame pleural diagnosticados no primeiro trimestre.[105]

Pettersen & Nicolaides (1997) descreveram 74 fetos com derrame pleural.[106] Desses, cinco (7,0%) fetos possuíam cromossomopatias (4 fetos com trissomia 21 + 1 feto com monossomia X). Em 2005, Waller *et al.* publicam uma extensa série onde 246 amostras oriundas de fetos com derrame pleural foram investigadas quanto ao cariótipo.[103] Encontraram anomalia cromossômica em 84 (35,4%) fetos (37 fetos com monossomia X + 31 fetos com trissomia 21 + 6 fetos com trissomia 18 + 10 fetos com outras cromossomopatias). Quando os autores investigaram a prevalência de cromossomopatias em derrame pleural isolado *versus* associado a outras anomalias estruturais,

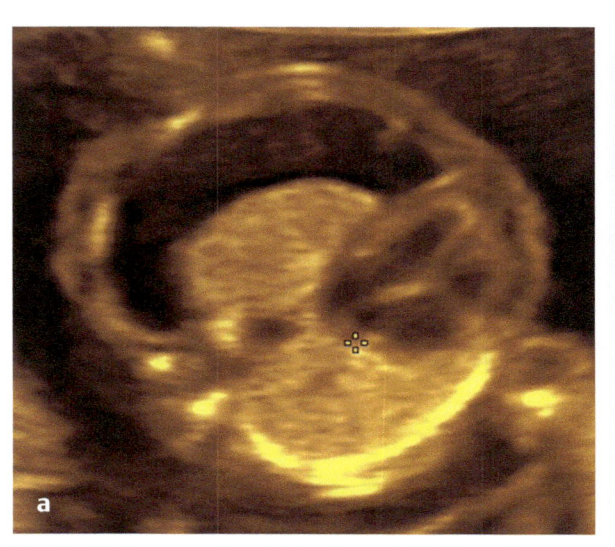
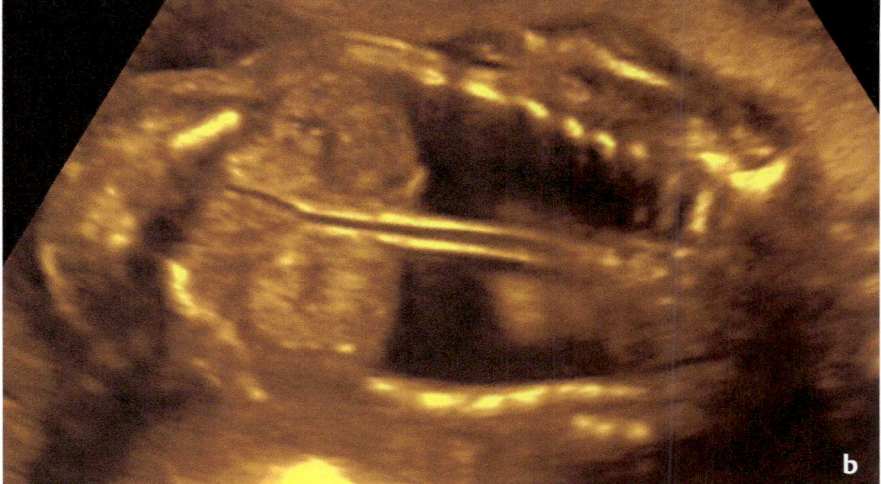

Fig. 35-26. Derrame pleural: (a) unilateral; (b) bilateral.

observaram respectivamente 12 e 50%, mostrando a importância das associações. Yang *et al.* (2019) estudaram 79 fetos com derrame pleural no segundo trimestre e que foram examinados quanto ao cariótipo e/ou *microarray*.[102] Os autores observaram cromossomopatia em 12 (15,2%) fetos (8 fetos com monossomia X + 3 fetos com trissomia 21+ 1 feto com trissomia 13). Quando avaliaram 36 cariótipos normais pela técnica de *microarray*, encontraram 3 (8,3%) fetos com CNVs patogênicas, todos eles com defeitos estruturais associados.

O diagnóstico de derrame pleural deve ser acompanhado de exame morfológico detalhado e independente da associação a outras anomalias ou do risco materno inicial, discussão sobre o exame invasivo e investigação do cariótipo por meio da técnica de *microarray* deve ser estimulada.

ANOMALIAS DO TRATO GASTROINTESTINAL

O trato gastrointestinal é importante fonte de informações no rastreamento de cromossomopatias. Anomalias como atresia esofagiana e duodenal possuem VPP elevados para cromossomopatias. Por outro lado, o achado de intestino hiperecogênico possui alta frequência na população euploide e um baixo VPP para cromossomopatias quando diagnosticado isoladamente.

Atresia Esofagiana

A atresia esofagiana (AE) é caracterizada pela interrupção da luz do esôfago, impedindo o trânsito do alimento entre a boca e o estômago. Pode ou não ser acompanhada por comunicação anômala entre o esôfago e a traqueia – fístula traqueoesofagiana.[107] O diagnóstico ultrassonográfico clássico de atresia esofagiana é suspeitado na ausência de bolha gástrica associada à poli-hidramnia em exames repetidos. Porém, este diagnóstico clássico de atresia esofagiana ocorre somente em 10% dos casos, quando não existe fístula traqueoesofagiana entre a porção inferior do esôfago e traqueia. Nos demais casos existe uma fístula traqueoesofagiana que permite a passagem de líquido para a bolha gástrica, o que dificulta o diagnóstico (Fig. 35-27). Por isso, menos da metade dos casos de atresia esofagiana são diagnosticados no período pré-natal.[107-109] Por outro lado, a não visualização da bolha gástrica associada à poli-hidramnia é um achado comum na ausência de deglutição fetal (condição encontrada na artrogripose) e na obstrução esofagiana extrínseca (p. ex., massas torácicas). A etiologia da AE é esporádica e a literatura mostra uma tendência multifatorial. Anomalias cromossômicas (em especial a trissomia do cromossomo 18), síndromes monogênicas, síndromes polimalformativas e fatores ambientais (álcool, fenilcetonúria, carbimazole, adriamicina, diabetes materno etc.) têm sido relacionados com a AE. Em 50% das vezes a condição está associada a fatores genéticos, cromossômicos ou anomalias estruturais.[110,111] Springett *et al.* (2015), em estudo populacional, avaliaram fetos com trissomia 13 e 18.[112] Observaram atresia esofagiana em 8% dos fetos com trissomia 18 e em 2% dos fetos com trissomia 13, prevalências muito mais altas que na população geral.

A atresia esofagiana ocorre em 2 a 3 casos a cada 10.000 nascimentos.[108,109] A chance de cromossomopatias frente ao achado de atresia esofagiana varia entre 6 e 85%, dependente das anomalias associadas ao quadro e do momento da investigação. Nos casos onde o diagnóstico é realizado no período pré-natal, a prevalência de cromossomopatias é maior que naqueles casos diagnosticados no período pós-natal.[108,109]

Nicolaides *et al.* (1993a) descreveram uma série de 20 fetos onde havia o diagnóstico presuntivo de atresia esofagiana devido a não visualização do estômago.[13] Em 17 (85%) fetos foi confirmado a trissomia do cromossomo 18, sendo que todos os fetos com anomalia cromossômica possuíam também outras anomalias estruturais associadas. Haeusler *et al.* (2002) estudaram 122 fetos com atresia esofagiana, 7 (6,0%) deles com anomalias cromossômicas (1 feto com trissomia 21 + 6 fetos com trissomia 18).[108] Takahashi *et al.* (2014) avaliaram 74 casos de atresia esofagiana na população japonesa.[109] Observaram 21 (28%) casos de cromossomopatias (1 feto com trissomia 21 + 17 fetos com trissomia 18 + 3 casos de outras cromossomopatias).

O diagnóstico de suspeita de atresia esofagiana remete o ultrassonografista a um exame morfológico detalhado. Diante da suspeita o casal deve ser orientado quanto à incapacidade de um diagnóstico definitivo, em especial nos casos de visualização de pequena bolha gástrica, as possibilidades de síndromes cromossômicas e genéticas associadas a AE bem como os exames disponíveis para este diagnóstico.

Atresia Duodenal

A atresia ou estenose duodenal é caracterizada pela obstrução, total ou parcial, da luz do duodeno. O diagnóstico ultrassonográfico clássico é realizado por meio da visualização da imagem de "dupla bolha", representada pela dilatação do estômago, constrição do piloro e dilatação da porção duodenal anterior à estenose (Fig. 35-28). Embora herança familiar e agentes teratogênicos (talidomida) tenham sido sugeridos como etiologia, na grande maioria das vezes não existem

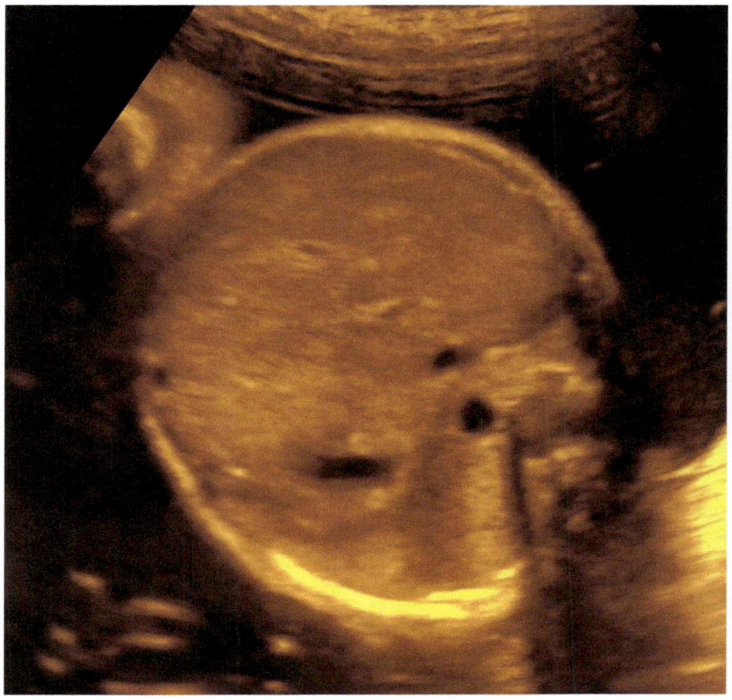

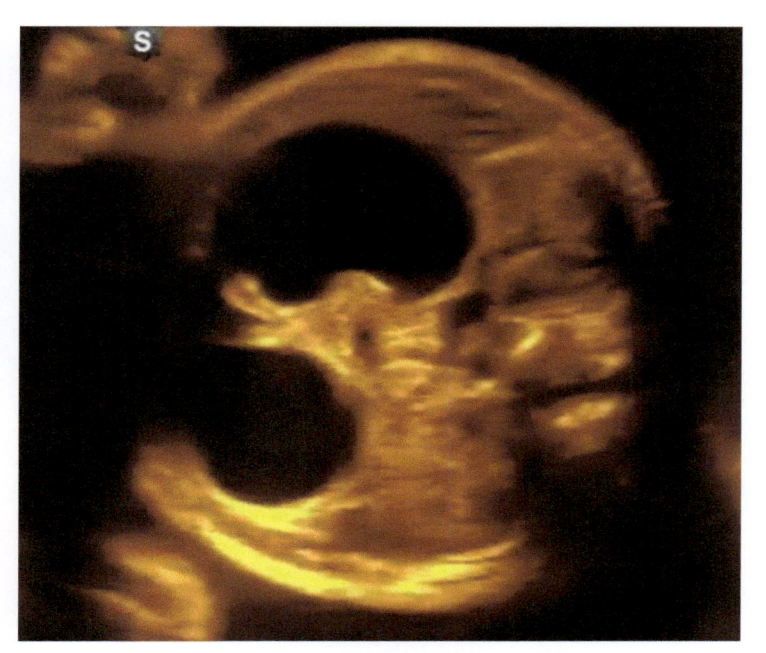

Fig. 35-27. Atresia esofagiana com visualização de pequena bolha gástrica e poli-hidramnia. Feto com trissomia do cromossomo 18.

Fig. 35-28. Atresia duodenal representada, ultrassonograficamente, pela imagem de dupla-bolha.

fatores desencadeantes e a atresia duodenal é considerada um acontecimento esporádico.[10]

A frequência de atresia duodenal é de 0,8 casos a cada 10.000 nascimentos.[109] Diante do achado de "dupla bolha", a chance de cromossomopatias varia de 20 a 60%, dependente do achado de anomalias associadas.

A correlação com cromossomopatias tem sido relatada em estudos pré e pós-natais. Em estudos pós-natal, Fonkalsrud et al. (1969) e Touloukian et al. (1978) observaram trissomia 21 em 20-30% das crianças com atresia duodenal.[113,114] Esta correlação é ainda mais evidente quando o diagnóstico é realizado no período pré-natal. Hoje, a atresia duodenal é um dos marcadores ultrassonográficos com maior valor preditivo positivo, em especial para a trissomia do cromossomo 21.

Se avaliarmos em conjunto as séries descritas por Rizzo et al., (1990) e Nicolaides et al., (1992d) onde descreveram 33 casos de atresia duodenal, os autores encontraram 16 (48%) fetos com cromossomopatias.[115,116] Quando avaliaram os casos de atresia duodenal isolada (10 fetos) e associada a outras malformações (23 fetos), encontraram anomalias cromossômicas em respectivamente 20% (2/10) e 61% (14/23) dos casos, sendo 15 (94%) fetos com trissomia do cromossomo 21. Takahashi et al. (2014) estudaram 31 casos de atresia duodenal e encontraram 17 (55%) fetos com anomalias cromossômicas (15 fetos com trissomia 21 + 2 fetos com outras cromossomopatias).[109] Zhang et al. (2017) avaliaram 32 casos de atresia duodenal e encontraram 17 (53%) anomalias cromossômicas.[64] Quando os autores avaliaram a atresia isolada e associada a outras anomalias, a prevalência de cromossomopatias foi, respectivamente, de 42% (5/12) e 60% (12/20).

Nos estudos avaliados fica evidente a associação da atresia duodenal e a trissomia do cromossomo 21, com alto valor preditivo positivo. Desta forma existe indicação formal para o estudo do cariótipo fetal, por bandeamento ou por microarray, independente do risco materno associado ou de malformações associadas.

Obstrução Intestinal

A obstrução intestinal pode acometer tanto o intestino delgado como o grosso. O diagnóstico ultrassonográfico é feito por meio da visualização da dilatação das alças intestinais (> 17 mm), associada ao aumento do peristaltismo. A identificação da localização, se intestino delgado ou grosso, pode ser difícil desde que a obstrução de ambos pode levar a alças dilatadas na cavidade abdominal. Além do mais, têm sido descritos casos de obstrução de intestino grosso em que não há distensão de alça intestinal, acreditando-se que o líquido acumulado nessas alças seja absorvido pela mucosa intestinal.[10] A etiologia da obstrução intestinal geralmente está associada a acidentes vasculares (que levam a malformação do intestino), vólvulos ou intussuscepção.

A frequência descrita de atresia e estenose de intestino delgado é de 1 em 5.000 nascidos vivos; da atresia e estenose de intestino grosso é de 1 em 20.000 nascidos vivos e do ânus imperfurado de 1 em 2.500 a 1 em 3.300 nascidos vivos.[10] A chance de cromossomopatia diante do diagnóstico de obstrução intestinal é baixa.

A associação de obstrução intestinal e anomalias cromossômicas foi estudada por Nicolaides et al. (1992d).[116] Estes autores encontraram 24 fetos com diagnóstico de suspeita de obstrução intestinal. Desses, somente 1 (4%) feto com obstrução intestinal e outras anomalias associadas possuía alteração cromossômica (46,XY,t4,15). Haeusler et al. (2002), em estudo populacional, diagnosticaram 68 dilatações do intestino delgado e 95 do intestino grosso.[108] Nos fetos com dilatação de intestino delgado encontraram 3 (4%) com cromossomopatia (1 feto com trissomia 21 + 1 feto com trissomia 18 + 1 feto com triploidia). Nos fetos com dilatação de intestino grosso encontraram 6 (6%) com cromossomopatias (4 fetos com trissomia 21 + 2 fetos com trissomia 13). Todos os fetos com dilatação intestinal e cromossomopatias possuíam malformações associadas. Takahashi et al. (2014) avaliaram 56 fetos com obstrução de jejuno-íleo.[109] Encontraram 1 (2%) feto com anomalia cromossômica (trissomia do cromossomo 18). Zhang et al. (2017) estudaram o cariótipo de

27 casos de dilatação intestinal e encontraram 2 (7,4%) casos de alteração cromossômica, ambos com malformações associadas.[64]

O diagnóstico de obstrução intestinal, delgado ou grosso, deve ser acompanhado de ultrassonografia morfológica detalhada e avaliação do risco materno para cromossomopatias. O aconselhamento do casal deve ser realizado levando-se em consideração que a correlação de dilatação intestinal isolada e cromossomopatia é baixa, sendo mais importante quando existem anomalias associadas (6%).

DEFEITOS DA PAREDE ABDOMINAL

Os defeitos da parede abdominal são caracterizados pela ausência de fechamento da cavidade abdominal que ocorre na quarta semana embrionária. Neste processo, tanto o encurvamento lateral quanto o encurvamento craniocefálico são importantes. Os defeitos de parede abdominal mais frequentes são a onfalocele e a gastrosquise. Ambos são facilmente diagnosticados pela ultrassonografia, sendo a sensibilidade diagnóstica de 83% para a onfalocele e de 92% para gastrosquise.[117] Além da diferença anatômica entre estas duas entidades, enquanto a onfalocele possui forte relação com cromossomopatias, a correlação da gastrosquise é fraca.

Onfalocele

A onfalocele é um defeito de fechamento da parede abdominal que ocorre na região da inserção do cordão umbilical, com a herniação do conteúdo abdominal (alças intestinais, estômago ou fígado), envolvidos por membrana amnioperitoneal e apresentando a saída do cordão umbilical no ápice do saco herniado (Fig. 35-29). Há forte correlação entre onfalocele e determinação genética e familiar. São descritos como fatores etiológicos da onfalocele as aneuploidias (em especial a trissomia 18), outras alterações cromossômicas e síndromes monogênicas.[10,117,118]

Sua prevalência é de 2 a 4 indivíduos em cada 10.000 nascimentos. Com o diagnóstico precoce, no primeiro trimestre, a prevalência descrita tem sido maior, 8 em cada 10.000 fetos examinados no primeiro trimestre. A frequência de cromossomopatias, quando diagnosticada a onfalocele no período pré-natal, está entre 14 e 42%, sendo maior quando outras anomalias estão presentes.

Em uma série de 463 fetos com diagnóstico de onfalocele, Snijders et al. (1996) observaram 147 fetos (32%) com anomalias cromossômicas.[21] Quando a prevalência de alterações cromossômicas foi analisada observando-se onfalocele isolada (132 fetos) e associada a outras alterações estruturais (236 fetos), encontraram 14 e 42%, respectivamente. Outra observação importante encontrada pelos autores foi que as cromossomopatias foram mais frequentes nas onfaloceles menores, que possuíam somente alças intestinais (67%), quando comparadas àquelas maiores, que possuíam alças intestinais e fígado (16%). Nesse estudo, a anomalia cromossômica mais frequente foi a trissomia do cromossomo 18.

Fleurke-Rozema et al. (2017) avaliaram 141 fetos diagnosticados com onfalocele no primeiro e segundo trimestres de gestação.[119] Desses, 24 (17%) fetos possuíam onfalocele isolada e em 117 (83%) fetos havia a associação a outras malformações. Em 67 (48%) fetos o cariótipo foi anômalo, com a maioria deles (63%) tendo trissomia do cromossomo 18. Todos os casos associados a cromossomopatias também possuíam outras anomalias.

Conclui-se que a onfalocele é excelente marcador para cromossomopatias, em especial quando associado a outras anomalias. Mesmo quando é um achado isolado, o risco está aumentado para a trissomias e outras anomalias sindrômicas, de origem genética ou não.

Portanto o cariótipo deve ser oferecido ao casal, independente do risco materno basal.

Gastrosquise

A gastrosquise também é um defeito da parede abdominal, porém diferencia-se da onfalocele por ser um defeito lateral ao cordão umbilical, na maioria das vezes á direita, e não possuir membrana amnioperitoneal envolvendo o conteúdo herniado. Dessa forma, nos casos de gastrosquise a inserção do cordão umbilical está

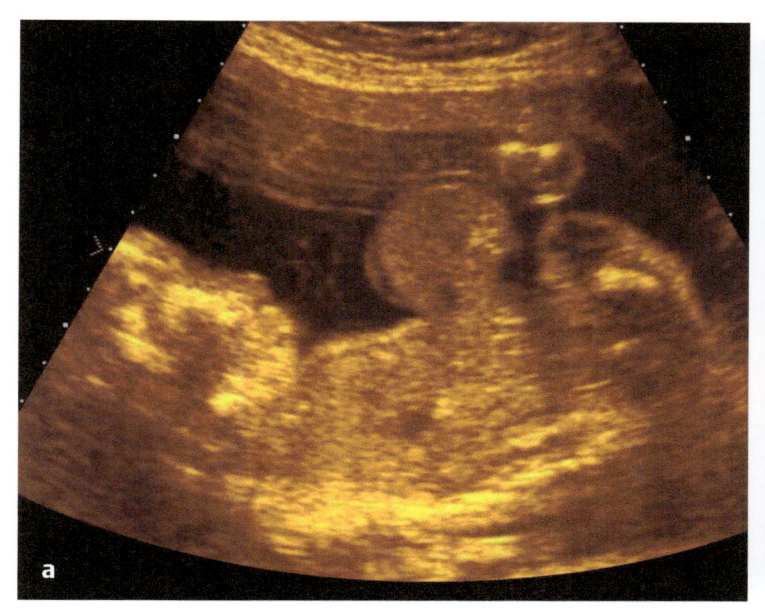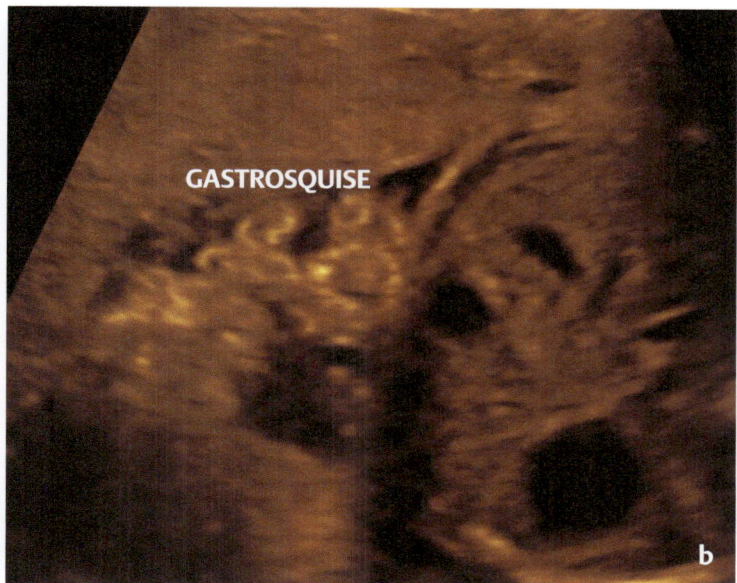

Fig. 35-29. Defeitos da parede abdominal. (**a**) Onfalocele com fígado e alça intestinal cobertos por membrana amnioperitoneal; (**b**) gastrosquise com alças intestinais livres no líquido amniótico.

preservada, não sendo afetada pelo defeito da parede abdominal (Fig. 35-29). Diferente da onfalocele que possui uma forte correlação genética, na a gastrosquise as evidências chamam a atenção para fatores maternos e ambientais. A idade materna baixa, condições socioeconômicas pouco privilegiadas, teratógenos como o fumo, salicilatos, paracetamol e pseudoefedrina são fatores vistos com maior frequência nos casos de gastrosquise.[10,117,118]

A frequência de gastrosquise é semelhante à da onfalocele e varia de 1 a 4 casos para 10.000 nascimentos. A chance de cromossomopatia diante do diagnóstico de gastrosquise varia de 5 a 9%, sendo predominante nos casos associados a outras malformações.

Nicolaides *et al.* (1992d) reviram 26 casos de gastrosquise em seu serviço.[116] Uma anomalia adicional foi encontrada em 8 (31%) fetos, mas nenhum deles possuía alteração cromossômica. Na maior série de casos de gastrosquise publicada, Mastroiacovo *et al.* (2007) avaliaram 3.322 fetos com gastrosquise, 469 (14%) deles associados a outras malformações e 2.853 (86%) fetos com anomalia isolada.[120] Entre os fetos com defeitos associados, 41 (9,0%) possuíam anomalias cromossômicas, sendo a mais comum a trissomia do cromossomo 18 (37%). Fleurke-Rozema *et al.* (2017) avaliaram 44 fetos diagnostica-dos com gastrosquise no primeiro e segundo trimestres de gestação, sendo que em 39 (89%) casos a anomalia foi isolada e em 5 (11%) casos estava associada a outras malformações.[119] Em 2 (5,0%) fetos o cariótipo foi anômalo (1 feto com trissomia 18 + 1 feto com mutação no gene NF1), ambos com anomalias associadas.

Quando fazemos avaliação dos dados apresentados, observamos que a associação de gastrosquise e cromossomopatias é baixa. O exame morfológico detalhado e a avaliação do risco materno devem ser levados em consideração no momento do aconselhamento. O estudo do cariótipo fetal deve ser discutido nos casos de risco materno elevado para cromossomopatias ou quando anomalia associada estiver presente.

DEFEITOS DO TRATO URINÁRIO

Os defeitos do trato geniturinário englobam uma variedade de distúrbios com prevalências, etiologias, mecanismos, manifestações, associações e prognósticos diversos. Exemplo desta variedade são aumento da pelve renal, rins policísticos (infantil e adulto), rins multicísticos, rins displásicos, agenesia renal (uni ou bilateral), obstrução de válvula de uretra posterior e tumores renais (Fig. 35-30).

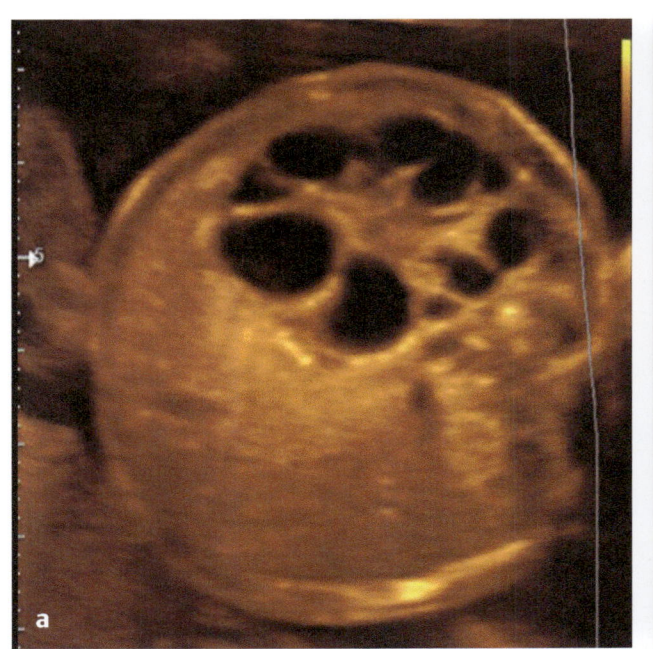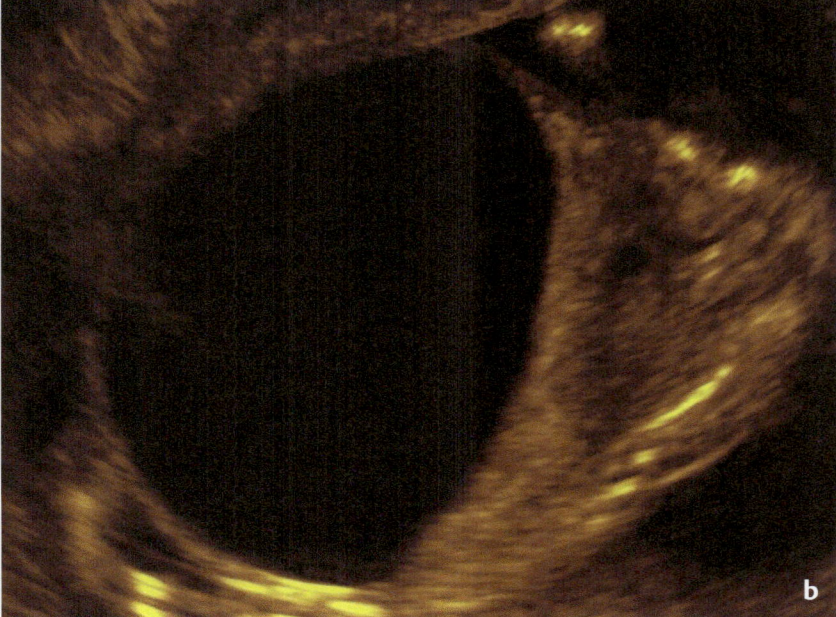

Fig. 35-30. Defeitos renais: (**a**) rim multicístico; (**b**) megabexiga resultante de válvula de uretra posterior.

A representação ultrassonográfica dos defeitos renais é característica para cada distúrbio, porém, a maioria deles é vista como acúmulo de líquido que pode estar na pelve renal, no parênquima renal (macrocistos, microcistos), no ureter (megaureter) ou na bexiga (megabexiga). A ecogenicidade pode estar alterada, sendo a hiperecogenicidade do parênquima renal achado frequente na displasia. Na agenesia renal, não se observa a imagem renal típica e a glândula suprarrenal pode assumir aspecto discoide e ser confundida com o rim. Nos casos de agenesia bilateral a bexiga não é visualizada e existe associação com anidramnia a partir de 16-17 semanas de gestação. Quanto às etiologias, podem ser genéticas (cromossomopatias, doenças monogênicas com padrão autossômico recessivo ou dominante, desordens não mendelianas) ou ter caráter esporádico.[121,122]

A associação de alteração renal diagnosticada no período pré-natal à alteração cromossômica tem sido descrita, na maioria das vezes, de forma generalizada, não havendo especificações do tipo de defeito renal envolvido. Jones *et al.* (2013) relatam em estudos pós-natal e *post mortem* que defeitos do trato urinário são encontrados em muitas anomalias cromossômicas.[123]

Nicolaides *et al.* (1993a) descrevem 842 fetos com defeitos renais. Desses, 96 (11%) possuíam cromossomopatias.[13] Quando os autores separaram os grupos em alteração renal isolada e alteração renal associada a outras anomalias, encontraram defeitos cromossômicos em 2% (9/482) e 24% (87/360), respectivamente. Snijders *et al.* (1996), ao avaliarem a literatura naquele momento, relatam grande variação na prevalência de cromossomopatias associadas aos defeitos renais, de 2 a 27%.[21]

Embora a maioria dos trabalhos publicados façam correlação das anomalias renais e cromossomopatias de uma forma geral, Nicolaides *et al.* (1992e) avaliaram especificamente o aumento de pelve renal (leve e moderado/severo), rins multicísticos e agenesia renal e compararam a frequência de anomalias cromossômicas quando o achado foi isolado e associado a outras alterações.[124] No aumento da pelve renal leve isolada ou associada, a prevalência de cromossomopatias foi de 11 e 25%, respectivamente, sendo a trissomia do cromossomo 21 a alteração mais frequente. No aumento da pelve renal moderado/severo isolado e associado, a prevalência de cromossomopatias foi de 9% e 64%, respectivamente, sendo as trissomias 13 e 18 as alterações mais frequentes. Nos casos de rins multicísticos isolados e associados a outras anomalias, a prevalência de cromossomopatias foi de 4 e 33%, respectivamente, com predomínio da trissomia 18, seguido pela trissomia 13. Na agenesia renal isolada

e associada a outras anomalias, a prevalência de cromossomopatias foi de 5 e 40%, sem padrão definido de anomalia cromossômica. Os autores concluíram que o risco de anomalia cromossômica é três vezes maior se a alteração renal é isolada e 30 vezes maior se existe alteração associada, quando compararam o risco final ao risco estimado pela idade materna. Não houve diferença do aumento do risco se a patologia era uni ou bilateral.

Em revisão da literatura, observamos que a agenesia renal tem sido relacionada com a trissomias dos cromossomos 7, 10, 21, 22, monossomia X e microdeleção 22q11; o rim em ferradura tem sido relacionado a trissomia do cromossomo 18; displasias císticas relacionadas às trissomias 8, 13, 18, triploidias e monossomia X, a válvula de uretra posterior à trissomia 18.[121,124-126] Frente a esses diagnósticos, o exame morfológico detalhado e o risco materno para cromossomopatias devem conduzir o aconselhamento. Se anomalia renal isolada e risco materno baixo, o risco para cromossomopatias é baixo. Porém, se anomalia renal associada a outras anomalias ou risco materno inicial elevado, o risco para cromossomopatias aumenta e o estudo do cariótipo deve ser levado em consideração, com realização da técnica de *microarray* sendo indicada, principalmente, para a agenesia renal.

Com relação ao aumento da pelve renal, teceremos comentários específicos no tópico de marcadores menores de cromossomopatias.

ANOMALIAS DOS MEMBROS

As alterações dos membros podem manifestar-se de maneira diversa incluindo polidactilia, hipoplasia da falange média do 5º dedo, clinodactilia e sobreposição de dedos, camptodactilia, sindactilia, pé torto congênito (talipes), afastamento acentuado entre o 1º e o 2º artelhos (*sandal-gap*), pés com calcanhar projetado posteriormente associado a uma convexidade anormal da sola dos pés (*rockerbotton foot*), mãos e pés fendidos, encurtamento dos ossos longos (fêmur e úmero) ou malformação óssea isolada e localizada (disostose), alterações ósseas sistêmicas (displasias esqueléticas), falta parcial ou total de um segmento ou de todo o membro (Fig. 35-31). A prevalência desses defeitos é variável na literatura: 1,4 a 30 casos a cada 10.000 nascimentos e possuem como etiologia síndromes genéticas (cromossomopatias, doenças monogênicas), causas multifatoriais (doenças maternas, infecciosas, teratogênicos etc.) ou ainda serem eventos esporádicos.[127] De uma forma geral, a acurácia do diagnóstico ultrassonográfico dessas anomalias é baixa, variando na literatura de 4 a 70%, de acordo com o tipo de malformação, idade gestacional do diagnóstico e com a especificidade do serviço de ultrassonografia.[128]

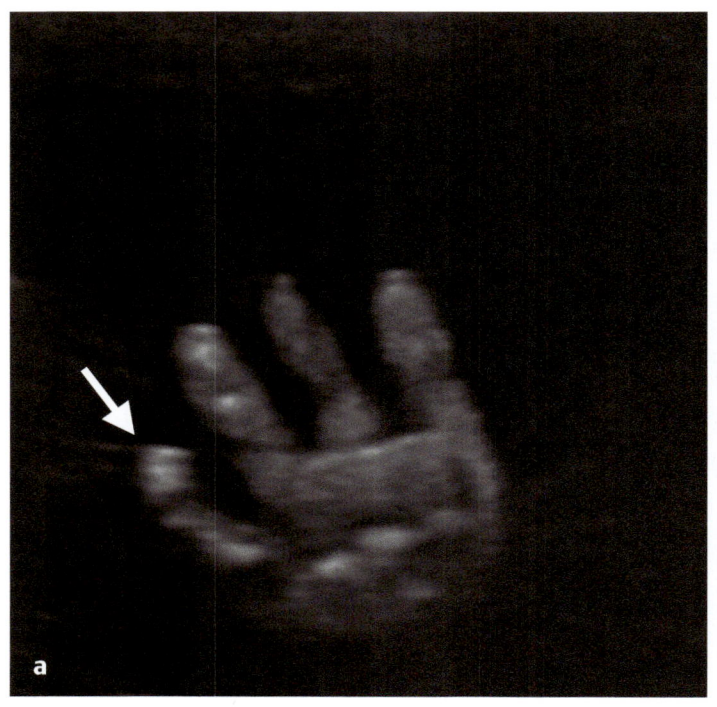
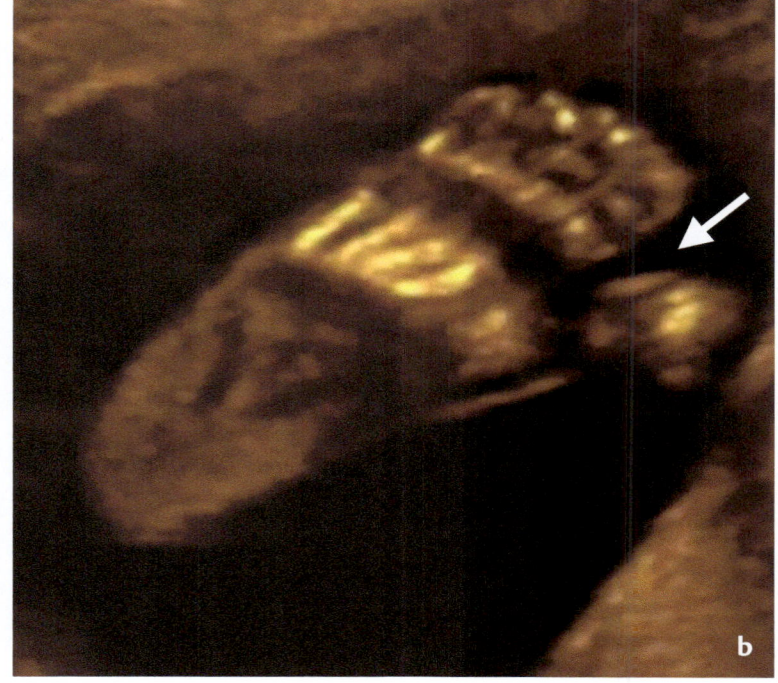

Fig. 35-31. Anomalia dos membros típica da trissomia 21: (a) clinodactilia do 5º dedo; (b) afastamento do 1º artelho – *sandal gap*.

Quadro 35-4. Mostra a Relação de Anomalia das Extremidades e Cromossomopatias. Trissomia do Cromossomo 18 (T18); Trissomia do Cromossomo 13 (T13), Trissomia do Cromossomo 21 (T21), Triploidia e Outras Anomalias Cromossômicas

Anomalia	Cromossomopatias (%)	T18 (%)	T13 (%)	T21 (%)	Triploidia (%)	Outras (%)
Polidactilia	12/330 (3,6%)	10 (83,3%)	1 (8,3%)	–	1(8,3%)	–
Anomalia nas mãos	52/110 (47,3%)	38 (73,1%)	5 (9,6%)	1 (1,9%)	2(3,8%)	6 (11,5%)
Redução de membros	6/120 (5,0%)	4 (66,6%)	–	–	–	2 (33,3%)
Contratura das articulações	7/36 (71,4%)	5 (71,4%)	–	–	1 (14,3%)	1 (14,3%)

Dicke et al. (2015).[129]

Essas alterações podem aparecer de forma isolada ou ainda associada a outras malformações, caracterizando síndromes genéticas específicas ou levantando a possibilidade de um defeito cromossômico. Jones et al. (2013) e Springett et al. (2015) descrevem diversas anomalias cromossômicas associadas às malformações dos membros, em especial as trissomias 18 e 13.[112,123] A correlação das anomalias de extremidades com cromossomopatias é específica para cada tipo de anomalia e varia de acordo com as anomalias associadas. O encontro dessas anomalias deve estimular a pesquisa de outros marcadores que possam aumentar o valor preditivo para uma anomalia cromossômica.

Nicolaides et al. (1993a) avaliaram 475 fetos com algum tipo de anomalia de membro, em 18 (3,8%) deles a anomalia era isolada e em 457 (96,2%) fetos a anomalia aparecia associadas a outras malformações.[13] Relataram que nos 18 casos de alteração isolada, não foram encontradas anomalias cromossômicas. Por outro lado, quando associados a outras malformações, a prevalência de cromossomopatias foi de 43% (195/457 fetos). Dicke et al., (2015) estudaram a prevalência de cromossomopatias nos achados de polidactilia, mãos fechadas e dedos sobrepostos (anomalia das mãos), amputação de membros e contratura de articulações (Quadro 35-4).[129] As anomalias de mãos foram as mais relacionadas com as cromossomopatias (47%). Independente da malformação, a trissomia mais prevalente foi a trissomia 18, seguida por trissomia 13 e triploidia. A maioria dos quadros de aneuploidias ocorreu com as malformações de membros associadas a outras malformações. Quando as malformações de membros superiores foram avaliadas separadamente, Paladini et al. (2010) estudaram 100 fetos, 12 (12%) deles com malformações isoladas e 88 (88%) deles com malformações associadas.[130] Alterações cromossômicas foram encontradas em 28/43 (65%) fetos que realizaram o cariótipo, todas em fetos com múltiplas malformações. Houve predomínio das trissomias 18 (61%) e trissomia 13 (25%). Na trissomia 18, mãos fechadas com punhos fletidos e hipoplasia radial foram os achados predominantes. Na trissomia 13 houve predomínio da polidactilia. Em estudo semelhante, Kutuk et al. (2017) avaliaram 51 fetos com malformações em membros superiores, em 10 (19,6%) deles a anomalia era isolada e nenhum (0%) apresentou anomalia cromossômica (os autores relatam 1 feto com heterocromatina 16qh+, variante da normalidade).[131] Dos 41 fetos com anomalias associadas, 15 (37%) deles apresentavam cromossomopatias, em especial a trissomia do cromossomo 18 (47%). A avaliação do pé torto congênito (talipes) e sua relação com cromossomopatias foi estudada pelos autores Jeanty et al. (1985), Benacerraf et al. (1986b) e Nicolaides et al. (1992a).[6,132,133] Os autores encontraram cromossomopatias em 25%, 31% e 35% respectivamente, sendo que em todos os casos de anomalias cromossômicas havia também outros defeitos estruturais associados. Stoll et al. (2000) avaliaram a prevalência de cromossomopatias em fetos com falta parcial ou total de um segmento ou de todo o membro.[134] Entre 138 fetos com anomalias de redução, encontraram 16 (12%) com cromossomopatias, 50% deles com trissomia do cromossomo 18. A avaliação de anomalia de extremidade isolada, sem outras malformações associadas foi feita por Andrikopoulou et al. (2017), que estudaram 42 fetos com avaliação genética; nenhum deles possuía anomalia cromossômica.[128] Os autores chamaram a atenção para a baixa probabilidade de cromossomopatias nas alterações isoladas, mas não desestimularam a avaliação cromossômica se este for o desejo da gestante. Os autores acima correlacionaram anomalias específicas a cromossomopatias específicas. A sindactilia estava associada com a triploidia; a clinodactilia e o *sandal-gap* associados à trissomia 21; a polidactilia com a trissomia 13; os dedos sobrepostos, talipes e *rockerbotton foot* estavam associados à trissomia 18.

Concluindo, as alterações de membros estão associadas a cromossomopatias em graus variáveis, dependendo do tipo de alteração e da associação com outras anomalias. Atenção especial deve ser dada para pé torto congênito (talipes), flexão fixa de mãos, dedos sobrepostos e hipoplasia ou aplasia radial, achados que se associados a outras anomalias possuem alto valor preditivo para cromossomopatias e, portanto, merecem avaliação do cariótipo fetal. Por outro lado, achados isolados possuem baixo valor preditivo positivo com baixo risco de cromossomopatias, porém a opção da gestante deve ser respeitada.

CRESCIMENTO INTRAUTERINO RESTRITO

O crescimento intrauterino restrito (CIUR) é uma das principais causas de morbiletalidade neonatal, sendo o principal fator predisponente à insuficiência placentária. Atualmente o diagnóstico de CIUR é dividido em dois quadros distintos: CIUR precoce (< 32 semanas) e CIUR tardio (≥ 32 semanas). Por definição, CIUR precoce é diagnosticado quando isoladamente temos um dos três parâmetros presentes: circunferência abdominal (CA) abaixo do 3º percentil, peso fetal estimado (PFE) abaixo do 3º percentil ou Doppler de artéria umbilical (AU) com diástole ausente (AUDA); ou quando temos a associação de 2 fatores: CA ou PFE abaixo do 10º percentil; índice de pulsatilidade (IP) de AU acima do percentil 95 ou IP de artéria uterina (AUt) acima do percentil 95. Por definição, CIUR tardio é diagnosticado quando isoladamente temos um dos dois parâmetros presentes: circunferência abdominal (CA) abaixo do 3º percentil, peso fetal estimado (PFE) abaixo do 3º percentil; ou quando temos a associação CA ou PFE abaixo do 10º percentil com um ou mais dos três parâmetros: índice de pulsatilidade (IP) de AU acima do percentil 95; relação cerebroplacentária (RCP = IP de artéria cerebral/IP de AU) menor que o percentil 5 ou em estudo longitudinal, uma queda da CA ou PFE superior a 2 quartis.[135,136] Além da insuficiência placentária como fator etiológico da restrição do crescimento, outros fatores como alterações cromossômicas, infecções congênitas (TORCH), doenças maternas, gemelaridade monocoriônica, agentes ambientais devem ser lembrados.[137] Embora a restrição de crescimento seja um fator comum de muitas cromossomopatias em dados pós-natais, quando foram avaliados fetos com CIUR, a prevalência de cromossomopatias foi de 1 a 2%.[13] Certamente estes dados são subestimados, pois sabemos que fetos com CIUR e cromossomopatias são mais propensos a evoluírem com abortamento e morte fetal, não sendo dessa forma computados nesta estatística. Além disso, quanto mais severa e letal a cromossomopatia, mais precoce e severo será o CIUR, o que faz com que diagnósticos precoces de CIUR estejam relacionados a cromossomopatias mais letais, enquanto diagnósticos de CIUR mais tardios estejam relacionados a cromossomopatias menos letais.[13] Estima-se que aproximadamente 20% das restrições de crescimento estejam associadas a fatores genéticos.[138]

Snijders *et al.* (1993) estudaram 458 fetos com CIUR (PFE < 5º percentil) em gestações simples entre 17 e 40 semanas e encontraram uma prevalência de anomalias cromossômicas de 19%.[139] As alterações cromossômicas mais comuns foram a triploidia, trissomia 13, trissomia 18, trissomia 21 e deleção do braço curto do cromossomo 4. Enquanto as triploidias estavam associadas ao CIUR precoce, as demais cromossomopatias estavam associadas ao CIUR tardio. Os autores descreveram ainda que determinadas associações aumentavam a prevalência de cromossomopatias: associação com outros defeitos estruturais (40% com defeito associado *versus* 3,0% sem defeito associado); normo-hidramnia ou poli-hidramnia (40% com LA normal ou aumentado *versus* 7,0% se LA diminuído); Doppler de artérias uterinas e umbilical normais (44% Doppler de AUt/AU normais *versus* 11% AUt/AU alteradas). Diferente de conceitos estabelecidos na literatura contemporânea, os autores encontraram uma proporção substancial de fetos com CIUR assimétrico associado a cromossomopatias. Vanlieferinghen *et al.* (2014) avaliaram 239 casos de CIUR (CA < 5º percentil) e entre eles encontraram 17 (7,0%) fetos com anomalias cromossômicas, sendo 10 (59%) casos de trissomia do cromossomo 18.[140] Dos 17 casos de anomalia cromossômica, 15 (88%) possuíam anomalias associadas e 2 (12%) fetos não tinham outra anomalia (1 feto com mosaicismo para trissomia 21 + 1 feto com trissomia 16 confinado à placenta). Em análise pessoal dos casos apresentados, quando avaliamos os fetos com CIUR isolado e CIUR associado a outras anomalias, a prevalência de cromossomopatias foi 1,5% (2/137 fetos) e 15% (15/102 fetos), respectivamente. Zhu *et al.* (2016) estudaram 107 casos de restrição de crescimento (PFE < 10º percentil) e avaliaram o cariótipo fetal por meio de técnica tradicional e pela técnica de *microarray*.[138] O cariótipo tradicional foi anormal em 9,3% (10/107) fetos, enquanto o estudo de *microarray* foi anômalo em 18,8% (15/80) fetos. Entre 80 fetos com CIUR que foram submetidos ao cariótipo tradicional e *microarray* simultaneamente, 53 fetos foram classificados como isolado e 27 foram classificados como associado a outras anomalias. O cariótipo tradicional foi anormal em 15% (8/53) dos fetos com CIUR isolado e 7,4% (2/27) fetos com anomalias associadas. Quando o *microarray* foi avaliado para os fetos com CIUR isolado ou associado, o resultado foi anômalo em 19% (10/53) e 19% (5/27) dos fetos, respectivamente. Os autores chamam a atenção para o valor do estudo do cariótipo, em especial pela técnica de *microarray*, em CIUR isolado no segundo trimestre. Sagi-Dain *et al.* (2017) em revisão sistemática, estudaram 874 fetos que possuíam CIUR isolado.[137] A taxa média de cromossomopatias encontrada nestes fetos foi de 6,4% (variação de 0 a 26,3%). Entre os artigos revisados, dois avaliaram um total de 32 fetos com diagnóstico de CIUR no terceiro trimestre, nenhum deles com cromossomopatia.

Com relação ao achado de CIUR e sua associação a cromossomopatias, observa-se que o risco de uma anomalia cromossômica aumenta com a precocidade do diagnóstico e com a associação a malformações. No terceiro trimestre sem anomalias associadas, o aconselhamento deve focar o risco baixo para cromossomopatias. Por outro lado, o CIUR diagnosticado no início do segundo trimestre, associado a outras anomalias, tem valor preditivo positivo para cromossomopatias elevado, devendo o cariótipo, e, se possível, o estudo de *microarray*, serem estimulados.

MARCADORES MENORES

Marcadores menores, ou *soft markers* na literatura inglesa, se referem aos achados ultrassonográficos que estão presentes em uma frequência razoável de fetos euploides (0,5 a 5%) e que aparecem também na população de fetos aneuploides em frequência significativamente maior que na população normal.[141] Um marcador menor não é uma malformação, possui pequeno ou nenhum significado clínico e regridem antes do parto na grande maioria das vezes.[141,142] Os marcadores menores estão presentes entre 12 e 15% de todas as gestações e são considerados marcadores para cromossomopatias por aumentarem o risco (OR ou LR) para essas doenças (Quadro 35-5).[75,141-143] Os marcadores menores para cromossomopatias possuem como característica comum um valor preditivo positivo baixo para anomalias cromossômicas quando aparecem isolados e em gestantes de baixo risco para cromossomopatia. Por outro lado, o valor preditivo positivo desses marcadores aumenta em gestantes de alto risco: idade materna avançada (≥ 35 anos), TN aumentada, testes bioquímicos positivos e outros marcadores ultrassonográficos associados.

Sohl *et al.* (1999) avaliaram 2.743 fetos de gestação de alto risco (idade materna > 35 anos, teste bioquímico positivo, história pregressa ou familiar positiva para cromossomopatias) e encontraram 401 (14,6%) fetos com um marcador menor isolado e 58 (2,1%) fetos com marcadores menores múltiplos.[141] A presença de um marcador menor isolado aumentou o risco de cromossomopatias entre 2,1 e 10,4 (OR) vezes, sendo a variação dependente do tipo específico do marcador. Por outro lado, a ausência de marcadores menores reduziu o risco fetal para cromossomopatias em 60%. Os marcadores menores estiveram presentes em 68% dos fetos com cromossomopatias (taxa de detecção), porém, estiveram também presentes em 17% da população normal (taxa de falso-positivo). Em população de baixo risco, os marcadores menores foram avaliados por Lu *et al.* (2017) que realizaram exame ultrassonográfico em 4.927 fetos e encontraram 591 (12%) fetos com marcadores menores.[142] Nyberg *et al.* (2001) encontraram os marcadores menores como único sinal ultrassonográfico em 42 (22,6%) de 186 fetos com síndrome de Down.[143]

Existe na literatura uma preocupação especial com esses marcadores, não somente pela ansiedade que o diagnóstico gera no casal, mas também pelo aconselhamento que deve ser dado ao casal, visto que na sua presença há um aumento dos procedimentos invasivos.[144,145] Na presença de um marcador leve, deve-se levar em consideração a idade materna, demais testes de rastreamento (translucência nucal, testes bioquímicos) e a associação a outros marcadores leves e marcadores maiores para cromossomopatias. Somente depois de uma avaliação detalhada, o risco fetal individualizado deve ser estimado.

Consideramos nesta discussão o foco ecogênico cardíaco, cisto de plexo coroide, intestino hiperecogênico, aumento da pelve

Quadro 35-5. Marcadores Menores. Prevalências na População com Cariótipo Normal, População com Cromossomopatias e Aumento do Risco (OR) na Presença do Marcador

Marcador menor	População normal (%)	Qualquer aneuploidia (%)	Trissomia 21 (%)	OR
Foco ecogênico cardíaco	5,7	20,2	23,6	6,0
Cisto de plexo coroide	3,8	10,6	5,5	4,6
Intestino hiperecogênico	2,4	15,4	16,4	4,0
Dilatação renal	1,6	4,8	1,9	4,5
Fêmur curto	1,6	12,5	16,4	2,1
Art. umbilical única	0,9	3,7	1,8	9,4

Sohl *et al.* (1999).[141]

renal, fêmur e úmero curtos e a artéria umbilical única. Alguns autores incluem nesta lista a ventriculomegalia *borderline* e a prega nucal. Preferimos discutir ambos os temas separadamente, visto que os valores preditivos positivos destas alterações são maiores do que aqueles considerados para os marcadores menores tradicionais.

Em cada discussão, nos interessou saber o percentual de fetos normais que manifestam o marcador (frequência na população normal), o percentual de fetos com aneuploidia dentro do grupo de fetos acometidos (VPP), o percentual de fetos com aneuploidia que apresentavam o marcador (Sensibilidade do marcador) e o fator de risco pelo qual o risco basal da gestante deve ser multiplicado para acharmos o risco fetal final para cromossomopatias (OR ou LR).

Foco Ecogênico Cardíaco

Foco Ecogênico Cardíaco (FEC), na literatura inglesa *Golf ball* (Fig. 35-32), é definido na presença de foco hiperecogênico brilhante no interior da câmara ventricular, mais precisamente nos músculos papilares, mas não na parede ventricular.[141,142] A razão para o aparecimento da imagem ultrassonográfica é incerta e tem sido relacionado com fibrose, mineralização ou microcalcificações agrupadas dos músculos papilares, ou ainda, simplesmente resultante de diferenças acústicas entre o músculo papilar e o sangue. É frequentemente observado como foco único em ventrículo esquerdo (60%), mas pode ser visto como focos múltiplos à esquerda (16%), foco à direita (7,0%) ou bilateralmente (16%). O FEC desaparece em 97% dos casos e não possui implicações clínicas, sendo considerado uma variação da normalidade nos casos onde não existam outros fatores de risco.[142,145]

Pode ser observado na população normal em frequência que varia de 3,9 a 7,5%.[75,143] O fato de ser encontrado em uma frequência maior em fetos com cromossomopatias (7,1 a 44,4%), em especial na trissomia 21, confere ao FEC a característica de marcador,[75,141,143] mas por conta de seu baixo valor preditivo positivo é considerado um

marcador menor.[146,147] Sotriaridis *et al.* (2003) em metanálise envolvendo 51.831, observaram que 26% dos fetos com trissomia 21 apresentavam FEC.[148] O fator de risco (LR) para o achado isolado e achado associado a outras malformações foi de 5,4 e 7, respectivamente. A ausência do FEC também interferiu neste risco, sendo que neste caso o fator de multiplicação foi 0,8, o que, consequentemente, diminui o risco fetal inicial em 20%. Coco *et al.* (2004) avaliaram 12.672 gestantes, 88% delas consideradas de baixo risco.[146] Foram observados 479 (3,8%) fetos com FEC, em 433 (90,4%) deles como achado isolado e em 46 (9,6%) deles como achado associado a outras alterações ultrassonográficas. Os autores observaram três fetos com trissomia 21 entre os fetos com FEC, um feto no grupo de achado isolado e dois fetos no grupo de achado associado a outros marcadores. Calcularam que o fator de multiplicação do risco basal para o foco ecogênico era de 7,25 (LR) e no caso de foco cardíaco isolado, o fator de risco era de 2,66 (LR). Os autores concluem que a presença de FEC isolado em gestante de baixo risco sem nenhum outro achado ultrassonográfico, não necessita ser investigado. Shanks *et al.* (2009) avaliaram 62.111 gestações e FEC foi encontrado em 2.223 (3,6%) fetos.[147] Os autores avaliaram sensibilidade, especificidade, VPP, VPN e fator de risco (LR) para o foco cardíaco (Quadros 35-6 e 35-7).[146,147,149-152] Os autores concluem que isoladamente e em gestantes com menos de 35 anos, o FEC não aumentou o risco fetal para trissomia do cromossomo 21. Towner *et al.* (2010) estudaram o risco fetal para trissomia 21 comparando FEC único *versus* FEC múltiplo.[153] Os autores observaram que os fatores de riscos (OR) estimados para FEC único e FEC múltiplo foram respectivamente 1,2 e 50, mostrando que a presença de focos múltiplos aumentou muito o risco fetal.

Pelo observado nos estudos citados, na presença de FEC, estudo anatômico detalhado do feto deve ser realizado por especialista em medicina fetal. O risco para cromossomopatia estará elevado se existir fatores de riscos associados: idade materna > 35 anos, outro marcador associado, malformações estruturais associadas ou testes de rastreamento prévios positivos. Neste caso, o estudo do cariótipo fetal deve ser discutido com a gestante.

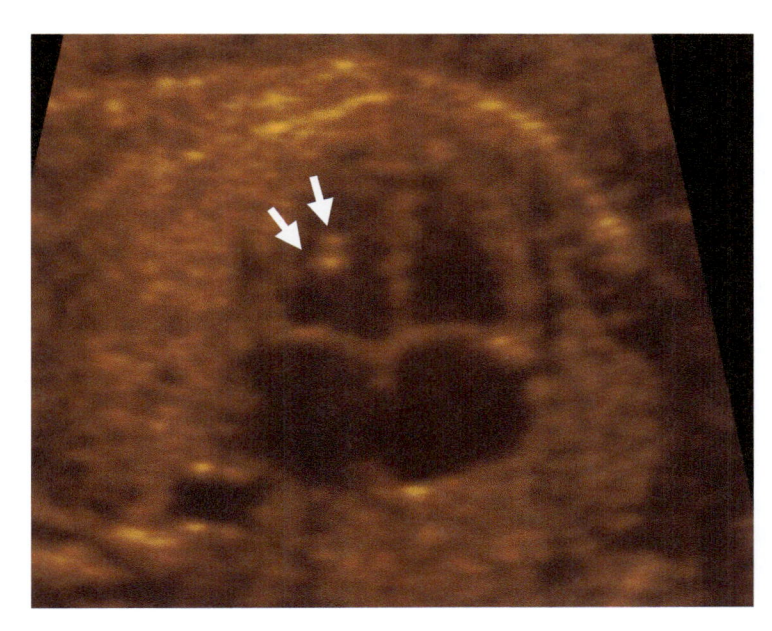

Fig. 35-32. Foco ecogênico cardíaco – *golf ball*. Foco cardíaco múltiplo em ventrículo esquerdo.

Quadro 35-6. Foco Ecogênico Cardíaco (FEC). Sensibilidade, Especificidade, Valor Preditivo Positivo (VPP), Valor Preditivo Negativo (VPN) e Fator de Risco (LR) para Trissomia do Cromossomo 21

Foco Ecogênico	Sensibilidade (%)	Especificidade (%)	VPP (%)	VPN (%)	LR+
FEC geral	15,6	96,4	1,5	99,7	4,4
FEC isolado	6,4	96,8	0,7	99,7	2,0
FEC gestantes < 35 anos	6,3	96,4	0,3	99,8	1,7*

*Não significativo.
Shanks *et al.* (2009).[147]

Quadro 35-7. Síndromes Genéticas Encontradas em 23 Fetos Euploides com TN Alterada

Doença	Nº	TN (mm)	Diagnóstico US/DNA ou Pós-Natal
Síndrome da displasia ectodermal ectrodactilia	1	3,4	US
Del cromossomo 8	1	4,0	US
SMA – tipo	1	3,7	DNA
Gangliosidoses – GM1	1	4,0	DNA
Distrofia miotônica	2	2,6/3,3	DNA/DNA
Osteogênese imperfeita	1	3,5	DNA
Acondrogênese	2	4,5/17	US
Displasia diastrófica	2	3,7/4,7	US/US
Síndrome de Fryns	1	4,0	US
Síndrome Pierre-Robin	1	7,0	US
Sequência de deformação de acinesia fetal	1	7,6	US
Síndrome de DiGeorge	2	5,0/5,0	DNA/PP
Síndrome de Zelleweger	1	8,4	US
Síndrome de Coffin-Siris	1	5,0	PP
Síndrome de Noonan	1	5,1	PP
Síndrome Genética Inespecífica	4	4,0/5,5/5,0/6,0	US*/US*/PP/PP

Bilardo *et al.*, 2007[52]
CCN: Comprimento cabeça-nádegas, TN: translucência nucal, Del: deleção, SMA: atrofia muscular espinhal, US: ultrassonografia; *: somente marcador leve, PP: pós-parto

Cisto de Plexo Coroide

O Cisto de Plexo Coroide (CPC) é uma estrutura anecoica ao ultrassom que está localizada dentro do plexo coroide dos ventrículos laterais.[141] Geralmente assintomático, raramente produz complicações e em 90% dos casos resolve-se entre a 26ª e 28ª semana de gestação (Fig. 35-33). Ocorre em razão da captura do líquido cefalorraquidiano (LCR) no interior do plexo coroide. À medida que o feto cresce, o estroma do plexo diminui e dessa forma libera o LCE com desaparecimento do cisto (Ebrashy *et al.*, 2016).[154]

O CPC ocorre em uma frequência que varia de 0,4 a 3,8% dos fetos no segundo trimestre.[141,142] Em fetos com cromossomopatias, a frequência de CPC varia de 11 a 33%.[141,151] A relação de CPC com cromossomopatias tem sido relatada na literatura desde 1986 quando diagnosticaram 3 casos de trissomia 18 em 4 fetos portadores de CPC. Depois disso, vários autores vêm relatando essa associação, em especial com a trissomia 18. Benacerraf *et al.* (1989) relataram que há um feto com trissomia 18 para cada 477 fetos diagnosticado com CPC isolado, mostrando ser a prevalência baixa nesta condição.[155] Em revisão da literatura, Snijders *et al.* (1996) encontraram uma prevalência geral de alterações cromossômicas de 8%.[21] Quando separaram os fetos com CPC isolado e CPC associado a outras anomalias estruturais, a prevalência de cromossomopatia foi, respectivamente, 1% e 54%. Em revisão sistemática realizada por Yoder *et al.* (1999), os autores encontraram chance maior para a trissomia 18, mas não para trissomia 21, em fetos com CPC isolado (LR = 14).[156] Porém, os autores sugerem que o cariótipo seja realizado somente na presença de outro fator de risco associado (Idade materna ≥ 36 anos, teste bioquímico com aumento do risco para trissomia 18 etc.).

Coco *et al.* (2004) avaliaram 12.672 gestantes, 88% delas consideradas de baixo risco. Foram observados 366 (2,9%) com CPC, sendo 311 (85%) casos de forma isolada e 55 (15%) associados a outras anomalias.[151] Em todos os casos isolados, o cariótipo fetal ou o exame neonatal não mostrou cromossomopatia maior associada. Os autores descreveram sensibilidade, especificidade, VPP, VPN e LR para o CPC (Quadro 35-7).

A literatura sugere que na presença de CPC, o risco de uma anomalia cromossômica deve ser calculado levando-se em consideração a associação com demais anomalias estruturais e a idade materna.

Se ultrassonografia morfogenética terciária não diagnostica qualquer outra alteração fetal, o risco fetal de cromossomopatias está discretamente aumentado e a idade materna passa a ser o principal fator na indicação de um procedimento invasivo. Por outro lado, se existe associação do CPC com outras anomalias, então o risco fetal para cromossomopatias é elevado e uma investigação do cariótipo deve ser realizada.

Intestino Hiperecogênico

O intestino hiperecogênico (IHE) é identificado ultrassonograficamente quando ocorre aumento da ecogenicidade intestinal (Fig. 35-34), sendo esta ecogenicidade semelhante ou maior que àquela dos ossos pélvicos.[141,157] Sua etiologia pode estar associada a manifestações primárias do trato gastrointestinal (atresia, vólvulo), como consequência de uma desordem fetal (infecção congênita, neoplasias, íleo meconial resultante de fibrose cística, talassemia), cromossomopatias, CIUR, sangramento intra-amniótico ou ainda como uma variação transitória da normalidade.[145,154] A fisiopatologia da manifestação é diversa e está associada à etiologia de base. Nas manifestações primárias do trato gastrointestinal e na trissomia do cromossomo 21 está associada à alteração de motilidade, com trânsito intestinal mais lento e aumento de mecônio mais espesso no interior da alça intestinal. Nas infecções fetais está associada ao edema e perfuração das alças com peritonite meconial e calcificação. No CIUR está associado à isquemia resultante da redistribuição do fluxo sanguíneo. Na fibrose cística é causada pela mudança na consistência do mecônio devido a enzimas pancreáticas anômalas. Na hemorragia intra-amniótica, a deglutição de sangue com aumento da ecogenicidade do mecônio.[154] A ecogenicidade do intestino pode ser graduada tendo como referência a ecogenicidade do fígado em: grau 0 (ecogenicidade igual à do fígado); grau 1: discretamente mais ecogênico que o fígado; grau 2: moderadamente mais ecogênico que o fígado; grau 3: marcadamente mais ecogênico que o fígado e semelhante à ecogenicidade dos ossos pélvicos.[149] Nyberg *et al.* (2001) considerou como marcador ultrassonográfico somente os graus 2 e 3 e relata que a associação com aneuploidias é maior quanto maior a ecogenicidade.[143]

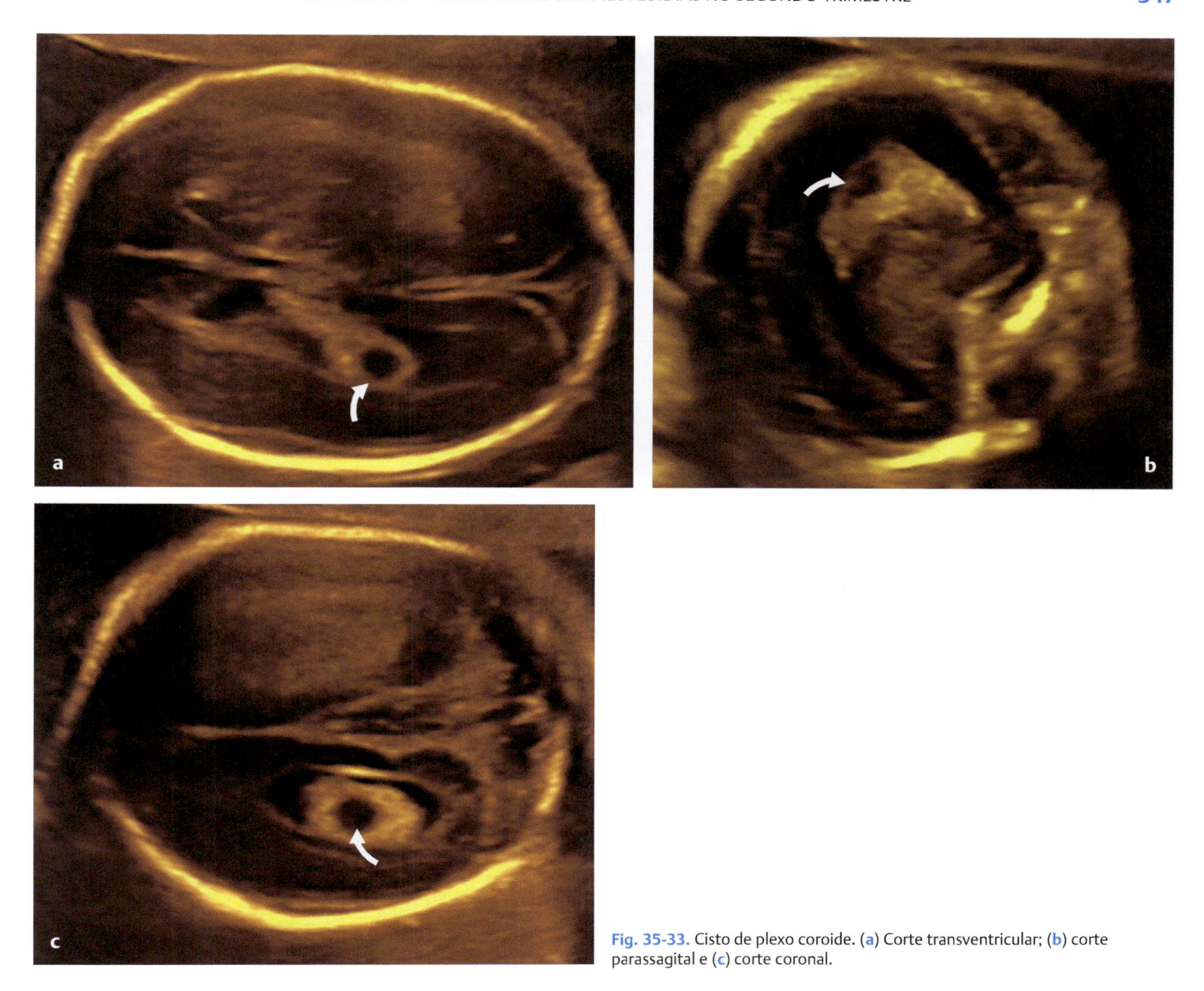

Fig. 35-33. Cisto de plexo coroide. (**a**) Corte transventricular; (**b**) corte parassagital e (**c**) corte coronal.

Fig. 35-34. Intestino hiperecogênico. (**a**) Grau 2; (**b**) grau 3, associado a ascite e edema subcutâneo.

Sua frequência na população normal varia entre 0,3 e 2,4% dos fetos.[141,142] A frequência de IHE na população de fetos com anomalia cromossômica varia de 3,2% a 25%.[143,149] Rao *et al.* (2016) relatam aumento de risco para cromossomopatias entre de 6 e 24 vezes.[145]

Em uma população de 6.781 fetos no segundo trimestre, Nyberg *et al.* (1993) diagnosticaram 55 (0,81%) deles com IHE.[149] A trissomia 21 foi diagnosticada em oito (14,5%) dos casos. Quando foram consideradas todas as anomalias cromossômicas, foram identificados 12 (21,8%) fetos. O IHE aumentou o risco fetal para trissomia 21 em 16 vezes. Os autores calcularam sensibilidade, especificidade, VPP, VPN e risco relativo para cromossomopatias (Quadro 35-7). Simon-Bouy *et al.* (2002) em um estudo colaborativo francês avaliaram, prospectivamente, 680 casos de HIE.[158] Neste grupo, foram observados 29 (4,3%) fetos com aneuploidia, 17 (2,5%) deles com trissomia do 21. Relatam que o IHE foi achado isolado em 11 (65%) dos 17 fetos com trissomia do cromossomo 21. A presença de IHE aumentou o risco fetal basal para trissomia 21 em 10 vezes, o que justificaria a realização de procedimento invasivo. Ekin *et al.* (2016) avaliaram 281 fetos com IHE após excluírem os casos de sangramento intra-amniótico, infecção fetal, fibrose cística e CIUR.[157] Entre esses fetos, 105 (37,4%) possuíam IHE isolado, 78 (27,8%) possuíam IHE associado a outro marcador menor e 98 (34,8%) possuíam o IHE associado à malformação maior. As prevalências de cromossomopatias nos três grupos foram, respectivamente, de 6,7, 7,7 e 17,4%, com predomínio da síndrome de Down. Dos 18 fetos com trissomia 21, 7 (39%) possuíam o IHE como único marcador, 6 (33%) possuíam HIE associado a outros marcadores menores, e 5 (28%) estavam associados a outras malformações maiores. Os autores sugerem investigação fetal para cromossomopatias, em especial quando existirem anomalias associadas.

Com relação ao IHE conclui-se que possui relação com cromossomopatias quando apresenta graus 2 ou 3 e encontra-se associado a outras anomalias. Quando isolado, o risco fetal pode aumentar de acordo com o risco basal materno, devendo ser considerado risco aumentado nas gestantes maior que 35 anos ou quando o rastreamento de primeiro trimestre ou testes bioquímicos tiverem sido positivos.

Aumento da Pelve Renal

O aumento da pelve renal (APR) tem sido o termo recomendado para descrever o acúmulo excessivo de urina na pelve renal fetal (Fig. 35-35). Embora os termos hidronefrose e pielectasia tenham sido usados largamente no passado, a recomendação atual é que os mesmos devam ser evitados.[118,159] A pelve renal deve ser avaliada levando-se em consideração a idade gestacional: se gestação < 28 semanas, a pelve renal deve ser considerada aumentada se o diâmetro anteroposterior for > 4 mm; se gestação ≥ 28 semanas de gestação, será anômala se o diâmetro anteroposterior for ≥ 7 mm.[159] Várias são as fisiopatologias que explicam o aumento da pelve renal: processos obstrutivos, refluxos, atrasos na maturação do sistema neuromuscular com diminuição do peristaltismo e deslocamento da urina entre a pelve renal e a bexiga e ação hormonal.[160] Alguns autores propõem a relação da dilatação com hidratação materna ou ainda repetição da dilatação em gestações consecutivas.[152] Entre 40-90% dos casos é um processo transitório e resolve durante a gestação ou após o nascimento.[145] Por ser mais frequente em fetos masculinos (2:1), diminui o valor preditivo positivo neste sexo, devendo então o sexo fetal ser levado em consideração no aconselhamento do cálculo final do risco fetal.[40,145]

O APR está presente em 0,5 a 5,0% dos fetos, e vários autores mostraram a correlação do APR com cromossomopatias, em especial a trissomia do cromossomo 21.[145,159] Nos fetos com aneuploidia, a dilatação da pelve renal pode estar presente entre 3,2 e 33%.[75,143] O aumento do risco para aneuploidias relatado na literatura varia entre 4,5 e 19 vezes.[141,152] Quanto maior a dilatação, maior a probabilidade da associação a um processo patológico.[145]

Snijders *et al.* (1995) avaliaram 1.177 fetos com hidronefrose leve e em 86 (7,3%) fetos foi encontrada uma anomalia cromossômica, sendo as mais comuns a trissomia do 21 (43%), trissomia 13 (21%) e trissomia 18 (15%).[161] Em 805 (68%) fetos a hidronefrose foi um achado isolado, enquanto em 372 (32%) fetos foi um achado associado a outras malformações. No grupo com hidronefrose isolada, 5 (0,6%) fetos possuíam cromossomopatias, todos com trissomia 21. Quando os autores avaliaram a prevalência de cromossomopatia nos grupos de malformação isolada ou associada, observaram que o risco de cromossomopatia aumentava com o número de malformações associadas, sendo de 1,1, 5,4, 22,9 e 63,3% para hidronefrose isolada, com uma, duas e três anomalias associadas, respectivamente. Os autores sugerem que nos quadros de hidronefrose isolada, a idade materna seja levada em consideração, com o risco da idade materna específico para a idade gestacional sendo aumentado em 1,6 vezes. Rao & Platt (2016) compartilham a mesma opinião.[145] Havutcu *et al.* (2002) avaliaram 29.591 ges-

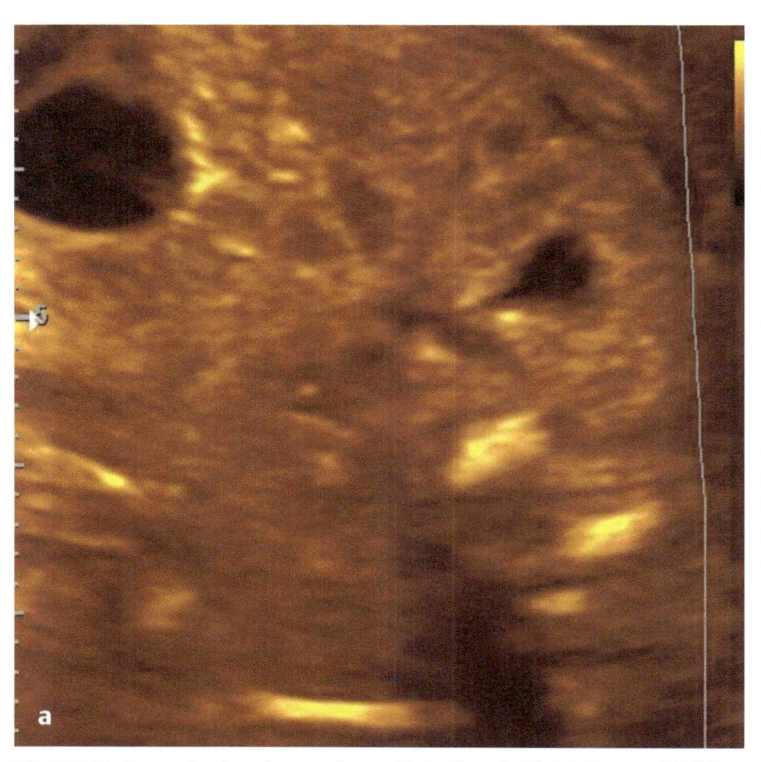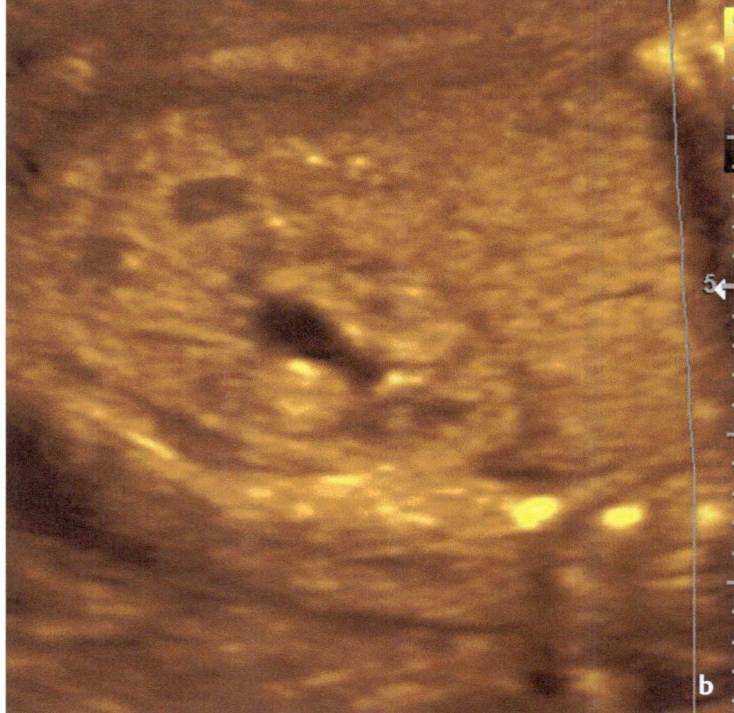

Fig. 35-35. Aumento da pelve renal sem dilatação calicial. (**a**) Corte axial; (**b**) corte longitudinal.

tantes de baixo risco para aneuploidia entre 18 e 24 semanas de gestação.[162] Encontraram dilatação da pelve renal (diâmetro AP ≥ 5 mm) em 320 (1,3%) fetos. Em 301(94%) fetos a dilatação foi um achado isolado e em 19 (6,0%) deles estava associado a outro achado ultrassonográfico. Os autores não encontraram anomalias cromossômicas em nenhum dos fetos e concluíram que o risco para anomalias cromossômicas em fetos com dilatação da pelve renal isolada é tão baixo que não justificaria a realização de procedimento invasivo. Coco & Jeanty, (2005) relatam o acompanhamento de 12.672 gestantes no segundo trimestre.[152] Encontraram aumento da pelve renal (diâmetro AP ≥ 4,0 mm) em 366 (2,9%) dos fetos. Em 305 (83,3%) fetos a dilatação era isolada e em 61 (16,7%) fetos a dilatação estava associada a outro marcador ou anomalia estrutural. Na população total, observaram 11 fetos com trissomia 21, sendo que 2 (18%) possuíam dilatação da pelve renal, um caso com dilatação isolada e o outro caso com dilatação associada a outro marcador. Os autores calcularam sensibilidade, especificidade, VPP, VPN e LR para o achado de hidronefrose (Quadro 35-7). Carbone et al. (2011) estudaram 1.055 fetos com hidronefrose isolada e observaram aumento do risco de qualquer aneuploidia de 1,93 (OR) vezes e para a trissomia do cromossomo 21 de 2,91 (OR) vezes.[163] Agathokleous et al. (2013) fizeram metanálise para avaliação do achado de APR e correlação com a trissomia do cromossomo 21.[78] Os autores consideraram APR os diâmetros entre 3-5 mm (de acordo com os autores analisados). Quando APR estava presente, houve aumento do risco para trissomia 21 de 8 vezes (LR+ = 7,6) e quando o marcador estava ausente, houve diminuição do risco em 8,0% (LR- = 0,92).

O APR, quando isolado, em gestantes de baixo risco possui baixo valor preditivo positivo para cromossomopatias, porém, à medida que aumenta a idade materna e o número de anomalias associadas, o risco fetal para cromossomopatias aumenta.[161] O sexo fetal também deve ser levado em consideração visto que o achado de APR é mais frequente em fetos do sexo masculino (2:1), consequentemente, o valor preditivo positivo para cromossomopatias neste sexo é menor.[40,145] De acordo com os autores citados, o encontro de dilatação da pelve renal remete imediatamente para um exame morfológico detalhado. Se a dilatação é isolada, pequena, em fetos do sexo masculino e em mães de baixo risco, o risco fetal para anomalias cromossômicas é muito baixo, não estando indicada a realização de procedimento invasivo. Porém, se o achado de APR ocorre em gestante de alto risco ou associado a outras anomalias, a gestante deve ser orientada com relação ao aumento do risco fetal para cromossomopatias, em especial para trissomia 21 e procedimento invasivo deve ser discutido.

Fêmur e Úmero Curtos

O comprimento do fêmur (CF) ou do úmero (CUm) abaixo de 2DP ou abaixo do 5º percentil para idade gestacional definem esses ossos como curtos, diante da certeza da idade gestacional. Também recebe essa denominação quando a relação CF obtido/CF esperado ou CUm obtido/CUm esperado são ≤ 0,91 para determinado diâmetro biparietal (DBP). As causas podem ser: osso curto constitucional, CIUR, infecção, cromossomopatias, displasias esqueléticas e síndromes genéticas. É importante salientar a influência dos fatores raciais e constitucionais, bem como as diferenças sexuais quando fazemos a avaliação do tamanho dos ossos.[145,164]

A literatura descreve na população normal uma taxa de 0,6 a 11% de fetos com encurtamento dos ossos longos.[75,143,165] Nos fetos com cromossomopatia, a frequência de ossos curtos varia de 11 a 28%.[75,143] O aumento de risco para cromossomopatias frente ao achado de ossos curtos varia de 2,1 a 17,7 vezes.[74,141]

Benacerraf et al. (1992) avaliaram mais de 5.000 fetos de gestações consideradas de alto risco e descreveram que 23 (72%) de 32 fetos com trissomia 21 e 5 (56%) de 9 fetos com trissomia 18 possuíam uma relação comprimento de fêmur obtido/comprimento de fêmur esperada ≤ 0,91 entre a 15ª e 21ª semanas de gestação. Por outro lado, 11% dos fetos normais foram avaliados como portadores de fêmur curto.[165]

Os autores avaliaram a influência do fêmur curto no aumento do risco fetal em gestantes com risco basal para trissomia 21 de 1/250 e observaram VPP para a síndrome de Down de 2,6%. Os mesmos autores avaliaram também o úmero curto como marcador e acharam uma taxa de detecção de 53% para trissomia 21 e um falso-positivo de 5,8%. Para o risco basal de 1/250, o VPP para trissomia 21 foi 3,6%. O VPP subiu para 5,2% quando ambos os ossos foram curtos. Nicolaides et al. (1993a) estudaram 411 fetos com fêmur curto (CC/CF > percentil 97,5) e encontraram 116 (28%) fetos com anomalias cromossômicas, em especial trissomias do 18 e 21, triploidia e monossomia do X.[13] Mathiesen et al. (2014) realizaram estudo prospectivo em população de 147.766 fetos e encontraram 2.718 (1,8%) fetos com fêmur curto.[166] Os autores observaram fêmur curto em 16% dos fetos com trissomia 21, 12% dos fetos com trissomias 13/18 e em 32% dos fetos com translocações não balanceadas. A presença do fêmur curto aumentou o risco para trissomia 21 em 8,8 vezes, com VPP para trissomia 21 de 0,4% (1 feto com trissomia 21 a cada 246 fetos com fêmur curto). Quando os valores preditivos de fêmur e úmero curto foram comparados, Nyberg et al., (2001) encontraram melhor acurácia para a medida do úmero como marcador, não encontrando diferença significativa entre fetos com trissomia 21 e fetos euploides quando avaliaram a medida do fêmur.[143] Achado semelhante foi encontrado anteriormente por Fitz Simmons et al. (1989).[167] Papageorghiou et al. (2008) avaliaram 129 fetos com fêmur curto, sendo que em 83 (64%) fetos este foi um achado isolado e 46 (36%) fetos este achado estava relacionado com outras anomalias.[164] Nos casos associados, os autores encontraram 10 (22%) fetos portadores de cromossomopatias. Por outro lado, não encontraram nenhum caso de cromossomopatias quando o achado foi isolado. Biagiotti et al. (1994) avaliaram 500 fetos com cariótipo normal e 27 fetos com síndrome de Down entre 15 e 20 semanas de gestação e compararam os grupos de acordo com o comprimento dos ossos longos.[150] Consideraram como ossos curtos as relações CF ou CUm obtido/CF ou CUm esperado para um determinado DBP < 0,91. Considerando respectivamente úmero e fêmur, os autores encontraram uma taxa de detecção da trissomia 21 de 55,6 e 48,1%; um falso-positivo de 14,6 e 12,0% e um aumento do risco fetal frente ao achado de 3,8 e 40 vezes. Quando os dois ossos foram associados, a taxa de detecção foi de 44,4%, o falso-positivo foi de 7,6% e um aumento do risco frente ao achado de 5,8 vezes (Quadro 35-7).

Revendo os achados, o encontro de ossos curtos obriga o examinador a realizar exame morfológico detalhado e avaliação do fenótipo dos pais. Se nenhum outro marcador for encontrado, sendo a mãe de baixo risco para cromossomopatias e o casal com baixa estatura, a gestante deve ser aconselhada como de baixo risco para a aneuploidias. Caso contrário, o aconselhamento deve ser baseado no risco individualizado de cada feto, levando-se em consideração o risco basal inicial.

Artéria Umbilical Única

O cordão umbilical normal possui duas artérias umbilicais e uma veia umbilical. A artéria umbilical única (AUU) é definida quando no cordão umbilical só existe uma artéria e uma veia (Fig. 35-36). O diagnóstico ultrassonográfico é feito quando em corte transversal de alça livre do cordão são observados dois vasos, ou ainda, utilizando color Doppler em corte transverso da pelve fetal, na base da bexiga, observa-se artéria umbilical somente em um dos lados da bexiga.[154] Pode resultar da agenesia de uma das duas artérias, aparecer como consequência da atrofia de um dos vasos, resultar da fusão desses vasos ou originar da persistência da artéria alantoide do cordão umbilical primitivo.[154,168] A ausência pode ocorrer em qualquer uma das duas artérias umbilicais, sendo mais frequente à esquerda. A AUU também é mais frequente em gestações gemelares.[145,154] A presença de AUU está associada a malformações estruturais (principalmente cardíacas e geniturinárias), cromossomopatias (principalmente a trissomia do cromossomo 18), CIUR e prognóstico neonatal ruim. Também está associado à maior frequência de inserção anômala do cordão umbilical.

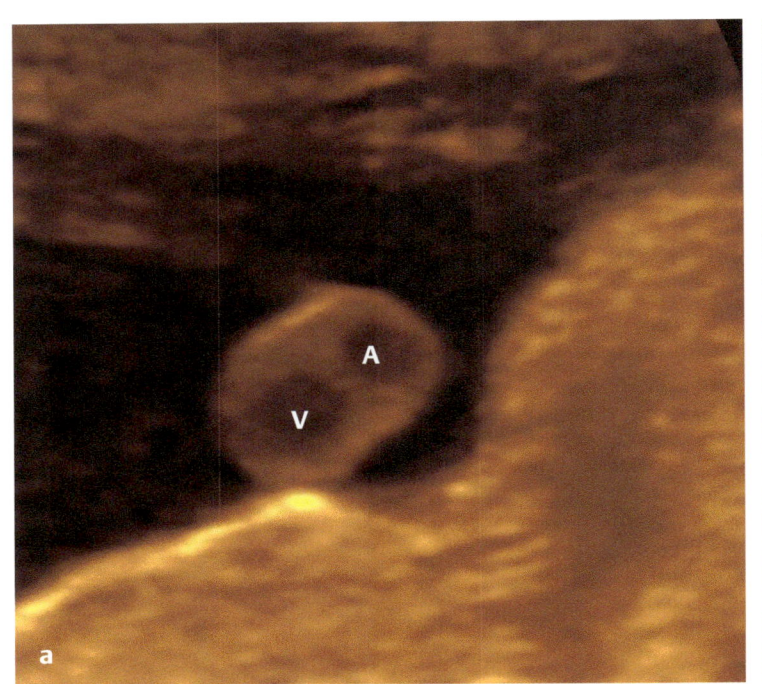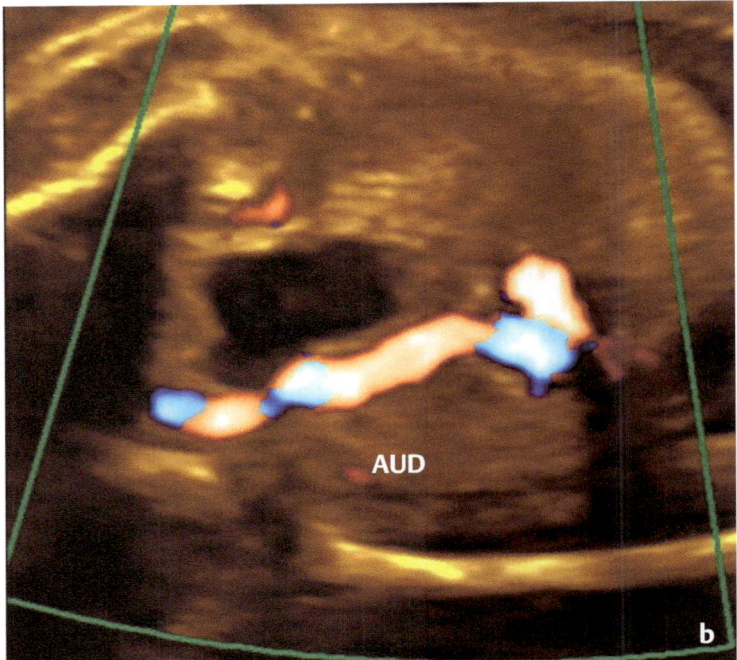

Fig. 35-36. Artéria umbilical única. (**a**) Corte transversal do cordão umbilical; (**b**) Corte transversal da pelve fetal, com apenas uma artéria umbilical ao lado da bexiga. A: Artéria umbilical; V: veia umbilical.

AUU é uma das malformações mais frequentes, sendo encontrada na população geral em frequência que varia entre de 0,6 a 4,8%.[142,169] Em fetos com cromossomopatias, a frequência de AUU varia de 3,7 a 14,8%.[141,169] O encontro de AUU em exame ultrassonográfico aumenta o risco fetal para cromossomopatias em 4,1 a 9,4 vezes.[141,169]

Martínez-Payo *et al.* (2005) avaliaram 5.987 gestações por volta de 20 semanas com reavaliação no período neonatal.[170] Os autores diagnosticaram 40 (0,7%) casos de AUU. O achado de AUU foi isolado em 34 (85%) casos e esteve associado a alguma malformação estrutural e/ou cromossomopatia em seis (15%) casos. Não houve anomalia cromossômica em fetos com AUU isolada. Dois (33%) fetos com aneuploidia (1 feto com trissomia 13 + 1 feto com trissomia 18) foram diagnosticados no grupo de anomalias associadas. Lubusky *et al.* (2007) estudaram 102 (4,8%) fetos com AUU entre 2.147 exames.[169] Os autores encontraram 19 (18,6%) fetos com aneuploidias. A presença de AUU aumentou o risco fetal para cromossomopatias em 4,1 vezes. Não encontraram cromossomopatias em fetos com AUU isolada. Todos os fetos com artéria umbilical única e cromossomopatias, possuíam outras anomalias associadas. Não houve diferença em relação a cromossomopatias quando foram avaliados artéria umbilical direita e esquerda. Quando os autores avaliaram todos os fetos com cromossomopatias na amostra, observaram AUU em 5/39 (12,8%) dos fetos com trissomia 21; em 8/16 (50%) dos fetos com trissomia 18; em 1/4 (25%) dos fetos com trissomia 13 e em 5/69 (7,2%) dos fetos com outras anomalias cromossômicas. Granese *et al.* (2007) avaliaram 12.672 gestações e observaram a frequência de AUU e sua relação com cromossomopatias.[171] Encontraram 61 (0,48%) fetos com AUU, sendo 6 (9,8%) com cromossomopatias. Dos fetos com AUU, 39 (64%) fetos possuíam AUU isolada e 22 (36%) fetos possuíam AUU associada a outro achado ultrassonográfico. No grupo de fetos com AUU isolada, houve diagnóstico de 1 (2,6%) feto com trissomia do cromossomo 21. Os autores dividiram o grupo de AUU associada em dois outros grupos: AUU associada a malformações menores (10 fetos) e AUU associada a malformações maiores (12 fetos). Do último grupo, 5/12 (41,6%) fetos tinham alteração cromossômica. A presença de AUU associada a uma malformação maior multiplicou o risco fetal pelo fator 2,7 enquanto a ausência de uma malformação maior reduziu o risco fetal em 4 vezes. Embora a trissomia clássica relacionada com a AUU seja a trissomia 18, os autores observaram que a presença de AUU aumentou também o

risco para trissomia 21. Dagklis *et al.* (2010) avaliaram gestações no primeiro e segundo trimestre e pesquisaram o achado de AUU.[172] Encontraram 643 fetos com AUU, sendo 424 (65,9%) deles com AUU isolada, 133 (20,7%) com AUU associada a uma única malformação e em 86 (13,4%) com malformações múltiplas. A prevalência de defeitos cromossômico nos grupos foi respectivamente de 0, 3,7 e 50,7%. Foram diagnosticadas 41 anomalias cromossômicas e as mais comuns foram a trissomia do cromossomo 18 (20 fetos), a trissomia do cromossomo 13 (9 fetos) e a triploidia (5 fetos). Friebe-Hoffmann *et al.* (2019) avaliaram 1.169 fetos com AUU.[168] Alteração cromossômica esteve presente em 25 (2,1%) fetos. Quando avaliaram a associação de AUU e outras malformações, encontraram 989 (84,6%) AUU isoladas e 180 (15,4%) AUU associadas a anomalias estruturais ou cromossômicas. Cromossomopatia foi identificada em 25 (2,1%) fetos com AUU, em 20 (80%) deles associado a malformações estruturais.

O encontro de AUU deve ser seguido de minuciosa investigação fetal, em especial do coração e do sistema geniturinário. Se a gestante for de baixo risco para cromossomopatias (idade materna < 35 anos, rastreamento de primeiro trimestre normal, rastreamento bioquímico normal), a gestante deve ser orientada de que o risco para cromossomopatias é baixo e procedimento invasivo deve ser evitado. Doppler e acompanhamento do crescimento fetal devem ser realizados para diagnóstico de CIUR. Caso a gestante tenha algum fator de risco, o risco fetal para cromossomopatias está aumentado e o estudo do cariótipo fetal deve ser sugerido.

CONCLUSÃO

A busca por informações que dizem respeito a saúde fetal começou com Hipócrates, na Grécia antiga. Os primeiros relatos remontam ao exame da mama que sugeria a boa evolução da gestação. Obtivemos grandes avanços no século passado, iniciando com avaliações hormonais, cardiotocografia, ultrassonografia, PBF, Dopplerfluxometria. Nas décadas de 1980 e 1990 houve uma corrida no sentido de avaliação da anatomia fetal e possíveis sinais preditivos para cromossomopatias. No momento atual, os objetivos envolvem diagnósticos precoces e sinais preditivos que possibilitem a prevenção das principais complicações obstétricas: prematuridade, síndromes hipertensivas, restrição de crescimento.

A ultrassonografia abre uma janela que possibilita a observação fetal desde seus momentos iniciais. Hoje a investigação de sinais fetais que permitam predizer a saúde fetal é fundamental na condução de um pré-natal adequado. As informações são importantes para o casal e para o obstetra assistente. Para o casal, na maioria das vezes, permitem diminuir a ansiedade resultante do temor de um filho especial. Para o obstetra assistente, essas informações permitem o planejamento, a prevenção, tratamento fetal, condução e finalmente o término da gestação em momento, forma, local e equipe adequados ao suporte do neonato.

O rastreamento das aneuploidias faz parte do conjunto de informações que dão suporte ao casal e ao obstetra. Não é só a decisão de interrupção da gestação frente a uma cromossomopatia que está em jogo neste processo diagnóstico. Um rastreamento negativo diminui a já citada ansiedade e da maior tranquilidade para condução da gestação. Um rastreamento positivo permite aconselhamento adequado do casal e investigação caso haja o desejo. Ainda, o conhecimento com relação a uma anomalia cromossômica permite o planejamento e condução da gestação com riscos diferenciados, tanto por parte do casal como também do obstetra assistente. Por fim, permite ao casal a preparação psicológica e financeira necessária para o recebimento de uma criança especial.

Ao lermos o capítulo, observamos que diferentes marcadores de cromossomopatias possuem diferentes valores preditivos positivos para cromossomopatias. Ainda, diferenças pessoais entre as gestantes, idade, história prévia, história familiar, testes prévios de rastreamento, associações com outras alterações ultrassonográficas mudam completamente a forma de orientação. Um aconselhamento adequado depende do conhecimento do examinador a respeito de cada marcador. Cuidado especial deve ser tomado com os marcadores menores, tanto quanto a uma exposição exagerada ao procedimento invasivo, quanto à ansiedade desnecessária criada por esses marcadores.

Existem padrões determinados para cada síndrome. Na trissomia 21 são comuns as observações de braquicefalia, achatamento da face, edema de nuca, defeitos cardíacos (em especial defeitos atrioventriculares), atresia duodenal, hiperecogenicidade do intestino, hidronefrose leve, encurtamento dos membros, clinodactilia do 5º dedo da mão e afastamento entre o 1º e 2º artelhos. Para a trissomia 18, os achados mais comuns são a "cabeça em forma de morango", cisto do plexo coroide, ausência de corpo caloso, aumento da cisterna magna, fenda facial, micrognatia, edema de nuca, defeitos cardíacos, hérnia diafragmática, atresia esofagiana, onfalocele, defeitos renais, CIUR, encurtamento dos membros, dedos das mãos sobrepostos e talipes. Na trissomia 13 são comuns os achados de holoprosencefalia, fenda facial, defeitos cardíacos, defeitos renais e polidactilia. A Síndrome de Turner tem como características ultrassonográficas o higroma cístico, edema generalizado e defeitos cardíacos e colocar fim na triploidia os achados mais comuns são a placenta molar, o CIUR precoce e a assimetria exacerbada entre cabeça e corpo, ventriculomegalia, micrognatia, defeitos cardíacos e sindactilia.

Não podemos deixar de enfatizar a importância da formação do médico ultrassonografista. O resultado do exame ultrassonográfico é dependente do examinador e sua capacidade para realizar um exame morfológico terciário adequado. Fazer um exame morfológico é completamente diferente de fazer um exame biométrico. Sinais sutis como posicionamento das orelhas, micrognatia, pequenos defeitos interventriculares podem parecer normais para examinadores menos experientes. Dessa forma, o aperfeiçoamento e o treinamento contínuos são fundamentais para um aconselhamento final adequado.

A complexidade deste capítulo está expressa não só na habilidade do examinador em fazer uma boa investigação ultrassonográfica, mas principalmente na habilidade de orientar corretamente o casal após o exame ultrassonográfico. O melhor aconselhamento não é aquele que atende aos livros e aos preceitos médicos, mas aquele que atende e conforta o casal, independentemente da decisão tomada após todas as considerações sobre os achados ultrassonográficos.

REFERÊNCIAS BIBLIOGRÁFICAS

1. Callen PW. Ultra-sonografia em obstetrícia e ginecologia. Livraria Editora Santos; 1991.
2. Bahado-Singh RO, Wyse L, Dorr MA, Copel JA, O'Conor T, Hobbins J. Fetuses with Down syndrome have disproportionately shortened frontal lobe dimensions on ultrasonographic examination. Am J Obstet Gynecol. 1992;167:1009-14.
3. Perry TB, Benzie RJ, Cassar N, et al. Fetal cephalometry by ultrasound as a screening procedure for the prenatal detection of Down syndrome. Br J Obstet Gynaecol. 1984;91:138-43.
4. Shah YG, Eckl CJ, Stinson SK, Woods JR. Biparietal diameter/femur lenght ratio, cephalic index, and femur lenght measurements: not reliable screening techniques for Down syndrome. Obstet Gynecol. 1990;75:186-88.
5. Borrell A, Costa D, Martinez JM, Puerto B, Carrio A, Ojuel J, Fortuny A. Brachycephaly is ineffective for detection of Down syndrome in early midtrimester fetuses. Early Hum Dev. 1997a Jan 3;47(1):57-61.
6. Nicolaides KH, Snijders RJM, Gosden CM, Berry C, Campbell S. Ultrasonographically detectable markers of fetal chromosomal abnormalities. Lancet. 1992ª Sep;340:704-7.
7. Nicolaides KH, Salvesen D, Snijders RJM, Gosden CM. Strawberry shaped skull: associated malformations and chromosomal defects. Fetal Diagn Ther. 1992b;7;132-7.
8. Shields LE, Carpenter LA, Smith KM, Nghiem HV. Ultrasonographic diagnosis of trisomy 18: is it practical in the early second trimester? J Ultrasound Med. 1998 May;17(5):327-31.
9. Sivanathan J & Thilaganathan B. Genetics for obstetricians and gynaecologists: Chapter: Genetic markers on ultrasound scan. Best Pract Res Clin Obstet Gynaecol. 2017 July;42:64-85.
10. Romero R, Pilu G, Jeanty P, Guidini A, HoBBins JC. Prenatal diagnosis of congenital anomalies. Applton & Lange; 1988.
11. Nicolaides KH, Berry S, Snijders RJM, Thorpe-Beeston JG, Gosden CM. Fetal lateral cerebral ventriculomegaly: associated malformations and chromosomal defects. Fetal Diagn Ther. 1990;5:5-14.
12. Eydoux P, Choiset A, Le Porrier N, Thepot F, Szpiro-tapia S, Alliet J, Ramond S, Viel JF, Gautier E, Morichon N, Girard-Orgeolet S. Chromosomal prenatal diagnosis: Study of 936 cases of intrauterine abnormalities after ultrasound assessment. Prenat Diagn. 1989;9:255-68.
13. Nicolaides KH, Shawwa L, Brizot ML and Snijders RJM. Ultrasonographically detectable markers of fetal chromosomal defects. Ultrasound Obstet. Gynecol. 1993a;3:56-69.
14. Zhao D, Cai A, Wang B, Lu X, Meng L. Presence of chromosomal abnormalities in fetuses with isolated ventriculomegaly on prenatal ultrasound in China. Mol Genet Genomic Med. 2018 Nov;6(6):1015-20.
15. Scala C, Familiari A, Pinas A, Papageorghiou AT, Bhide A, Thilaganathan B, Khalil A. Perinatal and long-term outcomes in fetuses diagnosed with isolated unilateral ventriculomegaly: systematic review and meta-analysis. Ultrasound Obstet Gynecol. 2017 Apr;49(4):450-9.
16. Blakey-Cheung S, Parker P, Schlaff W, Monseur B, Keppler-Noreuil K, Al-Kouatly HB. Diagnosis and clinical delineation of mosaic tetrasomy 5p. Eur J Med Genet. 2019 Feb 21:103634.
17. Chervenak FA, Isaacson G, Hobbins JC, Chitkara U, Tortora M, Berkowitz RL. Diagnosis and management of fetal holoprosencephaly. Obstet Gynecol. 1985;66:322-6.
18. Nyberg DA, Mack LA, Bronstein A, Hirsch J, Pagon RA. Holoprosencephaly: prenatal sonographic diagnosis. AJR. 1987;149:1051-8.
19. Berry SD, Gosden CM, Snijders RJM, Nicolaides KH. Fetal holoprosencephaly: associated malformations and chromosomal defects. Fetal Diagn Ther. 1990;5:92-9.
20. Croen LA, Shaw GM, Lammer EJ. Holoprosencephaly: epidemiologic and clinical characteristics of a California population. Am J Med Genet. 1996 Aug 23;64(3):465-72.
21. Snijders R, Faria M, Von Kaisenberg, Nicolaides K. Fetal abnormalities. In: Snijders R; Nicolaides K (Orgs.). Ultrasound markers for fetal chromosomal defects. Londres: Parthenon; 1996. v. 1. p. 1-62.
22. Hu T, Kruszka P, Martinez AF, Ming JE, Shabason EK, Raam MS, et al. Cytogenetics and holoprosencephaly: A chromosomal microarray study of 222 individuals with holoprosencephaly. Am J Med Genet C Semin Med Genet. 2018 June;178(2):175-86.
23. Hanzlik E, Gigante J. Microcephaly. Children (Basel). 2017 June 9;4(6). pii: E47.

24. Nawathe A, Doherty J, Pandya P. Fetal microcephaly. BMJ. 2018 June 4;361:k2232.

25. Dahlgren L, Wilson RD. Prenatally diagnosed microcephaly: a review of etiologies. Fetal Diagn Ther. 2001 Nov-Dec;16(6):323-6.

26. Boonsawat P, Joset P, Steindl K, Oneda B, Gogoll L, et al. Elucidation of the phenotypic spectrum and genetic landscape in primary and secondary microcephaly. Genet Med. 2019 Sep;21(9):2043-58.

27. Rüland AM, Gloning KP, Albig M, Kagan KO, Hammer R, Schälike M, et al. The incidence of chromosomal aberrations in prenatally diagnosed isolated agenesis of the corpus callosum. Ultraschall Med. 2017 Dec;38(6):626-32.

28. Vergani P, Ghidini A, Strobelt N, Locatelli A, Mariani S, Bertalero C, Cavallone M. Prognostic indicators in prenatal diagnosis of agenesis of corpus callosum. Am J Obstet Gynecol. 1994;170:753-8.

29. Winter TC, Reichman JA, Luna JA, Cheng EY, Doll AM, Komarniski CA, et al. Frontal lobe shortening in second-trimester fetuses with trisomy 21: usefulness as a US marker. Radiology. 1998 Apr;207(1):215-22.

30. Wüest A, Surbek D, Wiest R, Weisstanner C, Bonel H, Steinlin M, et al. Enlarged posterior fossa on prenatal imaging: differential diagnosis, associated anomalies and postnatal outcome. Acta Obstet Gynecol Scand. 2017 July;96(7):837-43.

31. Estroff JA, Scott MR, Benacerraf BR. Dandy-Walker variant: prenatal sonographic features and clinical outcome. Radiology. 1992;185:755-8.

32. D'Antonio F, Khalil A, Garel C, Pilu G, Rizzo G, Lerman-Sagie T, et al. Systematic review and meta-analysis of isolated posterior fossa malformations on prenatal ultrasound imaging (part 1): nomenclature, diagnostic accuracy and associated anomalies. Ultrasound Obstet Gynecol. 2016 June;47(6):690-7.

33. Hirsch JF, Pierre-Kahn A, Renier D, Sainte-Rose C, Hoppe-Hirsch E. The Dandy-Walker malformation. A review of 40 cases. J Neurosurg. 1984 Sep;61(3):515-22.

34. Watson WJ, Katz VL, Chescheir NC, Miller RC, Menard MK, Hansen WF. The cisterna magna in second-trimester fetuses with abnormal karyotypes. Obstet Gynecol. 1992;79:723-5.

35. Sonek J, Borenstein M, Downing C, McKenna D, Neiger R, Croom C, et al. Frontomaxillary facial angles in screening for trisomy 21 at 14-23 weeks' gestation. Am J Obstet Gynecol. 2007 Aug;197(2):160. e1-5.

36. de Jong-Pleij EA, Ribbert LS, Manten GT, Tromp E, Bilardo CM. Maxilla-nasion-mandible angle: a new method to assess profile anomalies in pregnancy. Ultrasound Obstet Gynecol. 2011 May;37(5):562-9.

37. Molina F, Persico N, Borenstein M, Sonek J, Nicolaides KH. Frontomaxillary facial angle in trisomy 21 fetuses at 16-24 weeks of gestation. Ultrasound Obstet Gynecol. 2008 Apr;31(4):384-7.

38. Odibo AO, Schoenborn JA, Haas K, Macones GA. Does the combination of fronto-maxillary facial angle and nasal bone evaluation improve the detection of Down syndrome in the second trimester? Prenat Diagn. 2009 Oct;29(10):947-51.

39. Vos FI, de Jong-Pleij EA, Bakker M, Tromp E, Kagan KO, Bilardo CM. Fetal facial profile markers of Down syndrome in the second and third trimesters of pregnancy. Ultrasound Obstet Gynecol. 2015 Aug;46(2):168-73.

40. Sonek J, Croom C. Second trimester ultrasound markers of fetal aneuploidy. Clin Obstet Gynecol. 2014 Mar;57(1):159-81.

41. Sonek JD, McKenna D, Webb D, Croom C, Nicolaides K. Nasal bone length throughout gestation: normal ranges based on 3537 fetal ultrasound measurements. Ultrasound Obstet Gynecol. 2003 Feb;21(2):152-5.

42. Cicero S, Sonek JD, McKenna DS, Croom CS, Johnson L, Nicolaides KH. Nasal bone hypoplasia in trisomy 21 at 15-22 weeks' gestation. Ultrasound Obstet Gynecol. 2003 Jan;21(1):15-8.

43. Geipel A, Willruth A, Vieten J, Gembruch U, Berg C. Nuchal fold thickness, nasal bone absence or hypoplasia, ductus venosus reversed flow and tricuspid valve regurgitation in screening for trisomies 21, 18 and 13 in the early second trimester. Ultrasound Obstet Gynecol. 2010 May;35(5):535-9.

44. Kagan KO, Sonek J, Berg X, Berg C, Mallmann M, Abele H, et al. Facial markers in second- and third-trimester fetuses with trisomy 18 or 13, triploidy or Turner syndrome. Ultrasound Obstet Gynecol. 2015 July;46(1):60-5.

45. Maymon R, Levinsohn-Tavor O, Cuckle H, Tovbin Y, Dreazen E, Wiener Y, Herman A. Second trimester ultrasound prenasal thickness combined with nasal bone length: a new method of Down syndrome screening. Prenat Diagn. 2005 Oct;25(10):906-11.

46. Persico N, Borenstein M, Molina F, Azumendi G, Nicolaides KH. Prenasal thickness in trisomy-21 fetuses at 16-24 weeks of gestation. Ultrasound Obstet Gynecol. 2008; Nov;32(6):751-4.

47. Maymon R, Mendlovic S, Melcer Y, Sarig-Meth T, Habler L, Cuckle H, Vaknin Z. Role of collagen type IV in the pathogenesis of increased prenasal thickness in Down syndrome fetuses: sonographic and immunohistological findings. J Perinat Med. 2017 Feb 1;45(2):213-8.

48. Mouthon L, Busa T, Bretelle F, Karmous-Benailly H, Missirian C, Philip N, Sigaudy S. Prenatal diagnosis of micrognathia in 41 fetuses: Retrospective analysis of outcome and genetic etiologies. Am J Med Genet A. 2019 Dec;179(12):2365-73.

49. Kaufman MG, Cassady CI, Hyman CH, Lee W, Watcha MF, Hippard HK, et al. Prenatal identification of pierre robin sequence: a review of the literature and look towards the future. Fetal Diagn Ther. 2016;39(2):81-9.

50. Luedders DW, Bohlmann MK, Germer U, Axt-Fliedner R, Gembruch U, Weichert J. Fetal micrognathia: objective assessment and associated anomalies on prenatal sonogram. Prenat Diagn. 2011 Feb;31(2):146-51.

51. Otto C, Platt LD. The fetal mandible measurement: an objective determination of fetal jaw size. Ultrasound Obstet Gynecol. 1991 Jan 1;1(1):12-7.

52. Rotten D, Levaillant JM, Martinez H, Ducou le Pointe H, Vicaut E. The fetal mandible: a 2D and 3D sonographic approach to the diagnosis of retrognathia and micrognathia. Ultrasound Obstet Gynecol. 2002 Feb;19(2):122-30.

53. Palit G, Jacquemyn Y, Kerremans M. An objective measurement to diagnose micrognathia on prenatal ultrasound. Clin Exp Obstet Gynecol. 2008; 35(2):121-3.

54. Borenstein M, Persico N, Strobl I, Sonek J, Nicolaides KH. Frontomaxillary and mandibulomaxillary facial angles at 11+0 to 13+6 weeks in fetuses with trisomy 18. Ultrasound Obstet Gynecol. 2007;30:928-33.

55. Benacerraf BR, Frigoletto FD, Green MF. Abnormal facial features and extremities in human trisomy syndromes: prenatal US appearance. Radiology. 1986a;159:243-6.

56. Marginean C, Sasarean V, Marginean CO, Melit LE, Marginean MO. Prenatal diagnosis of cleft lip and cleft lip palate - a case series. Med Ultrason. 2018 Dec 8;20(4):531-5.

57. The Fetal Medicine Foundation, 2019. Disponível em : https://fetalmedicine.org

58. Bergé SJ, Plath H, Van de Vondel PT, Appel T, Niederhagen B, Von Lindern JJ, et al. Fetal cleft lip and palate: sonographic diagnosis, chromosomal abnormalities, associated anomalies and postnatal outcome in 70 fetuses. Ultrasound Obstet Gynecol. 2001 Nov;18(5):422-31.

59. Lei TY, Wang HT, Li F, Cui YQ, Fu F, Li R, Liao C. Application of high resolution SNP arrays in patients with congenital oral clefts in south China. J Genet. 2016 Dec;95(4):801-9.

60. Nicolaides KH, Salvesen DR, Snijders RJM, Gosden CM. Fetal facial defects: associated malformations and chromosomal abnormalities. Fetal Diagn Ther. 1993b;8:1-9.

61. Kaczorowska N, Kaczorowski K, Laskowska J, Mikulewicz M. Down syndrome as a cause of abnormalities in the craniofacial region: A systematic literature review. Adv Clin Exp Med. 2019; Nov 26.

62. Orgul G, Ozyuncu O, Oktem A, Beksac MS. Management and outcomes of cystic hygromas: experience of a tertiary center. J Ultrasound. 2017 May 4;20(2):127-31.

63. Pearce MJ, Griffin D, Campbell S. The differential prenatal diagnosis of cystic hygromata and encephalocele by ultrasound examination. J Clin Ultrasound. 1985;13:317-20.

64. Zhang S, Lei C, Wu J, Sun H, Yang Y, Zhang Y, Sun X. A retrospective study of cytogenetic results from amniotic fluid in 5328 fetuses with abnormal obstetric sonographic findings. J Ultrasound Med. 2017 Sep;36(9):1809-17.

65. Redford DH, McNay MB, Ferguson-Smith ME, Jamieson ME. Aneuploidy and cystic hygroma detectable by ultrasound. Prenat Diagn. 1984 Sep-Oct;4(5):377-82.

66. Azar G, Snijders RJM, Gosden CM, Nicolaides KH. Fetal nuchal cystic hygromata: associated malformations and chromosomal defects. Fetal Diagn Ther. 1991;6:46-57.

67. Chervenak FA, Isaacson G, Blakemore KJ, Breg RW, Hobbins JC, Berkowitz RL, et al. Fetal cystic hygroma: cause and natural history. New Engl J Med. 1983;309:822-5.

68. Abramowicz JS, Warsof SL, Doyle DL, Smith D, Levy DL. Congenital cystic hygroma of the neck diagnosed prenatally: Outcome with normal and abnormal karyotype. Prenat Diagn. 1989;9:321-7.

69. Gedikbasi A, Gul A, Sargin A, Ceylan Y. Cystic hygroma and lymphangioma: associated findings, perinatal outcome and prognostic factors in live-born infants. Arch Gynecol Obstet. 2007 Nov;276(5):491-8.

70. Li L, Fu F, Li R, Liu Z, Liao C. Prenatal diagnosis and pregnancy outcome analysis of thickened nuchal fold in the second trimester. Medicine (Baltimore). 2018 Nov;97(46):e13334.

71. Gray DL, Crane JP. Optimal nuchal skin-fold thresholds based on gestational age for prenatal detection of Down syndrome. Am J Obstet Gynecol. 1994 Nov;171(5):1282-6.

72. Nicolaides KH, Azar G, Snijders RJM, Gosden CM. Fetal nuchal edema: associated malformations and chromosomal defects. Fetal Diagn Ther. 1992c;7;123-31.

73. Benacerraf BR, Barss VA, Laboda LA. A sonographic sign for the detection in the second trimester of the fetus with Down's syndrome. Am J Obstet Gynecol. 1985;151:1078-9.

74. Bottalico JN, Chen X, Tartaglia M, Rosario B, Yarabothu D, Nelson L. Second-trimester genetic sonogram for detection of fetal chromosomal abnormalities in a community-based antenatal testing unit. Ultrasound Obstet Gynecol. 2009 Feb;33(2):161-8.

75. Bromley B, Shipp TD, Lyons J, Groszmann Y, Navathe RS, Benacerraf BR. What is the importance of second-trimester "soft markers" for trisomy 21 after an 11- to 14-week aneuploidy screening scan? J Ultrasound Med. 2014 Oct;33(10):1747-52.

76. Benacerraf BR, Gelman R, Frigoletto FD. Sonographic identification of second trimester fetuses with Down's syndrome. N Engl J Med. 1987a;317:1371-6.

77. Borrell A, Costa D, Martinez JM, Delgado RD, Farguell T, Fortuny A. Criteria for fetal nuchal thickness cut-off: a re-evaluation. Prenat Diagn. 1997b Jan;17(1):23-9.

78. Agathokleous M, Chaveeva P, Poon LC, Kosinski P, Nicolaides KH. Meta-analysis of second-trimester markers for trisomy 21. Ultrasound Obstet Gynecol. 2013 Mar;41(3):247-61.

79. Society for maternal-fetal medicine (SMFM) clinical guideline #7: nonimmune hydrops fetalis. Am J Obstet Gynecol. 2015 Feb;212(2):127-39.

80. Skoll MA, Sharland GK, Allan LD. Is the ultrasound definition of fluid collections in non-immune hydrops fetalis helpful in defining the underlying cause or predicting outcome? Ultrasound Obstet Gynecol. 1991 Sep 1;1(5):309-12.

81. Bellini C, Hennekam RC, Fulcheri E, Rutigliani M, Morcaldi G, Boccardo F, Bonioli E. Etiology of nonimmune hydrops fetalis: a systematic review. Am J Med Genet A. 2009 May;149A(5):844-51.

82. Santo S, Mansour S, Thilaganathan B, Homfray T, Papageorghiou A, Calvert S, Bhide A. Prenatal diagnosis of non-immune hydrops fetalis: what do we tell the parents? Prenat Diagn. 2011 Feb;31(2):186-95.

83. Jauniaux E, Maldergem LV, Munter CD, Moscoso G, Gillerot Y. Nonimmune hydrops fetalis associated with genetic abnormalities. Obstet Gynecol. 1990;75:568.

84. Nora JJ, Nora AH. The evolution of specific genetic and environmental counselling in congenital heart disease. Circulation. 1978;57:205.

85. Blake DM, Copel JA, Kleinman CS. Hypoplastic left heart syndrome: Prenatal diagnosis, clinical profile, and management. Am J Obstet Gynecol. 1991;165:529-34.

86. Paladini D, Calabro R, Palmieri S, D'Andrea T. Prenatal diagnosis of congenital heart disease and fetal karyotyping. Obstet Gynecol. 1993;81:679-82.

87. Cai M, Huang H, Su L, Lin N, Wu X, Xie X, et al. Fetal congenital heart disease: Associated anomalies, identification of genetic anomalies by single-nucleotide polymorphism array analysis, and postnatal outcome. Medicine (Baltimore). 2018 Dec;97(50):e13617.

88. Morlando M, Bhide A, Familiari A, Khalil A, Morales-Roselló J, Papageorghiou AT, Carvalho JS. The association between prenatal atrioventricular septal defects and chromosomal abnormalities. Eur J Obstet Gynecol Reprod Biol. 2017 Jan;208:31-5.

89. Liu L, Wang HD, Cui CY, Yao HM, Huang L, Li T, et al. Investigating the characteristics of echocardiogram, surgical treatment, chromosome and prognosis for fetal right heart enlargement: A STROBE-compliant article. Medicine (Baltimore). 2018 Nov;97(48):e13307.

90. Chaoui R, Heling KS, Sarioglu N, Schwabe M, Dankof A, Bollmann R. Aberrant right subclavian artery as a new cardiac sign in second- and third-trimester fetuses with Down syndrome. Am J Obstet Gynecol. 2005 Jan;192(1):257-63.

91. Paladini D, Sglavo G, Pastore G, Masucci A, D'Armiento MR, Nappi C. Aberrant right subclavian artery: incidence and correlation with other markers of Down syndrome in second-trimester fetuses. Ultrasound Obstet Gynecol. 2012 Feb;39(2):191-5.

92. Scala C, Leone Roberti Maggiore U, Candiani M, Venturini PL, Ferrero S, Greco T, Cavoretto P. Aberrant right subclavian artery in fetuses with Down syndrome: a systematic review and meta-analysis. Ultrasound Obstet Gynecol. 2015 Sep;46(3):266-76.

93. Maya I, Kahana S, Yeshaya J, Tenne T, Yacobson S, Agmon-Fishman I, et al. Chromosomal microarray analysis in fetuses with aberrant right subclavian artery. Ultrasound Obstet Gynecol. 2017 Mar;49(3):337-41.

94. Wynn J, Yu L, Chung WK. Genetic causes of congenital diaphragmatic hernia. Semin Fetal Neonatal Med. 2014 Dec;19(6):324-30.

95. Tonks A, Wyldes M, Somerset DA, Dent K, Abhyankar A, Bagchi I, et al. Congenital malformations of the diaphragm: findings of the West Midlands Congenital Anomaly Register 1995 to 2000. Prenat Diagn. 2004 Aug;24(8):596-604.

96. Benacerraf BR& Adzick NS. Fetal diaphragmatic hernia: ultrasound diagnosis and clinical outcome in 19 cases. Am J Obstet Gynecol. 1987b;156:573-6.

97. Sharland GK, Lockhart SM, Heward AJ, Allan LD. Prognosis in fetal diaphragmatic hernia. Am J Obstet Gynecol. 1992;166:9-13.

98. Howe DT, Kilby MD, Sirry H, Barker GM, Roberts E, Davison EV, et al. Structural chromosome anomalies in congenital diaphragmatic hernia. Prenat Diagn. 1996 Nov;16(11):1003-9.

99. Ruano R, Bunduki V, Silva MM, Yoshizaki CT, Tanuri U, Macksoud JG, Zugaib M. Prenatal diagnosis and perinatal outcome of 38 cases with congenital diaphragmatic hernia: 8-year experience of a tertiary Brazilian center. Clinics. (São Paulo) 2006 June;61(3):197-202.

100. Zaiss I, Kehl S, Link K, Neff W, Schaible T, Sütterlin M, Siemer J. Associated malformations in congenital diaphragmatic hernia. Am J Perinatol. 2011 Mar;28(3):211-8.

101. Pettersen HN, Faria M, Penido MT. Malformações torácicas. In: Medicina fetal – manual SOGIMIG. Silva CHM & Peixoto AB (eds). Rio de Janeiro: Medbook Editora Científica e Ltda; 2018. p. 280-302.

102. Yang X, Yang D, Deng Q, Fang F, Han J, Zhen L, et al. Risk factors associated with fetal pleural effusion in prenatal diagnosis: a retrospective study in a single institute in Southern China. J Obstet Gynaecol. 2019 Dec 6:1-5.

103. Waller K, Chaithongwongwatthana S, Yamasmit W, Donnenfeld AE. Chromosomal abnormalities among 246 fetuses with pleural effusions detected on prenatal ultrasound examination: factors associated with an increased risk of aneuploidy. Genet Med. 2005 July-Aug;7(6):417-21.

104. Weissbach T, Kushnir A, Rasslan R, Rosenblatt O, Yinon Y, Berkenstadt M, et al. Fetal pleural effusion: Contemporary methods of genetic evaluation. Prenat Diagn. 2019 Aug;39(9):751-7.

105. Hashimoto K, Shimizu T, Fukuda M, Ozaki M, Shimoya K, Koyama M, Murata Y. Pregnancy outcome of embryonic/fetal pleural effusion in the first trimester. J Ultrasound Med. 2003 May;22(5):501-5.

106. Pettersen HN & Nicolaides KH. Pleural effusions. In: Fetal therapy – invasive and transplacental. Fisk NM & Moise Jr. KJ (Ed.). Cambridge: Cambridge University Press; 1997. p. 261-72.

107. Pardy C, D'Antonio F, Khalil A, Giuliani S. Prenatal detection of esophageal atresia: A systematic review and meta-analysis. Acta Obstet Gynecol Scand. 2019 June;98(6):689-99.

108. Haeusler MC, Berghold A, Stoll C, Barisic I, Clementi M; EUROSCAN Study Group. Prenatal ultrasonographic detection of gastrointestinal obstruction: results from 18 European congenital anomaly registries. Prenat Diagn. 2002 July;22(7):616-23.

109. Takahashi D, Hiroma T, Takamizawa S, Nakamura T. Population-based study of esophageal and small intestinal atresia/stenosis. Pediatr Int. 2014 Dec;56(6):838-44.

110. Geneviève D, de Pontual L, Amiel J, Sarnacki S, Lyonnet S. An overview of isolated and syndromic oesophageal atresia. Clin Genet. 2007 May;71(5):392-9.

111. Spaggiari E, Faure G, Rousseau V, Sonigo P, Millischer-Bellaiche AE, Kermorvant-Duchemin E, et al. Performance of prenatal diagnosis in esophageal atresia. Prenat Diagn. 2015 Sep;35(9):888-93.

112. Springett A, Wellesley D, Greenlees R, Loane M, Addor MC, et al. Congenital anomalies associated with trisomy 18 or trisomy 13: A registry-based study in 16 European countries, 2000-2011. Am J Med Genet A. 2015 Dec;167A(12):3062-9.

113. Fonkalsrud EW, De Lorimier AA, Hays DM. Congenital atresia and stenosis of the duodenum. A review compiled from the members of the Surgical Section of the American Academy of Pediatrics. Pediatrics. 1969;43:79-83.

114. Touloukian RJ. Intestinal atresia. Clin Perinatol. 1978;5:3-18.

115. Rizzo N, Pitalis MC, Pilu G, Orsini LF, Perolo A, Bovicelli L. Prenatal karyotyping in malformed fetuses. Prenat Diagn. 1990;10:17-23.

116. Nicolaides KH, Snijders RJM, Cheng H, Gosden CM. Fetal abdominal wall and gastrointestinal tract defects: associated malformations and chromosomal defects. Fetal Diagn Ther. 1992d;7:102-15.

117. Prefumo F & Izzi C. Fetal abdominal wall defects. Best Pract Res Clin Obstet Gynaecol. 2014 Apr;28(3):391-402.

118. Faugstad TM, Brantberg A, Blaas HG, Vogt C. Prenatal examination and postmortem findings in fetuses with gastroschisis and omphalocele. Prenat Diagn. 2014 June;34(6):570-6.

119. Fleurke-Rozema H, van de Kamp K, Bakker M, Pajkrt E, Bilardo C, Snijders R. Prevalence, timing of diagnosis and pregnancy outcome of abdominal wall defects after the introduction of a national prenatal screening program. Prenat Diagn. 2017 Apr;37(4):383-8.

120. Mastroiacovo P, Lisi A, Castilla EE, Martínez-Frías ML, Bermejo E, et al. Gastroschisis and associated defects: an international study. Am J Med Genet A. 2007 Apr 1;143A(7):660-71.

121. Deshpande C & Hennekam RC. Genetic syndromes and prenatally detected renal anomalies. Semin Fetal Neonatal Med. 2008 June;13(3):171-80.

122. Dias T, Sairam S, Kumarasiri S. Ultrasound diagnosis of fetal renal abnormalities. Best Pract Res Clin Obstet Gynaecol. 2014 Apr;28(3):403-15.

123. Jones KL, Jones MC, Campo MD. Smith's recognizable patterns of human malformation, 7th ed. Philadelphia: Elservier Saunders; 2013.

124. Nicolaides KH, Cheng HH, Abbas A, Snijders RJ, Gosden C. Fetal renal defects: associated malformations and chromosomal defects. Fetal Diagn Ther. 1992e;7(1):1-11.

125. Saito M, Cabral ACV, Isfer EV. Sistema urogenital. In: Isfer EV, Sanchez RC, Saito M. Medicina fetal – Diagnóstico pré-natal e conduta. Rio de Janeiro: Revinter; 1996.

126. Wiesel A, Queisser-Luft A, Clementi M, Bianca S, Stoll C; EUROSCAN Study Group. Prenatal detection of congenital renal malformations by fetal ultrasonographic examination: an analysis of 709,030 births in 12 European countries. Eur J Med Genet. 2005 Apr-June;48(2):131-44.

127. Shi Y, Zhang B, Kong F, Li X. Prenatal limb defects: Epidemiologic characteristics and an epidemiologic analysis of risk factors. Medicine (Baltimore). 2018 July;97(29):e11471.

128. Andrikopoulou M, Vahanian SA, Chavez MR, Murphy J, Hanna N, Vintzileos AM. Improving the ultrasound detection of isolated fetal limb abnormalities. J Matern Fetal Neonatal Med. 2017 Jan;30(1):46-9.

129. Dicke JM, Piper SL, Goldfarb CA. The utility of ultrasound for the detection of fetal limb abnormalities--a 20-year single-center experience. Prenat Diagn. 2015 Apr;35(4):348-53.

130. Paladini D, Greco E, Sglavo G, D'Armiento MR, Penner I, Nappi C. Congenital anomalies of upper extremities: prenatal ultrasound diagnosis, significance, and outcome. Am J Obstet Gynecol. 2010 June;202(6):596.e1-10.

131. Kutuk MS, Altun O, Tutus S, Dogan ME, Ozgun MT, Dundar M. Prenatal diagnosis of upper extremity malformations with ultrasonography: Diagnostic features and perinatal outcome. J Clin Ultrasound. 2017 June;45(5):267-76.

132. Jeanty P, Romero R, D'Alton M, Venus I, Hobbins JC. In utero sonographic detection of hand and foot deformities. J Ultrasound Med. 1985;4:595-601.

133. Benacerraf BR. Antenatal sonographic diagnosis of congenital clubfoot: a possible indication for amniocentesis. J Clin Ultrasound. 1986b;14:703-6.

134. Stoll C, Wiesel A, Queisser-Luft A, Froster U, Bianca S, Clementi M. Evaluation of the prenatal diagnosis of limb reduction deficiencies. EUROSCAN Study Group. Prenat Diagn. 2000 Oct;20(10):811-8.

135. Gordijn SJ, Beune IM, Thilaganathan B, Papageorghiou A, Baschat AA, Baker PN, et al. Consensus definition of fetal growth restriction: a Delphi procedure. Ultrasound Obstet Gynecol. 2016 Sep;48(3):333-9.

136. Figueras F, Gratacos E. An integrated approach to fetal growth restriction. Best Pract Res Clin Obstet Gynaecol. 2017 Jan;38:48-58.

137. Sagi-Dain L, Peleg A, Sagi S. Risk for chromosomal aberrations in apparently isolated intrauterine growth restriction: A systematic review. Prenat Diagn. 2017 Nov;37(11):1061-6.

138. Zhu H, Lin S, Huang L, He Z, Huang X, Zhou Y, et al. Application of chromosomal microarray analysis in prenatal diagnosis of fetal growth restriction. Prenat Diagn. 2016 July;36(7):686-92.

139. Snijders RJM, Sherrod C, Gosden CM, Nicolaides KH. Severe fetal growth retardation: associated malformations and chromosomal abnormalities. Am J Obstet Gynecol. 1993;168:547-55.

140. Vanlieferinghen S, Bernard JP, Salomon LJ, Chalouhi GE, Russell NE, Ville Y. Second trimester growth restriction and underlying fetal anomalies. Gynecol Obstet Fertil. 2014 Sep;42(9):567-71.

141. Sohl BD, Scioscia AL, Budorick NE, Moore TR. Utility of minor ultrasonographic markers in the prediction of abnormal fetal karyotype at a prenatal diagnostic center. Am J Obstet Gynecol. 1999 Oct;181(4):898-903.

142. Lu JW, Lin L, Xiao LP, Li P, Shen Y, Zhang XL, et al. Prognosis of 591 fetuses with ultrasonic soft markers during mid-term pregnancy. J Huazhong Univ Sci Technolog Med Sci. 2017 Dec;37(6):948-55.

143. Nyberg DA, Souter VL, El-Bastawissi A, Young S, Luthhardt F, Luthy DA. Isolated sonographic markers for detection of fetal Down syndrome in the second trimester of pregnancy. J Ultrasound Med. 2001 Oct;20(10):1053-63.

144. Benacerraf BR. What does the patient really have to know about the presence of minor markers on the second-trimester sonogram? J Ultrasound Med. 2010 Apr;29(4):509-12.

145. Rao R, Platt LD. Ultrasound screening: Status of markers and efficacy of screening for structural abnormalities. Semin Perinatol. 2016 Feb;40(1):67-78

146. Coco C, Jeanty P, Jeanty C. An isolated echogenic heart focus is not an indication for amniocentesis in 12,672 unselected patients. J Ultrasound Med. 2004 Apr;23(4):489-96.

147. Shanks AL, Odibo AO, Gray DL. Echogenic intracardiac foci: associated with increased risk for fetal trisomy 21 or not? J Ultrasound Med. 2009 Dec;28(12):1639-43.

148. Sotiriadis A, Makrydimas G, Ioannidis JP. Diagnostic performance of intracardiac echogenic foci for Down syndrome: a meta-analysis. Obstet Gynecol. 2003 May;101(5 Pt 1):1009-16.

149. Nyberg DA, Dubinsky T, Resta RG, Mahony BS, Hickok DE, Luthy DA. Echogenic fetal bowel during the second trimester: clinical importance. Radiology. 1993a Aug;188(2):527-31.

150. Biagiotti R, Perite E, Cariati E. Humerus and femur lenght in fetuses with Down syndrome. Prenat Diagnos 1994; 14:429-34.

151. Coco C & Jeanty P. Karyotyping of fetuses with isolated choroid plexus cysts is not justified in an unselected population. J Ultrasound Med. 2004 July;23(7):899-906.

152. Coco C, Jeanty P. Isolated fetal pyelectasis and chromosomal abnormalities. Am J Obstet Gynecol. 2005 Sep;193(3 Pt 1):732-8.

153. Towner D, Gerscovich EO, Chiong BB, Rhee-Morris L, McGahan JP. Comparison of single versus multiple echogenic foci in the fetal heart regarding risk of aneuploidy. J Ultrasound Med. 2010 July;29(7):1061-7.

154. Ebrashy A, Kurjak A, Adra A, Aliyu LD, Wataganara T, de Sá RA, et al. Controversial ultrasound findings in mid trimester pregnancy. Evidence based approach. 2016 Mar;44(2):131-7.

155. Benacerraf BR & Laboda LA. Cyst of fetal choroid plexus: a normal variant. Am J Obstet Gynecol. 1989;160:319-21.

156. Yoder PR, Sabbagha RE, Gross SJ, Zelop CM. The second-trimester fetus with isolated choroid plexus cysts: a meta-analysis of risk of trisomies 18 and 21. Obstet Gynecol. 1999 May;93(5 Pt 2):869-72.

157. Ekin A, Gezer C, Taner CE, Ozeren M. The effect of associated structural malformations in the prediction of chromosomal abnormality risk of fetuses with echogenic bowel. J Matern Fetal Neonatal Med. 2016;29(1):41-5.

158. Simon-Bouy B, Muller F, French Collaborative Group. Hyperechogenic fetal bowel and Down syndrome. Results of a French collaborative study based on 680 prospective cases. Prenat Diagn. 2002 Mar;22(3):189-92.

159. Chow JS, Koning JL, Back SJ, Nguyen HT, Phelps A, Darge K. Classification of pediatric urinary tract dilation: the new language. Pediatr Radiol. 2017 Aug;47(9):1109-15.

160. Braga LH, McGrath M, Farrokhyar F, Jegatheeswaran K, Lorenzo AJ. Society for fetal urology classification vs urinary tract dilation grading system for prognostication in prenatal hydronephrosis: a time to resolution analysis. J Urol. 2018 June;199(6):1615-21.

161. Snijders RJ, Sebire NJ, Faria M, Patel F, Nicolaides KH. Fetal mild hydronephrosis and chromosomal defects: relation to maternal age and gestation. Fetal Diagn Ther. 1995 Nov-Dec;10(6):349-55.

162. Havutcu AE, Nikolopoulos G, Adinkra P, Lamont RF. The association between fetal pyelectasis on second trimester ultrasound scan and aneuploidy among 25,586 low risk unselected women. Prenat Diagn. 2002 Dec;22(13):1201-6.

163. Carbone JF, Tuuli MG, Dicke JM, Macones GA, Odibo AO. Revisiting the risk for aneuploidy in fetuses with isolated pyelectasis. Prenat Diagn. 2011 June;31(6):566-70.

164. Papageorghiou AT, Fratelli N, Leslie K, Bhide A, Thilaganathan B. Outcome of fetuses with antenatally diagnosed short femur. Ultrasound Obstet Gynecol. 2008 May;31(5):507-11.

165. Benacerraf BR, Neuberg D, Bromley B, Frigoletto FD Jr. Sonographic scoring index for prenatal detection of chromosomal abnormalities. J Ultrasound Med. 1992 Sep;11(9):449-58.

166. Mathiesen JM, Aksglaede L, Skibsted L, Petersen OB, Tabor A; Danish Fetal Medicine Study Group. Outcome of fetuses with short femur length detected at second-trimester anomaly scan: a national survey. Ultrasound Obstet Gynecol. 2014 Aug;44(2):160-5.

167. Fitz Simmons J, Droste S, Shepard TH, Pascoe-Manson J, Chinn A, Mack LA. Long bone growth in fetuses with Down syndrome. Am J Obstet Gynecol. 1989;161:1174-7.

168. Friebe-Hoffmann U, Hiltmann A, Friedl TWP, Lato K, Hammer R, Janni W, Kozlowski P. Prenatally diagnosed Single Umbilical Artery (SUA) - Retrospective analysis of 1169 fetuses. Ultraschall Med. 2019 Apr;40(2):221-9.

169. Lubusky M, Dhaifalah I, Prochazka M, Hyjanek J, Mickova I, Vomackova K, Santavy J. Single umbilical artery and its siding in the second trimester of pregnancy: relation to chromosomal defects. Prenat Diagn. 2007 Apr;27(4):327-31.

170. Martínez-Payo C, Gaitero A, Tamarit I, García-Espantaleón M, Iglesias Goy E. Perinatal results following the prenatal ultrasound diagnosis of single umbilical artery. Acta Obstet Gynecol Scand. 2005 Nov;84(11):1068-74.

171. Granese R, Coco C, Jeanty P. The value of single umbilical artery in the prediction of fetal aneuploidy: findings in 12,672 pregnant women. Ultrasound Q. 2007 June;23(2):117-21.

172. Dagklis T, Defigueiredo D, Staboulidou I, Casagrandi D, Nicolaides KH. Isolated single umbilical artery and fetal karyotype. Ultrasound Obstet Gynecol. 2010 Sep;36(3):291-5.

BIBLIOGRAFIA COMPLEMENTAR

Benacerraf BR, Nadel A, Bromley B. Identification of second-trimester fetuses with autosomal trisomy by use of a sonographic scoring index. Radiology. 1994 Oct;193(1):135-40.

D'Ambrosio V, Vena F, Marchetti C, Di Mascio D, Perrone S, Boccherini C, et al. Midtrimester isolated short femur and perinatal outcomes: A systematic review and meta-analysis. Acta Obstet Gynecol Scand. 2019 Jan;98(1):11-17.

Nguyen HT, Benson CB, Bromley B, Campbell JB, Chow J, Coleman B, et al. Multidisciplinary consensus on the classification of prenatal and postnatal urinary tract dilation (UTD classification system). J Pediatr Urol. 2014 Dec;10(6):982-98.

Zou Z, Huang L, Lin S, He Z, Zhu H, Zhang Y, et al. Prenatal diagnosis of posterior fossa anomalies: Additional value of chromosomal microarray analysis in fetuses with cerebellar hypoplasia. Prenat Diagn. 2018 Jan;38(2):91-8.

ULTRASSONOGRAFIA TRIDIMENSIONAL EM OBSTETRÍCIA – SEGUNDO E TERCEIRO TRIMESTRES

Sebastião Zanforlin Filho ▪ Rafael Frederico Bruns

O conteúdo deste capítulo (págs. 356 a 364), encontra-se disponível on-line.

Para acessá-lo, aponte a câmera do seu smartphone ou tablet para a imagem acima.

ULTRASSONOGRAFIA TRIDIMENSIONAL NAS MALFORMAÇÕES FETAIS

Luiz Eduardo Machado *(In memorian)* ▪ Lívia Chamusca ▪ Fernanda Machado

INTRODUÇÃO

A evolução da ultrassonografia (USG) nestas últimas décadas foi tão grande e tão rápida que nos leva a imaginar um futuro muito próximo cheio de grandes novidades.

Na atualidade, ela possui um papel de fundamental importância na propedêutica obstétrica, e por ser um exame não invasivo e inócuo, modificou de forma decisiva conceitos, normas e atitudes, servindo de divisor de fase e época.

Antes de 1976, o diagnóstico de malformações e anomalias fetais pela USG era muito raro. Somente os casos de alterações grosseiras e que não ofereciam dúvidas, como, por exemplo, anencefalia, eram diagnosticados.

A evolução atual dos equipamentos com tecnologia avançada possibilita obter melhores informações, dando um salto gigantesco no diagnóstico pré-natal.

Diante desta evolução fascinante e rápida nos deparamos com a ultrassonografia tridimensional (USG 3D) ou também chamada de volumétrica. Esta modalidade nos permite observar, de forma decisiva, toda a superfície fetal. Assim sendo, avançamos também no diagnóstico das pequenas alterações que outrora era completamente impossível (p. ex., implantação baixa de orelha, sindactilia, deformidades fetais etc.).

Mais recentemente chega ao mercado o 3D em tempo real, mais conhecido como 4D, que permite a visão tridimensional em movimento. Outros recursos foram se agregando a essa tecnologia, permitindo a visão de uma imagem quase real do feto, também conhecida como HD *live* ou similar.

TÉCNICA E EQUIPAMENTOS

Tudo começou com o aparelho criado e idealizado pela casa Kretz, lançado para o público durante o Congresso Mundial de Ginecologia e Obstetrícia em Berlim, em 1985. De 1985 a 1990 ficamos praticamente sem maiores avanços. De 1990 em diante as empresas fabricantes de equipamentos iniciaram uma verdadeira batalha de competição favorecendo muito o desenvolvimento desta técnica. Hoje já são obtidas imagens 3D em tempo real. A possibilidade de se avaliar com a imagem em movimento tornou mais fácil e bem mais rápida a obtenção da imagem tridimensional. Podemos também obter cortes multiplanares com a reconstrução da imagem 3D imediata.

Os principais equipamentos estão dotados de transdutores com varredura eletrônica, ou seja, movida por um motor pelo qual conseguem-se múltiplas varreduras em décimos de segundo, com a imagem ao lado (2D e 3D na mesma tela ao mesmo tempo).

O aparelho que trabalhamos é equipado com transdutores eletrônicos: abdominal (microconvexo) de 3,5 MHz, 5,0 MHz e endovaginal de 7,5 MHz, que nos permite estudar com rapidez o primeiro trimestre (sonoembriologia tridimensional).

Pode-se mover o transdutor durante o exame facilitando e agilizando-se a obtenção da imagem 3D imediata quase em tempo real (Fig. 37-1).

Alguns problemas técnicos que necessitam ser esclarecidos:

- Para uma boa obtenção de imagem 3D é necessária uma interface aquosa acima do seu objetivo principal, ou seja, o oligoidrâmnio dificulta e prejudica a qualidade da imagem.
- Hiperatividade fetal, ansiedade materna ou mesmo mãe muito emotiva promove movimentos no abdome que interferem no transdutor e, obviamente, repercute na imagem.
- Posicionamento do feto (dorso anterior) também é um fator que dificulta a visão da face.
- De todas as formas, em 80% das pacientes que se propõem a fazer o exame conseguem-se imagens ótimas; 10% com alguma dificuldade e 10% não conseguem um bom resultado.

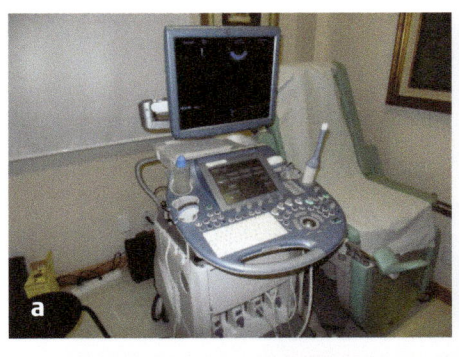
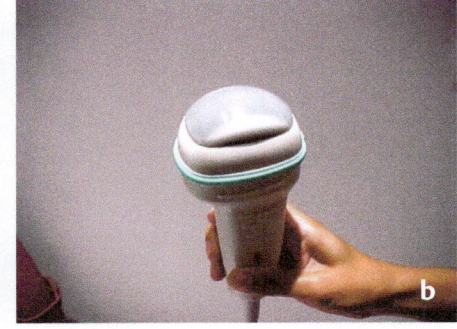
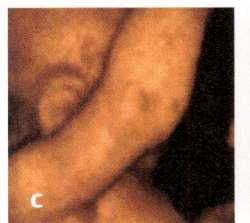
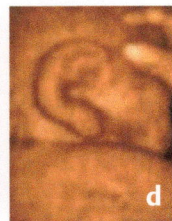
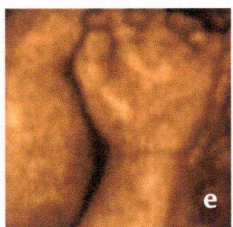
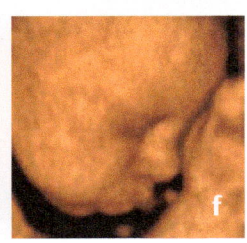

Fig. 37-1. (a) Equipamento de ultrassom, **(b)** sonda (transdutor) convexo 3D. **(c-f)** Imagens em 3D do braço, orelha, mão e perfil da face.

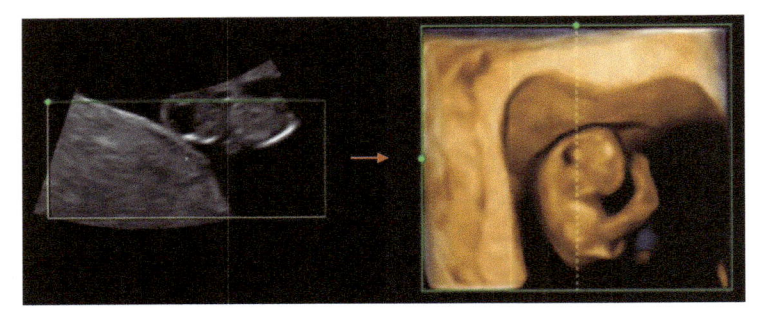

Fig. 37-2. Imagem bidimensional e 3D de gestação de 8 semanas.

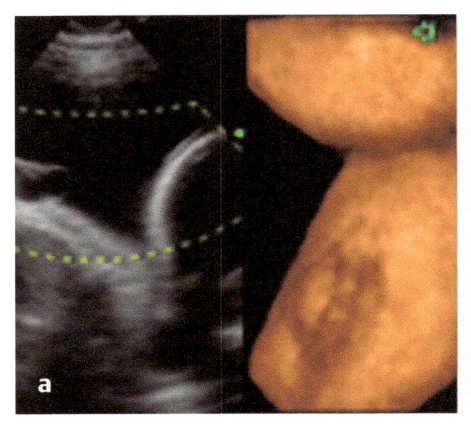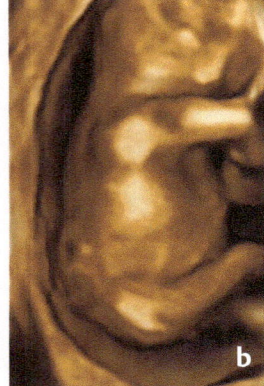

Fig. 37-3. (**a**) Solução de continuidade e massa adjacente em meningomielocele. (**b**) Meningomielocele, 13 semanas.

Os equipamentos de última geração já permitem *a obtenção da imagem 3D em tempo real, que* é denominada 4D. A imagem é produzida em uma velocidade de quadro a quadro que permite a observação dos movimentos fetais e a visão volumétrica da estrutura fetal em movimento. Ainda é possível, também, obter a imagem 2D e 3D no mesmo ambiente de trabalho lado a lado. Isso tem melhorado em muito o desempenho deste método (Figs. 37-2 e 37-3).

INDICAÇÕES

Estamos certos de que a US 3D não vai substituir a ecografia convencional e será sempre um excelente coadjuvante na avaliação da morfologia fetal.

■ A maior indicação para a utilização da técnica tridimensional e a mais importante delas é no diagnóstico das *malformações fetais* com alteração da superfície (p. ex., implantação baixa de orelha, sindactilia ou polidactilia, pés tortos etc.).
■ Também no primeiro trimestre a utilização da técnica tridimensional tem permitido melhor visão da estrutura externa do embrião e, consequentemente, melhor entendimento desta fase e das malformações diagnosticadas neste período.

O estudo da sonoembriologia por meio da US 3D será, sem dúvida, um dos maiores avanços nesta modalidade nos próximos anos (Fig. 37-4).

No segundo trimestre a imagem tridimensional produz um efeito "mágico" pela beleza plástica do resultado. A partir da 26ª semana, o feto já possui tecidos musculares e subcutâneos mais abundantes, permitindo melhor resolutividade. A visão da superfície fetal conjunta com a imagem em 4D (tempo real) possibilita, inclusive, uma avaliação da atividade fetal intraútero com perfeição quase inacreditável (Fig. 37-5).

Passaremos agora a mostrar a importância desta técnica nas *malformações musculoesqueléticas:*

O objetivo principal é identificar vantagens e limitações da USG 3D no diagnóstico pré-natal das malformações dos membros.

■ Diferenciar displasias esqueléticas, encontrá-las no pré-natal e identificar quais malformações requerem cariótipo.
■ Em razão de maioria das anormalidades dos membros fetais serem indicadores de síndromes associadas a displasias esqueléticas, é sempre importante detectá-las com a idade gestacional mais precoce possível.
■ Cinquenta e um por cento das displasias esqueléticas são incompatíveis com a vida por estarem associadas à hipoplasia pulmonar.

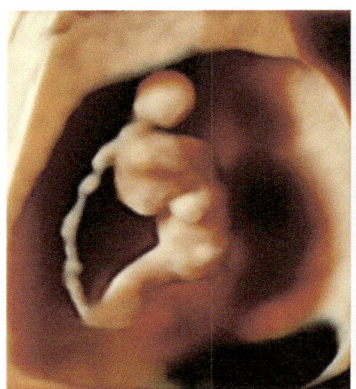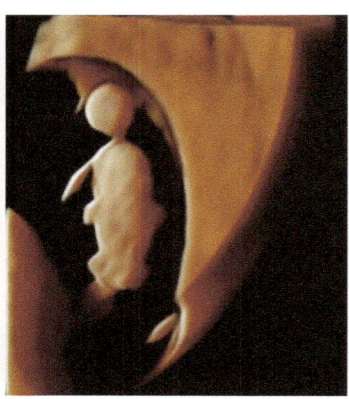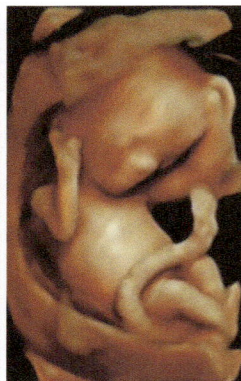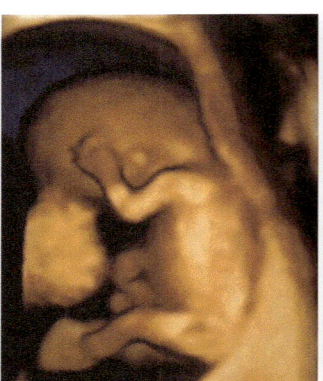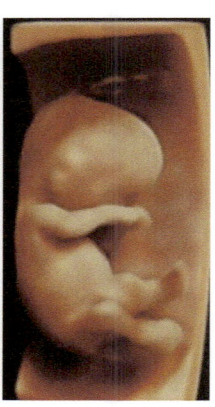

Fig. 37-4. Sonoembriologia.

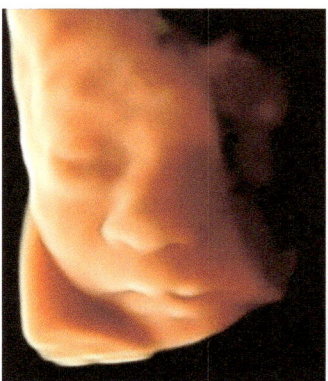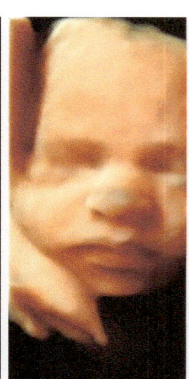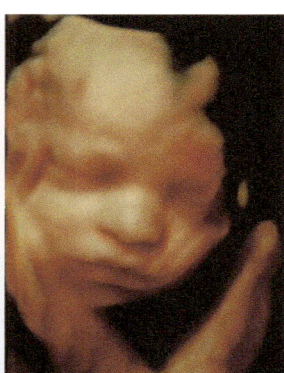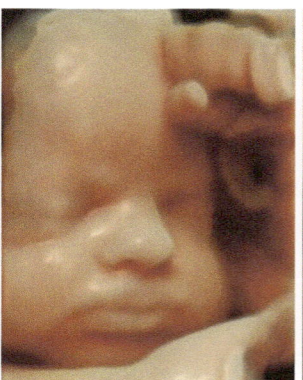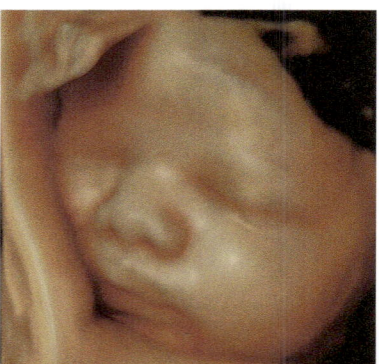

Fig. 37-5. Atividade fetal.

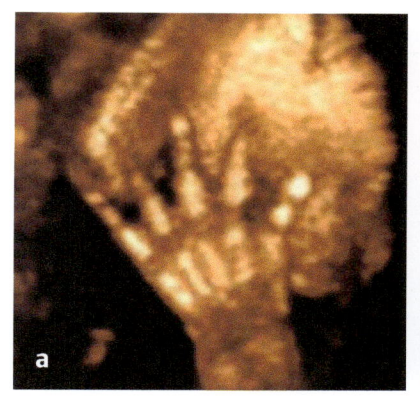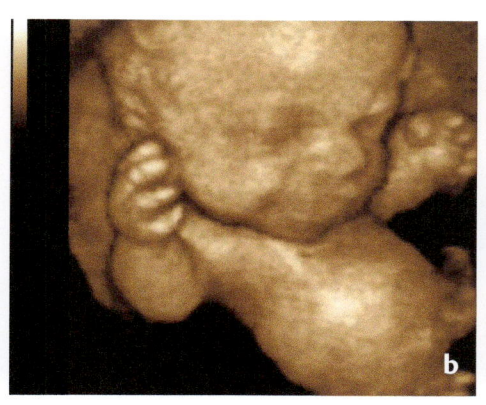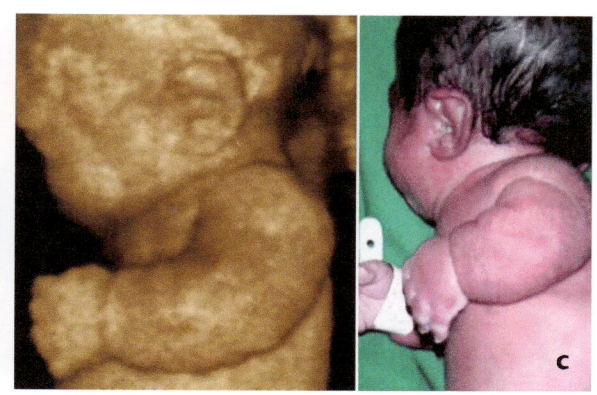

Fig. 37-6. (a-c) Plano multiplanar das mãos.

- Frequentemente não é possível distinguir os diferentes tipos de displasia óssea com a USG 2D convencional, especialmente as "osteocondrodisplasias", cujos tipos mais comuns são quatro:
  - Displasia tanatofórica.
  - Acondrogênese.
  - Acondrodisplasias.
  - Osteogênese imperfeita.

A US 3D permite novas possibilidades diagnósticas nas displasias esqueléticas em decorrência da possibilidade de se avaliar as estruturas superficiais do feto e, com o sistema de máxima transparência (modo raios X), permite excelentes imagens das estruturas de alta ecogenicidade com os ossos, facilitando o diagnóstico cada vez mais cedo das patologias dos membros e outras malformações esqueléticas (Fig. 37-6).

CLASSIFICAÇÃO DAS DISPLASIAS ESQUELÉTICAS

1. *Osteocondrodisplasia:* envolve alterações do crescimento e desenvolvimento dos ossos e cartilagem.
2. *Disostose:* isolada, malformação de único osso ou combinação de ossos. Por exemplo: polidactilia, sindactilia, braquidactilia, craniossinostose etc.
3. *Osteólise:* idiopática.
4. *Alterações esqueléticas:* que resultam de defeitos cromossômicos.
5. *Anormalidades esqueléticas:* que resultam de distúrbios metabólicos primários.

ULTRASSONOGRAFIA TRIDIMENSIONAL (USG 3D)

- Os brotos dos membros superiores e inferiores podem ser vistos na 7ª/8ª semana.
- As mãos e os pés podem ser vistos na 10ª semana.
- Dedos podem ser vistos na 11ª semana, nas mãos, e 12ª semana, nos pés.
- Porém, a biometria, a forma dos ossos longos e dedos dos pés e mãos só podem ser corretamente avaliados na 12ª semana. A USG é capaz de avaliar o abrir e fechar das mãos, dedos, palma, pés, solas etc. A imagem da mão aberta é difícil antes da 20ª semana pelo vício de posição em mantê-la fechada.

Todos os membros devem ser estudados com detalhe e mensurados sempre. Realizar o corte sagital das pernas e pés, braços e mãos para ver anormalidades de angulação ou calcâneo proeminente.

ANORMALIDADES DOS MEMBROS

As principais anormalidades dos membros e extremidades estão representadas e descritas a seguir:

- *Micromelia:* encurtamento de todos os segmentos dos membros.
- *Rizomelia:* encurtamento dos segmentos proximais (p. ex., úmero ou fêmur).
- *Mesomelia:* encurtamento dos segmentos do meio (p. ex., rádio, ulna, tíbia, fíbula).
- *Acromelia:* encurtamento dos segmentos distais (p. ex., mãos ou pés).
- *Amelia:* ausência de todas as extremidades (Fig. 37-7).
- *Focomelia:* ausência ou alteração dos segmentos do meio ou proximal com preservação do segmento distal.
- *Aquiria:* ausência de uma ou das duas mãos.
- *Apodia:* ausência de um ou dois pés.
- *Aqueiropodia:* ausência das mãos e pés.
- *Adactilia:* ausência dos dedos das mãos e dos pés (Fig. 37-8).
- *Hemimelia:* ausência de extremidade após cotovelo ou joelho.
- *Sirenomelia:* fusão dos membros inferiores.
- *Campomelia:* extremidades torcida ou encurvada.
- *Polidactilia:* presença de mais de 5 dedos na mão ou no pé.
- *Oligodactilia:* menos de 5 dedos nas mãos ou pés.
- *Sindactilia:* fusão dos dedos tanto do osso quanto do tecido mole.
- *Clinodactilia:* deslocamento do eixo de algum dos dedos causando superposição em outro dedo.
- *Braquidactilia:* encurtamento dos dedos.
- *Ectrodactilia:* mão em garra.

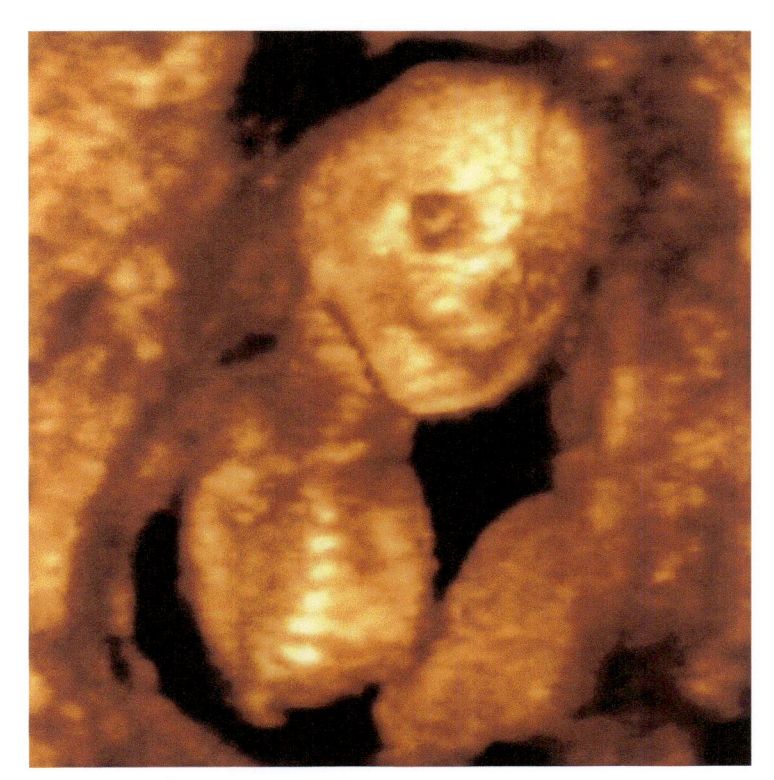

Fig. 37-7. Amelia.

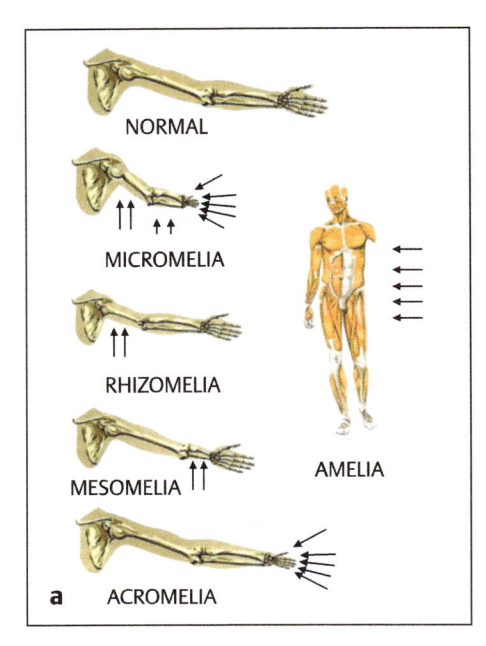

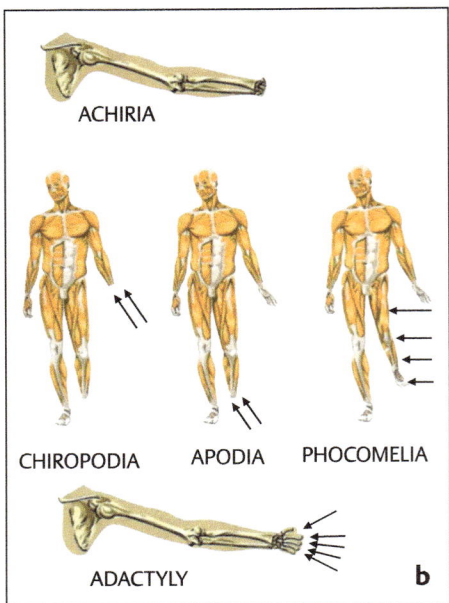

Fig. 37-8. (a, b) Esquema (desenho) das anormalidades dos membros.

DEFORMIDADES DE POSIÇÃO

Talipes equinovarus (Club foot)

O pé está em flexão plantar e rotação interna, observada pela relação entre o eixo da perna e o eixo do pé ou superfície plantar (Figs. 37-9 e 37-10).

Pode ser isolado ou resultado de assimetria na pressão intrauterina causada por:

- Oligoâmnio.
- Tumores.
- Anormalidades cromossômicas (trissomia do 13 ou 18)
- Distúrbio do SNC.

Outras alterações podem estar associadas. É indicado método invasivo (amniocentese) para afastar cromossomapatias.

Talipes hand

Angulação persistente da mão com eixo longitudinal do antebraço (Fig. 37-11).

Rocker-botton

Calcanhar proeminente existente em alguns casos de trissomia do 13 e 18, sendo, por isso, indicativo para amniocentese (Fig. 37-12).

Equine foot ou pé equino

Corresponde a uma hiperextensão do pé.
Artrogripose múltipla congênita

- Malformações congênitas que normalmente estão associadas às da superfície com micrognatia, fenda palatina e outras. Essas alterações resultam em mobilidade articular limitada secundária a malformações do SNC (55%), distúrbio neuroperiférico (8%), anormalidade muscular ou esquelética (11%), ou oligoidrâmnio (7%).

Diagnóstico é mais bem realizado após 20 semanas, pela identificação dos membros fixados e posições bizarras. Normalmente há poli-hidrâmnio e hidropsia associadas a síndromes letais.

Durante a exploração da morfologia fetal com a USG convencional (USG 2D), chamamos à atenção da obrigatoriedade de se visualizar com detalhe todos os membros com seus respectivos segmentos (braços, mãos e dedos), especialmente em gestação de alto risco, quando existe uma suspeita de malformação com alteração da superfície fetal. Entretanto, isto nem sempre será possível, dificultando o diagnóstico de certeza.

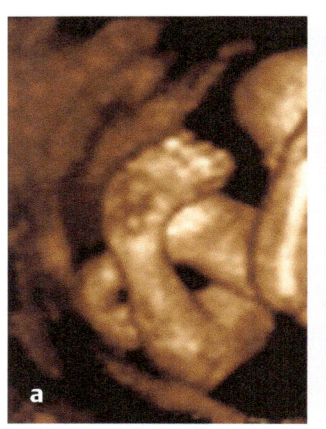
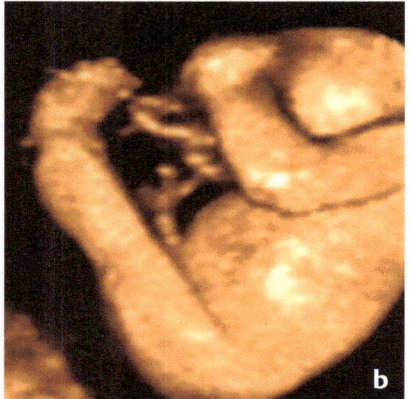

Fig. 37-9. (a, b) Talipes *equinovarus*.

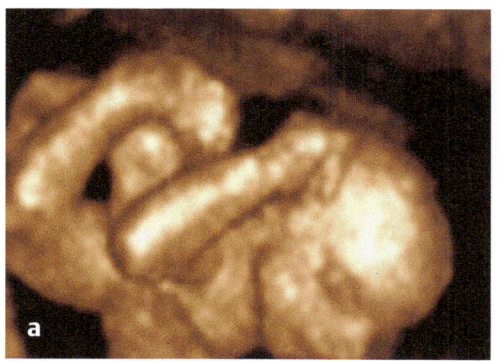
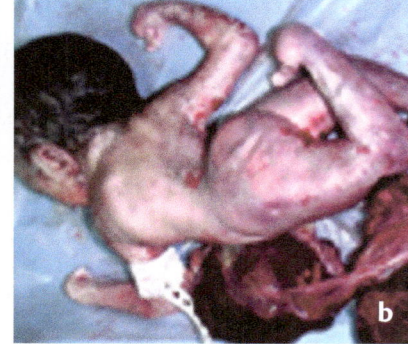
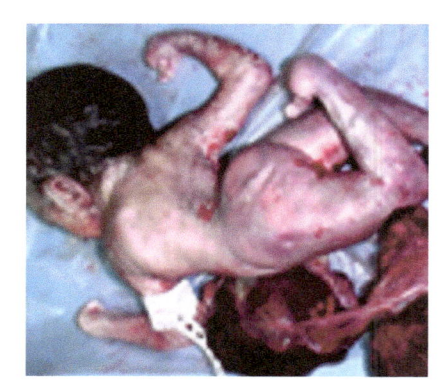

Fig. 37-10. (a, b) Artrogripose.

Fig. 37-11. *Talipes hand*.

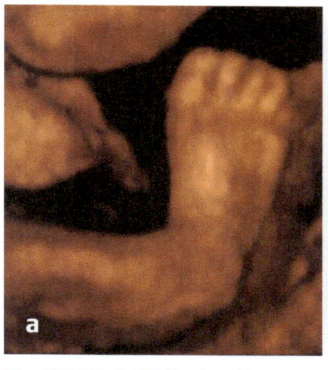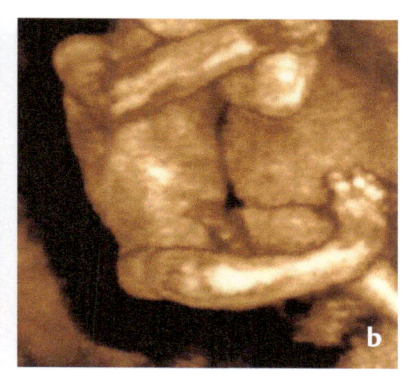

Fig. 37-12. (a, b) Rocker-Botton.

Estudos comparativos entre USG 2D e USG 3D, ambos em gestações de alto e baixo riscos, demonstraram que os resultados da USG 3D na visibilização de todos os dedos foram significativamente melhores que os da USG 2D.

A idade ideal para a realização da USG morfológica é entre 20 e 24 semanas.

VANTAGENS DA ECOGRAFIA TRIDIMENSIONAL

- A visão volumétrica e os planos ortogonais nos possibilitam e facilitam o diagnóstico de outras malformações estruturais do feto como anencefalia, hidrocefalia, exencefalia, alteração da face como lábio leporino, probóscide, defeito de fechamento do tubo neural, como meningocele e meningomieloce, encefalocele, iniencefalia, teratoma e muitos outros (Fig. 37-13).
- Armazenamento da imagem na sua totalidade e em todos os planos obtidos permite a reavaliação posterior sem limitação de tempo ou frequência e independente da presença da paciente.
- Estudo das mãos e pés completos, a compreensão da imagem do cordão umbilical e o verdadeiro diagnóstico da circular de cordão são vantagens desta modalidade (Fig. 37-14).

Acreditamos que a USG 3D pode melhorar a acurácia diagnóstica nos casos de malformações estruturais esqueléticas:

Observamos muitas vantagens no exame tridimensional (USG 3D)

1. Possibilidade de fazer girar imagens salvas em qualquer plano até que todos os dados sejam vistos.
2. Armazenamento que permite reavaliação posterior de qualquer estrutura sem limitação de tempo ou frequência.
3. A rotação da USG 3D volumétrica permite ver planos impossíveis de se conseguir com a ecografia convencional.

Voltamos a lembrar das dificuldades quanto à quantidade de líquido amniótico e posição inadequada do feto. Mesmo assim, em situações não satisfatórias, realizamos sempre e em todas as pacientes portadoras de feto malformado e o resultado final nos permite sempre melhor entendimento do caso. Algumas malformações com anencefalia, iniencefalia e meningomielocele por exemplo, a visão tridimensional observa com maior detalhe a lesão da cabeça e o cérebro rudimentar (Figs. 37-15 e 37-16).

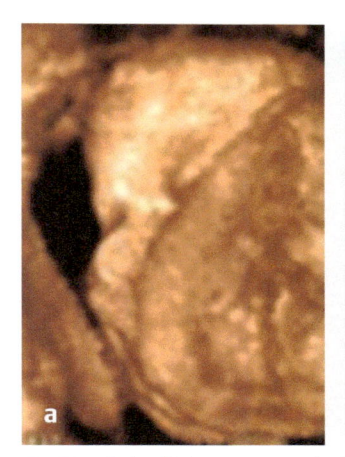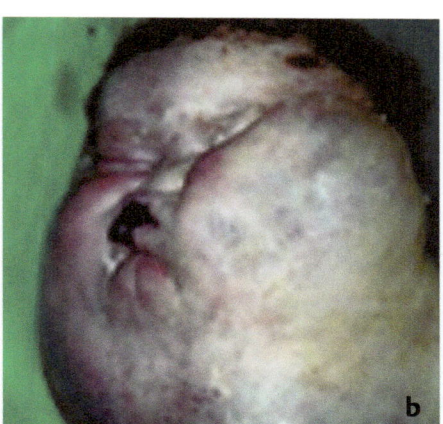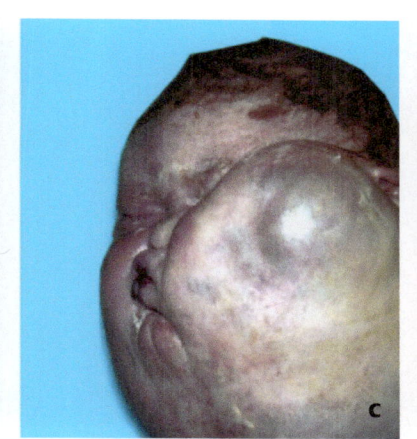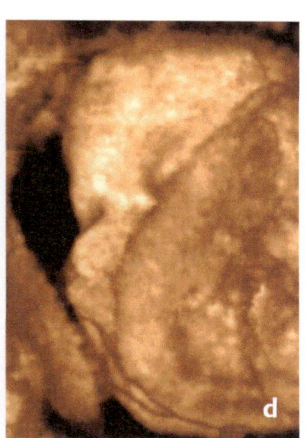

Fig. 37-13. (a-d) Teratoma cervical.

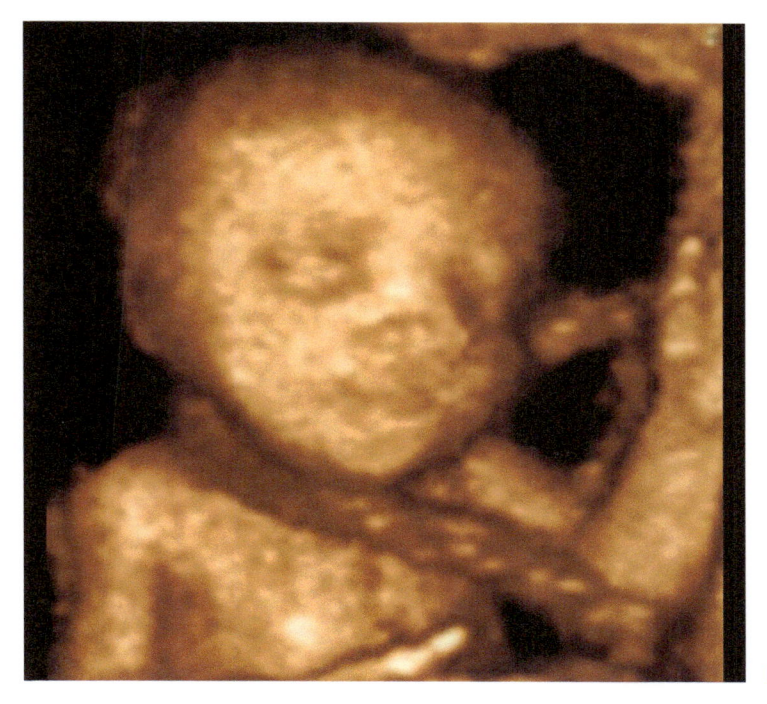

Fig. 37-14. Circular de cordão.

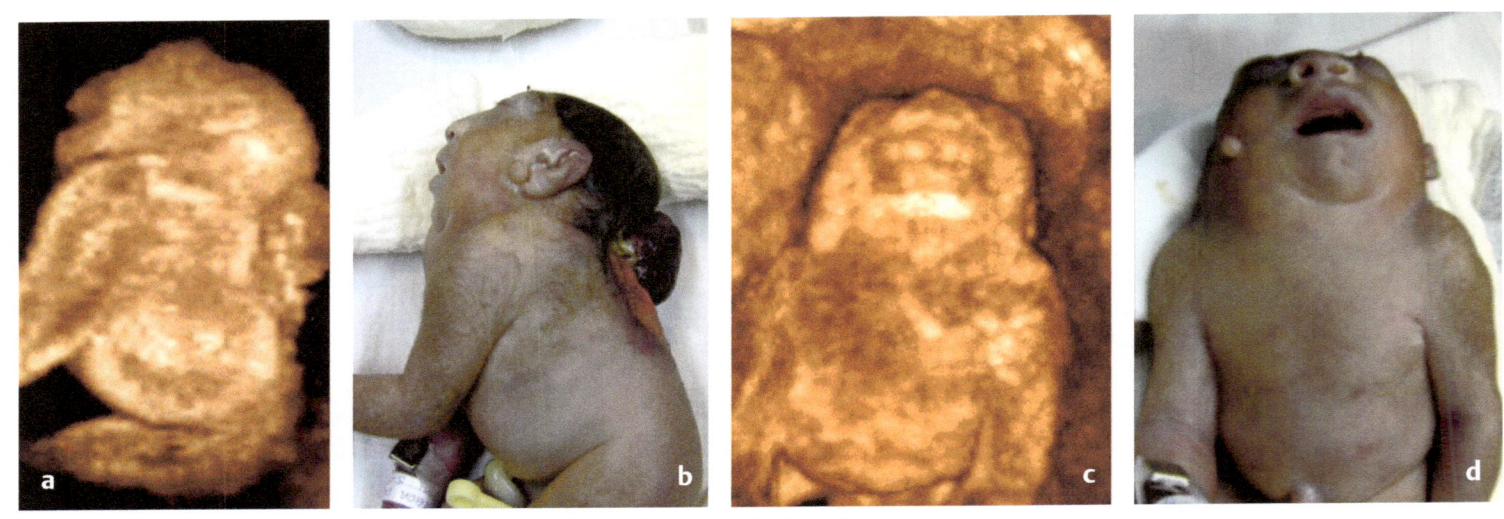

Fig. 37-15. Iniencefalia (**a**, **b**) visão lateral/sagital e anencefalia (**c**, **d**) visão anterior/frontal).

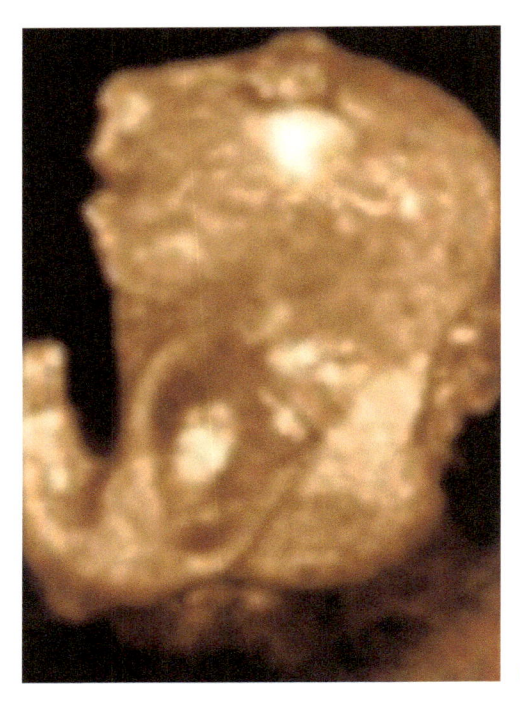

Fig. 37-16. Iniencefalia.

GEMERALIDADE IMPERFEITA

Também nos casos de gemelaridade imperfeita, a USG 3D tem papel de grande importância e ajuda.

Tivemos a oportunidade de diagnosticar várias dessas anomalias, sendo algumas raríssimas como discéfalo, dípigo, toracópagos, acárdio etc. (Figs. 37-17 a 37-21).

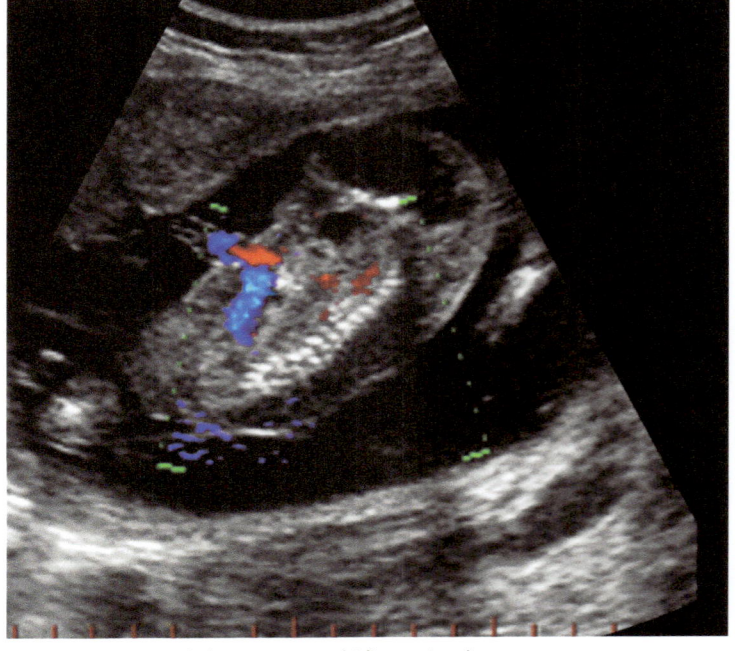

Fig. 37-17. Feto acárdico – imagem bidimensional.

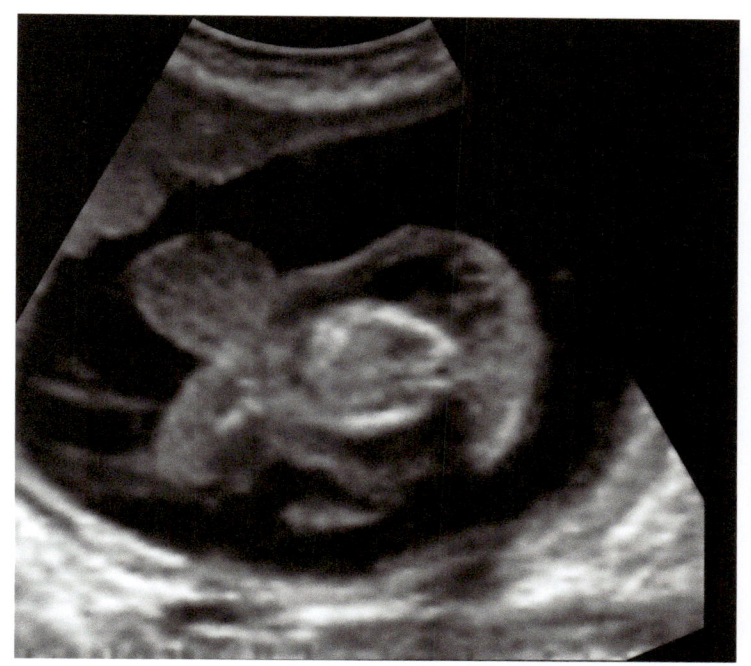

Fig. 37-18. Feto acárdico – imagem bidimensional.

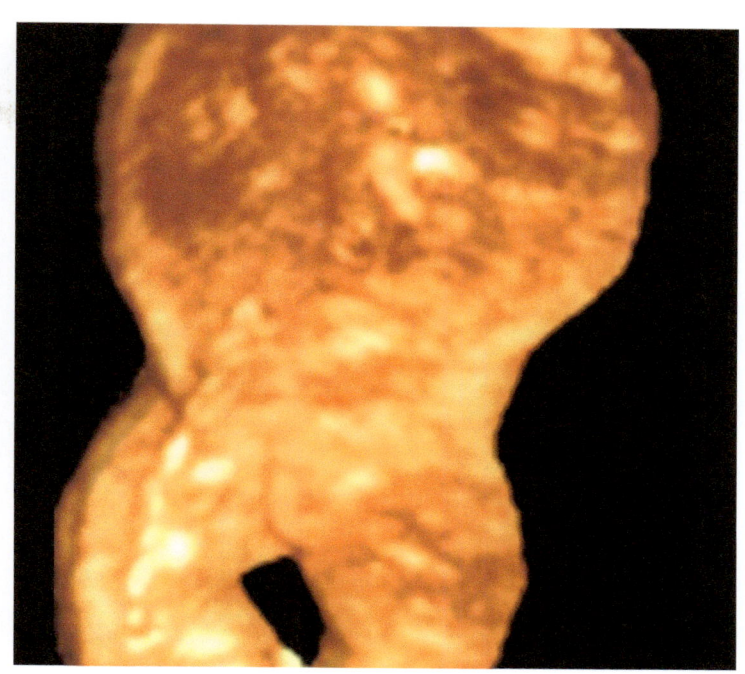

Fig. 37-19. Imagem 3D.

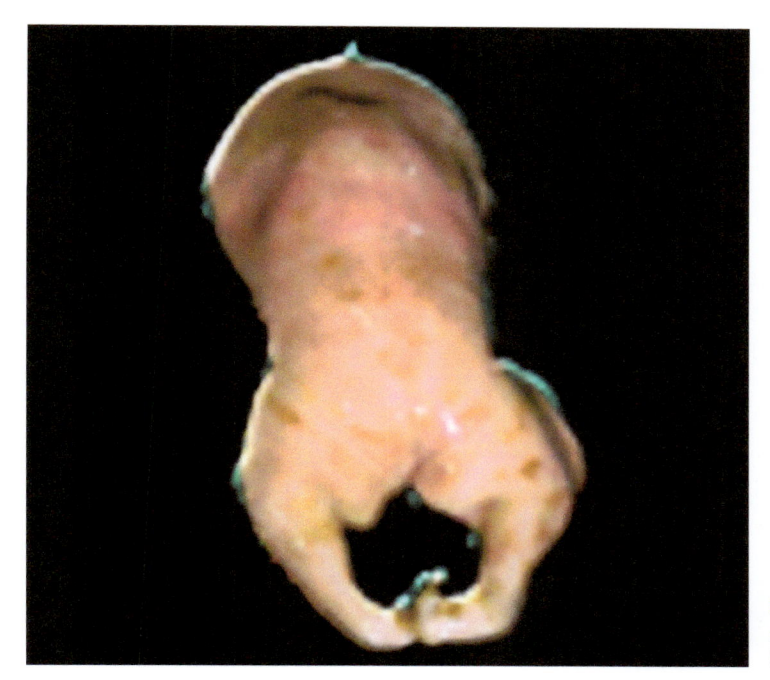

Fig. 37-20.
Anatomopatológico.
Feto acárdico.

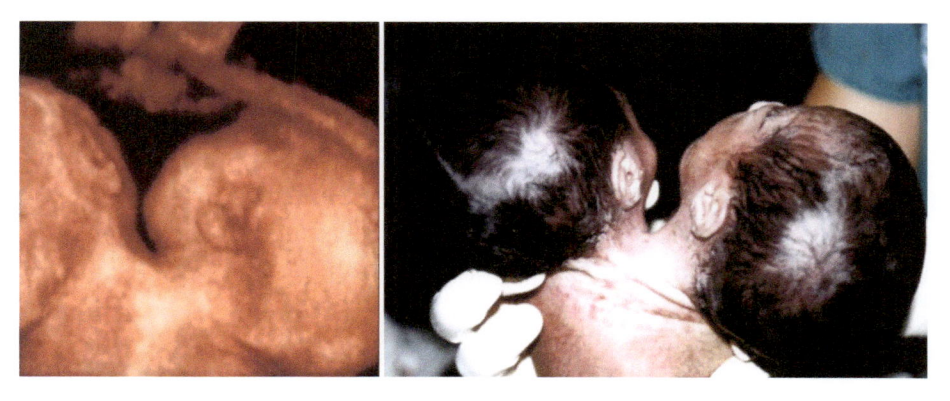

Fig. 37-21. Recém-nascido dicéfalo.

CONCLUSÃO

Fica evidente a grande vantagem que esta modalidade de ecografia exerce quando associada ao exame convencional de alta resolução e em mãos de profissionais capacitados. Isto fica claro como forma de reforço em demonstrar que a USG 3D isolada não pode ser realizada para diagnóstico geral, sem que, antes, uma exploração detalhada com a USG 2D por meio de um morfológico fetal completo seja feita por profissional habilitado.

BIBLIOGRAFIA COMPLEMENTAR

Bonilla-Musoles F, Raga F, Osborne NG, Blanes J Use of three-dimensional ultrasonography: for the study of normal and pathologic morphology of the human embryo and fetus: preliminary report. J Ultrasound Med 1995;14:757-65.

Câmera G. Mastroiacovo P. Birth prevalence of skeletal dysplasias in the Italian multicentric monitoring system for birth defects In Papadatos C, Barbosa C. eds. Skeletal dysplasias New York: Liss; 1982. p. 441.

Francomano CA, Ortiz de Luna RI, Hefferon TW, Bellus GA, Turner CE, Taylor E, et al. Localization of the achondroplasia gene to the distal 2.5 Mb of human chromosome 4p. Hum Molgenet. 1994;3:787-92.

Goncalves L, Jeanty P. Fetal biometry of skeletal dysplasias a multicentric study. J Ultrasound Med. 1994;13:767-75.

Isaacson G, Blakemore KJ, Chevernak FA. Thanathoporic dysplasia With Cloverleaf skull. Am J Dis Child. 1983;137:896-8.

Johnson DD, Pretorius DH, Riccabona M, Budorick NE, Nelson TR. Three-dimensional ultrasound of the fetal spine. Obstet Gynecol. 1997 Mar;89(3):434-8.

Langer LO, Jr Yang S, Hall JG, Sommer A, Kottamasu SR Golabi M, Krassikoff N. Thanatoporic dysplasia and cloverleaf skull. Am JMed Genet Suppl. 1987;3:167-79.

Le Merrer M, Rousseau F, Legrai-Malle L, Landais JC, Pelet A, Boaventure J, et al. A gene for achondroplasia maps to chromosome 4p. Nat Genet. 1994;6:318-21.

Lee A, Kratochwil A, Deutinger J, Bernaschek G. Three-dimensional ultrasound in diagnosing phocomelia. Ultrasound Obstet Gynecol. 1995;5:238-40.

Lee A, Deutinger J, Bernaschek G. "Voluvision": three-dimensional ultrassonography of fetal malformations. Am JObstet Gynecol. 1994:170 (5pt1):1312-4.

Maroteaux P, Lamy M, Robert JM. Thanatophoric dwarfism. Presse Med. 1967;75:2519-24.

Martínez-Frias ML, Cereijo A, Bermejo E, Lopez M, Sanchez M, Gonzalo C. Epidemiological aspects of Medelian Syndromes in a spanisch population sample: I Austomad dominat malfomation syndromes. Am J Med Genet. 1991 Mar 15;38(4):622-5.

Merz E, Bahlmann F, Eber F, Miric Tesanic D. Fetal malformations: Assessment by three dimensional ultrasound in the surface mode. In: Merz E (Ed.). 3D – Ultrasonography in obstetrics and gynecology. Philadephia: Lippincott Williams and Wilkins; 1998. p. 109-19.

Nelson TR, Pretorius DH. Visualization of the fetal thoracic skeleton with three-dimensional sonography: a prelimirary report. AJR Am J Roentgenol. 1995;16:1485-8.

Norman AM, Rimmer S, Landy S, Donnai D. Thanatophoric dysplasia of the straight-bone type (type2). Clin Dysmorphol. 1992;1:115-20.

Oriolli IM, Castilla EE, Barbosa-Neto JG. The birth prevalence reats for the skeletal dysplasias. J Med Genet. 1986;23:328-32.

Pena SD, Goodman HO. The genetics of thanatophoric dwarfism. Pediatrics 1973;51:104-9.

DIAGNÓSTICO ULTRASSONOGRÁFICO DOS DESVIOS DE CRESCIMENTO

Marcílio Leite Oliveira ■ Reisson Serafim Cruz

O conteúdo deste capítulo (págs. 373 a 377), encontra-se disponível on-line.

Para acessá-lo, aponte a câmera do seu smartphone ou tablet para a imagem acima.

AVALIAÇÃO ULTRASSONOGRÁFICA DO VOLUME DO LÍQUIDO AMNIÓTICO

Tatiana Cortez Romero ■ Sergio Kobayashi

INTRODUÇÃO

A avaliação adequada do volume do líquido amniótico (VLA) é de fundamental importância para o seguimento pré-natal. O estudo do VLA constitui um importante preditor do crescimento, do desenvolvimento e da vitalidade fetal adequada. Entretanto, esta avaliação é bastante complexa, pois as características do líquido amniótico modificam-se com a idade gestacional e com a evolução da gestação.

O estudo do VLA deve fazer parte integrante de qualquer exame ultrassonográfico obstétrico. As principais funções do estudo do LA são:

A) Obtenção de informações sobre o estado funcional, citogenético e da integridade estrutural do concepto.
B) Avaliação da vitalidade fetal.
C) Avaliação das implicações clínicas e tocoginecológicas maternas associadas à gestação.
D) Melhora a acuidade ultrassonográfica.

Portanto, as alterações do VLA constituem importante marcador das condições clínicas maternas e fetais. Estas alterações estão relacionadas com maior morbidade e mortalidade perinatal. O diagnóstico precoce e preciso de alterações do VLA possibilita acompanhamento, tratamento e profilaxia de eventuais complicações perinatais de forma mais adequada e oportuna.

A avaliação ultrassonográfica do VLA pode ser realizada de forma subjetiva ou semiquantitativa. O estudo subjetivo depende do treinamento e experiência do ultrassonografista. Os principais métodos semiquantitativos são:

A) Técnica da medida do maior bolsão vertical (MBV).
B) Índice do líquido amniótico (ILA).

FISIOLOGIA E DINÂMICA DO LÍQUIDO AMNIÓTICO

A cavidade amniótica inicia seu desenvolvimento no estágio de blastocisto, em torno do 7º e do 8º dia do desenvolvimento. A cavidade amniótica expande-se gradativamente, e, após cerca de doze semanas, ocorre obliteração progressiva da cavidade coriônica, formando a membrana amniocorial (união do âmnio ao córion).

Nas primeiras semanas de gestação, a produção do líquido amniótico (LA) se faz de modo passivo pela passagem dos fluidos através da membrana amniótica, obedecendo ao gradiente osmótico. Nesta fase inicial, a composição do LA representa basicamente um ultrafiltrado (transudato) do plasma materno, quando a osmolaridade é praticamente a mesma entre os dois compartimentos.

Entre a 10ª e a 20ª semana de gestação, a composição do LA assemelha-se ao do plasma fetal, ocorrendo homeostasia por meio da pele fetal que ainda não está queratinizada. Em torno da 22ª a 25ª semana finaliza-se o processo de queratinização da pele fetal, tornando-a praticamente impermeável, levando a drástica redução da participação da pele fetal na regulação do VLA.

Podemos evidenciar o funcionamento inicial do aparelho urinário ao redor da 8ª a 11ª semana de gestação quando podemos observar a bexiga fetal.

Principalmente a partir da 20ª semana de gestação, a diurese fetal e a deglutição têm papel cada vez mais relevante na dinâmica do LA. Outras estruturas também são importantes na produção do LA: as secreções orais, as secreções do trato respiratório, a superfície fetal da placenta e a superfície do cordão umbilical. Os pulmões contribuem com a secreção de um exsudato alveolar, cuja produção atinge cerca de 200 a 400 mL de fluido por dia, sendo aproximadamente metade deglutida e a outra metade eliminada para a cavidade amniótica.

No terceiro trimestre, a diurese fetal está em torno de 620 mL e 1.200 mL diários, enquanto a deglutição fetal atinge cerca de 200 mL a 1.000 mL em 24 horas. Alguns fatores estimulam a deglutição fetal: a diminuição da osmolaridade amniótica, o aumento do volume amniótico e o aumento da osmolaridade do plasma fetal.

Próximo ao termo da gestação, a quantidade de LA deglutido quase se iguala ao volume total de LA. A perfusão uteroplacentária influencia diretamente a regulação do volume do LA, onde a osmolaridade do LA é menor do que a osmolaridade materna.

Também é importante a reabsorção de fluidos e solutos do compartimento amniótico para a circulação fetal, via âmnio, denominada de via intramembranosa, que contribui com cerca de 400 mL/dia, e o movimento de fluidos e solutos da circulação materna para o compartimento amniótico por meio do âmnio e córion, via placenta, denominada de via transmembranosa, que contribui de forma quase insignificante.

A regulação e o equilíbrio do volume do LA é um processo dinâmico entre a produção e a reabsorção de fluidos, envolvendo vários mecanismos interdependentes entre o concepto, a placenta, as membranas e o organismo materno (via intramembranosa e via transmembranosa). As modificações nestes mecanismos reguladores podem resultar em alterações no VLA.

IMPORTÂNCIA DO LÍQUIDO AMNIÓTICO

As principais funções do LA são:

1. Dissipar as forças uterinas aplicadas sobre o feto.
2. Minimizar o gasto de energia para os movimentos fetais.
3. Termorregulação.
4. Suporte ao crescimento fetal e uterino.
5. Propriedades bacteriostáticas.
6. Prevenção da compressão do cordão umbilical.
7. Determinação da posição do cordão umbilical.
8. Depósito de excretas fetais.
9. Importância para o desenvolvimento do sistema respiratório, gastrointestinal e musculoesquelético.
10. Melhora da acuidade ultrassonográfica para avaliação do embrião/feto.

A constituição do LA é bastante complexa, sendo composta por carboidratos, proteínas e peptídeos, lipídeos, lactato, piruvato, eletrólitos, enzimas e hormônios. Recentemente, outros componentes foram detectados: como a glutamina, que é um precursor para a biossíntese dos ácidos nucleicos essenciais para todas as células, especialmente aquelas de rápida replicação, como as da mucosa intestinal, e a arginina, que exerce um papel fundamental no desenvolvimento fetal e placentário. A arginina é decomposta em outras substâncias que são reguladores-chave na angiogênese placentária, crescimento do trofoblasto e embriogênese. Com a progressão da gravidez, a deglutição de poliaminas sustenta a proliferação e diferenciação das células do epitélio intestinal.

O LA também tem um papel significativo no sistema imune inato, constitui a primeira linha de defesa contra os patógenos, além de incluir enzimas e peptídeos antimicrobianos, assim como a realização de fagocitose, e liberação de mediadores pró-inflamatórios pelos neutrófilos e macrófagos.

MODIFICAÇÕES FISIOLÓGICAS NO VOLUME DO LÍQUIDO AMNIÓTICO DURANTE A GESTAÇÃO

Há inúmeras publicações na literatura que nos fornecem curvas de referência mostrando as modificações do VLA no decorrer da gestação. O volume definido como normal depende da idade gestacional em que é avaliado.

Vários estudos buscaram determinar e quantificar os valores de normalidade do LA. Em 1972, Queenan *et al.*, utilizando técnicas de diluição, demonstraram grande variabilidade do VLA no decorrer da gestação com aumento gradativo entre a 15ª e a 20ª semana e, a partir da 20ª semana até 41ª, a sua considerável estabilidade.[1] O VLA atingiu o pico na 33ª-34ª semanas reduzindo gradualmente até o termo, com um decréscimo mais rápido após 41ª semana.

Brace e Wolf, em 1989, utilizando técnicas de diluição e mensuração direta no momento da histerotomia (cesárea), definiram as modificações fisiológicas do VLA durante a gestação. Reportaram o pico do VLA em torno da 33ª semana (média de 931 mL) com pequeno decréscimo do volume a partir deste momento até o final da gestação.[2]

Em 1990, Moore e Cayle procuraram definir valores de normalidade para o ILA de acordo com as semanas de gestação (idade gestacional). O estudo observou que ocorre um pico do VLA na 27ª semana, depois um platô até a 33ª semana e, então, declínio até 42ª semana de gestação. Eles também observaram que havia um decréscimo do ILA em aproximadamente 12% por semana após a 40ª semana de gestação.[3]

Magann *et al.*, em 2010, realizaram um estudo longitudinal, a fim de determinar os valores de normalidade obtidos por meio da ultrassonografia, utilizando diferentes métodos de avaliação: ILA, medida do MBV e medida bidimensional do maior bolsão.[4] A estimativa do VLA utilizando o ILA mostrou um aumento do LA até 31ª semana, seguido de pequeno declínio após esta data. Quando utilizados os outros métodos, medida do MBV e medida bidimensional do maior bolsão, os resultados foram um pouco diferentes. Encontrou-se aumento do VLA até a 20ª semana, platô entre a 20ª e 37ª semanas e, então, decréscimo gradual até a 41ª semana.

Resumindo, ainda não estão completamente definidos os valores de corte e de normalidade do VLA. As definições de oligoidrâmnio dadas por Quennan *et al.* (1972), Brace Wolf (1989) e Magann *et al.* (2010) apresentam diferenças com pontos de corte variando de 200 mL a 500 mL.[1,2,4]

AVALIAÇÃO ULTRASSONOGRÁFICA DO VOLUME DO LÍQUIDO AMNIÓTICO

Conforme descrito anteriormente, muitos estudos e centros de pesquisas objetivam estabelecer os valores referenciais de normalidade do VLA e, como consequência natural, ainda há discordâncias a respeito da melhor metodologia ultrassonográfica para avaliá-lo. A avaliação do VLA utilizando técnicas de diluição ou medida direta no momento da cesárea são os métodos mais acurados, porém são invasivos ou realizados apenas no momento do parto.

As principais técnicas ultrassonográficas semiquantitativas para quantificar o VLA (MBV e ILA) representam tentativas de aplicar um valor numérico a estes estudos. Tecnicamente, a estimativa do VLA não é fácil em decorrência do formato irregular da cavidade amniótica e dos movimentos corpóreos fetais. Até o momento, o ILA e o MBV são os métodos mais aceitos para avaliação do VLA em gestações únicas, e o que melhor reflete o VLA. Em estudos mais recentes, refere-se que a medida do MBV seria mais adequada para acompanhamento e decisões terapêuticas, principalmente em gestações de baixo risco, visto que o ILA tende a superestimar os diagnósticos de oligoidrâmnio e, portanto, elevar as taxas de indução de parto e dos partos operatórios, sem melhora significativa do prognóstico fetal. Entretanto, ainda é consenso geral que as avaliações do VLA e do volume efetivo por ambos os métodos são bastante próximas, mostrando que quaisquer destes, desde que realizados com rigor técnico, são eficientes e fidedignos. A avaliação subjetiva para a detecção de alterações do VLA apresenta sensibilidade tão boa quanto as técnicas semiquantitativas, desde que realizadas por profissionais treinados e qualificados.

O estudo Doppler com mapeamento em cores pode auxiliar ao evidenciar a presença de cordão umbilical nos bolsões de LA, principalmente nos casos de oligoidrâmnio, já que apenas os bolsões livres podem ser medidos e contabilizados. Entretanto, ainda são necessários mais estudos comparando a utilização conjunta do Doppler colorido e o modo B para a avaliação do VLA.[5]

Os principais métodos ultrassonográficos de avaliação do volume do LA são:

1. Método subjetivo: este método é totalmente dependente da experiência do ultrassonografista. Até aproximadamente a 22ª semana de gestação, o feto ocupa menos que a metade do volume intrauterino. Este método dificulta o controle evolutivo em casos de acompanhamento de situações em que existe alteração do VLA. Magann *et al.* (2011) relatam que a avaliação subjetiva antes de 24 semanas de gestação tem a mesma acurácia que os métodos semiquantitativos (maior bolsão vertical e índice do líquido amniótico) para a detecção de alterações do VLA.[6]
2. Métodos semiquantitativos:
   - Técnica da medida do maior bolsão vertical (MBV) – esta técnica mede o diâmetro vertical do maior bolsão de LA, livre de cordão umbilical e partes fetais. Considera-se normal quando o MBV mede entre 20 mm e 80 mm. Quando o MBV está abaixo de 20 mm, classificamos como oligoidrâmnio e, quando acima de 80 mm, como polidrâmnio.[7,8] Esta técnica tem a vantagem de ser simples e reprodutível, e provavelmente é a melhor técnica para avaliação do LA em gestações múltiplas.
   - Índice do líquido amniótico (ILA) – descrita por Phelan *et al.* (1987), esta técnica utiliza a somatória das medidas do maior bolsão vertical em cada um dos quatro quadrantes do útero. A cavidade uterina é dividida subjetivamente em quatro quadrantes.[9] A gestante deve estar em decúbito dorsal horizontal. O transdutor deve ser posicionado no plano sagital da paciente e ortogonal ao plano do solo. Deve-se tomar o cuidado de não angular o transdutor para acomodar a curvatura do útero e do abdome materno, assim como não colocar pressão no transdutor. As medidas de cada bolsão devem estar livres de alças de cordão umbilical e de partes fetais. As quatro medidas obtidas são somadas e o resultado é denominado de ILA (Fig. 39-1). Preferencialmente, a medida do ILA deve ser realizada em momento de repouso fetal e de forma sequencial. Considera-se normal quando: ILA está entre 50 mm e 240 mm;[9] ILA está entre o P5 e P95.[3,4] Quando o ILA está abaixo de 50 mm ou abaixo do P5, classificamos como oligoidrâmnio, e, quando acima de 240 mm ou acima de P95, classificamos como polidrâmnio.

Oligoidrâmnio

Conceitua-se oligoidrâmnio como a presença de LA em quantidade reduzida para a respectiva idade gestacional. Está associado a maior morbidade e mortalidade perinatal. Considera-se oligoidrâmnio quando o MBV é menor do que 20 mm, ou o ILA está abaixo do P5 da curva de normalidade para a idade gestacional, ou menor do que 50 mm (Fig. 39-2).

A incidência do oligoidrâmnio varia de 3,9 a 5,5% de todas as gestações, estando relacionada principalmente com o tipo de população de gestantes estudada e a qualidade do acompanhamento pré-natal.

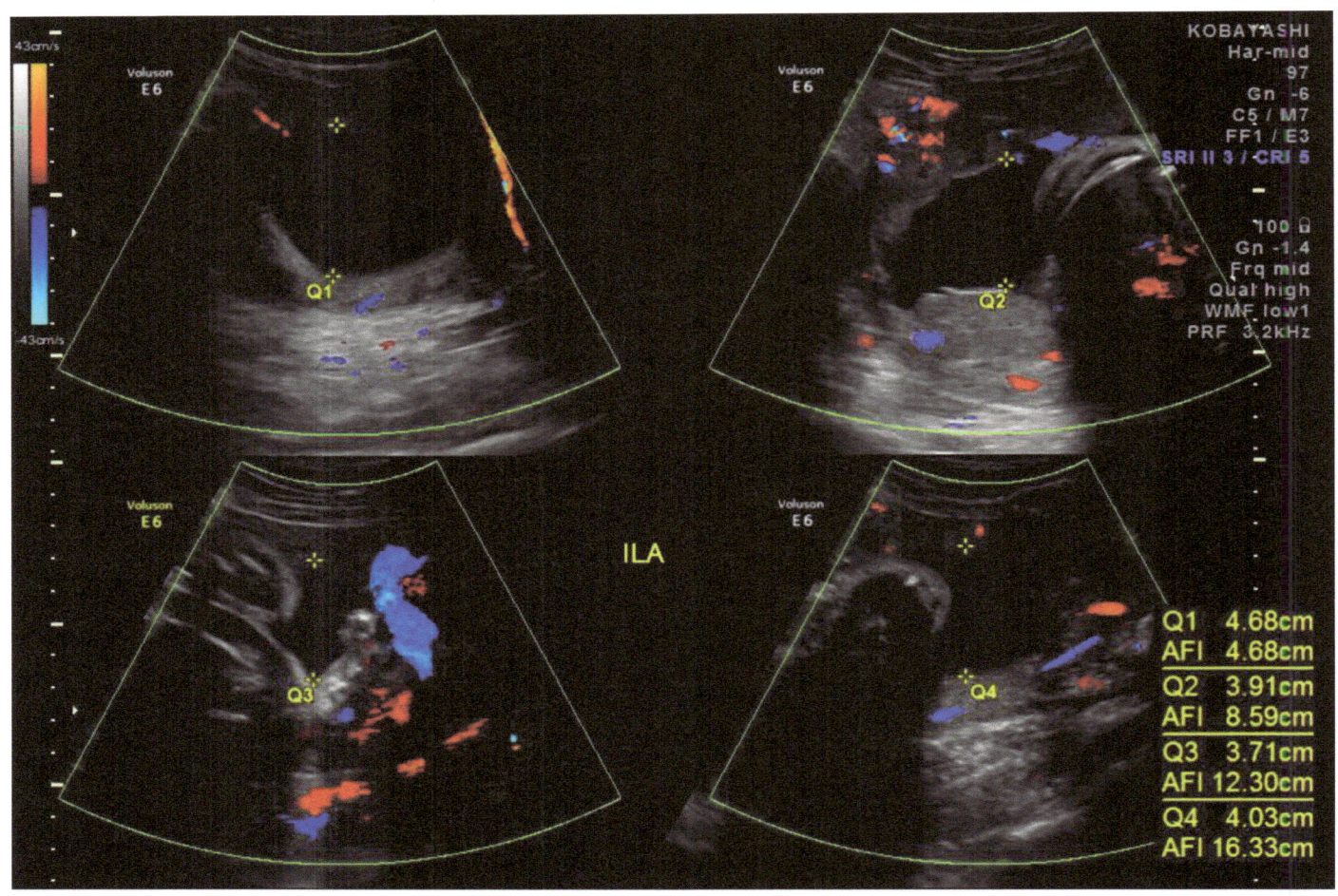

Fig. 39-1. Líquido amniótico em quantidade normal. Índice do líquido amniótico (ILA) medindo 163 mm. Maior bolsão vertical (MBV) medindo 47 mm.

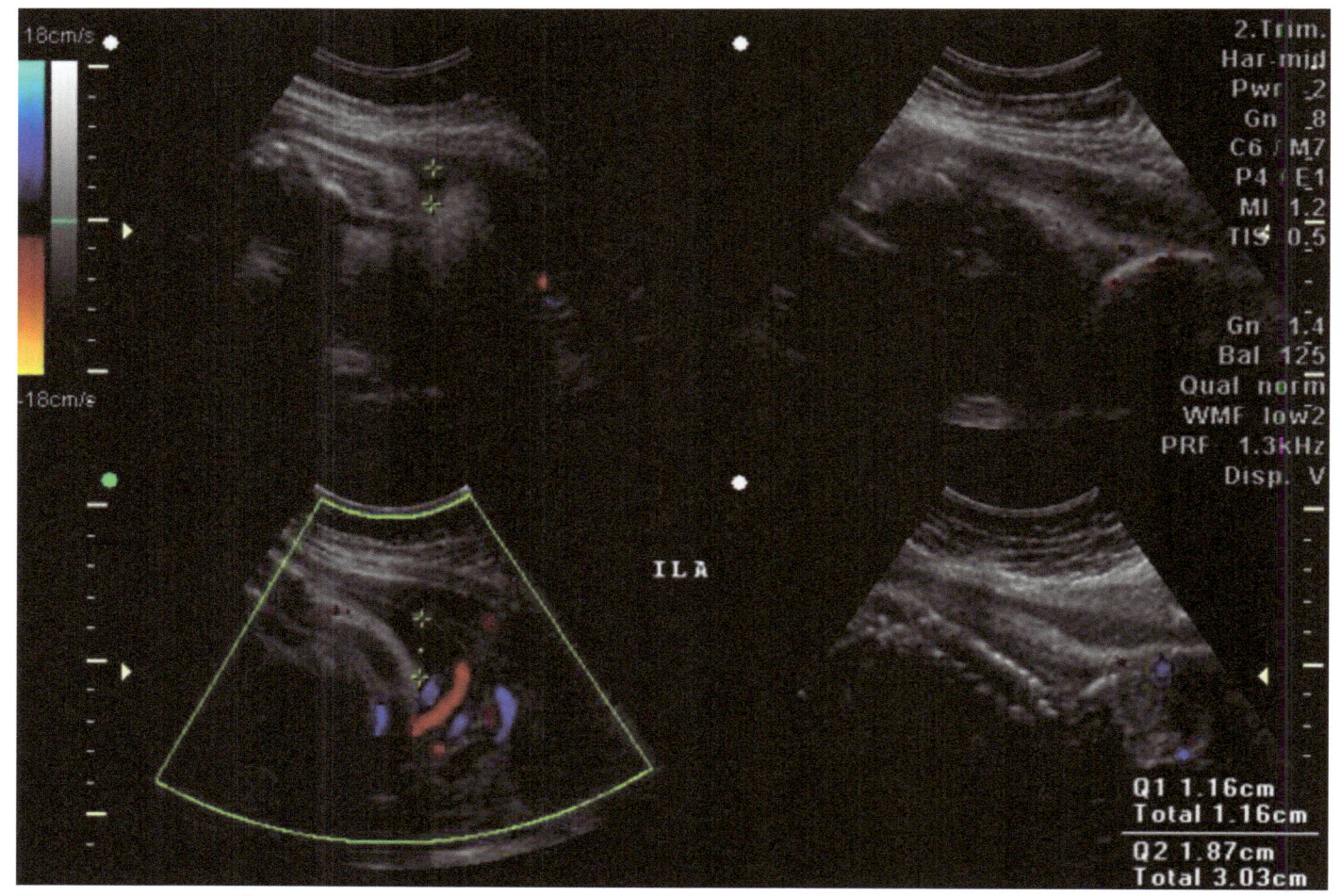

Fig. 39-2. Oligoidrâmnio. Índice do líquido amniótico (ILA) medindo 30 mm. Maior bolsão vertical (MBV) medindo 19 mm.

As principais causas associadas à diminuição do VLA são: a) causas fetais: restrição do crescimento fetal, anomalias do trato urinário do feto, cromossomopatias; b) causas maternas: síndromes hipertensivas, síndrome antifosfolípide, doenças do colágeno, vasculopatia diabética, hipovolemia, uso de drogas; c) causas placentárias: insuficiência placentária, síndrome do transfusor-transfundido; d) ruptura prematura das membranas; e) pós-datismo; f) idiopática.

Polidrâmnio

Conceitua-se polidrâmnio ou hidrâmnio como a presença de LA em quantidade aumentada para a respectiva idade gestacional. Existe correlação entre a gravidade do polidrâmnio e o aumento no risco de mortalidade perinatal e anomalias congênitas. Considera-se polidrâmnio quando o MBV é maior do que 80 mm, ou o ILA está acima do P90 da curva de normalidade para a idade gestacional, ou maior do que 240 mm (Fig. 39-3).

A incidência geral varia de 0,2% a 2,0%.

As principais causas associadas ao aumento do VLA são: a) causas fetais: malformações fetais (principalmente do sistema nervoso central; obstruções altas do trato gastrointestinal; hérnia diafragmática; cardiopatias congênitas); infecções congênitas (sífilis; toxoplasmose; rubéola; citomegalovírus; parvovírus); hidropisia fetal imune e não imune; b) causas maternas: diabetes; c) gestação múltipla: principalmente na síndrome do transfusor-transfundido; d) idiopático.

O polidrâmnio idiopático responde por aproximadamente 50% a 60% dos casos. Embora muitas vezes não seja possível definir uma causa, é fundamental uma investigação cuidadosa em busca de sua etiologia.

CONCLUSÃO E CONSIDERAÇÕES FINAIS

O LA é um importante componente do ambiente intrauterino. Sua produção e absorção dependem de uma série de mecanismos interdependentes entre o feto e a mãe; a sua dinâmica e o seu equilíbrio são fundamentais para o desenvolvimento saudável da gestação.

O valor clínico da ultrassonografia não é estimar o valor absoluto do VLA, mas identificar quais pacientes estão fora dos valores de normalidade para um seguimento pré-natal cuidadoso e adequado destas gestações. Portanto, acreditamos que o estudo do VLA não deve ser restrito às gestações de risco e sim realizado meticulosamente em todas as avaliações ultrassonográficas de forma sistemática.

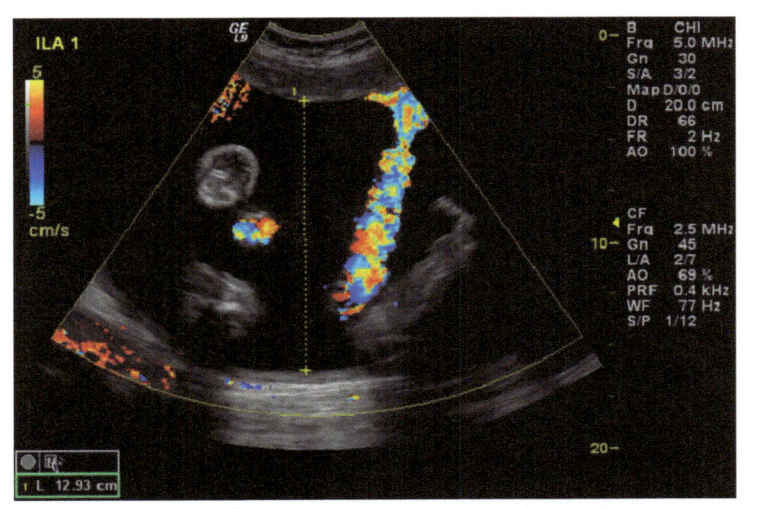

Fig. 39-3. Polidrâmnio. Índice do líquido amniótico (ILA) medindo 361 mm. Maior bolsão vertical medindo 129 mm.

Por conseguinte, qualquer alteração do VLA requer cuidadosa avaliação e seguimento, tanto no compartimento fetal quanto materno.

REFERÊNCIAS BIBLIOGRÁFICAS

1. Queenan JT, Thompson W, Whitfield CR, Shah SI. Amniotic fluid volume in normal pregnancies. Am J Obstet Gynecol 1972;114:34-8.
2. Brace RA, Wolf EJ. Normal amniotic fluid volume changes throughout pregnancy. Am J Obstet Gynecol 1989;161:382-8.
3. Moore TR, Cayle JE. The amniotic fluid index in normal human pregnancy. Am J Obstet Gynecol 1990;162:1168-74.
4. Magann, Everett F, et al. Peripartum outcomes of high-risk pregnancies complicated by oligo-and polyhydramnios: A prospective longitudinal study. Journal of Obstetrics and Gynaecology Research 2010;36(2):268-77.
5. Hughes DS, Magann EF. Antenatal fetal surveillance "Assessment of the AFV." Best Practice & Research Clinical Obstetrics & Gynaecology 2017;38:12-23.
6. Magann EF, Sandlin AT, Ounpraseuth ST. Amniotic fluid and the clinical relevance of the sonographically estimated amniotic fluid volume oligohydramnios. Journal of Ultrasound in Medicine 2011;30(11):1573-85.
7. Manning FA, Platt LD, Sipos L. Antepartum fetal evaluation: development of a fetal biophysical profile. Am J Obstet Gynecol 1980;136:787-95.
8. Manning FA, Morrison I, Lange IR, Harman CR, Chamberlain PF. Fetal assessment based on fetal biophysical profile scoring: experience in 12,620 referred high risk pregnancies. I. Perinatal mortality by frequency and etiology. Am J Ostet Gynecol 1985;151:343-50.
9. Phelan JP, Smith CV, Broussard P, Small M. Amniotic fluid volume assessment with the four-quadrant technique at 36-42 weeks gestation. J Reprod Med 1987;32:540-2.

BIBLIOGRAFIA COMPLEMENTAR

Dubil EA, Magann EF. Amniotic fluid as a vital sign for fetal wellbeing. AJUM 2013 May;16(2):62-70.

Harman CR. Amniotic fluid abnormalities. Seminars in perinatology. Saunders 2008:288-94.

Hughes DS, Magann EF. Antenatal fetal surveillance "Assessment of the AVF". Best Practice & Research Clinical Obstetrics and Gynaecology 2017;38:12-23.

Júnior EA, et al. Reference range for amniotic fluid index measurements in a Brazilian population. Journal of Perinatal Medicine 2014;42(4):535-9.

Kehl S, et al. Single deepest vertical pocket or amniotic fluid index as evaluation test for predicting adverse pregnancy outcome (SAFE trial): a multicenter, open-label, randomized controlled trial. Ultrasound in Obstetrics & Gynecology 2016;47(6):674-9.

Kobayashi S. Avaliação ultra-sonográfica do volume do líquido amniótico. Radiol Bras [serial on the Internet]. 2005;38(6):V-VI. http://www.scielo.br/scielo.php?script=sci_arttext&pid=S0100-39842005000600002&lng=en.

Madi JM, et al. Oligodramnia sem rotura das membranas amnióticas: resultados perinatais. Rev Bras Ginecol Obstet 2005;27(2):75-9.

Moise Jr KJ. Toward consistente terminology: Assessment and reporting of amniotic fluid volume. Seminars in Perinatology 2013;37:370-4.

Moore TR. Superiority of the four-quadrant sum over the single-deepest-pocket technique in ultrasonographic identification of abnormal amniotic fluid volumes. Am J Obstet Gynecol 1990;163:762-7.

Moore TR. Amniotic fluid dynamics reflect fetal and maternal health and disease. Obstetrics & Gynecology 2010;116(3):759-65.

Moore TR. The role of amniotic fluid assessment in evaluating fetal well-being. Clinics in Perinatology 2011;38(1):33-46.

Morris RK, et al. Association and prediction of amniotic fluid measurements for adverse pregnancy outcome: systematic review and meta-analysis. BJOG 2014;121:686-99.

Nabhan AF, Abdelmoula YA. Amniotic fluid index versus single deepest vertical pocket: a meta-analysis of randomized controlled trials. International Journal of Gynecology & Obstetrics 2009;104(3):184-8.

Peixoto AB, et al. Reference values for the single deepest vertical pocket to assess the amniotic fluid volume in the second and third trimesters of pregnancy. Journal of Perinatal Medicine 2016;44(6):723-7.

Underwood MA, Gilbert WM, Sherman MP. Amniotic fluid: not just fetal urine anymore. Journal of Perinatology 2005;25(5):341-8.

GRAVIDEZ ECTÓPICA

Julio Elito Jr.

O conteúdo deste capítulo (págs. 382 a 392), encontra-se disponível on-line.

Para acessá-lo, aponte a câmera do seu smartphone ou tablet para a imagem acima.

PERFIL BIOFÍSICO FETAL

Fernando Barreiros ■ Eduardo Valente Isfer

O conteúdo deste capítulo (págs. 393 a 400), encontra-se disponível on-line.

Para acessá-lo, aponte a câmera do seu smartphone ou tablet para a imagem acima.

DOPPLER VENOSO NO 1º TRIMESTRE: APLICABILIDADE CLÍNICA

Alexandra Matias ▪ Nuno Montenegro (*In memorian*)

"I am a fetus in the wombI fear it may become my tomb
If I only could give a shout
To make my doctor get me out."
Estudante de Medicina anônimo, Dublin
Br. Obstet Gynecol

O RETORNO VENOSO E A HISTÓRIA

A compreensão da circulação fetal é um processo que se tem desenvolvido com morosidade ao longo dos séculos. A maioria das investigações foi levada a cabo em animais e cadáveres, já que os estudos invasivos no corpo humano foram sempre limitados por condicionalismos éticos e culturais. Foi a introdução de métodos não invasivos, como a ecografia e o Doppler, que acelerou o ritmo de aquisição dos conhecimentos sobre hemodinâmica fetal.

O entendimento grosseiro da circulação sanguínea no adulto remonta aos Gregos, em que médicos, como Aristóteles e Herophilus, tentaram explicar o sistema cardiovascular. No entanto, as características originais da circulação fetal e as peculiaridades das estruturas anatômicas subjacentes ao período fetal só foram reconhecidas por Galeno (131- 201 a.C.). Em *Usu partium* aparece a primeira referência ao *foramen ovale* e a um vaso que só poderia ser o canal arterial.

Em 1561, Falloppio (1523-1562) publica o seu livro, *Observationes anatomicae,* onde faz nova referência ao canal arterial. Ainda neste livro refere o termo "placenta" para definir o órgão até então designado por secundinas.

Era então seu professor Vesalius (1514-1564) que escreveu, em 1543, *De humani corporis fabrica libri septem* ("A Fábrica"). Neste livro, embora haja uma descrição pormenorizada das ramificações hepáticas, não há referência à "terceira" conexão fetal, o ducto venoso. Só mais tarde, Vesalius, em resposta crítica ao trabalho de Falloppio, descreve a existência desse vaso e publica este achado no *Anatomicum Gabrielis Falloppii Observatorium Examen*, em 1563.

Ainda nesse ano surge mais uma contribuição importante para enriquecer a investigação da circulação fetal: Arantius (1530-1580) publica o livro intitulado *De humano fetu libellus*. Nesta obra, Arantius usa uma nova terminologia para a "placenta" de Falloppio, nomeadamente *uteri iecur* (fígado uterino), descreve a placenta como um centro vascular através do qual passaria o sangue para os órgãos fetais de modo a assegurar funções nutritivas. A referência ao ducto venoso (ducto de Arantius) só seria publicada numa versão alargada, em 1579, aproximadamente 18 anos depois da primeira contribuição de Vesalius.

No entanto, apesar das preocupações de índole anatômica, muito pouco foi entendido da fisiologia da circulação fetal e das diferenças existentes relativamente à circulação do adulto. William Harvey veio pôr termo a esta era de especulação com a publicação, em 1628, da obra *Exercitatio anatômica de mot cordis et sanguinis in animalibus*. Neste livro a realidade circulatória descrita é inovadora: não é o canal arterial que transporta sangue da aorta para os pulmões, mas é o ventrículo direito que bombeia sangue através desse mesmo canal para a aorta, fazendo um curto-circuito dos pulmões, que são descritos como um órgão "sem movimento e inútil" durante a vida fetal.

Em 1946, Barcroft repensa os conceitos hemodinâmicos fetais até então descritos e formula uma síntese de conhecimento acumulado no livro *Researches on prenatal life*. Assim, o sangue derivado da veia cava inferior, das veias hepáticas e ducto venoso era transferido para a esquerda do septo auricular (via sinistra) ou para a aurícula direita (via dextra). O ducto venoso com uma estrutura do tipo esfincteriana era responsável por acelerar sangue ricamente oxigenado, vindo da placenta, em direção ao *foramen ovale* e aurícula esquerda, assegurando assim o aporte de oxigênio para órgãos fetais vitais (cérebro e coração).

FUNÇÃO CARDÍACA FETAL

O conhecimento da circulação fetal é um pré-requisito fundamental para o entendimento da fisiologia do feto. Os conceitos fisiológicos desenvolvidos *in vitro* não têm aplicabilidade direta no estudo da função cardíaca no feto humano, pelo que há necessidade de utilização de métodos indiretos para avaliação dessa mesma função cardíaca. Apesar de a avaliação da hemodinâmica fetal estar limitada pela tecnologia disponível, tornando a avaliação pré-natal da pressão e do volume impossível, com a introdução das sondas transvaginais com Doppler codificado em cores, tornou-se realizável a avaliação do retorno venoso desde fases precoces da gravidez, tendo os primeiros resultados sido publicados por Huisman *et al.,* em 1992.[1]

Estudo da Função Sistólica Fetal

A função sistólica do coração fetal pode ser avaliada pela medição ecocardiográfica em modo M da fração de encurtamento de cada ventrículo.

A fração de encurtamento corresponde à medição da capacidade de encurtamento do ventrículo e traduz a variação das dimensões ventriculares entre a telediástole e a telessístole, expressa em porcentagem. Estudos efetuados em fetos humanos demonstraram que a fracção de encurtamento ventricular não varia ao longo da gestação, cifrando-se em cerca de 35% para ambos os ventrículos.

Estudo da Função Diastólica Fetal

A avaliação Doppler das velocidades de fluxo transtricúspido e transmitral tem sido usada como indicador de enchimento ventricular ou de função diastólica. No coração normal do adulto, o pico de velocidade atingido durante a diástole precoce (pico E) é significativamente superior ao pico atingido durante a diástole tardia (pico A), sendo que a razão A/E é inferior a 1. Estes achados indicam que no coração do adulto a maior parte do enchimento ventricular ocorre no primeiro terço da diástole.

Na vida fetal ocorre o inverso. Este padrão de fluxo nas válvulas auriculoventriculares sugere que o enchimento ventricular fetal está condicionado por um relaxamento diastólico ventricular deficiente, provavelmente justificado pela imaturidade do miocárdio fetal. A contribuição díspar das fases de enchimento precoce e tardio para a diminuição da razão A/E observada nos fetos humanos ao longo da gestação reflete provavelmente diferenças na função e maturação dos dois ventrículos antes do nascimento.

RETORNO VENOSO NO FETO: O QUE É DIFERENTE

A função cardíaca apresenta particularidades no período fetal quando comparada ao período pós-natal e a vida adulta, já que depende da anatomia funcional (grau de maturação do miocárdio), da função ventricular em paralelo e da dinâmica cardiocirculatória (existência de *foramen ovale*, istmo aórtico, leito umbilical placentário muito complacente). Sabe-se que o coração fetal possui dois ventrículos que ejetam sangue em paralelo. O ventrículo direito parece ser o ventrículo dominante, ejetando a maior proporção do débito cardíaco combinado a jusante na aorta descendente. O ventrículo esquerdo assegura a distribuição de sangue mais ricamente oxigenado para a cabeça, cérebro e membros superiores, mas numa proporção menor. Estes ventrículos são particularmente rígidos por causa da escassez de elementos contráteis e possuem uma restrição importante da sua capacidade de resposta a situações de esforço cardíaco. Resta quantificar o grau de limitação do mecanismo de Frank-Starling ao longo da gestação para assim compreender os preceitos fisiológicos e fisiopatológicos da circulação fetal.

Particularidades da Pré-Carga no Feto

O coração do feto é reconhecidamente mais rígido que o coração do adulto, pelo que o seu funcionamento se aproxima do limite máximo da lei de Frank-Starling. Na verdade, o feto está muito limitado na sua capacidade de recrutar o mecanismo de Frank-Starling no sentido de aumentar o débito cardíaco. Se esta limitação no início da gravidez for parcialmente causada pela imaturidade e rigidez relativa das fibras miocárdicas, não é menos verdade que os efeitos combinados do ambiente circulatório fetal (unidade umbilical placentária, que funciona como uma esponja e absorve grande parte do excesso do volume circulante, limitando as alterações na pré-carga; leito vascular, já bastante dilatado, provocando um aumento da pós-carga quando se faz infusão de volume com o intuito de aumentar a pré-carga; e a interação ventricular diastólica, que limita o enchimento de cada ventrículo, à medida que a pressão auricular aumenta simultaneamente) condicionam ainda mais adaptação ventricular fetal.

Particularidades da Contratilidade no Feto

Estudos efetuados com tiras isoladas de miocárdio fetal demonstraram que o miocárdio imaturo do feto não gera a mesma força quando comparada àquela gerada pelo miocárdio adulto. De fato, as unidades contráteis correspondem a 30% da densidade observada no miocárdio adulto. As células miocárdicas são mais finas e menos organizadas, e possuem menor concentração de miofibrilas por grama de músculo, mas maior concentração relativa de células não musculares. A miosina V3, mais lenta, predomina *in utero*, ocorrendo um aumento pós-natal da representatividade de V1, uma miosina mais rápida. As cadeias leves de miosina LC2 vão aumentando ao longo da gravidez. A expressão relativa das isoformas de troponina e tropomiosina também se vai alterando ao longo da gravidez, tornando cada vez mais eficaz a tensão ventricular desenvolvida. Finalmente, a atividade da ATPase está diminuída nas miofibrilas fetais, dificultando a interação entre a miosina e a troponina-tropomiosina. O conteúdo em colágeno, principalmente tipo III (o que confere elasticidade), vai aumentando em relação às proteínas cardíacas ao longo da gestação.

Acresce, ainda, o fato de a inervação simpática ser imatura, estando a densidade de adrenorreceptores beta marcadamente diminuída e atingindo 75% da densidade do adulto no feto de rato a termo. Este aumento pode explicar a grande elevação do débito cardíaco logo após o nascimento.

No coração imaturo foram evidenciadas "imaturidades" na estrutura e função do retículo sarcoplasmático: verifica-se uma menor concentração de retículo sarcoplasmático, diminuição do sistema T de invaginação tubular da membrana e diminuição do aporte de cálcio em vesículas isoladas de retículo sarcoplasmático.

Resumindo, o coração fetal evidencia uma função ventricular reduzida; no entanto, a contribuição relativa da imaturidade do miócito para a limitação da contratilidade não está bem definida.

Particularidades da Pós-Carga no Feto

No 1º trimestre da gravidez a pós-carga, sujeita às altas resistências placentárias, encontra-se caracteristicamente elevada, o que se traduz por velocidades nulas durante a diástole nas ondas de fluxo dos vasos arteriais até as 12-13 semanas. Depois, o fluxo telediastólico torna-se presente nas artérias fetais, por causa da diminuição dos índices de resistência vascular. Os capilares vilositários/vilosidades e as ramificações progressivas das artérias cotiledonares, ao estabelecerem uma conexão definitiva cerca das 11-13 semanas, provocam uma queda das resistências placentárias (vilositárias).

Os ventrículos fetais são particularmente "sensíveis" a alterações da pós-carga, de que resulta uma diminuição marcada do débito cardíaco para pequenos aumentos da pós-carga, enquanto o débito cardíaco não aumenta significativamente com a redução da mesma pós-carga.

Em resumo, pequenas alterações da pós-carga no feto causam efeitos deletérios importantes se a pré-carga e a contratilidade não estiverem maximizadas para esse nível de pós-carga.

Particularidades da Frequência Cardíaca no Feto

O sistema cardiovascular é o primeiro sistema a entrar em funcionamento no embrião. Ao 22º dia pós-fertilização, o tubo cardíaco embrionário começa a mover-se. Assim, antes dos 22 dias pós-concepção é impossível a detecção de atividade cardíaca por ecografia e só a partir das 6 semanas é que o fluxo sanguíneo se torna unidirecional, e as contrações cardíacas coordenadas.

A frequência cardíaca de fetos imaturos tende a ser similar entre os vários mamíferos, independentemente das variações em tamanho. Este fato contrasta de forma curiosa com a relação inversa existente entre a frequência cardíaca e o peso do mamífero adulto. À medida que a gestação progride, a progressão da frequência cardíaca fetal faz-se em direções opostas nos pequenos e grandes mamíferos.

A frequência cardíaca embrionária é o parâmetro funcional mais precoce suscetível de medição na vida intrauterina. A primeira referência de registro da atividade cardíaca fetal por ultrassons no 1º trimestre remonta a 1972. O valor máximo da frequência cardíaca embrionária é atingido aos 63 dias após o 1º dia do último período menstrual (estádio 20 da classificação de Carnegie, isto é, comprimento embrionário de 22 mm), coincidindo com a altura em que o desenvolvimento morfológico do coração embrionário está completo. A partir deste momento, a frequência cardíaca diminui para valores entre 140-160 bpm, como resultado da adaptação funcional da circulação embrionária às necessidades do crescimento do embrião.

A combinação do desenvolvimento da circulação coronária, do aumento do número de *gap junctions* intercelulares, da imaturidade do nó sinoauricular e de uma atividade intrínseca auricular ainda muito lenta, determina um aumento da frequência cardíaca embrionária entre as 6-10 semanas. Nesta altura predomina a atividade miogênica intrínseca e as elevadas resistências vasculares. À medida que o sistema neurogênico cardíaco vai sofrendo maturação, a frequência cardíaca diminui. Tal parece dever-se à maturação do sistema parassimpático, à expansão do leito vascular e ao estabelecimento de conexões secundárias entre os vasos coriônicos, vitelinos, umbilicais e embrionários.

RETORNO VENOSO NO 1º TRIMESTRE: ASPECTOS ESPECÍFICOS

Com a introdução de sondas transvaginais suscetíveis de utilizarem o Doppler pulsado e o Doppler codificado em cores, foi possível, na década de 1990, o estudo do retorno venoso no feto no 1º trimestre da gravidez e recuar os conhecimentos de fisiopatologia que até aí se centravam no 2º e 3º trimestres. Os primeiros estudos de fluxometria Doppler foram aplicados à avaliação da onda de fluxo na veia umbilical, aorta descendente e artéria umbilical na segunda metade

Quadro 42-1. Resumo dos Principais Investigadores que Desenvolveram os Estudos de Doppler na Gravidez

I. Donald, 1959 e 1962 (Escócia)	Ecografia, modo A e modo B estático
D.A. Callagan, 1964 (Reino Unido)	Doppler contínuo (monitorização dos ruídos cardíacos fetais)
D.E. FitzGerald, J.E. Drumm, 1977 (Irlanda)	Doppler contínuo (artérias umbilicais e uterinas)
R. Gill, 1979 (Austrália) **S. Eik-Nes, 1980 (Noruega)**	Doppler pulsado (debimetria na veia umbilical)
S. Eik-Nes, 1980 (Noruega) **K. Marsal, 1984 (Suécia)**	Doppler dúplex (debimetria na aorta descendente fetal)
S. Campbell, 1983 (Reino Unido) **J.W. Wladimiroff, 1986 (Holanda)** **Ph. Arbeille, 1986 (França)**	Doppler pulsado uteroplacentário; Doppler pulsado intracerebral fetal
J.W. Wladimiroff *et al.*, **1991 (Holanda)** **T.W.A. Huisman, 1992 (Holanda)** **G. Rizzo, 1992 (Itália)**	Doppler dúplex (fluxos arteriais e intracardíacos fetais no 1º trimestre da gravidez)
K. Reed, 1990 (Canadá) **S. Gudmundsson, 1991 (Suécia)** **J. Wladimiroff, 1991 (Holanda)**	Doppler dúplex (sistema venoso fetal)
T. Kiserud, 1991 (Noruega)	Doppler dúplex (ducto venoso)
M. Dubiel, 1997 (EUA)	Angiografia Doppler (circulação cerebral fetal)

Fonte: Tese de doutoramento Alexandra Matias (2000a).[7]

da gravidez. A investigação fluxométrica da artéria cerebral média só foi conseguida 2 anos mais tarde. Finalmente, estudos Doppler aplicados à veia cava inferior e ao ducto venoso apareceram pela primeira vez na literatura, em 1991, com vários outros estudos em anos subsequentes (Quadro 42-1).[2-7]

Veia Umbilical

As ondas de fluxo na veia umbilical podem ser obtidas quer na porção livre, quer na porção intra-abdominal. O fluxo é sempre anterógrado e de velocidade comparativamente baixa. A existência de pulsatilidade pode ser considerada um achado fisiológico até as 12 semanas, altura a partir da qual é sempre considerada patológica e sinal de insuficiência cardíaca ou asfixia iminente. Esta pulsatilidade não deve ser confundida com padrão flutuante de baixa frequência associado a movimentos respiratórios no feto.

A velocidade média na veia umbilical é de 12,6 (±3,1 cm/s) sem grande variação ao longo da gestação.[1,8] A relação entre ducto venoso/veia umbilical é de 3,2 ± 0,8 às 12-15 semanas.

Veia Cava Inferior

As ondas de fluxo na veia cava inferior podem ser obtidas em plano sagital por Doppler pulsado logo acima da veia umbilical.

O fluxo é caracteristicamente pulsátil e trifásico, com fluxo invertido durante a contração auricular. A onda S inicial coincide com a diástole auricular e sístole ventricular, enquanto a onda D coincide com a diástole ventricular. Os valores de referência da VCI para o 1º trimestre foram efetuados por Huisman *et al.*, em 1992.[1] Estudos posteriores longitudinais demonstraram que ao longo da gestação a velocidade nas ondas S e D vai aumentando, enquanto o contributo da contração auricular vai diminuindo.[7,9]

Um aumento de pulsatilidade com aumento do fluxo retrógrado durante a contração auricular está relacionado com compromisso hemodinâmico fetal como ocorre em situações de disfunção cardíaca e restrição de crescimento fetal grave. No entanto, a VCI não é o vaso de eleição para ilustrar este compromisso, dado que é difícil

avaliar se a onda A apresenta ou não valores alterados decorrentes de sua característica pulsatilidade trifásica.

O índice de pré-carga diminui gradualmente ao longo da gestação e é aquele que melhor se correlaciona com o estado de oxigenação fetal.[10]

Ducto Venoso

Rudolph, em 1983, aplicou o método das microsferas marcadas radioativamente com o intuito de investigar a proporção relativa do sangue venoso umbilical, que passava através do fígado e do ducto venoso. Destas microsferas com aproximadamente 15 μm, injetadas na circulação umbilical, aquelas que entravam na microcirculação hepática ficaram aprisionadas no fígado. As restantes circulavam através do ducto venoso e eram distribuídas ao resto do organismo, onde ficam retidas na placenta, pelo que a recirculação é considerada negligível. Foi assim possível quantificar a distribuição do retorno venoso, sendo que uma média de 55% do sangue umbilical segue o trajeto ductal no feto humano. Estes valores aumentam para 60% a 65% em caso de hipóxia fetal induzida por ministração de uma mistura pobre em oxigênio à mãe. Desta forma, ficou evidente que, em situações de compromisso fetal, há um fluxo preferencial de sangue bem oxigenado pelo ducto venoso.

O DV é um dos *shunts* que assegura a distribuição de sangue durante a vida intrauterina, constituindo a única comunicação direta entre o sangue umbilical bem oxigenado e a entrada no coração ao curto-circuitar a circulação hepática. Desviando cerca de metade do volume sanguíneo umbilical diretamente para a aurícula esquerda, através do *foramen ovale*, assegura um fluxo de sangue oxigenado preferencial para o cérebro e coração fetal.

O ducto venoso (DV) é habitualmente descrito posicionado no seio do fígado, a meio caminho entre os lobos direito e esquerdo. O seu percurso efetua-se no sentido caudo-cranial, de ventral para dorsal, ligeiramente obliquado. A sua origem situa-se na região ventral do seio umbilical e desemboca na veia cava inferior, junto da entrada na aurícula direita (Fig. 42-1). Atendendo a esta disposição anatômica, o plano médio-sagital direito é teoricamente o mais apropriado para explorar o ducto venoso (Fig. 42-2).

Existem dois trajetos de sangue venoso umbilical divididos pela *crista dividens*, sendo que o sangue veiculado pelo ducto venoso é aquele majoritariamente acelerado pelo *foramen ovale* para a aurícula

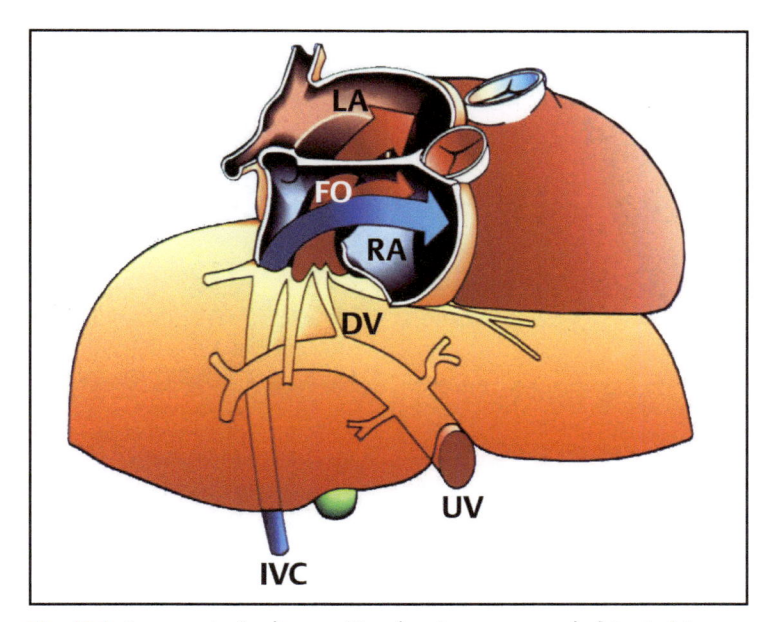

Fig. 42-1. Representação diagramática do retorno venoso do feto: trajeto esquerdo (*via sinistra*) do sangue oxigenado (em vermelho) que se inicia na veia umbilical, passa através do ducto venoso e atravessa o compartimento esquerdo da veia cava inferior em direção à aurícula esquerda, através do *foramen ovale*; trajeto direito (*via dextra*) de sangue desoxigenado (em azul), que se inicia na veia cava inferior ao nível abdominal e passa através do compartimento direito da veia cava inferior para direcionar o sangue anteriormente para a aurícula direita. (Cortesia de Dr. Torvid Kiserud.)

Fig. 42-2. Imagem de retorno venoso obtida com Power Doppler num feto às 13 semanas e respectiva digitalização computorizada. Reconstrução 3D do retorno venoso no mesmo feto. Nota-se o estreitamento em forma de funil do ducto venoso em relação às outras estruturas vasculares. UV: Veia umbilical; DV: Ducto venoso; A: aorta.

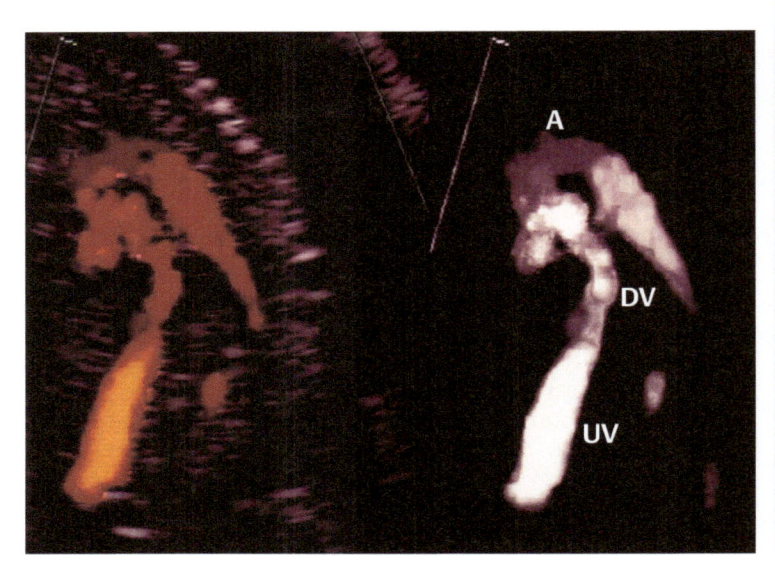

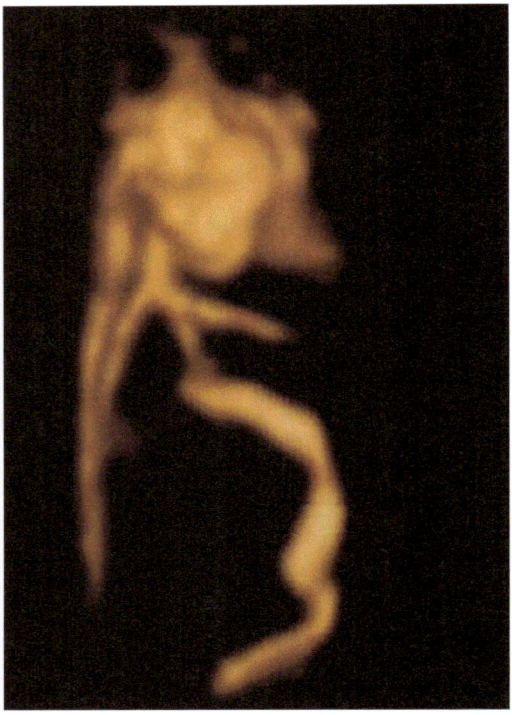

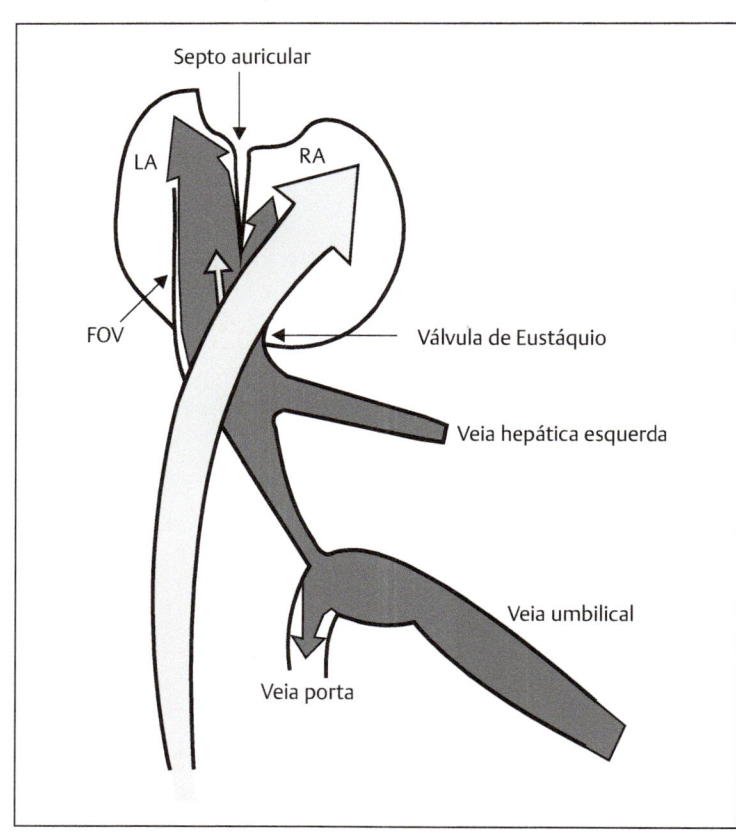

Fig. 42-3. Arquitetura dos três principais vasos que asseguram no feto o retorno venoso para o coração. Funcionalmente 30% do sangue venoso umbilical é acelerado para a aurícula esquerda (AE) através do *foramen ovale* (*via sinistra*), enquanto o restante sangue, menos oxigenado, entra no ventrículo direito através da válvula tricúspide, provindo da veia cava inferior (IVC) (*via dextra*). Esta distribuição é efetivada pela *crista dividens* e válvula de Eustáquio. (Cortesia de Dr. Torvid Kiserud.)

esquerda (Fig. 42-3). A injeção simultânea de microsferas marcadas radioativamente na veia umbilical e porção distal da veia cava inferior mostrou que o sangue umbilical venoso, ricamente oxigenado, circula principalmente através do ducto venoso num trajeto posterior e esquerdo (via sinistra) para o *foramen ovale*, de forma a irrigar o coração, cabeça, cérebro, extremidades superiores e tórax. Já o sangue proveniente da porção distal da veia cava inferior cir-

cula num trajeto anterior e direito (*via dextra*), através da válvula tricúspide, para o ventrículo direito, sendo a maior parte do sangue veiculado para o canal arterial e aorta descendente.

Trata-se de um vaso com estrutura tipo esfincteriana, muito estreito ("estenose fisiológica") e curto (o comprimento do ducto venoso entre as 11 e 13 semanas não excede os 3 mm), que gera um jato de sangue acelerado por causa do gradiente de pressões existente entre a veia umbilical e a aurícula (cerca de 5 mm Hg; mas pode, no entanto, atingir 22 mm Hg durante a inspiração fetal). O sangue na veia umbilical tem uma velocidade média de 10-15 cm/s antes de entrar no ducto venoso e sai deste com uma velocidade média de 40-80 cm/s no 3º trimestre da gravidez. Assim, o ducto venoso comporta-se como uma veia *sui generis*, anatômica (possui uma estrutura tipo esfincteriana) e fisiologicamente (transporta sangue "arterializado") aparentada com uma artéria.

O padrão de velocidade no DV durante o ciclo cardíaco é sobreponível ao das outras veias precordiais, apresentando, no entanto, duas diferenças importantes: uma velocidade muito elevada (como a velocidade tipicamente observada numa artéria) e um fluxo sempre anterógrado, mesmo durante a contração auricular (Fig. 42-4).[11] O primeiro componente (onda S) corresponde ao enchimento das aurículas durante a sístole ventricular. Durante esta fase a pressão nas aurículas é baixa por relaxamento das paredes auriculares e pelo movimento descendente do anel das válvulas auriculoventriculares, durante a contração ventricular. O segundo pico da onda de fluxo (onda D) ocorre com o início da diástole e corresponde à fase precoce de enchimento dos ventrículos. Finalmente, no fim da diástole, verifica-se uma redução da velocidade de fluxo ("onda A") que coincide com a contração auricular. Este último componente da onda de fluxo do ducto venoso parece ser o mais sensível a alterações hemodinâmicas, traduzindo de forma indireta uma parte importante da capacidade funcional do coração.

É necessário grande rigor técnico na exploração do ducto venoso, já que a colocação demasiado distal do volume da amostra pode sobrestimar esta onda, pela contaminação pelo fluxo da veia umbilical, enquanto a colocação demasiado proximal do volume da amostra pode criar a falsa impressão de haver fluxo retrógrado na fase tardia da diástole, subestimando a velocidade durante a contração auricular (Fig. 42-5). Esta dificuldade foi posta em evidência com a descrição de um *vestibulum* subdiafragmático que corresponde à dilatação da porção terminal da veia cava inferior. Nesta estrutura situada junto da entrada da aurícula direita desembocam as três

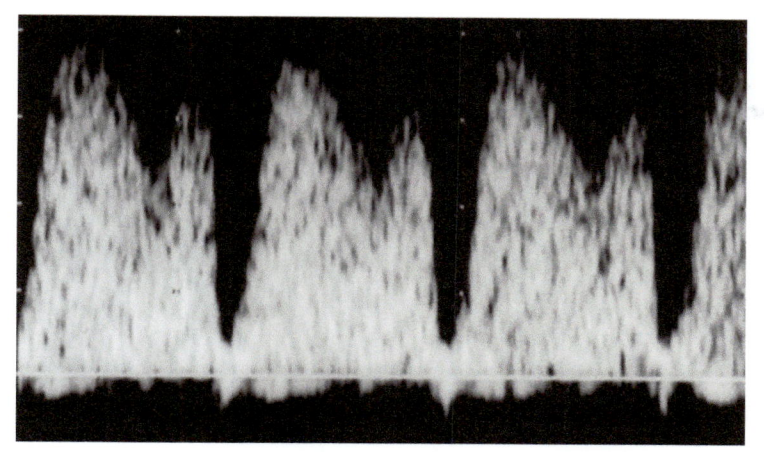 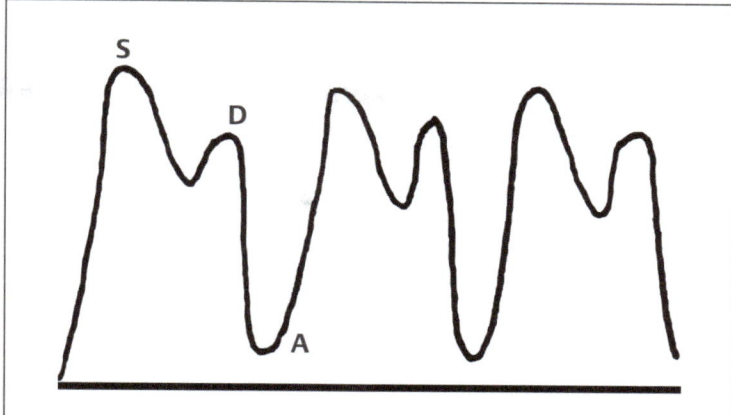

Fig. 42-4. Onda de fluxo obtida por Doppler pulsado no ducto venoso de um feto às 12 semanas, evidenciando um padrão normal, traduzido por uma onda bifásica e pela presença de "onda" A positiva (fluxo anterógrado) durante todo o ciclo cardíaco.

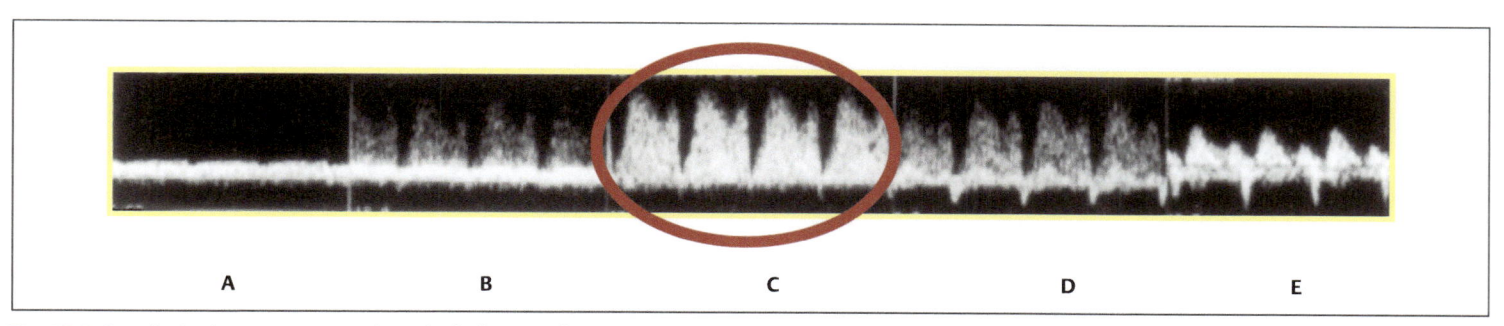

Fig. 42-5. Sequência de contaminação da onda de fluxo no ducto venoso pelo fluxo dos vasos adjacentes (vestíbulo subdiafragmático): *A.* onda de fluxo na veia umbilical, *B.* onda de fluxo no ducto venoso com sobreposição de fluxo da veia umbilical, *C.* perfil "puro" de fluxo no ducto venoso, *D.* onda de fluxo no ducto venoso com sobreposição de fluxo da veia cava inferior e *E.* onda de fluxo na veia cava inferior.

veias hepáticas, a veia cava inferior, a veia frênica e o ducto venoso, fato anatômico responsável pela difícil individualização dos fluxos.

A constância notável dos vários parâmetros fluxométricos avaliados no ducto venoso pode ser atribuída à ausência de alterações importantes no volume do fluxo, distensibilidade cardíaca e débito cardíaco antes das 13 semanas. Alterações mais significativas foram descritas na transição entre o 1º e o 2º trimestres, altura em que se verificou um aumento de velocidades no ducto venoso. Já na fase inicial do 2º trimestre é documentável um aumento significativo das velocidades de fluxo: onda S = 63 (45-83) cm/s; onda D = 60 (41-79) cm/s e "onda" A = 30 (16-49) cm/s. Esta elevação das velocidades normais para o ducto venoso parece explicar-se pelo aumento do volume sanguíneo, maior distensibilidade cardíaca por maturação das unidades contráteis e redução drástica da pós-carga por diminuição fisiológica da resistência vascular placentária. Em contraste, registrou-se apenas um aumento modesto de 1,5 vez das velocidades no ducto venoso do 2º para o 3º trimestre. De acordo com os resultados de Matias *et al.* (1998a),[8] verifica-se um aumento da velocidade durante a contração auricular entre o final do 1º até ao 3º trimestre da gravidez (3,4 cm/s às 10-13 semanas, 30 cm/s às 18 semanas e 50 cm/s às 40 semanas). A "onda" fluxométrica do DV relaciona-se diretamente com o volume telediastólico, refletindo assim de forma indireta a distensibilidade e a maturação ventricular. Mais ainda, esta "onda" parece ser um sensor eficaz da função auricular e do retorno venoso umbilical (pré-carga). A exploração deste parâmetro é um indicador potente de alteração hemodinâmica, nomeadamente de insuficiência cardíaca.

Em situações de patologia fetal, o padrão desta "onda" está alterado, com fluxo diminuído, ausente ou invertido durante a contração auricular (Figs. 42-6 e 42-7). É de salientar ainda o fato de as alterações do padrão da onda no ducto venoso serem aquelas que melhor têm sido relacionadas com os valores de oxigênio e pH umbilical no sangue venoso.

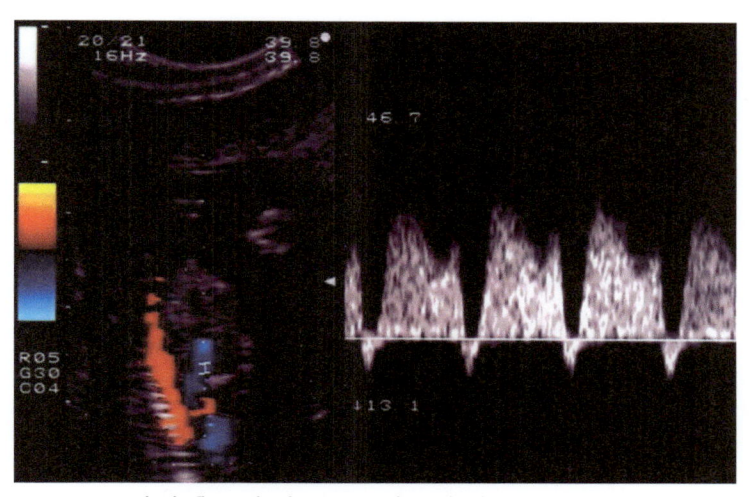

Fig. 42-6. Onda de fluxo obtida por Doppler pulsado no ducto venoso de um feto às 13 semanas, evidenciando um padrão anormal, traduzido pela presença de onda A invertida (fluxo retrógrado) durante a contração auricular.

De referir ainda que o fluxo no DV é afetado pelos estados comportamentais do feto. Verificou-se uma diminuição de cerca de 30% nos picos de velocidade sistólica e diastólica durante o estádio 1F quando comparado ao estádio 2F. Este fato sugere uma redistribuição do sangue venoso umbilical através do ducto venoso durante o sono calmo.

Do mesmo modo, os movimentos respiratórios fetais têm influência na velocidade do fluxo no ducto venoso e podem ser detectados tão precocemente quanto as 11 semanas. As velocidades sistólica e auricular estão marcadamente diminuídas durante a expiração, podendo ocasionalmente notar-se fluxo ausente durante a contração auricular. Já velocidades sistólicas de cerca 200 cm/s foram registadas durante movimentos inspiratórios.

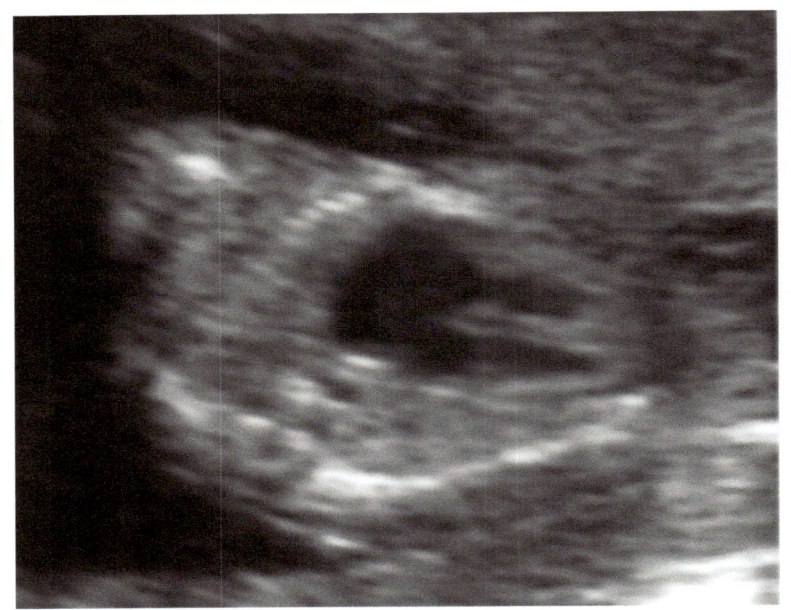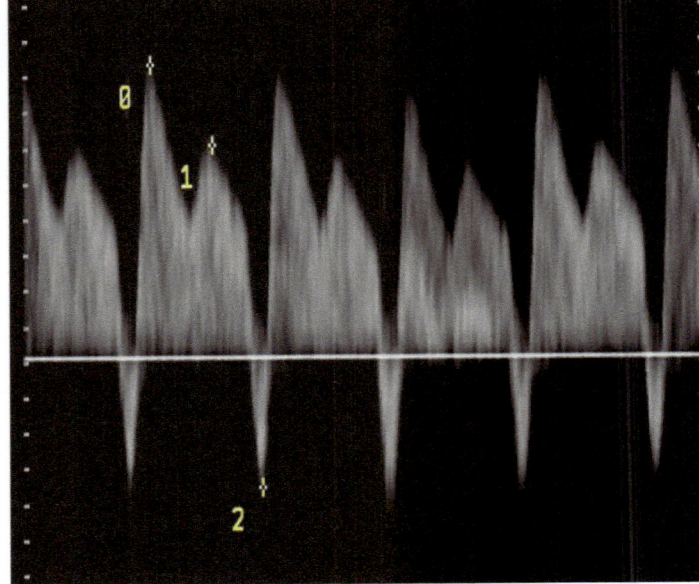

Fig. 42-7. Defeito auriculoventricular completo num feto com 13 semanas. Verifica-se fluxo invertido no ducto venoso durante a contração auricular. (Cortesia de Dr. Luís Dias.)

Rastreio de Cromossomopatias

A premência de um rastreio de cromossomopatias eficaz e atempado é colocada pela elevada incidência de cromossomopatias em fases precoces da gravidez. Burgoyne *et al.* calcularam que 52% dos abortamentos espontâneos depois das sete semanas dever-se-iam a cromossomopatias, enquanto Hook estimou que a prevalência de cromossomopatias nos abortamentos antes das 28 semanas seria de 39,9%, e de 5,75% nas mortes fetais depois das 28 semanas.[12,13] A taxa calculada para o conjunto das mortes fetais é de 35,8%. Com o aperfeiçoamento das técnicas de cariotipagem, a prevalência de cromossomopatias encontrada é ainda mais elevada, variando entre 29,2% e 69,8% (mediana 46,6%) nos abortamentos do 1º trimestre da gravidez.

Nos recém-nascidos vivos de mães com idade inferior a 35 anos, independentemente da idade gestacional, 30-73% das cromossomopatias encontradas são aneuploidias (mediana de 53%), enquanto em recém-nascidos de mães com idade superior a 35 anos a proporção de aneuploidias é de 81%.

A translucência da nuca (TN) tem-se imposto como um marcador útil e sensível no rastreio de cromossomopatias no 1º trimestre. A riqueza deste marcador situa-se, no entanto, para além do rastreio de aneuploidias fetais, e verifica-se que à medida que o valor da TN aumenta, é maior o risco de abortamento e morte perinatal. Uma das hipóteses que tem ganhado maior credibilidade é a participação da insuficiência cardíaca no acúmulo de líquido na face posterior do pescoço (translucência da nuca aumentada), numa fase da gravidez em que os rins fetais são ainda insuficientes para contrariar a retenção de fluidos. A associação entre a translucência da nuca aumentada e coração disfuncionante está implícita na elevada proporção de fetos, com cariótipo normal ou anormal, que apresentam translucência da nuca aumentada e malformações cardíacas e/ou dos grandes vasos. A presença de insuficiência cardíaca foi por nós evidenciada *in vivo* em casos clínicos que mostraram alterações no retorno venoso, nomeadamente a existência de fluxo anormal no ducto venoso durante a contração auricular em fetos com translucência da nuca aumentada e cariótipo anormal entre as 11-14 semanas (Quadro 42-2).[14-29]

Em conclusão, a avaliação Doppler do padrão da onda de fluxo sanguíneo no ducto venoso está a ser utilizada como um método de seleção daquelas grávidas consideradas de risco intermédio para cromossomopatia (1:101-1:1000) (após o rastreio combinado do 1º trimestre) a quem deveria ser oferecido um teste invasivo. Tal medida poderá assim identificar cerca de 80% dos fetos afetados por trissomia 21 ou outro tipo de cromossomopatia, após um teste invasivo efetuado em menos de 0,5% da população grávida, com a consequente redução na perda desnecessária de fetos normais e nos custos elevados do diagnóstico pré-natal.

Quadro 42.2. Sensibilidade e Taxa de Falso-Positivos dos Vários Estudos Existentes na Literatura Relativos ao Rastreio de Trissomia 21, usando Translucência da Nuca Aumentada, Fluxometria Doppler Anormal no Ducto Venoso e Combinação de Ambos os Marcadores

Referências	n	TN > P 95 (%)	DV Anormal TD% (FP%)	TN > P 95 + DV Anormal
Matias,1998[23]	486	40,7%	90,5 (3,1)	85,7 (2,4)
Antolin,2001[24]	1.371	6,9	65 (4,3)	55 (0,74)
Bilardo, 2001[25]	186	60,2	65,2 (20)	63 (16,4)
Zoppi, 2002[18]	330	46,8	69,7 (13)	69,7 (12,3)
Murta, 2002[26]	372	10,5	93,1 (2)	79,3 (0,3)
Mavrides,2002[27]	260	36	59 (5,9)	45,7 (2,5)
Borrell, 2003[28]	3.382	71	75 (5)	65 (2,2)
Toyama, 2004[19]	1.097	14,6	68,2 (6,4)	68,2 (2,4)

Matias *et al.*, 2011b.[29]

Rastreio de Cardiopatias Fetais

Os defeitos cardíacos constituem a malformação congênita mais frequente, variando a sua prevalência entre 3 e 8 por 1.000 gravidezes. São ainda responsáveis por 20% da mortalidade perinatal e 50% da mortalidade infantil provocada por anomalias congênitas.

As cromossomopatias são responsáveis por 5% das cardiopatias congênitas nos nados-vivos. É muito provável que a incidência de cardiopatias congênitas seja mais elevada em abortamentos precoces, em razão da significativa associação a cromossomopatias.

Como consequência de estudos epidemiológicos cada vez mais alargados que vieram consubstanciar a associação da translucência da nuca aumentada (superior ao percentil 95 para a idade gestacional) e o risco aumentado de trissomia 21 e outras anomalias cromossômicas, outra associação significativa foi encontrada com uma maior prevalência de defeitos cardíacos (Quadro 42-3).

Também no 1º trimestre da gravidez, o fluxo ausente ou invertido durante a contração auricular no ducto venoso ocorre em fetos com vários tipos de defeitos cardíacos, que geralmente não estão associados à insuficiência cardíaca manifesta. Esta manifestação hemodinâmica não é de estranhar já que no 1º trimestre os ventrículos são ainda menos distensíveis, têm menor diâmetro e são mais imaturos (o miocárdio fetal tem miócitos menos organizados e um menor número de sarcômeros por unidade de massa). Esta menor distensibilidade está ainda amplamente demonstrada pela maior predominância do enchimento ventricular dependente da contração auricular ("onda" A) em relação à fase de enchimento ventricular passiva habitualmente representada pela onda E, no fluxo transtricúspido e transmitral.

Sabe-se ainda que, no 1º trimestre, a pós-carga é particularmente alta por causa da elevada resistência placentária e ao fato de o feto ainda não ter um sistema renal suficientemente desenvolvido para contrariar eficazmente a retenção hídrica. Por outro lado, ao contrário dos ventrículos maduros, não existe nesta altura uma reserva cardíaca que permita suportar um aumento da pós-carga sem alterar significativamente a função diastólica. Assim, qualquer aumento da pós-carga vai refletir-se drasticamente num prolongamento do relaxamento e, portanto, contribuir para a diminuição do enchimento ventricular.

O aparecimento de fluxo anormal no DV (fluxo ausente ou invertido durante a contração auricular) em fetos com cariótipo normal e translucência da nuca aumentada tende a identificar o grupo com maior risco de apresentar cardiopatia. Este fluxo anormal no ducto venoso foi observado independentemente de a malformação cardíaca afetar o coração direito ou esquerdo. Quando a contração auricular ocorre contra um ventrículo com elevada pressão telediastólica, estabelece-se fluxo reverso no sistema venoso.

Assim, em fetos com cariótipo normal e TN aumentada, o achado de uma onda A ausente ou invertida no DV está associado a um aumento de três vezes de esse feto apresentar uma cardiopatia congênita, enquanto uma onda normal no DV reduz para metade a possibilidade de esse feto estar afetado por este tipo de anomalias.[17,20,22,31-34]

Sendo assim, a avaliação complementar do padrão de fluxo no ducto venoso, nomeadamente nos fetos com translucência da nuca aumentada, poderá corporizar um exame de rastreio de cardiopatias, de segundo nível, compreensivelmente menos sensível, mas mais específico, que permita mais eficazmente pré-selecionar as grávidas a beneficiar de ecocardiografia detalhada no início do 2º trimestre. Esta medida poderá contribuir assim para melhorar a programação terapêutica, melhorar a saúde neonatal e minimizar o trauma emocional dos pais ao possibilitar a realização de aconselhamento mais precoce.

Rastreio de Síndrome de Transfusão Feto-Fetal na Gravidez Gemelar Monocoriônica

A síndrome de transfusão feto-fetal é uma complicação grave das gravidezes gemelares monocoriônicas, afetando-as em torno de 15%. O desequilíbrio do fluxo de sangue através das comunicações vasculares placentárias do dador para o receptor poderá resultar de uma insuficiência placentária do lado do dador. Clinicamente esta síndrome vai manifestar-se por um feto receptor pletórico, com hipervolemia (insuficiência cardíaca congestiva) que urina em excesso (hidrâmnio), e por um feto anêmico, com hipovolemia (insuficiência cardíaca de alto débito), que urina pouco (oligoâmnio). Um aumento subsequente da resistência periférica do dador favorece ainda mais o desvio de sangue para o receptor. De acordo com estes autores, estabelece-se então um ciclo vicioso de hipervolemia-poliúria-hiperosmolaridade no receptor que produz hidrâmnio e *insuficiência cardíaca congestiva* nesse mesmo feto.

Este conceito de desequilíbrio hemodinâmico de estabelecimento precoce como explicação causal plausível para o STFF foi pela primeira vez descrito por Sebire que demonstrou a associação entre a translucência da nuca (TN) aumentada e a possibilidade de vir a desenvolver STFF.[35,36] O valor preditivo positivo e negativo da TN acima do percentil 95 como antecipatória do STFF foi assim, respectivamente, de 38% e 91%, enquanto a probabilidade de um feto com TN acima do percentil 95 vir a desenvolver STFF foi de 4,4. A proposta destes autores foi de que a existência de TN aumentada poderá constituir a expressão precoce de um desequilíbrio hemodinâmico na ausência de um defeito cardíaco, o que está de acordo com a hipótese de que a TN aumentada poderia ser uma manifestação de disfunção cardíaca. Em 2007, Kagan *et al.* demonstraram que uma discrepância interfetal de TN superior a 20% apresentava uma sensibilidade de 63% para morte fetal precoce e 52% para STFF grave.[37]

O achado de fluxo nulo ou invertido no ducto venoso durante a contração auricular (no feto receptor), nesta mesma janela temporal (11-14 semanas), em gêmeos monocoriônicos com diferença de TN interfetal superior a 0,6 mm revelou-se premonitor do desenvolvimento de STFF (Fig. 42-8). Num trabalho recente, demonstramos que a discrepância de comprimento craniocaudal *per se* não é preditiva de STFF. Já uma discrepância de TN ≥ 0,6 mm evidenciou uma sensibilidade de 45,5% com uma especificidade de 86,9%. A presença de fluxo anormal em pelo menos um dos DV mostrou uma sensibilidade de 72,7% (especificidade = 91,7%). Estes achados traduziram-se num risco relativo de vir a desenvolver STFF de 11,8 vezes se o fluxo na onda A estava ausente ou invertido em pelo menos um dos DV, que se elevou para 21 vezes (IC 95% 5,47-98,33) quando esta alteração foi combinada com ΔN T > 20%.[7,38-41]

Quadro 42-3. Prevalência de Defeitos Cardíacos *Major* em Fetos Cromossomicamente Normais, mas com Translucência da Nuca Aumentada

Translucência da nuca (mm)	Número de fetos (n)	Prevalência de defeitos cardíacos
2,5-3,4	1.102	5,4/1.000
3,5-4,4	188	26,6/1.000
4,5-5,4	56	33,8/1.000
≥ 5,5	43	232,6/1.000
Total	1.389	17,3/1.000

Fonte: Hyett et al., 1997b.[30]

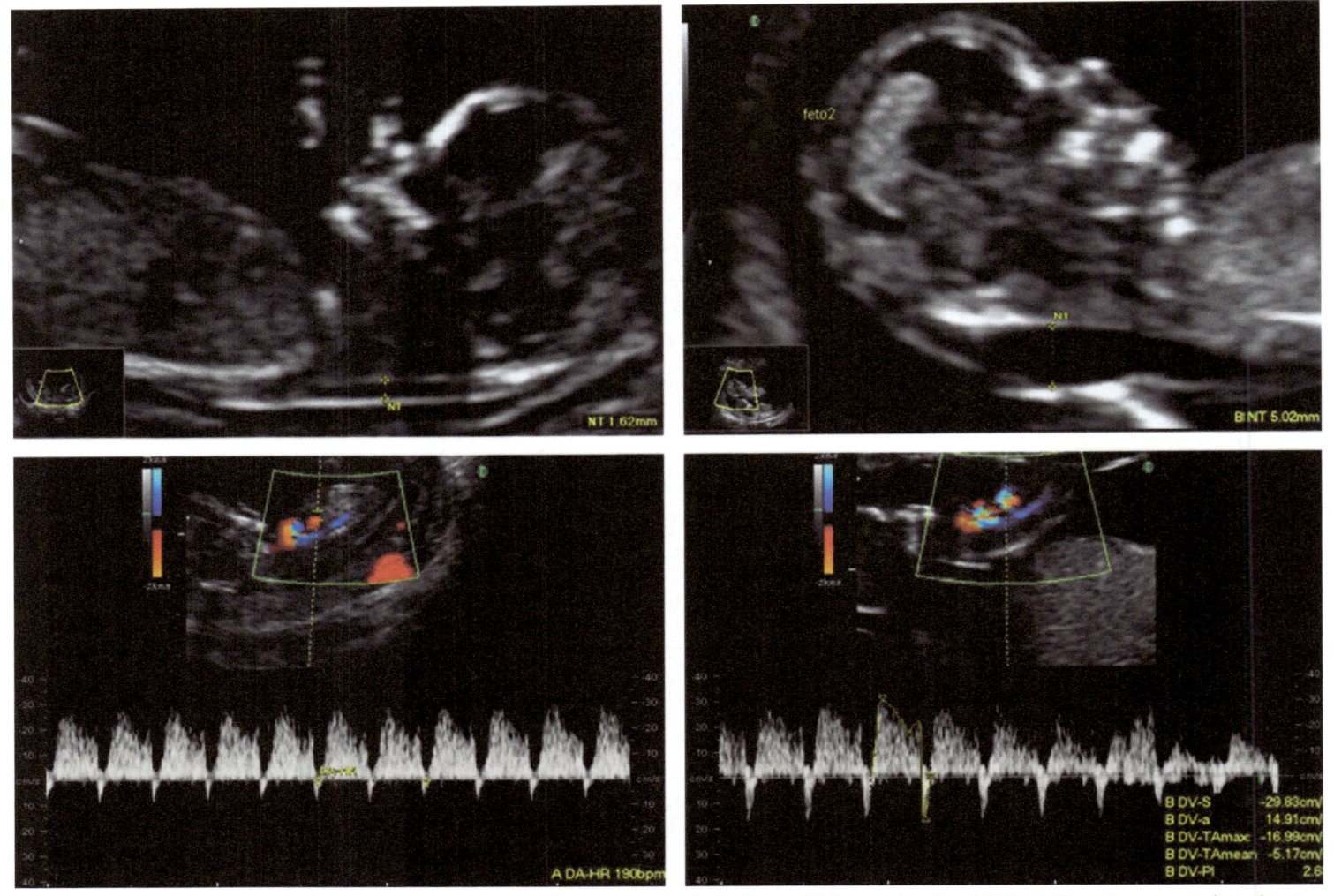

Fig. 42-8. Gêmeos monocoriônicos de 13 semanas em que se verifica uma translucência da nuca (TN) normal no feto 1 (TN = 1,63 mm) e aumentada no feto 2 (TN = 5,5 m). Fluxo normal no ducto venoso do 1º feto (provável dador) e fluxo invertido no ducto venoso do 2º feto (provável receptor) (Matias *et al.*, 2010).[38]

Fluxo Transtricúspido no 1º Trimestre

É possível avaliar por Doppler pulsado o fluxo através das válvulas mitral e tricúspide a partir das 11 semanas de gestação. Deve-se obter um corte cardíaco de quatro câmaras, com a coluna em posição anterior ou posterior, num corte apical que permite uma melhor resolução da imagem. O plano lateral de quatro câmaras não é adequado para avaliação da válvula tricúspide. A imagem deve ser ampliada de modo a que o tórax fetal ocupe todo o écran. O volume de amostra deve ser de 2-3 mm colocado na válvula tricúspide com um ângulo inferior a 20° para obter uma onda de fluxo transvalvular (Fig. 42-9).

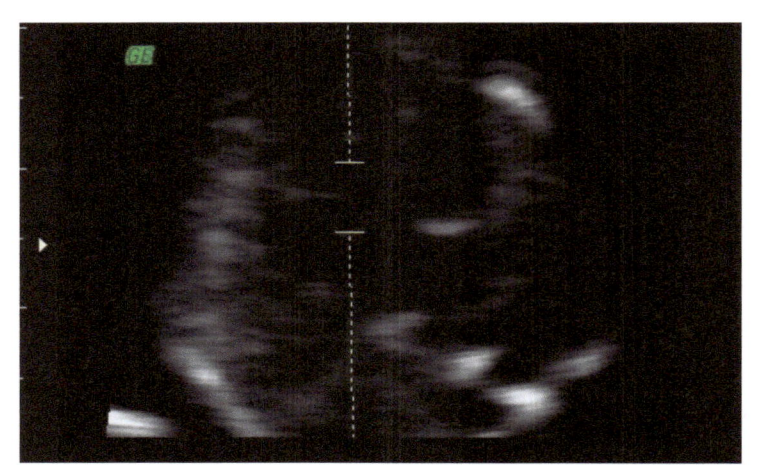

Fig. 42-9. Plano adequado para a avaliação do fluxo transtricúspido.

Podemos encontrar diferentes tipos de ondas de fluxo transtricúspido normal (OVF):

- OVF sem fluxo durante a sístole (Fig. 42-10).
- OVF com um pico reverso durante a sístole, que ocupa menos de metade da sístole e é produzido por encerramento valvular (Fig. 42-11).
- OVF com fluxo reverso que não exceda 50 cm/s, produzido pelo fluxo sistólico da aorta ou pulmonar (Fig. 42-12).

Considera-se que existe uma regurgitação tricúspida (RT) quando o fluxo sistólico de regurgitação excede a velocidade de 60 cm/s e ocupa mais da metade da sístole (Fig. 42-13). A regurgitação tricúspida (RT) é um achado frequente em ecocardiografia pediátrica em pacientes saudáveis (70%), mas é raro detectá-lo durante a vida fetal. Quando observado em fetos sem anomalias cardíacas, esse achado geralmente é transitório e sem significado clínico. No entanto, a sua presença tem sido associada a um aumento de anomalias cromossômicas, mesmo na ausência de doença cardíaca estrutural e/ou funcional.

Huggon *et al.* (2003) encontraram uma incidência de 27% de RT numa população de 262 fetos, avaliados entre 11 e 14 semanas de gestação.[42] Esta alta prevalência de RT é justificada dado tratar-se de uma população de alto risco, nomeadamente com TN aumentada. Este grupo descreveu assim pela primeira vez a associação entre RT e a presença de doença cardíaca e/ou alterações cromossômicas, especialmente a trissomia 21.

A RT nestes fetos doentes parece estar relacionada com mudanças estruturais no coração, conforme descritas na trissomia 21: diminuição do número de miócitos e sua orientação e anomalias no

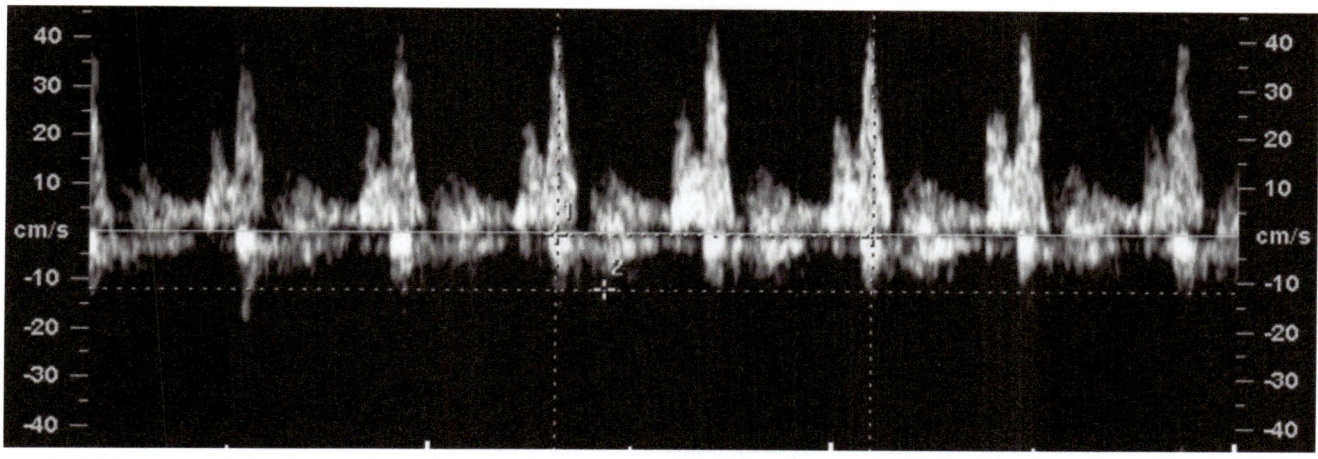

Fig. 42-10. Fluxo transtricúspido normal, com fluxo mínimo durante a sístole.

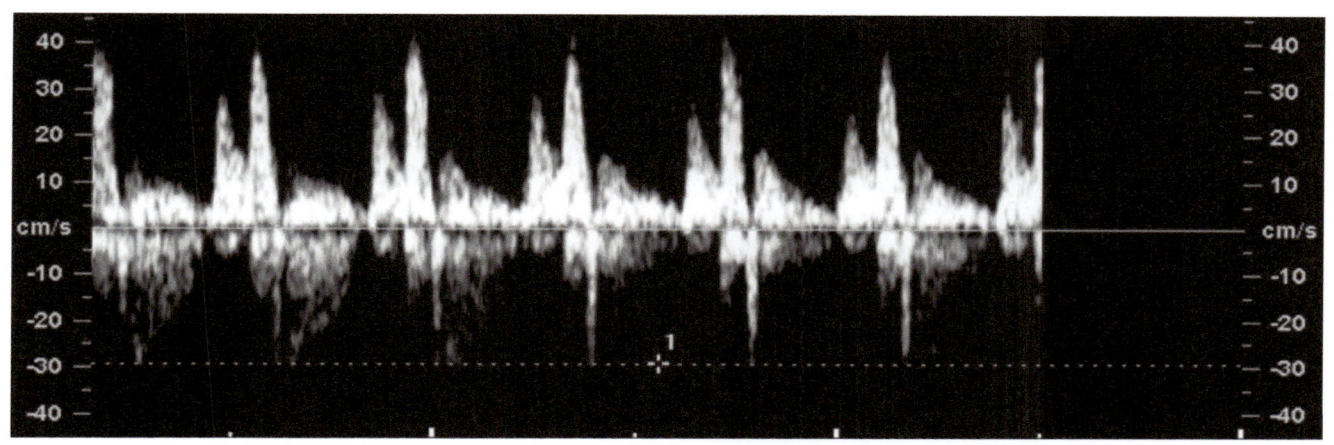

Fig. 42-11. Fluxo transtricúspido normal, com pico de fluxo invertido produzido pelo encerramento valvular com duração menor que metade da sístole.

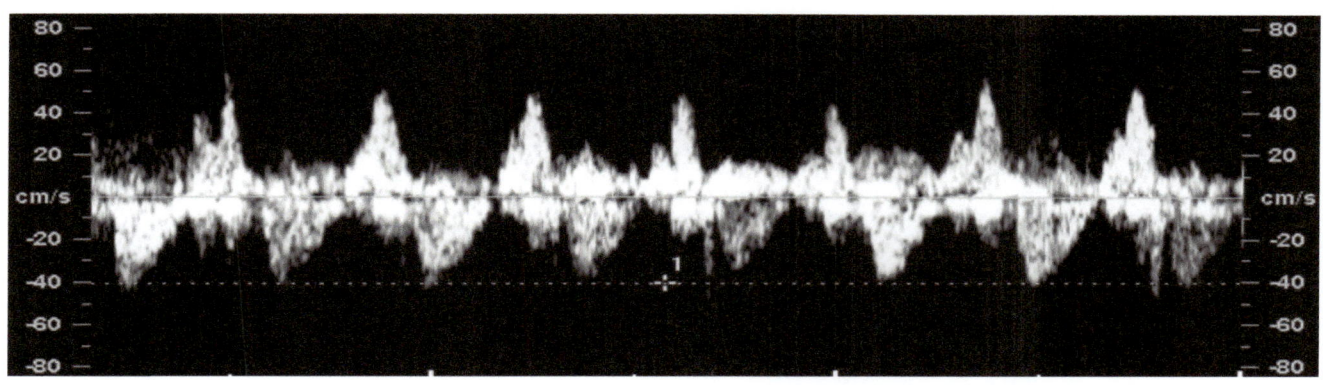

Fig. 42-12. Fluxo transtricúspido normal: fluxo invertido não ultrapassa os 50 cm/s e é produzido pelo fluxo sistólico da aorta ou da pulmonar.

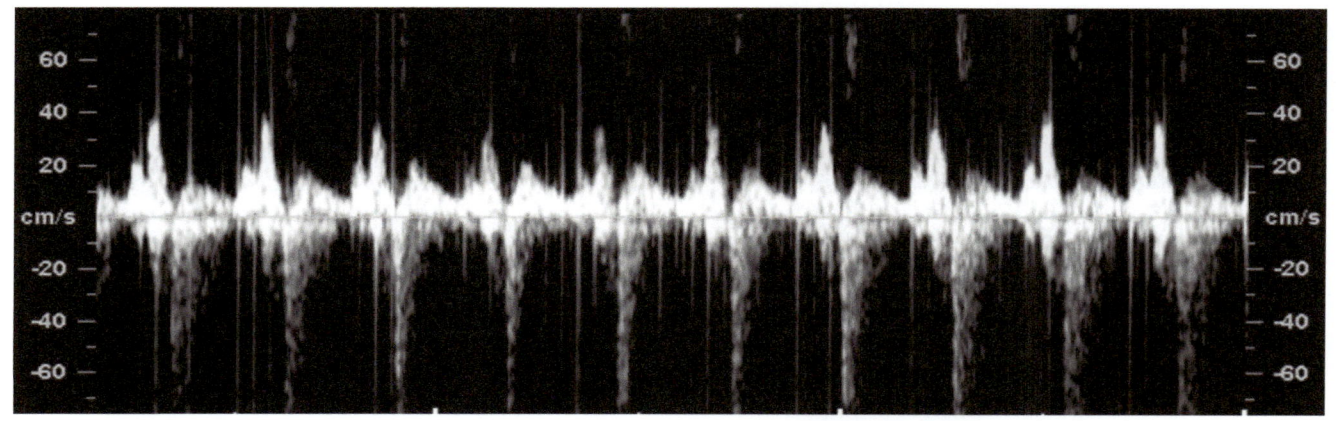

Fig. 42-13. Fluxo transtricúspido patológico: fluxo invertido durante mais da metade da sístole com velocidades superiores a 60 cm/s.

tecido conjuntivo. Essas mudanças podem resultar numa dilatação relativa do ventrículo direito secundário à regurgitação tricúspide por causa da dilatação do anel valvular. Além disso, anomalias do tecido conjuntivo que afetam o miocárdio podem também afetar a válvula tricúspide.

Em 2005, Faiola *et al.* publicaram um estudo de avaliação do índice de verossimilhança para a trissomia 21 em fetos com RT entre 11-13 + 6 semanas.[43] Analisaram um total de 742 fetos, obtendo uma avaliação adequada em 96,8% dos casos. A RT foi identificada em 24,5% dos fetos, dos quais 52,7% apresentaram anomalias cromossômicas. Do mesmo modo este grupo demonstrou que a prevalência de RT está associada a anomalias do cariótipo fetal, encontrando correlação entre este achado e o valor de comprimento craniocaudal, translucência da nuca e a presença de defeitos cardíacos. Assim, a prevalência de RT diminui com a idade gestacional, aumenta com TN e com a presença de doenças cardíacas (associadas ou não a alterações cromossômicas). Em fetos cromossomicamente normais com RT, existe um aumento no risco de doença cardíaca, pelo que devem ser encaminhados para um estudo ecocardiográfico precoce.

Falcon *et al.* descreveram a presença de RT em 70% dos fetos com trissomia 21 entre 11 e 13 + 6 semanas. Demonstraram ainda que em fetos com trissomia 21 assim como em fetos com cariótipo normal este achado é independente dos níveis de β-hCG e PAPP-A livres no sangue materno. Assim propõem a introdução da avaliação da RT na triagem do 1º trimestre em casos de risco intermédio, com o objetivo de aumentar a taxa de detecção (de 90% para 91%) e diminuir a taxa de falsos positivos de 5% para 2,3%).[44,45]

CONCLUSÃO

O conhecimento da circulação fetal é um pré-requisito essencial para a compreensão do comportamento fisiológico do feto em desenvolvimento. Abordamos assim aspectos metodológicos e a aplicação à clínica da avaliação do retorno venoso no 1º trimestre da gestação. A alteração na forma das ondas obtidas no compartimento venoso está correlacionada com a fisiopatologia de algumas doenças do feto e parece ser uma ferramenta promissora para a triagem do comprometimento cardíaco e um método alternativo para a vigilância biofísica fetal.

REFERÊNCIAS BIBLIOGRÁFICAS

1. Huisman TWA, Stewart PA, Wladimiroff JW. Ductus venosus blood flow velocity waveforms in the human fetus. Ultrasound Med Biol 1992;18:33-7.
2. Kiserud T, Eik-Nes SH, Blaas HG, Hellevik LR. Ultrasonographic velocimetry of the fetal ductus venosus. Lancet 1991;338:1412-4.
3. Kiserud T, Eik-Nes SH, Hellevik LR, Blaas H-G. Ductus venosus - a longitudinal Doppler velocimetric study of the human fetus. J Matern Fetal Invest 1992; 2: 5-11.
4. Kiserud T, Eik-Nes SH, Hellevik LR, Blaas H-G. Ductus venosus blood velocity changes in fetal cardiac diseases. J. Matern Fetal Invest 1993; 3:15-20.
5. Kiserud T, Eik-Nes SH, Blaas H-G, Hellevik LR, Simensen B. Ductus venosus blood velocity and the umbilical circulation in the seriously growth retarded fetus. Ultrasound Obstet Gynecol 1994;4:109-14.
6. Kiserud T. Hemodynamics of the ductus venosus. Eur J Obstet Gynecol Reprod Biol 1999; 84:139-47.
7. Matias A. Retorno venoso na avaliação da função cardíaca fetal. Tese de Doutoramento FMUP; 2000.
8. Matias A, Montenegro N, Areias JC, Brandão O. Anomalous venous return associated with major chromosomopathies in the late first trimester of pregnancy. Ultrasound Obstet Gynecol 1998a;11:209-13.
9. Matias A, Montenegro N, Areias JC, Leite LP. Haemodynamic evaluation of the first trimester fetus with special emphasis on venous return. Hum Reprod Update 2000b; 6(2):177-89.
10. Rizzo G, Capponi A, Talone PE, Arduini D, Romanini C. Doppler indices from inferior vena cava and ductus venosus in predicting pH and oxygen tension in umbilical blood at cordocentesis in growth-retarded fetuses. Ultrasound Obstet Gynecol 1996; 7: 401-10.
11. Kessler J, Rasmussen S, Hanson M, Kiserud T. Longitudinal reference ranges for ductus venosus flow velocities and waveform indices. Ultrasound Obstet Gynecol 2006; 28:890-8.
12. Burgoyne PS, Holland K, Stephens R. Incidence of numerical chromosome anomalies in human pregnancy estimation from induced and spontaneous abortion data. Hum Reprod 1991; 6:555-65.
13. Hook EB. Prevalence of chromosome abnormalities during human gestation and implications for studies of environmental mutagens. Lancet 1981; 2:169-72.
14. Montenegro N, Matias A, Areias JC, Castedo S, Barros H. Increased fetal nuchal translucency: possible involvement of early cardiac failure. Ultrasound Obstet Gynecol 1997a;10:265-8.
15. Montenegro N, Matias A, Areias JC, Barros H. Ductus venosus revisited: a Doppler blood flow evaluation in the first trimester of pregnancy. Ultrasound Med Biol 1997b; 23:171-6.
16. Matias A, Montenegro N, Areias JC, Brandão O. The importance of Doppler in the first trimester of gestation for the detection of fetal cardiac malformations. Adv Obstet Perinatol 1998b; 9:75-81.
17. Matias A, Huggon I, Areias JC, Montenegro N, Nicolaides KH. Cardiac defects in chromosomally normal fetuses with abnormal ductus venosus blood flow at 10-14 weeks. Ultrasound Obstet Gynecol 1999;14:307-10.
18. Zoppi MA, Putzolu M, Ibba RM, Floris M, Monni G. First-trimester ductus venosus velocimetry in relation to nuchal translucency thickness and fetal karyotype. Fetal Diagn Ther 2002;17:52-7.
19. Toyama JM, Brizot ML, Liao AW, Lopes LM, Nomura RM, Saldanha FA, Zugaib M. Ductus venosus blood flow assessment at 11 to 14 weeks of gestation and fetal outcome. Ultrasound Obstet Gynecol 2004;23:341-5.
20. Maiz N, Valencia C, Kagan KO, Wright D, Nicolaides KH. Ductus venosus Doppler in screening for trisomies 21, 18 and 13 and Turner syndrome at 11-13 weeks of gestation. Ultrasound Obstet Gynecol 2009a;33:512-7.
21. Timmerman E, Rengerink KO, Pajkrt E, Opmeer BC, van der Post JA, Bilardo CM. Ductus venosus pulsatility index measurement reduces the false-positive rate in first-trimester screening. Ultrasound Obstet Gynecol 2010a;36(6):661-7.
22. Timmerman E, Clur SA, Pajkrt E, Bilardo CM. First-trimester measurement of the ductus venosus pulsatility index and the prediction of congenital heart defects. Ultrasound Obstet Gynecol. 2010b;36(6):668-75.
23. Matias A, Gomes C, Flack N, Montenegro N, Nicolaides KH. Screening for chromosomal abnormalities at 10-14 weeks: the role of ductus venosus blood flow. Ultrasound Obstet Gynecol 1998;12:380-4.
24. Antolin E, Comas C, Torrents MA, Figueras F, Echevarría M, Cararach M, Carrera JM. The role of ductus venosus blood flow assessment in screening for chromosomal abnormalities at 10-16 weeks of gestation. Ultrasound Obstet Gynecol 2001 Apr;17(4):295-300.
25. Bilardo CM, Müller MA, Zikulnig L, Schipper M, Hecher K. Ductus venosus studies in fetuses at high risk for chromosomal or heart abnormalities: relationship with nuchal translucency measurement and fetal outcome. Ultrasound Obstet Gynecol. 2001 Apr;17(4):288-94.
26. Murta C, Moron A, Ávila M, Weiner C. Application of ductus venosus Doppler velocimetry for the detection of fetal aneuploidy in the first trimester of pregnancy. Fetal Diagn Ther 2002 Sep-Oct;17(5):308-14.
27. Mavrides E, Moscoso G, Carvalho JS, Campbell S, Thilaganathan B. The human ductus venosus between 13 and 17 weeks of gestation: histological and morphometric studies. Ultrasound Obstet Gynecol 2002 Jan;19(1):39-46.
28. Borrell A, Martinez JM, Seres A, Borobio V, Cararach V, Fortuny A. Ductus venosus assessment at the time of nuchal translucency measurement in the detection of fetal aneuploidy. Prenat Diagn 2003;23: 921-6.
29. Matias A, Montenegro N. Ductus venosus: a love story of 14 years. J Ultrasound Obstet Gynecol 2011b;5(2):63-71.
30. Hyett JA, Moscoso G, Nicolaides KH. Abnormalities of the heart and great arteries in first trimester chromosomally abnormal fetuses. Am J Med Genet 1997; 69:207-16.
31. Haak MC, Twisk JW, Bartelings MM, Gittenberger-de Groot AC, van Vugt JM. Ductus venosus flow velocities in relation to the cardiac defects in first-trimester fetuses with enlarged nuchal translucency. Am J Obstet Gynecol 2003;188:727-33.
32. Favre R, Cherif Y, Kohler M, Kohler A, Hunsinger MC, Bouffet N, et al. The role of fetal nuchal translucency and ductus venosus Doppler at 11-14 weeks of gestation in the detection of major congenital heart defects. Ultrasound Obstet Gynecol 2003;21: 239-43.
33. Maiz N, Plasencia W, Dagklis T, Faros E, Nicolaides K. Ductus venosus Doppler in fetuses with cardiac defects and increased nuchal translucency thickness. Ultrasound Obstet Gynecol 2008b; 31:256-60.

34. Maiz N, Valencia C, Emmanuel EE, Staboulidou I, Nicolaides KH. Screening for adverse pregnancy outcome by ductus venosus Doppler at 11-13+6 weeks of gestation. Obstet Gynecol. 2008c; 112: 598-605.
35. Sebire NJ, Snijders RJ, Hughes K, Sepulveda W, Nicolaides KH. The hidden mortality of monochorionic twin pregnancies. Br J Obstet Gynaecol 1997a; 104:1203-7.
36. Sebire NJ, D'Ercole C, Hughes K, Carvalho M, Nicolaides KH. Increased nuchal translucency thickness at 10-14 weeks of gestation as a predictor of severe twin-to-twin transfusion syndrome. Ultrasound Obstet Gynecol 1997b;10:86-9.
37. Kagan KO, Gazzoni A, Sepulveda-Gonzalez G, Sotiriadis A, Nicolaides KH. Discordance in nuchal translucency thickness in the prediction of severe twin-to-twin transfusion syndrome. Ultrasound Obstet Gynecol 2007; 29:527-32.
38. Matias A, Montenegro N, Loureiro T, Cunha M, Duarte S, Freitas D, et al. Screening for twin-twin transfusion syndrome at 11-14 weeks of pregnancy: the key role of ductus venosus blood flow assessment. Ultrasound Obstet Gynecol 2010; 35:142-8.
39. Matias A, Ramalho C, Montenegro N. Search for hemodynamic compromise at 11-14 weeks in monochorionic twin pregnancy: is abnormal flow in the ductus venosus predictive of twin-twin transfusion syndrome? J Matern Fetal Neonatal Med 2005;18(2):79-86.
40. Matias A, Maiz N, Montenegro N, Nicolaides KH. Ductus venosus flow at 11-13 weeks in the prediction of birthweight discordance in monochorionic twins. J Perinat Med 2011a; 39(4):467-70.
41. Maiz N, Nicolaides KH. Ductus venosus in the first trimester: contribution to screening of chromosomal, cardiac defects and monochorionic twin complications. Fetal Diagn Ther 2010; 28:65-71.
42. Huggon IC, De Figueiredo DB, Allanad. Tricuspid regurgitation in the diagnosis of chromosomal anomalies in the fetus at 11-14 weeks of gestation. Heart 2003; 89:1071-73.
43. Faiola S, Tsoi E, Huggon IC, Allan LD, Nicolaides KH. Likelihood ratio for trisomy 21 in fetuses with tricuspid regurgitation at the 11 to 13 + 6-week scan. Ultrasound Obstet Gynecol 2005;26:22-7.
44. Falcon O, Auer M, Gerovassili A, Spencer K, Nicolaides K. Screening for trisomy 21 by fetal tricuspid regurgitation, nuchal translucency and maternal serum free β-hCG and PAPP-A at 11+0 to 13+ 6-weeks. Ultrasound Obstet Gynecol 2006a; 27:151-5.
45. Falcon O, Fabiola S, Allan L, Nicolaides KH. Fetal tricuspid regurgitation at 11+0 to 13+ 6-week scan: association with chromosomal defects and reproducibility of the method. Ultrasound Obstet Gynecol 2006b; 27: 609-12.

BIBLIOGRAFIA COMPLEMENTAR

Ferreira A, Matias A, Brandão O, Montenegro N. Nuchal translucency and ductus venosus blood flow as early sonographic markers of thanatophoric dysplasia. A case report. Fetal Diagn Ther 2004; 19(3): 241-5.
Huisman TWA, Stewart PA, Wladimiroff JW, Stijnen T. Flow velocity waveforms in the ductus venosus, umbilical vein and inferior vena cava in normal human fetuses at 12-15 weeks of gestation. Ultrasound Med Biol 1993; 19: 441-5.
Hyett JA, Moscoso G, Papapanagiotou G, Perdu M, Nicolaides KH. Abnormalities of the heart and great vessels in chromosomally normal fetuses with increased nuchal translucency thickness at 10-13 weeks of gestation. Ultrasound Obstet Gynecol 1996; 7: 245-50.
Maiz N, Kagan KO, Milovanovic Z, Celik E, Nicolaides KH. Learning curve for Doppler assessment of ductus venosus flow at 11 + 0 to 13 + 6 weeks' gestation. Ultrasound Obstet Gynecol 2008a; 31: 503-6.
Maiz N, Staboulidou I, Leal AM, Minekawa R, Nicolaides KH. Ductus venosus Doppler at 11 to 13 weeks of gestation in the prediction of outcome in twin pregnancies. Obstet Gynecol. 2009b; 113: 860-5.
Matias A, Montenegro N, Areias JC. Anticipating twin-twin transfusion syndrome in monochorionic twin pregnancy. Is there a role for nuchal translucency and ductus venosus blood flow evaluation at 11-14 weeks? Twin Res 2000c; 3: 65-70.
Rizzo G, Arduini D, Romanini C. Umbilical vein pulsations: a physiological finding in early gestation. Am J Obstet Gynecol 1992;167:675-7.
Sebire NJ, D'Ercole C, Carvalho M, Sepulveda W, Nicolaides KH. Inter-twin membrane folding in monochorionic pregnancies. Ultrasound Obstet Gynecol 1998;11:324-7.
Sebire NJ, Souka A, Skentou H, Geerts L, Nicolaides KH. Early prediction of severe twin-to-twin transfusion syndrome. Hum Reprod 2000;15:2008-10.
Sebire NJ, Talbert D, Fisk NM. Twin-to-twin transfusion syndrome results from dynamic asymmetrical reduction in placental anastomoses: a hypothesis. Placenta 2001;22:383-91.

TRANSLUCÊNCIA NUCAL E DUCTO VENOSO

Carlos Geraldo Viana Murta *(In memorian)*

O conteúdo deste capítulo (págs. 412 a 428), encontra-se disponível on-line.

Para acessá-lo, aponte a câmera do seu smartphone ou tablet para a imagem acima.

DOPPLER NOS SEGUNDO E TERCEIRO TRIMESTRES – ARTÉRIAS UTERINAS: APLICABILIDADE CLÍNICA

Flavia Cunha dos Santos ■ Joffre Amim Júnior ■ Jorge de Rezende Filho

O conteúdo deste capítulo (págs. 429 e 430), encontra-se disponível on-line.

Para acessá-lo, aponte a câmera do seu smartphone ou tablet para a imagem acima.

DOPPLER NOS 2º E 3º TRIMESTRES – ARTÉRIAS UMBILICIAS: APLICABILIDADE CLÍNICA

André Marquez Cunha

O conteúdo deste capítulo (págs. 431 a 436), encontra-se disponível on-line.

Para acessá-lo, aponte a câmera do seu smartphone ou tablet para a imagem acima.

DOPPLER NO 2º E 3º TRIMESTRES – ARTÉRIA CEREBRAL: APLICABILIDADE CLÍNICA

Guilherme Loureiro Fernandes ■ Melissa Vibian Bueno

O conteúdo deste capítulo (págs. 437 a 444), encontra-se disponível on-line.

Para acessá-lo, aponte a câmera do seu smartphone ou tablet para a imagem acima.

DOPPLER NO 2º E 3º TRIMESTRES – ISTMO AÓRTICO: APLICABILIDADE CLÍNICA

Cláudia Nicole dos Santos

O conteúdo deste capítulo (págs. 445 a 447), encontra-se disponível on-line.

Para acessá-lo, aponte a câmera do seu smartphone ou tablet para a imagem acima.

DOPPLER NA DOENÇA HIPERTENSIVA MATERNA

Flavia Cunha dos Santos ■ Jorge de Rezende Filho

DOPPLER NA PRÉ-ECLÂMPSIA

A pré-eclâmpsia é a doença mais importante em Obstetrícia, sendo a maior causa de mortalidade materna e perinatal no Brasil. Na Maternidade Escola da UFRJ, no biênio 2011-2012, incidiu em aproximadamente 6,7% das grávidas.[1] Nos Estados Unidos, a incidência da toxemia elevou-se de 25% nas duas últimas décadas, atingindo cifras de 5 a 10%, em face do aumento da hipertensão, diabetes, obesidade, gravidez gemelar e idade materna avançada.

É proposto um mecanismo imune da pré-eclâmpsia em três estágios, onde o estágio 0, pré-concepcional, relacionar-se-ia com a importância de sêmen paterno.[2] O estágio 1 é o da desregulação imunológica, resposta parcial da tolerância materna ao trofoblasto, o estágio 2 caracteriza a placentação defeituosa e, finalmente, o estágio 3, que caracteriza a reação inflamatória materna sistêmica exaltada e o da disfunção endotelial, que conduz ao diagnóstico clínico da pré-eclâmpsia com hipertensão e proteinúria.

Placentação

Como exposto acima, o leito placentário, através das artérias espiraladas e a placentação defeituosa, desempenha papel importante na etiopatogenia da pré-eclâmpsia. Até pouco tempo não havia consenso a respeito da origem das artérias basais, na decídua ou no miométrio, pois esse ponto é considerado a linha de demarcação entre as artérias radiais e as espiraladas (Fig. 48-1).[3-5] Contudo, observações decorrentes de biópsias de leito placentário confirmaram a origem miometrial das artérias basais, que nutriam tanto a porção interna do miométrio como o endométrio basal. Por conseguinte, passou-se a designar de basais as artérias miometriais internas.

As artérias do endométrio e do terço superficial do miométrio, que formam o suprimento final de sangue à placenta, são as artérias espiraladas (Fig. 48-2). As paredes das artérias espiraladas têm constituição normal, com tecido elástico e muscular similar ao de outras artérias médias/pequenas do restante do corpo, e são vasoativas.

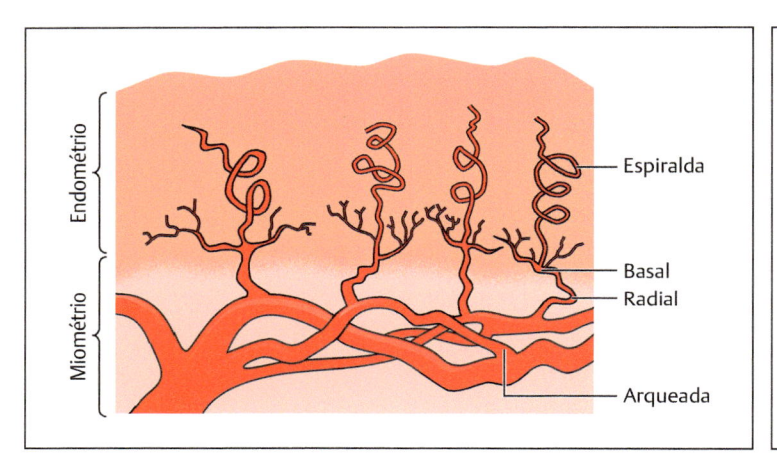

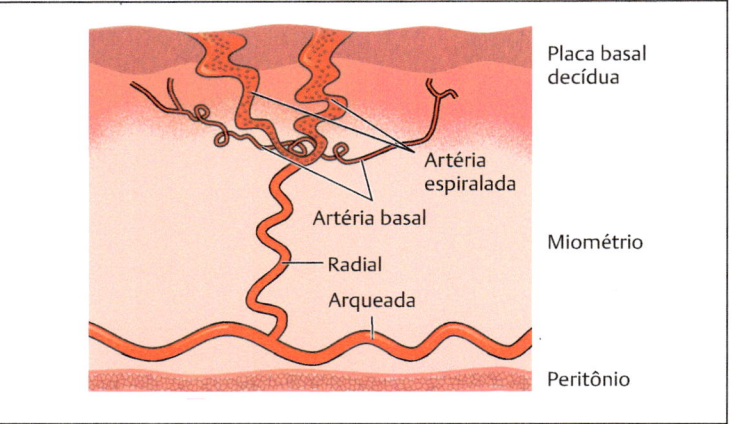

Fig. 48-1. Anatomia vascular do útero grávido de acordo com Ramsey & Donner (1980) e Brosens, *et al.* (1967).[3,4] Em virtude da incerteza sobre o local da origem das artérias basais, Ramsey considerava todo o segmento miometrial como artéria radial. Após confirmação posterior da origem profunda das artérias basais, as artérias espiraladas foram reconhecidas como portadoras de segmentos tanto miometriais como deciduais.

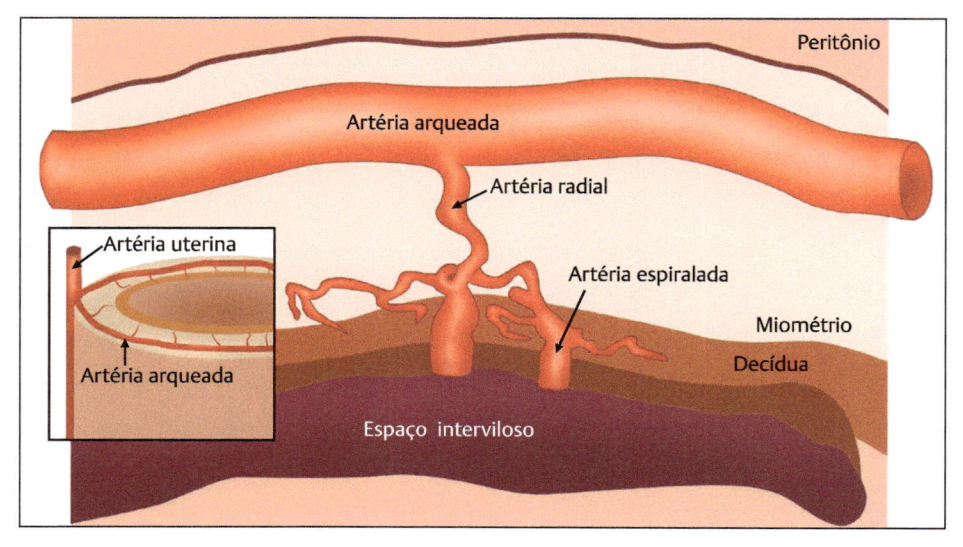

Fig. 48-2. Anatomia da circulação uteroplacentária.

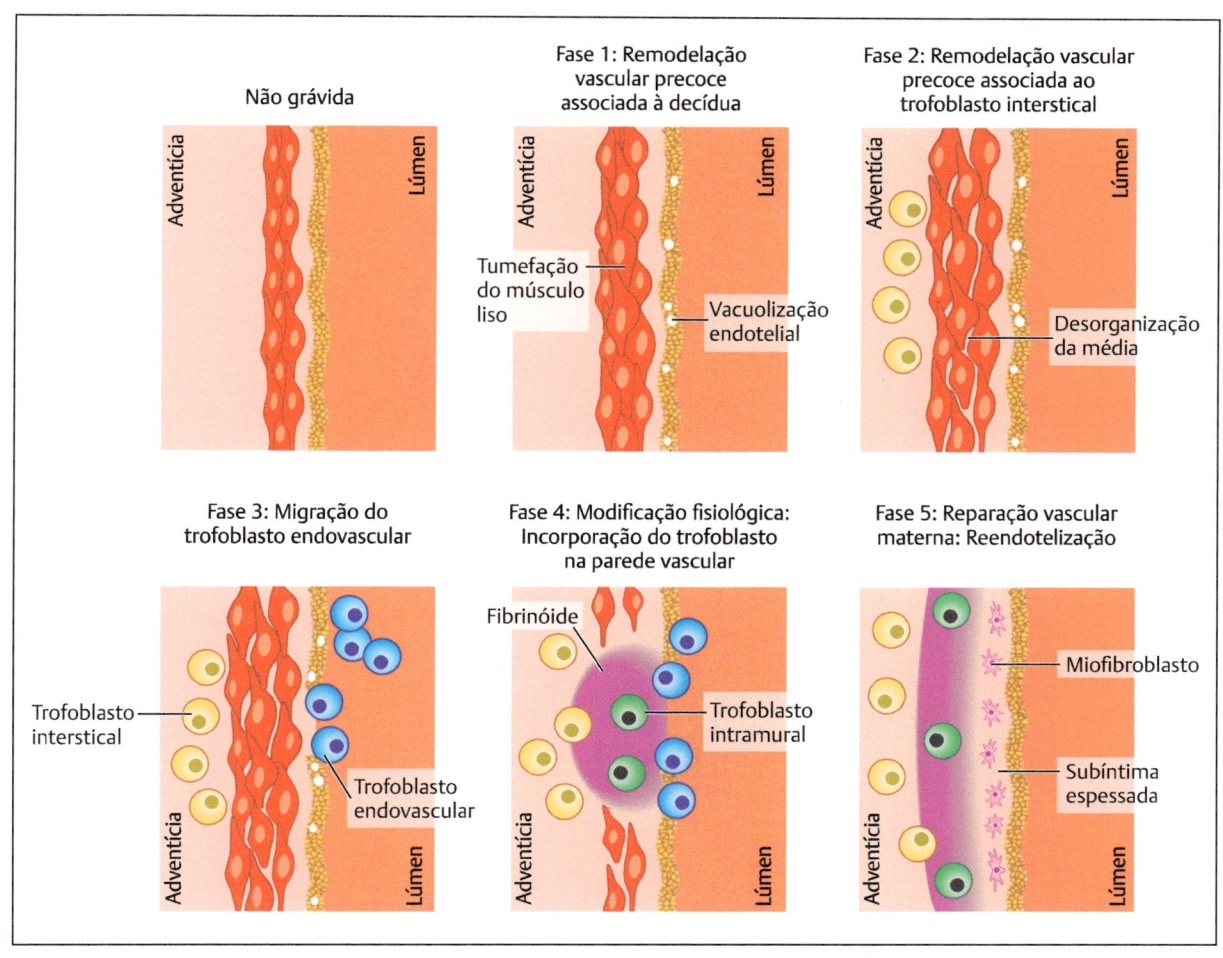

Fig. 48-3. Diversas fases da remodelação da artéria uterina a partir do estado não gravídico. A fase inicial na remodelação vascular (fase 1) consiste na vacuolização endotelial e na tumescência de algumas células musculares. A invasão do estroma e do tecido perivascular pelo trofoblasto intersticial está associada à posterior desorganização das células musculares lisas vasculares (fase 2). Apenas o trofoblasto endovascular aparece (fase 3). O trofoblasto torna-se embebido dentro da parede vascular pela substância fibrinoide, que substitui o músculo liso vascular original (fase 4). Finalmente, ocorre a reendotelização, que é acompanhada pelo "acolchoamento" subintimal, determinado pelo aparecimento das células miointimais (miofibroblastos) alfa-actina imunopositivas (fase 5).

Para conduzir o aumento do fluxo sanguíneo uterino 10 vezes maior que ocorre na gravidez, essas artérias são transformadas em vasos complacentes, de baixa resistência. É o que se chama de alterações vasculares fisiológicas ou remodulação vascular, fenômeno resultante da interação entre o trofoblasto extravilositário e os vasos maternos, processo fundamental para o desenvolvimento adequado da gestação.

Esse processo de remodelação vascular fisiológica das artérias espiraladas durante a gestação envolve segmentos da decídua da zona de junção (ZJ) miometrial. A placentação profunda defeituosa, descrita primeiramente na pré-eclâmpsia e no crescimento intrauterino restrito (CIR), foi caracterizada por remodulação ausente ou incompleta do segmento ZJ das artérias espiraladas.

Identificadas as alterações fisiológicas das artérias espiraladas no leito placentário, atribui-se ao trofoblasto a ação destruidora na musculatura vascular e na membrana elástica do vaso. Embora o músculo liso vascular torne-se desorganizado antes da chegada do trofoblasto endovascular, essa desorganização é estimulada pelo trofoblasto intersticial. Outro aspecto relevante a se considerar é a invasão endovascular na ZJ miometrial, considerada a 2ª onda de migração trofoblástica, que ocorre 4 semanas após a primeira.

As cinco fases da remodelação vascular das artérias espiraladas podem ser resumidas da seguinte maneira (Fig. 48-3):

- *Fase* 1: início da remodelação vascular com vacuolização do endotélio e tumescência das células musculares lisas.
- *Fase* 2: invasão do trofoblasto intersticial no estroma e no tecido perivascular, induzindo desorganização na camada vascular e fragilidade na lâmina elástica das artérias espiraladas.

- *Fase* 3: ondas de migração do trofoblasto endovascular que invadem o lúmen das artérias espiraladas.
- *Fase* 4: modificações fisiológicas caracterizadas pela incorporação das células trofoblásticas na parede vascular, juntamente com substância fibrinoide, substituindo a camada muscular e a lâmina elástica.
- *Fase* 5: regeneração vascular com reendotelização e espessamento subintimal, determinado pela presença das células miointimais (miofibroblastos) alfa-actina-imunopositivas.

A primeira onda de migração trofoblástica, que se inicia com 8 semanas, completa-se por volta de 10 semanas de gravidez, e a segunda onda ocorre a partir de 14 semanas de gestação, de maneira que o trofoblasto endovascular ativo ainda é visto na vasculatura espiralada até 24 semanas.

Placentação Defeituosa

Na pré-eclâmpsia, pouquíssimas artérias espiraladas exibem transformação completa no seu segmento miometrial, ou seja, está praticamente ausente a segunda onda de migração trofoblástica (Fig. 48-4). Além disso, especialmente na pré-eclâmpsia com CIR, muitas artérias espiraladas miometriais não transformadas exibem lesões obstrutivas de aterose aguda, descritas pela primeira vez por Zeek & Assali, em 1950, levando a maior estreitamento do lúmen do vaso e a risco aumentado de trombose, com consequente infarto de áreas placentárias.[6]

Além disso, por mecanismo desconhecido, o citotrofoblasto periférico ou extravilositário não destrói a capa musculoelástica do segmento miometrial das artérias espiraladas, que além de oferecer

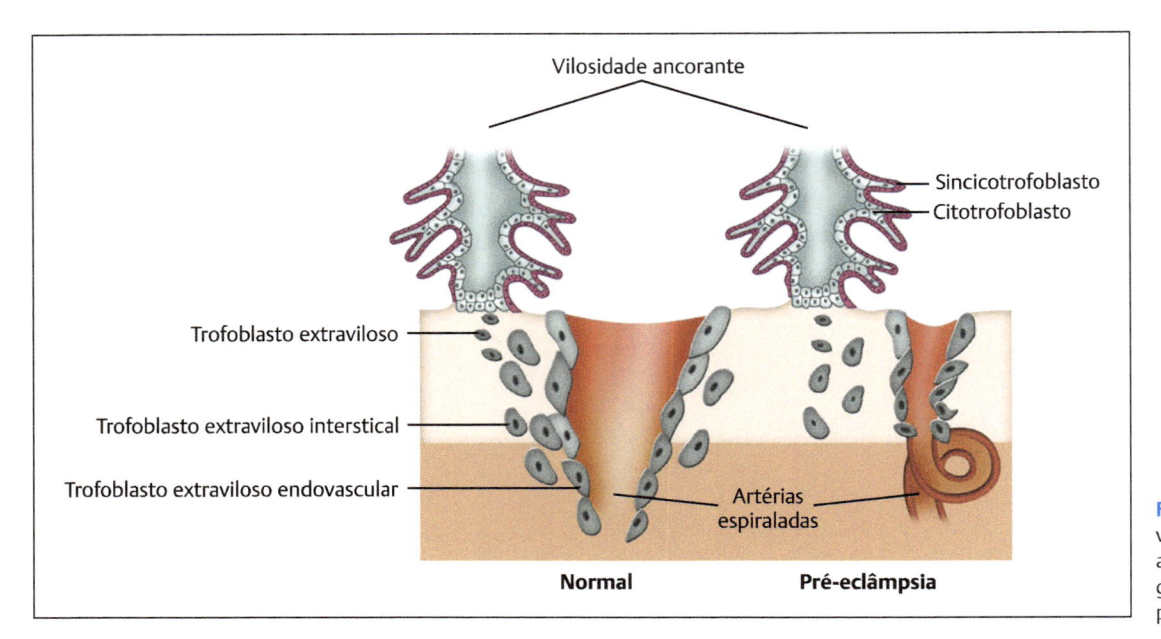

Fig. 48-4. Modificações da anatomia vascular do útero gravídico mediante a segunda onda trofoblástica, na gravidez normal e na gravidez com pré-eclâmpsia.

resistência elevada ao fluxo sanguíneo uteroplacentário, continua responsivo aos agentes vasomotores.

É o concepto, na prenhez, genuíno aloenxerto, de tal sorte que se fala, na pré-eclâmpsia, em interação deficiente entre os organismos materno e fetal – artérias espiraladas e trofoblasto – fazendo parte, a pré-eclâmpsia, de uma síndrome geral de má adaptação, juntamente com o descolamento prematuro da placenta, o crescimento intrauterino restrito e o parto prematuro.

Alterações fisiológicas expressivas ocorrem no organismo materno durante a gestação, provavelmente induzidas pela interação do aloenxerto fetal com o tecido da mãe.[7,8] O desenvolvimento de tolerância imunológica mútua no primeiro trimestre é responsável por alterações importantes, morfológicas e bioquímicas, na circulação materna sistêmica e uteroplacentária. Nos últimos anos têm sido elucidadas algumas dessas alterações da adaptação, como as mudanças morfológicas decorrentes de invasão trofoblástica na parede vascular das artérias espiraladas que transformam o leito vascular uteroplacentário, com diminuição da resistência periférica e aumento do fluxo sanguíneo.

Algumas gestantes saudáveis, frequentemente nulíparas, deixam de exibir ou manter respostas de adaptação adequadas à presença do trofoblasto fetal.[7,8] A invasão trofoblástica nas paredes das artérias uteroplacentárias é incompleta ou ausente e as artérias espiraladas têm arquitetura não gravídica e não se dilatam a contento. O equilíbrio prostaglandínico, presente na gravidez normal, também não se desenvolve, ocorrendo deficiência de prostaciclina (PGI_2) com aumento de tromboxano (TXA). Essas gestantes desenvolvem "doença de má adaptação" na circulação sistêmica e uteroplacentária, sendo a pré-eclâmpsia uma de suas expressões clínicas. O fator causal (ou fatores) da resposta inadequada à interação imunológica feto-materna permanece desconhecido, mas se aceita, a origem imunológica.

Para entender a importância do Doppler das artérias uterinas no diagnóstico preditivo de toxemia, é importante atentar para as alterações normais da placentação humana, fisiológicas, que dizem respeito à migração trofoblástica. Ela acontece, geralmente, em duas ondas, no primeiro e no segundo trimestres.[9] Na primeira onda de migração ocorre a destruição da capa musculoelástica da artérias espiraladas no seu segmento decidual, permanecendo o segmento miometrial, que será consumido na segunda onda, que acontece entre 16 e 18-20 semanas, passando essas artérias a vasos uteroplacentários, de baixa resistência, que conferem normalidade à circulação uteroplacentária. Nas pacientes em que as ondas de migração são completas, não há predisposição à toxemia.

Em contrapartida, na pré-eclâmpsia, a placentação não ocorre de forma adequada: está ausente a segunda onda de migração trofoblástica, de tal sorte que permanece angustiado o segmento musculoelástico miometrial das artérias espiraladas, responsivo a agentes vasomotores.[10] Com 18-20 semanas de gravidez, ausente a segunda onda, já se tem acentuada diminuição na circulação uteroplacentária, estando essas pacientes predispostas ao aparecimento da pré-eclâmpsia.

Doppler

Campbell *et al.*, em 1983, foram os primeiros a estudar a circulação uteroplacentária através do Doppler das artérias arqueadas, mas a principal investigação nesse particular, correlacionando o Doppler das artérias uterinas com a pré-eclâmpsia, foi feita por Fleischer *et al.*, em 1986.[11,12] Eles relataram que a persistência de incisuras nas artérias uterinas é mais significativa que a medida da relação A/B na predição de pré-eclâmpsia e outros desfechos adversos da gravidez. Esses achados foram, posteriormente, confirmados por Montenegro *et al.*, em 1986, e Amim Júnior *et al.*, em 1988, particularmente no que diz respeito às incisuras.[13,14]

Quando se estuda a hemodinâmica placentária à luz do Doppler, a circulação fetoplacentária nos informa as condições de vitalidade fetal pelo Doppler do cordão umbilical endereçado às artérias umbilicais. No entanto, para avaliar sinais preditivos de pré-eclâmpsia pelo Doppler nos importam, particularmente, as artérias uterinas, que se ramificam nas radiadas e, finalmente, nas espiraladas, onde reside a principal alteração etiopatogênica da toxemia gravídica – a presença da camada musculoelástica no segmento miometrial desses vasos.

Acreditamos que na velocimetria Doppler a presença de incisura no início da diástole sempre representa o tono vasomotor espiralado aumentado, resquício da ausência de segunda onda de migração trofoblástica, daí ser a presença de incisura no início da diástole a tradução velocimétrica da alteração espiralada no leito placentário.

Campbell & Cohen-Overbeek e Rosemberg consideram a verdadeira incisura como sendo a queda de pelo menos 50 Hz abaixo da máxima velocidade diastólica.[15,16] Os aparelhos de Doppler contínuo permitem examinar a frequência em 4 escalas de variação: 0-2 kHz, com resolução de frequência de 25 Hz; 0-4 kHz, com resolução de 50 Hz; 0-8 kHz, com resolução de 100 Hz e 0-16 kHz, com resolução de 200 Hz. Nessas condições, a procura das incisuras deve ser feita com as opções 0-4 kHz ou, ainda, 0-2 kHz.

É consenso, entre vários pesquisadores, que o som das artérias uterinas é fundamental na procura pelas incisuras, especialmente quando se utiliza aparelhagem do tipo contínua, onde não se visualiza o vaso. Quando há incisuras, o som é peculiar, diferente do obtido quando a artéria uterina é normal. Presentes as incisuras, o som se assemelha à chicotada - é sibilante, em 3 tempos - em contraposição ao som das uterinas normais, que é mais soproso, em 2 tempos.

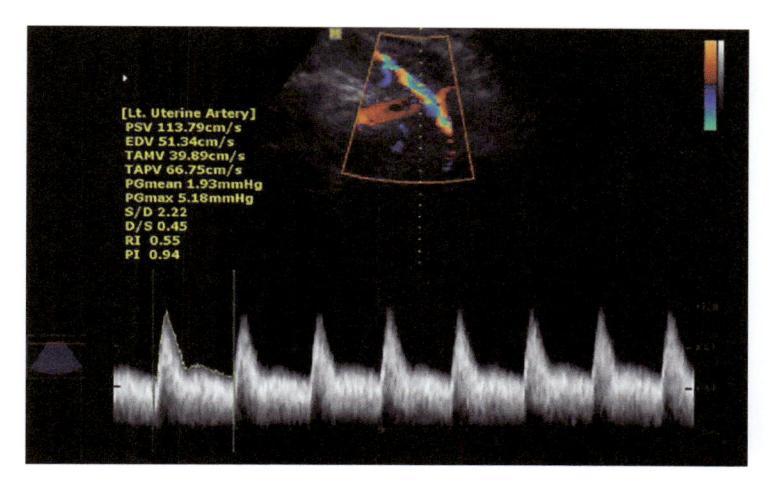

Fig. 48-5. Doppler normal das artérias uterinas. Identifica-se o local de insonação da artéria uterina no seu cruzamento com a artéria ilíaca externa pelo Doppler colorido.

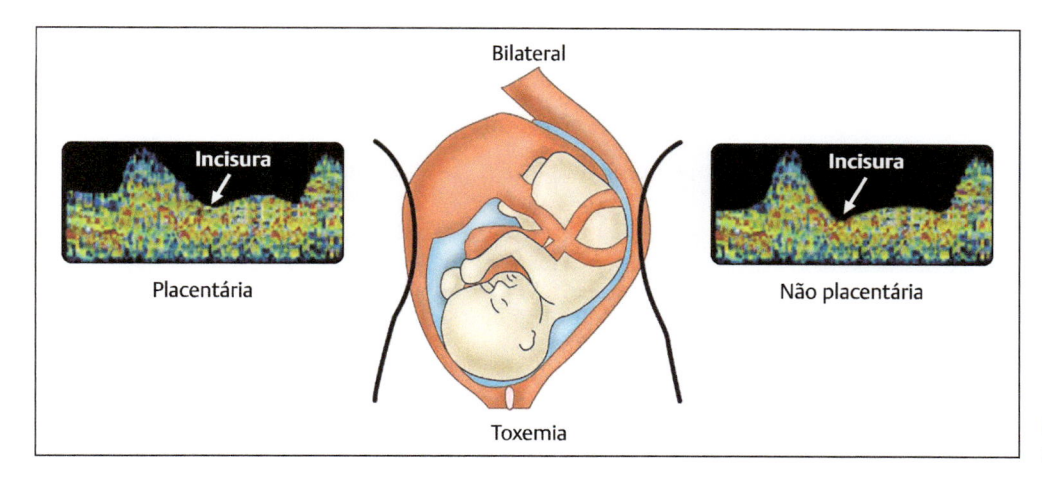

Fig. 48-6. Incisura bilateral das artérias uterinas na pré-eclâmpsia.

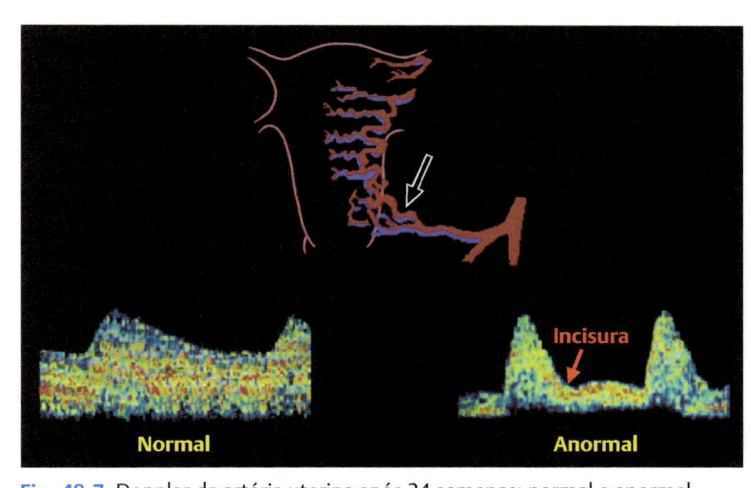

Fig. 48-7. Doppler da artéria uterina após 24 semanas: normal e anormal (incisura).

O Doppler da artéria uterina foi introduzido por Campbell *et al.* em 1983.[11] A identificação de incisura bilateral no início da diástole, no Doppler das artérias uterinas no segundo trimestre da gestação (20 a 24 semanas), é sinal de pré-eclâmpsia, com valor preditivo positivo de 20% e valor preditivo negativo de quase 100% (Figs. 48-5 e 48-6).[17] Se for associada à relação A/B > 2,6 ou o índice de resistência (RI) > 0,58 (média das duas uterinas) à presença de incisura bilateral, o valor preditivo positivo eleva-se para 60% e o negativo permanece o mesmo. Outros utilizam igualmente o índice de pulsatilidade (PI) > 1,45 no segundo trimestre como preditivo de pré-eclâmpsia.

As artérias uterinas das grávidas com hipertensão crônica que não desenvolvem pré-eclâmpsia não apresentam incisura após 24 semanas, embora o RI possa estar elevado. Por outro lado, os casos de pré-eclâmpsia superajuntada exibem incisura bilateral no Doppler das artérias uterinas.

O Doppler da artéria uterina avalia a resistência dos vasos que suprem a placenta, refletindo a remodelação das artérias espiraladas, comprometida na pré-eclâmpsia, CIR, descolamento prematuro da placenta (DPP) e morte fetal intrauterina.

O Doppler da artéria uterina está totalmente incorporado à ultrassonografia de 20 a 24 semanas. O resultado é considerado anormal quando a média das duas uterinas mostra índice de resistência (RI) > 0,58 e caso haja incisuras diastólicas em ambas as artérias (Fig. 48-7). O Doppler uterino anormal está associado a risco 4 a 8 vezes maior de pré-eclâmpsia/CIR. Ao contrário, o Doppler uterino normal exibe valor preditivo negativo de 99%, praticamente excluindo essas complicações da gravidez.

O Doppler de artérias uterinas no primeiro trimestre (11 a 13 semanas) tem sido o mais valorizado atualmente, por atender aos apelos da prevenção da pré-eclâmpsia com a utilização de aspirina até a 16ª semana de gestação. A incisura bilateral ocorre em cerca de 65% dos casos de gestações normais e não serve como sinal preditivo de pré-eclâmpsia. O PI da média das duas uterinas preditivo de pré-eclâmpsia não está bem definido, mas há indícios de que seja > 2,35 (95º percentil).[18]

DOPPLER NA HIPERTENSÃO CRÔNICA

A etiologia da doença hipertensiva vascular crônica é multifatorial, sobressaindo a hipertensão essencial, de forte influência hereditária.

Na gravidez, se a hipertensão a antecedeu, não há dificuldades diagnósticas. Quando a grávida hipertensa só foi examinada, porém, pela primeira vez, no 3º trimestre, pode a doença hipertensiva vascular crônica (DHVC) ser confundida com a pré-eclâmpsia. A ausência de proteinúria (a não ser que haja nefroesclerose) e de edema, a multiparidade e a presença de níveis tensionais muito elevados favorecem o diagnóstico de hipertensão essencial, eliminados a doença renal crônica, o feocromocitoma e outras afecções hipertensivas.

Tem o Doppler das artérias uterinas importância fundamental, por permitir o diagnóstico da existência de componente toxêmico sobrejuntado à DHVC. Nessa situação, a presença de incisuras nas artérias uterinas imporá o diagnóstico. Se ausentes, exclui-se, com segurança, a possibilidade de concomitância, ficando o quadro hipertensivo limitado à hipertensão essencial.

REFERÊNCIAS BIBLIOGRÁFICAS

1. Bilda KCR, Bornia RG, Esteves APVS, Cunha AJLA, Amin Jr J. Preeclampsia: prevalence and perinatal repercussions in a University Hospital in Rio de Janeiro. Preg Hypertens. 2016 Oct; 6(4):253-5.
2. Redman CWG, Sargent IL. Immunology of pre-eclampsia. Am J Reprod Immunol. 2010;63:534.
3. Ramsey EM & Donner MW. Placental vasculature and circulation: anatomy, physiology, radiology, clinical aspects : atlas and textbook. Sanders; 1980.
4. Brosens I, Robertson WB, Dixon HG. The physiological response of the vessels of the placental bed to normal pregnancy. J Pathol Bacteriol. 1967 Apr;93(2):569-79.
5. Pijnenborg R, Vercruysse L, Hanssens M. Uterine spiral arteries in human pregnancy: facts and controversies. Placenta. 2006;27:939-58.
6. Zeek PM, Assali NS. Vascular changes associated with toxemia of pregnancy. Am J Clin Pathol. 1950;20:1099.
7. Roberts JM, Taylor RM, Musci TJ, Rodgers GM, Hubel CA, McLaughlin MK. Preeclampsia: an endothelial cell disorder. Am J Obstet Gynecol. 1989;161:1200.
8. Khong TY, Sawyer H, Heryet AR. An immunnohistologic study of endothelialization of uteroplacental vessels in human pregnancy. Evidence that endothelium is focally disrupted by trophoblast in preeclampsia. Am J Obstet Gynecol. 1992;167:751.
9. Lunell LO, Nylund L. Uteroplacental blood flow. Clin Obstet Gynecol. 1992;35:108.
10. Khong TY, De Wolf F, Robertson WB, Brosens I. Inadequate maternal vascular responses to placentation in pregnancies complicated by pre-eclampsia and small- for-gestational-age infants. Br J Obstet Gynaecol. 1986;93:1049.
11. Campbell S, Griffin DR, Pearce JM, Diaz-Recasens J, Cohen-Overbeek TE, Wilson K, Teague MJ. New technique for assessing utero-placental blood flow. Lancet. 1983;1:675.
12. Fleischer A, Schulman H, Farmakides G, Bracero L, Grunfeld L, Rochelson B, Koenigsberg M. Uterine artery Doppler velocimetry in pregnant women with hypertension. Am J Obstet Gynecol. 1986;154:806.
13. Montenegro CAB, Lima JR, Lima MLA, Amim-Júnior J, Rezende J. Dopplerfluxometria em Obstetrícia. J Bras Ginec. 1986;96:373.
14. Amim-Júnior J, Lima MLA, Fonseca ALA, Bornia RBG, Chaves-Netto H, Montenegro CAB. Dopplerfluxometria das artérias uterinas no diagnóstico da toxemia e do crescimento intra-uterino retardado. J Bras Ginec. 1988;98:339.
15. Campbell S, Cohen-Overbeek TE. Doppler investigation in the utero-placental circulation during pregnancy. In: Maulik D, McNellis D (Eds.). Doppler ultrasound measurements of maternal-fetal hemodynamics. New York: Perinatology Press; 1987. p. 147.
16. Rosemberg J. Doppler ultrasound in the assessment of fetal status. In: Berman MC. Diagnostic medical sonography. A guide to clinical practice. v. I. Obstetrics and Gynecology. Philadelphia: Lippincot; 1991.
17. Montenegro CAB, Netto HC, Silva LGP, Rezende Filho J, Oliveira AS. Valor preditivo para a toxemia do Doppler das artérias uterinas. Progresos en Diagnóstico Prenatal 1998;10:16.
18. Martin AM, Bindra R, Curcio P, Cicero S, Nicolaides KH. Screening for pre-eclampsia and fetal growth restriction by uterine artery Doppler at 11-14 weeks of gestatio. Ultrasound Obstet Gynecol. 2001;18:583.

BIBLIOGRAFIA COMPLEMENTAR

Rezende Filho J, Montenegro CAB. Rezende Obstetrícia Fundamental, 13.ed. Rio de Janeiro: Guanabara Koogan; 2017.

Romero R, Gonçalves LF, Ghezzi F, et al. Velocimetria Doppler da circulação uteroplacentária. In: Fleischer AC, Manning FA, Jeanty P, Romero R. Ultrasonografia em obstetrícia e ginecologia – Princípios e práticas, 5.ed. Rio de Janeiro: Revinter; 2000. p. 311.

Staff AC, Dechend R, Pijnenborg R. Acute atherosis and vascular remodeling in preeclampsia - novel aspects for atherosclerosis and future cardiovascular health. Hypertension. 2010;56:1026.

DOPPLER NAS MALFORMAÇÕES FETAIS CONGÊNITAS

Paulo Alexandre Chinen

O conteúdo deste capítulo (pág. 453), encontra-se disponível on-line.

Para acessá-lo, aponte a câmera do seu smartphone ou tablet para a imagem acima.

DOPPLER NAS INTERCORRÊNCIAS OBSTÉTRICAS

Luciano Marcondes Machado Nardozza ▪ Maurício Mendes Barbosa

O conteúdo deste capítulo (págs. 454 a 460), encontra-se disponível on-line.

Para acessá-lo, aponte a câmera do seu smartphone ou tablet para a imagem acima.

RESSONÂNCIA MAGNÉTICA NO DIAGNÓSTICO PRÉ-NATAL DAS ANOMALIAS CONGÊNITAS FETAIS

Márcio B. Silva ▪ Marcelo F. Arêas ▪ Heron Werner

APLICAÇÕES DAS SEQUÊNCIAS DE PULSO EM RESSONÂNCIA MAGNÉTICA FETAL

INTRODUÇÃO

Um dos grandes paradigmas para os exames de ressonância magnética (RM) é a o tempo de aquisição das sequências, pois está ligado diretamente com o tempo de apneia da paciente. Por meio de diferentes formas de adquirir as imagens podemos selecionar os melhores métodos para ter um resultado mais satisfatório que visa a uma melhor qualidade destas imagens no que diz respeito à resolução e à ausência de artefatos (que são alterações nas imagens que acabam por deteriorar as características das mesmas). Pesquisadores e cientistas seguem trabalhando e desenvolvendo novas sequências de pulso e também aprimorando as sequências já existentes para facilitar e melhorar a qualidade do exame. No Quadro 51-1, podemos citar alguns exemplos.

Para a realização do exame existem questões que devem ser observadas. A mais importante é quanto à segurança e às contraindicações absolutas do campo magnético/radiofrequência para a paciente, que são: marca-passo cardíaco, implante coclear, *clips* de aneurismas e fragmentos de metais no corpo (p. ex.: projétil de arma de fogo). Nem todos os dispositivos listados anteriormente contraindicam a realização do exame. Já existem, por exemplo, marca-passos cardíacos que são compatíveis com equipamentos de RM, em certas condições. Existem também contraindicações relativas que devem ser observadas para o exame, como tatuagens, *piercings* e maquiagens. Todavia, é sempre importante informar a equipe médica sobre qualquer dispositivo artificial presente no corpo da paciente, para que em conjunto possam decidir com segurança quais situações são de risco e quais são seguras.

Outras contraindicações, não menos importantes, são as condições físicas maternas. Quando a mãe está obesa, temos dois problemas. O primeiro é quanto à qualidade das imagens, pois as bobinas (antenas) ficariam muito distantes do feto, e não teríamos imagens de boa qualidade, e o outro problema é a circunferência abdominal materna e o diâmetro do *gantry* (Fig. 51-1).

A qualidade da imagem de RM não é prejudicada pela redução ou ausência de líquido amniótico (oligoidrâmnio e anidrâmnio, respectivamente). No entanto, o excesso de líquido amniótico (poli-hidrâmnio) pode gerar problemas de imagem na RM, já que esses fetos tendem a se mover mais do que aqueles com uma quantidade normal ou reduzida de líquido. Além disso, o próprio feto ficará mais distante da bobina, e a circunferência do abdome será maior que o normal. Porém essa condição é muito rara, acometendo menos de 10% das gestantes.

CONCEITOS BÁSICOS DA RESSONÂNCIA MAGNÉTICA E AQUISIÇÃO DE IMAGEM

O objetivo desse capítulo é oferecer, através dos conceitos simples, informações para aqueles que necessitem alcançar um nível de entendimento adequado sobre o equipamento de RM e sequências de pulso.

As imagens de RM nas diferentes sequências de pulso dependem de dois fatores básicos, característicos do paciente, como vimos anteriormente, e parâmetros escolhidos. A diferença nas imagens de RM é dada pela variação do contraste tecidual na imagem (escala de cinza) entre dois ou mais tecidos. Esta variação na imagem é influenciada diretamente pelos parâmetros de aquisição (TR, TE, Flip Angle etc.).

Quadro 51-1. Principais Sequências de Pulso

- TSE (*Turbo Spin Echo*)
- SSFSE (*Single Shot Fast Spin Echo*)
- HASTE (*Half Fourier Acquisition Single Shot Turbo Spin Echo*)

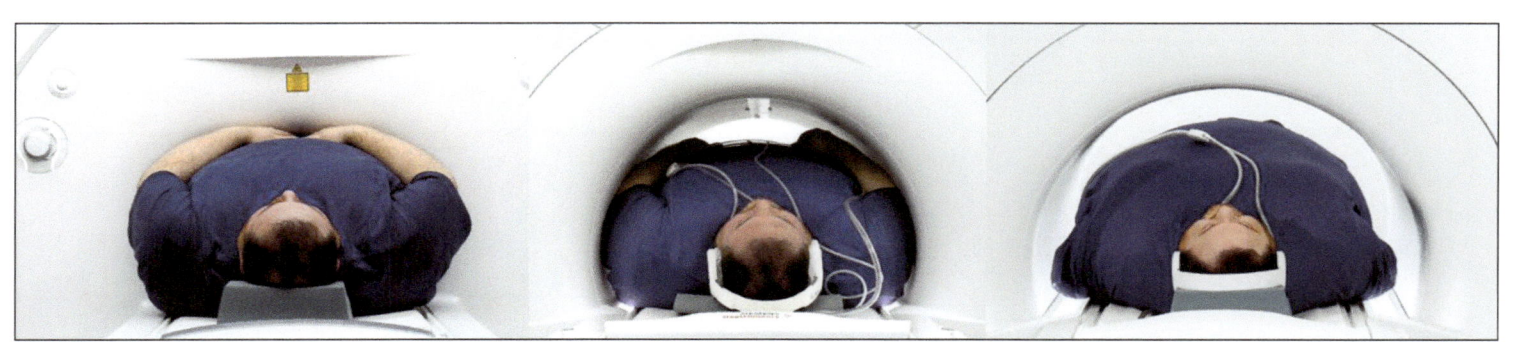

Fig. 51-1. Diferença entre equipamentos com diferentes diâmetros de *gantry*.

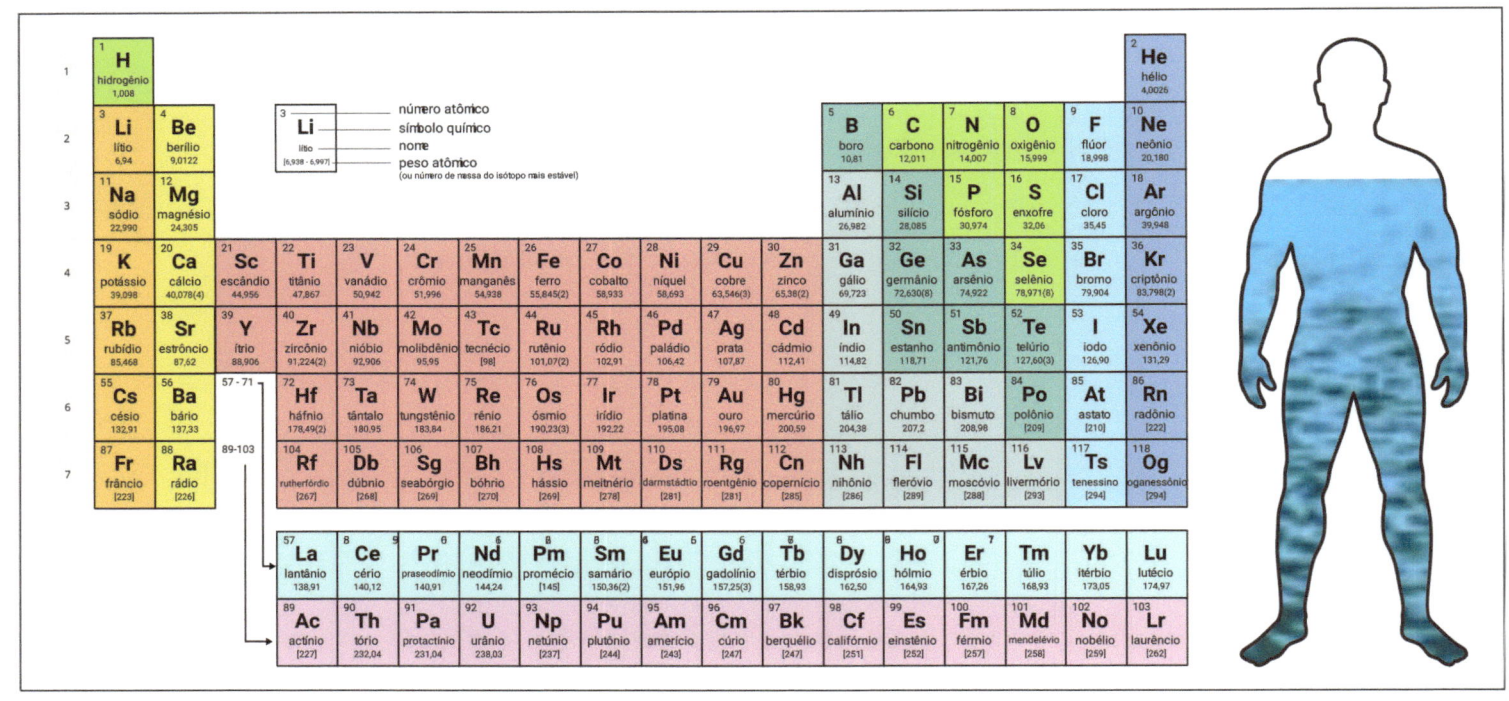

Fig. 51-2. Tabela periódica mostrando o átomo de hidrogênio e imagem demonstrando o percentual de água no corpo humano adulto.

Como sabemos, o nosso corpo é formado por cerca de 60% a 70% de água, e a composição química da água é H2O.[1] Sendo assim o átomo de Hidrogênio é o mais abundante em nosso corpo, por isso ele é utilizado para obter as imagens na RM (Fig. 51-2).[2,3]

No que diz respeito aos principais componentes de um equipamento de RM, temos que ressaltar o magneto (ímã) que é responsável pelo campo magnético e pela potência do equipamento (1,5 T ou 3 T), bobinas de gradientes, que são três e são responsáveis pelos planos de corte (Z - Axial, Y - Coronal e X - Sagital) e a bobina receptora que vai ficar posicionada sobre a área de estudo captando o sinal.

Para iniciarmos uma sequência precisamos de um pulso de Radiofrequência (RF) suficientemente forte para atingir os Hidrogênios e colocá-los perpendiculares (noventa graus) ao campo magnético, após isso a bobina receptora (que está sobre a área a ser examinada) capta o sinal dessa movimentação dos átomos. Ao mesmo tempo temos a influência das três bobinas de gradiente que ajudam o equipamento a localizar esse sinal e codificá-lo.

Quando todos esses gradientes trabalham ao mesmo tempo é possível localizar a origem do sinal gerado pelo pulso inicial, a partir

daí essa informação vai começar a ser transformada em imagem. Para um melhor entendimento, podemos comparar as 3 bobinas de gradiente com o jogo batalha naval, onde o eixo Z é vertical (altura), o eixo X é horizontal (largura), e o eixo Y (diagonal) corresponde à profundidade.[4] Como os três eixos são perpendiculares entre si, eles conseguem convergir e assim achar um ponto de origem.

A formação da imagem acontece no Espaço-K, que é basicamente um local para o armazenamento das imagens até que a aquisição termine, e todas suas linhas sejam preenchidas (Matriz).[3,4]

A movimentação dos gradientes e os pulsos de RF formam as sequências que são aplicadas na aquisição das imagens de RM. Podemos exemplificar as sequências através de diagramas, que podem ser compostos de diversas linhas paralelas. Cada parâmetro pode ser retratado de forma separada e apresentado em uma ou duas linhas, se os parâmetros forem sobrepostos (Fig. 51-3).

Como pode ser visto no diagrama da sequência Spin Echo (Fig. 51-3), é criado um pulso de 90 graus, seguido por um pulso de 180 graus, que gera o tempo de eco (TE). Isto é uma sequência de pulso simples. A sequência de pulso é repetida com tempo de repetição (TR) até toda matriz de dados brutos ser preenchida com ecos. O

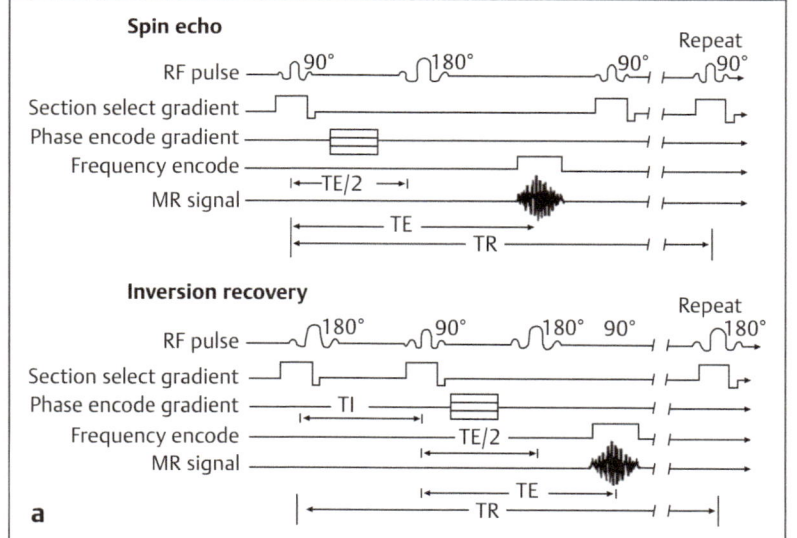

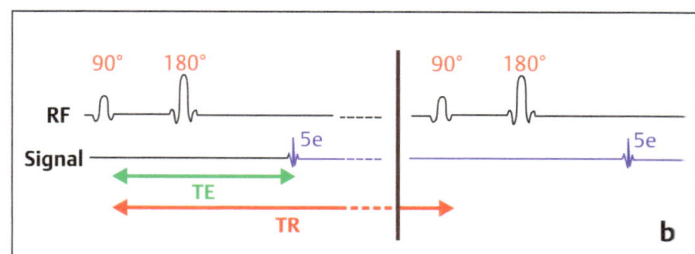

Fig. 51-3. (a) Diagrama "complexo" das sequências de Pulso Spin Echo e Inversion Recovery. **(b)** Diagrama "simplificado" de uma sequência de pulso Spin Echo.

tempo de aquisição é determinado em grande parte pela resolução da imagem na direção de codificação de fase.[4]

Há somente dois tipos fundamentais de sequências de pulso: SE (Spin Echo) e GRE (Gradiente Echo). Todas as demais sequências são com base em SE e GRE, com suas variações dos parâmetros. Atualmente existem as tabelas de acrônimos para identificar as sequências em diferentes fabricantes (Quadro 51-2).[5] As sequências de pulso podem ser bidimensionais (2D) ou tridimensionais (3D), dependendo da combinação dos gradientes de codificação de fase, que determinarão como será o preenchimento do espaço K (Matriz).

As diferentes áreas do nosso corpo (líquido, gordura, músculo etc.) não interagem da mesma forma com o campo magnético e com a RF. Parâmetros, como TR e TE, influenciam diretamente em como esses tecidos vão se comportar e determinam os diferentes tempos de relaxação T1 e T2 (Fig. 51-4).[1,4] Diferentes tipos de tecido apresentam diferentes tempos de relaxamento de acordo com os parâmetros mencionados anteriormente.

Quadro 51-2. Tabela de Acrônimos

	Siemens Healthineers	GE	Philips	Canon	Hitachi
Basic Sequences					
Spin Echo	SE	SE	SE	SE	SE
Turbo Spin Echo/Fast Spin Echo	TSE (Turbo Spin Echo)	FastSE (Fast Spin Echo)	TSE (Turbo Spin Echo)	FastSE (Fast Spin Echo)	FastSE (Fast Spin Echo)
Single-Shot TSE	HASTE	Single-Shot FSE	Single-Shot TSE	FASE	Single-Shot FSE
TSE with 90º Flip-Back Pulse	RESTORE	Fast Recovery FSE (FRFSE)	DRIVE	T2 Plus FSE	Driven Equilibrium
Hyperechoes	Hyperecho				
3D TSE with variable Flip Angle	SPACE	CUBE	VISTA	FASE3D mVox	
Reduced-FoV Imaging for 3D TSE	ZOOMit SPACE	HyperCube			
Number of Echoes in TSE	Turbo Factor	Echo Train Length (ETL)	Turbo Factor	Echo Train Length (ETL)	Echo Factor
Gradient Echo	GRE	GRE	Fast Field Echo (FFE)	Field Echo (FE)	GE
Spoiled Gradient Echo	FLASH	SPGR	T1-FFE	T1-FFE	RF Spoiled SARGE, RSSG
Coherent Gradient Echo	FISP	GRASS	FFE	SSFP	Rephased SARGE
Steady State Free Precession	PSIF	SSFP	T2-FFE		Time-Reversed SARGE, TRSG
True FISP	TrueFISP	FIESTA, COSMIC	Balanced FFE	True SSFP	Balanced SARGE, BASG
Inversion Recovery	IR, Turbo IR (TIR)	IR, MPIR, FastIR	IR-TSE	IR	IR
Short-Tau IR	TIRM, STIR	STIR	STIR	FastSTIR	STIR
Long-Tau IR	TIRM, Dark Fluid	FLAIR	FLAIR	FastFLAIR	FLAIR
Dual Inversion Recovery	DIR SPACE	CUBE DIR	Dual IR-TSE	Double IR	
True IR	TIR, True IR		Real IR	Real IR	Real-IR
Echo Planar Imaging, Diffusion	EPI	EPI	EPI	EPI	EPI
Number of Echoes in EPI	EPI Factor	ETL	EPI Factor	Echo Train Length (ETL)	Echo Factor
Diffusion-weighted Imaging	DWI	DWI	DWI	DWI	DWI
Apparent Diffusion Coefficient Map	ADC	ADC	ADC	ADC	ADC
Computed b-values	Computed b-values	MAGiC-DWI	Computed DWI	cDWI (computed DWI)	
Diffusion Tensor Imaging	DTI (Diffusion Tensor Imaging), MDDW (Multi-Directional Diffusion Imaging)	DTI (Diffusion Tensor Imaging)	DTI (Diffusion Tensor Imaging)	DTI (Diffusion Tensor Imaging)	DTI (Diffusion Tensor Imaging)
DTI Tractography (Fiber Tracking)	DTI Tractography	FiberTrak	FiberTrak	DTT (Diffusion Tensor Tractography)	DTI Tractography
High-resolution Diffusion Imaging	RESOLVE	MUSE PROPELLER DWI	DWI with segmented EPI	FASE DWI	RADAR DWI
Reduced-FoV Imaging for Diffusion and BOLD EPI	ZOOMit ZOOMit^pro	FOCUS	Zoom Diffusion		
Turbo Gradient Spin Echo	TurboGSE, TGSE		GRASE	Hybrid EPI	

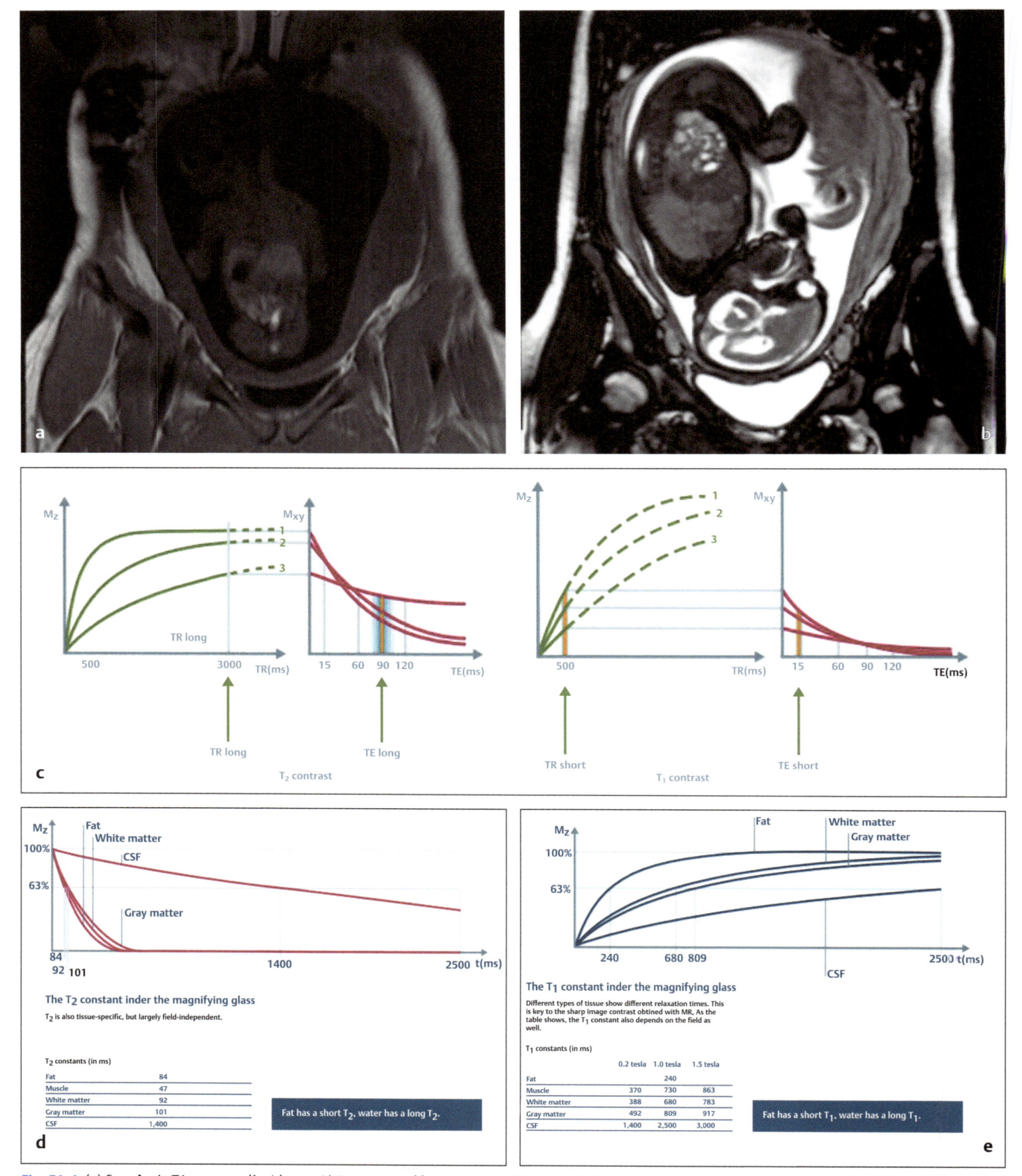

Fig. 51-4. (a) Sequência T1 mostra o líquido amniótico com sinal **hipointenso**. (b) Sequência T2 mostra o líquido amniótico com sinal **hiperintenso**. (c) Gráfico de tempos de relaxação T1 e decaimento T2 e suas respectivas alterações de sinal decorrentes do maior ou menor volume de prótons de hidrogênio. (d, e) Diferentes tempos de relaxação T1 e T2.

UTILIZAÇÃO DAS SEQUÊNCIAS DE PULSO EM RESSONÂNCIA MAGNÉTICA FETAL

Os aparelhos de RM são diferenciados entre si pela força do campo magnético. Quanto mais potente o campo, melhor e mais rápida é a aquisição da imagem, diminuindo a possibilidade de perda de qualidade da imagem por provável movimentação do feto.

As sequências de pulso têm seu uso limitado na RM fetal por alguns motivos, sendo o principal o tempo de aquisição das imagens. Algumas sequências de pulso têm um tempo de aquisição muito longo, o que dificulta a realização do exame, pois o feto poderá se movimentar durante o tempo de aquisição dos dados (Fig. 51-5).

As sequências SE são muito longas e consequentemente não são usadas em RM Fetal.

Outro aspecto importante, além do tempo de aquisição das sequências de pulso, é a diferenciação dos tecidos. Todas as sequências sofrem, de alguma maneira, influência dos parâmetros que determinam o contraste tecidual (T1, T2 e Densidade de Prótons), mas o TR (tempo de repetição) e o TE (tempo de eco) podem ser ajustados para enfatizar um tipo particular de ponderação, como pode ser visto no Quadro 51-3 e na Figura 51-6.

Não é a intenção neste capítulo de impor uma rotina para a realização da RM fetal. No entanto é importante saber que existem sequências de pulso, ponderações e planos de corte, que são imprescindíveis para o diagnóstico das patologias. As sequências possuem ainda seus parâmetros de ajuste (FOV, matriz, espessura de corte etc.) que precisam estar ajustados para obter a melhor relação sinal/ruído/resolução. Então, devemos observar algumas regras ao prepararmos uma rotina para RM fetal:

1. *Posicionamento:* um bom posicionamento do paciente dentro do equipamento é de vital importância para o exame, pois, quanto mais confortável a paciente, menos provável de haver movimentos. No caso do exame fetal, posicionar a paciente em decúbito lateral esquerdo normalmente é mais cômodo para a gestante (Fig. 51-7).
2. *Escolher a bobina adequada:* existem diversas bobinas (antenas) receptoras de sinal e é muito importante utilizar a bobina que mais se adeque a anatomia do paciente para realizar o exame com melhor qualidade.
3. *Escolher a sequência de pulso:* sabemos que no estudo do feto por RM temos uma limitação por conta do movimento fetal.

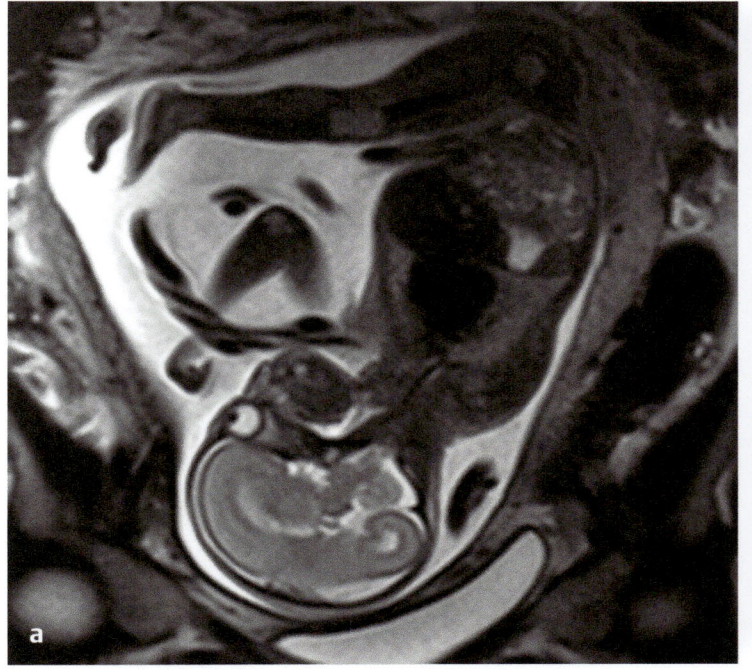

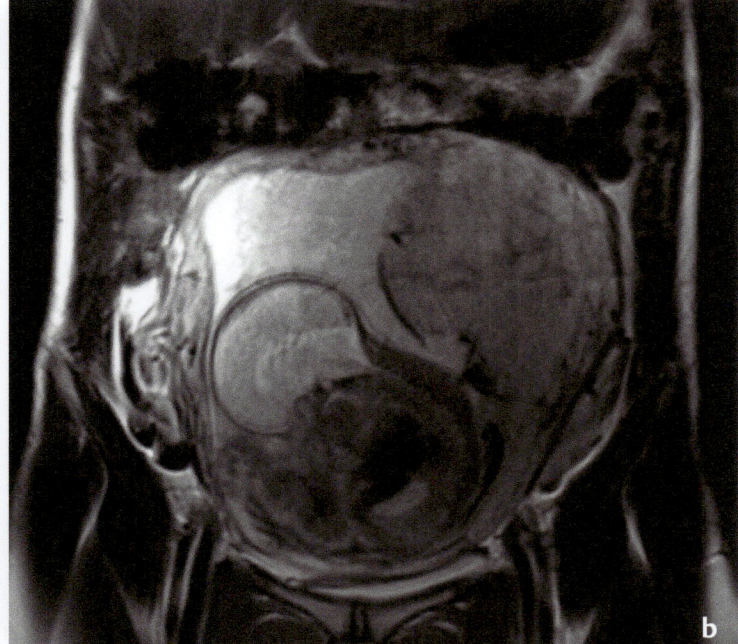

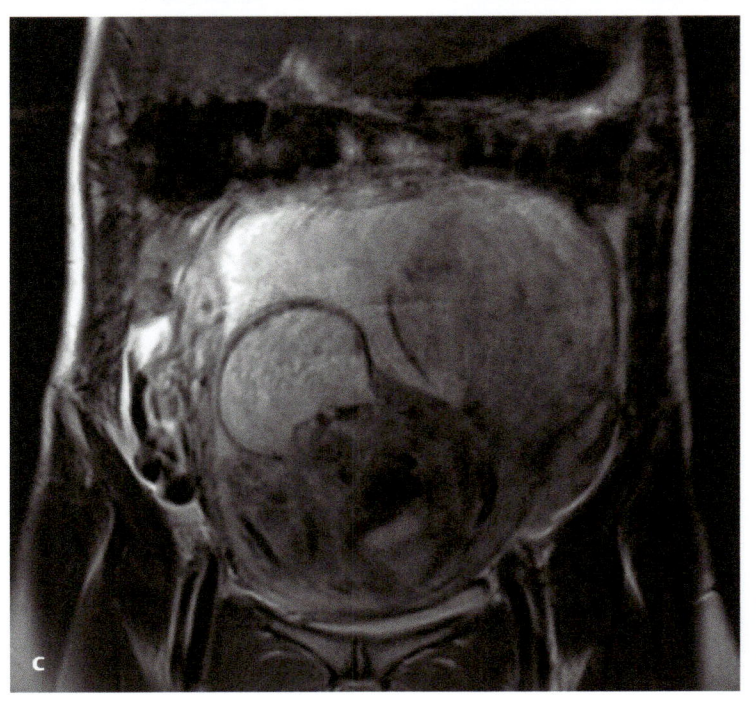

Fig. 51-5. (**a**) Imagem Single Shot Fast Spin Echo (SSFSE) (TA 20s). (**b**) Imagem Fast Spin Echo (FSE) (TA1:40s). (**c**) Imagem Spin Echo (SE) (TA 5:15s). Nota: todas as imagens foram adquiridas durante o mesmo exame da paciente. Note que o feto na Figura 51-6a está cefálico e, nas imagens seguintes, pélvico.

Quadro 51-3. Valores de TR e TE

	Ponderação		
Timing	PD	T2	T1
TR	Long 2.000↑	Long 2.000↑	Short 600↓
TE	Short 30↓	Long 60↑	Short 25↓

Esses valores são de referência, podendo variar para cima ou para baixo de acordo com o equipamento/fabricante.

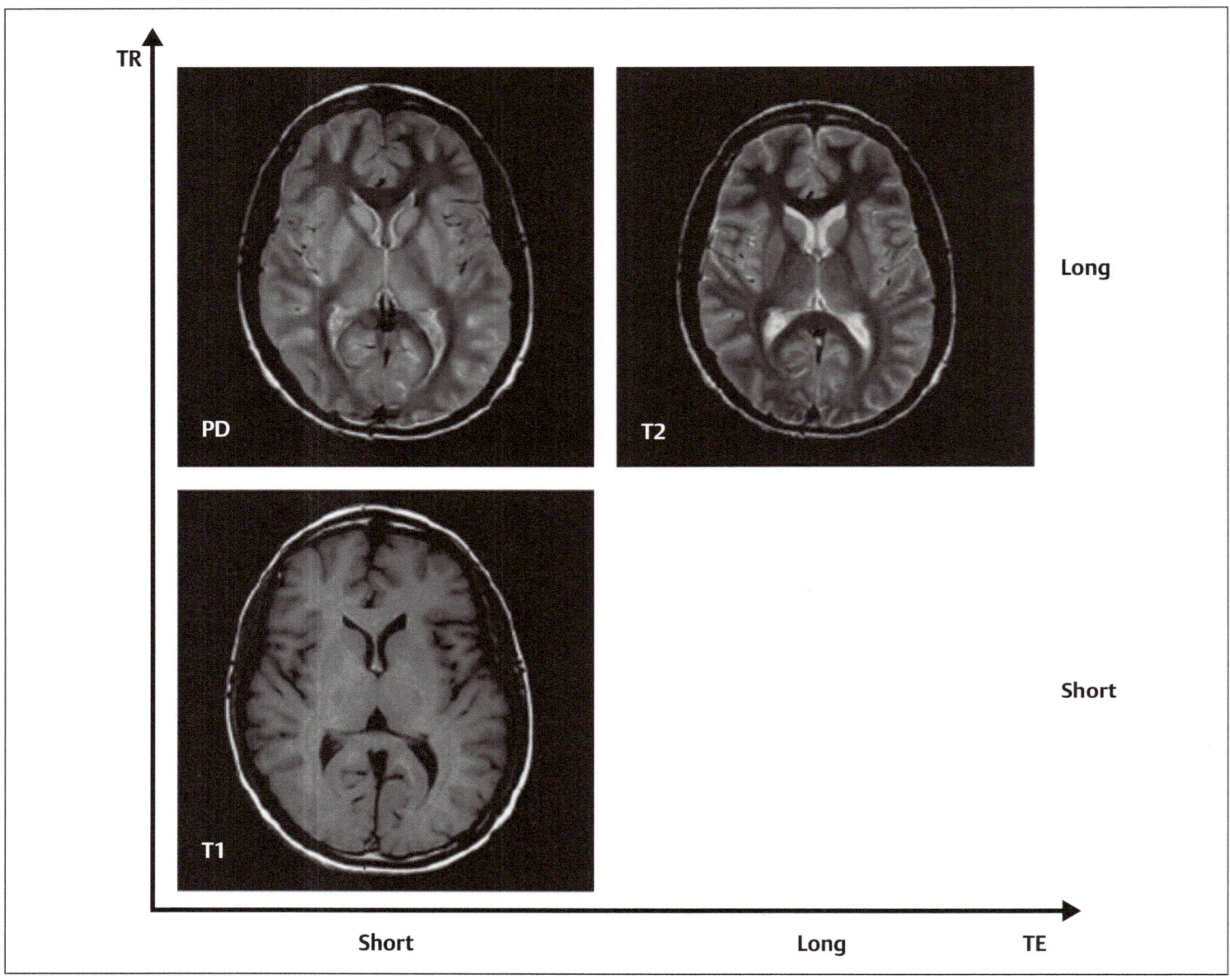

Fig. 51-6. Gráfico representando os valores de TR e TE.

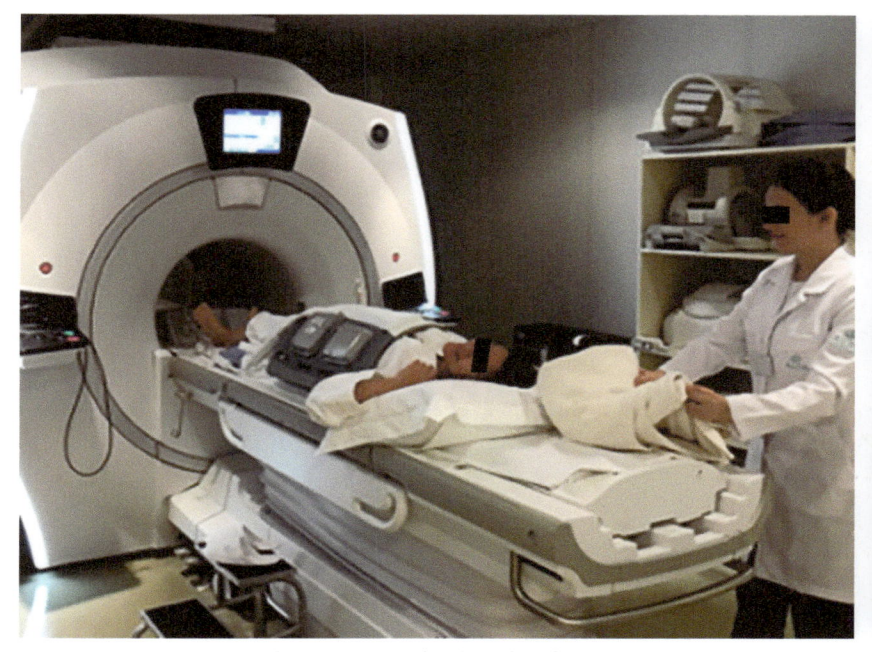
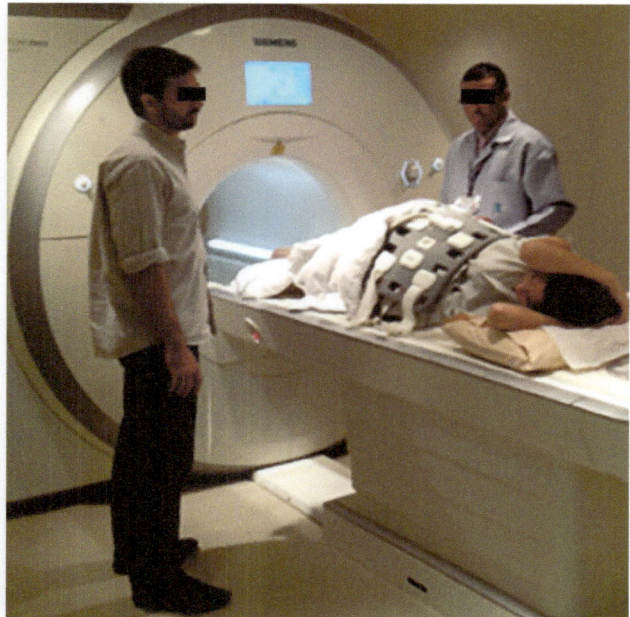

Fig. 51-7. Posicionamento da paciente em decúbito dorsal ou lateral esquerdo.

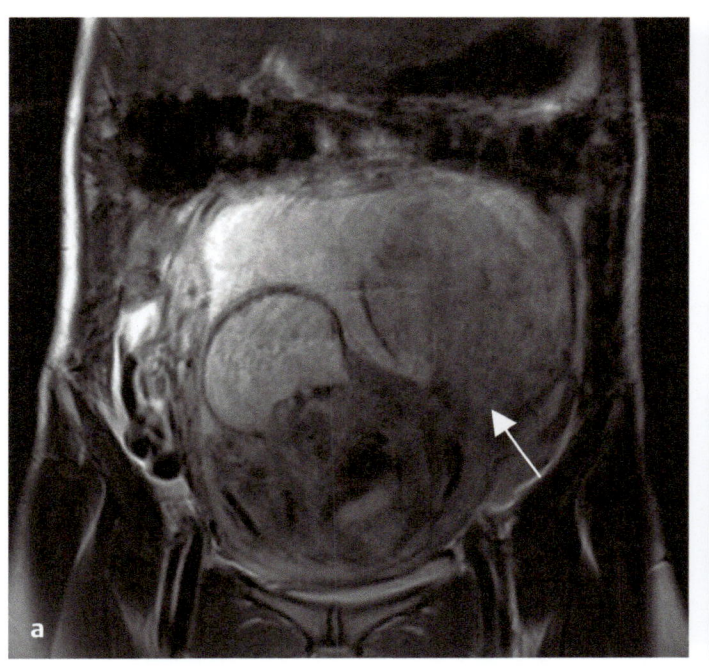
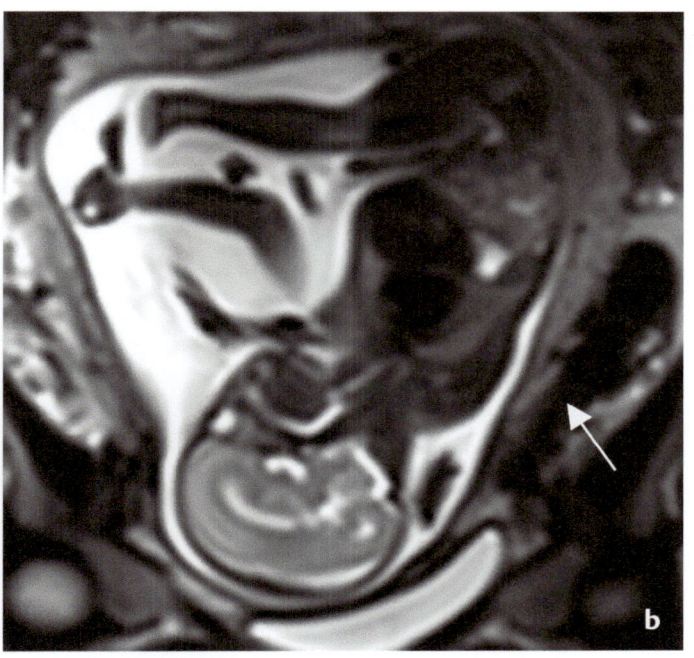

Fig. 51-8. Imagens comparativas do mesmo feto. Uma feita com a resolução diminuída (a) e a outra com alta resolução espacial permitida pela sequência de pulso SSFSE (b). Notam-se uma perda de limites das estruturas (setas) e uma visão "turva" da imagem com baixa resolução espacial.

Então precisamos escolher sequências de pulso com aquisição rápida, mas que tenha uma boa resolução espacial para que as estruturas sejam bem visualizadas (Fig. 51-8).

4. *Escolha da ponderação:* uma das vantagens da RM sobre os demais métodos de diagnóstico por imagem é a possibilidade de uma excelente diferenciação tecidual por causa das diferentes ponderações possíveis (T1, T2, Difusão, FLAIR etc.) (Fig. 51-9).

   ▪ Sequência EPI (*Echo Planar Imaging*): as aquisições de imagens em EPI têm a vantagem de "congelar" o movimento que criaria artefatos nas aquisições convencionais.[6,7] A imagem ponderada por difusão fornece informações sobre a maturação do tecido que não é vista na imagem de RM convencional (Fig. 51-10).[8]

   ▪ Sequência Haste (*Half Fourier Acquisition Single Shot Turbo Spin Echo*): nesta sequência, pouco mais da metade dos dados brutos são adquiridos. Por causa disso consegue reduzir ao mínimo os artefatos causados pelo movimento involuntário do paciente ou movimento respiratório (Fig. 51-11).[3,9,10]

   ▪ Sequência Flair (*Fluid Attenuated Inversion Recovery*): essa técnica é importante para a diferenciação de lesões cerebrais e da coluna vertebral. Algumas lesões que normalmente são cobertas por sinais de fluido brilhante quando usamos a ponderação T2 convencional ficam mais visíveis quando usamos a técnica de fluido escuro (Fig. 51-12).[6,7]

   ▪ Sequência TrueFISP (*Fast Imaging with Steady State Precession*): a sequência TrueFISP fornece o sinal mais alto de todas as sequências de *Steady State*. Essa técnica utiliza um valor de TR ultracurto, possibilitando assim um melhor contraste entre sangue e uma maior resolução temporal (Fig. 51-13).[1]

   ▪ Sequência VIBE (*Volume Interpolated Breath-hold Examination*): essa técnica de aquisição de imagem 3D tem como base Tempos de Eco extremamente curtos, usando também interpolação de dados de aquisição e/ou técnicas para reduzir o preenchimento da matriz.[1]

5. *Escolha dos planos de cortes:* É muito importante saber a qual órgão fetal se dará mais atenção por causa de sua patologia. No entanto, se faz importante obter imagens de todo o feto.

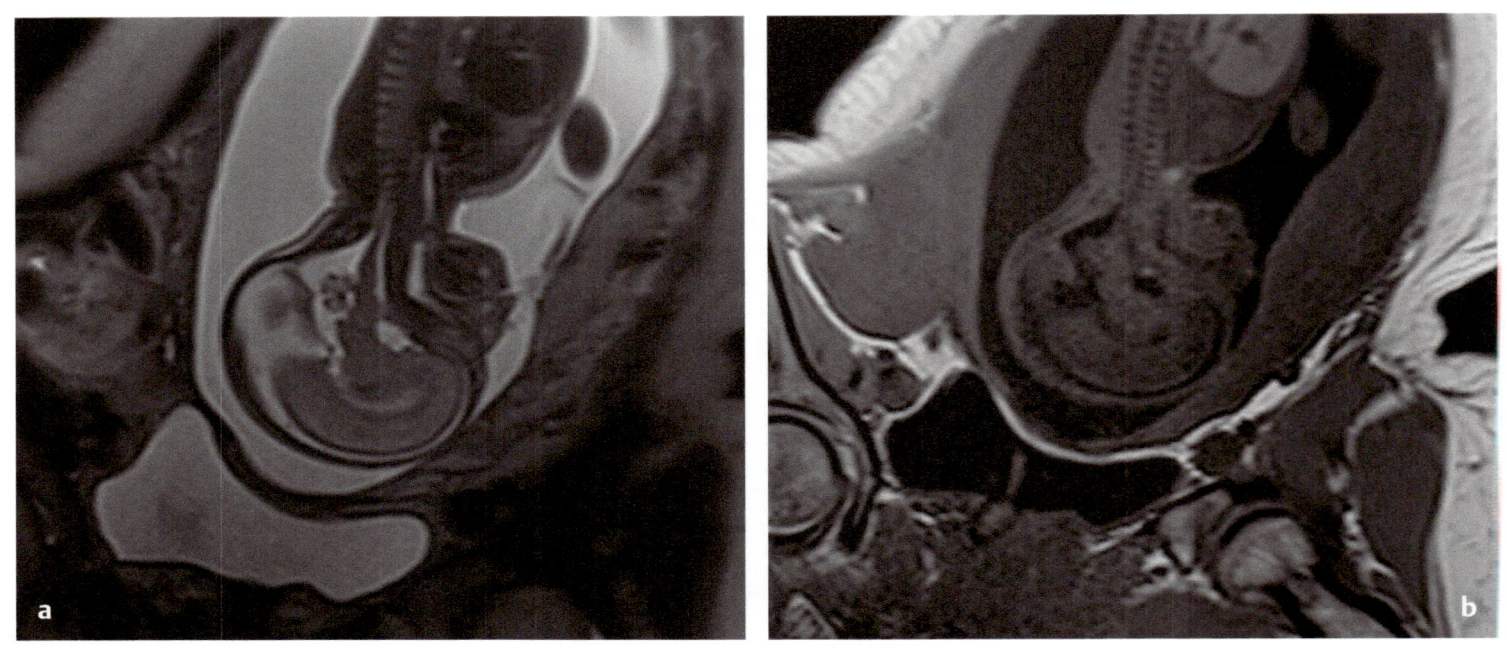

Fig. 51-9. Aquisição em T2 mostrando líquido amniótico com sinal hiperintenso (a). Aquisição em T1, mostrando líquido amniótico com sinal hipointenso (b).

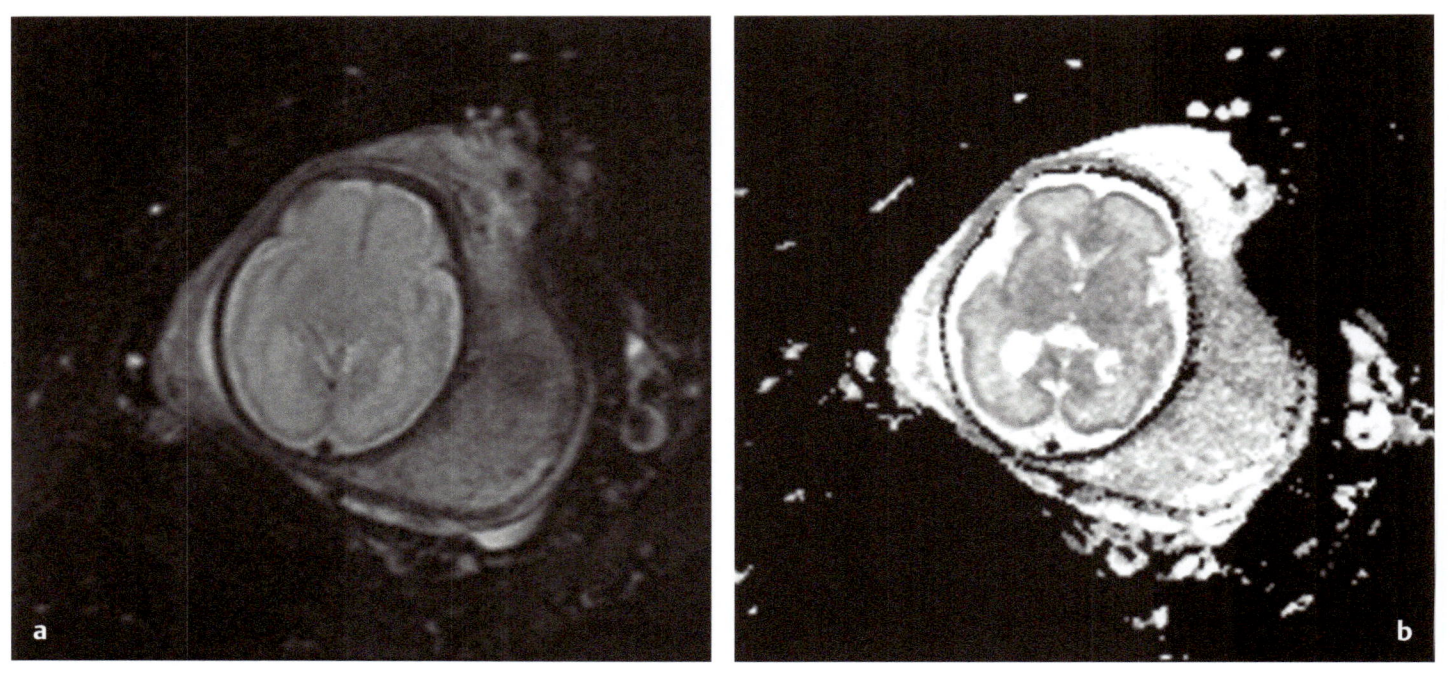

Fig. 51-10. Imagem de difusão (a). Imagem do mapa do coeficiente de difusão aparente (ADC) (b).

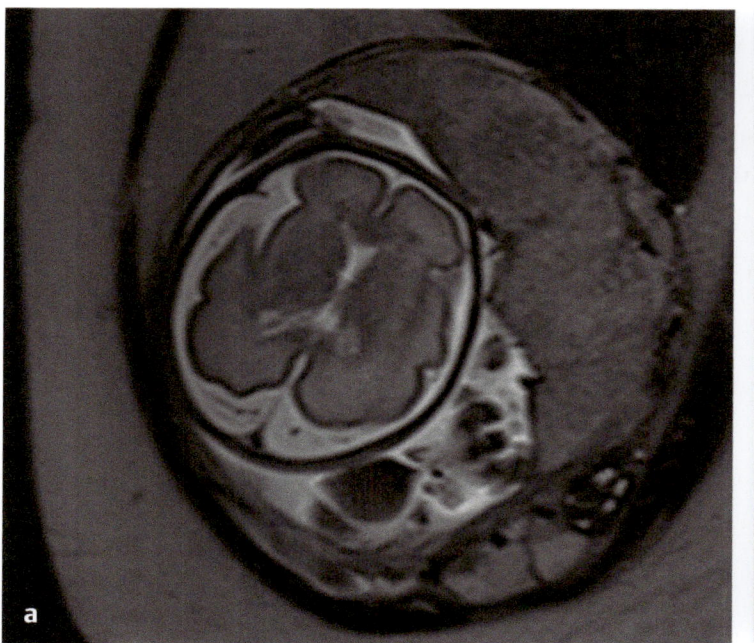 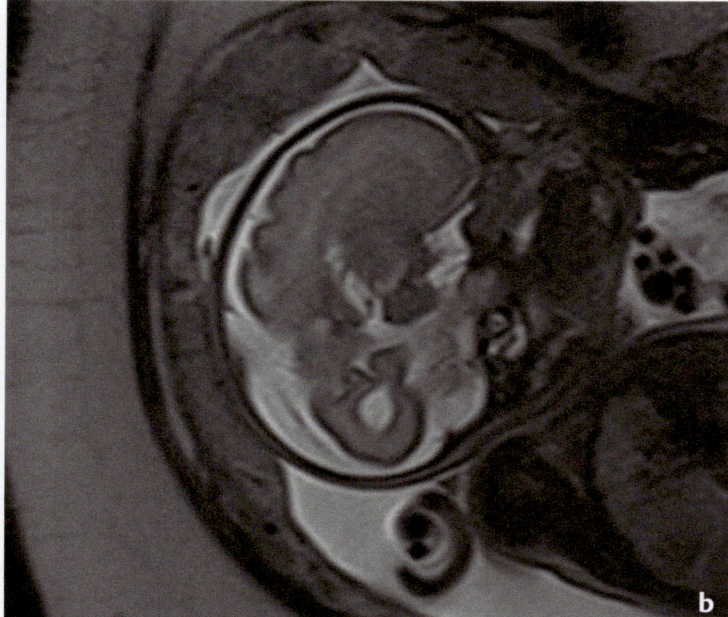

Fig. 51-11. (**a**, **b**) Sequência Haste.

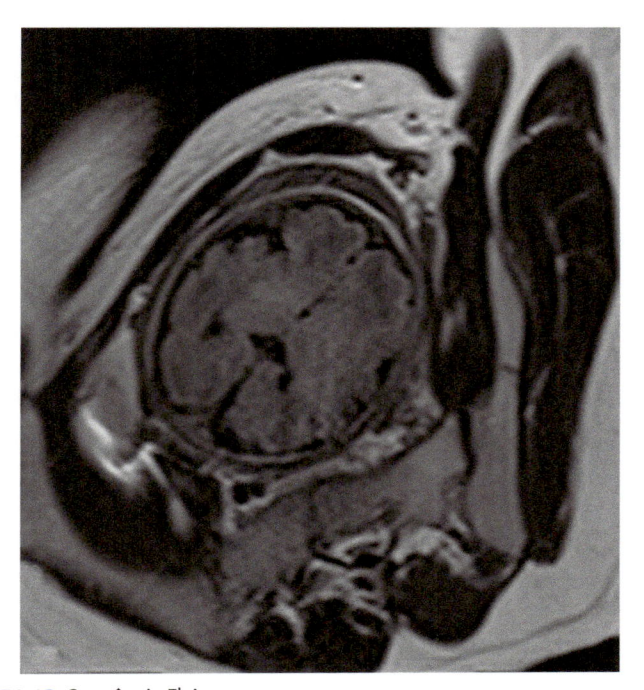 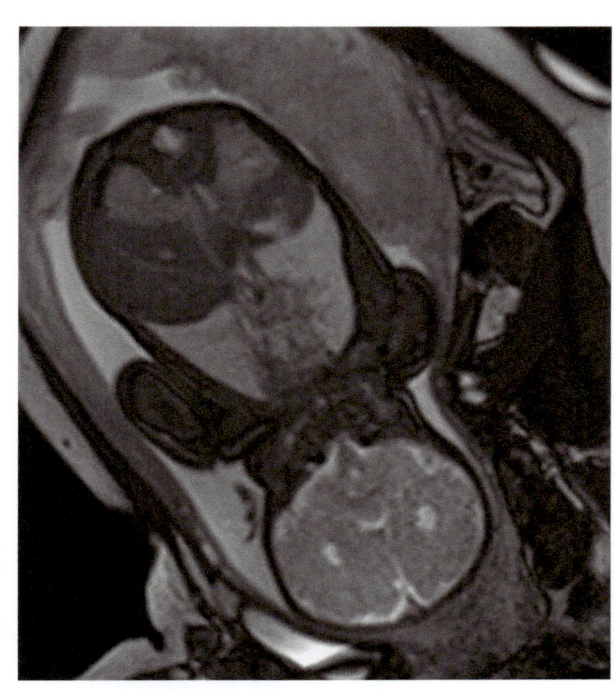

Fig. 51-12. Sequência Flair.   **Fig. 51-13.** Sequência TrueFISP.

SEÇÃO 51-2
RESSONÂNCIA MAGNÉTICA DO SISTEMA NERVOSO CENTRAL

Heron Werner Júnior ■ Pedro Castro

INTRODUÇÃO

Nas últimas décadas, houve uma substancial melhora na avaliação por imagem do Sistema Nervoso Central (SNC). Apesar da grande evolução na definição de imagens da ultrassonografia (USG), suas limitações físicas ainda impedem a formação de imagens com boa resolução de contraste entre tecidos fetais e mesmo bom contraste em diferentes densidades pertencentes ao mesmo tecido fetal. Além dos habituais impedimentos da USG, como a redução do volume de líquido amniótico, a posição fetal inadequada e o tecido adiposo materno, a USG do SNC tem a sombra acústica oriunda da ossificação craniana como fator que diminui o contraste dos tecidos do SNC. A capacidade de gerar imagens com bom contraste entre tecidos e a formação de imagens em três planos, associada às suas limitadas contraindicações, tornam o estudo anatômico do SNC fetal uma das principais indicações da Ressonância Magnética (RM) durante a gestação.[11,12] Ainda, a fácil compreensão das imagens por leigos facilita o aconselhamento dos pais durante a gestação e em discussões multidisciplinares sobre possíveis condutas e tratamentos.

A RM fetal é preferencialmente realizada utilizando aparelhos de alto campo (1,5 ou 3 Tesla). Os estudos sugerem segurança nos aparelhos de 1,5 Tesla e ainda em curso para os de 3 Tesla.[13] Imagens ponderadas em T1 e T2 são obtidas nos planos sagital, coronal e axial do polo cefálico fetal.[11] As sequências ponderadas em T2 são úteis para avaliação da anatomia e do padrão de sulcação do SNC, enquanto as sequências ponderadas em T1 têm valor na avaliação da presença de sangramento e da mielinização.

As imagens do cérebro fetal recomendadas pela ISUOG a serem examinadas e descritas em todos os exames de RM fetal são:[14]

1. Secções sagitais da cabeça, incluindo o corpo caloso, aqueduto e pituitária.

2. Secções coronais paralelas ao tronco cerebral com visualização das estruturas das orelhas médias.

3. Secções axiais, perpendiculares às secções sagitais, paralelas ao curso do corpo caloso (ou base do crânio em caso de ausência do corpo caloso), com simetria lateral ajustada de acordo com as secções coronais.

Mesmo com uma rápida aquisição de imagens, o movimento fetal ainda pode afetar a qualidade dos resultados, em razão da necessidade de alta resolução espacial e temporal. Problemas relacionados com o movimento e com a aquisição, por causa da pequena área a ser avaliada e da interferência de estruturas adjacentes ao útero, podem limitar a obtenção de informações confiáveis sobre o cérebro.[15,16] Por esses motivos, técnicas avançadas, como imagem com tensor de difusão, espectroscopia de prótons e imagens de RM funcional, não são utilizadas rotineiramente na prática clínica.[11,16]

PRINCIPAIS ALTERAÇÕES DO CÉREBRO E SISTEMA NERVOSO CENTRAL

Anencefalia

A anencefalia, um defeito de fechamento anterior do tubo neural, tem a incidência de aproximadamente uma para cada mil nascimentos e de prognóstico letal.[17] Anencefalia é caracterizada pela ausência da calota craniana, resultando na exposição de tecido neural. O diagnóstico precoce pode ser facilmente realizado pela USG do primeiro trimestre. No entanto, a RM pode auxiliar em casos de gestações múltiplas, em que a avaliação do feto acometido esteja prejudicada (Fig. 51-14). Além disso, a RM pode oferecer benefícios para aconselhamento dos pais, na tomada de decisões e no registro para requisitos legais.[18,19]

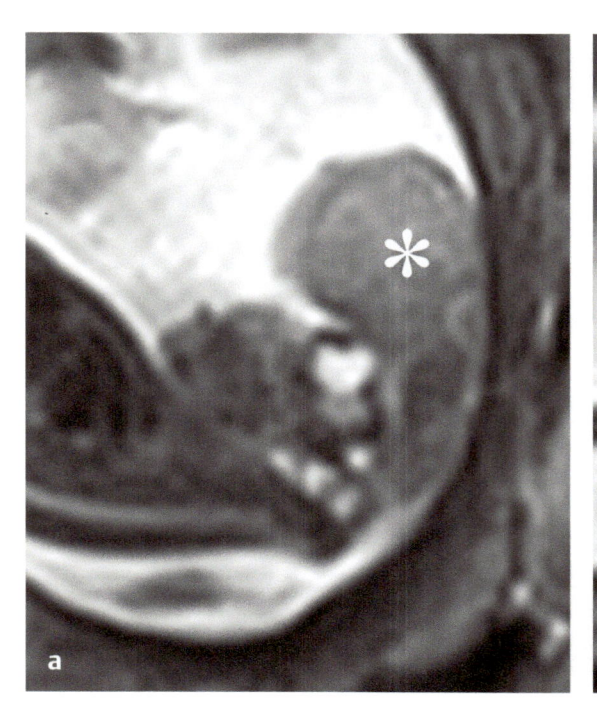
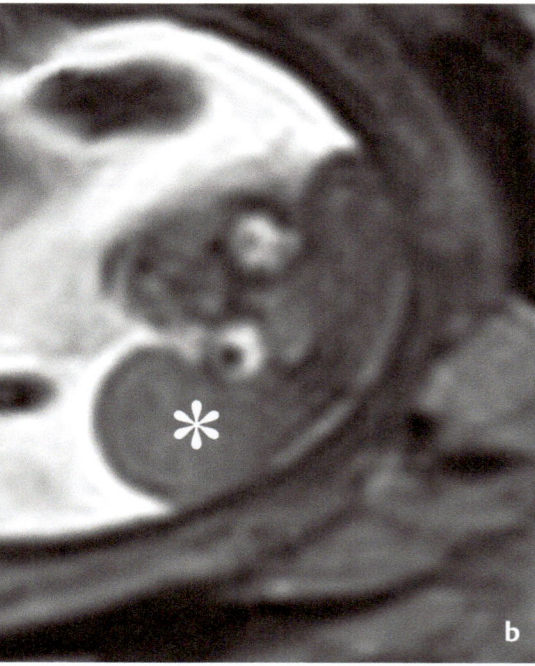

Fig. 51-14. Exencefalia: Feto com 18 semanas, mostrando o cérebro exposto à cavidade amniótica (asterisco). Sequência ponderada em T2, cortes sagital (a) e coronal (b).

Ventriculomegalia

A ventriculomegalia é o principal marcador de anomalias cerebrais. O termo ventriculomegalia é utilizado quando a medida de um ou de ambos os ventrículos, no nível do *glomus* do plexo coroide (átrio), for superior a 10 mm.[20,21]

Nos casos de ventriculomegalia detectada pela USG, a RM é útil para avaliação do dano ao parênquima cerebral, assim como de malformações associadas, especialmente aquelas relacionadas com o SNC. Associação a outras anomalias ocorrem em aproximadamente 70%-85% dos casos, incluindo mielomeningocele (30%) e outras lesões cerebrais, como agenesia do corpo caloso, malformações corticais, heterotopia periventricular, malformações cerebelares, hemimegalencefalia, lesão da substância branca periventricular, porencefalia, encefalomalacia multicística, hemorragia intraventricular e hemorragia da matriz germinativa (Figs. 51-15 e 51-16).[22] Além destas, defeitos acometendo o coração, tórax, rins, parede abdominal, face e extremidades podem ser observados. No entanto, em alguns casos, a ventriculomegalia pode ser a única anormalidade encontrada, sendo denominada ventriculomegalia isolada. Nestes casos, o risco de aneuploidia pode ser mais elevado, e análises mais específicas serão necessárias.

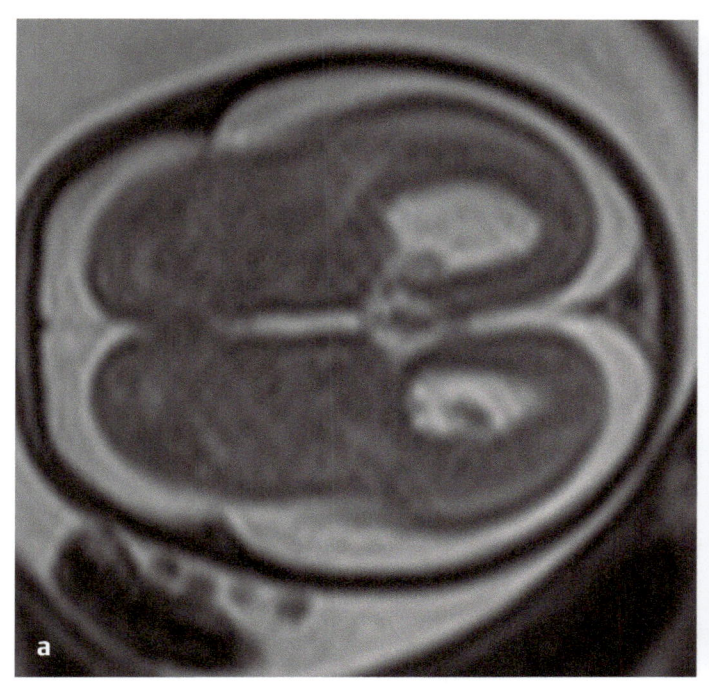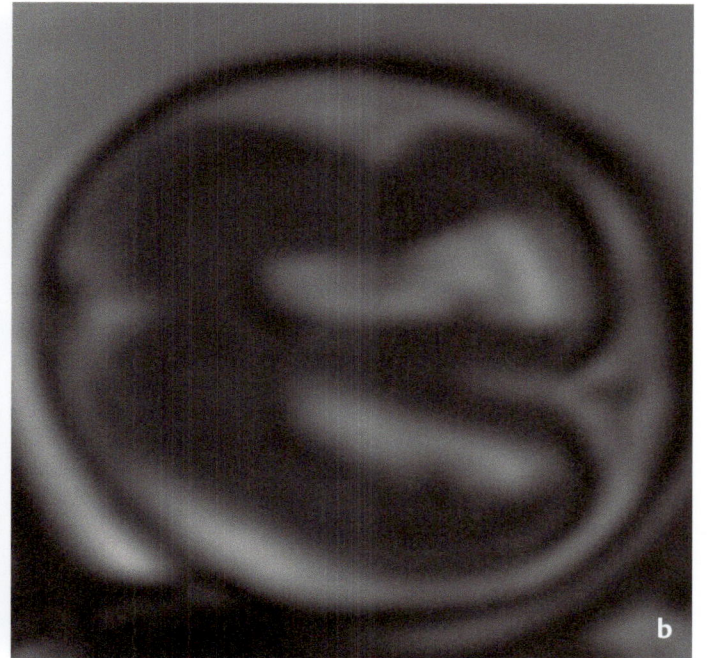

Fig. 51-15. Ventriculomegalia. Imagens em sequência ponderada em T2 mostrando a ventriculomegalia moderada (12 mm) (a). Quatro semanas após, verificam-se a lisencefalia e manutenção da ventriculomegalia (b).

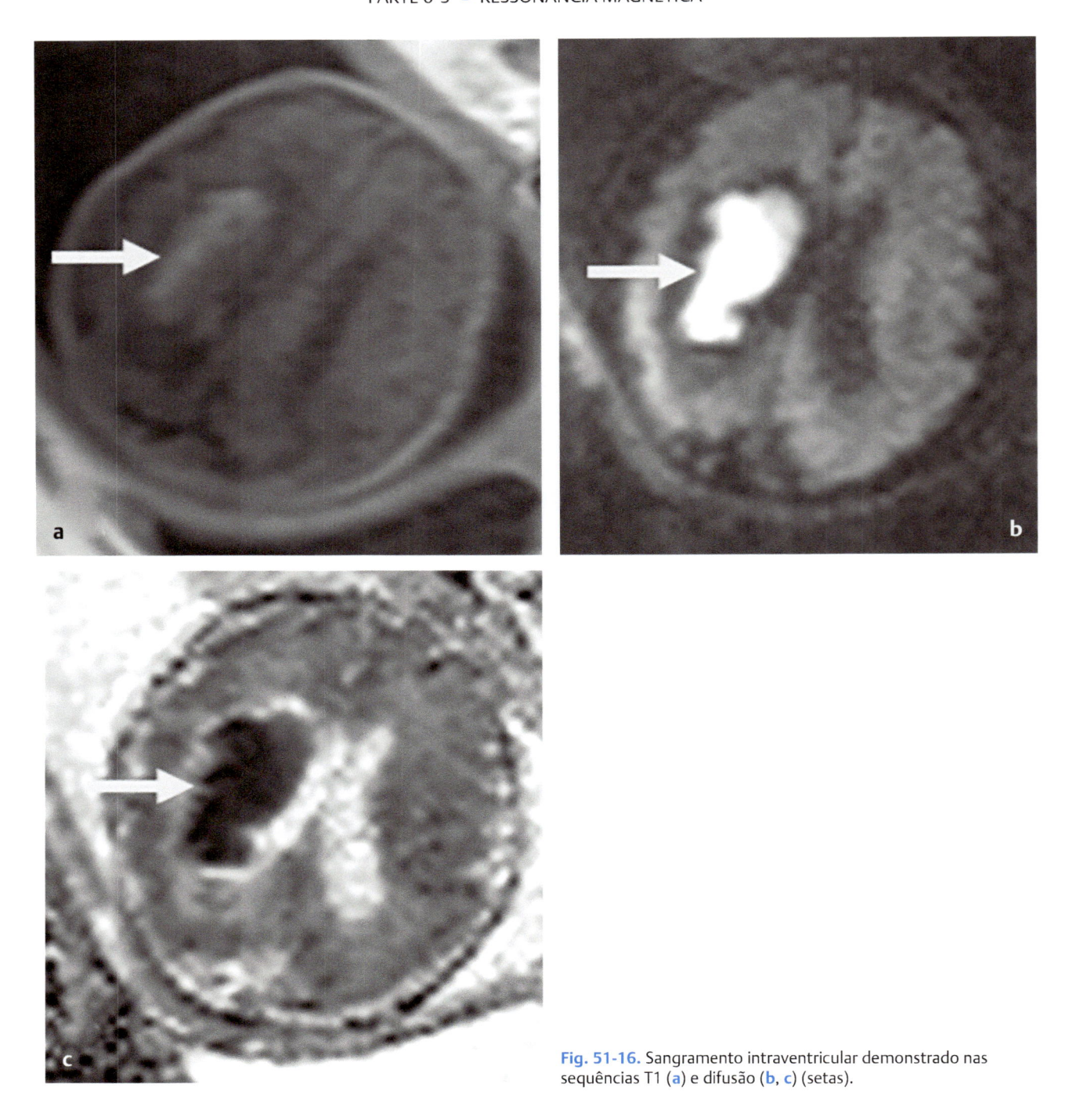

Fig. 51-16. Sangramento intraventricular demonstrado nas sequências T1 (**a**) e difusão (**b**, **c**) (setas).

Agenesia do Corpo Caloso

O corpo caloso é uma importante comissura cerebral que conecta os dois hemisférios cerebrais. Ele é formado da comissura anterior para a posterior, exceto pelo *rostrum*.[23] A agenesia do corpo caloso pode ser diagnosticada pela USG, mas a RM se tornou crucial para confirmar o diagnóstico em casos duvidosos. Pela RM, o corpo caloso pode ser visualizado diretamente nos planos sagital e coronal como uma estrutura curvilínea, hipointensa em T2, localizada na margem superior dos ventrículos laterais, superiormente aos fórnices. O diagnóstico também pode ser confirmado com base em sinais indiretos, como o paralelismo dos ventrículos laterais, a elevação do terceiro ventrículo, a dilatação do corno occipital dos ventrículos laterais (colpocefalia), ausência do giro do cíngulo e a presença de bandas de Probst (fibras que não atingiram o hemisfério contralateral e, portanto, se curvam, causando indentação na parede anteromedial do corno frontal) (Figs. 51-17 e 51-18). A RM também pode revelar outras anormalidades calosas, incluindo agenesia parcial, disgenesia e hipoplasia. Além disso, malformações associadas envolvendo estruturas supratentoriais e infratentoriais (até 80% dos casos) e anomalias externas ao SNC podem ocorrer, incluindo cardiopatia congênita, defeitos do esqueleto e do trato urinário (até 60% dos casos).[12,23,24]

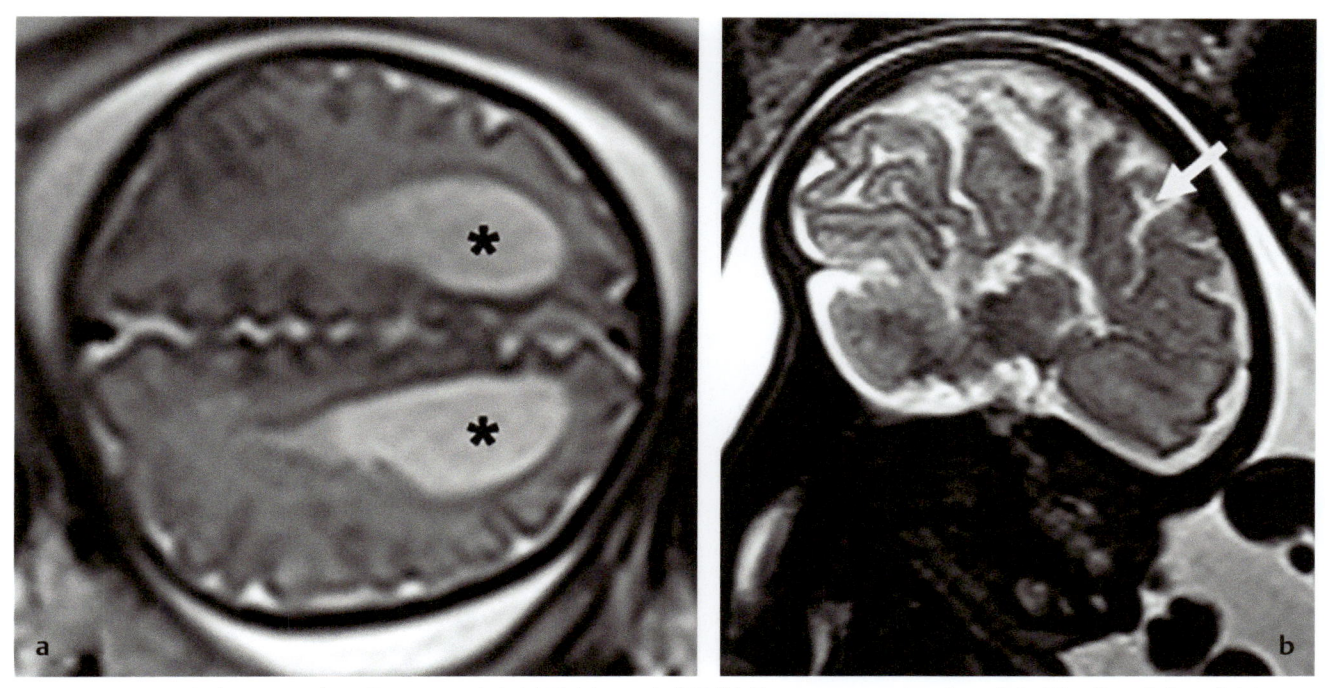

Fig. 51-17. Agenesia do corpo caloso (31 semanas). Axial T2 (**a**) e sagital T2 (**b**). Notar presença de colpocefalia (*) e disposição radial dos giros (seta).

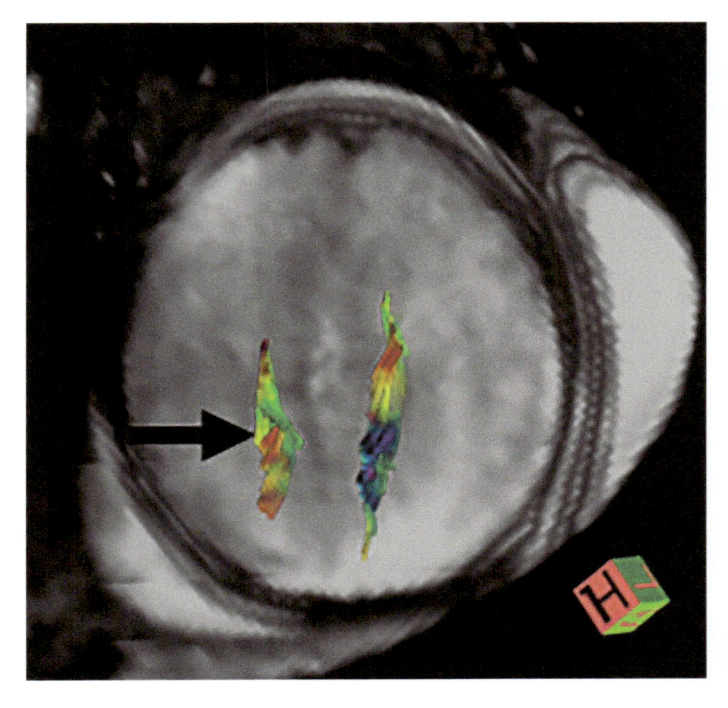

Fig. 51-18. Agenesia do corpo caloso (31 semanas). Tractografia demonstrando as bandas de Probst (seta).

Holoprosencefalia

A holoprosencefalia é uma anomalia de origem precoce, observada durante a organogênese cerebral e resulta da falha na divisão do prosencéfalo. Dependendo do grau de severidade, é classificada como alobar (Figs. 51-19 e 51-20), semilobar ou lobar, com achados de imagem específicos de cada forma. A incidência é de, aproximadamente, 1/10.000 nascimentos, e o prognóstico das formas alobar e semilobar é ruim. Em caso de sobrevivência, a forma leve (lobar) é comumente associada à grande deficiência cognitiva.[25] O desenvolvimento da face é relacionado com a formação do cérebro. Portanto, defeitos da face podem ocorrer, variando de leve hipotelorismo às grandes malformações. A USG é um método efetivo para o diagnóstico da holoprosencefalia alobar e semilobar. Apesar de haver poucos relatos na literatura, a RM parece ter benefícios reais para caracterização da forma lobar e para confirmar os achados da USG nas formas alobar e semilobar.

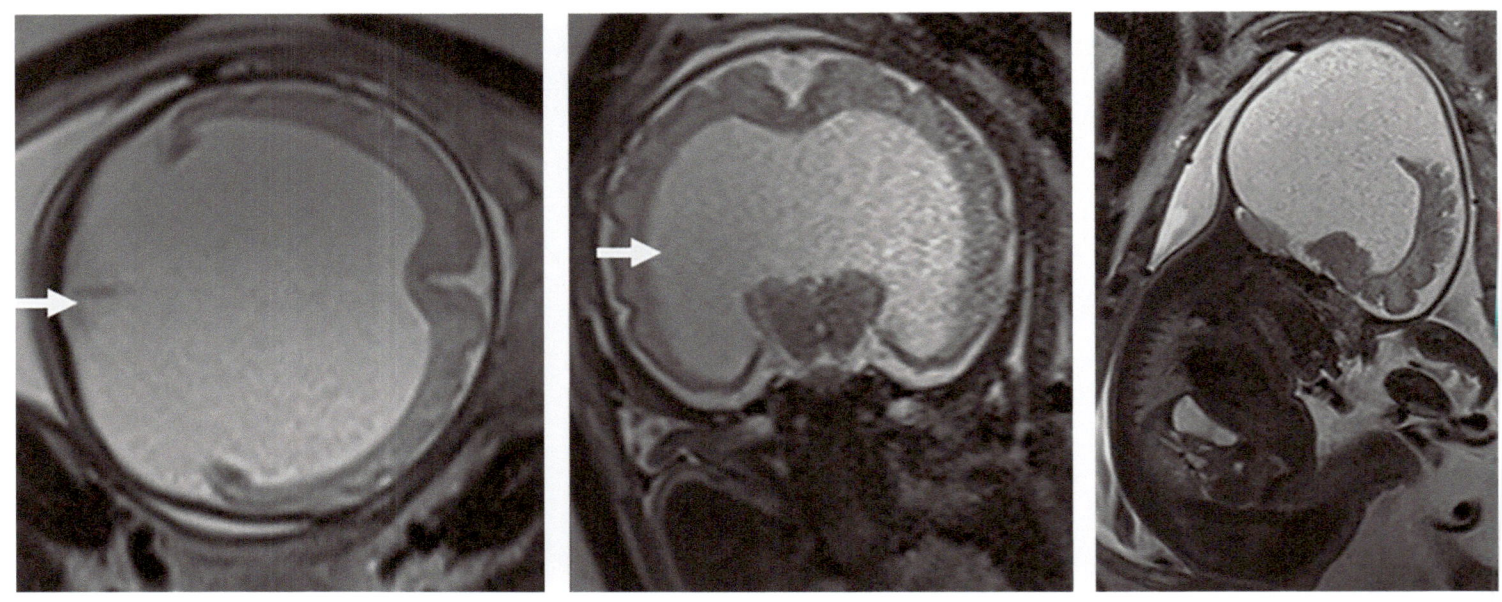

Fig. 51-19. Holoprosencefalia lobar (27 semanas). Imagens em sequência ponderada em T2, cortes axial (a), coronal (b) e sagital (c). Notar ventrículo único (seta).

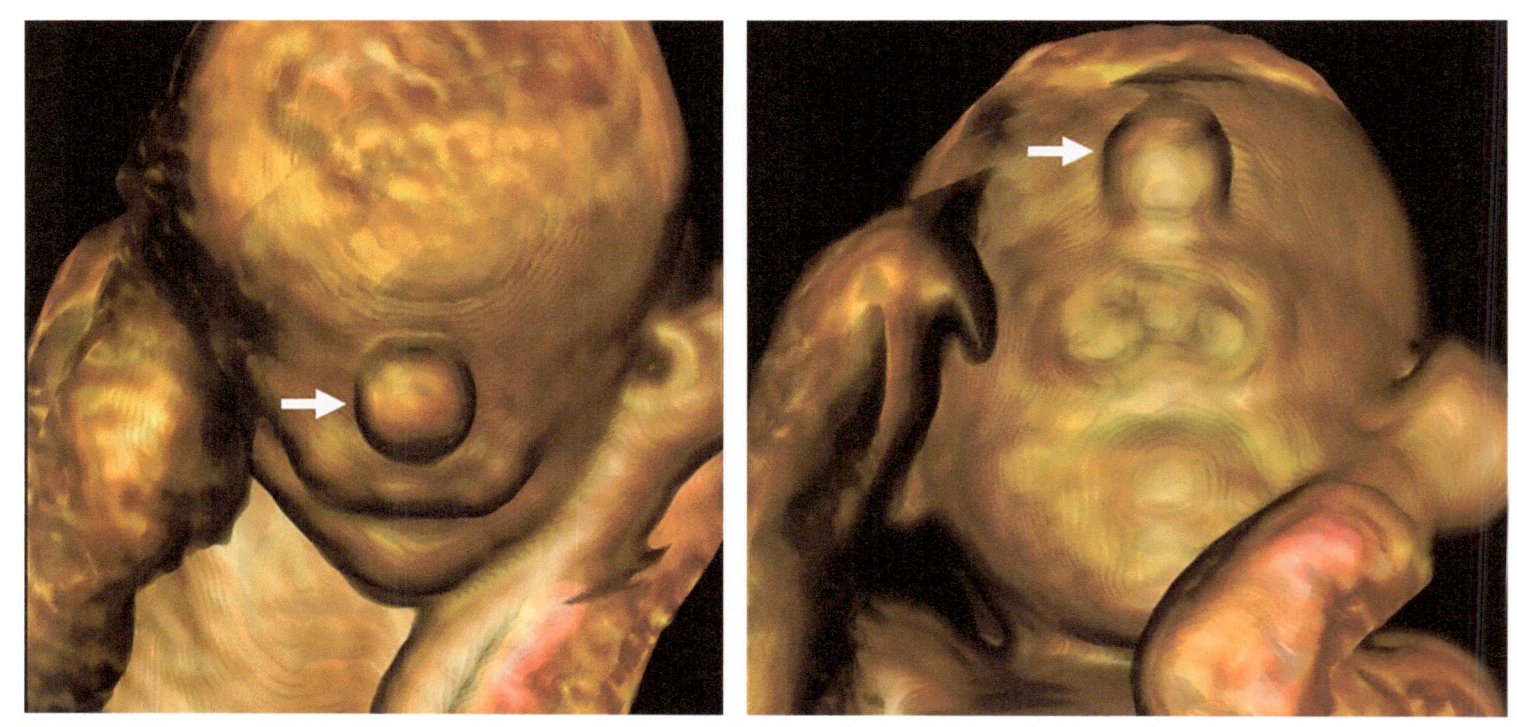

Fig. 51-20. Holoprosencefalia lobar (26 semanas). Reconstrução 3D por RM demonstrando acentuado hipotelorismo e probóscide (seta).

Hidranencefalia

A hidranencefalia consiste na completa ou quase completa destruição do córtex cerebral e dos gânglios da base. A etiologia desta patologia é heterogênea, e a lesão cerebral pode ser causada por alterações vasculares (obstrução bilateral completa das artérias carótidas) ou por infecções congênitas (citomegalovírus e toxoplasmose).[26] O sistema vertebrobasilar está relativamente intacto, preservando significativamente as estruturas da fossa posterior e das porções inferior e posterior dos lobos temporal e occipital. Na RM, apesar da ausência dos hemisférios cerebrais, o tronco cerebral, tálamo e o

cerebelo estão presentes (Fig. 51-21). A foice também está presente, apesar de reduzida em alguns casos, com grande quantidade de líquido e *debris* necróticos acima do tálamo não fundido e cerebelo. Na suspeita de hidranencefalia, o diagnóstico diferencial inclui hidrocefalia e holoprosencefalia alobar e semilobar.

Nesses casos, os achados da RM podem auxiliar na diferenciação destas lesões, vez que a RM permite a avaliação específica da anatomia e comparação entre os dois hemisférios sem a interferência da ossificação do crânio. A presença da foice é importante para diferenciar a hidranencefalia da holoprosencefalia alobar grave, em que a mesma está ausente.[27]

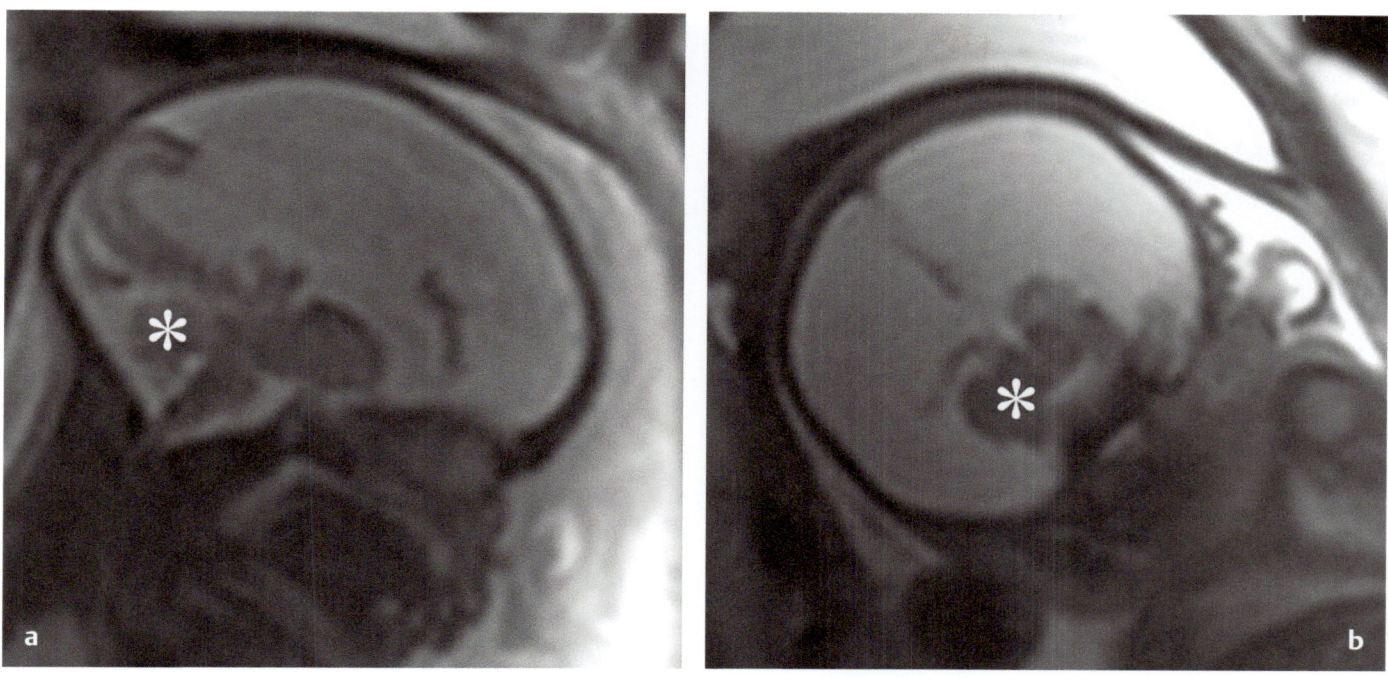

Fig. 51-21. Hidranencefalia. Tecido encefálico ausente ou escasso mostrando o cerebelo (asterisco). Imagens ponderadas em T2, cortes sagital (a) e axial (b).

Esquizencefalia e Porencefalia

A esquizencefalia e a porencefalia são patologias de origens diferentes, que têm uma aparência similar quando avaliadas pela USG. Por esse motivo, a RM tem um papel importante na diferenciação dessas entidades, pois oferece alto contraste entre as estruturas e uma melhor avaliação de todo parênquima.

Esquizencefalia é a anormalidade de migração neuronal, caracterizada pela presença de fendas que se estendem do espaço subaracnoide ao subepêndima dos ventrículos.[26] O diagnóstico é suspeitado geralmente por causa da dilatação assimétrica dos ventrículos laterais na presença de um terceiro ventrículo normal. A RM pode demonstrar a lesão envolvida por substância cinzenta, convergindo para os ventrículos laterais e deformando o contorno dos mesmos, diferenciando esta entidade da porencefalia.

A porencefalia resulta da destruição localizada do tecido cerebral durante a gestação, geralmente decorrente da necrose isquêmica ou hemorragia. O processo de destruição culmina na liquefação e reabsorção do parênquima destruído, levando à formação de uma cavidade de paredes finas, preenchida por fluido, que pode apresentar uma comunicação direta com ventrículo.[27] Essa alteração pode envolver toda a espessura do córtex cerebral formando grandes cavidades, ou pode estar restrita a uma única camada (Fig. 51-22).

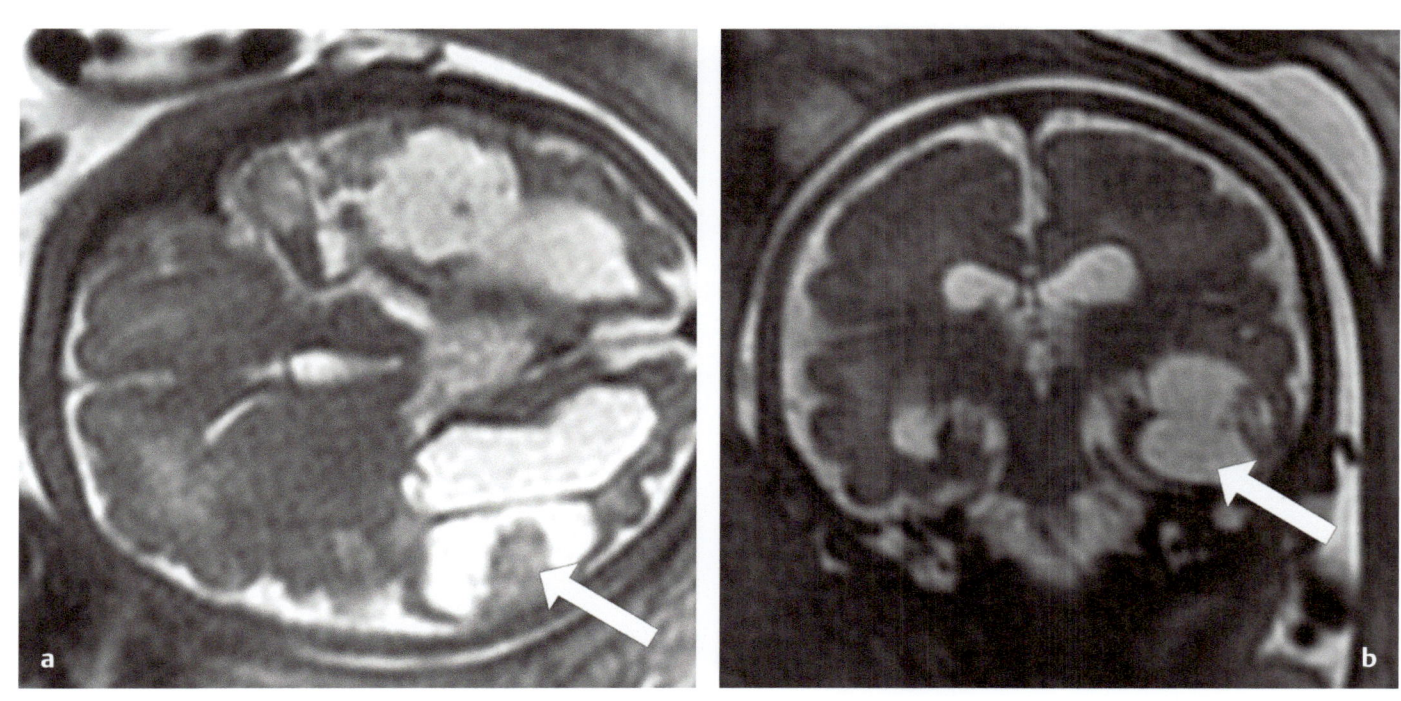

Fig. 51-22. Porencefalia. Feto com 34 semanas, apresentando lesões destrutivas do parênquima cerebral, com formações císticas (seta). Sequências ponderadas em T2, cortes sagital (a) e axial (b).

Microcefalia

A microcefalia é definida como a circunferência cefálica abaixo do percentil 5 ou dois desvios-padrão abaixo da média. É geralmente detectada após 24 semanas, uma vez que seja mais fácil diagnosticar discrepâncias entre o tamanho da cabeça e do corpo fetal mais tardiamente na gestação. As principais causas são doenças autossômicas recessivas ou dominantes, infecções (citomegalovírus, toxoplasmose, rubéola e Zika vírus), radiação, drogas, álcool e hipóxia. Anomalias da giração, como polimicrogiria, lisencefalia ou padrões de giração simplificados, podem estar associadas à microcefalia. Nesses casos, análise do cérebro pela USG é frequentemente prejudicada por janelas acústicas limitadas pela ossificação do crânio e pela má definição do parênquima cerebral, especialmente quando o espaço liquórico extra-axial é pequeno.[28] A RM pode auxiliar nestas situações, permitindo uma análise mais detalhada do desenvolvimento do parênquima cerebral (Fig. 51-23).

Malformação de Chiari

As malformações de Chiari são anormalidades congênitas do rombencéfalo, geralmente associadas à hidrocefalia.[26,29] Os tipos I e II são mais frequentes. A malformação de Chiari tipo I envolve ectopia das tonsilas cerebelares para o interior da porção superior do canal cervical, enquanto o Chiari tipo II é uma herniação da porção inferior do vérmis cerebelar e do quarto ventrículo. O Chiari tipo II é encontrado em 65%-100% dos casos graves de espinha bífida. Por este motivo, quando há suspeita de malformação de Chiari II, a possibilidade de a presença de meningomielocele associada deve ser investigada. As alterações do Chiari II encontradas na USG incluem uma fossa posterior pequena, hemisférios cerebelares hipoplásicos e dilatação ventricular, e essas alterações geralmente permitem o diagnóstico. No entanto, a análise mais detalhada de malformações medulares e do parênquima cerebral associadas podem ser difícil à USG por causa da presença da sombra acústica de origem dos corpos vertebrais e da calvária.[29] Nesses casos, a RM pode auxiliar a análise completa do desenvolvimento do SNC (Figs. 51-24 e 51-25). À RM, a malformação de Chiari II pode-se apresentar com uma fossa posterior pequena, com rechaço inferior do vérmis, assim como um quarto ventrículo alongado e deslocado inferiormente. Disgenesia do corpo caloso, polimicrogiria e hidrocefalia estão presentes em aproximadamente 90% dos casos, enquanto espinha bífida é encontrada em quase 100% dos casos.[26]

Existe outra forma grave da malformação de Chiari, conhecida como tipo Chiari III. Esta forma é rara, consistindo em encefalocele com herniação do conteúdo da fossa posterior e algumas vezes do lobo occipital. O tecido herniado é sempre anormal, apresentando áreas de necrose, gliose e fibrose.

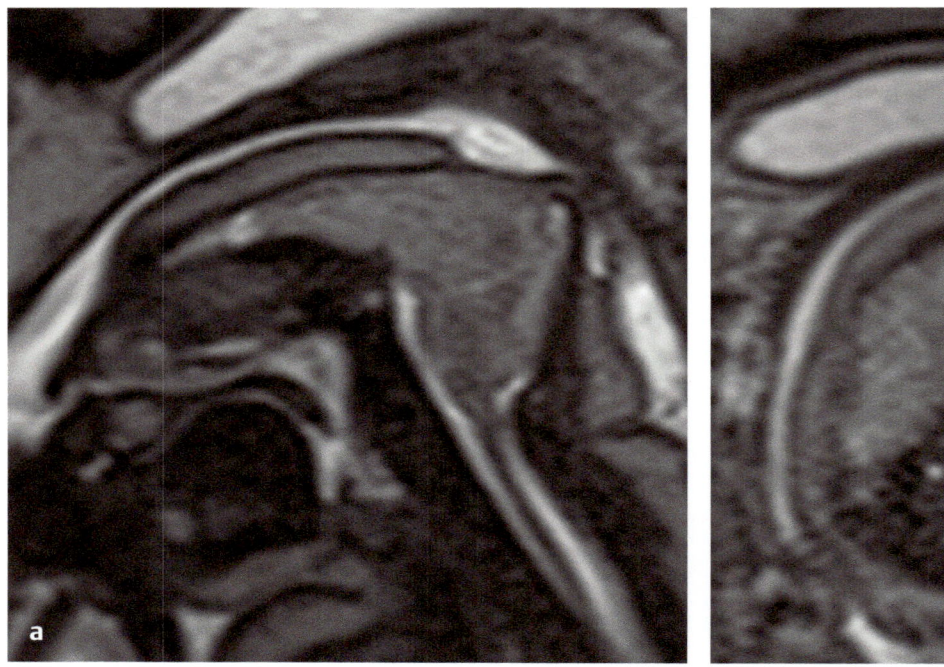
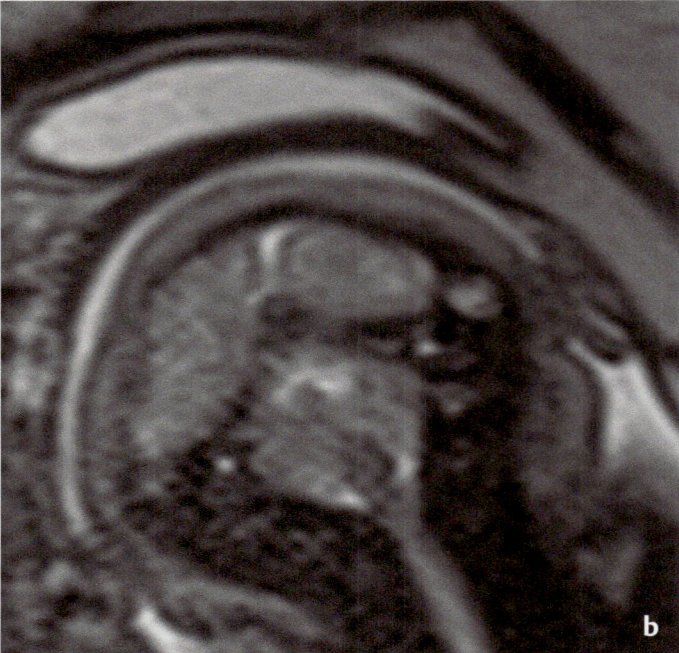

Fig. 51-23. (a, b) Microcefalia. Feto com 32 semanas, apresentando importante redução do encéfalo, por infecção por Zika Virus.

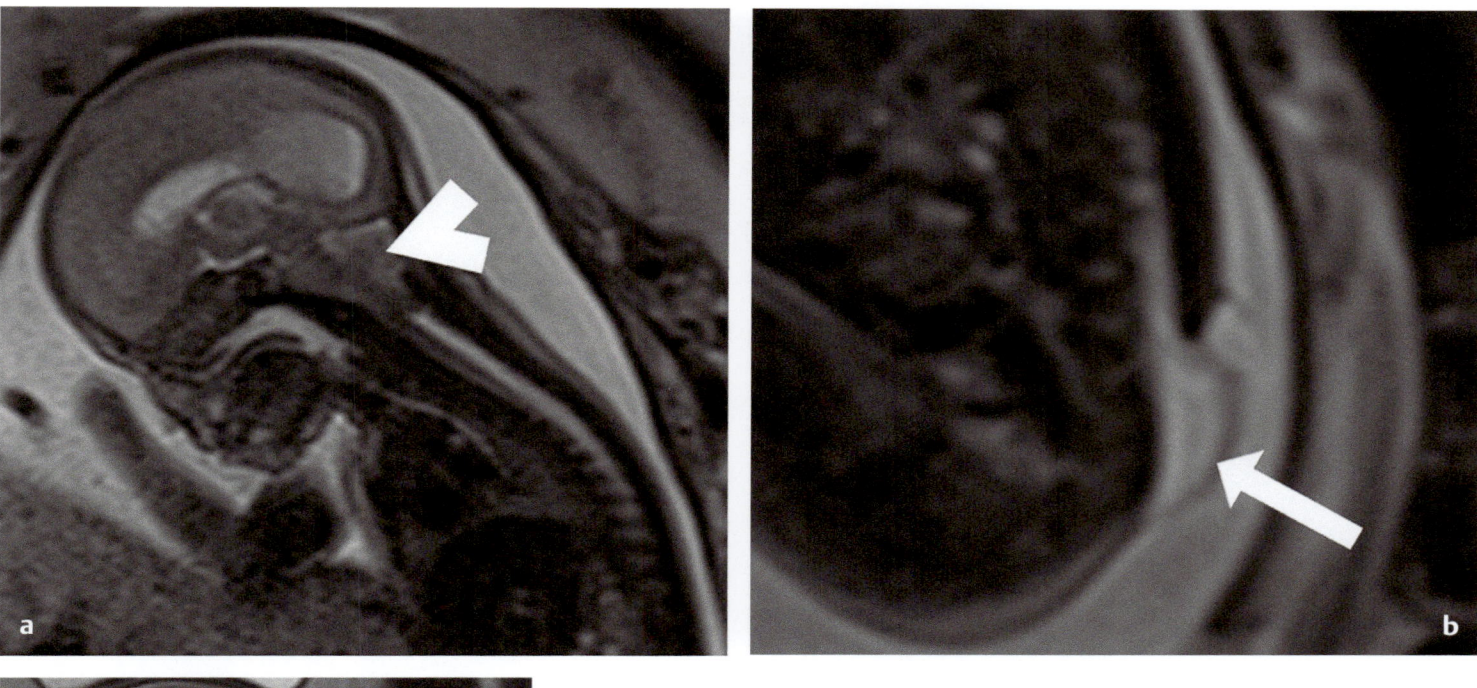

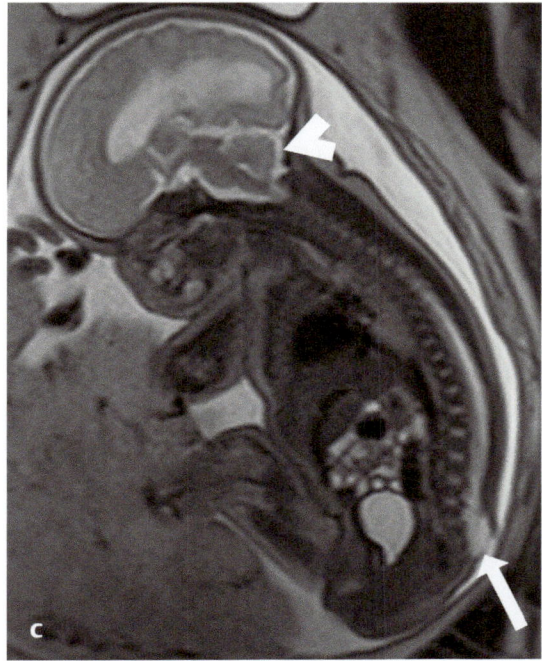

Fig. 51-24. Malformação de Chiari II. (**a**, **b**) Imagens em sequência ponderada em T2 mostrando herniação cerebelar (ponta de seta) e meningocele (**b**, seta) em feto com 24 semanas. (**c**) Imagem em sequência ponderada em T2 mostrando melhora acentuada da herniação (ponta de seta) após cirurgia intrauterina.

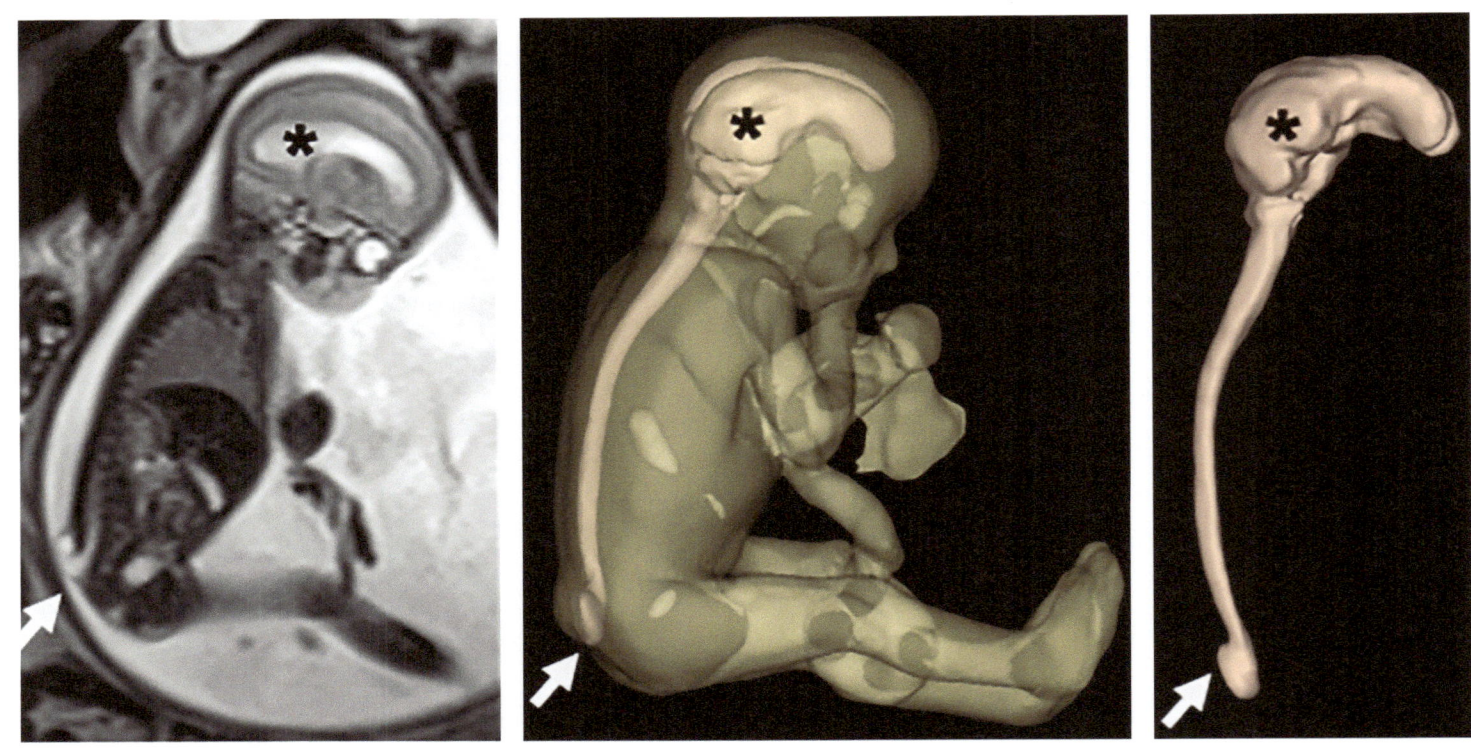

Fig. 51-25. Malformação de Chiari II com reconstrução 3D (26 semanas). Notar dilatação ventricular (*) e meningocele (seta).

Iniencefalia

A iniencefalia é uma malformação rara do tubo neural, que ocorre precocemente no desenvolvimento embriológico do feto (em torno da terceira semana). Ela é caracterizada por marcada retroflexão da cabeça, por causa do defeito da região occipital, acometendo o forame magno e a vértebra do áxis.[30] As anomalias vertebrais consistem na não visualização dos arcos posteriores, com fusão do aspecto anterior dos corpos vertebrais.[19] O rosto está virado para cima, com pele cobrindo as regiões mandibular e torácica.[30] Anomalias associadas estão presentes em 84% dos fetos afetados, incluindo hidrocefalia, malformação de Dandy-Walker, encefalocele, meningocele, hérnia diafragmática, onfalocele e anomalias cardíacas e do arco aórtico (Fig. 51-26). Achados da USG podem sugerir o diagnóstico, mas a visualização de toda a coluna vertebral no plano longitudinal geralmente é difícil nesta modalidade, e os detalhes do cérebro fetal e da medula vertebral podem não ser avaliados satisfatoriamente. A RM pode delinear anomalias intracranianas e intraespinhais com maiores detalhes.

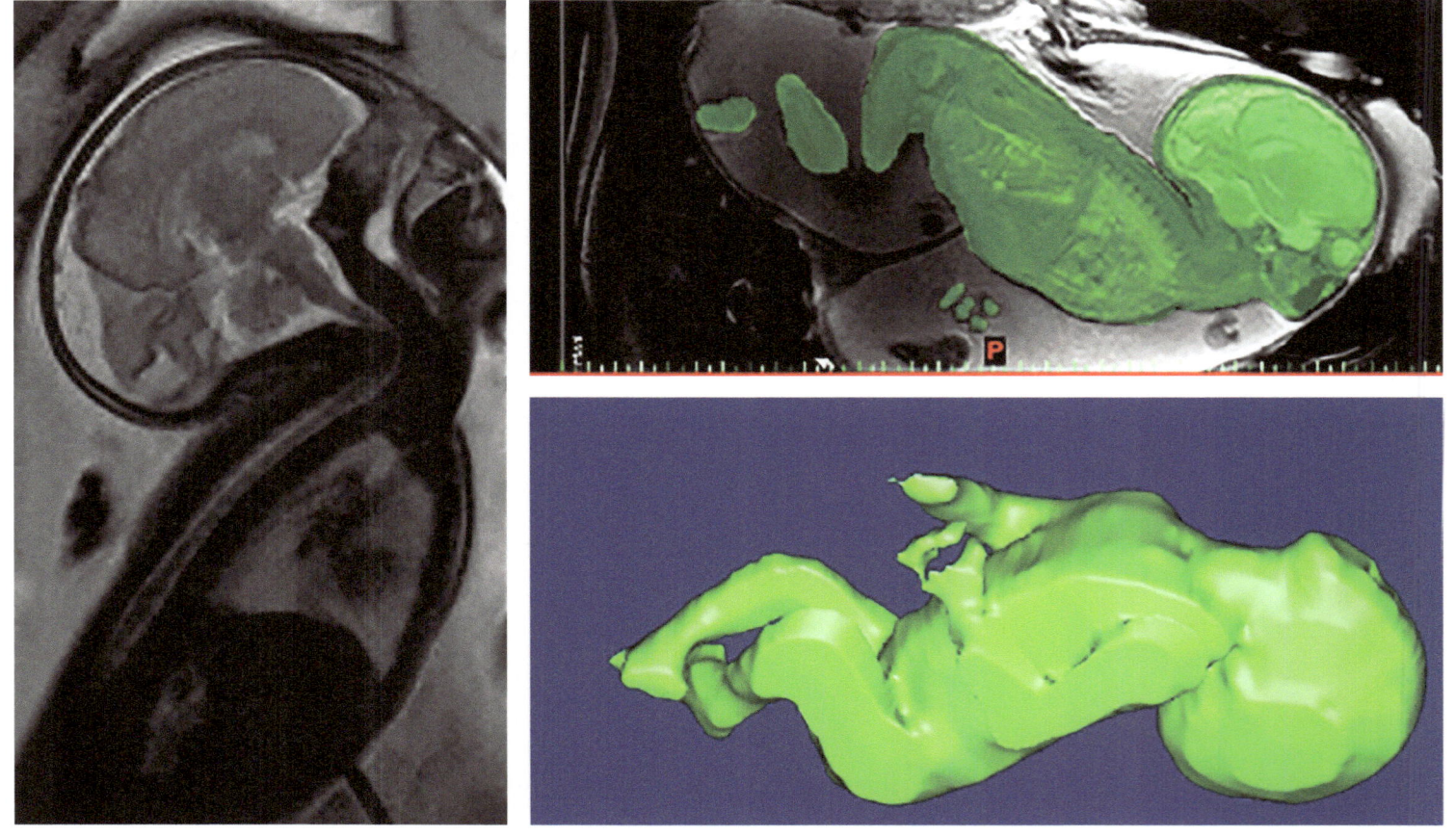

Fig. 51-26. Inencefalia (31 semanas). Notar retrodorsoflexão do polo cefálico.

Malformação de Dandy-Walker

A malformação de Dandy-Walker é uma anomalia do desenvolvimento da fossa posterior, com uma incidência de um para cada 25.000-35.000 nascidos vivos e ligeira predominância no sexo feminino. É caracterizada pela agenesia completa ou parcial do vérmis cerebelar, dilatação cística do quarto ventrículo e alargamento da fossa posterior, com deslocamento superior do tentório e da tórcula de Herófilo (confluência dos seios venosos) (Fig. 51-27).[31] Em razão do desenvolvimento embriológico tardio do cerebelo, o diagnóstico de agenesia total ou parcial do vérmis cerebelar não pode ser sugerido até o final da décima nona semana, quando o mesmo deveria estar completamente desenvolvido.[32] Malformações associadas são frequentes, incluindo agenesia do corpo caloso (25%), lipoma do corpo caloso, malformação dos giros cerebrais, holoprosencefalia (25%) e heterotopia cerebelar (5% a 10%), displasia do giro do cíngulo (25%) e heterotopia da substância cinzenta (5%-10%). Além disso, há alta incidência de anomalias do cariótipo, principalmente trissomias do 18 e do 13, assim como triploidia (até 40% dos casos).[32] A RM pode acrescentar informações relevantes, quando a análise das malformações do vérmis é incompleta pela USG, permitindo maior acurácia na avaliação das estruturas da fossa posterior.

Malformações da Veia de Galeno

Malformações da veia de Galeno são caracterizadas pela dilatação de estruturas venosas do sistema galênico, com comunicação com anomalias arteriovenosas. Tanto o Doppler colorido, quanto a RM identificam com precisão a dilatação da veia de Galeno na linha média (Fig. 51-28). À RM, a lesão geralmente apresenta sinal heterogêneo, predominantemente hipointenso em todas as sequências, por causa do fluxo turbulento. A RM fetal também é o método de imagem mais preciso para avaliar a totalidade do parênquima cerebral, que pode apresentar hemorragias secundárias à trombose, assim como dilatação de estruturas arteriais e venosas adjacentes à lesão e hidrocefalia.[33]

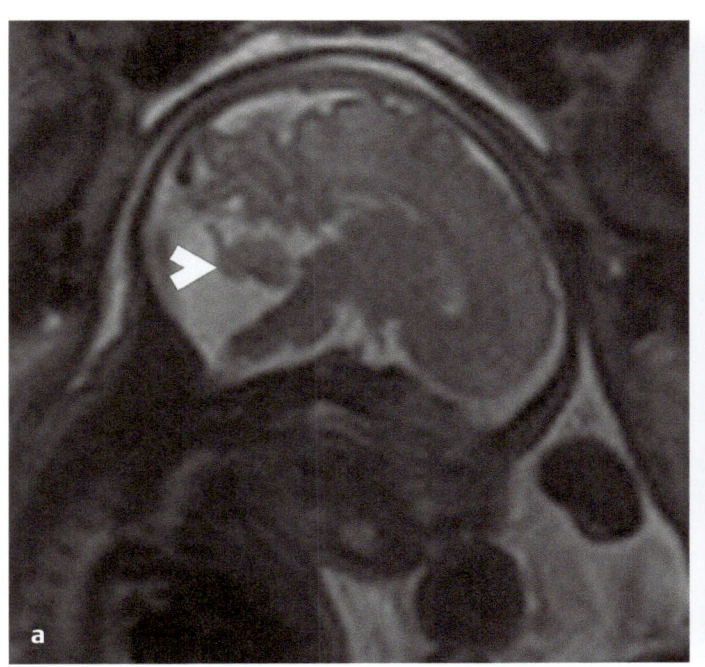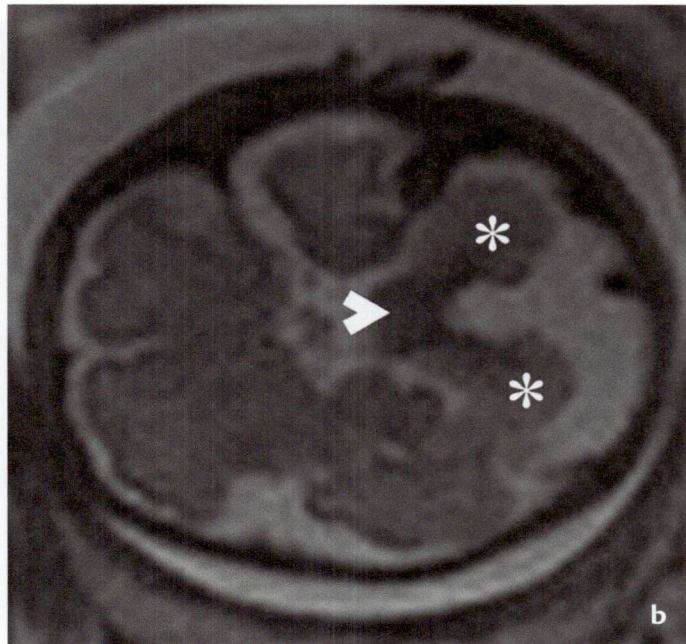

Fig. 51-27. Malformação de Dandy-Walker. Feto com 31 semanas, com hipoplasia do vérmis cerebelar (ponta de seta) e hipoplasia dos hemisférios cerebelares (asterisco). Imagens em sequência ponderada em T2, cortes sagital (**a**) e axial (**b**).

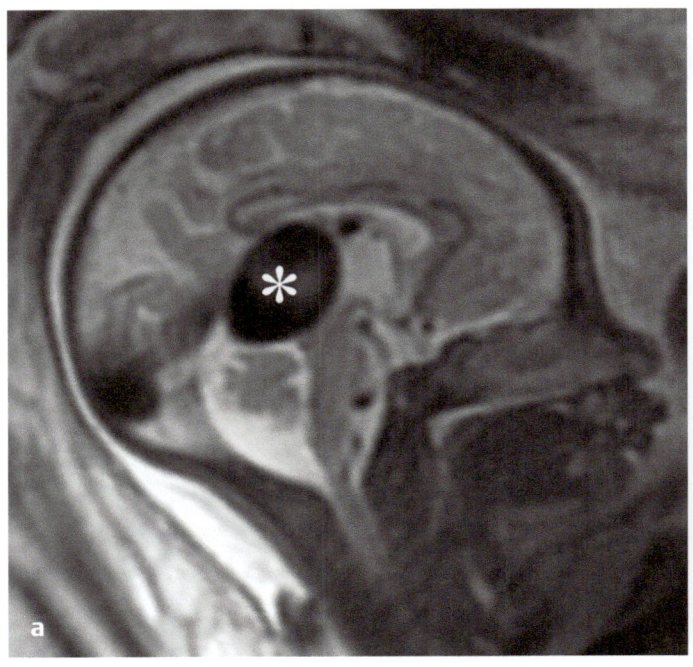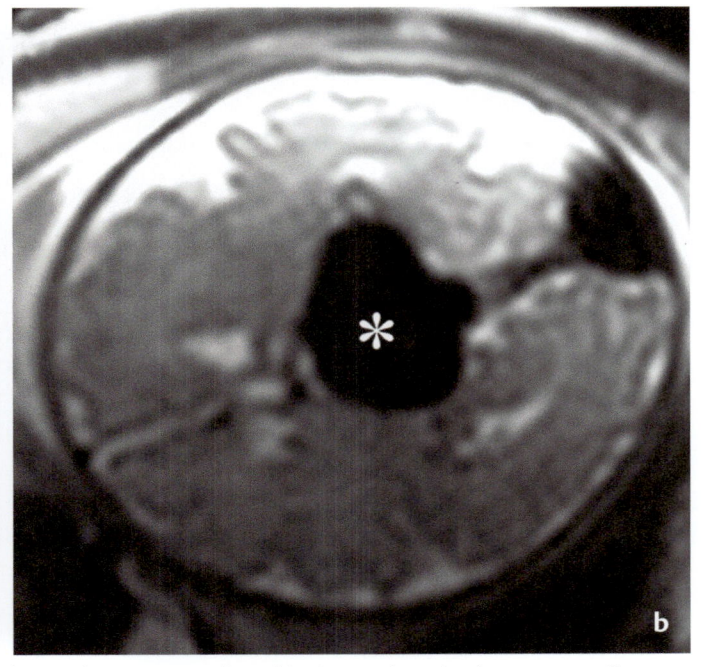

Fig. 51-28. Malformação da Veia Galeno. Feto com 34 semanas apresentando grande imagem mediana, hipointensa (asterisco), com vasos afluentes. Imagens em sequência ponderada em T2, cortes sagital (**a**) e axial (**b**).

Esclerose Tuberosa

A esclerose tuberosa é caracterizada pelo desenvolvimento de lesões hamartomatosas em diversos tecidos, particularmente no cérebro, pele, coração e rins. Ela apresenta um padrão de herança autossômica dominante, apesar de a maioria dos casos representar novas mutações em famílias não previamente afetadas.[19] Tumores cardíacos fetais (rabdomiomas) são a principal anormalidade observada na USG pré-natal. Esses tumores são caracterizados por formações ecogênicas no coração e estão localizados principalmente nas paredes ventriculares, frequentemente se projetando para o interior das cavidades cardíacas. Aproximadamente 50% dos fetos com rabdomiomas têm esclerose tuberosa. As principais lesões cerebrais da esclerose tuberosa são os nódulos subependimários e os túberes corticais. Ambas são bem identificadas em imagens do cérebro fetal ponderadas em T2. Nódulos subependimários estão situados na periferia dos ventrículos laterais e geralmente apresentam baixo sinal nas imagens ponderadas em T2. Túberes corticais podem ser identificados como áreas intensas no córtex cerebral nas imagens ponderadas em T2 (Fig. 51-29).[34]

Encefalocele

A encefalocele é um defeito do tubo neural, resultando em uma massa na linha média, sob um defeito do crânio. Essa condição é frequentemente associada a outras malformações cerebrais, como a hidrocefalia, fendas faciais, anormalidades cardíacas e malformações genitais.[35] A região occipital é a localização mais frequente (75% dos casos), seguida pelas regiões frontal (15%) e parietal (10%) (Figs. 51-30 e 51-31). As lesões podem ser puramente císticas ou podem conter tecido cerebral. Quando a lesão é puramente cística, a identificação do defeito da calota é essencial para diagnóstico. Nesses casos, a RM pode auxiliar a identificar tal defeito.

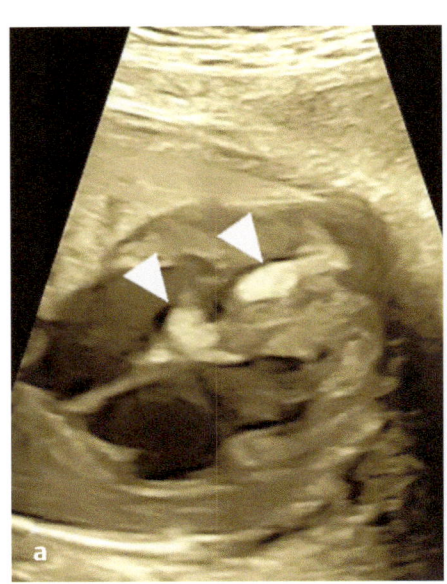
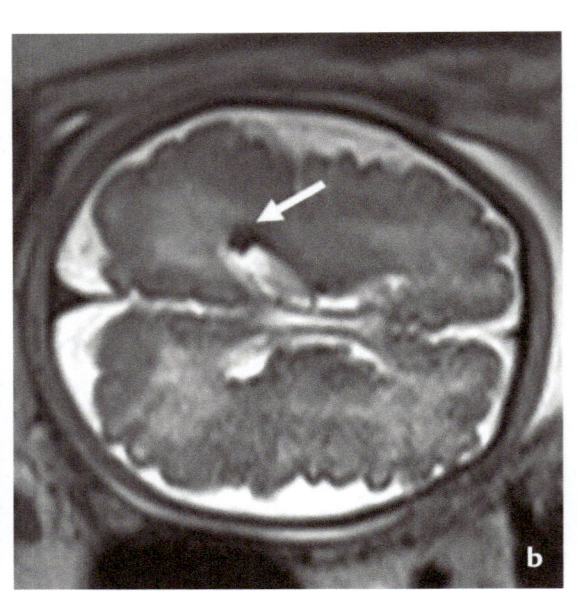
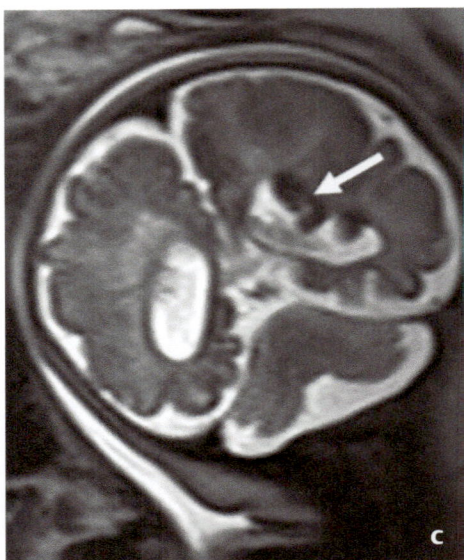

Fig. 51-29. Esclerose Tuberosa (27 semanas). Notar presença de rabdomiomas cardíacos (cabeça de seta) (**a**). Axial (**b**) e coronal (**c**) mostram nódulos periventriculares (setas).

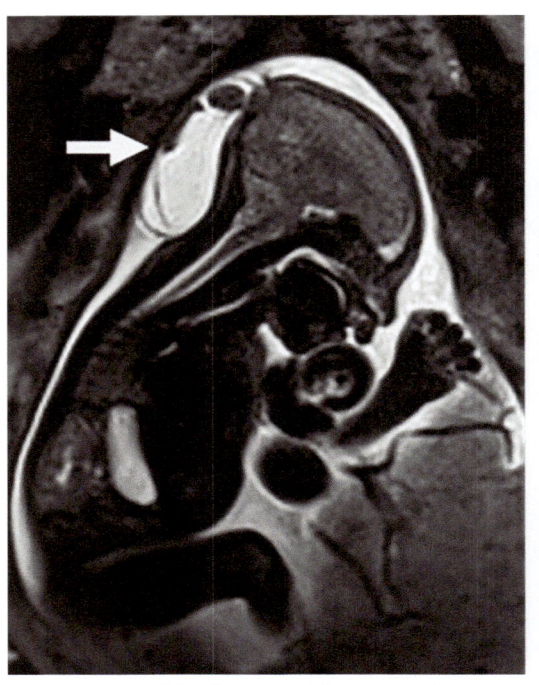
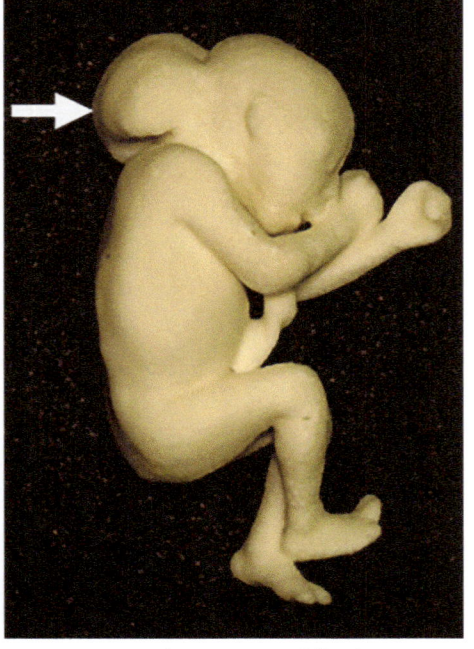
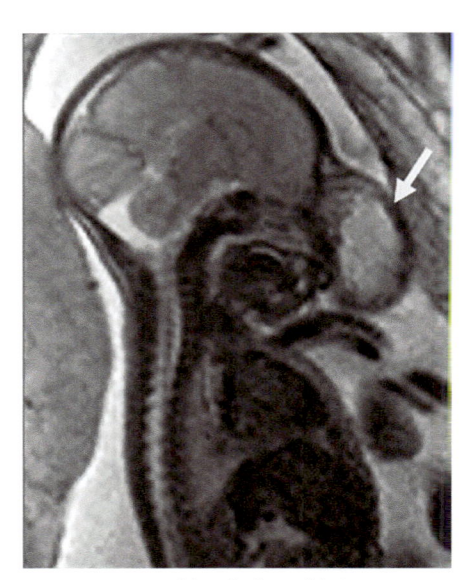

Fig. 51-30. Encefalocele occipital (27 semanas) com reconstrução 3D. Notar herniação por falha de fechamento craniano na região occipital (seta).

Fig. 51-31. Encefalocele frontal (28 semanas) (seta).

SEÇÃO 51-3

RESSONÂNCIA MAGNÉTICA DO TÓRAX FETAL

Heron Werner Júnior ▪ Pedro Castro

INTRODUÇÃO

As malformações torácicas congênitas são raras e podem envolver o parênquima pulmonar, brônquios, ramos arteriais e venosos, com incidência de 30-42/100.000. Dentre as malformações, as mais comuns são a malformação congênita das vias aéreas e pulmão, a hérnia diafragmática, o sequestro pulmonar e o hidrotórax.

As sequências em T2 são as mais usadas na avaliação torácica fetal. Os pulmões têm grande quantidade de líquido em suas árvores traqueobrônquica e alveolar, com aumento progressivo durante a gestação. Consequentemente, o sinal pulmonar é homogeneamente intenso em T2 em contraste com a parede torácica e estruturas mediastinais. Adicionalmente, a traqueia e os brônquios são visibilizados com relativa facilidade por causa da presença de líquido em seu interior.[36-38] O timo apresenta sinal intermediário em T2, e o coração tem avaliação limitada por artefatos de movimento (Fig. 51-32).

LESÕES PULMONARES

Malformação Congênita das Vias Aéreas e Pulmão

As malformações congênitas das vias aéreas e pulmão (MCVAP), inicialmente denominada malformação adenomatoide cística (MAC), têm incidência de 1 a cada 10.000 a 35.000 nascidos vivos. Com etiologia desconhecida, acredita-se que tem seu desenvolvimento entre a 5ª e 22ª semanas de gestação. Caracteriza-se pela ramificação anormal de bronquíolos imaturos que se comunicam com a árvore traqueobrônquica normal. A MCVAP tem suprimento sanguíneo originado da circulação pulmonar normal e drena para as veias pulmonares adjacentes.[38,39] É a malformação pulmonar mais diagnosticada durante o pré-natal, quando se apresenta como área torácica hiperecoica, que pode desviar o mediastino (Figs. 51-33 e 51-34).

O comportamento das lesões pulmonares é em geral imprevisível.[40] A presença de hidropsia fetal pode levar ao óbito fetal.

Em contrapartida, 15% das lesões desaparecerão durante o pré-natal. O diagnóstico ultrassonográfico tem acurácia entre 65%-91% dos casos.

A classificação das MCVAP pela USG e RM utilizava a mesma classificação histopatológica, subdividida em cinco subgrupos e que foi extrapolada para o uso clínico, deve ser evitada na avaliação pré-natal.[41] Adzick classificou a MCVAP em dois subgrupos de acordo com os sinais ultrassonográficos:[38]

- *Macrocístico:* cistos maiores ou iguais que 5 mm que podem crescer durante a gestação, tem prognóstico relativamente bom.
- *Microcístico:* cistos menores que 5 mm podem crescer rapidamente, com desvio do mediastino e hidropsia.

É importante a avaliação do volume da MCVAP para avaliação do prognóstico fetal. Recomenda-se a realização da volumetria pulmonar utilizando a RM (kuotesha).

Na USG, a MCVAP apresenta-se como cistos anecoicos que terão sinal hiperintenso em T2 na RM. E as lesões sólidas (microcísticas) apresentarão imagem hiperecogênica homogênea à USG e hiperintenso ao T2 na RM.

Entre os diagnósticos diferenciais estão a hérnia diafragmática, sequestro pulmonar, cistos broncogênicos, cistos entéricos e neuroentéricos, a atresia da laringe e esôfago e os teratomas do mediastino. A apresentação clínica é variada, desde óbito fetal à regressão total da lesão durante a gestação.

O tratamento depende das condições fetais, podendo-se incluir o uso de betametasona em fetos com hidropsia ou massas de grande volume, toracocentese e cirurgia fetal intrauterina nos casos de hidropsia.

O prognóstico final depende mais do tamanho da massa que o tipo histológico ou tamanho dos cistos à USG ou RM. O tratamento cirúrgico pós-natal é controverso em casos assintomáticos.[42]

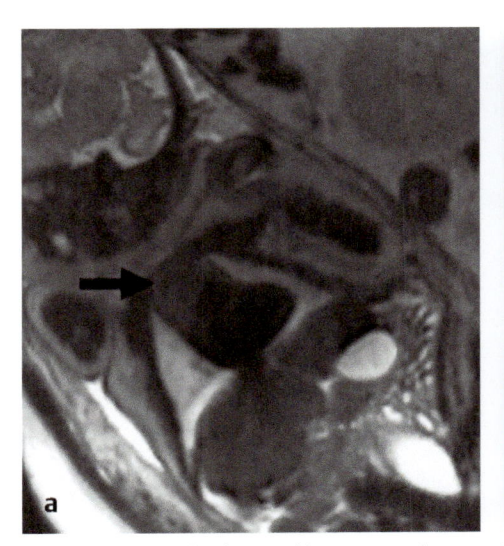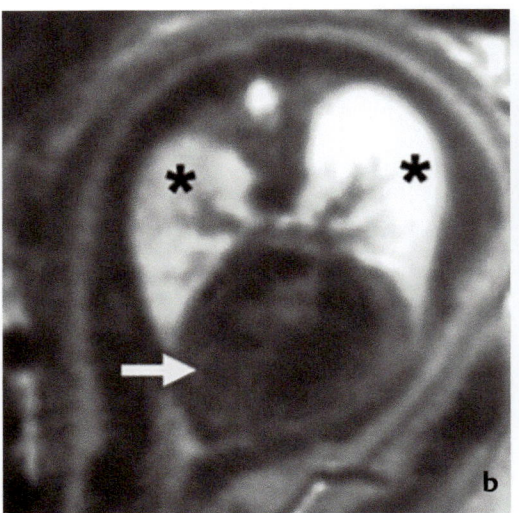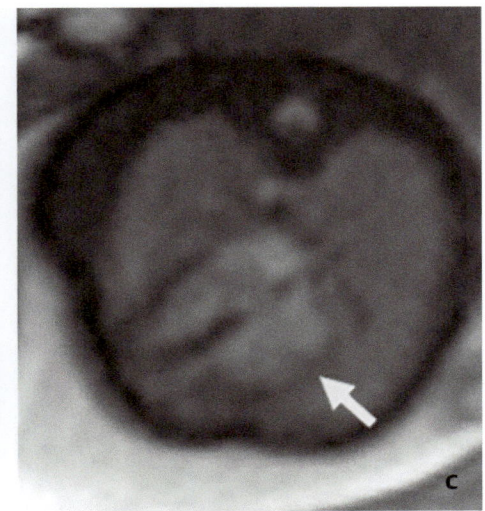

Fig. 51-32. Tórax fetal normal (30 semanas): coronal T2 (**a**), axial T2 (**b, c**). O timo apresenta sinal intermediário (seta preta) e o coração não é bem definido por causa dos artefatos de movimento (seta branca). Note o excelente contraste entre tecidos e o parênquima pulmonar com hipersinal (*).

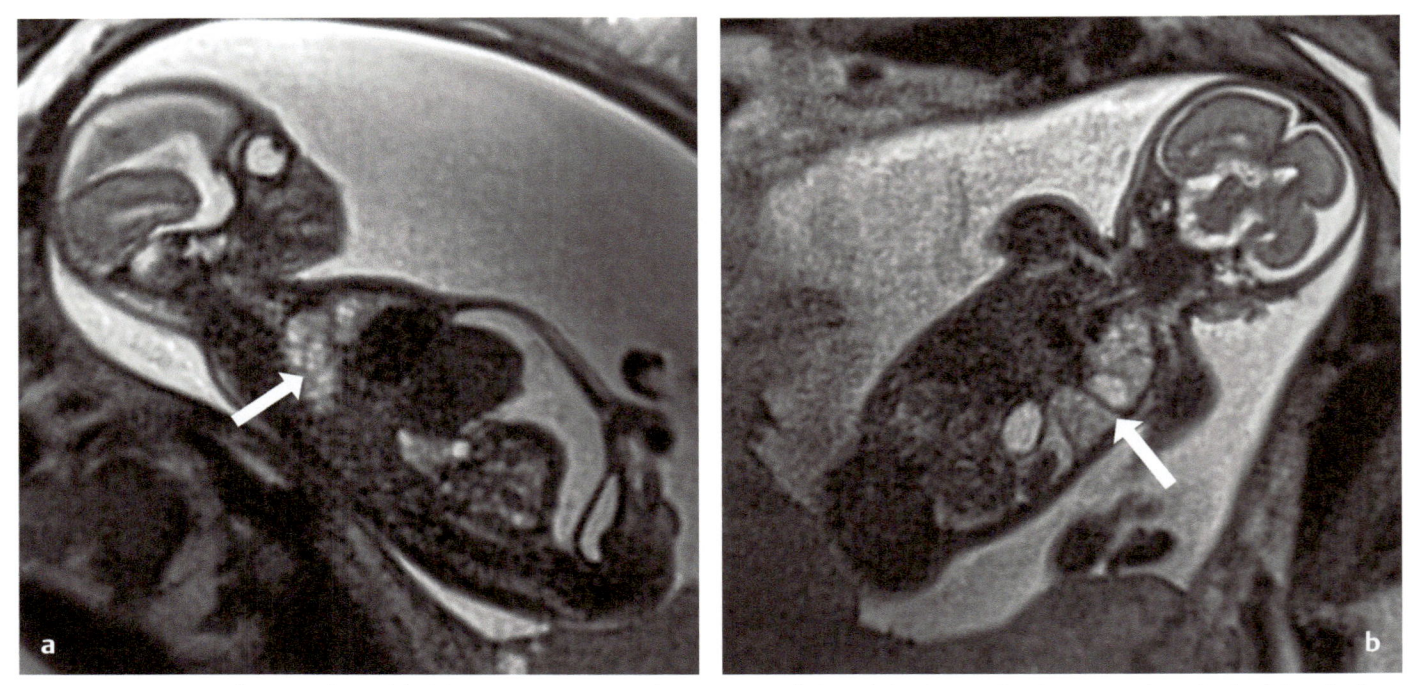

Fig. 51-33. MCVAP em feto gemelar. Poli-hidrâmnia: a tumoração pulmonar esquerda (setas) desvia o mediastino, causando ascite fetal. Sequência ponderada em T2: (a) corte sagital e (b) corte coronal.

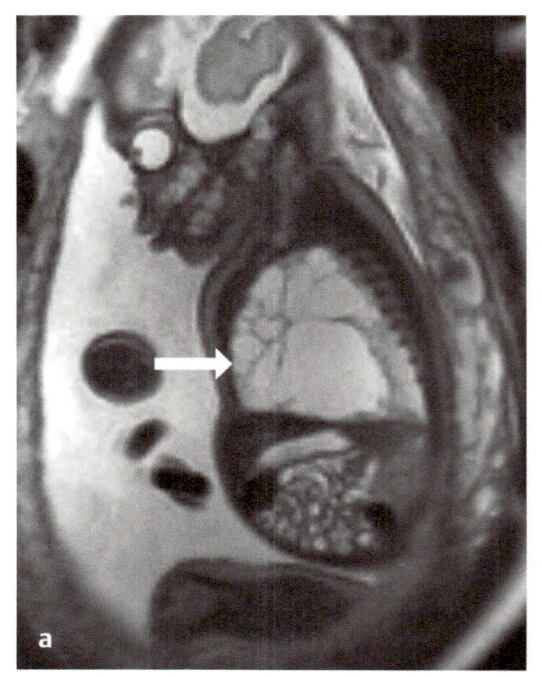

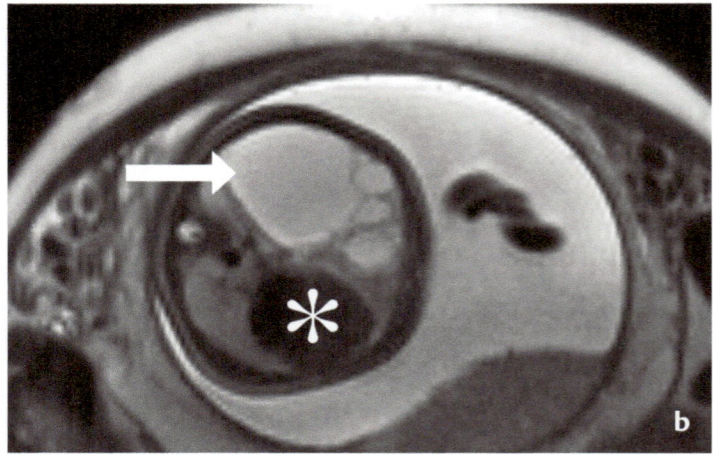

Fig. 51-34. MCVAP macrocístico (setas) em hemitórax esquerdo que desvia o mediastino à direita. Sequências em T2: (a) corte sagital e (b) corte axial. Asterisco: coração.

Sequestro Pulmonar (Quadro 51-4)

O sequestro pulmonar (SP) é composto por tecido pulmonar, que não se comunica com a árvore brônquica normal e tem suprimento sanguíneo proveniente de um sistema arterial anômalo proveniente geralmente da aorta torácica ou abdominal, resultando em um tecido pulmonar não funcionante. O SP pode ser intralobar ou extralobar (Fig. 51-35). O SP intralobar divide a pleura com o tecido pulmonar normal, enquanto o extralobar tem pleura própria e pode-se apresentar fora da caixa torácica. A maioria dos casos apresenta

Quadro 51-4. Sequestro Pulmonar

- Suprimento arterial com origem sistêmica
- Massa homogênea, hipointensa em T1 e hiperintensa em T2
- Diagnóstico diferencial com massas no abdome superior
- Pode estar associado a MCVAP

lesões mistas, com MCVAP associada. Os casos híbridos são classificados como lesões císticas com ramo arterial. A forma extralobar é mais diagnosticada durante o pré-natal e período neonatal, e a forma intralobar é mais comumente diagnosticada na infância. Em muitos casos, podem regredir durante a gestação.

A USG mostra o SP como imagem hiperecogênica nos lobos inferiores pulmonares. À RM, o SP apresenta sinal hiperintenso em T2 e hipointenso ao T1. A caracterização de vasos anômalos é possível na USG, porém mais dificultada na RM.

Nas lesões infradiafragmáticas, o SP está incluído no diagnóstico diferencial de neuroblastoma e hemorragia adrenal. O SP habitualmente apresenta-se como lesão sólida à esquerda, mais frequentemente peri-hilar e nos lobos inferiores, durante o 2º trimestre. O neuroblastoma é diagnosticado no 3º trimestre e predominantemente à direita.

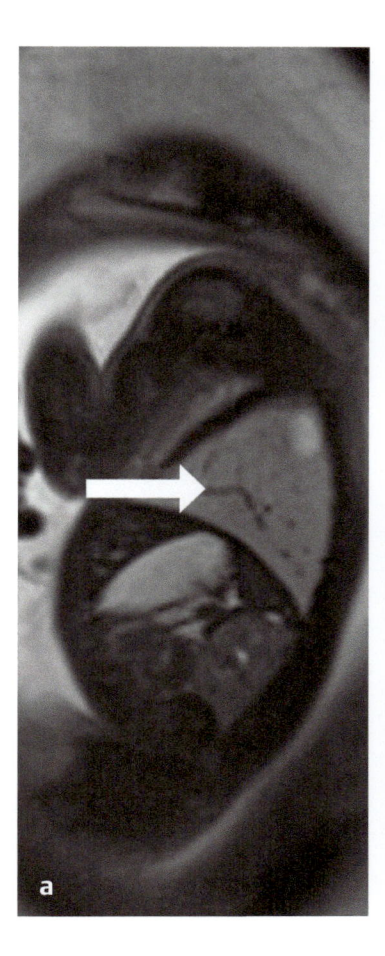
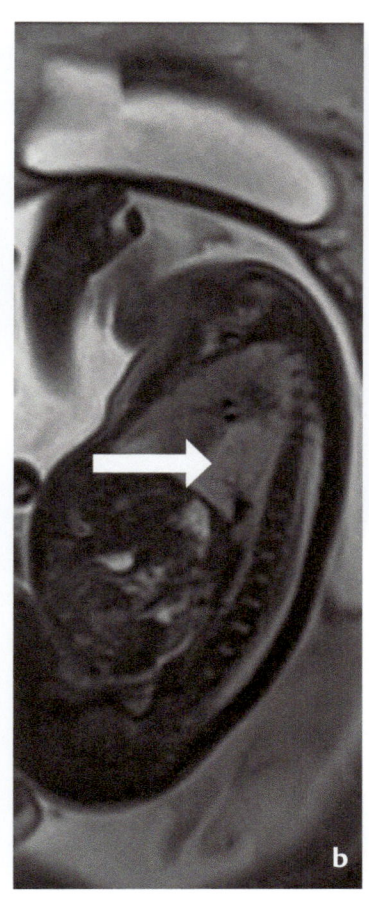
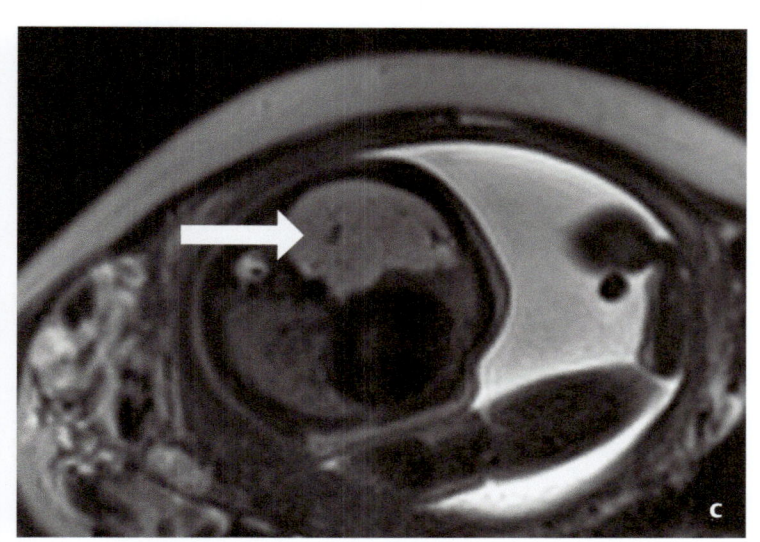

Fig. 51-35. Sequestro pulmonar (setas). (**a**, **b**) Corte sagital mostra imagem hiperintensa, regular, que decresce em direção ao mediastino. Neste caso em especial, o vaso pôde ser visualizado hipointenso (ponta da seta, em **a**). (**a**, **b**) Cortes sagitais e (**c**) corte axial.

Cisto Broncogênico

O cisto broncogênico é a lesão mais comum no mediastino. Suas paredes são finas, cobertas pelo epitélio respiratório e contém material mucinoso. A maioria dos cistos localizam-se próximos à carina (Fig. 51-36). Podem ainda ocupar o parênquima pulmonar, pleura e diafragma. Quando localizados no parênquima pulmonar, estão normalmente nos lobos inferiores. Os cistos broncogênicos podem estar associados a outras malformações congênitas, como SP e hiperinsuflação lobar congênita.

Cisto Neuroentérico

O cisto neuroentérico é o principal diagnóstico diferencial com cistos broncogênicos. A parede do cisto neuroentérico contém tecidos nervoso e gastrointestinal, podendo apresentar epitélio intestinal ciliado. Normalmente encontram-se posterior ao mediastino, podendo comunicar-se com o esôfago, estômago ou duodeno. Cistos neuroentéricos são frequentemente associados a anomalias vertebrais e podem ser assintomáticos ao nascimento ou apresentar pequeno desconforto respiratório.

Malformações Pulmonares Arteriovenosas (MPAV)

As malformações pulmonares arteriovenosas (MPAV) são resultantes da comunicação anormal entre artérias e veias pulmonares. Em sua maioria são lesões assintomáticas. Porém, podem apresentar cianose e insuficiência cardíaca. Entre 50% e 70% das MPAV estão nos lobos inferiores, e, em 2/3 dos casos, as lesões são múltiplas.

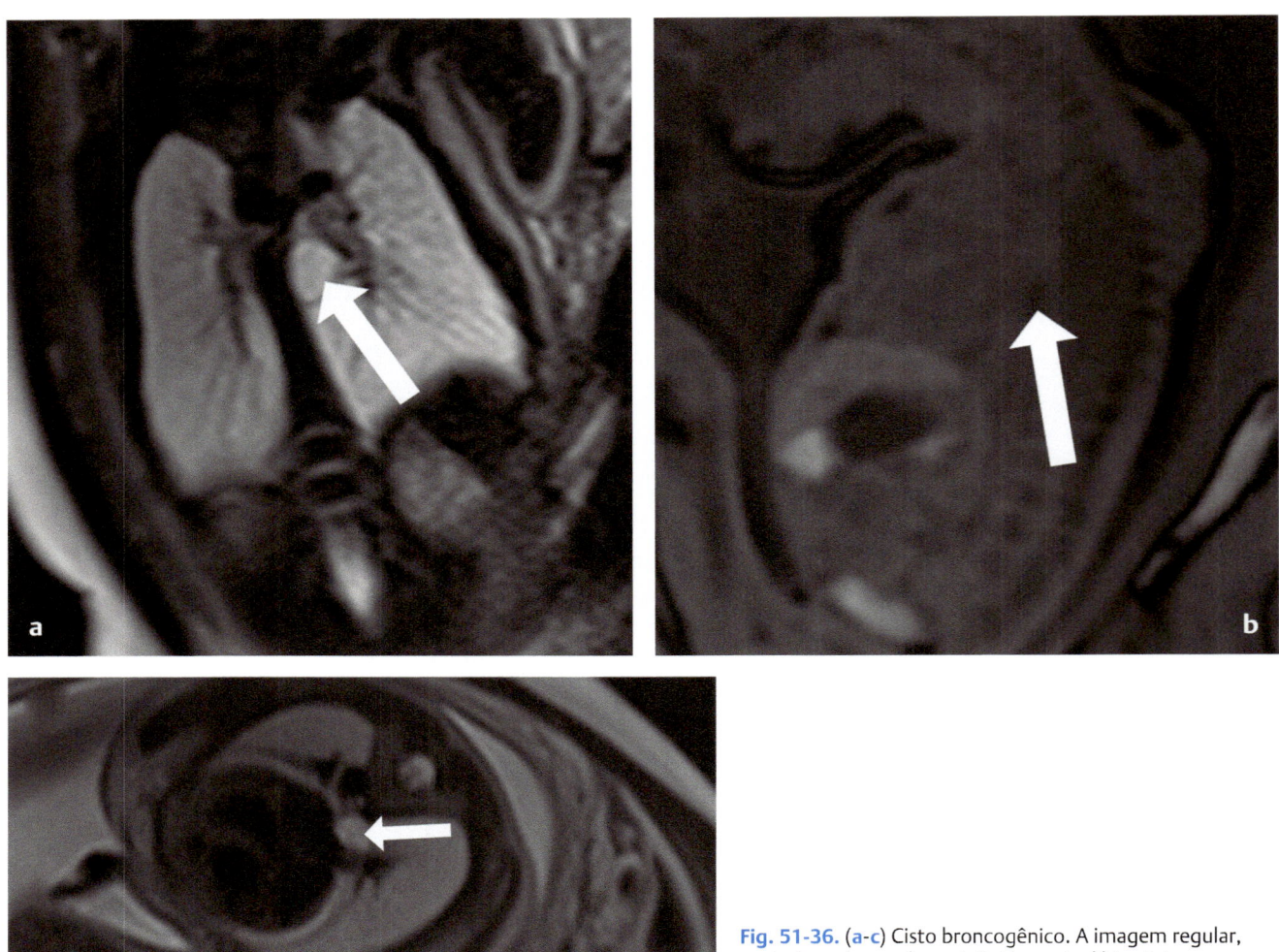

Fig. 51-36. (a-c) Cisto broncogênico. A imagem regular, central, contornos bem definidos e sinal hiperintenso em sequência T2 (setas **a**, **c**), e hipointenso em T1 (seta, **b**).

LINFANGIECTASIA PULMONAR CONGÊNITA

A linfangiectasia pulmonar congênita é a dilatação generalizada de vasos linfáticos histologicamente normais (Fig. 51-37). Pode ser de etiologia primária, secundária à obstrução venosa pulmonar severa nos casos de retorno venoso pulmonar anômalo ou hipoplasia do ventrículo esquerdo. Está associada à Síndrome de Noonan, Turner, Down e Ehlers-Danlos.[38,43]

HIDROTÓRAX

O hidrotórax é o acúmulo de fluidos no espaço pleural. A maioria dos casos de hidrotórax é primária, sendo o quilotórax o mais comum (Fig. 51-38). O quilotórax é consequente à anomalia na formação dos ductos linfáticos torácicos. Normalmente é unilateral, com maior frequência à direita. Nos casos secundários, as causas mais comuns são as anomalias cromossômicas e as infecções congênitas. Pode ser visto também em fetos hidrópicos.

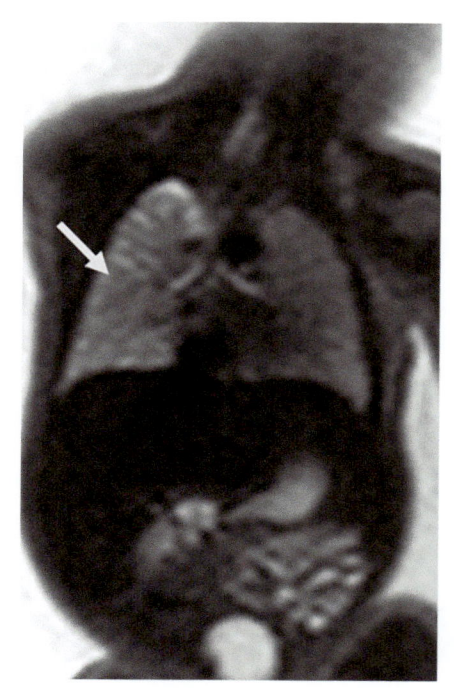

Fig. 51-37. Linfangiectasia (32 semanas), coronal T2. Notar sinal baixo e difuso do parênquima pulmonar (seta).

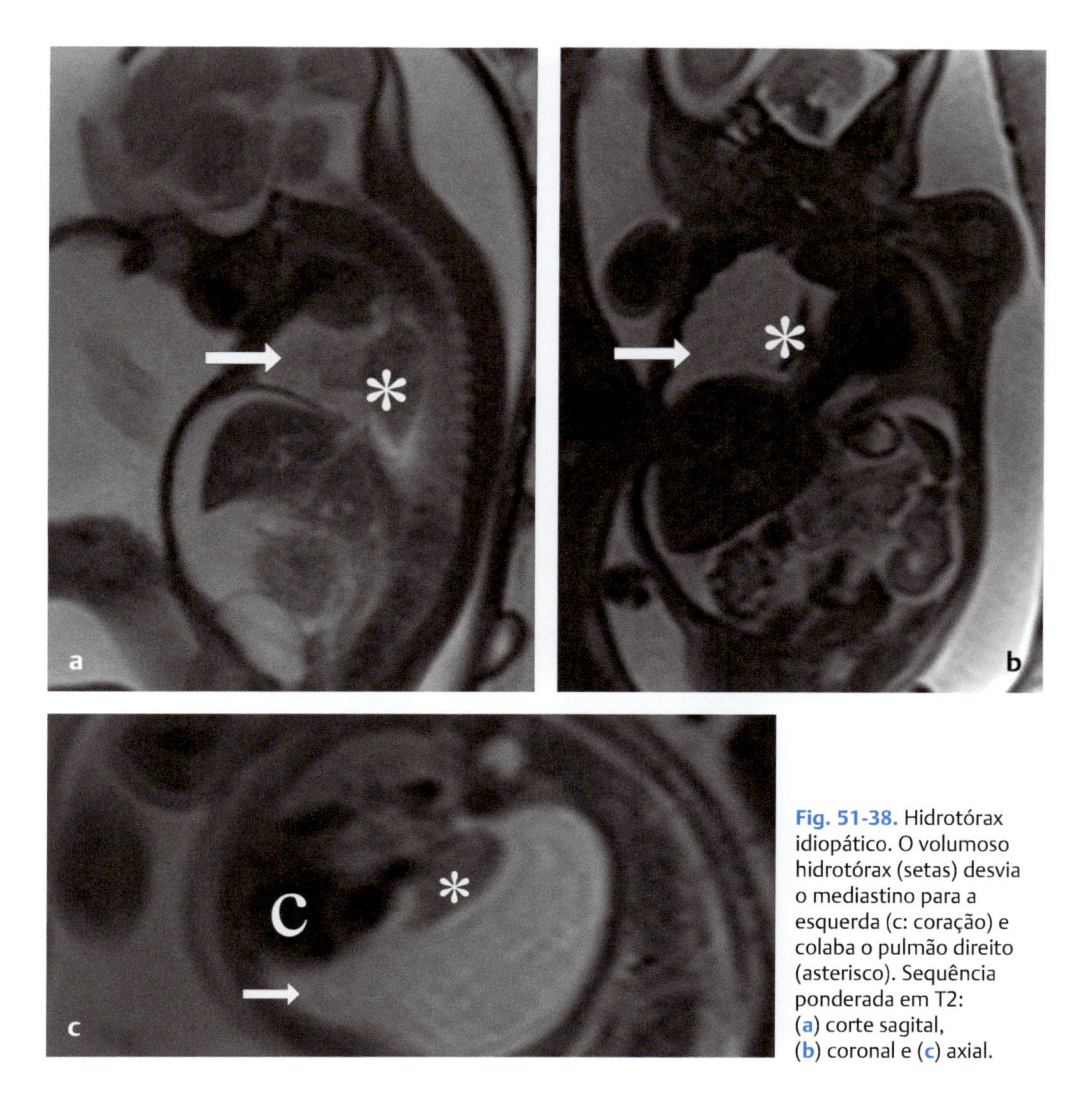

Fig. 51-38. Hidrotórax idiopático. O volumoso hidrotórax (setas) desvia o mediastino para a esquerda (c: coração) e colaba o pulmão direito (asterisco). Sequência ponderada em T2: (a) corte sagital, (b) coronal e (c) axial.

HÉRNIA DIAFRAGMÁTICA CONGÊNITA

A hérnia diafragmática congênita (HDC) é definida como a falha, parcial ou completa, do desenvolvimento do diafragma, permitindo a migração de estruturas abdominais para o tórax. Essas estruturas podem comprimir os pulmões e interferir em seu desenvolvimento. A HDC divide-se em 2 tipos: a forma precoce, quando os órgãos abdominais se desenvolvem no tórax e a forma tardia, que é secundária à migração dos órgãos abdominais para o tórax.

O tipo mais comum de HDC ocorre através do forame de Bochdalek, predominantemente à esquerda. A USG pode sugerir o diagnóstico desde o primeiro trimestre da gestação, sendo mais frequente o diagnóstico após o 2° trimestre, demonstrando o estômago e o intestino delgado no hemitórax esquerdo, com desvio do mediastino (Fig. 51-39). Aproximadamente 12% dos casos de HDC ocorrem no lado direito. Em sua maioria, o fígado é visibilizado no hemitórax direito (Fig. 51-40). A presença do intestino delgado na HDC à direita é incomum. A forma mais extrema da HDC é a age-nesia completa bilateral do diafragma. Nesses casos, há um desvio mediastinal, com pulmões de pequeno volume, comprimidos pelos órgãos abdominais (Fig. 51-41).

Mesmo com os recentes avanços no diagnóstico e tratamento da HDC, a mortalidade é de 58%. O prognóstico é alterado pela idade gestacional de quando se desenvolve a HDC e pelos órgãos herniados.[44] Em casos tardios (após a 25ª semana) o prognóstico é mais favorável, uma vez que o desenvolvimento pulmonar não seja muito afetado. Em contrapartida, HDC precoces (antes da 25ª semana) estão associadas à hipoplasia pulmonar severa, com péssimo prognóstico.[37,38]

A RM é o método de eleição para a avaliação do volume pulmonar na predição e diagnóstico de hipoplasia pulmonar secundária à HDC por ter melhor visualização do pulmão ipsilateral.[45]

Os fatores mais importantes na terapêutica da HDC são a precocidade no diagnóstico, a pesquisa de outras malformações, a presença de anomalias cromossômicas e topografia hepática.[45]

O tratamento cirúrgico intrauterino da HDC, com oclusão da traqueia por via endoscópica, pode ser uma alternativa para os casos de pior prognóstico.[46]

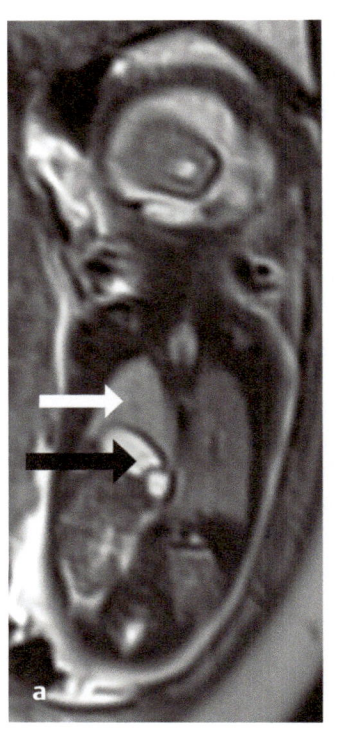
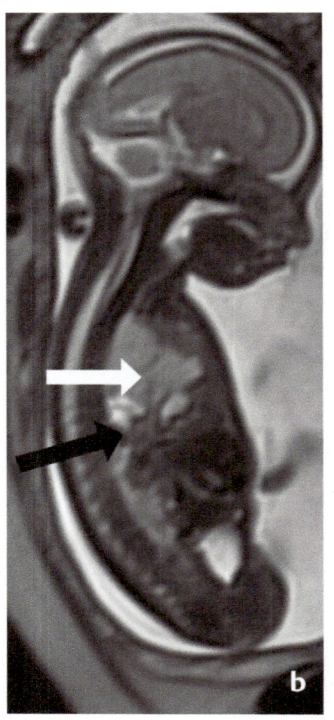
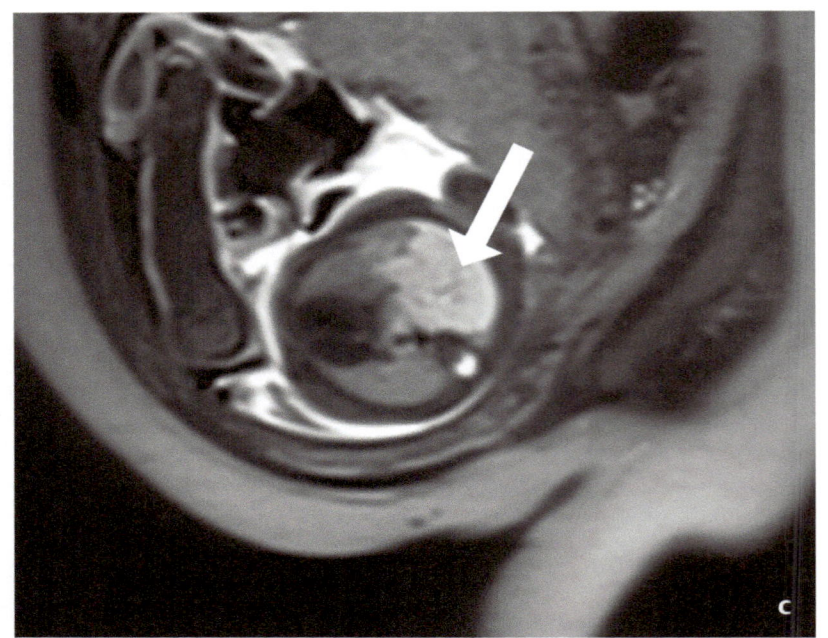

Fig. 51-39. Hérnia diafragmática esquerda, associada a sequestro pulmonar. As setas brancas mostram o sequestro pulmonar, com sinal hiperintenso, e as setas pretas mostram as alças intestinais e estômago com sinais mais hipointensos. Sequências ponderadas em T2 nos planos coronal (a), sagital (b) e axial (c).

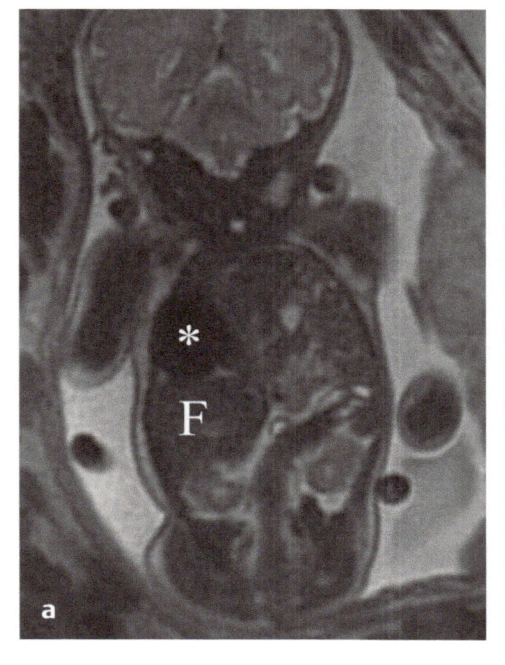
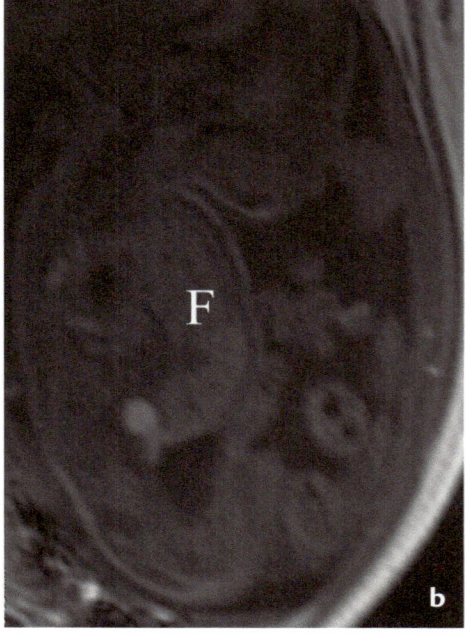

Fig. 51-40. Hérnia diafragmática direita: (a) Sagital, sequência ponderada em T2; as alças avançam no tórax, com dificuldade para avaliar a topografia hepática. (b) Sagital, sequência ponderada em T1; o fígado (F) apresenta sinal mais intenso que o pulmão colabado (P).

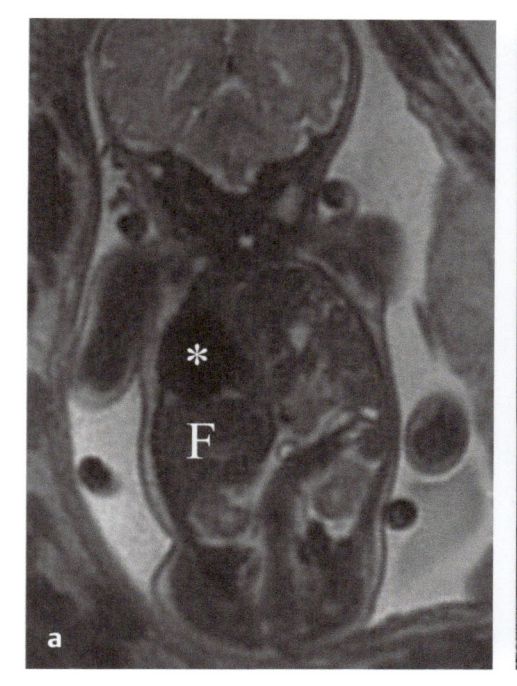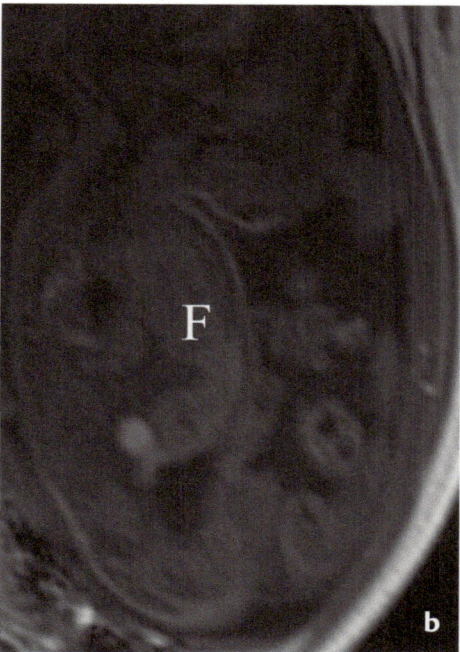

Fig. 51-41. Agenesia diafragmática. O coração, rechaçado para a direita, apoiado pelo fígado (F) com o tórax preenchido pelo conteúdo visceral abdominal. Coronal T2 (**a**), sagital T1 (**b**).

ATRESIA CONGÊNITA DA LARINGE

A atresia congênita da laringe é uma anomalia rara, causada pela falha de canalização entre a laringe e a traqueia.[47-49] É diagnosticada pela presença dos sinais da síndrome da obstrução das vias aéreas congênitas (CHAOS): pulmões hiperinsuflados, via aérea distal dilatada, hidropisia fetal e poli-hidrâmnia (Fig. 51-42). De prognóstico muito ruim, há casos descritos de neonatos que sobreviveram, auxiliados pela traqueostomia intraparto (EXIT) com posterior reconstrução das vias aéreas.[50]

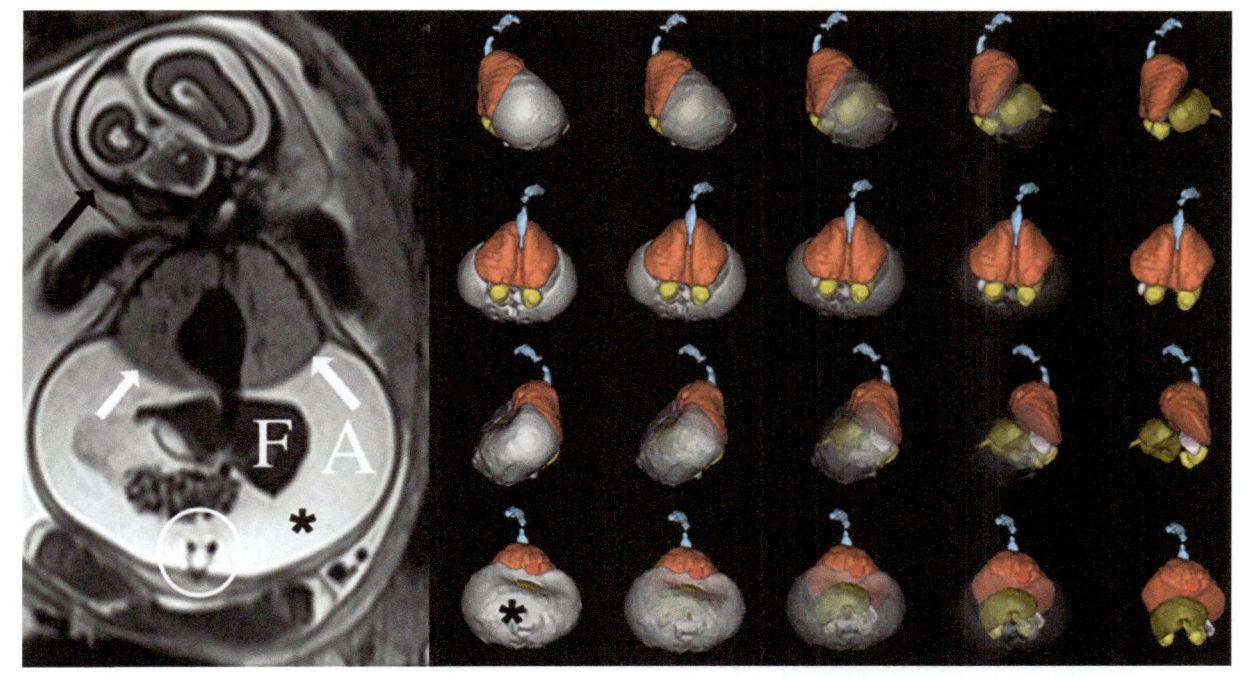

Fig. 51-42. Obstrução das vias aéreas (coronal T2 com reconstrução 3D): a hiperdistensão pulmonar leva à inversão diafragmática (setas brancas), com fígado (F) e alças livres no líquido ascítico (A). O feto apresenta sinais de hidropisia (seta preta). As artérias umbilicais estão claramente visíveis (círculo). Notar presença de ascite em hipersinal (*).

SEÇÃO 51-4

RESSONÂNCIA MAGNÉTICA DO ABDOME FETAL

Heron Werner Júnior ▪ Pedro Castro

INTRODUÇÃO

A melhora na resolução das imagens, a formação de múltiplos contrastes entre os diferentes tecidos e o largo campo de visão e aquisição de imagens geradas pelos equipamentos e *softwares* tornaram a Ressonância Magnética (RM) uma importante ferramenta na propedêutica da avaliação do abdome fetal. Ademais das malformações da parede abdominal, fazem-se necessárias algumas considerações sobre a anatomia normal do trato digestivo fetal à luz da RM.

AVALIAÇÃO DO TRATO DIGESTIVO NORMAL

Durante a gestação, o tubo gastrointestinal fetal é progressivamente preenchido por líquido amniótico adquirido pela deglutição (imagem hiperintensa em T2 e hipointensa em T1). A utilização do líquido amniótico como meio de contraste permite melhor avaliação do trato gastrointestinal, tornando a RM como método propedêutico adicional e fundamental por alguns autores. Em fetos saudáveis, o esôfago, estômago e duodeno devem apresentar sinal hiperintenso em T2, enquanto o cólon e o íleo distal, preenchidos por mecônio, apresentam sinal hipointenso em T2. A volumosa presença do fígado auxilia na topografia. O estômago e alças de pequeno calibre, preenchidas com líquido amniótico, localizam-se habitualmente no andar superior do abdome, à esquerda, com sinal T2 hiperintenso. Com a transição do líquido amniótico para mecônio, o sinal torna-se T2 hipointenso, frequentemente visualizado no andar inferior do abdome, à direita. Com o progredir da gestação, o mecônio torna-se mais espesso e volumoso adicionando sinal em T1, permitindo sua reconstrução e estudo morfológico mais minucioso. Maior órgão da cavidade abdominal, o fígado tem sinal T2 hipointenso e T1 iso/hiperintenso (Figs. 51-43 e 51-44). No início da gestação, os lobos esquerdo e direito têm

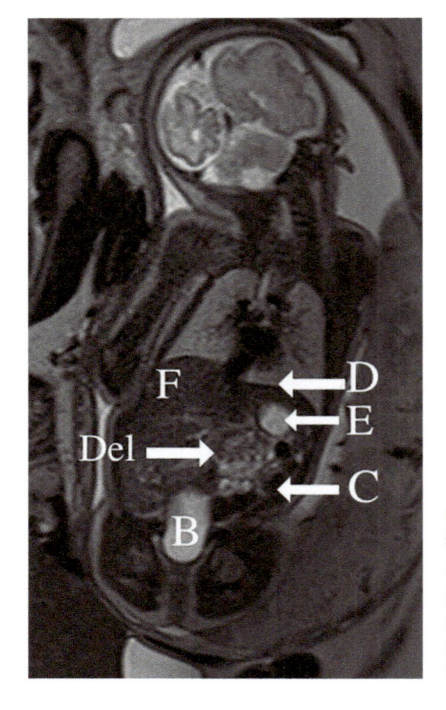

Fig. 51-44. Coronal T2. O fígado (F) hipointenso contrasta com o estômago (E) limitado pelo diafragma (D). O cólon apresenta sinal hipointenso, e a bexiga (B) apresenta sinal hiperintenso.

o mesmo volume, com o crescimento proporcionalmente reduzido do lobo esquerdo durante a gestação. A vesícula biliar tem sinal T2 hiperintenso e a veia umbilical, sinal T2 hiperintenso, tubular, em direção ao fígado em sua porção mediana, ventral. O baço é facilmente identificado na RM. Em sua topografia habitual, tem sinal T2 hiperintenso e T1 hipointenso quando comparado ao fígado. O pâncreas é de difícil identificação, porém apresenta-se com sinal T2 hiperintenso e T1 hipointenso quando comparado ao parênquima hepático.

AVALIAÇÃO DO ABDOME FETAL EM CONDIÇÕES PATOLÓGICAS

As malformações do trato digestivo caracterizam-se pela persistência da obliteração da luz intestinal e/ou pela interrupção ou estreitamento do intestino. As malformações intestinais, apesar de apresentarem clínica e propedêutica às vezes muito semelhantes, têm seu diagnóstico e classificação separados de acordo com sua etiologia. As malformações intestinais apresentam-se em 20% dos fetos com cromossomopatias. Em fetos com cariótipo normal, 25,7% dos acometidos por malformação intestinal apresentam outras malformações, sendo as cardiovasculares as mais frequentes.

Atresia de Esôfago

A atresia de esôfago tem origem na malformação do septo traqueoesofágico, antes da 8ª semana de gestação. Com incidência de 1/2.500-1/4.000 nascimentos, tem seu prognóstico relacionado com o achado de outras malformações. Pode apresentar-se como malformação isolada (forma menos frequente) ou associada à fístula traqueoesofágica (forma mais comum, 90% dos casos).[51] A elevada associação à fístula leva ao baixo índice de diagnósticos durante o rastreamento pré-natal. A presença de fístula pode desviar líquido amniótico para o estômago, dificultando a suspeição de patologias do trato digestivo pela ausência de seus sinais mais característicos: a ausência de preenchimento do estômago e a poli-hidrâmnia. Em alguns casos,

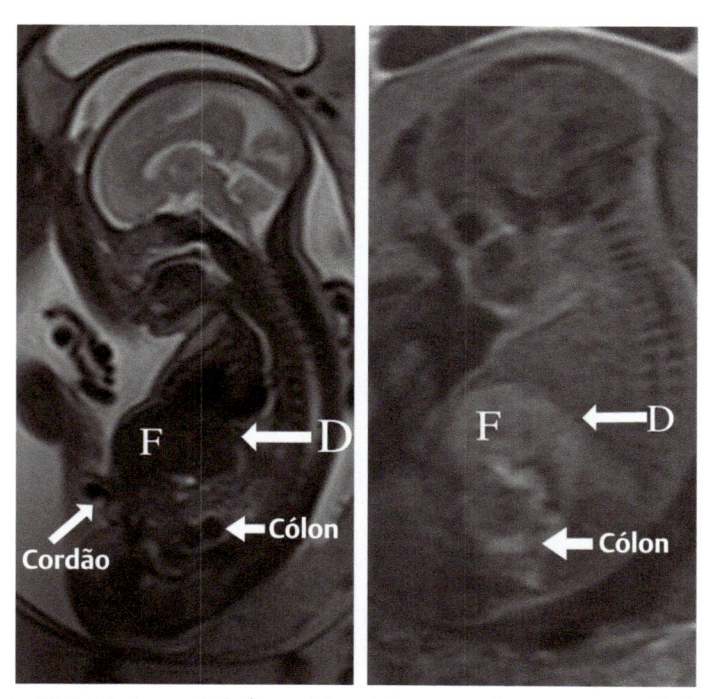

Fig. 51-43. Cortes sagitais de um feto na 28ª semana, imagem em sequência ponderada em T2, com fígado (F) com sinal hipointenso e diafragma (D) delimitando o andar superior do abdome. A inserção do cordão umbilical e o cólon mostram-se hipointensos. Na sequência ponderada em T1, o fígado (F) apresenta sinal mais intenso, com o cólon hiperintenso e o diafragma (D) delimitando o abdome.

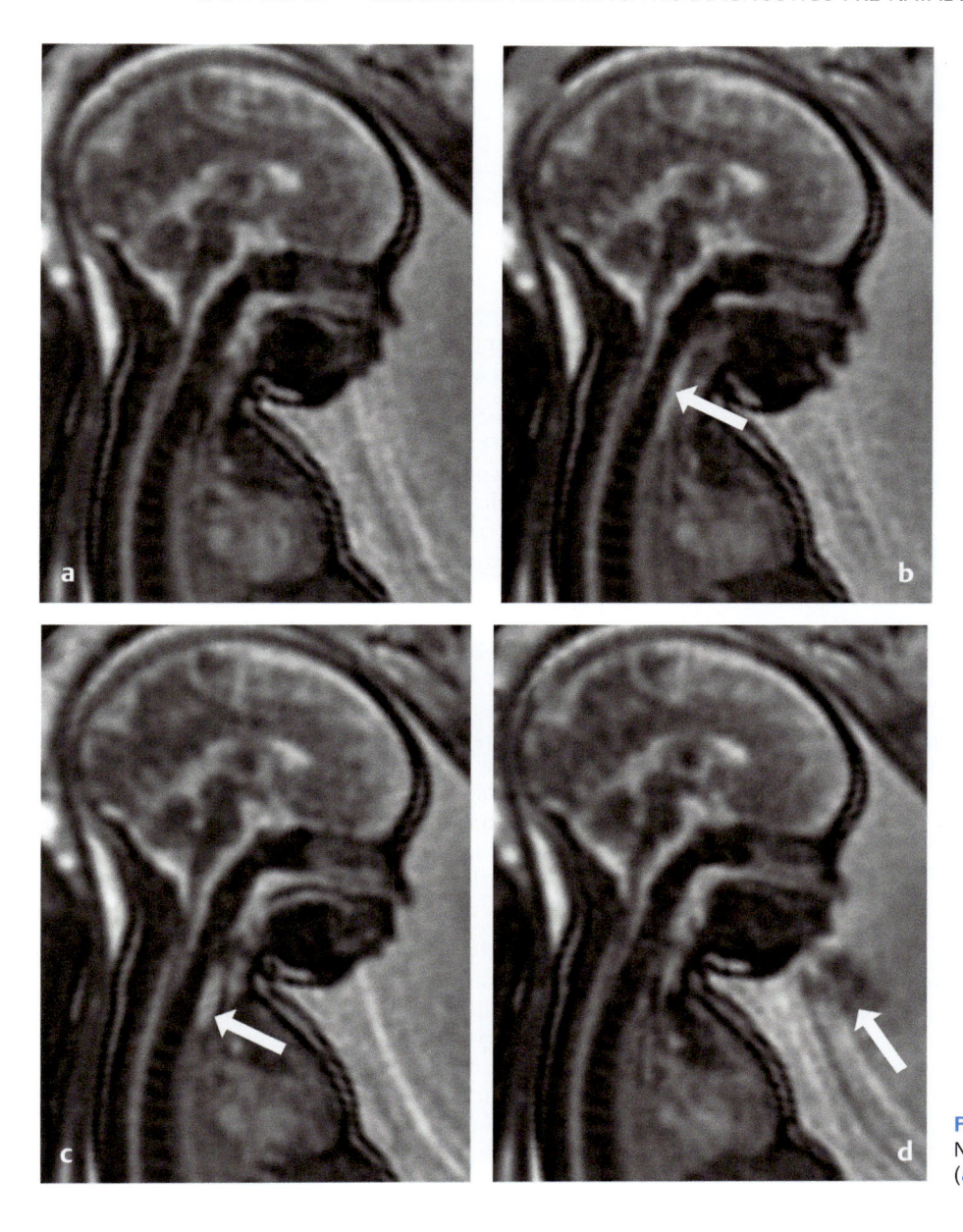

Fig. 51-45. Atresia de esôfago (31 semanas) (Sagital T2). Notar esôfago obliterado preenchido por líquido amniótico (**a-c**) e regurgitação (**d**) (setas).

pode-se visualizar a porção mais proximal da atresia preenchida por líquido amniótico. A associação a outras malformações é frequente (60% dos casos) e recebeu o acrônimo de VACTERL (vértebras, atresia anal, anomalias cardíacas, fístula traqueoesofágica, anomalias renais e radiais e malformações caudais). A cromossomopatia está presente em 20% dos casos.

Anatomicamente é classificada em quatro tipos:

- *Tipo A:* atresia sem fístula.
- *Tipo B:* atresia com fístula proximal.
- *Tipo C:* atresia com fístula distal.
- *Tipo D:* atresia com fístulas proximal e distal.

A poli-hidrâmnia pode induzir a prematuridade por sobredistensão uterina, e é frequente o crescimento intrauterino restrito (40%). Devem-se excluir todas as patologias em que a bolha gástrica não é visualizada, como a oligodrâmnia acentuada (por amniorrexe prematura e agenesia renal bilateral), hérnia diafragmática e fenda palatina-lábio leporino.

Suspeita-se de atresia de esôfago quando não se visualiza o estômago ou quando o estômago se apresenta de tamanho reduzido, ou na presença de poli-hidrâmnia.

A avaliação esofagiana pela ultrassonografia (USG) provê a anatomia e a motricidade do esôfago, mas tem dificuldades na aquisição de imagens no segmento cervical e junção gastroesofágica. Apresenta-se como duas linhas ecogênicas correspondentes às paredes anterior e posterior. Pode-se visualizar a deglutição de líquido com abertura do esfíncter superior em 90% dos casos, geralmente após

a 19ª semana, mas considera-se completa a maturação esofagiana após a 32ª semana.

Na RM, o esôfago apresenta-se iso-hipointenso ao T2, com presença, ocasionalmente, de sinal hiperintenso (líquido amniótico).

Pode-se ainda verificar a mobilidade esofagiana pela deglutição do líquido amniótico. Com cortes sagitais, verifica-se o líquido amniótico, hiperintenso em T2, na cavidade oral em direção ao estômago. A RM apresenta maior facilidade na avaliação dos segmentos cervicais e na junção gastroesofágica.[52] Na atresia de esôfago, não é incomum a dilatação do esôfago proximal e da hipofaringe, e a presença de líquido no fundo de saco da malformação é mais facilmente visualizada pela RM (Fig. 51-45).

O sucesso da correção cirúrgica da atresia esofágica depende do tipo da malformação e do comprimento do esôfago. O risco de óbito fetal é elevado (22%), com mortalidade perinatal de 75%. As complicações pós-cirúrgicas mais frequentes são o refluxo gastroesofágico, pneumonia e reestenose esofagiana (30%). A aquisição da deglutição pode necessitar de um tempo prolongado de exame.

Obstrução Duodenal

Sítio mais frequente de atresia intestinal (1 a cada 5.000 nascidos vivos), a obstrução duodenal é resultado da persistência da obliteração luminal entre a 8ª e 10ª semanas de gestação.[53] Pode ainda ser secundária à compressão extrínseca pela veia porta ou pela artéria mesentérica superior, com clínica semelhante à obliteração luminal. A atresia e estenose duodenal normalmente ocorrem próximas à ampola de Vater, e as malformações pancreáticas e do ducto biliar

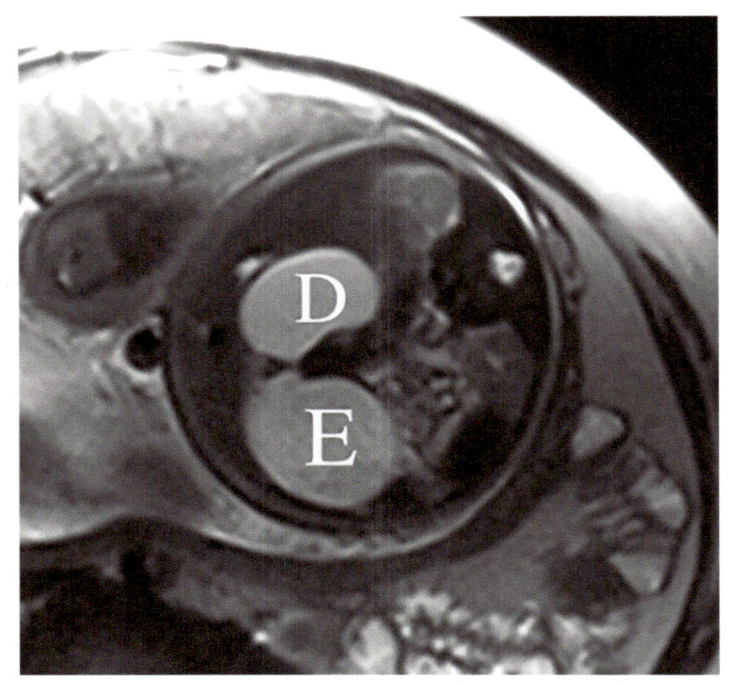

Fig. 51-46. Na obstrução duodenal, o sinal da dupla bolha é o achado mais comum. Axial T2 mostrando o estômago (E) preenchido e dilatado pelo líquido amniótico hiperintenso com o duodeno dilatado (D), separados pelo piloro.

são associações frequentes. Mais da metade dos casos apresenta outras malformações. A trissomia do 21 e a cardiopatia congênita apresentam-se em um terço dos casos.[54]

Ao exame ultrassonográfico, há hiperperistaltismo gastroduodenal, com o clássico sinal da dupla bolha, porém a regurgitação fetal pode eliminar a imagem da dupla bolha temporariamente. Seu diagnóstico antes do segundo trimestre é raro, por causa da imaturidade do sistema gastrointestinal. Seu diagnóstico precoce está relacionado com o diagnóstico de outras malformações. Apesar de o diagnóstico ultrassonográfico ser relativamente fácil, a pesquisa pelo seu agente etiológico é complicada e pode ser frustrante. Ainda, o diagnóstico diferencial com duplicação duodenal é difícil nesses casos. O óbito fetal não é infrequente, por possível hiperatividade vagal pela distensão gastroduodenal, com bradicardia e assistolia como consequências.

A RM mostra estômago e duodeno dilatados, hiperintensos ao T2, por causa do líquido amniótico. Deve-se avaliar o intestino distal, para diferenciação entre obstrução incompleta e atresia (Fig. 51-46). Na obstrução incompleta, há preenchimento do jejuno e cólon por mecônio. Na atresia duodenal é imperativa a avaliação do intestino distal. O conteúdo intestinal distal pode mostrar sinal semelhante a mecônio, porém com sinal diminuído em T1 e diminuição do diâmetro intestinal.[51]

Na atresia/obstrução duodenal, a RM acrescenta valorosas informações à propedêutica do estudo dessa malformação: na presença de estenose de piloro, a RM mostra intestino delgado e cólon com conteúdo normal, nos casos de atresia, há hipossinal em T1 no intestino distal. Há maior acurácia na detecção de massas obstrutivas extrínsecas, como pâncreas anelar.

O prognóstico geralmente é bom quando a malformação é isolada, mas reservados quando associadas a outras malformações.

Atresia Jejunoileal

A atresia jejunoileal define-se pela oclusão parcial ou completa de um segmento do jejuno ou íleo. A oclusão pode acometer um ou mais segmentos intestinais.

Com incidência entre 1,3 a 2,5/1.000 nascidos vivos, a atresia jejunoileal tem como fatores de risco o uso de vasoconstritores, como a pseudoefedrina (isolada ou associada a acetaminofeno, ergotamina e cafeína para o tratamento de migrânea), e o tabaco durante o primeiro trimestre da gestação. Há risco elevado para prematuridade (1

a cada 3 fetos acometidos). Há relatos de história familiar da doença, porém seu desenvolvimento esporádico é o mais frequente. Outras patologias intestinais, como a má rotação, gastrosquise, onfalocele, vólvulo e fibrose cística, ocorrem em 25% dos casos.

Três hipóteses etiológicas aplicam-se à atresia jejunoileal: 1. anomalias na canalização intestinal, 2. agenesia de um segmento intestinal e 3. falha no desenvolvimento vascular (com desenvolvimento de necrose isquêmica asséptica). Habitualmente o segmento comprometido sofre reabsorção, desenvolvendo uma banda de tecido fibroso. Os dois segmentos intestinais são igualmente comprometidos, sem segmento mais frequentemente acometido.

Pode-se classificar a atresia jejunoileal em quatro tipos:

- Tipo I ou membranoso: uma rede mucosa ou obstrução por diafragma intraluminal. O mesentério apresenta-se intacto, e o intestino tem comprimento normal.
- Tipo II ou interrompido (o mais frequente): há descontinuidade da parede intestinal, com dilatação da porção proximal, que é conectado ao segmento atrófico distal. O mesentério e o comprimento do intestino são normais.
- Tipo III:
  - Tipo IIIa: segmentos proximal e distal completamente separados, com mesentério em forma de "V". Intestino com comprimento diminuído.
  - Tipo IIIb: atresia proximal do jejuno, com diminuição do cólon. A porção mais distal do cólon recebe suprimento sanguíneo de somente uma artéria ileocólica ou artéria colônica direita. A prematuridade e o crescimento restrito são comuns nesses casos, elevando ainda mais sua morbimortalidade.
- Tipo IV: múltiplas atresias: associação de dois ou mais tipos descritos anteriormente.

A dilatação intestinal é o achado mais frequente. À USG, a dilatação de um segmento intestinal maior de 7 mm sugere-se o diagnóstico de atresia jejunoileal. Na RM, a área acometida pela atresia normalmente não é observada, porém o segmento proximal à atresia apresenta sinal hiperintenso, homogêneo, ao T2.

A RM tem maior acurácia no estudo etiopatogênico da atresia duodenal, por causa do auxílio do conteúdo intestinal e da maior facilidade de estudo de fatores compressivos extrínsecos.

A ausência ou diminuição de hipersinal em T1 do cólon, a dificuldade em visualizar a ampola retal e a dilatação do segmento proximal são seus sinais mais característicos.

Entre os diagnósticos diferenciais estão má rotação, doença de Hirschprung, íleo meconial, atresia do cólon e sepse. Mais raramente, as massas com efeitos compressivos, hérnias e duplicações intestinais.

Com tratamento cirúrgico, o sucesso terapêutico ultrapassa 90% dos casos e são infrequentes as complicações peri e pós-operatórias. A complicação mais frequente é a síndrome do intestino curto, geralmente no tipo IIIB.

Derrames na Cavidade Abdominal: Ascite e Peritonite Meconial

A peritonite meconial ocorre em 1/2.000 nascidos vivos e é complicação frequente da oclusão intestinal fetal.[55] Caracteriza-se como a resposta inflamatória à agressão química do mecônio sobre o peritônio. Na ausência de diagnóstico pré-natal e tratamento pós-natal planejado, a mortalidade perinatal atinge 62%. A USG mostra derrame na cavidade abdominal, e a peritonite meconial diferencia-se da ascite quando há presença de imagens hiperecogênicas abdominais (calcificações), dilatação intestinal e poli-hidrâmnia. Na presença de dilatação intestinal e derrame na cavidade abdominal, a RM mostra-se importante ferramenta propedêutica no diagnóstico diferencial entre ascite e peritonite meconial (Fig. 51-47). A peritonite meconial apresenta sinal intermediário, heterogêneo ao T1, quando comparado ao líquido amniótico, hiperintenso e heterogêneo ao T2. A peritonite meconial pode apresentar-se como grande pseudocisto, com as mesmas características previamente descritas.

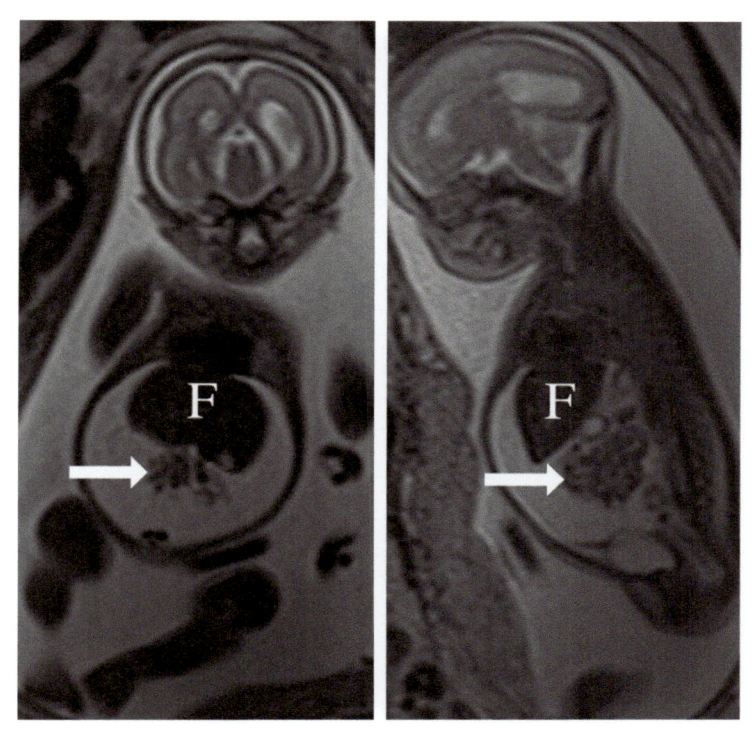

Fig. 51-47. Ascite fetal em feto com 20 semanas. Coronal e sagital T2, mostrando fígado (F) e alças livres na cavidade abdominal (setas).

Cistos Abdominais

Os cistos abdominais são malformações cada vez mais diagnosticadas por causa do desenvolvimento tecnológico da propedêutica do rastreamento pré-natal. Seu diagnóstico precoce auxilia a correta avaliação clínica neonatal, tratamento cirúrgico e prevenção de complicações, como sangramento intestinal, intussuscepção e vólvulo e infecções bacterianas. Cistos abdominais não podem ser reduzidos às patologias intestinais. Dentre as causas de cistos abdominais incluem-se os cistos ovarianos, urinoma, hidrocolpo, teratoma sacrococcígeo, cistos renais, suprarrenal, hepático e esplênico. O diagnóstico dos cistos abdominais é complicado e pode ser necessário realizar exames seriados de USG e RM para o diagnóstico. O questionamento acerca da parede do cisto (fina? calcificada?); a presença de peristalse; o conteúdo do cisto (líquido, hemorrágico, meconial); sua topografia e tamanho e quais os achados associados não devem ser menosprezados. Segue a seguir um quadro para orientação diagnóstica para cistos abdominais (Quadro 51-5).

Cisto de Duplicação Entérica

Os cistos de duplicação entérica são segmentos adicionais ao sistema digestivo. Podem apresentar-se atrelados ou adjacentes ao intestino. Os cistos são geralmente pequenos, entre 1 e 10 cm. Quando há duplicação intestinal, os segmentos duplicados comunicam-se com a luz intestinal e são geralmente pequenos em seu tamanho, porém a duplicação completa de todo o cólon e intestino já foi descrita. O cisto de duplicação entérica é patologia rara (1/10.000 nascidos vivos), com o duodeno e o íleo como segmentos mais acometidos.[55] Apresenta-se como imagem arredondada, oval ou tubular, em contato com o trato digestivo, podendo-se achar da boca ao ânus. A duplicação ou cisto do cólon devem ser lembrados nas lesões císticas da pelve. O achado ultrassonográfico mais frequente é a parede densa, estratificada, podendo-se visualizar peristaltismo, com consequente mudança de sua forma. A presença de movimento, causado pela musculatura lisa que reveste a duplicação exclui outras malformações (cistos ovarianos, mesentéricos e pseudocistos, colédoco). Além disso, os cistos de duplicação podem ser visualizados ainda no início da gestação, por causa de sua etiopatogenia. São cistos de tamanho reduzido, normalmente com menos de 30 mm. Por ser malformação que ocorre durante a embriogênese, pode-se diagnosticar a duplicação entérica ainda no primeiro trimestre. Tem seu tamanho reduzido e é de difícil diagnóstico diferencial com o Divertículo de Meckel, pois ambos apresentam peristalse. Na RM, a cápsula é espessa, com sinal hipointenso em T2.

Quadro 51-5. Diagnóstico Diferencial de Cistos Abdominais

	Tamanho	Época de desenvolvimento	Parede	Peristalse	Conteúdo	Localização	Complicações Associadas
Duplicação	11-35 mm	Primeiro Trimestre	Espessa, Estratificada	Presente	Líquido	Várias, Íleo Terminal mais Frequente	Obstrução, Vólvulo ou Intussuscepção
Divertículo de Meckel	Variável	Primeiro Trimestre	Espessa, Estratificada	Presente	Líquido ou Meconial	Íleo Distal	Obstrução, Vólvulo ou Intussuscepção
Linfangioma Cístico	Grande Volume	Primeiro Trimestre	Finas	Ausente	Líquido, Septado	Intraperitoneal ou Retroperitoneal	Obstrução, Vólvulo ou Intussuscepção
Cisto Mesentérico	Variável	Primeiro Trimestre	Finas	Ausente	Líquido	Intraperitoneal	Obstrução, Vólvulo ou Intussuscepção
Cisto Ovariano	Variável	Terceiro Trimestre	Finas	Ausente	Líquido	Intraperitoneal, Abdominal ou Pélvico	Torção e Sangramento Intracístico
Pseudocisto Colédoco	Variável	Primeiro Trimestre	Finas	Ausente	Líquido	Infra-Hepático	Dilatação dos Ductos Intra-Hepáticos
Cisto Meconial	Grande Volume	Variável	Calcificada	Ausente	Mecônio	Intraperitoneal	Dilatação do Intestino Delgado
Neuroblastoma	Variável	2º e 3º Trimestres	Variável	Ausente	Líquido, Septado ou Sólido	90% na Topografia deSuprarrenal, 2/3 à Direita	Hidropisia
Urinoma	Grande Volume	Variável	Finas	Ausente	Líquido	Retroperitoneal	Displasia Renal
Hidrocolpo	Grande Volume	Variável	Finas	Ausente	Líquido	Pélvico, Pré-Retal, Retrovesical	Dilatação Uterina
Teratoma Sacrococcígeo	Variável	Primeiro Trimestre	Finas	Ausente	Líquido, Pode Apresentar Septos	Pélvico, Retroretal	

Cistos Ovarianos

Em fetos do sexo feminino, o cisto ovariano é a principal causa de massa abdominal. Em neonatos, a incidência pode ultrapassar os 30%.[55] A associação de outras malformações é rara. Resolvem-se espontaneamente na grande maioria dos casos. As complicações mais frequentes (em período neonatal) são a torção, hemorragia e rotura do cisto, com possível terapêutica cirúrgica. A punção e a laparotomia, além da conduta expectante, são opções terapêuticas. Geralmente, apresentam-se como cisto simples. Em massas heterogêneas, deve-se pensar em hemorragia intracística ou torção ovariana. Em termos práticos, o cisto ovariano deve ser considerado quando houver um cisto pélvico-abdominal em feto do sexo feminino, sem malformações urinárias e gastrointestinais. Geralmente os cistos ovarianos apresentam-se predominantemente nos flancos e fossas ilíacas (Figs. 51-48 e 51-49). Quando o cisto for central, deve-se considerar o cisto mesentérico[55].

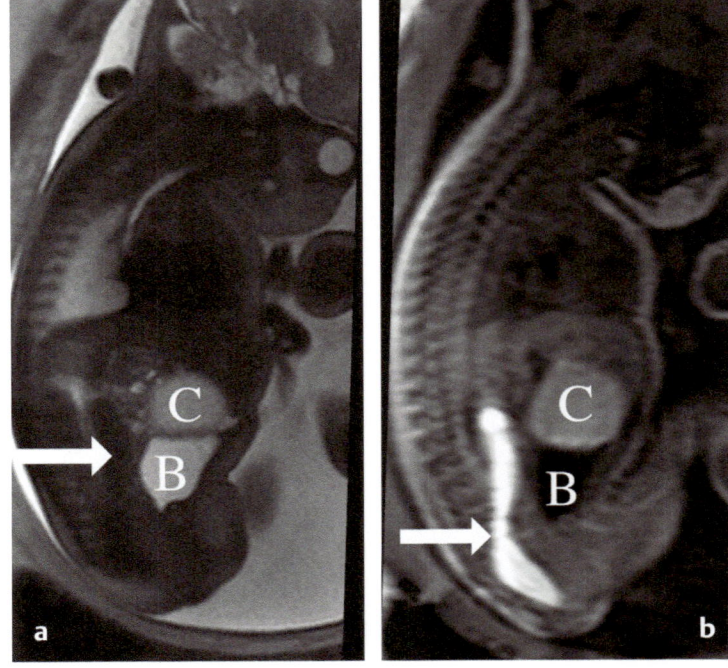

Fig. 51-48. Cisto ovariano em feto com 36 semanas. Sagital T2 (a), mostrando o cisto ovariano (C) com pouca intensidade quando comparado à bexiga (B) e mais intenso que o cólon (seta). Sagital T1 (b), com cisto mantendo pouca intensidade quando comparado ao cólon (seta) e maior intensidade quando comparado à bexiga.

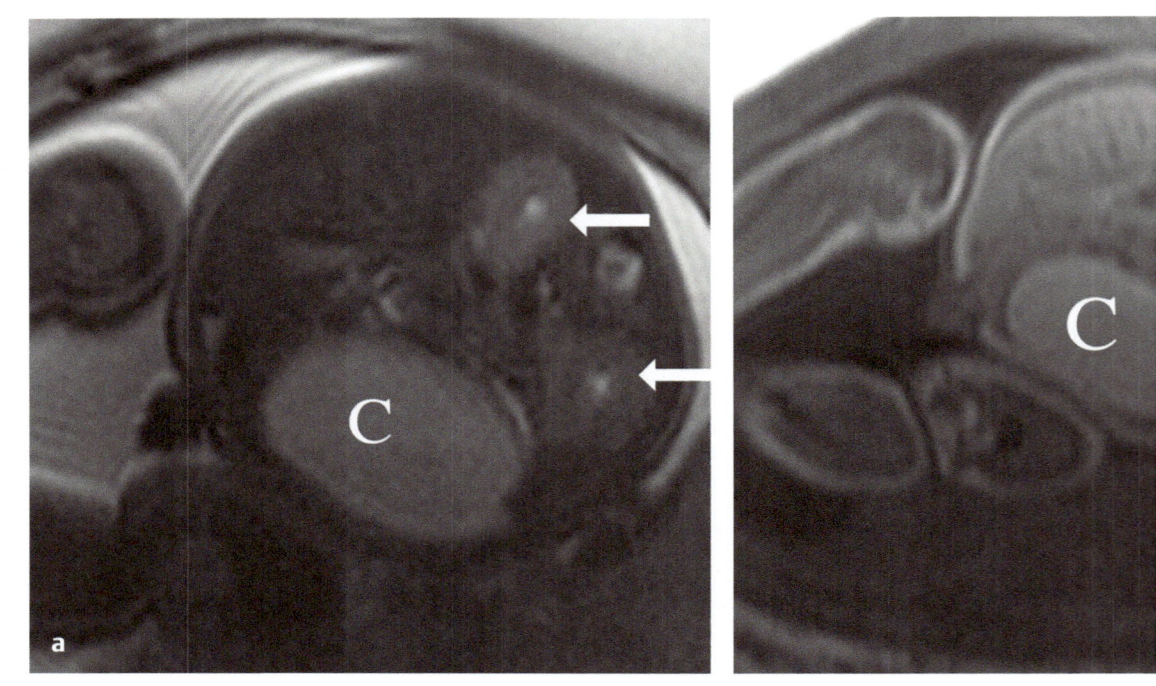

Fig. 51-49. Cisto ovariano (36 semanas). O sinal intermediário do cisto ovariano (C) permanece em ambas as sequências. Axial T2 (a). Axial T1 (b). Rins (setas).

Cisto Mesentérico

Os cistos mesentéricos apresentam-se habitualmente desde o primeiro trimestre, com diagnóstico habitualmente após o segundo trimestre. São cistos de paredes finas, sem peristalse, com tamanho variável e conteúdo líquido. Apresentam-se em topografia retroperitoneal, e separados do cólon (Fig. 51-50). Estão relacionados com malformações linfáticas e devem ser lembrados no diagnóstico diferencial de malformações renais, em especial as duplicações.

É descrito principalmente em crianças como massa abdominal que pode apresentar clínicas gastrointestinais sugestivas de obstrução ou habitualmente assintomáticas. Apresenta-se geralmente como malformação isolada. O tratamento é cirúrgico, e podem-se utilizar agentes esclerosantes, como a bleomicina.

Defeitos da Parede Abdominal

Durante a 6ª semana de gestação, o intestino embrionário rapidamente se desenvolve e migra em direção ao cordão umbilical.[37,55-58] A parede abdominal se fecha em torno da 10ª semana de gestação, após o retorno do intestino à cavidade abdominal. Os defeitos de fechamento da parede abdominal após esse período incluem a onfalocele e a gastrosquise. Alguns autores classificam a extrofia da cloaca nessa categoria.[59]

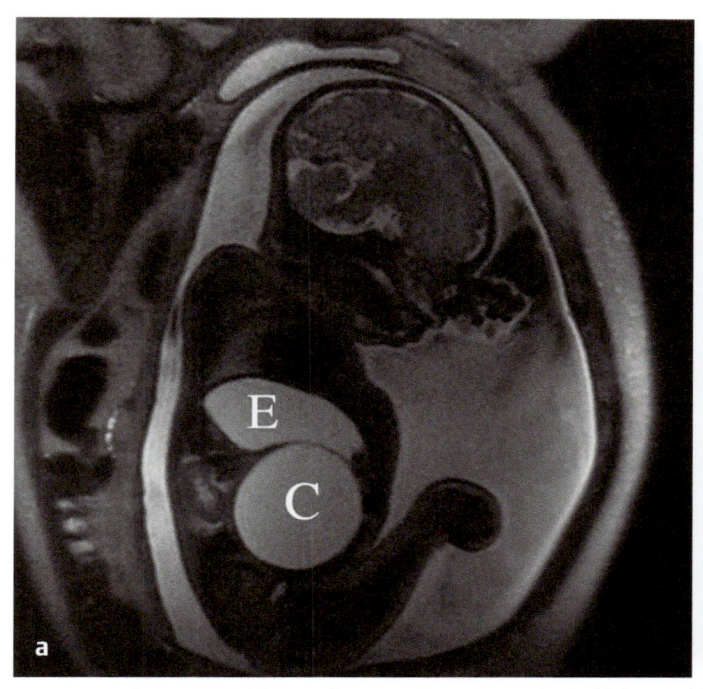 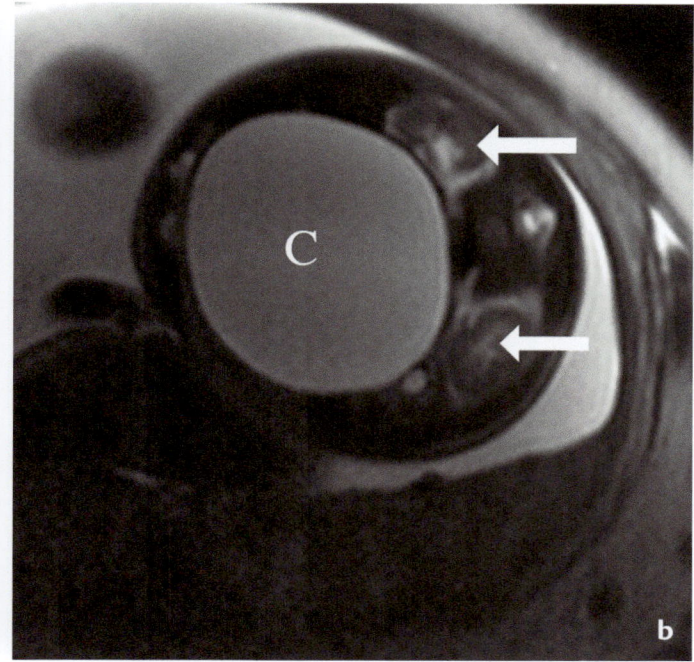

Fig. 51-50. Cisto mesentérico em feto com 34 semanas. Sagital (a) e axial (b) T2. Estômago repleto (E), o cisto (C) apresenta-se como imagem hiperintensa, regular, bordas finas, mediana. (b) Cisto (C) com posição central no abdome. Rins (setas).

Onfalocele

A onfalocele é um defeito da parede anterior com encapsulamento pelo peritônio parietal e herniação do conteúdo abdominal, consequente à falha da migração intestinal à cavidade abdominal.[57] Ocorre em 1 a cada 4.000 nascidos vivos e está associada a outras malformações em 72% dos casos.[59] Está relacionada também com cromossomopatias, sendo as trissomias 18 e 13 presentes em 30% a 40% dos casos que determinam o mau prognóstico.

As malformações associadas mais frequentes são as cardíacas, geniturinárias, gastrointestinais, musculoesqueléticas, defeitos de tubo neural e de cabeça e pescoço. A síndrome de Beckwith-Wiedemann (macrossomia, macroglossia, onfalocele e organomegalia, e ocasionalmente retardo mental) está presente em 5% a 10%.[60]

O diagnóstico por USG tem sucesso de 66% a 93% no rastreamento pré-natal. A avaliação pela RM adiciona detalhes anatômicos na avaliação da onfalocele. Apresenta-se a imagem do saco herniário, defeito central da parede abdominal com vísceras abdominais herniadas cercadas por cápsula fina (formada pela geleia de Warton, peritônio e âmnio) que separa o conteúdo abdominal do líquido amniótico. O volume e seu conteúdo (fígado, estômago, baço, cólon) são variáveis. A RM apresenta defeito central abdominal, com herniação visceral com fina cápsula encerrando seu conteúdo e o separando do líquido amniótico. O fígado pode ser observado como grande massa sólida hipointensa em T2 (Fig. 51-51).

A mortalidade é de 80% quando associada a outras malformações e atinge 100% nos casos associados à cromossomopatia (Fig. 51-52). A mortalidade perinatal em casos isolados e sem cromossomopatias cai para 19%, revelando a grande importância de uma cuidadosa avaliação morfológica fetal para o aconselhamento materno. A presença ou não do fígado no saco herniário não altera o prognóstico [58].

Fig. 51-51. Onfalocele em feto com 21 semanas. As setas mostram o saco herniário contendo o fígado (F) e parte do intestino (I). Sequência ponderada em T2 nas imagens (a) axial e (b) sagital. (c) Sequência ponderada em T1.

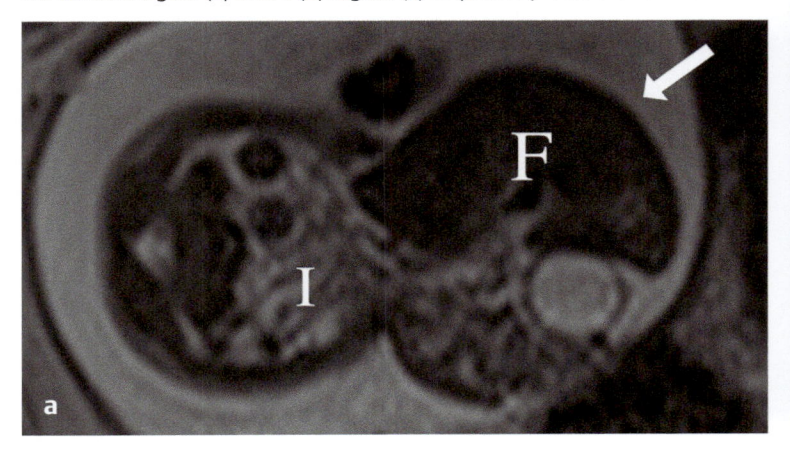 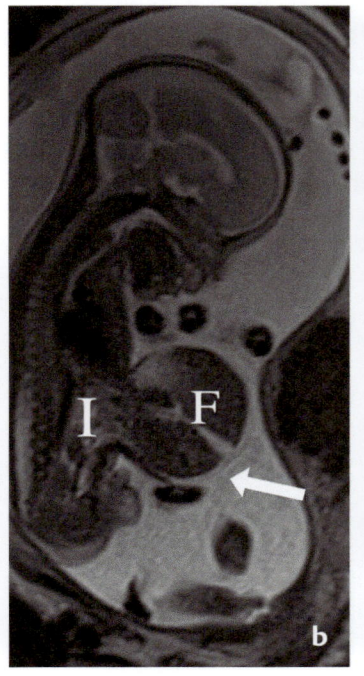 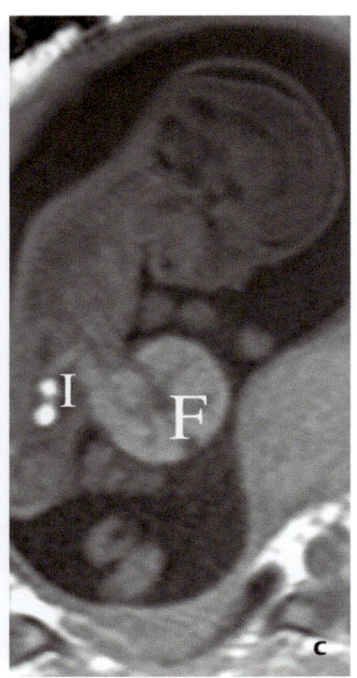

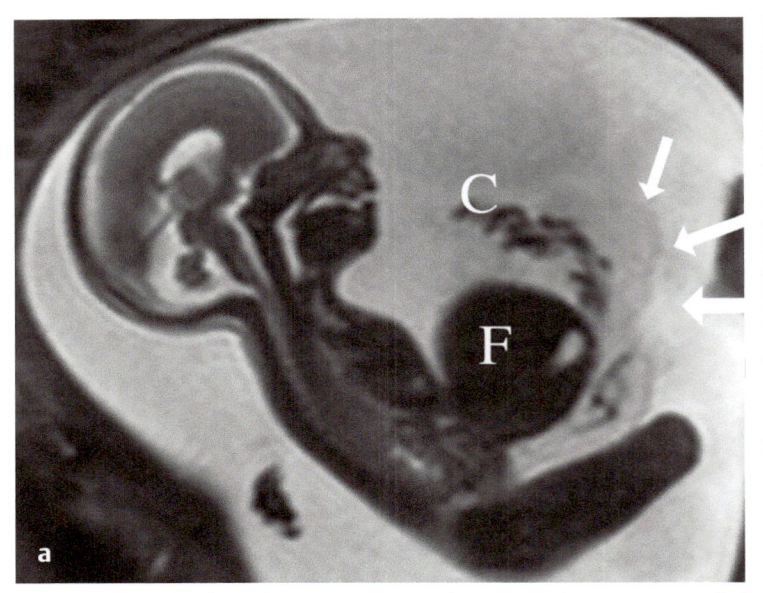
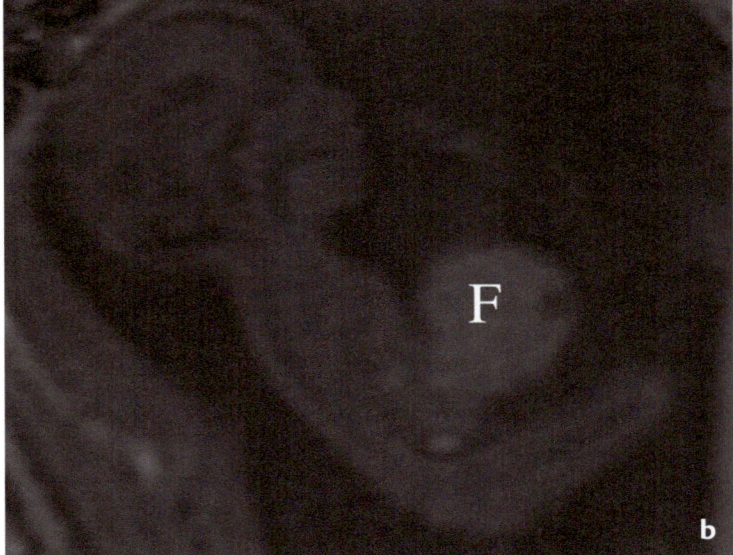

Fig. 51-52. Onfalocele em feto com trissomia do 18: Sagital T2 (**a**) mostra a bolsa herniária (setas), contendo fígado (F) e o cordão umbilical (C). Sagital T1 (**b**) mostrando o fígado (F) com hipersinal.

Gastrosquise

A gastrosquise é a herniação do conteúdo abdominal através de um defeito na parede abdominal paraumbilical à direita. É malformação mais rara que a onfalocele, com incidência de 1 a 6/10.000 nascidos vivos.[56] Diferente da onfalocele, na gastrosquise não há saco herniário, e o conteúdo abdominal fica em contato direto com o líquido amniótico. A associação a outras malformações varia de 19% a 31% dos casos. As mais frequentes são as malformações intestinais, como a atresia ou estenose.[56,60]

Assim como as malformações intestinais, a gastrosquise tem como mecanismo fisiopatológico a isquemia decorrente da disfunção da artéria onfalomesentérica. Outras hipóteses são a involução anormal da veia umbilical direita e o dobramento defeituoso da parede abdominal no período embrionário. Também apresenta complicações semelhantes às malformações intestinais, como a obstrução intestinal, perfuração, peritonite, enterocolite necrotizante, síndrome do cólon curto e fístulas.

A prevalência da gastrosquise vem aumentando nos últimos anos, e o desenvolvimento das técnicas de nutrição parenteral reduziu a mortalidade de 60%, na década de 1960, para 3%-10% nos últimos anos, sendo o principal fator prognóstico a integridade do intestino.[61] A correta avaliação da integridade intestinal é fundamental para a avaliação prognóstica neonatal. A avaliação por RM mostra alças intestinais herniadas pela parede intestinal, flutuando livremente no líquido amniótico. O defeito na parede abdominal apresenta-se à direita da inserção do cordão umbilical (Figs. 51-53 e 51-54). Dilatação e espessamento das alças podem indicar anormalidades, como atresias e necrose. Os diagnósticos diferenciais são a rotura da onfalocele, herniação do cordão e anomalia de *Body-Stalk*. A presença de estruturas sólidas flutuando livremente indica rotura de onfalocele. O prognós-

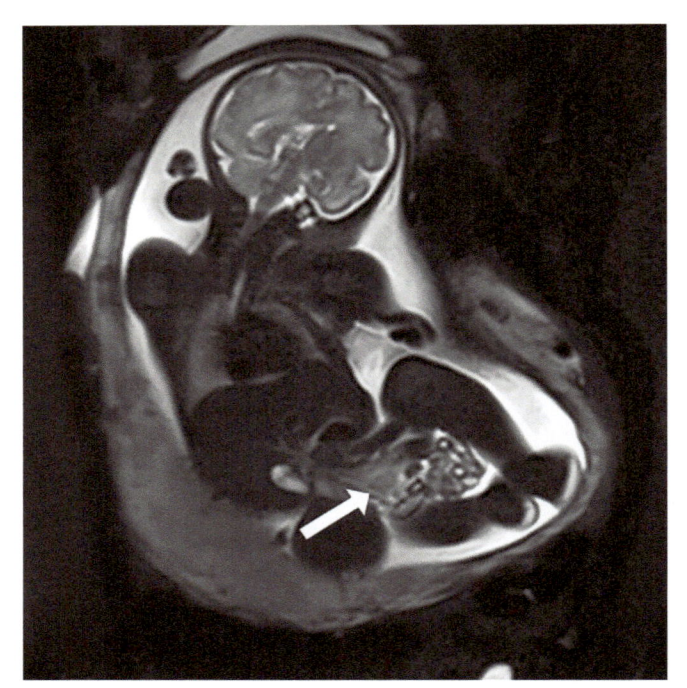

Fig. 51-53. Gastrosquise (31 semanas), coronal T2. Notar intestino saindo pela abertura abdominal e flutuando na cavidade amniótica (seta).

tico da gastrosquise está relacionado com as condições do intestino ao nascimento e com a presença de outras malformações. A dilatação (maior que 17 mm) e espessamento das alças (maior que 3 mm) e poli-hidrâmnia podem estar relacionados com alta morbidade.[56]

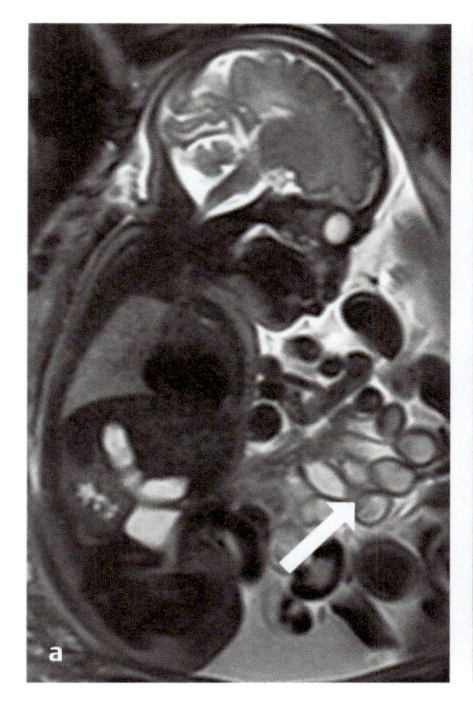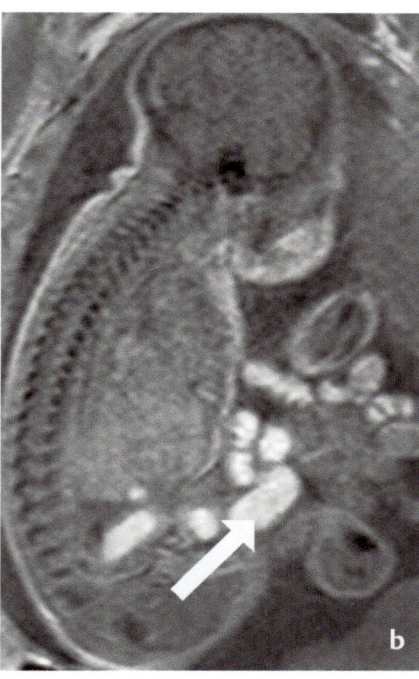

Fig. 51-54. Gastrosquise (32 semanas). As setas mostram as alças livres na cavidade amniótica. Sagital T2 (a), não há diferenças entre delgado e cólon. Sagital T1 (b) a presença do cólon, hiperintenso solto na cavidade amniótica (seta).

Pentalogia de Cantrell

Descrita inicialmente em 1958, a Pentalogia de Cantrell é a combinação de malformações na parede abdominal, esterno, diafragma, pericárdio e coração. Com descrição inicial de 5 casos, Cantrell atribuiu como causa a falha em um segmento do mesoderma nas primeiras semanas de gestação. Malformação rara, com poucas centenas de casos descritos, é mais frequente em fetos do sexo masculino. As malformações características da síndrome são o defeito da parede abdominal, na linha média, supraumbilical; defeito na parte caudal do esterno; malformação da parte anterior do diafragma; do pericárdio diafragmático e malformação congênita cardíaca.[37]

A malformação mais frequente na parede abdominal é a onfalocele, seguida da diástase do reto abdominal, hérnias epigástrica e umbilical. Uma fenda na parte inferior do esterno com herniação do coração caracteriza a malformação do esterno. Em 91% dos casos há defeito do diafragma anterior. A contiguidade entre as cavidades pericárdica e peritoneal não é rara. Das malformações cardíacas, as grandes e complexas malformações são a regra. O defeito do septo ventricular é o achado mais comum, com estenose pulmonar, defeitos no septo atrial e tetralogia de Fallot também já descritos.

As malformações associadas mais frequentes são as que envolvem órgãos torácicos e abdominais. As malformações craniofaciais e de membros inferiores são também frequentes nesses casos (28%).

A RM mostra onfalocele, coração ectópico, derrames pleural e pericárdico. Os defeitos do diafragma podem ser difíceis de avaliar na RM.[37]

O prognóstico está relacionado com a gravidade das malformações. De forma geral, a mortalidade fetal e neonatal é alta. Em uma revisão de 59 casos, somente cinco tiveram sobrevida.

Limb Body Wall Complex

Limb body wall complex (LBWC) consiste em um grupo variável de malformações dos membros inferiores e cintura pélvica, associadas a defeitos em abdome e tórax. Com incidência de 1/14.000 nascidos vivos, tem como fatores etiopatogênicos a banda amniótica e a interrupção abrupta da vascularização no desenvolvimento embrionário. As malformações mais descritas são a abdominosquise, geralmente à esquerda e de grande volume, defeitos da parede torácica, rotação anormal dos membros inferiores, pé torto congênito, braquidactilia, polidactilia, sindactilia, ausência de membros inferiores e escoliose. Estão associadas às malformações de face e cranianas, como exencefalia, encefalocele e defeitos faciais. Mielomeningocele pode estar presente, com hidrocefalia e Arnold-Chiari.[37]

Órgãos internos estão associados à grande incidência de malformações cardíacas e diafragmáticas. Agenesia renal, hidronefrose e atresia intestinal também são relatadas. O cordão umbilical é curto ou ausente, com o tórax e abdome fetal aderidos à placenta e herniação visceral. A banda amniótica está presente em 40% dos casos.[37]

A RM mostra a placenta sem evidência de cordão umbilical. As anomalias abdominais, torácicas, dos membros inferiores, craniofaciais e dos órgãos internos têm apresentação variada. Às vezes os órgãos herniados estão embolados, formando uma massa complexa (Fig. 51-55). As bandas amnióticas podem ser identificadas como estruturas lineares.

A inclusão do LBWC nas malformações da parede abdominal é fundamental para diferenciar essa patologia de outras malformações e auxiliar no aconselhamento dos pais, uma vez que se trate de uma patologia fatal.

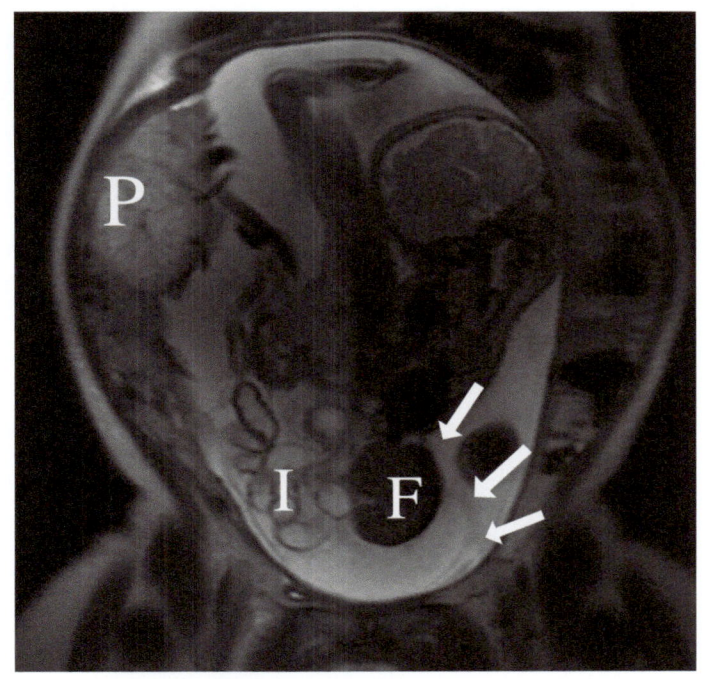

Fig. 51-55. *Limb-boby wall complex* (30 semanas): a parede abdominal aberta na cavidade entre a membrana amniótica (setas) e a placenta (P), contendo o fígado (F) e intestino (I) em feto com importante escoliose.

Extrofia Cloacal

Anomalia extremamente rara. Apresenta-se como cloaca persistente, que drena os ureteres e o íleo. Tem como fator etiológico a falha de migração do mesoderma: a falha do desenvolvimento do septo urorretal (dividindo o seio urogenital do reto) e da falha da proliferação mesodérmica que forma a parede abdominal inferior e o tubérculo genital. O resultado dessas falhas é a exteriorização da bexiga e intestino.[37]

Como toda grande malformação, a RM auxilia na avaliação da extensão da patologia, facilitando o estudo das malformações associadas. Auxilia no estudo das malformações intestinais, com destaque para a agenesia retal (Fig. 51-56).

Tem como complicações a incontinência urinária, a infertilidade e pielonefrite.

Patologias do Cólon

As anomalias do cólon são mais raras que as de delgado, com diagnóstico mais difícil e pouco diagnosticadas no rastreamento pré-natal. A avaliação das doenças colônicas fetais é muito difícil pela USG, sendo possível às vezes apenas a avaliação dos diâmetros da dilatação. A RM pode auxiliar na diferenciação dessas anormalidades, com especial atenção nas dilatações intestinais, quando o mecônio diferencia o cólon do intestino delgado dilatado (Fig. 51-57).

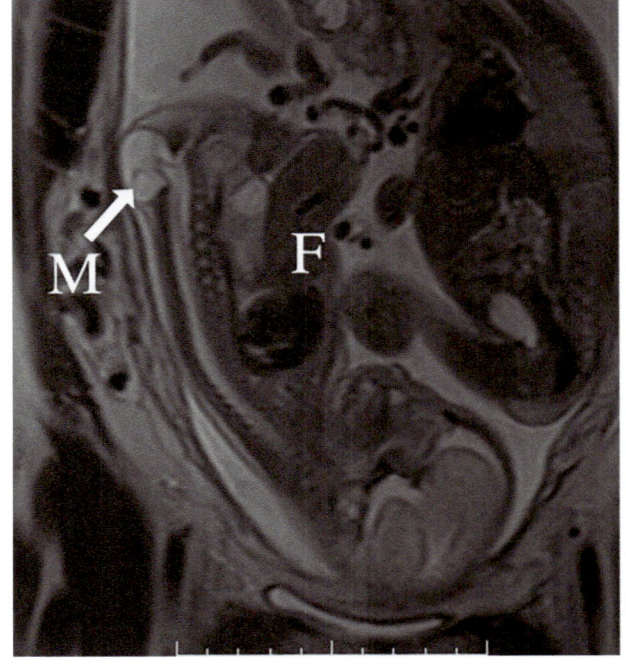

Fig. 51-56. Extrofia cloacal em gemelar (25 semanas). A importante distorção anatômica da pelve mostra exteriorização do conteúdo abdominal (F: fígado), com ausência de bexiga e mielomeningocele (M).

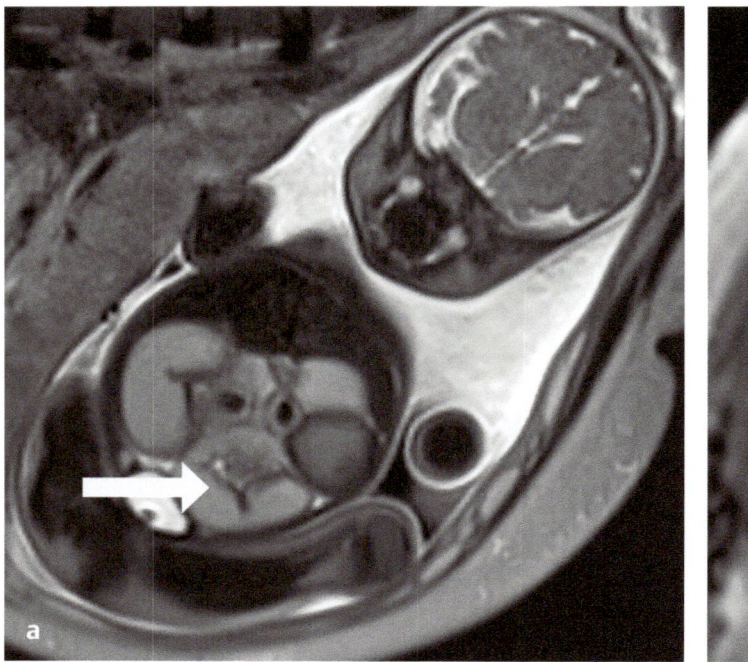

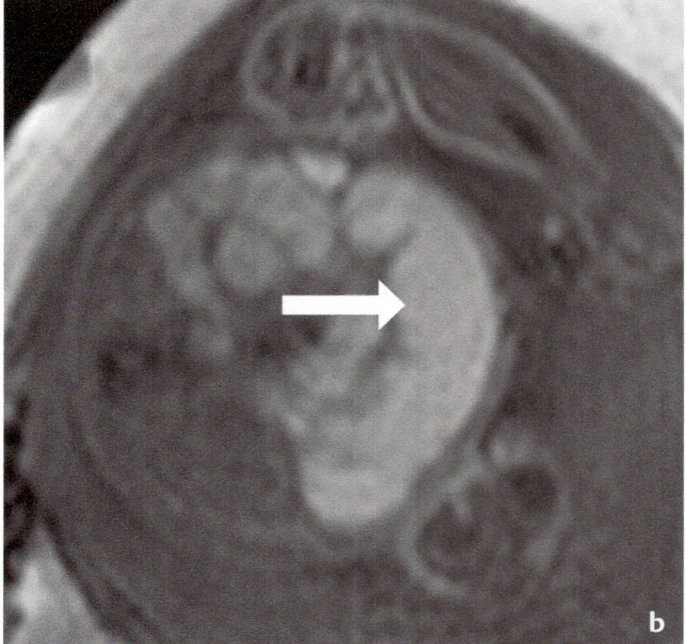

Fig. 51-57. Fibrose cística em feto com 35 semanas. A dilatação intestinal (seta) é visível na sequência ponderada em T2 (a), mas a sequência ponderada em T1 (b) mostra melhor a dilatação colônica (seta).

Doença de Hirschprung

Resulta da deficiente migração craniocaudal das células da crista neural entre as 5 e 12 semanas de gestação. O segmento aganglionar colônico funciona como obstrução intestinal com progressivo acúmulo de material, formando o megacólon (Fig. 51-58). Tem seu diagnóstico confirmado pela biópsia retal.

Teratoma Sacrococcígeo

Os teratomas sacrococcígeos são tumores de origem embrionária, decorrentes de desenvolvimento e proliferação de células pluripotentes. O diagnóstico é habitualmente feito em exames de pré-natal de rotina. A mortalidade neonatal pode-se aproximar a 50% por causa das complicações na adaptação cardiovascular.[62]

A RM auxilia na avaliação da extensão do teratoma, do comprometimento dos órgãos adjacentes e do efeito compressivo da lesão (Figs. 51-59 e 51-60). Durante o pré-natal avalia ainda o crescimento volumétrico do teratoma, que junto com a avaliação dopplerfluxométrica classifica a doença em alto ou baixo risco. Em razão da alta morbimortalidade, o tratamento cirúrgico fetal vem-se destacando como método promissor.[62] Para conduta clínica detalhada, sugere-se a leitura do trabalho de Gucciardo *et al.*, 2011.[63]

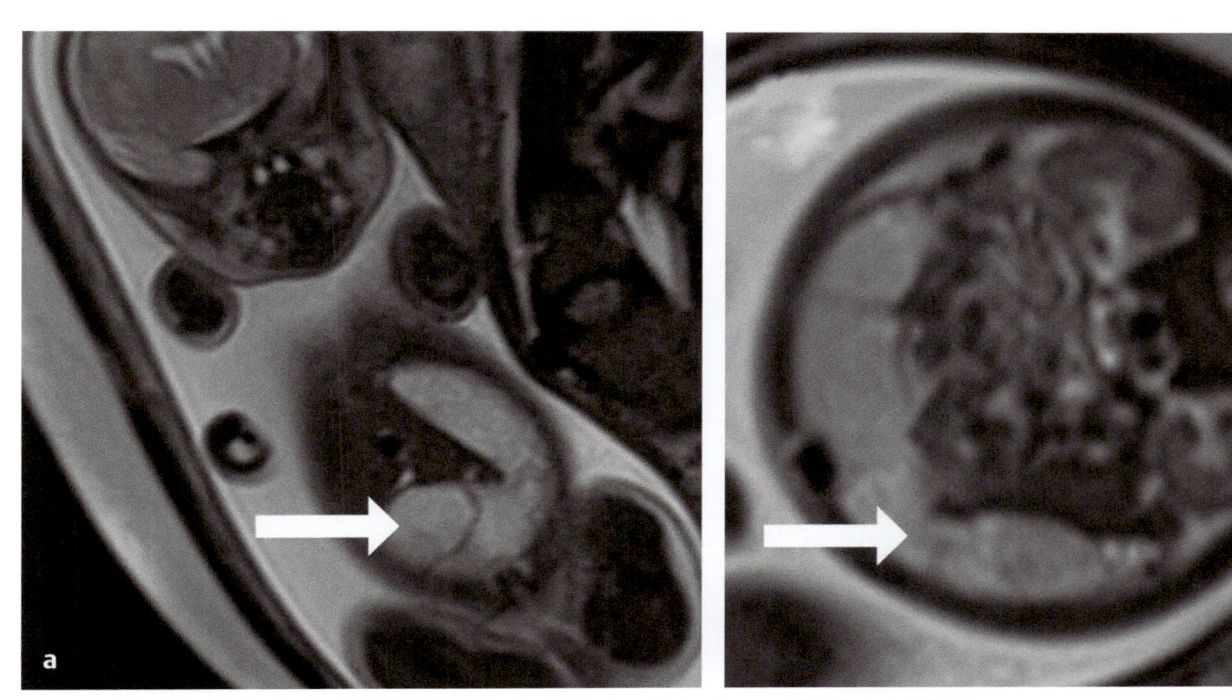

Fig. 51-58. Doença de Hirschprung. As setas mostram a dilatação colônica. Coronal T2 (a) e axial T2 (b).

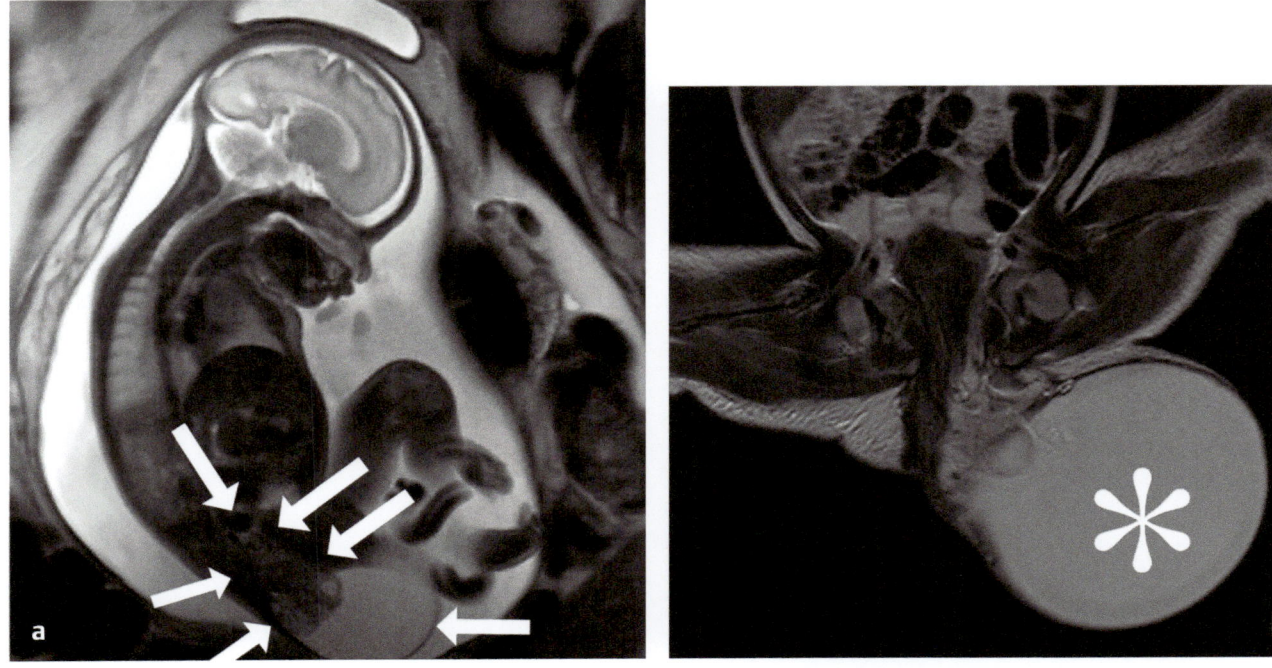

Fig. 51-59. Teratoma sacrococcígeo Tipo II (30 semanas): Sagital T2 (a). As setas indicam os limites da lesão. Imagem pós-natal (b) mostrando o teratoma (asterisco).

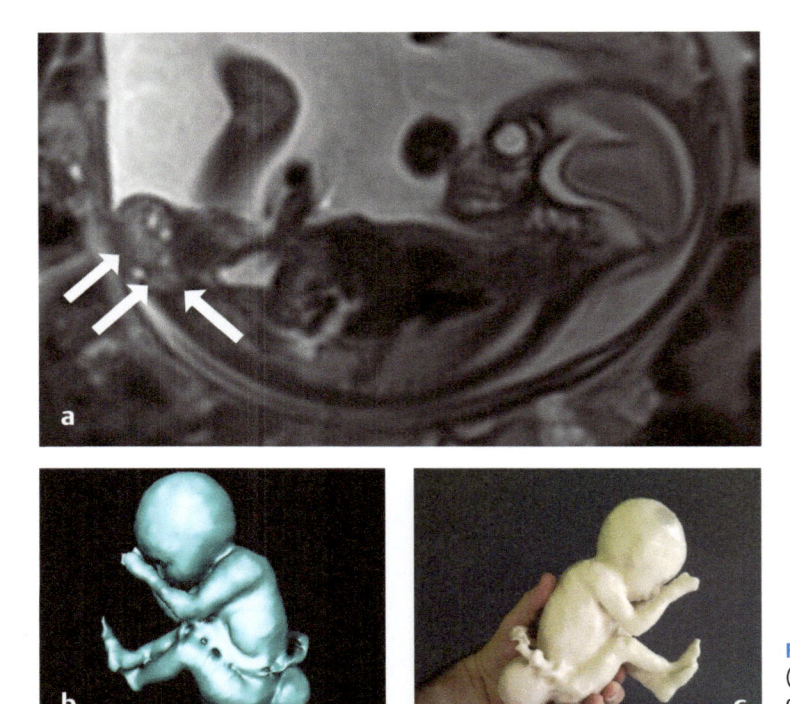

Fig. 51-60. Teratoma sacrococcígeo tipo II (23 semanas). Sagital T2 (**a**). As setas indicam o teratoma. Reconstrução tridimensional (**b**). Impressão 3D (**c**).

Anomalias Hepáticas e Esplênicas

No feto, o lobo hepático esquerdo é maior do que o do adulto. Durante o segundo trimestre, o lobo esquerdo do fígado fetal é 10% maior que o direito, por causa do grande fluxo de sangue oxigenado proveniente da veia umbilical. Com grande atividade hematopoiética no primeiro trimestre, há decréscimo da produção de eritroblastos durante a gestação, porém a concentração de ferro aumenta com o progredir da gestação.[64]

As alterações hepáticas mais comuns *in utero* são as calcificações, que podem ter origem tumoral, infecciosa ou isquêmica. A USG tem maior acurácia na avaliação de lesões focais hepáticas. Porém, nos tumores hepáticos a RM tem despontado como importante método na avaliação da doença, auxiliando no diagnóstico diferencial de hepatoblastoma, hemangiomas e neuroblastoma. Avalia a extensão e comprometimento do parênquima adjacente. Em doenças hepáticas com acometimento de todo o órgão, a RM apresenta importante valor (Fig. 51-61). Em casos de hipossinal em T1 e T2, a hemossiderose, hemocromatose e doenças infecciosas devem ser consideradas.

As malformações esplênicas podem ser visualizadas pela RM, os cistos esplênicos podem ter seu diagnóstico confirmado pela RM, são pequenos, com menos de 2 cm e hipointensos, na topografia usual do baço. Faz diagnóstico diferencial com neuroblastoma.

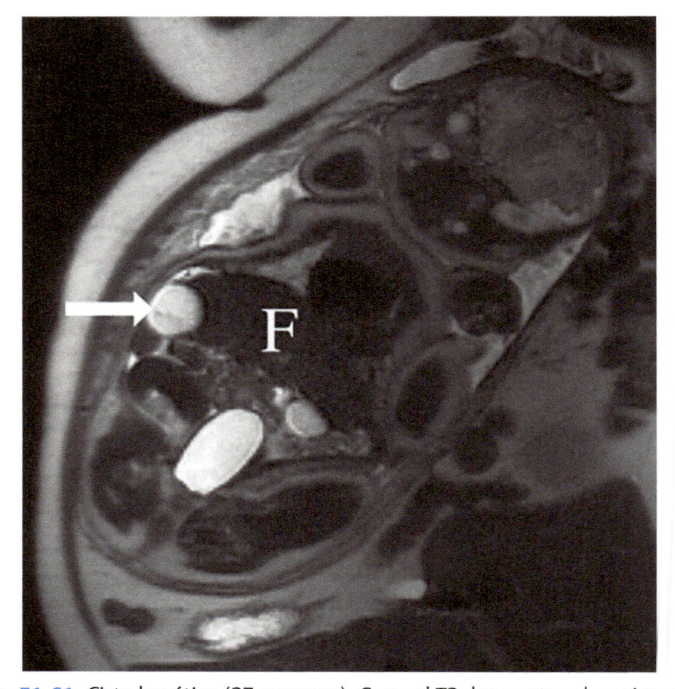

Fig. 51-61. Cisto hepático (27 semanas). Coronal T2 demonstrando o cisto em hipersinal (seta) na topografia hepática (F: fígado).

RESSONÂNCIA MAGNÉTICA DO TRATO GENITURINÁRIO

Heron Werner Júnior ■ Pedro Castro

As anomalias geniturinárias congênitas são encontradas em 2% dos exames ultrassonográficos de rotina pré-natal e respondem por 14% a 40% de todas as anomalias fetais. São também responsáveis por cerca de 40% dos casos de insuficiência renal na infância.[65]

As anomalias geniturinárias têm amplo espectro de apresentações, mecanismos e etiologias e afetam o feto em diferentes intensidades: algumas são incompatíveis com a vida, como a agenesia renal bilateral; outras, como o refluxo vesicoureteral (RVU), podem promover disfunções que evoluem para doenças crônicas e levam o feto e/ou a criança à insuficiência renal.

Nas suas formas mais severas, a morbimortalidade pode atingir 45%, consequência da hipoplasia pulmonar, falência renal precoce e adramnia.[65]

O diagnóstico precoce destas malformações promove um melhor prognóstico ao possibilitar a prevenção da disfunção renal, proporcionando uma melhor qualidade de vida à criança. Também possibilita a referência dos casos a hospitais terciários capazes de oferecer equipes multidisciplinares.

A ultrassonografia (USG) é um excelente método para avaliação do trato urinário fetal. Porém, algumas dificuldades técnicas podem limitar sua utilização, como o posicionamento fetal inadequado, a obesidade materna, a sobreposição óssea e a oligodrâmnia, esta última frequentemente associada a uropatias fetais.[65] Nestes casos, a Ressonância magnética (RM) é capaz de aumentar a acurácia diagnóstica.[66]

A ressonância magnética (RM) fornece imagens com boa resolução e contraste, sem causar malefícios ao feto exposto aos campos eletromagnéticos de até 3 T. O rim fetal já pode ser bem visualizado após a 18ª semana de gestação. As sequências básicas, e que devem ser utilizadas em todo exame urinário, são as com base na sequência T2, que mostra com boa definição o líquido amniótico, a bexiga e a urina fetal. A RM também tem melhor contraste na visualização dos órgãos abdominais, facilitando o diagnóstico diferencial, principalmente com o uso da sequência T1, que auxilia na identificação de vísceras abdominais, como o cólon.

A captura da sequência básica de imagens implica em cortes nos três planos. As imagens dessas sequências permitem as avaliações torácica e abdominal simultaneamente. O parênquima e o córtex renal podem ser visualizados, assim como os ureteres, bexiga e uretra. O ureter pode ser de difícil visualização, salvo nos casos de dilatação.

A agenesia renal é a ausência uni ou bilateral dos rins. Sua incidência varia de 0,1 a 0,3 casos por 1.000 nascimentos e pode ser uma anomalia isolada ou como parte de uma síndrome ou alteração genética. A agenesia renal bilateral é letal em 100% dos casos. Aproximadamente 24% a 38% de fetos são natimortos, 47% apresentam restrição do crescimento intrauterino, e 60% nascem prematuramente. Nestes casos a adramnia é regra impondo dificuldades técnicas na USG, que podem impedir o diagnóstico de malformações associadas. A RM tem importância ímpar no auxílio diagnóstico e aconselhamento materno. A ausência de rins nas lojas renais define o diagnóstico, auxiliado pela ausência da bexiga (Fig. 51-62). O sinal alterado nos pulmões auxilia na avaliação da consequente hipoplasia pulmonar fetal.

A agenesia unilateral é mais comum em fetos do sexo masculino e mais frequente à esquerda (Fig. 51-63). O rim contralateral pode estar aumentado, a bexiga é visível, mas o volume do líquido amniótico encontra-se dentro do normal, não havendo hipoplasia pulmonar.[67] Porém, existe aumento do risco de anomalias associadas, como a obstrução das vias urinárias e o refluxo vesicoureteral, além de anomalias das estruturas genitais ipsilaterais dos ductos de Wolff e müllerianos.

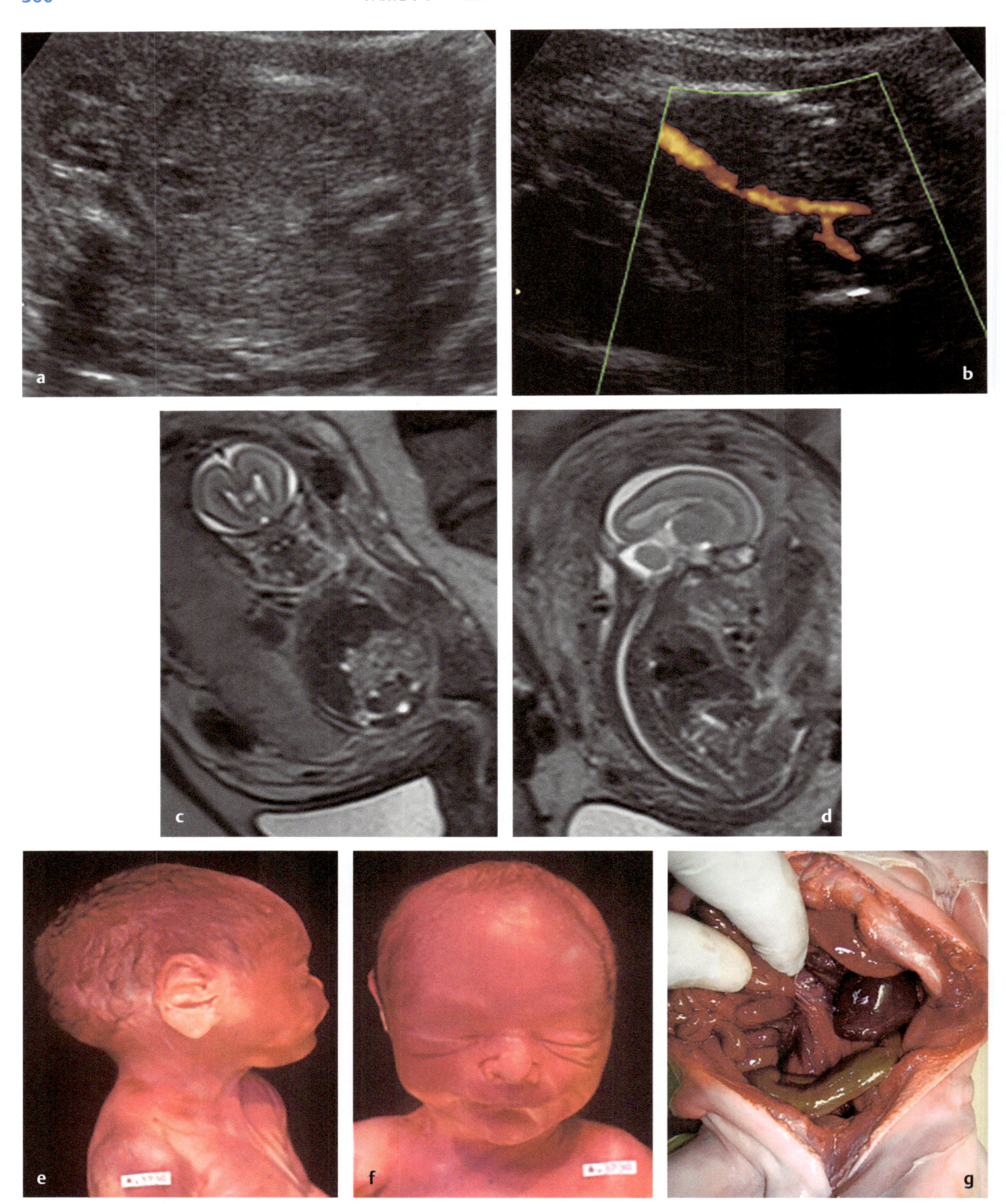

Fig. 51-62. Feto portador de agenesia renal bilateral (20 semanas). (**a**, **b**) A USG evidencia adramnia, não se individualizando as imagens renais. (**c**, **d**) Imagens de RM ponderadas em T2 confirmam a adramnia e ausência da bexiga e dos rins. Nota-se ainda importante redução volumétrica dos pulmões que apresentam sinal reduzido, caracterizando hipoplasia. (**e-g**) Note a fácies característica da Síndrome de Potter e a confirmação da agenesia renal bilateral na necropsia.

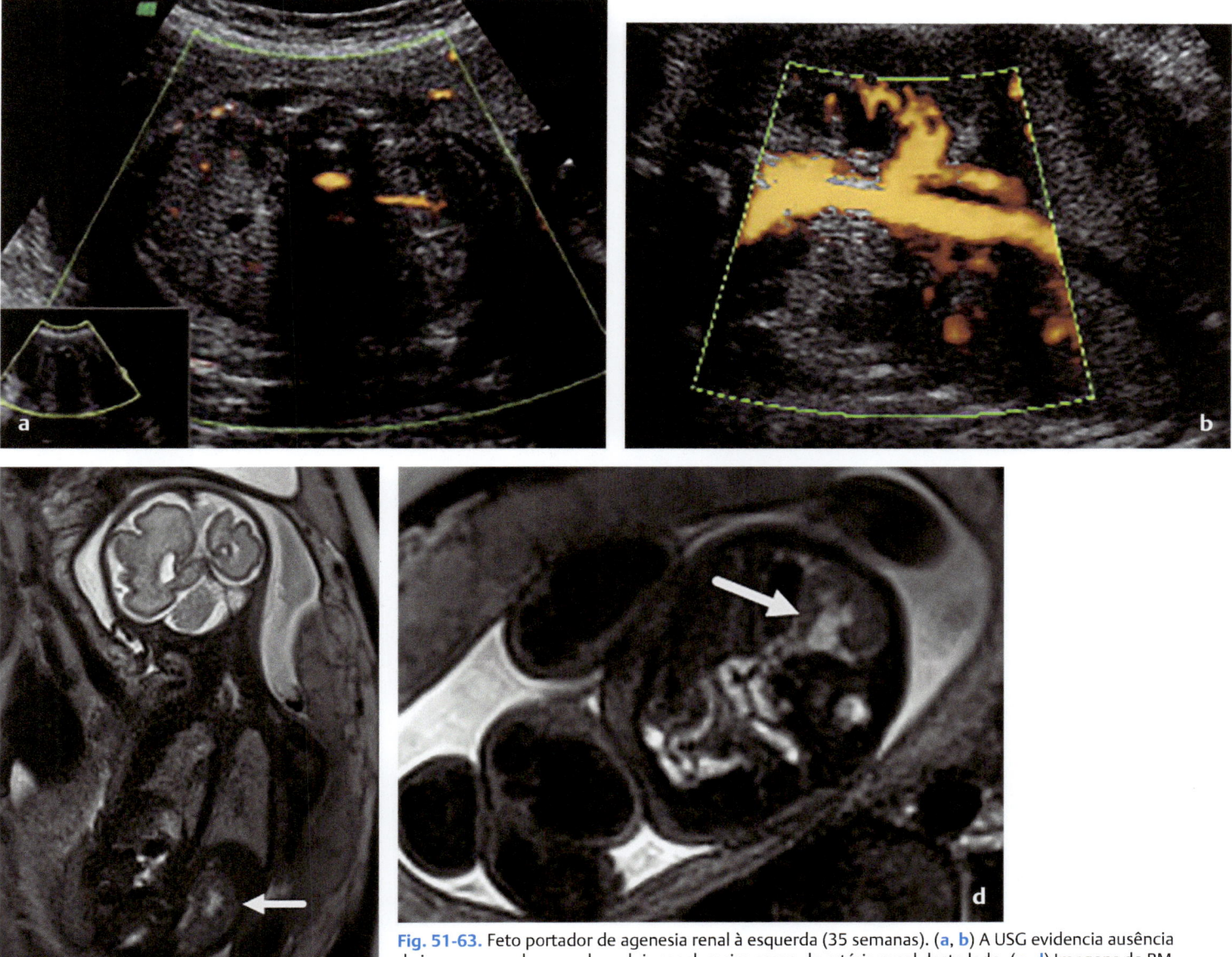

Fig. 51-63. Feto portador de agenesia renal à esquerda (35 semanas). (**a, b**) A USG evidencia ausência da imagem renal esquerda na loja renal, assim como da artéria renal deste lado. (**c, d**) Imagens de RM ponderadas em T2 confirmam a agenesia renal evidenciando-se rim direito vicariante (seta). Não se identifica imagem de ectopia renal.

A presença de bexiga repleta com líquido amniótico normal, associada à ausência de rins nas lojas renais, sugere ectopia. Os rins ectópicos tendem a ser menores e mal rodados, e o diagnóstico de rim multicístico displásico deve ser afastado (Fig. 51-64).

A RM auxilia na localização e avaliação do parênquima renal, assim como na avaliação de dilatações. Nas duplicações, a RM permite a avaliação do sistema urinário de forma abrangente, favorecido pelo amplo campo de visão da técnica (Fig. 51-65). Algumas sequências podem auxiliar na avaliação, com reconstruções semelhantes à urografia.

A caracterização e o diagnóstico de cistos no parênquima renal fetal podem ser de difícil conclusão.[68] Dentre as diversas etiologias, é importante saber distinguir as lesões císticas do rim multicístico displásico de outras displasias, na sua maioria com etiologia genética e de pior prognóstico.

O rim multicístico displásico ocorre quando o parênquima renal é substituído por cistos, que não se comunicam. Os cistos são formados pela ausência de ligação entre o broto ureteral e o blastema metanefrogênico. A falha na ligação impede a formação de néfrons. A manifestação mais comum é a lesão unilateral, com rim contralateral saudável. Podem ocorrer junção ureteropélvica e refluxo vesicoureteral. Quando é bilateral, a letalidade é comum. Na vida pós-natal, a hipertensão é incomum, assim como alterações genéticas. As imagens da RM fetal mostram rins aumentados de volume, com sinal hiperintenso em T2 no parênquima renal (Fig. 51-66).[69]

As displasias renais de origem genética incluem um amplo grupo de doenças de origem genética, com grande variedade de apresentações. Apesar de as imagens serem parecidas com o rim multicístico displásico, a etiologia e o prognóstico são muito distintos. Além das malformações genéticas associadas, estão relacionadas com a hipertensão arterial refratária a tratamentos e outras malformações do trato urinário. Dentre as causas de displasias renais podemos citar síndromes como Joubert, Caroli, Meckel-Gruber, Bardet-Biedel, entre outras. Nas imagens císticas hiperintensas na sequência ponderada em T2, dispersas pelo parênquima renal, ambos os rins estão aumentados de tamanho. As malformações associadas estão relacionadas com o gene afetado. No caso do gene HNF1B, sua ação no pâncreas, pulmão, fígado, genitália e sistema urinário leva a diabetes melito precoce e insuficiência renal. A intensidade da doença determina a função renal e a presença dos cistos renais associados a malformações geniturinárias aponta para a alteração genética.

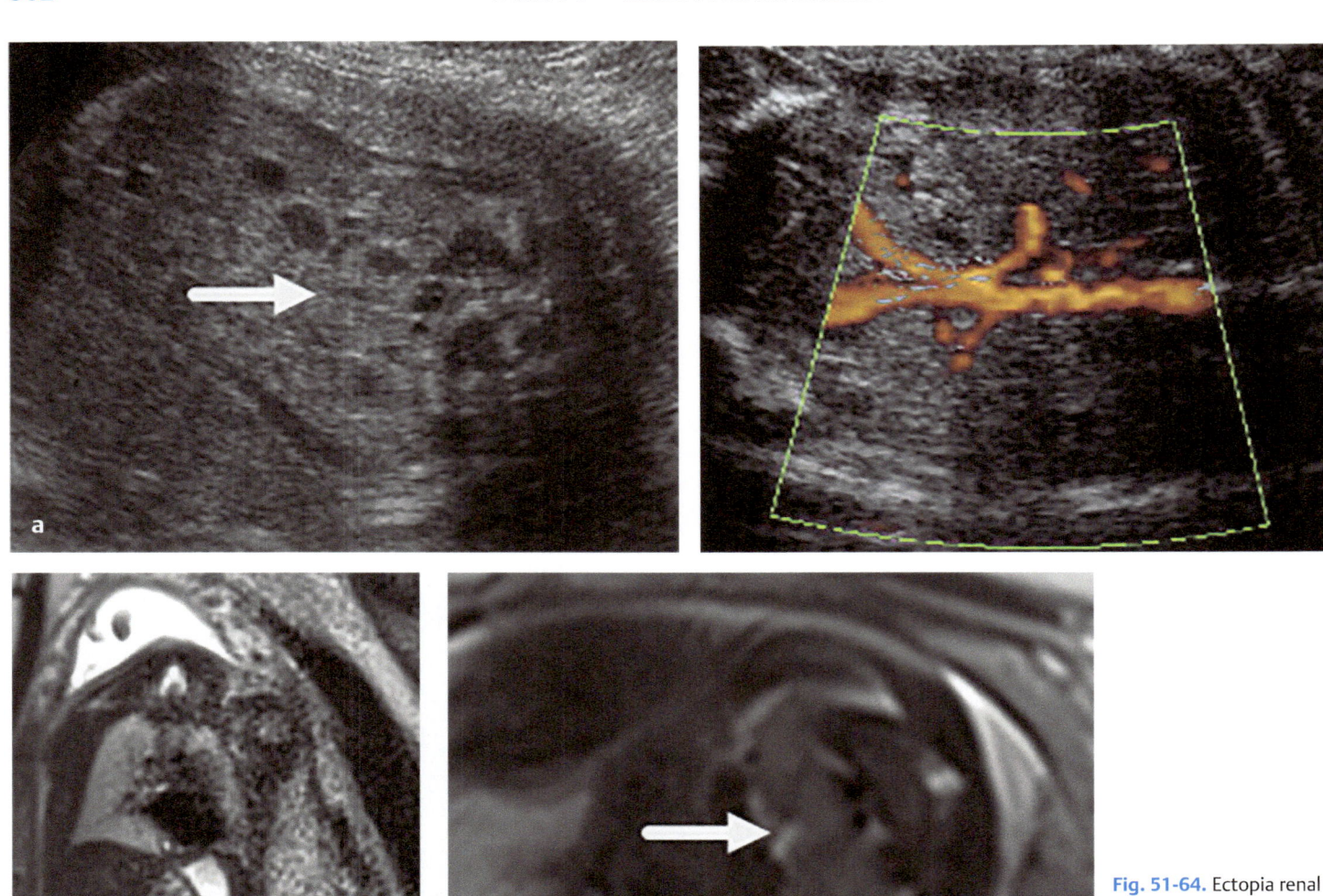

Fig. 51-64. Ectopia renal bilateral (30 semanas). A USG evidencia duas artérias renais, notando-se ectopia renal bilateral associada à anomalia de rotação e aparente fusão do córtex dos rins (a, b). Coronal e axial T2 evidenciando anomalia de rotação e posicionamento dos rins com fusão dos polos inferiores, caracterizando rim em ferradura (setas) (c, d).

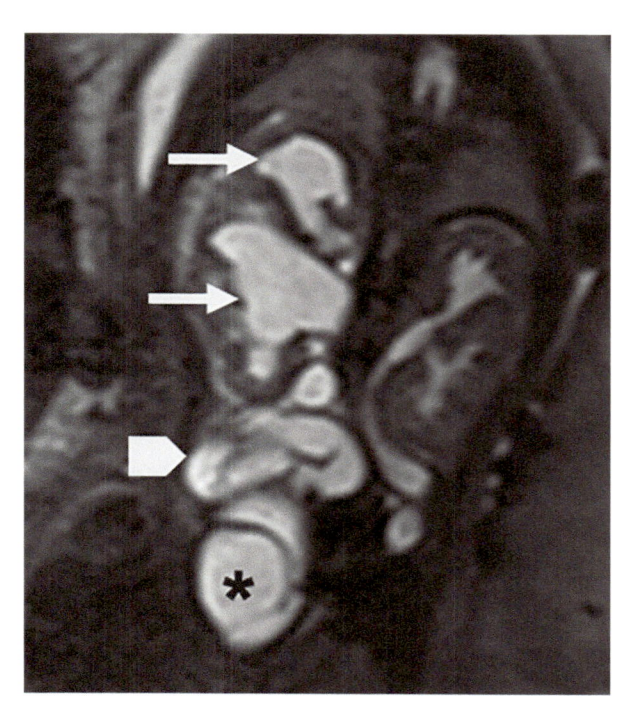

Fig. 51-65. Duplicidade do sistema coletor bilateral (33 semanas). Coronal T2 evidenciando duplicidade do sistema coletor bilateral (setas). À direita, evidencia-se acentuada dilatação do sistema coletor superior, associada à dilatação ureteral (cabeça de seta) que termina em ureterocele vesical (*). À esquerda, nota-se dilatação do sistema coletor inferior secundário a refluxo vesicoureteral.

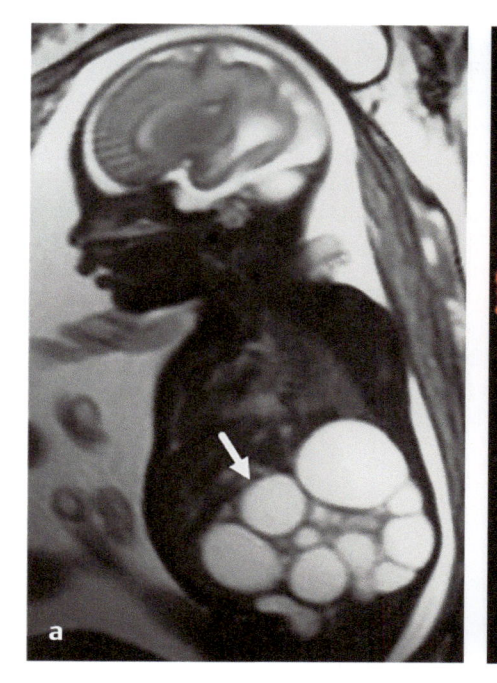
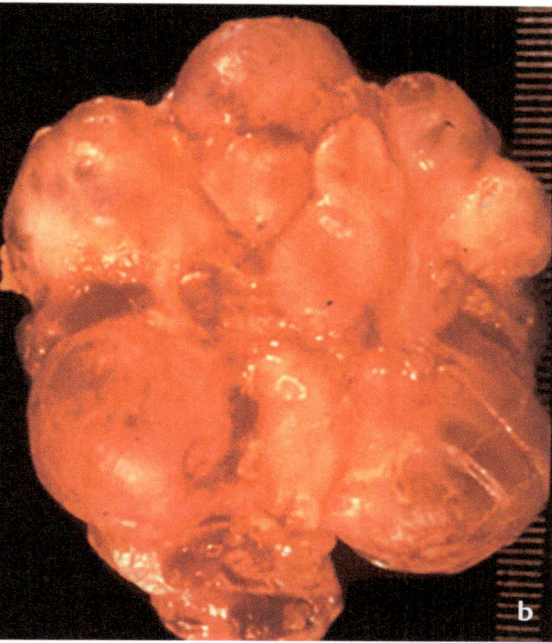

Fig. 51-66. Feto do sexo masculino (31 semanas). Sagital T2 mostra rim multicístico displásico, caracterizado por volumosa formação expansiva composta por múltiplos cistos não comunicantes (a). Note a semelhança da imagem com a peça anatômica (b).

Nas ciliopatias, doenças associadas a alterações genéticas que levam a alterações dos microtúbulos, manifestam-se em um grande número de patologias e órgãos e podem ser alterações de um único gene ou vários genes. As manifestações extrarrenais se estendem para o pulmão, fígado, olhos, coração, esqueleto e sistema nervoso central. Nestes casos, a RM é de grande auxílio diagnóstico. A presença de rins aumentados de volume, com parênquima hiperecogênico, geralmente está associada à diminuição do líquido amniótico. A restrição técnica, associada à oligodrâmnia, limita o diagnóstico pela USG. Em relatos recentes, a RM mostrou-se superior na avaliação hepática de fetos com suspeita de displasia renal por doença renal autossômica recessiva, alteração mais comum do que relatado na USG e de importante repercussão neonatal e na infância (Fig. 51-67).

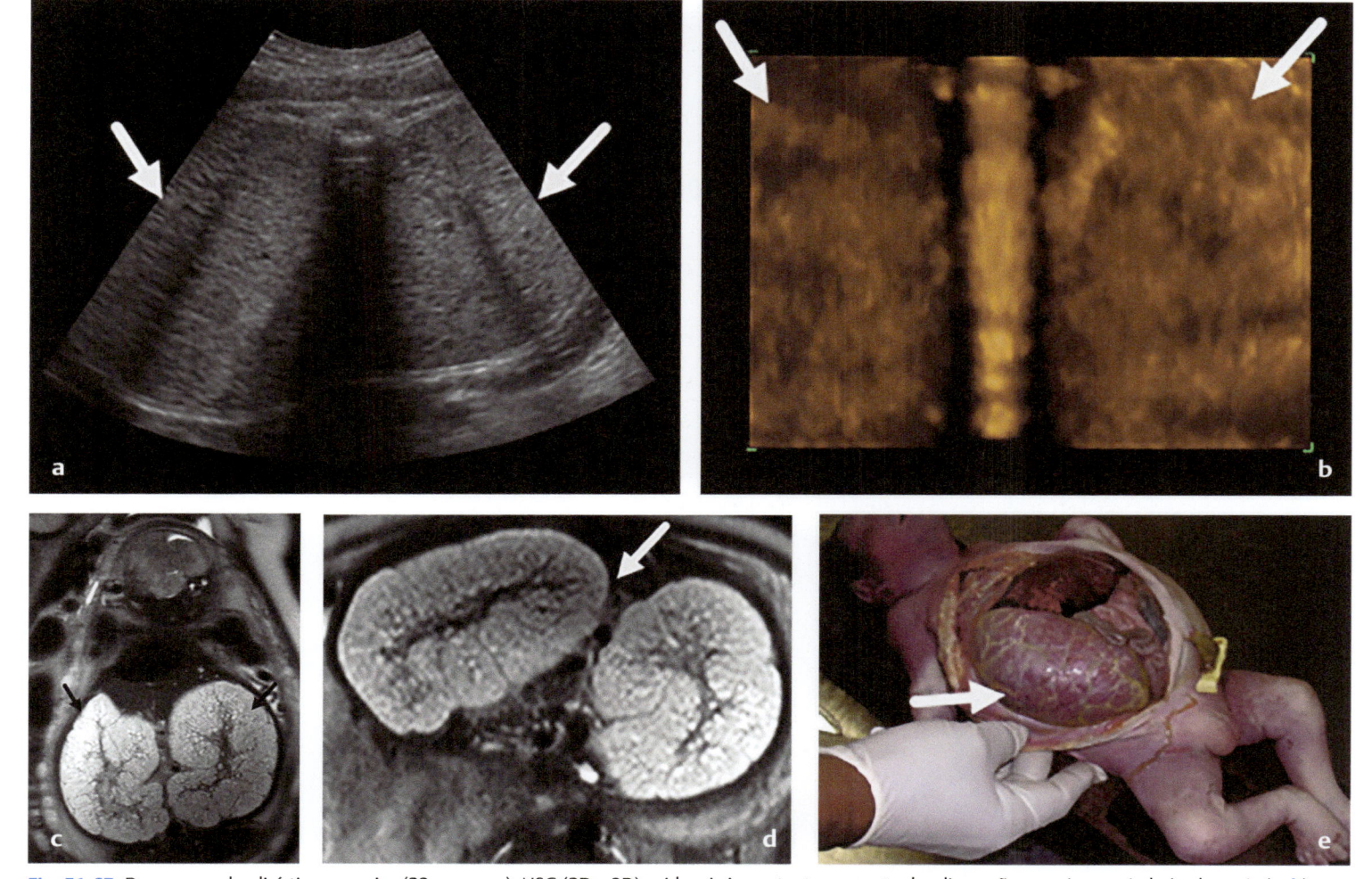

Fig. 51-67. Doença renal policística recessiva (23 semanas). USG (2D e 3D) evidencia importante aumento das dimensões renais associado à adramnia (a, b). Coronal e axial T2 demonstrando importante aumento das dimensões e da intensidade de sinal renal com perda da relação corticomedular além de acentuada diminuição do volume e intensidade de sinal dos pulmões, caracterizando hipoplasia (c, d). Necropsia confirmou o diagnóstico de doença policística autossômica recessiva (e).

Quando há obstrução à saída da urina por seu trato habitual, ocorrem a retenção e dilatação do sistema, em sentido caudal. Nas patologias obstrutivas do sistema coletor renal, a RM apresenta valor por ter boa definição principalmente em fetos no terceiro trimestre. As obstruções podem ocorrer na uretra (válvula de uretra posterior, agenesia de uretra, fatores compressivos externos, síndrome de Prune-Belly), na junção ureterovesical ou na junção ureteropélvica.

Determinar a localização da obstrução, seja na junção ureteropélvica ou junção ureterovesical, assim como a ureterocele ou obstrução vesical, como estenoses uretrais ou válvula de uretra posterior, modifica o tratamento e o prognóstico destes fetos (Fig. 51-68). Nesses casos, a RM pode auxiliar na avaliação de todo o trato urinário, inclusive com sequências tridimensionais, que permitem uma excelente avaliação morfológica do sistema coletor e bexiga. Nas patologias obstrutivas altas, a RM adiciona a diferenciação com patologias da cavidade abdominal, com a adição da sequência ponderada em T1, principalmente em casos de obstrução bilateral e oligodrâmnia.[70]

A válvula de uretra posterior é a causa mais comum de obstrução urinária baixa. Causada pela ausência de regressão da membrana urogenital, ocorre em fetos masculinos, criando um aumento de pressão intravesical e consequentemente para o sistema coletor uretral bilateralmente (Fig. 51-69). A ausência de líquido amniótico leva à hipoplasia pulmonar e displasia renal, aumentando significativamente a morbimortalidade. A RM mostra o parênquima renal com sinal em T2 diminuído, o córtex pode estar afilado e a presença de cistos no parênquima denota lesão irreversível daquele segmento. A urografia por RM é extremamente útil, pois pode mostrar a pelve dilatada, fazendo o diagnostico diferencial com patologias renais císticas.[71]

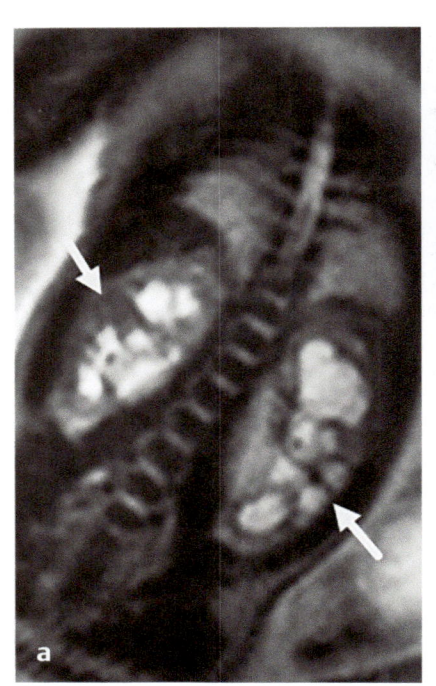
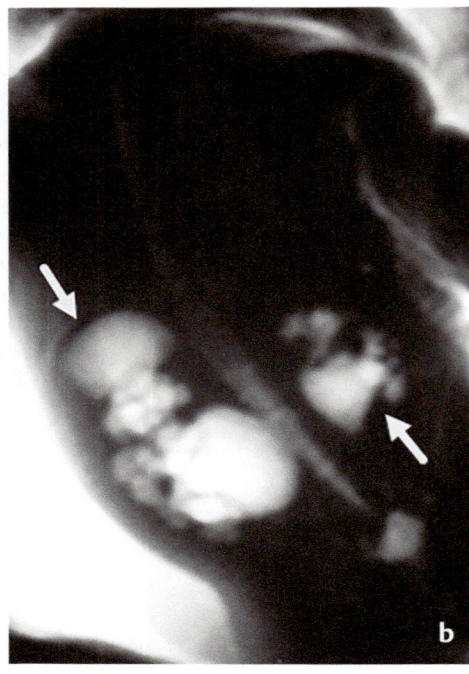

Fig. 51-68. Feto do sexo feminino (29 semanas) portador de estenose de junção ureteropélvica bilateral. Coronal T2 (a) e T slab (50 mm) (b) mostra importante dilatação pielocaliciana bilateral (setas). Os ureteres não são visualizados.

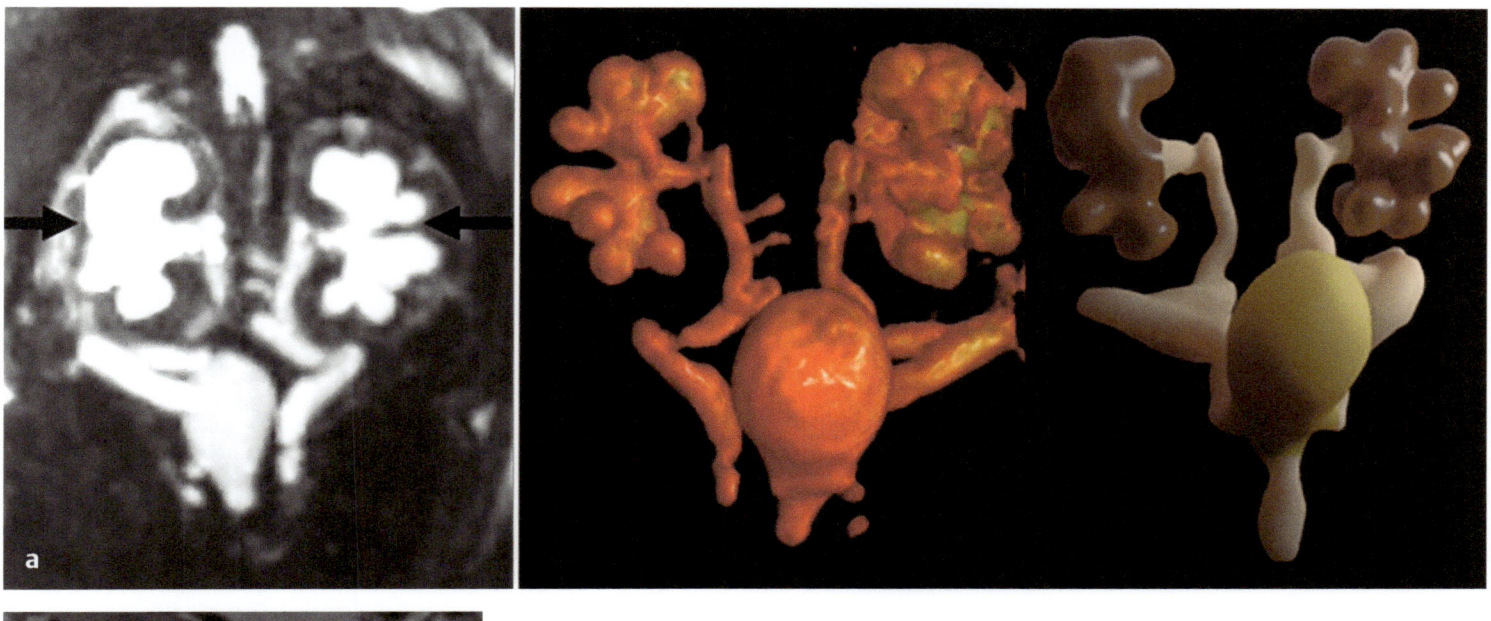

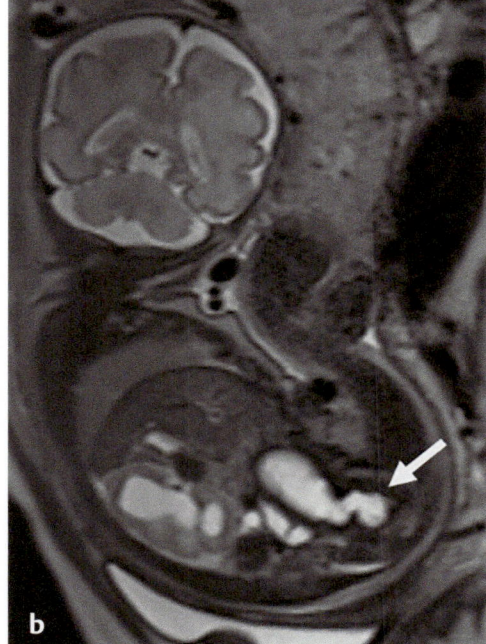

Fig. 51-69. Válvula de uretra posterior (31 semanas). Coronal T2 com reconstrução 3D (a). Notar importante hidronefrose bilateral (setas). Os ureteres são bem visualizados. Bexiga aumentada de volume. Sagital T2 demonstrando uretra dilatada (seta) e oligodramnia acentuada (b).

SEÇÃO 51-6

AVALIAÇÃO PLACENTÁRIA POR RESSONÂNCIA MAGNÉTICA

Heron Werner ■ Taísa Davaus Gasparetto ■ Pedro Castro

A placenta é o órgão fundamental da gravidez. Dela provém o adequado desenvolvimento embrionário e fetal, a adaptação do organismo materno às necessidades do concepto e o preparo para o parto. Logo, a adequada placentação é indispensável para o bom desfecho materno-fetal. Consequentemente, a placentação anormal está relacionada com o aumento da morbimortalidade materno-fetal. O uso da ressonância magnética (RM) no estudo da placentação inadequada tem avançado nos últimos anos, com importante auxílio no diagnóstico e planejamento da via do parto, avaliando a topografia e o grau de invasão placentários.

A ultrassonografia (USG) é o método de escolha na avaliação das patologias placentárias, porém a RM é utilizada na complementação dos casos sem conclusão ou em casos de suspeita de acretismo. A RM apresenta melhor caracterização da invasão placentária, notadamente na invasão extrauterina.[72] Em casos de implantação ectópica-heterotópica, a RM pode avaliar o grau de invasão no sítio e a extensão da implantação, com importantes informações para o manejo cirúrgico das pacientes.

A placenta normal tem sua forma discoide, ovalada, que se adere à parede anterior ou posterior do útero e à decídua basal (endométrio, no útero não gravídico), que causa um plano de clivagem entre a placenta e a parede uterina. Em sua porção central, a placenta tem espessura média entre 2 e 4 cm, com importantes mudanças em sua imagem com o decorrer da gestação. Entre 19 e 23 semanas, apresenta-se homogênea à sequência ponderada em T2. Entre 24 e 31 semanas inicia-se uma discreta lobulação. A placenta começa a se tornar mais heterogênea com o prolongar da gestação.[73] O miométrio apresenta-se, ao T2, como tecido trilaminar, com a imagem intermediária (miométrio) apresentando sinal hiperintenso e heterogêneo com intensa rede vascular. Recobrindo o miométrio, apresentam-se duas camadas delgadas de sinal pouco intenso, correspondentes à serosa uterina e a decídua. Em T1, a unidade uteroplacentária e sua interface têm sinal uniforme, intermediário, sendo quase impossível avaliar a relação entre os órgãos e a estrutura miometrial com sequências em T1. Deve-se ficar atento às contrações uterinas focais que deformam temporariamente a parede uterina, que são bem distintas da miomatose uterina e podem distorcer a placenta e o leito placentário.

PROTOCOLOS

O melhor momento para o exame da placenta por RM é entre 24 e 32 semanas, pois o comportamento placentário é previsível e estável. A ISUOG recentemente publicou um protocolo para avaliação fetal, porém o mesmo não está dirigido à placenta. Para a RM fetal, a ISUOG recomenda o exame após a 22ª semana.[74]

Porém, para avaliar a invasão placentária, um estudo avaliou qual seria a época adequada a se realizar a RM. Foram avaliadas 69 pacientes entre 14 e 41 semanas. Estudos anatomopatológicos e cirúrgicos revelaram que os exames realizados após a 24ª semana tiveram melhor valor preditivo para placentação anormal.[75] Entre 24 e 30 semanas, o desenvolvimento anatômico placentário está completo, e a espessura miometrial ainda espessa facilita a avaliação da implantação placentária.

O estudo é preferencialmente realizado em 1,5 Tesla, que provê suficiente resolução, mesmo com 18 semanas. O estudo em 3 T ainda não é recomendado. Para o estudo de acretização placentária, a bexiga deve estar levemente distendida. As sequências preferencialmente usadas são a HASTE (*half-Fourier acquisition single-shot turbo spin-echo*) ou a true FISP ou FIESTA (*balanced steady-state free-precession*), obtendo os três planos de imagens.

No protocolo de RM de placenta, a avaliação baseia-se em sequências rápidas ponderadas em T2 *spin* eco (HASTE ou SSFSE/SST-SE) e sequências gradiente eco com estado estacionário de precessão livre de imagem (SSFP)(FIESTA/TrueFISP). Esses tipos de sequências são pouco sensíveis ao movimento materno-fetal, resultando em menos artefatos relacionados com o movimento, e fornecendo diferenciação anatômica razoável entre a placenta e o miométrio subjacente. A sequência gradiente eco ponderada em T1 com supressão de gordura pode ser útil para melhorar a visibilidade dos produtos de degradação da hemoglobina, principalmente se o descolamento prematuro da placenta e o sangramento forem uma preocupação, porém não é uma sequência útil para diferenciar o sinal do tecido placentário miometrial. As aquisições das imagens serão realizadas nos planos axial, sagital e coronal em relação ao útero, visando à obtenção de imagens de todas as regiões placentárias. Os meios de contraste à base de gadolínio não são geralmente necessários para avaliação do acretismo placentário.[75,76]

A forma mais comum da placenta é a ovalada, discoide. Existem várias formas além da descrita. A placenta suscenturiada apresenta um lobo acessório, decorrente da ausência de fatores ideais para o crescimento placentário entre a placenta e o lobo, como miomas ou lesões endometriais prévias. É importante fator de risco para *vasa previa*, sangramento uterino pós-parto e infecção puerperal, pois podem ficar retidos após o parto.[77] O aumento da espessura placentária (maior que 4 cm) está relacionado com a hidropisia fetal, infecção, diabetes e anemia fetal.

Em casos de gestações ectópicas, em que a USG falha em mostrar o sítio de implantação ou tem dificuldade em delimitar o seu grau de invasão, a RM pode auxiliar quando as condições clínicas da paciente permitirem. As prenhezes ectópicas apresentam-se à RM como massas heterogêneas, hemorrágicas, com líquido em cavidade abdominal, dilatação e espessamento da parede tubária. Normalmente o ovo apresenta-se como estrutura cística com hipersinal em T2 e áreas de menor sinal, correspondente a áreas de hemorragia e invasão que apresentam hipersinal em T1.

A prenhez cornual (intersticial, Fig. 51-70) pode ter difícil diagnóstico por USG, e a RM faz o diagnóstico, que pode ser confundida com a prenhez tubária e anomalias uterinas, como útero bicorno.

Na prenhez abdominal (Fig. 51-71), a RM pode mostrar-se muito superior à USG para a avaliação materno-fetal. Seu grande campo de estudo consegue avaliar o sítio de implantação, determinar as relações entre a gestação, os órgãos maternos e proximidade com vasos maternos.[78]

Para a avaliação da topografia placentária e sua relação com o colo uterino, a USG é o método de escolha. Porém, a placenta prévia está diretamente relacionada com o acretismo placentário, principalmente em pacientes previamente submetidas a procedimentos cirúrgicos uterinos, como cesarianas.

Placenta acreta é definida como a implantação anormal da placenta no miométrio uterino, sendo considerada um importante fator de risco de complicações no periparto. A importância clínica e gravidade da acretização placentária estão geralmente relacionadas com a incidência elevada de situações emergenciais durante o parto nesses casos, como hemorragias uterinas, coagulopatias intravasculares disseminadas, insuficiência renal, síndrome da angústia respiratória e até mesmo morte materna. Para redução da morbimortalidade da acretização, o diagnóstico pré-natal é fundamental para definição da melhor estrutura hospitalar, bem como para a organização da equipe médica especializada para atuar no momento do parto.[79,80]

A patogênese do espectro de acretização placentária não é clara, com várias teorias existentes. A fisiopatologia mais aceita é de que

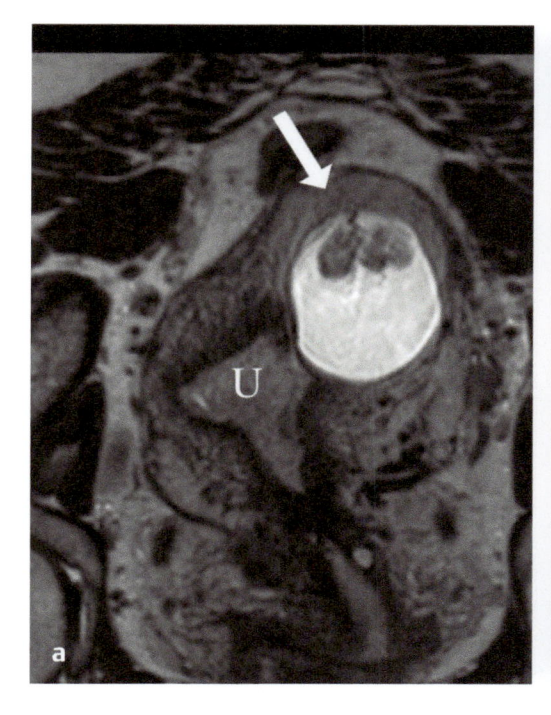
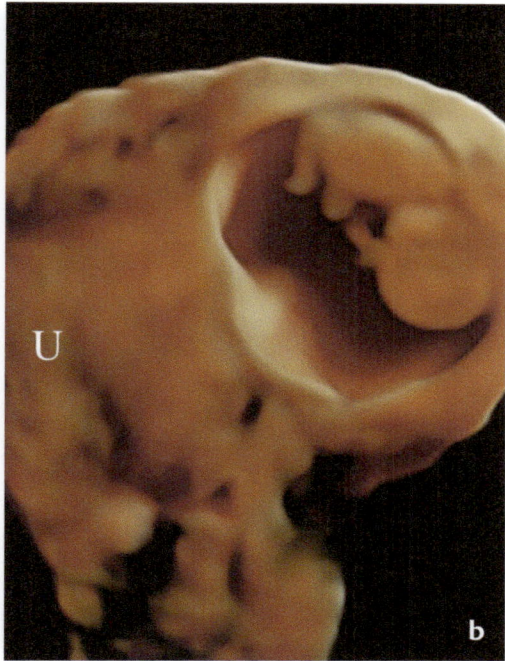

Fig. 51-70. Implantação cornual. (**a**) Imagem em sequência ponderada em T2, com implantação do ovo na porção intramural tubária, com importante distensão do segmento e profunda invasão placentária (seta), com fácil percepção na diferenciação entre os tecidos acometidos. (**b**) Reconstrução tridimensional por ultrassonografia.

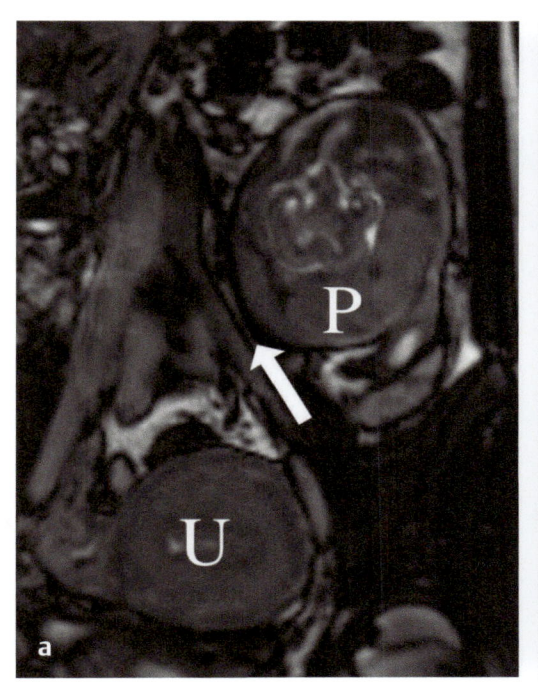
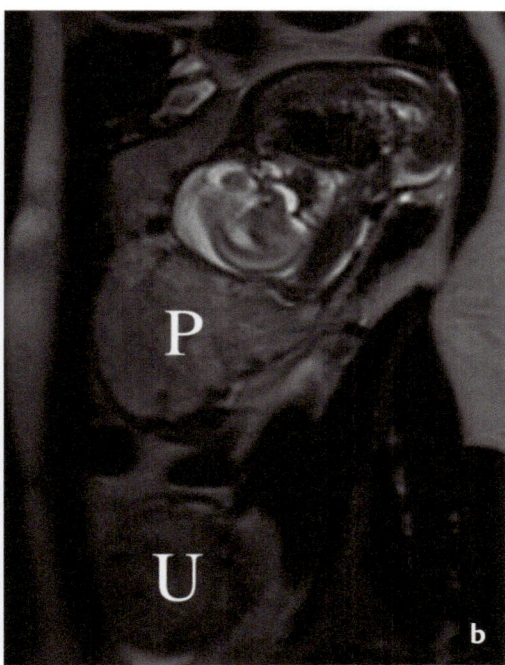

Fig. 51-71. Prenhez abdominal. Imagens em sequência ponderada em T2. (**a**) Corte coronal mostra útero (U) vazio e ovo implantado em porção superior do abdome, com invasão placentária (P) próxima a vasos maternos (seta). (**b**) Corte sagital do feto.

após uma vascularização anormal, resultante do processo de cicatrização decorrente de uma cirurgia uterina prévia, podem ocorrer a decidualização defeituosa e invasão trofoblástica excessiva nessa região. A fixação anormal da placenta é classificada com base na profundidade com que o tecido placentário está penetrado no miométrio (Quadro 51-6).

De acordo com essa fisiopatologia, explica-se o aumento da incidência de acretização placentária concomitante à maior taxa de cesarianas na última metade do século. Outros fatores associados à maior taxa de acretização são idade materna avançada, multiparidade, curetagens intempestivas ou múltiplas, cirurgias

uterinas prévias, fertilização *in vitro*, irradiação uterina prévia, ablação endometrial, leiomioma uterino, anomalias uterinas, distúrbios hipertensivos da gravidez e tabagismo.[81] A placenta prévia (anomalia de localização) é também um importante fator de risco para acretismo placentário (Fig. 51-72), podendo ocorrer em 3% das mulheres com esse diagnóstico e sem nenhuma cesárea anterior, sendo que a associação de placenta prévia a uma cesárea anterior eleva esse risco para 11%.[82] O risco de acretização continua aumentando drasticamente com o maior número de partos operatórios anteriores, chegando a 40% de chance após três cesáreas anteriores.[83] Para essas pacientes com alto risco de acretização, o acompanhamento por imagem deve ser constante durante todo o período gestacional, buscando sinais de imagem que sugiram esse diagnóstico.

Na avaliação por imagem da placenta, a USG é o principal método diagnóstico para definição de acretização, sendo inicialmente realizada no exame de triagem fetal com 18–20 semanas de idade gestacional. Se placenta baixa ou placenta prévia for observada em uma mulher com parto cesáreo anterior, um exame de acompanhamento após 32 semanas de gestação é realizado para uma

Quadro 51-6. Acretismo Placentário

- **Placenta acreta:** as vilosidades coriônicas estão implantadas diretamente no miométrio, mas não o invadem, sendo essa a mais prevalente (aproximadamente 75% dos casos)
- **Placenta increta:** as vilosidades coriônicas invadem o miométrio
- **Placenta percreta:** as vilosidades coriônicas invadem não só o miométrio, como também a serosa[5,11]

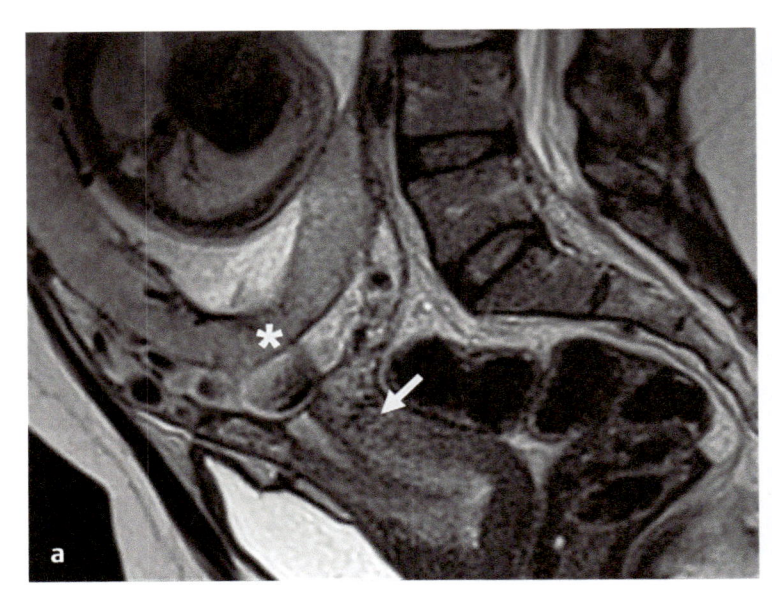
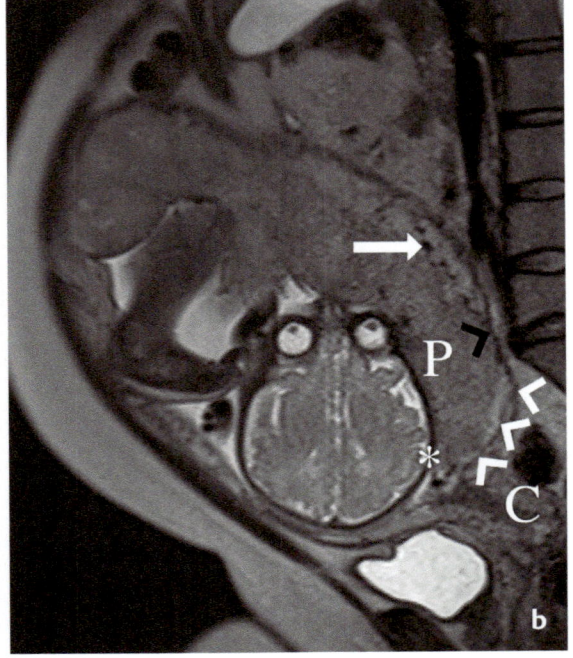

Fig. 51-72. Placenta prévia sem sinais de acretismo (a). Placenta percreta (b) Corte sagital em T2, mostra placenta (P) marginal (asterisco; [c] colo uterino) e implantação normal com sinal hipointenso que corresponde ao espaço interviloso (cabeças de seta brancas). A invasão placentária funde o miométrio à placenta, tornando difícil sua individualização (afilamento miometrial, cabeça de seta preta). Placenta de sinal heterogêneo, com lacunas placentárias principalmente na área da invasão (seta).

avaliação mais definitiva. As características de imagem vistas à USG associadas à placenta acreta incluem lacunas irregulares no tecido placentário, alteração do padrão de vascularização ao Doppler colorido, indefinição do espaço retroplacentário e espessura miometrial reduzida. Nos casos de placenta percreta, uma parede irregular da bexiga pode ser evidenciada. A USG apresenta alguns limitantes bem conhecidos, principalmente relacionados com o posicionamento da placenta nas gestações mais avançadas, nesses casos, prosseguir investigação diagnóstica com a RM pode ajudar nessa definição da anatomia.[84,85]

A RM será indicada na investigação diagnóstica quando a avaliação ultrassonográfica for duvidosa ou para pacientes com altos fatores de risco clínicos para placenta acreta. Com acurácia comprovada, a ressonância magnética apresenta especificidade de 65% a 100% e sensibilidade de 75% a 100%.[86] Nos casos em que a USG já evidenciou o diagnóstico definitivo, a RM costuma ser usada para definição da extensão do acometimento e para melhor caraterização das estruturas adjacentes ao útero, bem como para planejar o parto cesáreo e a histerectomia periparto[76].

Em geral, a placenta normal na RM tem um sinal predominantemente isointenso em relação ao miométrio circundante em todas as sequências. Uma linha tênue de separação entre o miométrio e a placenta pode ser visualizada nas imagens ponderadas em T2 e SSFP. O miométrio normal tem uma aparência de três camadas nas sequências ponderadas em T2 e SSFP, com duas camadas hipointensas e uma área central hiperintensa que representa uma área ricamente vascular (Figs. 51-73 a 51-75). Alterações miometriais podem alterar esse padrão trilaminar, como as contrações uterinas, que podem deformar temporariamente a placenta subjacente e simular uma área de espessamento placentário ou de perda da interface entre o córion e o miométrio, sendo visualizados como focos transitórios de baixa intensidade de sinal dentro do miométrio. Miomas uterinos também podem causar espessamento da parede

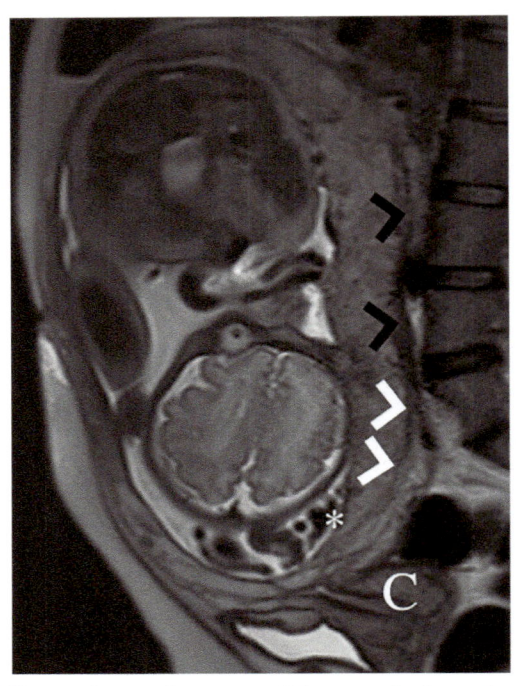

Fig. 51-73. Placenta increta: imagem sagital em sequência ponderada em T2 mostra o sinal hipointenso, normal (setas brancas), correspondente ao espaço interviloso, que vai progressivamente perdendo o sinal e fundindo-se ao miométrio até não haver distinção entre os órgãos (setas pretas).

uterina focal, simulando um espessamento da placenta. Outro ponto que pode gerar dúvida é a vascularização subplacentária normal que é observada como numerosos vasos com artefato de fluxo sob a placenta, também vistos dentro da placenta e na inserção do cordão umbilical.[76,84,87]

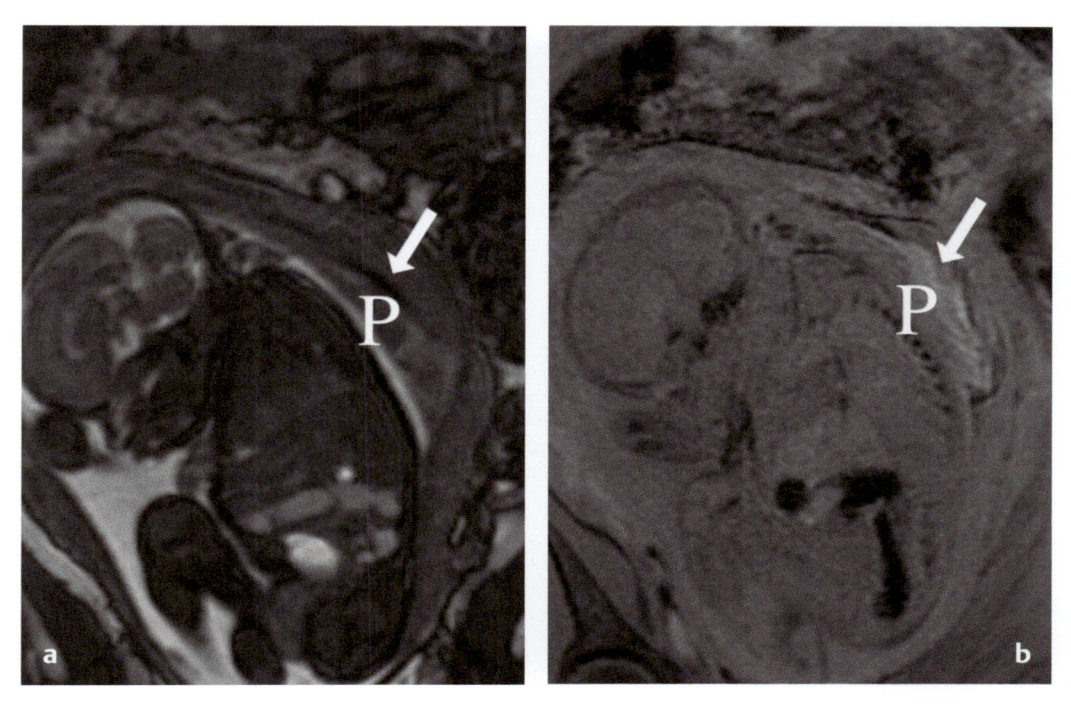

Fig. 51-74. (**a**, **b**) Gestação com 30 semanas, sagital T2 e T2 demonstrando o sítio de implantação placentária (setas).

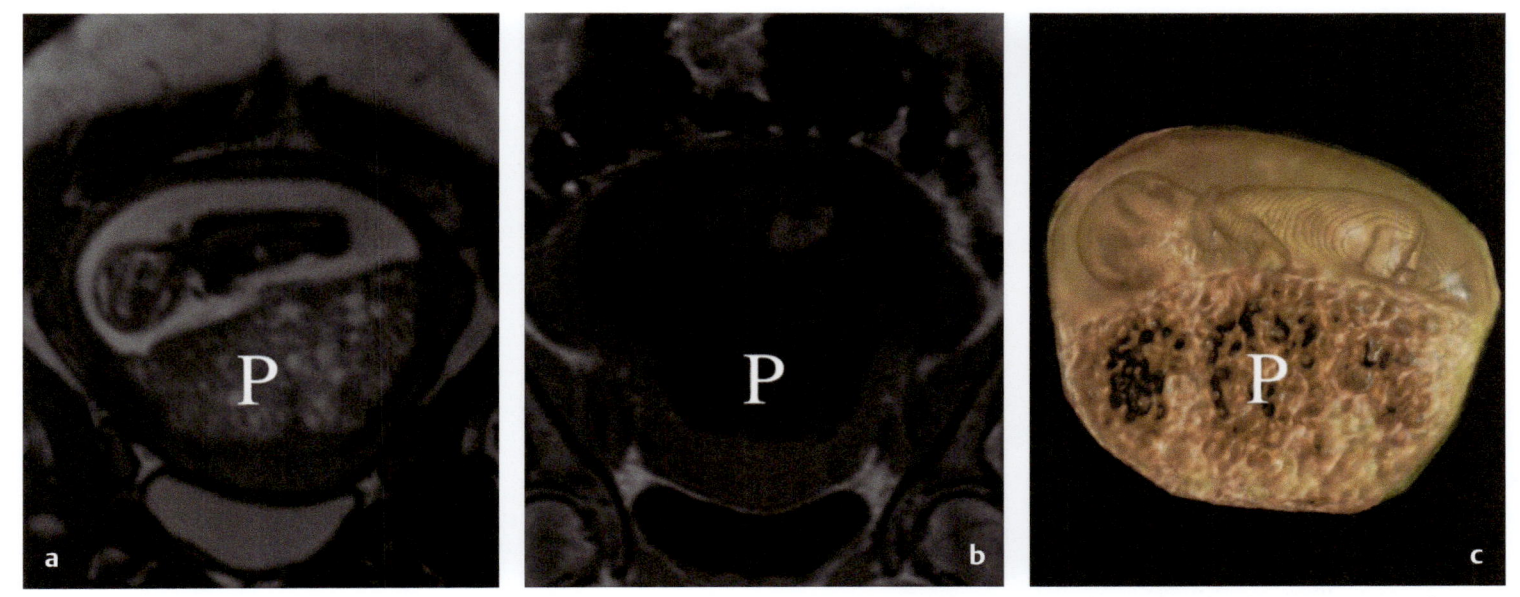

Fig. 51-75. (**a-c**) Doença mesenquimatosa placentária. (**a**) A placenta apresenta sinal hiperintenso cístico (seta) à sequência ponderada em T2 em parte da placenta. Feto normal. (**b**) Sequência ponderada em T1.

Nas placentas com acretização, são sinais observados na RM: presença de bandas intraplacentárias hipointensas nas imagens ponderadas de T2, alteração da arquitetura placentária e uterina, desorganização dos vasos placentários, abaulamento das bordas placentárias, bem como a visualização direta da invasão de tecidos adjacentes (Fig. 51-76).[76,87] A definição de uma placenta heterogênea, com os achados descritos anteriormente, sugere a possibilidade de uma acretização, que deve ser interpretada na tentativa de definir uma possível classificação. A definição do grau de invasão pode ser mais difícil definir, principalmente para os casos de placenta increta. Especial atenção na definição do grau de invasão placentária ocorre na invasão das estruturas adjacentes da placenta percreta, sendo

fundamental a visão tridimensional da RM para melhor definição da anatomia e programação terapêutica (Fig. 51-77).[88]

Todas as classificações do acretismo placentário tornaram-se mais frequentes nos últimos anos e passaram a preocupar a rotina do pré-natal dos obstetras. Para auxiliar nessa definição diagnóstica, a ultrassonografia é a modalidade de imagem de primeira linha para avaliação placentária, sendo o método mais amplamente utilizado. Para casos suspeitos, ou ainda com fatores de risco associados, a RM pode desempenhar um papel importantíssimo no diagnóstico antenatal da acretização, permitindo o planejamento do tratamento multidisciplinar necessário para minimizar a morbidade e mortalidade maternas.

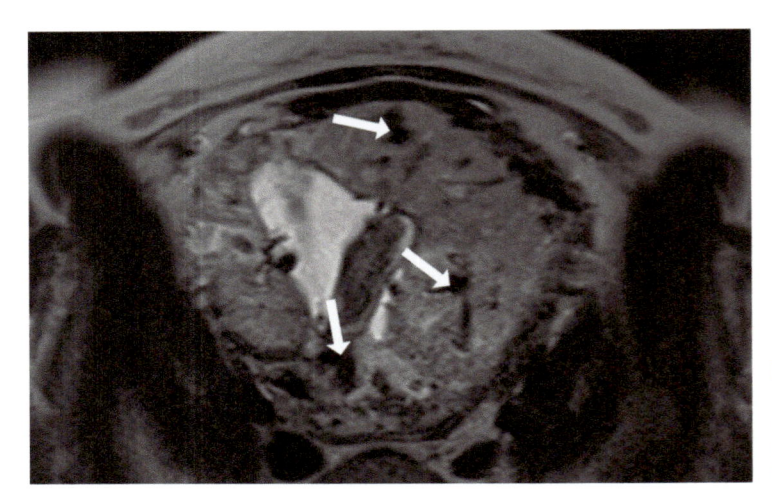

Fig. 51-76. Corte axial, mostrando segmento placentário com sinal heterogêneo e com bandas hipointensas (setas) em placenta increta.

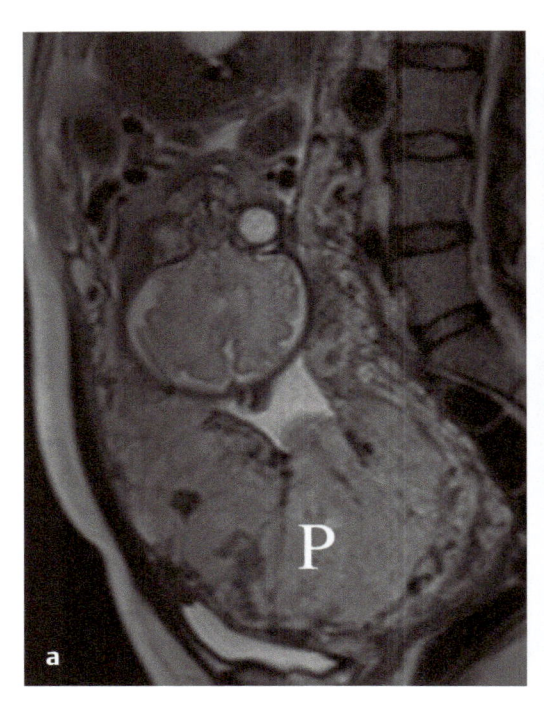

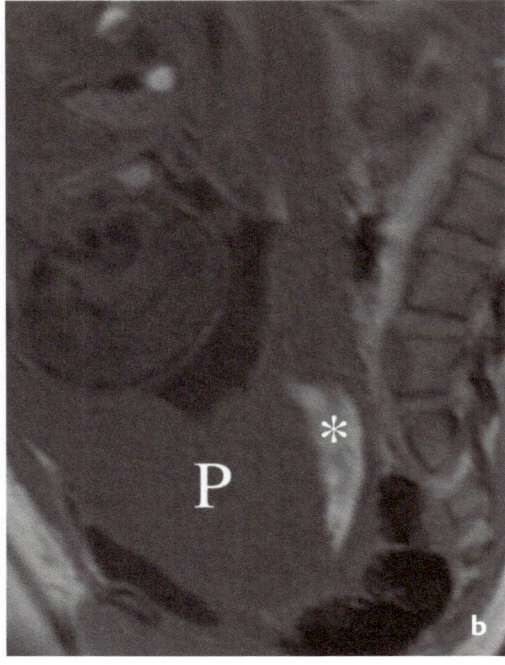

Fig. 51-77. Placenta percreta. (**a**) Sequência ponderada em T2 mostra placenta com sinal heterogêneo, com lacunas (hipointensas) e bandas de hipossinal e vascularização irregular. (**b**) A sequência ponderada em T1 mostra a área hemorrágica relacionada com a vascularização inadequada (asterisco). P: Placenta.

REFERÊNCIAS BIBLIOGRÁFICAS

1. Syngo MR E11. Operator Manual. Cardio, Siemens Healthcare GmbH. 2015.
2. MRI Magnets-Flows-Artifacts. Siemens Healthcare GmbH. 2015. https://www.magnetomworld.siemens-healthineers.com/ publications/mr-basics.
3. Werner H, Brandão A, Daltro P. Ressonância magnética em obstetrícia e ginecologia. Revinter; 2003.
4. MRI Magnets-Spins-Resonances. Siemens Healthcare GmbH. 2015.
5. Mitchell HH. Journal of Biological Chemistry. 158.
6. Bitar R, Leung G, Perng R, Tadros S, Moody AR, Sarrazin J, et al. MR pulse sequences: what every radiologist wants to know but is afraid to ask. 1 Radiographics. 2006 Mar-Apr; 26(2): 513-37.
7. Mitchell HH. Journal of Biological Chemistry. 158.
8. Schneider JF, Confort-Gouny S, Le Fur Y, Viout P, Bennathan M, Chapon F, et al. European Radiology. 2017;17:24-9.
9. Prayer D, Brugger PC, Prayer L. Fetal MRI: techniques and protocols. Pediatr Radiol. 2004;34:685-93.
10. Prayer D, Malinger G, Brugger PC, Cassady C, De Catte L, De Keersmaecker B, Fernandes GL, et al. ISUOG Practice Guidelines: performance of fetal magnetic resonance imaging. Ultrasound Obstet Gynecol. 2017;49(5):671-80.
11. Girard N, Chaumoitre K, Chapon F, Pineau S, Barberet M, Brunel H. Fetal magnetic resonance imaging of acquired and developmental brain anomalies. Semin Perinatol. 2009;33:234-250.
12. Glenn OA, Barkovich J. Magnetic resonance imaging of the fetal brain and spine: an increasingly important tool in prenatal diagnosis: part 2. AJNR Am J Neuroradiol. 2006;27:1807-14.
13. Victoria T, Jaramillo D, Roberts TP, Zarnow D, Johnson AM, Delgado J, et al. Fetal magnetic resonance imaging: jumping from 1.5 to 3 tesla (preliminary experience). Pediatr Radiol. 2014;44:376-86.
14. Prayer D, Malinger G, Brugger PC, Cassady C, De Catte L, De Keersmaecker B, et al. ISUOG Practice Guidelines: performance of fetal magnetic resonance imaging. Ultrasound Obstet Gynecol. 2017; 49: 671-80.
15. Al-Mukhtar A, Kasprian G, Schmook MT, Brugger PC, Prayer D. Diagnostic pitfalls in fetal brain MRI. Semin Perinatol. 2009;33:251-8.
16. Garel C. New advances in fetal MR neuroimaging. Pediatr Radiol. 2006;36:621-5.
17. Cook RJ, Erdman JN, Hevia M, Dickens BM. Prenatal management of anencephaly. Int J Gynaecol Obstet. 2008;102:304-8.
18. Saleem SN, Said AH, Abdel-Raouf M, El-Kattan EA, Zaki MS, Madkour N, et al. Fetal MRI in the evaluation of fetuses referred for sonographically suspected neural tube defects (NTDs): impact on diagnosis and management decision. Neuroradiology. 2009;51:761-72.
19. Strunz K, Schmitz B, Boll D, Bode H, Terinde R. Clinical impact of fetal MRI in addition to ultrasonography in brain anomalies: three case reports. Ultraschall Med. 2007;28:416-20.
20. Cardoza JD, Goldstein RB, Filly RA. Exclusion of fetal ventriculomegaly with a single measurement: the width of the lateral ventricular atrium. Radiology. 1988;169:711-14.
21. Gaglioti P, Oberto M, Todros T. The significance of fetal ventriculomegaly: etiology, short- and long-term outcomes. Prenat Diagn. 2009;29:381-8.
22. Griffiths PD, Reeves MJ, Morris JE, Mason G, Russell SA, Paley MN, et al. A prospective study of fetuses with isolated ventriculomegaly

investigated by antenatal sonography and in utero MR imaging. AJNR Am J Neuroradiol. 2010;31:106-11.

23. Tang PH, Bartha AI, Norton ME, Barkovich AJ, Sherr EH, Glenn OA. Agenesis of the corpus callosum: an MR imaging analysis of associated abnormalities in the fetus. AJNR Am J Neuroradiol. 2009;30:257-63.

24. Volpe P, Campobasso G, De Robertis V, Rembouskos G. Disorders of prosencephalic development. Prenat Diagn. 2009;29:340-54.

25. Pulitzer SB, Simon EM, Crombleholme TM, Golden JA. Prenatal MR findings of the middle interhemispheric variant of holoprosencephaly. AJNR. 2004; 25:1034-6.

26. Poe LB, Coleman LL, Mahmud F. Congenital central nervous system anomalies. Radiographics. 1989;9:801-26.

27. De Laveaucoupet J, Audibert F, Guis F, Rambaud C, Suarez B, Boithias-Guerot C, et al. Fetal magnetic resonance imaging (MRI) of ischemic brain injury. Prenat Diagn. 2001;21:729-36.

28. Garel C, Chantrel E, Elmaleh M, Brisse H, Sebag G. Fetal MRI: normal gestational landmarks for cerebral biometry, gyration and myelination. Child Nerv Syst. 2003;19:422-5.

29. Hosny IA, Elghawabi HS. Ultrafast MRI of the fetus: an increasingly important tool in prenatal diagnosis of congenital anomalies. Magn Reson Imaging. 2010;28:1431-9.

30. McGahan JP, Pilu G, Nyberg DA. Neural tube defects and the spine. In: Nyberg DA, McGahan JP, Pretorius DH, Pilu G, editors. Diagnostic imaging of fetal anomalies. Philadelphia, PA: Lippincott Williams & Wilkins; 2003. p. 291-334.

31. Adamsbaum C, Moutard ML, Andre C, Merzoug V, Ferey S, Quere MP, et al. MRI of the fetal posterior fossa. Pediatr Radiol. 2005;35:124-40.

32. Kolble N, Wisser J, Kurmanavicius J, Bolthauser E, Stallmach T, Huch A, et al. Dandy-walker malformation: prenatal diagnosis and outcome. Prenat Diagn. 2000;20:318-27.

33. Maheshwari PR, Pungavkar SA, Narkhede P, Patkar DP. Images in radiology. Vein of Galen aneurysmal malformation: antenatal MRI. J Postgrad Med. 2003;49:350-1.

34. Levine D, Barnes P, Korf B, Edelman R. Tuberous sclerosis in the fetus: second-trimester diagnosis of subependymal tubers with ultrafast MR imaging. AJR Am J Roentgenol. 2000;175:1067-9.

35. Blaas HG, Eik-Nes SH. Sonoembryology and early prenatal diagnosis of neural anomalies. Prenat Diagn. 2009;29:312-25.

36. Cannie M, Jani J, De Keyzer F, et al. Magnetic resonance imaging of the fetal lung: a pictorial essay. Eur Radiol. 2008;18(7):1364-74.

37. Daltro P, Fricke BL, Kline-Fath BM, et al. Prenatal MRI of congenital abdominal and chest wall defects. AJR Am J Roentgenol. 2005; 184(3): 1010-16.

38. Daltro P, Werner H Gasparetto TD, Domingues RC, Marchiori E, Gasparetto E. Congenital chest malformations: A multimodality approach with emphasis on fetal MR imaging. RadioGraphics. 2010;30:385-95.

39. Azizkhan RG, Crombleholme TM. Congenital cystic lung disease: contemporary antenatal and postnatal management. Pediatr Surg Int. 2008;24(6):643-57.

40. Kotecha S, Barbato A, Bush A, Claus F, Davenport M, Delacourt C, et al: Antenatal and postnatal management of congenital cystic adenomatoid malformation. Paediatr Respir Rev 2012; 13:162-170.

41. Stocker JT, Madewell JE, Drake RM. Congenital cystic adenomatoid malformation of the lung: classification and morphologic spectrum. Hum Pathol. 1977;8(2):155-71.

42. Khalek N, Johnson MP. Management of prenatally lung lesions. Seminar Ped Surg. 2013; 22: 24-29.

43. Bellini C, Boccardo F, Campisi C, Bonioli E. Congenital pulmonary lymphangiectasia. Orphanet J Rare Dis. 2006;1:43.

44. Kilian AK, Schaible T, Hofmann V, Brade J, Neff KW, Büsing KA. Congenital diaphragmatic hernia: predictive value of MRI relative lung-to-head ratio compared with MRI fetal lung volume and sonographic lung-to-head ratio. AJR Am J Roentgenol. 2009;192(1):153-8.

45. Hedrick HL, Crombleholme TM, Flake AW, et al. Right congenital diaphragmatic hernia: prenatal assessment and outcome. J Pediatr Surg. 2004;39(3): 319-23.

46. Vrecenak JD, Flake AW. Fetal surgical intervention: progress and perspectives Pediatr Surg Int. 2013;29:407-17.

47. Guimaraes CV, Linam LE, Kline-Fath BM, et al. Prenatal MRI findings of fetuses with congenital high airway obstruction sequence. Korean J Radiol. 2009;10(2):129-34.

48. Kuwashima S, Kitajima K, Kaji Y, Watanabe H, Watabe Y, Suzumura H. MR imaging appearance of laryngeal atresia (congenital high airway obstruction syndrome): unique course in a fetus. Pediatr Radiol. 2008;38(3):344-7.

49. Mong A, Johnson AM, Kramer SS, et al. Congenital high airway obstruction syndrome: MR/US findings, effect on management, and outcome. Pediatr Radiol. 2008;38(11):1171-9.

50. Ahmad SM, Ahmed BS, Soliman MS. Congenital anomalies of the larynx. Otolaryngol Clin N Am. 2007;40:177-91.

51. Ozcan UA, Yazici Z, Savci G. Foetal intestinal atresia: diagnosis with MRI. Eur J Radiol Extra. 2004;51:125-7.

52. Castro P, Werner H, Matos APP, Macedo N, Marinho PRS, Araujo Júnior E. Dynamic study by magnetic resonance imaging in evaluation of fetal esophageal atresia. Ultrasound Obstet Gynecol. 2020; 56: 944-52.

53. Kimura K, Mukohara N, Nishijima E, et al. Diamond-shaped anastomosis for duodenal atresia: an experience with 44 patients over 15 years. J Pediatr Surg. 1990;25:977-9.

54. Keckler SJ, St Peter SD, Spilde TL, et al. The influence of trisomy 21 on the incidence and severity of congenital heart defects in patients with duodenal atresia. Pediatr Surg Int. 2008;24:921-3.

55. Nemec U, Nemec SF, Bettelheim D, Brugger PC, Horcher E, Schöpf V , et al. Ovarian cysts on prenatal MRI. Eur J Radiol. 2012;81:1937-44.

56. Durfee SM, Downard CD, Benson CB, et al. Postnatal outcome of fetuses with the prenatal diagnosis of gastroschisis. J Ultrasound Med. 2002;21:269-74.

57. Emanuel PG, Garcia GI, Angtuaco TL. Prenatal detection of anterior abdominal wall defects with US. Radiographics. 1995;15:517-30.

58. Heider AL, Strauss RA, Kuller JA. Omphalocele: clinical outcomes in cases with normal kariotypes. Am J Obstet Gynecol. 2004;190:135-41.

59. Fogata ML, HB 2nd Collins, Wagner CW, et al. Prenatal diagnosis of complicated abdominal wall defects. Curr Probl Diagn Radiol. 1999;28:101-28.

60. Calzolari E, Bianchi F, Dolk H, et al. Omphalocele and gastroschisis in Europe: a survey of 3 million births 1980-1990. EUROCAT Working Group Am J Med Genet. 1995;58:187-94.

61. Bradnock TJ, Marven S, Owen A, et al. Gastroschisis: one-year outcomes from national cohort study. BMJ. 2011; 343:d6749.

62. Coleman A, Kline-Fath B, Keswani S, et al. Prenatal solid tumor volume index: novel prenatal predictor of adverse outcome in sacrococcygeal teratoma. J Surg Res. 2013;184:330-6.

63. Gucciardo L, Uyttebroek A, De Wever I, Renard M, Claus F, Devlieger R, et al. Prenatal assessment and management of sacrococcygeal teratoma. Prenat Diagn. 2011;31:678-88.

64. Cassart, M, Avni FE, Guibaud L, Molho M, D'Haene N, Paupe A. Fetal liver iron overload: The role of MR imaging. European Radiology. 2011;21:295-300.

65. Alamo L, Laswad T, Schnyder P, Meuli R, Vial Y, Osterheld MC, Gudinchet F. Fetal MRI as complement to US in the diagnosis and characterization of anomalies of the genitourinary tract. Eur J Radiol. 2010;76:258-64.

66. Chalouhi GE, Millischer AÉ, Mahallati H, Siauve N, Melbourne A, Grevent D, et al. The use of fetal MRI for renal and urogenital tract anomalies. Prenat Diagn. 2020;40:100-9.

67. Huber C, Shazly SA, Blumenfeld YJ, Jelin E, Ruano R. Update on the Prenatal Diagnosis and Outcomes of Fetal Bilateral Renal Agenesis. Obstet Gynecol Surv. 2019;74:298-302.

68. Meyers ML, Treece AL, Brown BP, Vemulakonda VM. Imaging of fetal cystic kidney disease: multicystic dysplastic kidney versus renal cystic dysplasia. Pediatr Radiol. 2020;50:1921-33.

69. Ji H, Dong SZ. Magnetic resonance imaging for evaluation of foetal multicystic dysplastic kidney. Eur J Radiol. 2018;108:128-32.

70. Millischer AE, Grevent D, Rousseau V, O'Gorman N, Sonigo P, Bessieres B, et al. Fetal MRI compared with ultrasound for the diagnosis of obstructive genital malformations. Prenat Diagn. 2017;37:1138-45.

71. Werner H, Lopes J, Ribeiro G, Jesus NR, Santos GR, Alexandria HAF, et al. Three-dimensional virtual cystoscopy: Noninvasive approach for the assessment of urinary tract in fetuses with lower urinary tract obstruction. Prenat Diagn. 2017; 37:1350-2.

72. Lim PS, Greenberg M, Edelson MI, et al. Utility of ultra- sound and MRI in prenatal diagnosis of placenta accreta: a pilot study. AJR Am J Roentgenol. 2011;197:1506-13.

73. Blaicher W, Brugger PC, Mittermayer C, et al. Magnetic resonance imaging of the normal placenta. Eur J Radiol. 2006;57(2):256-60.

74. Prayer D, Malinger G, Brugger PC, Cassady C, De Catte L, De Keersmaecker B, et al. ISUOG Practice Guidelines: performance of fetal magnetic resonance imaging. Ultrasound Obstet Gynecol. 2017.

75. Horowitz JM, Berggruen S, McCarthy RJ, Chen MJ, Hammond C, Trinh A, Gabriel H. When Timing Is Everything: Are Placental MRI Examinations Performed Before 24 Weeks' Gestational Age Reliable? AJR Am J Roentgenol. 2015 Sep;205(3):685-92.

76. Zaghal AA, Hussain HK, Berjawi GA. MRI evaluation of the placenta from normal variants to abnormalities of implantation and malignancies. J Magn Reson Imaging. 2019;50(6):1702-17.

77. Chihara H, Otsubo Y, Ohta Y, et al. Prenatal diagnosis of succenturiate lobe by ultrasonography and color Doppler imaging. Arch Gynecol Obstet. 2000;263(3):137-8.

78. Lockhat F, Corr P, Ramphal S, Moodley J. The value of magnetic resonance imaging in the diagnosis and management of extra-uterine abdominal pregnancy. Clin Radiol. 2006; 61:264-9.

79. Do QN, Lewis MA, Xi Y, Madhuranthakam AJ, Happe SK, Dashe JS, et al. MRI of the Placenta Accreta Spectrum (PAS) Disorder: Radiomics Analysis Correlates with Surgical and Pathological Outcome. J Magn Reson Imaging. 2020; 51: 936-46.

80. Silver RM, Barbour KD. Placenta accreta spectrum: accreta, increta, and percreta. Obstet Gynecol Clin North Am. 2015;42(2):381-402.

81. Osterman MJ, Martin JA. Trends in low-risk cesarean delivery in the United States, 1990-2013. Natl Vital Stat Rep. 2014; 5;63(6):1-16.

82. D'Antonio F, Iacovella C, Bhide A. Prenatal identification of invasive placentation using ultrasound: systematic review and meta-analysis. Ultrasound Obstet Gynecol. 2013;42(5):509-17.

83. Silver RM, Landon MB, Rouse DJ, et al. Maternal morbidity associated with multiple repeat cesarean deliveries. Obstet Gynecol. 2006;107:1226-32.

84. Berkley EM, Abuhamad A. Imaging of Placenta Accreta Spectrum. Clin Obstet Gynecol. 2018;61(4):755-65.

85. Levine D, Hulka CA, Ludmir J, Li W, Edelman RR. Placenta accreta: evaluation with color Doppler US, power Doppler US, and MR imaging. Radiology. 1997; 205(3):773-6.

86. Abramowicz JS, Shener E. Ultrasound of the placenta: a systematic approach. Part I: imaging. Placenta. 2008;29:225-40.

87. Kilcoyne A, Shenoy-Bhangle AS, Roberts DJ, Sisodia RC, Gervais DA, Lee SI. MRI of Placenta Accreta, Placenta Increta, and Placenta Percreta: Pearls and Pitfalls. AJR Am J Roentgenol. 2017;208(1):214-21.

88. Kapoor H, Hanaoka M, Dawkins A, Khurana A. Review of MRI imaging for placenta accreta spectrum: Pathophysiologic insights, imaging signs, and recent developments. Placenta. 2020 13;104:31-9.

BIBLIOGRAFIA COMPLEMENTAR

Baughman WC, Corteville JE, Shah RR. Placenta accreta: spectrum of US and MR imaging findings. RadioGraphics. 2008; 28:1905-16.

Cahill AG, Beigi R, Heine RP, Silver RM, Wax JR. Placenta accreta spectrum. Am J Obstet Gynecol. 2018;219(6):B2-B16.

Silver RM, Branch DW. Placenta accreta spectrum. N Engl J Med. 2018; 19;378(16):1529-36.

CAPÍTULO 52

ULTRASSONOGRAFIA E BIOSSEGURANÇA

Francisco Mauad Filho ▪ Rafaela Cardoso Gil Pimental

A ultrassonografia diagnóstica é realizada a partir da geração de curtos pulsos de energia elétrica sobre materiais específicos (cristais ou cerâmicas), que, ao serem estimulados, produzem ondas sonoras em uma faixa que varia de 20 kHz a 10 GHz. Tal transformação se dá por meio do efeito piezelétrico desses materiais contidos nos transdutores utilizados para a exploração, que é a capacidade de transformar uma forma de energia em outra após certo estímulo (p. ex., eletricidade em calor).

O uso de ondas mecânicas como método diagnóstico permitiu enorme avanço em diversos campos da medicina, com destaque na avaliação materno-fetal. Para tanto, foi necessário provar-se seguro para ambos em diversos níveis – morfológico, hemodinâmico, molecular e funcional. Qualquer interferência na embriogênese seria inaceitável, motivando diversos estudos e criação de protocolos no intuito de possibilitar o máximo de segurança para os envolvidos.

Em 1980, pela Japanese Industrial Standard, foi estabelecido o valor de potência considerado seguro para os equipamentos de ultrassom bidimensional e sonares de detecção de batimentos cardíacos fetais. Posteriormente, novas discussões foram adicionadas a partir da introdução da Dopplerfluxometria, que necessita de potência maior que o modo bidimensional.

A utilização crescente da ultrassonografia, a introdução de novas técnicas, a popularização das indicações e o aumento potencial do tempo de exposição tornam a vigilância contínua essencial, de modo a assegurar seu uso com garantia de inocuidade.

Até o momento, a ultrassonografia convencional e associada à Dopplerfluxometria é considerada um método seguro para avaliação obstétrica durante toda a gestação, não sendo conhecidos efeitos deletérios sobre os tecidos humanos. Entre as principais preocupações quanto a segurança, estão os possíveis efeitos teratogênicos causados pela conversão do som em energia térmica ou bioefeitos mecânicos de cavitação, que não foram provados até o momento nas intensidades utilizadas para fins de ultrassom diagnóstico.

ULTRASSONOGRAFIA BIDIMENSIONAL

A ultrassonografia é um método de avaliação e diagnóstico materno-fetal cada vez mais disponível. Acredita-se que a ultrassonografia, com a sua popularização, deva ser um dos exames em obstetrícia tão importante quanto o hemograma, com demanda crescente e um parque de mais de 30 mil equipamentos e ultrassonografistas espalhados pelo país.

Paralelamente à sua ascensão e difusão, cresceu a preocupação sobre seus potenciais efeitos biológicos, em especial os possíveis efeitos sobre o embrião em desenvolvimento. Tornou-se, então, necessário comprovar que ondas mecânicas de som na frequência utilizada para fins diagnósticos não seriam capazes de produzir alterações seja em nível molecular ou estrutural.

Com a introdução do Doppler como complementação para auxílio na avaliação fetal, determinar sua segurança e estabelecer protocolos de ajustes passou a ser prioritário.

Os desafios são grandes em uma área da medicina intimamente relacionada à tecnologia, onde os avanços são constantes. Determinar que cada melhoramento é inócuo é uma fonte de constante preocupação.

A ultrassonografia bidimensional passou a ser reconhecida pela Federação Mundial de Ginecologia e Obstetrícia a partir de 1978.

Desde então, várias modificações ocorreram, especialmente no que diz respeito à resolução das imagens, resultado direto da frequência em que os transdutores atuais atuam, além de outros aspectos relativos a avanços de *software* e *hardware* dos equipamentos.

Embora a física básica utilizada mantenha-se a mesma, a ultrassonografia de hoje em nada se parece com a realizada há algumas décadas. A frequência de emissão de pulsos impacta diretamente a resolução da imagem, seu aumento acarreta elevação da intensidade média temporal que mede a potência de energia liberada nos tecidos.

Eventuais efeitos biológicos poderiam ser atingidos, caso não fossem observados três parâmetros importantes: potência, índice térmico e índice mecânico.

- *Potência de saída:* representa o quanto de energia é gerada pelo transdutor ultrassonográfico e é medida em watts (W). Deve ser escolhida a menor potência possível que permita boa qualidade de imagem. Estar capacitado a realizar esses ajustes é necessário para aquele que deseja operar equipamentos de ultrassom, em especial para a execução de exames obstétricos de 1º trimestre, cuja potência excessivamente alta pode ser prejudicial. Como alternativa à diminuição da potência de saída, que reduz a intensidade dos sinais e pode afetar a qualidade geral da imagem, pode-se otimizar a focalização lateral, permitindo que haja melhora na qualidade da imagem em profundidade sem aumento da intensidade.
- *Índice térmico (IT):* é o meio pelo qual se avalia o efeito térmico gerado pela emissão do ultrassom, ou seja, a elevação de temperatura máxima ocasionada no tecido exposto a este. Um IT de 1,0 significa que pode haver elevação de 1°C de temperatura no tecido insonado de forma fixa, pela absorção do ultrassom. Embriologicamente, esse é o efeito que gera especial preocupação, uma vez que o aquecimento dos tecidos biológicos poderia resultar em danos celulares.
- *Índice mecânico (IM):* é utilizado para avaliar o potencial de gerar cavitação nos tecidos, ou seja, liberar bolhas a partir da vaporização de líquido contido na estrutura sob insonação após excitação mecânica produzida pelo som. Apesar disso, a possibilidade de atingir um índice mecânico potencialmente nocivo vem tendo sua significância clínica mitigada para os estudos obstétricos, uma vez que este sistema é isento de gás, não fornecendo interface gás-líquido para vaporização.

ULTRASSONOGRAFIA DOPPLER

O ultrassom Doppler obstétrico é um método não invasivo, disponível e de baixo custo que permite avaliar a hemodinâmica fetal e materna. A Dopplervelocimetria permitiu desenvolver estudos fisiológicos do comportamento do fluxo materno-fetal através das artérias uterinas que hoje têm a importância da representação placentária, da artéria feto-materna através da artéria umbilical, importante na avaliação placentária, da artéria cerebral, que é importante na avaliação da oxigenação do feto, e, não menos importante, do ducto venoso, para avaliar a função cardíaca do feto. Esses parâmetros são essenciais para a determinação de condutas no alto risco.

Sendo a compreensão da circulação fetal fundamental para o entendimento da fisiologia e desenvolvimento do feto, o estudo Doppler torna-se instrumento ímpar nessa avaliação. Atualmente, a Dopplervelocimetria tem aplicabilidade bem estabelecida para a avaliação materno-fetal, auxiliando o diagnóstico de crescimento intrauterino restrito, hipóxia, anemia fetal e na predição de pré-eclâmpsia, contribuindo para a redução da mortalidade perinatal nas gestações de alto risco.

Dentre as preocupações demonstradas pelo The American Institute of Ultrasound in Medicine (AIUM), a de maior relevância clínica se mostrou o aumento térmico da estrutura insonada, que poderia estar relacionado a efeitos deletérios sobre o DNA fetal, facilmente solucionado com a execução dos ajustes e protocolos estabelecidos.

O uso do Doppler durante o exame gestacional é permitido, desde que respeitado o índice térmico (IT). Especialmente durante o primeiro trimestre, o uso do Doppler deve ser restrito quando o risco de efeitos térmicos pode ser maior, pois este possui intensidades maiores que aquelas produzidas pelo modo bidimensional em um período crítico da embriogênese.

A World Federation of Ultrasound in Medicine and Biology publicou, em 1998, recomendações que autorizam o uso do Doppler para fins diagnósticos quando o IT ≤ 1,0 (o que permite a elevação térmica de até 1°C no tecido insonado fixamente), sendo aceitas elevações de até 1,5°C acima dos 37°C fisiológicos. O índice mecânico (IM) deve ser também ≤ 1,0, o que significa menor vibração, e com isso evita-se a cavitação. Recomenda-se que o tempo de exposição seja o mais curto possível, apenas o suficiente para a coleta das informações, nunca ultrapassando 60 minutos.

Embora teóricos e precaucionais, os protocolos estabelecidos têm intuito de resguardar a segurança do método, tornando seus parâmetros reprodutíveis independentemente do equipamento, de fatores biológicos ou do examinador.

A primeira instituição a encomendar um estudo sobre a segurança do uso da ultrassonografia foi a Food and Drug Administration (FDA), dos EUA, em 1976. Neste, foi estabelecido um limite máximo para a intensidade de energia acústica menor que 100 mW/cm². Em 1992, esse valor foi revisto, tendo a FDA considerado o limite de segurança menor do que 94 mW/cm².

Levando em consideração que os parâmetros baseados na intensidade de energia podem variar de acordo com o equipamento e a forma que for ajustado e utilizado, como tamanho do volume de amostra e posicionamento do foco, as variáveis obtidas podem ser praticamente incontáveis, resultando no desuso deste como item importante na avaliação da biossegurança ultrassonográfica.

A partir disso, foram introduzidas novas diretrizes, em 1998, que fixaram atenção especial aos efeitos decorrentes dos índices térmico e mecânico, que vigoram até os dias atuais, permanecendo como exigência da FDA a informação destes pelos fabricantes.

O princípio ALARA versa sobre o uso racional do Doppler na obstetrícia, destacando a importância de se pesar os eventuais riscos e benefícios antes de se optar pela realização do Doppler obstétrico (Fig. 52-1).

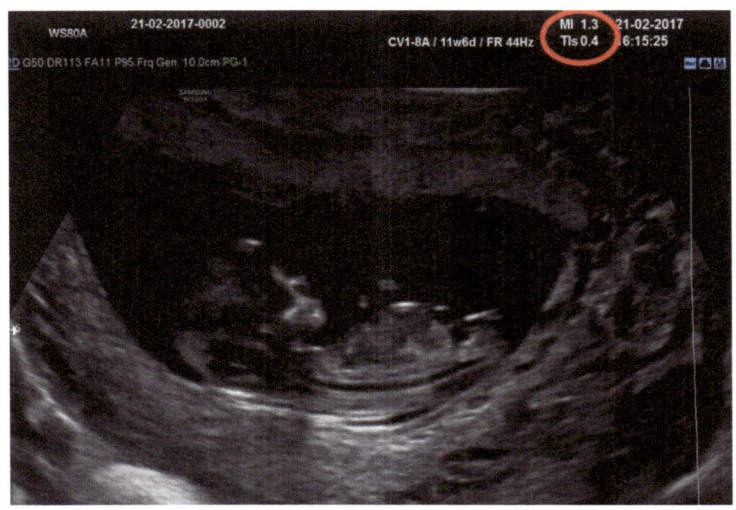

Fig. 52-1. ALARA (*As Low As Reasonably Achievable*).

Presume-se que o feto não deva ser exposto a uma potência maior que a necessária e a uma examinação com adição de Doppler sem indicação real. Respeitando-se esses limites, o Doppler não é desaconselhado ou proscrito, podendo ser utilizado com o mínimo de potência de saída, de forma que não cause elevação inadequada do IT, e pelo mínimo de tempo possível a qualquer período gestacional.

A utilização do Doppler pulsado em qualquer uma de suas formas (colorida, de amplitude ou espectral) fora da área de insonação fetal pode ser adotada sem restrições seguindo-se os parâmetros de segurança habituais, uma vez que efeitos embriológicos são possíveis apenas sob insonação direta de suas estruturas.

Doppler no Primeiro Trimestre

Há inúmeras evidências de que, no decorrer do período da embriogênese, quando o desenvolvimento é complexo e exige diversas interações bioquímicas, há uma vulnerabilidade maior a agentes externos, devendo-se evitar qualquer agente que possa ocasionar um distúrbio.

Sabe-se que o calor excessivo é teratogênico, e o tecido mais suscetível ao aumento de temperatura é o ósseo, que só estará formado no fim do primeiro trimestre. Dessa forma, acredita-se que antes desse período não haja possibilidade real de aumentar-se a temperatura acima de 1,5°C sem que haja, portanto, evidência de alterações no desenvolvimento embrionário.

Embora se acredite que o uso do Doppler seja seguro no primeiro trimestre, sua utilização deve obedecer ao princípio ALARA para que a exposição fetal seja a mínima necessária. O IT não deve ultrapassar 1,0, garantindo que o aumento da temperatura não seja significativo, especialmente se usado por um período de tempo curto a cada acionamento.

Recomenda-se o uso do modo M para avaliação dos batimentos cardíacos no primeiro trimestre, evitando-se utilizar o espectral, que notadamente tem maior potência e oferece informação idêntica no que concerne à frequência.

Não há evidências de que a avaliação do ducto venoso de rotina traga benefícios, sendo reservado para os pacientes cujo rastreio inicial pela translucência nucal detecte alteração. Desse modo, evita-se expor o feto à avaliação em cores e espectral simultânea. Sendo esse exame necessário, a mesma atenção à potência e ao IT deve ser observada, utilizando o Doppler por períodos curtos de tempo. Caso a avaliação seja demorada ou insatisfatória, este pode ser desligado e religado após algum tempo, impedindo o aumento inseguro da temperatura tecidual do feto.

A temperatura materna deve ser analisada, pois, se a mãe se encontra com febre, o aumento da temperatura pode ser maior que a alta ocasionada pelos ajustes do aparelho, tendo em vista a temperatura basal elevada. Nesses casos, um estado febril de até 39°C pode ser aceitável, pois a elevação da temperatura tecidual do feto não será significativa se os outros parâmetros do Doppler estiverem ajustados.

A avaliação do cordão umbilical nos fetos em idade para avaliação morfológica de primeiro trimestre não é encorajada, embora possa ser reservada àqueles com maior risco de aneuploidias rastreadas pelo aumento da translucência nucal.

O uso do Doppler na avaliação das artérias uterinas durante o primeiro trimestre não traz maiores riscos à segurança fetal, uma vez que a área de insonação deste não abrange estruturas fetais. Portanto, este pode ser realizado de rotina, mantendo-se o *preset* obstétrico de primeiro trimestre escolhido para que os ajustes obedeçam aos padrões de segurança exigidos nessa idade gestacional.

Responsabilidade dos Ultrassonografistas

É de notório conhecimento que o médico realizador do exame deve ter um treinamento específico para a boa prática do Doppler obstétrico, inclusive no que concerne a dominar os ajustes necessários para que o exame seja tecnicamente bem-feito e seguro.

Os *guidelines* de AIUM e ISUOG sobre treinamento médico nos exames de Doppler obstétrico e sobre segurança no uso deste para avaliação fetal reforçam essa necessidade.

Portanto, o ultrassonografista que deseja realizar essas análises deve atentar para a escolha do *preset* adequado (para obstétrico do 1° trimestre), que limitará os índices a valores considerados seguros internacionalmente, reconhecer a significância desses índices, e estar apto a ajustar manualmente a potência de saída e demais configurações que possam impactar os IT e IM, caso seja necessário.

Além disso, deve ser capaz de reconhecer quando fatores externos possam influenciar negativamente a segurança do exame, como em caso de hipertermia materna.

O desconhecimento desses protocolos e a incapacidade de operar adequadamente o equipamento não isentam o médico examinador de possíveis implicações médico-legais. Portanto, esse conhecimento é de suma importância para a boa prática médica, além de não expor os pacientes a riscos potenciais.

Responsabilidade dos Fabricantes

Para permitir que os ajustes de fábrica garantam a segurança dos pacientes sob qualquer circunstância, a agência reguladora americana Food and Drug Administration (FDA) estabeleceu limites a serem seguidos pelas empresas, impedindo que a intensidade não ultrapasse 720 Mw cm² e o IM fique abaixo de 1,9 (Quadro 52-1).

A comissão europeia Medical Device Directive, que tem por objetivo padronizar dentro dos quesitos de *performance* e segurança e regulamentar equipamentos médicos que serão vendidos dentro do território da União Europeia, também estabeleceu uma padronização de segurança, sem estabelecer, contudo, um limite máximo de segurança para potência de saída, IT ou IM.

Contudo, ambas exigem que as informações sejam de fácil acesso ao usuário. Para facilitar a monitorização dos efeitos potenciais, recomenda-se que os aparelhos modernos tragam as informações do índice térmico e mecânico nas telas, durante a realização do exame. É facultada a exibição de apenas um desses índices, desde que o IT permaneça visível durante as avaliações com o Doppler e o IM para as imagens geradas no modo bidimensional.

Quadro 52-1. Limites Máximos Estabelecidos pela FDA para Parâmetros de Exposição Ultrassonográficos

Limites superiores dados nos guias original e presente 510(k)					
	Original 1985		Presente Track 1		Presente Track 3	
	Ispta.3	Isppa.3	Ispta.3	Isppa.3	Ispta.3	MI
Aplicação	mW/cm²	W/cm²	mW/cm²	W/cm²	mW/cm²	nenhuma
Vaso periférico	720	65	720	190	720	1,9
Cardíaco	430	65	430	190	720	1,9
Investigação fetal por imagem*	46	65	94	190	720	1,9
Oftálmico	17	28	17	28	50	0,23

*e outras investigações gerais por imagem, tais como pediátrica, intraoperatória e cefálica.

Fonte: Miller, D. L., 2008.

CONCLUSÃO

O ultrassom convencional e aquele associado ao Doppler são métodos até o momento considerados seguros do ponto de vista dos possíveis bioefeitos. Embora os riscos sejam mais teóricos do que práticos, não devem ser ignorados, a bem de garantir a inocuidade do método para aquele que se presta o estudo, ou seja, o concepto. Vale lembrar que durante o período de embriogênese é recomendado evitar o uso do Doppler.

O especialista deve dedicar-se de forma constante e sistemática para garantir os ajustes necessários e um uso racional do Doppler na obstetrícia. Reconhecer as particularidades da hemodinâmica materno-fetal e sua fisiologia, para que seja assegurada a inocuidade do método, tanto do ponto de vista de bioefeitos, quanto com relação à sua interpretação, que pode ser tão ou mais deletéria.

O treinamento médico deve, portanto, ter aplicação necessária para reconhecer os protocolos, realizar os ajustes e interpretar adequadamente os achados. Sem o cumprimento de todos os itens, a biossegurança do exame não pode ser ratificada.

BIBLIOGRAFIA COMPLEMENTAR

Abramowicz JS. et al. Fetal thermal effects of diagnostic ultrasound. Journal of Ultrasound in Medicine 2008; 27(4):541-59.

American Institute of Ultrasound in Medicine, et al. Standard for real-time display of thermal and mechanical acoustic output indices on diagnostic ultrasound equipment. AIUM. 1992.

Barnett SB, et al. Current status of research on biophysical effects of ultrasound. Ultrasound in Medicine & Biology 1994; 20(3):205-18.

Barnett SB, Kossoff G. Issues and recommendations regarding thermal mechanisms for biological effects of ultrasound. In: WFUMB Symposium on Safety and Standardization in Medical Ultrasound. Ultrasound Med Biol 1992; 18.

Barnett SB, Maulik D. Guidelines and recommendations for safe use of Doppler ultrasound in perinatal applications. Journal of Maternal-Fetal Medicine 2001; 10(2):75-84. Barnett SB. Conclusions and recommendations on thermal and non-thermal mechanisms for biological effects of ultrasound. In: WFUMB Symposium on Safety of Ultrasound in Medicine. Ultrasound Med Biol 1998; 24.

Church CC, Miller MW. Quantification of risk from fetal exposure to diagnostic ultrasound. Progress in Biophysics and Molecular Biology 2007; 93(1):331-53..

European Federation of Societies for Ultrasound in Medicine and Biology. Guidelines for the safe use of Doppler Ultrasound for clinical applications. European Journal of Ultrasound 1995; 2(2):167-8.

European Committee for Radiation Safety - the Watchdogs. Clinical safety statement for diagnostic ultrasound. European Journal of Ultrasound 1996; 3(3):283.

Food and Drug Administration. Revised 510 (k) diagnostic ultrasound guidance for 1993. Centre for Devices and Radiological Health, US Food and Drug Administration. 1993.

Helmy S, et al. Fetal ultrasound: mechanical effects. J Ultrasound Med 2008; 27(4):597-605.

Helmy S, et al. Measurement of thermal effects of Doppler ultrasound: an in vitro study. Plos One 2015; 10(8).

Miller DL. Safety assurance in obstetrical ultrasound. In: Seminars in Ultrasound, CT and MRI. WB Saunders 2008; 29(2):156-64.

Miller DL. Update on safety of diagnostic ultrasonography. Journal of Clinical Ultrasound 1991; 19(9):531-40.

Tarantal AF. Effects of ultrasound exposure on fetal development in animal models. Safety of diagnostic ultrasound. The Parthenon Publishing Group, New York, London 1998; 12:39-51.

Parte 7

PROPEDÊUTICA FETAL INVASIVA

CAPÍTULO 53

PUNÇÃO DE VILOSIDADE CORIAL

Antônio Carlos Vieira Lopes ■ Eduardo Valente Isfer

INTRODUÇÃO

Os avanços no campo da bioquímica, citogenética e biologia molecular tornaram possível o diagnóstico pré-natal de inúmeras doenças mendelianas e cromossômicas. Com o crescente desenvolvimento destas tecnologias, a capacidade diagnóstica pré-natal foi expandida e a demanda pelos serviços especializados tornou-se cada vez maior (Centros de Referência em Medicina Fetal). O número de protocolos de rastreamento de anomalias fetais, em particular as cromossômicas, tem aumentado ultimamente com a utilização de diversos marcadores, sejam biofísicos (ultrassonográficos) ou bioquímicos, fazendo com que a capacidade de detecção destas anomalias alcançasse sensibilidade de 90% ou mais, para uma taxa de falso-positivo inferior a 3%.

Dentro deste contexto, a biópsia de vilosidades coriônicas (BVC) tem desempenhado papel de vital importância no campo do diagnóstico, em particular quando este se faz necessário no primeiro trimestre (ou seja, quando os marcadores de rastreio se apresentam alterados). A expressão biópsia de vilosidades coriônicas (BVC) corresponde ao termo em inglês *chorionic villi sampling*, que é preferível em lugar de biópsia de trofoblasto, pois este se refere a uma entidade histológica. Ademais, são as vilosidades coriônicas, por completo ou fracionadas, que são obtidas pelo procedimento.

Em síntese, a BVC nasceu da necessidade de se encontrar um método de diagnóstico pré-natal mais precoce que a amniocentese genética (AG). Esta, por ser realizada no transcorrer do segundo trimestre, proporcionava diagnósticos mais tardios, fato que psicologicamente era mais traumático à gestante. Sendo assim, a BVC representou importante avanço na assistência pré-natal, oferecendo segurança à gestante com risco elevado de afecções genéticas fetais. Antes do rastreamento de anomalias fetais no pré-natal e dos procedimentos diagnósticos, a gravidez era evitada, ou induzia na mulher o desejo de interrupção pelo receio de anomalias fetais graves. Ao oferecer o diagnóstico genético fetal em fases iniciais da gravidez, ou seja, no primeiro trimestre, a BVC contribuiu para tranquilizar o casal e permitir que gestantes de alto risco para afecções genéticas fetais fossem estimuladas a planejar um filho.

Enfim, a BVC é o método de escolha para coleta de material fetal a partir do vilo corial e diagnóstico de diversas variedades de desordens genéticas, incluindo doenças metabólicas e cromossômicas (empregando-se métodos citogenéticos, bioquímicos, imunológicos e de biologia molecular) já no primeiro trimestre da prenhez, embora possa ser realizada em qualquer idade gestacional, com a mesma segurança e acurácia.

HISTÓRICO

A técnica da BVC foi fundamentada nas clássicas descrições do desenvolvimento do embrião humano, especialmente com as contribuições de Hertig & Rock (1949) e de Boyd & Hamilton (1970) sobre a placenta humana.[1,2]

Em 1968, Hahnemann & Mohr, por meio do uso de endoscópio adaptado, foram os primeiros a propor a BVC para fins diagnósticos.[3] Estes autores iniciaram a prática da BVC por via transcervical na Dinamarca, objetivando o diagnóstico precoce de doenças metabólicas e doenças ligadas aos cromossomos sexuais, utilizando-se da visão direta da cavidade uterina por meio de histeroscópio de fibra ótica. Suas primeiras observações foram publicadas em 1974 e foram realizadas em 95 pacientes antes da interrupção da gravidez por abortamento, tendo sido relatadas complicações maternas importantes, sobretudo infecção, hemorragia, perfuração uterina, além de altas taxas de abortamento.[4] Este estudo preliminar foi seguido de outros, porém, foram abandonados a favor da AG, em razão da alta incidência de complicações a curto prazo. Entre estes, citam-se os trabalhos de Kullander & Sandahl (1973), onde utilizaram a mesma técnica e encontraram, igualmente, altas taxas de infecção e de abortamento.[5] Já Hahnemann (1974) realizou a BVC dias antes do término da gestação, porém, obteve complicações como hemorragia e perda de líquido amniótico (LA), fato que o conduziu a interromper a gestação.[4]

Os primeiros relatos de BVC utilizando-se de uma cânula intrauterina surgiram na China, por volta de 1970, e os primeiros resultados foram publicados por Anshan (1975).[6] Foi empregada uma cânula metálica introduzida na cavidade uterina por via transcervical, sem qualquer tipo de orientação visual da sua trajetória. Nesta época, o cariótipo fetal ainda não estava disponível na China, porém, com a identificação dos corpos de Barr, era possível determinar o sexo fetal por meio da cromatina sexual, principal objetivo do estudo, com a finalidade da prática permitida de abortamento seletivo.

Ainda neste mesmo período, objetivando a determinação do sexo, Han *et al.* (1975) desenvolveram uma técnica simples de aspiração de vilosidades coriônicas.[6] Neste mesmo ano, Rhine *et al.* realizaram procedimento que consistia em lavagem salina endocervical, com subsequente aspiração de suposto tecido trofoblástico fetal descamado.[7] Embora tenha sido possível obter tecido para cultura, nenhum cariótipo foi referido.

Após este início, a BVC deixou de ser aplicada, não recebendo significativa atenção até a década de 1980, quando reapareceu com os trabalhos de Kazy *et al.* (1982), Rodeck *et al.* (1983), Gustavii *et al.* (1984). Todos esses estudos utilizaram histeroscópios.[8-11] As biópsias foram obtidas sob visão direta e aspiração por agulha, ou por meio de pinça rígida, que era introduzida por canal lateral localizado na cânula do histeroscópio.

Já a BVC transcervical por meio de aspiração por cânula plástica, guiada por US, foi realizada por Ward em 1983.[12] Rodeck *et al.* utilizaram a mesma técnica, porém, com cânula metálica.[9,10] Ou seja, todo empenho por um método seguro e simples para coleta de vilo corial passou a ser desenvolvido, surgindo inicialmente à técnica de coleta por via transcervical guiada pela USG, utilizando-se uma cânula de plástico orientada por um guia metálico maleável, capaz de moldar-se à forma da cavidade uterina. Aqui a taxa de sucesso da coleta do vilo foi elevada de 36%, quando feita às cegas, para 90% utilizando-se a nova metodologia, realizando-se o exame do material coletado imediatamente com microscópio ainda na sala de procedimento. Este relato serviu para que Pergament *et al.* (1992) fizessem aprimoramento do método e dessem início a numerosos ensaios na Europa, particularmente na Inglaterra.[13] Na França, os experimentos de Kaplan *et al.* (1983), utilizando, inicialmente, coleta sob visão direta com embrioscópio, evoluem rapidamente para a coleta de vilo corial, utilizando fórceps de biópsia sob orientação USG para o diagnóstico de anemia falciforme.[14] Ainda em 1983,

Brambati & Simoni descreveu pela primeira vez o diagnóstico da Síndrome de Down pela BVC.[15]

Os primeiros trabalhos comparando a eficácia dos métodos até então praticados foram feitos na Itália por Simoni (1983).[16] De acordo com seus resultados, a BVC realizada por via transcervical e orientada pela USG revelou maior taxa de sucesso da coleta e menor taxa de complicações maternas e fetais. Depois do estudo inicial eles passaram a aplicar o procedimento em um grande número de pacientes com o objetivo de obter cariótipo fetal, principalmente, por idade materna avançada, com pequeno número de complicações nas gravidezes, que evoluíram até o termo. Ficou demonstrado, assim, que o diagnóstico pré-natal de alterações genéticas poderia ser realizado no primeiro trimestre da gestação, influenciando sobremaneira os diversos serviços envolvidos com a prática do diagnóstico fetal, tendo surgido na literatura diversas publicações com Ward et al. (1983), Rodeck et al. (1983), Smidt-Jensen & Hahnemann (1984) e Jackson et al. (1986), confirmando os achados de Simoni (1983).[9,1012,16-18]

No final de 1988, mais de 50.000 casos haviam sido relatados, com variações da técnica de coleta e de métodos citogenéticos, motivando a realização de dois ensaios internacionais.[19,20]

A era do diagnóstico pré-natal no primeiro trimestre estava iniciada.

Imediatamente depois, a Organização Mundial da Saúde (WHO) reconheceu a segurança e viabilidade da BVC, recomendando sua inserção na prática clínica, sob a condução de pessoal qualificado para a sua realização. A BVC realizada no primeiro trimestre passou a ser considerada uma ferramenta diagnóstica eficiente, realizada a partir da 6ª semana de gravidez,[21] inicialmente por via transcervical (BVC-TC), guiada por USG e adotada pela maioria dos centros mundiais.[22]

A BVC transabdominal (BVC-TA) foi introduzida como uma técnica alternativa por possuir algumas vantagens - sobretudo menor risco de infecção e de interrupção da gravidez - inicialmente com os trabalhos de Smidt-Jensen & Hahnemann, 1984.[17]

Historicamente, a via transabdominal foi referida pela primeira vez por Alvarez (1964), que conseguiu obter amostras no segundo trimestre da gestação, pelo método de aspiração com agulha, estudando a anatomia das vilosidades.[23] Posteriormente, Smidt-Jensen & Hahnemann (1984) adaptaram o método com a utilização da USG, obtendo sucesso em 85% dos casos.[17] Estes autores demonstraram, também, que a BVC-TA permitia o conhecimento dos resultados citogenéticos alguns dias depois da coleta, dado que as células trofoblásticas do vilo corial, por se dividirem muito rapidamente, não necessitavam de cultura, como ocorre com as células do líquido amniótico.

A partir do desenvolvimento desta técnica, Nicolaides et al. (1986) "quebraram a regra" tradicional, que consistia em restringir a BVC apenas ao primeiro trimestre, demonstrando ser factível o procedimento no segundo e terceiro trimestres.[24] Diversos outros estudos seguiram-se, reiterando a possibilidade da BVC em qualquer período da gravidez.

Mais tarde, a BVC-TA foi comparada com a AG precoce (AGP) (realizada entre a 10ª e a 14ª semana) por Alfirevic (2000), em trabalho de metanálise da Chocrane Library, que concluiu que a AGP apresentou maior risco de abortamento espontâneo e de pé torto congênito.[25]

Brambati & Tului (2005) consideram a BVC-TA como método padrão ouro para diagnóstico pré-natal das afecções genéticas no primeiro trimestre, por concluírem que as perdas fetais relacionadas com o procedimento são tão baixas quanto a da AG realizada nos meados do segundo trimestre.[26]

Do mesmo modo, Monni et al. (2006) têm empregado a BVC-TA como único método para diagnóstico de talassemia, influenciado pela experiência obstétrica, laboratorial e fatores individuais da gestante.[27] Na atualidade, é destacada a importância que representa a curva de aprendizado do operador na taxa de sucesso e redução das complicações da BVC-TA.

Em nosso país, a BVC tem sido utilizada como diagnóstico pré-natal desde os anos 1980, sendo notório os trabalhos de Gollop et al. (1986 e 1992), Naccache et al. (1987) e Lopes (2007).[28-31]

TÉCNICA – METODOLOGIA

A BVC ocupa, nos dias atuais, lugar de destaque na propedêutica antenatal precoce e tardia. O princípio do método consiste em obter e analisar fragmentos de vilosidades coriônicas, o qual reflete a estrutura genética do embrião.

Diversas técnicas podem ser utilizadas, diferenciando-se entre si, quanto à via de abordagem e ao material empregado. Hoje, todas essas técnicas são, obrigatoriamente, realizadas sob controle do US. Independente da técnica escolhida, a USG prévia é indispensável, e tem por objetivo:

- Diagnosticar gestações múltiplas.
- Avaliar saco gestacional e vesícula vitelínica.
- Avaliar a vitalidade fetal, incluindo: frequência cardíaca fetal (FCF), translucência nucal (TN), osso nasal (ON), ducto venoso (DV), valva tricúspide (VT) bem como a morfologia fetal.
- Precisar a idade gestacional.
- Localizar o sítio de implantação do trofoblasto.
- Identificar patologia uterina (fibroma, retroversão) ou anexial (cisto de ovário).

Tecnicamente, a BVC já pode ser realizada a partir da 6ª semana de gravidez (Brambati et al., 1991), não existindo, formalmente, limite máximo (ou seja, pode ser também realizada, tecnicamente, em qualquer período da gestação do segundo e terceiro trimestres).[21] Entretanto, o período conceituado como próprio para sua realização situa-se entre a 10ª e 14ª semana de gestação, sendo o período ideal entre a 11ª e 13ª semana. Neste período, o trofoblasto contorna toda a cavidade ovular, caracterizando-se por uma zona hiperecogênica em sua periferia. A zona do trofoblasto mais espessa e densa corresponde à placenta definitiva, a que é perfeitamente visível ao US. Os cortes sagitais e transversais determinam o local de inserção do trofoblasto.

Recomenda-se ao casal uma consulta prévia com o geneticista responsável pelo diagnóstico e, se possível, antes da gestação ocorrer. Certos exames preliminares podem ser necessários para afirmar a possibilidade do diagnóstico, principalmente nas doenças monogênicas. O casal deve, igualmente, ser informado das possibilidades e dos limites do diagnóstico, do tempo necessário para a obtenção dos resultados e dos riscos fetais do procedimento.

Como referido acima, todos os tipos de técnica utilizados atualmente requerem controle ao US peroperatório. Além disso, recomenda-se rigorosa assepsia do local de intervenção e utilização de luvas estéreis pelo operador.

BVC Transcervical (BVC-TC)

Até o início dos anos 1990, a técnica transcervical era, ainda, a mais utilizada quando se considerava a maioria dos grupos do contexto mundial. No entanto, nos dias atuais, a via abdominal tornou-se a técnica de primeira escolha (em particular, por conta de sua maior facilidade de aprendizado). Porém, deve-se ressaltar que, em alguns locais, a BVC-TC, utilizando-se de cateteres de polietileno, como descrito por Ward et al. (1983), ainda é muito utilizada, bem como a BVC-TC praticada por meio de fórceps de biópsia, ou ainda com cânula metálica maleável.[12]

Recomenda-se, quando possível, bacteriologia prévia de amostras vaginais e endocervicais (incluindo gonococos, micoplasma e Clamidia trachomatis) e do seu tratamento, quando necessário.

A paciente é colocada em posição ginecológica e com o espéculo expõe-se o colo uterino. Depois, segue-se antissepsia e assepsia rigorosa da vulva, vagina e cérvice. O lábio anterior do colo é tracionado com pinça de Pozzi, permitindo a manipulação uterina para se obter melhor posição na execução do procedimento (diminui o ângulo cervicocorporal). A modificação da repleção vesical pode, por vezes, facilitar a execução do ato operatório.

A partir deste passo, pode-se optar pela técnica aspirativa ou com pinça rígida.

Técnica por Aspiração

Esta era a técnica mais utilizada (anos 1980's e início dos anos 1990's). De modo geral, utiliza-se o cateter (ou cânula) de polietileno (Portex nº 16), medindo 21 cm de comprimento (diâmetro externo de 1,45 mm e interno de 1,13 mm), munido de mandril maleável de alumínio (ecorrefringente ao US) Ward *et al.* (1983). Logo, por conta de sua maleabilidade, pode-se direcioná-lo de acordo com a localização placentária.[12]

A cânula é suavemente introduzida pela cérvice, até sentir a perda de resistência desta e atingir o córion frondoso, sempre sob a visualização do US. A extremidade da cânula deve ser instalada, idealmente, na espessura do trofoblasto, à meia distância entre a placa corial e a caduca uterina, evitando-se a região da inserção do cordão umbilical. Deve-se ter cuidado na introdução para evitar destruição dos vasos da decídua basal e prevenir injúrias na membrana coriônica (Figs. 53-1 e 53-2).

Depois de situada a cânula no local escolhido, o mandril é retirado e acopla-se uma seringa de 20 mL à mesma (contendo 3 mL de meio de cultura). A amostra é obtida por aspiração, associando--se movimentos de vai e vem à cânula. O conteúdo da seringa e da cânula é colocado em placa de Petri estéril. A seguir, o material é examinado sob lupa binocular, com o objetivo de verificar a presença de vilosidades coriônicas, estimar sua quantidade e eliminar a contaminação (frequente) pela caduca e/ou muco cervical.

Desde a utilização do cateter Portex, tem-se desenvolvido uma grande variedade de cateteres de plástico com diâmetros entre 1,3 a 2 mm e com mandril maleável metálico (aço e alumínio). Outros optam por cânulas maleáveis de metal, cujo diâmetro varia de 2,3 a 2,7 mm, com comprimento de 21 a 23 cm.

A porcentagem de sucesso do procedimento está intimamente correlacionada com a experiência da equipe. Nos dias atuais, admite-se, no máximo, duas tentativas durante o mesmo ato operatório, para evitar elevação significativa da frequência de abortamentos.

Na primeira tentativa, consegue-se sucesso em 80 a 85% dos casos e, na segunda, de 90 a 95%.

A grande vantagem desta técnica é a quantidade satisfatória de material.

Técnica por meio de Pinça Rígida

Refere-se à técnica ainda utilizada na Europa. O material empregado é uma pinça de biópsia de laringoscopia pediátrica, de 20 cm de comprimento em aço, com 2 mm de diâmetro (pinça Storz, ref. 8591 A) (Fig. 53-3). Sua extremidade é arredondada, fato que permite deslizar entre o córion e a caduca, sem perfurar as membranas. Esta pinça é hiperecogênica, sendo facilmente identificada no US.

A técnica do procedimento é idêntica àquela descrita para o método aspirativo, ou seja, a pinça é introduzida pelo orifício interno do colo do útero sem necessidade de dilatação do mesmo e, posteriormente, dirigida sob controle do US ao tecido trofoblástico. Quando atingida a região eleita, abre-se a pinça em sua extremidade, em seguida avança-se um pouco mais, "divulsionando" o trofoblasto, fechando-a e retirando-a logo após. Observa-se um verdadeiro *stripping* das vilosidades coriônicas. Neste mesmo momento, nota-se uma discreta retração do tecido trofoblástico vizinho, juntamente com uma leve resistência referida pelo operador.

O tempo médio gasto para realizar este procedimento situa-se em torno de 30 segundos a 1 minuto. O fragmento obtido pode variar de 5 a 50 mg, sendo facilmente reconhecido a olho nu.

Um fator limitante desta técnica é a rigidez da pinça. Entretanto, com a repleção vesical e tração do colo, normalmente consegue-se realizá-la sem dificuldades. A porcentagem de sucesso é próxima a 100%, conseguindo-se, também, amostras perfeitamente puras em aproximadamente 95% dos casos. Recomenda-se, ainda, não efetuar mais que duas tentativas por ato operatório.

Vaginites, vaginismo, inacessibilidade do canal cervical, distocias da cavidade uterina, gestação gemelar e falha técnica prévia são situações que contraindicam a BVC-TC. No entanto, deve-se salientar que não existe nenhuma contraindicação formal e, sim, deve-se pesar o binômio benefício *versus* risco para cada situação.

BVC Transabdominal (BVC-TA)

Esta técnica, inicialmente descrita por Smidt-Jensen & Hahnemann (1984), é hoje a principal e mais utilizada pela maioria das equipes.[17] O objetivo primordial é diminuir o risco de contaminação

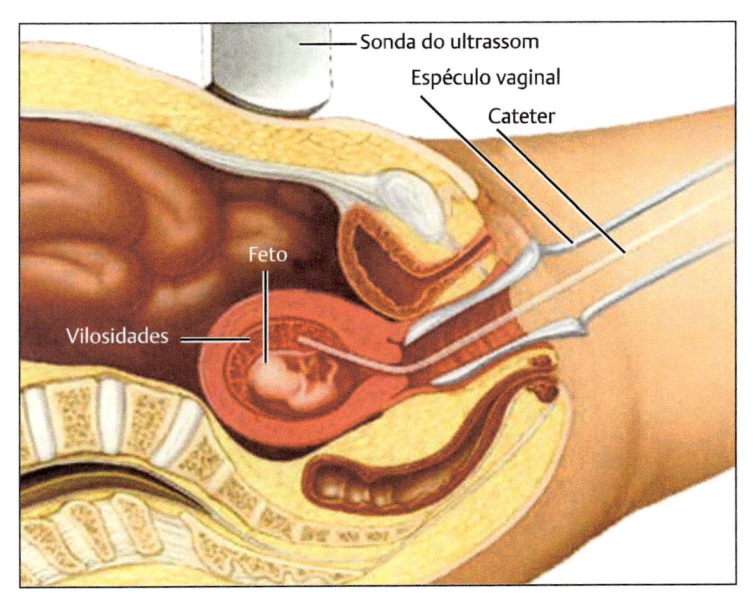

Fig. 53-1. BVC – técnica transcervical ao ultrassom.

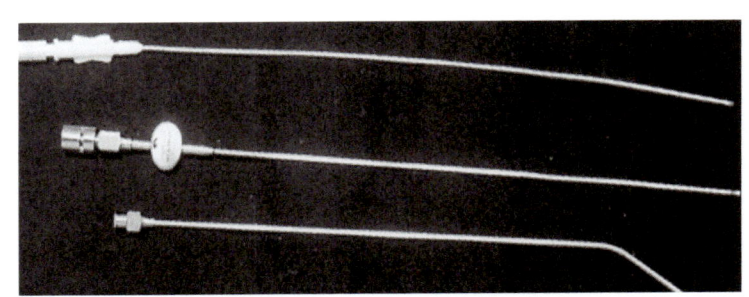

Fig. 53-2. BVC – técnica transcervical: tipos de cateter.

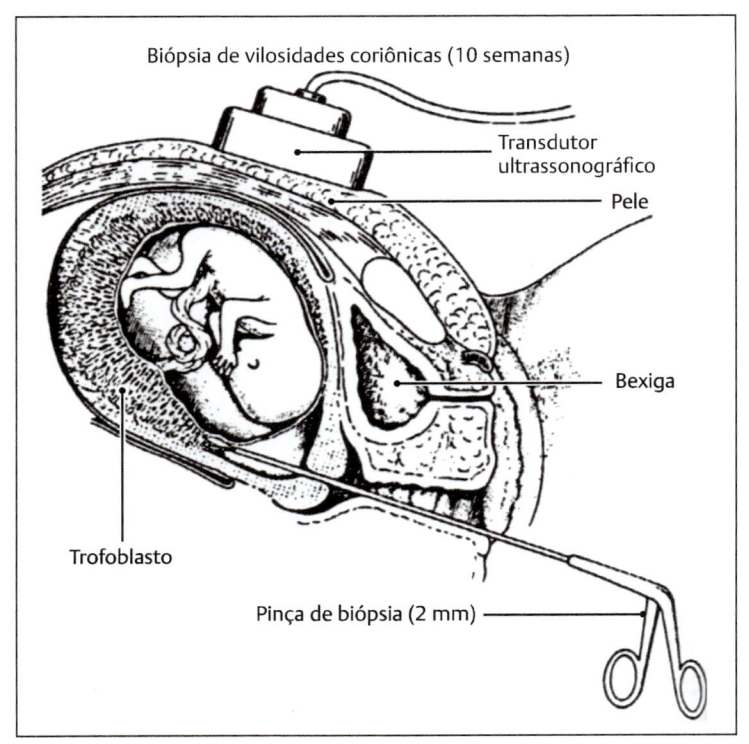

Fig. 53-3. BVC – transcervical com pinça rígida.

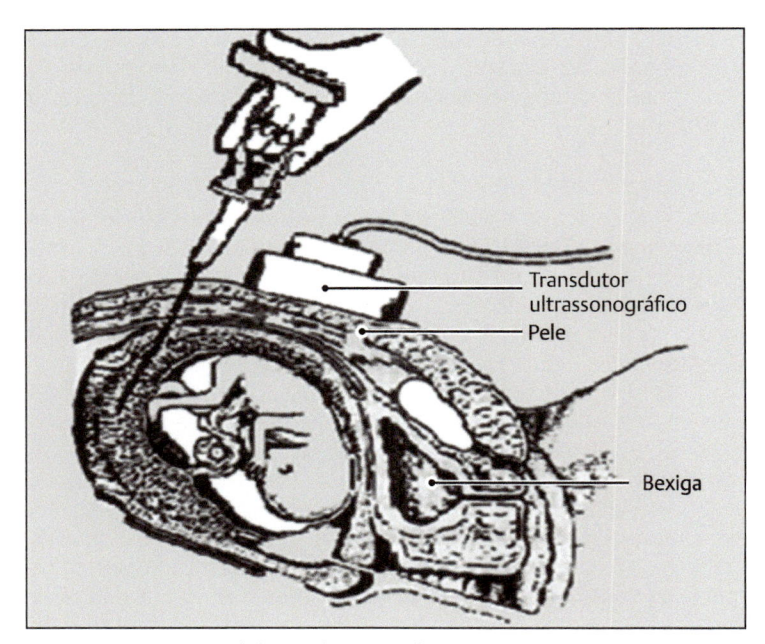

Transdutor
ultrassonográfico

Pele

Bexiga

Fig. 53-4. BVC – transabdominal com agulha.

bacteriana, relacionada com a via transcervical e, assim, reduzir a taxa de complicações (abortamentos).

Como já citado na técnica transcervical, uma USG minuciosa deve ser realizada previamente à BVC-TA. Nesta técnica, a paciente permanece em decúbito dorsal, tendo seu abdome preparado sob rigorosa assepsia, sendo, a seguir, colocado campos estéreis. A sonda do US é introduzida dentro de saco plástico estéril, permitindo sua livre manipulação sobre o campo operatório (símile à cordocentese).

De modo geral, realiza-se anestesia local, embora alguns autores defendam a supressão desta etapa. Utilizando-se agulha raquidiana de calibre 18 G 3 ½ (preferencial) ou 20 G 3 ½, introduz-se através da parede abdominal materna e miométrio até alcançar o córion frondoso, sempre guiada pelo US. Quando situada na zona selecionada, o mandril é retirado e uma seringa de 20 mL é conectada à agulha. As amostras são obtidas por meio de rápidas e repetidas inserções em diferentes pontos da região escolhida do tecido trofoblástico ("em leque"), sob contínua pressão negativa (Fig. 53-4).

Os fragmentos coletados são controlados em placas estéreis sob lupa binocular, pois a contaminação pelo sangue materno é frequente. A quantidade da amostra é satisfatória em 94% dos casos já na primeira tentativa e, próxima a 100% na segunda, estando diretamente relacionada com o calibre da agulha.

Esta técnica, que de início era destinada ao primeiro trimestre, pode ser utilizada no segundo e terceiro trimestres, principalmente quando se deseja o cariótipo fetal rápido (análise direta). Ademais, a BVC-TA apresenta a vantagem de ser a única factível de ser realizada após a 14ª semana.

A BVC-TA pode ser realizada, também, por meio de microcateter ou pinça de biópsia.

Em nosso serviço, preconizamos preferencialmente a técnica descrita acima (transabdominal por aspiração). Adicionamos, ainda, a heparinização da agulha utilizada no procedimento. Determinamos como critérios de tolerância para o exame o máximo de duas inserções e/ou duração máxima de 5 minutos. Caso um dos critérios atinja o limite, interrompemos o procedimento, tornando a realizá-lo após um intervalo mínimo de sete dias.

Chueh *et al.* (1995) realizaram um estudo comparativo entre BVC-TA e BVC-TC em 9.000 casos, concluindo ser a BVC-TA mais segura, além de apresentar uma taxa de perdas fetais inferior.[32]

BVC na Gestação Múltipla

A BVC é possível em gestações gemelares, desde que se visualizem duas massas placentárias nitidamente separadas (dicoriônicas). Caso contrário, dá-se preferência à AG ou, até mesmo, ao sangue fetal (cordocentese).

A eficácia e o risco da BVC em gravidezes gemelares e trigemelares foram investigados por Brambati *et al.* (2001).[33] Eles compararam os desfechos de 198 casos de gestações gemelares e nove casos de trigemelares submetidas à BVC-TA, tendo como controle 63 gestações gemelares. Os autores não encontraram diferença na taxa de perdas fetais e complicações perinatais entre as duas populações estudadas.

Jenkins & Wapner (2000) apontaram os principias pontos a serem observados quanto à técnica, no sentido de minimizar os riscos, ressaltando como muito importante o correto diagnóstico de corionicidade e a inserção da agulha em local próximo à inserção do cordão umbilical.[34]

Outras séries, incluindo mais de 500 casos, indicam uma taxa de perdas gestacionais entre 1,6 a 2,8% em procedimentos realizados antes da 28ª semana de gestação.

Brambati *et al.* (2001) concluíram que a investigação genética na gravidez gemelar no primeiro trimestre é considerada segura e sua abordagem mais delicada, porém estes fatos não constituem problemas importantes.[33] A acurácia diagnóstica foi considerada alta e a taxa de falso resultado causado por erro da coleta variou entre 0 a 0,9%.

Apesar do exposto acima, deve-se considerar a BVC em gestações gemelares como procedimento de segunda escolha (contraindicação relativa), sendo, ainda, a AG o procedimento preferencial.

Frequência Cardíaca Fetal (FCF)

De modo geral, a BVC, como todos os procedimentos invasivos, eleva o risco de perda fetal, principalmente quando comparada à AG. Por outro lado, a taxa de abortamento espontâneo no período onde a BVC é realizada não é rara. Logo, critérios para definir as pacientes de risco para as perdas fetais espontâneas tornam-se necessários. Com este intuito, Cohen-Overbeek *et al.* (1990) observaram que tanto a bradicardia quanto a taquicardia fetal estavam associadas a alto índice de abortamentos no 1º trimestre.[22] Esses autores também referem melhor correlação entre a FCF e o comprimento craniocaudal (CCN), quando comparada com a idade gestacional.

Yagel *et al.* (1992) também observaram estreita correlação entre a FCF e CCN, no que se refere à perda fetal.[35] Em seu estudo, obtiveram taxa de 1,8% (2 em 106 casos) de abortamento pós-BVC. Entretanto, se o procedimento tivesse sido realizado sem considerar a FCF, essa porcentagem se elevaria para 4,6% (5 casos em 109 pacientes).

Concluindo, os autores recomendam a utilização da FCF e sua correlação com o CCN, previamente à realização de qualquer procedimento invasivo no 1º trimestre (incluindo BVC, redução seletiva de gravidez e AGP) (Quadro 53-1).[35]

Quadro 53-1. Relação entre a FCF e CCN

| | **Frequência Cardíaca Fetal (bat/min)** | | | | |
CCN (mm)	**– 2 DP**	**– 1 DP**	**Média**	**+ 1 DP**	**+ 2 DP**
17–18	155	163	170	177	183
19–20	159	163	171	176	181
21–22	151	162	172	181	190
23–24	151	161	172	181	189
25–26	162	167	173	179	185
27–28	158	165	172	179	186
29–30	164	169	174	180	187
33–34	157	166	175	183	190
35–36	159	166	174	182	191

FCF: Frequência cardíaca fetal; bat/min: batimentos por minuto; CCN: comprimento cabeça-nádegas; DP: desvio-padrão
Yagel et al. (1992).[35]

Paralelamente, há trabalhos relatando gestações que foram seguidas longitudinalmente que apresentavam FCF baixa, culminando com abortamento precoce. Alguns desses fetos eram portadores de aberrações cromossômicas.

Radunovic *et al.* (2007) descreveram a ocorrência de alterações da frequência cardíaca fetal durante a realização de BVC-TA.[36] Os autores realizaram estudo longitudinal com 300 gestantes submetidas à BVC-TA entre a 8ª e 13ª semana e encontraram bradicardia fetal, que foi influenciada pela idade gestacional e idade materna. Não houve associação à duração do procedimento, sexo fetal e número de inserções. As alterações da frequência cardíaca fetal sugerem modificações hemodinâmicas agudas, cujas consequências em longo prazo não são ainda conhecidas.

IDADE GESTACIONAL

Como já referido, a BVC-TA pode ser realizada desde a 6ª semana, na maioria das vezes requerendo apenas uma única punção e com taxas de resultado citogenético consideradas satisfatórias. Apesar disso, no momento atual do conhecimento, as punções em fases iniciais da gestação (antes da 9ª semana) têm sido desaconselhadas, em virtude de suspeita de relação causal com defeitos congênitos de membros fetais.

Nos dias atuais, recomenda-se como limite inferior da idade gestacional para a realização da BVC a 10ª semana, fundamentado no conceito de viabilidade embrionária, facilidade de localização da placenta e menor risco de teratogenicidade. O limite superior para a realização de BVC-TA não é estabelecido, não havendo contraindicações para a sua realização no segundo ou terceiro trimestre gestacional (indicada como alternativa à AG ou cordocentese).

Lopes (2007) realizou BVC-TA em 958 gestantes entre a nona e a 24ª semanas de gestação, sendo mais frequentemente realizados na 12ª semana (idade gestacional média da realização foi 13,02 ± 2,22 semanas).[31] A BVC-TA mais precoce foi realizada na 9ª semana, sendo que 14% dos procedimentos foram realizados em idades tardias da gravidez, ou seja, após a 14ª semana (Fig. 53-5).

O Quadro 53-2 apresenta os resultados de estudos de séries de casos, nos quais foram avaliados procedimentos realizados em fases avançadas das gestações, sendo apresentados a idade gestacional em que foi realizado a BVC-TA, indicações, peso das vilosidades coriônicas, falha da coleta e taxa de perdas fetais.[27,37-42]

Analisando os dados apresentados pelo Quadro 53-2 em relação à BVC-TA, pode-se concluir que quando esta é praticada em fases mais tardias da prenhez, as taxas de sucesso da coleta e bem como as taxas de interrupções não diferem da BVC-TA realizada no primeiro trimestre e início do segundo trimestre da gravidez.

CONTROLE PÓS-PROCEDIMENTO

Após o exame, uma USG deve verificar a atividade cardíaca fetal (vitalidade), ausência de hematomas ao nível do sítio placentário, diminuição nítida da quantidade de LA (perfuração do saco gestacional) ou ainda descolamento ovular. A paciente, por sua vez, deve ser monitorizada por aproximadamente 20 a 30 minutos.

Quando realizada a BVC-TC, o exame especular verifica a ausência de sangramento na região do canal cervical. Recomenda-se, também, a utilização de antiespasmódicos, progesterona e antibioticoterapia de largo espectro, por via oral (7 a 10 dias). Na ausência de qualquer sinal clínico, apenas os antibióticos devem ser mantidos.

Se realizada pela via BVC-TA, de modo geral, não se preconiza nenhuma das medidas acima.

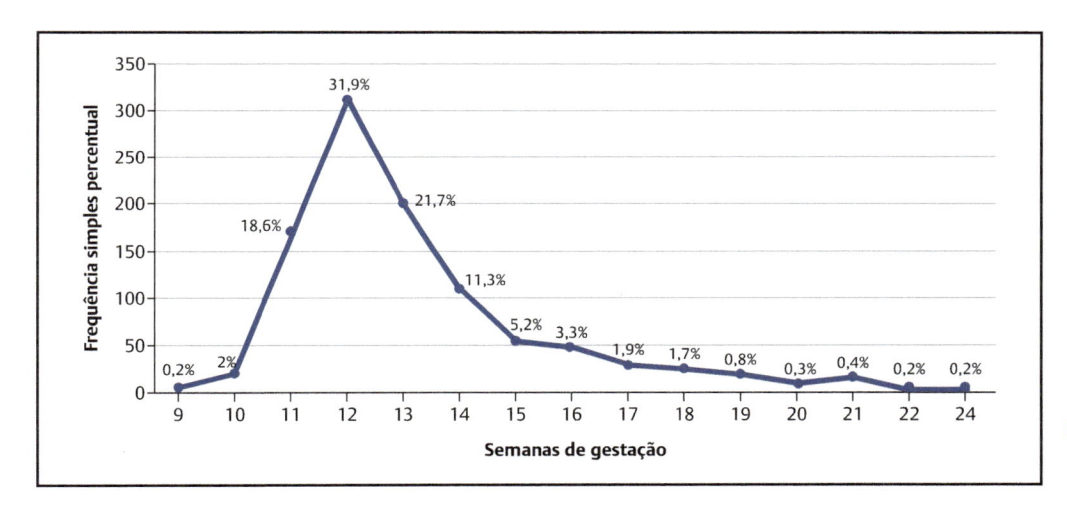

Fig. 53-5. Distribuição dos casos por idade gestacional em semanas quando da realização da BVC-TA.

Quadro 53-2. Biópsia de Vilosidades Coriônicas – Transabdominal Realizada após a 12ª Semana (Indicações, Falha da Coleta e Taxa de Perdas Fetais)

Estudo	Nº de casos	Idade gestacional (sem)	Peso vilo (≥ 10 mg)	Falha da coleta	Perda fetal < 28 semanas	Indicação
Monni *et al.*, 1988[27]	80	13-20	71,2%	Não	Não	Talassemia
Jahoda *et al.*, 1990[37]	567	12-17	90,3%	Não	1,8%[a]	Idade materna avançada
Holzgreve *et al.*, 1990[38]	2.058	13-41	71,7%	Não	10,4% (2,3%)[b]	30,5% USG
Chieri & Aldini, 1989[39]	220	14-25	7,5%	9,1%	0,4%	Idade maternal avançada, aneuploidia em filho anterior, translocação parental
Podobnik *et al.*, 1997[40]	1.000	13-40	ND	Não	0,3%	25% USG
Cameron *et al.*, 1994[41]	551	18,2+1,5 (+SD)	ND	ND[c]	0,4%	Rastreamento de Síndrome de Down risco > 220
Brambati *et al.*, 2002[42]	871	13-14	91,6%	Não	0,8%[d]	76% Idade materna avançada
Brambati *et al.*, 2002[42]	924	15-20	91,6%	Não	0,4%[d]	19% por alterações mendelianas, 37% por alterações da USG

ND: Não disponível; USG: alteração ultrassonográfica; a: inclui número não determinado de BVC com 12 sem; b: taxa corrigida excluindo alteração da USG; c: > 15 mg; d: < 24 semanas

Independente da via utilizada é conveniente solicitar repouso relativo associado à abstinência sexual por um período de cinco dias. Orienta-se a paciente retornar no 1º e 7º dias pós-procedimento para reavaliação ao US. Ainda em caso de hemorragia, perda de LA, febre ou contrações uterinas, a gestante deve, imediatamente, retornar ao serviço.

Em pacientes Rh negativas não sensibilizadas, deve ser administrada imunoglobulina anti-Rh.

INDICAÇÕES

Do ponto de vista de confiabilidade diagnóstica, a BVC possibilita o cariótipo fetal direto e a obtenção de amostras de boa qualidade para análise enzimática e extração de DNA. Atualmente, as aplicações deste procedimento são numerosas com resultados confiáveis.

Resumidamente, podem-se classificar as indicações da BVC em três grupos, a saber:

▪ Determinação do cariótipo fetal e diagnóstico do sexo.
▪ Diagnóstico das doenças metabólicas hereditárias.
▪ Diagnóstico por biologia molecular.

Assim, de modo análogo, três técnicas laboratoriais podem ser empregadas:

▪ Citogenética (estudo cromossômico).
▪ Bioquímica (estudo enzimático).
▪ Biologia molecular (análise de DNA).

Por outro lado, a BVC também pode ser utilizada para outros fins, como por exemplo, para identificação do grupo sanguíneo fetal (análise dos eritroblastos fetais), estudo virológico em infecções congênitas (pesquisa de rubéola por anticorpos monoclonais e reação em cadeia das polimerases [PCR]), teste de paternidade e inclusive, em algumas genodermatoses.

Cariótipo Fetal

O diagnóstico de anormalidades cromossômicas representa o diagnóstico pré-natal mais comum pela BVC, sendo a indicação principal a idade materna igual ou superior a 35 anos, em razão do risco de anomalias cromossômicas estruturais, especialmente trissomias autossômicas e polissomia do cromossomo X.

As técnicas de exames cromossômicos (cariótipo) podem ser realizadas de modo direto (células do citotrofoblasto) ou após cultura de células do eixo mesenquimatoso. Para tal fim, a quantidade de tecido trofoblástico necessário para permitir um estudo satisfatório varia, segundo os autores, entre 5 a 10 mg até 15 a 20 mg.

O cariótipo fetal de boa qualidade pode ser obtido pela cultura de células mesenquimais das vilosidades coriônicas, e os resultados fornecidos entre 5 a 14 dias após o procedimento.

A principal indicação para estudo citogenético por BVC tem sido a existência de risco aumentado de aneuploidias fetais em razão de idade materna avançada, ocorrência de história familiar ou teste de rastreamento pré-natal para trissomia do cromossomo 21 alterado. Sabe-se, desde muito tempo, que a idade materna igual ou superior a 35 anos está associada à elevação do risco para anormalidades cromossômicas fetais. Outras indicações frequentes são: as alterações dos testes de rastreamento pré-natal de trissomias, ocorrência de anormalidade cromossômica em gravidez anterior, identificação de marcadores fetais de cromossomopatias pela USG e ansiedade do casal.

O Quadro 53-3 resume as indicações do cariótipo fetal por meio da BVC.

Algumas vezes se faz necessário a realização de uma AG complementar ou adicional, com o objetivo de esclarecer e/ou confirmar o laudo da BVC, em particular, quando há suspeita de mosaicismo confinado à placenta e/ou mosaicismo generalizado. Esta investigação pode ser realizada pela técnica de FISH, feita diretamente em amniócitos, seguida pela análise em células em cultura de longa duração.

Quadro 53-3. Indicações de Cariótipo Fetal pela BVC

▪ Idade materna avançada → acima de 35 anos (principalmente em útero cicatricial ou atc de ITG)
▪ Pais portadores de remanescente cromossômico equilibrado (principalmente translocações robertsonianas)
▪ Diagnóstico do sexo fetal
▪ Rastreamento de aneuploidia fetal no 1º trimestre:
  A) Bioquímico: PAPP-A e β-HCG
  B) Biofísico: TN, ON, DV, RT

BVC: Biópsia de vilosidades coriônicas; atc: antecedentes; ITG: interrupção terapêutica da gravidez; PAPP-A: proteína plasmática associada à gravidez; HCG: gonadotrofina coriônica hormonal; TN: translucência nucal; ON: osso nasal; DV: ducto venoso; RT: regurgitação tricúspide

Estudo Direto

A análise do cariótipo fetal pode ser realizada por método rápido e o resultado obtido em 48 horas (conhecido como de curta duração) pela análise das células do citotrofoblasto em metáfase, com base na capacidade de divisão espontânea das células trofoblásticas.

Todavia, o material é mais difícil de ser processado e os resultados considerados não acurados para identificação de pequenas deleções cromossômicas, além de a taxa de resultados falso-positivos serem maiores.

Esta técnica apresenta duas vantagens:

▪ Resultado rápido, disponível em menos de 48 horas nos principais centros mundiais.
▪ Evita qualquer contaminação por células maternas, pois nenhuma mitose é observada nas células deciduais.

Por outro lado, apresenta como incovenientes:

▪ As mitoses obtidas são em menor número e a qualidade menos satisfatória (quando comparada ao LA).
▪ As técnicas de identificação cromossômica pelas bandas R ou G são menos reprodutíveis e precisas.
▪ Não se dispõe de nenhum material de reserva para confirmar ou retificar o diagnóstico, como é o caso da cultura de células.
▪ Por vezes, obtêm-se resultados discordantes entre o cariótipo estabelecido sobre as vilosidades coriônicas e o embrião. Tratam-se, na maioria dos casos, de mosaicos cuja origem deve ser precisada, ou de aberrações graves que não permitem que a gestação evolua normalmente.

Estudo de Células em Cultura

O método de estudo citogenético pela técnica de banda G, usando coloração com pancreatina-tripsina-giemsa, também conhecida como cultura de longa duração, tem sido o mais utilizado. Este estudo é realizado com células provenientes do eixo mesenquimatoso, o qual contém alguns fibroblastos dispersos. Logo, este estudo é mais delicado que a cultura de células descamadas no LA. Apresenta a vantagem, em relação ao método direto, de proporcionar mitoses em maior número e de melhor qualidade, além de fornecer material de reserva para eventuais controles.

Como inconveniente, apresenta risco de contaminação com células maternas, fato que obriga o laboratório a respeitar técnica rigorosa de identificação do trofoblasto (excluindo qualquer fragmento de decídua).

Por meio desta técnica podem-se diagnosticar:

▪ Anomalias cromossômicas estruturais (mesmo discretas).
▪ Doença de Fanconi (doença metabólica autossômica recessiva que se caracteriza por instabilidade cromossômica, que é diagnosticada pela taxa de quebra dos cromossomos).

Na ocorrência de resultados anormais da cultura, o emprego de hibridização por fluorescência *in situ* (FISH), ou interfase nuclear, tem sido preconizado com a finalidade de estabelecer melhor distribuição de células normais e anormais. Posteriormente, foi sugerido que a melhor técnica para se obter um diagnóstico pré-natal confiável é a combinação do exame de curta duração complementada pelo de longa duração, visando reduzir a incidência de achado falso-negativo ao mínimo.

Doenças Metabólicas Hereditárias

A BVC é a técnica de escolha para o diagnóstico de numerosas doenças do erro inato do metabolismo, desde que o déficit enzimático tenha sido previamente identificado em um caso "índex" na família (Quadro 53-4).[43] As atividades enzimáticas detectadas no trofoblasto são, frequentemente, iguais ou superiores àquelas detectadas nos amniócitos, exceto para algumas patologias como a

Quadro 53-4. Doenças Metabólicas Diagnosticadas pela BVC

Afecção	Trofoblasto
Esfingolipidoses	
Gangliosidose GMI: Landing	+
Gangliosidose GMII: Tay-Sachs	+
Sandhof Gaucher	+
Nieman-Pick A e B	+
Krabbe	+
Leucodistrofia metacromática	+ Cultura
Fabry	+
Oligossacaridoses	
Manosidose	+
Fucosidose	Provável
Mucolipidoses	
Sialidose: mucolipidose I	+ Cultura
Déficit em neuraminidose	
Mucolipidose II e III	+ Cultura
Mucopolissacaridoses	
Tipo I: Hurler	+ Cultura
Tipo II: Hunter	+
Tipo III B: Sanfilipo	Provável
Tipo IV B: Morquio	+
Tipo VI: Maroteaux-Lamy	Provável
Tipo VII: β-glucuronidase	Provável
Aminoacidopatias (déficit do ciclo da ureia)	
Leucinoses	+
Acidemia metilmalônica	+
Acidemia propiônica	+
Tirosina tipo I	+
Homocistinúria	+
Cistinose	+
Acidemia argininossuccínica	+ Cultura
Citrulinemia	+
Outras afecções metabólicas	
Déficit de piruvato-carboxilase	+
Glicogenose tipo II: Pompe	+
Galactosemia	?
Déficit em adenosina-desaminase	+
Lesch-Nyhan	+
Síndrome de Zellweger	+
Adrenoleucodistrofia	+
Doença de Menkes	+
Hipofosfatasia	+
Xeroderma pigmentoso	+
Anemia hemolítica por deficiência de triose fosfato-isomerase (enzima eritrocitária)	+

Henrion et al. (1987)[43]

deficiência de alfa-L-hialuronidase (Doença de Hurler) e a neuro-amnidase (sialidose).

O grupo das afecções lisossomiais é o mais importante, que se manifesta como herança autossômica recessiva (AR), exceto a doença de Fabry (esfingolipidose) e a síndrome de Hunter (mucopolissacaridose) que são ligadas ao sexo. Este grupo de afecções refere-se a patologias de sobrecarga caracterizadas por deficiência de uma categoria de enzimas dos lisossomas, que são enzimas hidrolíticas encarregadas de degradar determinado substrato. Assim, dividem-se esses déficits enzimáticos naqueles que acometem o metabolismo lipídico (esfingolipidose) e aqueles que atingem o metabolismo dos hidratos de carbono (mucopolissacaridose, oligossacaridose e glicogenose do tipo II).

Outras patologias que podem também ser detectadas pela BVC são: alterações no metabolismo dos aminoácidos, ciclo da ureia, purinas e ácidos nucléicos (doença de Lesch-Nyhan, recessiva ligada ao sexo; *xeroderma pigmentosum*), cobre (Doença de Menkes, recessiva ligada ao sexo), ácidos graxos de cadeia longa (adrenoleucodistrofia, recessiva ligada ao sexo).

Geralmente, 10 a 20 mg de tecido trofoblástico são suficientes para o diagnóstico dessas patologias. No entanto, vale frisar que a amostra deve ser pura, pois 5% de contaminação materna pode falsear o resultado.

O material recém-coletado deve ser imediatamente encaminhado ao laboratório de bioquímica. Por vezes, é possível enviar o material em meio de cultura, desde que a demora do transporte não exceda 24 horas.

O resultado dos exames está disponível em aproximadamente 24 a 48 horas. Entretanto, o diagnóstico direto deve ser confirmado por meio de novas dosagens, após a cultura das células do mesmo material biopsiado. Este controle permite assegurar o diagnóstico, caso haja prosseguimento da gestação. Porém, se a interrupção médica da gravidez (IMG) é decidida pelo casal, a confirmação deve ser feita no tecido fetal.

Por outro lado, determinado número de doenças metabólicas tem melhor expressão enzimática sobre células cultivadas a partir da BVC. Os resultados são obtidos após duas a três semanas de cultura. Entre estas se destacam: Doença de Hurler, nefrossialidose (déficit em neuroamnidase), adrenoleucodistrofia (dosagem de ácidos graxos de cadeia longa) e certos casos de leucodistrofia metacromática.

Em resumo, o sucesso do diagnóstico pré-natal destas anomalias está vinculado a quatro situações básicas:

- O déficit enzimático deve já ter sido identificado em algum membro da família.
- A atividade da enzima em questão deve se manifestar no trofoblasto.
- O controle dos pais deve eliminar uma anomalia genotípica, que permaneceria clinicamente anônima.
- As vilosidades devem ser puras, sem contaminação materna.

Provavelmente, todos os erros inatos do metabolismo, passíveis de diagnóstico pela cultura de amniócitos, serão futuramente identificados nas células trofoblásticas.

Biologia Molecular

O trofoblasto é, particularmente, rico em ácido desoxirribonucleico (DNA). Cerca de 20 a 50 mg de tecido trofoblástico correspondem a 20 a 50 microgramas de DNA, que são necessários e suficientes para a realização de duas a quatro análises diretas (sem recorrer à cultura).

Quando o estudo é realizado na família, o DNA dos pais e de outros membros deve ser preparado a partir dos leucócitos de sangue periférico (20 a 30 mL de sangue total). De início, deve-se obter o DNA do concepto (vilosidade coriônica) e, eventualmente, dos membros da família (leucócitos). A seguir, demarca-se o DNA por meio de enzimas (endonucleases) de restrição e, por fim, devem-se separar os fragmentos e encontrar o gene por sonda molecular. O método utilizado na técnica de biologia molecular para análise de DNA é o chamado *Southern Blot*.

Quadro 53-5. Diagnóstico Pré-Natal a partir da Análise do DNA na BVC

Análise direta

- Anemia falciforme
- Talassemia β0
- Maioria das alfatalassemias
- Déficit de α1-tripsina
- Determinadas formas raras de nanismo hipofisário
- Determinadas formas raras de hemofilia A e B
- Determinadas formas raras de osteogênese imperfeita
- Determinadas formas raras de doença de Lesch-Nyhan
- Determinadas formas raras de déficit de ornitina carbamil-transferase (OCT)

Análise semidireta (gene isolado)

- Maioria das β-talassemias
- Hemofilia A e B
- Fenilcetonúria
- Déficit em antitrombina III
- Desfibrinogenemia
- Enzimopatias monofatoriais, cujo gene seja clonado
- Citrulinemia
- Hiperplasia congênita da suprarrenal por déficit em 21-alfa
- Hidroxilase
- Déficit em OCT

Análise indireta (gene não isolado)

- Síndrome do X frágil
- Distrofia miotônica de Steinert
- Miopatia de Duchenne e Becker
- Retinoblastoma familiar
- Nefroblastoma familiar
- Coreia de Huntington
- Granulomatose séptica
- Mucoviscidose

Henrion *et al.* (1987)[43]

As endonucleases de restrição são enzimas de origem bacteriana, capazes de clivar por hidrólise as sequências de nucleotídeos. Esta clivagem ocorre ao nível de sítios específicos, formando um longo filamento de DNA do genoma humano, o qual proporciona fragmentos de restrição adaptados para a análise eletroforética.

As sondas nucleares são fragmentos de DNA idênticos à região do genoma que se deseja estudar. Estas podem ser obtidas por meios biológicos (clonagem de DNA genômico) ou químicos (síntese orgânica de um oligodesoxirribonucleico). Algumas são específicas, ou seja, sua sequência é análoga (totalmente ou em parte) ao gene a ser estudado. No entanto, outras são anônimas, correspondendo a *loci* distintos do gene, que permitem identificar os polimorfismos de restrição.

A clonagem consiste, quando o gene é isolado, em amplificação de milhares de cópias.

O diagnóstico depende da fisiopatologia da afecção em questão. Assim, pode-se considerar três tipos de análise de DNA para o diagnóstico: direta, semidireta e indireta (Quadro 53-5).

CONTRAINDICAÇÕES

A BVC pode ser contraindicada por uma variável número de razões, na dependência da técnica empregada.

No que concerne à BVC-TC, a ocorrência de vaginismo e de estenose do colo uterino são contraindicações absolutas. A existência

de miomatose uterina na região segmentar pode representar dificuldade para inserção do cateter ou da cânula de coleta. O achado de infecção do trato genital inferior, vagina e colo, são também contraindicações absolutas, visto que o tratamento clínico não garante remover totalmente o risco de infecção ascendente para a cavidade uterina, agravada com a passagem da cânula.

Já as contraindicações para a realização de BVC-TA são poucas e raramente ocorrem. Dentre elas, estão relacionadas: retroversão uterina acentuada, presença de alças intestinais entre a parede abdominal e o útero e posição fetal dificultando o acesso a uma placenta de inserção posterior.

Em virtude de ocorrência de hemorragia feto-materna após BVC, gestante Rh negativa não imunizada deve receber profilaxia com imunoglobulina anti-D após o procedimento. Gestantes anteriormente isoimunizadas apresentam risco de aumento dos títulos de anticorpos anti-D e, consequentemente, agravo da doença hemolítica perinatal, sendo considerada uma contraindicação relativa para a prática da intervenção.

Em relação às gestações gemelares, como já exposto anteriormente, deve-se considerar a BVC como procedimento de segunda escolha (contraindicação relativa), sendo a AG o procedimento preferencial (apesar de a sua realização ser considerada como segura por alguns serviços).

EFICÁCIA

Este item tem por objetivo avaliar a eficácia da BVC-TA em relação à BVC-TC, utilizando-se diversas séries já publicadas.

A BVC-TA revelou-se mais eficiente quando realizada entre a 8ª e 12ª semana de gestação. Em cinco séries publicadas, em que a taxa de falha de coleta após até três inserções foi superior a 1%, foi utilizada a técnica de BVC-TC. O Quadro 53-6 apresenta resultados dos principais estudos de BVC-TC e BVC-TA, realizados entre 1986 e 2003, selecionados em razão de apresentarem importante casuística.[17,18,31,32,44-60] Salienta-se, ainda, que neste Quadro 53-6 a maioria das BVC foram realizadas no primeiro trimestre, dando enfoque especial para técnica empregada para obtenção da amostra de vilosidades coriônicas, o número de pacientes incluídas nos estudos, a idade materna, a idade gestacional, a taxa de sucesso da coleta e a taxa de perdas gestacionais.

Já o Quadro 53-7 mostra os resultados de estudos randomizados comparando a técnica de BVC-TC e BVC-TA.[61-63]

Enfatiza-se, ainda, que Brambati *et al.* (1998) não encontraram associação entre a taxa de sucesso da coleta com o peso médio das vilosidades coriônicas, localização da placenta ou época da primeira punção.[59] Porém, tem-se observado que quanto mais avançada a gravidez maior a dificuldade em se conseguir obter quantidade suficiente de material para estudo, assim como a taxa de sucesso do resultado citogenético também se mostra reduzida. Já Carroll *et al.* (1999) não encontraram diferença significativa na taxa de sucesso de resultados analisando BVC-TA entre a 10ª e a 37ª semana. Todavia, foi observada uma maior taxa de discordância citogenética entre o material obtido da placenta e material colhido do recém-nascido, em grupo de pacientes com idade gestacional acima da 20ª semana.

Ainda com respeito aos aspectos técnicos, recomenda-se, sobretudo aos iniciantes, aguardar que a espessura da placenta seja igual ou maior que 1,5 cm. Placenta demasiadamente delgada impossibilita a técnica e aumenta as chances de falha da coleta.

Quadro 53-6. Estudos de BVC-TC e BVC-TA Realizados no Primeiro Trimestre da Gravidez

Estudo	Técnica de BVC	Nº de casos	Idade materna	Idade gestacional na BVC	Taxa de sucesso (%)	Taxa de perdas gestacionais% (< 26 sem)
Hogge et al., 1986[44]	TC	950	ND	8-12	97	5,4
Brambati et al., 1990[45]	TC	1.350	76% > 35	7-12	99,2	3,9
Wade & Young, 1989[46]	TC	714	87% > 35	ND	ND	4,5
Jackson et al., 1986[18]	TC	769	ND	ND	99,5	2,2
Green et al., 1988[47]	TC	940	ND	9-12	99,4	2,5
Wass et al., 1991[48]	TC	1.000	67,8 > 37	9-12	99,3	4,1
Donner et al., 1995[49]	TC	1.021	72% > 35	9-14	95	2,5
Jahoda et al., 1989[50]	TC	1.449	65% > 36	8-11	97,8	5,1
Leschot et al., 1989[51]	TC	947	ND	8-11	96,4	3,6
Miny et al., 1989[52]	TC	1.173	80,9% > 35	ND	97,6	5,0
Evans et al., 1989[53]	TC	1.055	ND	9-12	99,1	1,6[a]
Wass et al., 1991[48]	TC	1.013	67,8% > 36	9-12	99,2	4,1
Bovicelli et al., 1988[54]	TC	249	ND	9-13	99,7	3,6
Smidt-Jensen & Hahnemann, 1984[17]	TA	170	ND	8-11	99,4	3,6
Williams et al., 1992[55]	TC	2.949	37 (média)	9-12	99,7	1,9
Jackson & Wapner, 1993[56]	TC/TA	11.600	ND	ND	99,9	2,6
Palo et al., 1994[57]	TA	821	91% > 37	11,2 (média)	99	1,9[a]
Chueh et al., 1995[32]	TC	6.545	ND	9-12	ND	3,9
Chueh et al., 1995[32]	TA	2.318	ND	9-12	ND	2,4
Lunshof et al., 1995[58]	TC	1.936	90% > 36	8-13	9,1	3,5[a]
Brambati et al., 1998[59]	TC/TA	10.000	36 (mediana)	8-32	99,7	2,6
Brun et al., 2003[60]	TA	10.741	36 (mediana)	8-38	99,9	1,7
Lopes, 2007[31]	TA	958	36 (mediana)	9-24	98,9	1,1

[a] Perdas gestacionais até 24 semanas; ND: não disponível

Quadro 53-7. Estudos Randomizados Comparando BVC-TA e BVC-TC

Estudo	Número de casos		Peso médio do vilo (mg)		Taxa de sucesso na primeira punção (%)		Falha de cultura (%)		Modificação da técnica programada (%)		Perdas Totais (%)	
	TA	TC	TA	TC	TA	TC	TA	TC	TA	TC	TA	TC
Smidt-Jensen et al., 1992[61]	1.027	1.010	29	31	98,1	96,0*	1,8	3,4	0,5	5,6	6,3	10,9[a]
Brambati et al., 1991[62]	575	581	24	30,6*	96,7	89,7*	0,2	0,2	3,1	15,8*	16,5	15,5[b]
Jackson et al., 1992[63]	1.944	1.929	20	25*	93,7	89,5*	1,4	2,4	3,5	3,3	2,6	2,6[a]

[a] Perdas fetais totais antes e após a BVC (antes de 28 semanas); [b] perdas fetais totais antes e após BVC incluindo óbitos perinatais; [c] apenas perdas espontâneas após BVC e antes de 28 semanas; (abortos eletivos de fetos cromossomicamente normais foram incluídos); * estatisticamente significante

DIFICULDADES E COMPLICAÇÕES

Em seu trabalho, Lopes (2007) não observou qualquer tipo de complicação imediata, seja materna ou fetal, em 776 (81%) pacientes.[31] Já em relação às complicações imediatas e tardias, neste seu trabalho, os Quadros 53-8 e 53-9 descrevem quais foram e seus respectivos percentuais.

Taxa de Insucesso

A porcentagem de insucesso é pequena, qualquer que seja o método empregado, graças à simplicidade atual do procedimento. Entretanto, vale salientar que este índice de insucesso está relacionado com a falha do procedimento ou do laboratório. De modo geral, as falhas laboratoriais frequentemente são secundárias a uma coleta de péssima qualidade.

Para análise laboratorial citogenética a taxa de sucesso é alta, variando entre 99 a 99,9% na maioria das publicações.

A técnica da BVC-TC por aspiração apresenta porcentagem de insucesso ligeiramente superior à da microbiópsia por pinça rígida ou da BVC-TA aspirativa. Postula-se que isto deva, provavelmente, ao deslocamento do cateter plástico, quando o mandril é retirado imediatamente antes da aspiração. As técnicas que utilizam material metálico (cânula de aspiração, pinça rígida, agulha) apresentam maior precisão.

Quadro 53-8. Frequência das Complicações Imediatas em 958 Pacientes Submetidas à BVC-TA

Complicações	N	%
Cólicas uterinas	134	14
Hematoma subcoriônico	17	1,8
Punção amniótica acidental	12	1,25
Dor no local da punção	12	1,25
Amniorrexe	2	0,2
Desconforto abdominal	2	0,2
Bradicardia fetal	2	0,2
Sangramento vaginal	1	0,1
Total	182	19

Quadro 53-9. Frequência das Complicações Tardias em 958 Pacientes Submetidas à BVC-TA

Complicações	N	%
Sangramento vaginal	16	1,6
Dor abdominal	13	1,4
Amniorrexe	3	0,3
Total	32	3,3

Quadro 53-10. Taxa de Insucesso da BVC Via Transcervical

Autor	Ano	Nº casos	Técnica	T.I.
Brambati[64]	1987	900	Cateter	1,0%
Crane[65]	1988	357	Cateter	2,4%
Green[47]	1988	940	Cateter	0,8%
Jahoda[50]	1989	1.550	Cateter	2,2%
Leschot[51]	1989	1.250	Cateter e pinça	4,0%
Rouquet[66]	1989	500	Pinça	4,7%
Smidt-Jensen[67]	1991	1.104	Cateter	4,5%
Wass[48]	1991	1.013	Cateter	0,8%

BVC-TC: Biópsia de vilosidades coriônicas via transcervical; T.I.: taxa de insucesso

Nos anos 1980 e início dos anos 1990, a BVC-TC apresentava taxa de insucesso que oscilava em torno de 2,5 a 4%, estando frequentemente relacionada com: estenose cervical, fibrose ístmica, retroversão uterina acentuada e inserção trofoblástica anterofúndica (Quadro 53-10).[47,48,50,51,64-67]

Já para a BVC-TA (Quadro 53-11), no mesmo período, o índice de insucesso girou em torno de 3%, sendo mais elevado antes da 12ª semana de gestação.[31,54,67-70] Este índice deveu-se à retroversão uterina, presença de miomatose uterina ou inserção posterior do trofoblasto.

Quando se compara os resultados entre centros reputados (acima de 200 procedimentos) com aqueles com menos de 100 exames realizados, torna-se evidente que a experiência é o fator mais importante para a obtenção da amostra. Entre as técnicas, parece que BVC-TA por aspiração é a mais fácil de aprendizado, provavelmente, porque esta deriva diretamente da amniocentese.

No que se refere à BVC-TA tardia (2º e 3º trimestres), também chamada por alguns autores de placentocentese, observa-se que a taxa de insucesso é baixa. Esta oscila de 1,2 a 4%.

Em síntese, a taxa de sucesso parece apresentar íntima correlação com a habilidade do operador e sua destreza em saber, pelo menos, realizar duas ou mais diferentes técnicas por ambas as vias (modulando-se de acordo com a situação de cada caso).

Quadro 53-11. Taxa de Insucesso da BVC Via Transabdominal

Autor	Ano	Nº casos	Id. gest.	T.I.
Bovicelli[54]	1988	350	9 a 13s	0,3%
Brambatti[68]	1988	1.159	8 a 12s	0,0%
Elias[69]	1989	87	–	4,6%
Jahoda[50]	1989	707	10 a 18s	0,3%
Smidt-Jensen[67]	1991	1.239	8 a 13s	3,3%
Saura[70]	1991	181	< 12s	2,76%
Saura[70]	1991	419	> 12s	1,19%
Lopes[31]	2007	958	9 a 24s	1,1%

BVC: Biópsia de vilosidades coriônicas; Id. gest.: idade gestacional; T.I.: taxa de insucesso: <: abaixo de; >: acima de

Volume da Amostra

Trata-se de importante parâmetro a ser considerado. Quando o diagnóstico se refere à análise citogenética (cariótipo fetal), notadamente relacionada com idade materna, o volume da amostra não necessita de grandes quantias (ao redor de 10 mg). Já, em se tratando de estudo de DNA ou análise enzimática, a quantidade de vilosidades coriônicas necessária é maior.

A estimativa de peso da amostra é baseada por meio de apreciação visual. De modo geral, o operador tende a superestimar o peso das vilosidades coletadas, quando comparado com a avaliação do laboratório.

A BVC-TA fornece em mais de 50% dos casos, menos que 10 mg de material. Este dado adapta esta técnica às indicações do cariótipo fetal, porém, torna-se inadequada para outros diagnósticos. No entanto, BVC-TC proporciona resultados variáveis no que concerne à quantidade da amostra. A cânula Portex permite obter mais de 10 mg de material na primeira inserção em 12% das vezes, enquanto as de metal atingem este índice em 27 a 35% dos casos. Por outro lado, a pinça rígida pode obter mais de 10 mg em 90% das vezes.

Enfim, frente a diagnósticos citogenéticos, a BVC-TA é suficiente, porém, para diagnósticos que necessitem de volume maior, a BVC-TC com cânula metálica ou pinça rígida poderá vir a ser necessária.

RISCOS FETAIS

Perdas Fetais

Toda gestante possui risco de perda gestacional, embora a razão não seja, em muitos casos, completamente esclarecida. A idade materna (IM), a idade gestacional (IG), o tipo e método utilizado para o diagnóstico de gravidez, são fatores de impacto no risco de interrupção da gravidez.

O principal motivo de preocupação com a realização de BVC tem sido o risco de abortamento, razão que justifica o grande número de publicações sobre o assunto. As taxas de perdas fetais foram descritas em diversas citações, incluindo os procedimentos realizados no primeiro trimestre por Brun *et al.* (2003) e no segundo trimestre por Brambati *et al.* (2002), variando entre 1,6 a 5,4% e 0,3 a 2,3%, respectivamente.[42,60] As diferenças são explicadas pela capacidade e experiência do operador, bem como pela IG e IM à época do procedimento.

Deste modo, diversas variáveis, tanto técnicas como biológicas, tornam difícil avaliar a verdadeira taxa de perda fetal diretamente relacionada com a BVC. Os aspectos críticos destas questões são evidenciados nos dados do Programa de Doenças Hereditárias da Organização Mundial da Saúde e da Fundação de Defeitos Congênitos, que revelaram marcada diferença nas taxas de perdas entre centros com maior e menor experiência e com o método de biópsia utilizado.

Abortamento Espontâneo

O conhecimento do risco de perda espontânea da gestação é um elemento essencial para a apreciação do risco de abortamento consequente ao procedimento invasivo. Determinados abortos estão ligados a anomalias cromossômicas, independente da realização desses exames. Ohno *et al.* (1991), encontraram 69,4% de anomalias cromossômicas nos casos de abortamentos espontâneos.[71]

A taxa de abortamento, observada pelos principais serviços de Obstetrícia, representa a soma dos abortos consequentes à BVC e àqueles que ocorreriam mesmo na ausência dos procedimentos fetais. Na realidade, o risco de perda fetal só poderia ser apreciado, de forma concreta, quando se está a par do início da vitalidade da gestação e a mesma seja seguida até o seu término. Em gestações cuja vitalidade tenha sido constatada no US na 10ª semana, calcula-se que exista risco de perda espontânea em torno de 2 a 3%. Este risco situa-se, ainda, em torno de 1 a 1,5%, quando a vitalidade está mantida na 12ª semana.

Diversos estudos permitem, hoje, avaliar com relativa precisão o índice de abortos na ausência de procedimentos para diagnóstico pré-natal (Quadro 53-12).[19,22,72-76] Estima-se, de modo geral, que este risco seja ao redor de 2,1% entre a 10ª e 20ª semanas de gestação. No entanto, quando se considera a taxa de perda fetal pós-implantação, esta pode atingir 31% dos casos.

Entretanto, as gestantes submetidas ao diagnóstico pré-natal referem-se a um grupo diverso (alto risco) da população geral. Frequentemente, diferenciam-se pela idade materna e antecedentes de abortamentos espontâneos. Acredita-se que estes fatores possam influenciar a taxa de perdas fetais involuntárias diante de nova gestação.

A idade materna parece se relacionar com o risco de abortamento espontâneo, o qual aumenta em função daquela. Avalia-se que este risco esteja ao redor de 3,5% a 6% após 35 anos, chegando a ultrapassar 13% após 40 anos. Provavelmente, traduz aumento na incidência de aberrações cromossômicas com o decorrer da idade (Quadro 53-13).[72-74]

Analogamente, observa-se que o risco de abortamento espontâneo também está acrescido diante de antecedentes de perdas fetais de repetição. Quando se compara a taxa de abortos espontâneos entre a 10ª e 20ª semanas, em pacientes com e sem antecedentes, esta varia de 5,2 a 5,5% para 0,6 a 1,4%, respectivamente.

Quadro 53-12. Frequência de Abortamento Espontâneo na Ausência de Diagnóstico Pré-Natal

Autor	Ano	Id. Gest.	Per. Obs.	T. Ab.
Wilson[72]	1984	7 a 12s	→ 20s	2,1%
Gilmore[73]	1985	10s	→ 28s	2,1%
Cashner[74]	1987	8 a 12s	→ 20s	2,0%
Mackenzie[75]	1988	< 12s	→ 28s	2,0%
Roads[19]	1989	8s	→ 17s	2,5%
Cohen-Overbeeck[22]	1990	6 a 8s	→ 12s	3,9%
Hammarstrom[76]	1990	8 a 11s	→ 40s	8,5%

Id. gest.: Idade gestacional da viabilidade fetal; Per. obs.: período de observação; T. ab.: taxa de abortamento; s: semanas; →: até

Quadro 53-13. Frequência de Abortamento Espontâneo e Idade Materna na Ausência de Diagnóstico Pré-Natal

Autor	Ano	Per. obs.	< 30 a	30-35 a	36-40 a	> 40 a
Wilson	1984	10 a 20s	1,6%	2,7%	5,5%	–
Gilmore	1985	10 a 20s	1,5%	2,5%	4,5%	–
Cashner	1987	10 a 28s	1,8%	2,5%	2,6%	13,6%

Per. obs.: Período de observação; <: abaixo (menor); >: acima (maior); a: anos; s: semanas

Perda Fetal Relacionada com a BVC

O risco de perda fetal associada a este procedimento é impossível de ser apreciado com exatidão. Por outro lado, pode-se avaliá-lo aproximadamente e também compará-lo a outros procedimentos invasivos (AG, em particular). Nota-se que essas perdas fetais estão ligadas, principalmente, ao traumatismo do saco ovular e infecção.

Os índices relatados pelos principais serviços são muito semelhantes, principalmente quando se referem a pacientes com idade média de 38 anos.

Quando se considera a porcentagem de perda fetal (desde o momento do procedimento até a 28ª semana), esta se situa em torno de 4 e 3,3% para a BVC-TC e BVC-TA, respectivamente. Já a mortalidade perinatal é estimada em 1 e 0,9%, respectivamente, para cada via (Quadro 53-14).[29,31,48,50,51,54,62,63,66-68,77,78]

Entre os fatores que influenciam as complicações do método, sabe-se que o número de inserções é fator decisivo, principalmente quando se refere à BVC-TC. Assim, torna-se absolutamente necessário limitar o número de tentativas, ou seja, este não deverá ultrapassar a 2, segundo Isfer *et al.* (2006) ou, excepcionalmente, a 3 (Quadro 53-15),[76,79,80] segundo Hammarström & Marsk (1990), pois sabe-se que 3 ou mais inserções estão associadas à maior chance de perdas gestacionais, segundo Brambati *et al.* (1998) e Williams *et al.* (1992).[55,59]

Vale salientar que alguns fatores de risco independem da via utilizada, como: a idade materna (eleva de modo discreto o risco de abortamento), a inexperiência do operador e a idade gestacional da realização do procedimento. Quanto a este último, observa-se que a taxa de perdas fetais é menor quando realizada entre a 9ª e 11ª semanas para a BVC-TC e, ao redor da 12ª semana para a BVC-TA.

Quadro 53-14. Risco de Perda Fetal e Perinatal após BVC

Autor	Ano	Nº de casos	Téc.	IMG IVG	P.F. ≥ 28s	Mort. perin.	P.T.
Brambati[68]	1988	680	TC	65	4,0%	1,3%	5,3%
Brambati[68]	1988	1.159	TA	–	3,4%	0,8%	4,2%
Bovicelli[54]	1988	353	TA	21	3,4%	0,5%	3,9%
Rouquet[66]	1989	362	TC	35	3,9%	1,0%	4,9%
Leschot[51]	1989	1.000	TC	49	3,9%	0,3%	4,2%
Jahoda[50]	1989	1.550	TC	101	5,1%	1,1%	6,2%
Jahoda[50]	1989	707	TA	–	2,6%	0,9%	3,5%
Smidt-Jensen[67]	1991	1.175	TC	25	6,8%	0,3%	7,1%
Smidt-Jensen[67]	1991	1.191	TA	30	2,3%	0,6%	2,9%
Brambati[62]	1991	595	TC	40	4,8%	1,1%	5,9%
Brambati[62]	1991	599	TA	49	4,0%	0,9%	4,9%
Jahoda[77]	1991	1.780	TC	118	4,8%	1,0%	5,8%
Jahoda[77]	1991	1.831	TA	52	2,6%	0,9%	3,5%
Saura[78]	1991	600	TA	–	3,0%	0,7%	3,7%
Wass[48]	1991	1.013	TC	51	4,1%	1,1%	5,2%
Gollop[29]	1992	871	TC	–	0,7%	–	0,7%
Gollop[29]	1992	213	TA	–	2,3%	–	2,3%*
–		1,9%	–	1,9%$			
Jackson[63]	1992	1.846	TC	21	2,6%	0,3%	2,9%
Lopes[31]	2007	958	TA	42	1,5%	—	5,4%

BVC: Biópsia de vilosidades coriônicas; Nº: número; Téc.: técnica; IMG: interrupção médica da gravidez; IVG: interrupção voluntária da gravidez; P.F. ≥ 28 s: perda fetal até a 28ª semana; Mort. perin.: mortalidade perinatal; P.T.: perda Total; *BVC realizada com agulha calibre 18; $ BVC realizada com agulha calibre 20; TC: transcervical; TA: transabdominal

Quadro 53-15. Taxa de Perda Fetal Relacionada com o Número de Inserções (224 BVC)**

Número de inserções	Porcentagem de perda fetal
1	13,7%
2	22,0%
3	36,7%
4	54,0%
Total	20,3%

Material: Cateter PORTEX TROPHOCAR; Técnica: aspiração via transcervical; **correlação positiva com colonização bacteriana da cérvice e antecedentes de abortos espontâneos de repetição (estatisticamente significativa)
Hammarström & Marsk (1990)[76]

Por último, parece que o material utilizado na BVC-TC tem pouca importância. Entretanto, parece que o cateter (cânula) apresenta risco ligeiramente inferior do que a pinça rígida.

Jahoda et al. (1989) demonstraram em seu estudo que o risco de perda fetal pós-BVC aumentou, significativamente, após a idade de 36 anos (2,6 para 7,2%) e quando realizado abaixo da 12ª semana.[50] Este risco pareceu estar relacionado com o número de inserções necessárias para a obtenção de amostra satisfatória (3% após 1 inserção, 12% após 3 inserções). Controversamente, os autores referem que quando o procedimento foi realizado em pacientes com idade inferior a 36 anos, o número de inserções não alterou o risco.

De modo geral, quando se compara as duas vias de abordagem, as primeiras séries se manifestaram ligeiramente a favor da BVC-TC. O estudo de Wapner (1991) relata taxa de perda fetal (até a 28ª semana) de 2,4% para a BVC-TA e apenas 1,6% para a BVC-TC.[81] Já Smidt-Jensen et al. (1984) referiram menor risco para a BVC-TA (2,9% contra 7,1% da BVC-TC).[17] Entretanto, estes estudos utilizaram dois grupos de risco diferentes, além dos serviços manifestarem experiências distintas.

Os estudos comparativos de Brambati et al. (1991) e Jackson et al. (1992) demonstraram não haver diferença entre as duas vias de abordagem.[62,63] Assim, pode-se concluir que não existiu diferença significativa entre as duas vias quanto à perda fetal, principalmente quando o operador for habilitado.

Em paralelo, questionamentos entre a BVC e a AG surgiram, em particular, sobre qual método seria o mais seguro. Quando se compara a BVC à AG, alguns estudos os avaliaram do ponto de vista de metodologia e de seguimento da gestação.

Rhoads et al. (1989) referiram acréscimo no risco de perda fetal de 0,7% para a BVC, enquanto este acréscimo foi de 0,6% para o estudo Multicêntrico Canadense (1989).[19] Paralelamente, relatos de estudos não randomizados não encontraram aumento na taxa de perdas gestacionais em AG do segundo trimestre e em BVC realizada no primeiro trimestre da gestação, enquanto outros relataram um risco aumentado.[82]

Halliday et al. (1992) observaram que tanto a perda fetal precoce (até 3 semanas após o exame) quanto a tardia foram significativamente menor na AG do que na BVC (0,2 e 1,3% contra 1,2 e 2,9%, respectivamente).[83]

Em estudo realizado na Finlândia, em 1993, envolvendo gestantes com gravidezes únicas, comparou as taxas de perdas fetais totais em pacientes submetidas à AG após a 16ª semana, com BVC entre a 9ª e 11ª semana. Os resultados revelaram taxa de perda fetal de 7,8 e 8,3%, respectivamente, sem significância estatística.

Já em outros dois estudos multicêntricos, comparando BVC-TC no primeiro trimestre com AG realizada após a 15ª semana, não encontraram diferenças significativas na taxa de perdas fetais.[84]

Em estudo multicêntrico europeu - quando foram comparados os resultados de BVC-TC, BVC-TA no primeiro trimestre, e AG no segundo trimestre - a taxa de perda fetal foi maior no grupo de BVC.[85]

Em outro estudo randomizado comparando AG, BVC-TA e BVC-TC, o risco de perda fetal foi similar entre BVC-TA e AG, mas maior no grupo de BVC-TC. Porém, Borrell et al. (1999) realizaram estudo randomizado comparando BVC-TC, utilizando fórceps de biópsia no primeiro trimestre, com AG no segundo trimestre, e não encontraram diferenças estatísticas entre as taxas de perdas fetais nos dois grupos.[86]

Existem alguns preditores de perdas fetais que devem ser observados antes da realização da BVC-TA. O achado de um feto pequeno para a idade gestacional acrescenta maior risco de perda da gravidez. Outro fator de risco para perda refere-se ao número de inserções da agulha para obtenção de adequada quantidade de material, pois como já referido acima, a realização de três ou mais inserções está associado à maior chance de perdas gestacionais.

Finalmente, no que se refere à perda fetal em relação à BVC tardia (placentocentese), que hoje representa uma alternativa da AG, notam-se porcentagens que variam de 1,5% a 2,3% de perda fetal. Vale frisar, no entanto, que esses dados podem ser considerados desde que não haja sinais ao US de suspeita de malformação fetal.

De modo prático, considerando-se o risco espontâneo de perda fetal, onde um quarto dos casos é causado por anomalias cromossômicas detectadas pelos exames, pode-se rotular que o risco real de perda relacionada com a BVC se situe em torno de 1%, quando realizada pela BVC-TC, e 0,5 a 0,8% quando utilizada a BVC-TA.

COMPLICAÇÕES PERINATAIS

Definem-se como complicações perinatais aquelas que ocorrem entre a 28ª semana até o 30º dia após o nascimento. Todos os relatos publicados até o presente momento, em relação às gestantes submetidas à BVC, não assinalam qualquer elevação na taxa de prematuridade, de restrição crescimento intrauterino (RCIU), de inserção anormal ou de descolamento prematuro de placenta (DPP) e na taxa de mortalidade perinatal. Esses dados independem da via utilizada.

Schaap et al. (2002) enviaram questionários a 1.509 pacientes, que foram submetidas à BVC-TC, obtendo 87% de respostas.[87] Analisando os recém-nascidos (RN) com idade média de 4,2 anos de idade, não foram encontradas malformações congênitas, morbidade neonatal, morbidade pediátrica, distúrbios funcionais e crescimento abaixo do percentil 10, comparado a um grupo de gestantes submetidas à AMC no segundo trimestre.

Em estudo de coorte populacional de gestantes entre 35 a 49 anos de idade, Cederholm et al. (2005) compararam a morbidade entre RN expostos à BVC com aqueles não expostos e não encontraram diferença na taxa de mortalidade, prematuridade, baixo peso ao nascer, ressuscitação neonatal e defeitos congênitos.[88]

Malformações Fetais

A segurança da BVC foi seriamente questionada quando Firth et al. (1991) publicaram que observaram 5 casos de malformações envolvendo os membros (4 com hipogênese oromandibular) em 289 gestações, em procedimentos (BVC) realizados antes da 10ª semana de gravidez.[89] Após este relato, seguiram-se outros estudos que observaram também incidência relativamente aumentada de fetos com fenda labial e palatina.

O processo fisiopatológico seria decorrente de uma sucessão de danos, que iniciaria com a ruptura da integridade do tecido trofoblástico, subsequente à BVC. Os vasos das vilosidades coriônicas que suprem o embrião, extravasariam para a cavidade endometrial na região retroplacentária (semelhante a um discreto "descolamento placentário") em direção à circulação materna, entre as vilosidades e o estroma viloso. Como o volume de sangue do embrião é pequeno, uma discreta perda sanguínea pode constituir em redução significativa do volume total do embrião. Este fato resultaria em hipotensão, hipoperfusão e anoxia, podendo afetar, assim, o desenvolvimento das suas estruturas embrionárias. Estas requerem, por sua vez, um alto fluxo sanguíneo, sendo que mínimas quedas da tensão de oxigênio podem causar alterações deste desenvolvimento. Quando se avalia a literatura, em seu artigo original, Firth et al. (1991) sugerem que o risco para as anomalias de membros estaria relacionada com a idade gestacional na execução da BVC, ou seja, o procedimento seria de risco quando realizado antes da 9ª semana (mais especificamente, entre o 56º e 66º dia de gestação).[89]

Quanto à via utilizada, parece também não haver preferência, porém, na maioria dos estudos a BVC-TC esteve mais frequentemente associada à patologia, bem como o tipo do cateter usado para o procedimento. O cateter *Cook OB/GYN* esteve mais relacionado com a anomalia que o *Trophocan-Portex*.

Embasados nesses dados, alguns centros preconizaram a não realização da BVC antes da 10ª semana. Entretanto, Burton *et al.* (1992) não concordam com essas afirmações, pois dois entre seus quatro casos que manifestaram redução de membros consequentes à BVC ocorreram após a 10ª semana (10,5 e 11 semanas, respectivamente).[90] Por outro lado, outros relatos não evidenciaram tais fatos, como Jackson *et al.* (1991).[91] Além deste, citam-se também o estudo Colaborativo Americano e o Canadense. Enfatizando esses resultados, Kuliev *et al.* (1993), por meio de estudo envolvendo diversos centros e avaliando mais de 150.000 casos de BVC (realizadas entre 9 e 12 semanas, por ambas as vias), não encontraram maior incidência de malformações fetais, incluindo as de membros.[92] Enfim, após estudos populacionais com grande amostragem de casos, Froster & Jackson (1996) descartaram, em sua publicação, a associação de BVC a anomalias de membros fetais.[93]

O Quadro 53-16 mostra as taxas de anomalias congênitas por 10.000 nativivos em diversos estudos multicêntricos.[56,59,60,94-98]

Pela análise dos resultados não são mostradas diferenças nas taxas de malformações fetais e defeitos congênitos de membros fetais nos dois grupos estudados.

Em 1997, Yuksel *et al.* relataram problemas respiratórios do recém-nascido (RN), que não são encontrados em outras citações bibliográficas, e que talvez estejam associados a casos que desenvolveram oligoidramnia durante a evolução gestacional.[99]

Concluindo, mais estudos são necessários para confirmar a correlação entre anomalias de membros e BVC, além de quantificar esse risco. Inclusive, necessita-se precisar melhor a idade gestacional da época do procedimento, experiência do operador, tipo de instrumento (cateter, pinça ou agulha), técnica utilizada e volume da amostra, para que se possam aferir os verdadeiros riscos. Consequentemente, até o presente momento, nenhum tipo de malformação específica pode ser atribuído à BVC.

Entretanto, recomenda-se como prudência, realizar o procedimento após a 10ª semana, preterindo-se a BVC-TA (aspiração por agulha) ou, então, à cânula do tipo Portex, quando for realizado por via transcervical.

Quadro 53-16. Frequência de Defeitos Congênitos de Membros Fetais e Malformações Congênitas em Pacientes Submetidos à BVC (Achados de Cartórios de Registro de Nascimentos)

Fonte	Nº de BVC	Taxa de anomalias por 10.000 nativivos
Mangiagalli Clinic, Milan (Brambati *et al.*, 1998)[59]	16.597	3,0
Pelegrin University Hospital, Bordeaux (Brun *et al.*, 2003)[60]	14.492	1,0
U.S. Collaborative Study (Jackson & Wapner, 1993)[56]	10.144	4,3
WHO-CVS Registry (Kuliev *et al.*, 1996)[94]	76.476	5,7
Swedish Registry (Kallen *et al.*, 1984)[95]		6,2
British Columbia Registry (Froster-Iskenius & Baird, 1989)[96]		6,0
Italian Birth Defect Registry (10 anni di sorveglianza sulle malforamazioni congenite in Itália 1978B1987, 1990)[97]		6,2
South America Registry (Burton *et al.*, 1995)[98]		5,2

Incluídos 10.900 casos relatados anteriormente, 1997

Oligoâmnio

Alguns autores têm evocado a hipótese da oligoamnia, principalmente do 2º trimestre, ser uma das complicações tardias da BVC. Porém, este tipo de intercorrência obstétrica não tem sido, sistematicamente, avaliado de modo adequado. Na realidade, a prevalência exata de oligoâmnio no 2º trimestre é desconhecida, pois faltam dados mais concretos que reflitam, inicialmente, a população geral.

Abordando esta temática, Cheng *et al.* (1991), conduzindo um estudo prospectivo, obtiveram 12 casos de oligoamnia no 2º trimestre em 442 casos de gravidezes cromossomicamente normais (de um total de 477 casos de BVC), perfazendo, assim, um percentual de 2,7%.[100] Estes dados chamam ainda mais a atenção quando comparados com o grupo que foi submetido à amniocentese (395 casos), onde nenhum caso de oligoâmnio foi constatado (Quadros 53-17 e 53-18).

Outro aspecto de importância, observado por estes autores, foi o fato de os casos que cursaram com oligoamnia terem manifestado sangramento vaginal e aumento significativo de AFP no soro materno após o procedimento.

COMPLICAÇÕES OBSTÉTRICAS & MATERNAS

Levando-se em conta as complicações obstétricas mais habituais, destacam-se os trabalhos de Papp *et al.* (2002), Cederholm (2003), Ahmed (2006) e de Silver *et al.* (2005), abaixo referidos.[101-104]

Papp *et al.* (2002), trabalhando com a população húngara e após experiência de 15 anos com BVC, concluem que o procedimento não aumentou o número de partos prematuros, mortalidade perinatal, nem influenciou na incidência de malformações e deformidades fetais.[101]

Em 2003, Cederholm comparou 1.984 gestantes que foram submetidas à BVC com 47.854 gestantes que não realizaram o procedimento. O autor observou, neste estudo, que não houve diferença significativa entre os dois grupos no que se refere às taxas de complicações obstétricas como: placenta prévia, descolamento prematuro de placenta, parto prematuro, hipotonia uterina, fórceps e cesariana.[102]

Quadro 53-17. Complicações e Resultados Anormais Subsequentes à BVC e LA

	BVC-TC (n = 477)	LA grupo A (n = 395)	LA grupo B (n = 2.664)
Ab. espontâneo	15 (3,0%)	2 (0,5%)	9 (0,3%)
Oligoamnia 2ºT	12 (2,7%)	0	1 (0,04%)
Aberr. cromossômica	13 (2,7%)	4 (1,0%)	47 (1,8%)
Desordem metabólica	7 (1,5%)	0	0

BVC: Biópsia de vilosidades coriônicas; TC: transcervical; LA: líquido amiótico (amniocentese); n: número de casos; Ab.: abortamento; 2ºT: segundo trimestre; Aberr.: aberração.
Cheng *et al.* (1991)[100]

Quadro 53-18. Oligoâmnio de 2º trimestre: Comparação entre BVC e LA após Cariótipo Fetal Normal

Nº Casos de oligoâmnio		
BVC-TC	**LA**	
Idade gestacional	(442 casos)	(391 casos)
16-20 sem.	6	0 (0,03)
20,1-23 sem.	6	0 (0,03)
Total (16-23 sem.)	6	0 (0,01)

BVC: Biópsia de vilosidades crônicas; TC: transcervical; LA: líquido amniótico (amiocentese); Nº: número; sem.: semanas; ( ): estatisticamente significativo
Cheng *et al.* (1991)[100]

Ahmed (2006) também não encontrou complicações obstétricas importantes, como descolamento prematuro de placenta, placenta prévia, atonia uterina e parto prematuro.[103]

Entretanto, em uma análise randomizada incluindo gravidezes citogeneticamente normais, foi revelada taxa aumentada de pré-eclâmpsia no grupo submetido à BVC entre a 13ª e 14ª semana, quando comparada com a AG realizada no mesmo período.

Já em relação às complicações maternas, propriamente ditas, poucos relatos existem na literatura e alguns destes estudos não incluem grupo controle, tratando-se de relatos de casos na maioria das vezes. No entanto, entre as principais complicações maternas relatadas, destacam-se o sangramento no pós-operatório (principal), sangramento intraperitoneal, infecção e a imunização materna ao fator Rh. Por fim e ainda dentro deste segmento, faz-se menção às implicações psicológicas que o diagnóstico pré-natal de 1º trimestre acarreta bem como o procedimento em si.

Sangramento Vaginal

Os sangramentos imediatos ao exame não são raros, principalmente quando a via de abordagem for BVC-TC. Estes podem ser consequentes à pinça de apreensão (Pozzi) do colo uterino (sangramento do lábio superior do colo) ou do descolamento ovular.

Referem-se, de modo geral, a sangramentos moderados, porém frequentes (15 a 40% dos casos), que variam desde discreta perda de sangue até verdadeiras hemorragias (equivalentes ao ciclo menstrual). Às vezes podem vir acompanhadas de dores hipogástricas (prováveis contrações uterinas), que cedem com o repouso e medicação antiespasmódica. Em geral, esses sangramentos permanecem por 3 a 4 dias, porém, podem persistir por algumas semanas. O risco maior seria a predisposição da paciente a infecções pelo sangue acumulado no canal cervical, podendo comprometer a gestação.

Em alguns casos, pode-se observar uma imagem hipoecogênica no trajeto do procedimento (em particular, pós BVC-TC), traduzindo hematoma subcoriônico (4% dos casos). Esses hematomas não apresentam prognóstico desfavorável, pois frequentemente desaparecem antes da 20ª semana.

Hemorragia Intraperitoneal

Esta complicação é exclusiva da BVC-TA, podendo-se manifestar durante o ato, ou após o mesmo. Alguns casos descritos necessitaram, inclusive, de intervenção cirúrgica de urgência, consequente a sangramento importante na região da parede uterina.

Infecção

Visto que a vagina é local potencialmente contaminado, o risco de infecção (corioamnionite) pós BVC-TC torna-se mais elevado quando comparado ao método transabdominal. Porém, esta última também pode proporcionar complicações de origem infecciosa, caso os preceitos de assepsia não sejam respeitados. De modo geral, a maioria dos acidentes graves descritos, ocorreu no período inicial (primeiros anos) do desenvolvimento da BVC.

A infecção uterina pós-BVC manifesta-se, frequentemente, dentro de dois a cinco dias após o procedimento. O quadro clínico típico é representado pela hipertermia, acompanhada de sangramento vaginal e dores pélvicas ao estilo de contrações uterinas. Em geral, o aborto espontâneo é a regra, ocorrendo rapidamente após o início do quadro clínico.

Raros casos de complicações infecciosas graves, quase sempre associados à BVC-TC, ultimaram com corioamnionite, choque séptico, perfuração intestinal materna e insuficiência renal.

Os estudos bacteriológicos prospectivos da flora vaginal confirmam a presença de diversos germes em porcentagem variável, porém sem haver predominância de um tipo específico. Outro aspecto é o fato de nenhum germe correlacionar clinicamente com o aparecimento dos acidentes infecciosos, logo, não se pode propor nenhuma terapêutica preventiva local ou geral.

De acordo com o que foi referido acima, torna-se imprescindível todos os cuidados de assepsia para a realização da BVC, principalmente quando esta for realizada via transcervical. Inclusive, recomenda-se trocar sempre o material de procedimento a cada inserção (cateter, pinça rígida) e não exceder a duas tentativas.

Isoimunização Rh

As taxas séricas de alfafetoproteína materna (AFPM), antes e após a realização da BVC, demonstram elevação significativa em 40 a 70% dos casos, atestando a ocorrência de hemorragia feto-materna. A passagem de hemácias fetais para dentro do espaço interviloso pode ser superior a 16 microlitros, expondo a gestante Rh-negativa não sensibilizada, ao risco de imunização e perda fetal. Acredita-se que a intensidade da elevação da AFPM possa estar relacionada com a importância do procedimento (risco maior quando o procedimento é realizado pela via transcervical) e ao número de inserções. Assim, diante de gestante Rh negativa, não imunizada, a prevenção pela gamaglobulina é mandatória.

Katiyar *et al.* (2007) estudaram a incidência e volume de hemorragia feto-materno durante a BVC, utilizando-se do teste de Kleihauer-Betke e a dosagem alfafetoproteína no soro materno, tendo sido encontrado um sangramento feto-materno médio de 0,45 e 0,06 mL, respectivamente.[105]

Em pacientes previamente sensibilizadas, deve-se evitar a realização da biópsia, pois se ocorrer hemorragia placentária, mesmo que discreta, pode ser o suficiente para desencadear a resposta do anticorpo materno, podendo agravar o quadro. No entanto, exceções podem ser feitas para aquelas já gravemente imunizadas ou onde apenas um feto de grupo Rh-negativo poderia ser tolerado. Neste sentido, as vilosidades são obtidas com o intuito de detectar o fator Rh fetal e orientar a conduta subsequente.

Implicações Psicológicas

Além da discussão da segurança e aspectos técnicos da BVC, o interesse tem sido direcionado, também, nas implicações psicológicas do diagnóstico pré-natal. Muitas gestantes receiam a possibilidade de lesões fetais causadas pelo procedimento, bem como a possibilidade de interrupção acidental da gravidez em decorrência do exame e do longo tempo de espera pelo resultado do exame fetal.

Estudo realizado com pacientes submetidas à AG demonstrou aumento da ansiedade antes do procedimento e redução importante após o ato operatório. Burke & Kolker (1993) encontraram diferença no nível de ansiedade quando foram comparadas AG e BVC.[106]

A percepção materna de dor durante o procedimento tem sido referida como importante em diversas publicações e considerada um fator de resistência por parte da gestante à aceitação do método. Aplicando a escala visual analógica (VAS), nas gestantes, antes e depois dos procedimentos invasivos (AG, BVC-TA, BVC-TC), nas quais não foram utilizadas medicações anestésicas, os resultados demonstraram que a dor referida antes do exame era maior que a percebida após a sua realização. Os trabalhos concluíram haver existência de uma correlação positiva entre o nível de ansiedade e a dor induzida pelo ato operatório. Na opinião dos autores, estas observações justificam a não utilização de anestésico local para a realização da punção rotineiramente, ficando reservado a situações especiais.

RESULTADOS

Teoricamente, erros no resultado são possíveis. Estes podem ser provenientes de contaminação do procedimento por tecidos de origem materna ou associados à diferença real existente entre o cariótipo fetal e o cariótipo trofoblástico (mosaicismo).

Risco de Contaminação de Origem Materna

A contaminação materna sempre deve ser evitada. De modo geral, observa-se contaminação materna em 1% dos casos submetidos à BVC.

Mosaicismo

O mosaicismo consiste na presença de duas linhagens celulares diferentes no material estudado. Este pode ocorrer em razão da contaminação do material coletado pelas células maternas, por diferentes linhagens celulares presentes na própria placenta ou, por consequência do feto apresentar duas linhagens cromossômicas diferentes.

O mosaicismo é encontrado com maior frequência no tecido trofoblástico (aproximadamente 1 a 2% dos casos) do que no LA. Geralmente, manifestam-se no cariótipo obtido por exame direto. Quando está confinado à placenta, pode-se, por meio de cultura, constatar que se trata de cariótipo fetal normal, pois as células em cultura (eixo mesenquimatoso) derivam diretamente do epiblasto.

Por outro lado, Reddy *et al.* (1991) levantaram a possibilidade de que os mosaicos placentários seriam resultados da análise citogenética do trofoblasto de um *vanishing twin* (reabsorção precoce de um dos sacos gestacionais da gravidez gemelar).[107] Esses autores lembram que 1,1 a 1,8% das gestações únicas se iniciam como prenhezes gemelares dizigóticas, onde o óbito do embrião ocorreria em período precoce. Assim, o córion frondoso sobreviveria por tempo suficiente para proporcionar resultados anômalos à BVC. Logo, torna-se imperativo obter o cariótipo fetal por meio das duas técnicas, simultaneamente: direta e cultura.

O achado de mosaicismo confinado a placenta (MCP) tem sido descrito em aproximadamente 1 a 2% dos casos de culturas de células trofoblásticas, revelando a presença de trissomias raras e não identificadas no concepto, ou seja, raramente implicadas em malformações fetais visíveis (cromossomos 2, 3 e 7). O risco é duas vezes maior quando se utiliza o método de exame direto e aumenta com a idade gestacional, segundo Wilkins-Haug *et al.* (2006).[108]

A identificação de MCP deve alertar o obstetra quanto ao seguimento da gravidez, pois tem demonstrado ser um fator de péssimo prognóstico para a evolução posterior da gestação. Kalousek *et al.* (1991) observaram maior frequência de RCIU e perdas perinatais em cerca de 22% dos casos.[109] Post & Nijhuis (1992) também relataram dois casos de MCP (trissomia 16), cujo diagnóstico pré-natal foi indicado por RCIU fetal.[110] Por outro lado, outros autores não concordam com essa hipótese.

Falso-Negativo

A taxa de falso-negativo pode ser consequente à contaminação materna ou em virtude do desconhecimento de determinados mosaicos fetais. Neste caso, o cariótipo placentário pode apresentar-se normal ou conter mosaico em proporções diferentes (46,XX, 47,XX + 7).

A taxa de falso-negativo da BVC em uma série de 62.000 casos, relatados por Van Den Berg *et al.* (2006), foi extremamente baixa, 0,03%.[111]

Sendo assim, recomenda-se prudência na interpretação dos resultados, estando-se a par de uma casual contaminação materna, quando o cariótipo não tenha sido obtido por cultura e o resultado for 46, XX. Diante destes casos, se uma anomalia ultrassonográfica ou clínica manifestar-se, o especialista deve solicitar o controle do cariótipo do concepto através de LA ou sangue fetal.

Falso-Positivo

Estes se referem, exclusivamente, a cariótipos anormais, que se traduzem por mosaicos. Vale salientar que este cariótipo não representa a análise cromossômica real do concepto.

Los *et al.* (2001) recomendam que, em casos de mosaicismo encontrado em material de BVC, seja efetuada a repetição do cariótipo por meio da coleta de LA por amniocentese, para afastar resultados falso-positivos que acontecem em 0,15 a 1,3% dos casos.[112]

Porém, quando, por análise direta, o cariótipo for anormal e perfeitamente normal pela cultura (principalmente se for 46,XY e excluído risco de contaminação materna), ou se o cromossomo referido no mosaico estiver raramente implicado em malformações neonatais, o seguimento clínico e USG é considerado suficiente. Neste caso, o controle do cariótipo (LA ou sangue fetal) não é necessário, salvo se houver aparecimento de qualquer alteração fetal no US.

Por outro lado, quando o mosaicismo é constatado, tanto em exame direto quanto em cultura na BVC, deve-se confirmar o cariótipo fetal (LA ou sangue fetal).

Kalousek & Dill (1983) descreveram, pela primeira vez, a associação de MCP e RCIU. Outras publicações também encontraram maior incidência de MCP dos cromossomos 2, 7, 9, 14, 15, 16, 18 e 22 e tetraploidia com RCIU, óbito fetal e aumento da morbimortalidade perinatal, cuja explicação seria dada pelo significante número de células anormais nestes casos.[113] Entretanto, não existem evidências estatísticas sobre o efeito adverso de MCP nos resultados perinatais. Wolstenholme *et al.* (1994), em estudo retrospectivo colaborativo envolvendo 21 laboratórios na Inglaterra, identificaram 73 casos de MCP entre 8.004 exames realizados no primeiro trimestre de gestação.[114] Quando os resultados dos fetos portadores de MCP foram comparados com o grupo controle, não revelaram diferença nos resultados adversos perinatais. Resultados perinatais alterados têm sido mais frequentes quando o MCP está relacionado com os cromossomos 2, 7, 8, 9, 16 e 22.

CONCLUSÃO

A BVC é um método que permite coletar células trofoblásticas oriundas do trofoectoderma e contidas nas vilosidades coriônicas, as quais possuem a mesma origem genética fetal. Por se dividirem muito rapidamente, estas células permitem o diagnóstico citogenético (principal indicação diagnóstica) em poucos dias, tornando a BVC procedimento mais precoce que a AG, podendo ser realizado já a partir da 9ª semana de gravidez.

Por conta dessa vantagem, precocidade e rapidez do diagnóstico, a BVC também se tornou o melhor método para o diagnóstico das patologias metabólicas autossômicas recessivas ou ligadas ao sexo, onde o risco de acometimento fetal é elevado. Por outro lado, quando o feto se encontra comprometido, a precocidade deste método permite: intervenção rápida com hospitalização reduzida, melhor conforto psicológico e segurança médica (útero cicatricial, não comprometimento do porvir obstétrico, risco de abortamento tardio).

O índice de perda fetal pela BVC-TA comparada com a BVC-TC não está ainda definida formalmente, não havendo diferenças significativas do ponto de vista estatístico entre ambas. Porém, a maioria dos trabalhos na literatura refere taxas ligeiramente menores para a BVC-TA.

O risco real do procedimento é difícil de ser precisado por conta de quatro razões:

1. Frequência dos abortos espontâneos na 10ª semana (a qual é estimada em torno de 2 a 3%).
2. As técnicas utilizadas são diferentes.
3. As indicações são variadas, obrigando à coleta de diferentes quantias de material.
4. A qualidade e a experiência dos operadores são extremamente variáveis.

Em paralelo, sabe-se que no primeiro trimestre da gestação, o índice de abortamento espontâneo é elevado, ao redor de 10 a 12%, logo, o risco de perda fetal imputado diretamente ao procedimento, para a maioria das equipes, gira em torno de 1,5 a 2,0%. Porém, quando a equipe é altamente habilitada e experiente, postula-se este risco em 0,5 a 1,0% (média de 0,8%).

Concluindo, o risco da BVC está intimamente relacionado com fatores como: experiência do operador, material e via utilizada, indicação e vitalidade embrionária. Além disso, sabe-se hoje que o procedimento não proporciona maior incidência de anomalias congênitas, descolamento placentário, localização anômala da placenta (acretismo ou placenta prévia), oligoâmnio, prematuridade ou RCIU.

REFERÊNCIAS BIBLIOGRÁFICAS

1. Hertig AT, Rock J. Two human ova of the pre-villous stage, having a developmental age of about eight and nine days respectively. Contrib Embryol. 1949;583;33:169-86.
2. Boyd JD, Hamilton WJ. The human placenta. Cambridge [England]: W. Heffer & Sons; 1970.
3. Hahnemann N, Mohr J. Genetic Diagnosis on the embryo means of biopsy from extraembryonic membranes. Bulletin European Society Human Genetics. 1968;28:23-9.

4. Hahnemann, N. Early prenatal diagnosis: A study of biopsy techniques and cell culturing from extra-embryonic membranes. Clin Genet. 1974;6:294.

5. Kullander S, Sandahl B. Fetal chromosome analysis after transcervical placental biopsies during early pregnancy. Acta Obstet Gynecol Scand. 1973;52(4):355-9.

6. Fetal sex prediction by sex chromatin of chorionic cells during early pregnancy. Chin Med J (Engl) 1975;1:117-26.

7. Rhine SA. Cain JL, Cleary RL, Palmer CG, Thompson JF. Prenatal sex detection with endocervical smears: successful results utilizing Y-body fluorescence. Am J Obstet Gynecol. 1975;122:155-60.

8. Kazy Z, Rozovsky IS, Bakharev VA. Chorion biopsy in early pregnancy: A method of early prenatal diagnosis for inherited disorders. Prenat Diag. 1982;2:39.

9. Rodeck CH, Morsman JM, Gosden CM, Gosden JR. Development of an improved technique for first trimester microampling of chorion. Br J Obstet Gynecol. 1983a;90:1113-8.

10. Rodeck CH, Morsman JM, Nicolaides KH, Mckenzie C, Gosden CM, Gosden JR. A single operator technique for first trimester chorion biopsy. Lancet. 1983b;ii:1340-1.

11. Gustavii B, Chester MA, Edvall H, Iasif S, Kristoffersson V, Lofberg L, et al. First trimester diagnosis on chorionic villi obtained by direct vision technique. Hum Genet. 1984;65:373-6.

12. Ward RH, Modell B, Petrou M, Karagozlu F, Douratsos E. Method of sampling chorionic villi in first trimester of pregnancy under guidance of real time ultrasound. Br Med J (Clin Res Ed). 1983;286(6377):1542-4.

13. Pergament E, Schulman JD, Copeland K, Fine B, Black SH, Ginsberg NA, et al. The risk and efficacy of chorionic villus sampling in multiple gestations. Prenat Diagn. 1992;12(5):377-84.

14. Kaplan L, Dumez Y e Goosens M. A method for fetal tissue sampling by chorion biopsy: A new approach to first trimester prenatal detection of abnormal genes. ZRCS Med Sci. 1983;11:85-6.

15. Brambati B e Simoni G. Diagnosis of fetal trisomy 21 in first trimester. Lancet. 1983;1(8324):586.

16. Simoni G, Brambati B, Danesino C, Rossella F, Terzoli GL, Ferrari M, Fraccaro M. Efficient direct chromosome analyses and enzyme determinations from chorionic villi samples in the first trimester of pregnancy. Hum Genet. 1983;63(4):349-57.

17. Smidt-Jensen S, Hahnemann N. Transabdominal fine needle biopsy from chorionic villi in the first trimester. Prenat Diagn. 1984;4(3):163-9.

18. Jackson LG, Wapner RA. Barr MA. Safety of chorionic villus biopsy. Lancet. 1986;1(8482):674-5.

19. Rhoads GG, Jackson LG, Schlesselman SE, De La Cruz FF, Desnick RJ, et al. The safety and efficacy of chorionic villus sampling for early prenatal diagnosis of cytogenetic abnormalities. N Engl J Med. 1989;320(10):609-17.

20. Canadian Collaborative Chorionic Villi Sampling Amniocentesis. Clinical Trial Group. Multicentre randomized clinical trial of chorion villus sampling and amniocentesis. Lancet. 1989;1:1-7.

21. Brambati B, Tului L, Simoni G, Travi M. Genetic diagnosis before the eighth gestational week. Obstet Gynecol. 1991;77(2):318-21.

22. Cohen-Overbeek TE, Hop WC, Den Ouden M, Pijpers L, Jahoda MG, Wladimiroff JW. Spontaneous abortion rate and advanced maternal age: consequences for prenatal diagnosis. Lancet. 1990;336(8706):27-9.

23. Alvarez H. Morphology, pathophysiology of the human placenta. I. Studies of morphology and development of the chorionic villi by phase-contrast microscopy. Obstet Gynecol. 1964;23:813.

24. Nicolaides KH, Scothill PW, Rodeck CH, Warren RC. Why confine chorionic villus biopsy to the first trimester? Lancet. 1986;ii:543-4.

25. Alfirevic Z. Early amniocentesis versus transabdominal chorion villus sampling for prenatal diagnosis. Cochrane Database Syst Rev. 2000;(2):CD000077.

26. Brambati B, Tului L. Chorionic villus sampling and amniocentesis. Curr Opin Obstet Gynecol. 2005;17(2):197-201.

27. Monni G, Zoppi MA, Axiana C, Ibba RM. Changes in the approach for invasive prenatal diagnosis in 35,127 cases at a single center from 1977 to 2004. Fetal Diagn Ther. 2006;21(4):348-54.

28. Gollop TR, Eiger A, Vianna-Morgante AM, Naccache N. Chorionic villi sampling for early prenatal genetic diagnosis. Rev Brasil Genet. 1986;IX(2):381-5.

29. Gollop T, Nacache N, Campos I, Pieri P. Amostra de vilo corial: 1290 casos. Rev Bras Ginecol Obstet. 1993;15:84-7.

30. Naccache N, Gollop TR, Auler-Bittencourt EA, Vianna-Morgante AM, Eiger A. Cytogenetic analysis of first trimester chorionic villi samplings. Rev Brasil Genet. 1987;X(2):277-87.

31. Lopes ACV. Biópsia de Vilo Corial no diagnóstico pré-natal de cromossomopatias fetais. Tese de Doutorado. Salvador – Bahia; 2007.

32. Chueh JT, Goldberg JD, Wohlferd MM, Golbus MS. Comparison of transcervical and transabdominal chorionic villus sampling loss rates in nine thousand cases from a single center. Am J Obstet Gynecol. 1995;173(4):1277-82.

33. Brambati B, Tului L, Guercilena S, Alberti E. Outcome of first-trimester chorionic villus sampling for genetic investigation in multiple pregnancy. Ultrasound Obstet Gynecol. 2001;17(3):209-16.

34. Jenkins TM, Wapner RJ. The challenge of prenatal diagnosis in twin pregnancies. Curr Opin Obstet Gynecol. 2000;12(2):87-92.

35. Yagel S, Anteby E Ron M. Hochner-Celnikier D. Achiron R. The role of abnormal fetal heart rate in scheduling chorionic villus sampling. Br J Obstet Gynecol. 1992;99(9):739-40.

36. Radunovic N, Kuczynski E, Kontic O, Kanjuh V, Lockwood CJ. Chorionic villus sampling significantly affects fetal cardiovascular function. J Matern Fetal Neonatal Med. 2007;20(4):285-8.

37. Jahoda MG, Pijpers L, Reuss A, Brandenburg H, Cohen-Overbeek TE, Los FJ, et al. Transabdominal villus sampling in early second trimester: a safe sampling method for women of advanced age. Prenat Diagn. 1990;10(5):307-11.

38. Holzgreve W, Miny P, Schloo R. 'Late CVS' international registry compilation of data from 24 centres. Prenat Diagn. 1990;10(3):159-67.

39. Chieri PR, Aldini AJ. Feasibility of placental biopsy in the second trimester for fetal diagnosis. Am J Obstet Gynecol. 1989;160(3):581-3.

40. Podobnik M. Ciglar S, Singer Z, Podobnik-Sarkanji S, Duic Z, Skalak D. Transabdominal chorionic villus sampling in the second and third trimesters of high-risk pregnancies. Prenat Diagn. 1997;17(2):125-33.

41. Cameron AD, Murphy KW, Mcnay MB, Mathers AM, Kingdom J, Aitken DA, et al. Midtrimester chorionic villus sampling: an alternative approach? Am J Obstet Gynecol. 1994;171(4):1035-7.

42. Brambati B, Tului L, Camurri L, Guercilena S. Early second trimester (13 to 20 weeks) transabdominal chorionic villus sampling (TA-CVS): a safe and alternative method for both high and low risk populations. Prenat Diagn. 2002;22(10):907-13.

43. Henrion R, Dumez Y, Aubry JP, Aubry MC. Diagnostic Prénatal et Médecine Foetale. Paris: Masson; 1987.

44. Hogge WA, Schonberg SA, Golbus MS. Chorionic villus sampling: experience of the first 1000 cases. Am J Obstet Gynecol. 1986;154(6):1249-52.

45. Brambati B, Lanzani A, Tului L. Transabdominal and transcervical chorionic villus sampling: efficiency and risk evaluation of 2,411 cases. Am J Med Genet. 1990;35(2):160-4.

46. Wade RV, Young SR. Analysis of fetal loss after transcervical chorionic villus sampling--a review of 719 patients. Am J Obstet Gynecol. 1989;161(3):513-8; discussion 518-9.

47. Green JE, Dorfmann A, Jones SL, Bender S, Patton L, Schulman JD. Chorionic villus sampling: experience with an initial 940 cases. Obstet Gynecol. 1988;71(2):208-12.

48. Wass DM, Brown GA, Warren PS, Saville TA. Completed follow-up of 1,000 consecutive transcervical chorionic villus samplings performed by a single operator. Aust N Z J Obstet Gynaecol. 1991;31(3):240-5.

49. Donner C, Simon P, Karioun A, Delneste D, Abramowicz M, et al. Experience with 1251 transcervical chorionic villus samplings performed in the first trimester by a single team of operators. Eur J Obstet Gynecol Reprod Biol. 1995;60(1):45-51.

50. Jahoda MG, Pijpers L, Reuss A, Los FJ, Wladimiroff JW, Sachs ES. Evaluation of transcervical chorionic villus sampling with a completed follow-up of 1550 consecutive pregnancies. Prenat Diagn. 1989;9(9):621-8.

51. Leschot NJ, Wolf H, Van Prooijen-Knegt AC, Van Asperen CJ, Verjaal M, Schuring-Blom GH, et al. Cytogenetic findings in 1250 chorionic villus samples obtained in the first trimester with clinical follow-up of the first 1000 pregnancies. Br J Obstet Gynaecol. 1989;96(6):663-70.

52. Miny P, Basaran S, Pawlowitzki IH, Horst J, Westendorp A, Niedner W, Holzgreve W. Validity of cytogenetic analyses from trophoblast tissue throughout gestation. Am J Med Genet. 1989;33(1):136-41.

53. Evans MI, Drugan A, Koppitch FC 3rd, Zador IE, Sacks AJ, Sokol RJ. Genetic diagnosis in the first trimester: the norm for the 1990s. Am J Obstet Gynecol. 1989;160(6):1332-6; discussion 1336-9.

54. Bovicelli L, Rizzo N, Montacuti V, Morandi R, Vullo C, Toffoli C, Venturoli A. Transabdominal chorionic villus sampling; analysis of 350 consecutive cases. Prenat Diagn. 1988;8(7):495-500.

55. Williams J 3rd, Wang BB, Rubin CH, Aiken-Hunting D. Chorionic villus sampling: experience with 3016 cases performed by a single operator. Obstet Gynecol. 1992;80(6):1023-9.

56. Jackson L, Wapner R. Chorionic villus sampling. In: (Ed.). Essentials of prenatal diagnosis. New York: Churchill Livingstone; 1993. Chorionic villus sampling, p. 45.

57. Palo P, Piiroinen O, Honkonen E, Lakkala T, Aula P. Transabdominal chorionic villus sampling and amniocentesis for prenatal diagnosis: 5 years' experience at a university centre. Prenat Diagn. 1994;14(3):157-62.

58. Lunshof S, Boer K, Leschot NJ, Pomp M, Wolf H. Pregnancy outcome after transcervical CVS with a flexible biopsy forceps: evaluation of risk factors. Prenat Diagn. 1995;15(9):809-16.

59. Brambati B, Tului L, Cislaghi C, Alberti E. First 10,000 chorionic villus samplings performed on singleton pregnancies by a single operator. Prenat Diagn. 1998;18(3):255-66.

60. Brun JL, Mangione R, Gangbo F, Guyon F, Taine L, Roux D, et al. Feasibility, accuracy and safety of chorionic villus sampling: a report of 10741 cases. Prenat Diagn. 2003;23(4):295-301.

61. Smidt-Jensen S, Permin M, Philip J, Lundsteen C, Zachary JM, Fowler SE, Gruning K. Randomised comparison of amniocentesis and transabdominal and transcervical chorionic villus sampling. Lancet. 1992;340(8830):1237-44.

62. Brambati B, Terzian E, Tognoni G. Randomized clinical trial of transabdominal versus transcervical chorionic villus sampling methods. Prenat Diagn. 1991;11(5):285-93.

63. Jackson LG, Zachary JM, Fowler SE, Desnick RJ, Golbus MS, Ledbetter DH, et al. A randomized comparison of transcervical and transabdominal chorionic-villus sampling. The U.S. National Institute of Child Health and Human Development Chorionic-Villus Sampling and Amniocentesis Study Group. N Engl J Med. 1992;327(9):594-8.

64. Brambati B, Oldrini A, Ferrazzi E, Lanzani A. Chorionic villus sampling: an analysis of the obstetric experience of 1000 cases. Prenat Diagn. 1987;7:157-69.

65. Crane JP, Beaver HA, Cheung JW. First trimester chorionic villus sampling versus mid-trimester genetic amniocentesis, preliminary results of a controlled prospective trial. Prenat Diagn. 1988;8:355-66.

66. Rouquet Y, Lewin F, Mellerio G. Prélèvement de villosités choriales. In: Deuxièmes Journées D'enseignement de Médecine et de Biologie Foetales. La Clusaz, Jan. 18-20, 1989. p. 05-21.

67. Smidt-Jensen, S, Permin M, Philip, J. Sampling success and risk by transabdominal chorionic villus sampling and amniocentesis: a randomized study. Ultrasound Obstet. Gynecol. 1991;1:86-90.

68. Brambati B, Lanzani A, Oldrini A. Transabdominal chorionic villus sampling. Clinical experience of 1159 cases. Prenat Diag. 1988;8:609-17.

69. Tharapel AT, Elias S, Shulman LP et al. Resolved cotwin as an explanation for discrepant chorionic villus results: non mosaic 47XX + 16 in villi (direct and culture) with normal 46 XX amniotic fluid and neonatal blood. Prenat Diagn. 1989;9:467-72.

70. Saura R, Horovitz J. Le caryotype sur signes d'appel echographiques: Quel prélèvement pour un caryotype? A partir de villosités choriales. Deuxièmes Seminaire de Diagnostic Anténatal des Malformations. Paris, Nov. 1991.

71. Ohno M, Maeda T, Matsunobu A. A cytogenetic study of spontaneous abortions with direct analysis of chorionic villi. Obstet Gynecol. 1991;77:394,1991.

72. Wilson RD, Kendrick V, Wittmann BK, McGilli-Vray BC. Risk of spontaneous abortion in ultrasonically normal pregnancies. Lancet. 1984;II:920-1.

73. Gilmore DH, Mcnay MB. Spontaneous fetal loss rate in early pregnancy. Lancet. 1985;I:107.

74. Cashner KA, Christofer CR, Dysert GA. Spontaneous fetal loss after demonstration of a live fetus in the first trimester. Obstet Gynecol. 1987;70:827-30.

75. Mackenzie WE, Holmes DS, Newton JR. Spontaneous abortion rate in ultrasonographicaly viable pregnancies. Obstet Gynecol. 1988;71:81-3.

76. Hammarström M, Marsk L. First trimester live pregnancy and subsequent fetal loss. Gynecol Obstet Invest. 1990;30:19-22.

77. Jahoda MGJ, Brandenburg H, Reuss A, Cohen-Overbeek TE, Wladimiroff JW, Sachs ES. Transcervical and transabdominal CVS for prenatal diagnosis in Rotterdam: experience with 3611 cases. Prenat Diagn. 1991;11:559-61.

78. Saura R, Horovitz J, Grison O, et al. Evaluation des risques de la choriocentèse par voie transabdominale. A propos de 600 cas. J Gynecol Obstét Biol Reprod.1991;20:496-500.

79. Isfer EV, Sanchez RC, Vergolino RVD. Bióspia de vilosidades coriônicas. In: Isfer EV, Sanchez RC, Saito M (Eds.). Medicina fetal - Diagnóstico pré-natal e conduta. Rio de Janeiro: Editora Revinter; 2006. p. 369-88.

80. Isfer EV, Sanchez RC, Saito M (Eds.). Medicina fetal - Diagnóstico pré-natal e conduta. Rio de Janeiro: Editora Revinter; 2006.

81. Wapner R. Transcervical versus transabdominal CVS. First World Congress of Ultrasound in Obstetrics and Gynecology. London, Jan.; 1991. p. 6-10.

82. Midtrimester amniocentesis for prenatal diagnosis. Safety and accuracy. JAMA. 1976 Sep 27;236(13):1471-6.

83. Halliday JL, Lumley J, Sheffield LJ et al. Importance of complete follow-up of spontaneous fetal loss after amniocentesis and chorion villus sampling. Lancet. 1991;340:886-90.

84. Multicentre randomised clinical trial of chorion villus sampling and amniocentesis. First report. Canadian Collaborative CVS-Amniocentesis Clinical Trial Group. Lancet. 1989;1(8628):1-6.

85. MRC working party on the evaluation pf chorion villus sampling. Medical Research Council European trial of chorion villus sampling. Lancet. 1991;337(8756):1491-9.

86. Borrell A, Fortuny A, Lazaro L, Costa D, Seres A, Pappa S, Soler A. First-trimester transcervical chorionic villus sampling by biopsy forceps versus mid-trimester amniocentesis: a randomized controlled trial project. Prenat Diagn. 1999;19(12):1138-42.

87. Schaap AH, Van Der Pol HG, Boer K, Leschot NJ, Wolf H. Long-term follow-up of infants after transcervical chorionic villus sampling and after amniocentesis to compare congenital abnormalities and health status. Prenat Diagn. 2002;22(7):598-604.

88. Cederholm M, Haglund B, Axelsson O. Infant morbidity following amniocentesis and chorionic villus sampling for prenatal karyotyping. BJOG. 2005;112(4):394-402.

89. Firth HV, Boyd PA, Chamberlain P, Mackenzie I Z, Lindenbaum RH, Huson SM. Severe limb abnormalities after chorion villus sampling at 56-66 days' gestation. Lancet. 1991;337(8744):762-3.

90. Burton BK, Schulz CJ, Burd LI. Limb anomalies associated with chorionic villus sampling. Obstet Gynecol. 1992;79:726-30.

91. Jackson LG, Wapner RJ, Brambati B. Limb abnormalities and chorionic villus sampling [letter]. Lancet. 1991;337:1423.

92. Kuliev AM, Modell B, Jackson L et al. Risk evaluation of CVS. Prenat Diagn. 1993;13:197-209.

93. Froster UG e Jackson L. Limb defects and chorionic villus sampling: results from an international registry, 1992-94. Lancet. 1996;347(9000):489-94.

94. Kuliev A, Jackson L, Froster U, Brambati B, Simpson JL, Verlinsky Y, et al. Chorionic villus sampling safety. Report of World Health Organization/EURO meeting in association with the Seventh International Conference on Early Prenatal Diagnosis of Genetic Diseases, Tel-Aviv, Israel, May 21, 1994. Am J Obstet Gynecol. 1996;174(3):807-11.

95. Kallen B, Rahmani TM-Z, Winberg J. Infants with congenital limb reduction registered in the Swedish Register of congenital malformations. Teratology. 1984;29:73-85.

96. Froster-Iskenius UG, Baird PA. Limb reduction defects in over one million consecutive livebirths. Teratology. 1989;39(2):127-35.

97. 10 anni di sorveglianza sulle malforamazioni congenite in Itália 1978B1987. I. P. I. S. M. Congenite: Milan: CNM Edizioni Scientifiche 1990.

98. Burton BK, Schulz CJ, Angle B, Burd LI. An increased incidence of haemangiomas in infants born following chorionic villus sampling (CVS). Prenat Diagn. 1995;15(3):209-14.

99. Yuksel B, Greenough A, Naik S, Cheeseman P, Nicolaides KH. Perinatal lung function and invasive antenatal procedures. Thorax. 1997;52(2):181-4.

100. Cheng EY, Luthy DA, Hickok DE, et al. Transcervical chorionic villus sampling and midtrimester oligohydramnios. Am J Obstet Gynecol. 1991;165:1063-8.

101. Papp C, Beke A, Mezei G, Toth-Pal E, Papp Z. Chorionic villus sampling: a 15-year experience. Fetal Diagn Ther. 2002;17(4):218-27.

102. Cederholm MHB, Axelsson O. Maternal complication following amniocentesis and chorionic villus sampling for prenatal kariotyping. Br J Obstet Gynecol. 2003;110:392-9.

103. Ahmed S. Transabdominal chorionic villus sampling (CVS) for prenatal diagnosis of genetic disorders. J Coll Physicians Surg Pak. 2006;16(3):204-7.

104. Silver RK, Wilson RD, Philip J, Thom EA, Zachary JM, Mohide P, et al. Late first-trimester placental disruption and subsequent gestational hypertension/preeclampsia. Obstet Gynecol. 2005;105(3):587-92.

105. Katiyar R, Kriplani A, Agarwal N, Bhatla N, Kabra M. Detection of fetomaternal hemorrhage following chorionic villus sampling by Kleihauer Betke test and rise in maternal serum alpha feto protein. Prenat Diagn. 2007;27(2):139-42.

106. Burke BM, Kolker A. Clients undergoing chorionic villus sampling versus amniocentesis: contrasting attitudes toward pregnancy. Health Care Women Int. 1993;14(2):193-200.

107. Reddy KS, Petersen MB, Antonarakis SE, Blakemore KJ. The vanishing twin: an explanation for discordance between chorionic villus karyotype and fetal phenotype. Prenat Diagn. 1991;11:679-84.

108. Wilkins-Haug L, Quade B, Morton CC. Confined placental mosaicism as a risk factor among newborns with fetal growth restriction. Prenat Diagn. 2006;26(5):428-32.

109. Kalousek DK, Howard-Peebles PN et al. Confirmation of CVS mosaicism in term placentae and high frequency of intrauterine growth retardation association with confined placental mosaicism. Prenat Diagn. 1991;11:743-50.

110. Post JG, Nijhuis JG. Trisomy 16 confined to the placenta. Prenat Diagn. 1992;12:1001-7.

111. Van Den Berg C, Van Opstal D, Polak-Knook J, Galjaard RJ. (Potential) false-negative diagnoses in chorionic villi and a review of the literature. Prenat Diagn. 2006;26(5):401-8.

112. Los FJ, Van Den Berg C, Wildschut HI, Brandenburg H, Den Hollander NS, Schoonderwaldt EM, et al. The diagnostic performance of cytogenetic investigation in amniotic fluid cells and chorionic villi. Prenat Diagn. 2001;21(13):1150-8.

113. Kalousek DK, Dill FJ. Chromosomal mosaicism confined to the placenta in human conceptions. Science. 1983;221(4611):665-7.

114. Wolstenholme J, Rooney DE, Davison EV. Confined placental mosaicism, IUGR, and adverse pregnancy outcome: a controlled retrospective U.K. collaborative survey. Prenat Diagn. 1994;14(5):345-61.

BIBLIOGRAFIA COMPLEMENTAR

Al-Jader LN, Parry-Langdon N, Smith RJ. Survey of attitudes of pregnant women towards Down syndrome screening. Prenat Diagn. 2000;20(1):23-9.

Audibert F, Dommergues M, Benattar C, Taieb J, Thalabard JC, Frydman R. Screening for Down syndrome using first-trimester ultrasound and second-trimester maternal serum markers in a low-risk population: a prospective longitudinal study. Ultrasound Obstet Gynecol. 2001;18(1):26-31.

Aytoz A, De Catte L, Camus M, Bonduelle M, Van Assche E, Liebaers I, et al. Obstetric outcome after prenatal diagnosis in pregnancies obtained after intracytoplasmic sperm injection. Hum Reprod. 1998;13(10):2958-61.

Boué J. Stratégie actuelle du diagnostic prénatal des anomalies chromosomiques et métaboliques. In: Mattei JF, Dumez Y. Le diagnostique prénatal. Paris: Doin Éditeurs; 1986. p. 261-7.

Brambati B, Simoni G, Fabro S. Chorionic villus sampling: fetal diagnosis of genetic diseases in the first trimester. New York: Dekker; 1986. p. 310. (Clinical and biochemical analysis; v. 21.)

Brambati B, Simoni G, Travi M, Danesino C, Tului L, Privitera O, et al. Genetic diagnosis by chorionic villus sampling before 8 gestational weeks: efficiency, reliability, and risks on 317 completed pregnancies. Prenat Diagn. 1992;12(10):789-99.

Brambati B, Tului L, Lanzani A, Giuseppe S, Travi M. First-trimester genetic diagnosis in multiple pregnancy: principles and potential pitfalls. Prenat Diagn. 1991;11:767-74.

Brandenburg H, Gho CG, Jahoda MGJ, Stijnen TH, Bakker H, Wladimiroff JW. Effect of chorionic villus sampling on utilization of prenatal diagnosis in women of advanced maternal age. Fetal Diagn Ther. 1992;763:4-6.

Brandenburg H, Koning W, Jahoda MGJ, Stijnen TH, Ridder MAJ, Sachs ES, Wladimiroff JW. Reproductive behaviour and prenatal diagnosis following genetic termination of pregnancy in women of advanced maternal age. Prenat Diagn. 1992;12:1031-5.

Breed ASPM, Mantingh A, Vosters R, Beekhuis JR, Van Lith JMM, Anders GJPA. Follow-up and pregnancy outcome after a diagnosis of mosaicism in CVS. Prenat Diagn. 1991;11:577-80.

Bresson JL, Arbez-Gindre F, Peltie J, Gouget A. Pallister Killian Mosaic tetrasomy 12p syndrome. Another prenatally diagnosed case. Prenat Diagn. 1991;11:271-5.

Cameron AD, Mathers AM, Wisdom S. Second-trimester placental biopsy for rapid karyotyping. Am J Obstet Gynecol. 1990;163:931-4.

Carvalho A. Diagnóstico genético pré-natal no Brasil: análise de uma amostra de vinte anos. (Mestrado). Obstetrícia e Ginecologia, Universidade Federal de São Paulo, São Paulo; 2000.

Caughey AB, Hopkins LM e Norton ME. Chorionic villus sampling compared with amniocentesis and the difference in the rate of pregnancy loss. Obstet Gynecol. 2006;108(3 Pt 1):612-6.

Cicero S, Curcio P, Papageorghiou A, Sonek J e Nicolaides K. Absence of nasal bone in fetuses with trisomy 21 at 11-14 weeks of gestation: an observational study. Lancet. 2001;358(9294):1665-7.

Cicero S, Sonek JD, Mckenna DS, Croom CS, Johnson L e Nicolaides KH. Nasal bone hypoplasia in trisomy 21 at 15-22 weeks' gestation. Ultrasound Obstet Gynecol. 2003;21(1):15-8.

Collado F, Bombard A, Li V, Julliard K, Aptekar L e Weiner Z. Ethnic variation of fetal nasal bone length between 11-14 weeks' gestation. Prenat Diagn. 2005;25(8):690-2.

Cooper A, Thornley M, Wraith JE. First-trimester diagnosis of Hunter syndrome: very low iduronate sulphatase activity in chorionic villi from a heterozygous females fetus. Prenat Diagn. 1991;11:731-5.

Csaba A, Bush MC e Saphier C. How painful are amniocentesis and chorionic villus sampling? Prenat Diagn. 2006;26(1):35-8.

D'alton ME, De Cherney AH. Prenatal diagnosis. N Engl J Med. 1993;328:114-20.

Daffos F, Forestier F. Médecine et biologie du foetus humain. Paris: Maloine; 1988.

De Catte L, Liebaers I, Foulon W, Bonduelle M, Van Assche E. First trimester chorionic villus sampling in twin gestations. Am J Perinatol. 1996;13(7):413-7.

Devore GR. The genetic sonogram: its use in the detection of chromosomal abnormalities in fetuses of women of advanced maternal age. Prenat Diagn. 2001;21(1):40-5.

Dumez Y, Daffos FL. Échographie interventionnelle en médecine foetale. In: Gillet JY, Boog G, Nisand I, Vallette C. Échographie des malformations foetales. Paris: Vigot; 1990. p. 394-420.

Evaluation of chorionic villus sampling safety: WHO/PAHO consultation on CVS. Prenat Diagn. 1999;19(2):97-9.

Evans MI, Johnson MP, Koppitch F, Thompson KE, Sokol RJ, Drugan A. Transabdominal chorionic villus sampling for rapid karyotyping in advanced gestation. J Reprod Med. 1991;36(6):416.

Firth HV, Boyd PA, Chamberlain PF, Mackenzie IZ, Morriss-Kay GM, Huson SM. Analysis of limb reduction defects in babies exposed to chorionic villus sampling. Lancet. 1994;343(8905):1069-71.

Fretts RC, Boyd ME, Usher RH, Usher HA. The changing pattern of fetal death, 1961-1988. Obstet Gynecol. 1992;79(1):35-9.

Fryburg JS, Dimaio MS, Mahoney MJ. Postnatal placental confirmation of trisomy 2 and trisomy 16 detected at chorionic villus sampling: a possible association with intrauterine growth retardation and elevated maternal serum alpha-fetoprotein. Prenat Diagn. 1992;12(3):157-62.

Gänshirt-Ahlert D, Pohlschmidt M, Gal A, et al. Transabdominal placental biopsy in the second and third trimesters of pregnancy: what is the risk of maternal con-tamination in DNA diagnosis? Obstet Gynecol. 1990;75:320-3.

Garrod AESKCMG, Harris H. Garrod's inborn errors of metabolism. Reprinted with a supplement by H. Harris, etc. [With a portrait.]: pp. xi. 207. Oxford University Press: London. 1963. 8°. p. ([Oxford Medical Publications.])

Gaucherand P, Germain D, Mathieu M, Plauchu H, Rudigoz RC. Diagnostic anténatal. Editions Thecniques - Encyclopédie Médico-Chirurgicale. Obstétrique. 5015 c¹⁰; 1992. p. 22.

Ghidini A e Maclaren R. Chorionic villus sampling: risks, complications, and techniques: UpToDate. 2007. 1-10 p.

Goldberg JD, Porter AE, Golbus MS. Current assessment of fetal loss as a direct consequence of chorionic villus sampling. Am J Med Genet. 1990;35:174-7.

Golden CM, Ryan LM; Holmes LB. Chorionic villus sampling: a distinctive teratogenic effect on fingers? Birth Defects Res A Clin Mol Teratol. 2003;67(8):557-62.

Hahnemann JM, Vejerslev LO. Accuracy of cytogenetic findings on chorionic villus sampling (CVS)--diagnostic consequences of CVS mosaicism and non-mosaic discrepancy in centres contributing to EUCROMIC 1986-1992. Prenat Diagn. 1997;17(9):801-20.

Hallak M, Johnson MP, Pryde PG, Isada NB, Zador IE, Evans MI. Chorionic villus sampling: transabdominal versus transcervical approach in more than 4000 cases. Obstet Gynecol. 1992;80:349-52.

Halliday J, Sheffield L, Danks D, Lumley J. Complete follow-up in assessing fetal losses after chorion villus sampling. Lancet. 1990;1:1156.

Hammer P, Holzgreve WZ, Karabacak Z, Horst J, Miny P. 'False-negative' and 'false-positive' prenatal cytogenetic results due to 'true' mosaicism. Prenat Diagn. 1991;11:133-6.

Holzgreve W, Horst J, Miny P. Invasive procedures in utero for prenatal diagnosis. 8th International Congress of Human Genetics. Washington 6-11, Oct. 1991.

Hsieh FJ, Chen D, Tseng LH, et al. Limb reduction defects and chorion villus sampling [letter]. Lancet. 1991;337:1091-2.

Jackson L, Wapner RJ. Chorionic villus sampling. Clin Obstet Gynecol. 1988;31(2):328-44.

Jackson LG, Wapner RJ. Risks of chorion villus sampling. Baillière's Clin. Obstet Gynecol. 1987;1(3):513-31.

Jacobson C, Barter R. Intrauterine diagnosis and treatment of genetic defects. Am J Obstet Gynecol. 1967;99:795-807.

Johnson A, Wapner RJ, Davis CH, Jackson LG. Mosaicism in chorionic villus sampling: as association with poor perinatal outcome. Obstet Gynecol. 1990;75:573-7.

Kennerknecht I, Barbi G, Djalali M, Just W, Vogel W, Terinde H. Uncommon chromosomal mosaicism in chorionic villi. Prenat Diag. 1991;11:569-75.

Kickler TS, Blakemore K, Shirey RS, Nicol S, Callan N, Ness PM, et al. Chorionic villus sampling for fetal Rh typing: clinical implications. Am J Obstet Gynecol. 1992;166:1407-11.

La Cruz F, Burton B, Desposito F, et al. Report of National Institut of Child Health and Human Development Workshop on Chorionic Villus Sampling and Limb and others defects, October 20, 1992. Am J Obstet Gynecol. 1993;169:1-6.

Lau KT, Leung YT, Fung YT, Chan LW, Sahota DS, Leung NT. [Outcome of 1,355 consecutive transabdominal chorionic villus samplings in 1,351 patients.]. Chin Med J. (Engl.) 2005;118(20):1675-81.

Ledbetter DH, Martin AO, Verlinsky Y, Pergament E, Jackson L, Yang-Feng T, et al. Cytogenetic results of chorionic villus sampling: high success rate and diagnostic accuracy in the United States collaborative study. Am J Obstet Gynecol. 1990;162(2):495-501.

Lejeune J, Turnpin R, Gautier M. Le mongolisme. Premier example d'aberration autosomique humaine. Annales de Génétique. 1959;1(2):41-9.

Leschot NJ, Wolf H. Is placental mosaicism associated with poor perinatal outcome? Prenat Diagn. 1991;11:403-4.

Lington G, Lilford RJ. False-negative findings on chorionic villus sampling. Lancet. 1986;II:630.

Lippmann A, Tomkins DJ, Shime J, Hamerton JL. Canadian multicentre randomized clinical trial of chorionic villus sampling and amniocentisis. Final report. Prenatal Diagnosis. 1992;12:385-467.

Lundsteen C, Vejerslev LO. Prenatal diagnosis in Denmark. Eur J Hum Genet. 1997;5 Suppl 1:14-21.

Malone FD, Ball RH, Nyberg DA, Comstock CH, Saade G, Berkowitz RL, et al. First-trimester nasal bone evaluation for aneuploidy in the general population: Reply. Obstet Gynecol. 2005;105(4):901-b-902.

Marteau TM, Kidd J, Cook R, Michie S, Johnston M, Slack J, Shaw RW. Perceived risk not actual risk predicts uptake of amniocentesis. Br J Obstet Gynaecol. 1991;98(3):282-6.

Mastroiacovo O, Cavalcanti DP. Limb reduction defects and chorion villus sampling [letter]. Lancet. 1991;337:1091.

Melo J, Gotlieb S, Soboll M, de Almeida M, Latorre M. [An information system on live births and the use of its data in epidemiology and health statistics]. Rev Saude Publica. 1993;27 Suppl:41-4.

Moise KJ Jr, Carpenter RJ Jr. Increased severity of fetal hemolytic disease with known rhesus alloimmunization after first-trimester transcervical chorionic villus biopsy. Fetal Diagn Ther. 1990;5(2):76-8.

Monni G, Ibba RM, Lai R, Olla G, Cao A. Limb-reduction defects and chorion villus sampling. Lancet. 1991;337:1091.

Montenegro N, Matias A, Areias JC, Castedo S, Barros H. Increased fetal nuchal translucency: possible involvement of early cardiac failure. Ultrasound Obstet Gynecol. 1997;10(4):265-8.

Murta CG, Moron AF, Avila MA, Weiner CP. Application of ductus venosus Doppler velocimetry for the detection of fetal aneuploidy in the first trimester of pregnancy. Fetal Diagn Ther. 2002;17(5):308-14.

Nicolaides KH, AzarG, Byrne D, Mansur C, Marks K. Fetal nuchal translucency: ultrasound screening for chromosomal defects in first trimester of pregnancy. BMJ. 1992;304(6831):867-9.

Nicolaides KH, Spencer K, Avgidou K, Faiola S, Falcon O. Multicenter study of first-trimester screening for trisomy 21 in 75 821 pregnancies: results and estimation of the potential impact of individual risk-orientated two-stage first-trimester screening. Ultrasound Obstet Gynecol. 2005;25(3):221-6.

Nicolaides K, Brizot Mde L, Patel F, Snijders R. Comparison of chorionic villus sampling and amniocentesis for fetal karyotyping at 10-13 weeks' gestation. Lancet. 1994;344(8920):435-9.

Old JM, Varawalla NY; Weatherall DJ. Rapid detection and prenatal diagnosis of beta-thalassaemia: studies in Indian and Cypriot populations in the U.K. Lancet. 1990;336:834-7.

Otano L, Aiello H, Igarzabal L, Matayoshi T e Gadow EC. Association between first trimester absence of fetal nasal bone on ultrasound and Down syndrome. Prenat Diagn. 2002;22(10):930-2.

Oury JF. Techniques de prélèvement ovulaire. In: Boué A. Médecine prénatale biologie clinique du foetus. Paris: Médecine-Sciences Flammarion; 1989. p. 21-45.

Pandya PP, Kondylios A, Hilbert L, Snijders RJ, Nicolaides KH. Chromosomal defects and outcome in 1015 fetuses with increased nuchal translucency. Ultrasound Obstet Gynecol. 1995;5(1):15-9.

Pandya PP, Snijders RJ, Johnson SP, de Lourdes Brizot M, Nicolaides KH. Screening for fetal trisomies by maternal age and fetal nuchal translucency thickness at 10 to 14 weeks of gestation. Br J Obstet Gynaecol. 1995;102(12):957-62.

Philip J, Silver RK, Wilson RD, Thom EA, Zachary JM, Mohide P, et al. Late first-trimester invasive prenatal diagnosis: results of an international randomized trial. Obstet Gynecol. 2004;103(6):1164-73.

Phipps S, Zinn AB. Psychological response to amniocentesis: I. Mood state and adaptation to pregnancy. Am J Med Genet. 1986;25(1):131-42.

Prefumo F, Sethna F, Sairam S, Bhide A e Thilaganathan B. First-trimester ductus venosus, nasal bones, and Down syndrome in a high-risk population. Obstet Gynecol. 2005;105(6):1348-54.

Salvesen KA, Oyen L, Schmidt N, Malt UF, Eik-Nes SH. Comparison of long-term psychological responses of women after pregnancy termination due to fetal anomalies and after perinatal loss. Ultrasound Obstet Gynecol. 1997;9(2):80-5.

Saura R, Horovitz J, Longy M, Grison O, Vergnaud A. Concerning the feasibility of placenta biopsy in the second trimester for fetal diagnosis. Am J Obstet Gynecol. 1990b;162:1362-3.

Saura R, Longy M, Vergnaud A, Leng JJ. La placentocentèse, une nouvelle technique de diagnostic prénatal d'aberration chromosomique au cours du 3ème trimestre. J Gynecol Obstet Biol Reprod. 1988a;17:343-5.

Schats R, Jansen CAM, Wladimirrof JW. Abnormal fetal heart rate pattern in early pregnancy associated with Down's syndrome. Hum Reprod. 1990b;5:877-9.

Schats R, Jansen CAM, Wladimirrof JW. Embryonic heart activity: Appearance and development in early human pregnancy. Br J Obstet Gynecol. 1990a;97:989-94.

Schloo R, Miny P, Holzgreve W, Horst J, Lenz W. Distal limb deficiency following chorionic villus sampling? Am J Genet. 1992;42:404-13.

Schwinger E, Seidl E, Klink F, Rehder H. Chromosome mosaicism of the placenta a cause of developmental failure of the fetus? Prenat Diagn. 1989;9:639-47.

Scott F, Peters H, Boogert T, Robertson R, Anderson J, Mclennan A, et al. The loss rates for invasive prenatal testing in a specialised obstetric ultrasound practice. Aust N Z J Obstet Gynaecol. 2002;42(1):55-8.

Scott R. Limb abnormalities after chorionic villus sampling [letter]. Lancet. 1991;337:1038-9.

Shepard TH, Kapu RP, Fantel AG. Limb reduction defects and chorion villus sampling [letter]. Lancet. 1991;337:1092.

Sidransky E, Black SH, Soenken DM, et al. Transvaginal chorionic villus sampling. Prenat Diagn. 1990;10:583-6.

Silver RK, Macgregor SN, Waldee JK. Percutaneous transvesical chorionic villus sampling: an alternative approach to the retroverted uterus. Obstet Gynecol. 1991;77(5):798-800.

Silver RK, Macgregor SN, Sholl JS, Hobart ED, Waldee JK. An evaluation of the chorionic villus sampling learning curve. Am J Obstet Gynecol. 1990;163(3):917-22.

Simoni G, Brambati B, Danesino C, Terzoli GL, Romitti L, Rossela F, Fraccaro M. Diagnostic application of first trimester trophoblast sampling in 100 pregnancies. Hum Genet. 1984;66:252-9.

Simpson J, Carson S. Genetic and non genetic couses of spontaneous abortion. In: (Ed.). Gynecology and Obstetrics. Philadelphia: JB Lippincott; 1995. v. 3.

Sjogren B. Psychological indications for prenatal diagnosis. Prenat Diagn. 1996;16(5):449-54.

Smidt-Jensen S, Lind AM, Permin M, Zachary JM, Lundsteen C, Philip J. Cytogenetic analysis of 2928 CVS samples and 1075 amniocenteses from randomized studies. Prenat Diagn. 1993;13(8):723-40.

Smidt-Jensen S, Philip J, Zachary JM, Fowler SE, Norgaard-Pedersen B. Implications of maternal serum alpha-fetoprotein elevation caused by transabdominal and transcervical CVS. Prenat Diagn. 1994;14(1):35-45.

Snijders RJ, Sundberg K, Holzgreve W, Henry G, Nicolaides KH. Maternal age- and gestation-specific risk for trisomy 21. Ultrasound Obstet Gynecol. 1999;13(3):167-70.

Snijders RJ, Sebire NJ, Nicolaides KH. Maternal age and gestational age-specific risk for chromosomal defects. Fetal Diagn Ther. 1995;10(6):356-67.

Spencer K, Spencer CE, Power M, Dawson C, Nicolaides KH. Screening for chromosomal abnormalities in the first trimester using ultrasound and maternal serum biochemistry in a one-stop clinic: a review of three years prospective experience. BJOG. 2003;110(3):281-6.

Stetten G, Escallon CS, South ST, McMichael JL, Saul DO, Blakemore KJ. Reevaluating confined placental mosaicism. Am J Med Genet A. 2004;131(3):232-9.

Stioui S, De Silvestris M, Molinari A, Stripparo L, Ghisoni L, Simoni G. Trisomic 22 placenta in a case of severe intrauterine growth retardation. Prenat Diagn. 1989;9(9):673-6.

Trauffer PM, Anderson CE, Johnson A, Heeger S, Morgan P, Wapner RJ. The natural history of euploid pregnancies with first-trimester cystic hygromas. Am J Obstet Gynecol. 1994;170(5 Pt 1):1279-84.

Van Den Berg C, Van Opstal D, Brandenburg H, Wildschut HI, Den Hollander NS, Pijpers L, et al. Accuracy of abnormal karyotypes after the analysis of both short- and long-term culture of chorionic villi. Prenat Diagn. 2000;20(12):956-69.

Van Lith JMM, Visser GHA, Mantingh A, Beekhuis JR. Brit J Obstet Gynecol. 1992;99:741-4.

Van Opstal D, Van Den Berg C, Deelen WH, Brandenburg H, Cohen-Overbeek TE, Halley DJ, et al. Prospective prenatal investigations on potential uniparental disomy in cases of confined placental trisomy. Prenat Diagn. 1998;18(1):35-44.

Vandenbossche F, Horovitz J, Guyon F, Verret, Saura R. Pain experience during chorionic villus sampling and amniocentesis: a preliminary study. Eur J Obstet Gynecol Reprod Biol. 2007.

Varawalla NY, Dokras A, Old JM, Sargent IL, Barlow DH. An approach to preimplantation diagnosis of beta-thalassaemia. Prenat Diagn. 1991;11:775-85.

Verjersley L, Mikkelsen M. The European collaborative study in mosaicism in chorionic villus sampling: data from 1986 to 1987. Prenat Diagn. 1989;9:575-88.

Ville Y, Lalondrelle C, Doumerc S, Daffos F, Frydman R, Oury JF, Dumez Y. First-trimester diagnosis of nuchal anomalies: significance and fetal outcome. Ultrasound Obstet Gynecol. 1992;2(5):314-6.

Wanders RJA, Schutgens RBH, Van Den Bosch H, Tager JM, Kleijer WJ. Prenatal diagnosis of inborn errors in peroxisomal beta-oxidation. Prenat Diagn. 1991;11:253-61.

Wapner RJ, Johnson A, Davis G, Urban A, Morgan P, Jackson L. Prenatal diagnosis in twin gestations: a comparison between second-trimester amniocentesis and first-trimester chorionic villus sampling. Obstet Gynecol. 1993;82(1):49-56.

Wayda K, Kereszturi A, Orvos H, Horváth E, PAl A, Kovács L, Szabó J. Four years experience of first-trimester nuchal translucency screening for fetal aneuploidies with increasing regional availability. Acta Obstet Gynecol Scand. 2001;80(12):1104-9.

Wijnberger LD, Van Der Schouw YT, Christiaens GC. Learning in medicine: chorionic villus sampling. Prenat Diagn. 2002;20(3):241-6.

Wilkins-Haug L, Roberts DJ, Morton CC. Confined placental mosaicism and intrauterine growth retardation: a case-control analysis of placentas at delivery. Am J Obstet Gynecol. 1995;172(1 Pt 1):44-50.

Wilson RD, Gibson W, Bebbington M, Walker M, Shaw D. First trimester fetal heart rate: response to chorionic villus sampling in the chromosomally normal fetus. Fetal Diagn Ther. 1997;12(4):236-40.

Wirtz A, Gloning K-P, Murken J. Trisomy 18 in chorionic villus sampling: problems and consequences. Prenat Diag. 1991;11:563-7.

Wong SF, Choi H, Ho LC. Nasal bone hypoplasia: is it a common finding amongst chromosomally normal fetuses of southern Chinese women? Gynecol Obstet Invest. 2003;56(2):99-101.

Yusuf RZ, Naeem R. Cytogenetic abnormalities in products of conception: a relationship revisited. Am J Reprod Immunol. 2004;52(1):88-96.

Zimmermann B, Levett L, Holzgreve W, Hahn S. Use of real-time polymerase chain reaction for the detection of fetal aneuploidies. Methods Mol Biol. 2006;336:83-100.

CAPÍTULO 54

AMNIOCENTESE GENÉTICA (TRADICIONAL & PRECOCE)

José Antônio A. Magalhães ▪ Rafaela Caminha Vanin

A coleta de líquido amniótico por punção abdominal constitui um elemento-chave no diagnóstico fetal.

HISTÓRICO

Empregada há mais de um século, a punção de líquido amniótico foi inicialmente utilizada para tratamento de poli-hidrâmnio. Quando, no final do século XIX e início do século XX, foi descoberta a insulina para tratamento de diabetes, mais mulheres tiveram sua sobrevida alargada e, com isso, aumentou o número de gestantes diabéticas. Em razão da associação de diabetes e poli-hidrâmnio, mais procedimentos para tratamento desta condição foram necessários, dando visibilidade à amniocentese na forma de amniorredução, nesta época ganhando destaque Prochownick, em 1877.[1] Em 1930, o procedimento foi escrito passo a passo, e Boero & Aburel utilizaram-no como tempo primeiro para indução de abortamento.[2]

Entretanto, foi apenas a partir das décadas de 1950 e 1960 que a amniocentese ganhou espaço diagnóstico, inicialmente com o desenvolvimento de testes para detecção de bilirrubinas no líquido amniótico amostrado. A detecção de altos níveis de bilirrubinas no líquido amniótico de pacientes Rh negativas foi relacionada com a hemólise e com o comprometimento fetal, possibilitando a decisão pela interrupção precoce destas gestações. A isoimunização Rh intraútero foi muito estudada por Bevis (1952), Lyley (1961), Freda (1965) e Queenan (1967), popularizando a amniocentese e tornando-a ferramenta em uso até nossos dias.[3-6]

Com o avanço tecnológico em técnicas citogenéticas, foi possível, em 1966, a descrição do cariótipo humano obtido de cultura de células do líquido amniótico, por Steele e Breg, o que possibilitou a obtenção de acurado diagnóstico genético pré-natal e vindo a tornar-se a principal indicação para amniocentese.[7]

INDICAÇÕES

As principais indicações para amniocentese nos dias atuais são o diagnóstico genético pré-natal, que será o principal assunto deste capítulo, e a pesquisa de maturidade pulmonar fetal.[8] Outras indicações são a pesquisa de infecção fetal, erros inatos do metabolismo, pesquisa de hemólise nos casos de isoimunização Rh (esta última atualmente menos usada, após a demonstração da acurácia do pico de velocidade sistólica na artéria cerebral média fetal ao estudo Doppler). A determinação ou exclusão de paternidade também pode ser realizada, quando o diagnóstico pré-natal for necessário para fins legais ou emocionais, e é realizada comparando-se o material genético fetal (células no líquido amniótico) ao da mãe (sangue), obtendo-se 50% de coincidência. A outra metade será cotejada com o material genético (sangue) do candidato a pai, obtendo-se ou não a igualdade. Ainda, pode-se empregar a amniocentese para drenagem do líquido excedente (amniorredução) para tratamento de algumas situações específicas, como poli-hidrâmnio, síndrome da transfusão feto-fetal entre outras.

No Quadro 54-1, encontramos as indicações mais frequentes de amniocentese em 2.744 exames realizados no Hospital de Clínicas de Porto Alegre/Faculdade de Medicina da Universidade Federal do Rio Grande do Sul/Centro de Medicina Fetal e de nossa clínica particular, entre os anos de 1984 e 2015.

Quadro 54-1. Indicações de Amniocentese

- Idade materna acima de 37 anos na época da concepção
- Antecedente de criança com anormalidade cromossômica estrutural ou numérica
- Antecedente familiar de anormalidade cromossômica estrutural ou numérica
- Malformação fetal diagnosticada pela ultrassonografia
- História familiar de anomalia anatômica
- Ansiedade do casal
- Translucência nucal alterada como fator de risco
- Teste triplo com risco elevado
- Feto morto ou neomorto no passado obstétrico
- Pesquisa de erro inato do metabolismo
- História familiar de doenças ligadas ao X ou fibrose cística
- Pesquisa de DNA fetal livre no sangue materno (NIPT) com resultado de alto risco para trissomias ou resultados duvidosos
- Suspeita de doença gênica por qualquer outro método diagnóstico que precise de comprovação no líquido amniótico

Casuística dos autores em 2.744 casos entre os anos de 1984 e 2015.

A coleta de líquido amniótico permite o estudo:

1. *Citogenético:* estudo do cariótipo fetal.
2. *Molecular:* análise por separação do DNA.
3. *Ensaio bioquímico:* para dosagem ou pesquisa de enzimas específicas.

A análise citogenética é a mais comumente utilizada para estudo do cariótipo fetal, e o resultado desta leva aproximadamente 14 dias, quando realizada da forma tradicional, por cultura de tecidos. Em geral é indicada quando há um risco aumentado de aneuploidia fetal (nível de evidência 4), por história obstétrica prévia, após um resultado alterado de um método de rastreamento, como NIPT (Non-Invasive Prenatal Testing) ou pesquisa não invasiva de DNA fetal no sangue materno alterado ou duvidoso, ultrassonografia obstétrica de primeiro trimestre com translucência nucal aumentada, ultrassonografia morfológica com alterações estruturais ou resultado discordante entre estes exames (por exemplo, NIPT normal e ultrassonografia com alterações). Também pode ser indicado por idade materna avançada (a partir dos 35/37 anos) em mulheres que tenham ou não realizado os exames citados anteriormente, pois estes não são diagnósticos (somente quantificam riscos), apresentando falso-negativos. A saber, na medida da translucência nucal para a identificação da síndrome de Down, a sensibilidade do método é de 75 a 80% (translucência nucal), ou seja, aproximadamente 20% dos casos passarão sem ser detectados. É por este motivo que se justifica o exame invasivo em pacientes com alto risco para síndromes genéticas, como na idade materna avançada, mesmo quando o rastreamento é negativo.

A análise molecular é uma importante opção quando houver uma forte suspeita de alteração cromossômica e necessidade de uma tomada de decisão com rapidez, pois os métodos PCR (Reação em Cadeia da Polimerase) e FISH (Fluorescence In Situ Hybridization) permitem resultados em 48 a 72 horas, sendo a rapidez dos resultados a sua grande vantagem. São usadas sondas específicas para pesquisa, por exemplo, de trissomias 21, 18, 13, 22, 16; e cromossomos sexuais. É este o método que realiza o cruzamento dos dados

Quadro 54-2. Análise Molecular

- Distrofia muscular
- Hemofilia
- Determinação de paternidade
- Pesquisa de infecções: toxoplasmose, rubéola, citomegalovírus, parvovírus B-19, herpes simples, adenovírus, coxsackie (RNA)
- Anemia falciforme
- Talassemia
- Fenilcetonúria
- Síndrome do X frágil
- Fibrose cística

Quadro 54-3. Análise Imunoenzimática ou Cultura ou Molecular

- Acidemia metilmalônica
- Acidemia propiônica
- Homocistinúria
- Cistinose
- Tirosina
- Citrulinemia
- Galactosemia
- Glicogenose
- Adrenoleucodistrofia
- Hipofosfatasia
- Lesch-Nyhan
- Doença de Menkes
- Xeroderma pigmentoso
- Gangliosidose
- Niemann-Pick
- Krabbe
- Fabry
- Leucodistrofia
- Manosidose
- Sialidose
- Mucolipidose
- Mucopolissacaridose

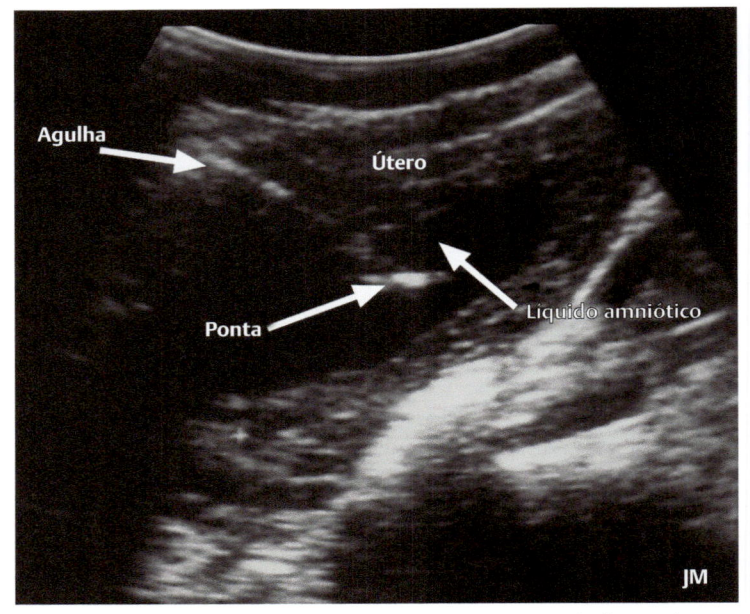

Fig. 54-1. Ultrassonografia: amniocentese ou punção (ponta brilhante da agulha dentro da cavidade amniótica).

genéticos para teste de paternidade e também é capaz de detectar infecções específicas e outras situações listadas no Quadro 54-2.

O estudo imunoenzimático, cultural ou por PCR, por sua vez, é realizado para pesquisa de erros inatos do metabolismo, quando suspeitados. As indicações encontram-se no Quadro 54-3.

TÉCNICA

Realizamos a amniocentese a partir de 16 semanas de gestação (grau de recomendação A) (Fig. 54-1).[9] Quando a opção for por um exame mais inicial, empregamos a biópsia de vilosidades coriônicas (BVC), a partir de 11 semanas.

Antes do procedimento, a paciente deve ser informada das suas indicações, técnica passo a passo, limitações e riscos. Em geral, isto é feito em uma consulta prévia, permitindo tempo para que a paciente possa decidir-se sobre a realização do exame ou não. Após a decisão por realizá-lo, esta recebe por escrito um termo de consentimento onde constam todos os itens anteriores, devendo assiná-lo, quando de acordo.

Iniciamos o procedimento realizando uma ultrassonografia para definir a vitalidade fetal, o tempo de gestação, número de fetos, localização placentária, anatomia fetal e paredes uterinas (por exemplo, verificando a presença de miomas). A localização do maior bolsão de líquido amniótico é também identificada. O procedimento deve ser o mais estéril possível, para segurança da paciente e para evitar inibição da cultura de células por contaminação da amostra. Procede-se a antissepsia do abdome materno com iodofor ou clorexidine alcoólico, e então colocação de campos estéreis com janela abdominal. Calçam-se as luvas estéreis, e um auxiliar ajuda a inserir o transdutor do ultrassom em um plástico estéril contendo na parte interna gel para ecografia, enluvando-se o transdutor. A anestesia local infiltrativa não é necessária nem recomendada, pois a dor da punção tem dois momentos, a sensibilidade da pele e a uterina, e a infiltração anestésica poderia aliviar somente a primeira, ainda com

a desvantagem de ser uma punção a mais. Por este motivo, aplicamos apenas lidocaína tópica a 2%, estéril, sobre a pele, auxiliando também na passagem do feixe ultrassônico, substituindo o gel para ecografia. A maioria das pacientes relata desconforto mínimo após o procedimento (nível de evidência 1+).

A profilaxia antibiótica previamente ao procedimento não é recomendada, mas as evidências a este respeito são poucas. Parece não haver diferenças de taxas de perdas fetais entre pacientes que recebem profilaxia e as que não recebem (nível de evidência 2++).

Para a punção propriamente dita, usamos uma agulha com ponta de bloqueio espinhal, do tipo Quincke, 22 Gauge, medindo 8,89 cm ou 3 ½" de comprimento, guiando todo o procedimento com ultrassom (grau de recomendação B). Em pacientes obesas, pode-se optar pela agulha de 15 cm de comprimento. A ponta destas agulhas é sonolucente, (brilhante ao ultrassom), facilmente identificável, permitindo o acompanhamento ultrassonográfico do procedimento. Também devem ser preparadas duas seringas de 10 e 20 mL.

O local da punção deve preferencialmente conter o maior bolsão de líquido amniótico e excluir leiomiomas uterinos (Figs. 54-2 e 54-3), corpo fetal, cordão umbilical e o sítio placentário (principalmente em pacientes Rh negativas; grau de recomendação C). Na impossibilidade de excluir a placenta do sítio de punção, deve-se atravessá-la no ponto de menor espessura, longe da inserção funicular, e efetuando a aspiração o mais rapidamente possível, a fim de evitar contaminação da amostra de líquido amniótico com sangue. Todo o procedimento é guiado pelo ultrassom. Uma leve pressão com o transdutor enluvado pode ajudar a demarcar o bolsão

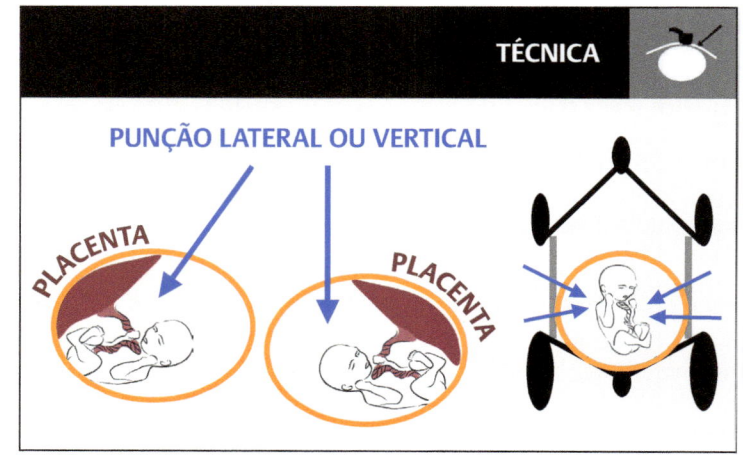

Fig. 54-2. Punção com sítio placentário anterior.

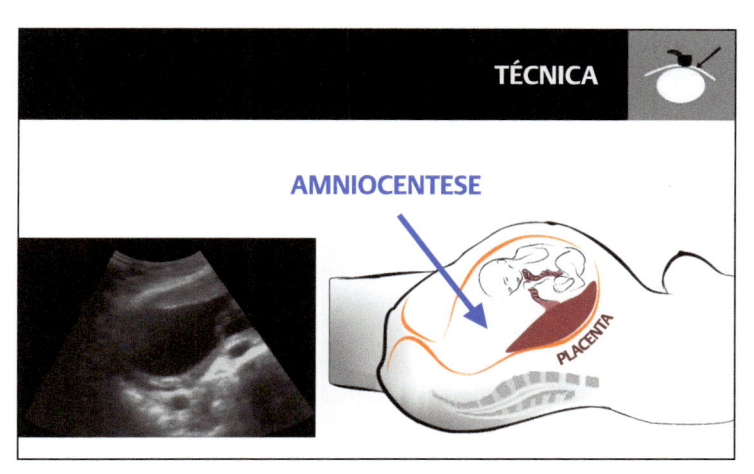

Fig. 54-3. Punção com sítio placentário posterior.

de líquido escolhido, impedindo o feto de aproximar-se da agulha. Imediatamente antes da inserção desta, podemos simular o procedimento com um dedo, pressionando o abdome materno a 2 cm distante do transdutor, e observando a sombra formada. A entrada no abdome pode ser por acesso lateral (Fig. 54-2), nos casos de placenta inserida na parede anterior; e acesso vertical ou lateral, se placenta posterior (Fig. 54-3).

Punciona-se o abdome à mão livre, sem guia instrumental, devendo-se penetrar a membrana amniótica com entrada firme (nível de evidência 1-). Segue-se o trajeto da agulha pelo ultrassom, observando-se o alinhamento e angulação do transdutor e da agulha. Retira-se o mandril da agulha e se adapta a seringa para iniciar a aspiração de líquido. São utilizadas duas ou três seringas de 10 a 20 mL, *látex-free* para não haver inibição da cultura celular. Na primeira seringa, aspira-se 1 a 2 mL (para descarte, evitando contaminação por células maternas – grau de recomendação C); na segunda e terceira seringas, aspira-se o restante, totalizando cerca de 15 a 20 mL de líquido amniótico aspirado, o que representa aproximadamente 10% do volume amniótico médio às 16 semanas de gestação (aproximadamente 1 mL de líquido amniótico por semana de idade gestacional). Neste tempo, um auxiliar pode segurar o transdutor para permitir visão continuada da aspiração do material. Terminada a aspiração, o mandril é reinserido e em seguida retirado conjuntamente com a agulha, sob visão ultrassonográfica. As seringas são fechadas, e o material coletado é transportado ao laboratório de genética dentro da própria seringa. Finalizado o procedimento, revisamos o sítio de punção, o volume de líquido amniótico restante e os batimentos cardíacos fetais.

A paciente deve ser orientada a procurar atendimento de urgência em caso de perda vaginal persistente de líquido ou sangue, cólica uterina intensa ou febre. Não é necessário recomendar repouso após o procedimento, pois não há evidências de benefício clínico.[9] O monitoramento cardiotocográfico fetal é uma opção em alguns casos, para registrar possíveis contrações uterinas e para assegurar o bem-estar fetal, principalmente em casos de punções em idade gestacional mais avançada, porém a demonstração da vitalidade fetal no ultrassom ao final do procedimento costuma ser suficiente. Em caso de punção em paciente Rh negativo, deve-se administrar imunoglobulina anti-D.

O resultado da cultura celular pode ser interferido pela contaminação do líquido amniótico com células maternas, tendo como fatores de risco perfuração placentária, múltiplas punções, sangue no líquido amniótico e inexperiência do operador. Em nossos resultados de diagnóstico citogenético, tivemos falha de cultura menor que 0,5% por mosaicismo e contaminação. Nesses casos, deve-se oferecer a recoleta.

Quanto à análise cromossômica fetal, concluiu-se ser um teste com alta taxa de detecção e acurácia (99,2 a 99,9%).[10] Entretanto, não se deve esquecer a possibilidade de resultados falso-positivos (0,03%) e falso-negativos (0,01%), por mosaicismos ou microdeleções não identificadas.[11,12]

RISCOS E COMPLICAÇÕES POTENCIAIS

Transecção Placentária

Vários estudos de coorte retrospectivos estudaram o impacto da transecção placentária sobre a taxa de perdas fetais, concluindo-se, recentemente, que não estão relacionados. No entanto, há maior chance de contaminação do material por sangue materno. Como norma geral deve-se evitar a transecção placentária, principalmente em gestações de pacientes Rh negativas (nível de evidência 1+).[9]

Número de Punções (Falha na Introdução da Agulha, mais de uma Penetração)

Alguns trabalhos demonstraram associação entre múltiplas punções e aumento de perdas gestacionais, como o Estudo colaborativo do Canadá, Simpson *et al.,* 1976, e outro equivalente americano, NICHD, do mesmo ano.[13] O risco parece aumentar quando são realizadas acima de três tentativas de punção.

Presença de Sangue

A contaminação do líquido amniótico com sangue, seja de origem materna, fetal ou de ambas, parece aumentar o risco de perda fetal pós-procedimento, podendo refletir alteração placentária oculta (grau de evidência 2+).

A punção não necessariamente é a causa do sangramento quando é aspirado líquido amniótico sanguinolento. Se tiver coloração amarronzada, denota sangramento anterior à data da punção, pois o sangue já terá sofrido um processo de transformação da cor com o passar do tempo. Algumas destas pacientes vão relatar que tiveram perdas espontâneas de sangue via vaginal em períodos mais precoces da gravidez. Em contrapartida, quando o sangue aspirado é vermelho vivo, a hipótese de acidente de punção deve ser aventada. Atualmente, com o uso do ultrassom integralmente no momento da amniocentese, a contaminação da amostra com sangue ocorre em menos de 1% dos casos.[14] Ainda digno de nota, a presença de sangue no líquido amniótico amostrado pode determinar inibição do crescimento celular no meio de cultura.

Quando houver relato recente de perda de sangue vaginal (ameaça de abortamento?), preferimos postergar a amniocentese para 10 a 14 dias após cessar o sintoma.

Vazamento de Líquido Amniótico

A ruptura de membranas pós-procedimento é uma complicação potencial que pode ocorrer em 1% dos casos.[15] Na maioria das vezes é pequeno e limitado a não mais de uma semana, apresentando bom prognóstico. Na comparação à ruptura espontânea das membranas na mesma idade gestacional, o desfecho fetal é mais favorável no grupo pós-procedimento, com sobrevida superior a 90% (Nível de evidência: 2++).[9,16]

Dor

O relato das pacientes após o procedimento consiste em desconforto ou dor de pequena intensidade. Não empregamos anestesia infiltrativa, pois seria necessária outra punção da pele e subcutâneo. Superficialmente, para permitir a passagem do feixe ultrassônico, usamos xilocaína gel estéril, conforme descrito previamente em "Técnica". Após, se necessário, pode ser prescrito um analgésico simples, como paracetamol.[9] Lekskul, em 2006, demonstrou uma tendência à redução da dor pós-procedimento, quando a punção era realizada no terço superior do útero, em comparação às punções mais inferiores; outros fatores, como amniocentese prévia, cirurgia prévia, experiência do operador ou punção transplacentária não tiveram impacto na percepção de dor.[17] O adequado aconselhamento e orientações antes do procedimento também parecem reduzir a percepção de dor e a ansiedade.[18]

Corioamnionite

Acredita-se que a prevalência de corioamnionite após a amniocentese genética seja menor que 0,1%.[9] Alguns relatos de caso descreveram apenas uma associação temporal. O fato da existência de contaminação do líquido amniótico anterior à punção, em pacientes assintomáticas ao exame, foi descrito por Gray *et al.,* em 1992, sendo um fator de confusão para taxa de perdas gestacionais.[19] Também a presença de tingimento do líquido amniótico mostrou associação significativa ao germe estudado naquele trabalho, o ureaplasma, com consequente aumento da taxa de abortamentos. De ocorrência muito improvável, foi descrito choque séptico, principalmente relacionado com a transecção de alça intestinal no trajeto da inserção da agulha até o útero, o que também é uma ocorrência rara.

Perda Gestacional

A amniocentese de segundo trimestre parece aumentar a taxa de perda fetal, porém estima-se que a taxa relacionada somente com o procedimento seja de 1/300 a 1/500, ocorrendo geralmente dentro de um mês após o procedimento.[20,21] O Grupo Dinamarquês de Estudos em Medicina Fetal publicou, em 2016, uma revisão de 147.987 procedimentos invasivos, demonstrando taxas de abortamento de 0,5% em até 28 dias após o procedimento e risco de morte fetal de 0,09% em até 42 dias após (nível de evidência 2++).

Além do procedimento isoladamente, podem-se especular fatores adicionais de perdas: elevado número de inserções da agulha, agulha mais calibrosa que 18 g, líquido amniótico tinto, elevação de marcadores séricos maternos previamente (como a alfafetoproteína), sangramento na gestação atual, história prévia de abortamentos de primeiro trimestre, idade materna acima de 40 anos, obesidade materna (IMC ≥ 40 kg/m²), medida aumentada da translucência nucal no primeiro trimestre ou outras alterações estruturais identificadas ao ultrassom previamente à punção.[22]

Inabilidade do Operador

Considera-se necessário aprendizado prévio com orientação para poder desempenhar com segurança a coleta de líquido amniótico. Há evidências de menores taxas de perda fetal quando o operador realiza mais de 100 amniocenteses por ano (nível de evidência 2+). A Fundação de Medicina Fetal/Londres/K. Nicolaides propõe treinamento com 100 amniocenteses supervisionadas, e a manutenção da aprendizagem com 200 exames/ano, sendo mais importante a supervisão do que a experiência propriamente dita. Para poder conferir um certificado de qualificação, a Fundação solicita curso teórico, caderneta de registro dos procedimentos e exame prático. Sugere-se que a competência do operador seja revisada quando este exceder 4% de perdas fetais consecutivas (nível de evidência 2+).

Isoimunização Rh

O risco preciso de doença hemolítica perinatal após a amniocentese de segundo trimestre não está bem determinado.[23] Teoriza-se que uma pequena hemorragia transplacentária poderia incitar a isoimunização, sendo maior o risco nas placentas com inserção anterior, pela possibilidade de transecção inadvertida. Para sua prevenção é recomendado empregar uma ampola de imunoglobulina anti-RhO/anti-D humana, via intramuscular, até 72 horas após a punção (nível de evidência 2+).[9] Deve ser lembrado que a aplicação desta imunoglobulina costuma deixar o teste de Coombs indireto fracamente positivo. Esta terapêutica não impede a reação imunológica a outros sistemas antigênicos.

Lesões Fetais e Neonatais

Com o emprego contínuo da ultrassonografia durante a amniocentese, podem ser evitadas lesões fetais diretas causadas pela agulha de punção.[24] Alguns relatos de caso relacionaram lesões fetais possivelmente atribuíveis com a amniocentese, como exsanguinação, cicatrizes cutâneas pela agulha de punção, trauma ocular, hematoma e lesão abdominal fetal (nível de evidência 3); porém a dificuldade em ter certeza da correlação dos fatores e do diagnóstico propriamente dito faz com que a taxa real de lesões seja desconhecida e provavelmente rara.[25]

Há controvérsia quanto a efeitos do procedimento e a incidência de síndrome de disfunção respiratória. Crandall *et al.,* 1980, não encontraram relação.[26] Porém, o estudo dinamarquês de Tabor *et al.,* 1986, mostrou uma diferença estatisticamente significativa, entre recém-natos pós-amniocentese e controles, de 1,1% x 0,5%.[27]

Quanto ao acompanhamento de longo prazo, estudado por Baird *et al.,* 1994, por um período de 7 a 18 anos, não houve diferença significativa entre amniocentese e controles para os desfechos de paralisia cerebral, desenvolvimento intelectual, defeitos de fala ou audição, epilepsia, asma ou anomalias de membros.[28]

Transmissão Vertical do HIV e Hepatites B e C

Em pacientes HIV positivas, preconiza-se que a amniocentese seja realizada após o início do tratamento com terapia antirretroviral. Evidências recentes concluíram que a amniocentese é segura quando a carga viral materna é indetectável e a transecção placentária evitada.[29]

Da mesma forma que a infecção por HIV, a transmissão vertical de hepatite B está relacionada com a carga viral materna. Um grande estudo caso-controle, realizado por Towers *et al.,* em 2001, mostrou aumento da transmissão vertical em mulheres com níveis de DNA para hepatite B maiores ou iguais a 7 log10 cópias/mL (nível de evidência 2++).[30]

Existem poucos estudos sobre amniocentese em pacientes infectadas pelo vírus da Hepatite C, porém acredita-se que o risco de transmissão vertical seja igual ao de mulheres que não tenham realizado amniocentese.[9]

Mosaicismo e Falha de Cultura

Estão relacionados com a falha de cultura celular: idade gestacional avançada (terceiro trimestre) e líquido amniótico sanguinolento. Ocorre falha em cerca de 0,1% dos procedimentos, e mosaicismo em cerca de 0,25%.[9]

AMNIOCENTESE EM GESTAÇÃO MÚLTIPLA

Na amniocentese em gestações múltiplas, faz-se necessária uma detalhada ultrassonografia previamente ao procedimento, especificando a localização das placentas e posição, apresentação e sexo dos gemelares, facilitando sua correta identificação.

No caso de gestações monocoriônicas, é aceitável a amostragem de somente uma das cavidades âmnicas. Entretanto, caso um dos fetos apresente alterações estruturais ao ultrassom, ou o crescimento entre os fetos seja discordante, é recomendável que as duas cavidades sejam amostradas, tendo em vista que uma pequena taxa de gêmeos idênticos apresenta cariótipos diferentes (nível de evidência 4). Já nas gestações dicoriônicas, coletam-se amostras das duas cavidades âmnicas.

A amostragem pode ser feita por diferentes técnicas, por punção única ou múltipla, não havendo diferença de taxas de perda fetal entre elas (nível de evidência 2++). Na punção única, descrita inicialmente por Jeanty *et al.,* em 1990, a agulha é inserida até o primeiro saco amniótico com o mandril, retira-se o mesmo, e então se aspiram 10 a 15 mL de conteúdo.[31] Em seguida, a seringa contendo a amostra já aspirada é desconectada, e o mandril é reinserido, devendo-se então avançar a agulha com o mandril até a membrana interamniótica, sob visão ultrassonográfica constante. Remove-se novamente o mandril da agulha, aspira-se 1 a 2 mL de líquido amniótico que deve ser descartado para evitar contaminação com o conteúdo da primeira bolsa, e a seguir obtém-se então um aspirado de 10 a 15 mL para análise do segundo feto. A técnica da punção única é menos utilizada por sua dificuldade técnica, pois muitas vezes a membrana amniótica, móvel, pode ser difícil de ser transeccionada; pela potencial contaminação da segunda amostra; e pela possibilidade de criar uma gestação pseudomonoamniótica.

Na técnica de punção múltipla, cada cavidade amniótica é puncionada separadamente, com agulhas distintas. Inicialmente, punciona-se a primeira cavidade amniótica, sob visão ultrassonográfica, aspirando o material e retirando-se a agulha em seguida. Após, com outra agulha, punciona-se a segunda cavidade amniótica, por local de punção distinto, o mais distante possível do primeiro. O risco de erro diagnóstico desta técnica é cerca de 3,5%. Para reduzir a chance de puncionar a mesma cavidade duas vezes, é descrita a instilação de 2 a 3 mL de tinta índigo-carmim na primeira câmara, após a coleta do líquido amniótico deste feto, para que na segunda punção tenha-se certeza de que se está na outra cavidade. O uso de azul de metileno é contraindicado por associar-se a risco de atresia duodenal, anemia hemolítica e morte fetal.[32,33] Com a melhoria dos aparelhos de ultrassom atuais, o uso do índigo-carmim foi relegado a casos em que a membrana interamniótica é dificilmente visualizada ou em gestações com mais de dois gemelares. Uma outra técnica para punção múltipla foi citada na revisão de Weisz & Rodeck, em 2005, em que são realizadas duas punções simultâneas sob visualização direta do ultrassom, porém pouco utilizada, por demandar mais tempo e não oferecer muitas vantagens.[34]

Embora se tenham encontrado em alguns estudos taxas de perda gestacional pós-amniocentese maiores em gestação gemelar *versus* em gestação única, parece que tais perdas poderiam ser inerentes à prenhez dupla, portanto, por perda fetal natural.[35] Uma revisão sistemática, realizada por Agarwal & Alfirevic, em 2012, concluiu que a taxa de perda fetal tanto para biópsia de vilo quanto para amniocentese é de cerca de 1% acima da taxa basal, em gestações gemelares.[36] A técnica empregada (punção única ou duas punções isoladas) não afetou a perda fetal.

Para a seleção da técnica adequada para estudo do cariótipo fetal – biópsia de vilosidades coriônicas *versus* amniocentese – deve-se levar em consideração: 1. acurácia em obter o resultado para os dois fetos; 2. risco de abortamento relacionado com o procedimento; 3. risco do feticídio seletivo, caso seja encontrada discordância de anomalia, e os pais decidam a interrupção, procedimento permitido no exterior.[37]

AMNIOCENTESE ULTRAPRECOCE

É aquela realizada em idade gestacional inferior a 15 semanas. Do ponto de vista técnico, deve-se lembrar que a penetração da agulha na cavidade amniótica deve ser acompanhada de um impulso rápido, com a finalidade de ultrapassar a membrana amniótica, visto não estarem ainda acolados o âmnio e córion (propriedade elástica das membranas).

Comparativamente à biópsia de vilosidades coriônicas, apresenta maior risco de perda fetal, pé torto congênito e vazamento de líquido amniótico pós-procedimento, o que foi bem demonstrado em um estudo do CEMAT, 1998, com 4.374 pacientes comparando amniocentese precoce (11 semanas a 12 semanas e 6 dias) à amniocentese de segundo trimestre (15 semanas a 16 semanas e 6 dias).[38]

Ainda em comparação à biópsia de vilo, apresenta algumas poucas e questionáveis vantagens, como a redução do potencial de contaminação por células maternas e redução de mosaicismo placentário.[39]

Com base na literatura, conclui-se que a amniocentese precoce deve ser substituída pela biópsia de vilo coriônico (nível de evidência 1+).

AMNIOCENTESE TARDIA

A amniocentese no terceiro trimestre é mais comumente utilizada para acessar a maturidade pulmonar fetal, e mostrou-se segura ao longo dos anos. Um importante estudo caso-controle, realizado por Hodor *et al.*, em 2006, comparou um grupo de mulheres que realizou amniocentese para pesquisa de maturidade pulmonar fetal acima de 32 semanas com um grupo controle, e não mostrou diferença em complicações obstétricas nas 48 horas que se seguiram ao procedimento (0/167 no primeiro grupo e 1/167 no segundo).[40]

Em relação ao estudo genético, deve-se levar em consideração que a taxa de falha de cultura celular após as 28 semanas é de cerca de 9,7%, sendo pouco usada neste período (nível de evidência 2++).

COMENTÁRIO FINAL

Com o advento da pesquisa de DNA fetal livre no sangue materno (NIPT), principalmente para diagnóstico das trissomias e, sendo para síndrome de Down altamente sensível, muito menos amnioceenteses são realizadas. Entretanto, quando houver qualquer dúvida, pois o NIPT é um teste de rastreamento, a amniocentese para coleta de líquido amniótico e estudo citogenético/molecular ainda permanece como teste ouro de comprovação ou diagnóstico.

REFERÊNCIAS BIBLIOGRÁFICAS

1. Prochownick L. Beitrage zur lehre vom fruchtwasser und seiner entstehung. Arch Gynaekol. 1877;11:304.
2. Löwy I. Prenatal diagnosis: The irresistible rise of the 'visible fetus'. Studies in History and Philosophy of Biological and Biomedical Sciences. 2014.
3. Bevis, DC. Blood pigments in haemolytic disease of the newborn. J Obstet Gynaecol Br Emp. 1956 Feb;63(1):68–75.
4. Liley AW. Liquor amnil analysis in the management of the pregnancy complicated by resus sensitization. Am J Obstet Gynecol. 1961 Dec;82:1359-70.
5. Freda VJ. The Rh problem in obstetrics and a new concept of its management using amniocentesis and spectrophotometric scanning in amniotic fluid. Am J Obstet Gynecol. 1965;92:341-74.
6. Queenan J. Isoimunização Rh e outros grupos sanguíneos. In: Queenan J. Gravidez de alto risco. 2. ed. Editora Manole; 1987. p. 519-24.
7. Steele MW, Breg WR Jr. Chromosome analysis of human amniotic-fluid cells. Lancet. 1966;1:383.
8. Magalhães JAA. Sensibilidade e especificidade da ultrassonografia no diagnóstico das anomalias fetais. In: Moron Cha I. Abordagem multiprofissional em Medicina Fetal. SOBRAMEF. 1996; 35-37.
9. International Society of Ultrasound in Obstetrics and Gynecology (ISUOG). ISUOG Practice Guidelines: invasive procedures for prenatal diagnosis. Ultrasound Obstet Gynecol. 2016;48(2):256-68.
10. Loft A, Tabor A. Discordance between prenatal cytogenetic diagnosis and outcome of pregnancy. Prenat Diagn. 1984;4:51-9.
11. Bui T-H, Iselius L, Lindsten J. European collaborative study on prenatal amniotic fluid cell cultures. Prenat Diagn. 1984;4:145-62.
12. Gosden CM, Nicolaides KH, Rodeck CH. Fetal blood sampling in investigation of chromosome mosaicism in amniotic fluid cell culture. Lancet. 1988;1:613-17.
13. Simpson NE, Dallaire L, Muller JR, et al. Prenatal diagnosis of genetic disease in Canada: Report of a collaborative study. Can Med Assoc J. 1976;115:739.
14. Antsaklis A, Papantoniou N, Xygakis A, et al. Genetic amniocentesis in women 20-34 years old: associated risks. Prenat Diagn. 2000;20:247.
15. NICHD National registry for amniocentesis study group. Midtrimester amniocentesis for prenatal diagnosis, safety and accuracy. JAMA. 1976;236:1471.
16. Borgida AF, Mills AA, Feldman DM, et al. Outcome of pregnancies complicated by ruptured membranes after genetic amniocentesis. Am J Obstet Gynecol. 2000;183:937-9.
17. Lekskul N, Tannirandorn Y. The location of needle insertion effect on maternal pain in amniocentesis. Journal of the medical association of Thailand. 2006; 89 Suppl 4:S137-41.
18. Balci O¹, Acar A, Mahmoud AS, Colakoglu MC. Effect of pre-amniocentesis counseling on maternal pain and anxiety. J Obstet Gynaecol Re. 2011;(37)12:1828-32.
19. Gray DJ, Robinson H, Malone J, et al. Adverse outcome in pregnancy following amniotic fluid isolation of Ureaplasma urealyticum. Prenat Diagn. 1992;12:111-7.
20. Eddleman KA, Malone FD, Sullivan L, et al. Pregnancy loss rates after midtrimester amniocentesis. Obstet Gynecol. 2006;108:1067.
21. American College of Obstetricians and Gynecologists. ACOG Practice Bulletin No. 88, December 2007. Invasive prenatal testing for aneuploidy. Obstet Gynecol. 2007;110:1459.
22. Papantoniou NE, Daskalakis GJ, Tzotis JG, et al. Risk factors predisposing to fetal loss after a second-trimester amniocentesis. Br J Obstet Gynecol. 2001;108:1053-1056.
23. Romero R, Gonçalves LF, Ghezzi F, et al. Amniocentesis. In: Fleischer MJR. Sonography in obstetrics and gynecology. 5th ed. Appleton & Lange. 1996;31:629-657.
24. Dugoff L, Hobbins JC. Invasive procedures to evaluate the fetus (a critique of fetal surveillance tests). Clin Obstet and Gynecol. 2002;45(4):1039-53.

25. Seeds JW. Diagnostic mid trimester amniocentesis: how safe? Am J Obstet Gynecol. 2004;191:607.

26. Crandall BF, Howard J, Lehber TB, et al. Follow-up of 2000 second trimester amniocentesis. Obstet Gynecol. 1980;56:625-8.

27. Tabor A, Philip J, Madsen M, et al. Randomized controlled trial of genetic amniocentesis in 4606 low-risk women. Lancet. 1986;1:1287-93.

28. Baird PA, Yee IML, Sadovnick AD. Population-based study of long-term outcomes after amniocentesis. Lancet. 1994;344:1134-6.

29. Constantatos SN, Boutall AH, Stewart CJ. Recommendations for amniocentesis in HIV-positive women. In: Samj S. Afr Med J. [online]. 2014;104(12):844-5 [cited 2016-09-07].

30. Towers CV, Asrat T, Rumney P. The presence of hepatitis B surface antigen and deoxyribonucleic acid in amniotic fluid and cord blood. Am J Obstet Gynecol. 2001;184:1514-20.

31. Jeanty P, Shah D, Roussis P. Single-needle insertion in twin amniocentesis. J Ultrasound Med. 1990;9:511.

32. Van der Pol JG, Wolf H, Boer K, et al. Jejunal atresia related to the use of methylene blue in genetic amniocentesis in twins. Br J Obstet Gynecol. 1992;99(2):141.

33. Cragan JD, Martin ML, Khoury MJ, Fernhoff PM. Dye use during amniocentesis and birth defects. Lancet. 1993;341:1352.

34. Weisz B, Rodeck CH. Invasive diagnostic procedures in twin pregancies. Prenat Diagn. 2005;25:751.

35. Anderson RL, Goldberg JD, Golbus MS. Prenatal diagnosis in multiple gestation: 20Years' experience with amniocentesis. Prenat Diagn. 1991;11:263.

36. Agarwal K, Alfirevic Z. Pregnancy loss after chorionic villus sampling and genetic amniocentesis in twin pregnancies: a systematic review. Ultrasound Obstet Gynecol. 2012;40:128.

37. Nicolaides KH, Sebire NJ, Snijders RJM. Gestação múltipla-cariótipo fetal em gêmeos. In O exame ultra-sonográfico entre 11-14 semanas. The Parthenon Publishing Group(London). 1999;5:155-94.

38. CEMAT. The Canadian early and mid-trimester amniocentesis trial group – Randomised trial to assess safety and fetal outcome of early and midtrimester amniocentesis. Lancet. 1998;351(9098):242-7.

39. Assel BG, Lewis SM, Dickermann LH, et al. Single-operator comparison of early and mid-second-trimester amniocentesis. Obstet Gynecol. 1992;79:940-4.

40. Hodor JG, Poggi SH, Spong CY, et al. Risk of third-trimester amniocentesis: a case-control study. Am J Perinatol. 2006;23:177.

BIBLIOGRAFIA COMPLEMENTAR

American College of Obstetricians and Gynecologists. Prevention of D isoimmunization. ACOG Practice Bulletin #4, American College of Obstetricians and Gynecologists, Washington, DC 1999.

Blackwell SC, Abundis MG, Nehra PC. Five-year experience with midtrimester amniocentesis performed by a single group of obstetricians-gynecologists at a community hospital. Am J Obstet Gynecol. 2002;186:1130-2.

Bombard AT, Powers JF, Carter S, et al. Procedure-related fetal loss in transplacental versus non-transplacental genetic amniocentesis. Am J Obstet Gynecol. 1995;172:868-72.

Brandenburg H[1], Jahoda MG, Pijpers L, Wladimiroff JW. Rhesus sensitization after midtrimester genetic amniocentesis. American Journal of Medical Genetics. 1989;32(2):225-6.

Crane JP, Kopta MM. Genetic amniocentesis: impact of placental position upon the risk of pregnancy loss. Am J Obstet Gynecol. 1984;150:813-6.

Eiben B, Hammans W, Goebel R, Epplen JT. Safety and fetal outcome of early and midtrimester amniocentesis. Lancet. 1998;351:1435; author reply 1435.

Farrel AS, Summers AM, Dallaire I, Singer J, Johnson JA, Wilson RD. Club foot, na adverse outcome of early amniocentesis: disruption or deformation? CEMAT. Canadian Early and Mid-Trimester Amniocentesis Trial. J Med Genet. 1999;36:843-6.

Giorlandino C, Mobili L, Bilantioni E, et al. Transplacental amniocentesis: is it really a high-risk procedure? Prenatal Diagn. 1994;14:803-6.

Gordon MC, Ventura-Braswell A, Higby K, Ward JA. Does local anesthesia decrease pain perception in women undergoing amniocentesis? Am J Obstet Gynecol. 2007;196:55.e1.

Halliday JL, Lumley J, Sheffield LJ, et al. Importance of complete follow-up of spontaneous fetal loss after amniocentesis and chorion villus sampling. Lancet. 1992;340:886.

Harper LM, Cahill AG, Smith K, et al. Effect of maternal obesity on the risk of fetal loss after amniocentesis and chorionic villus sampling. Obstet Gynecol. 2012;119:745.

Harris A, Monga M, Wicklund CA, et al. Clinical correlates of pain with amniocentesis. Am J Obstet Gynecol. 2004;191:542.

Kalogiannidis I, Prapa S, Dagklis T, et al. Amniocentesis-related adverse outcomes according to placental location and risk factors for fetal loss after midtrimester amniocentesis. Clin Exp Obstet Gynecol. 2011;38:239.

Marthin T, Liedgren S, Hammar M. Transplacental needle passage and other risk-factors associated with second trimester amniocentesis. Acta obstetrícia et gynecologica scandinavica. 1997;76(8):728-32.

Mujezinovic F, Alfirevic Z. Analgesia for amniocentesis or chorionic villus sampling. Cochrane Database Syst Rev 2011;(11):CD008580.

Nicolaides KH, Brizot ML, Patel F, et al. Comparison of chorionic villus sampling and amniocentesis for fetal karyotyping at 10-13 weeks' gestation. Lancet. 1994;344:455-9.

Rezende J. Amniocentese. In: Rezende J. Obstetrícia. 7ª ed. Guanabara Koogan; 1995. 9/G. p. 211-20.

Tharmaratnam S, Sadek S, Steele EK, et al. Transplacental early amniocentesis and pregnancy outcome. Br J Obstet Gynaecol. 1998;105:228-30.

The International Perinatal HIV group. The mode of delivery and the risk of vertical transmission of human immunodeficiency virus type 1. N Engl J Med. 1999;179:590-9.

Van Schoubroeck D, Verhaeghe J. Does local anesthesia at mid-trimester amniocentesis decrease pain experience? A randomized trial in 220 patients. Ultrasound Obstet Gynecol. 2000;16:536.

Vink J, Fuchs K, D'Alton ME. Amniocentesis in twin pregnancies: a systematic review of the literature. Prenat Diagn. 2012;32:409.

Wulff CB, Gerds TA, Rode L, Ekelund CK, Petersen OB, Tabor A, Danish Fetal Medicine Study Group. The risk of fetal loss associated with invasive testing following combined first trimester risk screening for Down syndrome - a national cohort of 147.987 singleton pregnancies. Ultrasound Obstet Gynecol. 2016;47:38-44.

CAPÍTULO 55

CORDOCENTESE

Eduardo Valente Isfer ▪ Karla J. Apezzato e Silva
Livia Maria Del Monaco Silva Machado ▪ Thaísa Andrade Ribeiro Marcondes Narciso

A cordocentese ou funiculocentese nada mais é do que o acesso vascular fetal, realizada por punção direta transabdominal, por agulha, no cordão umbilical, guiada por ultrassom.

A cordocentese é o único procedimento que fornece acesso direto à circulação fetal.

A obtenção de amostra de sangue fetal intraútero tem sido realizada nos últimos 50 anos por meio de diferentes métodos.[1,2] Porém, apenas a partir de 1983, com Daffos *et al.*, o acesso ao sangue fetal puro passou a ser factível.[3]

A partir de então, tornou-se possível o diagnóstico antenatal de inúmeras patologias, que eram suspeitadas por sinais clínicos ou achados ultrassonográficos. A possibilidade em se obter sangue fetal mudou completamente esta situação, possibilitando novas informações sobre o estado do feto, pela obtenção de marcadores fetais, índices de células vermelhas (hemoglobina), leucócitos, microproteínas, hormônio tireoidiano etc. Simultaneamente, por meio da análise sanguínea, desenvolveu-se a biologia fetal, fato que elevou o concepto ao *status* de paciente, permitindo, também, que medicações sejam injetadas diretamente na circulação fetal, como antiarrítmicos, assim como o diagnósto e o tratamento de anemias severas, a avaliação do tratamento de trombocitopenia autoimune e, em alguns outros casos mais raros, da hidropisia fetal não imune.

Hoje, a cordocentese, não é mais considerada um mistério, pois a maioria dos serviços de obstetrícia já a utiliza em sua prática diária. Ademais, esta técnica propedêutica permite difundir as indicações do tratamento pré-natal, proporcionando, assim, uma verdadeira medicina ao concepto.

Com o surgimento de modalidades de testes mais novos e menos invasivos (PCR – *Polimerase Chain Reaction*; NIPT - *Noninvasive Prenatal Testing*; técnica de FISH) e com o desenvolvimento de técnicas genéticas moleculares, reduziu-se consideravelmente a necessidade de cordocentese.[4]

Apesar de suas indicações terem sido reduzidas, e não ser tão utilizada como no passado, a cordocentese ainda tem sua importância em determinadas circunstâncias diagnósticas e terapêuticas, como veremos no desenvolvimento do capítulo.

HISTÓRICO

As primeiras amostras de sangue fetal foram realizadas durante o trabalho de parto, mais especificamente no escalpe fetal.

Os anos 1973-1974 foram marcados pelo início da coleta de sangue fetal intraútero. Os métodos utilizados eram agressivos (por meio de histerotomia), em decorrência do elevado risco materno--fetal, fato que limitou o seu desenvolvimento. Assim, somente no final da década de 1970 e no início de 1980, o acesso ao sangue fetal foi essencialmente estabelecido pela fetoscopia e, por vezes, pela placentocentese, introduzindo-se uma agulha tipo espinhal, via transabdominal, até o leito placentário (placa corial) guiada por US. Como fator adverso, observou-se o alto índice de contaminação da amostra com sangue materno e/ou líquido amniótico, prejudicando o resultado das análises, além de considerável risco de perda fetal (5% a 12%).[5] Em 1979, Rodeck e Campbell utilizaram fetoscopia, realizada pela inserção de um endoscópio de fibra óptica, via transabdominal, no interior da cavidade amniótica, onde o sangue fetal

é coletado sob visão direta.[6] Em geral, esta técnica consegue obter amostras puras, porém, hoje, a fetoscopia é utilizada para procedimentos terapêuticos, visto que o risco fetal é significativo (2% a 5%). Somente em 1983, quando Daffos *et al.* descreveram, pela primeira vez, a técnica de obtenção de sangue fetal pela cordocentese, guiada pelo ultrassom em tempo real, a possibilidade do diagnóstico pré-natal de grande número de patologias, bem como realização de terapia intraútero, evoluiu substancialmente.[3]

Com o surgimento de modalidades de testes mais novos e menos invasivos e com o desenvolvimento de técnicas genéticas moleculares, reduziu-se consideravelmente a necessidade de cordocentese.[4]

TÉCNICA

A técnica a ser empregada depende essencialmente da experiência da equipe. No entanto, alguns preceitos devem ser respeitados, invariavelmente, qualquer que seja o método utilizado.

- Idade gestacional.
- Preparo da paciente.
- Escolha do local.
- Anestesia e sedação.
- Antibioticoterapia profilática.
- Corticoterapia.
- Técnicas de ultrassom.

IDADE GESTACIONAL

O período da gravidez acessível à cordocentese varia desde a 17ª semana até o termo. Porém, deve ser realizada preferencialmente após a 20ª semana.[5]

Entretanto, alguns autores têm-na proposto em idade gestacional mais precoce: a 14ª semana para Donner *et al.* (1989) e a 12ª semana para Orlandi *et al.* (1990), em que a indicação se baseia na história familiar (caso índex).[7,8] Porém, estes últimos atentam para a necessidade de precauções particulares no que se refere ao calibre da agulha e ao volume de sangue extraído, tendo-se em conta o volume sanguíneo fetal total para respectiva idade gestacional.

PREPARO DA PACIENTE E MATERIAL

A cordocentese é caracterizada como procedimento ambulatorial, ou seja, não há necessidade de internação, jejum ou medicação prévia da paciente. Porém, é indispensável que a paciente apresente tipagem sanguínea, VDRL e teste de HIV (Elisa) antes do procedimento. Pacientes Rh negativo e Coombs indireto negativo com parceiros Rh positivo ou indeterminados devem ser medicadas com imunoglobulina anti-Rh para prevenção de possível aloimunização.[5]

A paciente deverá receber o Termo de Consentimento Livre e Esclarecido, preferencialmente com antecedência de no mínimo 24 horas do procedimento por profissional competente, para diminuir dúvidas e informar sobre as complicações mais frequentemente associadas, como perda de líquido, sangramento transvaginal, contrações, febre e dor em baixo ventre,[9] além de sangramento no local da punção (20-30%), bradicardia fetal (5-10%) e perda fetal ≥ 1,3% dependente da indicação, da idade gestacional e/ou da penetração intraplacentária.

O termo de consentimento abaixo é o proposto pela Federação Brasileira de Ginecologia e Obstetrícia.

(TERMO DE CONSENTIMENTO INFORMADO PARA CORDOCENTESE DA FEBRASGO)[10]

Conforme o Código de Ética Médica no seu Capítulo IV e V:

É vedado ao médico:

Art. 22. Deixar de obter consentimento do paciente ou de seu representante legal após esclarecê-lo sobre o procedimento a ser realizado, salvo em caso de risco iminente de morte.

Art. 24. Deixar de garantir ao paciente o exercício do direito de decidir livremente sobre sua pessoa ou seu bem-estar, bem como exercer sua autoridade para limitá-lo.

Art. 31. Desrespeitar o direito do paciente ou de seu representante legal de decidir livremente sobre a execução de práticas diagnósticas ou terapêuticas, salvo em caso de iminente risco de morte.

Art. 32. Deixar de usar todos os meios disponíveis de diagnóstico e tratamento, cientificamente reconhecidos e a seu alcance, em favor do paciente.

Solicitamos a senhora que **leia atentamente o conteúdo descrito abaixo. E se concordar assine o termo.**

Termo de consentimento informado e esclarecido para realização de CORDOCENTESE

O exame citogenético de cordocentese é um exame pré-natal que consiste na punção e estudo cromossômico no sangue do cordão umbilical, cujas características genéticas são iguais ao do feto. Realizado após a 20ª semana de gestação.

As principais indicações são: idade materna avançada (acima dos 35 anos), anormalidade fetal na gravidez (alteração no ultrassom), translocação cromossômica no casal, gestação anterior com doença genética, óbito fetal na gravidez atual, história de perdas fetais.

Eu,_____, abaixo assinada, através da indicação do Dr.(a) _____
_____, e por sua referência, solicito a realização da análise cromossômica do feto que estou gerando. Para tanto, entendo que será necessária a coleta de células fetais presentes no sangue do cordão umbilical que serão obtidas através de punção transabdominal com a utilização de uma agulha hipodérmica a ser realizada pelo(a) Dr.(a) _____
_____. Contudo, entendi e aceitei as seguintes implicações abaixo explanadas:

– Que a cordocentese é uma técnica usual que tem sido largamente empregada, e embora possa haver algum risco nesse procedimento, seja para o feto, seja para mim, tal risco é considerado extremamente pequeno, de acordo com as citações da literatura pertinente. O risco materno é praticamente zero e o risco do procedimento provocar o abortamento é em torno de 0,5% a 1%. Na fase, de 20 semanas, o risco de aborto espontâneo é em torno de 2%, índice esse que diminui 0,1 por semana.
– Que às vezes a punção pode não resultar em coleta de sangue fetal.
– Que pode não haver sucesso no cultivo das células, ou que a preparação citogenética não seja satisfatória para uma conclusão definitiva, havendo necessidade de nova punção. Isto ocorre em cerca de 1% dos casos.
– Que a análise citogenética e/ou bioquímica das células cultivadas não garantem a normalidade da criança no tocante a outros tipos de alterações congênitas, como malformações oculares, de membros, retardo mental e mesmo metabólicos (p. ex., causadas por interações medicamentosas, infecções ou graves acidentes hipóxicos), não possíveis de serem detectadas ou suspeitadas pré-natalmente.
– A punção será realizada sob guia constante da ultrassonografia para observação do caminho a ser percorrido pela agulha.

Desta forma, manifesto que estou satisfeita e entendi as explicações que me foram prestadas em linguagem clara e simples, esclarecendo-me todas as dúvidas que me ocorreram.

Também entendi que, a qualquer momento e sem necessidade de dar nenhuma explicação, poderei revogar o consentimento que agora presto.

Assim, declaro agora que estou satisfeito(a) com a informação recebida e que compreendo o alcance do exame.

Por tal razão e nestas condições **CONSINTO** que se realize o exame morfológico de segundo trimestre.

Reservo-me expressamente o direito de revogar a qualquer momento meu consentimento antes que o exame objeto deste documento se realize.

Local e data: _____

Paciente reponsável_____

Médico responsável_____

Exame Ultrassonográfico Prévio

O exame deve ser sempre precedido de exploração ultrassonográfica (US), que tem por finalidade verificar a idade gestacional, posição fetal, localização da placenta e, sobretudo, a inserção placentária do cordão umbilical (região onde o funículo se encontra mais bem fixado). Por vezes, torna-se necessário mobilizar o feto, ou mesmo a gestante, para obter uma melhor visualização deste local. Outra medida que também pode ser útil é o esvaziamento da bexiga materna. Posteriormente, a paciente é posicionada visando seu bem estar, porém sem prejudicar a execução do procedimento.[5]

Preparo da Pele e do Local

A etapa seguinte consiste em preparar o local a ser manipulado mediante rigorosa assepsia, com o uso de campos estéreis. Os operadores devem, quando possível, também se paramentar com vestimentas cirúrgicas (símile ao preparo de uma pequena cirurgia). O transdutor do US deve ser protegido em material (saco plástico) estéril, bem como o gel a ser utilizado.[5]

Algumas equipes não preconizam o uso de campos estéreis, aparatos cirúrgicos, anestesia local ou proteção estéril para o transdutor. Entretanto, a assepsia na região da punção, ou seja, o preparo da pele com materiais antibacterianos, para reduzir o risco de infecções, é sempre obrigatória.[4,5]

A pele deve ser esterilizada, utilizando-se técnica asséptica, com preparo antibacteriano (povidine alcoólico ou mesmo álcool 70%), para reduzir risco de infecção.

Sedação Materna

O uso de sedação materna é variável e muitos centros de medicina fetal não administram mais sedação por via injetável. Quando necessário, podem ser utilizados benzodiazepínicos, via oral materna, com bastante segurança (Quadro 55-1).[4]

Quadro 55-1. Cordocentese e Sedação Materna Pré-Procedimento

Estudo	Nº de procedimentos	Sedação materna	Anestesia local	Local da punção
Tangshewinsirikul et al., 2011[43]	2.214	Não	Sim	IP ou AL
Tongsong et al., 2000[44]	1.320	Não	Sim	IP ou AL
Aina-Mumuney et al., 2008[45]	210	Sim	Sim	VIH, IP ou AL
Nicolini et al., 1990[46]	214	Apenas 1 ano, não durou 2 anos	n/d	VIH
Somerset et al., 2006[47]	221	n/d	n/d	VIH ou IP ou Cardio
Sikovanyecz et al., 2001[48]	268	n/d	Não	IP ou AL
Liao et al., 2006[49]	2.010	n/d	Não	97% AL, 3% IP
Boulot et al., 1990[50]	322	Não	Sim	IP (maioria AL)
Johnstone-Ayliffe et al., 2012[18]	114	n/d	n/d	IP, VIH, AL

VIH, veia intra-hepática; AL, alça livre; IP, inserção placentária; Cardio, cardiocentese; n/d, não disponível
Adaptado de SMFM. Fetal blood sampling. Am J Obstet Gynecol 2013[4]

Anestesia Local

A anestesia local pode ou não ser empregada, porém, de modo geral, as equipes a preferem (5 mL de xilocaína a 1%).

As agulhas usadas no procedimento são de diversos tamanhos, podendo variar no calibre (entre 20 a 26 *gauge*) de acordo com o operador e a idade gestacional, ou no comprimento (entre 90 a 150 mm). Este último depende de fatores como: obesidade materna, localização placentária e presença de polidrâmnio. Em geral, dá-se preferência às agulhas raquidianas de calibre 20 e 22 (o terceiro e segundo trimestres, respectivamente).[5]

ESCOLHA DO LOCAL

Atualmente existem várias maneiras e locais para introdução de 1 agulha, guiada por ultrassom, na circulação fetal.

- Diretamente no cordão:
  - Inserção placentária.
  - Inserção abdominal.
  - Alça livre.
- Posição intra-hepática da veia umbilical (veia intra-hepática).
- Coração fetal (cardiocentese).[4]

O sítio de escolha para cordocentese é a inserção placentária do cordão, pois apresenta melhor fixação do funículo, e, assim, menor tempo de procedimento. A desvantagem deste local escolhido é a possibilidade de contaminação pelo sangue materno, necessitando de confirmação da amostra.

Nas situações em que a placenta é anterior, a punção do cordão umbilical deve ser realizada de modo transplacentário, ou seja, sem penetrar na cavidade amniótica.[5]

Embora existam poucos dados, estudos recentes demonstraram que a penetração da placenta durante o procedimento aumenta o risco de hemorragia feto-materna e, assim, possui taxas mais elevadas de mortalidade fetal. Estudo com 615 casos de cordocentese com penetração placentária para 1.560 sem penetração placentária. A cordocentese com penetração placentária apresentou uma taxa significativa de perda fetal (3,6% *vs.* 1,3%), P = 0,01; baixo risco ao nascer (14,5% *vs.* 11%), P < 0,05; hemorragia do cordão umbilical (32% *vs.* 28,4%), P < 0,05; e menor idade gestacional ao parto. Não houve diferença na duração do procedimento, na taxa de sucesso ou nas taxas de bradicardia fetal.[4]

Na inserção posterior, a punção é transamniótica, evitando-se atingir a placenta. Nos casos de placenta lateral ou fúndica, a punção pode ser transplacentária e/ou transamniótica.

Quando a cordocentese precisa ser feita em alça livre do cordão, recomenda-se tentar fixar esta em alguma região fetal ou placentária para, posteriormente, puncioná-lo. Deve-se observar a ocorrência de deformidade na parede da veia, para se certificar que a agulha encontra-se no interior do vaso. A vantagem da punção neste local é que se evita a penetração placentária, sendo também desnecessária a confirmação da amostra. Como desvantagem, temos maior hemorragia e maior tempo de sangramento.

No entanto, deve-se estar a par da existência de outros locais alternativos, quando este não for acessível. Deste modo, pode-se optar pela inserção do cordão no abdome fetal, veia umbilical em seu trajeto abdominal ou intra-hepático, ou até área cardíaca fetal (cardiocentese).[5]

Esta última opção refere-se à técnica de exceção, tendo sido referida pela primeira vez por Hasmann (1986).[11] O autor salienta que para executá-la é preciso obter-se no US a imagem de "quatro câmaras", cujo plano permita a punção do ventrículo esquerdo (local de eleição). Contrariamente, Velazquez (1993) preconiza a punção do ventrículo direito toda a vez que esta técnica for utilizada para transfusão intraútero, com risco de perda fetal em torno de 5% a 6%.[12]

Quanto à punção da veia umbilical e seu trajeto intra-hepático, Koresawa (1986) propôs esta abordagem como técnica de escolha para as coletas de sangue fetal do segundo trimestre.[13] Ademais,

Boubli *et al.* (1990) descrevem que esta via apresenta determinadas vantagens, tais como:[14]

1. Garantia da pureza do sangue coletado.
2. Possibilidade de reabsorção do hemoperitônio em caso de complicação hemorrágica.
3. Facilidade de realização em caso de oligoâmnio, pois a veia umbilical intra-abdominal é sempre visível.
4. Abordagem apropriada para as exsanguinotransfusões intraútero.[15]

ESCOLHA DO VASO

Embora tanto a artéria como a veia possam ser puncionadas, a veia é, de modo geral, a mais utilizada, cerca de 80%, pois é facilmente penetrada por possuir maior diâmetro, paredes finas e trajeto linear. Outros fatores que conduzem à preferência deste vaso são o baixo risco de eventual trombose, a maior frequência de bradicardia fetal e sangramento no sítio da punção, quando esta é realizada na artéria.[16]

A punção arterial, no entanto, é utilizada com frequência nos casos de transfusão intravascular. Este tipo de escolha pode ser realizado com maior precisão a partir da 28ª semana. Quando houver dúvida do vaso puncionado, este pode ser confirmado injetando-se solução salina ou ringer lactato através da agulha de punção e observando-se a turbulência intravascular pelo US. De maneira genérica, quando há possibilidade de opção, recomenda-se puncionar a artéria, justamente pelo fato de existirem duas. Caso ocorra trombose desta, o feto tem ainda possibilidade de sobreviver, pois existe a outra que o suplementaria.

PROCEDIMENTO

Em relação ao procedimento propriamente dito, deve-se realizá-lo com pelo menos dois operadores. Dependendo do especialista, podem-se ter dois tipos de equipe. O primeiro é composto pelo operador (obstetra especializado) e um auxiliar. Nesta situação, o próprio operador manipula o US e realiza a cordocentese, ficando a cargo do auxiliar a coleta do sangue. No segundo tipo, a equipe conta com o operador e um ultrassonografista. Nesta condição, cabe ao último guiar e ao operador puncionar e coletar.[5]

Quando se opta pela anestesia local prévia, esta tem dupla vantagem: diminui a ansiedade materna (efeito psicológico) e fornece o ângulo do trajeto a ser percorrido pela agulha de punção.[5]

A cordocentese pode ser realizada de duas maneiras: utilizando-se instrumento de guia de agulha acoplado à extremidade do transdutor de ultrassom, ou utilizando-se da técnica de *hands free* (mãos livres) guiada por ultrassom. Em qualquer uma das técnicas, o operador pode controlar o transdutor com uma das mãos e a agulha com a outra.[4]

A agulha deve ser previamente "lavada" com anticoagulante, estando munida de seu mandril, ou preenchida com solução de citrato de sódio a 3,8%. Neste caso, deve estar fixada a uma seringa de 1 ou 3 mL contendo 0,1 mL da mesma solução.[5]

Por vezes, pode-se medir a distância entre a parede do abdome materno até o ponto de inserção do cordão, porém, quando o operador é experiente, esta atitude é totalmente dispensável.

A partir do momento em que a agulha de punção é introduzida na parede abdominal da gestante, todo o seu trajeto (plano por plano) é guiado pelo US, não importando o tipo de sonda usada (linear, setorial ou curvilínea). De maneira didática, preconiza-se que a agulha de punção se situe a 2 ou 3 cm do transdutor do US, fazendo um ângulo de aproximadamente 15 a 45 graus com a mesma (sonda setorial ou curvilínea). Já em relação à sonda linear, a punção deve ser efetuada justaposta a esta, em sua região mediana e formando um ângulo de 5 a 15 graus entre a agulha e a sonda.[5]

Quando dentro da cavidade amniótica (placentas posteriores ou laterais), deve-se conduzir a agulha até 1,5 ou 2 cm da inserção placentária do cordão. Pelo fato de neste local o cordão estar ancorado, existe maior facilidade de puncioná-lo, além de manter distância suficiente da placa corial (evita o risco de contaminação com sangue materno). No momento em que a agulha atinge a região almejada, deve-se colocá-la em contato com a veia umbilical, seguida de leve pressão. A punção da geleia de Warthon e da parede venosa necessita de uma pressão "rápida e contínua". Este passo é traduzido por uma sensação táctil particular, que geralmente é referida pelo operador.

Alguns operadores menos experientes fazem uso de certos recursos para se certificarem de que estão dentro do vaso em questão, como infundir 1 mL de solução salina isotônica e observar o turbilhonamento dentro do cordão, causado por esta.[16]

O tempo gasto para a punção é, em média, inferior a dois minutos, sendo considerado como limite ideal o tempo de dez minutos (exceto nas transfusões). Não se devem ultrapassar três tentativas e/ou 10 minutos, e, após esse tempo, deve-se interromper o procedimento e uma nova abordagem poderá ser realizada em 24-48 horas.

Imobilização Fetal

Em determinadas situações, quando há movimentação excessiva do feto ou quando se prevê que o procedimento pode se prolongar (transfusão intravascular ou exsanguinotranfusão parcial, cirurgias fetais e colocações de *shunts*), pode haver necessidade de imobilização fetal. Na série referida por Berkowitz *et al.* (1986), apesar das gestantes terem sido pré-medicadas com a combinação de meperidina, proclorperazina e diazepam, houve deslocamento da agulha do cordão em 11% dos casos nas transfusões intravasculares.[17]

O bloqueio ou paralisação neuromuscular fetal é, particularmente, importante em situações em que o cordão se encontra distante da parede abdominal materna, como é o caso das placentas posteriores. Qualquer movimento fetal pode dificultar o acesso à inserção cordonal na placenta ou mesmo deslocar a agulha durante a transfusão. No entanto, em caso de placenta anterior, a cordocentese é tecnicamente mais fácil e a cavidade amniótica, em geral, não precisa ser puncionada, fato que dispensa a utilização da paralisia fetal.[5]

A tubocurarina foi o primeiro agente a ser prescrito para a imobilização fetal. Crespigny *et al.* (1985) injetaram esta droga na região externa da coxa do feto, 30 minutos antes de iniciarem uma transfusão intrauterina.[18] Em 1988, Copel *et al.* relataram pela primeira vez o uso de relaxante muscular via intravenosa fetal de brometo de pancurônio (Pavulon).[19]

Atualmente, utilizam-se rotineiramente drogas de ação imediata como brometo de pancurônio (Pavulon), o atracúrio e/ou o vecurônio. O pancurônio é uma droga de ação prolongada, enquanto que o atracúrio e o vecurônio são de ação curta. O atracúrio é mais bem utilizado em fetos com hidropisia, pois não é eliminado pelo fígado, além dos produtos degradados não possuírem efeitos cardiovasculares e neuromusculares significativos.[4]

Utiliza-se o brometo de pacurônio (Pavulon) na dose de 0,1 a 0,3 mg/kg de peso fetal estimado, pela via intramuscular ou endovenosa fetal. O efeito da medicação dura de 60 a 120 minutos.[5]

Já o atracúrio é utilizado na dose de 0,4 mg/kg de peso fetal.

Antibioticoterapia Profilática

Embora não existam estudos randomizados sobre a eficácia do uso de antibióticos profiláticos para cordocentese, alguns centros optam por utilizá-los, a fim de se evitar a corioamnionite, embora o procedimento seja estéril.[4,16]

Corticoterapia Fetal

O uso da corticoterapia para o amadurecimento pulmonar fetal antes da cordocentese também não está estabelecido, pois não se tem estudos randomizados sobre este assunto. Entretanto, pode ser considerado, se levarmos em conta o risco de trabalho de parto prematuro diante de qualquer procedimento invasivo, quando realizado entre 24 e 34 semanas.[4]

VOLUME DA AMOSTRA

Após a agulha estar no lúmen do vaso, o mandril é retirado e o sangue fetal aspirado em uma seringa. O volume de sangue a ser removido depende da indicação do procedimento e da idade gestacional, o qual varia entre 1 e 10 mL (média **2 a 5** mL para o 2º e 3º trimestres). Recomenda-se não ultrapassar 0,2 mL/kg de peso fetal.[16]

CUIDADOS PÓS-PROCEDIMENTO

Após obtenção da amostra, ao ser removida a agulha do cordão, frequentemente se observa perda sanguínea no local puncionado. Este sangramento é identificado facilmente no US sob a forma de "jato" no interior do LA. O tempo desta alteração cardíaca fetal é por um período de 10 minutos. Raramente a hemorragia cordonal persiste por mais de dois minutos.

Nas situações em que há risco de isoimunização Rh, deve ser administrada imunoglobulina anti-Rh nas mães submetidas ao exame.

DIFICULDADES DO PROCEDIMENTO

Durante a cordocentese, algumas dificuldades devem ser consideradas. O diâmetro do cordão umbilical, que no início da gestação dificulta sua punção por causa do menor calibre, tem, no entanto, o seu acesso facilitado pela quantidade de líquido amniótico comparado ao volume fetal. Por outro lado, em gestações adiantadas, o cordão é mais calibroso, porém o feto pode obstruir o trajeto da agulha, principalmente quando a placenta é posterior, sendo necessário aguardar movimentação espontânea ou manipular o ventre materno para deslocar o concepto.

Outros fatores, como má qualidade da imagem no US, obesidade materna, movimentação excessiva fetal, ansiedade materna, localização placentária desfavorável, oligoâmnio ou polidrâmnio, também devem ser considerados.[6]

CONTROLE DE QUALIDADE DO SANGUE FETAL

O controle da qualidade do procedimento refere-se à etapa prévia indispensável por diversas razões, entre as quais cita-se:[6]

- A aquisição de novos conhecimentos no campo da biologia fetal só pode ser obtida mediante amostras perfeitamente puras.
- Determinados diagnósticos, mais precisamente as embriofetopatias, somente podem ser afirmadas diante de sangue fetal puro (não contaminado por sangue materno ou LA).
- O controle de uma terapêutica fetal ou o diagnóstico de **restrição** de crescimento intraútero (**RCIU**), somente pode ser evocado mediante parâmetros especificamente fetais.

O menor traço de contaminação por sangue materno ou LA pode induzir a **falsos** resultados. Dentro deste contexto, a mínima contaminação com LA é susceptível de provocar diagnóstico errôneo de anomalias de hemóstase. No entanto, a contaminação de 1% com sangue materno, cuja gestante teve soroconversão por parasita ou vírus, pode também conduzir a um diagnóstico falso-positivo, elevando a taxa de IgM fetal para a referida infecção.

Para tanto, diferentes técnicas vêm sendo utilizadas para certificar o operador da pureza do sangue fetal coletado, variando das mais simples às mais complexas.[5]

SALA DO PROCEDIMENTO

Neste primeiro tempo, o sangue aspirado é imediatamente analisado por um contador do tipo Coulter Channelanalyser, o qual separa eletronicamente as hemácias fetais e maternas. Em poucos segundos o contador descreve a distribuição dos volumes celulares (volume corpuscular médio), onde o volume médio das hemácias fetais é superior ao da gestante. Usualmente, o volume corpuscular médio dos eritrócitos fetais é maior que 100 fL, enquanto que o materno é inferior a 100 fL. Diversos autores preconizam a utilização deste teste para apreciar a qualidade do sangue coletado na cordocentese.[5]

Outra técnica, inclusive de cunho mais simples e barata, que pode ser aplicada imediatamente após o exame, é o teste do hidróxido de potássio (KOH). Este teste avalia a pureza do sangue coletado por meio da desnaturação da hemoglobina fetal; logo, sabe-se que é sangue fetal quando ocorre descoloração do mesmo. Caso o sangue seja de origem materna, não se observa qualquer alteração da sua coloração.[5]

O controle imediato na sala de exame é essencial, principalmente quando terapêuticas fetais são programadas, como, por exemplo, transfusão intravascular fetal (hematócrito e/ou hemoglobina).

Hoje se utiliza, em sala, instrumento que determina a quantidade de hemoglobina no sangue fetal (hemoglobinômetro).

CONTROLE LABORATORIAL

Existem numerosos testes para avaliar a pureza do sangue fetal.

Nesta etapa, quatro parâmetros básicos devem ser avaliados. São eles: evolução dos parâmetros biológicos em função da idade gestacional, passagem transplacentária de determinadas moléculas, contaminação com sangue materno e diluição pelo líquido amniótico.

Evolução dos Parâmetros Biológicos em Função da Idade Gestacional

A maior parte dos parâmetros biológicos fetais evolui com a gestação, devendo ser avaliados por meio das curvas de referência.

As curvas de distribuição dos volumes linfocitários e eritrocitários são nitidamente diferentes entre o sangue fetal e materno. O diagrama desenvolvido pelo sangue do feto descreve apenas um pico linfocitário, com VCM (volume corpuscular médio) e distribuição eritrocitária mais importante. O poder de discriminação deste teste é satisfatório, pois chega a detectar uma contaminação por sangue materno da ordem de 5% (Quadro 55-2).[4,5,20]

A idade gestacional deve, entretanto, sempre ser considerada em razão das variações da linhagem (série) branca, principalmente quando próximo do termo.[5]

Passagem Transplacentária de Moléculas

A passagem transplacentária de determinadas moléculas pode ser avaliada pelo **coeficiente de Spearman**, sendo imperativo o seu conhecimento antes de interpretar os resultados. Por meio deste coeficiente, pode-se apreciar a existência ou ausência de correlações entre as concentrações séricas maternas e fetais de certos substratos ou atividades enzimáticas.[5]

Existem moléculas, como a ureia, creatinina, ácido úrico e IgG, que atravessam a placenta facilmente, estando em equilíbrio dos dois lados da barreira placentária, determinando coeficiente de Spearman maior ou igual a 0,6. Logo, diante de uma patologia específica, esses parâmetros não podem ser utilizados para o diagnóstico pré-natal. Nesta situação, não refletem a realidade fetal, mas apenas o conjunto materno-fetal.

Outras moléculas, como a bilirrubina e glicose, atravessam de forma mais lenta, porém também fornecem um coeficiente maior ou igual a 0,6.

Quando o coeficiente é inferior a 0,2, como é o caso do colesterol, triglicerídios, proteínas, IgM, gama-glutamil transferase (GGT),

desidrogenase lática (LDH), creatinofosfoquinase (CK) e fosfatase alcalina (FA), não há correlação entre as taxas maternas e as fetais. Em outras palavras, estes parâmetros refletem a realidade do metabolismo fetal, independentemente do estado materno.[5]

Contaminação pelo Sangue Materno

Esta etapa pode ser avaliada por meio de curvas de distribuição do volume eritrocitário e linfocitário (referido acima), teste de aglutinação dos glóbulos vermelhos com anticorpo Anti-i (fetal) e Anti-I (materno) e, também, pelo teste de Kleihauer-Betke.

O antígeno I está presente apenas nas hemácias adultas. Trata-se de um teste de aglutinação por anticorpos monoclonais específicos, sendo simples e rápido. Pode identificar uma contaminação por sangue materno até de 5%.[5]

O teste de Kleihauer-Betke comprova que os eritrócitos fetais são mais resistentes ao pH alcalino que os eritrócitos adultos, permitindo diferenciar, teoricamente, a hemoglobina fetal da materna. Infelizmente, esse teste é limitado em razão do aparecimento progressivo, com o evoluir da gravidez, da hemoglobina A na série vermelha fetal.

Roberto Cardoso *et al.* idealizaram um teste simplificado de resistência alcalina utilizando duas lâminas, as quais receberiam previamente duas gotas de hidróxido de potássio (KOH) a 10%, solução altamente alcalina. Na primeira lâmina, pinga-se uma gota de sangue materno, que adquire coloração acastanhada e conformação "iriada" em 4 a 8 segundos. Na outra lâmina de KOH, deve-se utilizar a primeira gota do sangue fetal obtido na cordocentese. O sangue fetal mais resistente a alcalinidade mantém sua coloração avermelhada por mais de 10 segundos, confirmando o acerto da punção.[16]

Este é um teste rápido, que permite a segura confirmação da origem do sangue, com baixo custo, e no próprio ambiente de trabalho.[16]

Existe, também, a determinação dos níveis da subunidade beta da gonadotrofina coriônica (BHCG) que tem sido considerado como o teste mais sensível para verificar contaminação pelo sangue materno, visto que BHCG é encontrado apenas em quantidade mínima no sangue fetal. A relação da taxa de BHCG entre o sangue fetal, LA e sangue materno é aproximadamente de 1/100/400, respectivamente. Tal relação permite reconhecer uma contaminação de 0,2% com sangue materno e de 1% com LA. Esta técnica é ainda complexa, não sendo realizada pela maioria dos grupos.[5]

Contaminação pelo Líquido Amniótico

A contaminação da amostra sanguínea com LA pode ser apreciada pela alteração do hematócrito (diluição do sangue), coloração do esfregaço pela técnica de May-Grunwald - Giemsa e fatores de coagulação.

Desordens hematológicas têm sua investigação prejudicada, visto que o LA ativa alguns fatores de coagulação e pode causar o consumo de plaquetas. O teste mais sensível para detectar contaminação pelo LA é a dosagem dos fatores de coagulação V e VIII. Por outro lado, os fatores vitamina K-dependentes não são alterados.

Quando a contaminação é importante, o conjunto das atividades dos fatores de coagulação está diminuído, bem como o hematócrito. Isto se deve pela hemodiluição pelo LA.

A exploração sob o microscópio com pesquisa de escama fetal pode identificar a contaminação pelo LA. Entretanto, trata-se de um método impreciso, confirmando apenas contaminações importantes (ao redor de 10%).

Outro teste que pode ser aplicável é o da arborização (*Ferning*), o qual permite afastar uma contaminação no sangue fetal de 20% por LA. A sensibilidade do teste é baixa (30%), podendo atingir 90%, quando a diluição chega a 50%.[5]

O Quadro 55-3 esquematiza o percentual de contaminação do sangue fetal pelo LA e pelo sangue materno pelos diferentes métodos descritos.[5]

Quadro 55-2. Evolução dos Valores Hematológicos em Fetos Normais

Gestação (semanas)	GB (× 10⁹/L)	Plaquetas	GV (× 10¹²/L)	Hb (g/100 mL)H	VCM (FI)
18-23	$4,3 \pm 1,2$	241 ± 45	$2,87 \pm 0,28$	$11,7 \pm 0,8$	$131,2 \pm 7,3$
24-29	$4,6 \pm 1,3$	267 ± 49	$3,38 \pm 0,32$	$12,8 \pm 1,1$	$119,1 \pm 5,6$
30-35	$5,8 \pm 1,6$	265 ± 59	$3,86 \pm 0,43$	$14,1 \pm 1,4$	$114,3 \pm 7,0$

Daffos (1989).[20]
GB, glóbulos brancos; GV, glóbulos vermelhos; Hb, hemoglobina; VCM, volume corpuscular médio

Quadro 55-3. Percentual de Contaminação do Sangue Fetal

Método	LA	Sg. materno
Ag. eritrocitário	–	> 5%
Parâmetros hematológicos	20%	> 5%
Beta-HCG	1%	0,2%
Fatores de coagulação	< 0,1%	30%
Teste de Kleihauer	–	> 5% *
Ferning	20%	–

LA, líquido amniótico; Sg., sangue; Ag., antígeno
* Avaliar em função da idade gestacional
Adaptado de Isfer EV, 1996[5]

INDICAÇÕES

Por permitir acesso direto ao sistema circulatório fetal, a cordocentese representou uma grande evolução na avaliação fetal e possui historicamente grande importância. Sua implementação permitiu a detecção e seguimento de inúmeras patologias, assim como o tratamento de algumas delas ainda na vida intraútero.

Assim, desde a década de 1980, quando a técnica atual descrita por Dalfos passou a ser realizada, a cordocentese tem sido utilizada para obter informações sobre o sangue fetal. Tornou-se possível a dosagem do hematócrito e contagem de plaquetas, a avaliação metabólica e hormonal, além do diagnóstico de infecções congênitas e de alterações cromossômicas. Por este mesmo acesso, passou a ser possível a realização de transfusões em casos de anemia fetal e trombocitopenias, além da administração de medicações diretamente ao feto.

Nas últimas décadas, com o desenvolvimento de testes moleculares para desordens genéticas e o uso da técnica de reação em cadeia da polimerase (PCR) para infecções virais, algumas das indicações clássicas da cordocentese tornaram-se cada vez menos frequentes. O uso de material proveniente de biópsias de vilo corial e amniocentese permite hoje, para algumas afecções, um diagnóstico tão precoce quanto a análise da amostra de sangue fetal, um acesso mais seguro e, em algumas situações, até mais acurado. Mesmo assim a cordocentese não perdeu sua importância e mantém-se como uma alternativa diagnóstica além de principal via para o manejo das anemias fetais.

O Quadro 55-4 sintetiza as principais indicações para a realização de cordocentese.

Para facilitar o entendimento das principais indicações da cordocentese podemos dividi-las didaticamente em:

▪ Diagnóstico pré-natal.
▪ Terapia fetal.

Diagnóstico Pré-Natal

De todas as indicações para cordocentese, este grupo é o que talvez tenha mais se modificado desde as primeiras descrições da técnica na década de 1980. O desenvolvimento de testes sofisticados para diagnóstico de alterações genéticas, infecções e até mesmo determinação de tipagem sanguínea e de antígenos plaquetários fetais, permitiu que estas avaliações fossem realizadas cada vez mais precocemente por meio de material de biópsia de vilo corial (BVC), amniocentese e, em alguns casos, até mesmo pela avaliação de amostras de sangue periférico materno.[4]

Embora o cariótipo fetal rápido e a confirmação de mosaicismos após a amniocentese sejam ainda indicações frequentes em nosso meio (Kohatsu), a suspeita de anemia fetal é hoje a principal indicação para o acesso à circulação do feto na maior parte do mundo desenvolvido.[4,21-24] A técnica permite medir a hemoglobina, fazer o diagnóstico acurado da anemia e tratamento da mesma em um mesmo procedimento.

Quadro 55-4. Indicações para Cordocentese

Indicações	Comentários
Indicações mais frequentes	
Diagnóstico e tratamento da anemia fetal	Principal indicação para cordocentese
Diagnóstico e avaliação da resposta terapêutica em trombocitopenia aloimune	
Avaliação da hidropisia fetal não imune	
Cariótipo fetal	Cada vez menos usado na prática atual, sendo substituído pela BVC, amniocentese (FISH) ou DNA livre em sangue materno
Indicações históricas e menos frequentes	
Tipagem sanguínea fetal e *status* de antígenos plaquetários	Amplamente substituída por testes moleculares em material de BVC, amniocentese e pelo DNA fetal livre em sangue materno
Diagnóstico de doenças genéticas (hemofilia, talassemias, anemia falciforme)	Amplamente substituída por testes moleculares em material de BVC e amniocentese
Infecções fetais (CMV, toxoplasmose, rubéola, varicela)	Amplamente substituída pela técnica de PCR em material de amniocentese
Terapêutica medicamentosa fetal	Reservada para os casos de falha no tratamento sistêmico materno principalmente nos casos de taquicardia supraventricular fetal

Outras

Diagnóstico da Anemia Fetal

A anemia fetal é uma condição rara, porém de alto risco para o feto em desenvolvimento. As principais causas de anemia fetal estão listadas no Quadro 55-5.

A aloimunização anti-D é historicamente a causa mais comum de anemia fetal, e mantém-se como tal até os dias atuais,[4,24] embora sua incidência tenha diminuído drasticamente desde a introdução da profilaxia materna com a imunoglobulina anti-D para pacientes Rh negativo não sensibilizadas. A maior parte dos casos de aloimu-

Quadro 55-5. Potenciais Causas de Anemia Fetal

Categorias	Causa
Imune	▪ Aloimunização eritrocitária ▪ Rh (D, c, C, e, E) ▪ Anticorpos atípicos: anti-Kell (k,K), anti-Duffy (Fy[a]) e anti-Kidd (jk[a], jk[b])
Infecciosa	▪ Parvovirose ▪ Citomegalovirose (CMV) ▪ Toxoplasmose ▪ Sífilis
Hereditária	▪ Doenças de depósito lisossomal (mucopolissacaridose tipo VII, doença de Niemann-Pick, Gaucher) ▪ Anemia de Blackfan-Diamond ▪ Anemia de Fanconi ▪ Alfa-talassemia ▪ Deficiência de piruvato quinase ▪ Deficiência de G6PD (glicose-6-fosfato desidrogenase)
Outras	▪ Aneuploidias ▪ STFF (síndrome de transfusão feto-fetal) ▪ Sequência anemia-policitemia ▪ Hemorragia feto-materna ▪ Aplasia eritrocitária materna adquirida

nização anti-D na prática obstétrica atual resultam em falha na profilaxia ou em sensibilização materna por transfusão feto-materna maciça (Chilcott).[25] Em vista da redução dos casos de aloimunização anti-D, a anemia fetal secundária à sensibilização por outros antígenos eritrocitários (C,c,E,e, ou Kell) ou por infecções (parvovírus) tem aumentado em proporções relativas.[4]

O manejo atual das gestações em risco para anemia envolve o rastreamento por meio da avaliação do pico sistólico de velocidade da artéria cerebral média (PSV-ACM). O estudo Doppler substituiu, assim, a análise da densidade ótica do líquido amniótico obtido por amniocentese na avaliação primária da anemia fetal.[23,26,27] Com base no princípio de que a piora da anemia está associada a aumentos na velocidade do fluxo sanguíneo, a avaliação do pico sistólico de velocidade da artéria cerebral média do feto (PSV-ACM) pode predizer que o feto está acometido na maioria dos casos.[24]

Os valores para o pico sistólico de velocidade da ACM variam para a idade gestacional e são convertidos em múltiplos de mediana (MOM) e, embora não exista uma alta correlação entre o PSV-ACM e a hemoglobina fetal nos casos de fetos não anêmicos ou com anemia leve, considera-se um PSV-ACM maior ou igual a 1,5 MOM um bom indicador de anemia moderada a severa.[24] Nos casos positivos, a cordocentese está indicada para a medida direta da hemoglobina/hematócrito fetal e avaliação da necessidade de transfusão intrauterina (TIU), que está indicada em casos confirmados de anemia moderada e grave. O grau de anemia que leva à hidropisia fetal, e consequentemente aumenta o risco de óbito intrauterino, é imprevisível, mas a hidropisia geralmente ocorre quando a hemoglobina fetal se encontra abaixo de 7 g/dL (equivalente a um hematócrito de 20% ou menos).

Avaliação da Hidropisia Fetal Não Imune

A hidropisia fetal é definida pelo acúmulo anormal de líquido em pelo menos dois compartimentos fetais diferentes. Geralmente se apresenta como edema subcutâneo, acompanhado por efusão em duas ou mais cavidades serosas incluindo o pericárdio, pleura e a cavidade abdominal (ascite). Não é incomum a associação de polidrâmnio e edema placentário (> 6cm) relacionada ao quadro.

Os três mecanismos primários associados à hidropisia fetal são: anemia, insuficiência cardíaca congestiva e hipoproteinemia fetal. Além desses três mecanismos básicos, possui uma relação causal com uma variedade de anomalias estruturais que interferem na circulação fetoplacentária. Anomalias cromossômicas (aneuploidias, deleções, duplicações e mutações genéticas) e displasias ósseas podem estar associadas à hidropisia fetal por uma variedade de mecanismos.[28]

O prognóstico é geralmente reservado, com alta mortalidade intraútero e taxas de sobrevida ao redor de 31% a 48%,[28] todavia várias patologias podem ser hoje tratadas ainda no período pré-natal com bons resultados. A hidropisia fetoplacentária não imune pode ser considerada como o verdadeiro modelo de Medicina Fetal, em que todo o conhecimento propedêutico e terapêutico deve ser aplicado.[5] Sendo assim, na dependência da idade gestacional em que ela se estabelece ou na hipótese diagnóstica levantada, podemos utilizar desde ferramentas propedêuticas não invasivas (testes sorológicos maternos, ultrassom) até as mais invasivas e que dão acesso direto ao feto, como a cordocentese.

Assim como já discutido para a avaliação das anemias fetais, a cordocentese para quantificar a hemoglobina fetal nos casos de hidropisia deve ser realizada nas seguintes situações: Doppler da artéria cerebral média sugestivo de anemia fetal (PSV-ACM >1,5 MOM), soroconversão documentada para parvovirose, pais portadores de anemia microcítica e história documentada de sangramento fetal.[28] Esta avaliação permite a investigação e o tratamento da anemia em um mesmo procedimento por meio da transfusão intrauterina.

No sangue fetal coletado pode-se, além da investigação de anemia, realizar a contagem de plaquetas, teste de Coombs direto, tipagem sanguínea fetal, pesquisa para infecções do grupo TORCH (toxoplasmose, rubéola, citomegalovírus e herpes simples)/parvovírus B19 (IgM) e dosar a albumina fetal. Em situações específicas

(história familiar, hidropisia recorrente) podem-se também investigar doenças metabólicas específicas.

Désilets *et al.* descrevem uma perda fetal ao redor de 11,32% após a realização da cordocentese, sendo esta alta taxa de perda não associada ao risco do procedimento apenas, mas ao próprio quadro de hidropisia.[28]

Cariótipo Fetal

Apesar do desenvolvimento de técnicas de rastreamento para cromossomopatias cada vez mais acuradas, particularmente a análise do DNA fetal livre em sangue materno, com sensibilidade que ultrapassa 99% para a trissomia do cromossomo 21,[29] os testes invasivos, como a cordocentese, amniocentese e biópsia de vilo corial, não perderam sua importância.

A confirmação do alto risco de um teste de rastreamento, a investigação de condições genéticas específicas ou de alterações cromossômicas em casos com história familiar ou a confirmação diagnóstica do achado de uma alteração morfológica ao exame ultrassonográfico só é possível por meio de testes invasivos.[4,30]

Todavia, aos poucos, a cordocentese vem perdendo seu espaço como ferramenta para obtenção do cariótipo fetal. As indicações atualmente se limitam principalmente aos casos em que se busca um diagnóstico rápido frente às malformações fetais, em particular cardíacas, digestivas e renais, em que o risco de associação com anormalidades cromossômicas pode chegar a 30% a 40%,[31] e em casos de mosaicismo na cultura de material de amniocentese.[30,32]

Com a cordocentese realiza-se uma análise citogenética dos linfócitos fetais, que pode ser realizada em 2 a 3 dias (comparados com 7 a 14 dias necessários para obtenção do cariótipo na cultura de células do líquido amniótico - LA). Essa diferença de tempo é fundamental quando a decisão para uma possível interrupção médica da gestação (IMG) ou parto prematuro terapêutico (PPT) se faz necessária. Resultados rápidos também ajudam a minimizar a ansiedade dos pais e esclarecem os casos em que a cultura do LA falhou ou foi duvidosa. Ademais, a taxa de falha de cultura do LA no 3º trimestre pode atingir 10% dos casos.[33,34]

Em contrapartida, o uso atual das técnicas de FISH (*fluorescence in situ hybridization*) e (QF)-PCR (reação em cadeia da polimerase com fluorescência quantitativa) em material de amniocentese tem-se tornado cada vez mais acessível para análise dos cromossomos 21, 18, 13, X e Y. Com o uso dessas técnicas, os resultados são obtidos em intervalo de 24 a 48 horas.[4] Assim, a indicação da cordocentese para cariótipo no terceiro trimestre tende a se tornar cada vez mais restrita, com muitos casais optando pela amniocentese por representar um menor risco de perda fetal. Mesmo com taxas de falha de cultura que chegam a 9,7% no final do terceiro trimestre, muitos autores advogam que a combinação de técnicas em material de amniocentese faz com que este seja um método diagnóstico seguro e aplicável até o final da gestação.[33,34]

Desordens Genéticas

Com o desenvolvimento de recentes técnicas de análise do DNA e das múltiplas sondas gênicas, muitas alterações genéticas antes diagnosticadas apenas com amostras do sangue fetal podem atualmente ser diagnosticadas mais precocemente por meio da avaliação de células fetais obtidas de material de biópsia de vilo corial e amniocentese. Todavia, seja pelo alto custo ou pela disponibilidade, a cordocentese ainda tem seu espaço, permitindo a investigação de grande variedade de alterações genéticas, como as relacionadas com coagulação, glóbulos vermelhos (hemoglobinopatias), metabólicas e imunológicas.

Desordens Hematológicas

Diante desta situação, vale salientar que a amostra não deve estar diluída ou mesmo contaminada por líquido amniótico ou anticoagulante. Essas condições são obrigatórias para que os resultados sejam confiáveis.

Hemoglobinopatias

Referem-se a afecções que se traduzem por anomalias qualitativas ou quantitativas das cadeias de hemoglobina, originando anemias hemolíticas (talassemia e anemia falciforme). De modo geral, transmite-se segundo herança autossômica recessiva (AR), sendo as formas heterozigotas as que proporcionam pouca ou nenhuma manifestação clínica. Em contrapartida, as formas homozigotas provocam graves complicações clínicas desde o início da infância.

O objetivo do rastreamento pré-natal das hemoglobinopatias é a identificação e aconselhamento de casais, muitas vezes assintomáticos, mas que possuem risco de ter prole afetada. Essa avaliação permite que os pais façam escolhas reprodutivas e, nos casos de talassemia alfa maior, permite monitorar o feto para o desenvolvimento de hidropisia fetal não imune e intervenção caso necessário.[35]

As sequelas clínicas das demais hemoglobinopatias manifestam-se tardiamente na vida pós-natal e não apresentam efeitos adversos para o feto, mãe ou neonato.[35]

O diagnóstico pré-natal das talassemias pelo sangue fetal envolve a incubação dos eritrócitos com ^{3}H-leucine (sintetiza as cadeias de globina), para posteriormente separar as cadeias de globina para cromatografia por carboximetil celulose. As talassemias são caracterizadas por uma síntese insuficiente ou mesmo nula de um dos dois principais tipos de cadeias que constituem a hemoglobina: beta e alfa.[35]

A distribuição geográfica de cada tipo varia de acordo com a sua natureza, ou seja, a talassemia beta é encontrada por toda a bacia do Mediterrâneo: Córsega (3% de heterozigotos), Itália, Sardenha, Grécia, Chipre, Oriente Médio e Magreb. A talassemia alfa é muito mais rara e está situada, preferencialmente, na Ásia.

Já a anemia falciforme é uma doença multissistêmica que evolui em surtos e causa danos progressivos a diversos órgãos. Refere-se a uma anomalia de estrutura da cadeia β da hemoglobina que, no caso da anemia falciforme especificamente, ocorre em homozigose (β^s β^s).[36] A distribuição geográfica é semelhante a da malária (*Plasmodium falciparum*), com predominância na África (entre o Sahara e o Zambese), Madagascar, Antilhas, Ilha da Reunião e Estados Unidos na população negra (incidência de 8%).

Atualmente, essas desordens genéticas são passíveis de diagnóstico cada vez mais precoce, a partir da 10ª semana de gestação, com o uso da técnica de PCR (reação em cadeia da polimerase) em material de biópsia de vilo corial e amniocentese. Nos países em que a interrupção da gestação é permitida, o diagnóstico precoce permite ao casal uma interrupção ainda no primeiro trimestre nos casos acometidos com homozigose. Com isso a cordocentese tem sido cada vez menos empregada para este fim e reservada para o diagnóstico tardio ou nos casos de hidropisia fetal.[4,37]

Todavia, é importante ressaltar que, embora cada vez mais acessíveis, as técnicas moleculares ainda carregam alto custo e podem não estar disponíveis em áreas em que as hemoglobinopatias se fazem mais frequentes. Nestas, a cordocentese ainda é importante ferramenta diagnóstica e até mesmo a primeira linha de escolha.[4]

Distúrbio da Hemóstase

No que diz respeito aos distúrbios da hemóstase, a cordocentese também tem sido abandonada como método diagnóstico, principalmente pelo risco que a mesma representa para os fetos acometidos. Porém, permanece ainda como ferramenta importante nos casos de trombocitopenia fetal, sendo utilizada tanto em seu diagnóstico como na terapêutica.[4]

Trombocitopenia Neonatal Aloimune (TNAI)

Refere-se à resposta imune materna contra antígenos plaquetários específicos (HPAs- *human platelet antigens*) presentes na plaqueta fetal, sendo análoga ao que ocorre na aloimunização pelo fator Rh eritrocitário. O mecanismo é semelhante ao da doença hemolítica do recém-nascido e é a causa mais comum de trombocitopenia grave em fetos e neonatos.[38]

A incidência da TNAI é estimada em 1 em 1.000-2.000 nascidos vivos).[38] O maior risco associado à trombocitopenia neonatal aloimune grave são episódios hemorrágicos, particularmente a hemorragia intracraniana, que podem ocorrer no período fetal e neonatal e que, diferentemente da aloimunização por antígenos eritrocitários, afetam a primeira gestação em 50% dos casos.[26,39,40]

O diagnóstico é raramente feito durante a gestação, quando hemorragia intracraniana ocorre como consequência da trombocitopenia grave, ou nos primeiros dias após o nascimento por manifestação hemorrágica no neonato, ou mais frequentemente por achado laboratorial de plaquetopenia. Sendo assim, a investigação de incompatibilidade materno-fetal para o HPA deve ser realizada para qualquer feto ou neonato com hemorragia intracraniana de causa não estabelecida e trombocitopenia inexplicada mesmo na ausência de sangramento.

Gestações subsequentes tendem a se apresentar com quadros mais graves. Assim, é importante a avaliação da genotipagem paterna para HPA. Em casos em que o pai é homozigoto para o antígeno causador da sensibilização, podemos assumir que o feto está em risco. Já os casos em que o pai é heterozigoto para o antígeno HPA, a amniocentese e a cordocentese podem ser usadas como ferramentas diagnósticas para determinar o *status* do HPA fetal,[39] embora a última seja cada vez menos empregada para fins diagnósticos em TNAI em vista dos riscos do procedimento (Ghi), permitindo uma medida acurada das plaquetas fetais e avaliação da necessidade de tratamento intraútero dos fetos acometidos.

Frente a um feto HPA negativo não há risco de sensibilização materna, não existindo risco de hemorragia (a gravidez segue normalmente). Fetos positivos são considerados de alto risco e devem ser acompanhados com USGs seriadas até o final da gestação (risco de hemorragia intracraniana e porencefalia), uma vez que o *status* antigênico e a dosagem de anticorpos anti-HPA maternos não são preditores de gravidade da trombocitopenia.[39]

Púrpura Trombocitopênica Autoimune (PTA) ou Idiopática (PTI)

Esta afecção resulta na destruição das plaquetas fetais pelos anticorpos maternos de natureza IgG, que atravessam a placenta desde a 14ª semana. Refere-se a uma patologia passiva e transitória, cuja duração após o nascimento persiste até o término da ação dos anticorpos maternos. Os riscos hemorrágicos existem e podem ser importantes durante toda a fase de plaquetopenia severa, porém o risco maior é no período perinatal.

Qualquer numeração plaquetária inferior a 150.10^9/L no recém-nascido (RN) é considerada como patológica.

A experiência mostra que não há correlação entre o número de plaquetas maternas e as fetais. Deste modo, mesmo que a gestante se apresente gravemente plaquetopênica, o feto pode ter a sua taxa de plaquetas em níveis normais. Entre as complicações, as mais graves são representadas pelas hemorragias cerebrais.

Doenças Metabólicas

Atualmente, a maioria das afecções metabólicas pode ser detectada no período pré-natal em idade gestacional precoce por meio da análise do líquido amniótico e de material proveniente de biópsia de vilo corial. Essa investigação é destinada principalmente aos casais que possuem caso-índex na família.

Embora muitas das afecções metabólicas apresentem alterações bioquímicas durante o desenvolvimento pré-natal, apenas uma fração delas é clinicamente sintomática (alterações ultrassonográficas) antes do nascimento. Determinadas doenças metabólicas complexas podem resultar em alterações fetais que necessitem investigação no decorrer da gestação, como hidropisia fetal não imune; alterações esqueléticas; malformações cranioencefálicas, genitais e renais; restrição de crescimento, entre outras manifestações. Nesses casos, a cordocentese pode ser ferramenta importante de investigação diagnóstica principalmente no terceiro trimestre.[41]

Deficiências Imunológicas

As afecções imunológicas hereditárias são numerosas. A possibilidade em se obter sangue fetal puro permite o isolamento das populações linfocitárias e seus estudos respectivos:[5]

- Análise da subpopulação linfocitária com anticorpos monoclonais e fluorescentes ativados (específicos).
- Dosagem enzimática da adenosina deaminase e purina nucleosídeo fosforilase.
- Antígenos de histocompatibilidade de membrana (normalmente presentes na idade gestacional da cordocentese).

Os estudos polinucleares são realizados no sangue total e não em células isoladas, em virtude da baixa taxa de polinucleose observada neste período: 40/mm³. O volume de sangue necessário é da ordem de 1 mL.

As condições para propor o diagnóstico pré-natal dessas afecções necessitam ser precisas. A natureza da deficiência a ser pesquisada tem de ser conhecida com exatidão, logo um exame exploratório de uma criança acometida na família (caso-índex) é indispensável. Em caso de óbito, preconiza-se reunir o máximo de informações clínicas, biológicas e anatomopatológicas. Deve-se conhecer também, o modo de transmissão, a qual varia de acordo com o "déficit" em causa.

Infecções Congênitas

Uma das tradicionais indicações de cordocentese, o diagnóstico da afecção fetal por infecções congênitas, é hoje preferencialmente realizado pela análise do líquido amniótico por meio de cultura e/ou PCR (reação em cadeia da polimerase).[4] Em casos específicos em que o PCR não está disponível, a amostra do sangue fetal ainda pode ser utilizada para o diagnóstico, que é feito pela avaliação sorológica do concepto.[4,42]

Assim, obtendo-se sangue puro fetal após a 22ª semana - época em que o concepto já é capaz de desenvolver resposta imunológica pós-estimulação antigênica - é possível a dosagem de anticorpos IgM específicos no soro fetal, usando-se técnicas de radioimunoensaio, método diagnóstico de certeza. Embora com alta especificidade, o teste é pouco sensível e consequentemente tem menor acurácia do que as novas técnicas em líquido amniótico.

Em infecções comuns, como a toxoplasmose e a citomegalovirose, a produção de IgM pelo feto ocorre tardiamente, e, em vista disto, investigações no sangue fetal realizadas antes da 30ª semana apresentam baixa sensibilidade, o que fez com que a cordocentese caísse em desuso para o diagnóstico das mesmas.[42,43]

A sensibilidade da sorologia fetal também é baixa para o diagnóstico de infecção pelo vírus da varicela-zóster e parvovírus B19,[42] com o PCR em líquido amniótico sendo o teste de escolha. Embora o uso da técnica de PCR em sangue fetal possa ser uma alternativa diagnóstica, o diagnóstico da parvovirose é limitado, uma vez que partículas virais só podem ser identificadas durante a fase de viremia.[1,44]

Graças aos programas de imunização, a rubéola congênita é considerada eliminada no território brasileiro desde 2015.[45] Todavia, na confirmação de infecção materna em paciente não previamente vacinada (contato com criança com diagnóstico de rubéola ou exantema sem causa estabelecida) é importante o diagnóstico fetal pré-natal realizado por meio da detecção de IgM em sangue fetal (IgM específica e total, cultura viral, dosagem de interferon). As amostras coletadas antes da 22ª semana podem dar resultados falso-negativo.[42] A exemplo das outras infecções citadas acima, a detecção de RNA viral em líquido amniótico pela técnica de PCR possui uma especificidade de 100% e sensibilidade de 87-100% para o diagnóstico, sendo considerada padrão-ouro, embora a coleta deva ser realizada ao menos 8 semanas após o início do contato/quadro exantemático e após a 15ª semana de gestação.[46]

De maneira geral a cordocentese abriu as portas para o diagnóstico de inúmeras infecções que afetam o concepto. Poucas são as doenças virais, bacterianas ou parasitárias que não podem, de alguma maneira, ser investigadas por análise do sangue fetal, embora técnicas mais recentes, que tenham trazido esta investigação para uma idade gestacional mais precoce, mostraram ser mais acuradas e com menos risco para complicações e perdas fetais decorrentes do procedimento.

Terapia Fetal

Transfusão de Hemácias

A transfusão intrauterina está indicada nos fetos que se apresentam com anemia grave seja de causa imune ou não imune. A técnica usada para transfusão intrauterina de eritrócitos (TIU) é idêntica à utilizada na obtenção de amostra de sangue fetal. O sangue a ser transfundido deve ser selecionado para prevenir incompatibilidade ABO, assim como outros antígenos (Kell, Kidd, Duffy), evitando aloimunização materna aos mesmos, o que pode resultar na destruição das células transfundidas ou complicar futuras gestações. Deve ser rastreado para hepatite B e C, citomegalovírus e HIV, e irradiado para remoção de leucócitos que podem complicar com reações do tipo antígeno-anticorpo. O hematócrito final da bolsa é geralmente de 75%.[47]

Após a transfusão, a hemoglobina e o hematócrito devem ser controlados. A taxa média de decaimento é de 1%, embora haja grande variação, dependendo da causa da anemia e do crescimento fetal. Após a segunda transfusão, esta taxa se torna muito mais previsível, isto pelo fato de que após uma segunda transfusão quase todos os eritrócitos fetais já foram substituídos pelo do doador e a eritropoiese fetal está praticamente suprimida.[47] As transfusões podem então ser repetidas em intervalos de uma a quatro semanas, dependendo da gravidade da anemia, do anticorpo sensibilizado e do hematócrito pré ou pós-transfusão. Vale lembrar ainda que algumas equipes dão preferência a exsanguinotransfusões parciais (ESTIU), salientando que, com esta técnica, pode-se elevar a hemoglobina fetal até níveis desejados (em torno de 16 g/dL) sem, no entanto, causar sobrecarga volumétrica ao compartimento vascular fetal.[5,47] Ademais, nestes casos, a recuperação dos conceptos hidrópicos parece ocorrer com maior rapidez, além de permitir espaçar à intervalos maiores os procedimentos transfusionais. O inconveniente dessa técnica é o tempo gasto para realizá-la, o qual é nitidamente superior ao da transfusão simples.[5]

De maneira geral, as transfusões são realizadas até a idade gestacional de 35 semanas. Isto implica na possibilidade de manejo clínico do feto até a idade gestacional de 37 semanas, reduzindo assim o risco de desconforto respiratório e outras complicações inerentes à prematuridade.[47]

Transfusão de Plaquetas

Como a maior parte dos países não possui um programa de rastreamento para as trombocitopenias neonatais aloimunes (TNAI), a gestante em risco só é identificada após ter tido um filho anterior acometido com a doença. O objetivo do tratamento pré-natal é reduzir a trombocitopenia, evitando assim quadros graves que possam evoluir com hemorragia intracraniana e suas sequelas, o que inclui o óbito intrauterino ou neonatal precoce e sequelas neurológicas.

Atualmente o manejo destas trombocitopenias pode ser mais ou menos invasivo e depende principalmente da gravidade da doença do filho anterior acometido. Desde 1984, a cordocentese estabeleceu-se como padrão-ouro para o diagnóstico e tratamento da TNAI, permitindo uma avaliação precisa do grau da trombocitopenia, além de transfusão das plaquetas quando esta se fazia necessária. Todavia, a cordocentese em feto trombocitopênico, da mesma forma que trata, implica em alto risco de perda fetal durante e após o procedimento em decorrência de quadros hemorrágicos. É descrita na literatura uma taxa de perda fetal de 2,4% a 6% diretamente relacionada à cordocentese.[39,47,48]

Nos últimos anos, tem ocorrido uma transição gradativa no tratamento antenatal, que passou de protocolo mais invasivo para outros cada vez mais conservadores, porém com bons resultados. Hoje muitos serviços ao redor do mundo preferem a administração materna endovenosa de gamaglobulina (IVIG),[39] associada ou não ao uso de corticosteroides,[4] podendo ou não utilizar a cordocentese como forma de controle do tratamento fetal.

Terapêutica Medicamentosa Fetal

A cordocentese permite acesso direto ao meio intravascular fetal e pode ser via direta para administração de drogas ao feto quando necessário. Todavia, existem situações muito raras e específicas para a administração medicamentosa fetal, uma vez que a via não permite tratamentos seriados ou crônicos. A administração de amiodarona diretamente no cordão umbilical para o tratamento de taquiarritmias fetais refratárias ao tratamento materno, com evolução para hidropisia, é o exemplo mais consistente[4], contudo a via deve ser usada com parcimônia por causa do risco de óbito fetal. Atualmente a via intramuscular fetal (nádega ou coxa) com administração de digoxina tem sido uma alternativa nos casos mais graves e com bons resultados.[49]

COMPLICAÇÕES

Os riscos de complicações, geralmente, variam de acordo com a condição em que o feto se encontra. Estas complicações podem ser tanto imediatas quanto tardias (Quadro 55-6).[5]

Complicações Imediatas

Sangramento no Local da Punção do Cordão Umbilical

O mais comum relacionado ao procedimento é o sangramento no local da punção do cordão umbilical. A incidência relatada é de 20-30%, e geralmente é autolimitante.[4]

A coagulação no local da punção é, em geral, rápida (menos de 2 minutos), salvo quando o vaso puncionado é arterial ou quando o feto apresentar desordens hemorrágicas.[5]

Outra razão, que pode interferir nesse processo, é o fato da coagulação intraútero ser mais dependente do sangue materno e da atividade da tromboplastina do líquido amniótico do que as características próprias da hemóstase do feto.

Por outro lado, uma razão postulada como mecanismo hemostático no sítio da punção consiste na elasticidade da geleia de Wharton. Apesar deste fator protetor, em 10% dos casos observa-se formação de hematoma na geleia, que pode promover compressão do funículo (mais frequente nos casos de exsanguinotransfusão parcial).

Por fim, vale salientar que a reconstituição do endotélio vascular ocorre ao redor de uma semana.[5]

Hemorragia da parede anterior uterina também pode ocorrer, porém, na maioria dos casos, sua duração é inferior a um minuto.

Bradicardia

Alteração na frequência cardíaca fetal também pode ocorrer após o procedimento. Dentre elas, a bradicardia é a mais frequente, com uma incidência relatada de 5-10%. A maioria das bradicardias fetais resolve-se em 5 minutos e geralmente não requer mais intervenção.[4] Além disso, é mais frequentemente observada quando a punção é realizada na artéria umbilical ou quando o feto apresenta severo CIUR ("estado de sofrimento fetal crônico").[5] A duração do procedimento e a hemorragia pós-punção não interferem na frequência da bradicardia. Em contrapartida, um hematoma de cordão pode, perfeitamente, provocar este tipo de arritmia. Casos de bradicardia fetal prolongada (superior a 15 minutos), com conceptos viáveis, podem necessitar interrupção da gestação por cesariana.[5]

Quadro 55-6. Riscos da Cordocentese

Riscos	Comentários
Hemorragia no local da punção	20-30%; geralmente autolimitado
Alteração na frequência cardíaca fetal	5-10% de bradicardia; maioria resolve em 5 minutos
Perda gestacional	1,3% se não há anomalias estruturais ou hidropisia e nenhuma penetração placentária
Transmissão vertical de infecção materna	Informações insuficientes para estimar o risco

Complicações Tardias

Perda Fetal

Há também o risco da perda gestacional com morte fetal dentro de 2 semanas do procedimento. Para um feto sem anormalidades estruturais, a taxa de perda relacionada com o procedimento é estimada em cerca de 1%. Fetos com malformações, restrição severa de crescimento ou hidropisia apresentam taxas de perdas mais altas (7%, 14% e 25% respectivamente), indicando que a perda relacionada com o procedimento depende da indicação deste procedimento.[4]

Além disso, a penetração da placenta também aumenta o risco de perda relacionado com o procedimento, assim como a idade gestacional precoce (< 24 semanas).[4] O óbito fetal está ligado basicamente a dois mecanismos:

1. Ruptura prematura das membranas consequente a contrações uterinas ou corioamnionite, cujo risco correlaciona-se com o número de punções efetuadas no abdome materno.
2. Decorrente de hemorragia da placa corial ou hematoma compressivo e bradicardia persistente.[5]

Prematuridade

Apesar de ser uma complicação de difícil avaliação, estima-se que a prematuridade ocorra em 5% a 10% dos casos, frequentemente em patologias nas quais a prematuridade é esperada.[5]

Transmissão Vertical de Infecção Materna

Os testes diagnósticos invasivos realizados em pacientes com doenças crônicas, como hepatite C, hepatite B ou vírus da imunodeficiência humana (HIV), apresentam risco teórico de transmissão vertical, principalmente relacionado com a carga viral materna. Portanto, o tratamento destinado a diminuir a carga viral tanto para o HIV como para os vírus da hepatite B e C deve ser considerado. Ao realizar a cordocentese em uma paciente com uma dessas infecções, os esforços devem ser voltados a evitar atravessar a placenta com a agulha.[4]

Dentro desse contexto, podemos destacar o estudo que Bigelow et al. realizaram com casos de cordocentese em seu serviço entre 1988 a 2013, acumulando, nesse período, 405 procedimentos. As complicações mantiveram-se estáveis ao longo do período, com taxa de 2,5%. Ocorreram com mais frequência nos fetos com hidropisia não imune (6,5%), seguidos de feto sem hidropisia (2,0%) e hidropisia imune (0%). Não houve diferença dessas taxas naqueles fetos já submetidos ao procedimento (2,6%) daqueles que estavam sendo submetidos pela primeira vez (2,3%).[21]

Segundo esse mesmo estudo, a complicação mais comum foi a bradicardia fetal, seguida de morte fetal intrauterina e outras complicações isoladas, como trombose de cordão umbilical.

Johnstone-Ayliffe et al. realizaram uma coorte com 114 procedimentos, apresentando em 7,0% bradicardia fetal severa com descontinuidade do procedimento, 3,5% de nascimento prematuro e morte fetal em 0,9%.[50]

O tempo gasto para a execução da cordocentese reflete a dificuldade do procedimento, logo depende da experiência do operador. Hoje, preconiza-se como ideal para a realização do exame o tempo máximo de 10 minutos e/ou duas inserções no útero materno. Atestando o que foi exposto, tem-se observado que a ocorrência de complicações pós-cordocentese nas transfusões é mais elevada quando comparada às punções realizadas apenas para diagnóstico pré-natal.[5]

CONCLUSÃO

A cordocentese guiada por ultrassom pode ser realizada a partir da 18ª semana de gestação e é o único procedimento que proporciona acesso direto à circulação fetal.

Embora o número de indicações esteja diminuindo em razão de novas técnicas menos invasivas e precisas disponíveis, a cordocentese pode ser benéfica e salvar vidas em alguns casos de anemia fetal, trombocitopenia aloimune neonatal e hidropisia.

A taxa de sucesso global é alta, e amostras de sangue podem ser obtidas em mais de 98% dos pacientes, com apenas1% de incidência de perda fetal. A técnica adequada deve ser adotada, de modo a minimizar as complicações.[4,5]

REFERÊNCIAS BIBLIOGRÁFICAS

1. Ahn KH, Park YJ, Hong SC, Lee EH, Lee JS, Oh MJ, Kim HJ. Congenital varicella syndrome: A systematic review. J Obstet Gynaecol. 2016 July; 36(5):563-6.

2. Andrade GB, Caeteno YA, Freire FB, Amaral Filho WN, Amaral WN. Cordocentese. In: Saito M, et al. Medicina fetal – Tratado de ultrassonografia V: Atualidades e perspectivas. Goiânia: SBUS; 2015. p. 499-504.

3. Daffos F, Capella-Pavlovsky M, Forestier F. A new procedure for fetal blood sampling in utero : Preliminary results of 53 cases. Am J Obstet Gynecol. 1983;146:985-7.

4. Berry SM, Stone J, Norton ME, Johnson D, Berghella V. Society for Maternal-Fetal Medicine (SMFM). Fetal blood sampling. American Journal of Obstetrics and Gynecology. 2013 Sep 30;209(3):170-80.

5. Isfer EV. Cordocentese In: Isfer EV, Sanches RC, Saito M, Medicina fetal: Diagnóstico pré-natal e conduta. Rio de Janeiro: Livraria e Editora Revinter; 1996. p. 395-417.

6. Rodeck CH, Campbell S. Umbilical cord insertion as source of pure fetal blood for prenatal diagnosis. Lancet I 1979;1244-5.

7. Donner C, Simon PH, Avni F, et al. Diagnostic cordocentesis: two years of experience. Eur J Obstet Gynecol Reprod Biol. 1989;31:119-25.

8. Orlandi F, Damiani G, Jakil C, et al. The risks of early cordocentesis (12-21 weeks): analysis of 500 procedures. Prenat Diagn. 1990;10:425-8.

9. Rotinas Assistenciais da Maternidade Escola da Universidade Federal do Rio de Janeiro, disponível em http://www.me.ufrj.br/portal/images/stories/pdfs/obstetricia/cordocentese.pdf, acessado em 06/2017.

10. FEBRASGO – Termo de Consentimento Informado para Cordocentese, disponível em http://www.hollointeract.com/sogimig/wp-content/uploads/CORDOCENTESE.pdf, acessado em 06/2017.

11. Hasmann M. Cardiocentesis. International multidisciplinary symposium in ultrasound and fetal medicine. London; 1986.

12. Velazquez H. Transfusão fetal intra-cardíaca: risco × benefício. I° Encontro Internacional de Especialistas em Medicina Fetal. São Paulo, 3 a 6 junho, 1993.

13. Koresawa M. Eighth Meeting of the International Fetoscopy Group, Amsterdam, 1986.

14. Boubli L, Chagnon C, Blanc B. Ponction de sang foetal par abord de la veine ombilicale intra-abdominale. Pediat. 1990;45:123-7.

15. Rodeck CH, Nicolini U. Fetal blood sampling. Eur J Obstet Gynecol Reprod Biol. 1988;28:85-102.

16. Cardoso R, Lopes V. Cordocentese In: Santos LC, Figueiredo SR, De Souza ADR, Marques M. Medicina fetal (IMIP). Rio de Janeiro: Medbrook; 2008. p. 285-94.

17. Berkowitz RL, Chitkara U, Goldberg JD, Wilkins I, Chevernak FA, Lynch L. Intrauterine intravascular transfusions for severe red cell isoimmunization: ultrasound-guided percutaneous approach. Am J Obstet Gynecol. 1986;155-74.

18. Crespigny L, Robinson HP, Ross AW, Quinn M. Curarisation of fetus for intrauterine procedures. Lancet. 1985;1:1164.

19. Grannum P, Copel J, Moya F, Sciocia A, Roberts JA, Winn HN, Coster BC, Burdine CB, Hobbins J. The reversal of hydrops fetalis by intravascular intra uterine transfusion in severe iso immune fetal anemia. Am J Obstet Gynecol. 1988;158:914-9.

20. Daffos F, Descombey D, Macaleese J, Giovangtandi Y, Forestier F. Prévèlemente de sang foetal. In: Deuxiemes Journees D'Enseignement de Medicine et de Biologie Foetales. La Clusaz; 1989. p. 22-4.

21. Bigelow CA, Cinelli CM, Little SE, Benson CB, Frates MC, Wilkins-Haug LE. Percutaneous umbilical blood sampling: current trends and outcomes. European Journal of Obstetrics & Gynecology and Reproductive Biology 2016 May 31;200:98-101.

22. Deka D, Dadhwal V, Roy KK, Malhotra N, Vaid A, Mittal S. Indications of 1342 fetal cord blood sampling procedures performed as an integral part of high risk pregnancy care. The Journal of Obstetrics and Gynecology of India 2012 Feb 1;62(1):20-4.

23. Mari G, Detti L, Oz U, Zimmerman R, Duerig P, Stefos T. Accurate prediction of fetal hemoglobin by Doppler ultrasonography. Obstetrics & Gynecology 2002 Apr 30;99(4):589-93.

24. Mari G, Norton ME, Stone J, Berghella V, Sciscione AC, Tate D, Schenone MH, Society for Maternal-Fetal Medicine (SMFM). Society for Maternal-Fetal Medicine (SMFM) Clinical Guideline# 8: the fetus at risk for anemia–diagnosis and management. American Journal of Obstetrics and Gynecology 2015 June 30;212(6):697-710.

25. Chilcott J, Jones ML, Wight J, Forman K, Wray J, Beverley C, Tappenden P. A review of the clinical effectiveness and cost-effectiveness of routine anti-D prophylaxis for pregnant women who are rhesus-negative. Health Technol Assess. 2003;7(4):iii-62.

26. Neiva F, Silva A, Sá C, Abreu E, Marques A, Correia A, Pereira A. Hemorragia intracraniana grave secundária a trombocitopenia neonatal aloimune HPA-3ª. Arquivos de Medicina. 2012 Feb;26(1):21-4.

27. Mari G, Deter RL, Carpenter RL, Rahman F, Zimmerman R, Moise Jr KJ, Dorman KF, Ludomirsky A, Gonzalez R, Gomez R, Oz U. Noninvasive diagnosis by Doppler ultrasonography of fetal anemia due to maternal red-cell alloimmunization. New England Journal of Medicine. 2000 Jan 6;342(1):9-14.

28. Désilets V, Audibert F, Wilson R, Audibert F, Brock JA, Carroll J, Cartier L, Gagnon A, Johnson JA, Langlois S, MacDonald W. Investigation and management of non-immune fetal hydrops. Journal of Obstetrics and Gynaecology Canada. 2013 Oct 31;35(10):923-36.

29. Gil MM, Quezada MS, Revello R, Akolekar R, Nicolaides KH. Analysis of cell-free DNA in maternal blood in screening for fetal aneuploidies: updated meta-analysis. Ultrasound in Obstetrics & Gynecology. 2015 Mar 1;45(3):249-66.

30. Kohatsu M, Carvalho MH, Francisco RP, Amorim Filho AG, Zugaib M. Analysis of fetal and maternal results from fetal genetic invasive procedures: an exploratory study at a University Hospital. Revista da Associação Médica Brasileira. 2012 Dec;58(6):703-8.

31. Sabbagha RE, Sheikh Z, Dal Compo S. Fetal anomalies involving the cardiac, pulmonary, gastrointestinal, and urinary systems. The High-risk Fetus: Pathophysiology, Diagnosis, and Management 1993 Dec; 31:244.

32. Ghi T, Sotiriadis A, Calda P, Da Silva Costa F, Raine-Fenning N, Alfirevic Z, McGillivray G. ISUOG Practice Guidelines: invasive procedures for prenatal diagnosis. Ultrasound in Obstetrics & Gynecology 2016 Aug 1;48(2):256-68.

33. O'brien AL, Dall'Asta A, Tapon D, Mann K, Ahn JW, Ellis R, Ogilvie C, Lees C. Gestation related karyotype, Qf-pcr and Cgh-array failure rates in diagnostic amniocentesis. Prenatal Diagnosis. 2016 Aug 1;36(8):708-13.

34. O'donoghue K, Giorgi L, Pontello V, Pasquini L, Kumar S. Amniocentesis in the third trimester of pregnancy. Prenatal Diagnosis. 2007 Nov 1;27(11):1000-4.

35. Yates AM, Wilkins-Haug L, Mahoney DH. Prenatal screening and testing for hemoglobinopathy. UptoDate 2017.

36. Rees DC, Williams TN, Gladwin MT. Sickle-cell disease. The Lancet. 2010 Dec 17;376(9757):2018-31.

37. Li DZ, Yang YD. Invasive prenatal diagnosis of fetal thalassemia. Best Practice & Research Clinical Obstetrics & Gynaecology. 2017 Feb 28;39:41-52.

38. Williamson LM, Hackett G, Rennie J, Palmer CR, Maciver C, Hadfield R, Hughes D, Jobson S, Ouwehand WH. The natural history of fetomaternal alloimmunization to the platelet-specific antigen HPA-1a (Pl A1, Zw a) as determined by antenatal screening. Blood. 1998 Oct 1;92(7):2280-7.

39. van den Akker ES, Oepkes D. Fetal and neonatal alloimmune thrombocytopenia. Best Practice & Research Clinical Obstetrics & Gynaecology. 2008 Feb 29;22(1):3-14.

40. Zdravic D, Yougbare I, Vadasz B, Li C, Marshall AH, Chen P, Kjeldsen-Kragh J, Ni H. Fetal and neonatal alloimmune thrombocytopenia. In: Seminars in Fetal and Neonatal Medicine. WB Saunders 2016 Feb 29;21(1):19-27.

41. Brassier A, Ottolenghi C, Boddaert N, Sonigo P, Attié-Bitach T, Millischer-Bellaiche AE, Baujat G, Cormier-Daire V, Valayannopoulos V, Seta N, Piraud M. Maladies héréditaires du métabolisme: signes anténatals et diagnostic biologique. Archives de Pédiatrie. 2012 Sep 30;19(9):959-69.

42. Martínez AS, Martínez LA, Teatino PM, Rodríguez-Granger J. Diagnóstico de infección congénita. Enfermedades Infecciosas y Microbiología Clínica. 2011 Dec 1;29:15-20.

43. Yinon Y, Farine D, Yudin MH, Gagnon R, Hudon L, Basso M, Bos H, Delisle MF, Menticoglou S, Mundle W, Ouellet A. Cytomegalovirus infection in pregnancy. Journal of Obstetrics and Gynaecology Canada. 2010 Apr 1;32(4):348-54.

44. Ornoy A, Ergaz Z. Parvovirus B19 infection during pregnancy and risks to the fetus. Birth Defects Research. 2017 Mar 15;109(5):311-23.

45. Ministério da Saúde. http://portalsaude.saude.gov.br/index.php/cidadao/principal/agencia-saude/21071-brasil-recebe-certificado-de-eliminacao-da-rubeola-em-territorio-nacional (2015).

46. Banatvala JE, Brown DW. Rubella. The Lancet 2004 Apr 3;363(9415):1127-37.

47. Oepkes D, van Scheltema PA. Intrauterine fetal transfusions in the management of fetal anemia and fetal thrombocytopenia. In: Seminars in Fetal and Neonatal Medicine. WB Saunders 2007 Dec 31 12(6):432-8.

48. Radder CM, Brand A, Kanhai HH. Will it ever be possible to balance the risk of intracranial haemorrhage in fetal or neonatal alloimmune thrombocytopenia against the risk of treatment strategies to prevent it? Vox Sanguinis. 2003 May 1;84(4):318-25.

49. Donofrio MT, Moon-Grady AJ, Hornberger LK, Copel JA, Sklansky MS, Abuhamad A, Cuneo BF, Huhta JC, Jonas RA, Krishnan A, Lacey S. Diagnosis and treatment of fetal cardiac disease. Circulation. 2014 May 27;129(21):2183-242.

50. Johnstone-Ayliffe C, Prior T, Ong C, Regan F, Kumar S. Early procedure-related complications of fetal blood sampling and intrauterine transfusion for fetal anemia. Acta Obstet Gynecol Scand. 2012;91:458-62.

BIBLIOGRAFIA COMPLEMENTAR

Leung WC, Lau ET, Lao TT, Tang MH. Rapid aneuploidy screening (FISH or QF-PCR): the changing scene in prenatal diagnosis? Expert Review of Molecular Diagnostics. 2004 May 1;4(3):333-7.

Nicolaides KH, Clewell WH, Mibashan RS, Soothill PW, Rodeck CH, Campbell S. Fetal haemoglobin measurement in the assessment of red cell isoimmunisation. Lancet. 1988 May 14;331(8594):1073-5.

Reef S, Redd S, Abernathy E, Icenogle J. Rubella. In: VPD surveillance manual. 4th ed; 2008. Centers for Disease Control and Prevention, Atlanta, GA [consultado 5-3- 2011]. Disponible in: http://www.cdc.gov/vaccines/pubs/surv-manual/chpt14- rubella.htm.

CAPÍTULO 56

BIÓPSIAS DE TECIDOS

Mark I. Evans ▪ Wolfgang Holzgreve
Eric L. Krivchenia ▪ Eric P. Hoffman

INTRODUÇÃO

Com o desenvolvimento das tecnologias moleculares, tem havido um dramático desvio da necessidade de diagnósticos teciduais específicos, recorrendo-se aos que podem ser efetuados por metodologias usando DNA. Um exemplo clássico é a deficiência de ornitina transcarbamilase, que antes exigia biópsia do fígado fetal, mas agora pode ser diagnosticada pelo DNA a partir do líquido amniótico, do vilo corial ou do sangue fetal.[1] No entanto, ainda há diversas afecções para as quais somente um exame tecidual histológico ou imuno-histoquímico específico oferecerá diagnóstico pré-natal acurado.[2] Numerosos erros inatos do metabolismo e outros transtornos genéticos exigem amostra específica do tecido. Por exemplo, várias enzimas específicas do fígado, como nas doenças de depósito de glicogênio (glicogenoses), exigem biópsia de tecido. Em outros transtornos, como a distrofia muscular de Duchenne (DMD), o isolamento do gene da distrofina, no fim da década de 1980, permitiu que a maioria de pacientes com risco de DMD tivesse o diagnóstico no primeiro trimestre por meio de BVC e subsequente análise do DNA.[3] No entanto, nem todos os casos de DMD são informativos. Quando há apenas um familiar afetado e não há outros dados para discernir definitivamente se uma mulher grávida é portadora, o diagnóstico molecular pode não ser informativo.

Em geral, as técnicas diagnósticas pré-natais enfocam duas abordagens principais, a primeira das quais tem sido a visualização da estrutura fetal e sua função. Ao longo das décadas, essas técnicas têm incluído radiografias, amniografia, visualização direta por fetoscopia e ultrassonografia.[4] A segunda abordagem importante do diagnóstico pré-natal vem sendo o estudo laboratorial do tecido fetal. Depois de mais de 30 anos, a amniocentese ainda continua a ser a técnica clínica mais utilizada. A biópsia do vilo corial (BVC) e a cordocentese são técnicas adicionais à disposição. A combinação de análises citogenéticas, bioquímicas e moleculares com o exame altamente detalhado por ultrassonografia possibilitou o diagnóstico pré-natal de múltiplas doenças e defeitos anatômicos fetais.

A principal vantagem do diagnóstico molecular é que, em geral, possibilita o uso de qualquer tecido fetal para ver a estrutura do DNA e a função esperada, em vez de reações enzimáticas que se limitam aos tecidos e ao seu sítio de ação real.[5] No entanto, em alguns casos, a disponibilidade de diagnósticos por DNA tem aumentado as possibilidades de diagnóstico e desenvolvido a necessidade de biópsias específicas de tecidos fetais para casos previamente não diagnosticados, para os quais as abordagens moleculares não funcionam.

BIÓPSIA HEPÁTICA FETAL

As funções metabólicas do fígado são enormes. Para muitas dessas reações enzimáticas, a atividade das enzimas pode ser documentada em muitos tecidos diferentes, inclusive no líquido amniótico e nos vilos coriais.[6] Conquanto fosse necessário aprender que havia diferentes valores normais da atividade em diferentes tecidos,[7,8] os diagnósticos de transtornos, como as mucopolissacaridoses e a doença de Tay-Sachs (entre incontáveis outras), têm sido rotina há alguns anos. Infelizmente, para certos transtornos, a atividade enzimática se limita estritamente ao fígado.

As biópsias hepáticas fetais têm sido usadas com sucesso para o diagnóstico pré-natal de:

- Deficiência de ornitina transcarbamilase.[9-13]
- Doença de Von Gierke.
- Deficiência da carbamilfosfato sintetase.
- Hiperoxalúria primária tipo 1.

A técnica para biópsia hepática fetal é semelhante à da pele, exceto que se introduz um instrumento de biópsia com agulha ou com um núcleo no quadrante superior direito do abdome fetal. Se for usada uma agulha, fixa-se uma seringa para criar sucção, e a agulha é então removida, tomando-se o fragmento do espécime com ela. Para todas essas técnicas de biópsia, é importante ter microscopia de dissecção prontamente à disposição para assegurar que se obtenha um espécime adequado. De igual modo, pode-se usar um revólver da biópsia de fragmento.

Além da enzima de interesse, múltiplas enzimas podem ser testadas para eliminação da possibilidade de que um baixo nível de atividade seja em função de espécime inadequado, e não de doença. De outro modo, os procedimentos enzimáticos são semelhantes aos bem conhecidos para espécimes pediátricos.

BIÓPSIA MUSCULAR FETAL

Depois de quase três décadas de pesquisa nos EUA e de milhões de dólares de financiamento por meio de campanhas de solidariedade altamente divulgadas, o gene para a proteína distrofina do músculo, cuja ausência causa a distrofia muscular de Duchenne (DMD), foi finalmente isolado em 1987.[3] Esse gene é, de longe, o maior gene já descrito[14] e engloba mais de dois milhões e meio de pares de bases do cromossomo X. As análises de crianças com DMD têm revelado que múltiplos defeitos moleculares podem produzir o quadro clínico da DMD.[15]

Muitas crianças com DMD têm consideráveis deleções do gene. Em cerca de 45% dos pacientes, contudo, não se detecta deleção. As tentativas de diagnosticar DMD no pré-natal tinham permanecido fúteis por quase 20 anos. Por exemplo, esperava-se que as proteínas musculares pudessem ser demonstráveis no sangue fetal, já que se sabia que os níveis de creatina fosfoquinase (CPK) costumam estar elevados nos portadores de DMD e significativamente elevados em pacientes com DMD. Infelizmente, esses níveis não começam a se elevar até pelo menos o fim da gravidez, tornando-os impraticáveis para diagnóstico pré-natal.

Com o isolamento do gene da DMD, a maioria dos casos fetais passou a poder ser diagnosticada pela análise molecular do gene por meio da detecção de mutações em deleção ou por análise de ligação genética. Desse modo, a maioria dos casos de DMD atualmente é diagnosticada a partir de espécimes de tecido obtidos por biópsia do vilo corial. No entanto, há algumas situações em que não se encontra mutação em deleção, e o diagnóstico DNA molecular não funcionará. Estes podem ser divididos em quatro diferentes categorias:

1. Quando há apenas um familiar afetado previamente, não se pode determinar se o familiar único afetado herdou um cromossomo X anormal da sua mãe ou se era ele mesmo uma mutação espontânea.
2. Quando a análise de polimorfismos se mostrar não informativa (deixar de revelar diferenças entre os dois cromossomos X maternos).
3. Quando houver um cruzamento na meiose entre cromossomos X maternos, de tal modo que não se possa determinar se a mutação do gene da DMD foi ou não herdada.
4. Quando houver uma translocação X-autossômica em um feto masculino ou até feminino. Tais casos femininos de DMD são possíveis porque uma quebra com translocação X-autossômica pode estar na região da DMD,[16] e essas translocações geralmente não são inativadas porque os corpos de Barr estão em cromossomos X intactos.

Por exemplo, uma gesta 3, para 2 de 41 anos veio para diagnóstico pré-natal por biópsia do vilo corial com 11 semanas de gestação em razão da idade materna avançada.[2] Seus antecedentes familiares revelaram que ela tivera um filho de 19 anos de um casamento anterior que tinha DMD clássica. Nenhum outro familiar fora afetado. Foi feita a biópsia do vilo corial, demonstrando um cariótipo masculino normal. Realizou-se a análise do DNA no feto, na mãe e no filho com DMD, mostrando que o feto havia herdado o mesmo cromossomo X que seu meio-irmão afetado. A análise bayesiana determinou que a chance de que o feto fosse afetado era a mesma que o risco de que sua mãe fosse portadora, que, nesse caso, era de 30%. Tipicamente, as pacientes nessa circunstância são aconselhadas a considerar a interrupção da gravidez, seguida por pesquisa necroscópica da distrofina. Se a distrofina estivesse ausente, significaria que o feto estava afetado pela DMD e que a mãe era portadora (logo, futuros fetos teriam um risco). Se a distrofina estivesse presente, seria possível concluir que o irmão com a doença fosse afetado por DMD em razão de mutação espontânea, significando pouco risco para gestações futuras. Um espécime de biópsia de músculo mostrou a presença de distrofina, que foi documentada por *Western blotting* e por imunofluorescência de tecido muscular.[17] A gravidez seguiu com sucesso, e a criança nasceu sem sintomas ou cicatrizes.

Mediante orientação ultrassonográfica, escolhe-se um local de entrada para a biópsia, o abdome materno é anestesiado, e dá-se um pique na pele para facilitar a entrada. Durante 10 anos, usamos um revólver de biópsia Perry Kidney, mas então mudamos para um sistema de agulha para biópsia de fragmento Temno®, mais fina, mas que obtém um espécime de biópsia de fragmento com camada mais limpa e maior. O equipamento para biópsia é introduzido na cavidade uterina e na região glútea do feto, seguindo-se uma trajetória para baixo e para fora. O guia do núcleo é estendido, e depois se puxa o gatilho, criando uma biópsia de fragmento *(core biopsy)*. É importante acertar o local de entrada no feto com cuidado, tentando evitar prováveis locais de sangramento, a localização de algum nervo e os testículos fetais. Por definição, contudo, o procedimento é um tanto grosseiro, e, inevitavelmente, ocorrem algumas complicações. Os dados colaborativos até este ponto são animadores sobre a segurança da paciente. O procedimento deve ser usado quando indicado e realizado somente por operadores experientes.[18,19]

É preciso cuidado na realização do procedimento, pois a biópsia tem um potencial para lesar nervos fetais e vasos sanguíneos. Em nossa experiência, não temos cicatrizes nem lesões nervosas, e todos os nativivos foram diagnosticados corretamente. Não foram feitos estudos de nervos específicos no período pós-natal, já que nenhum deles parecia indicado. Em um trabalho colaborativo de 1994, dois de 12 casos evoluíram para aborto, ambos secundários a rompimento das membranas, risco infelizmente inerente a qualquer procedimento invasivo. Com a experiência, o procedimento tem sido realizado de modo mais rápido e com mais segurança. Estima-se que a taxa de perda é ao redor de 1-3%, consistente e compatível com outros procedimentos invasivos. Em nosso serviço, não observamos perdas fetais nos últimos 30 casos (dados ainda não publicados). No entanto, os procedimentos de biópsia de músculo fetal claramente devem ser vistos como último recurso, após não se conseguir um diagnóstico por técnicas menos invasivas.

A proteína distrofina está presente somente no músculo. Técnicas para identificar a distrofina são o *immunoblotting* e a imunofluorescência, porém a primeira exige uma quantidade relativamente maior de tecido muscular (50 mg). Já imunofluorescência é precisa, com não mais do que meia dúzia de células musculares.[16] É importante usar múltiplos anticorpos dirigidos contra diferentes regiões da proteína distrofina, que é muito grande, e incluir anticorpos de controle que demonstrem a presença de células musculares fetais na biópsia (em geral, com predomínio do tecido epidérmico). Em paralelo, devem-se realizar controles teciduais adicionais de músculo fetal sabidamente normal e sabidamente afetado. Nossa experiência sugere que a incubação de cortes sequenciais por criostato com anticorpos antidistrofina de 60 kD (região amnioterminal), de d10 (região do terminal carboxila) e um anticorpo da cadeia pesada da miosina (F59) permite a diferenciação precisa entre distrofia de Duchenne e o normal.

A alta incidência de DMD e as dificuldades frequentemente encontradas para se chegar às previsões genéticas moleculares sem ambiguidades sugerem que a biópsia muscular fetal se tornará o procedimento padrão para o diagnóstico intraútero de DMD. À medida que se faz progresso em patologia molecular de outras doenças neuromusculares, é concebível que essa metodologia venha a ser estendida ao diagnóstico de outras doenças musculares.

BIÓPSIA DE PELE FETAL

Apenas alguns dos sérios transtornos dermatológicos fazem parte das anormalidades cromossômicas ou de defeitos enzimáticos que podem ser detectados no líquido amniótico ou nas vilosidades coriônicas.[6] Além disso, a visualização por ultrassonografia é inútil na maioria das anormalidades cutâneas sérias. A visualização real da pele e da histologia é o único modo de fazer tais diagnósticos. Exemplos de doenças para as quais o diagnóstico pré-natal exige estudo da pele fetal incluem:

- Ictiose arlequim.
- Síndrome de Sjögren-Larsson.
- Hiperceratose epidermolítica.
- Epidermólise bolhosa distrófica.
- Epidermólise bolhosa letal.
- Albinismo oculocutâneo.
- Eritrodermia ictiosiforme congênita.
- Epidermólise bolhosa congênita.[20-25]

As biópsias de pele fetal são feitas de dois modos: sob visualização direta via fetoscopia ou sob orientação por ultrassonografia.[12,26,27]

Fetoscopia

Para a fetoscopia, escolhe-se o local de entrada do fetoscópio de modo a permitir acesso aos locais comuns de biópsia, como o dorso, as coxas ou o couro cabeludo.[14,28,29] Historicamente, as biópsias de pele fetal eram feitas por métodos fetoscópicos, o que trazia um risco de 2-5% de abortamento. Os endoscópios de fibra óptica mais modernos simplificam o procedimento e têm riscos mais baixos. Em primeiro lugar, a pele é preparada, como em qualquer procedimento invasivo fetal. Injeta-se lidocaína a 1% por via subcutânea na pele materna para anestesia. Usa-se uma lâmina de bisturi n° 15 para dar um pique na pele, chegando à fáscia, se a paciente for magra. Depois, sob orientação ultrassonográfica, o trocarte do fetoscópio é introduzido no saco amniótico. Se o procedimento estiver sendo realizado sob visualização direta, o fetoscópio é direcionado ao local da biópsia. Uma vantagem significativa da visualização direta é que o espécime pode ser retirado do local de patologia óbvia. Embora a biópsia "cega" guiada por ultrassonografia tenha adquirido popularidade porque a qualidade da fibra óptica antes fosse insatisfatória, avanços recentes dos endoscópios de fibra óptica trouxeram de volta a preferência pela visualização direta.

Recentemente, foi desenvolvida uma abordagem modificada para obter pele fetal percutânea orientada por ultrassonografia, usando-se um sistema de agulhas finas.[30] A pele materna é anestesiada com xilocaína a 1%. Um bom local é a área occipital a meio caminho entre a abóbada craniana e a base do crânio fetal. Tradicionalmente, introduz-se uma agulha calibre 18 com um comprimento de 16 cm com trocarte na parede abdominal, a qual atravessa a parede uterina. A ponta cortante do trocarte é então retirada para evitar trauma. A ponta da agulha é direcionada até que esteja a 1 cm do local da biópsia. Introduz-se um fórceps de biópsia com 20 cm de comprimento e calibre 20 até que ele toque o couro cabeludo fetal e se faz a biópsia. Esta pode ser repetida para garantia de que houve obtenção de material adequado.

Alternativamente, começamos a usar recentemente a agulha/revólver para biópsias de fragmento. Aqui, o principal problema é ter certeza de que o núcleo da agulha/revólver inicie externamente à pele, de modo que o fragmento retirado inclua a espessura total da pele.

Uma preocupação em potencial aplicável a todas as biópsias de pele é a formação de cicatriz pelo procedimento. No entanto, evidências recentes, predominantemente secundárias à experiência cirúrgica fetal, sugerem que a pele fetal se fecha por mecanismo diferente do que o faz no período pós-natal. O processo de regeneração é de reorganização apropriada, e as incisões fetais, portanto, tendem a se fechar sem cicatriz.[31]

Os métodos de diagnóstico incluem estudos histológicos e bioquímicos. Por exemplo, a ictiose arlequim leva à hiperceratose prematura, mais acentuada em torno dos folículos pilosos e dos ductos sudoríferos.[28] A síndrome de Sjögren-Larsson é diagnosticada quando há hiperceratose com aumento cerato-hialínico.[32] Na epidermólise bolhosa distrófica, um plano de clivagem abaixo da lâmina basal e uma colagenólise focal da derme superior aparecem abaixo da junção dermoepidérmica nas regiões não separadas.[33]

Concomitantemente com nossos conhecimentos sobre a ontogenia das proteínas estruturais da pele fetal normal,[25,34] têm sido feitos avanços significativos no exame bioquímico da pele fetal patológica ao longo dos últimos 5 anos. Estudos bioquímicos têm a vantagem de permitir diagnósticos mais precoces na gestação, antes de ser possível a visualização direta. As análises bioquímicas da pele também podem ser aplicáveis para diagnóstico genético usando-se amniócitos e líquido amniótico. Por exemplo, o diagnóstico pré-natal de várias ictioses, bem como de outros transtornos genéticos dos quais a ictiose é componente, tem sido realizado usando-se líquido amniótico coletado entre 14 e 16 semanas de gestação.

A ictiose arlequim não é transtorno isolado, mas faz parte de um grupo geneticamente heterogêneo de transtornos. Há alteração dos grânulos glomerulares, dos lipídeos intercelulares e variação na expressão e/ou processamento de marcadores de proteínas estruturais da queratinização epidérmica normal.

Como com todos os procedimentos invasivos, os riscos incluem o rompimento das membranas, sangramento, infecção e abortamento. O avanço das tecnologias de fibra óptica tem permitido procedimentos menores, que levam menos tempo e, portanto, aumentam a segurança.

OUTROS ÓRGÃOS

É fácil imaginar a conveniência de se fazer uma biópsia de tecido fetal de massa tumoral ou mediastinal.[26] As biópsias renais podem ser úteis para documentar o grau e o tipo de displasia renal associada a uma uropatia obstrutiva. Na atualidade, contudo, a maioria dessas outras indicações não parece útil o suficiente para ultrapassar o risco de se obter o tecido fetal.

Um grande risco ao biopsiar um tumor ou uma massa mediastinal é o sangramento sem controle. À medida que melhoram as técnicas de visualização e a instrumentação, contudo, o equilíbrio da equação certamente pode mudar. Dados os possíveis avanços, deve-se resistir a ser dogmático sobre a conveniência de qualquer procedimento em particular.

CONCLUSÕES

Embora a maioria dos diagnósticos pré-natais possa ser feita por visualização ou pela coleta de líquido amniótico ou sangue, outros transtornos raros exigem uma amostra específica de tecido, como a pele, o fígado ou o músculo. A biópsia de tecidos fetais pode ser realizada por fetoscopia ou sob orientação ultrassonográfica. Como os riscos de perda da gravidez são relativamente altos, essas biópsias devem ser realizadas somente quando seu benefício exceder os riscos. Em vista da raridade desses procedimentos e da complexidade envolvida nas análises dos espécimes, eles devem ser realizados somente em unidades de encaminhamento especializadas (Centros de referência em Medicina Fetal).

REFERÊNCIAS BIBLIOGRÁFICAS

1. Brusilow SW, Horwick AL. Urea cycle enzymes. In: Scriver CR, Beaudet AL, Sly WS, Valle D. The metabolic and molecular bases of inherited disease. 7th ed. New York: McGraw-Hill Publishing Co.; 1995. p. 1187-200.
2. Evans MI, Greb A, Kinkel LM, Sacks AJ, Johnson MP, Boehm C, Kazazian HH, Hoffman EP. In utero fetal muscle biopsy for the diagnosis of Duchenne muscular dystrophy. American Journal of Obstetrics and Gynaecology. 1991;165:728-32.
3. Hoffman EP, Brown RH, Kunkel LM. Dystrophin: The protein product of the Duchenne muscular dystrophy locus. Cell. 1987;51:919-28.
4. Drugan A, Isada NB, Evans MI. Prenatal diagnosis. Indications, procedures, and laboratory techniques. In: MacDonald MG, Seshia M, Mullet MD, editors. Neonatology: Pathophysiology and management of the newborn. 6th ed. Philadelphia: Lippincott Williams & Wilkins Publishing Co.
5. Isada NB, Martin LS, Evans MI. Prenatal diagnosis in the molecular age. In: Avery GB, MacDonald M, Fletcher MA, editors. Neonatology: Pathophysiology and management of the newbornn. 5th ed. Philadelphia: Lippincott Williams & Wilkins; 1999. p. 111-23.
6. Ben-Yoseph Y. Biochemical genetics. In: Evans MI, editor. Reproductive risks and prenatal diagnosis. Norwalk, CT: Appleton & Lange; 1992. p. 251-65.
7. Evans MI, Moore C, Kolodny E, Schulman JD, Landsberger EJ, Karson EM, Dorfmann AD, Larsen JW, Barranger JA. Lyosomal enzymes in chorionic villi, cultured amniocytes, and cultured skin fibroblasts. Clinica Chemica Acta. 1986;157:109-13.
8. Ben-Yoseph Y, Evans MI, Bottoms SF, Pack BA, Mitchell DA, Koppich FC, Nadler HL. Lyosomal enxyme activities in fresh and frozen chorionic villi and in cultured trophoblasts. Clinica Chemica Acta. 1986;161:307-13.
9. Rodeck CH, Patrick AD, Pemberg ME, Tzanatos C, Whitfield AE. Fetal liver biopsy for prenatal diagnosis of ornithine carbamyl trasferase deficiency. Lancet. 1982;1:297-9.
10. Holzgreve W, Golbus MS. Prenatal diagnosis of ornithine transcarbamylase deficiency utilizing fetal liver biopsy. American Journal of Human Genetics. 1984;36:320-8.
11. Danpure CJ, Jennings PR, Penketh RJ, Wise PJ, Cooper PJ, Rodeck CH. Fetal liver alanine: Glyoxylate aminotransferase and the prenatal diagnosis of primary hyperoxaluria type I. Prenatal Diagnosis. 1989;9:271-91.
12. Golbus MS, Simpson TJ, Koresawa M, Appelman Z, Alpers C. The prenatal determination of glucose-6-phosphatase activity by fetal liver biopsy. Prenatal Diagnosis. 1988;8:401-4.
13. Piceni Sereni L, Bachmann C, Pfister U, Buscaglia M, Nicolini U. Prenatal diagnosis of carbamoylphosphate synthetase deficiency by fetal liver biopsy. Prenatal Diagnosis. 1988;8:307-9.
14. Hoffman EP, Fishbeck KH, Brown RH, et al. Dystrophin characterization in muscle biopsies from Duchenne and Becker muscular dystrophy patients. New England Journal of Medicine. 1988;318:1363-8.
15. Hoffman EP. Genotype/phenotype correlations in Duchenne/Becker muscular dystrophy. In: Partridge TA, editor. Molecular and cell biology of muscular dystrophy. London: Chapman and Hall; 1993. p. 57-63.

16. Evans MI, Farrell SA, Greb A, Ray P, Johnson MP, Hoffman EP. In utero fetal muscle biopsy for the diagnosis of Duchenne muscular dystrophy in a female fetus "suddenly at risk". American Journal of Medical Genetics. 1993;46:309-12.

17. Kuller JA, Hoffman EP, Fries MJ, Golbus MS. Prenatal diagnosis of Duchenne muscular dystrophy by fetal muscle biopsy. Human Genetics. 1992;90:34-40.

18. Evans MI, Hoffman EP, Cadrin C, Johnson MP, Quintero RA, Golbus MS. Fetal muscle biopsy: collaborative experience with varied indications. Obstetrics and Gynecology. 1994;84:913-17.

19. Evans MI, Quintero RA, King M, Qureshi F, Johnson MP. Endoscopically assisted, ultrasound guided fetal muscle biopsy. Fetal Diagnosis and Therapy. 1995;10:168-73.

20. Epstein E. Diagnosis of metabolic diseases that affect the skin using cultured amniotic fluid cells. Seminars in Dermatology. 1984;3:167-71.

21. Nazzaro V. Sviluppo normale della cute umana fetale. Giornale Italiano di Dermatologia e Venereologia. 1989;124:421-7.

22. Dale BA, Holbrook KA, Fleckman P, Kimball JR, Brumbaugh S, Sybert VP. Heterogeneity in harlequin ichthyosis, an inborn error of epidermal keratinization: Variable morphology and structural protein expression and the defect in lamellar granules. Journal of Investigative Dermatology. 1990;94:618.

23. Holbrook KA, Dale BA, Williams ML, Perry TB, Hoff MS, Hamilton EF, Fisher C, Senikas V. The expression of congenital ichthyosiform erythroderma in second trimester fetuses of the same family: Morphologic and biochemical studies. Journal of Investigative Dermatology. 1988;91:521-31.

24. Nazzaro V, Nicolini U, DeLuca L, Berti E, Caputo R. Prenatal diagnosis of junctional epidermolysis bullosa associated with pyloric atresia. Journal of Medical Genetics. 1990;27:244-8.

25. Dale BA, Perry TB, Holbrook KA, Hamilton EF, Senikas V. Biochemical examination of fetal skin biopsy specimens obtained by fetoscopy: Use of the method for analysis of keratins and filaggrin. Prenatal Diagnosis. 1986;6:37-44.

26. Rodeck CH, Nicolaides KH. Fetal tissue biopsy: Techniques and indications. Fetal Therapy. 1986;1:46-58.

27. Evans MI, Quintero RA, King M, Qureshi F, Johnson MP. Endoscopically assisted, ultrasound guided fetal muscle biopsy. Fetal Diagnosis and Therapy. 1995;10:168-73.

28. Elias J, Mazur M, Sabbagha R, Esterly J, Simpson JL. Prenatal diagnosis of harlequin ichthyosis. Clin Genet. 1980;17:275-9.

29. Bang J. Intrauterine needle diagnosis. In: Holm K, editor. Interventional ultrasound. Copenhagen: Munksgaard; 1985. p. 122-8.

30. Buckshee K, Parveen S, Mittal S, Verma K, Singh M. Percutaneous ultrasound guided fetal skin biopsy: A new approach. International Journal of Gynecology and Obstetrics. 1991;34:267-70.

31. Adzick NS, Longaker MT. Fetal wound healing. New York, NY: Elsevier Science, Inc.; 1992. p. 53-70.

32. Kusseff BG, Matsouka LY, Stenn KS, Hobbins JC, Mahoney MJ, Hashimoto K. Prenatal diagnosis of Sjogren-Larsson syndrome. Journal of Pediatrics. 1982;101:998-1001.

33. Ant N, Lambrect L, Jovanovic V, et al. Prenatal diagnosis of epidermolysis bullosa dystrophica hallopean siemens with electron microscopy of fetal skin. Lancet. 1981;2:1677-9.

34. Moll R, Moll I, Wiest W. Changes in the pattern of cytokeratin polypeptides epidermis and hair follicles during skin development in human fetuses. Differentiation. 1983;23:170-8.

CAPÍTULO 57

BIÓPSIA DE PELE FETAL

Márcio Leandro Piske ■ Eduardo Valente Isfer

INTRODUÇÃO

O progresso da medicina fetal proporcionou uma revolução no diagnóstico pré-natal de doenças hereditárias. Inicialmente, a avaliação com base no líquido amniótico (LA) desempenhou um papel central nesse contexto. Na década de 1980, melhorias na ultrassonografia (USG) possibilitaram a realização de amostragem de vilosidades coriônicas, cordocentese, biópsia de tecidos fetais (tais como de pele, músculo, rins, fígado) e de outros materiais.[1]

Desde então, o diagnóstico pré-natal tornou-se ferramenta relevante para avaliar os fetos com maior risco de doenças determinadas geneticamente. De acordo com Mariano & Bardon (1990), o feto e a placenta podem ser observados diretamente, permitindo, por exemplo, a obtenção de fragmentos de pele fetal, através de biópsia, para estudos em microscopias óptica e eletrônica, culturas de tecidos e análise bioquímica.[2]

Partindo desse contexto, o presente estudo limita-se à biópsia de pele fetal que vem sendo empregada para a identificação de genodermatoses graves, como epidermólise bolhosa distrófica recessiva, epidermólise bolhosa juncional, ictioses entre outras patologias incapacitantes ou letais para o concepto. Segundo Creazy *et al.* (2016), também pode ser útil na avaliação do mosaicismo fetal na busca por cromossomos (tais como o 22) que reconhecidamente não se manifestam no sangue fetal.[3]

A biópsia de pele fetal é um procedimento que tem a vantagem de não exigir estudo molecular dos pais e do filho afetado *(caso index)*, dispensando a necessidade de sondas específicas de DNA. Assim, é opção nos casos em que a mutação não pode ser identificada e em que marcadores de *linkage* não estejam disponíveis (Quadro 57-1).[4]

Dessa forma, a literatura médica e científica corrobora que a biópsia de pele fetal deve ser parte integrante da gestão clínica, pois, mesmo em algumas genodermatoses, sendo potencialmente letais, possibilita que o recém-nascido (RN) receba tratamento adequado logo após o nascimento que é direcionado para a redução do seu desconforto.[5]

O presente capítulo encontra-se estruturado em três partes. A primeira aborda a estrutura da pele fetal. A segunda descreve tecnicamente sobre a biópsia de pele fetal, focando as complicações e riscos. E a terceira parte analisa as principais indicações com base em estudos clínicos sobre a biópsia de pele fetal.

ESTRUTURA DA PELE FETAL

Compreender o desenvolvimento da pele fetal é essencial para o adequado diagnóstico e posterior tratamento das patologias congênitas.

Entre a 16ª e a 20ª semana de gestação, a maior parte da superfície cutânea é revestida pela periderme, camada celular externa

Quadro 57-1. Genodermatoses

Diagnóstico pré-natal
■ Opções técnicas → 2º trimestre
● Via fetoscopia (1980)
● Guiada por US
■ Hoje → 1º trimestre
● Análise do DNA por BVC

constituída por células achatadas com numerosas projeções citoplasmáticas para o LA e com membrana citoplasmática reforçada por material semelhante à involucrina das células córneas.[6]

Nota-se a ausência das camadas granulosa e córnea (X 6000). Dessa forma, observa-se que a pele fetal entre a 16ª e a 20ª semana de gestação é pouco diferenciada. Não há sinais de ceratinização, a zona dermoepidérmica contém um número reduzido de tonofilamentos das células da camada germinativa, de hemidesmossomos e de fibrilação de ancoragem, embora a sua ultraestrutura já esteja formada.[7]

A partir da 20ª semana, a zona de junção dermoepidérmica está completa, e o aumento do número de hemidesmossomos é rápido. Este fato permite o diagnóstico das epidermólises bolhosas dentro de suas diversas variedades, inclusive as mais graves. Também os folículos pilosos estão completamente desenvolvidos, e os pelos já são visualizados no couro cabeludo e superfície cutânea. As glândulas sudoríparas podem ser reconhecidas ao nível das regiões palmoplantares e axilares.[8]

A diferenciação das principais estruturas da pele fetal está basicamente completa por volta da 24ª à 26ª semana de gestação, o que é demonstrado pela presença de camadas córneas e granulares, todos os tipos de contatos intracelulares (comuns à epiderme madura) e todos os componentes estruturais da junção dermoepidérmica.[7]

BIÓPSIA DE PELE FETAL

A biópsia de pele fetal foi introduzida no início da década de 1980, sendo inicialmente realizada sob visão fetoscópica, o que exigia cânula calibrosa e excessiva manipulação. Diante da evolução técnica e científica, atualmente a fetoscopia é dispensável, sendo o método guiado apenas por ultrassom.[6]

Trata-se de um procedimento útil quando o gene causador da doença cutânea hereditária grave é desconhecido ou existe uma mutação genética ainda não identificada na família. Sugere-se que esse procedimento seja realizado a partir da 19ª semana gestacional, preferencialmente entre as 20ª e 22ª semanas, uma vez que, nessa fase gestacional, a ceratinização se inicie nas zonas foliculares, e o estudo de diversos elementos (tonofilamentos, querato-hialina entre outros) permite rastrear os distúrbios da ceratinização.[8]

A biópsia da pele fetal foi realizada pela primeira vez via fetoscopia, mas atualmente pode ser realizada por inserção percutânea de uma pinça de biópsia sob visão da USG contínua. Tecnicamente, consiste na introdução de cânula ou agulha na cavidade amniótica, que é direcionada para a região das nádegas, dorso ou tórax fetal. A seguir, introduz-se a pinça de biópsia no interior da cânula (ou agulha), e retiram-se três a quatro fragmentos de pele, englobando toda a sua espessura.

A biópsia, com cerca de 1 mm a 2 mm de diâmetro, deve ser realizada em múltiplos locais, de acordo com a patologia a ser investigada e verificada sob lupa binocular, para confirmar ser da pele fetal e não das membranas fetais.[2] De modo geral, o dorso ou coxa fetal são os locais de escolha. Após situada a região a ser biopsiada (sob visão direta), a óptica é retirada sendo substituída pela pinça de biópsia no interior da cânula. Procede-se, então, à coleta dos fragmentos cutâneos (4 a 6 amostras). Geralmente, o sangramento é mínimo. Em seguida verificam-se, imediatamente, com lupa, os espécimes de pele coletados para o diagnóstico da genodermatose.

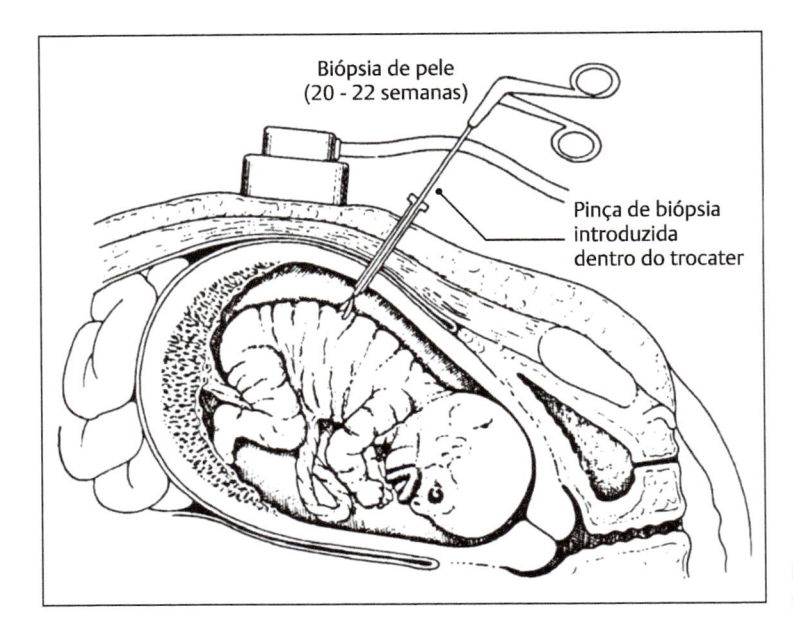

Fig. 57-1. Biópsia de pele fetal por fetoscopia (esquema).

Biópsia de pele
(20 - 22 semanas)

Pinça de biópsia
introduzida
dentro do trocater

Os fragmentos em geral são analisados por microscopia óptica e/ou eletrônica (Figs. 57-1).

O mapeamento por imunofluorescência indireta *(immunomapping)*, usando anticorpos contra-antígenos do pênfigo bolhoso (anti-BP 180), colágeno IV, laminina-5, colágeno tipo VII entre outros, pode complementar as microscopias óptica e eletrônica na investigação das diversas formas de epidermólise bolhosa. No albinismo oculocutâneo, o fragmento deve ser retirado de áreas pilosas, como couro cabeludo e sobrancelhas. Nessa doença, além do estudo ultraestrutural, usa-se também o método imuno-histoquímico para análise da atividade da tirosinase.[6]

Acrescenta-se, ainda, que compreender o desenvolvimento normal da pele e identificar os marcadores das doenças genéticas permitiram o diagnóstico pré-natal de muitas genodermatoses graves. O Quadro 57-2 demonstra os marcadores ultraestruturais nas genodermatoses.

Considerando que o grau de diferenciação e maturação epidérmica não é idêntico e simultâneo em toda a superfície cutânea, só um especialista com muita experiência, em observar as diferenças entre as peles fetal normal e patológica, deve propor e realizar a biópsia de pele fetal, de modo a não conduzir falsos resultados.[2]

Vale ressaltar que o procedimento só é indicado e realizado, após o casal ter passado em consulta (aconselhamento genético prévio) e ponderado os riscos e benefícios do diagnóstico pré-natal. É fundamental que o procedimento seja realizado por profissional habilitado em Medicina Fetal, em centro de referência que conte com os recursos necessários para analisar adequadamente o material fetal e fornecer, assim, um diagnóstico preciso e definitivo.

Complicações e Riscos da Biópsia de Pele Fetal

Os principais riscos associados às biópsias de tecido fetal são:

- Aborto espontâneo;
- infecção;
- parto prematuro;
- possível hemorragia.

A literatura aponta que o índice de risco de perda fetal é de aproximadamente 1% entre os casos analisados.[5]

De acordo com Sanchez & Isfer (1996), a estimativa global dos riscos da biópsia cutânea fetal está em torno de 5%, embora a raridade destas patologias e o número limitado de casos que evoluíram até o termo não permitam definir um risco preciso deste procedimento.[8] As lesões fetais, consequentes à biópsia, são excepcionais. As cicatrizes são frequentemente invisíveis ao nascimento, no entanto, deve-se evitar, terminantemente, realizar essa biópsia em:

- Face;
- zonas de articulação;
- região da genitália;
- extremidades.

INDICAÇÕES

O diagnóstico pré-natal está indicado quando o feto apresenta risco significativo de ser acometido por genodermatoses graves (letais ou incapacitantes). A maioria dos casais que solicitam o diagnóstico pré-natal é portadora sadia de mutações da doença autossômica recessiva, com história prévia de filho afetado. Menos frequentemente, o diagnóstico pré-natal é solicitado quando um dos pais é afetado por alguma genodermatose.

Quadro 57-2. Marcadores Ultraestruturais nas Genodermatoses

Genodermatose	Marcador	IG
Epidermólise bolhosa atrófica (Herlitz)	Hemidesmossomos	10 semanas
Epidermólise bolhosa distrófica (Hallopeau – Siemens)	Colagenólise	16-18 semanas
Epidermólise B. Herpetiforme Dowling-Meara	–	16-18 semanas
Eritroderma Ictiosiforme Congênito Bolhoso	–	18-20 semanas
Ictiose Arlequim e S. Sjoegren – Larsson	Ceratinização anormal/precoce	20-22 semanas
Ehlers – Santos cútis laxa	Elastina e fibrilas colágenas alteradas	> 24 semanas

Fonte: Sanchez & Isfer (1996).[8]

Quadro 57-3. Indicação de Diagnóstico Pré-Natal (Genodermatoses)

Epidermólise Bolhosa

- Epidermólise bolhosa juncional de Herlitz
- Epidermólise bolhosa distrófica recessiva
  - Tipo Hallopeau-Siemens
- Epidermólise bolhosa distrófica dominante
  - Tipo albopapuloide de Pasini
  - Tipo Cockayne-Touraine
- Epidermólise bolhosa intraepidérmica
  - Simples de Weber-Cockayne

Alteração da Pigmentação

- Albinismo oculocutâneo tirosinase negativo
- Síndrome de Chediak-Higashi (albinismo parcial)
- Doença de Grisceli (albinismo parcial)
- Síndrome de Goltz
- Síndrome de Bloch-Sulzberger (incontinência pigmentar)

Alteração da Ceratinização

- Síndrome do feto Arlequim
- Síndrome do feto coloide
- Eritrodermia congênita ictiosiforme congênita
- Síndrome de Sjögren-Larsson
- Síndrome de Senter

Displasia Ectodérmica Anidrótica

- Tipo Christ-Siemens-Touraine

Fonte: Sanchez & Isfer (1996)[8]

As principais genodermatoses para as quais está indicado o diagnóstico pré-natal são relacionadas em quatro grupos: os tipos graves de epidermólise bolhosa (EB), distúrbios de pigmentação, distúrbios de ceratinização e a displasia anidrótica ectodérmica (Quadro 57-3).

No presente capítulo, dar-se-á ênfase maior à epidermólise bolhosa, ictiose e albinismo oculocutâneo.

Epidermólise Bolhosa (EB)

A EB é uma dermatose hereditária rara, caracterizada pelo desenvolvimento de bolhas na região cutaneomucosa de todo o corpo.[9] A classificação da patologia é determinada pela modalidade de herança genética, distribuição anatômica das lesões e morbidade associada à doença; distinguindo-se em três grupos principais que englobam mais de trinta entidades distintas:[10]

A) EB simples;
B) EB juncional;
C) EB distrófica.

O curso da patologia geralmente é grave e, muitas vezes, letal no período neonatal. Aqueles que sobrevivem podem ter bolhas severas com formação de tecido de granulação na pele ao redor da boca, nariz, dedos das mãos e dos pés e internamente ao redor da traqueia.[11]

Embora a maioria dos diagnósticos pré-natais para a EB seja fundamentada na análise do DNA fetal, a biópsia de pele fetal continua a ser uma opção para aquelas famílias em que a mutação não pode ser identificada ou onde as análises da mutação não estão disponíveis ou, ainda, não estão autorizadas para serem utilizadas como diagnóstico pré-natal.[12]

Kumaran (2013) afirmou que a biópsia de pele fetal, obtida sob fetoscopia ou sob orientação ultrassonográfica, entre as 15ª e 27ª semanas de gestação e posteriormente analisada pelas microscopias óptica e eletrônica de transmissão com ou sem imuno-histoquímica, possibilita o diagnóstico preciso da EB.[13]

Shimizu *et al.* (1994) relataram um caso onde uma mulher de 22 anos, cujo primeiro filho apresentou EB juncional, solicitou o diagnóstico pré-natal por ocasião da terceira gravidez.[14] Na 20ª semana de gestação, a biópsia fetal foi realizada sob visão direta por fetoscopia, e o diagnóstico indicou que o feto foi afetado pela EB letal, sendo confirmado por estudos adicionais no feto abortado. Em outro caso, Shimizu *et al.* (1994) realizaram o diagnóstico pré-natal de EB em um feto de alto risco, também pela biópsia cutânea fetal.[14] Nesse caso, a amostra de biópsia foi estudada por microscopia eletrônica e imuno-histoquímica, usando vários anticorpos monoclonais contra a zona da membrana basal epidérmica (BMZ). Não houve anormalidades ultraestruturais, incluindo os hemidesmossomos. Além disso, a imunofluorescência indireta mostrou expressão normal do antígeno GB3. A gravidez continuou e nasceu uma criança saudável.

White *et al.* (1999) avaliaram vários métodos de obtenção de pele fetal para o diagnóstico pré-natal de determinadas genodermatoses congênitas com herança autossômica recessiva.[15] Em 15 pacientes, antes da interrupção da gravidez (IMG) decorrente de uma variedade de razões médicas, os autores realizaram a biópsia de pele fetal por fetoscopia, entre as 18 a 26 semanas. Os espécimes foram obtidos somente em cinco casos (8 tentativas bem-sucedidas de 48). Em doze casos, dos quais cinco tiveram história de criança com EB juncional (tipo Herlitz) ou distorcida (tipo Hallopeau-Siemens) ou eritroderma ictiosiforme congênito bolhoso, a pele fetal foi obtida por USG diretamente. Os espécimes foram obtidos em todos os casos (33 tentativas bem-sucedidas de 39). Em três desses casos, a patologia fetal foi confirmada, e as respectivas gravidezes foram encerradas.

Seubert *et al.* (2000) afirmaram que a biópsia de tecidos molecular e fetal é necessária para maximizar o diagnóstico pré-natal da EB juncional.[16] Partindo desse contexto, os autores descreveram uma técnica microendoscópica minimamente invasiva para obtenção de pele fetal e exame direto para essa afecção letal. O exame fetoscópico direto foi realizado juntamente com a biópsia de pele na 19ª semana de gestação. Não foram observadas expressões fenotípicas da condição letal. O exame patológico revelou estruturas normais da pele não consistentes com a EB juncional. Os autores concluíram que o exame minimamente invasivo, com endoscópio de 1 mm, permite a avaliação fenotípica fetal direta e biópsias cutâneas satisfatórias (de espessura total).

Ictiose Arlequim

A ictiose arlequim é uma doença de pele congênita grave e geralmente fatal com herança autossômica recessiva. Normalmente, o diagnóstico pré-natal é realizado por biópsia de pele fetal entre as 19ª e 23ª semanas de idade gestacional.[6]

No feto arlequim, o espessamento acentuado da pele leva a um desenvolvimento anormal do pavilhão auricular, nariz, olhos e boca, com ectrópio e eclábio severos, além de provocar deformidades em flexão dos membros e gangrena digital.[17] Algumas descrições enfatizam anormalidades no timo e tireoide. Essa associação é interessante porque essas estruturas têm origem ectodérmica. A doença pode ser identificada por biópsia da pele fetal através de fetoscopia.[6,18]

No feto humano, a cornificação da pele começa entre as 14 e 16 semanas de gestação. Sob luz microscópica, biópsias cutâneas de fetos arlequins mostram hiperqueratose com hipertrofia das camadas córneas, medindo até 10 vezes a espessura normal. A herança genética do tipo recessiva é geralmente aceita, embora alguns estudiosos sugerem um componente dominante. Ou seja, famílias que já tiveram uma criança afetada têm um risco de 25% de recorrência para cada nova gravidez.[19]

O primeiro caso de diagnóstico pré-natal de ictiose arlequim foi relatado, em 1983. Como a paciente tinha uma história familiar de dois bebês previamente afetados, o diagnóstico foi com base em biópsias de pele fetal sob fetoscopia.[17]

Em 1991, Suzumori & Kanzaki (1991) apresentaram dois casos de ictiose arlequim que foram diagnosticados com sucesso pela biópsia de pele fetal.[20] Após a IMG, os fetos foram confirmados como acometidos pela patologia. Ambas as famílias tinham história prévia de ictiose arlequim. Ao realizar a biópsia, verificou-se que a citologia do líquido amniótico também pode ser útil no diagnóstico desse tipo de afecção. Com relação a essas famílias, a doença pode ter sido transmitida de forma autossômica dominante e não de forma recessiva.

Shimizu et al. (2005) relataram o diagnóstico pré-natal para avaliação de ictiose em dois fetos de duas famílias independentes.[21] Coletaram-se espécimes de biópsia de pele fetal e amostras de LA nas 19ª e 20ª semanas, sendo examinadas por microscopia eletrônica. Para o caso 1, os fragmentos de pele fetal, obtidos na 20ª semana, mostraram ceratinização normal nos canais capilares, e não foram observadas anormalidades nas células ceratinizadas. Já no caso 2, a epiderme interfolicular e os folículos pilosos, das amostras obtidos na 19ª semana, não se diferenciaram o suficiente para mostrar a ceratinização adequada. A partir dos achados ultraestruturais, o feto do caso 1 foi diagnosticado como não afetado, e o feto do caso 2 foi diagnosticado como improvável de ser afetado. Posteriormente, ambos nasceram saudáveis e não afetados. Os autores concluíram que a realização da biópsia de pele fetal na 19ª de idade gestacional não é considerada ideal, porque as amostras nem sempre são suficientemente diferenciadas para o diagnóstico pré-natal da ictiose. No entanto, observações morfológicas de grânulos lamelares fornecem informações adicionais importantes e úteis para o diagnóstico pré-natal desta patologia.

Albinismo Oculocutâneo (AOc)

O albinismo é um distúrbio de natureza genética em que há redução ou ausência congênita do pigmento melanina. O principal tipo de albinismo é o oculocutâneo, caracterizado pela ausência total ou parcial de pigmento.

A melanina é sintetizada por melanócitos, células dendríticas localizadas na junção da derme com a epiderme da pele, através de reações enzimáticas que convertem a tirosina em melanina, através da enzima tirosinase. Durante o desenvolvimento embrionário, as células precursoras de melanina (melanoblastos) migram para o topo neural da pele, os folículos capilares e a úvea dos olhos. Assim, são diretamente responsáveis pela característica de cor. Embora a síntese de pigmentos ocorra dentro dos melanócitos, a maioria dos pigmentos da pele é encontrada em vesículas cheias de melanina, conhecidas como melanossomas, localizadas dentro dos ceratinócitos.[22]

O estudo das anomalias da pigmentação faz-se pela observação dos melanócitos do bulbo piloso. As biópsias são realizadas ao nível do couro cabeludo, e são necessários cortes ultrafinos seriados para detectar os melanócitos.[2]

Eady et al. (1983) realizaram, em 1983, o primeiro diagnóstico pré-natal de AOc negativa de tirosinase por biópsia fetal da pele do couro cabeludo.[23] O AOc foi diagnosticado, no pré-natal, por microscopia eletrônica das amostras de pele fetal obtidas por fetoscopia, na 20ª semana de gestação. O desenvolvimento de melanossomas dos bulbos capilares não avançou além do estágio II, indicando falta de síntese de melanina. Em quatro fetos, utilizados como controle e compatíveis com a idade gestacional, os autores conseguiram identificar numerosos melanossomas de fase IV, que significam síntese de melanina ativa. O diagnóstico foi confirmado após a IMG na 22ª semana. O exame do olho fetal mostrou ausência de pigmento no epitélio da retina. Por fim, os autores destacaram que o AOc pode ser detectado no segundo trimestre, usando técnicas similares às empregadas no diagnóstico pré-natal de EB e ictiose.

Shimizu et al. (2012) evidenciaram que avanços significativos no diagnóstico pré-natal de distúrbios hereditários da pele, incluindo graves formas de EB e AOc negativo da tirosinase, foram revisados.[1] A biópsia da pele fetal durante o segundo trimestre da gravidez pode ser utilizada com sucesso para a diagnóstico pré-natal dessas patologias.

Percebe-se que são poucos os estudos relacionados com a biópsia de pele fetal. De acordo com Sampaio et al. (2007), apesar de o diagnóstico genético pré-natal ser uma realidade cotidiana no Brasil, amplamente difundido pelos procedimentos invasivos, como a amniocentese e a biópsia do vilo corial, observa-se que essa realidade já não é a mesma em relação à biópsia de pele fetal, é relativamente rara em nosso meio.[4]

CONCLUSÃO

De acordo com a literatura, pode-se deduzir que a biópsia da pele fetal foi utilizada com sucesso no diagnóstico pré-natal da EB, ictiose arlequim e AOc. Em paralelo, esse procedimento também é de ajuda potencial para o diagnóstico pré-natal das outras genodermatoses.

Apesar dos poucos estudos científicos, a análise de tecidos obtidos pela biópsia ampliou o conhecimento da morfogênese e bioquímica cutânea fetal, fornecendo dados necessários para o desenvolvimento e expansão do diagnóstico pré-natal. Ainda assim, é indispensável que mais estudos investigativos sejam realizados, sobretudo, pelo fato de a literatura científica ainda ser insuficiente em relação ao assunto. Porém, essa condição não exclui a relevância do procedimento, principalmente quando o gene causador de uma genodermatose é desconhecido ou existe uma mutação genética não identificada na família.

REFERÊNCIAS BIBLIOGRÁFICAS

1. Shimizu A. Genetic counseling and prenatal diagnosis. Dermat Hokudai. 2012;29(2):512-5.
2. Mariano MA, Bardon CLB. Diagnóstico Antenatal em Dermatologia: Contribuição do Estudo Ultraestrutural. Ata Médica Portuguesa. 1990;2:101-7.
3. Creazy R, et al. Medicina materno fetal: princípios e práticas. Rio de Janeiro: Elsevier, 2016.
4. Sampaio MCA, Oliveira ZNP, Miguelez J. Diagnóstico pré-natal das genodermatoses. An Bras Dermatol. 2007;82(4):353-8.
5. Fassihi H, Eady RA, Mellerio JE, Ashton GH, Dopping-Hepenstal PJ, Denyer JE, et al. Prenatal diagnosis for severe inherited skin disorders: 25 years' experience. Br J Dermatol. 2006;154(1):106-13.
6. Piske ML. Biópsia de Pele Fetal. Monografia de Conclusão do Curso de Pós-Graduação em Medicina Fetal. Centro de Estudos em Medicina Fetal - FETUS 2018.
7. Bakharev VA¹, Aivazyan AA, Karetnikova NA, Mordovtsev VN, Yantovsky YuR. Fetal skin biopsy in prenatal diagnosis of some genodermatoses. Prenat Diagn. 1990;10(1):1-12.

8. Sanchez RC, Isfer EV. Punção e biópsia de tecidos fetais. In: Isfer EV, Sanchez RC, Saito M. Medicina Fetal - Diagnóstico Pré-Natal e Conduta. Ed. Revinter; 1996. p. 430-9.

9. Corrêa FB, Coltro PS, Farina Junior JA. Tratamento geral e das feridas na epidermólise bolhosa hereditária: indicação e experiência usando curativo de hidrofibra com prata. Rev Bras Cir Plast. 2016;31(4):565-72.

10. Angelo MMFC, França DCC, Lago DBR, Volpato LER. Manifestações clínicas da epidermólise bolhosa: revisão de literatura. Pesq Bras Odontoped Clin Integr. 2012;12(1):135-42.

11. Pfendner EG, Lucky AW. Epidermolysis bullosa with pyloric atresia. Gene Reviews. 2013.

12. Dural O, Acar DK, Ekiz A, Aslan H, Polat İ, Yildirim G, et al. Prenatal ultrasound findings and a new ultrasonographic sign of epidermolysis bullosa with congenital pyloric atresia: a report of three cases. J Med Ultrason (2001). 2014;41(4):495-8.

13. Kumaran MS, De D. Basic genetics for dermatologists. Indian J Dermatol Venereol Leprol. 2013;79:457-68.

14. Shimizu H, Onodera Y, Ikeda S, Ogawa H, Suzumori K, Nishikawa T. Prenatal diagnosis of epidermolysis bullosa: first successful trial in Asia. Dermatology. 1994;188(1):46-9.

15. White SL[1], Collins VR, Wolfe R, Cleary MA, Shanske S, DiMauro S, et al. Genetic counseling and prenatal diagnosis for the mitochondrial DNA mutations at nucleotide 8993. Am J Hum Genet. 1999;65(2):474-82.

16. Seubert DE, Feldman B, Krivchenia EL, Evans MI, Barki G, Leach R, Johnson MP Molecular and fetal tissue biopsy capabilities are needed to maximize prenatal diagnosis of junctional epidermolysis bullosa: fetal skin biopsy using a 1-mm microendoscope. Fetal Diagn Ther. 2000;15(2):89-92.

17. Wen Y, Zhang S-L, He J, Zhang X-X, Yu X-W. Prenatal Diagnosis of Congenital Harlequin Ichthyosis with Two- and Three-Dimensional Ultrasound in the Third Trimester. J Med Ultrasound. 2013;21(4):221-5.

18. Laranjeira JRF, Macedo JLS, Costa JNL, Marques MFDC, Valença MAM. Feto arlequim. J Pediatr. 1996; 72(3):184-6.

19. Nayak S, Dash SP, Khatua M. Fetal harlequin ichthyosis – a case report. J Dental Medical Sciences. 2015;14(1):81-6.

20. Suzumori K, Kanzaki T. Prenatal diagnosis of harlequin ichthyosis by fetal skin biopsy; report of two cases. Prenat Diagn. 1991;11(7):451-7.

21. Shimizu A[1], Akiyama M, Ishiko A, Yoshiike T, Suzumori K, Shimizu H. Prenatal exclusion of harlequin ichthyosis; potential pitfalls in the timing of the fetal skin biopsy. BR J Dermatol. 2005;153(4):811-4.

22. Rocha LM, Moreira LMA. Diagnóstico laboratorial do albinismo oculocutâneo. Diagnóstico laboratorial do albinismo oculocutâneo. J Bras Patol Med Lab. 2007;43(1):25-30.

23. Eady RA, Gunner DB, Garner A, Rodeck CH. Prenatal diagnosis of oculocutaneous albinism by electron microscopy of fetal skin. J Invest Dermatol. 1983;80(3):210-2.

CAPÍTULO 58

BIÓPSIA HEPÁTICA FETAL

Lívia Cristina Ribeiro Duarte Costa Pinto ■ Eduardo Valente Isfer

INTRODUÇÃO

Como os erros inatos de metabolismo são, individualmente, raros e têm apresentações clínicas inespecíficas, é frequente o pediatra cogitá-los tardiamente. O diagnóstico precoce é essencial para impedir o agravamento e a irreversibilidade dos sintomas e na manutenção da vida do paciente.[1]

Os avanços na tecnologia de análise do DNA têm permitido identificar mutações no gene da ornitina transcarbamilase (OTC) e no gene da carbamilfosfato sintetase (CPS1), possibilitando, assim, o diagnóstico pré-natal dessas afecções, seja pelo líquido amniótico (LA) ou por vilosidades coriônicas. Por outro lado, a biópsia hepática fetal pode, ainda, se fazer necessária para aqueles casos em que a análise do DNA não é informativa para detectar essas mutações.[2]

O uso da ultrassonografia (USG) para se obter uma amostra de tecido fetal como meio de diagnóstico pré-natal foi inicialmente descrito na década de 1970. Em paralelo, as biópsias de fígado adquiriram importância no diagnóstico pré-natal de doenças como a do ciclo da ureia e do armazenamento de glicogênio (doença de Von Gierke).[1,3]

INDICAÇÕES

As indicações para biópsia hepática fetal incluem fetos do grupo de risco para deficiência de OTC, deficiência de CPS1, doença do armazenamento de glicogênio – Doença de Von Gierke tipo 1A.

Referem-se a doenças hereditárias do metabolismo, que são entidades de natureza genética em que a metabolização de determinado composto se encontra alterada. Em sua origem existe a deficiência de uma enzima específica que afeta determinada via metabólica, levando ao acúmulo de substratos (muitas vezes tóxicos) e à produção diminuída ou nula de um produto biologicamente importante.[3,4] Enfim, as doenças metabólicas hereditárias são causadas por erros inatos do metabolismo e resultam da falta de atividade de uma ou mais enzimas específicas ou defeito no transporte de proteínas.

O déficit enzimático é uma consequência fenotípica da existência de mutações, em um ou vários genes codificantes, para o passo metabólico em causa. O diagnóstico laboratorial de uma doença metabólica pode, portanto, ser realizado em vários níveis, nomeadamente por análise bioquímica dos substratos e metabólitos enzimáticos e/ou moleculares.[3,4]

Estima-se que os distúrbios do ciclo da ureia ocorram em 1/30.000 nascidos vivos. Todos os indivíduos herdam traços autossômicos recessivos, com exceção da deficiência da OTC, que é herdada como um traço ligado ao cromossomo X.[5]

Doenças do Ciclo da Ureia

O ciclo da ureia é o único passo metabólico conhecido para a renovação da amônia. O local de renovação da amônia é o fígado e apenas uma pequena porção de ureia é sintetizada na região do cérebro e outros tecidos (Fig. 58-1).

A amônia é formada com o produto da quebra de proteínas ou aminoácidos que, por sua vez, tem que ser convertida em ureia e excretada pela urina.[3]

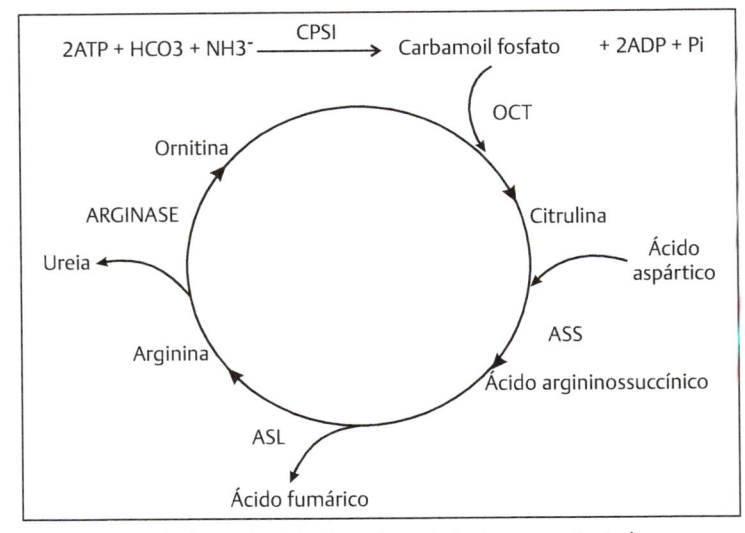

Fig. 58-1. Metabolismo do ciclo da ureia. ASL: Argininossuccinato liase; ASS: argininossuccinato sintetase; CPS1: carbamilfosfato sintetase; NH3: amônia; OCT: ornitina carbamiltransferase.

O defeito na conversão da amônia em ureia leva à hiperamonemia e ao desenvolvimento de supressão neurológica. Cinco enzimas têm sido reconhecidas como participantes no ciclo da ureia e para cada uma delas é descrito um defeito genético que causa a deficiência enzimática. Essas deficiências estão associadas à hiperamonemia e a sintomas neurológicos significativos.[5]

Deficiência de Carbamilfosfato Sintetase (CPS1)

A CPS1 é a primeira enzima no ciclo da ureia que, a partir da amônia, forma carbamil fosfatase, ATP, e dióxido de carbono. É uma doença autossômica recessiva e crianças portadoras da doença desenvolvem, já nas primeiras semanas de vida, sintomas de toxicidade severa pela amônia como: vômitos, letargia, coma, crises convulsivas e alterações respiratórias.

O diagnóstico de CPS1 pode ser confirmado com ensaios enzimáticos da CPS1 no tecido hepático. A enzima não é expressa em células de cultura de líquido amniótico, porém, ela pode ser detectada na região do fígado fetal.[3]

Deficiência de Ornitina Transcarbamilase (OTC)

A OTC é a segunda enzima do ciclo da ureia. A enzima condensa a carbamilfosfato e ornitina para formar citrulina. A deficiência da OTC é a mais comum no ciclo da ureia, com incidência de 1:50.000 recém-nascidos, sendo sua herança genética ligada ao cromossomo X. A deficiência dessa enzima se manifesta ao nascimento com quadro clínico semelhante ao de outras patologias (sonolência, hipotonia, letargia, vômitos). O atraso em seu diagnóstico pode causar danos irreversíveis aos portadores desta doença.[6]

A deficiência da OCT acarreta aumento do nível da ureia plasmática, podendo provocar danos irreversíveis ao recém-nascido se este não for diagnosticado e tratado a tempo. A OTC tem sua herança ligada ao sexo, sendo as mulheres carreadoras da doença e a alteração genética está localizada no cromossomo Xp21. No sexo masculino, a intoxicação por amônia normalmente se desenvolve após o nascimento e progride rapidamente para a morte.[6,7]

A maioria das mulheres heterozigotas não apresenta manifestações clínicas, no entanto, naturalmente adotam dietas com baixa ingestão proteica (aversão a proteínas). O diagnóstico baseia-se na detecção da atividade da OTC, sendo indetectável nos fetos acometidos, cuja atividade é normal nos fetos não acometidos ou saudáveis.

Como a atividade potencial da enzima OTC se inicia após a metade da gestação, recomenda-se que a biópsia hepática fetal para este diagnóstico seja realizada a partir da 20ª semana.[2]

A maioria dos fetos femininos heterozigotos é saudável. No entanto, estes mesmos fetos apresentam atividade enzimática reduzida, cuja extensão da redução da atividade enzimática é dependente da proporção de células hepáticas que possuem o cromossomo X inativo, que carrega o gene normal da enzima OTC. Esses fetos femininos heterozigotos já possuem suas habilidades de metabolização da amônia comprometidas, podendo, assim, apresentar risco de hiperamonemia para a mãe, sendo o controle de amônia no sangue materno um importante marcador.[3,8]

A OTC está ligada ao fígado e não é detectada em cultura de fibroblastos ou de leucócitos. Nas crianças do sexo masculino afetadas, a enzima está praticamente ausente, enquanto nas meninas com sintomas a atividade enzimática está em torno de 10 a 40% do normal. O diagnóstico pré-natal pode ser realizado pela detecção da mutação no gene da OTC e, nos casos não conclusivos, por meio de biópsia hepática.[7,9]

Arginemia

O ciclo completo da ureia é efetuado pela quebra da arginina, por da arginase, para formar a ornitina e a ureia. A arginase é a enzima hepática mais ativa no ciclo da ureia. Além do fígado, ela está presente nos rins, cérebro e glóbulos vermelhos.

A deficiência da arginase é herdada como herança autossômica recessiva e leva a retardo mental. O diagnóstico pré-natal pode ser realizado por biópsia hepática ou detecção da enzima em células vermelhas sanguíneas fetais. A enzima não se expressa em células de cultura do LA.

Doenças do Armazenamento do Glicogênio

A glicose é a principal fonte de energia das células dos mamíferos, havendo, inclusive, armazenamento quando em excesso, para posterior utilização. O glicogênio é a forma de armazenamento da glicose em todas as espécies animais, sendo mais contundente no fígado e músculos.[10]

Em paralelo, as glicogenoses são doenças hereditárias raras causadas por defeitos enzimáticos na degradação do glicogênio, resultando no armazenamento de quantidades anormais de glicogênio, seja com sua estrutura íntegra ou alterada. Algumas dessas deficiências podem afetar, inicialmente, um órgão, já outras podem afetar vários órgãos. Apresentam-se, geralmente, sob herança genética com transmissão autossômica recessiva, ou seja, com risco de ocorrência de 25% a cada gestação de pais heterozigotos. Essa afecção apresenta incidência de 1:100.000 nascidos vivos, porém, acredita-se que essa incidência possa ser subestimada, pois têm-se observado muitos óbitos em crianças antes do diagnóstico da doença.[1,3]

Em termos clínicos, podem ser classificadas em três subgrupos, consoante aos tecidos predominantemente afetados, a saber em:[1]

- Hepáticas → tipos 0, I, III, IV, VI e IX;
- Musculares → tipos V e VII;
- ou Generalizadas → tipo II

As glicogenoses hepáticas são as mais frequentes, correspondendo a cerca de 80% de todas as glicogenoses. A glicogenose do tipo Ia ou doença de Von Gierke é o tipo mais predominante e é causada por deficiência de atividade da glucose-6-fosfatase na região do fí-

gado, rim e mucosa intestinal, resultando no acúmulo excessivo de glicogênio nesses órgãos. A deficiência da atividade desta enzima no fígado é responsável por inadequada conversão desta em glucose, por meio das vias de glicogenólise e da gliconeogênese, causando rápida instalação de hipoglicemia no paciente.[1,3,10]

A glicogenose do tipo III ou Doença de Cori é causada por deficiência de atividade da enzima amilo-1-6-glicosidase. A maioria dos doentes apresenta envolvimento hepático e muscular (tipo IIIa), contudo, alguns doentes, em torno de 15%, apresentam unicamente envolvimento hepático (IIIb). Durante a lactação, ambos os tipos podem ser semelhantes à glicogenose do tipo I, no entanto, no tipo III, o lactato e o ácido úrico séricos apresentam-se, em geral, normais ou ligeiramente aumentados.

Pela biópsia hepática, pode-se obter o diagnóstico das glicogenoses demonstrando as anormalidades na concentração e/ou na estrutura do glicogênio.[3,11]

DIAGNÓSTICO

O diagnóstico pré-natal das doenças metabólicas hereditárias tornou-se realidade na prática médica no final dos anos 1960 e início dos anos 1970. Isso graças ao advento da amniocentese e, consequentemente, à cultura de células amnióticas, onde se evidenciou que os defeitos enzimáticos eram expressados nos fibroblastos.[9]

Neste período, o diagnóstico das doenças do ciclo da ureia (OTC, CPS1, argininemia) e as do armazenamento de glicogênio (tipo Ia – Von Gierke e tipo III – CORI) não era detectado no amniócitos ou mesmo nas vilosidades coriônicas, mas somente por meio de biópsia de fígado fetal, que era realizada por fetoscopia ou diretamente guiada pela USG. Entretanto, a partir da década de 1980, difundiu-se o uso das vilosidades coriônicas na investigação de doenças metabólicas hereditárias, permitindo a análise enzimática e/ou molecular, tanto no exame direto deste tecido como no material cultivado.[11]

Atualmente, recomenda-se a realização do diagnóstico pré-natal de tais doenças da forma mais completa possível, a fim de se obter um resultado mais acurado. Para tanto, deve-se combinar a análise bioquímica (identificação dos metabólitos e da medida da atividade enzimática) com a molecular (através da análise direta da mutação ou estudo de polimorfismo de DNA).[3,12]

Deste modo, diante da evolução do estudo genético, pode-se dizer que a biópsia hepática fetal se tornou procedimento em desuso ou destinada a casos muito específicos e selecionados.

Biópsia Hepática Fetal

Nos tempos atuais, essa indicação tem sido abandonada e a única que parece pertinente é aquela que visa ao diagnóstico de alterações ainda impossíveis de detecção por técnicas de biologia molecular. Enfim, apesar de a biópsia hepática fetal estar relegada a casos muito raros de doenças metabólicas hereditárias, recomenda-se que o especialista em medicina fetal tenha conhecimento das técnicas empregadas para sua realização (Fig. 58-2).[3,7]

Biópsia Hepática por Fetoscopia

A biópsia hepática por fetoscopia consiste na introdução do endoscópio rígido ou flexível, via transabdominal, de 2 a 3 mm de diâmetro, com 15 a 17 mm de comprimento, munido de fonte luminosa fria, com a finalidade de pesquisar a anatomia fetal e de realizar a biópsia. Esse procedimento invasivo requer bastante experiência, pois implica em risco de perda fetal que oscila de 3 a 5%, além de complicações como: ruptura prematura de membranas, parto prematuro, infecções e descolamento de placenta.[13]

O fetoscópio é introduzido na cavidade uterina com auxílio de uma cânula e de um trocarte de 2,2 mm de diâmetro. Existe um canal lateral que permite a introdução de agulhas finas (calibre nº 26 ou 27) e de pinças de biópsia.

A técnica utilizada é semelhante à realizada para biópsia de pele, sendo o período mais indicado acima da 20ª semana de gestação, apesar de a visualização ser mais difícil em razão da coloração (amarelo citrino) do LA a partir desta idade gestacional. Inicialmente

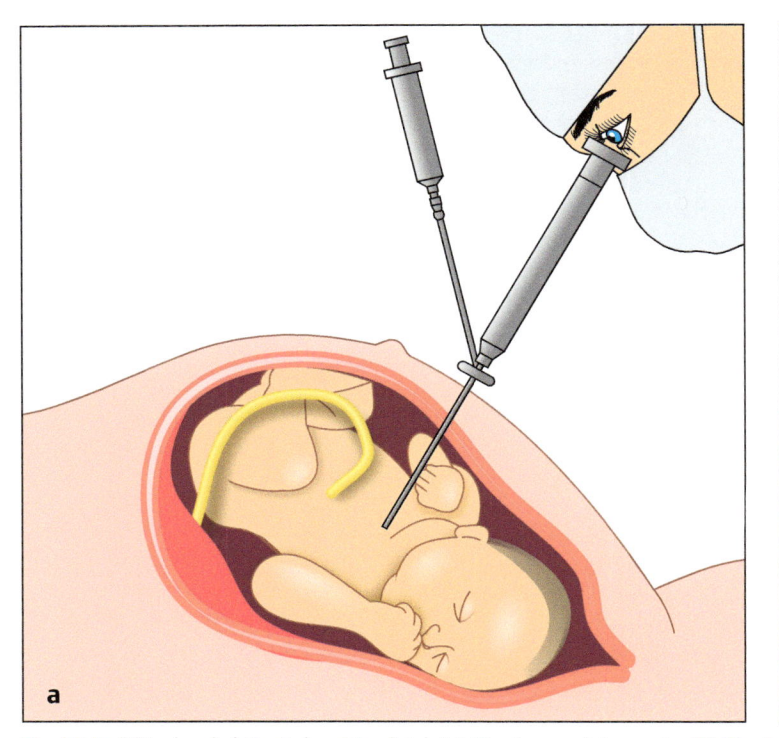
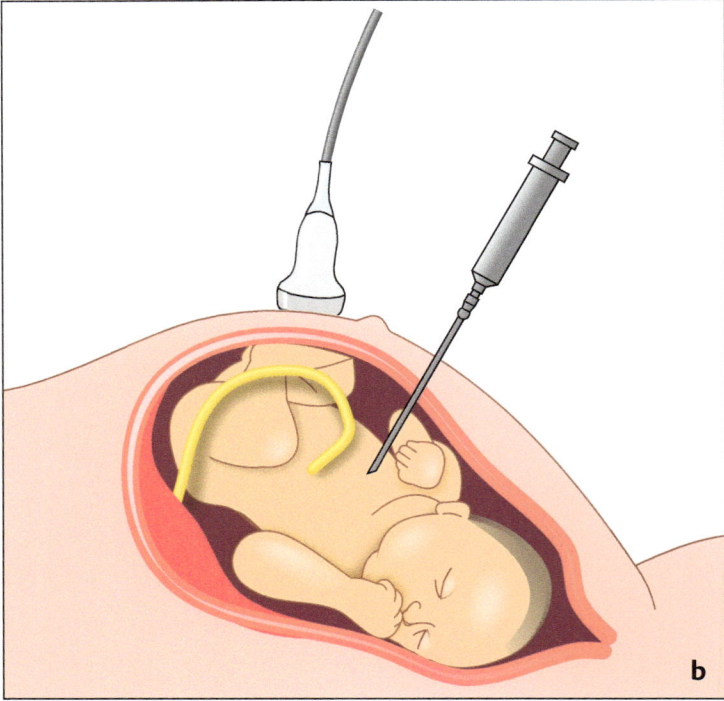

Fig. 58-2. Métodos de biópsia hepática fetal. (**a**) Técnica por fetoscopia. (**b**) Técnica guiada pela ultrassonografia.

realiza-se exame de US e seleciona-se o sítio de introdução do fetoscópio, cujo ponto de inserção escolhido é em função de posição fetal, localização da placenta e do cordão. Após esta etapa, recomenda-se, apesar de opcional, administrar 10 mg de diazepínico (endovenoso) à mãe com finalidade de diminuir a atividade fetal. O abdome materno é preparado sob rigorosa assepsia e uso de campos estéreis.

A etapa seguinte consiste na introdução do fetoscópio, via transabdominal, plano por plano até a cavidade amniótica, sob visualização ultrassonográfica contínua. Se houver necessidade, coleta-se LA. Este tempo cirúrgico deve ser suave, evitando-se a placenta (sangramento), porém, com determinação para que não ocorra deslocamento da membrana âmnica. Quando dentro da cavidade uterina, segue-se guiado pelo auxiliar (ultrassonografista) até a região fetal endereçada. A seguir, retira-se o mandril e aguarda-se a saída de LA para confirmação da inserção correta. O fetoscópio é, então, introduzido por dentro da cânula e direcionado à região fetal onde se situa o fígado fetal, logo, o ultrassonografista deve guiar o operador diretamente à área apropriada (região de flanco direito da cavidade abdominal). Nesse momento, utilizando-se o canal lateral, o operador introduz a agulha de biópsia e realiza o procedimento em questão (sob visão direta).[3,13]

Biópsia Hepática Guiada por Ultrassom

Como referido para a fetoscopia, a biópsia hepática guiada por US deve ser realizada depois da 20ª semana de gestação.

Inicialmente, realiza-se a USG para confirmar a vitalidade fetal, afastar gestação múltipla, anormalidades estruturais, confirmar idade gestacional, localizar a placenta e determinar a posição fetal. Depois se seleciona o sítio de introdução da agulha. A posição fetal, o local da placenta e a distribuição do LA são cuidadosamente observados e o ponto de introdução é selecionado de modo a evitar danos à placenta e garantir melhor acesso ao fígado fetal. Após a escolha do sítio de inserção, o abdome materno é preparado sob rigorosa assepsia e campos estéreis devem ser utilizados. Pode-se, em alguns casos, recorrer à sedação da paciente, pois assim reduz-se a atividade fetal.

A seguir realiza-se anestesia local e introduz-se a agulha de biópsia na cavidade amniótica, sob visão ultrassonográfica contínua. Se houver necessidade, coleta-se LA e, posteriormente, a agulha é dirigida ao fígado fetal, abaixo do rebordo costal direito, onde é considerado o ponto de punção mais apropriado.

Para ambas as técnicas, recomenda-se manter distância dos grandes vasos. Após a aspiração do parênquima hepático, a amostra é processada para a análise enzimática designada. O exame ultrassonográfico é mantido para controle da vitalidade fetal, bem como os sinais vitais maternos devem ser controlados.[7,14]

Complicações das Técnicas

Até o presente momento não se tem observado mortalidade ou morbidade superior àquela associada a outros procedimentos fetais, porém, as séries individuais são muito pequenas para se obter conclusões definitivas.

Por outro lado, as complicações que podem decorrer da biópsia hepática fetal incluem: abortamento espontâneo, hemorragia materna e/ou fetal, infecção materna, ruptura prematura de membranas e parto prematuro.[3,14]

CONCLUSÃO

Hoje, com a análise de DNA em material de tecido placentário, LA e células fetais na circulação materna, o diagnóstico de déficit enzimático do ciclo da ureia e das glicogenoses tornou-se menos invasivo, ficando a biópsia hepática relegada aos casos raros onde os estudos de DNA não são possíveis, pois o caso não é informativo para a mutação em questão. Os trabalhos existentes sobre a biópsia fetal datam, prevalentemente, de 1980 a 1998, o que torna difícil a análise dessa ferramenta frente às técnicas de biologia molecular amplamente utilizadas nos dias de hoje.

No entanto, o diagnóstico precoce dessas afecções hereditárias metabólicas, em particular daquelas potencialmente tratáveis, se impõe na assistência pré-natal atual. Em especial, pela necessidade de uma terapêutica adequada e de início urgente para evitar sequelas neurológicas e físicas que, por vezes, são muito graves ou mesmo fatais.

REFERÊNCIAS BIBLIOGRÁFICAS

1. Nunes FHS. Doença de von Gierke: estudo de revisão. Rev Pediat SOPERJ. 2009;10(1):21-7.
2. Cadrin C, Golbus MS. Fetal tissue sampling – Indications, techniques, complications, and experience with sampling of fetal skin, liver and muscle in Fetal Medicine (special Issue). West J Med. 1993;159(3):269-72.

3. Costa Pinto LCRD. Biópsia hepática fetal. Monografia de Conclusão do Curso de Pós Graduação em Medicina Fetal. Centro de Estudos em Medicina Fetal - FETUS. São Paulo; 2018.

4. Martins EEG. Breve descrição das patologias incluídas no rastreio metabólico – Dissertação de Candidatura ao grau de Doutor em Ciências Médicas, submetida ao Instituto de Ciências Biomédicas Abel Salazar da Universidade do Porto – Universidade do Porto; 2011.

5. DLE Medicina Laboratorial, distúrbios do ciclo da ureia. 2018. Disponível em: https://dle.com.br/artigos-relacionados/disturbios-dociclodaureia.

6. Ulhôa CAG, Barrett CT. Deficiência de ornitina transcarbamilase: diagnóstico neonatal. J Pediat. 1999;75(2):131-4.

7. Holzgreve W, Tercanli S, Surbek D, Miny P. Invasive diagnostic methods. In: Fetal medicine – basic science and clinical practice. Churchill Livingstone; 1999. p. 417-34.

8. Rodeck CH, Pembrey ME, Patrick AD, Tzannatos C, Whitfield AE. Fetal liver biopsy for prenatal diagnosis of ornithine carbamyl transferase deficiency. Lancet. 1982 Aug 7.

9. Holzgreve W, Golbus MS. Prenatal diagnosis of ornithine transcabamylase deficiency utilizing fetal liver biopsy. Am J Hum Genet. 1984;36:320-8.

10. Fernandes A, Souza P, Euzébio F, Tasso T, Leite M, Cabral A. Glicogenoses hepáticas. Casuística da Unidade de Doenças Metabólicas do Serviço de Pediatria do Hospital de Santa Maria. Port J Pediatr. 1997;28(3):225-30.

11. Golbus MS, Simpson TJ, Koresawa M, Appelman Z, Alpers C. The prenatal determination of glucose-6-phosphatase activity by fetal liver biopsy. Prenat Diagn. 1988;8:401-4.

12. Pinto WJ. Identificação de famílias e gestantes sob risco de gerar crianças com alterações genéticas. Departamento de Genética Médica, Faculdade de Ciências Médicas, UNICAMP; 2002.

13. Isfer EV, Saito M, Vergolino RVD. Fetoscopia. In: Isfer EV, Sanches RC, Saito M. Medicina fetal: diagnóstico pré-natal e conduta. Rio de Janeiro: Ed. Revinter; 1996. p. 418-25.

14. Sanches RC, Isfer EV. Punção e biópsia de tecidos fetais. In: Isfer EV, Sanches RC, Saito M. Medicina fetal: diagnóstico pré-natal e conduta. Rio de Janeiro: Ed. Revinter; 1996. p. 436-8.

BIBLIOGRAFIA

Maestri NE, Brusilow SW, Clissold MA, Bassett SS. Long-term treatment of girls with ornithine transcarbamylase deficiency. N Engl J Med. 1996.

Mira NVM, Ursula MLM. Importância do diagnóstico e tratamento da fenilcetonúria. Revista de Saúde Pública. 2000;4(1):86-96.

CAPÍTULO 59

AMNIODRENAGEM E AMNIOINFUSÃO

Rogério Gomes dos Reis Guidoni ▪ Bruno Rafael Zaher Muniz Pontes
Sérgio Floriano de Toledo

O conteúdo deste capítulo (págs. 570 a 574), encontra-se disponível on-line.

Para acessá-lo, aponte a câmera do seu smartphone ou tablet para a imagem acima.

Parte 8 ANOMALIAS FETAIS CONGÊNITAS (MALFORMAÇÕES FETAIS)

CAPÍTULO 60

SISTEMA NERVOSO CENTRAL – DISRAFIAS DO TUBO NEURAL

Gregório Lorenzo Acácio ▪ Simone de Lima Silva
Marcela de Castro Stievani e Silva ▪ Denise Araújo Lapa

O conteúdo deste capítulo (págs. 577 a 586), encontra-se disponível on-line.

Para acessá-lo, aponte a câmera do seu smartphone ou tablet para a imagem acima.

CAPÍTULO 61

SISTEMA NERVOSO CENTRAL – VENTRICULOMEGALIA E HIDROCEFALIA

Gregório Lorenzo Acácio ▪ Simone de Lima Silva
Marcela de Castro Stievani e Silva ▪ Denise Araújo Lapa

O conteúdo deste capítulo (págs. 587 a 591), encontra-se disponível on-line.

Para acessá-lo, aponte a câmera do seu smartphone ou tablet para a imagem acima.

CAPÍTULO 62

ANOMALIAS DE PROLIFERAÇÃO E MIGRAÇÃO NEURAL; ENCEFALOPATIAS CIRCULATÓRIAS & ANOMALIAS DAS ESTRUTURAS DE LINHA MÉDIA

Pedro Pires ■ Eduardo Valente Isfer

O conteúdo deste capítulo (págs. 592 a 605), encontra-se disponível on-line.

Para acessá-lo, aponte a câmera do seu smartphone ou tablet para a imagem acima.

SISTEMA NERVOSO CENTRAL – ANORMALIDADES DA FOSSA POSTERIOR

Pablo Nattes Sanchez

O conteúdo deste capítulo (págs. 606 a 612), encontra-se disponível on-line.

Para acessá-lo, aponte a câmera do seu smartphone ou tablet para a imagem acima.

SISTEMA NERVOSO CENTRAL – TUMORES INTRACRANIANOS

Eduardo Valente Isfer ■ Marilim de Souza Bezerra ■ Rosimary Almada Araújo

O conteúdo deste capítulo (págs. 613 a 630), encontra-se disponível on-line.

Para acessá-lo, aponte a câmera do seu smartphone ou tablet para a imagem acima.

FACE – MALFORMAÇÕES DE FACE

Márcia K. de Almeida Wassler

O conteúdo deste capítulo (págs. 631 a 684), encontra-se disponível on-line.

Para acessá-lo, aponte a câmera do seu smartphone ou tablet para a imagem acima.

SISTEMA PULMONAR – ANOMALIAS PULMONARES – ETAPA 1

Rafaela Cardoso Silva Nagafchi ▪ Daniel Lorber Rolnik ▪ Fabrício da Silva Costa

O conteúdo deste capítulo (págs. 685 a 689), encontra-se disponível on-line.

Para acessá-lo, aponte a câmera do seu smartphone ou tablet para a imagem acima.

MALFORMAÇÕES DO TÓRAX – SISTEMA PULMONAR – ANOMALIA PULMONAR

José Antonio Siqueira de Arruda Camara ▪ Carolina Maria Lopes
Ieda Paula Kaiut ▪ Marconi de Souza Tavares

O conteúdo deste capítulo (págs. 690 a 696), encontra-se disponível on-line.

Para acessá-lo, aponte a câmera do seu smartphone ou tablet para a imagem acima.

SISTEMA CARDIOVASCULAR – CARDIOPATIAS DE HIPERFLUXO PULMONAR

Virginia Machado

O conteúdo deste capítulo (págs. 697 a 704), encontra-se disponível on-line.

Para acessá-lo, aponte a câmera do seu smartphone ou tablet para a imagem acima.

SISTEMA CARDIOVASCULAR – CARDIOPATIAS OBSTRUTIVAS ESQUERDAS

Virginia Machado

O conteúdo deste capítulo (págs. 705 a 714), encontra-se disponível on-line.

Para acessá-lo, aponte a câmera do seu smartphone ou tablet para a imagem acima.

SISTEMA CARDIOVASCULAR – CARDIOPATIAS CONGÊNITAS COMPLEXAS

Daniela Lago Kreuzig ■ Simone R. F. Fontes Pedra

O conteúdo deste capítulo (págs. 715 a 720), encontra-se disponível on-line.

Para acessá-lo, aponte a câmera do seu smartphone ou tablet para a imagem acima.

SISTEMA DIGESTÓRIO – ANOMALIAS DO TRATO GASTROINTESTINAL (TGI) – ETAPA 1

Kleber Pimentel ▪ Manoel Sarno ▪ Marcelo Aquino
Rafael Leiróz ▪ Vicente Monteggia ▪ Carlos Gandara

O conteúdo deste capítulo (págs. 721 a 740), encontra-se disponível on-line.

Para acessá-lo, aponte a câmera do seu smartphone ou tablet para a imagem acima.

PAREDE ABDOMINAL –
ANOMALIAS DA PAREDE ABDOMINAL – ETAPA 1

Cláudio Corrêa Gomes ▪ Adriano Pienaro Chrisóstomo ▪ Edson Tetsuya Nakatani

O conteúdo deste capítulo (págs. 741 a 763), encontra-se disponível on-line.

Para acessá-lo, aponte a câmera do seu smartphone ou tablet para a imagem acima.

PAREDE ABDOMINAL – ANOMALIAS DA PAREDE ABDOMINAL – ETAPA II

Cláudio Corrêa Gomes ▪ Adriano Pienaro Chrisostomo
Edson Tetsuya Nakatani ▪ Fabrício Vieira Furtado

O conteúdo deste capítulo (págs. 764 a 781), encontra-se disponível on-line.

Para acessá-lo, aponte a câmera do seu smartphone ou tablet para a imagem acima.

SISTEMA URINÁRIO – ANOMALIAS DO PARÊNQUIMA RENAL

Eduardo Valente Isfer ■ Cristhiane Labes dos Santos

O conteúdo deste capítulo (págs. 782 a 805), encontra-se disponível on-line.

Para acessá-lo, aponte a câmera do seu smartphone ou tablet para a imagem acima.

SISTEMA URINÁRIO – UROPATIAS OBSTRUTIVAS FETAIS

Adriano Pienaro Chrisostomo ■ Claudio Corrêa Gomes

O conteúdo deste capítulo (págs. 806 a 813), encontra-se disponível on-line.

Para acessá-lo, aponte a câmera do seu smartphone ou tablet para a imagem acima.

SISTEMA URINÁRIO – TUMORES RENAIS

Adriano Pienaro Chrisostomo ▪ Cláudio Corrêa Gomes ▪ Kadija Rahal Chrisostomo

O conteúdo deste capítulo (págs. 814 a 817), encontra-se disponível on-line.

Para acessá-lo, aponte a câmera do seu smartphone ou tablet para a imagem acima.

SISTEMA URINÁRIO – ESTUDO DA FUNÇÃO RENAL FETAL

Eduardo Valente Isfer

O conteúdo deste capítulo (págs. 818 a 831), encontra-se disponível on-line.

Para acessá-lo, aponte a câmera do seu smartphone ou tablet para a imagem acima.

SISTEMA GENITAL – ANOMALIAS DO APARELHO GENITAL

Coridon Franco da Costa

O conteúdo deste capítulo (págs. 832 a 835), encontra-se disponível on-line.

Para acessá-lo, aponte a câmera do seu smartphone ou tablet para a imagem acima.

SISTEMA GENITURINÁRIO – ASSISTÊNCIA PÓS-NATAL E CONDUTA

Amilcar Martins Giron

O conteúdo deste capítulo (págs. 836 a 841), encontra-se disponível on-line.

Para acessá-lo, aponte a câmera do seu smartphone ou tablet para a imagem acima.

SISTEMA MUSCULOESQUELÉTICO – ANOMALIAS ESQUELÉTICAS – OSTEOCONDRODISPLASIAS

Luís Flávio de Andrade Gonçalves ▪ Marlen Cristiane Laske Triches
Teresa Victoria ▪ Gerald A. Mandell

O conteúdo deste capítulo (págs. 842 a 880), encontra-se disponível on-line.

Para acessá-lo, aponte a câmera do seu smartphone ou tablet para a imagem acima.

PARTES MOLES – TUMORES DE PARTES MOLES

Jorge Alberto Bianchi Telles ■ Mariana Venturini

O conteúdo deste capítulo (págs. 881 a 886), encontra-se disponível on-line.

Para acessá-lo, aponte a câmera do seu smartphone ou tablet para a imagem acima.

ANEXOS – ANOMALIAS DA PLACENTA, MEMBRANAS E CORDÃO UMBILICAL

Ana Bianchi ■ Rafael Aguirre

O conteúdo deste capítulo (págs. 887 a 896), encontra-se disponível on-line.

Para acessá-lo, aponte a câmera do seu smartphone ou tablet para a imagem acima.

Parte 9 PATOLOGIAS GENÉTICAS

HEMOFILIA

Suzane Almeida Campos ▪ Eduardo Isfer

O conteúdo deste capítulo (págs. 899 a 900), encontra-se disponível on-line.

Para acessá-lo, aponte a câmera do seu smartphone ou tablet para a imagem acima.

DIAGNÓSTICO PRÉ-NATAL DA MUCOVISCIDOSE

José Alexandre do Amaral Costa ■ Eduardo Valente Isfer

O conteúdo deste capítulo (págs. 901 a 906), encontra-se disponível on-line.

Para acessá-lo, aponte a câmera do seu smartphone ou tablet para a imagem acima.

Parte 10 | PATOLOGIAS NÃO GENÉTICAS

ISOIMUNIZAÇÃO RH

Antonio Carlos Vieira Cabral

O conteúdo deste capítulo (págs. 909 a 912), encontra-se disponível on-line.

Para acessá-lo, aponte a câmera do seu smartphone ou tablet para a imagem acima.

HIDROPISIA FETAL NÃO IMUNE

Eduardo Valente Isfer

INTRODUÇÃO

Até os últimos anos, a hidropisia fetal não imune (HFNI) era, frequentemente, consequente à isoimunização Rh, porém, com a instituição do tratamento preventivo desde a década de 1960, a incompatibilidade sanguínea feto-materna obteve declínio gradativo em sua incidência. Paralelamente, observações de hidropisias fetais, sem causa imunológica reconhecida, passaram a ser descritas.

A HFNI, ou anasarca fetal ou fetoplacentária, foi descrita pela primeira vez como entidade patológica em 1943, por Edith Potter.[1] A autora reconhecia, desde então, que não se tratava de uma entidade específica, mas de uma manifestação clinicopatológica fetal tardia, consequente a diversas etiologias. Hoje, descreve-se a HFNI como uma patologia caracterizada por edema de tecido celular subcutâneo (ETCS) generalizado ou localizado, associado a um ou mais derrames de cavidades serosas (pericárdio, pleura ou peritônio), e pode estar acompanhada ou não de placenta hidrópica e poli-hidrâmnio.

Após a publicação de Potter (1943), vários outros autores também relataram séries de HFNI, sobretudo após 1980.[1] Diversamente da hidropisia fetal de caráter aloimune, que resulta de incompatibilidade sanguínea materno-fetal, a HFNI associa-se a diversas outras desordens.

Atualmente, os importantes progressos no diagnóstico pré-natal, principalmente nestes últimos 10 anos, associados ao melhor conhecimento da fisiopatologia e desenvolvimento da Medicina Fetal, têm permitido estudar, de modo mais preciso, as causas da HFNI. Apesar disso, a etiopatogenia mantém-se obscura, ainda, em numerosos casos.

DEFINIÇÃO

Na primeira metade do século passado, em 1943, quando Potter descreveu 17 casos de HFNI, a autora ressaltou as diferenças encontradas entre a anasarca fetoplacentária de origem não imune daquela relacionada com uma base imunológica.[1] A autora observou que o quadro hidrópico nos casos de HFNI ocorriam independentemente do sítio ectópico de eritropoese, e a manifestação clinicopatológica era representada por hidropisia extrema, derrame pleural e peritoneal importantes, geralmente associados à hipoplasia severa de pulmão e baço.

Posteriormente à publicação de Potter, outros autores designaram a HFNI com definições mais abrangentes:

- *Etches & Lemons (1979)*: edema corpóreo generalizado, secundário a outros fatores além da incompatibilidade imunológica sanguínea.[2]
- *Fleisher* et al. *(1981)*: hidropisia fetal é um termo geral que descreve as características de um feto que apresenta edema generalizado dos tecidos moles (hidropisia). Esta desordem está, habitualmente, associada a derrame das cavidades serosas.[3]
- *Turkel (1982)*: ETCS generalizado do feto associado ou não a derrame seroso.[4]
- *Hutchinson* et al. *(1982)*: classificaram a HFNI em função da importância dos sintomas:[5]
  - Estádio 0: edema generalizado subcutâneo sem derrame seroso.
  - Estádios 1, 2 ou 3: quando se associa a derrame em 1, 2 ou 3 cavidades serosas, respectivamente.

- *Graves & Baskett (1984)*: edema generalizado dos tecidos moles intraútero com ou sem derrame seroso, mas sem evidência de conflito (incompatibilidade) imunológico sanguíneo.[6]
- *Mahony* et al. *(1984)*: estabeleceu os seguintes critérios diagnósticos para a definição de HFNI:[7]
  - Espessamento cutâneo generalizado igual ou superior a 5 mm.
  - Dois ou mais dos seguintes sinais:
    - Aumento da espessura placentária igual ou superior a 6 cm.
    - Derrame pleural.
    - Derrame pericárdico.
    - Ascite.

Entretanto, o conceito (definição) de HFNI mais aceito, nos dias atuais, é **a presença de ETCS associado a um ou mais derrames em cavidades serosas**. A importância da caracterização do quadro de HFNI e sua distinção dos casos de edema de subcutâneo ou de derrames serosos (ascite ou derrame pleural ou derrame pericárdico) isolados reside, primordialmente, na definição do prognóstico fetal final, bem como no estabelecimento da terapêutica e conduta adequadas.

INCIDÊNCIA

Segundo relatos da literatura, tem-se constatado uma progressiva redução na incidência dos casos de hidropisia fetal aloimune, em particular, em países desenvolvidos. Tal declínio deve-se ao estabelecimento da profilaxia materna por meio da administração de imunoglobulina anti-D. Além disso, o aprimoramento e a eficácia das técnicas de diagnóstico pré-natal, em especial do ultrassom (US) obstétrico, têm possibilitado a identificação e o diagnóstico correto da hidropisia fetal, agora, de caráter não imune.[8]

Esta condição patológica tem uma incidência variável em diversas séries descritas na literatura, desde 1/450 até 1/7.000 nascimentos, sendo estimada globalmente em 1/1.500 a 1/3.500 nascimentos.

A incidência da HFNI apresenta variações ao se considerar as diversas etiologias, a exemplo daquela decorrente da α-talassemia-1 homozigótica, cuja incidência é superior nos países do Sudeste da Ásia (sendo responsável por 60 a 90% dos casos de HFNI nesses países) quando comparada a outros países localizados em outras regiões do globo terrestre.

Em estudo retrospectivo realizado em período compreendido entre 1996 e 2000, no Hospital das Clínicas de São Paulo, dos 11.190 partos ocorridos, diagnosticou-se hidropisia fetal em 47 nativivos (0,42%), sendo que 29 (61,7%) correspondiam a HFNI, correspondendo a uma incidência de 1/414 nativivos naquele período. Essa incidência, superior à descrita na literatura, não reflete a realidade deste país, por tratar-se, aquele serviço, de uma unidade terciária de referência.[9]

Por outro lado, a mortalidade perinatal, apesar do avanço no âmbito da Medicina Fetal nas últimas décadas, continua atingindo cifras catastróficas, observando-se que aproximadamente 50 a 90% dos fetos afetados morrem no período neonatal, variando com a série analisada. O óbito fetal intrauterino ocorre ao redor de 50% dos casos, o parto prematuro em 80% dos casos e, dos nascituros, uma parcela representativa apresenta eventos mórbidos significativos e incapacitantes.[3,8]

ASPECTOS ANATOMOPATOLÓGICOS

Os aspectos anatomopatológicos da HFNI devem ser analisados sob o ponto de vista do estudo fetal e placentário.

Estudo Fetal

O estudo macroscópico fetal, nos casos de HFNI, tem revelado aumento do peso fetal, edema subcutâneo e, de forma variável, líquido nas cavidades peritoneal, pericárdica e pleural. A hepatomegalia ocorre com maior frequência do que a esplenomegalia. À microscopia, observa-se intensa atividade eritropoiética extramedular, especialmente no fígado, que se apresenta congesto.

Outras alterações fetais encontradas consistem naquelas diretamente relacionadas com a etiologia da HFNI, a exemplo das inclusões intranucleares encontradas em precursores eritroides de fetos infectados pelo parvovírus B19 (Fig. 86-1).

Estudo Placentário

A hidropisia fetal de qualquer origem, geralmente, é causa de espessamento placentário. De forma inversa, patologias placentárias, a exemplo do corioangioma, podem ser causa de HFNI.

Frente à HFNI, a placenta apresenta-se, à macroscopia, pálida, espessada, volumosa, com cotilédones diferenciados, muitas vezes com um aspecto semelhante a "salsicha". Ao estudo microscópico, pode ser observado aumento das mitoses no citotrofoblasto, espessamento da membrana basal trofoblástica, aumento da necrose fibrinoide do vilo e nó sincicial, e espessamento das células endoteliais. Pode-se ainda evidenciar excesso de eritroblastos nucleados.

Geralmente, na HFNI, encontra-se pigmento de hemossiderina nas membranas, trofoblastos, células de Hofbauer, endotélio, estroma viloso e na membrana basal. Há casos onde se encontra um aumento do depósito de cálcio no espaço extra e intraviloso, a exemplo da insuficiência cardíaca e osteogênese imperfeita.

FISIOPATOGENIA

Atualmente, muito se tem especulado acerca da fisiopatogênese da hidropisia fetoplacentária, porém poucos são os fatos. Em estudos realizados em ovelhas, tem-se evidenciado o desenvolvimento da hidropisia por alterações como anemia, taquiarritmia, oclusão da drenagem linfática e obstrução do retorno venoso cardíaco.

Hipoproteinemia e hipoalbuminemia são comumente observadas quando da ocorrência de hidropisia fetal, e a redução da pressão cardíaca vem sendo especulada como a causa primária de tal desordem. Porém, o mesmo não tem sido relatado no desenvolvimento de hidropisia em ovelhas.

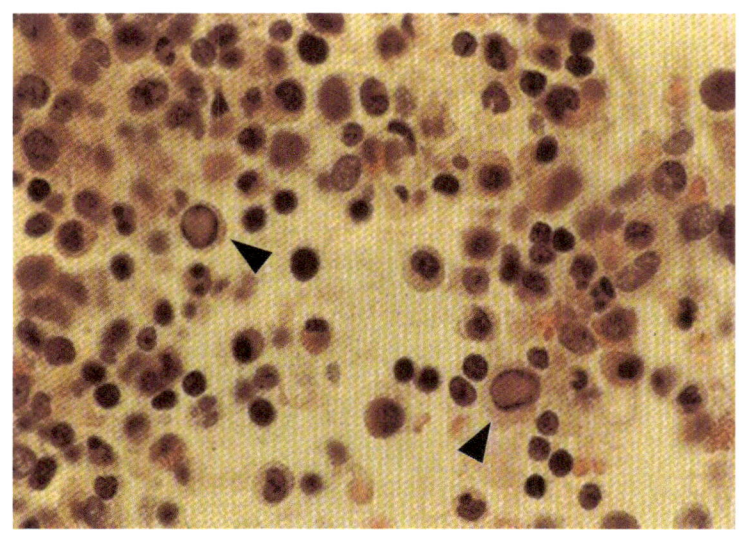

Fig. 86-1. Medula óssea de uma criança infectada por Parvovírus B19. As pontas de setas apontam para dois precursores eritroides com grandes e homogêneas inclusões intranucleares e contorno de cromatina residual.

A seguir, descreve-se a fisiopatogenia dos principais sinais e sintomas clínicos encontrados nesta condição mórbida.

Edema Fetal

A presença de ETCS no concepto é decorrente um desequilíbrio orgânico-funcional, onde três mecanismos são responsabilizados diretamente, a saber: anemia, hipoproteinemia e insuficiência cardiocirculatória. Salienta-se, ainda, que há necessidade de pelo menos dois destes para o feto evoluir com edema de subcutâneo.

Anemia

A ocorrência de anemia fetal crônica pode associar-se à lesão hipóxica do coração, do fígado e tecidos e, consequentemente, insuficiência circulatória, hepática e favorecimento de edemas periféricos em decorrência de aumento da permeabilidade capilar.

Hipoproteinemia

A hipoproteinemia pode ser decorrente de defeito da síntese proteica, depleção proteica por meio das vias urinárias, digestiva, ou mesmo por transudação pulmonar. Tal alteração também pode ser decorrente do sequestro de líquido rico em proteínas em virtude de estase sanguínea na região do cordão ou da placenta, como se observa nos casos de corioangioma e volvo intestinal.

Insuficiência Cardiocirculatória

O comprometimento cardiocirculatório pode ser decorrente do obstáculo ao retorno venoso, da falência primitiva do miocárdio ou da falência circulatória por hipovolemia. Em conjunto, os fatores relacionados anteriormente são responsáveis pelo desenvolvimento da maioria dos edemas fetais, porém não os explicam isoladamente.

Derrames Serosos

Dentre os derrames, a ascite constitui o mais frequente, além de corresponder ao sinal mais precoce da anasarca e decorrer do aumento da pressão da veia porta. Já o derrame pericárdico resulta da falência cardíaca primitiva, enquanto o derrame pleural é uma consequência da redução do retorno venoso.

Edema Placentário

O edema vilositário pode ser produzido por diversos mecanismos, entre os quais se ressaltam:

- Redução da pressão oncótica fetal, como ocorre na síndrome nefrótica.
- Obstrução ao retorno venoso, a exemplo da presença de tumor abdominal obstruindo a veia umbilical.
- Alteração na permeabilidade vascular observada em situações de hipóxia.
- Anemia crônica.
- Edema materno.

Poli-Hidrâmnio

O aumento do volume de líquido amniótico deve-se à elevação da pressão oncótica amniótica, aumento da permeabilidade capilar, além de alterações na deglutição fetal.

ETIOLOGIA

A HFNI apresenta origem multifatorial. Todavia, em aproximadamente 20% dos casos, a etiologia não pode ser elucidada. Hoje se encontram descritas na literatura mais de 400 causas como possíveis fatores etiológicos de HFNI. Dentre estas, estima-se que o fator causal mais frequente seja de origem cardiovascular, contudo, com incidência variável nas diferentes populações estudadas.

Do ponto de vista prático, subdivide-se os fatores causais em quatro grandes grupos, a saber:

- Causas fetais.
- Causas anexiais.
- Causas maternas/gestacionais.
- Idiopáticas.

Causas Fetais

Cardiovasculares

Os defeitos cardiovasculares, abrangendo desde as arritmias até as malformações, correspondem a 25% dos casos de HFNI.

Defeitos cardiovasculares têm sido associados a variadas disrupções genéticas em estudos realizados em camundongos. A ausência de adrenomedulina – potente vasodilatador recentemente identificado – conduz ao desenvolvimento cardíaco anormalmente aumentado; entretanto, sua ausência resulta em hipotrofia muscular das grandes artérias. Tais achados têm sugerido que a ausência da adrenomedulina pode ser uma das causas da HFNI em humanos.[10]

Em razão da elevada associação de defeitos cardíacos quando se diagnostica HFNI, bem como do prognóstico sombrio destes casos quando causados por desenvolvimento anormal do coração (letalidade maior do que 90%), torna-se imperativa a realização de ecocardiografia fetal para o devido rastreamento.

Dentre as principais anomalias cardiovasculares associados à hidropisia, citam-se:

- Defeitos septais.
- Hipoplasia de câmaras esquerdas.
- Hipoplasia de ventrículo direito.
- Distúrbios do ritmo cardíaco.
- Insuficiência da válvula pulmonar.
- Fechamento precoce do forame oval ou do ducto arterioso.
- Transposição de grandes vasos.
- Anomalia de Ebstein.
- Tetralogia de Fallot.
- Cardiomiopatias.
- Rabdomioma.
- Fibroelastose subendocárdica.
- Estenose subaórtica.
- Coarctação aórtica.
- Descompensação por alto débito: anemia crônica, feto receptor na síndrome transfusor-transfundido (STT), trombose de veia cava inferior, hemangioma.
- Cardiopatias complexas.

Pratt et al. (1997) apresentaram um relato de caso em que houve desenvolvimento de hidropisia fetal associada à regurgitação tricúspide e constrição ductal 30 horas após a instituição de tocólise com indometacina em gestação única de 28 semanas.[11] A descontinuação do uso da indometacina resultou em resolução parcial dos achados supracitados em 72 horas, evoluindo para um parto com recém-nascido (RN) normal. Os autores concluíram relatando que os achados ultrassonográficos de constrição do ducto arterioso podem ser evidenciados 48 horas após iniciada a terapêutica com indometacina, fato permissível de resolução precoce do quadro de hidropisia fetal.

Encontra-se, ainda, descrita na literatura a ocorrência de constrição intermitente do ducto arterioso sem causa identificável, tornando este feto susceptível a complicações intrauterinas, incluindo restrição do crescimento intrauterino (RCIU), comprometimento cardíaco e hidropisia fetal.

Marton et al. (2001) descreveram um caso de hipertrofia da banda moderadora diagnosticado na 29ª semana de gestação, durante a qual a gestante desenvolveu poli-hidrâmnio agudo e, ao exame ultrassonográfico, evidenciou-se hidropisia fetal.[12] A ecocardiografia fetal revelou cardiomegalia, dilatação do ventrículo direito e alto fluxo direita-esquerda através do forame oval; o índice cardiotorácico foi de 0,65; o ventrículo direito apresentava-se dividido por um músculo extremamente hipertrofiado. Especulou-se que o poli-hidrâmnio e a hidropisia fetal deveram-se ao grave fluxo reverso através da válvula tricúspide que resultou em congestão venosa, como ocorre no caso de anomalia de Ebstein.

Zeltzer et al. (2003) apresentaram um relato de caso de coarctação de aorta abdominal em um feto com hidropisia fetal e cardiomiopatia severa.[13] Tal feto evoluiu após o nascimento com hipertensão maligna e cardiomiopatia reversível. Especula-se que a hipertensão fetal tenha sido a causa da disfunção cardíaca.

Anomalias Cromossômicas

A maioria das séries relata que as anomalias cromossômicas correspondem à segunda principal causa de HFNI, perfazendo aproximadamente 7 a 10% dos casos.

Dentre as anomalias cromossômicas, destacam-se:

- Síndrome de Turner – 45X.
- Trissomias: 21, 18 e 13.
- Triploidia.
- Tetraploidia.

Hematológicas

As causas hematológicas ocupam o terceiro lugar em frequência, sendo as de maior interesse:

- Alfa-talassemia homozigótica (55% dos casos).
- Deficiência de G6PD.
- Deficiência de piruvatoquinase.
- Hemoglobinopatias.
- Hemorragia intrafetal.
- Leucemias.
- Hipoproteinemias.
- Hemorragia feto-materna.

A alfa-talassemia homozigótica consiste na causa mais comum de hidropisia fetal nos países do sudeste da Ásia. Geralmente são mais comuns nas áreas onde a malária é endêmica. Tal afecção é responsável por anemia grave, hipóxia, falência cardíaca e hidropisia fetal.

Pulmonares

Entre as causas pulmonares que podem desencadear HFNI, destacam-se:

- Malformação adenomatoide cística do pulmão (MACP).
- Hérnia diafragmática.
- Hipoplasia pulmonar.
- Tumores mediastinais.
- Sequestro pulmonar.
- Linfangiectasia pulmonar.
- Atresia laríngea com hiperinsuflação pulmonar.
- Quilotórax.
- Cisto broncogênico.

Jauniaux et al. (2000) relataram um caso raro de cisto pulmonar diagnosticado em um dos fetos de uma gestação gemelar dizigótica no final do 1º trimestre de gestação.[14] A ultrassonografia (USG) revelou um cisto pulmonar relativamente extenso associado à translucência nucal (TN) aumentada e ETSC generalizado. As USGs realizadas subsequentemente revelaram resolução completa do edema, bem como do cisto pulmonar, e o feto apresentou desfecho pós-natal sem complicações. Este relato demonstra um caso em que a redução do retorno venoso consistiu na principal causa da HFNI.

Em análise retrospectiva de 474 fetos com hérnia diafragmática congênita (HDC), Sydorak et al. (2002) acompanharam 175 destes, onde puderam observar o desenvolvimento de hidropisia em 9% dos casos.[15] Os autores relatam que, apesar da rara associação entre HDC e hidropisia, quando esta ocorre, geralmente, é letal. Observaram, ainda, que a hidropisia geralmente se associa à HDC com envolvimento hepático, lesões à direita e anomalias letais. Por fim, concluem também que a intervenção fetal, nestes casos, pode ser benéfica.

Infecciosas

As doenças infecciosas representam, em média, 3,5% das causas de HFNI. Entre aquelas de maior incidência, citam-se:

- Parvovírus B19.
- Sífilis.
- Toxoplasmose.
- Citomegalovírus.

- Leptospirose.
- Doença de Chagas.
- Herpes simples.
- Ureoplasma ureolítico.
- Listeriose.
- *Coxsakie* B.
- Rubéola.
- Varicela.

O parvovírus humano B19 foi descoberto em 1975 e é responsável por 8 a 10% dos casos de HFNI, estando, portanto, também associado ao óbito fetal.[16-19]

Os estudos têm demonstrado que o estágio hepático da hematopoese fetal correlaciona-se com um período crítico para a infecção, sugerindo que o parvovírus B19 tenha afinidade pela linhagem hematopoética (comprometendo sua replicação nas células precursoras eritrocitárias), bem como pode proporcionar a ocorrência de miocardite viral. Ambas as situações são causas potenciais de anemia, podendo resultar em hidropisia fetal e evoluir para óbito intrauterino.[20]

A observação da medula óssea de indivíduos infectados pelo parvovírus B19 demonstra supressão das células da linhagem hematopoética, resultando em anemia e, em alguns casos, pancitopenia transitória (Fig. 86-1). A replicação viral nas células da linhagem eritrocitária potencialmente induz apoptose dessas células infectadas através da proteína não estrutural B19 NS-1, que, por sua vez, induz a destruição maciça das células da linhagem eritrocitária, culminando com anemia grave. Por fim, tal quadro clínico resulta em falência cardíaca fetal progressiva.[17,19,21]

Eltabbakh et al. (1994) publicaram um relato de caso de uma paciente com sorologia positiva para sífilis e alérgica à penicilina, sendo, portanto, tratada com eritromicina e tendo desenvolvido febre e hidropisia fetal após infecção intrauterina por sífilis. Diante do quadro, optou-se pela dessensibilização da paciente à penicilina, evoluindo com o desaparecimento da hidropisia fetal e a gestação progredindo ao termo, porém, com um recém-nascido pequeno para a idade gestacional (PIG) saudável, que evoluiu bem até o 1º ano de acompanhamento pós-natal.

Barton et al. (1992) apresentaram relato de caso em que três gestantes foram diagnosticadas como portadoras de sífilis intrauterina por meio de reação sorológica materna, achados ultrassonográficos e exclusão de outras causas de HFNI na 31ª, 32ª e 35ª semanas de gestação.[22] Tais gestantes foram tratadas com penicilina e, então, foi indicado parto prematuro terapêutico, sendo que todas as crianças sobreviveram. O presente relato demonstra que a sífilis consiste em uma causa de hidropisia fetal tratável.

Tumoral

Os mecanismos pelos quais formações tumorais podem causar HFNI consistem, principalmente, em redução do retorno venoso por compressão da veia hepática e da veia cava, bem como por sequestro de volume e/ou hemorragia intratumoral.

Os tumores que mais se correlacionam à ocorrência de hidropisia são:

- Teratoma sacrococcígeo.
- Higroma cístico.
- Linfangioma.

O teratoma sacrococcígeo (TSC) representa o tumor mais comum do recém-nascido, ocorrendo em 1:35.000 a 1:40.000 nascimentos. TSC consiste em um tumor derivado das células germinativas da região pré-sacral e, em apenas 10% dos casos apresenta caráter maligno. O prognóstico após a ressecção geralmente é satisfatório; todavia, quando associado à hidropisia fetal, pode evoluir rapidamente para poli-hidrâmnio e parto prematuro ou até mesmo para óbito intrauterino.

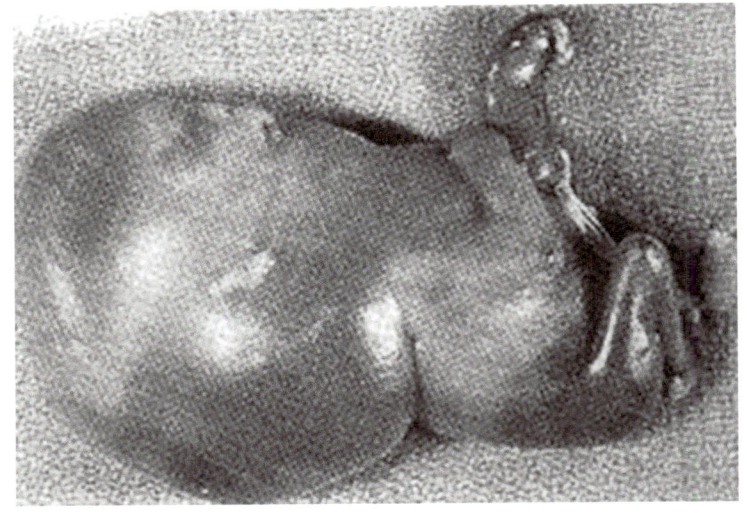

Fig. 86-2. Feto de 12 semanas com higroma cístico e hidrópico. (Fonte: Isfer, 1996.)[8]

Outros teratomas menos comuns também podem ser causas de hidropisia, dentre eles citam-se: *epignatus*, teratoma intracraniano e o teratoma mediastinal.[23,24]

Os higromas císticos e os linfangiomas consistem em anormalidades dos vasos linfáticos e, quando ocorrem nas partes posteriores e laterais do pescoço, associam-se com maior frequência a anormalidades cromossômicas (mais de 70% dos casos), hidropisia e outras anomalias estruturais (Fig. 86-2).[8]

Os higromas gigantes septados são, geralmente, observados no segundo trimestre de gestação e associam-se à Síndrome de Turner. Os mecanismos pelos quais o higroma cístico pode resultar em hidropisia fetal são reportados como obstrução ao retorno venoso pelo efeito de massa associada à perda proteica pelos cistos, ocasionando hipoproteinemia fetal.[8,23-26]

Has & Recep (2001) publicaram um relato de 30 casos de HFNI no 1º trimestre de gestação com o objetivo de avaliar a etiologia e a evolução destes casos.[27] A hidropisia foi encontrada em associação a anomalias estruturais em 25 (83,3%) dos casos e anomalias cromossômicas em 9 (47,3%) dentre 19 casos analisados. A medida da TN foi superior a 3 mm em 28 casos (93,3%) e o higroma cístico foi a anomalia mais comumente encontrada (73,3%). Todas as gestações resultaram em abortamento, óbito intrauterino ou interrupção da gestação. Os autores concluíram que a HFNI diagnosticada no 1º trimestre de gestação associa-se à elevada incidência de aneuploidia e com alta mortalidade (mesmo nos casos sem anomalias cromossômicas).

Síndromes Genéticas

Inúmeras são as condições genéticas que se associam à ocorrência de HFNI. As principais encontram-se listadas no Quadro 86-1.[28]

Gastrointestinal

A causa gastrointestinal pode ser responsável por 3,5% da ocorrência de HFNI, e compreende, principalmente, as seguintes patologias:

- Peritonite meconial.
- Volvo do intestino delgado.
- Cirrose infecciosa.
- Calcificações hepáticas.
- Fígado policístico.
- Atresia jejunal.
- Atresia biliar.
- Malformações vasculares.
- Defeitos da rotação intestinal.
- Displasia portal.
- Fístula traqueoesofágica.

Quadro 86-1. Condições Genéticas que podem estar associadas à Hidropisia Fetal

Síndromes Generalizadas	Etiopatogenia
Artrogripose	E
Síndrome de Cornelia de Lange	AD
Síndrome de Fanconi tipo III	AR
Hipofosfatasia	AR
Síndrome Kasabach-Merritt	AD
Síndrome Klippel-Trenaunay-Weber	E
Síndrome da contratura congênita letal tipo Finnish	AD
Síndrome do pterígio múltiplo letal	AR
Síndrome Maroteaux-Lamy	AR
Distrofia miotônica	AD
Síndrome Neu-Laxova	AR
Síndrome Kaufman-McKusick	AR
Síndrome de Noonan	DX
Síndrome Optiz-Frias	AD, DX
Síndrome de Mohr	AR
Síndrome de Pena-Shokeir	AR
Síndrome de poliesplenia	AR
Síndrome de Simpson-Golabi-Behmel	RX
Esclerose tuberosa	AD

Desordens Metabólicas	Etiopatogenia
Deficiência de carnitina	AR
Galactosialidose	AR
Gangliosidose GMI	AR
Doença de Gaucher	AR
Glicose fosfato isomerase	AD
Síndrome de Hurler	AR
Mucolipidose tipo I e II	AR
Mucopolissacaridose tipo IVA e VII	AR
Doença de Niemann-Pick tipo A e C	AR
Piruvatoquinase deficiente no eritrócito	AR
Sialúria	AR

Displasias esqueléticas	Etiopatogenia
Acondrogênese tipo I e IA	AR
Acondrogênese, Langer-Saldino	AR
Acondroplasia	AR
Distrofia torácica asfixiante	AR
Síndrome de Beemer	AR
Condrodisplasia tipo Blomstrand	AR
Condrodisplasia *punctacta* tipo Conradi-Hunermann	DX
Displasia Greenberg	AR
Síndrome de Fryns	AR
Osteocondrodistrofia de Koide	AR
Osteopetrose letal	AR
Osteogênese imperfeita tipo II	AD
Nanismo tanatofórico	AD, AR

AR: Autossômico recessivo; AD: autossômico dominante; DX: dominante ligado ao X; RX: recessivo ligado ao X; E: esporádico.
Modificado de Rodeck, 1999.[28]

Renal/Retroperitoneal

Entre as fetais conhecidas, correspondem às causas menos comuns de hidropisia, perfazendo aproximadamente 1,5% dos casos. As patologias mais encontradas são:

- Rins policísticos.
- Válvula de uretra posterior.
- Trombose da veia renal ou da veia cava.
- Estenose ou atresia uretral.
- Disgenesias renais.
- Ureterocele.
- Síndrome nefrótica do tipo "finlandesa", por hipoproteinemia.
- Nefroma mesoblástico.
- Neuroblastoma.
- Malformação cloacal.

Cranianas

As causas cranianas de HFNI incluem:

- Hidrocefalia.
- Encefalocele.
- Malformações arteriovenosas.
- Aneurisma da veia de Galeno.
- Teratoma.
- Hemangioendotelioma da meninge.
- Hemorragia intracraniana.

Endócrina

Hipotireoidismo Fetal

A fisiopatologia da associação entre hipotireoidismo congênito e HFNI tem sido motivo de discussão. Tem sido proposto que a deficiência hormonal seja responsável pela redução da estimulação adrenérgica no sistema linfático, levando à diminuição do fluxo linfático com resultante retorno da linfa para o compartimento vascular e congestão linfática e, finalmente, hidropisia fetal.[29]

Causas Anexiais

A HFNI desenvolvida a partir das patologias anexiais é, geralmente, uma consequência da descompensação cardíaca fetal. Em conjunto, as causas anexiais correspondem a 4% das causas de HFNI e podem ser segmentadas em:

Placentária
- Corioangioma.
- Mola combinada.
- Metástases placentárias.
- Trombose das veias alantocoriais.
- Banda amniótica.

O corioangioma consiste no tumor benigno mais comum da placenta, porém corresponde a uma causa pouco frequente de hidropisia. Os coriangiomas com mais de 4 cm de diâmetro associam-se à perda fetal em aproximadamente 40% dos casos.

Locham et al. (2001) publicaram um relato de caso de hidropisia fetal associado a um corioangioma gigante em que foi realizado parto prematuro terapêutico na 34ª semana de gestação, com o RN tendo desenvolvido edema, anemia, hepatoesplenomegalia e coagulopatia.[30]

Cordão (Funiculares)
- Trombose da veia umbilical.
- Tumores do cordão.
- Aneurisma de artéria umbilical.

Há controvérsias acerca de as patologias do cordão serem responsáveis pelo desenvolvimento de hidropisia, visto que, caso tais alterações sejam consideradas causas diretas de HFNI, seria esperado que os fetos portadores de artéria umbilical única evoluíssem, invariavelmente, com hidropisia, o que não tem sido observado. Portanto, especula-se que possa haver uma associação de patologias, não ocorrendo uma relação causal entre alterações funiculares e hidropisia.

Causas Maternas/Gestacionais

Outro grupo que compõe os fatores causais de HFNI é o das maternas/gestacionais. Entres estas, destacam-se:

- STT.
- Feto acárdico.
- Pré-eclâmpsia.
- Diabetes.
- Transfusão feto-materna.

Síndrome Transfusor-Transfundido (STT)

As gestações gemelares monocoriônicas apresentam anastomoses vasculares placentárias em praticamente todos os casos; entretanto, apenas uma minoria desenvolve STT (5 a 18%). Em tais casos, o desenvolvimento de hidropisia no feto receptor deve-se à hipervolemia, hipertrofia cardíaca e, consequentemente, falência cardíaca. Já o mecanismo responsável pela hidropisia do feto doador ainda é incerta, sendo, geralmente, decorrente de anemia fetal com consequente insuficiência cardíaca de alto débito. Acompanhando-se, todavia, as gestações gemelares que evoluíram com hidropisia fetal, esta tem sido observada com maior frequência nos fetos receptores do que nos doadores.

Feto Acárdico (TRAP)

Outra complicação das gestações gemelares monocoriônicas é a presença de anastomoses extensas placentárias do tipo arterioarteriais e venovenosas em estágio precoce da embriogênese, podendo desencadear gestação gemelar com feto acárdico, preferencialmente designada de sequência *twin reversed arterial perfusion (TRAP)*.

A incidência desta síndrome é de aproximadamente 1:35.000 gestações e apresenta alta mortalidade. O gêmeo sobrevivente comumente desenvolve insuficiência cardíaca congestiva, estenose pulmonar relativa, alteração na função hepática e hipoalbuminemia, podendo desencadear hidropisia e parto prematuro (Fig. 86-3).

Pré-Eclâmpsia

Apesar de a pré-eclâmpsia ter sido enumerada como uma das causas de hidropisia, na realidade, tal patologia corresponde a uma complicação materna da hidropisia fetoplacentária.[31]

Diabetes

Embora o diabetes tenha sido classicamente descrito como causa de hidropisia fetal, ainda não foi estabelecida relação causal entre tal patologia e a anasarca nos diversos estudos realizados.

Acredita-se que, diversas vezes, o espessamento do tecido celular subcutâneo (TCSC) do feto tenha sido confundido com edema subcutâneo e que a associação de poli-hidrâmnio a casos de diabetes materno descompensado também possa ter conduzido erroneamente ao diagnóstico de hidropisia fetal.

Transfusão Feto-Materna

Condições que concorram para o desenvolvimento de transfusão feto-materna desencadeiam anemia fetal, observando-se hepatomegalia e, menos comumente, cardiomegalia e hipoproteinemia fetais.

Causas Idiopáticas

Atualmente, são descritas mais de 400 causas responsáveis por hidropisia fetal ou associadas ao seu desenvolvimento. Todavia, uma parcela considerável dos casos permanece sem etiologia.

As séries iniciais consideravam como idiopáticos 30 a 65% dos casos; entretanto, o aprimoramento da propedêutica diagnóstica possibilitou a redução dessa taxa para aproximadamente 22 a 45% (Quadro 86-2).[32]

As séries de Holzgreve *et al.* (1984), com 50 casos, e de Hansmann *et al.* (1989), com 402 casos, apresentaram apenas 16% sem etiologia.[33] Acredita-se que a explicação mais provável para esta redução nas taxas das hidropisias fetais "idiopáticas" esteja no progresso dos meios propedêuticos de supervisão e exploração da gravidez, que têm permitido, cada vez mais, descobrir alterações mesmo que discretas: o exemplo mais marcante é o do diagnóstico de alterações transitórias do ritmo cardíaco fetal.

No período compreendido entre 1998 e 2003, foram diagnosticados, em nosso Serviço, 14 casos de HFNI. Destes, 79% apresentaram sua etiologia desvendada, permanecendo 21% dos casos como idiopáticos. Das causas elucidadas, a maior parcela correspondeu à Síndrome de Turner (21.4%); as demais etiologias foram distribuídas da seguinte forma:

- Cardiopatia isolada (14,3%).
- Higroma cístico isolado (14,3%).
- Cardiopatia associada ao higroma (7,2%).
- Talassemia (7,2%).
- Parvovírus B19 (7,2%).
- Obstrução intestinal (7,2%).

Os casos considerados idiopáticos apresentaram suspeita diagnóstica de origem infecciosa, em virtude de características hematológicas fetais (trombocitopenia e/ou pancitopenia), porém o agente infeccioso não pode ser confirmado.

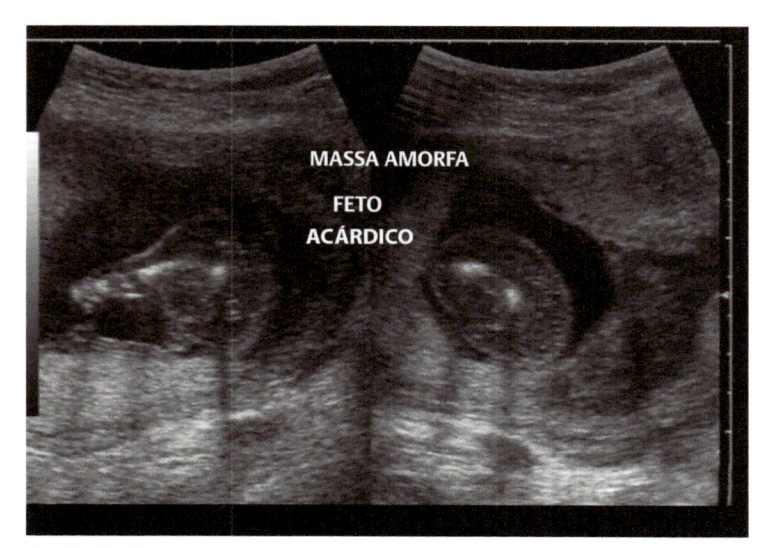

MASSA AMORFA

FETO ACÁRDICO

Fig. 86-3. Gêmeo acárdico.

Quadro 86-2. Causas Explicáveis *versus* Idiopáticas de HFNI

		Explicáveis	Idiopáticas
Etches	1979	87%	13%
Hutchinson	1982	56%	44%
Holzgreve	1984	84%	16%
Rizos	1984	70%	30%
Gough	1986	87%	13%
Hansmann	1989	84%	16%
Isfer	1996	79%	21%
Bellini	2009	83%	17%
Dreux	2015	96%	4%

Modificado de Isfer, 2015.[32]

PROPEDÊUTICA DIAGNÓSTICA

Sabendo-se que a HFNI representa uma manifestação comum a diversas situações mórbidas (doenças), a propedêutica diagnóstica deverá ser realizada de forma abrangente, porém, de modo criterioso, organizado e racional. Tudo isso visando a preservar o binômio mãe-feto e a otimizar o diagnóstico etiológico, assegurando, assim, o melhor prognóstico fetal.

Para inúmeros estudiosos, a HFNI é rotulada como um dos maiores desafios à Medicina Fetal, tanto do ponto de vista diagnóstico (identificar a etiologia) quanto do sucesso perinatal.

Descreve-se, a seguir, o modo de como a propedêutica diagnóstica é aplicada em nosso Serviço (Protocolo FETUS). Esta propedêutica se baseia em uma metodologia não invasiva, inicialmente, com posterior obtenção de exames fetais mais específicos (exames invasivos) (Quadro 86-3).[32]

Em síntese, nosso protocolo aborda a HFNI em quatro etapas, a saber:

Etapa I – Propedêutica Diagnóstica Não Invasiva (Nível Materno)

Esta etapa do Protocolo FETUS, abrange três itens:

- Anamnese.
- Exame físico.
- Avaliação laboratorial materna.

Anamnese

A anamnese consiste na obtenção da história da gestação atual em todos os seus detalhes, tendo por objetivo rastrear:

- Sintomas infecciosos.
- Relato do aumento súbito do volume abdominal.
- Se há desconforto respiratório.
- História obstétrica pregressa (em particular, afastar possível causa imunológica).
- Antecedentes pessoais e/ou familiares mórbidos (p. ex., diabetes, doenças hereditárias e metabólicas, infecções, anemias e uso de medicações).

Exame Físico

No exame físico, deve-se averiguar, entre outros achados inespecíficos, sinais de descompensação materna como:

- Aumento incomum do volume abdominal, levando à suspeita diagnóstica de poli-hidrâmnio.
- Aumento da frequência respiratória.
- Edema periférico de TCSC.
- Aumento da tensão arterial.

Avaliação Laboratorial Materna

Este quesito está diretamente relacionado com a anamnese materna. Ou seja, de acordo com a história clínica da paciente (em particular, os antecedentes pessoais, familiares e obstétricos), determinados exames laboratoriais far-se-ão necessários para o adequado rastreamento do fator causal (Quadro 86-4).

Da mesma forma, diversos outros não precisarão ser solicitados, tendo em vista esse mesmo histórico materno.

Levando-se em consideração a vasta abrangência etiológica da HFNI, os principais exames a serem selecionados, de acordo com cada caso, seriam:

- Tipagem sanguínea e fator Rh.
- Coombs indireto e aglutininas irregulares (Pesquisa de Anticorpos Irregulares): com o objetivo de afastar causas imunes de hidropisia.
- Hemograma e eletroforese de hemoglobina: investigação de α-talassemia-1.
- Teste de tolerância oral à glicose e hemoglobina glicosilada.
- Pesquisa de déficit enzimático de glicose-6-fosfato-piruvatoquinase.
- Teste de Kleihauer-Bethke: visando eliminar a possibilidade de hemorragia feto-materna.
- Rastreamento bioquímico para cromossomopatia (alfafetoproteína, β-hCG, PAPP-A): interroga-se, aqui, sua real validade, visto que correspondem a métodos rastreadores, e não diagnósticos de cromossomopatias.
- Perfil sorológico: sífilis, rubéola, toxoplasmose, parvovírus B19, CMV, herpes, listeriose, HIV, doença de Chagas e outros agentes (de acordo com a anamnese).
- Perfil tireoidiano.
- Proteínas totais e frações.
- Perfil da função hepática e renal.
- Anticorpos anticoagulantes lúpicos, anticardiolipina, antifosfolipídio.
- Avaliação laboratorial fetal no sangue materno (NIPT – *non invasive prenatal test*): diagnóstico não invasivo utilizando células fetais no sangue materno. A obtenção e posterior análise de eritroblastos fetais têm possibilitado o diagnóstico de determinadas anomalias

---

Quadro 86-3. Propedêutica Diagnóstica na HFNI (Etapas)

Etapa I – Propedêutica Diagnóstica Não Invasiva (Nível Materno)

- Anamnese
- Exame físico
- Avaliação laboratorial

Etapa II – Propedêutica Diagnóstica Não Invasiva (Nível Fetal)

- Diagnóstico por imagem
  - US obstétrico morfológico
  - Doppler obstétrico
  - US-3D
  - Ecocardiografia
  - Tomografia computadorizada
  - Ressonância magnética
- Cardiotocografia anteparto (!?)

Etapa III – Propedêutica Diagnóstica Invasiva (Nível Primário)

- Biópsia de vilosidades coriônicas
- Amniocentese
- Cordocentese
- Punção de derrames serosos (toracocentese/paracentese)
- Punção de outras coleções líquidas

Etapa IV – Propedêutica Invasiva (Nível Secundário)

- Biópsia hepática
- Biópsia muscular

Modificado de Isfer, 2015.[32]

Quadro 86-4. Etapa I – Propedêutica Diagnóstica Não Invasiva (Nível Materno)

Avaliação laboratorial materna

- Tipagem sanguínea
- *Coombs* indireto e pesquisa de anticorpos (aglutininas) irregulares
- Hemograma completo e eletroforese de hemoglobina
- Perfil sorológico para Infecções:
  - Viral: CMV, parvovírus B19, hepatite (A,B,C), herpes simples 1 e 2, varicela, rubéola
  - Parasitária: toxoplasmose, Chagas
  - Bacteriana: sífilis, listeriose
- Teste de tolerância oral à glicose e hemoglobina glicada
- Pesquisa de déficit enzimático de glicose-6-fodfato-piruvatoquinase
- Teste de Kleihauer-Bethke
- Rastreamento bioquímico para cromossomopatias (β-HCG, PAPP-A)
- Perfil tireoidiano
- Proteínas totais e frações
- Perfil da função hepática e renal
- Perfil para síndrome anticorpo antifosfolípide
- Avaliação laboratorial fetal no sangue materno (NIPT)

CMV: Citomegalovírus.

responsáveis pelo desenvolvimento de hidropisia fetal, a exemplo das trissomias e da α-talassemia-1 homozigótica. As células fetais obtidas do sangue materno são enriquecidas por técnica de separação magnética (*magnetic cell sorting* – MACS) ou separação com células ativadas pela fluoresceína (*fluorescence activated cell sorting* – FACS) e, posteriormente, utilizam-se sondas de DNA específicas para os cromossomos e hibridização *in situ* com fluoresceína (*fluorescent in situ hybridization* – FISH).

Etapa II – Propedêutica Diagnóstica Não Invasiva (Nível Fetal)

Esta etapa do Protocolo FETUS compreende dois segmentos, a saber:

- Diagnóstico por imagem (principal).
- Cardiotocografia anteparto (de utilidade questionável nos dias atuais).

Diagnóstico por Imagem

Dentro deste segmento, a medicina fetal usufrui, hoje, de diversos exames. Esses, por sua vez, também devem ser criteriosamente selecionados de acordo com cada caso.

Entre os principais exames de imagem, destacam-se:

- Ultrassonografia obstétrica morfológica (USG-M).
- Dopplervelocimetria obstétrica.
- Ultrassonografia 3D (USG-3D).
- Ecocardiografia fetal.
- Tomografia computadorizada.
- Ressonância magnética.

Ultrassonografia Obstétrica Morfológica (USG-M)

A USG-M consiste no exame por imagem de eleição para o diagnóstico da HFNI, bem como na busca da possível etiologia.

Os sinais necessários para diagnóstico são:

- Edema subcutâneo (maior que 5 mm).
- Acúmulo de fluido em cavidades serosas.
- Poli-hidrâmnio.
- Espessamento placentário.

Tais achados ultrassonográficos podem ser encontrados em diferentes combinações e em afecções variadas; todavia, os critérios mínimos para o diagnóstico da HFNI incluem acúmulo de fluido em pelo menos uma ou duas cavidades serosas (peritoneal, pleural ou pericárdica) associado a edema subcutâneo.

Através da USG-M é possível classificar a hidropisia fetal em dois estágios:[8]

- *Estágio I (anasarca inicial):* feto com vitalidade preservada, hepatomegalia, LA normal ou ligeiramente aumentado, lâmina de ascite, placenta normal ou ligeiramente espessada.
- *Estágio II (anasarca confirmada):* feto com comprometimento da vitalidade, com edema subcutâneo generalizado, hepatomegalia, derrame em cavidades serosas, poli-hidrâmnio, placenta espessada e edemaciada.

A USG-M é extremamente importante na avaliação sistemática e segmentada do feto, procurando-se elucidar a etiologia da HFNI (Figs. 86-4 e 86-5 e Quadro 86-5).[32]

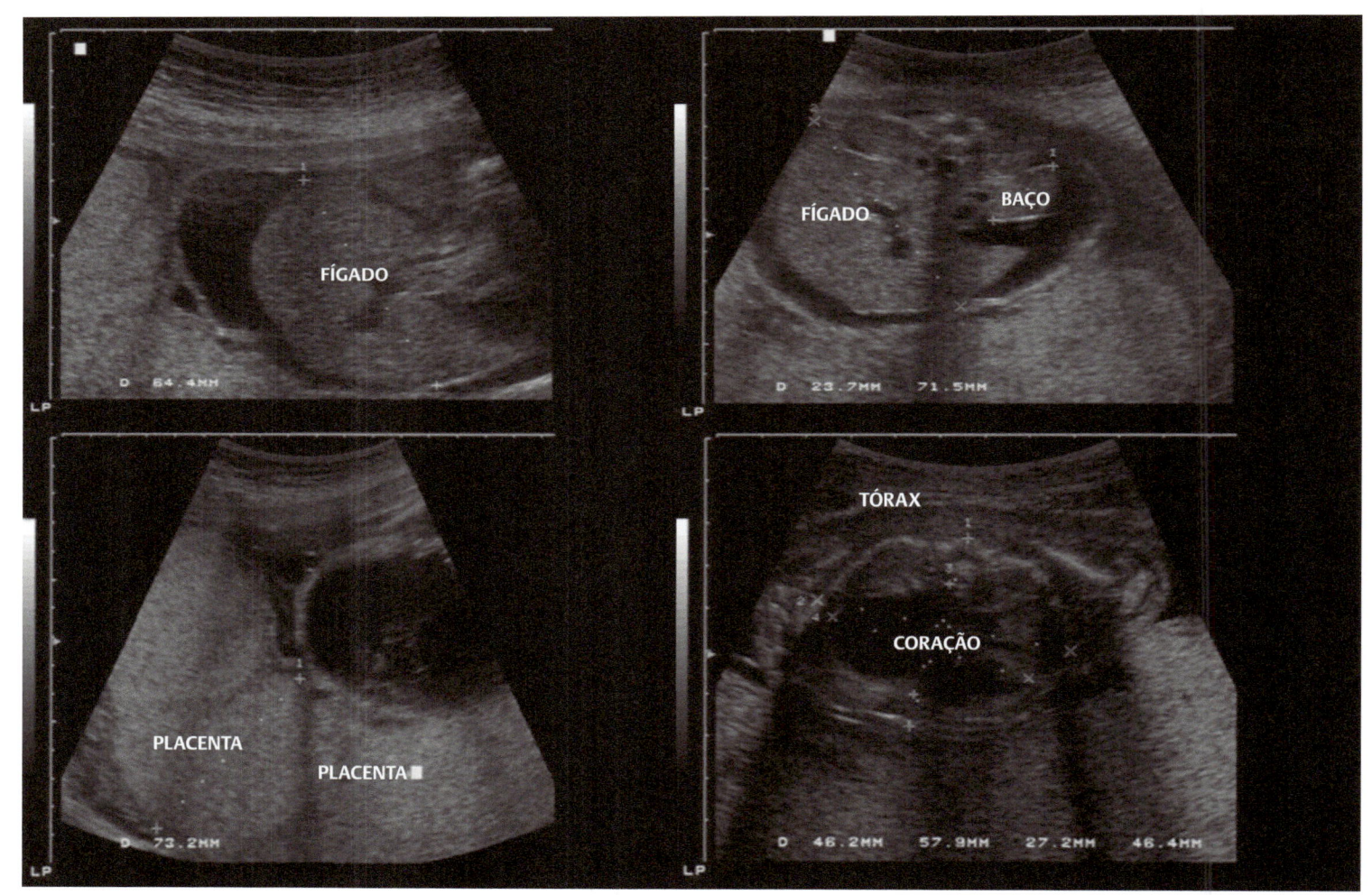

Fig. 86-4. USG-M 2D: feto de 29 semanas e 3 dias, portador de alfatalassemia, apresentando ascite, hepatoesplenomegalia, placentomegalia, cardiopatia dilatada, edema subcutâneo, restrição de crescimento intrauterino, oligoidrâmnio absoluto.

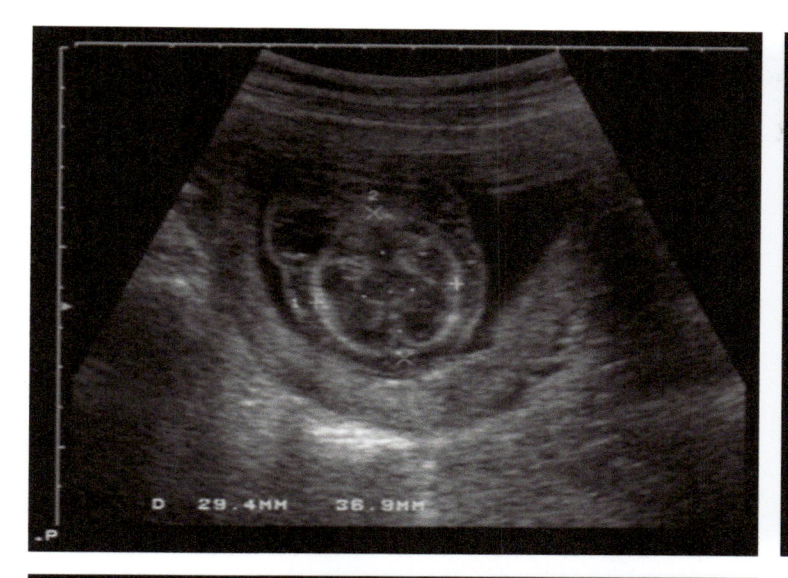
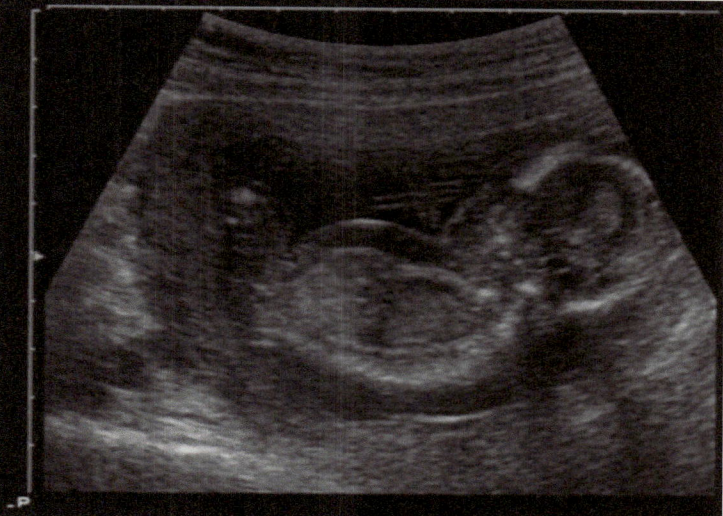
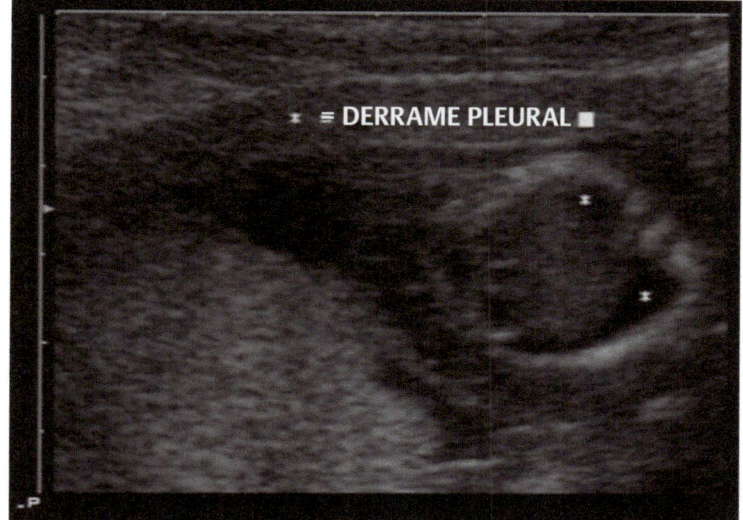

Fig. 86-5. USG-M 2D: feto de 15 semanas e 5 dias com higroma cístico apresentando derrame pleural e edema subcutâneo generalizado.

Quadro 86-5. Achados Ultrassonográficos nas Diversas Etiologias da HFNI

Alterações fetais	Etiologia	Alterações fetais	Etiologia
Polo cefálico		**Abdome**	
■ Dilatação ventricular/microcefalia	Toxoplasmose, CMV	■ Alças intestinais hiperecogênicas agrupadas	Peritonite meconial
■ Massa intracraniana	MF arteriovenosa/tumores	■ Massas abdominais	Tumores
Pescoço		■ Estruturas tubulares ecogênicas	Obstrução ou torção do TGI
■ Massa cística	Higroma cístico		Torção de cisto ovariano
Coluna		■ Hiperecogenicidade renal/hidronefrose	Nefropatias
■ Massa tumoral	Teratoma sacral	■ Massa retroperitoneal	Neurofibromatose
Tórax		**Extremidades**	
■ Imagens císticas pulmonares	MACP	■ Membros encurtados	Acondroplasia
■ Massa mediastinal	Tumores	■ Contraturas	Artrogripose
■ Distúrbios do ritmo cardíaco	Arritmias	■ Fraturas	Osteogênese imperfeita
■ Malformação cardíaca	Cardiopatias congênitas	**Cordão umbilical**	
■ Imagem cística torácica	Hérnia diafragmática	■ Massas funiculares	Tumores
		Placenta	
		■ Aumento da espessura e da ecogenicidade	Corioangioma

Isfer (2015).[32]

Dopplervelocimetria Obstétrica (Doppler)

O Doppler tem sido um método de grande valor no acompanhamento de fetos hidrópicos. Inicialmente estudado em fetos com hidropisia imune, hoje também apresenta grande interesse no seguimento de fetos com HFNI.

O território vascular estudado com o Doppler é extenso; no entanto, é a artéria cerebral média (ACM) que se tem correlacionado melhor com o estado anêmico dos fetos nos casos de hidropisia. Em estudo multicêntrico, quando o pico da velocidade sistólica (PVS) da ACM se apresentou superior a 1,5 múltiplo da mediana (MoM) para a idade gestacional referida, observou-se sensibilidade de 100% para o diagnóstico de anemia fetal, com uma taxa de falso-positivo de 12% (Mari, 2000).[34]

Abdel-Fattah et al. (2001), ao avaliarem 17 gestantes com fetos hidrópicos (incluindo causas imunes e não imunes), investigaram a correlação entre a velocidade do pico sistólico da ACM (VPS-ACM) e anemia fetal, obtendo como resultado uma relação negativa entre a VPS-ACM e o valor da hemoglobina fetal (p < 0,0001).[35] A sensibilidade do método na detecção de anemia fetal encontrada foi de 91%, enquanto a especificidade foi de 100%. Os autores concluíram afirmando que a VPS-ACM consiste em um método não invasivo de detecção de anemia fetal, possibilitando acompanhamento dos fetos hidrópicos e permitindo adequada indicação de transfusão intraútero (TIU), quando esta consistir no método terapêutico de eleição.

Lam et al. (2002) investigaram pelo Doppler da ACM 19 fetos com 12 a 13 semanas de gestação afetados por α-talassemia-1 homozigótica objetivando predizer anemia fetal. Desses fetos, dois apresentavam-se hidrópicos no momento em que foi realizado o estudo Doppler.[36] Tais fetos portadores de α-talassemia-1 apresentaram aumento significativo na VPS-ACM quando comparados com fetos sem tal afecção.

No ano anterior, este mesmo grupo avaliou o Doppler do ducto venoso em 20 fetos portadores de α-talassemia-1 homozigótica, também entre 12 e 13 semanas de gestação, mas nenhum deles se apresentava hidrópico. Observaram que os fetos acometidos estudados apresentaram aumento significativo da velocidade de fluxo do ducto venoso, durante o ciclo cardíaco, quando comparados aos fetos normais.

Dreux et al. (2015), em seu artigo, recomendam a investigação no concepto bem como nos pais de estomatocitose (patologia rara, de herança autossômica dominante), sempre que haja a suspeita de anemia fetal.[37]

Já o estudo Doppler do ducto venoso parece ser um método importante para a predição da falência cardíaca causada por anemia fetal que, por sua vez, poderá resultar em hidropsia fetal.

Ultrassonografia Tridimensional (USG-3D)

Um dos primeiros relatos envolvendo essa tecnologia de diagnóstico por imagem foi relatado por Hata et al. (1999), que estudaram 6 fetos com hidropisia fetal, entre 15 e 32 semanas de gestação, com o objetivo de descrever os achados na USG-3D.[38] Observaram que, após 25 semanas de gestação, edema subcutâneo, derrame pleural e ascite foram adequadamente reconhecidos e, portanto, a USG-3D parece ser um método adequado à visualização da HFNI (Fig. 86-6).[39]

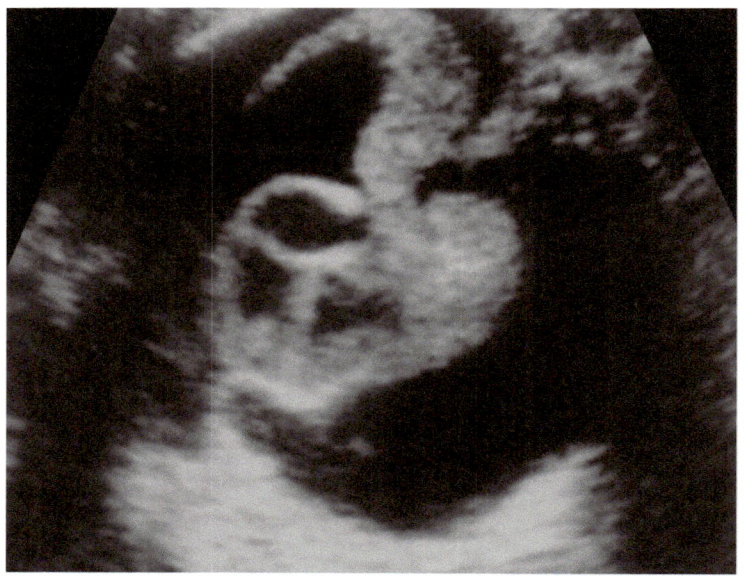

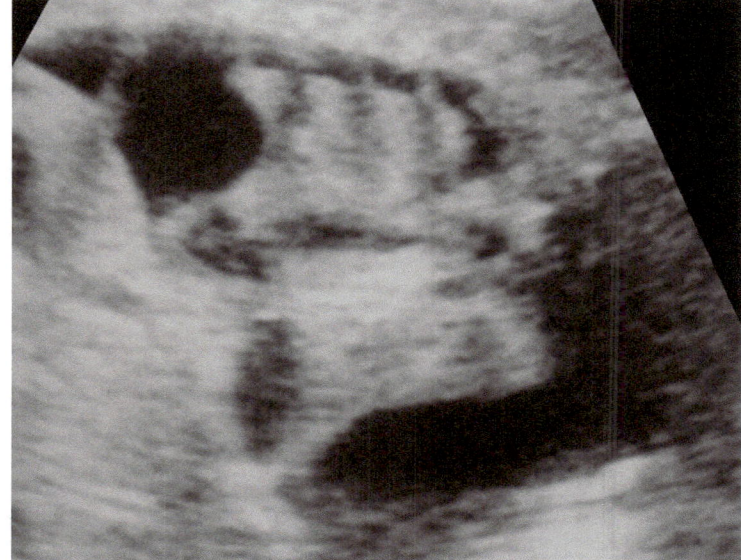

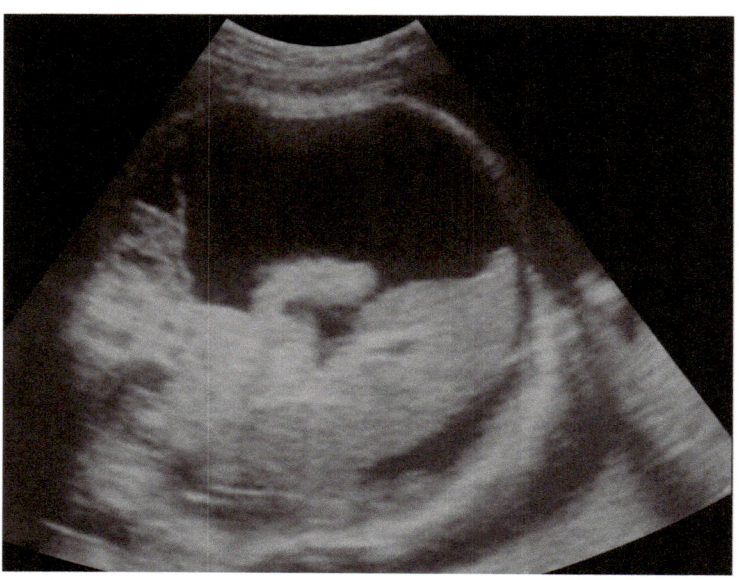

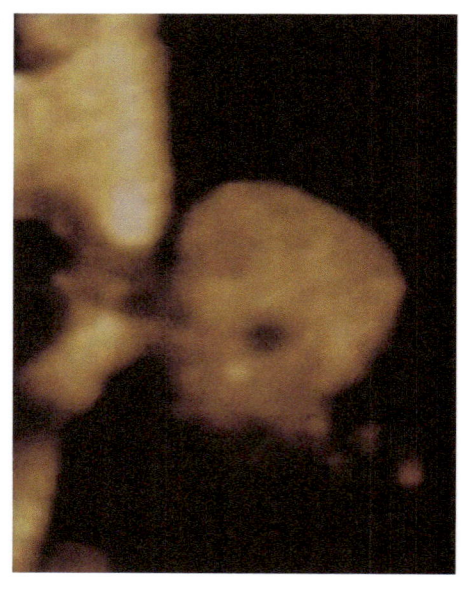

Fig. 86-6. US 2D: hidrotórax, ascite fetal; US 3D: ascite fetal; RM: hidrotórax, anasarca fetal; anatomopatológico: hepatomegalia, hipoplasia pulmonar. (Cortesia: Heron Werner, 2003.)[39] *(Continua)*

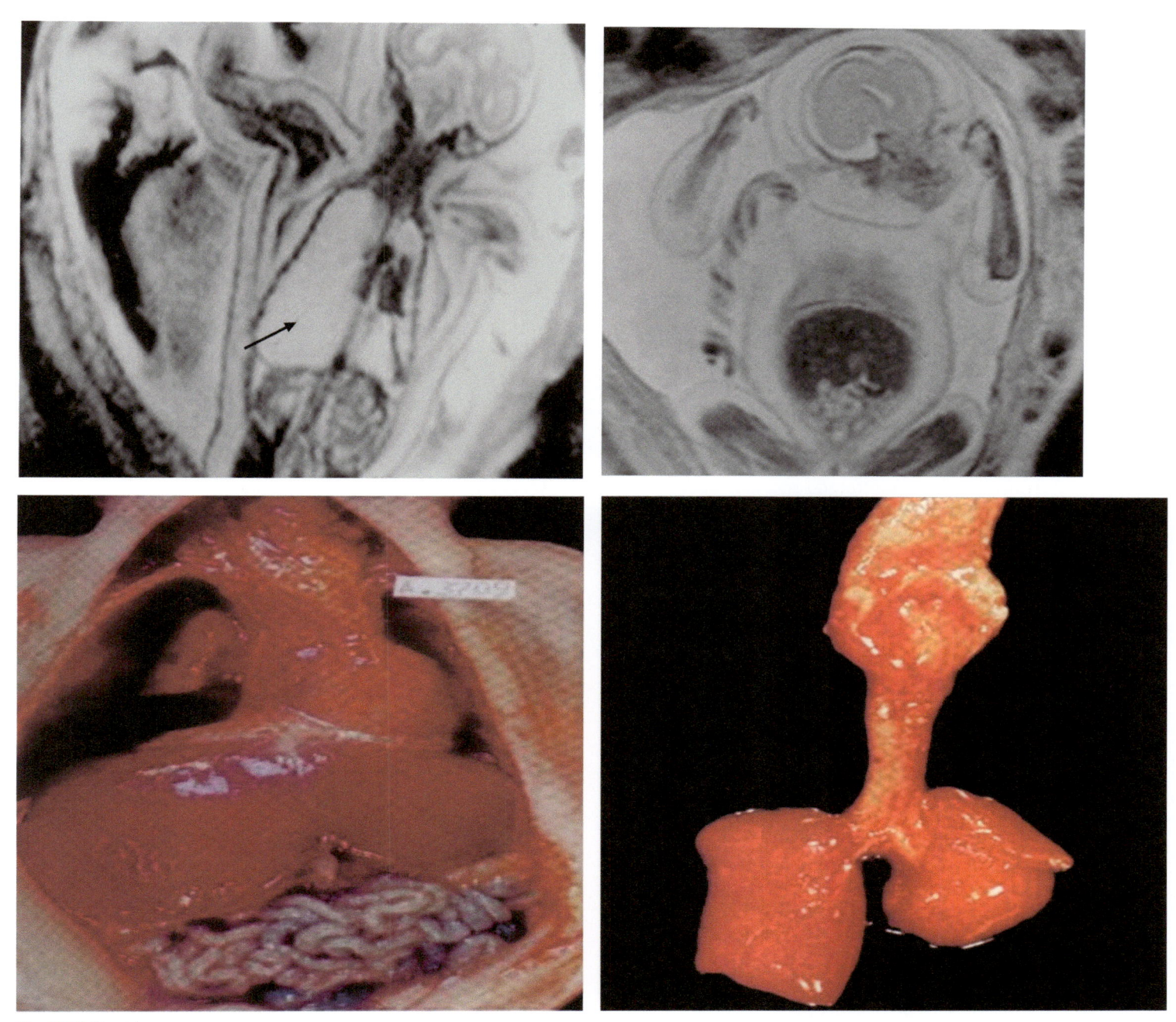

Fig. 86-6. *(Cont.)*

Outra ajuda importante que a USG-3D já vem proporcionando para as situações onde o concepto é acometido por HFNI é o fato de poder avaliar, com maior precisão, o volume de órgãos importantes para determinar o crescimento fetal, particularmente o fígado (pelo uso do VOCAL – *Virtual Organ Computer – Aided Analysis*). Em paralelo, espera-se também que, e em futuro próximo, a USG-3D possa contribuir na aferição do desenvolvimento de outros órgãos de importância (como pulmão, cérebro, pâncreas, baço, intestino e outros), bem como no prognóstico "potencial" dos mesmos.

Em síntese, espera-se que a USG-3D possa contribuir na busca da gênese e da etiopatogenia dos fatores causais da HFNI.

Ecocardiografia Fetal

Trata-se de avaliação obrigatória nos casos de hidropisia fetal, visto que, das mais de 400 causas descritas na literatura, aproximadamente 25 a 30% são de origem cardíaca (malformação ou arritmia).

A realização da ecocardiografia fetal também é importante na determinação do prognóstico fetal, já que a hidropisia associada à malformação cardíaca estrutural (mesmo sem arritmia associada) representa fator de mau prognóstico.

Além de ser essencial ao diagnóstico da HFNI, a ecocardiografia fetal ainda pode ser utilizada na monitorização da terapêutica transplacentária da falência cardíaca (Fig. 86-7).[40]

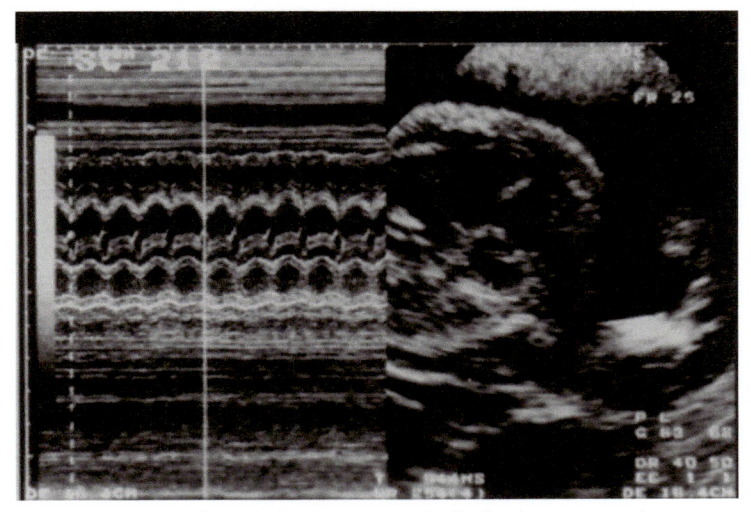

Fig. 86-7. Taquicardia paroxística supraventricular fetal por reentrada.

Tomografia Computadorizada (TC)

A TC pode oferecer melhor resolução da anatomia fetal. Entretanto, sua utilização permanece restrita em decorrência da movimentação ativa fetal e, principalmente, da contraindicação à utilização de radiação durante a gestação.

Sua maior utilidade (indicação) seria para aqueles casos de HFNI, em que a principal suspeita etiológica resida nas displasias esqueléticas, em particular as letais.

Ressonância Magnética (RM)

Detalhes da anatomia fetal podem ser obtidos por meio da RM, principalmente após o desenvolvimento de novas técnicas de avaliação, minimizando o efeito da movimentação fetal. Todavia, sua utilização restringe-se a casos selecionados em razão do alto custo operacional e pelo fato de que a maioria dos casos pode ser adequadamente estudada pela USG (Fig. 86-6).

Cardiotocografia (CTR) Anteparto

Trata-se de método inadequado para o acompanhamento do feto hidrópico, pois se apresentará com traçado anormal (padrão sinusoidal) apenas naqueles fetos gravemente anêmicos e, portanto, em estados hipoxêmicos importantes (Fig. 86-8).

Ou seja, são fetos em estado terminal ou próximos a esse.

Etapa III – Propedêutica Diagnóstica Invasiva (Nível Primário)

Considera-se, nesta etapa – Nível Primário, aqueles exames fetais invasivos ditos tradicionais (biópsia de vilosidades coriônicas – BVC, amniocentese e cordocentese), como também as punções dos derrames serosos (paracentese e pleurocentese) e de outras coleções líquidas, como, por exemplo, punção vesical ou de cistos. Logo, a Etapa III deve ser realizada conjuntamente com as duas anteriores, pois, quanto mais rápido se puder obter o diagnóstico etiológico, mais precocemente se poderá definir o prognóstico e se haverá possibilidade de tratamento fetal.

A seguir relacionam-se o tipo de procedimento invasivo bem como os exames que podem ser solicitados.

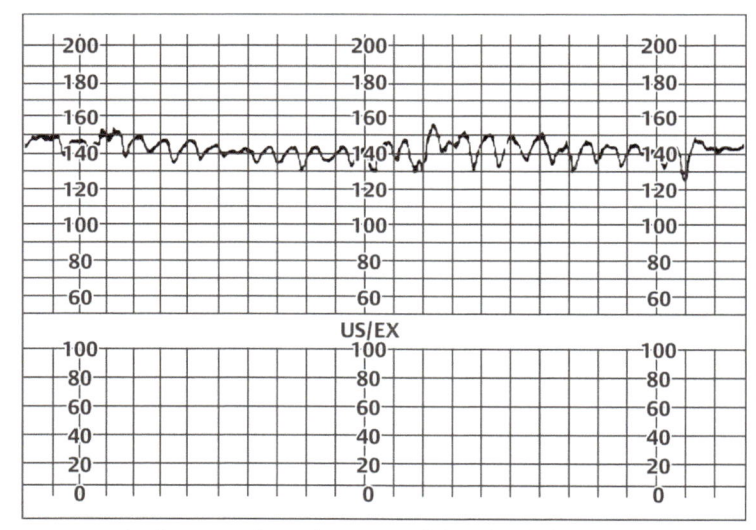

Fig. 86-8. Cardiotocografia: padrão sinusoidal em feto hidrópico.

Biópsia de Vilosidades Coriônicas (BVC)

- Cariótipo fetal (*microarray*).
- Análise do DNA fetal em gestantes com história de doenças hereditárias como, por exemplo, na α-talassemia-1 homozigótica, bem como na suspeita de doenças metabólicas.

Amniocentese

- Cariótipo fetal (*microarray*).
- Pesquisa do DNA fetal nos casos selecionados.
- Pesquisa de infecções congênitas por PCR e/ou culturas.
- Pesquisa de alfafetoproteína.
- Avaliação de testes metabólicos: Gaucher, Tay-Sachs, GM1 gangliosidose.
- Análise do sobrenadante do líquido amniótico: glicosaminoglicanos, oligossacarídeos.
- Delta DDO 450: mucolipidose II, síndrome de pterígio múltiplo, α-talassemia-1 homozigótica.
- Pesquisa de enzimas digestivas: obstruções intestinais (alanina aminotransferase – ASAT, gamaglutamil transpeptidase – GGT, aminopeptidase – AMP, fosfatase alcalina isoenzima intestinal – FA-i). No entanto, essas enzimas apresentam valor preditivo diagnóstico melhor quando avaliadas no líquido ascítico (como reportado a seguir, na paracentese).

Cordocentese (Sangue Fetal)

- Cariótipo fetal (*microarray*).
- Tipagem sanguínea e fator Rh.
- Coombs direto.
- Hemograma: permite analisar possível anemia fetal, afastar coagulopatias de consumo, bem como suspeitar de doenças infecciosas, a exemplo da parvovirose B19 que cursa com pancitopenia e marcante trombocitopenia.
- Eletroforese de hemoglobina (investigar α-talassemia).
- Proteínas totais e frações.
- Enzimas hepáticas.
- Avaliação da função hepática e renal.
- Gasimetria arterial.
- Pesquisa de infecção congênita: IgM total e específicas, culturas.
- Função tireoidiana fetal.
- Estudos genético-moleculares: pesquisa de desordens mitocondriais e metabólicas.[8,29,41,42]

O Quadro 86-6 resume a Etapa III – Propedêutica Diagnóstica Invasiva (Nível Primário).

Em detrimento do que foi exposto acima, toda sorte de procedimento invasivo poderá ser requisitado; logo, é nesta Etapa III que todo o conhecimento e experiência da equipe médica serão colocados em prova.

Entretanto, um exame que merece uma menção à parte é o cariótipo fetal. Em decorrência da complexidade biológica que envolve a investigação das possíveis causas da HFNI, recomenda-se, como ideal, a utilização da metodologia de análise cromossômica por *microarray*, pois se trata de tecnologia molecular que identifica anormalidades das cópias de variantes numéricas submicroscópicas nos cromossomos, que geralmente não são detectados pelos exames de cariótipos tradicionais (Quadro 86-7).

Em síntese, diante de cada caso em questão, cabe à equipe médica definir quais procedimentos invasivos serão necessários, bem como os exames a serem solicitados. Enfim, é imperiosa uma análise crítica e racional prévia tanto quanto experiência e bom senso.

Quadro 86-6. Etapa III – Propedêutica Diagnóstica Invasiva (Nível Primário)

Biópsia de Vilosidades Coriônicas

- Citogenética (cariótipo fetal e determinação do sexo)
- Bioquímico (estudo enzimático para doenças metabólicas hereditárias)
- Biologia molecular (análise de DNA fetal)

Amniocentese

- Citogenética (cariótipo fetal)
- Biologia molecular (análise de DNA fetal)
- Pesquisa de infecção congênita (PCR)
- Pesquisa de AFP
- Avaliação enzimática (doenças metabólicas hereditárias)
- Análise de glicosaminoglicanos e oligossacarídeos
- Delta DDO 450
- Pesquisa de enzimas digestivas (obstruções intestinais)

Cordocentese

- Citogenética (cariótipo fetal)
- Tipagem sanguínea e fator Rh
- Coombs direto
- Hemograma completo
- Eletroforese de hemoglobina
- Pesquisa de infecção congênita (IgM total e específica, enzimas hepáticas)
- Proteínas totais e frações
- Função hepática fetal
- Função renal fetal
- Função tireoidiana fetal
- Gasometria fetal
- Biologia molecular (análise de DNA fetal) (incluir pesquisa de mucoviscidose em caso de anomalia intestinal intraútero no feto)

Toracocentese (líquido pleural)

- Citologia: celularidade (taxa% de linfócitos)
- Bioquímica: proteínas totais e frações
- Pesquisa infecciosa: partículas virais, IgM total

Paracentese (ascite)

- Citologia: celularidade (taxa% de linfócitos) & citologia (pesquisa de células vacuolizadas)
- Bioquímica: proteínas totais e frações, enzimas digestivas, beta-2 microglobulina (e outros eletrólitos)
- Pesquisa infecciosa: partículas virais, IgM total

Punção vesical

- Bioquímica (função renal fetal)

AFP: Alfafetoproteína; PCR: reação em cadeia da polimerase

Quadro 86-7. Cariótipo Fetal – Metodologia: *Microarray*

Tecnologia

- Que identifica anormalidades nos cromossomos, incluindo aquelas submicroscópicas que não são detectadas pelos exames de cariótipos usuais

Metodologia de alta resolução que detecta

- Alterações no número de cópias (perdas e ganhos)
- Diversas anormalidades cromossômicas
- Contaminação celular materna
- Dissomias ancestrais ou uniparentais

Material: Vilosidade coriônica; líquido amniótico; sangue fetal.

Toracocentese e Paracentese

A punção das coleções serosas também tem sido de grande importância, culminando em dupla finalidade: auxílio no diagnóstico etiológico (e/ou etiopatogenia) e como tratamento paliativo ou sintomático do feto. Salienta-se, inclusive, que por ocasião do parto é recomendável drenar o líquido seroso pleural, algumas horas antes, com o objetivo de facilitar a reanimação neonatal, principalmente quando o derrame pleural for de grau moderado/acentuado.

A punção de derrames serosos também pode ser útil no diagnóstico das infecções congênitas, porém é na avaliação da presença de linfócitos, caracterizando derrame quiloso, que impera sua principal investigação. Já a observação do aumento das enzimas intestinais na ascite, diagnostica peritonite meconial (Figs. 86-9 e 86-10).

Schimider et al. publicaram, em 2003, estudo retrospectivo com 26 casos de fetos com ascite isolada, dos quais 4 evoluíram com hidropisia fetal.[43] A principal causa (etiologia) foi a presença de uma ou mais malformações congênitas, encontrada em 16 casos (cardiovascular – 5 casos; gastrointestinal – 5 casos; geniturinária – 4 casos; SNC – 1 caso; e pulmonar – 1 caso). Os autores recomendam que na presença de suspeita de anomalia intestinal no feto, à USG-M, pesquisar a presença de mucoviscidose (fibrose cística).

Em 2015, o grupo francês de Dreux et al. (2015) propôs a análise bioquímica e citológica do líquido ascítico como importante etapa na investigação etiológica nos casos de HFNI e/ou de ascite isolada.[37] Neste trabalho, o líquido ascítico foi coletado em todos os 100 casos, e sua análise permitiu a detecção da etiologia em 96% dos casos, quando a causa não tinha sido identificada, previamente, pela USG-M. Em relação à análise bioquímica da ascite, os autores observaram o seguinte perfil, em detrimento da patologia em questão:

- Etiologia urinária e geniturinária → significante baixo nível de proteínas (menor que 10 g/dL), em 75% dos casos.

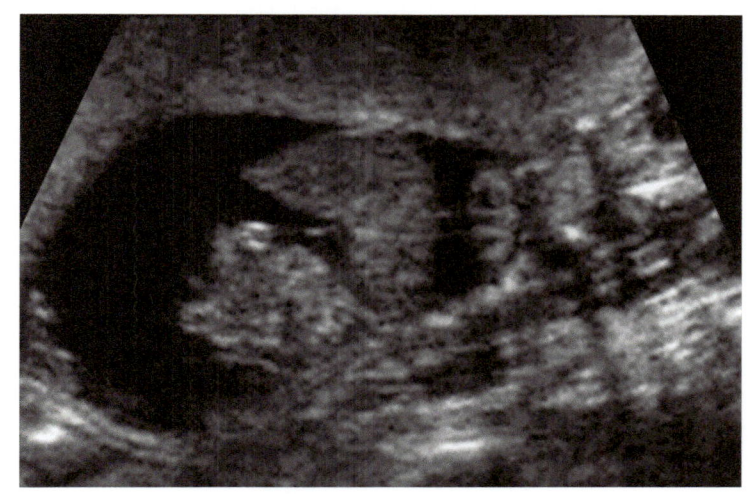

Fig. 86-9. Ascite fetal.

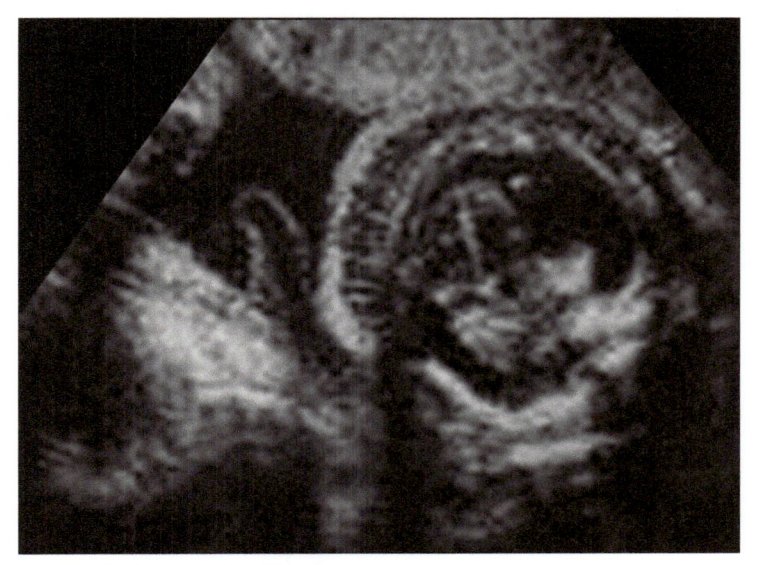

Fig. 86-10. Derrame pleural fetal.

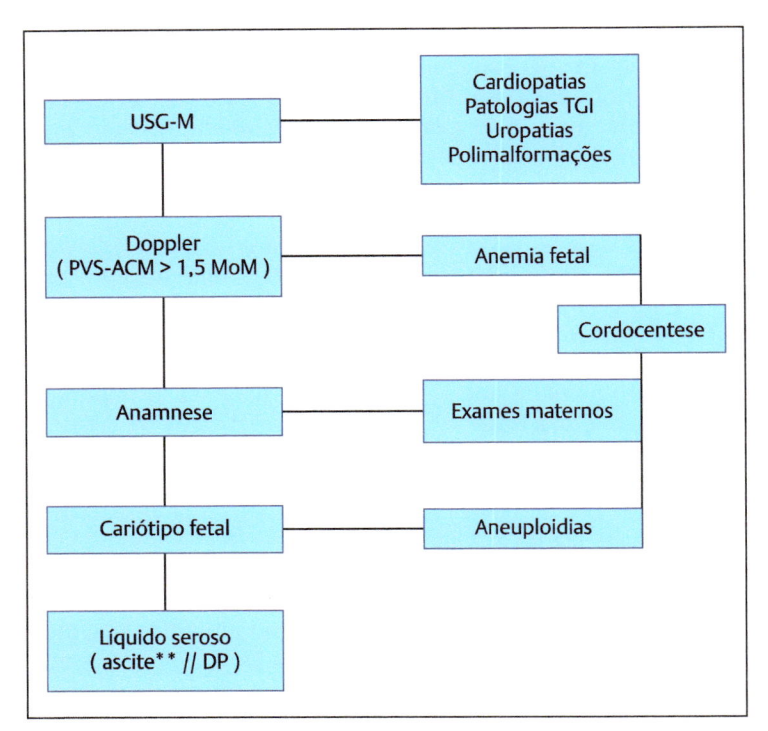

Fig. 86-11. HFNI: conduta pré-natal (etapa inicial ou primária).

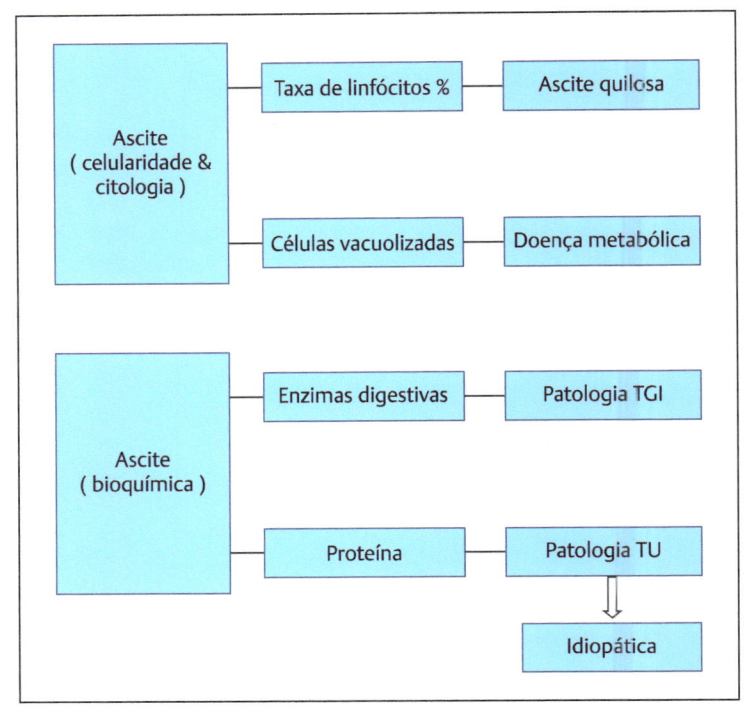

Fig. 86-12. HFNI: conduta pré-natal (etapa secundária).

■ Etiologia digestiva → significante alto nível de atividade das enzimas digestivas (alanina aminotransferase – ASAT, gamaglutamil transpeptidase – GGT, aminopeptidase – AMP, fosfatase alcalina isoenzima intestinal – FA-i), em 100% dos casos.
■ Etiologia infecciosa → significante alto nível de beta-2 microglobulina (maior que 5 mg/L) em 100% dos casos.

Detalhe a parte, descrevem os autores, é a ambivalência da beta-2 microglobulina, que também se apresenta elevada na ascite de origem renal, quando há insuficiência renal fetal (56% dos casos). As hipóteses aventadas para tais situações seriam de proliferação linfocitária ativada nos casos de infecções congênitas e da presença de deterioração tubular na insuficiência renal.

Em paralelo, Dreux et al. também recomendam a análise citológica da ascite, a saber:

■ Contagem celular do percentual de linfócitos → presença de 80% ou mais de linfócitos, sugere ascite de origem quilosa.
■ Presença de células vacuolizadas sugere presença de doença de depósito (metabólica).

Com esta última propedêutica, pesquisa de células vacuolizadas, os autores conseguiram identificar 10 casos pertencentes a cinco diferentes doenças metabólicas. Todos esses casos puderam ser confirmados por meio de análise bioquímica específica no LA. O grupo francês salienta, ainda, que diferentemente do reportado na literatura, onde a maioria dos casos de HFNI cursam com ascite importante diante de doenças metabólicas de depósito (lisossomiais); no trabalho deles só observaram em 40% dos casos (4 dos 10 casos) de HFNI.

Por fim, o grupo de Dreux propõem, então, que frente à HFNI e/ou ascite isolada, a abordagem fetal deve ser realizada em duas etapas:

1. USG-M minuciosa juntamente com análise sanguínea materna e cariótipo fetal (Fig. 86-11) seguida de;
2. análise bioquímica e citológica da coleção serosa (principalmente da ascite) (Fig. 86-12).

Com este protocolo, obtiveram uma eficácia, na identificação etiológica, de 63% e 96% para a 1ª etapa e 2ª etapa, respectivamente.

Punção Vesical

A punção vesical deve ser realizada quando há patologia de origem renal como causa de hidropisia, com o intuito de avaliar a função renal fetal. Permite, ainda, a avaliação de infecção congênita utilizando-se a urina fetal.

Etapa IV – Propedêutica Diagnóstica Invasiva (Nível Secundário)

Esta é a última etapa diagnóstica frente à HFNI, ou seja, quando todas as outras são inconclusivas em seus respectivos resultados, deve-se, neste momento, considerar a possibilidade etiológica de patologia metabólica (erros inatos do metabolismo), devido à participação variável das mitocôndrias em diversos tecidos.

Diante deste cenário, a biópsia hepática e/ou muscular poderá ser de grande valia, porém se refere a uma situação rara e de extrema dificuldade diagnóstica, pois, em geral, não há "caso índex" na família nem sinais ou sintomas sugestivos para direcionar a equipe médica a pesquisar qual o tipo de doença metabólica.

Por outro lado, a hipótese de doença metabólica deve ser sempre aventada também quando há recidiva do quadro de HFNI para a mesma gestante, pois a maioria destas tem herança autossômica (em geral, tipo recessiva).

DIAGNÓSTICO DIFERENCIAL

Apesar das dificuldades encontradas no diagnóstico etiológico da HFNI, a caracterização do quadro da HFNI à USG-M não deixa dúvidas. No entanto, é interessante ressaltar determinadas afecções que devem ser diferenciadas da hidropisia fetoplacentária:

■ Higroma cístico isolado.
■ Encefalocele.
■ Poli-hidrâmnio isolado.
■ Macrossomia fetal.
■ *Caput succedaneum.*
■ Pele de "crocodilo"
■ Ascite urinária.
■ Ascite meconial.
■ Derrame pleural ou pericárdico ou ascite, isoladamente.

Diante dos diagnósticos supracitados, é digno de comentário que o achado de ascite fetal isolada pode corresponder a uma manifestação precoce da hidropisia fetal e, geralmente, é encontrada em associação com perfuração intestinal, peritonite meconial, obstrução do trato urinário, doenças infecciosas, anomalias pulmonares, cromossomopatias e derrame quiloso. Mas como já referendado anteriormente, sua investigação etiológica segue o mesmo algoritmo da investigação da HFNI. Além disso, raramente a ascite isolada apresenta resolução espontânea. O mesmo comentário também é pertinente ao derrame pleural isolado.[32,37,44]

COMPLICAÇÕES MATERNAS

Nas formas severas da hidropisia, pode ocorrer a "síndrome em espelho" materna, também denominada de síndrome de Ballantyne, que, muitas vezes, associa-se ao desenvolvimento extremamente rápido de pré-eclâmpsia e também à rápida deterioração materna.[19,31] Em tais casos, as complicações sérias se manifestam quando a placenta se apresenta muito edemaciada. Esta placentose exacerbaba em conjunto com o aumento da produção da gonadotrofina coriônica podem desencadear o desenvolvimento de cistos tecaluteínicos e hipertireoidismo materno transitório.

Os casos de "síndrome em espelho" tendem a cursar com maior ocorrência de hemorragia pós-parto e embolia por líquido amniótico.[25]

Vidaeff et al. (2002) publicaram um relato de caso "síndrome em espelho" em uma gestante de 31 semanas com 26 anos de idade que evoluiu com edema importante e ganho ponderal de 7 kg em 1 semana.[45] À USG revelou poli-hidrâmnio e ascite fetal. A investigação materna foi negativa para pré-eclâmpsia, diabetes, cardiopatia e nefropatia, e não foi encontrada a causa para a hidropisia fetal. Foi realizado parto prematuro terapêutico em decorrência de rápida deterioração materna, tendo o RN evoluído satisfatoriamente e a mãe obtido regressão da síndrome no pós-parto.

Vidaeff et al. concluíram referindo que, assim como outros casos relatados na literatura, a "síndrome em espelho" pode surgir sem associar-se à pré-eclâmpsia e consiste em uma complicação materna de extrema gravidade da hidropisia fetal.[45] E, quando a causa da hidropisia não pode ser esclarecida, deve-se optar pela resolução da gestação, evitando-se o óbito intrauterino e outras complicações maternas.

A "síndrome em espelho" tem sido descrita com outras causas de hidropisia como corioangioma, anomalia de Ebstein, gestação gemelar e parvovírus B19, porém, na grande maioria dos casos, há o desenvolvimento de síndrome semelhante à pré-eclâmpsia.

CONDUTA PRÉ-NATAL

Como anteriormente referido, a HFNI não corresponde a uma doença específica, e sim a uma manifestação comum a várias afecções. Diante de tal afirmativa, conclui-se que a possibilidade de terapêutica a ser empregada dependerá da etiologia responsável pelo desenvolvimento da hidropisia e, por consequência, o sucesso do tratamento estará diretamente relacionado com a causa da HFNI, à época do diagnóstico e da possibilidade de tratamento.

Causas Fetais

Cardiovasculares

Entre as causas fetais de HFNI, as cardiopatias, além de serem as mais frequentes, representam as de melhor resposta à terapêutica intrauterina, especificamente aquelas cardiopatias relacionadas com o ritmo cardíaco (arritmias cardíacas).

A taquicardia supraventricular (TSV), geralmente, é uma arritmia fetal mal tolerada e com grande potencial a desenvolver hidropisia em decorrência da insuficiência cardíaca gerada, o que agrava ainda mais o prognóstico fetal. A terapêutica empregada na TSV, inicialmente, consiste na cardioversão farmacológica intrauterina pela administração materna de digitálico. Um fator limitante da terapêutica na TSV, via administração oral materna de digitálico, consiste na inadequada absorção fetal da droga por causa da placentose característica da hidropisia, sendo necessária a utilização de altas doses do medicamento à gestante para que seja atingido o nível terapêutico fetal satisfatório. Tal fato limita a administração oral da digoxina, uma vez que o nível terapêutico da droga é muito próximo do tóxico, podendo resultar em intoxicação digitálica materna.

Quando se opta pela administração oral da digoxina para o tratamento da TSV, a dose geralmente recomendada é a de 2,0 mg no primeiro dia de tratamento; 1,5 mg no segundo dia e 1,0 mg do terceiro dia até o parto. Caso haja intolerância materna ao tratamento ou o feto não responda adequadamente à terapêutica oral materna, opta-se pela administração do digitálico via cordocentese.

A terapêutica medicamentosa alternativa consiste na administração de adenosina (apresenta capacidade de cardioversão rápida, mas não duradoura), procainamida e amiodarona (última opção de tratamento em decorrência de seu potencial de desenvolver hipotireoidismo neonatal).

Nakata et al. (2003) apresentaram um relato de caso em que foi utilizado acetato de flecainida no tratamento de um feto na 30ª semana de gestação com TSV e hidropisia.[46] Observou-se normalização do retorno venoso 6 dias após a terapêutica e, após o parto, a criança evoluiu clinicamente bem, não sendo necessária a administração de medicações no 1º ano de acompanhamento.

O *flutter* atrial fetal representa uma arritmia rebelde ao tratamento da TSV, e a terapêutica inicial também consiste na utilização do digital administrado por cordocentese. Fármacos alternativos são representados pela quinidina e pela amiodarona, também administrados diretamente ao feto via cordocentese.

Tem sido descrito, ainda, o emprego de digitálico no tratamento de insuficiência cardíaca fetal secundária a outras causas, a exemplo de estenose aórtica congênita severa associada à hidropisia fetal diagnosticada durante a gestação, com resposta considerada adequada à terapêutica com digoxina.[47]

O bloqueio atrioventricular total (BAVT) fetal geralmente é uma consequência de colagenose materna e, quando associado à hidropisia, apresenta prognóstico reservado. A terapêutica empregada nestes casos consiste na administração materna de corticosteroides, visando a melhorar o sistema de condução do tecido miocárdico atingido pela colagenose e reverter o distúrbio de contratilidade miocárdica. Tem sido descrita a administração materna de simpaticomiméticos objetivando melhora da frequência cardíaca fetal, todavia os resultados não são animadores. As tentativas de implante de marca-passo fetal intrauterino até o momento ainda não obtiveram o êxito desejado.

Brackley et al. (2000) relataram um caso em que conseguiram reversão completa da hidropisia fetal secundária ao BAVT utilizando dexametasona associada à digoxina.[48] A gestação foi interrompida por cesariana na 37ª semana por causa da RCIU, e a criança foi acompanhada nos primeiros 8 meses de vida, não sendo necessário o uso de medicamentos nem de implante de marca-passo.

Anemia Fetal

A HFNI secundária à anemia fetal pode ser tratada por meio de transfusão intravascular, com melhor resposta, ou até com transfusão intraperitoneal, porém, essa com menor probabilidade de sucesso (principalmente se houver ascite fetal). A relação risco/benefício da transfusão fetal deve ser analisada nos casos de HFNI secundária à anemia fetal por conta da possibilidade de supressão da medula óssea fetal, bem como em razão do risco do procedimento em um feto com a vitalidade já comprometida.

Pulmonar

O desenvolvimento de hidropisia em fetos com MACP também tem sido alvo de preocupação. Recentemente, vem sendo descrita resolução da hidropisia de tais fetos após corticoterapia materna (betametazona); todavia, o mecanismo de ação do corticoide na reversão do quadro ainda é especulativo. Tem sido também proposta a ablação percutânea a *laser* nos casos de MACP tipo III associados à hidropisia fetal, mas os resultados iniciais permanecem insatisfatórios.

Por outro lado, Lee *et al.* (2012) realizaram escleroterapia percutânea (com infusão intratumoral de etanolamina) em 3 casos de MACP tipo II e III com resultados técnicos satisfatórios (diminuição do tumor pulmonar e resolução da hidropisia).[49] Concluem, estes autores, que esta terapêutica paliativa minimamente invasiva deve ser incluída como estratégia terapêutica para casos de MACP tipo II e III com fetos hidrópicos.

Já nos casos de MACP tipo I com quadro de anasarca fetal (consequente ao deslocamento do mediastino de seu habitat normal), a proposta terapêutica mais adequada é a derivação cistoamniótica, por meio da colocação de cateter do tipo duplo *pigtail* e reavaliação desta anomalia no pós-natal pela equipe de cirurgia pediátrica.

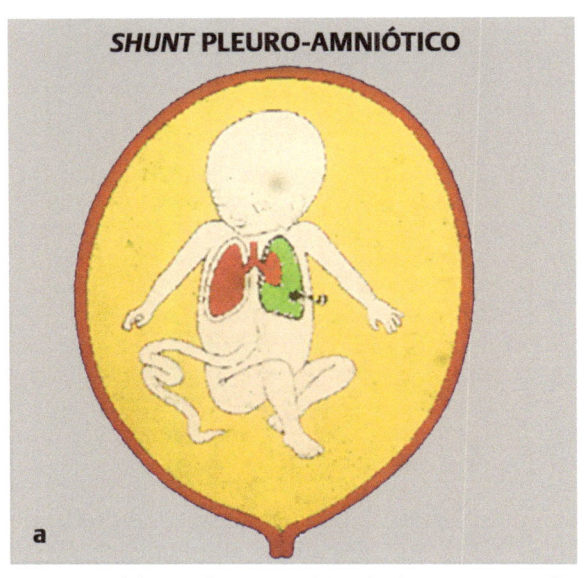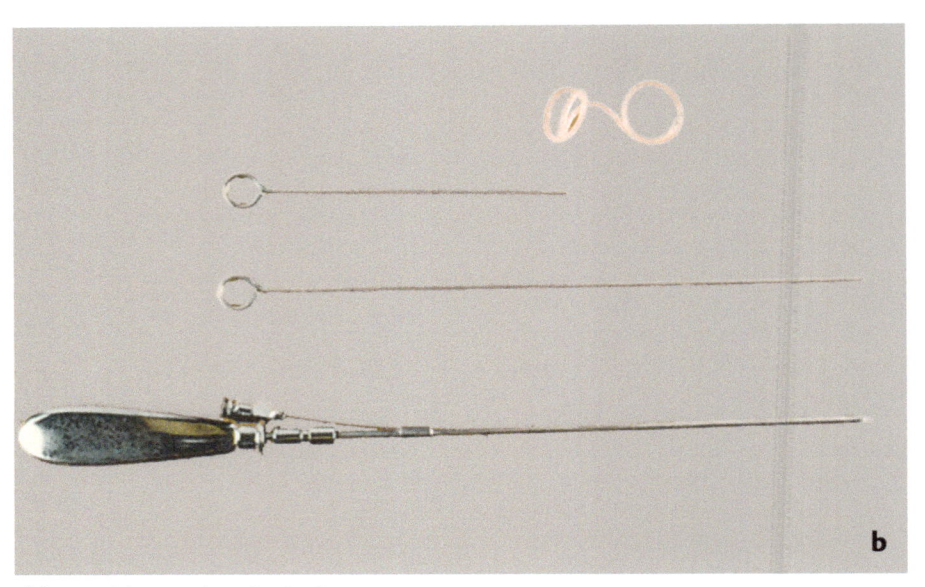

Fig. 86-13. (**a**) Desenho esquemático do *shunt* toracoamniótico. (**b**) Material para colocação do *shunt*.

A conduta nos casos de sequestro pulmonar associado à hidropisia fetal permanece controversa. Salomon *et al.* (2003) relataram um caso de HFNI secundária a sequestro pulmonar com hidrotórax tratado com derivação toracoamniótico único, resultando em desaparecimento gradual do sequestro pulmonar no período neonatal, não havendo necessidade de terapêutica pós-natal complementar.[50]

Os casos de hidrotórax primário (quilotórax) devem ser tratados por derivação pleuroamniótica, evitando-se, de tal forma, o desenvolvimento de hipoplasia pulmonar. Entretanto, quando o derrame pleural é consequência de outra patologia de base, preconiza-se o tratamento da afecção originária e, de forma complementar, avaliar a necessidade do *shunt* toracoamniótico, a fim de permitir a adequada expansão pulmonar (Fig. 86-13).

Infecciosa

Entre as causas fetais infecciosas, merecem destaque a toxoplasmose e a sífilis, por serem passíveis de tratamento.

Casos confirmados de toxoplasmose congênita devem ser tratados pela administração materna de pirimetamina (50 mg/dia) associada à sulfadiazina (3 g/dia) por 3 semanas, intercalando-se com espiramicina (3 g/dia), também durante 3 semanas, até o termo (além de suplementação de ácido folínico – 10 mg/dia).

No caso de sífilis congênita, institui-se a terapêutica com penicilina benzatina (9.600.000 UI), obtendo-se resposta satisfatória com reversão do quadro de hidropisia fetal.

O uso de valaciclovir para o tratamento de CMV associado à hidropisia fetal ainda permanece controverso e necessita de mais estudos.

Alguns casos de HFNI secundários ao parvovírus B19 regridem espontaneamente, porém, em casos severos, com anemia importante, torna-se necessária a realização de transfusão fetal com o intuito de melhorar o prognóstico fetal. O desenvolvimento de vacina para a parvovirose B19 poderá modificar o resultado perinatal do tratamento desta afecção.[18,19]

Renal

As nefropatias responsáveis por efeito compressivo do trato gastrointestinal ou da veia cava inferior merecem tratamento invasivo, por meio da realização de derivação urinária.

Partes Moles

Casos de higroma cístico associados à hidropisia fetal sem cromossomopatias ou anomalias estruturais são considerados candidatos a escleroterapia utilizando OK-432, objetivando a redução do tamanho dos cistos e a consequente regressão da HFNI.

Em casos de teratoma sacrococcígeo, onde o concepto evolui com hidropisia, tem sido proposto seu tratamento por meio da cirurgia fetal "a céu aberto" ou via fetoscopia, com o objetivo de aumentar as chances de sobrevida.

Parede Abdominal

Cirurgia fetal também tem sido proposta para a correção de hérnia diafragmática congênita, por meio de colocação de balão endotraqueal, via fetoscopia.

Endócrina

Em casos de hipotireoidismo associado à HFNI, tem sido realizada a terapêutica fetal por meio da administração de tiroxina.

Em síntese, foram citadas algumas situações em que a HFNI é passível de tratamento, bem como algumas de suas opções. No entanto, o que se recomenda como atitude médica ideal é, primeiramente, obter-se o diagnóstico etiológico da HFNI para, em seguida, avaliar se há possibilidade de tratamento intrauterino. Sendo este factível, evoca-se análise racional e virtuosa da equipe de medicina fetal (preferencialmente em âmbito multidisciplinar) para, então, instituir a terapêutica mais adequada a cada caso de maneira personalizada.

As demais causas fetais de HFNI não são passíveis de tratamento até o presente momento. Por outro lado, nos casos onde o prognóstico é considerado sombrio ou sabidamente irreversível, como na maioria das doenças genéticas, pode-se oferecer a interrupção médica da gestação nos países onde a lei vigente permita.

Causas Anexiais

O tratamento proposto para os casos de HFNI causada por corioangioma tem sido a correção da anemia resultante por meio de transfusão intravascular fetal com o intuito de corrigir temporariamente a hidropisia e prolongar a gestação. Todavia, tem-se investido em terapêutica alternativa por meio de ablação do suprimento sanguíneo do tumor por meio de fetoscopia, particularmente nos casos de corioangioma gigante.[30]

Na literatura, não há documentação de terapêutica efetiva nas demais causas anexiais de HFNI.

Causas Maternas/Gestacionais

A hidropisia fetal resultante de causas maternas deve ser conduzida a partir do tratamento da patologia de base.

A STT deve ser tratada por meio da realização da ablação a *laser* das comunicações vasculares por meio de fetoscopia.

Já as gestações gemelares com feto acárdico têm seu tratamento definido a partir do peso desse feto. Caso a estimativa do peso do gêmeo acárdico seja inferior a 50% do peso do feto normal, nenhuma

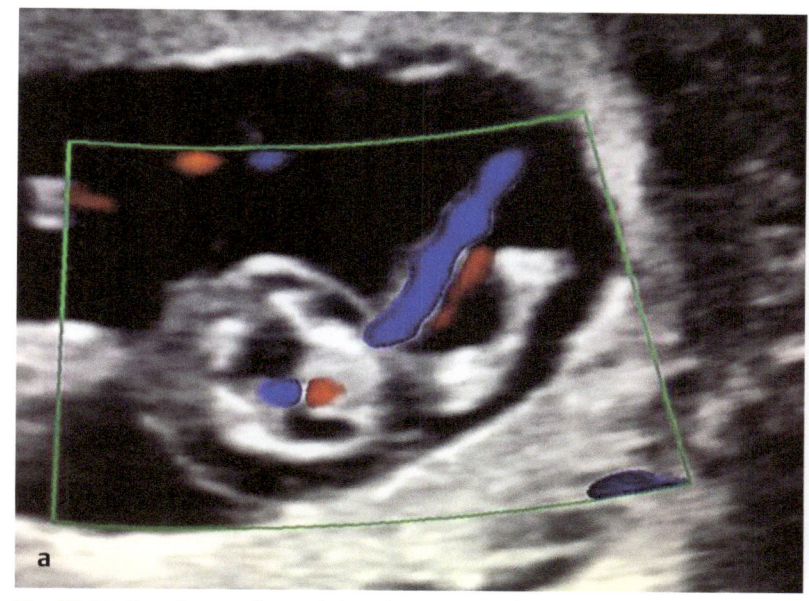
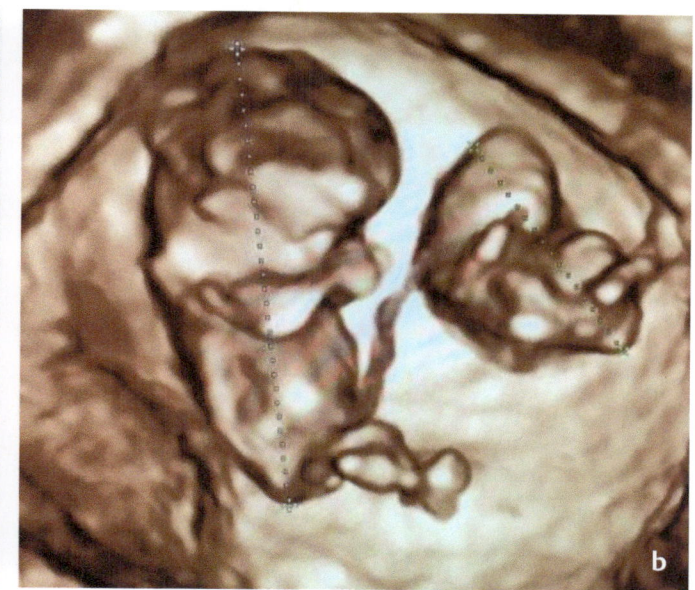

Fig. 86-14. Gemelar com feto acárdico. (Cortesia Dr. Elias Zakhaib.)

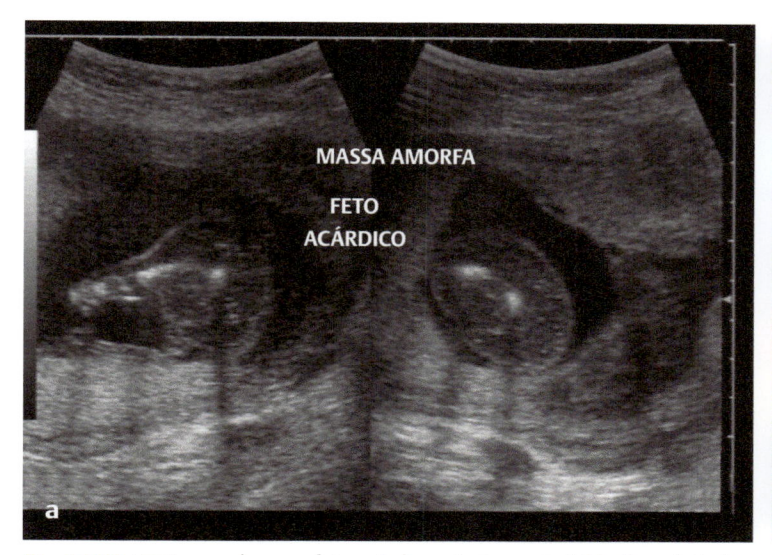
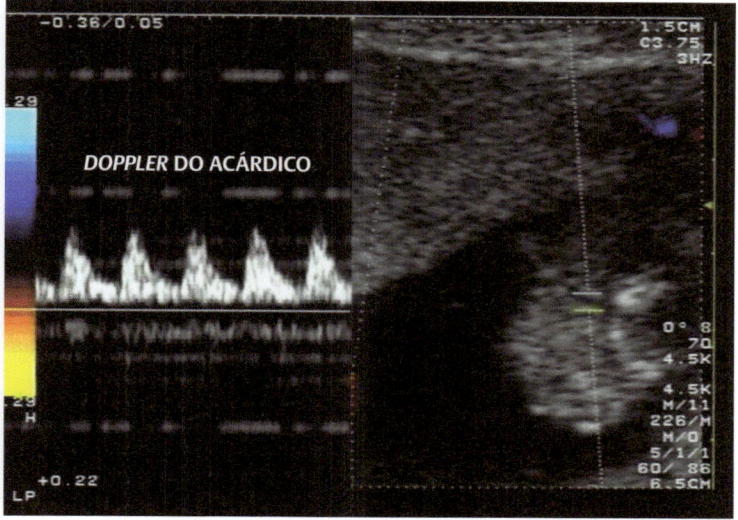

Fig. 86-15. HFNI: gemelar com feto acárdico – tratamento (ablação química).

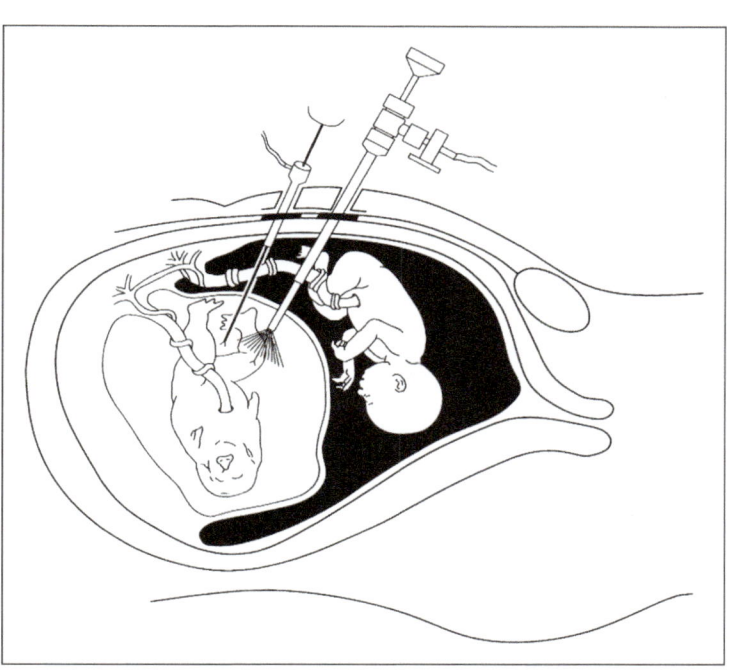

Fig. 86-16. HFNI: gemelar com feto acárdico – tratamento (*laser*).

Quadro 86-8. HFNI: Gemelar com Feto Acárdico – Tratamento (Opções)

Metodologias – Opções técnicas
▪ Oclusão vascular (ablação química)
▪ Ligadura cirúrgica do cordão umbilical
▪ Fotocoagulação a *laser*
▪ Radiofrequência

Objetivo → interrupção da circulação do feto "acárdico"

terapêutica precisa ser instituída; porém, se o peso do feto acárdico for superior a 50%, o tratamento intrauterino deverá ser instituído por meio de cordocentese para oclusão vascular (ablação química), clipagem vascular do cordão umbilical por meio de fetoscopia ou, ainda, fotocoagulação a *laser* ou por radiofrequência (Figs. 86-14 a 86-16 e Quadro 86-8).

Causas Idiopáticas

Nos casos de HFNI em que nenhuma causa pode ser estabelecida, observa-se hipoproteinemia fetal com consequente redução da pressão coloidosmótica. Nesta situação tem sido proposta a infusão de albumina via intravascular (0,5 g/kg) ou intraperitoneal fetal, porém vale salientar que estas são opções "questionáveis" do ponto de vista prático, necessitando de maiores estudos na literatura.

CONDUTA OBSTÉTRICA

Em relação à conduta obstétrica, é mister a assistência à gestação com o intuito de estabilizar as causas maternas de HFNI.

Nos casos complicados por excesso de LA, deve-se realizar amniocenteses esvaziadoras, procurando prevenir a ocorrência de trabalho de parto prematuro e evitando o desconforto materno.

Procura-se estabelecer, durante a conduta obstétrica, a etiologia da HFNI e instituir o tratamento mais adequado a cada caso específico, objetivando alcançar a maturidade pulmonar fetal e a reversão do quadro hidrópico para que seja programado o parto. Nos casos de HFNI em que está indicado parto prematuro terapêutico antes mesmo da maturidade pulmonar fetal, deve-se realizar corticoterapia para acelerá-la.

Como já relatado, indica-se, também, a punção esvaziadora dos derrames serosos imediatamente antes do parto, evitando-se obstrução ao trabalho de parto, bem como facilitando a assistência neonatal imediata, em particular a respiratória.

A maioria dos autores considera a via de parto de indicação obstétrica, porém, tem sido defendida por algumas equipes a via alta, por ser considerada menos traumática. De extrema importância é o fato de que o parto deverá ser realizado em um centro terciário, com equipe de neonatologia adequadamente preparada para a assistência imediata pós-parto ao RN.

Deve-se ficar atento aos 3º e 4º períodos do parto, visto que a sobredistensão uterina pelo poli-hidrâmnio e a placentose podem ser responsáveis pela maior ocorrência de atonia uterina e retenção placentária, respectivamente, nas gestações complicadas por HFNI.

Nas gestações em que o diagnóstico etiológico não foi possível, é extremamente importante o estudo anatomopatológico da placenta e, nos casos que evoluíram para óbito fetal, faz-se também necessária a realização do exame anatomopatológico fetal.

PROGNÓSTICO

O prognóstico na HFNI permanece sombrio apesar do avanço tecnológico utilizado na elucidação etiológica. A mortalidade ainda oscila nas diversas séries entre 50 a 100%, sendo que, aproximadamente, 50% dos nascituros morrem no período neonatal.

Diversos fatores influenciam no prognóstico perinatal da HFNI, listados a seguir:

Etiologia

A etiologia da HFNI difere quando o diagnóstico é estabelecido antes e após 24 semanas de gestação. Antes de 24 semanas, as cromossomopatias são responsáveis por 45% dos casos, enquanto, após 24 semanas, as causas mais comuns são as arritmias e o hidrotórax (38% dos casos).[32,37,51]

Tal fato justifica o prognóstico reservado nos casos diagnosticados antes de 24 semanas. São consideradas de péssimo prognóstico as malformações estruturais cardíacas com ou sem arritmia. Já as arritmias isoladas apresentam 50% de sobrevida neonatal. As anemias tratáveis intraútero ou no período neonatal apresentam bom prognóstico, com 90% de sobrevida.

Por outro lado, as HFNI idiopáticas têm sobrevida de 20 a 25% no período neonatal.[42]

Derrames Serosos

A presença de mais de duas cavidades com derrame seroso associa-se a aumento significativo na taxa de mortalidade no período neonatal.[52]

Idade Gestacional do Parto

A prematuridade associa-se a um prognóstico ruim na HFNI++.[42]

Assistência Obstétrica e Neonatal

O diagnóstico etiológico acurado da HFNI deve ser exaustivamente investigado para que seja possível a realização do aconselhamento genético do casal. Diversas doenças responsáveis pelo desenvolvimento de hidropisia fetal têm origem genética e apresentam risco de recorrência em gestação subsequente, a exemplo da α-talassemia.

Em relação às anomalias cardíacas, o risco para uma próxima gestação é de 3% de recorrência e de 10% se ainda houver uma terceira gestação.

CONSIDERAÇÕES FINAIS

A HFNI representa uma manifestação comum a diversas entidades patológicas, onde a gênese principal desta afecção é a origem multifatorial. Sendo assim, a investigação etiológica é extensa e exaustiva, situação que impõe à equipe médica conhecimento, experiência e rigor na organização da propedêutica diagnóstica, que deverá ser realizada de forma abrangente, mas de maneira criteriosa, organizada e racional. Ou seja, toda essa sistematização visa a preservar o binômio mãe-feto e aperfeiçoar o diagnóstico etiológico, assegurando assim melhor prognóstico fetal.

A evolução dos métodos propedêuticos tem proporcionado uma redução dos casos considerados idiopáticos, que, por sua vez, tem possibilitado uma terapêutica específica, e não paliativa, em muitas oportunidades. Com a elucidação diagnóstica e o tratamento adequado, a mortalidade decorrente da hidropisia fetal vem reduzindo; contudo, encontra-se ainda muito distante do almejado, permanecendo a HFNI como uma "síndrome" de prognóstico sombrio.

Em síntese, a assistência pré-natal não poderá ser improvisada, pois se trata de um "quadro de emergência fetal de alta complexidade" onde a competência médica, muitas vezes a nível multidisciplinar, será fator determinante para uma adequada conduta pré-natal e obstétrica. Enfim, a HFNI constitui, ainda, um dos maiores desafios à medicina fetal atual.

REFERÊNCIAS BIBLIOGRÁFICAS

1. Potter E. Universal edema of the fetus unassociates with erythroblastosis. Am J Obstet Gynecol 1953;46:130-3.
2. Etches PC, Lemons JA. Nonimmune hydrops fetalis. Report of 22 cases including three siblings. Pediatrics1979;64:326-32.
3. Fleisher AC, et al. Hydrops fetalis: sonographic evaluation and clinical complication. Radiology. 1981;141-63.
4. Turkel SB. Conditions associated with non imune hydrops fetalis. Clin Perin 1982;9(3).
5. Hutchinson AA, et al. Nonimmunologic hydrops fetalis: rewied of 61 cases. Obstet. Gynecol1982;59:347-53.
6. Graves R, Baskett TF. Nonimmune hydrops fetalis: antenatal diagnosis and management. Am J Obstet Gynecol 1984;148:563-5.
7. Mahony BS, Filly RA, Callen PW, Chinn DH, Golbus MS. Severe hydrops non immune hydrops fetalis: sonographic evaluation. Radiology 1984;151:757-61.
8. Isfer EV, Sanches RC, Davoglio MV. Anasarca fetoplacentária não-imune. In: Isfer EV, Sanches RC, Saito M. Medicina fetal. Diagnóstico pré-natal e conduta. Rio de Janeiro: Revinter; 1996. p. 597-618.
9. Mascaarett RS, et al. Caracterization of newborns with nonimmune hydrops fetalis admited to a neonatal intensive care unit. Rev Hosp Clin 2003;58(3).
10. Caron KM, Smithies O. Extreme hydrops fetalis and cardiovascular abnormalities in mice lacking a functional Adrenomedullin gene. Proc Natl Acad Sci USA, 2001 Jan16;98(2):615-9.
11. Pratt L, et al. Reversible fetal hydrops associated with indometacin use. Obstet Gynecol 1997 Oct;90(4 pt 2):676-8.
12. Marton T, Hajdú J, Papp Z. A rare case of non-immune hydrops fetalis: double-chambered right ventricle. A case report. Fetal Diagn Ther 2001;16:251-3.
13. Zeltzer I, et al. Midaortic syndrome in fetus and premature newborn: a new etiology of nonimmune hydrops fetalis and reversible fetal cardiomyopathy. Pediatrics 2003 Jun;111(6pt1):1437-42.
14. Jauniaux E, Hertzkovitz R, Hall JM. First-trimester prenatal diagnosis of a thoracic cystic lesion associated with fetal skin edema. Ultrasound Obstet Gynecol 2000 Jan;15(1):74-7.
15. Sydorak RM, et al. Congenital diaphragmatic hernia and hydrops: a lethal association ? J. Pediatr Surg 2002 Dec;37(12):1678-80.
16. Kailasam C, Brennand J, Cameron AD. Congenital parvovirus B19 infection: experience of a recent epidemic. Fetal Diagn Ther 2001;16:18-22.

17. Yaegashi N. Patogenesis of nonimmune hydrops fetalis caused by intrauterine B19 infection. Tohoku J Exp Med 2002;190(2):65-82.

18. Chauvet A, Dewilde A, Thomas D, et al. Ultrasound diagnosis, management and prognosis in a consecutive series of 27 cases of hydrops fetalis following maternal parvovirus B19 infection. Fetal Diagn Ther 2011;30:41-7.

19. Goa S, et al. Normalization of angiogenic imbalance after intra-uterine transfusion for mirror syndrome caused by parvovirus B19. Fetal Diagn Ther 2013;34:176-9.

20. Spalding DM. Parvovirus B19 in pregnancy. JOGNN 2002;31:107-12.

21. Lindton B, et al. Recombinant parvovirus B19 empty capsids inhibit fetal hematopoietic colony formation in vitro. Fetal Diagn Ther 2001;16:26-31.

22. Barton JR, et al. Nonimmune hydrops fetalis associated with maternal infection with syphilis. Am J Obst Gynecol1992 Jul;167(1):56-8.

23. Benacerraf BR. Diagnóstico ultra-sonográfico das síndromes fetais. Rio de Janeiro: Revinter; 2001. p. 343-7.

24. Benacerraf BR. Diagnóstico ultra-sonográfico das síndromes fetais. Rio de Janeiro: Revinter; 2001, p. 351-6.

25. Nicolini U. Fetal hydrops and tumours. In: Rodeck CH, Whittle MJ. Fetal medicine. Basic Science and Clinical Practice. London: Churchill Livingstone; 1999. p. 737-54.

26. Ogita K, et al. Outcome of fetal cystic hygroma and experience of intrauteerine treatment. Fetal Diagn Ther 2001;16:105-10.

27. Has R, Recep H. Non-immune hydrops fetalis in the first trimester: a rewiew of 30 cases. Clin Exp Obstet Gynecol 2001;28(3):187-90.

28. Rodeck CH, Nicholas MF, David IF, Nicolini U. Long-term in utero drainage of fetal hydrothorax. N Engl J Med 1988;319:1135-8.

29. Kessel I, Makhoul IR, Sujou P. Congenital hypothyroidism and nonimmune hydrops fetalis: Associated Pediatrics 1999 Jan;103(1):e9.

30. Locham KK, Garg R, Goel S. Hydrops fetalis in placental chorioangioma. Indian Pediatrics 2001;38:112-3.

31. Andrade MCS. Anasarca feto-placentária não imunológica. Monografia de Conclusão da Especialização em Medicina Fetal no Centro de Estudos em Medicina Fetal – FETUS. Ano 2004.

32. Isfer EV. Hidropisia fetal não imune. PROAGO 2015;12(3):55-116.

33. Hansmann M, Gembruch U, Bald R. New therapeutics aspects in non immune hydrops fetalis based on four hundred and two prenatally diagnosed cases. Fetal Ther 1989;4(1):29-36.

34. Mari G, Deter RL, Carpenter RL, et al. Noninvasive diagnosis by Doppler ultrasonography of fetal anemia due to maternal red-cell alloimmunization. N Engl J Med 2000;342:9-14.

35. Abdel-Fattah SA, et al. Noininvasive diagnosis of anemia in hydrops fetalis with the middle cerebral artery doppler velocity. Am J Obstet Gynecol. 2001 Dec;185(6):1411-5.

36. Lam YH, Tang MH. Middle cerebral artery doppler study in fetus with homozygous alpha-thalassemia-1 at 12-13 weeks of gestation. Prenat Diagn 2002 Jan;22(1):56-8.

37. Dreux S, Salomon LJ, Rosenblatt J, Favre R, Houfflin-Debarge V, Broussin B, et al. Biochemical analysis of ascites fluid as an aid to etiological diagnosis: a series of 100 cases of nonimmune fetal ascites. Prenat Diagn. 2015 Mar;35(3):214-20.

38. Hata T, et al. Tree-dimensional sonographic features of hydrops fetalis. Gynecol Obstet Invest; 1999;48(3):172-5.

39. Werner Jr H, Brandão A, Daltro P. Ressonância magnética em obstetrícia e ginecologia. Rio de Janeiro: Revinter; 2003. p. 167-246.

40. Kleinman CS, et al. Fetal echocardiography for evaluation of intra-utero congestive heart failure. NEJM1982 Mar;11(306):568-75.

41. Kondo MM. Hidropisia fetal não-imune. In: Zugaib M, et al. Medicina fetal. 2ed. São Paulo: Atheneu; 1997. p. 326-32.

42. Premer D. Hydrops fetalis. Disponível em file: // A: \ Hydrops Fetalis. htm. Acesso em 19/09/2003.

43. Schimider A, Henrich W, Reles A, Kjos S, Dudenhausen JW. Etiology and prognosis of fetal ascites. Fetal Diagn Ther 2003;18:230-6.

44. Jeong EH, et al. Spontaneous resolution of isolated ascites of unknown origin. Korean J Obstet Gynecol1995;38(12):2242-6.

45. Vidaeff AC, et al. Mirror syndrome. A Case Report. J Reprod Med 2002 Sep;47(9):770-4.

46. Nakata M, et al. Successful treatment of supraventricular tachycardia exhibit hydrops fetalis with flecainide acetate. A case report. Fetal Diagn Ther; 2003 Mar-Apr;18(2):83-6.

47. Schimider A, et al. Prenatal therapy of non-immunologic hydrops fetalis caused by severe aortic stenosis. Ultrasound Obstet Gynecol 2000 Sep;16(3):275-8.

48. Brackley KJ, et al. The resolution of fetal hydrops using combined maternal digoxin and dexamethasone therapy in a case of isolated complete heart block at 30 weeks gestation. Fetal Diagn Ther; 2000 Nov-Dec;15(6):355-8.

49. Lee F, et al. Treatment of congenital pulmonary airway malformation induced hydrops fetalis via percutaneous sclerotherapy. Fetal Diagn Ther 2012;31:264-8.

50. Salomon LJ, et al. Fetal thoracoamniotic shunting as the only treatment for pulmonary sequestration with hydrops: favorable long-term outcome without posnatal surgery. Ultrasound Obstet Gynecol; 2003 Mar;21(3):299-301.

51. Sohan N, et al. Analysis of outcome in hydrops fetalis in relation of gestational age ao diagnosis, cause and treatment. Acta Obstet Gynecol Scand 2001 Aug;80(8):726-30.

52. Leontien S, et al. Nonimmune hydrops fetalis: fetal and neonatal outcome during 1983-1992. Biology of the Neonate 1999;75:73-81.

BIBLIOGRAFIA COMPLEMENTAR

Allan LD, Crawford DC, Sheridan R, Chapman MG. Aetiology of nonimmune hydrops: the value of echocardiography. British J Obstet Gynecol 1986;93:223-5.

Andersen HM, Drew JH, Beisher NA, Hutchison AA, Fortune DW. Non immune hydrops fetalis changing contribution to perinatal mortality. British J Obstet Gynecol 1983;90:636-9.

Appelman Z, Blumberg BD, Golabi M, Golbus MS. Nonimmune hydrops fetalis may be assoicated with an elevated delta DO_{450} in the amniotic fluid. Obstet Gynecol 1988;71:1005-6.

Atsushi K, et al. Three-dimensional sonographic measurement of liver volume in the small-for-gestational-age fetus. J Ultrasound Med 2002;21:361-6.

Barnes SE, Bryan EM, Harris DA, Baum JD. Edema of newborn hydrops fetal. In: Baum H, Gergely, J. Eds. Molecular aspects of medicine. Oxford: Pergamon; 1977. p. 187-282.

Benjamin W, et al. Intermittent constriction of the ductus arteriosus in the frtus: a cause for concern ? Tex Heart Inst J 2000;27(4):416-7.

Borrel A, Grande M, Pauta M, Rodriguez-Revenga L, Figueras F. Chromosomal microarray analysis in fetuses with growth restriction and normal karyotype : a systematic review and meta-analysis. Fetal Diagn Ther 2018;44:1-9.

Bruner JP, Jarnagin BK, Reinisch L. Percutaneous laser ablation of fetal congenital cystic adenomatoid malformation: too little, too late? Fetal Diagn Ther 2000 Nov-Dec.;15(6):359-36.

Bryan EM, Chaimongkol B, Harrys DA. Alphathalassaemic hydrops fetalis. Arch Dis Child 1981;56:478-9.

Burton PA. Intranuclear inclusions in marrow of hydropic fetus due to parvovirus infection. Lancet 1987;1:1155.

Carbillon L, et al. Clinical biological features of Ballantyne Syndrme and the role of placental hydrops. Obstet Gynecol Surv 1997 May;52(5):310-4.

Cardweel MS. Aspiration of fetal pleural effusions or ascites may improve neonatal resuscitation. South Med J 1996;86:177-8.

Cardwell MS. Successful treatment of hydrops fetalis caused by fetomaternal hemorrhage: a case report. Am J Obstet Gynecol 1988;158:131-2.

Cassad G. Hydrops fetalis. Disponível em file: // A: \ eMedicine. Hydrops Fetalis Article Excerpt by George Cassady, MD.htm. Acesso em 19/09/2003.

Chui DHK, Waye JS. Hydrops fetalis caused by alpha-thalassemia: an emerging health care problem. Blood 1998;91:2213-22.

Contran, Kumar, Robbins. Robbins, Patologia Estrutural e Funcional. 5.ed. Rio de Janeiro: Guanabara Koogan; 1996. p. 395-7.

Dorman SL, Cardwell MS. Ballantyne Syndrome caused by a large placental chorioangioma. Am J Obst Gynecol1995 Nov;173(5):1632-3.

Dubus JP, Maquet E, Bouches MC, Kacet N, Morisot C, Lequien P. Anasarque neonatales no immunologiques. A propos de dix observation. Ann Pediatr (Paris) 1985;32:663-9.

Dugan RB, Pletneva MA, Salari N, et al. Non-immune fetal hydrops and lysosomalstorage disease: the finding of vacuolated lymphocytes in the ascitic fluid in two cases. Prenat Diagn 2013;34:199-201.

Dumez Y. Anasarques foeto-placentaires non immune: un modele de Medicine Foetale. Diagnostic Prenatal. Marseille 30 sept.-1°oct. 1988.

Elkhazen N, Jauniauxe E, Dodion J, Vamos E, Rodesch F, Wilkin P, Milaire J. Evaluation echografhique des anasarques foetoplacenteries non immunitaries. Une serie de 24 cas. J Gynecol Obstet Biol Reprod 1986;15:87-97.

Eltabbakh GH, Elejaude BR, Broekhuizen FF. Primary syphilis and nonimmune fetal hydrops in a penicilin allergic woman. A Case Report. J Reprod Med 1994 May;39(5):412-4.

Evron S, Yagel S, Samueloff A, Margliot E, Burtein P, Sadovsky E. Nonimmunologic hydrops fetalis: a review of 11 cases. J Perinat Med 1985;147:147-51.

Fadel HE, Ruedrich DA. Intrauterine resolution of nonimmune hydrops associated with cytomegalovirus infection. Obstet Gynecol 1988;71:1003-5.

Fujomoto A, Broom D, Shinno NW, Wilson MG. Non-immune fetal hydrops and Down syndrome. Am J Med Genet 1983;14:533-37.

Fung TY, Fung HYM, Lau TK, Chang AMZ. Abdomino-amniotic shunting in isolated fetal ascites with polyhydramnios. Acta Obstet Gynecol Scand 1997;76:706-7.

Gembruch U, Hansmann M, Knopfle G. Listeriosis: a cause of non-immune hydrops fetalis. Prenatal Diagnosis 1987;7:277-82.

Gherman RB. Ballantyne Syndrome: is placental ischemic the etiology ? J Matern Fetal Med 1998 Sep-Oct;7(5):227-9.

Gibb D. Arulkumaran S. Fetal monitoring in pratice, 2nd ed. Oxford: Butterworth-Heinemann; 1997. p. 150-74.

Gillan JE, Lowden JA, Baskin K, Cutz E. Congenital ascites as a presenting sign of lysosomal storage disease. J Pediatr 1984;104:225-31.

Gort L, Reyes-Granell M, Fernandez G, et al. Fast protocolfor the diagnosis of lysosomal diseases in nonimmune hydrops fetalis. Prenat Diag 2012;32:1139-42.

Gough JD, Keeling JW, Castle B, Iliff PJ. The obstetric management of non-immunologic hydrops. British J Obstet Gynecol 1986;93:226-34.

Grab D, et al. Twin, acardic, outcome. Disponível em: http: //www.thefetus.net/. Acesso em 20/01/2004.

Heyborne KD, Chrism DM. Reversal of Ballantyne syndrome by selective second-trimester fetaal termination. A Case Report. J Reprod Med 2000 Apr;45(4):360-2.

Hozgreve W, et al. Investigation of nonimmune hydrops fetalis. Am J Obstet Gynecol1984 Dec1;150(7):805-12.

Hsieh FJ, Chang FM, KO TM, Chen HY. Percutaneous ultrasound-guided fetal blood sampling in the management of nonimmune hydrops fetalis. Am J Obstet Gynecol 1987;157:44-9.

Igai AMK. Malformações de partes moles. In: Zugaib M, et al. Medicina fetal, 2.ed. São Paulo: Atheneu; 1997. p. 351-6.

Im SS, Rizos N, Joutsi P, Shime J, Benzie RJ. Nonimmunologic hydrops fetalis. Am J Obstet Gynecol 1984;148:566-9.

Isfer EV. Anasarque foeto-placentaire non imune. Memoire pour le titre d'assistant etranger. Paris: Faculté de Médicine Cochin-Port-Royal; 1989.

Isfer EV, Camargo ME, Santos VA, et al. Prenatal diagnosis of congenital Chagas'disease. XI International Fetal Medicine and Surgery Society. França: Evian, maio 1992.

Keeling JW, Gough J, Ilif P. The pathology of non-rhesus hydrops. Diagnostic Hystopatholog 1983;6:89-111.

Kobori JA, Ulrich H. Intrauterine anoxic brain damage in nonimmune hydrops fetalis. Biol. Neonate. 1986;49:311-7.

Lam YH, Tang MH, Tse HY. Ductus venosus doppler study in fetuses with homozygous alpha-thalassemia-1 at 12 to 13 weeks of gestation. Ultrasound Obstet Gynecol 2001 Jan;17(1):30-3.

Larroche JCL. Anasarque foeto-placentaire hydrops sans imunization. Med Hugg 1982;40:2061-73.

Larroche JCL. Nonimmunologic hydrops fetalis. In: Developmental pathology of neonate. Amsterdam: Excerpta Medica 1977; 8:167-81.

Mattos SS. Avaliação do ritmo cardíaco fetal. In: Mattos SS. O coração fetal. Rio de Janeiro: Revinter; 1999. p. 191-8.

Mattos SS. Evolução da cardiologia fetal. In: Mattos SS. O coração fetal. Rio de Janeiro: Revinter; 1999. p. 3-15.

Muller F, Oury JF, Dumez Y, et al. Microvillar enzyme assays in amniotic fluid and fetal tissues at different stages of development. Prenat Diagn 1988;8:189-98.

Mullie, N, Moirot H, Gonzales M, Roume J, Migne G. Anasarque foeto-placentaire en dehors de l'isoimmunusation: physiopathogenie et epidemiologie. Diagnostic et Prise en Charge des Affections Foetales III. Vigot 1989.

Naides SJ, Weiner CP. Antenatal diagnosis and paliative treatment of non-immune hydrops fetalis secondary to fetal parvovirus B-19 infection. Prenatal Diag 1989;9:105-14.

Negishi H, Yamada H, Okuyama K, Sagawa T, Makinoda S, Fujimoto S. Outcome f nonimmune hydrops fetalis and a fetus with hydrotorax and/or ascites : With some trails of intrauterine treatment. J Perinat Med 1997;25:71-7.

Nguyen H, Stadlin M, De Grandi P. Diagnostic echografique de l'anasarque foetoplacentaire. J Gynecol Obstet Biol Reprod 1985;14:1005-10.

Nguyen TLR, et al. Eléments diagnostiques et pronostiques de l'anasarque foeto-placentaire non immunologique. Revue de la litterature a propos de 7 nouveaux cas. J Gynecol Obstet Biol Reprod (Paris) 1990;19(7):869-77.

Nicolaides KH, Sebire NJ, Snijders JM. O exame ultra-sonográfico entre 11-14 semanas. Diagnóstico de anomalias fetais. Londres: The Parthernon Publishing Group; 1999. p. 3-69.

Nicolaides KH, Azar GB. Thoraco-amniotic shunting. Fetal Diagn Ther 1990;5:153-64.

Pares DBS. Hidropisia fetal. In: Pastore AR, Cerri GG. Ultra-sonografia. Obstetrícia-Ginecologia. São Paulo: Sarvier; 1997. p. 439-49.

Philippe E. Pathologie foetoplacentaire. Masson; 1986. p. 250.

Poissonnier MH, de Medeiros N, Brossard Y. Anasarque foeto-placentaire en dehors de l'isoimmunisation: prise en charge. Diagnostic et Prise en Charge des Affections Foetales III. Vigot 1989.

Ramsay SL, Maire I, Bindloss C, et al. Determination of oligosaccharides and glicolipids in amniotic fluid by electrosprayionisation tandem mass spectrometry: in utero indications of lysosomal storage diseases. Mol Genet Metab 2004;89:231-8.

Rizos N, Joutsi P, Shime J, Benzie RJ. Nonimmunologic hydrops fetalis. Am J Obstet Gynecol 1984 Mar;148(5).

Rodriguez MM, et al. Value of autopsy in nonimmune hydrops fetalis: series of 51 stillborn fetuses. Pediatrics Dev Pathol 2002 Jul-Aug; 5(4):365-74.

Sabih D. Hydrops fetalis. Disponível em file: //A:\ eMedicine-Hydrops Fetalis. Article by durre Sabih, MBBS, MSc. Htm. Acesso em 20/01/04.

Schild RL, et al. Can 3D volumetric analysis of the fetal upper arm and thigh improve conventional 2D weight estimates? Ultraschall Med 1999 Feb;20(1):31-7.

Shimokawa H, Hara K, Fukuda A, Nakano H. Idiopathic hydrops fetalis succesfully treated in utero. Obstet Gynecol 1988;71:984-6.

Silverman NH, Kleinman CS, Rudolph AM, Copel JA, Weinstein EM, Enderlein MA, Colbus M. Fetal atrioventricular valve insufficiency associated with nonimmune hydrops: a two dimensional echocardiographic and pulsed Doppler ultrasound study. Circulation 1985;50:50-4.

Spahr CR, Botti JJ, Macdonald HM, Holzmann IR. Nonimmunologic hydrops fetalis: a review of 19 cases. Int J Gynecol Obstet 1980;18:303-7.

Straun W, Zarabi M, Mazer J. Fetal ascites associated with Conradi's disease (Chondrodysplasie Punctata): report of a case. J Clin Ultrasound 1983;11:234-6.

Tsao K, et al. Resolution of hydrops fetalis in congenital cystic adenomatoid malfomation after prenatal steriod therapy. J Pediatr Surg 2003 Mar;38(3):508-10.

Van Der Vange N, Bruinse HW. Hydrops fetalis associated with inferior vena cava thrombosis. Eur J Obstet Gynecol Reprod Biol 1986;21:113-5.

Verboom AJ, De Leeuw R. Hydrops fetalis following indomethacin administration during pregnancy. (English abstract). Ned Tijdschr Geneeskd 1983;127:18-20.

Watson J, Campbell S. Antenatal evaluation and management in nonimmune hydrops fetalis. Obstet Gynecol 1986;67:589-93.

Wieacker P, Wilhem C, Prömpeler H, et al. Pathophysiology of polihydramnios in twin transfusion syndrome. Fetal Diagn Ther 1992;7:87-92.

Windebank KP, Bridges NA, Ostman-Smith I, Stevens JE. Hydrops fetalis due to abnormal lymphatics. Arch Dis Child 1987;62:196-200.

Younis JS, Granat M. Insufficient placental digoxin transfer in severe hydrops fetalis. Am J Obstet Gynecol 1987;157:1268-9.

Zelop C, Benacerraf BR. The causes and natural history of fetal ascites. Prenat Diagn 1994;14:941-6.

CAPÍTULO 87

TROMBOCITOPENIA ALOIMUNE FETAL

Dick Oepkes

RESUMO

A trombocitopenia aloimune fetal/neonatal (TAFN) é uma doença da gravidez caracterizada por aloanticorpos maternos direcionados contra o antígeno plaquetário humano (HPA). Esses anticorpos podem causar hemorragia intracraniana (HIC) ou outro sangramento de grande porte, resultando em sequelas por toda a vida ou óbito.

Os cuidados fetais podem ser proporcionados pela identificação oportuna das gestações de risco. No entanto, isso só pode ser feito pela triagem pré-natal de rotina. Ainda se discute se a triagem é custo-efetiva. Os aloanticorpos contra HPA-1a são encontrados em 1 entre 400 gestações, resultando em HIC em 1 entre 12.500 gestações. O tratamento pré-natal tem como foco a prevenção de HIC fetal e consiste na administração materna semanal de imunoglobulina endovenosa (IgIV). Nas pacientes de alto risco, o tratamento da TAFN deve ser iniciado com a idade gestacional de 12-18 semanas usando alta dose e, no risco moderado de TAFN, com a idade gestacional de 20-28 semanas usando dose mais baixa. Transfusões profiláticas de plaquetas no período pós-natal costumam ser protocoladas nos casos de trombocitopenia grave para prevenir sangramentos. Não se sabe qual é o limiar ideal nem o produto para transfusão no pós-natal, e ainda falta um consenso internacional a respeito.

No presente capítulo, são oferecidas diretrizes práticas para a conduta pré e pós-natal aos clínicos que se deparam com o desafio de reduzir o risco de sangramento em fetos e lactentes afetados pela TAFN.

INTRODUÇÃO

A trombocitopenia aloimune fetal/neonatal (TAFN) é doença rara, mas grave, da gravidez. Ela se desenvolve em razão da aloimunização materna e resulta em trombocitopenia fetal, podendo levar a um risco de sangramento no feto e no neonato. A apresentação clínica pode variar de trombocitopenia assintomática (como achado casual) a sangramento cutâneo ou sangramento grave em algum órgão.[1] A complicação mais grave é a hemorragia intracraniana (HIC), que pode levar ao óbito perinatal ou a sequelas neurológicas por toda a vida.[2]

A TAFN é a causa mais frequente de trombocitopenia em neonatos que, de modo geral, nascem saudáveis, tendo uma incidência de aproximadamente 1 em 1.500 gestações.[3] Como a TAFN é uma condição rara e não costuma ser reconhecida pelos clínicos, isso acarreta dificuldades para determinar o ônus dessa doença no nível populacional.[3] Além disso, faltam evidências científicas do tratamento ideal tanto no pré-natal quanto no pós-natal, em razão do número limitado de casos (poucos ensaios clínicos randomizados ou estudos observacionais).[4,5]

Neste capítulo, o objetivo foi resumir os atuais conhecimentos sobre a epidemiologia da TAFN e oferecer um panorama sobre as estratégias de conduta pré-natal e pós-natal, com base na literatura mais recente.

PATOGÊNESE

Na TAFN, a exposição materna ao HPA fetal incompatível, derivado do pai, pode levar à imunização e à formação de aloanticorpos antiplaquetários. Durante a gravidez, o transporte ativo de IgG ocorre da mãe para o feto através da placenta por ligação ao receptor Fc neonatal (FcRn).[6,7] Por isso, aloanticorpos contra HPA da classe IgG ligam-se às plaquetas fetais, levando à fagocitose dessas e causando trombocitopenia, que, por sua vez, conduz a um risco de sangramento nesses lactentes.[8,9]

A trombocitopenia na TAFN resulta não apenas da destruição das plaquetas, mas também piora em decorrência da supressão da produção de plaquetas pelos megacariócitos. A supressão da megacariocitopoiese recentemente foi demonstrada em experimentos *in vitro* na presença de aloanticorpos contra HPA-1a.[10]

Antígenos Plaquetários Humanos (HPA)

A formação de aloanticorpos maternos é desencadeada pela exposição a HPA incompatível. Hoje em dia, são conhecidos e estão descritos 35 HPAs. Os HPAs são epitopos presentes em cinco glicoproteínas (GP) plaquetárias da superfície celular (www.ebi.ac.uk/ipd/hpa/table2.html).[11] Essas glicoproteínas desempenham importante papel na função plaquetária, por exemplo, na adesão, agregação e formação do tampão hemostático.[12] Aproximadamente 80% dos casos de TAFN na população branca são causados por aloanticorpos direcionados ao epitopo HPA-1a. Portanto, nesta revisão, nos concentraremos na TAFN mediada por HPA-1ª, o qual é carreado pela integrina β3, que faz parte do receptor do fibrinogênio.[13] A integrina β3 também se expressa em complexo com a integrina αV como receptor de vitronectina pelas células endoteliais, os sinciciotrofoblastos da placenta e por outros tecidos durante o desenvolvimento do embrião humano.[14-16] Esse achado tem levado a ideias interessantes sobre a imunização precoce e os efeitos funcionais dos aloanticorpos na TAFN.

Imunização

A imunização na TAFN pode ocorrer cedo na gravidez e levar a doença clínica relevante já nas primeiras gestações afetadas. A relevância dessas imunizações foi questionada por Skogen *et al.*,[17] mencionando que a taxa de imunização em primigestas era de 8-24%. No entanto, em duas séries de casos descrevendo hemorragias intracranianas (HICs) causadas por TAFN, ocorreu HIC nas primeiras gestações em 24-27% dos casos, sublinhando que a imunização e a doença clínica relevante podem ocorrer já nos primeiros estágios das primeiras gestações.[2,18]

Pode ser que certos fatores de risco contribuam para imunização por HPA. Para alguns antígenos HPA, como o HPA-1a, a exposição do epitopo HPA-1a na placenta pode desempenhar um papel importante.[19] Além disso, se as mulheres negativas para HPA-1a forem portadoras do alelo HLA-DRB3*0101 classe II do MHC, isso pode promover resposta imune anti-HPA-1a, em razão da apresentação ótima do peptídeo HPA-1a.[20,21]

Efeitos Funcionais dos Anticorpos

Aproximadamente 10-25% das crianças com uma trombocitopenia grave causada por TAFN desenvolvem HIC.[22] No entanto, a relação entre HIC e trombocitopenia não é linear, e a maioria das crianças com TAFN não desenvolve HIC.

Pode ser que os sangramentos intracranianos não sejam causados unicamente pela trombocitopenia. A observação em modelo murino com fetos trombocitopênicos nascidos sem HIC dá respaldo a essa ideia. A expressão da cadeia β3 tanto nas plaquetas como nas células endoteliais leva à ideia de que os sangramentos, na TAFN, podem ocorrer por ligação dos anticorpos a células endoteliais. Estudos em animais e estudos *ex vivo,* com células endoteliais derivadas do sangue do cordão humano, mostraram que os anticorpos HPA direcionados contra a cadeia β3 reduziam a proliferação das células endoteliais, a angiogênese e a integridade endotelial.[23-25] As hemorragias poderiam ocorrer pela combinação de trombocitopenia e disfunção endotelial. Santoso *et al.* recentemente encontraram uma proporção maior de anticorpos específicos do receptor de vitronectina em soros maternos de casos de TAFN com HIC, em comparação com soros de gestações sem a ocorrência de uma HIC no lactente.[26]

EPIDEMIOLOGIA

Na ausência de grandes estudos observacionais prospectivos, as estimativas sobre a incidência de TAFN e complicações dessa doença têm de se basear em dados retrospectivos de casos enviados a Centros de Referência e em estudos de triagem com uma intervenção com certo risco de viés. Não apenas porque os casos de TAFN costumam ser perdidos e subdiagnosticados na ausência de um programa de triagem nacional.[27,28] A TAFN como causa de perda fetal intrauterina (OFIU) não costuma ser considerada; logo, o ônus da TAFN pode ser ainda maior quando abortamentos e OFIU são considerados.

Em geral, estudos com um desenho prospectivo têm menor tendência para viés. No entanto, as intervenções, nesses estudos, podem influenciar o desfecho da doença, o que torna difícil avaliar o curso natural da mesma. Além disso, deve-se observar que foram realizados dois tipos de estudos de triagem: estudos de triagem pós-natal, que triam para aloanticorpos em neonatos trombocitopênicos, e estudos de triagem pré-natal, que avaliam o desfecho neonatal depois da triagem para anticorpos,[29-34] realizados principalmente em mulheres negativas para HPA-1ª (Fig. 87-1).[20,35-44]

O Quadro 87-1 fornece um panorama dos estudos de triagem pré-natal.

Incidência de Aloanticorpos contra HPA

A incidência de aloanticorpos contra HPA varia de acordo com a variação genética entre as populações.[11] Em 2004, Davoren *et al.*

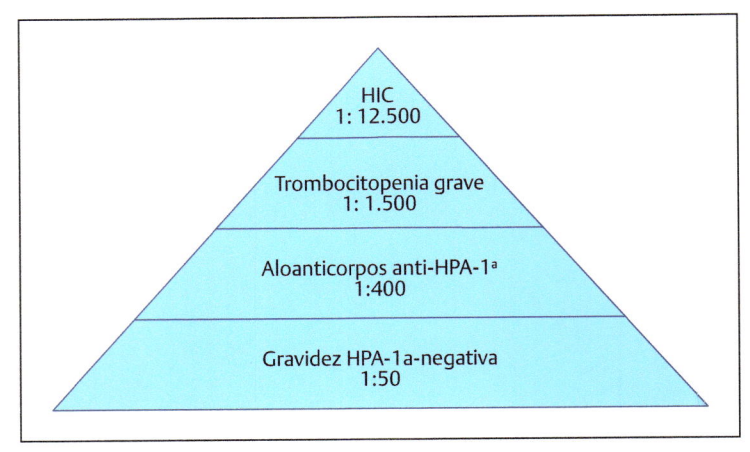

Fig. 87-1. Epidemiologia da TAFN induzida por anti-HPA-1a.

descreveram a especificidade do HPA de 1.162 diferentes casos de TAFN em uma população branca.[45] Com base nesse estudo, em torno de 80% dos casos de TAFN são causados por aloanticorpos contra HPA-1a. Os aloanticorpos contra HPA-5b são responsáveis por aproximadamente 10% dos casos de TAFN. Quando casos com aloanticorpos contra HPA-2, HPA-3 e HPA-15 são acrescentados a essa lista, aproximadamente 95% dos casos de TAFN são cobertos.[45]

Na população asiática, a maioria dos casos de TAFN é causada por anticorpos direcionados com HPA-4, que está presente na integrina β3 semelhante a HPA-1.[46] Como a maioria dos estudos se baseia em séries de pacientes coletadas retrospectivamente, é difícil predizer a estimativa da ocorrência natural e da patogenicidade desses aloanticorpos. Com base em estudos à disposição, os anticorpos contra antígenos com baixa frequência são raros, e sua contribuição para morbidade na TAFN em população branca é desprezível.[47]

Kamphuis *et al.* realizaram uma revisão sistemática da incidência de TAFN em 2010. No total, foram incluídas 176.084 gestações triadas no pré-natal.[3] Com base nesses estudos, os autores estimaram que 2,1% das grávidas são HPA-1a negativas na população branca e, portanto, com risco de TAFN. Calculou-se que o risco de formação de anticorpos nas mulheres HPA-1a negativas seja de 9,7% (294 dos 3.028 casos). Em 2018, Debska *et al.* verificaram que o risco de formação de anticorpos era de 8,6% na população de estudo do programa de triagem polonês.[44]

Quadro 87-1. Estudos Prospectivos de Coortes Avaliando a Incidência da TAFN

Autor, ano	HPA-1a-negativo	Anti-HPA-1a pré-natal	Plaq. < 50 × 10⁹/L	Sangramento leve	Sangramento grave	Intervenção
Mueller-Eckhardt, 1980[52]	26/1,211 (2,1)	2/26 (7,7)	0	0	0	Nenhuma
Reznikoff-Etievant, 1988[35]	27/860 (3,1)	0/27 (0)	0	0	0	Nenhuma
Blanchette 1990[36]	81/5,000 (1,6)	3/50 (6,0)	1	0	1	NTCS, PP
Doughty, 1995[37]	74/3,473 (3,2)	1/71 (1,4)	0*	0*	0	FBS/TIUs, IgIV, PP
Durand-Zaleski, 1996[38]	52/2,066 (2,5)	4/45 (8,9)	1	0	0	FBS, IgIV, CTS
Williamson, 1998[39]	618/24,417 (2,5)	37/385 (9,6)**	8	7	1	PP
Davoren, 2003[40]	54/4,090 (1,3)	2/34 (5,9)	1	1	0	FBS, TIUs, PP
Maslanka, 2003[41]	144/8,013 (1,8)	12/122 (9,8)	3	1	0	TIUs, IgIV
Turner, 2005[42]	546/26,506 (2,1)	25/318 (7,9)	5	3	0	PP
Kjeldsen-Kragh, 2007[43]	2,111/100,448 (2,1)	144/1,990 (7,2)	48	NR	2	NTSC, PP
Debska, 2018[44]	373/15,204 (2,5)	22/373 (5,9)	3	NR	NR	TIUs, IgIV

Os números são n/N (%); CST, corticosteroides no pré-natal; FBS, amostragem de sangue fetal, TAFN, trombocitopenia aloimune fetal/ neonatal; HPA, antígeno plaquetário humano; TIUs, transfusões intrauterinas de plaquetas; IgIV, imunoglobulina intravenosa; NR, não relatado; NT, não testado; NTCS, parto cesáreo quase a termo; PLT, contagem de plaquetas; PP, plaquetas disponíveis para transfusão no pós-natal. Define-se TAFN grave como uma contagem neonatal de plaquetas < 50 × 10⁹/L. Define-se sangramento leve como sangramento apenas em mucosa. Define-se sangramento grave como hemorragia em órgãos internos ou HIC

Incidência de Trombocitopenia Grave

Os sintomas clínicos, na TAFN, variam de trombocitopenia assintomática a HIC grave. Na literatura, a TAFN costuma ser definida como neonatos com aloanticorpos e uma contagem de plaquetas < 50 x 10^9/L com ou sem HIC.

As diversas definições para a TAFN grave tornam difícil de comparar os diferentes estudos e avaliar a sua história natural. Kamphuis *et al.* avaliaram a incidência de TAFN grave em uma revisão, em 2014, e a compararam com estudos de triagem pré-natal e pós-natal.[22] A incidência de TAFN grave, definida como contagem de plaquetas < 50 x 10^9/L, foi estimada em 0,04% em estudos de triagem pré-natal e pós-natal.[22]

Incidência de Hemorragias Intracranianas (HICs)

O desenvolvimento da HIC não se associa diretamente à gravidade da trombocitopenia, visto que foram descritas hemorragias graves em casos com trombocitopenia moderada e, em contrapartida, em apenas uma pequena proporção de lactentes gravemente trombocitopênicos, observaram-se realmente complicações hemorrágicas. Portanto, não é provável que um número baixo de plaquetas seja o único fator que provoque a HIC. Ao longo dos últimos anos, emergiram mais evidências mostrando que os aloanticorpos maternos podem causar dano ao endotélio que, por sua vez, podem resultar em HIC.[23-25]

Não se sabe em que momento na gravidez o cérebro em desenvolvimento é mais vulnerável ao dano induzido por esses tipos de aloanticorpos. Pode ser também que esses aloanticorpos não apenas levem à HIC, mas também a outro tipo de lesão cerebral ou a pequenos sangramentos. Essas lesões podem permanecer subclínicas após o nascimento, porém podem proporcionar atrasos no desenvolvimento psicomotor em longo prazo.

Dois estudos descreveram a localização e a extensão da TAFN relacionada com HIC.[18,48] Esses estudos descreveram 43 e 21 casos, respectivamente. Aproximadamente 90% desses casos foram causados por aloanticorpos contra HPA-1a. Tiller *et al.* descreveram que a maioria dos sangramentos foi intraparenquimatosa.[18] Esse achado foi confirmado por Winkelhorst *et al.*,[2] que observaram que 19 sangramentos intraparenquimatosos complicaram posteriormente com hidrocefalia em 11 casos. A taxa de sobrevida das crianças com HIC, causada por TAFN, variou de 65 a 52%. O risco de sequelas neurológicas nos sobreviventes foi alto, variando de 70 a 53%.

A incidência de HIC varia de 9,9 a 25% nos casos de TAFN grave, com base em estudos de triagem pré-natal e pós-natal, respectivamente.[22] Os estudos de triagem pré-natal podem subestimar a incidência de HIC, já que não são realizadas imagens de rotina em todos os estudos de triagem. No entanto, Refsum *et al.* realizaram estudo retrospectivo e observaram presença de aloanticorpos contra HPA em uma *coorte* de neonatos com HIC.[49] Nesse estudo, em apenas 3 das 105 amostras de soro materno foram encontrados aloanticorpos contra HPA. Os autores reconhecem que esse estudo pode ter sido afetado por viés, embora isso implique que a verdadeira incidência de HIC, relacionada com a TAFN, possa ser inferior ao que anteriormente se pensava.

A taxa de recorrência de HIC na TAFN é difícil de avaliar, pois os estudos são retrospectivos e têm vieses por diferentes posturas no tratamento. Em 2003, Radder *et al.* realizaram um estudo retrospectivo para avaliar o risco de recorrência de HIC após gestação complicada por HIC causada por TAFN.[50] Estimou-se que a taxa de recorrências da HIC causada pela TAFN, em gestações subsequentes, era de 79%. Além de HIC, outros sangramentos tais como pulmonares, oculares e gastrointestinais também são descritos na TAFN e podem colocar em risco a vida fetal.[51,52] Como esses últimos sangramentos são bem menos conhecidos e, provavelmente, bem menos relatados, torna-se impossível aferir uma estimativa precisa de sua incidência.[1]

CONDUTA PRÉ-NATAL

A maioria das HICs, na TAFN, desenvolve-se durante a gravidez, contribuindo de modo importante para o ônus dessa afecção.[18] Para prevenir essas HICs, o tratamento precisa ser iniciado precocemente na gestação. Os aloanticorpos se desenvolvem sem sintomas clínicos durante a gravidez, porém sendo de difícil diagnóstico.[53]

O único modo de prevenir complicações graves, já nas primeiras gestações, seria por meio da triagem e do tratamento pré-natal em tempo oportuno. No entanto, na ausência de triagem de rotina, o tratamento pré-natal estará indicado e deve ser iniciado para as gestações subsequentes ao nascimento de um filho afetado. Quando há suspeita de TAFN, exames diagnósticos devem confirmar ou descartar tal diagnóstico para que a conduta pré-natal seja adaptada de acordo. O maior desafio é reduzir o risco de sangramento com o tratamento durante a gestação. No passado, o pilar do tratamento baseava-se em transfusões intrauterinas (TIUs) de plaquetas, semelhantes às transfusões de sangue na aloimunização de hemácias. Já, hoje em dia, as propostas terapêuticas não invasivas, por meio da administração materna de imunoglobulina intravenosa (IgIV), têm-se mostrado igualmente ou até mais efetivas e, por consequência, são as preferíveis em virtude da redução do risco de complicações.

Estratificação de Risco

Se a TAFN for confirmada no pré-natal, a gestação deverá ser monitorada de perto por um obstetra especializado em Medicina Fetal. Atualmente, baseia-se no desfecho clínico de uma gestação previamente afetada pela TAFN para se estratificar o risco da próxima. Alguns estudos mostram que o título de aloanticorpos poderia prever a gravidade da doença;[54] no entanto, foram descritos casos graves de TAFN com baixos títulos de anticorpos, implicando que a sensibilidade é baixa.[55,56]

Aparentemente, gestações com anticorpos contra HPA-5b ou HPA-15b tendem a ser consideradas como gestações de baixo risco, e aquelas com aloanticorpos contra HPA-1a e HPA-3ª, como de alto risco. Entretanto, ainda não se pode prever o risco individual de sangramento para uma gravidez com base, apenas, no aloanticorpo contra HPA. O primeiro passo para ajustar a conduta pré-natal, diante dos diferentes tipos de anticorpos contra HPA, é coaptar o máximo de dados a partir de grandes estudos prospectivos e comparar o desfecho clínico desses diferentes anticorpos.

Apesar dos esforços para encontrar um marcador de prognóstico confiável, até agora não se encontrou um marcador que prediga precisamente a gravidade dessa afecção.

Transfusões Intrauterinas (TIUs)

A coleta de sangue fetal (cordocentese) e as TIUs de plaquetas eram, tradicionalmente, as únicas opções de tratamento para reduzir o risco de HIC e trombocitopenia grave.

As TIUs intravasculares de hemácias, guiadas pelo ultrassom para tratar anemia fetal, foram introduzidas na década de 1980. Daffos *et al.* foram os primeiros a propor esse tratamento em TAFN.[57] Depois de suas primeiras TIUs de plaquetas bem-sucedidas, seguiram-se outros estudos. No entanto, há importantes diferenças entre TIUs de hemácias para anemia fetal, quando comparadas com as transfusões de plaquetas para trombocitopenia fetal. Como o feto tem risco de sangramento, consequente à TAFN, a punção do cordão umbilical pode se tornar um procedimento perigoso. Além disso, a meia-vida das plaquetas transfundidas é curta, tornando-se necessária a realização de transfusões sequenciais (semanais). O alto risco de complicações relacionadas com a cordocentese e/ou TIUs foi atestado em recente revisão por Winkelhorst *et al.*[4] No total, foram incluídos 26 estudos, dos quais 4 foram ensaios clínicos randomizados e controlados, 5 estudos prospectivos e 17 estudos retrospectivos. A complicação mais frequente, relacionada à cordocentese ou à TIU de plaquetas, foi o parto cesáreo de emergência. Os autores descrevem que ocorreram complicações em 11% das gestações tratadas com terapia invasiva (54 de 497 gestações tratadas em 24 estudos). Em 26% dos casos, as complicações resultaram em óbito fetal ou em perda neonatal. A taxa total de mortalidade foi de 4%, sendo que mais da metade estiveram relacionadas à cordocentese e à TIU de plaquetas.[4]

Administração Materna de Imunoglobulinas Intravenosas (IgIVs)

No passado, a administração de IgIV mostrou-se eficaz em gestações complicadas por púrpura trombocitopênica idiopática (PTI) materna. Posteriormente, em 1988, Bussel *et al.* foram os primeiros a publicar o efeito positivo do tratamento pré-natal materno (com IgIV) em gestações com TAFN.[58]

As IgIVs são feitas a partir de anticorpos IgG extraídos de *pool* de sangue de doadores humanos. Não se sabe qual é o mecanismo de ação (terapêutico) exato da Ig no tratamento materno, porém parece que as Igs bloqueiam os receptores FcRn na placenta e, assim, impedem a passagem dos aloanticorpos, reduzindo, por consequência, os níveis maternos e fetais de anticorpos contra HPA.[59] As evidências sobre as opções ou alternativas (ideais) de tratamento foram obtidas através de relatos de séries de casos e foram, recentemente, resumidas em uma revisão sistemática como parte de uma diretriz internacional para TAFN.[4,60]

Em razão da ausência de um marcador clínico ou bioquímico que prediga a contagem de plaquetas ou o desfecho clínico da TAFN, o tratamento para essa afecção se baseia no histórico obstétrico. Geralmente, as gestações com TAFN são classificadas como de "alto risco", no caso de uma gravidez prévia cuja criança tenha sido afetada gravemente (com HIC ou hemorragia grave), enquanto as demais gestações, em que os fetos e/ou neonatos não manifestaram HIC, são consideradas de "risco médio".

A primeira linha de tratamento, em gestações de alto risco, é a administração materna semanal de IgIV, a partir da 12ª-16ª semana, com um esquema de dose padrão de 1 g/kg/semana. Em alguns centros, a dose é aumentada para 2 g/kg/semana ao redor da 20ª semana de idade gestacional e/ou acrescentam-se corticosteroides. Como os efeitos colaterais do tratamento com IgIV são dose-dependentes e os efeitos benéficos do incremento da dose baseiam-se em baixas evidências, em nosso Serviço não intensificamos a dose terapêutica nas gestações de alto risco.

Em um ensaio clínico randomizado, para avaliar a dose ideal na TAFN, o risco dos efeitos adversos não foi diferente entre a dose baixa (0,5 g/kg/semana) e a dose alta (1,0 g/kg/semana).[61] Embora esse trabalho tenha sido interrompido cedo, em virtude do pouco recrutamento, o esquema padrão da dose em gestações com risco médio, em nosso Serviço, foi reduzido para 0,5 g/kg/semana. Em

geral, o tratamento das gestações com risco médio é iniciado entre a 20ª e a 28ª semana. As estratégias da conduta pré-natal, na Holanda, estão resumidas na Figura 87-2.

A administração de IgIV é realizada de "modo cego", ou seja, apenas na gestante (sem a cordocentese ou TIU plaquetária); logo, isso torna impossível para os especialistas monitorarem o efeito terapêutico desse tratamento. Os efeitos colaterais podem ser classificados em maternos e fetais. Os efeitos maternos mais importantes são: cefaleia e sintomas gripais. Na literatura, há o relato de um caso de pancitopenia materna, porém esse caso teve suas contagens totais no hemograma normalizadas, de modo espontâneo, em 6 semanas após a gravidez.[62,63] Possíveis efeitos em longo prazo, sobre o desenvolvimento do sistema imune dessas crianças, ainda não são bem conhecidos. Em um estudo, com 20 casos, o sangue do cordão umbilical foi avaliado quanto à contagem sanguínea total e à diferenciação dos leucócitos; os autores concluíram que a TIU de plaquetas não induz a maturação anormal do sistema imune dos neonatos.[64] Nesse mesmo estudo, um questionário foi realizado com os participantes e não mostrou aumento das infecções pediátricas quando tratados com IgIV. No entanto, o esquema de tratamento nesse estudo foi heterogêneo e com grupos pequenos.[65] Como os efeitos colaterais maternos na vigência do tratamento com IgIV sobre o desenvolvimento do feto não foram avaliados adequadamente até o presente momento, a IgIV ainda não é indicada oficialmente, apesar do fato desse tratamento ser recomendado virtualmente em praticamente todos os protocolos. Recomendam-se mais estudos sobre os efeitos maternos e neonatais da IgIV, incluindo aqui os efeitos sobre o neurodesenvolvimento, as doenças infecciosas e o sistema imune em longo prazo.

Concluindo, apesar de a conduta pré-natal invasiva ser igualmente efetiva, tem um risco maior de complicações. Portanto, a administração materna de IgIV deve ser recomendada como primeira linha no tratamento pré-natal da TAFN. Essa recomendação foi endossada, recentemente, como diretriz no protocolo internacional sobre as estratégias de conduta na TAFN.[60]

Corticosteroides

Além do tratamento materno com IgIV, os corticosteroides podem ser acrescentados, em alguns casos, como tratamento pré-natal coadjuvante em alguns centros (referendados em protocolos). Por outro lado, suas evidências são muito fracas, e os efeitos colaterais (fetais e maternos) não devem ser subestimados.[60] Winkelhorst *et al.* avaliaram 11 estudos que compararam o tratamento com IgIV com e sem o acréscimo de corticosteroides.[4] Somente um estudo demonstrou aumento na contagem das plaquetas, enquanto todos os outros não relataram efeitos benéficos.[66] Em virtude dos

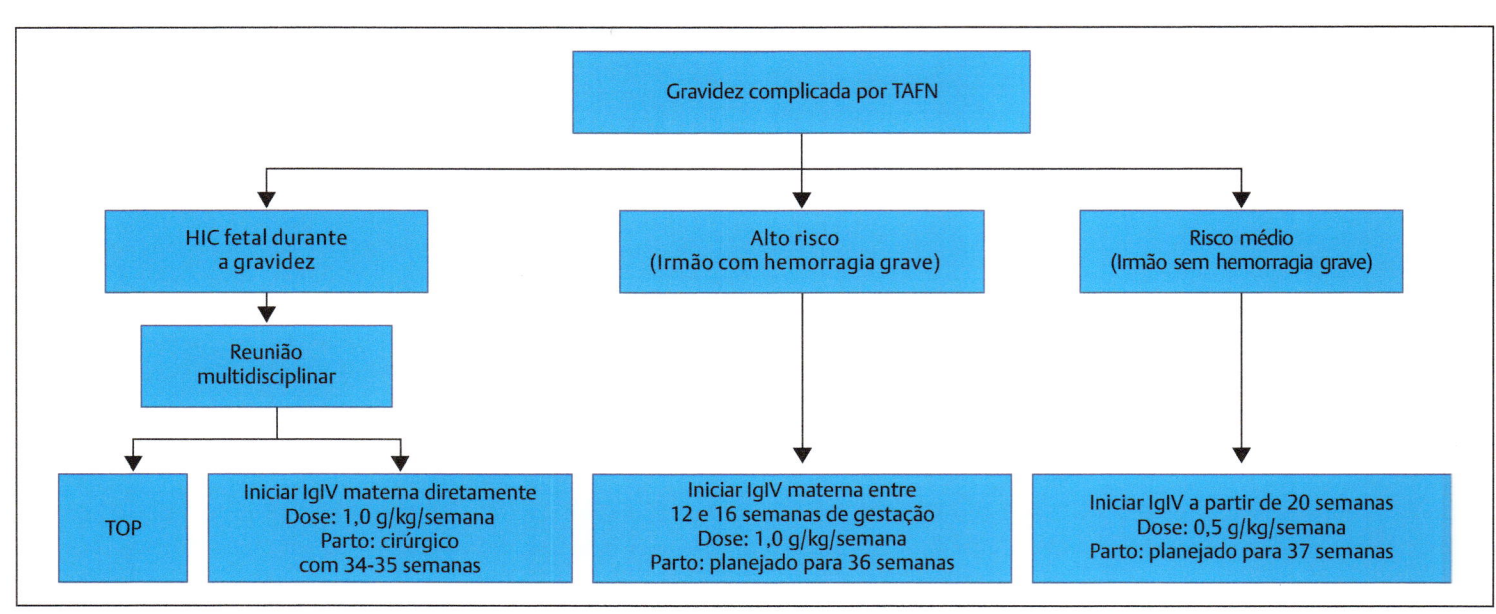

Fig. 87-2. Fluxograma do tratamento pré-natal da TAFN.

importantes efeitos colaterais e da falta de evidências de efeito benéfico, recomenda-se que esse tratamento não deva ser aplicado como opção terapêutica de primeira escolha na TAFN.

Futuras Opções de Tratamento

Em analogia à prevenção do fator RhD com a imunoprofilaxia, a prevenção da imunização e do desenvolvimento de TAFN tem-se mostrado efetiva em modelo murino.[67] No entanto, nenhum ensaio clínico confirmou ainda esse efeito em humanos.

Outra opção terapêutica futura pode ser um bloqueador do receptor FcRn que iniba o transporte dos aloanticorpos através da placenta. Estudos pré-clínicos têm demonstrado resultados promissores,[68] sendo que um trabalho, em gestantes aloimunizadas com antígeno eritrocitário, está atualmente em andamento.[69]

Modo e Ocasião do Parto

A conduta periparto deve focar na redução do risco de sangramento, minimizando os fatores que possam contribuir para as complicações hemorrágicas. Faltam evidências sobre as melhores estratégias no periparto, porém já há um consenso sobre a reticência em se usar eletrodos no couro cabeludo, amostragens de sangue do couro cabeludo ou parto vaginal assistido.

O parto cesáreo eletivo é a opção preferencial para alguns centros. Esses serviços se baseiam no fato de que o parto poderia desencadear HIC nesses casos de TAFN. Ghevaert *et al.* descreveram 200 casos de TAFN, sendo que todos os casos que apresentaram HICs (17 casos) ocorreram antes ou durante as primeiras 24 horas após do parto.[55,56] No entanto, esse estudo foi retrospectivo e não foi realizado ultrassom de rotina antes ou depois do parto, ou seja, o momento (*time*) exato do desenvolvimento de HIC não pode ser definido ou, até mesmo, rotulado ao parto. Já Van den Akker *et al.* realizaram um estudo em gestações com risco médio para TAFN, sendo 23 partos vaginais e 9 cesáreas.[69] Esses autores relataram que o parto vaginal esteve associado ao aumento no risco de HIC.

Outro argumento para reconsiderar as cesáreas eletivas de rotina, particularmente próximas do termo, é o risco das complicações neonatais. Em um estudo retrospectivo do grupo norueguês, observaram-se complicações neonatais relacionadas à má adaptação pulmonar ou prematuridade em 37 (21,5%) dos neonatos.[43]

Em nossa opinião, pela falta de evidências e pelo aumento em potencial dos riscos de morbidade neonatal, recomendamos que o parto cesáreo não deva ser realizado de rotina nas gestações com TAFN.

CONDUTA PÓS-NATAL: LIMIARES IDEAIS PARA TRANSFUSÃO E PRODUTOS DAS PLAQUETAS
Limiar de Transfusão

Não se sabe, até o presente momento, qual a melhor estratégia no manejo pós-natal para os neonatos com TAFN. Atualmente, os serviços baseiam-se, principalmente, nas opiniões de especialistas e em dados observacionais dos centros de referência. Em razão da raridade da doença e sua heterogeneidade, os ensaios clínicos randomizados precisarão de um número relativamente alto de casos e de um grande consórcio de serviços que contribuam para esse estudo.

Uma revisão sistemática sobre o tratamento pós-natal ideal para prevenir o sangramento em lactantes acometidos pela TAFN concluiu que não há evidências suficientes sobre a melhor opção de tratamento.[5] Após o parto, todos os protocolos recomendam, virtualmente, transfusões profiláticas de plaquetas para os casos de trombocitopenia grave, porém os padrões e limites dessas transfusões são variáveis. Ou seja, as transfusões profiláticas de plaquetas são realizadas com o intuito de prevenir sangramentos, mas sua eficácia é controversa quanto ao efeito preventivo e tem sido questionada, cada vez mais, nos dias atuais.[70-72]

Em uma revisão recente, Fustolo-Gunnink *et al.* (2019) verificaram que o oposto tem sido mais plausível, já que as transfusões em neonatos pré-termo com trombocitopenia se associaram a um aumento no risco de sangramento.[73] Já em outro trabalho randomizado, sobre transfusões profiláticas de plaquetas em lactentes pré-termo, os autores tiveram os mesmos resultados de Fustolo-Gunnink *et al.* (2019).[73,74] Nesse último, observou-se, paradoxalmente, que os limites mais altos nas transfusões de plaquetas (50×10^9/L) se associaram a taxas maiores de mortalidade e de sangramento, quando comparadas a transfusões com limites mais restritivos (25×10^9/L). Como esse estudo incluiu apenas neonatos pré-termo (excluindo os neonatos com TAFN), seria possível argumentar que as transfusões profiláticas nos neonatos com TAFN poderiam também ser prejudiciais, pois as paredes dos seus vasos apresentam-se potencialmente frágeis por lesão endotelial. Em síntese, seria necessário um estudo randomizado em neonatos com TAFN para determinar os limites ideais de transfusão. Até que se tenham esses dados, recomenda-se que o especialista siga os protocolos já estabelecidos.

A Figura 87-3 proporciona o panorama de uma diretriz (protocolo), em nosso país (Holanda), de transfusão em casos de TAFN. Sugere-se um limite de transfusão de 50×10^9/L para neonatos acometidos pela TAFN com sangramento ativo e um limite de 25×10^9/L para neonatos sem sangramento ativo.

Produto de Plaquetas

Plaquetas negativas para o antígeno HPA são vistas, tradicionalmente, como um produto ideal de plaquetas para os neonatos com TAFN, pois essas não seriam suscetíveis aos anticorpos patogênicos presentes nessas crianças.

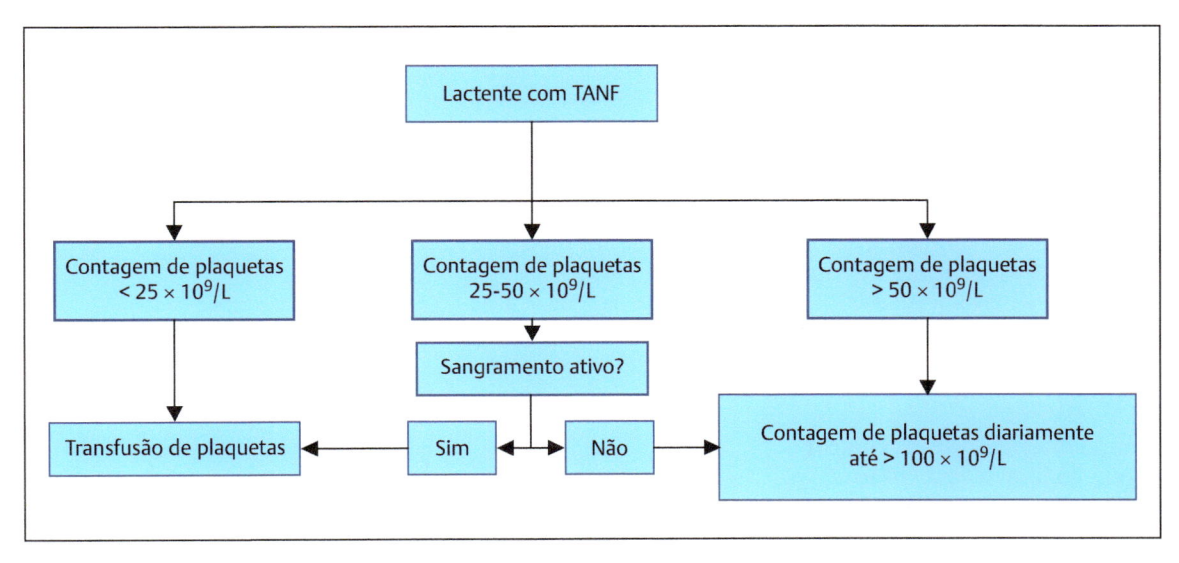

Fig. 87-3. Fluxograma do tratamento pós-natal da TAFN.

Em um estudo nacional com 102 casos de TAFN diagnosticados pela primeira vez, encontrou-se um aumento de plaquetas semelhante em ambos os tipos, ou seja, as compatíveis com o HPA e aquelas utilizadas nas transfusões (plaquetas aleatórias).[2] Em nossa opinião, as transfusões de plaquetas aleatórias poderiam ser vistas como opção de tratamento de primeira linha, particularmente nos casos de sangramento agudo ou de trombocitopenia grave. Na maioria dos países, as plaquetas compatíveis com o HPA não estão prontamente disponibilizadas; logo, torna-se preferível reduzir o atraso usando plaquetas aleatórias.

Em paralelo, não se observam grandes benefícios no tratamento neonatal com IgIV,[2] ou seja, o efeito benéfico do tratamento pós-natal com IgIV tem sido questionado em uma recente revisão sobre o tratamento pós-natal da TAFN.[5]

De modo pragmático, em nosso Serviço, recomenda-se realizar a transfusão de plaquetas, o mais rápido possível, usando plaquetas aleatórias quando a contagem do neonato estiver $< 25 \times 10^9/L$ ou frente a sangramento grave, a menos que plaquetas compatíveis com o HPA estejam prontamente à disposição. O tratamento com IgIV não é aconselhável como opção de primeira linha para tratamento pós-natal.

DESFECHO EM LONGO PRAZO

Recentemente, diversos esforços foram feitos para desvendar a patogênese da TAFN. Diferentemente disso, a literatura é escassa quanto ao desfecho em longo prazo na TAFN sem HIC.[18,77] O primeiro estudo que acompanhou os casos de TAFN foi realizado por Ward *et al.* e publicado em 2006.[75] Os autores concluíram que o desenvolvimento das crianças tratadas de TAFN foi melhor quando comparado com o de seus irmãos não tratados, porém essas conclusões se basearam em questionários feitos por telefone que avaliaram o desfecho comportamental das crianças, mas foram limitados por uma taxa de perdas de contato de 40%.

Já um segundo estudo que seguiu 39 crianças foi publicado por nosso grupo e realizado em nosso centro de 2004.[65] Esse estudo mostrou que o resultado, em crianças com TAFN e submetidas ao tratamento materno com IgIV, foi semelhante ao da população normal. No entanto, esse estudo incluiu um grupo heterogêneo de crianças e com diferentes estratégias de tratamento, incluindo transfusões intrauterinas, fato que proporcionou obstáculos às conclusões. Enfim, são necessárias mais pesquisas para fornecer melhores esclarecimentos sobre o desenvolvimento em longo prazo das crianças que foram acometidas pela TAFN.

PERSPECTIVAS FUTURAS

A introdução de uma triagem pré-natal para a TAFN tem sido tópico de discussão científica há décadas. A Organização Mundial da Saúde (OMS) estimulou o uso dos critérios de Wilson e Jünger para definir se um programa de triagem seria benéfico a determinada população e ao sistema global de saúde. Esses critérios podem ser usados para orientar o debate sobre triagem pré-natal da TAFN.[76]

Dois desses critérios devem ser priorizados na pesquisa da TAFN. Primeiramente, devem-se abordar o curso natural e a incidência da TAFN. Como já foi discutido aqui, a maioria dos estudos que abordam a incidência da TAFN foi realizada retrospectivamente ou prospectivamente em combinação com intervenções. Portanto, os resultados sobre o curso natural da doença poderiam ter vieses. Sendo assim, é importante observar que a maioria dos estudos usou a contagem de plaquetas como marcador primário ou principal do desfecho final, em vez de utilizar marcadores clinicamente mais relevantes, como sangramento intenso e/ou óbito perinatal.[22] Em segundo lugar, torna-se essencial o desenvolvimento de ferramentas de diagnóstico para se predizer o resultado clínico, permitindo assim que se identifiquem os casos que precisariam de terapia e/ou intervenções pré-natais.

Futuras pesquisas com colaboração internacional de clínicos e especialistas em ciências básicas poderão levar a esse ensaio diagnóstico, permitindo identificar as gestações com risco e prevenir o ônus da TAFN no futuro.

Estudo HIP (Triagem de HPA na Gravidez)

Na primavera de 2017, na Holanda, iniciou-se um grande estudo de triagem prospectivo para avaliar a incidência de casos clínicos relevantes de TAFN.[77,78] Foram coletadas amostras de soro materno de controles HPA-1a-negativas e HPA-1a-positivas e seus dados clínicos. Diferentemente de outros estudos de triagem, esse é totalmente observacional, sem qualquer conduta perinatal aplicada, o que permitirá avaliar a história natural da doença. O mais importante é que esse estudo oferecerá uma coleta de amostras de soro uniforme (gestações aloimunizadas sem doença clínica) que poderá ser usada para desenvolver ensaios para testes diagnósticos, a fim de identificar as gestações de risco. Desse modo, o estudo HIP contribuirá com conhecimentos importantes e oferecerá argumentos no debate sobre a triagem pré-natal na TAFN.

CONCLUSÃO

A TAFN causa ônus grave e HIC fetal em 1 a cada 12.500 gestações. Atualmente, estratégias de tratamento pré-natal não invasivo são vistas como a conduta de primeira escolha, pois proporcionam risco mais baixo de complicações intrauterinas.

Na TAFN de alto risco, o tratamento pré-natal com IgIV deve ser iniciado na idade gestacional de 12-18 semanas, usando-se dose alta. Já na TAFN com risco médio, a IgIV pré-natal deve ser iniciada entre 20-28 semanas com dose mais baixa. As estratégias de tratamento pós-natal consistem em transfusões de plaquetas nos casos de trombocitopenia grave, usando-se plaquetas compatíveis ou não (aleatórias) com HPA, dependendo de qual estiver mais facilmente disponível. O limite ideal para transfusão profilática não é conhecido e varia entre os serviços. Recentemente, demonstrou-se que as estratégias que utilizaram um limiar (nível plaquetário) mais baixo obtiveram melhores resultados em neonatos pré-termo, quando comparadas àquelas que utilizaram limiar mais alto. Por outro lado, não se sabe, ainda, se isso também pode ser rotulado para neonatos a termo com TAFN.

Mais estudos se fazem necessários para avaliar a história natural e o desfecho do neurodesenvolvimento em longo prazo na TAFN para, enfim, otimizar a avaliação dos riscos e identificar as gestações de risco para HIC. A prevenção da TAFN é fundamental e pode ser obtida por triagem pré-natal. Espera-se que a implementação de programas nacionais de triagem possa reduzir significativamente o ônus dessa doença grave.

REFERÊNCIAS BIBLIOGRÁFICAS

1. Winkelhorst D, Kamphuis MM, de Kloet LC, Zwaginga JJ, Oepkes D, Lopriore E. Severe bleeding complications other than intracranial hemorrhage in neonatal alloimmune thrombocytopenia: a case series and review of the literature. Transfusion 2016;56:1230-5.
2. Winkelhorst D, Kamphuis MM, Steggerda SJ, Rijken M, Oepkes D, Lopriore E, et al. Perinatal outcome and long-term neurodevelopment after intracranial haemorrhage due to fetal and neonatal alloimmune thrombocytopenia. Fetal Diagn Ther 2018;1-8.
3. Kamphuis MM, Paridaans N, Porcelijn L, De Haas M, Van Der Schoot CE, Brand A, et al. Screening in pregnancy for fetal or neonatal alloimmune thrombocytopenia: systematic review. BJOG 2010;117:1335-43.
4. Winkelhorst D, Murphy MF, Greinacher A, Shehata N, Bakchoul T, Massey E, et al. Antenatal management in fetal and neonatal alloimmune thrombocytopenia: a systematic review. Blood 2017;129:1538-47.
5. Baker JM, Shehata N, Bussel J, Murphy MF, Greinacher A, Bakchoul T, et al. Postnatal intervention for the treatment of FNAIT: a systematic review. J Perinatol 2019;39:1329-39.
6. Firan M, Bawdon R, Radu C, Ober RJ, Eaken D, Antohe F, et al. The MHC class I-related receptor, FcRn, plays an essential role in the maternofetal transfer of gamma-globulin in humans. Int Immunol. 2001;13:993-1002.
7. Chen P, Li C, Lang S, Zhu G, Reheman A, Spring CM, et al. Animal model of fetal and neonatal immune thrombocytopenia: role of neonatal Fc receptor in the pathogenesis and therapy. Blood 2010;116:3660-8.
8. Wiener E, Mawas F, Coates P, Hossain AK, Perry M, Snachall S, et al. HPA-1a-mediated platelet interaction with monocytes in vitro: involvement of Fcgamma receptor (FcgammaR) classes and inhibition

by humanised monoclonal anti-FcgammaRI H22. Eur J Haematol 2000;65:399-406.

9. Wiener E, Abeyakoon O, Benchetrit G, Lyall M, Keler T, Rodeck CH. Anti-HPA-1a-mediated platelet phagocytosis by monocytes in vitro and its inhibition by Fc gamma receptor (FcgammaR) reactive reagents. Eur J Haematol 2003;70:67-74.

10. Liu ZJ, Bussel JB, Lakkaraja M, Ferrer-Marin F, Ghevaert C, Feldman HA, et al. Suppression of in vitro megakaryopoiesis by maternal sera containing anti-HPA-1a antibodies. Blood 2015;126:1234-6.

11. Curtis BR, McFarland JG. Human platelet antigens – 2013. Vox sanguinis 2014;106:93-102.

12. Ruggeri ZM. Mechanisms initiating platelet thrombus formation. Thromb Haemostasis 1997;78:611-6.

13. Newman PJ, Derbes RS, Aster RH. The human platelet alloantigens, PlA1 and PlA2, are associated with a leucine33/proline33 amino acid polymorphism in membrane glycoprotein IIIa, and are distinguishable by DNA typing. J Clin Invest 1989;83:1778-81.

14. Thiagarajan P, Shapiro SS, Levine E, DeMarco L, Yalcin A. A monoclonal antibody to human platelet glycoprotein IIIa detects a related protein in cultured human endothelial cells. J Clin Invest 1985;75:896-901.

15. Leeksma OC, Giltay JC, Zandbergen-Spaargaren J, Modderman PW, van Mourik JA, von dem Borne AE. The platelet alloantigen Zwa or PlA1 is expressed by cultured endothelial cells. Br J Haematol 1987;66:369-73.

16. Campbell S, Swann HR, Seif MW, Kimber SJ, Aplin JD. Cell adhesion molecules on the oocyte and preimplantation human embryo. Hum Reprod 1995;10:1571-8.

17. Skogen B, Killie MK, Kjeldsen-Kragh J, Ahlen MT, Tiller H, Stuge TB, et al. Reconsidering fetal and neonatal alloimmune thrombocytopenia with a focus on screening and prevention. Expert Rev Hematology 2010;3:559-66.

18. Tiller H, Kamphuis MM, Flodmark O, Papadogiannakis N, David AL, Sainio S, et al. Fetal intracranial haemorrhages caused by fetal and neonatal alloimmune thrombocytopenia: an observational cohort study of 43 cases from an international multicentre registry. BMJ Open 2013;3.

19. Kumpel BM, Sibley K, Jackson DJ, White G, Soothill PW. Ultrastructural localization of glycoprotein IIIa (GPIIIa, beta 3 integrin) on placental syncytiotrophoblast microvilli: implications for platelet alloimmunization during pregnancy. Transfusion 2008;48:2077-86.

20. Mueller-Eckhardt C, Mueller-Eckhardt G, Willen-Ohff H, Horz A, Kuenzlen E, O'Neill GJ, et al. Immunogenicity of and immune response to the human platelet antigen Zwa is strongly associated with HLA-B8 and DR3. Tissue Antigens 1985;26:71-6.

21. Parry CS, Gorski J, Stern LJ. Crystallographic structure of the human leukocyte antigen DRA, DRB3*0101: models of a directional alloimmune response and autoimmunity. J Molecular Biol 2007;371:435-46.

22. Kamphuis MM, Paridaans NP, Porcelijn L, Lopriore E, Oepkes D. Incidence and consequences of neonatal alloimmune thrombocytopenia: a systematic review. Pediatrics 2014;133:715-21.

23. Yougbare I, Lang S, Yang H, Chen P, Zhao X, Tai WS, et al. Maternal anti-platelet beta3 integrins impair angiogenesis and cause intracranial hemorrhage. J Clin Invest 2015;125:1545-56

24. Yougbare I, Zdravic D, Ni H. Angiogenesis and bleeding disorders in FNAIT. Oncotarget 2015;6:15724-5.

25. Van Gils JM, Stutterheim J, van Duijn TJ, Zwaginga JJ, Porcelijn L, de Haas M, et al. HPA-1a alloantibodies reduce endothelial cell spreading and monolayer integrity. Mol Immunol 2009;46:406-15.

26. Santoso S, Wihadmadyatami H, Bakchoul T, Werth S, Al-Fakhri N, Bein G, et al. Antiendothelial alphavbeta3 Antibodies Are a Major Cause of Intracranial Bleeding in Fetal/Neonatal Alloimmune Thrombocytopenia. Arteriosclerosis ThrombVasc Biol 2016;36:1517-24.

27. Davoren A, McParland P, Barnes CA, Murphy WG. Neonatal alloimmune thrombocytopenia in the Irish population: a discrepancy between observed and expected cases. Journal of clinical pathology. 2002;55:289-92.

28. Tiller H, Killie MK, Skogen B, Oian P, Husebekk A. Neonatal alloimmune thrombocytopenia in Norway: poor detection rate with nonscreening versus a general screening programme. BJOG 2009;116:594-8.

29. Burrows RF, Kelton JG. Fetal thrombocytopenia and its relation to maternal thrombocytopenia. New Engl J Med 1993;329:1463-6.

30. Panzer S, Auerbach L, Cechova E, Fischer G, Holensteiner A, Kitl EM, et al. Maternal alloimmunization against fetal platelet antigens: a prospective study. Br J Haematol 1995;90:655-60.

31. Dreyfus M, Kaplan C, Verdy E, Schlegel N, Durand-Zaleski I, Tchernia G. Frequency of immune thrombocytopenia in newborns: a prospective study. Immune Thrombocytopenia Working Group. Blood 1997;89:4402-6.

32. De Moerloose P, Boehlen F, Extermann P, Hohfeld P. Neonatal thrombocytopenia: incidence and characterization of maternal antiplatelet antibodies by MAIPA assay. Br J Haematol 1998;100:735-40.

33. Sainio S, Jarvenpaa AL, Renlund M, Riikonen S, Teramo K, Kekomaki R. Thrombocytopenia in term infants: a population-based study. Obstet Gynecol 2000;95:441-6.

34. Uhrynowska M, Niznikowska-Marks M, Zupanska B. Neonatal and maternal thrombocytopenia: incidence and immune background. Eur J Haematol 2000;64:42-6.

35. Reznikoff-Etievant MF, Kaplan C, Muller JY, Daffos F, Forestier F. Allo-immune thrombocytopenias, definition of a group at risk; a prospective study. Curr Studies Hematol Blood Transfusion 1988:119-24.

36. Blanchette VS, Chen L, de Friedberg ZS, Hogan VA, Trudel E, Decary F. Alloimmunization to the PlA1 platelet antigen: results of a prospective study. Br J Haematol 1990;74:209-15.

37. Doughty HA, Murphy MF, Metcalfe P, Waters AH. Antenatal screening for fetal alloimmune thrombocytopenia: the results of a pilot study. Br J Haematol 1995;90:321-5.

38. Durand-Zaleski I, Schlegel N, Blum-Boisgard C, Uzan S, Dreyfus M, Kaplan C. Screening primiparous women and newborns for fetal/neonatal alloimmune thrombocytopenia: a prospective comparison of effectiveness and costs. Immune Thrombocytopenia Working Group. Am J Perinatol 1996;13:423-31.

39. Williamson LM, Hackett G, Rennie J, Palmer CR, Maciver C, Hadfield R, et al. The natural history of fetomaternal alloimmunization to the platelet-specific antigen HPA-1a (PlA1, Zwa) as determined by antenatal screening. Blood 1998;92:2280-7.

40. Davoren A, McParland P, Crowley J, Barnes A, Kelly G, Murphy WG. Antenatal screening for human platelet antigen-1a: results of a prospective study at a large maternity hospital in Ireland. BJOG 2003;110:492-6.

41. Maslanka K, Guz K, Zupanska B. Antenatal screening of unselected pregnant women for HPA-1a antigen, antibody and alloimmune thrombocytopenia. Vox Sanguin 2003;85:326-7.

42. Turner ML, Bessos H, Fagge T, Harkness M, Rentoul F, Seymour J, et al. Prospective epidemiologic study of the outcome and cost-effectiveness of antenatal screening to detect neonatal alloimmune thrombocytopenia due to anti-HPA-1a. Transfusion 2005;45:1945-56.

43. Kjeldsen-Kragh J, Killie MK, Tomter G, Golebiowska E, Randen I, Hauge R, et al. A screening and intervention program aimed to reduce mortality and serious morbidity associated with severe neonatal alloimmune thrombocytopenia. Blood 2007;110:833-9.

44. Debska M, Uhrynowska M, Guz K, Kopec I, Lachert E, Orzinska A, et al. Identification and follow-up of pregnant women with platelet-type human platelet antigen (HPA)-1bb alloimmunized with fetal HPA-1a. Arch Med Science 2018;14:1041-7.

45. Davoren A, Curtis BR, Aster RH, McFarland JG. Human platelet antigen-specific alloantibodies implicated in 1162 cases of neonatal alloimmune thrombocytopenia. Transfusion 2004;44:1220-5.

46. Ohto H, Kato K, Tohyama Y, Okubo M, Morita S, Hattori M, et al. Prenatal determination of human platelet antigen type 4 by DNA amplification of amniotic fluid cells. Transf Science 1997;18:85-9.

47. Ghevaert C, Rankin A, Huiskes E, Porcelijn L, Javela K, Kekomaki R, et al. Alloantibodies against low-frequency human platelet antigens do not account for a significant proportion of cases of fetomaternal alloimmune thrombocytopenia: evidence from 1054 cases. Transfusion 2009;49:2084-9.

48. Winkelhorst D, de Vos TW, Kamphuis M, Porcelijn L, Lopriore E, Oepkes D, et al. HIP-study (HPA-screening In Pregnancy): Protocol of a nationwide, prospective and observational study to assess incidence and natural history of fetal/neonatal alloimmune thrombocytopenia and identifying pregnancies at risk. BMJ Open, in press.

49. Refsum E, Hakansson S, Mortberg A, Wikman A, Westgren M. Intracranial hemorrhages in neonates born from 32 weeks of gestation-low frequency of associated fetal and neonatal alloimmune thrombocytopenia: a register-based study. Transfusion 2018;58:223-31.

50. Radder CM, Brand A, Kanhai HH. Will it ever be possible to balance the risk of intracranial haemorrhage in fetal or neonatal alloimmune thrombocytopenia against the risk of treatment strategies to prevent it? Vox Sang 2003;84:318-25.

51. Jeronimo M, Azenha C, Mesquita J, Pereira DF. A rare manifestation of neonatal alloimmune thrombocytopaenia. BMJ case reports 2014;2014.

52. Tomicic M, Dekovic M, Jaksic J, Stoini E, Drazic V, Grahovac B, et al. [Neonatal alloimmune thrombocytopenic purpura caused by anti-HPA-1a alloantibodies. Case report]. Lijec Vjesn 2001;123:70-3.

53. Porcelijn L, Huiskes E, de Haas M. Progress in development of platelet antibody detection. Transf Apheresis Science 2019;58:in press

54. Kjaer M, Bertrand G, Bakchoul T, Massey E, Baker JM, Lieberman L, et al. Maternal HPA-1a antibody level and its role in predicting the severity of Fetal/Neonatal Alloimmune Thrombocytopenia: a systematic review. Vox Sang 2019;114:79-94.

55. Ghevaert C, Campbell K, Stafford P, Metcalfe P, Casbard A, Smith GA, et al. HPA-1a antibody potency and bioactivity do not predict severity of fetomaternal alloimmune thrombocytopenia. Transfusion 2007;47:1296-305.

56. Ghevaert C, Campbell K, Walton J, Smith GA, Allen D, Williamson LM, et al. Management and outcome of 200 cases of fetomaternal alloimmune thrombocytopenia. Transfusion 2007;47:901-10.

57. Daffos F, Forestier F, Muller JY, Reznikoff-Etievant M, Habibi B, Capella-Pavlovsky M, et al. Prenatal treatment of alloimmune thrombocytopenia. Lancet 1984;2:632.

58. Bussel JB, Berkowitz RL, McFarland JG, Lynch L, Chitkara U. Antenatal treatment of neonatal alloimmune thrombocytopenia. New Engl J Med 1988;319:1374-8.

59. Lynch L, Bussel JB, McFarland JG, Chitkara U, Berkowitz RL. Antenatal treatment of alloimmune thrombocytopenia. Obstet Gynecol 1992;80:67-71.

60. Lieberman L, Greinacher A, Murphy MF, Bussel J, Bakchoul T, Corke S, et al. Fetal and neonatal alloimmune thrombocytopenia: recommendations for evidence-based practice, an international approach. Br J Haematol 2019;185:549-62.

61. Paridaans NP, Kamphuis MM, Taune Wikman A, Tiblad E, Van den Akker ES, Lopriore E, et al. Low-Dose versus Standard-Dose Intravenous Immunoglobulin to Prevent Fetal Intracranial Hemorrhage in Fetal and Neonatal Alloimmune Thrombocytopenia: A Randomized Trial. Fetal Diagn Ther 2015;38:147-53.

62. Rossi KQ, Lehman KJ, O'Shaughnessy RW. Effects of antepartum therapy for fetal alloimmune thrombocytopenia on maternal lifestyle. J Matern fet Med 2016;29:1783-8.

63. Herrmann A, Samelson-Jones BJ, Brake S, Samelson R. IVIG-Associated Maternal Pancytopenia during Treatment for Neonatal Alloimmune Thrombocytopenia. AJP reports. 2017;7:e197-e200.

64. Radder CM, Roelen DL, van de Meer-Prins EM, Claas FH, Kanhai HH, Brand A. The immunologic profile of infants born after maternal immunoglobulin treatment and intrauterine platelet transfusions for fetal/neonatal alloimmune thrombocytopenia. Am J Obstet Gynecol 2004a;191:815-20.

65. Radder CM, de Haan MJ, Brand A, Stoelhorst GM, Veen S, Kanhai HH. Follow up of children after antenatal treatment for alloimmune thrombocytopenia. Early Human Developm 2004b;80:65-76.

66. Berkowitz RL, Kolb EA, McFarland JG, Wissert M, Primani A, Lesser M, et al. Parallel randomized trials of risk-based therapy for fetal alloimmune thrombocytopenia. Obstet Gynecol 2006;107:91-6.

67. Tiller H, Killie MK, Chen P, Eksteen M, Husebekk A, Skogen B, et al. Toward a prophylaxis against fetal and neonatal alloimmune thrombocytopenia: induction of antibody-mediated immune suppression and prevention of severe clinical complications in a murine model. Transfusion 2012;52:1446-57.

68. Smith B, Kiessling A, Lledo-Garcia R, Dixon KL, Christodoulou L, Catley MC, et al. Generation and characterization of a high affinity anti-human FcRn antibody, rozanolixizumab, and the effects of different molecular formats on the reduction of plasma IgG concentration. MAbs 2018;10:1111-30.

69. Van den Akker E, Oepkes D, Brand A, Kanhai HH. Vaginal delivery for fetuses at risk of alloimmune thrombocytopenia? BJOG 2006;113:781-3.

70. von Lindern JS, Hulzebos CV, Bos AF, Brand A, Walther FJ, Lopriore E. Thrombocytopaenia and intraventricular haemorrhage in very premature infants: a tale of two cities. Arch Disease Childh 2012;97:F348-52.

71. Baer VL, Lambert DK, Henry E, Christensen RD. Severe Thrombocytopenia in the NICU. Pediatrics 2009;124:e1095-100.

72. Stanworth SJ, Clarke P, Watts T, Ballard S, Choo L, Morris T, et al. Prospective, observational study of outcomes in neonates with severe thrombocytopenia. Pediatrics 2009;124:e826-34.

73. Fustolo-Gunnink SF, Huisman EJ, van der Bom JG, van Hout FMA, Makineli S, Lopriore E, et al. Are thrombocytopenia and platelet transfusions associated with major bleeding in preterm neonates? A systematic review. Blood Reviews 2019;36:1-9.

74. Curley A, Stanworth SJ, Willoughby K, Fustolo-Gunnink SF, Venkatesh V, Hudson C, et al. Randomized Trial of Platelet-Transfusion Thresholds in Neonates. New Engl J Med 2019;380:242-51.

75. Ward MJ, Pauliny J, Lipper EG, Bussel JB. Long-term effects of fetal and neonatal alloimmune thrombocytopenia and its antenatal treatment on the medical and developmental outcomes of affected children. American journal of perinatology. 2006;23:487-92.

76. Andermann A, Blancquaert I, Beauchamp S, Dery V. Revisiting Wilson and Jungner in the genomic age: a review of screening criteria over the past 40 years. Bull World Health Organ 2008;86:317-9.

77. Winkelhorst D, Oostweegel M, Porcelijn L, Middelburg RA, Zwaginga JJ, Oepkes D, et al. Treatment and outcomes of fetal/neonatal alloimmune thrombocytopenia: a nationwide cohort study in newly detected cases. Br J Haematol 2019;184:1026-9.

78. Oepkes D. Towards Routine HPA-screening In Pregnancy to Prevent FNAIT (HIP). August 26, 2019 ClinicalTrials.gov Identifier: NCT040673752019.

BIBLIOGRAFIA COMPLEMENTAR

Shivdasani RA, Rosenblatt MF, Zucker-Franklin D, Jackson CW, Hunt P, Saris CJ, et al. Transcription factor NF-E2 is required for platelet formation independent of the actions of thrombopoietin/MGDF in megakaryocyte development. Cell 1995;81:695-704.

Stanworth SJ. Thrombocytopenia, bleeding, and use of platelet transfusions in sick neonates. Hematology 2012;2012:512-6.

Parte **11** GEMELIDADE

GESTAÇÃO GEMELAR E MEDICINA FETAL

Eduardo V. Isfer

O conteúdo deste capítulo (págs. 943 a 963), encontra-se disponível on-line.

Para acessá-lo, aponte a câmera do seu smartphone ou tablet para a imagem acima.

GEMELALIDADE MONOCORIÔNICA E RESTRIÇÃO DE CRESCIMENTO SELETIVA: DIAGNÓSTICO E CONDUTA PRÉ-NATAL

Danielle do Brasil De Figueiredo ▪ Marcelo Filippo
Liesbeth Lewi ▪ Evaldo Trajano Filho

INTRODUÇÃO

A utilização de métodos de reprodução assistida aumentou dramaticamente a incidência de gestações gemelares.[1] Cerca de um quarto das gestações gemelares são monocoriônicas (MC), isto é, os fetos compartilham uma única placenta. Por definição, toda gestação MC é monozigótica e, desta forma, os fetos têm o mesmo potencial genético de crescimento.[2] Noventa e cinco por cento das gestações monocoriônicas são diamnióticas (MCDA).[2]

A divisão desigual da massa placentária pelos fetos associada a anastomoses vasculares que conectam as duas circulações (Fig. 89-1) estão relacionadas com a restrição intrauterina seletiva (sRCIU), bem como com sua gravidade. Outras patologias específicas de gestações MC, tais como síndrome da transfusão feto-fetal (STFF), sequência de anemia-policitemia em gemelares (*twin anaemia policythemia sequency* – TAPS), também têm sua gênese explicada pelas comunicações vasculares na placenta. Essa estrutura placentária, que é peculiar a gestações MCDA, confere particularidades na fisiopatologia, no diagnóstico e no manejo bastante distintas das gestações dicoriônicas (DC).

Problemas de crescimento fetal ocorrem mais frequentemente em gestações gemelares de humanos, pois o útero aparentemente não é adequado para nutrir mais de um feto até o termo.[3] Um em cada quatro gemelares tem o peso ao nascimento abaixo do percentil 10 (P10),[4] o que contribui muito para os piores resultados encontrados em gestações múltiplas.

Esse capítulo abordará a sRCIU, que é um distúrbio de gestações MC com suas particularidades relacionadas com a divisão da placenta entre os gêmeos e as anastomoses entre as duas circulações.

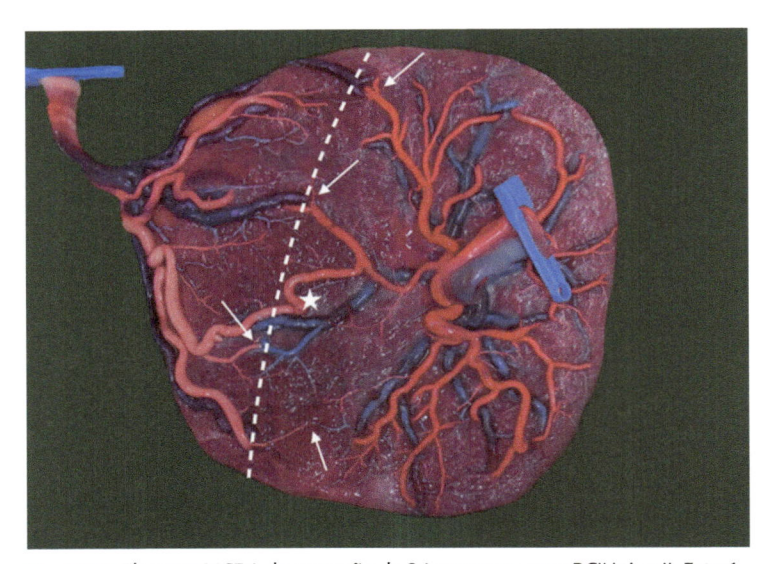

Fig. 89-1. Placenta MCDA de gestação de 34 semanas com sRCIU tipo II. Feto 1 nasceu com 1865 g e tem cordão com inserção marginal à direita. Feto 2 nasceu com 2474 g e seu cordão é de inserção excêntrica à esquerda. Anastomoses artério-venosas são demonstradas pelas setas. A anastomose artério-arterial está marcada com a estrela. O equador vascular está representado pela linha pontilhada e delineia a divisão desigual das massas placentárias.

DEFINIÇÃO

Em publicação recente, a International Society of Ultrasound in Obstetrics and Gynecology (ISUOG) definiu a sRCIU como a diferença de peso entre os gemelares maior do que 25%, estando um deles com peso abaixo do P10 para a idade gestacional referida.[5]

A diferença de peso deve ser expressa em porcentagem e calculada pela seguinte fórmula:

$$A – B/A \times 100$$

A = Peso do feto maior; B = Peso do feto menor

INCIDÊNCIA

Dez a quinze por cento das gestações MCDA apresentam sRCIU. Essa proporção é semelhante nas gestações DC.[6-8]

DIAGNÓSTICO DIFERENCIAL

A sRCIU isolada precisa ser distinguida da STFF e da TAPS.

O diagnóstico diferencial entre STFF, TAPS e sRCIU é simples. A STTF independe da diferença de peso entre os fetos. Caracteriza-se exclusivamente pela discordância de líquido amniótico entre as bolsas, definida como maior bolsão vertical (MBV) menor que 2 cm em um gemelar – doador – e maior do que 8 cm (antes de 20 semanas) ou maior do que 10 cm (após a 20ª semana) no outro – receptor.[5,9-12]

TAPS ocorre geralmente após a 26ª semana e é diagnosticada por meio da avaliação da artéria cerebral média (ACM) quando um dos fetos apresenta o pico de velocidade sistólica (PVS-ACM) maior do que 1,5 múltiplos da mediana (MoM), caracterizando anemia, e o outro, PVS-ACM menor do que 1 MoM, demonstrando policitemia.[13]

É importante ressaltar que a sRCIU, a STTF e a TAPS podem ocorrer simultaneamente na mesma gestação.

CLASSIFICAÇÃO

Gratacós *et al.* classificaram a sRCIU em três tipos de acordo com o fluxo da artéria umbilical do feto restrito.[14]

▪ *Tipo I:* caracteriza-se pelo fluxo diastólico permanentemente positivo na artéria umbilical (Fig. 89-2). Tem a melhor taxa de sobrevida (96%) e a menor diferença média de peso (29%). Não é esperada lesão cerebral no feto. Geralmente o manejo é expectante, sendo rara a deterioração do feto restrito. No entanto, óbito inesperado ocorre em 3% dos casos.[14,15]

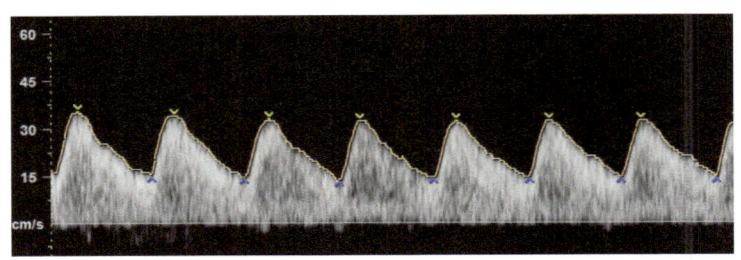

Fig. 89-2. Artéria umbilical – Tipo I: fluxo diastólico positivo.

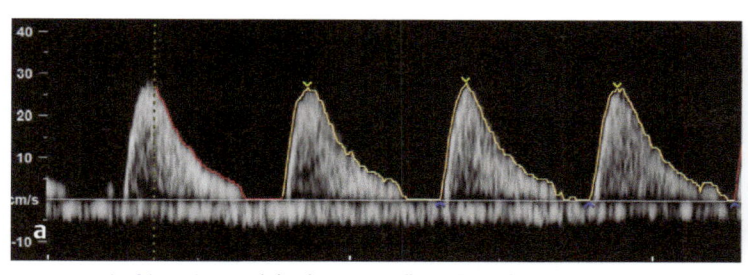 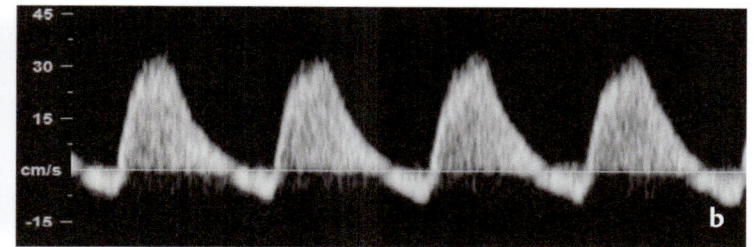

Fig. 89-3. (**a**, **b**) Artéria umbilical – Tipo II: fluxo diastólico ausente (**a**) e reverso (**b**).

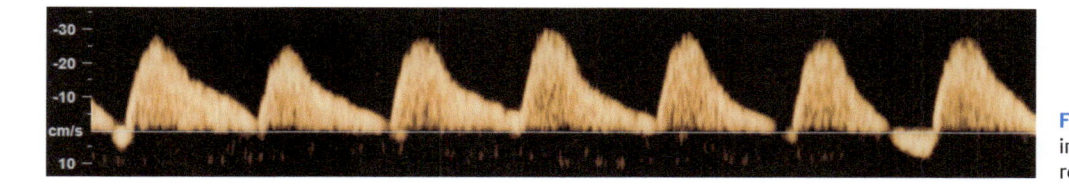

Fig. 89-4. Artéria umbilical – Tipo III: fluxo intermitente com diástole presente, ausente e reversa.

Quadro 89-1. Tipos de sRCIU em Relação à Morbimortalidade Perinatal

| | Taxa de sobrevida (%) | Risco de deterioração (%) | Lesão SNC (%) | | Risco de óbito inesperado (%) |
		Feto restrito	Feto restrito	Feto AIG	
Tipo I	96	Raro	3	Raro	3
Tipo II	59	90	14	3	Raro
Tipo III	81	11	2	20	15

- *Tipo II:* o fluxo diastólico na artéria umbilical está ausente ou reverso durante todo o exame (Fig. 89-3). A sobrevida é de apenas 59%. A discordância média de peso entre os fetos é de 38%. Em 90% dos casos, observa-se deterioração do feto pequeno. Quatorze por cento dos fetos restritos e 3% dos fetos maiores apresentarão lesão do sistema nervoso central.[14,15]
- *Tipo III:* é definido quando o fluxo diastólico na artéria umbilical mostra-se, claramente, reverso ou ausente, intercalado por períodos curtos com diástole positiva, na ausência de movimentos respiratórios materno ou fetal (Fig. 89-4). Apesar da taxa de sobrevida ser de 81%, 11% dos casos apresentarão deterioração do feto menor e, em 15%, óbito inesperado. Lesão no sistema nervoso central pode ocorrer em cerca de 2% dos fetos restritos e em 20% dos fetos adequados.[14,15]

O Quadro 89-1 sintetiza os dados expostos anteriormente.

SEGUIMENTO

Gestações MC necessitam de acompanhamento por especialistas em Medicina Fetal, que devem usar as mesmas curvas de crescimento empregadas na avaliação de gestações únicas.[4,5]

A avaliação de crescimento dos fetos, a medida do MBV e o estudo dopplerfluxométrico da artéria umbilical (AU) são realizados a cada duas semanas, após a 16ª semana. A partir da 20ª semana, associa-se o estudo da artéria cerebral média, por meio da avaliação do índice de pulsatilidade (IP-ACM) e do PVS-ACM.[5]

A avaliação de crescimento consiste na biometria dos fetos e na estimativa dos pesos com sua diferença expressa em percentual. Se houver dúvida quanto a existência de uma diferença significativa de peso, pode ser útil colocar na mesma tela a imagem das duas circunferências abdominais para compará-las, a fim de excluir ou ratificá-la (Fig. 89-5).

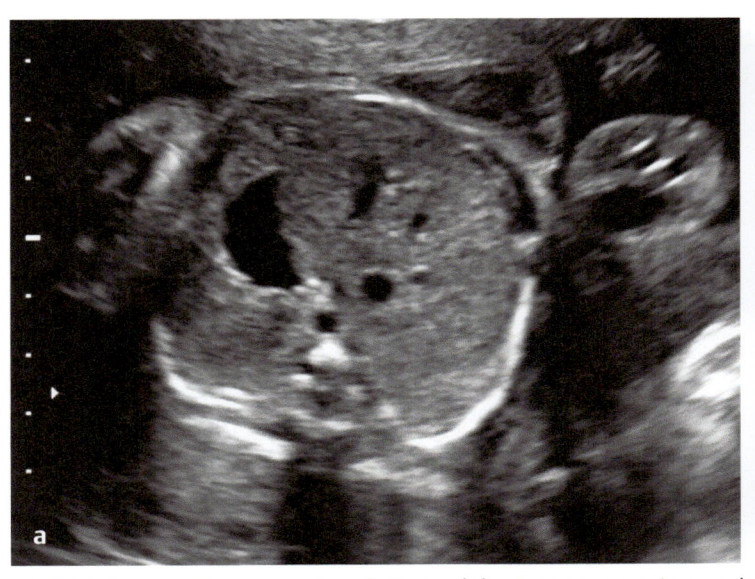 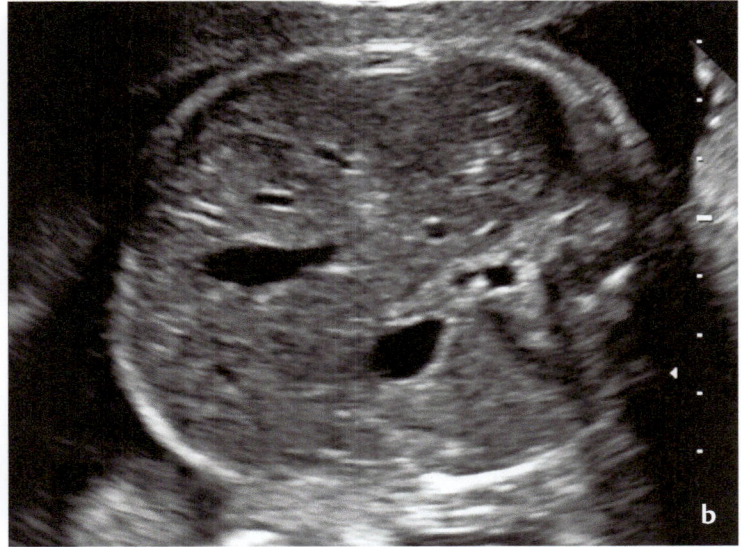

Fig. 89-5. Comparação entre as circunferências abdominais em gestação gemelar MCDA acometida por sRCIU. Observa-se o feto com restrição de crescimento (**a**) e feto maior (**b**).

Na avaliação inicial da gestação MCDA é importante localizar o sítio de inserção do cordão umbilical na placenta. Inserções discordantes, uma velamentosa e a outra excêntrica, aumentam o risco para desenvolvimento de sRCIU e STFF.[10,15-18]

Nas gestações complicadas com sRCIU, mantém-se a avaliação de crescimento dos fetos com intervalo de 14 dias, mas a análise dopplerfluxométrica da AU e da ACM passa a ser semanal, independentemente da idade gestacional.

O estudo do fluxo do ducto venoso (DV) deve ser acrescentado caso o fluxo da AU se mostre alterado (tipos II e III).

Uma vez alcançada a viabilidade dos fetos, o perfil biofísico fetal (PBF) e a cardiotocografia computadorizada (CTG-C) podem ser associados à avaliação semanal, quando disponíveis.[5,19]

MOMENTO DO PARTO

A monitorização fetal tem por objetivo prolongar a gravidez ao máximo. O momento do parto deve ser estabelecido conforme a gravidade de cada caso e a idade gestacional.

São sinais de deterioração fetal:[11,19-23]

- Diferença de peso maior que 35%.
- Parada de crescimento do feto restrito.
- Índice de pulsatilidade do ducto venoso acima de 2 desvios padrões para a IG.
- MBV menor que 2 cm.

Os dois últimos também são considerados sinais de morte iminente.

Nos casos classificados como tipo I sem sinais de deterioração fetal, o parto está indicado entre 34 e 35 semanas.[19]

Nos tipos II e III, desde que não haja piora no bem-estar dos fetos, o nascimento deverá ser programado entre 32 e 33 semanas

para prevenir complicações fetais tardias. A corticoterapia visando à maturidade pulmonar deve ser empregada nesses casos.

A interrupção da gestação está indicada caso surja sinais de deterioração em fetos viáveis, independentemente da idade gestacional.[11,20,23] Os serviços de neonatologia devem fornecer o seu limite de viabilidade para melhorar os resultados.

Se o momento da descompensação anteceder a viabilidade dos fetos, pode ser proposta a ablação a *laser* das anastomoses placentárias ou a cordo-oclusão do feto restrito, que visa a proteger o outro concepto no caso de óbito do irmão. A gestação poderá seguir até o termo após a realização da terapia invasiva intraútero.

A escolha entre cordo-oclusão e cirurgia a *laser* deverá levar em consideração aspectos técnicos e gravidade da doença, após esclarecimento para decisão conjunta com os pais.

Caso haja a morte inesperada de um dos gemelares, mais frequentemente associada ao tipo III, a gestação pode seguir até o termo, não sendo necessária a antecipação do parto.

A Figura 89-6 mostra o fluxograma para acompanhamento de gestações MCDA acometidas por sRCIU isolada.

CONCLUSÃO

A sRCIU, bem como outras patologias específicas de gestações gemelares MC, decorre da divisão desigual da placenta e de suas anastomoses.

O acompanhamento dessa patologia deve ser realizado com exames ultrassonográficos seriados com dopplerfluxometria obstétrica.

O objetivo do manejo é a realização do parto no momento mais adequado, evitando a prematuridade extrema e reduzindo a morbimortalidade perinatal. Para tal, deve-se conhecer também o limite de viabilidade fetal no Serviço de Neonatologia.

Toda gestação MCDA deve ser acompanhada por especialistas em Medicina Fetal.

REFERÊNCIAS BIBLIOGRÁFICAS

1. Three decades of twin births in the USA, 1980-2009. NCHS Data Briefs 2012. http://www.cdc.gov/nchs/data/databriefs/db80.htm
2. Lewi L, Deprest J, Hecher K. The vascular anastomoses in monochorionic twin pregnancies and their clinical consequences. Am J Obstet Gynecol 2013 Jan;208(1):19-30.
3. Blickstein I. Normal and abnormal growth of multiples. Semin Neonatol 2002;7:177-85.
4. Ananth CV, Vintzileos AM, Shen-Schwarz S, Smulian JC, Lai Y-L. Standards of Birth Weight in twin gestations stratified by placental chorionicity. Obstet Gynecol 1998;91:917-24.
5. Khalil A, Rodgers M, Baschat A, Bhide A, Gratacos E, Hecher K et al. ISUOG Practice Guidelines: role of ultrasound in twin pregnancy. Ultrasound Obstet Gynecol 2016;47:247-63.
6. Acosta-Rojas R, Becker J, Munoz-Abellana B, Ruiz C, Carreras E, Gratacos E. Catalunya and Balears Monochorionic Network. Twin chorionicity and the risk of adverse perinatal outcome. Int J Gynaecol Obstet 2007;96:98-102.
7. Lewi L, Jani J, Blickstein I, Huber A, Gucciardo L, Van Mieghem T, et al. The outcome of monochorionic diamniotic twin gestations in the era of invasive fetal therapy: a prospective cohort study. Am J Obstet Gynecol 2008;199:514.e1-8.
8. Sebire NJ, Snijders RJ, Hughes K, Sepulveda W, Nicolaides KH. The hidden mortality of monochorionic twin pregnancies. Br J Obstet Gynaecol 1997;104:1203-7.
9. Lewi L, Gucciardo L, Van Mieghem T, de Koninck P, Beck V, Medek H, et al. Monochorionic diamniotic twin pregnancies: natural history and risk stratification. Fetal Diagn Ther 2010;27:121-33.
10. Machin G. Velamentous cord insertion in monochorionic twin gestation. An added risk factor. J Reprod Med 1997;42:785-9.
11. Peeva G, Bower S, Orosz L, Chaveeva P, Akolekar R, Nicolaides K. Endoscopic placental laser coagulation in monochorionic diamniotic twins with type II selective fetal growth restriction. Fetal Diagn Ther 2015;38:86-93.
12. Quintero RA, Morales WJ, Allen MH, Bornick PW, Johnson PK, Kruger M. Staging of twin–twin transfusion syndrome. J Perinatol 1999;19:550-5.
13. Lopriore E, Middeldorp JM, Oepkes D, Kanhai HH, Walther FJ, Vandenbussche FP. Twin anemia-polycythemia sequence in two

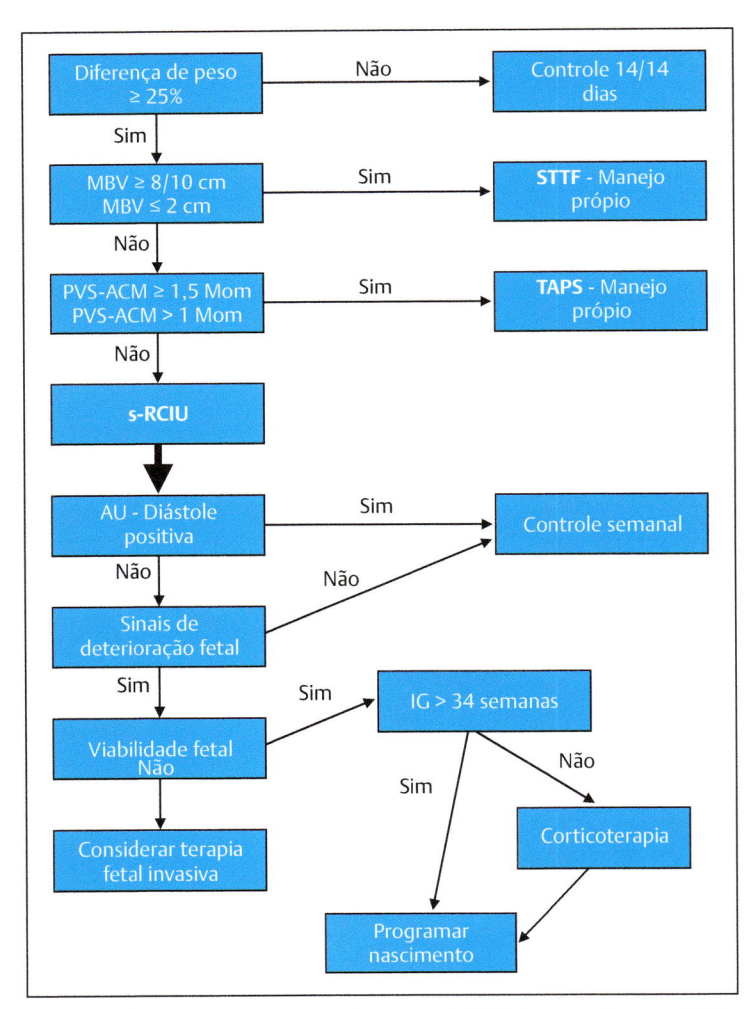

Fig. 89-6. Fluxograma para acompanhamento de MCDA acometidas por sRCIU.

monochorionic twin pairs without oligopolyhydramnios sequence. Placenta 2007; 28:47-51.

14. Gratacós E, Lewi L, Munoz B, Acosta-Rojas R, Hernandez-Andrade E, Martinez J, et al. A classification system for selective intrauterine growth restriction in monochorionic pregnancies according to umbilical artery Doppler flow in the smaller twin. Ultrasound Obstet Gynecol 2007;30:28-34.

15. De Paepe M, Shapiro S, Young L, Luks F. Placental characteristics of selective birth weight discordance in diamniotic-monochorionic twin gestations. Placenta 2010;31:380-6.

16. Hanley M, Ananth C, Shen-Schwarz S, Smulian J, Lai Y, Vintzileos A. Placental cord insertion and birth weight discordancy in twin gestations. Obstet Gynecol 2002;99:477-82.

17. Kent E, Breathnach F, Gillan J, McAuliffe F, Geary M, Daly S, et al. Placental cord insertion and birthweight discordance in twin pregnancies: results of the national prospective ESPRiT Study. Am J Obstet Gynecol 2011;205:376-e1.

18. Lopriore E, Pasman S, Klumper F, Middeldorp J, Walther F, Oepkes D. Placental characteristics in growth-discordant monochorionic twins: a matched case-control study. Placenta 2012;33:171-4.

19. Gratacós E, Ortiz J, Martinez J. A systematic approach to the differential diagnosis and management of the complications of monochorionic twin pregnancies. Fetal Diagn Ther 2012;32:145-55.

20. Chalouhi G, Marangoni M, Quibel T, Deloison B, Benzina N, Essaoui M, et al. Active management of selective intrauterine growth restriction with abnormal Doppler in monochorionic diamniotic twin pregnancies diagnosed in the second trimester of pregnancy. Prenat Diagn 2013;33:109-15.

21. Ishii K, Murakoshi T, Hayashi S, Saito M, Sago H, Takahashi Y, et al. Ultrasound predictors of mortality in monochorionic twins with selective intrauterine growth restriction. Ultrasound Obstet Gynecol 2011;37:22-6.

22. Parra M, Bennasar M, Martinez J, Eixarch E, Torres X, Gratacós E. Cord occlusion in monochorionic twins with early selective intra-uterine growth restriction and abnormal umbilical artery Doppler: a consecutive series of 90 cases. Fet Diagn Ther.

23. Quintero R, Bornick P, Morales W, Allen M. Selective photocoagulation of communicating vessels in the treatment of monochorionic twins with selective growth retardation. Am J Obstet Gynecol 2001;185:689-96.

BIBLIOGRAFIA COMPLEMENTAR

Ishii K, Murakoshi T, Takahashi Y, Shinno T, Matsushita M, Naruse H, et al. Perinatal outcome of monochorionic twins with selective intrauterine growth restriction and different types of umbilical artery Doppler under expectant management. Fetal Diagn Ther 2009;26:157-61.

Khalil A, Khan N, Bowe S, Familiari A, Papageorghiou A, Bhide A, et al. Discordance in fetal biometry and Doppler are independent predictors of the risk of perinatal loss in twin pregnancies. Am J Obstet Gynecol 2015;213:222-e1.

Kingdom J, Nevo O, Murphy K. Discordant growth in twins. Prenatal Diagn 2005;25:759-65.

CAPÍTULO 90

SÍNDROME DA TRANSFUSÃO FETO-FETAL: DIAGNÓSTICO PRÉ-NATAL E CONDUTA

Juliana Moyses Leite Abdalla ▪ Vívini Castro Perin ▪ Cleisson Fábio Andrioli Peralta

INTRODUÇÃO

A incidência de gestações múltiplas no Brasil é de aproximadamente 30/1.000 nascimentos. O aumento da idade da mulher na concepção e do número de gestações que resultam de reprodução assistida tem contribuído para crescente elevação dessas cifras.[1]

A gestação múltipla está associada à alta morbidade e mortalidade perinatais. Apresenta riscos elevados de parto prematuro, restrição de crescimento fetal, pré-eclâmpsia, hemorragias e outras complicações perinatais. O parto prematuro ocorre em 60% das gestações múltiplas, contribuindo significativamente para o aumento da mortalidade neonatal (65% dos óbitos neonatais entre gêmeos ocorrem em prematuros em comparação a 43% dos óbitos neonatais nas gestações únicas) e morbidade em longo prazo.[2]

O risco de complicações é mais elevado nas gestações gemelares em que os fetos compartilham a placenta (gestações gemelares monocoriônicas). Dentre estas, as monocoriônicas diamnióticas (MCDA) são as mais frequentes. As gestações MCDA correspondem a aproximadamente 20% das gestações gemelares espontâneas e 5% daquelas obtidas por meio de técnicas de reprodução assistida, apresentando maior número de complicações fetais e neonatais quando comparadas às gestações gemelares dicoriônicas, nas quais os gêmeos têm placentas separadas.

As complicações específicas das gestações MCDA decorrem das conexões vasculares placentárias que conectam as circulações dos gêmeos e do compartilhamento desigual da massa placentária:

- Transfusão feto-fetal (TFF), que inclui as duas formas clínicas da sequência oligo-polidrâmnio e sequência anemia-policitemia.
- Restrição de crescimento seletiva.
- Sequência da perfusão arterial reversa do feto acárdico (sequência TRAP – *Twin Reversed Arterial Perfusion Sequence*).
- Óbito intrauterino de um dos gêmeos (não exclusivo da gemelaridade monocoriônica, mas com incidência mais elevada neste grupo de gestações múltiplas).

Diante de uma gestação gemelar, a definição precoce do número de fetos, placentas e cavidades amnióticas permite delinear acompanhamento pré-natal apropriado. Abordaremos somente as gestações gemelares MCDA, incluindo diagnóstico, acompanhamento ultrassonográfico e uma das complicações mais frequentes, a TFF na forma oligo-polidrâmnio. A discussão sobre o tratamento da STFF será realizada na Parte 16 – Terapêutica Cirúrgica Fetal.

EMBRIOLOGIA

A gestação gemelar pode ser mono ou dizigótica, quando resulta da fecundação de um ou dois oócitos, respectivamente. Nas gestações dizigóticas, o desenvolvimento de cada embrião ocorre em placentas diferentes e cavidades amnióticas individualizadas (gestações dicoriônicas diamnióticas).

Nas gestações monozigóticas, o número de placentas, de cavidades amnióticas e de embriões/fetos depende do estágio, após a fecundação, em que ocorre a clivagem do trofoblasto e do polo embrionário. Se esta divisão acontecer durante os quatro primeiros dias após a fecundação (na fase de mórula), a gestação será dicoriônica

(1/3 das gestações monozigóticas); se ocorrer entre o 4° e o 8° dia (nas fases de blástula ou blastocisto), a gestação será MCDA (2/3 das gestações monozigóticas); se ocorrer entre o 9° e o 12° dia, será monocoriônica monoamniótica (1% das gestações monozigóticas); e se ocorrer depois do 12° dia, resultará em gemelaridade imperfeita (gêmeos conjugados ou unidos).

Para a categorização de risco e definição do acompanhamento na gestação gemelar, o fator mais importante é a corionicidade (número de placentas), pois as gestações monocoriônicas apresentam maior risco de complicações fetais e neonatais em comparação às dicoriônicas. A determinação precisa e precoce da corionicidade é fundamental para permitir acompanhamento adequado e rastreamento das complicações específicas das gestações MCDA.

DEFINIÇÃO DA CORIONICIDADE

Todas as mulheres com gestações múltiplas devem ser orientadas a submeter-se ao exame ultrassonográfico entre 11 e 14 semanas de gravidez para confirmação da idade gestacional, da corionicidade e amnionicidade, da viabilidade e dos riscos de anormalidades estruturais e genéticas dos fetos (grau de recomendação B).

A partir da 6ª semana de gravidez, a corionicidade nas gestações múltiplas pode ser definida, preferencialmente, por exame ultrassonográfico endovaginal. A identificação de um saco gestacional contendo duas vesículas vitelínicas e dois embriões é indicativa de gestação monocoriônica (Fig. 90-1). A presença de dois sacos gestacionais separados por trave coriônica, contendo cada um sua vesícula vitelínica e seu embrião, é indicativa de gestação dicoriônica (Fig. 90-2).

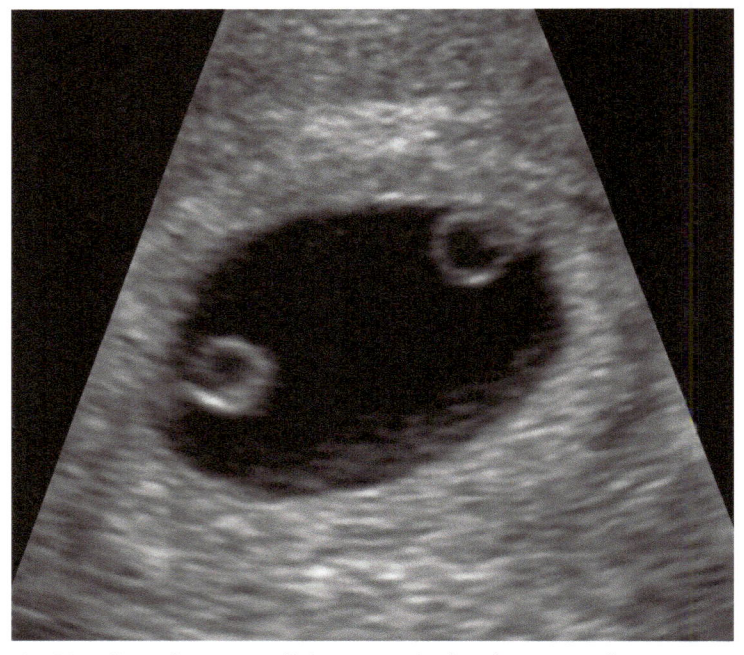

Fig. 90-1. Gestação monocoriônica caracterizada pela presença de saco gestacional único contendo duas vesículas vitelínicas em exame ultrassonográfico realizado na 6ª semana de gestação pela via transvaginal.

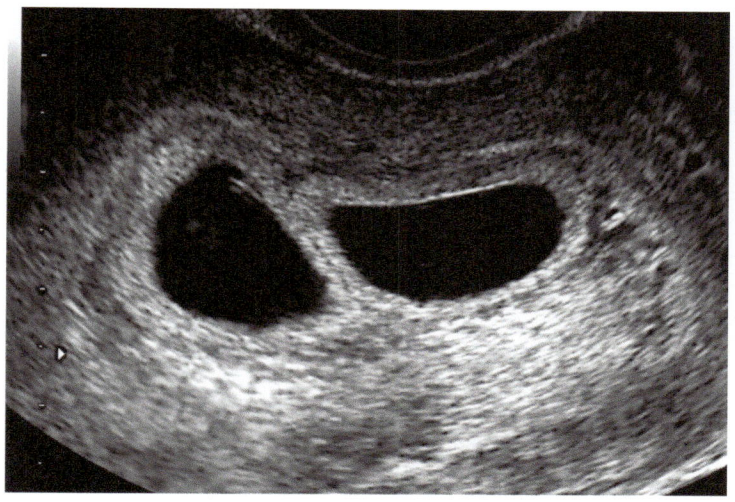

Fig. 90-2. Gestação dicoriônica caracterizada pela presença de dois sacos gestacionais em exame ultrassonográfico realizado na 7ª semana de gestação pela via transvaginal.

No final do primeiro e durante o segundo ou terceiro trimestres da gravidez, a identificação do número de massas placentárias contribuirá para a definição da corionicidade. Quando há duas massas placentárias completamente separadas, a gestação gemelar é dicoriônica. No entanto, em aproximadamente metade das gestações gemelares dicoriônicas, as placentas encontram-se muito próximas, o que dificulta a diferenciação entre estas e as gestações monocoriônicas. Portanto, a confiabilidade da identificação do número de massas placentárias para o diagnóstico da corionicidade é questionável. Além disso, em aproximadamente 3% das gestações monocoriônicas, a massa placentária única pode-se apresentar bilobulada, com aspecto ultrassonográfico similar a duas placentas independentes.[3]

Diante disso, a avaliação da inserção da membrana amniótica na placa corial torna-se ferramenta adicional. Nas gestações monocoriônicas, os gêmeos são separados por duas lâminas amnióticas finas e acoladas que se inserem abruptamente na placa corial, formando uma imagem ultrassonográfica semelhante a uma letra "T" (sinal do T) (Fig. 90-3). Em gestações dicoriônicas com placentas muito próximas, os gêmeos são separados por um septo hiperecogênico espesso (trofoblasto), que corresponde à fusão das duas membranas coriônicas e das duas membranas amnióticas. Este septo torna-se progressivamente mais fino, mas permanece evidente junto à placa corial, como uma projeção triangular que recebe a denominação de "sinal do lambda" ou pico coriônico, observado entre 95% a 97% das gestações dicoriônicas a partir do final do 1º trimestre (Fig. 90-4). É importante salientar que o sinal do lambda presente no primeiro trimestre pode desaparecer em aproximadamente

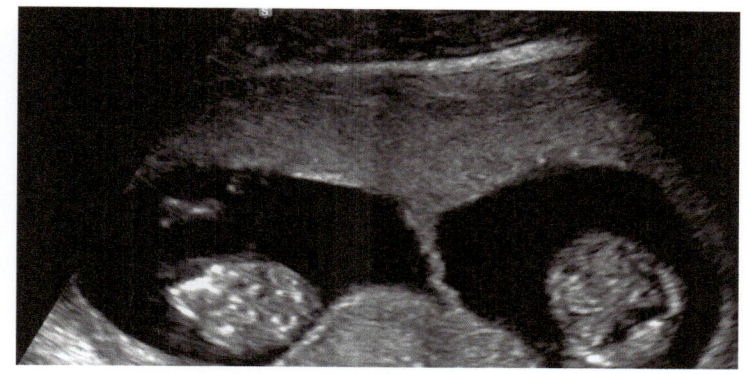

Fig. 90-4. Inserção da membrana amniótica na placa corial formando o sinal do lambda, indicativo de gestação dicoriônica.

7% das gestações gemelares dicoriônicas à medida que a gestação progride.[4] Portanto, a não visibilização do sinal do lambda a partir da 20ª semana não significa que a gestação gemelar é monocoriônica, mas sua identificação em qualquer idade gestacional reforça tratar-se de gestação dicoriônica.

Outro parâmetro adicional para definição da corionicidade nas gestações gemelares consiste na avaliação da espessura da membrana amniótica, preferencialmente com o feixe de ultrassom perpendicular à membrana, próximo à placa corial das placentas. Espessuras superiores a 2 mm são sugestivas de gestações dicoriônicas.

A ênfase no diagnóstico da corionicidade é justificável pela maior frequência de complicações nas gestações monocoriônicas. Estas, além de suscetíveis a alterações comuns às gestações únicas e às dicoriônicas, podem apresentar intercorrências exclusivas, como a transfusão feto-fetal (TFF).

Após a definição da corionicidade, segue-se a determinação da amnionicidade. Fetos que compartilham a mesma cavidade amniótica (gestações gemelares monocoriônicas monoamnióticas) apresentam maiores riscos de complicações, malformações e óbito de um ou ambos os gêmeos, devendo ser acompanhadas de acordo com protocolos específicos. Em gestações monocoriônicas iniciais, a membrana que separa os embriões é mais bem identificada pela via transvaginal após a 8ª semana. A não visibilização da membrana amniótica, associada a vesículas vitelínicas e embriões muito próximos, sugere gestação monoamniótica. Como em aproximadamente 15% das gestações gemelares monoamnióticas há somente uma vesícula vitelínica compartilhada pelos gêmeos, a identificação de dois polos embrionários na mesma cavidade amniótica é fundamental para a confirmação desse tipo de gemelaridade.

A documentação fotográfica do exame ultrassonográfico demonstrando a corionicidade é recomendada para futuras reavaliações. Em casos de dúvidas na definição da corionicidade, a gestante deverá ser encaminhada a um centro de referência. Se após a avaliação no centro de referência persistir o questionamento em relação à corionicidade, recomenda-se classificar a gestação como monocoriônica (Nível 3 de evidência científica).

ACOMPANHAMENTO ULTRASSONOGRÁFICO

O rastreamento das complicações das gestações MCDA deve-se iniciar no exame morfológico de 1º trimestre. A discordância das medidas do comprimento cabeça-nádega (CNN) e da translucência nucal (TN) entre os gêmeos é fator prognóstico para o desenvolvimento da TFF. Gestações monocoriônicas diamnióticas com discordâncias de CCN maiores ou iguais a 10% ou discordâncias de TN acima de 20% devem ser acompanhadas em serviços especializados (grau de recomendação B).

Em um estudo envolvendo 512 pacientes com gestações monocoriônicas diamnióticas, Kagan *et al.* observaram que, quando a discrepância entre as medidas de TN dos gêmeos era maior do que 20%, a incidência de abortamento espontâneo e/ou TFF grave foi de 30%.[5] Quando a diferença entre as medidas de TN era menor do que 20%, a taxa das mesmas complicações foi de aproximadamente

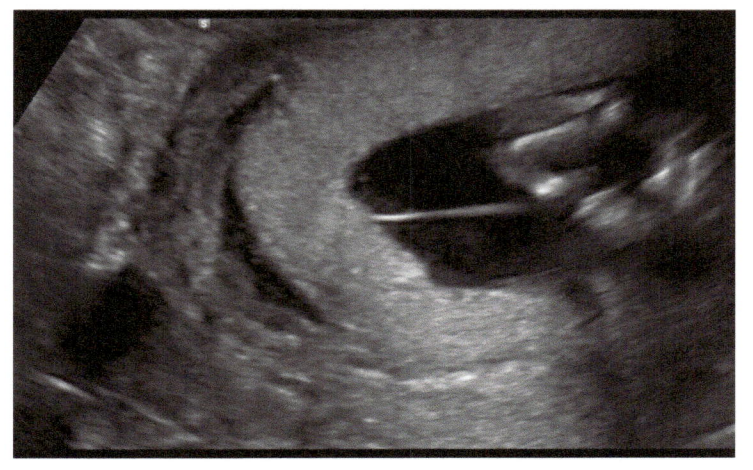

Fig. 90-3. Inserção da membrana amniótica na placa corial formando o sinal do T, indicativo de gestação monocoriônica.

10%. Em outro trabalho, Maiz *et al.*, acompanhando 179 gestações monocoriônicas diamnióticas entre 11-14 semanas, notaram que 30% dos casos em que pelo menos um dos gêmeos apresentava fluxo no ducto venoso com onda A reversa desenvolveram TFF grave, ao passo que a complicação ocorreu apenas em 11% das gestações monocoriônicas diamnióticas em que ambos os fetos tinham fluxos normais no ducto venoso.[6] Estes resultados sugerem que a avaliação das gestações gemelares no 1° trimestre contribui para detecção precoce da TFF. A discordância das medidas da TN acima de 20% apresenta sensibilidade de 64%-52%, especificidade de 78%-80%, valor preditivo positivo de 50% e negativo de 86% para desenvolvimento de TFF.[5]

A partir da 16ª semana, a avaliação ultrassonográfica deve ser realizada a cada duas semanas até o parto nas gestações MCDA não complicadas, tendo como objetivo primário a detecção precoce da TFF. A avaliação ultrassonográfica deve abranger os seguintes parâmetros: biometrias fetais, identificação das bexigas, volume de líquido amniótico (medida do maior bolsão vertical), discordância de peso entre os fetos e dopplervelocimetria. A dopplervelocimetria deve incluir o estudo da artéria umbilical, da artéria cerebral média (pico da velocidade sistólica) e do ducto venoso. A avaliação com estudo Doppler está indicada independente da presença de sinais sugestivos de TFF.

A avaliação morfológica de 2° trimestre para rastreamento de anomalias deve ser realizada entre a 18ª-24ª semana de gestação. O risco de anomalias fetais é 2-3 vezes superior em gêmeos monozigóticos quando comparados à gestação única.

O rastreamento para parto prematuro deve ser instituído pela medida do comprimento do colo uterino obrigatoriamente pela via transvaginal durante o estudo morfológico de 2° trimestre (grau de recomendação B). Mais da metade dos gêmeos (60%) nascem antes de 37 semanas, e 12% deles antes da 32ª semana, o que representa um risco superior aproximado de 7 vezes em comparação à gestação única.[7] O comprimento do colo uterino é fator preditor para o parto prematuro antes da 34ª semana, sendo considerado adequado quando sua medida for superior a 25 mm. Colos com comprimentos inferiores a 25 mm entre a 20ª e 24ª semana aumenta o risco de parto prematuro antes da 28ª semana em 10 vezes.[7]

TRANSFUSÃO FETO-FETAL

Na gestação gemelar monocoriônica, há anastomoses vasculares placentárias que permitem a comunicação entre as circulações dos dois fetos. Essas anastomoses ocorrem em 90% das gestações monocoriônicas e pouco influenciam sobre o desenvolvimento dos fetos.[8] Podem ser dos tipos artério-arteriais (AA), venovenosas (VV) ou arteriovenosas (AV). Estudos anatômicos demonstram que as anastomoses AA e as VV são sempre superficiais, localizadas na superfície da placa corial da placenta e permitem fluxo sanguíneo bidirecional. Raramente levam ao desequilíbrio hemodinâmico entre as circulações, mas permitem uma conexão vascular direta entre os gêmeos, levando a um maior risco de morte fetal em comparação às gestações dicoriônicas.

Por outro lado, as anastomoses AV são sempre profundas e possibilitam apenas um fluxo de sangue unidirecional (sentido arterial–venoso). Apesar de profundas, as anastomoses AV são formadas por vasos que caminham inicialmente na superfície da placenta e mergulham em direção à topografia das vilosidades, onde ocorre a comunicação.

Em cerca de 15% das gestações monocoriônicas há um desequilíbrio na troca sanguínea entre os gêmeos através das anastomoses mencionadas, o que permite o desenvolvimento de uma condição clínica conhecida como TFF crônica. Nesta situação, um dos fetos (feto doador) transfere sangue para o outro (feto receptor) através das anastomoses AV.

Com a evolução da doença, o volume vascular reduzido no gêmeo doador resultará em vasoconstrição, hipovolemia, oligodrâmnio, com consequente alta morbidade neurológica e morte fetal. O oligoidrâmnio decorre da ativação exagerada do eixo renina-angiotensina-aldosterona em resposta à hipovolemia, ocasionando diminuição dos fluxos renal e placentário, agravando paradoxalmente a oligúria. A baixa perfusão e a falência renal podem originar atrofia tubular renal difusa e até falência renal observada no período pós-natal. No gêmeo receptor ocorrerá hipervolemia, poli-hidrâmnio, descompensação cardíaca e hidropsia. A hipervolemia desencadeia hipertrofia e/ou dilatação das câmaras ventriculares e aumento da liberação do hormônio peptídeo natriurético atrial (PNA) e hormônio peptídeo natriurético cerebral (PNC). Esses hormônios têm ações natriuréticas e vasodilatadoras potentes, resultando em poliúria e poli-hidrâmnio. As alterações cardiovasculares tendem a ser progressivas, em busca do equilíbrio da hipervolemia. Com a instalação da hipertensão venosa, há mobilização do líquido intravascular para o território extravascular, culminando com hidropsia.

Bermúdez *et al.* compararam as placentas de gestações gemelares monocoriônicas diamnióticas que desenvolveram STFF com as que não apresentaram a complicação.[9] Observaram que em 81% dos casos que evoluíram com STFF apenas as anastomoses AV estavam presentes entre os fetos. Por outro lado, em aproximadamente 18% dos casos que evoluíram com STFF e 19% daqueles que não apresentaram a doença foram observadas anastomoses profundas (AV) e superficiais (AA e/ou VV) associadas. Tal achado reforçou a teoria de que a presença de anastomoses AV é condição fundamental para o desenvolvimento da STFF e que talvez as anastomoses superficiais contribuam para a proteção contra a doença, ou eventualmente para sua atenuação.

DIAGNÓSTICO DA TFF

O diagnóstico ultrassonográfico da TFF é feito por meio da identificação de um feto (doador) em oligoâmnio/anidrâmnio e com a bexiga urinária permanentemente vazia, ao mesmo tempo em que o outro feto (receptor) apresenta bexiga permanentemente distendida e poli-hidrâmnio. Os pesos fetais e/ou a discrepância entre os gêmeos não são considerados como critérios para o diagnóstico da TFF.

A TFF pode ter apresentação clínica variável, com curso imprevisível, podendo apresentar–se como uma doença de início lento ou rapidamente progressivo. Em decorrência disso, Quintero *et al.* sugeriram classificá-la nos seguintes estágios, que têm relação com os prognósticos perinatais:[10,11]

- *Estágio I:* discrepância entre os tamanhos das bexigas fetais e entre as quantidades de líquido nas cavidades amnióticas:
  - *Feto doador:* oligoidrâmnio (maior bolsão de líquido amniótico < 2 cm) e bexiga permanentemente pequena.
  - *Feto receptor:* poli-hidrâmnio (maior bolsão de líquido amniótico > 8 cm no receptor até 20ª semana e > 10 cm após a 20ª semana). Bexiga permanentemente distendida.
  - Dopplervelocimetria dentro da normalidade em ambos os fetos.
- *Estágio II: feto doador:* anidrâmnio + bexiga vazia.
  - Feto doador permanece com a bexiga permanentemente vazia e em anidrâmnio, comprimido contra a parede uterina (*stuck twin*).
  - *Feto receptor:* poli-hidrâmnio (mesmos critérios definidos no estágio 1). Bexiga permanentemente distendida.
  - Dopplervelocimetria dentro da normalidade em ambos os fetos.
- *Estágio III:* alterações dopplervelocimétricas em um ou ambos os fetos.
  - Feto doador:
    - ◆ Anidrâmnio + bexiga vazia.
    - ◆ Dopplervelocimetria da artéria umbilical com aumento do índice de pulsatilidade, fluxo diastólico ausente ou reverso.
  - Feto receptor:
    - ◆ Poli-hidrâmnio (mesmos critérios definidos no estágio 1). Bexiga permanentemente distendida.
    - ◆ Dopplervelocimetria do ducto venoso com aumento do índice de pulsatilidade, com fluxo na onda "A" ausente ou reverso.
- *Estágio IV:* feto receptor hidrópico, além dos sinais observados no estágio III.
- *Estágio V:* óbito de um ou ambos os fetos.

Os estágios II, III e IV são considerados graves e, se não tratados, levam à morte de pelo menos um dos gêmeos em até 95% dos casos. As taxas de morbidade no gêmeo sobrevivente são elevadas (50% a 100%), sendo atribuídas à hipóxia aguda cerebral no momento da morte do par monocoriônico. O dano neurológico pode ser agravado pela prematuridade. Além disso, a TFF não tratada pode causar encurtamento do colo uterino em decorrência do poli-hidrâmnio acentuado, levando ao aumento no risco de parto prematuro e rotura pré-termo de membranas.

INTERRUPÇÃO DA GESTAÇÃO

Nas gestações MCDA há maior risco de perda fetal inexplicada independente da vigilância fetal intensa. Em cerca de 58% das gestações monocoriônicas não complicadas o parto ocorre antes da 37ª semana. Danon *et al.* (2013) concluíram, em uma revisão sistemática, que as gestações monocoriônicas apresentam risco mais elevado de natimorto no 3º trimestre quando comparadas às gestações dicoriônicas.[12] Diante disso, os autores sugerem parto eletivo na 36ª semana após corticoterapia.

O estudo *Twin Birth*, ensaio clínico randomizado multicêntrico, avaliou a via de parto em gestações gemelares, incluindo um subgrupo de gêmeos MCDA. O estudo concluiu que nas gestações gemelares com idades gestacionais entre 32 e 38 semanas, estando o primeiro feto em apresentação cefálica, não houve aumento significativo nos riscos de mortes fetal e neonatal ou morbidades graves no recém-nascido submetidos ao parto vaginal. Concluiu-se que não há benefício na cesariana programada em gestações gemelares com 1º feto em apresentação cefálica, inclusive nas gestações MCDA (grau de recomendação A).

CONCLUSÃO

As gestações gemelares MCDA correspondem a aproximadamente 20% das gestações gemelares e apresentam maior número de complicações fetais e neonatais quando comparadas às gestações únicas e dicoriônicas. O diagnóstico precoce da corionicidade é imprescindível uma vez que requerem uma vigilância fetal adicional e aconselhamento das gestantes sobre os riscos e acompanhamento pré-natal adequado. O acompanhamento ultrassonográfico tem como objetivo rastrear precocemente a transfusão feto-fetal, evitando-se o encaminhamento tardio para os centros de referência em estágios mais avançados, frequentemente associados a encurtamento do colo uterino, impossibilitando a instituição do tratamento cirúrgico adequado.

REFERÊNCIAS BIBLIOGRÁFICAS

1. Oliveira SA, Elito J. Fetal complications in monochorionic twin pregnancy: clinical features, pathophysiology, diagnosis and management Femina. Falta ano;42:95-100.
2. Tucker J, McGuire W. Epidemiology of preterm birth. BMJ. 2004;329:675-8.
3. Lopriore E, Sueters M, Middeldorp JM, Klumper F, Oepkes D, Vandenbussche FP. Twin pregnancies with two separate placental masses can still be monochorionic and have vascular anastomoses. Am J Obstet Gynecol. 2006;194:804-8.
4. Senat M-V, Deprest J, Boulvain M, Paupe A, Winer N, Ville Y. Endoscopic Laser Surgery versus Serial Amnioreduction for Severe Twin-to-Twin Transfusion Syndrome. N Engl J Med. 2004;351:136-144.
5. Kagan KO, Gazzoni A, Sepulveda-Gonzales G, et al. Discordance in nuchal translucency thickness in the prediction of severe twin-to-twin transfusion syndrome. Ultrasound Obstet Gynecol. 2007;29:527-32.
6. Maiz N, Staboulidou I, Leal AM, et al. Ductus venosus Doppler at 11 to 13 weeks of gestation in the prediction of outcome in twin pregnancies. Obstet Gynecol. 2009;113:860-5.
7. Martin JA, Hamilton BE, Sutton PD, Ventura SJ, Menacker F, Kirmeyer S, Mathews TJ. Births: final data for 2006. Natl Vital Stat Rep. 2009;57:1-102.
8. Bajoria R, Wigglesworth J, Fisk NM. Angioarchitecture of monochorionic placentas in relation to the twin-twin transfusion syndrome. Am J Obst Gynecol. 1995;172:856-63.
9. Bermúdez C, Becerra CH, Bornick PW, Allen MH, et al. Placental types and twin-twin transfusion syndrome. Am J Obstet Gynecol. 2002;187:489-494.
10. Quintero RA, Morales WJ, Allen MH, Bornick PW, Johnson PK, Kruger M. Staging of twin-twin transfusion syndrome. J Perinatol. 1999;19:550-5.
11. Quintero RA, Dickinson JE, Morales WJ, Bornick PW, Bermúdez C, Concotta R, et al. Stage-based treatment of twin-twin transfusion syndrome. Am J Obstet Gynecol. 2003;188: 1333-40.
12. Danon D, Sekar, R, Hack KEA, Fisk NM. Increased Stillbirth in Uncomplicated Monochorionic Twin Pregnancies – A Systematic Review and Meta-analysis. Obstet Gynecol. 2013;121(6):1318–26.

BIBLIOGRAFIA COMPLEMENTAR

Bardis N, Maruthini D, Balen AH. Modes of conception and multiple pregnancy: a national survey of babies born during one week in 2003 in the United Kingdom. Fertil Steril. 2005;84:1727.

Denbow ML, Battin MR, Cowan F, Azzopardi D, Edwards AD, Fisk NM. Neonatal cranial ultrasonographic findings in preterm twins complicated by severe fetofetal transfusion syndrome. Am J Obstet Gynecol. 1998;178:479-83.

Gemert MV, Umur A, Tijssen J, Ross M. Twin-twin transfusion syndrome: etiology, severity and rational management. Current Opinion in Obstetrics and Gynecology. 2001;13(2):193-206.

Hack KE, Derks JB, Elias SG, Franx A, Roos EJ, Voerman SK C, et al. Increased perinatal mortality and morbidity in monochorionic versus dichorionic twin pregnancies: clinical implications of a large Dutch cohort study. BJOG. 2008;115:58-67.

Khalil A, Rodgers M, Baschat A, Bhide A, Gratacos E, Hecher K, et al. ISUOG Practice Guidelines: role of ultrasound in twin pregnancy. Ultrasound Obstet Gynecol. 2016;47:247-63.

Lee YM. Delivery of twins. Semin Perinatol. 2012;36:195-200.

Peralta CF, Barini R. Fetal surgery in Brazil. Rev Bras Ginecol Obstet. 2011;33:153-6.

Peralta CF, Ishikawa LE, Passini Júnior R, Bennini Júnior JR, Nomura ML, Rosa IR, Barini R. Natural history of monochorionic diamniotic twin pregnancies with and without twin-twin transfusion syndrome. Rev Bras Ginecol Obstetr. 2009;31:273-8.

Roberts D, Gates S, Kilby M, Neilson JP. Interventions for twin-twin transfusion syndrome: a Cochrane review. Ultrasound Obstet Gynecol. 2008;31:701-711.

Sepulveda W, Sebire NJ, Hughes K, et al. The lambda sign at 10–14 weeks of gestation as a predictor of chorionicity in twin pregnancies. Ultrasound Obstet Gynecol. 1996;7:421-423.

Umur A, van Gemerta MJC, Nikkelsb PGJ, et al. Monochorionic twins and twin-twin transfusion syndrome: The protective role of arterio-arterial anastomoses. Placenta. 2002;23:201-9.

CAPÍTULO 91

SEQUÊNCIA DE POLICITEMIA-ANEMIA NOS GÊMEOS (TAPS)

Lisanne S.A. Tollenaar ■ Enrico Lopriore

INTRODUÇÃO

As gestações gemelares monocoriônicas têm maior risco de resultado adverso, quando comparadas às gestações dicoriônicas e gestações únicas (singulares). Esse fato se deve, primariamente, porque quase todas as gemelidades monocoriônicas compartilham de uma única placenta com anastomoses entre os gêmeos, permitindo fluxo de sangue bidirecional entre os dois fetos. A transfusão de sangue entre os gêmeos por uma rede de anastomoses desequilibrada pode levar a várias complicações, incluindo a síndrome de transfusão feto-fetal (STFF) e a sequência de policitemia-anemia entre gêmeos (TAPS).

A STFF foi descrita pela primeira vez no século XIX e resulta de um fluxo sanguíneo desequilibrado entre os gêmeos, causando hipovolemia e oligoidrâmnio no gêmeo doador e hipervolemia e poli-hidrâmnio no gêmeo receptor, a chamada sequência de oligo-poli-hidrâmnio entre gêmeos (TOPS). Já a TAPS é uma forma recentemente descrita da transfusão de sangue feto-fetal crônica e lenta caracterizada por diferenças significativas na hemoglobina entre os gêmeos (Hb), porém sem sinais de TOPS. A patogênese da TAPS se baseia na presença de algumas anastomoses vasculares minúsculas. A TAPS pode ocorrer espontaneamente em gestações gemelares monocoriônicas, ou em casos de STFF após cirurgia "incompleta" a *laser*, consequente às poucas anastomoses residuais pequenas. O primeiro caso relatado de TAPS após *laser* foi publicado em 2006,[1] enquanto a forma espontânea de TAPS assim como o acrônimo TAPS foram descritos em 2007.[2]

Na última década, mais de 100 estudos foram publicados sobre TAPS, e o conhecimento e a conscientização sobre essa condição no gemelar vêm aumentando gradualmente. Este capítulo se concentra em epidemiologia, patogênese, critérios diagnósticos, opções de tratamento e resultados em curto e em longo prazo dos casos de TAPS, além de resumir os dados desde a primeira descrição de TAPS, há uma década.

EPIDEMIOLOGIA

A TAPS pode ocorrer espontaneamente (TAPS espontânea) ou após tratamento a *laser* para STFF (TAPS pós-*laser*).

A forma espontânea ocorre em 3 a 5% das gestações gemelares monocoriônicas,[3-7] enquanto a forma pós-laser ocorre em 2 a 16% dos casos de STFF (pós-tratamento a *laser* incompleto).[1,8,9] Essa incidência mais elevada na TAPS pós-*laser* pode ser explicada pelo uso de diferentes técnicas cirúrgicas e/ou a existência de definições e critérios diferentes para a TAPS (que serão detalhados mais a frente).

PATOGÊNESE

A patogênese da TAPS se baseia na angioarquitetura peculiar da placenta, caracterizada pela presença de apenas algumas anastomoses minúsculas. Essas poucas anastomoses minúsculas, compartilhadas entre as duas placentas, permitem uma transfusão de sangue crônica e lenta do gêmeo doador para o gêmeo receptor (Fig. 91-1). O volume do fluxo sanguíneo por essas anastomoses pequenas varia de 5 a 15 mL por 24 horas.[2,10] Esse processo leva, gradualmente, a níveis de Hb substancialmente discordantes, causando anemia no gêmeo doador e policitemia no gêmeo receptor.

Nas placentas monocoriônicas, três tipos de anastomoses foram descritas: arteriovenosa (AV), arterioarterial (AA) e venovenosa (VV).

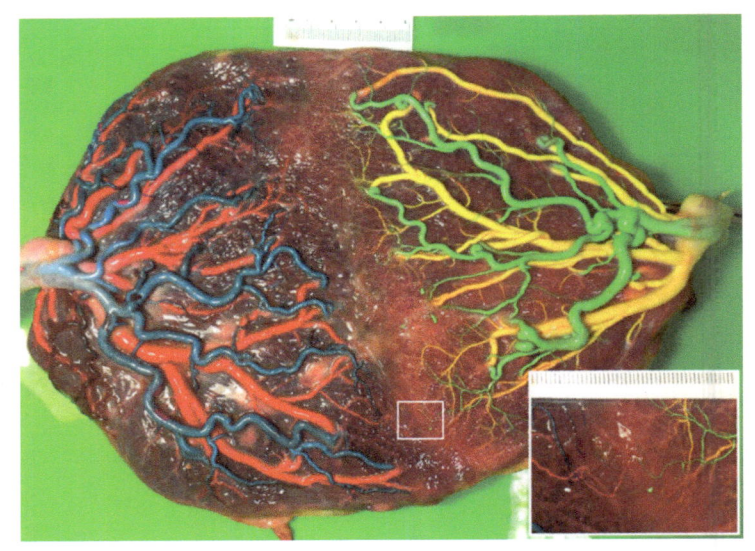

Fig. 91-1. Placenta com TAPS espontânea injetada com corante colorido. Vermelho (veias) e azul (artérias) foram as cores usadas para o receptor, e amarelo (veias) e verde (artérias) para o doador, mostrando a presença de apenas uma pequena anastomose AV do doador para o receptor.

As anastomoses AV são unidirecionais, enquanto as anastomoses AA e VV são bidirecionais.

As placentas com TAPS se caracterizam pela presença de poucas anastomoses AV muito pequenas, com diâmetro < 1 mm. Essas placentas com TAPS possuem a média de 3 a 4 anastomoses, comparadas à média de oito anastomoses em placentas monocoriônicas normais.[11] As anastomoses AA são raras nos casos de TAPS e ocorrem em apenas 10 a 20% das placentas com TAPS. Essas anastomoses AA são consideradas protetoras contra o desenvolvimento de STFF ou de TAPS, por causa do fluxo sanguíneo bidirecional, permitindo o equilíbrio dos volumes de sangue entre os gêmeos.[10,12,13] O tamanho das anastomoses AA na TAPS parece ser significativamente menor (diâmetro < 1 mm), quando comparado com as anastomoses AA nos casos de STFF ou em gêmeos monocoriônicos não complicados.[11] As placentas com TAPS espontânea diferem daquelas com TAPS pós-*laser*. As placentas com TAPS espontânea possuem número total maior de anastomoses, em comparação com as placentas com TAPS pós-laser, 4 × 2, respectivamente. Anastomoses AA minúsculas foram detectadas esporadicamente em ambos os grupos, mas o índice de anastomoses AA foi ligeiramente mais alto no grupo espontâneo.[12]

Além das anastomoses pequenas que caracterizam as placentas com TAPS, essas placentas também mostram uma diferença notável no compartilhamento placentário. Em gêmeos monocoriônicos não complicados, o compartilhamento placentário é o elemento principal que pode afetar o crescimento fetal e o peso final ao nascimento, ou seja, o gêmeo menor geralmente tem compartilhamento relativamente menor da placenta.[14] Em gêmeos com TAPS, o gêmeo doador geralmente é menor que o gêmeo receptor, mas, em contrapartida, paradoxalmente, apresenta maior compartilhamento placentário em comparação com seu gêmeo. Em contraste com os gêmeos monocoriônicos não complicados, o crescimento fetal na TAPS parece ser primariamente determinado mais pela transfusão de sangue feto--fetal que pelo compartilhamento placentário. Um compartilhamento placentário relativamente maior pode permitir a sobrevivência do feto anêmico na TAPS.[15] Além disso, gêmeos doadores com TAPS apresentam hipoalbuminemia e hipoproteinemia em virtude da perda não só de células sanguíneas, mas também de proteínas e nutrientes, o que pode afetar parcialmente o crescimento fetal.[16]

DIAGNÓSTICO
Critérios Antenatais
O diagnóstico antenatal da TAPS se baseia nas anormalidades do Doppler. A mensuração do pico da velocidade sistólica da artéria cerebral média (PVS-ACM), por se tratar de propedêutica não invasiva, tornou-se o exame padrão para o diagnóstico e prognóstico de anemia fetal em gestações únicas, diante de várias patologias fetais. Na TAPS, esse exame demonstrará um PVS-ACM aumentado no gêmeo doador, sendo sugestivo de anemia fetal, e velocidades reduzidas no PVS-ACM no gêmeo receptor, sugerindo policitemia. Atualmente, o diagnóstico antenatal para TAPS se dá quando o valor do PVS-ACM é > 1,5 Múltiplo da Mediana (MoM) para o doador em conjunto com um valor de PVS-ACM < 1,0 MoM para o feto receptor.[17] O Quadro 91-1 mostra os estágios de classificação para o diagnóstico antenatal de TAPS.

Paralelamente, em alguns casos de TAPS, observaram-se achados complementares. Em vários casos de TAPS espontânea, detectou-se uma diferença significativa na espessura e ecogenicidade da placenta no exame ultrassonográfico (Fig. 91-2).[18-20]

Quadro 91-1. Classificação Antenatal da TAPS

Estágio antenatal	Achados no exame com ultrassom Doppler
Estágio 1	▪ PVS-ACM do doador > 1,5 MoM e ▪ PVS-ACM do receptor < 1,0 MoM ▪ sem outros sinais de comprometimento fetal
Estágio 2	▪ PVS-ACM do doador > 1,7 e ▪ PVS-ACM do receptor < 0,8 MoM ▪ sem outros sinais de comprometimento fetal
Estágio 3	Como nos estágios 1 ou 2, com comprometimento cardíaco do doador, definido como fluxo criticamente anormal
Estágio 4	Hidropisia do doador
Estágio 5	Morte intrauterina de um ou ambos os fetos precedida por TAPS

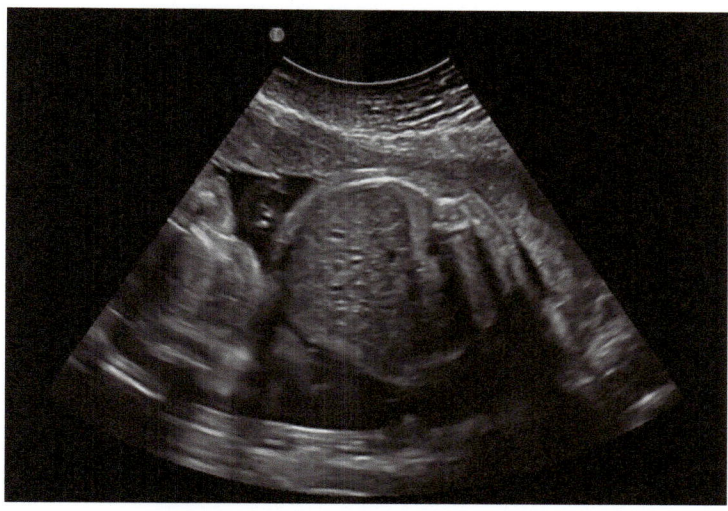

Fig. 91-3. Imagem por ultrassom mostrando fígado em aparência de "céu estrelado" em receptor com vênulas portais nitidamente identificadas (estrelas) e ecogenicidade parenquimatosa diminuída (céu) que acentua as paredes das vênulas portais.

Essa diferença pode ser explicada pelo caráter hidrópico e ecogênico do compartilhamento placentário do feto anêmico, em contraste com a aparência normal do compartilhamento placentário do feto policitêmico. Outro achado descrito no ultrassom na TAPS é o chamado "fígado com aparência de céu estrelado" (Fig. 91-3),[21] que se refere a um padrão sonográfico do fígado caracterizado por vênulas portais claramente identificadas (estrelas) e pela ecogenicidade parenquimatosa diminuída (céu), fato que acentua as paredes das vênulas da porta.

Critérios Pós-Natais
Em 40 a 63% dos casos, a TAPS não é detectada antes do nascimento, ou seja, somente após o parto. Portanto, foram propostos critérios de diagnóstico pós-natal que se baseiam na presença de anemia (crônica) no gêmeo doador e de policitemia no receptor (Fig. 91-4), além das características na angioarquitetura da placenta.

O primeiro critério pós-natal que precisa ser preenchido é a diferença de hemoglobina, entre os gêmeos, ser maior que 8,0 g/dL.[22] Com base nessa diferença, foi proposto um sistema de classificação pós-natal (Quadro 91-2).

Uma grande diferença em Hb (> 8 g/dL), ao nascimento, é também observada nos casos de STFF aguda *peripartum*. A distinção entre essas duas condições (TAPS e STFF aguda *peripartum*) é

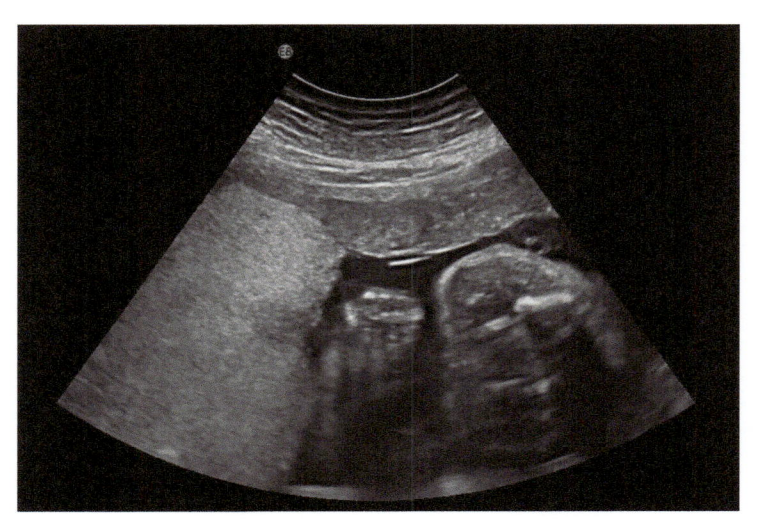

Fig. 91-2. Imagem por ultrassom de uma placenta com TAPS mostrando nítida diferença em espessura e ecogenicidade placentárias. O lado esquerdo da figura mostra o compartilhamento hidrópico e ecogênico da placenta do doador anêmico e o lado direito mostra o aspecto normal da placenta do receptor.

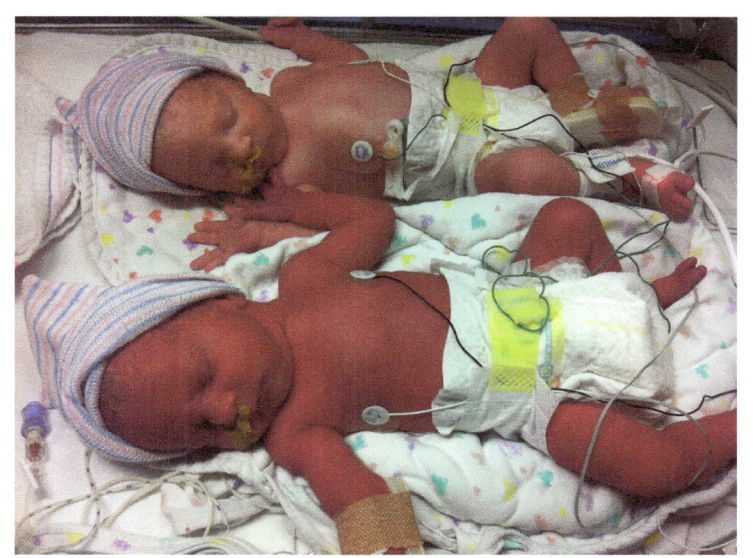

Fig. 91-4. Gêmeos com TAPS pós-*laser*: no lado esquerdo é mostrado o receptor policitêmico pletórico e, à direita, o doador anêmico e pálido.

Quadro 91-2. Classificação Pós-Natal para TAPS

Estágio pós-natal	Diferença de Hb feto-fetal, g/dL
Estágio 1	> 8,0
Estágio 2	> 11,0
Estágio 3	> 14,0
Estágio 4	> 17,0
Estágio 5	> 20,0

importante, pois elas demandam tratamento neonatal diferente. Dois critérios adicionais são exigidos para distinguir essas duas enfermidades (TAPS da STFF aguda *peripartum*).[23] O primeiro é a contagem aumentada de reticulócitos medida no doador com TAPS (consequente à eritropoiese aumentada, por causa da anemia crônica). Uma proporção/relação de contagem de reticulócitos entre gêmeos > 1,7 é patognomônica para TAPS.[22] Essa proporção é medida dividindo-se a contagem de reticulócitos do doador pela contagem de reticulócitos do receptor. O segundo critério, para o diagnóstico pós-natal de TAPS, é a presença de anastomoses residuais pequenas (diâmetro < 1 mm) na superfície placentária, detectadas por meio de injeção de contraste colorido na malha placentária.[2,24] Na STFF aguda *peripartum,* a transfusão de sangue do gêmeo doador ao gêmeo receptor ocorre rapidamente, logo a contagem de reticulócitos no doador ainda se mostra, em geral, baixa. Ou seja, a anemia aguda levará ao aumento na eritropoiese, porém a produção aumentada de reticulócitos não é, ainda, detectada nessa fase aguda. Além disso, em contraste com a TAPS, a patogênese da STFF aguda *peripartum* se baseia em grandes anastomoses placentárias AA ou VV com baixa resistência, permitindo o fluxo de grande volume de sangue diretamente do doador para o receptor.[23] Ademais, o lado materno da placenta contém informações valiosas para a distinção pós-natal entre as duas entidades também. Fazendo-se uma analogia com a diferença na cor da pele dos gêmeos com TAPS ao nascimento, o lado materno da placenta com TAPS também mostra uma diferença significativa de cor (Fig. 91-5), enquanto o lado materno das placentas com STFF aguda tem coloração igual.[25,26]

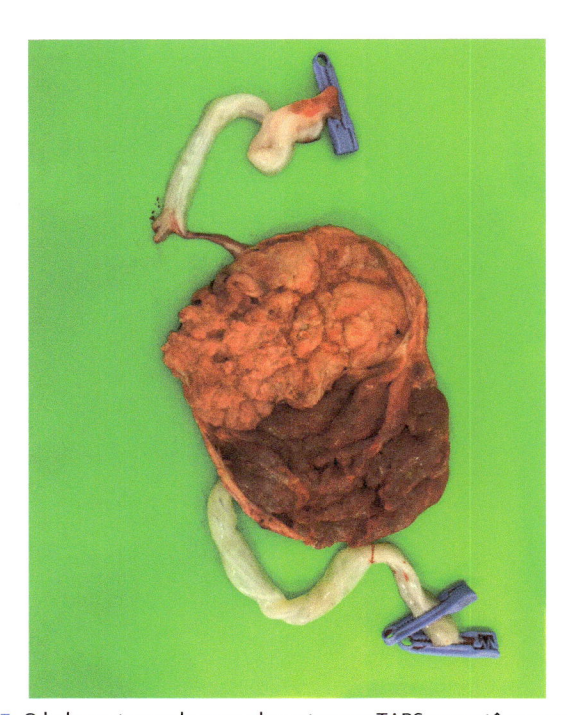

Fig. 91-5. O lado materno de uma placenta com TAPS espontânea mostra a diferença de cor entre o compartilhamento pálido do doador anêmico (lado esquerdo da placenta) e o compartilhamento pletórico do receptor policitêmico (lado direito da placenta).

TRATAMENTO ANTENATAL

O tratamento perinatal de excelência, para a TAPS, não está ainda bem definido. Dentre as opções, incluem-se a conduta expectante, a indução do trabalho de parto prematuro, a transfusão de sangue intrauterino (TIU) no doador, com ou sem transfusão de troca parcial (PET) no receptor, feticídio seletivo e (repetir) a cirurgia fetoscópica a *laser*. Em casos menos severos da TAPS (como o estágio 1), pode-se considerar a conduta expectante, que consiste no monitoramento rigoroso com ultrassom, incluindo o Doppler.[27]

O único tratamento causal (que visa tratar a fisiopatogenia) da TAPS é (repetir) a coagulação fetoscópica a *laser* das anastomoses (residuais) no equador vascular da placenta. Essa coagulação na TAPS é mais desafiadora que na STFF, pela ausência da sequência de oligo-poli-hidrâmnio que, por sua vez, dificulta a visibilização do equador vascular consequente à presença de uma membrana flutuante entre os gêmeos.[18] Além disso, as anastomoses placentárias na TAPS são conhecidas por serem poucas e minúsculas e que podem, portanto, passar despercebidas durante a fetoscopia. Diferentes relatos de caso e pequenos estudos retrospectivos têm demonstrado ser viável a coagulação fetoscópica a *laser* nessas gestações,[28-31] porém ainda se faz necessário um grande estudo clínico randomizado e controlado para avaliar realmente o benefício da cirurgia a *laser* para a TAPS.

No caso de anemia grave no doador, uma TIU pode também ser considerada. Embora o tratamento com TIU já tenha sido publicado com frequência, este não trata o fator causal, sendo apenas uma solução temporária. Além disso, um efeito colateral em potencial do tratamento com TIU é a piora da síndrome de hiperviscosidade da policitemia no receptor, a qual pode levar à necrose da pele.[1] Para reduzir a possibilidade desse risco, recomenda-se a combinação da TIU no doador e da PET no receptor. A base lógica dessa terapia é o fato de que a PET pode ajudar a reduzir a viscosidade do sangue do receptor policitêmico. O efeito benéfico da PET foi destacado em um modelo computacional e em vários relatos de caso.[32,33] Em alguns gêmeos com TAPS, podem ocorrer lesões cerebrais graves no doador ou no receptor em razão de anemia grave ou policitemia, respectivamente. Nesses casos, o feticídio seletivo do feto lesionado é uma opção, tanto para os casos submetidos ao tratamento a *laser* quanto para o grupo do tratamento padrão. Em circunstâncias singulares, a resolução espontânea de TAPS antenatal pode também ocorrer. Essa resolução espontânea foi relatada uma vez e foi, presumivelmente, causada por trombose da anastomose AV residual.[34] Por outro lado, não se sabe, ainda, se a conduta expectante poderia conduzir à resolução espontânea da TAPS (questão considerada improvável).

PREVENÇÃO DE TAPS PÓS-*LASER*

A TAPS pós-*laser* é causada por anastomoses residuais na superfície placentária após a cirurgia fetoscópica a *laser* para STFF. Para reduzir o número de anastomoses residuais, recomenda-se a realização da técnica de Solomon. No estudo clínico randomizado de Solomon, detectou-se uma redução significativa da TAPS pós-*laser*, diminuindo de 16% no grupo de tratamento padrão para 3% no grupo de Solomon.[35] A técnica de Solomon, em curto prazo, não parece estar associada ao aumento de resultados adversos ou complicações. Um estudo randomizado que investigou o resultado do desenvolvimento neurológico aos dois anos, em crianças sobreviventes da TAPS, randomizado para o estudo clínico de Solomon, não mostrou diferença no risco de deficiência de desenvolvimento neurológico entre os grupos tratados com a técnica de Solomon e a técnica padrão a *laser*.[36] A técnica Solomon, portanto, deverá ser usada em todos os casos de TTTS para reduzir os riscos de anastomoses residuais e prevenir a ocorrência de TAPS pós-*laser*.

RESULTADO NEONATAL NO CURTO PRAZO

Usualmente, as complicações hematológicas são observadas em doadores e receptores com TAPS que necessitam de transfusão sanguínea ou transfusão de troca parcial, respectivamente. Os portadores de TAPS podem desenvolver a síndrome de hiperviscosidade da policitemia, a qual pode resultar, possivelmente, em necrose da pele e isquemia de múltiplos membros.[1,37] Além disso, os receptores apresentam risco aumentado para trombocitopenia, provavelmente por um prejuízo na sua produção, secundária à hipóxia tecidual e ao fluxo sanguíneo lento do pâncreas.[22,38]

A contagem de plaquetas ao nascimento foi inversamente relacionada à gravidade da policitemia nos receptores.[22] Em paralelo, além de se observarem níveis baixos de Hb, nos gêmeos doadores com TAPS, verificaram-se também níveis significativamente mais baixos de albumina e de proteína total quando comparados com os gêmeos receptores, sugerindo que o processo de transfusão gêmeo-gêmeo não só diz respeito às hemácias, mas também às proteínas e à albumina.[39] Transfusão crônica feto-fetal na TAPS pode também causar uma disfunção renal de curto prazo: observou-se que os gêmeos doadores na TAPS têm níveis de creatinina mais elevados que os gêmeos receptores, provavelmente em decorrência de hipoperfusão renal crônica.[40] No entanto, ainda não se sabe se esses gêmeos doadores podem também ter dano renal permanente e/ou complicações renais em longo prazo.

A anemia severa crônica nos gêmeos doadores e a policitemia nos gêmeos receptores podem, teoricamente, provocar lesão cerebral. Diversos estudos de pequeno porte (poucos casos) têm relatado lesão cerebral grave proporcionando resultado fatal tanto em doadores quanto em receptores na TAPS.[32,41]

RESULTADO NO LONGO PRAZO

Uma vez que a TAPS é uma doença cuja história foi descrita recentemente, ainda não existem na literatura grandes estudos disponíveis sobre os seus resultados em longo prazo na infância e na adolescência. A morbidade grave em longo prazo assim como a surdez bilateral e a paralisia espástica já foram publicadas.[42]

Já na TAPS pós-*laser*, a deficiência no desenvolvimento neurológico ou o atraso cognitivo leve a moderado foram detectados em 9 e 17% dos gêmeos, respectivamente,[43] sendo comparável ao índice de deficiência em crianças com STFF após a cirurgia a *laser*. Por outro lado, nenhuma diferença foi encontrada entre doadores e receptores. Os fatores de risco que apresentaram escores cognitivos reduzidos foram: idade gestacional baixa (prematuridade) e baixo peso ao nascimento, assim como transfusão intrauterina.[43] O resultado em longo prazo dos gêmeos com TAPS espontânea precisa ainda ser investigado.

CONCLUSÃO

A TAPS é uma forma recentemente descrita de transfusão feto-fetal, a qual se manifesta por meio de anastomoses minúsculas que podem ocorrer em gêmeos monocoriônicos espontaneamente ou em casos de STFF após cirurgia a laser (TAPS pós-*laser*), resultando em níveis substancialmente discordantes de hemoglobina. Na última década, o conhecimento sobre patogênese, critérios diagnósticos, opções de tratamento e resultados em curto e em longo prazo tem aumentado significativamente. Entretanto, a melhor opção de tratamento antenatal para TAPS, assim como seu resultado no longo prazo, permanecem obscuros e precisam ser mais bem investigados em estudos futuros de maior porte.

REFERÊNCIAS BIBLIOGRÁFICAS

1. Robyr R, et al., Prevalence and management of late fetal complications following successful selective laser coagulation of chorionic plate anastomoses in twin-to-twin transfusion syndrome. Am J Obstet Gynecol 2006; 194(3):796-803.
2. Lopriore E, et al. Twin anemia-polycythemia sequence in two monochorionic twin pairs without oligo-polyhydramnios sequence. Placenta 2007; 28(1):47-51.
3. Casanova J, et al. Twin anemia polycythemia sequence: a report of three cases. J Reprod Med 2014; 59(11-12):596-8.
4. Gucciardo L, et al. Twin anemia polycythemia sequence from a prenatal perspective. Prenat Diagn 2010; 30(5):438-42.
5. Lewi L, et al., The outcome of monochorionic diamniotic twin gestations in the era of invasive fetal therapy: a prospective cohort study. Am J Obstet Gynecol 2008; 199(5):514 e1-8.
6. Lopriore E, Oepkes D. Fetal and neonatal haematological complications in monochorionic twins. Semin Fetal Neonatal Med 2008; 13(4):231-8.
7. Yokouchi T, et al. Incidence of spontaneous twin anemia-polycythemia sequence in monochorionic-diamniotic twin pregnancies: Single-center prospective study. J Obstet Gynaecol Res 2015; 41(6): 857-60.
8. Habli M, et al. Incidence of complications in twin-twin transfusion syndrome after selective fetoscopic laser photocoagulation: a single-center experience. Am J Obstet Gynecol 2009; 201(4): 417 e1-7.
9. Slaghekke F, et al. Residual anastomoses in twin-twin transfusion syndrome after laser: the Solomon randomized trial. Am J Obstet Gynecol 2014; 211(3):285 e1-7.
10. Lopriore E, et al. Assessment of feto-fetal transfusion flow through placental arterio-venous anastomoses in a unique case of twin-to-twin transfusion syndrome. Placenta 2007; 28(2-3):209-11.
11. Zhao DP, et al. Prevalence, size, number and localization of vascular anastomoses in monochorionic placentas. Placenta 2013; 34(7):589-93.
12. de Villiers SF, et al. Arterio-arterial vascular anastomoses in monochorionic placentas with and without twin-twin transfusion syndrome. Placenta 2012; 33(8):652-4.
13. van Meir H, et al. Arterio-arterial anastomoses do not prevent the development of twin anemia-polycythemia sequence. Placenta 2010; 31(2):163-5.
14. Lewi L, et al. Placental sharing, birthweight discordance, and vascular anastomoses in monochorionic diamniotic twin placentas. Am J Obstet Gynecol 2007; 197(6):587 e1-8.
15. Zhao D, et al. Placental share and hemoglobin level in relation to birth weight in twin anemia-polycythemia sequence. Placenta 2014; 35(12):1070-4.
16. Verbeek L, et al. Hypoalbuminemia in donors with twin anemia-polycythemia sequence: a matched case-control study. Fetal Diagn Ther 2013; 33(4):241-5.
17. Slaghekke F. et al. Middle cerebral artery peak systolic velocity to predict fetal hemoglobin levels in twin anemia-polycythemia sequence. Ultrasound Obstet Gynecol 2015; 46(4):432-6.
18. Slaghekke F, et al., Twin anemia-polycythemia sequence: diagnostic criteria, classification, perinatal management and outcome. Fetal Diagn Ther 2010; 27(4):181-90.
19. Stritzke A, Thomas S, Somerset D. Placental dichotomy: a hint in twin anemia polycythemia sequence. J Obstet Gynaecol Can 2014; 36(12):1097-100.
20. Movva VC, Rijhsinghani A. Discrepancy in placental echogenicity: a sign of twin anemia polycythemia sequence. Prenat Diagn 2014; 34(8):809-11.
21. Soundararajan LP, Howe DT. Starry sky liver in twin anemia-polycythemia sequence. Ultrasound Obstet Gynecol 2014; 43(5):597-9.
22. Lopriore, E, et al. Hematological characteristics in neonates with twin anemia-polycythemia sequence (TAPS). Prenat Diagn 2010; 30(3):251-5.
23. Lopriore E, et al. Haemoglobin differences at birth in monochorionic twins without chronic twin-to-twin transfusion syndrome. Prenat Diagn 2005; 25(9):844-50.
24. Lopriore E, et al. Accurate and simple evaluation of vascular anastomoses in monochorionic placentas using colored dye. Journal of Visualized Experiments 2011; 55:e3208.
25. Tollenaar LS, et al.,Color Difference in placentas with twin anemia-polycythemia sequence: An additional diagnostic criterion? Fetal Diagn Ther 2016; 40(2):123-7.
26. Tollenaar LSA, et al. Can color difference on the maternal side of the placenta distinguish between acute peripartum twin-twin transfusion syndrome and twin anemia-polycythemia sequence? Placenta 2017; 57:189-93.
27. Tollenaar LS, et al. Twin anemia polycythemia sequence: Current views on pathogenesis, diagnostic criteria, perinatal management, and outcome. Twin Res Hum Genet 2016; 19(3):222-33.
28. Groussolles M, et al. Evolution of middle cerebral artery peak systolic velocity after a successful laser procedure for iatrogenic twin anemia-polycythemia sequence. Ultrasound Obstet Gynecol 2012; 39(3):354-6.
29. Assaf SA, Korst LM, Chmait RH. Normalization of amniotic fluid levels after fetoscopic laser surgery for twin-twin transfusion syndrome. J Ultrasound Med 2010; 29(10):1431-6.
30. Diehl W, et al. Twin anemia-polycythemia sequence in a case of monoamniotic twins. Ultrasound Obstet Gynecol 2013; 42(1):108-11.

31. Abdel-Sattar M, et al. Treatment of complicated spontaneous twin anemia-polycythemia sequence via fetoscopic laser ablation of the vascular communications. Fetal Diagn Ther 2015; 38(3):233-7.

32. Genova L, et al. Management of twin anemia-polycythemia sequence using intrauterine blood transfusion for the donor and partial exchange transfusion for the recipient. Fetal Diagn Ther 2013; 34(2):121-6.

33. Slaghekke F, et al. Intrauterine transfusion combined with partial exchange transfusion for twin anemia polycythemia sequence: modeling a novel technique. Placenta 2015; 36(5):599-602.

34. Lopriore E, et al. Fetoscopic laser treatment of twin-to-twin transfusion syndrome followed by severe twin anemia-polycythemia sequence with spontaneous resolution. Am J Obstet Gynecol 2008; 198(2):e4-7.

35. Slaghekke F, et al., Residual anastomoses in twin-twin transfusion syndrome after laser: the Solomon randomized trial. American Journal of Obstetrics and Gynecology 2014; 211(3).

36. van Klink JM, et al. Neurodevelopmental outcome at 2 years in twin-twin transfusion syndrome survivors randomized for the Solomon trial. Am J Obstet Gynecol 2016; 214(1):113 e1-7.

37. Stranak Z, et al. Prenatally acquired multiple limb ischemia in a very low birth weight monochorionic twin. Fetal Diagn Ther 2017; 41(3):237-8.

38. Sarkar S, Rosenkrantz TS. Neonatal polycythemia and hyperviscosity. Semin Fetal Neonatal Med 2008; 13(4):248-55.

39. Verbeek L, et al. Hypoalbuminemia in donors with twin-twin transfusion syndrome. Fetal Diagn Ther 2013; 33(2):98-102.

40. Verbeek L, et al. Short-term postnatal renal function in twin anemia-polycythemia sequence. Fetal Diagn Ther 2016; 39(3):192-7.

41. Lopriore E, et al. Severe cerebral injury in a recipient with twin anemia-polycythemia sequence. Ultrasound Obstet Gynecol 2013; 41(6):702-6.

42. Taniguchi K, et al. Twin anemia-polycythemia sequence after laser surgery for twin-twin transfusion syndrome and maternal morbidity. Fetal Diagn Ther 2015; 37(2):148-53.

43. Slaghekke F, et al. Neurodevelopmental outcome in twin anemia-polycythemia sequence after laser surgery for twin-twin transfusion syndrome. Ultrasound Obstet Gynecol 2014; 44(3):316-21.

CAPÍTULO 92

GESTAÇÃO MONOCORIÔNICA: FETO ACÁRDIO

Renato Augusto Moreira de Sá ▪ Juliana Esteves ▪ Livia Romero

SEQUÊNCIA DE PERFUSÃO ARTERIAL INVERSA GEMELAR (SPAIG)

A sequência de perfusão arterial inversa gemelar (*Twin Reversed Arterial Perfusion – TRAP sequence*), previamente denominada "gestação acárdica", é uma complicação rara e exclusiva da gestação gemelar monocoriônica. De acordo com dados da literatura pode complicar uma a cada 35 mil gestações, o que responde a 1% das gestações gemelares monocoriônicas, sendo cerca de ¾ dos casos em gestações monocoriônicas diamnióticas.[1,2]

Esta condição representa uma variante da gemelidade unida (gêmeos siameses). A circulação coriônica é compartilhada por meio de anastomoses artério-arteriais e venovenosas, frequentemente por uma inserção comum dos cordões umbilicais, estabelecendo, então, uma relação parasitária entre um feto aparentemente normal (feto bomba) e uma massa acardíaca, que pode apresentar diferentes graus de diferenciação tecidual (Figs. 92-1 e 92-2, Quadro 92-1).[3-5] Tal arranjo vascular peculiar predispõe o feto bomba a um estado circulatório hiperdinâmico e consequente instalação progressiva de insuficiência cardíaca de alto débito, o que pode levar ao seu óbito em 50% a 75% dos casos.[3]

O manejo conservador desse quadro apresenta risco de óbito do feto bomba em torno de 18 semanas de gestação de 30%, ao passo que a aplicação de técnicas de cirurgia fetal minimamente invasivas pode elevar a sobrevida para 80%, principalmente quando é realizado um diagnóstico precoce que permita tal intervenção antes de 16 semanas.[6] Entretanto, deve-se atentar para a pequena quantidade de evidências científicas acerca deste tópico e a natureza observacional de estudos conduzidos até este momento. O manejo adequado ainda não é consenso, e até o momento não foram estabelecidos protocolos padronizados.[6]

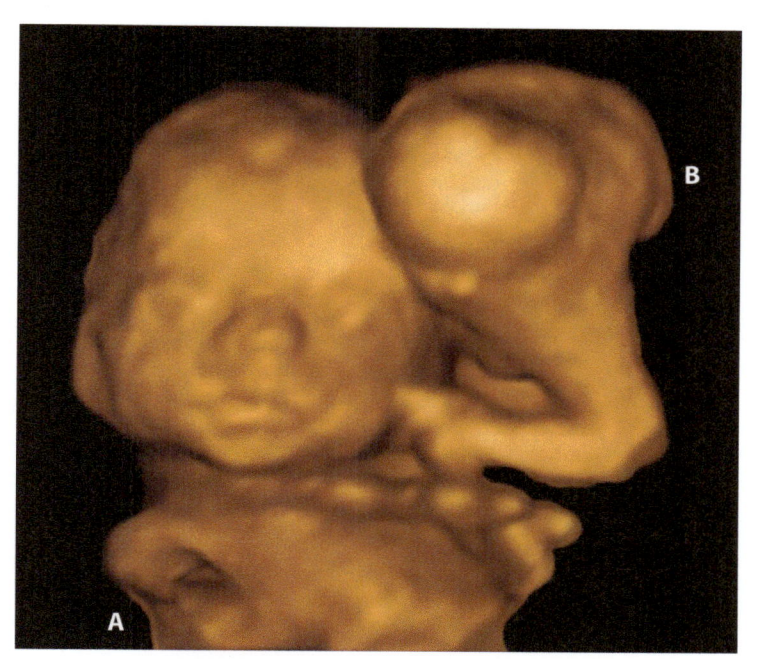

Fig. 92-1. Imagem 3D, obtida por ultrassonografia, demonstrando um feto normal (A), e um feto acárdico (B). Nota-se a ausência da cabeça, tórax e membros superiores (acardia acefálica). (Cortesia Heron Werner – CDPI.)

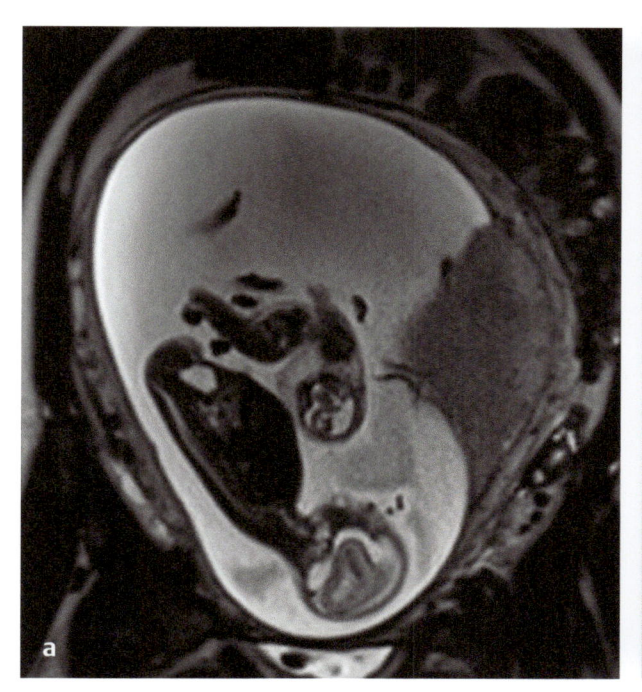
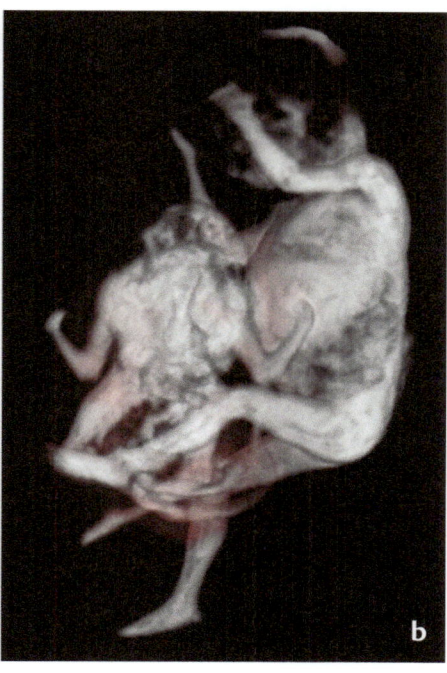

Fig. 92-2. Exemplo de *acardia anceps*. Ressonância magnética fetal (**a**) e reconstrução 3D (**b**). (Cortesia Heron Werner – CDPI.)

977

Quadro 92-1. Feto Acárdico (Classificação)

Pseudocardia	Presença de estruturas cardíacas rudimentares	
Halocardia	*Acardia acefálica* (mais comum) Figura 92-1	Observam-se apenas pelve e membros inferiores desenvolvidos
	Acardia anceps (20%) Figura 92-2	Observam-se a cabeça e a face malformadas, enquanto o tronco e os membros são desenvolvidos
	Acardia acormus (10%)	Observa-se apenas a cabeça desenvolvida
	Acardia amorfa (mais rara)	Observa-se uma massa amorfa

Adaptado de Buyukkaya A *et al.*, 2015.[5]

FISIOPATOLOGIA

O mecanismo fisiopatológico responsável pela formação do gêmeo acárdico não está completamente elucidado. A principal hipótese é que ocorra a perfusão retrógrada de um feto previamente malformado (possivelmente, aneuploide) por um feto estruturalmente normal ("bomba"). O feto acárdico recebe sangue não oxigenado através das artérias umbilicais, o que contribui para a ocorrência de todo o espectro de anomalias, geralmente letais, que caracterizam a patologia (acardia, acefalia, anormalidades graves na parte superior do corpo, redução variável dos membros e órgãos, edema do tecido conjuntivo).[3]

DIAGNÓSTICO

O diagnóstico pré-natal é feito por ultrassonografia, no final do primeiro trimestre.[6] Deve-se suspeitar de sequência TRAP quando, em uma gestação gemelar monocoriônica, se observa um feto de aspecto normal e outro com diversas alterações anatômicas onde não são identificados o coração ou os batimentos cardíacos, além

de fluxo reverso na aorta e na artéria umbilical. Este padrão paradoxal das alterações fetais e a presença de anastomoses placentárias identificáveis ao doppler permitem o diagnóstico definitivo (Figs. 92-3 e 92-4).[6-8]

Os diagnósticos diferenciais incluem morte fetal intrauterina e neoplasias intra-aminióticas ou placentárias, principalmente os teratomas.[7] No Quadro 92-2 são listados os achados ultrassonográficos mais comuns.

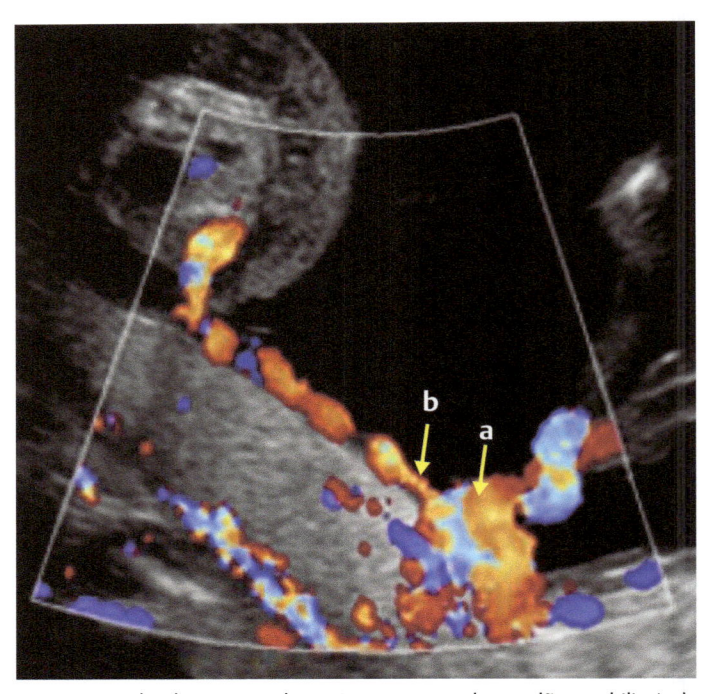

Fig. 92-4. Doppler demonstrando a origem comum dos cordões umbilicais dos gêmeos. (Obtido em http://coloradofetalcarecenter.childrenscolorado.org.)

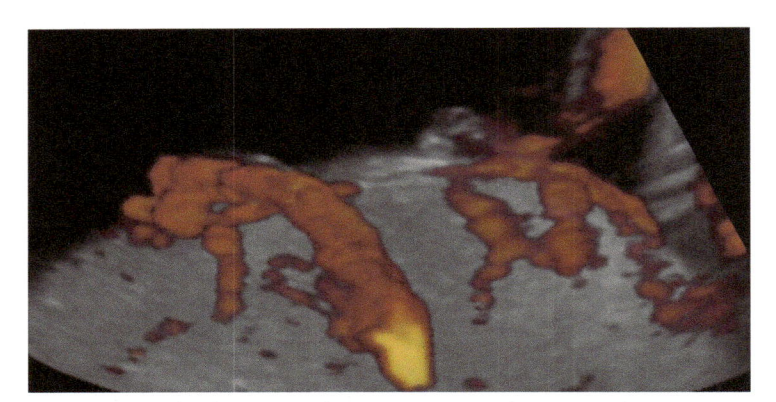

Fig. 92-3. Doppler demonstrando as anastomoses placentárias. (Cortesia Heron Werner – CDPI.)

Quadro 92-2. Achados Ultrassonográficos mais Comuns na Sequência TRAP

Feto acárdico	■ Membros inferiores relativamente normais ■ Anormalidade de desenvolvimento de membros superiores, tronco, coração e cabeça ■ Higroma cístico ■ Hidropsia ■ Fluxo aórtico paradoxal ■ Fluxo umbilical reverso ■ Artéria umbilical única em até 30%
Feto bomba	■ Malformações em até 10% ■ Cardiomegalia ■ Derrame pericárdico e/ou pleural ■ Ascite ■ Diástole zero ou negativa no doppler umbilical ■ Onda a reversa no ducto venoso ■ Regurgitação tricúspide
Outros	■ Polidrâmnia ■ Anastomoses placentárias

PROGNÓSTICO[6,9,10]

Sem a implantação de uma propedêutica adequada, a grande proporção dos fetos bombas morre antes da décima oitava semana de gestação; e metade dos que sobrevivem vai a óbito tardiamente ou no período neonatal, em decorrência da prematuridade. Nesses casos, menos de um quarto destes fetos nasce após a semana 36.

Entre os fatores prognósticos propostos, destacam-se:

1. *Weight Ratio*

   É a razão entre o peso do feto acárdico e o peso do feto bomba. O peso do feto acárdico pode ser calculado pela fórmula:

   $$\text{Peso (gramas)} = (1,21 \times \text{maior eixo}) - (1,66 \times \text{maior eixo}^2)$$

   Uma diferença de peso maior que 50% entre os gêmeos tem sensibilidade de até 86% para parto prematuro e de até 74% para óbito do feto bomba, porém com menor especificidade. Na presença de uma diferença maior que 70% entre os pesos fetais, o risco de insuficiência cardíaca é de 30%, de parto pré-termo 90% e de polidrâmnia 40%. Enquanto na diferença entre os pesos fetais menor que 50%, o risco de prematuridade reduz para 35%, com 18% de chance de polidrâmnia e praticamente nulo de insuficiência cardíaca.

   Dentro deste raciocínio o aumento do *Weight Ratio* em decorrência do crescimento do feto acárdico ou em decorrência da restrição de crescimento do feto bomba também é considerado um fator de mau prognóstico.[6]

2. Polidrâmnia

   A polidrâmnia deve ser verificada pela presença de maior bolsão vertical (MBV) maior que 8,0 cm e se relaciona com risco aumentado de parto prematuro.

3. Insuficiência cardíaca

   Devem ser avaliados os sinais precoces de colapso cardiovascular, como polidrâmnia, cardiomegalia e sinais de hidropsia (derrame pericárdico, pleural e ascite) no feto bomba.

   Ao doppler, avaliam-se o fluxo da artéria e veia umbilicais e ducto venoso. A verificação de diástole zero ou negativa na artéria umbilical, fluxo pulsátil na veia umbilical e/ou onda a negativa no ducto venoso corroboram para a determinação da gravidade do desequilíbrio hemodinâmico fetal.

4. Gemelidade monocoriônica monoamniótica

   Há risco de entrecruzamento dos cordões umbilicais.

   Quando a terapêutica é necessária, deve ser realizada, preferivelmente, até as 16 semanas, uma vez que evidências recentes sugerem que a idade gestacional ao tratamento seja inversamente proporcional à idade gestacional ao nascimento. A próxima seção destaca as indicações de intervenção intrauterina.[9,10]

MANEJO OBSTÉTRICO E TRATAMENTO

Não está estabelecido o protocolo ideal no acompanhamento dos casos da sequência TRAP.

Quadro 92-3. Achados Ultrassonográficos que Corroboram para a Hipótese de Descompensação Hemodinâmica e, portanto, Podem Indicar a Necessidade de Intervenção Cirúrgica ou Término da Gestação, na Gravidez mais Avançada

Achados sugestivos de colapso circulatório e/ou mau prognóstico
▪ Polidrâmnia
▪ Cardiomegalia
▪ Derrame pericárdico
▪ Derrame pleural
▪ Ascite
▪ Regurgitação tricúspide
▪ Restrição de crescimento uterino do feto bomba (aumento do *WR*)
▪ Diástole zero ou negativa à Dopplerfluxometria umbilical
▪ Aumento do IP arterial umbilical
▪ Fluxo pulsátil na veia umbilical
▪ Onda a reversa no ducto venoso
▪ Crescimento do feto acárdico (aumento do *WR*)

Até o momento é recomendada a monitorização, através da ultrassonografia obstétrica com Doppler seriado, visando identificar precocemente sinais de deterioração circulatória do feto bomba. Os achados ultrassonográficos sugestivos de descompensação hemodinâmica estão expostos no Quadro 92-3.[10,11]

Ainda que se monitore cuidadosamente a evolução destas gestações, isto não parece evitar ou prevenir a morte fetal súbita. De acordo com a ISUOG, não está claro, até o momento, o papel da ecocardiografia fetal no *follow-up* da sequência TRAP.[12]

Tendo em vista a alta probabilidade da ocorrência de trabalho de parto pré-termo ou necessidade de interrupção precoce da gravidez decorrente da degradação do feto bomba, a realização da corticoterapia para maturação pulmonar está indicada para as pacientes entre 24 e 34 semanas de gestação, podendo ainda ser estendida diante da complexidade do quadro para 23 semanas e 36 semanas.[13]

A chance de sobrevivência do feto bomba é aumentada pelo tratamento por meio de técnicas minimamente invasivas, chegando, em algumas coortes reportadas, a 90% (06,07). A escolha do procedimento ideal e o momento da intervenção variam de acordo com a idade gestacional e o local onde será realizado o procedimento.[11,13] Dentre as opções terapêuticas, ressaltam-se:

- Coagulação do cordão umbilical.
- Ligadura do cordão umbilical.
- Fotocoagulação das anastomoses placentárias.
- Ablação intrafetal da aorta e/ou artérias ilíacas.

Atualmente, a fetoscopia guiada por ultrassonografia é o método de escolha para o acesso ao ambiente intrauterino e execução da técnica selecionada, tencionando a interrupção do suprimento sanguíneo para o feto acárdico (Fig. 92-5).[14-17] Alguns ensaios sugerem, ainda, a administração de digoxina a fim de controlar a insuficiência cardíaca do feto bomba.

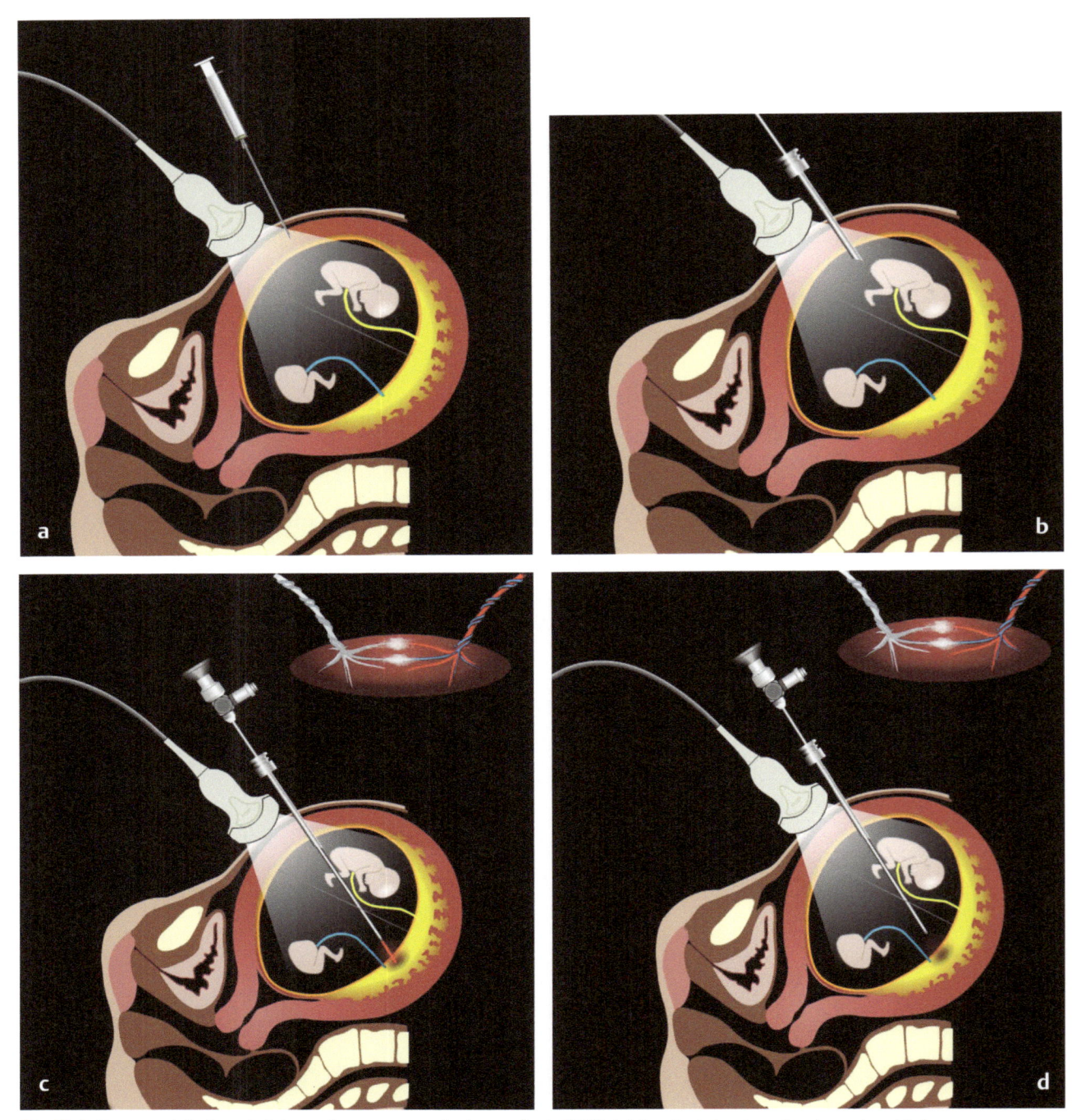

Fig. 92-5. Tempos cirúrgicos da fetoscopia para o manejo da sequência TRAP. (**a**) Anestesia local, profundamente, até alcançar o miométrio. O trajeto da agulha é monitorado continuamente pelo ultrassom. (**b**) A cânula e o trocarte são introduzidos e progridem, exercendo-se uma pressão controlada. (**c**) Introdução da "camisa operatória" e fetoscópio. (**d**) A coagulação a *laser* das anastomoses da placa coriônica (A), indicada entre 16 e 26 semanas de gestação, preferencialmente de forma seletiva (B), quando do diagnóstico da STFF.

FETOSCOPIA NA SPAIG (SEQUÊNCIA TRAP)[14-17]

A fetoscopia (endoscopia fetal, feto-endoscopia) é um procedimento endoscópico, transabdominal, guiado por ultrassonografia, que permite o acesso ao feto (Fig. 92-6). Tem indicações diagnósticas e/ou terapêuticas e, ainda, é empregada no estudo da fisiologia fetal e fisiopatologia de uma gama de doenças.[15]

Nos últimos anos vem sendo bem definida como conduta terapêutica de primeira linha para algumas patologias fetais bem definidas, sendo a sequência TRAP uma delas.[14-16]

O objetivo principal do tratamento cirúrgico fetal é a interrupção da circulação do feto acárdico.[14] Recomenda-se, quando possível, realizar a cariotipagem do gêmeo bomba para comprovar sua normalidade. As principais técnicas cirúrgicas estão listadas a seguir:

1. *Ligadura do cordão umbilical com fio:* consiste na inserção de trocarte de 3,5 mm na cavidade uterina, preferencialmente no saco amniótico do acárdico, com posterior introdução do fio para ligadura (Vicryl 3-0). O fio deve ser passado em torno do cordão umbilical do acárdico, próximo da inserção abdominal e, então, realizada a ligadura. Este procedimento pode ser feito sob guia fetoscópica ou ultrassonográfica.[10]

2. *Coagulação do cordão com pinça bipolar:* consiste na eletrocoagulação do cordão umbilical do acárdico, com pinça bipolar, sob guia ultrassonográfico. A principal limitação da técnica é a espessura do cordão, sendo mais eficiente em gestações maiores que 18 semanas.[15]

3. *Oclusão do cordão por fotocoagulação:* é a coagulação dos vasos do cordão umbilical do acárdico com *laser*, sob guia endoscópica (Fig. 92-7).[14-16]

4. Ligadura e secção do cordão umbilical: após a ligadura do cordão do acárdico com fio cirúrgico, este é seccionado a *laser* ou com tesoura endoscópica. Esta técnica foi desenvolvida para ser utilizada, preferencialmente, nas gestações monoamnióticas, visando evitar o embaralhamento dos cordões.[10]

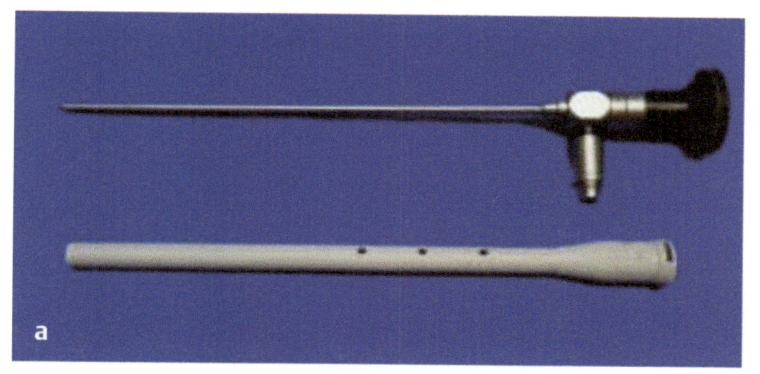 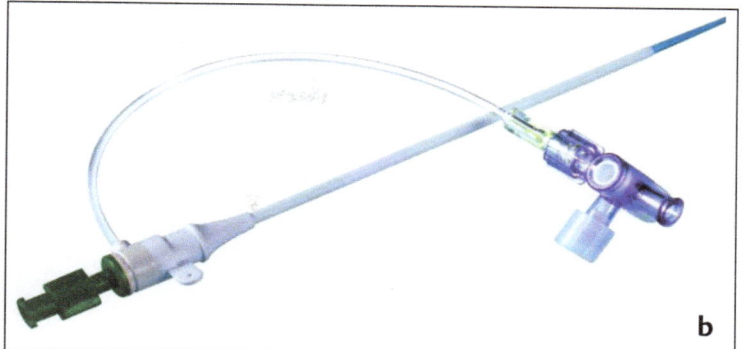

Fig. 92-6. (**a**, **b**) Sistema introdutor e fetoscópio.

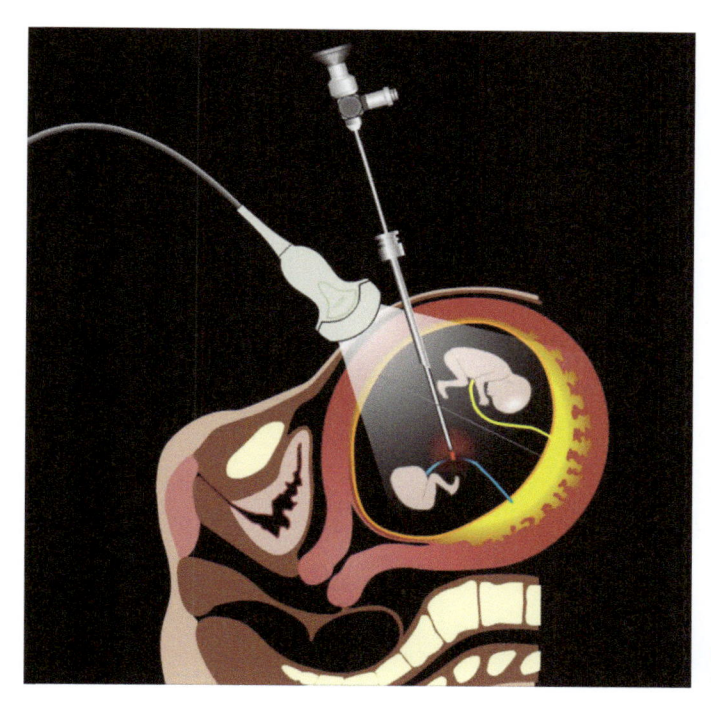

Fig. 92-7. Acesso cordão umbilical do feto acárdico por fetoscopia.

5. *Coagulação das anastomoses artério-arteriais e venovenosas:* consiste na utilização do *laser* para coagulação das anastomoses da placa corial. Esta técnica está indicada nos casos de fácil identificação das anastomoses e na impossibilidade de acesso ao cordão do acárdico. Inicialmente, são coaguladas as anastomoses artério-arteriais e, a seguir, as venovenosas (Figs. 92-5 e 92-8).[10]

6. *Obliteração da circulação com álcool absoluto:* consiste na injeção de álcool absoluto na circulação do acárdico, sob guia ultrassonográfico. Esta técnica tem demonstrado taxa de sobrevida em torno de 45%, o que a coloca em segundo plano quando comparada às demais.[11]

Existem ainda as técnicas intrafetais de ablação vascular, guiadas também por ultrassonografia, e que não dependem da posição da placenta, volume de líquido amniótico ou da posição do feto acárdico; e, portanto, mais fáceis. Estão relacionadas com menor taxa de falha e idade gestacional mais tardia no momento do parto. Não apresentam, contudo, menor risco de mortalidade fetal *in utero*. Estas técnicas consistem em interromper o fluxo sanguíneo da aorta abdominal ou dos vasos pélvicos do feto acárdico.[16] As principais técnicas são:

1. *Radioablação (RFA):* coagulação da parede abdominal na base do cordão umbilical, em vez de realizar a coagulação direta do cordão. Não apresenta risco de lesão térmica.[16]

2. *Coagulação com laser:* coagulação direta do cordão, sendo escolha em gestações com menos de 16 semanas (Fig. 92-9).[10]

Atualmente, a RFA e a coagulação com *laser* são consideradas a primeira linha de tratamento.

Em alguns casos pode ocorrer oclusão espontânea do cordão umbilical do feto acárdico, o que permitiria considerar a conduta expectante. Entretanto, as taxas de sobrevivência das técnicas cirúrgicas (aproximadamente 80%) são bem superiores, quando comparadas às obtidas com a conduta conservadora.[15] O Quadro 92-4 exibe as principais opções de tratamento e suas evidências.[19]

Não existe consenso em quando intervir na sequência TRAP. Alguns autores sugerem oferecer tratamento a todas as gestantes diagnosticadas assim que possível, enquanto outros indicam aguardar o surgimento de sinais de descompensação. Desde a implantação da ultrassonografia morfológica do primeiro trimestre, a condição vem sendo diagnosticada precocemente, quando os tratamentos fetoscópicos tradicionais não são aplicáveis, e indícios de deterioração do feto bomba são sutis. A proposta mais aceita é que se trate profilaticamente todas as pacientes entre as semanas 16 e 18 de gestação. Porém, a conduta expectante nos casos em que a diferença ponderal entre os gemelares é menor que 50%, ou na ausência de sinais de mau prognóstico, também é reconhecida. A Figura 92-10 a seguir fornece uma proposta de acompanhamento dos casos.[10,20]

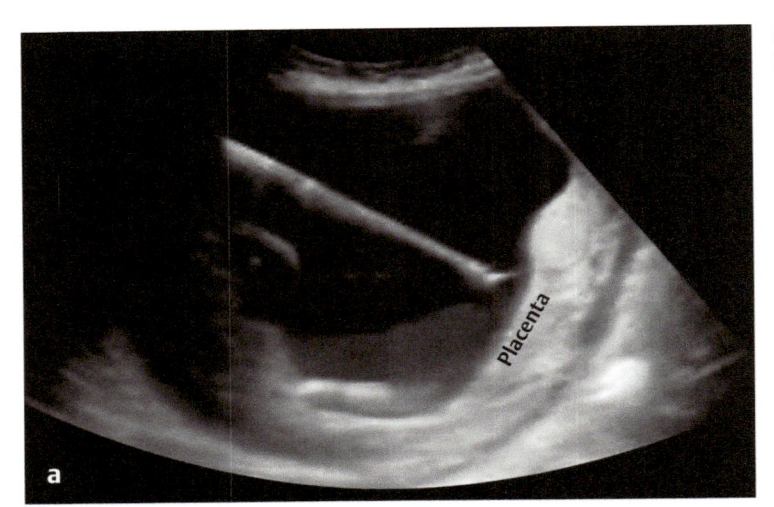

Fig. 92-8. (a-d) Acesso, através de fetoscopia, às anastomoses vasculares placentárias.

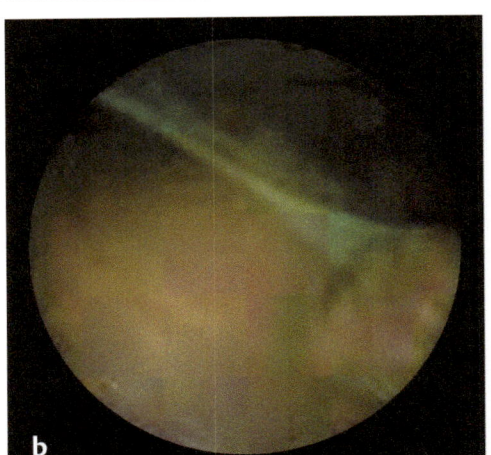

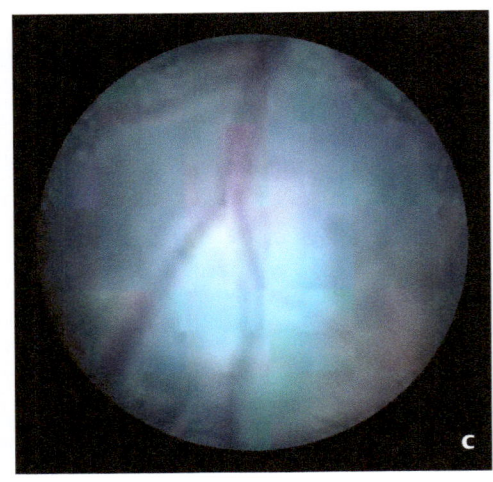

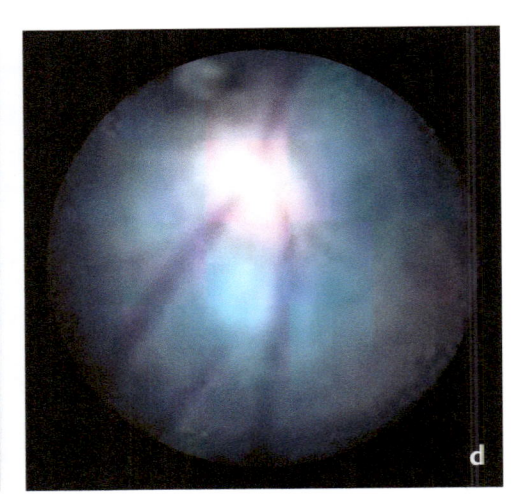

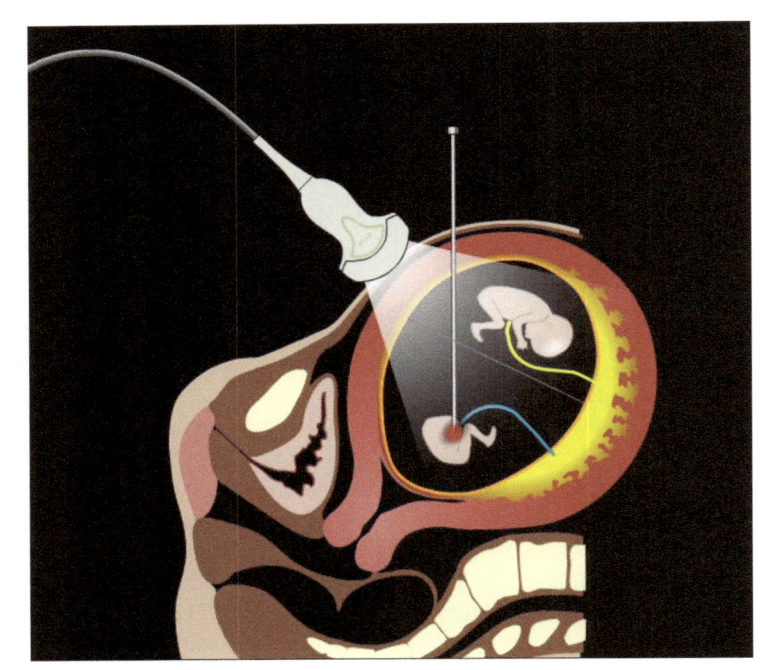

Fig. 92-9. Acesso à inserção abdominal do cordão umbilical.

Quadro 92-4. Força da Evidência Científica das Principais Opções de Tratamento para o Gêmeo Acárdico. Força da Evidência III: Evidência Obtida de Estudo Descritivo bem Feito como Coorte, Caso-Controle ou de Correlação

Opção de Tratamento para o Gêmeo Acárdico	Força da evidência
■ Conduta conservadora na ausência de polidrâmnia ou hidropsia – vigilância do feto "bomba" quanto ao desenvolvimento de hidropsia, polidrâmnia e em relação ao momento do parto	III
■ Conduta intervencionista na presença de polidrâmnia ou hidropsia – obstrução do fluxo em direção ao acárdico	
• Coagulação do cordão do acárdico	III
• Ligadura do cordão do acárdico	III
• Obliteração da circulação com álcool absoluto	III
■ Tratamento invasivo antes de 21 semanas como método efetivo para a interrupção do fluxo	III
■ Maior efetividade da coagulação com pinça bipolar na presença de hidropsia até 21 semanas	III

Modificado de Liesbeth & Deprest.[19]

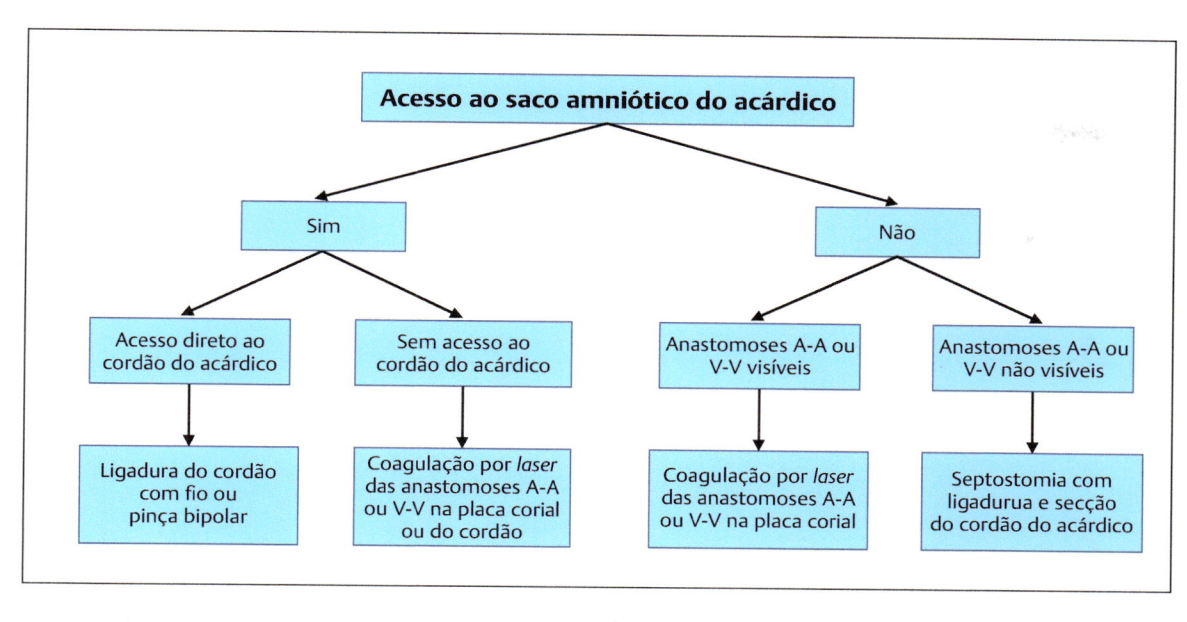

Fig. 92-10. Fluxo de decisão para o tratamento do gêmeo acárdico.

PROGNÓSTICO APÓS O TRATAMENTO

Os estudos que avaliam os resultados dos tratamentos são limitados, a desfechos curtos. Na literatura descreve–se uma sobrevida de 80%-90% dos fetos bombas em pacientes submetidas à intervenção cirúrgica. Tanto a terapia com *laser* quanto a RFA parecem seguras e eficazes, e a escolha por uma delas é com base na disponibilidade de recursos e experiência da equipe.

As complicações maternas não são comuns, mas podem incluir sangramento com necessidade de intervenção por laparotomia, lesão térmica, corioamnionite levando à sepse e coagulação intravascular disseminada. Além do risco de rotura prematura de membranas, trabalho de parto prematuro e consequente prematuridade.[21]

PARTO

Preconiza-se o parto entre 34 a 36 semanas de gestação. O momento do parto dentro deste intervalo depende do cenário clínico da gestante e se existe sinais de comprometimento do feto bomba, o que poderia levar a uma antecipação do parto. A cesariana estará indicada nos casos de apresentação anômala, sinais de sofrimento fetal no feto bomba, nos monoamnióticos ou outras contraindicações ao parto vaginal, como, por exemplo, a placenta prévia.[22]

CONCLUSÕES

A síndrome da perfusão arterial inversa gemelar, *twin reverse arterial perfusion sequence* ou gestação acárdica é uma complicação rara da monocorionicidade, com prognóstico reservado e manejo e tratamento controversos. Não existem pesquisas suficientes na área para sustentar a criação e aplicação de um protocolo unificado e, sendo assim, a conduta ótima considera cada caso individualmente, de acordo com recursos do centro de referência e equipe envolvida no acompanhamento da paciente.

REFERÊNCIAS BIBLIOGRÁFICAS

1. Gillim DL, Hendricks CH. Holoacardius; review of the literature and case report. Obstet Gynecol. 1953;2:647.
2. van Gemert MJ, van den Wijngaard JP, Vandenbussche FP. Twin reversed arterial perfusion sequence is more common than generally accepted. Birth Defects Res A Clin Mol Teratol. 2015;103:641.
3. Van Allen MI, Smith DW, Shepard TH. Twin reversed arterial perfusion (TRAP) sequence: a study of 14 twin pregnancies with acardius. Semin Perinatol. 1983;7:285.
4. Aggarwal N, Suri V, Saxena S, et al. Acardiac acephalus twins: a case report and review of literature. Acta Obstet Gynecol Scand. 2002;81:983.
5. Buyukkaya A, Tekbas G, Buyukkaya R. Twin Reverse Arterial Perfusion (TRAP) Sequence; Characteristic Gray-Scale and Doppler Ultrasonography Findings. Iran J Radiol. 2015;12(3):e14979.
6. Moore TR, Gale S, Benirschke K. Perinatal outcome of forty-nine pregnancies complicated by acardiac twinning. Am J Obstet Gynecol. 1990;163:907.
7. Bornstein E, Monteagudo A, Dong R, et al. Detection of twin reversed arterial perfusion sequence at the time of first-trimester screening: the added value of 3-dimensional volume and color Doppler sonography. J Ultrasound Med. 2008;27:1105.
8. Benson CB, Bieber FR, Genest DR, Doubilet PM. Doppler demonstration of reversed umbilical blood flow in an acardiac twin. J Clin Ultrasound. 1989; 17:291.
9. Brassard M, Fouron JC, Leduc L, et al. Prognostic markers in twin pregnancies with an acardiac fetus. Obstet Gynecol. 1999;94:409.
10. Quintero RA, Chmait RH, Murakoshi T, et al. Surgical management of twin reversed arterial perfusion sequence. Am J Obstet Gynecol. 2006;194:982.
11. Sepulveda W, Bower S, Hassan J, Fisk NM. Ablation of acardiac twin by alcohol injection into the intra-abdominal umbilical artery. Obstet Gynecol. 1995;86:680.
12. ISUOG Practice Guidelines: role of ultrasound in Twin pregnancy. Ultrasound Obstet Gynecol 2016;47:247-63.
13. Sullivan AE, Varner MW, Ball RH, Jackson M, Silver RM. The management of acardiac twins: a conservative approach. Am J Obstet Gynecol. 2003;189(5):1310-3.
14. Ville Y, Hyett JA, Vandenbussche FP, Nicolaides KH. Endoscopic laser coagulation of umbilical cord vessels in twin reversed arterial perfusion sequence. Ultrasound Obstet Gynecol. 1994;4:396.
15. Deprest JA, Audibert F, Van Schoubroeck D, et al. Bipolar coagulation of the umbilical cord in complicated monochorionic twin pregnancy. Am J Obstet Gynecol. 2006;28:688.
16. Lee H, Wagner AJ, Sy E, et al. Efficacy of radiofrequency ablation for twin-reversed arterial perfusion sequence. Am J Obstet Gynecol. 2007; 197:459.
17. King JR, Conturie CL, Ouzounian JG, et al. Umbilical Cord Occlusion via Laser Coagulation in Monochorionic Multifetal Gestations before and after 20 Weeks of Gestation. Fetal Diagn Ther. 2016.
18. Cruz-Martínez R, Gratacos E. Cirugía fetal endoscópica. Ginecol Obstet Mex; 2014;82:325-336.
19. Lewi L, Deprest J. Fetal problems in multiple pregnancies. In: James D, Steer PJ, Weiner CP, Gonik B, Crowther CA, Robson SC, editors. High Risk Pregnancy: Management Options. 4 th ed. St Louis, MO 63403: Elsevier Saunders; 2011. p. 405-36.
20. Cabassa P, Fichera A, Prefumo F, et al. The use of radiofrequency in the treatment of twin reversed arterial perfusion sequence: a case series and review of the literature. Eur J Obstet Gynecol Reprod Biol. 2013;166:127.
21. Sá RAM. Tratamento Cirúrgico. In Chaves Netto H & Sá RAM, Obstetrícia Básica 2ed, 2007:695-705.
22. Mastrobattista JM, Lucas MJ. Diagnosis and management of twin reversed arterial perfusion (TRAP) sequence. http://www.uptodate.com/contents/diagnosis-and-management-of-twin-reversed-arterial-perfusion-trap-sequence.

BIBLIOGRAFIA COMPLEMENTAR

http://www.uptodate.com/contents/diagnosis-and-management-of-twin-reversed-arterial-perfusion-trap-sequence.

Parte **12** REPRODUÇÃO HUMANA & GESTAÇÃO MÚLTIPLA

GESTAÇÃO PÓS-REPRODUÇÃO ASSISTIDA (IA E FIV) – RISCO DE MÁ ADAPTAÇÃO PLACENTÁRIA

Bruna Abreu Ramos ▪ Patrícia Gonçalves Evangelista ▪ Tárik Kassem Saidah
Waldemar Naves do Amaral Filho ▪ Sang Choon Cha ▪ Waldemar Naves do Amaral

O conteúdo deste capítulo (págs. 987 e 988), encontra-se disponível on-line.

Para acessá-lo, aponte a câmera do seu smartphone ou tablet para a imagem acima.

GESTAÇÃO MÚLTIPLA E REPRODUÇÃO HUMANA

Maurício Saito ■ Eduardo Valente Isfer

O conteúdo deste capítulo (págs. 989 a 994), encontra-se disponível on-line.

Para acessá-lo, aponte a câmera do seu smartphone ou tablet para a imagem acima.

Parte 13 | INFECÇÕES CONGÊNITAS

PREVALÊNCIA, EPIDEMIOLOGIA E DIAGNÓSTICO MATERNO

Carolina Rodrigues de Mendonça ▪ Jalsi Tacon Arruda
Waldemar Naves do Amaral Filho ▪ Sang Choon Cha ▪ Waldemar Naves do Amaral

O conteúdo deste capítulo (págs. 997 a 1000), encontra-se disponível on-line.

Para acessá-lo, aponte a câmera do seu smartphone ou tablet para a imagem acima.

DIAGNÓSTICO FETAL

Carolina Leão de Moraes ▪ Waldemar Naves do Amaral Filho
Sang Choon Cha ▪ Waldemar Naves do Amaral

O conteúdo deste capítulo (págs. 1001 a 1004), encontra-se disponível on-line.

Para acessá-lo, aponte a câmera do seu smartphone ou tablet para a imagem acima.

CITOMEGALOVÍRUS

Eduardo Valente Isfer ▪ Beatrice Tassis ▪ Umberto Nicolini (*In memorian*)

O conteúdo deste capítulo (págs. 1005 a 1019), encontra-se disponível on-line.

Para acessá-lo, aponte a câmera do seu smartphone ou tablet para a imagem acima.

RUBÉOLA

Eduardo Valente Isfer ■ Kim Morgan MRCOG ■ Basky Thiliganathan

O conteúdo deste capítulo (págs. 1020 a 1027), encontra-se disponível on-line.

Para acessá-lo, aponte a câmera do seu smartphone ou tablet para a imagem acima.

PARVOVÍRUS B19

Cristhiane Labes dos Santos ▪ Eduardo Isfer

O conteúdo deste capítulo (págs. 1028 a 1033), encontra-se disponível on-line.

Para acessá-lo, aponte a câmera do seu smartphone ou tablet para a imagem acima.

INFECÇÃO MATERNA PELO VÍRUS DA IMUNODEFICIÊNCIA HUMANA (HIV)

Bárbarah Silveira Penatti ▪ Mariela Degan Barros Battistella
Vívian Macedo Gomes Marçal ▪ Adriano Paião dos Santos
Francisco Lázaro Pereira de Sousa

O conteúdo deste capítulo (págs. 1034 a 1039), encontra-se disponível on-line.

Para acessá-lo, aponte a câmera do seu smartphone ou tablet para a imagem acima.

HERPES-VÍRUS E VARICELA

Rita de Cássia Eulálio Araújo

O conteúdo deste capítulo (págs. 1040 a 1043), encontra-se disponível on-line.

Para acessá-lo, aponte a câmera do seu smartphone ou tablet para a imagem acima.

ACHADOS ULTRASSONOGRÁFICOS E COMPLEMENTARES NO ZIKA VÍRUS CONGÊNITO

Patrícia Jungmann ▪ Pedro Pires
Ana Sofia Cruz ▪ Eduardo Valente Isfer

O conteúdo deste capítulo (págs. 1044 a 1050), encontra-se disponível on-line.

Para acessá-lo, aponte a câmera do seu smartphone ou tablet para a imagem acima.

ADENOVÍRUS E COCKSAKIE

Marcello Braga Viggiano   Caroline Ferreira David
Marina Scolari Moreira Miranda

O conteúdo deste capítulo (págs. 1051 a 1054), encontra-se disponível on-line.

Para acessá-lo, aponte a câmera do seu smartphone ou tablet para a imagem acima.

TOXOPLASMOSE CONGÊNITA

Cynthia Oliveira ■ Eduardo V. Isfer

O conteúdo deste capítulo (págs. 1055 a 1060), encontra-se disponível on-line.

Para acessá-lo, aponte a câmera do seu smartphone ou tablet para a imagem acima.

DOENÇA DE CHAGAS

Eduardo Valente Isfer ■ Rita de Cássia Sanchez

O conteúdo deste capítulo (págs. 1061 a 1064), encontra-se disponível on-line.

Para acessá-lo, aponte a câmera do seu smartphone ou tablet para a imagem acima.

SÍFILIS

Marcello Braga Viggiano ▪ Caroline Ferreira David
Marina Scolari Moreira Miranda

O conteúdo deste capítulo (págs. 1065 a 1067), encontra-se disponível on-line.

Para acessá-lo, aponte a câmera do seu smartphone ou tablet para a imagem acima.

ESTREPTOCOCO GRUPO BETA

Rafael Davi Botelho ▪ Melissa Mitsuê Braz Imoto

O conteúdo deste capítulo (págs. 1068 a 1070), encontra-se disponível on-line.

Para acessá-lo, aponte a câmera do seu smartphone ou tablet para a imagem acima.

INFECÇÕES CONGÊNITAS E PERINATAIS

Edna Maria de Albuquerque Diniz ▪ Nicole Lee Udsen Luís

O conteúdo deste capítulo (págs. 1071 a 1092), encontra-se disponível on-line.

Para acessá-lo, aponte a câmera do seu smartphone ou tablet para a imagem acima.

Parte 14 VITALIDADE FETAL

RASTREAMENTO DA GESTAÇÃO DE ALTO RISCO

Javier Miguelez ■ Ellen Beatriz Araújo Freire

INTRODUÇÃO

Como a maior parte das complicações maternas e fetais fica evidente em fases tardias na gestação, o atual modelo de assistência pré-natal privilegia os cuidados no terceiro trimestre, aumentando-se progressivamente a frequência das consultas, com o avanço da gestação, até se tornarem semanais da 36ª semana em diante.[1] O atual modelo é eficaz em identificar gestações de risco, porém somente em fases tardias, nas quais há poucas intervenções preventivas eficazes, dentre as quais destaca-se a opção pelo parto prematuro iatrogênico, com toda a cascata de consequências adversas associada.

Nas décadas recentes, a incorporação do rastreamento por meio da medida da translucência nucal (TN) associada a marcadores bioquímicos no primeiro trimestre (e mais recentemente a pesquisa de DNA livre em circulação materna) permitiu a identificação precoce da maior parte das cromossomopatias.[2-4] O maior foco no primeiro trimestre e o avanço técnico dos equipamentos e operadores resultaram também na capacidade de se identificar precocemente a maior parte das malformações fetais graves.[5]

Como "efeito colateral" do uso dessa nova tecnologia, tornou-se evidente que a associação de marcadores bioquímicos, biofísicos e de fatores de risco permitiria também a identificação já no primeiro trimestre de grupos de risco para um amplo espectro de complicações maternas e fetais, que normalmente só se tornam evidentes muito tempo depois.[6]

A possibilidade de identificar essas condições no primeiro trimestre permitiria racionalizar ou personalizar os cuidados pré-natais, selecionando um pequeno grupo de pacientes, que exigiria maior vigilância, e possivelmente reduzindo o número de visitas médicas para a maioria das gestantes de baixo risco.[7] Esse conceito foi formalizado em dois editoriais publicados pelo Prof. Nicolaides nos periódicos *Prenatal Diagnosis* e *Fetal Diagnosis and Therapy* em 2011, que desde então tem direcionado intenso esforço internacional na área de pesquisa para o desenvolvimento de estratégias cada vez mais eficazes na identificação precoce dessas condições, ampliando o escopo do fetólogo na direção de uma "medicina materno-fetal".[7,8]

Além do avanço científico na área de rastreamento, uma série de intervenções preventivas foram estudadas ou estão em estudo, seja por meio de meta-análises, seja por meio de ensaios duplos-cegos randomizados direcionados à redução e/ou à prevenção das complicações materno-fetais nos grupos classificados de alto risco no primeiro trimestre, ainda em uma janela pré-clínica, possivelmente mais suscetível a intervenções que aquelas propostas após sua manifestação clínica evidente.[9] Esses esforços se materializaram com a recente publicação do estudo ASPRE, com seu relevante sucesso na redução da pré-eclâmpsia com uso de AAS em grupos de risco no primeiro trimestre.[10]

Neste capítulo iremos abordar as principais complicações materno-fetais para as quais foram propostos modelos de rastreamento no primeiro trimestre: pré-eclâmpsia, restrição de crescimento fetal, macrossomia, diabetes melito, parto prematuro e óbito fetal.[1] Para cada uma dessas condições apresentaremos as estratégias mais eficazes propostas atualmente, sua acurácia, atual estágio de validação, a evidência de potenciais intervenções preventivas para

o grupo de risco e uma breve análise crítica, envolvendo as limitações e possibilidades concretas de incorporação à rotina clínica em futuro próximo.

PRINCIPAIS COMPLICAÇÕES MATERNO-FETAIS
Pré-Eclâmpsia
Prevalência e Relevância

Desde a instituição da assistência pré-natal, as doenças hipertensivas figuram entre as principais preocupações da equipe de saúde. Isso porque podem estar associadas a desfechos desfavoráveis, tanto para a mãe quanto para o feto.[11] A pré-eclâmpsia (PE) é uma das principais causas de morbimortalidade materna e perinatal.[12-14] Afeta cerca de 2-5% de todas as gestações e responde, em conjunto com a forma convulsiva, por 1 em cada 7 mortes maternas em todo o mundo.[15,16] O impacto perinatal é crescente e multifatorial, associado primariamente à insuficiência placentária e à necessidade de parto prematuro iatrogênico. Estima-se que, pelo menos, 1 em cada 10 óbitos perinatais esteja relacionado à pré-eclâmpsia.[17] Além da mortalidade em si, a PE tem impacto na **morbidade** neonatal, em virtude de, principalmente, restrição de crescimento, trombocitopenia e neutropenia que acometem o concepto.[18]

Pré-eclâmpsia é hipertensão gestacional mais proteinúria.[19] A classificação em pré-eclâmpsia precoce ou tardia, conforme a idade gestacional em que se faz necessário resolver a gestação, tem sido bastante utilizada na literatura nos últimos anos. A maioria dos autores descreve o valor de corte em 34 semanas, limite descrito também pelos primeiros trabalhos a utilizarem esse termo.[20,21] Há mais pacientes com pré-eclâmpsia tardia do que precoce. Em casuística americana de gestações únicas, a incidência observada foi de 2,7% e 0,3%, respectivamente.[22,23] Existem ainda outras diferenças entre esses grupos. É mais comum, por exemplo, que se observe pré-eclâmpsia tardia entre nulíparas e entre pacientes mais jovens. Hipertensão crônica, por outro lado, está mais associada a PE precoce. A mortalidade perinatal e a morbidade neonatal também são diferentes. A PE precoce apresenta maior risco de óbito fetal (risco ajustado de 5,8 para um intervalo de confiança de 95% de 4,0 a 8,3), quando comparada à PE tardia. A mortalidade perinatal e a morbidade neonatal tiveram razão/risco ajustado de 16 (IC 95% 14,5-18,6) e de 2 (IC 95% 1,8-2,3) para a pré-eclâmpsia precoce e tardia, respectivamente.[22]

Outra diferença diz respeito à morbimortalidade materna. Uma publicação com mais de 670 mil pacientes conduzida nos Estados Unidos mostrou que a mortalidade materna entre pacientes com PE de início precoce foi de 42/100.000 nascidos vivos, enquanto para a PE tardia o valor foi de 11/100.000. Nessa casuística, entre pacientes que não tiveram pré-eclâmpsia, a mortalidade foi 4,2/100 00.[22] A taxa de morbidade materna grave – excluindo-se o trauma obstétrico – também foi diferente entre os grupos. Para PE precoce foi de 12/100 partos, enquanto para a forma tardia foi de 5,5. Entre pacientes sem pré-eclâmpsia, o valor ficou em torno de 3 a cada 100 nascimentos.[23] A pré-eclâmpsia precoce confere, dessa maneira, um risco materno aumentado de morbidade, tanto cardiovascular quanto do sistema nervoso central, renal ou hepática.[23] E esse risco persiste após a gestação. Numa coorte também norte-americana, específica para avaliar mulheres que tiveram PE precoce, observou-se que cerca de 40% delas apresentaram hipertensão entre 9 e 16 anos após o parto. Isso representa uma antecipação do aparecimento da hipertensão em cerca de 10 anos, quando comparada às taxas gerais de pacientes que tiveram qualquer alteração hipertensiva na gestação.[24]

Dessa forma, para alguns autores, apesar de a PE precoce e a tardia serem extremos de um mesmo espectro, elas diferem em relação aos fatores de risco e conduzem a desfechos diferentes. Por esse motivo, deveriam ser tratadas como entidades distintas de um ponto de vista prognóstico.[22]

Modelo de Rastreamento Mais Eficaz no Primeiro Trimestre

Algumas condições epidemiológicas já são descritas como predisponentes para pré-eclâmpsia há mais de quatro séculos (nuliparidade, pré-eclâmpsia anterior, entre outras).[11] São os chamados "fatores maternos", um conjunto de características demográficas e da história médica da gestante e de sua família, que analisadas em conjunto auxiliam na identificação dos casos com maior risco para pré-eclâmpsia. Alguns importantes *guidelines*, como o do NICE do Reino Unido e o ACOG dos EUA, preconizam a identificação desses fatores como estratégia única de rastreamento para pré-eclâmpsia no primeiro trimestre (Quadro 109-1). A partir desse rastreamento, os mesmos *guidelines* já preconizam a prescrição de Aspirina para os casos considerados de alto risco.[21,22]

Ao longo dos anos, porém, ampliou-se o entendimento dos mecanismos fisiopatológicos subjacentes ao desenvolvimento da pré-eclâmpsia. Isso proporcionou o conhecimento de que muitos dos sintomas e achados clínicos explícitos após a metade da gravidez têm origem em processos disfuncionais de placentação que ocorrem *até* o fim do primeiro trimestre, numa fase silenciosa da doença. Diferenças nos fluxos arteriais uterinos, além de alterações na produção molecular placentária, já estão presentes antes do surgimento clínico da doença. As medidas dessas diferenças poderiam, portanto, ser utilizadas como testes para identificação de pacientes com maior ou menor probabilidade de desenvolvimento da patologia.[7] Essa abordagem, apresentada pelo grupo da Fetal Medicine Foundation, propõe integrar os fatores maternos, as medidas biofísicas e os marcadores bioquímicos para o cálculo de risco por meio de um algoritmo.[25]

O modelo mais eficaz de rastreamento no primeiro trimestre foi proposto inicialmente em 2009 e foi construído a partir da combinação dos dados da história materna com os valores de algumas variáveis mensuradas no rastreio de primeiro trimestre (pressão arterial média, índice de pulsatilidade das artérias uterinas, PAPP-A e PlGF).[25] Os valores foram convertidos em múltiplos da mediana, e a análise foi a seguinte: a PE precoce e a tardia estiveram associadas a um aumento da pressão arterial média (MAP) e do índice de pulsatilidade das artérias uterinas (IP UtA), além de uma redução da PAPP-A e do PlGF. Desde então, o modelo passou por refinamentos estatísticos, e a revisão mais recente do modelo concluiu que, naqueles casos onde há a medida do PlGF, a medida do PAPP-A pode ser excluída do algoritmo sem redução no desempenho do teste.[26]

Acurácia

Em 2011, o mesmo grupo descreveu os resultados do algoritmo em população de mais de 33 mil mulheres. Destas, 752 (2,2%) desenvolveram pré-eclâmpsia, enquanto as demais 32 mil serviram como controle. Os resultados foram que, para uma taxa de falsos positivos de 10%, o modelo combinando história e características maternas, pressão arterial média, IP das artérias uterinas e dois marcadores bioquímicos (PAPP-A e PlGF), a taxa de detecção da PE < 34 semanas foi de 87%, entre 34 e 37 semanas foi de 69%, e de 49% acima de 37 semanas.[27]

Finalmente, em 2016, o mesmo grupo aplicou o modelo com o objetivo de predizer a idade gestacional do parto naquelas pacientes com pré-eclâmpsia. Nesse estudo, mais de 35 mil mulheres foram incluídas, e 1.059 (2,9%) desenvolveram pré-eclâmpsia. A *performance* do rastreio foi inversamente proporcional à idade gestacional em que o parto ocorreu. Nesse trabalho, para uma taxa de falso positivo de 10%, o rastreio identificou 75% dos casos de PE < 37 semanas e 47% dos casos a termo (Fig. 109-1).[26]

Validação

O algoritmo foi amplamente validado em diferentes estudos, com o mesmo modelo ou com ligeiras alterações, sempre em estudos sob o auspício da Fetal Medicine Foundation. Em um desses estudos, desenhado *especificamente* com o objetivo de validar a *performance* do rastreamento combinado (fatores maternos, medida da pressão arterial, IP das artérias uterinas e PlGF), em coorte de 8.775 gestantes inicialmente avaliadas entre 11 e 13 semanas em que PE ocorreu em 239 (2,7%) casos, o desempenho do modelo foi semelhante ao esperado (detecção de 75% dos casos de pré-eclâmpsia <37 semanas e 100% dos casos < 32 semanas para 10% de falsos positivos).[28]

Recentemente, o estudo ASPRE revelou que o algoritmo funciona bem em populações de diferentes países (Reino Unido, Espanha, Itália, Bélgica, Grécia e Israel).[10,29] Um estudo independente da Austrália e outro da Suíça confirmaram o desempenho do algoritmo nessas populações.[30,31]

Quadro 109-1. Fatores de Risco Considerados pelo *Guideline* da NICE – National Institute for Healthy and Care Excelence–Reino Unido e pelas Recomendações da ACOG – American College of Obstetricians and Gynecologists

NICE (*)	ACOG (#)
Fatores alto risco	**Fatores de risco**
■ História prévia de gestação com doença hipertensiva ■ Doença renal crônica ■ Doença autoimune ■ Diabetes melito ■ Hipertensão crônica	■ História prévia de gestação com pré-eclâmpsia ■ Doença renal crônica ■ Lúpus eritematoso sistêmico/Trombofilia/SAF ■ Diabetes melito ■ Hipertensão crônica
Fatores moderados	**Fatores moderados**
■ Primeira gestação ■ Idade maior ou igual a 40 anos ■ Índice de massa corpórea (IMC) acima de 35 kg/m² ■ Intervalo entre as gestações maior ou igual a 10 anos ■ História familiar de pré-eclâmpsia	■ Nuliparidade ■ Idade acima de 35 anos ■ Índice de massa corpórea (IMC) acima de 30kg/m² ■ Fertilização *in vitro* ■ História familiar de pré-eclâmpsia ■ Características demográficas: origem racial afro-americana, baixo status socioeconômico

(*) pelo menos um fator de alto risco ou a presença de dois fatores moderados classifica a gestação como de alto risco – NICE.
(#) pelo menos um fator de alto risco ou vários fatores moderados classifica como de alto risco para PE – ACOG.

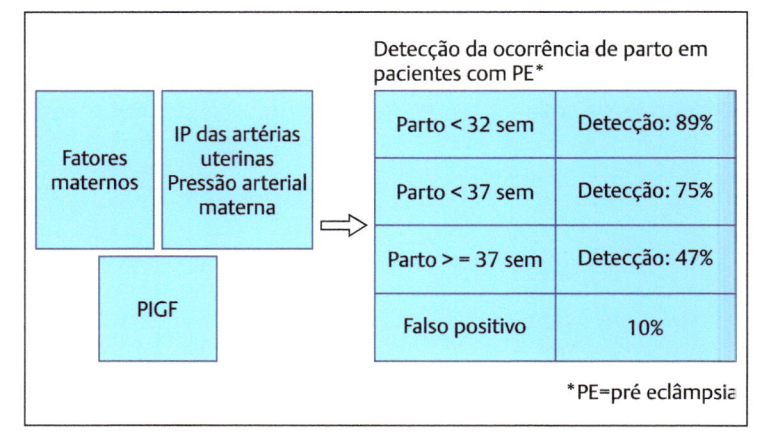

Fig. 109-1. Taxa de detecção (acurácia) de PE de acordo com a idade gestacional.

Intervenções Preventivas

Diversos estudos clínicos têm tentado, ao longo do tempo, prevenir ou reduzir a gravidade da pré-eclâmpsia em pacientes com diversos fatores de risco. Dietas hiperproteicas, hipossódicas, complementação oral de Zinco, Magnésio, Vitamina C, Vitamina E ou óleo de peixe já foram objeto de estudos. Até o presente momento, nenhuma dessas pesquisas mostrou benefício significativo. Mesmo a suplementação de Cálcio, que segundo a Cochrane mostrou-se efetiva na redução de pré-eclâmpsia, especialmente nas pacientes com dieta de baixa ingestão de Cálcio, foi recentemente classificada como inconsistente e inconclusiva pelo órgão de regulação norte-americano.[19]

Relatos associando Aspirina e pré-eclâmpsia já têm perto de 40 anos. Eles partiram da observação ocasional de mulheres que haviam utilizado o medicamento de forma regular durante o período gestacional e tiveram menos pré-eclâmpsia. Entretanto, muitos dados controversos foram publicados na sequência. Apesar disso, inúmeras associações profissionais, em especial a NICE e o ACOG, já indicavam a prescrição da Aspirina nas pacientes que fossem classificadas como de alto risco pelo método escolhido. Da mesma forma, evidências mostrando redução dos desfechos desfavoráveis com o início da administração de Aspirina antes das 16 semanas e efeito dose-dependente (mais presente com dose diária acima de 100 mg) já estavam bem documentadas.[9]

Em meados de 2017 um estudo intitulado ASPRE – *The Combined Multimarker Screening and Randomized Patient Treatment with Aspirin for Evidence-Based Preeclampsia Prevention* chamou a atenção da comunidade médica.[10] O *clinical trial* foi desenhado para testar a hipótese de que as pacientes com risco calculado para pré-eclâmpsia pré-termo acima de 1/100, conforme o algoritmo da FMF, que recebessem 150 mg de Aspirina por dia, tomadas a partir do fim do primeiro trimestre até 36 semanas de gestação, **teriam redução na incidência de pré-eclâmpsia com necessidade de parto antes de 37 semanas** do que as pacientes recebendo placebo.[10]

Os braços foram compostos por 798 pacientes no grupo da Aspirina e 822 pacientes no grupo placebo. Pacientes com pré-eclâmpsia que tiveram parto abaixo de 37 semanas foram 1,6% (13 pacientes) entre as que estavam recebendo Aspirina e 4,3% (35 pacientes) entre as que estavam recebendo placebo. Isso corresponde a um *odds ratio* de 0,38 (efeito protetor), com intervalo de confiança entre 0,2 e 0,74 (confiável) e p=0,004 (com significância estatística). No grupo de pacientes com pré-eclâmpsia < 34 semanas, a ocorrência de PE foi menor no grupo de estudo (0,4%) em relação ao grupo controle (1,8%), diferença que não atingiu significância estatística com nível de significância de 99% (OR 0,03-1,03), mas que seria estatisticamente significativa para um nível de significância de 95%.[10]

Não houve efeito na redução da PE tardia (22,3% no grupo de estudo *versus* 20,8% no grupo controle). Tampouco foi encontrada diferença nos resultados perinatais entre os grupos (óbito fetal ou morte neonatal, complicações neonatais, necessidade de terapia neonatal e baixo peso ao nascer).[10]

Em resumo, a aspirina reduziu em cerca de 82% a ocorrência de pré-eclâmpsia abaixo de 34 semanas e em 62% a ocorrência de pré-eclâmpsia < 37 semanas. Um dado interessante é que a redução do risco de pré-eclâmpsia <37 semanas foi maior nos casos em que a aderência ao tratamento foi maior que 90% (75% *versus* 40%). Ainda, o uso do AAS não mostrou redução de PE no subgrupo de pacientes com hipertensão crônica. Se excluirmos da análise esse subgrupo de pacientes e aquelas com baixa aderência ao tratamento, a redução do risco de PE < 37 semanas seria de 95%.[32]

O possível mecanismo de ação da Aspirina parece estar relacionado ao bloqueio do início da cascata de eventos patogênicos da pré-eclâmpsia: vasoespasmos e ativação da cascata de coagulação. A ativação das plaquetas é essencial nesse processo e reflete o desbalanço entre tromboxanos e prostaciclinas. Nesse sentido, a Aspirina inibe a síntese das prostaglandinas, comprometendo de forma irreversível a ciclo-oxigenase (COX), funcionando como um agente antiplaquetário que bloqueia o processo.[19]

Análise Crítica

A doença é conhecida desde a antiguidade e, ainda assim, pouco compreendida. Rastrear a pré-eclâmpsia de maneira eficaz, tão cedo quanto possível, e assim modificar a atenção pré-natal para essas pacientes parece ser o caminho lógico neste momento. A chamada prevenção secundária – diagnóstico precoce – ainda não é realidade em boa parte do Brasil e do mundo em desenvolvimento. Isso prejudica a real incorporação das tecnologias redutoras de risco da morbimortalidade, como por exemplo a sulfatação materna e a administração de corticoides para amadurecimento pulmonar fetal. A referência dos casos de maior risco para centros especializados, com melhor vigilância sobre eles, poderá ter impacto na qualidade da assistência global.

Os modelos propostos de rastreamento incorporam técnicas já bem conhecidas dos profissionais da Medicina Fetal, mas nem por isso pouco onerosas ou simples de realizar. Ao contrário, a repetida auditoria das medidas obtidas, sejam elas marcadores bioquímicos ou testes biofísicos, deverá ser incorporada à rotina dos serviços que adotam o rastreamento. Isso garante qualidade e confiabilidade dos resultados.

Um aspecto importante tem de ser abordado: a comunicação de riscos ao paciente. Com a popularização do rastreamento, caberá cada vez mais ao colega fetólogo o papel de emissário dos resultados desses testes, seja para a própria paciente, seja para o médico assistente. É conveniente lembrar que a conversa sobre probabilidades na Área de Saúde não é tarefa simples. A maneira como as informações são entregues influencia grandemente as reações de quem as recebe. Preparar-se com tempo, em local adequado e com boa disponibilidade para ouvir e esclarecer são requisitos mínimos para um bom início.

Por fim, os dados mais recentes nos permitem comemorar as evidências que apontam a Aspirina como uma terapêutica indiscutível para reduzir a incidência de pré-eclâmpsia. O real impacto desse advento e as reações das grandes sociedades médicas ainda estão por acontecer, mas com certeza é um sopro de otimismo para todos os interessados em cuidar da melhor forma dessas mulheres e famílias que têm seus destinos cruzados pela pré-eclâmpsia.

Restrição de Crescimento Intrauterino (RCIU)

Prevalência e Relevância

Restrição de crescimento é uma das principais causas de óbito fetal e neonatal.[33] Também está associada a morbidade neonatal significativa, seja decorrente da prematuridade iatrogênica associada, seja derivada do processo de desnutrição e hipóxia intrauterinos. Nesses recém-nascidos são mais frequentes a ocorrência de asfixia perinatal, hipoglicemia, hipotermia e policitemia, e o risco de paralisia cerebral, nesses casos, é aumentado em 4 a 6 vezes.[34] Além disso, há evidências de efeitos deletérios em longo prazo, tais como alterações cognitivas e sociais e maior predisposição ao desenvolvimento de doenças crônicas na vida adulta.[35]

Modelo de Rastreamento Mais Eficaz no Primeiro Trimestre

O fato de que restrição de crescimento e pré-eclâmpsia compartilham vários mecanismos fisiopatológicos, assim como marcadores bioquímicos e biofísicos, levou ao desenvolvimento de um modelo combinado que rastreia as duas condições ao mesmo tempo. No entanto, usa algoritmos diferentes para cada condição e recomenda o uso de um ponto de corte de risco diferente para cada condição: 1 em 200 para pré-eclâmpsia precoce e 1 em 150 para restrição de crescimento.[36]

O modelo combinado calcula o risco de restrição de crescimento com base em características maternas (Quadro 109-2). O risco diminui quanto maiores as concentrações séricas de dois marcadores bioquímicos (PAPPA e PLGF) e aumenta de forma diretamente proporcional a dois marcadores biofísicos (pressão arterial média e PI médio nas artérias uterinas).[36]

Quadro 109-2. Características Maternas e o Risco de Restrição de Crescimento

Aumentam o risco	Diminuem o risco
▪ Maior idade materna	▪ Maior peso materno
▪ Afro-caribenhas e sul-asiáticas	▪ Maior altura materna
▪ Antecedente de feto PIG	
▪ Tabagismo	
▪ Hipertensão crônica	
▪ Diabetes tipo II	
▪ Lúpus eritematoso	
▪ Síndrome antifosfolípide	
▪ Uso de indutores da ovulação	

Outro modelo específico para detectar fetos pequenos para idade gestacional não associados a pré-eclâmpsia associa todos os marcadores mencionados a três biomarcadores adicionais (beta-hCG livre, PP13 e ADAM12), com resultados promissores.[37]

Acurácia

O modelo combinado (restrição de crescimento + pré-eclâmpsia) apresenta taxa de detecção de 56% para restrição de crescimento pré-termo (peso ao nascimento abaixo do percentil 5 com menos de 37 semanas), com uma taxa de falsos positivos de 10%.[36] A taxa de detecção para restrição de crescimento ≥ 37 semanas seria de 44%. Como subproduto desse modelo, seriam também identificados 95% dos casos de pré-eclâmpsia precoce e 46% dos casos de pré-eclâmpsia tardia, com taxa de falsos positivos combinada de 11%.[36]

O modelo específico para identificar restrição de crescimento não associada a pré-eclâmpsia e que utiliza biomarcadores adicionais apresenta taxa de detecção de 73% para restrição de crescimento pré-termo (peso ao nascimento abaixo do percentil 5 com menos de 37 semanas), com uma taxa de falsos positivos de 10%. A taxa de detecção para restrição de crescimento ao termo seria de 46%.[37]

Validação

Embora o algoritmo para pré-eclâmpsia tenha sido validado em diferentes países em estudos coordenados pela FMF e em um recente estudo independente na Austrália, o modelo de predição de restrição de crescimento ainda não foi validado de forma independente.[30] Recentemente um estudo da Suíça que procurou validar o algoritmo combinado de pré-eclâmpsia e restrição de crescimento relatou resultados favoráveis para pré-eclâmpsia. Porém, com relação à restrição de crescimento, embora a detecção tenha sido adequada (67% dos restritos com menos de 37 semanas), as taxas de falsos positivos foram maiores do que o esperado (19%).

Intervenções Preventivas

Há evidências de meta-análises de que a administração de AAS em baixa dose (recomenda-se 150 mg) possa reduzir cerca de 50% dos casos de restrição de crescimento, se usada em população de alto risco e iniciada antes de 16 semanas.[9] O uso do AAS especificamente na população rastreada no primeiro trimestre ainda não foi validada em estudos randomizados duplos-cegos destinados especificamente a essa finalidade.

Análise Crítica

O desempenho do rastreamento para restrição de crescimento no primeiro trimestre ainda não atinge taxas de detecção tão robustas quanto aquelas encontradas para a pré-eclâmpsia precoce. Isso não surpreende, pois o critério diagnóstico para restrição de crescimento ainda é baseado em um ponto de corte arbitrário em uma curva de crescimento, e a maior parte dos recém-nascidos rotulados como pequenos para a idade gestacional são, na verdade, pequenos constitucionais, e não verdadeiramente restritos.[37] É, portanto, um grupo heterogêneo que envolve uma proporção de recém-nascidos normais em meio aos patológicos, que apresentam problemas na placentação potencialmente identificáveis no primeiro trimestre.

Não obstante, as sinergias entre o rastreamento para a pré-eclâmpsia e o rastreamento para restrição de crescimento são tais que o segundo vem como um subproduto do primeiro. Como há boa evidência do benefício do uso de AAS em casos de risco aumentado para restrição de crescimento e evidência inquestionável no caso da pré-eclâmpsia,[9,10] é natural que o modelo combinado de rastreamento para pré-eclâmpsia resulte na identificação de alguns casos com risco aumentado para restrição de crescimento. Nesse contexto, parece fazer sentido a recomendação de AAS, mesmo que o risco de pré-eclâmpsia seja baixo, a menos que novos estudos randomizados duplos-cegos exclusivamente para essa finalidade não comprovem seu benefício.

Já a adoção do modelo ampliado de rastreamento para restrição de crescimento sem pré-eclâmpsia, que envolve biomarcadores adicionais, parece promissor, mas ainda carece de validação adicional.[37] Não está maduro ainda para a prática clínica, mas sem dúvida deve ser um profícuo campo para pesquisas.

Macrossomia

Prevalência e Relevância

Macrossomia é definida segundo alguns como peso de nascimento acima de 4.000 g, o que equivale a cerca do percentil 90 para 40 semanas, a depender da curva e população estudadas. Já o ACOG a define como peso acima de 4.500 g, o que equivale a cerca do percentil 97, a depender também da curva e população estudadas.[38] Fetos macrossômicos têm risco aumentado de tocotraumatismo (lesões do plexo braquial e do nervo facial, fraturas do úmero e da clavícula e asfixia intraparto), parto operatório e lesões no canal do parto.[39]

Modelo de Rastreamento Mais Eficaz no Primeiro Trimestre

O risco de macrossomia pode ser calculado por meio de características maternas e marcadores bioquímicos e biofísicos. O risco aumenta com o peso e a altura maternos e é maior em mulheres com paridade prévia, antecedente de bebê macrossômico e naquelas com diabetes melito; o risco é menor em mulheres de origem africana e do Sul da Ásia, em tabagistas e naquelas com hipertensão crônica. O risco de macrossomia aumenta quanto maior a medida da TN, da fração livre do β-hCG e do PAPP-A e quanto menor a concentração de adiponectina.[40,41]

Acurácia

A combinação de características maternas e marcadores biofísicos (TN) e bioquímicos (fração livre do β-hCG, PAPP-A e adiponectina) é capaz de identificar cerca de 40% dos fetos macrossômicos para uma taxa de falsos positivos de 10% (a detecção cai para 34%, se a adiponectina não for avaliada).[40,41]

Validação

Esse modelo não foi validado por estudos independentes.

Intervenções Preventivas

Não há intervenções preventivas no momento. Estudos futuros irão determinar se medidas dietéticas ou farmacológicas em grupos de alto risco (sendo a metformina a candidata mais estudada) podem potencialmente reduzir a incidência de macrossomia e sua associação com complicações maternas e perinatais.[42,43]

Análise Crítica

O desempenho do rastreamento precoce de macrossomia é inferior àquele para aneuploidias e pré-eclâmpsia; e na ausência de intervenções preventivas eficazes, não justifica sua incorporação à prática clínica atual. O modelo estudado, entretanto, pode formar a base de pesquisas futuras.

Diabetes Melito
Prevalência e Relevância

O diabetes melito gestacional (DMG) ocorre em aproximadamente 5% de todas as gestações.[44] A prevalência real, no entanto, é difícil de ser estimada, pois existe uma variação considerável nas estatísticas publicadas, relacionada *principalmente* à falta de uniformização dos critérios utilizados para diagnóstico. Sabe-se, no entanto, que os números crescem frente à epidemia global de obesidade entre mulheres em idade reprodutiva.[45] Dados brasileiros disponibilizados pelo Ministério da Saúde mostram que, no Brasil, a prevalência do diabetes gestacional em mulheres com mais de 20 anos, atendidas no Sistema Único de Saúde, é de 7,6% (IC 95% 6,9-8,4), conforme critérios da Organização Mundial da Saúde.[46]

O DMG está associado a mais riscos de complicações maternas e perinatais e tem um impacto na saúde das mulheres e das crianças para além do período gestacional.[44,45] O famoso estudo HAPO- *Hyperglycemia and Adverse Pregnancy Outcome Study*, conduzido em nove países, com de mais de 23 mil mulheres, encontrou correlação direta entre a glicemia materna e algumas complicações. O aumento de qualquer um dos três pontos de corte no teste de sobrecarga de 75 gramas aumenta o número de fetos grandes para a idade gestacional, as taxas de cesariana, os níveis de insulina fetal e o conteúdo adiposo neonatal. Além disso, essas pacientes também têm risco aumentado para distocia de ombros, lesões durante o parto e pré-eclâmpsia.[47]

Em longo prazo, as mulheres que tiveram uma gestação com DMG têm cerca de 7 vezes mais chance de desenvolver diabetes melito tipo 2 em 10 anos, além de um aumento de 70% da probabilidade de apresentarem doenças cardiovasculares, quando comparadas a mulheres com gestações prévias euglicêmicas.[44] O risco para síndrome metabólica também é maior em mulheres que tiveram DMG. Os filhos dessas mulheres, por sua vez, têm risco aumentado para obesidade e diabetes de aparecimento mais precoce.[44]

Sabe-se ainda que o controle e tratamento do diabetes gestacional estão associados a uma redução desses riscos.[48] Por esse motivo, o rastreio do DMG tornou-se objeto de atenção de diversas organizações/associações de saúde ao redor do mundo.

Modelo de Rastreamento Mais Eficaz no Primeiro Trimestre

Desde a descoberta do potencial preditor que alguns biomarcadores teriam quando identificados precocemente na gestação, muito esforço foi feito para descrever um algoritmo eficiente para o rastreio de DMG. Em 2011, Souhabhi Nanda descreveu um modelo associando histórico e características da gestante com a medida no primeiro trimestre da adiponectina e da proteína ligadora dos hormônios sexuais.[48]

Em 2014, o mesmo grupo (FMF) aperfeiçoou o modelo de rastreamento com base em características maternas em regressão logística baseada na casuística de 1.827 casos que desenvolveram DMG (2,4%), comparados com 73.334 casos controles, obtendo desempenho similar ao modelo anterior apenas com dados da anamnese, mas não chegou a associar essas variáveis aos biomarcadores previamente estudados.[49]

Itens relacionados ao rastreio de DMG no primeiro trimestre (FMF)

- Idade materna.
- Origem racial.
- Método de concepção/uso de indutores da ovulação.
- História familiar de diabetes melito em parentes de primeiro ou segundo graus.
- Histórico obstétrico de DMG e peso no recém-nascido na última gestação.
- Peso e altura da gestante.

Acurácia

O modelo baseado em características maternas e biomarcadores (adiponectina e da proteína ligadora dos hormônios sexuais) resultou em taxa de detecção de 61,6% para 20% de falsos positivos.[48]

O modelo atualizado baseado apenas nas características maternas obteve desempenho semelhante ao anterior, com taxa de detecção de 68% para 20% de falsos positivos.[49] Esse modelo teve *performance* superior a modelos baseados em escores, entre eles o preconizado pelo NICE – National Institute for Health and Clinical Excellence do Reino Unido. Espera-se que esse modelo resulte em desempenho ainda melhor quando o modelo aperfeiçoado, baseado em características maternas, for associado aos marcadores bioquímicos (adiponectina e da proteína ligadora dos hormônios).[49]

Validação

O modelo considerando os fatores maternos associados a biomarcadores ainda não foi diretamente validado. Porém, em 2016, uma publicação holandesa intitulada RESPECT validou 12 modelos de rastreio para DMG.[50] O modelo de Nanda baseado em características maternas ficou entre os quatro melhores, com níveis aceitáveis de discriminação e calibração.[50]

Intervenções Preventivas

Algumas intervenções foram propostas para prevenir ou reduzir as complicações do diabetes gestacional, em particular as modificações do estilo de vida, dieta e exercício. Embora os tratamentos com medicamentos provavelmente não sejam a intervenção primária preferida para prevenir o diabetes melito, o uso da metformina poderia ter um papel na prevenção dessa condição em populações de alto risco.[42,43] Mas ainda faltam estudos demonstrando o benefício dessas intervenções para casos com rastreio positivo no primeiro trimestre da gestação.

Análise Crítica

O modelo atual, apenas com características maternas, tem taxa de detecção mediana, à custa de um número excessivamente elevado de falsos positivos. Avanços são desejáveis para aprimorar o modelo, pois a identificação de risco aumentado para diabetes gestacional no primeiro trimestre pode potencialmente ser uma alternativa mais racional que a realização de testes de tolerância oral para todas as gestantes, abrindo ainda uma janela para potenciais medidas preventivas.

O desempenho do rastreio pode teoricamente ser melhorado com a associação do modelo aprimorado baseado em características maternas a biomarcadores, tais como a adiponectina e a proteína ligadora dos hormônios sexuais.[48] Entretanto, estes são marcadores não avaliados rotineiramente no primeiro trimestre e elevariam o custo de um teste combinado. Trata-se de um campo promissor para futuras pesquisas, assim como o estudo de potenciais medidas preventivas.

Parto Prematuro
Prevalência e Relevância

A prematuridade é a principal causa de morbidade e mortalidade neonatal. O parto é considerado pré-termo quando ocorre antes de 37 semanas e 0 dias, o que ocorre em cerca de 7% (5-15%) dos nascidos vivos em populações não selecionadas.[51] A maior parte da morbidade e mortalidade se concentra nos casos em que o parto ocorre antes de 34 semanas, que representam cerca de um quarto dos partos prematuros (ou cerca de 1% do total de partos).[52] Embora as taxas de sobrevivência dos prematuros extremos (aqueles nascidos entre 22 e 26 semanas) tenham se elevado de cerca de 40 para 53% nas últimas décadas, as taxas de atraso no desenvolvimento neuropsicomotor permaneceram inalteradas nos sobreviventes.[51]

Cerca de um terço dos partos prematuros é iatrogênico, ou seja, a antecipação do parto é decidida em função de determinada condição materna ou fetal. O restante dos partos prematuros é espontâneo. Há diversas variáveis epidemiológicos associadas ao parto prematuro espontâneo, mas duas são consideradas fatores de risco maiores: gestação múltipla e antecedente de parto prematuro prévio. Porém, apenas cerca de um quarto dos partos prematuros apresentam um desses fatores de risco e, portanto, apenas a história clínica é insuficiente para predizer a prematuridade.[52]

Modelo de Rastreamento Mais Eficaz no Primeiro Trimestre

Entre os modelos de rastreamento descritos, destaca-se o proposto pela Fetal Medicine Foundation, em uma população de cerca de 10.000 pacientes, que inclui características maternas (altura, idade, paridade, grupo étnico), história obstétrica e a medida do colo uterino no primeiro trimestre.[52] A medida do colo uterino do primeiro trimestre obedece a uma técnica específica: somente a porção do colo onde o canal istmo-cervical é bordeado pela mucosa endocervical deve ser medida. Há também associação entre baixos níveis de PAPP-A e maior risco de parto prematuro, porém essa associação é fraca e não foi contemplada no modelo.[53]

Acurácia

No modelo proposto, a taxa de detecção do parto prematuro abaixo de 34 semanas seria de 55% para 10% de falsos positivos.[52] A taxa de detecção para o parto prematuro entre 34 e 36 semanas seria de apenas 20%.[52]

Validação

Embora alguns autores tenham apresentado intervalos de referência para o comprimento cervical no primeiro trimestre, nenhum estudo validou o modelo apresentado pela Fetal Medicine Foundation. Um estudo com 3.477 pacientes encontrou correlação entre o comprimento do colo no primeiro trimestre e aquele no segundo trimestre, com cerca de 50% dos casos de colo curto no segundo trimestre identificados no primeiro (para 10% de falsos positivos).[54] Já outro estudo com 3.480 pacientes não encontrou associação entre o comprimento do colo uterino no primeiro trimestre e o parto prematuro abaixo de 34 semanas.[55]

Intervenções Preventivas

Entre as intervenções propostas para prevenir o parto prematuro destacam-se a progesterona, a cerclagem e o pessário. A evidência é sólida no caso da progesterona, enquanto a evidência para as outras duas intervenções são conflitantes. Nenhuma das três intervenções foi estudada para casos de colo curto no primeiro trimestre, embora estudos com progesterona de início no primeiro trimestre para casos com risco aumentado de parto prematuro tenham demonstrado benefício, assim como a cerclagem em pacientes com história clássica de incompetência istmo-cervical.[51]

Análise Crítica

O rastreamento para prematuridade no primeiro trimestre ainda não foi incorporado à rotina clínica. O desempenho do teste ainda é baixo, e a medida do colo uterino no primeiro trimestre é complicada, pois nessa idade gestacional o istmo está incorporado ao colo e a transição entre o istmo e o colo pode ser difícil de discernir, mesmo com treinamento e responsabilidade na realização do exame. A identificação exata do orifício interno do colo carece de reprodutibilidade, haja vista que a identificação da mucosa endocervical é altamente dependente do ângulo de insonação. A incorporação de outros marcadores pode vir a viabilizar o rastreamento no primeiro trimestre, mas, no momento, a avaliação cervical no segundo trimestre parece ser o teste de escolha para o rastreamento da prematuridade em população assintomática. Para pacientes de alto risco, uma primeira avaliação no primeiro trimestre pode identificar alguns casos com encurtamento precoce, mas a reavaliação seriada ainda é necessária.

Óbito Fetal
Prevalência e Relevância

O óbito fetal é um evento trágico e de grande impacto sobre as famílias e os profissionais de saúde envolvidos.[56] É definido como a morte intrauterina de um concepto acima de determinada idade gestacional ou para além de um valor definido de peso fetal, naqueles casos em que a idade gestacional não pôde ser obtida. Para a Organização Mundial de Saúde, os dados de óbito fetal são descritos a partir de 28 semanas ou 1.000 gramas.[57] No Brasil, considera-se a idade gestacional acima de 22 semanas ou 500 gramas. Em 2010, o Ministério da Saúde divulgou em 2010 uma taxa de mortalidade fetal de 10,97/1.000 nascidos vivos.[58]

A morte intrauterina do concepto pode ser a via final comum de diversas alterações durante o ciclo gravídico.[59] Situações clínicas em que há comprometimento placentário são responsáveis por até 40% dos óbitos fetais em revisões especialmente desenhadas para identificar essas condições. Outros eventos também associados são as infecções, as anomalias congênitas e o parto prematuro/ruptura prematura de membranas ovulares. Os testes de rastreamento e predição têm uma *performance* melhor quando estão direcionados para alguma causa específica, ou um grupo de causas agrupáveis.[59] Os modelos atuais são mais efetivos em predizer o óbito associado a alterações de placentação, como nos casos associados a pré-eclâmpsia, restrição de crescimento e descolamento prematuro de placenta.

Desde o início dos anos 2000, perfis específicos de biomarcadores (principalmente baixos níveis da proteína plasmática associada à gestação – PAPP-A) já estavam associados à predição de resultados adversos na gestação, entre eles o óbito fetal.[60] O mecanismo por trás desse achado parece estar relacionado ao fato de que o PAPP-A, proteína produzida pelo tecido placentário, teria um papel regulatório no equilíbrio dos fatores de crescimento semelhantes à insulina (IGF). Menos PAPP-A, menos formas ativas do IGF, menor crescimento.[60] Com o aprimoramento das técnicas biomoleculares e a incorporação de novas tecnologias ao já consagrado modelo de rastreamento para aneuploidias do primeiro trimestre, outras correlações também foram descobertas e descritas, antevendo-se dessa maneira um possível modelo preditor.

Modelo de Rastreamento Mais Eficaz no Primeiro Trimestre

Os fatores da história materna são significativos como fatores de risco para a ocorrência do óbito fetal. Sabe-se que o aumento do peso, assim como o tabagismo durante a gestação, aumentam linearmente o risco de óbito fetal. Grávidas que interromperam o tabagismo têm risco semelhante ao das não fumantes. Essas características maternas são, isoladamente, capazes de predizer cerca de 1/3 dos casos de óbitos. Em 2016, o grupo da Fetal Medicine Foundation (FMF) selecionou uma população de aproximadamente 76.900 gestantes que cumpriram o rastreio de primeiro trimestre e as acompanhou prospectivamente. Nas gestações que cursaram com óbito fetal foi encontrado um nível mais baixo de PAPP-A (0,85 MoM X 1,0 MoM, com *p* < 0,0001) e um valor mais alto do índice de pulsatilidade do ducto venoso.[61] Sabe-se, ainda, que apenas a presença de uma TN aumentada, mesmo em fetos com resultado de cariótipo normal, dobra o risco de óbito fetal, se acima do percentil 95 para o CCN reportado, e aumenta em 6 vezes, caso esteja acima do percentil 99.[61]

Diante dessas evidências, o modelo atual mais eficaz para o rastreamento no primeiro trimestre para a ocorrência de óbito fetal considera:

- Idade e origem racial maternos.
- Peso e altura da gestante.
- Presença de hipertensão crônica.
- Tabagismo durante a gravidez.
- História prévia de óbito fetal.

Outros dados podem ainda ser incorporados no cálculo de risco:

- Presença de onda "a" reversa no ducto venoso.
- Múltiplos da mediana (MoM) do PAPP-A.

É possível também inserir as informações sobre as medidas da translucência nucal (TN) e do CCN do feto no mesmo algoritmo que calcula o risco para óbito fetal. Entretanto, esse algoritmo foi validado em fetos que NÃO apresentavam alterações cromossômicas ou malformações major. Portanto, pelo algoritmo do site da FMF, não há alteração do risco com diferentes medidas da TN (conforme o desenho do estudo que o originou). Entretanto, na avaliação individual, a medida da TN, se acima do percentil 95 para o CCN descrito, **deve ser interpretada** como um fator associado ao aumento de risco para óbitos fetais.[61]

Acurácia

O modelo proposto é mais efetivo na predição daqueles casos em que o óbito fetal está associado à placentação inadequada (pré-eclampsia, restrição de crescimento e descolamento prematuro de placenta), tendo uma taxa de detecção de 55% para um falso positivo de 10%.[61] Nos demais, a taxa de detecção ainda precisa ser determinada.

Validação

O modelo ainda não foi validado em estudos independentes da Fetal Medicine Foundation.

Intervenções Preventivas

Não há uma intervenção preventiva comprovada até agora. Nos óbitos fetais, há cerca de 40% de associação com ocorrência de pré-eclampsia ou de baixo peso fetal – que, em geral, são sintomas de uma disfunção placentária subjacente. Dados de meta-análise sugerem que, nas mulheres com alto risco para pré-eclampsia que receberam aspirina antes de 16 semanas, o risco de óbito fetal é reduzido em cerca de 60% (RR 0,41, 95% IC – 0,19 a 0,92).[62]

O estudo ASPRE não identificou diferenças na ocorrência de perda gestacional não associada a pré-eclâmpsia antes de 37 semanas entre os grupos que receberam AAS (1,8%) em comparação com o grupo controle (2,3%).[10] Mas o tamanho amostral do estudo não foi desenhado para essa finalidade, e não é possível refutar o efeito protetor relatado em meta-análises.[10,62] Futuros estudos são necessários para avaliar se o uso profilático de AAS confere algum fator protetor para óbito fetal independentemente da ocorrência de restrição de crescimento ou pré-eclâmpsia.

Análise Crítica

No presente momento, cerca de metade dos casos de óbito fetal associados a placentação inadequada (que correspondem a 40-60% do total de óbitos fetais, dependendo da casuística avaliada) podem ser preditos no primeiro trimestre levando-se em conta a história materna, marcadores biofísicos e os marcadores bioquímicos.

Entretanto, a *performance* em relação às taxas gerais de óbito fetal ainda precisa ser mais bem estudada. Como sua realização depende de biomarcadores que já são realizados de rotina para o rastreamento de outras condições, a identificação de fetos com risco aumentado de óbito fetal seria um subproduto a ser estudado de forma mais aprofundada.

O fato de que o rastreamento para o óbito fetal já seja possível, como parte de um espectro que inclui outras complicações obstétricas, não implica que essa informação deva ser disponibilizada ou usada no contexto clínico no momento.

A identificação de risco e a adoção de medidas para a redução das taxas de óbito fetal representam objetivos desejáveis e que devem ser frutos de mais pesquisas no futuro. Outra mensagem importante é que os casos de óbito sem causa aparente não podem ser negligenciados, e somente a partir de uma investigação profunda será possível construir modelos melhores de rastreamento.

CONCLUSÃO

Desde o lançamento do conceito da inversão da pirâmide de cuidados pré-natais, um contingente importante de estudos foi conduzido, e evidências foram surgindo. No momento, há fortes argumentos para introduzir o rastreamento combinado para a pré-eclâmpsia no primeiro trimestre na rotina clínica. O algoritmo é eficaz e foi validado em diferentes populações; e o uso do AAS nas gestantes classificadas de risco reduziu significativamente a ocorrência de pré-eclâmpsia, exigindo a resolução da gestação com menos de 37 semanas.[10]

O rastreamento para a pré-eclâmpsia pode ser introduzido nas populações que já são submetidas ao rastreamento combinado para cromossomopatias com incremento de custo relativamente baixo, haja vista que a ultrassonografia e a avaliação do β-hCG livre e PAPPA já fazem parte da rotina clínica na maior parte dos países desenvolvidos. O custo envolveria a análise de um hormônio adicional (PLGF), a medida automatizada da pressão arterial e o treinamento e auditoria dos ultrassonografistas para avaliação das artérias uterinas.

Como subproduto do rastreamento da pré-eclâmpsia e sem custo adicional, seriam identificados, também, pouco mais da metade dos casos de restrição de crescimento fetal. O uso de AAS nesse subgrupo de casos ainda carece de estudos prospectivos específicos, mas dados provenientes de meta-análises sugerem também a possibilidade de redução nesses casos com o uso dessa medicação nos fetos classificados de alto risco.[9]

Os desafios para a implementação universal do rastreamento para pré-eclâmpsia (e restrição de crescimento) são a alta dependência do operador para as medidas ultrassonográficas, que exigiriam alto investimento no treinamento e auditoria. Além disso, a emergência dos métodos de rastreamento de cromossomopatias por pesquisa de DNA livre tem ameaçado o posto do rastreamento combinado (TN+ bioquímica) como o método de rastreio primário de escolha. Com o barateamento desses métodos e seu desempenho superior, eles tendem a substituir o rastreamento tradicional ao longo dos próximos anos. Nesse cenário, os custos associados à implantação do rastreamento para pré-eclâmpsia podem dificultar ou inviabilizar sua adoção pelas principais sociedades médicas.

Uma alternativa ao modelo de rastreamento combinado seria a administração de AAS no primeiro trimestre com base apenas em dados da anamnese, o que na verdade é a recomendação atual nos EUA e no Reino Unido. Embora esse método de rastreamento seja simples e livre de custos e o AAS seja relativamente inócuo, o desempenho desses modelos de rastreamento é muito inferior ao rastreamento combinado, tanto em relação às taxas de detecção, quanto em relação ao número de falsos positivos (Quadro 109-3).[28]

O risco de não adotar um modelo mais robusto de rastreamento (rastreamento combinado) seria deixar de administrar AAS a mais da metade dos casos que irão desenvolver pré-eclâmpsia antes de 32 semanas (modelo NICE) ou o de administrar AAS de forma indiscriminada (praticamente dois terços da população no modelo da ACOG). O uso indiscriminado do AAS, assim como de qualquer outra

Quadro 109-3. Comparativo das Taxas de Detecção da Ocorrência de Parto em Pacientes com Pré-Eclâmpsia

	Detecção < 32 semanas	Detecção < 37 semanas	Detecção ≥ 37 semanas	Taxa de falso positivo
FMF (*)	100% (80 -100%)	75% (62-85%)	43% (35-50%)	10%
NICE	41% (18-67%)	39% (27-53%)	34% (27-41%)	10,2%
ACOG	94% (71-100%)	90% (79-96%)	89% (84-94%)	64%

(*) Algoritmo combinando fatores maternos + pressão arterial + IP das artérias uterinas + PlGF.[28]

medicação, potencializa o aparecimento de reações adversas e, mais importantemente, acarreta a redução na aderência ao tratamento. A aderência estrita, segundo o estudo ASPRE, é essencial para a redução no risco associada à administração do AAS.[29,32]

Quanto à predição e à prevenção das demais complicações na gestação, o campo de investigação está em efervescência. É provável que estratégias mais eficazes sejam desenvolvidas e validadas no futuro próximo. O estudo de medidas preventivas para essas condições também parece promissor.[1] Não obstante, o rastreamento para essas complicações ainda carece de consistência para sua utilização na prática clínica atual.

O conhecimento científico nem sempre é transferido automaticamente para a prática clínica. Para haver avanço, muitas discussões ainda serão necessárias nas sociedades médicas e em órgãos governamentais, muitas vezes resistentes a mudanças. Considerações econômicas e sua relação com o impacto na saúde perinatal provavelmente terão protagonismo nessas discussões e serão fruto de muito escrutínio. Entretanto, a pirâmide de cuidados pré-natais parece estar decididamente em processo de inversão.

REFERÊNCIAS BIBLIOGRÁFICAS

1. Sonek JD, Kagan KO, Nicolaides KH. Inverted Pyramid of Care. Clin Lab Med. 2016;36(2):305-17.
2. Snijders RJ, Noble P, Sebire N, Souka A, Nicolaides KH. UK multicentre project on assessment of risk of trisomy 21 by maternal age and fetal nuchal-translucency thickness at 10-14 weeks of gestation. Fetal Medicine Foundation First Trimester Screening Group. Lancet. 1998;352(9125):343-6.
3. Kagan KO, Wright D, Baker A, Sahota D, Nicolaides KH. Screening for trisomy 21 by maternal age, fetal nuchal translucency thickness, free beta-human chorionic gonadotropin and pregnancy-associated plasma protein-A. Ultrasound Obstet Gynecol. 2008;31(6):618-24.
4. Gil MM, Accurti V, Santacruz B, Plana MN, Nicolaides KH. Analysis of cell-free DNA in maternal blood in screening for aneuploidies: updated meta-analysis. Ultrasound Obstet Gynecol. 2017.
5. Syngelaki A, Chelemen T, Dagklis T, Allan L, Nicolaides KH. Challenges in the diagnosis of fetal non-chromosomal abnormalities at 11-13 weeks. Prenat Diagn. 2011;31(1):90-102.
6. Sharp AN, Alfirevic Z. First trimester screening can predict adverse pregnancy outcomes. Prenat Diagn. 2014;34(7):660-7.
7. Nicolaides KH. Turning the pyramid of prenatal care. Fetal Diagn Ther. 2011;29(3):183-96.
8. Nicolaides KH. A model for a new pyramid of prenatal care based on the 11 to 13 weeks' assessment. Prenat Diagn. 2011;31(1):3-6.
9. Roberge S, Villa P, Nicolaides K, Giguère Y, Vainio M, Bakthi A, et al. Early administration of low-dose aspirin for the prevention of preterm and term preeclampsia: a systematic review and meta-analysis. Fetal Diagn Ther. 2012;31(3):141-6.
10. Rolnik DL, Wright D, Poon LC, O'Gorman N, Syngelaki A, de Paco Matallana C, et al. Aspirin versus Placebo in Pregnancies at High Risk for Preterm Preeclampsia. N Engl J Med. 2017;377(7):613-22.
11. Baschat AA. First-trimester screening for pre-eclampsia: moving from personalized risk prediction to prevention. Ultrasound Obstet Gynecol. 2015;45(2):119-29.
12. World Health Organization. WHO recommendations for prevention and treatment of pre-eclampsia and eclampsia. Geneva, Switzerland: World Health Organization,; 2011. Available from: http://www.ncbi.nlm.nih.gov/books/NBK140561/.
13. Visintin C, Mugglestone MA, Almerie MQ, Nherera LM, James D, Walkinshaw S, et al. Management of hypertensive disorders during pregnancy: summary of NICE guidance. BMJ. 2010;341:c2207.
14. Gynecologists ACoOa, Pregnancy TFoHi. Hypertension in pregnancy. Report of the American College of Obstetricians and Gynecologists' Task Force on Hypertension in Pregnancy. Obstet Gynecol. 2013;122(5):1122-31.
15. Friedman SA, Schiff E, Kao L, Sibai BM. Neonatal outcome after preterm delivery for preeclampsia. Am J Obstet Gynecol. 1995;172(6):1785-8; discussion 8-92.
16. Say L, Chou D, Gemmill A, Tunçalp Ö, Moller AB, Daniels J, et al. Global causes of maternal death: a WHO systematic analysis. Lancet Glob Health. 2014;2(6):e323-33.
17. Hodgins S. Pre-eclampsia as Underlying Cause for Perinatal Deaths: Time for Action. Glob Health Sci Pract. 2015;3(4):525-7.
18. Backes CH, Markham K, Moorehead P, Cordero L, Nankervis CA, Giannone PJ. Maternal preeclampsia and neonatal outcomes. J Pregnancy. 2011;2011:214365.
19. Gabbe SG. Obstetrics : normal and problem pregnancies. Seventh edition. ed. Philadelphia, PA: Elsevier; 2017. p. xx, 1295 pages.
20. Dekker GA, de Vries JI, Doelitzsch PM, Huijgens PC, von Blomberg BM, Jakobs C, et al. Underlying disorders associated with severe early-onset preeclampsia. Am J Obstet Gynecol. 1995;173(4):1042-8.
21. von Dadelszen P, Magee LA, Roberts JM. Subclassification of preeclampsia. Hypertens Pregnancy. 2003;22(2):143-8.
22. Lisonkova S, Joseph KS. Incidence of preeclampsia: risk factors and outcomes associated with early- versus late-onset disease. Am J Obstet Gynecol. 2013;209(6):544.e1-.e12.
23. Lisonkova S, Sabr Y, Mayer C, Young C, Skoll A, Joseph KS. Maternal morbidity associated with early-onset and late-onset preeclampsia. Obstet Gynecol. 2014;124(4):771-81.
24. Bokslag A, Teunissen PW, Franssen C, van Kesteren F, Kamp O, Ganzevoort W, et al. Effect of early-onset preeclampsia on cardiovascular risk in the fifth decade of life. Am J Obstet Gynecol. 2017;216(5):523.e1-.e7.
25. Poon LC, Kametas NA, Maiz N, Akolekar R, Nicolaides KH. First-trimester prediction of hypertensive disorders in pregnancy. Hypertension. 2009;53(5):812-8.
26. O'Gorman N, Wright D, Syngelaki A, Akolekar R, Wright A, Poon LC, et al. Competing risks model in screening for preeclampsia by maternal factors and biomarkers at 11-13 weeks gestation. Am J Obstet Gynecol. 2016;214(1):103.e1-.e12.
27. Akolekar R, Syngelaki A, Sarquis R, Zvanca M, Nicolaides KH. Prediction of early, intermediate and late pre-eclampsia from maternal factors, biophysical and biochemical markers at 11-13 weeks. Prenat Diagn. 2011;31(1):66-74.
28. O'Gorman N, Wright D, Poon LC, Rolnik DL, Syngelaki A, de Alvarado M, et al. Multicenter screening for pre-eclampsia by maternal factors and biomarkers at 11-13 weeks' gestation: comparison with NICE guidelines and ACOG recommendations. Ultrasound Obstet Gynecol. 2017;49(6):756-60.
29. Rolnik DL, Wright D, Poon LCY, Syngelaki A, O'Gorman N, de Paco Matallana C, et al. ASPRE trial: performance of screening for preterm pre-eclampsia. Ultrasound Obstet Gynecol. 2017.
30. Park FJ, Leung CH, Poon LC, Williams PF, Rothwell SJ, Hyett JA. Clinical evaluation of a first trimester algorithm predicting the risk of hypertensive disease of pregnancy. Aust N Z J Obstet Gynaecol. 2013;53(6):532-9.
31. Mosimann B, Pfiffner C, Amylidi-Mohr S, Risch L, Surbek D, Raio L. First trimester combined screening for preeclampsia and small for gestational age – a single centre experience and validation of the FMF screening algorithm. Swiss Med Wkly. 2017;147:w14498.
32. Poon LC, Wright D, Rolnik DL, Syngelaki A, Delgado JL, Tsokaki T, et al. ASPRE trial: effect of aspirin in prevention of preterm preeclampsia in subgroups of women according to their characteristics and medical and obstetrical history. Am J Obstet Gynecol. 2017.
33. Ananth CV, Vintzileos AM. Distinguishing pathological from constitutional small for gestational age births in population-based studies. Early Hum Dev. 2009;85(10):653-8.
34. Jarvis S, Glinianaia SV, Torrioli MG, Platt MJ, Miceli M, Jouk PS, et al. Cerebral palsy and intrauterine growth in single births: European collaborative study. Lancet. 2003;362(9390):1106-11.
35. Osmond C, Barker DJ. Fetal, infant, and childhood growth are predictors of coronary heart disease, diabetes, and hypertension in adult men and women. Environ Health Perspect. 2000;108 Suppl 3:545-53.
36. Poon LC, Syngelaki A, Akolekar R, Lai J, Nicolaides KH. Combined screening for preeclampsia and small for gestational age at 11-13 weeks. Fetal Diagn Ther. 2013;33(1):16-27.
37. Karagiannis G, Akolekar R, Sarquis R, Wright D, Nicolaides KH. Prediction of small-for-gestation neonates from biophysical and biochemical markers at 11-13 weeks. Fetal Diagn Ther. 2011;29(2):148-54.
38. Bulletins—Obstetrics ACoOaGCoP. Practice Bulletin No. 173: Fetal Macrosomia. Obstet Gynecol. 2016;128(5):e195-e209.
39. Mayer C, Joseph KS. Fetal growth: a review of terms, concepts and issues relevant to obstetrics. Ultrasound Obstet Gynecol. 2013;41(2):136-45.
40. Poon LC, Karagiannis G, Stratieva V, Syngelaki A, Nicolaides KH. First-trimester prediction of macrosomia. Fetal Diagn Ther. 2011;29(2):139-47.

41. Nanda S, Akolekar R, Sarquis R, Mosconi AP, Nicolaides KH. Maternal serum adiponectin at 11 to 13 weeks of gestation in the prediction of macrosomia. Prenat Diagn. 2011;31(5):479-83.

42. Romero R, Erez O, Hüttemann M, Maymon E, Panaitescu B, Conde-Agudelo A, et al. Metformin, the aspirin of the 21st century: its role in gestational diabetes mellitus, prevention of preeclampsia and cancer, and the promotion of longevity. Am J Obstet Gynecol. 2017;217(3):282-302.

43. Syngelaki A, Nicolaides KH, Balani J, Hyer S, Akolekar R, Kotecha R, et al. Metformin versus Placebo in Obese Pregnant Women without Diabetes Mellitus. N Engl J Med. 2016;374(5):434-43.

44. Kampmann U, Madsen LR, Skajaa GO, Iversen DS, Moeller N, Ovesen P. Gestational diabetes: A clinical update. World J Diabetes. 2015;6(8):1065-72.

45. Sweeting A, Park F, Hyett J. The first trimester: prediction and prevention of the great obstetrical syndromes. Best Pract Res Clin Obstet Gynaecol. 2015;29(2):183-93.

46. Manual técnico do Ministério da Sáude para gestações de Alto Risco 5.a edição ed. Brasilia: Editora do Ministério da Saúde; 2010.

47. Yogev, Chen, Hod, Coustan, Oats, McIntyre, et al. Hyperglycemia and Adverse Pregnancy Outcome (HAPO) study: preeclampsia. Am J Obstet Gynecol. 2010;202(3):255.e1-7.

48. Nanda S, Savvidou M, Syngelaki A, Akolekar R, Nicolaides KH. Prediction of gestational diabetes mellitus by maternal factors and biomarkers at 11 to 13 weeks. Prenat Diagn. 2011;31(2):135-41.

49. Syngelaki A, Pastides A, Kotecha R, Wright A, Akolekar R, Nicolaides KH. First-Trimester Screening for Gestational Diabetes Mellitus Based on Maternal Characteristics and History. Fetal Diagn Ther. 2015;38(1):14-21.

50. Lamain-de Ruiter M, Kwee A, Naaktgeboren CA, de Groot I, Evers IM, Groenendaal F, et al. External validation of prognostic models to predict risk of gestational diabetes mellitus in one Dutch cohort: prospective multicentre cohort study. BMJ. 2016;354:i4338.

51. (UK) NIfHaCE. Preterm Labour and Birth: National Institute for Health and Care Excellence (UK); 2015.

52. Greco E, Gupta R, Syngelaki A, Poon LC, Nicolaides KH. First-trimester screening for spontaneous preterm delivery with maternal characteristics and cervical length. Fetal Diagn Ther. 2012;31(3):154-61.

53. Sananes N, Meyer N, Gaudineau A, Aissi G, Boudier E, Fritz G, et al. Prediction of spontaneous preterm delivery in the first trimester of pregnancy. Eur J Obstet Gynecol Reprod Biol. 2013;171(1):18-22.

54. Wulff CB, Rode L, Rosthøj S, Hoseth E, Petersen OB, Tabor A. A prospective study on transvaginal ultrasound of cervical length (CL) in the first and second trimester in a low-risk population. Ultrasound Obstet Gynecol. 2017.

55. Parra-Cordero M, Sepúlveda-Martínez A, Rencoret G, Valdés E, Pedraza D, Muñoz H. Is there a role for cervical assessment and uterine artery Doppler in the first trimester of pregnancy as a screening test for spontaneous preterm delivery? Ultrasound Obstet Gynecol. 2014;43(3):291-6.

56. Heazell AE, Whitworth MK, Whitcombe J, Glover SW, Bevan C, Brewin J, et al. Research priorities for stillbirth: process overview and results from UK Stillbirth Priority Setting Partnership. Ultrasound Obstet Gynecol. 2015;46(6):641-7.

57. Cousens S, Blencowe H, Stanton C, Chou D, Ahmed S, Steinhardt L, et al. National, regional, and worldwide estimates of stillbirth rates in 2009 with trends since 1995: a systematic analysis. Lancet. 2011;377(9774):1319-30.

58. CGIAE CGdIeAE-. Sistema de Informações sobre Mortalidade – SIM Consolidação da base de dados de 2011: Editora do Ministério da Saúde 2011.

59. Flenady V, Wojcieszek AM, Middleton P, Ellwood D, Erwich JJ, Coory M, et al. Stillbirths: recall to action in high-income countries. Lancet. 2016;387(10019):691-702.

60. Spencer K, Cowans NJ, Avgidou K, Nicolaides KH. First-trimester ultrasound and biochemical markers of aneuploidy and the prediction of impending fetal death. Ultrasound Obstet Gynecol. 2006;28(5):637-43.

61. Akolekar R, Bower S, Flack N, Bilardo CM, Nicolaides KH. Prediction of miscarriage and stillbirth at 11-13 weeks and the contribution of chorionic villus sampling. Prenat Diagn. 2011;31(1):38-45.

62. Roberge S, Nicolaides KH, Demers S, Villa P, Bujold E. Prevention of perinatal death and adverse perinatal outcome using low-dose aspirin: a meta-analysis. Ultrasound Obstet Gynecol. 2013;41(5):491-9.

BIBLIOGRAFIA

Ministério da Saúde, DATASUS. Sistema de Informações de Mortalidade – SIM. Brasília (DF); c2008 [citado 2013 abr 10]. Disponível em: http://www2.datasus.gov.br/DATASUS/index.php?area=060701

World Health Organization, Department of Reproductive Health and Research. National, regional, and worldwide estimates of stillbirth rates in 2009 with trends since 1995: policy brief. Geneva; 2011 [citado 2013 dez 19]. Disponível em: http://www.who.int/reproductivehealth/publications/maternal_perinatal_health/rhr_11_03/en/index.htm

CAPÍTULO 110

RESTRIÇÃO DE CRESCIMENTO INTRAUTERINO: MODELO OBSTRUTIVO – DESVIO NUTRICIONAL

Ieda Paula Kaiut ■ José Antônio Arruda
Marconi Tavares ■ Carolina Maria Lopes

CONCEITO

A restrição de crescimento é definida pela incapacidade fetal de atingir seu potencial genético de estatura e desenvolvimento.[1] Depende da correta datação da idade gestacional utilizando a DUM (data da última menstruação) ou pela ultrassonografia de primeiro trimestre, preferencialmente utilizando a medida do comprimento cabeça-nádega.[2] Baseia-se na distribuição de peso e idade gestacional comparadas à curvas-padrão da população na determinada idade gestacional, sendo necessário determinar curvas específicas para cada população.[3]

É consenso da maioria dos autores que fetos pequenos são aqueles que têm o peso estimado abaixo do percentil 10 para a idade gestacional, existindo duas classificações: os chamados de pequenos para a idade gestacional (PIG) e os fetos com crescimento intrauterino restrito (CIUR).

A maioria dos fetos PIG é constitucionalmente pequena e apresenta curva de crescimento com distribuição normal, sem sinais de estigmas da restrição patológica de crescimento, sendo apenas biologicamente menores.[1,3]

Os fetos com restrição de crescimento intrauterino demonstram uma diminuição patológica na velocidade do crescimento, com sinais de redistribuição hemodinâmica ao Doppler, associados à má adaptação placentária, levando à desnutrição, hipóxia e maior risco de eclâmpsia e desfechos desfavoráveis neo e pós-natal.[1,4-6]

Muitos casos de CIUR não estarão abaixo do percentil 10 no momento do parto. Isto ocorre em fetos que teriam um elevado potencial de crescimento intrínseco e deveriam pesar, por exemplo, 4 kg a termo, mas na presença do ambiente desfavorável pesam somente 3 kg. Esses conceptos são considerados de peso normal, mas sofreram déficit intrauterino de aporte nutricional, e a curva de desenvolvimento decrescente deve ser considerada.[1]

Em algumas situações é difícil diagnosticar e diferenciar fetos com restrição de crescimento intrauterino de fetos PIG saudáveis. Por causa disso, alguns autores optam por considerar CIUR empregando os percentis 5 ou 3 para o diagnóstico, aumentando assim a sensibilidade.[3,4,7] Fetos com percentil < 3 apresentam pior prognóstico ao nascimento e necessitam da ampliação da investigação propedêutica e maior atenção na condução do pré-natal.[1]

ETIOLOGIA

O crescimento e o desenvolvimento refletem as condições de equilíbrio do trinômio feto, placenta e mãe.[4] No início da vida fetal o principal determinante do crescimento é o genoma, porém, nas fases posteriores o crescimento é influenciado por fatores hormonais, imunológicos, vasculares, nutricionais e ambientais.[1]

Existem outros múltiplos fatores etiológicos de restrição de crescimento fetal, envolvendo mecanismos complexos. Os principais estão listados a seguir:

- *Fatores maternos:* idade, raça, estatura, biotipo, baixos níveis socioeconômico e cultural, má adaptação cardiovascular, transtornos do estado nutricional, baixo peso pré-gestacional ou ganho insuficiente de peso durante a gestação, altitude elevada, paridade, duração da gestação, tabagismo, abuso de álcool, uso de drogas ilícitas ou teratogênicas, cirurgia bariátrica, hemoglobinopatias, anemias, doenças hipertensivas, diabetes complicada por vasculopatias, lúpus eritematoso sistêmico, doenças renais crônicas, trombofilias, cardiopatias cianóticas, doenças intersticiais pulmonares e irradiação.[3]

Atualmente temos visto uma preocupação e uma cobrança social muito forte para que a mulher mantenha um corpo bonito, não engorde na gestação e saia da maternidade como se não houvesse estado grávida. Para isso, muitas gestantes submetem-se a dietas rigorosas e atividades físicas extenuantes levando a fetos com baixo peso ao nascer, prematuridade e restrição de crescimento intrauterino.

- *Fatores fetais:* o potencial genético é o determinante para o crescimento, mas pode ser bloqueado, modificado ou desviado por um conjunto de fatores que atuam sobre o metabolismo fetal e o processo organogenético, reduzindo a taxa de utilização de nutrientes por unidade de peso e diminuindo permanentemente o número de células. Isso ocorre nas condições genéticas, como as síndromes de Down, de Edwards, de Patau, de Turner, nas triploidias e algumas doenças gênicas.[3] As infecções congênitas, como toxoplasmose, rubéola, citomegalovírus, herpes, sífilis e malária, podem causar CIUR.

- *Fatores placentários:* a insuficiência vascular uteroplacentária diminui o fluxo e determina o CIUR por mecanismos como redução da pressão de perfusão, aumento da resistência vascular placentária e diminuição da superfície vascular de trocas.[3] A insuficiência uteroplacentária pode ocorrer em condições, como artéria umbilical única, anormalidade uterina (útero bicorno, septado), anormalidade do sítio de implantação (placenta prévia), placenta circunvalada, inserção velamentosa de cordão umbilical, tumores (corioangioma), síndrome de transfusão fetal, mosaico placentário e infartos da placenta.[3]

- *Fatores endócrinos:* os fatores de crescimento tipos de insulina I e II são importantes estimuladores do crescimento fetal, sendo liberados pelo pâncreas fetal após exposição à glicose e estimulação de aminoácidos. A leptina afeta o transporte de ácidos graxos e aminoácidos transplacentários, agindo como estimulador de crescimento do pâncreas e modulando o conteúdo de gordura do organismo fetal. Os hormônios prolactina, lactogênio placentário humano (hPL) e de crescimento placentário (GH) têm papel central na adaptação materna à gravidez. O peso fetal na metade e no final da gestação correlaciona-se diretamente com as concentrações do hPL e do GH no plasma materno e fetal.[3]

Apesar de existirem múltiplos fatores etiológicos, neste capítulo vamos nos ater às causas de CIUR relacionadas com o modelo obstrutivo, portanto os principais fatores que impedem o desenvolvimento fetal são a nutrição inadequada e a capacidade uterina insuficiente.[3,4]

ETIOPATOGENIA

A restrição de crescimento intrauterina é associada às morbidade e mortalidade perinatais aumentadas, bem como com maiores danos em longo prazo e predisposição a doenças crônicas na idade adulta.

Portanto, a vigilância do bem-estar fetal é o ponto-chave do manejo obstétrico, permitindo a programação do momento ideal do parto.[2,8]

A morbidade perinatal é cinco vezes maior para fetos com CIUR, em decorrência da maior frequência de hipóxia, aspiração de mecônio, hipoglicemia, hipocalemia, policitemia, hipotermia, hemorragia pulmonar e prejuízo no desenvolvimento neuropsicomotor.[3,4,8]

CLASSIFICAÇÃO

Lin e Santolaya-Forgas (1998) dividiram o crescimento celular fetal em três fases consecutivas: de hiperplasia, presente nas primeiras 16 semanas e que se caracteriza por aumento do número de células; de hiperplasia e hipertrofia celular, presente entre as 16ª e 32ª semanas e de hipertrofia, presente após a 32ª semana e caracterizada principalmente pela deposição de gordura resultante do metabolismo do glicogênio.[3]

Em 1984, Lin e Evans classificaram o CIUR em três tipos clínicos:

■ *Tipo I – simétrico ou intrínseco ou proporcional ou hipoplásico:* ocorre em 20% dos casos, sendo decorrente de fatores etiológicos que atuam no início da gravidez, na fase de hiperplasia celular, reduzindo o número de células dos órgãos. Tem evolução crônica, com pior prognóstico decorrente de malformações, e os principais fatores etiológicos são as infecções maternas (TORCH), as alterações cromossômicas e as malformações congênitas. O diagnóstico diferencial deve ser realizado com os fetos constitucionalmente pequenos. Geralmente não apresentam hipóxia neonatal.[3,4]

■ *Tipo II – assimétrico ou desproporcional:* ocorre em 75% dos casos, sendo geralmente decorrente de insuficiência placentária. A agressão ocorre nos 2º e 3º trimestres da gravidez, na fase de hipertrofia celular, determinando déficit no crescimento celular (hipotrofia). Como consequência observa-se desproporção entre o crescimento do polo cefálico, do tronco e membros. Essa desproporção resulta da redução da circunferência abdominal, uma vez que o fígado, principal órgão afetado, tenha seu crescimento prejudicado pelo maior consumo de glicogênio, caracterizando os fetos, como magros, com estatura normal e polo cefálico proporcionalmente grande. Nessa fase de hiperplasia ocorre redução da oferta de nutrientes que determina redistribuição dos fluxos sanguíneos para privilegiar órgãos, como cérebro, coração e suprarrenais. Podem apresentar hipóxia e hipoglicemia.[3,4] O Tipo II foi subdividido em CIUR de inícios precoce e tardio.

■ *Tipo III – intermediário ou misto:* responde por 5% a 10% dos casos, sendo consequente a processos de agressão tanto na fase de hiperplasia, quanto na de hipertrofia do crescimento celular. Os principais fatores etiológicos são desnutrição materna e consumo de drogas ilícitas, álcool, fumo e cafeína. O diagnóstico clínico do tipo III é difícil, sendo geralmente os RN classificados como tipo I ou II.[3,4]

Neste capítulo daremos ênfase à classificação relacionada com o modelo obstrutivo, que tem como causa a insuficiência placentária. Trata-se de uma restrição assimétrica, tipo II, de origem extrínseca ao feto, sendo subdividida em CIUR de inícios precoce e tardio e que cursam com formas clínicas distintas.

O corte para a identificação foi definido de maneira arbitrária em cerca de 32 a 34 semanas.[1]

CIUR de Início Precoce

Representa 20% a 30% das restrições de crescimento fetal. Trata-se do modelo obstrutivo clássico, com Doppler da artéria umbilical é anormal. Está associada à insuficiência placentária grave, 50% dos casos de pré-eclâmpsia precoce e a hipoxemia fetal crônica.[1,9] Se não for tratada a condição fetal deteriora-se com progressão para hipóxia e acidose metabólica, o que se reflete em alterações escalonadas da artéria umbilical e aumento do índice de pulsatilidade dos vasos precordiais, principalmente o ducto venoso.

O feto é mais resistente à hipoxemia, o tempo de descompensação é variável, podendo demorar algumas semanas, sendo fundamental o acompanhamento para o planejamento do parto.[1,9,10]

O monitoramento fetal visa alcançar o ponto de equilíbrio entre a prematuridade e os riscos da hipóxia intrauterina.[1]

CIUR de Início Tardio

Representa 70% a 80% dos casos. A associação à pré-eclâmpsia é baixa, e a cascata de alterações do Doppler praticamente não ocorre.[1,11] O grau de doença placentária é leve, e não é necessário que os fetos se apresentem abaixo do percentil 10.[1,8]

Não está claro se a causa do CIUR tardio é decorrente de uma falha leve da implantação placentária no início da gravidez ou de um dano sobreposto que ocorreu durante a segunda metade da gestação. É uma situação que ocorre após as 32/34 semanas, e os cuidados devem ser maiores após as 37 semanas por existir uma soma de fatores que podem piorar o prognóstico como um maior número de contração uterina, pouca reserva placentária em relação ao tamanho fetal e intolerância à hipóxia, levando a uma descompensação rápida.[12]

O Doppler da artéria umbilical (AU) é normal em praticamente todos os casos, pois o acometimento da massa placentária é menor que 35% a 50%, valores necessários de perda vilositária para alterar os parâmetros Dopplervelocimétricos. Quando este feto com maior valor de massa corporal precisa daquela reserva placentária que não está disponível, ele recorre a mecanismo protetores, como a redução de resistência em território cerebral.[8]

A presença da vasodilatação cerebral nos fetos com peso estimado abaixo do percentil 10, mas com o Doppler da AU normal, pode ser usada para identificar os fetos com CIUR tardio com insuficiência placentária latente. Estes fetos possuem risco aumentado de desenvolvimento neurológico anormal ao nascimento e aos dois anos de idade.[13,14]

Aproximadamente 25% dos CIUR tardios têm sinais de vasodilatação cerebral avançada, com IP ACM abaixo do percentil 5.[1] O índice umbilical/cerebral (RUC = IR AU/IR ACM) pode estar alterado e acarretar danos perinatais, devendo ser valorizado mesmo nos protocolos de acompanhamento de fetos adequados para a idade gestacional (AIG).[8]

Fetos com vasodilatação cerebral em estágios iniciais de hipóxia (ducto venoso normal) possuem um risco menor de dano neurológico estrutural, como hemorragia intraventricular e leucomalácia periventricular. Em estágios tardios da hipóxia (ducto venoso alterado), a vasodilatação cerebral parece proporcionar uma compensação insuficiente para proteção do cérebro fetal, sendo então observada maior prevalência destas lesões neurológicas estruturais.[14]

O CIUR de início tardio tem uma natureza mais benigna que a precoce, porém são fetos com pouca tolerância à hipoxemia. Por isso, existe maior risco de complicações agudas antes do parto, óbitos intrauterinos tardios, associação a sofrimento fetal intraparto e acidose neonatal (Quadro 110-1).[1]

Quando o caso progride para a hipóxia, que tem como sinal a inversão da RUC e IP ACM < 5, este feto que tem pouca reserva placentária para a sua massa corporal e pode descompensar rapidamente, evoluindo com acidose e óbito em questão de horas.[1]

Quadro 110-1. Resumo das Principais Diferenças entre as Formas de CIUR

CIUR precoce (1-2%)	CIUR tardio (3-5%)
Problema: manejo	Problema: diagnóstico
Doença placentária: severa (Doppler da artéria umbilical alterado e alta associação à pré-eclâmpsia)	Doença placentária: moderada (Doppler da artéria uterina normal e baixa associação à pré-eclâmpsia)
Hipóxia ++: adaptação cardiovascular sistêmica	Hipóxia +/-: centralização
Fetos com alta tolerância à hipóxia	Fetos com baixa tolerância à hipóxia
Alta morbimortalidade	Baixa morbimortalidade, curto tempo de evolução

Adaptado de Figueras F, Gratacos E. Update on the diagnosis and classification of fetal growth restriction and proposal of a stage-based management protocol. Fetal Diagn Ther. 2014;36(2):86-98.

RASTREIO/DIAGNÓSTICO

A história prévia de CIUR ou natimorto, diabetes, obesidade, pré-eclâmpsia, síndrome antifosfolípide deve ser levada em consideração para a investigação.

Ultrassonografia

Em gestações de alto risco, a avaliação fetal através da estimativa de peso ou da medida da circunferência abdominal é o melhor preditor do crescimento fetal, sendo a avaliação seriada da biometria fetal o padrão ouro para o rastreio de fetos pequenos para a idade gestacional.[4]

A evidência atual sugere que não há parâmetro isolado para melhor diferenciar CIUR de PIG. Devem ser considerados 3 parâmetros em conjunto: relação Doppler umbilical/cerebral (RUC), índice de pulsatilidade das artérias uterinas (IP A Ut) e peso fetal.[1]

A) Relação Doppler umbilical/cerebral (RUC): este índice reflete, de forma combinada, aumentos suaves na resistência placentária com reduções leves na resistência vascular do cérebro fetal.
B) Índice de pulsatilidade das artérias uterinas: achados anormais no Doppler de artérias uterinas, como valores alterados do índice de pulsatilidade médio e persistência da incisura protodiastólica, têm sido propostos como testes de rastreamento para a predição da pré-eclâmpsia e reflete a má perfusão placentária.[15] O Doppler das artérias uterinas, combinado com a relação umbilical/cerebral, aumenta seu valor preditivo na identificação de resultados pré e pós-natal desfavoráveis.[1,15]
C) Peso fetal: o peso fetal (P) abaixo do percentil 10 para a idade gestacional é um preditor fraco para a diferenciação dos tipos de hipodesenvolvimento se avaliado isoladamente. Quando se utiliza o parâmetro no percentil menor que 3 aumenta-se a sensibilidade para o diagnóstico, diferenciação entre CIUR e PIG e detecção de pior prognóstico pós-natal.[1,4]

Dopplerfluxometria

Doppler da Artéria Umbilical

O Doppler da artéria umbilical reflete a resistência ao fluxo do território placentário e se correlaciona com a condição fetal e o desfecho da gravidez. A progressão fisiopatológica deste território vascular inicia-se com o aumento da sua resistência e podendo chegar à diástole zero e reversa.[2] Existe uma associação entre o fluxo diastólico final reverso na AU e o desfecho perinatal adverso, com sensibilidade e especificidade de cerca de 60%, independentemente da prematuridade.[1]

A centralização fetal consiste na redistribuição do fluxo em situações de hipoxemia, priorizando órgãos nobres, como coração, cérebro e suprarrenais.

Consideraremos, aqui, "centralizado", aquele feto cuja relação entre o índice de resistência umbilical (IR AU) e o índice de resistência cerebral (IR ACM) é maior do que 1,0 (RUC > 1,0). Outros grupos utilizam a relação inversa, ou seja, cerebral/umbilical (IR ACM/IR AU) < 1,0. Vários grupos utilizam o índice de pulsatilidade (IP), o que também é viável, uma vez que, aparentemente, ambos os índices sejam confiáveis.[8]

O Doppler da artéria umbilical é o único parâmetro que fornece informações diagnósticas e prognósticas para o gerenciamento do CIUR. O diagnóstico do IP da AU >95° percentil é um dos parâmetros de CIUR, principalmente quando utilizado na relação umbilical/cerebral. Para o prognóstico são utilizados os parâmetros de ausência ou reversão do fluxo diastólico final correlacionando com riscos de óbito fetal.[1,2]

Doppler da Artéria Cerebral Média

A artéria cerebral média (ACM) informa sobre a existência de vasodilatação cerebral, podendo refletir a hipoxemia fetal, que é mais bem especificada pelo uso da RUC.[1,2]

Existe uma associação entre IP da ACM < percentil 5 e piores resultados neurológicos perinatais. A artéria cerebral média é par-

ticularmente valiosa para a identificação e a predição de desfecho adverso no CIUR tardia, independentemente do Doppler AU, que geralmente é normal nestes fetos.[1]

Relação Umbilical/Cerebral

A RUC é essencialmente um índice de diagnóstico e melhora notavelmente a sensibilidade de AU e ACM isoladamente, pois o aumento da resistência placentária (AU) é frequentemente combinado com a diminuição da resistência cerebral (ACM), causando a o fenômeno da centralização fetal.[2]

Em termos simples, poderíamos dizer que a centralização – em seu estágio inicial – costuma representar uma reação do feto a um estado qu tende à hipoxemia (redução do oxigênio sanguíneo), mas ainda não exibe hipóxia (redução do oxigênio tissular) em órgãos nobres. Por exemplo, em sistema nervoso central (SNC), ainda está preservada a oxigenação e, consequentemente, a função dos centros reguladores que dão normalidade à cardiotocografia e ao perfil biofísico fetal.[8] Assim, a RUC já está diminuída quando seus componentes individuais sofrem mudanças leves, mas ainda estão dentro dos intervalos normais. Nos fetos CIUR tardio, a RUC está associada a um maior risco de complicações na indução, embora em menor grau em relação a anormalidades da ACM.[1]

Doppler do Ducto Venoso

O ducto venoso (DV) é o parâmetro Doppler mais forte para prever o risco em curto prazo de óbito fetal em CIUR precoce. Estudos longitudinais demonstraram que as formas de onda do fluxo de DV tornam-se anormais apenas em estágios avançados de comprometimento fetal.[1,8]

Com a deterioração fetal a pressão venosa central aumenta, e a velocidade diastólica cai progressivamente, levando à onda A (que reflete a contração atrial no final da diástole) em direção à linha de base, tornando-a ausente ou negativa. São alterações tardias e indicam falência cardíaca fetal iminente.[2]

Existe uma correlação da forma de onda DV anormal com acidose em fase tardia na cordocentese. As velocidades ausentes ou invertidas durante a contração atrial estão associadas à mortalidade perinatal independentemente da idade gestacional ao parto, com risco variando de 40% a 100% no CIUR inicial.[1,8]

Assim, este sinal normalmente é considerado suficiente para recomendar o parto em qualquer idade gestacional, após a conclusão dos corticoides.

Em cerca de 50% dos casos, o DV com onda a reversa precede a perda de variabilidade na cardiotocografia computadorizada (cCTG) e em cerca de 90% dos casos é anormal 48-72 h antes da alteração do perfil biofísico fetal (BPF).[1]

Doppler do Istmo Aórtico

A inversão do Doppler do istmo aórtico (IAo) está associada ao aumento da mortalidade fetal e da morbidade neurológica no CIUR precoce. Este vaso reflete o equilíbrio entre a resistência cerebral e os sistemas vasculares sistêmicos. A inversão do fluxo do istmo aórtico é um sinal de deterioração avançada e mais um passo na sequência que começa com alterações do Doppler da artéria umbilical e da artéria cerebral média. Notavelmente, a IAo pode estar anormal em uma pequena proporção de CIUR de início tardio.[1]

A alteração do Doppler do istmo aórtico precede as alterações do DV em 1 semana e tem melhor predição de morbidade neurológica. No CIUR precoce o DV com onda a positiva e um Doppler de IAo inverso indicam um risco muito elevado de lesão neurológica tardia.[3]

Cardiotocografia Computadorizada

Estudos iniciais sobre gestações de alto risco mostraram que, apesar de altamente sensível, a cardiotocografia computadorizada (CTG) tem uma taxa de falso positivo de 50% para a predição de resultados adversos.[1]

A análise da micro-oscilação (short term variation) através da cardiotocografia computadorizada, no entanto, se correlaciona bem com acidose fetal e hipóxia severa e se torna anormal coincidentemente como ducto venoso.[4]

Um padrão de frequência cardíaca fetal sem variabilidade ou a presença de desacelerações espontâneas representam um evento muito tardio que precede o óbito fetal.[1,8]

Perfil Biofísico Fetal

A alta taxa de falso positivo e a ausência de demonstração de benefícios nas gestações de alto risco limitam sua utilidade clínica. Além disso, as alterações no tônus, movimentos respiratórios e movimentos corporais são muito tardios, em média 48 a 72 horas depois do ducto venoso.[2]

O líquido amniótico é um parâmetro crônico de sofrimento fetal e pode ser usado para distinguir CIUR de PIG, quando os parâmetros Dopplervelocimétricos ainda não se alteraram.

A Figura 110-1 mostra, de modo esquemático, a evolução do comprometimento fetal dos principais parâmetros de vitalidade (Doppler, cardiotocografia e perfil biofísico fetal), frente ao CIUR precoce e tardio.[15]

CONDUTA

O CIUR está provavelmente entre as entidades obstétricas com a maior variação na prática clínica. Isso resulta numa dificuldade de evidências de suporte, da complexidade das variáveis e dos índices que precisam ser integrados para avaliar o sofrimento fetal e os riscos associados à prematuridade em diferentes idades gestacionais.

Os principais objetivos do protocolo clínico da restrição de crescimento são:

■ Distinguir se o feto que se encontra abaixo do percentil 10, trata-se de crescimento intrauterino restrito ou pequeno para a idade gestacional.

■ Verificar se há risco de lesão fetal intrauterina, utilizando-se dos exames complementares como o IP das artérias uterinas, IP das artérias umbilicais, IP da artéria cerebral média (IP ACM) e a relação umbilical/cerebral (RUC), a fim de estabelecer o risco-benefício entre a lesão fetal, óbito intrauterino e os riscos da prematuridade.[1]

■ Rastrear e diagnosticar a centralização. Adicionando à equação a consciência de que deixar gestações com centralização chegarem a termo também pode levar a comorbidades perinatais.[1,8]

Embora, quando considerados como grupos, existam diferenças claras entre as formas de início precoce (insuficiência placentária grave com o acionamento da cascata de hipóxia visualizada ao Doppler) e tardio (vasodilatação compensatória da artéria cerebral média, sem necessariamente haver alterações no Doppler da artéria umbilical), de forma individual, há importantes sobreposições de características clínicas em idades gestacionais limítrofes, e as condutas devem ser individualizadas.[1]

Na decisão do momento do parto a centralização e a idade gestacional têm papel fundamental. Quanto maior a idade gestacional, menor o impacto da prematuridade e portanto, melhor prognóstico perinatal e na morbidade em longo prazo. Outro fator é a importância de uma equipe neonatal preparada e o conhecimento do ponto de corte para a idade gestacional da UTI neonatal.[1,2,8]

Ao se definir a centralização e saber de sua relação à hipoxemia e danos futuros, vislumbrou-se a oportunidade de evitar o quadro hipóxico, flagrando etapas mais precoces do seu comprometimento. Porém, se por um lado não se deseja a hipóxia, tampouco se deseja a prematuridade injustificada já que, por exemplo, entre o primeiro diagnóstico da centralização e a instalação da acidose fetal podem se passar três dias, três semanas, ou mesmo não haver essa evolução.[8]

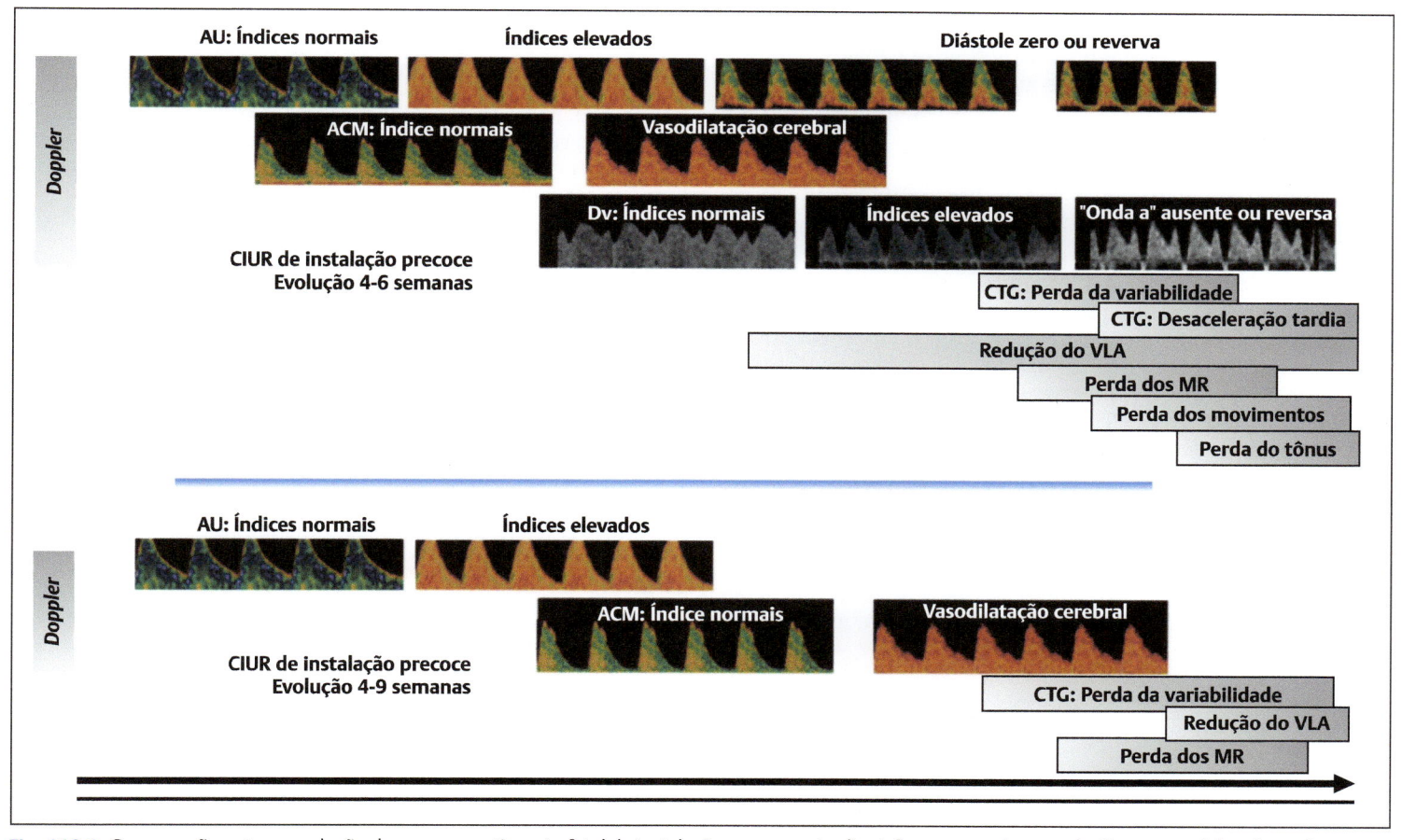

Fig. 110-1. Comparação entre a evolução do comprometimento fetal de instalação precoce e tardia. A figura sumariza a evolução temporal das alterações biofísicas observadas na dopplervelocimetria, volume do líquido amniótico, na cardiotocografia e no perfil biofísico fetal. Os "índices" se referem aos "Índices de Resistência e de Pulsatilidade" da dopplervelocimetria. AU, artéria umbilical; ACM, artéria cerebral média; CTG, cardiotocografia; VLA, volume de líquido amniótico; MR, movimento respiratório.

Existe uma ampla discussão e várias correntes de condução do feto com CIUR e centralização. Neste capítulo citaremos dois exemplos distintos de conduta para que possam ser analisadas e adaptadas à sua rotina de trabalho.

Protocolo com Base em Estágios para Gerenciar a Restrição do Crescimento Fetal

Figueras e Gratacós, 2014, formularam um protocolo de estágios, descrito a seguir.[1]

Feto Pequeno para Gestacional

Excluindo causas infecciosas e genéticas, os resultados perinatais são bons. Recomendam-se Doppler a cada 15 dias e avaliação de crescimento. O monitoramento quinzenal até o termo é seguro.

Estágio I – Restrição de Crescimento Fetal (Leve ou Moderada Insuficiência Placentária)

O peso está abaixo do percentil 3, o Doppler das artérias uterinas acima do P 95, das artérias umbilicais acima de P 95, da artéria cerebral média abaixo do P 95 ou RUC > 1.

Na ausência de outras anormalidades, evidências sugerem um baixo risco de sofrimento fetal antes do termo. A indução do trabalho além de 37 semanas é aceitável, mas o risco de sofrimento fetal intraparto é maior.

O monitoramento semanal parece razoável.

Estágio II – Restrição de Crescimento Fetal (Insuficiência Placentária Severa)

Este estágio é definido pela diástole zero na artéria umbilical ou índice aórtico inverso.

Embora a evidência de diástole zero na artéria umbilical seja mais forte do que a do índice aórtico reverso, evidências observacionais sugerem uma associação entre estes últimos ao neurodesenvolvimento anormal, de modo que ambos os critérios se tornem uma categoria única.

O parto deve ser recomendado após 34 semanas. O risco de cesariana de emergência durante a indução do trabalho de parto é superior a 50% e, portanto, a cesariana eletiva é uma opção razoável.

Recomendado monitorar duas vezes por semana.

Estágio III – Restrição de Crescimento Fetal (Sinais de Sofrimento Fetal com Baixa Suspeita de Acidose)

O estágio é definido pelo fluxo diastólico reverso na artéria umbilical ou índice de pulsatilidade do ducto venoso > 95º percentil.

Existe uma associação a maior risco de óbito fetal e pior desfecho neurológico. No entanto, devem ser levados em conta a idade gestacional e o risco-benefício da manutenção fetal intrauterina ou a prematuridade. Razoável protelar o parto eletivo para reduzir o máximo possível os efeitos da prematuridade grave.

O sugerido é que o parto seja realizado por cesariana após 30 semanas. É recomendável controlar cada 24-48 h.

Estágio IV – Restrição de Crescimento Fetal (A Suspeita de Acidose e Alto Risco de Óbito Fetal)

Existem desacelerações espontâneas na frequência cardíaca fetal, intervalos reduzidos (< 3 ms) na cardiotocografia computadorizada ou onda a reversa no Doppler do Ducto Venoso.

A desaceleração espontânea da frequência cardíaca fetal é um sinal grave, normalmente precedido pelos outros dois sinais e, portanto, raramente é observado, mas, se for persistente, pode justificar a cesariana de emergência.

Cardiotocografia e ducto venoso alterados estão associados a riscos muito elevados de nascimento fetal nos próximos 3-7 dias e retardo mental.

Parto após 26 semanas por cesariana em um centro de cuidados terciários, sob tratamento com corticoides para maturação pulmonar. A sobrevivência sem lesões ultrapassa os 50% somente após 26-

28 semanas, e, antes desse limiar, os pais devem ser assessorados por equipes multidisciplinares.

Recomendado o monitoramento a cada 12-24 h até o parto.

Particularmente nas idades gestacionais precoce, e em qualquer etapa, a correlação com pré-eclâmpsia severa pode distorcer a história natural, e o monitoramento fetal deve ser mais rigoroso, uma vez que o sofrimento fetal possa ocorrer a qualquer momento.

Protocolo de Conduta do Grupo Fetus

A conduta que nos parece mais adequada é a que considera a idade gestacional e o peso fetal, sempre levando em consideração a capacidade do berçário.[8]

Sendo assim, antes de 1.000 g, ainda acreditamos que devemos aguardar, mantendo a vigilância, e rastrear o evento hipóxico incipiente (aumento do IP de ducto venoso ou queda de índice de *performance* miocárdica) e agir imediatamente, logo que ele se instale.

Atingido o limite de 1.000 g, o passo primeiro é dividir as faixas de idade gestacional dos fetos centralizados e avaliar a capacidade da equipe neonatal.

As faixas poderiam se dividir da seguinte forma e com os seguintes pontos de corte (e variações para cada serviço):

- *Faixa 0:* feto inviável (até 21-23 semanas).
- *Faixa 1:* limite da viabilidade (iniciando-se com 22-24 semanas).
- *Faixa 2:* pré-termo extremo (23-25 até 27-28 semanas).
- *Faixa 3:* pré-termo importante (28-29 até 32-33 semanas).
- *Faixa 4:* pré-termo "adaptado" ou moderado (33-34 até 36 semanas).
- *Faixa 5:* fetos a termo (a partir de 37 semanas).

A partir de então, costumamos estabelecer os outros fatores de conduta que são, além do peso mínimo (1.000 g) e da idade gestacional (como apresentado anteriormente), também a velocidade diastólica final em artéria umbilical (presença ou ausência de "diástole zero"), e o índice de líquido amniótico menor que 5,0 (presença ou ausência de oligoâmnio importante).

Conduta em Fetos Abaixo de 1.000 g

Como já dissemos, antes de 1.000 g, independentemente da idade gestacional, rastreamos o evento hipóxico incipiente (aumento do IP de ducto venoso ou queda de índice de *performance* miocárdica) e agimos imediatamente, logo que ele se instale, propondo a resolução da gravidez.

Atingido o limite de 1.000 g, abandonamos o critério de peso e consideramos a idade gestacional.

Esse grupo inclui as faixas de idade gestacional 0 e 1, podendo envolver a faixa 2 em casos de grave restrição de crescimento.

Conduta nas Faixas 1 e 2

Até a faixa 2 de idade gestacional (27 a 28 semanas), também somos conservadores, rastreando a hipóxia incipiente (aumento do IP de ducto venoso ou queda de índice de *performance* miocárdica) e agimos imediatamente, logo que ela se acuse, propondo a resolução da gravidez. Isso se justifica pelo grande risco de danos – importantes – dada à prematuridade (ou dismaturidade) extrema nesta situação.

Conduta na Faixa 3

Na faixa 3 (28-29 até 32-33 semanas), o primeiro grupo de centralizados é aquele com diástole umbilical presente e volume amniótico normal ou com índice de líquido amniótico (ILA) > 5. Nestes conceptos, mantemos observação Doppler a cada 2 a 3 dias, com rastreio diário de hipóxia (Doppler venoso ou cardiotocografia), até 34-35 semanas, a partir de quando se planeja a resolução da gravidez. Instalando-se a hipóxia, abreviam-se os planos, e a resolução é imediata.

Em fetos com diástole presente, porém com oligoâmnio importante (ILA < 5,0), recuamos em uma semana o nosso objetivo de tempo intrauterino. Mantemos observação Doppler a cada 2 a 3 dias, com rastreio diário de hipóxia (Doppler venoso ou cardiotocografia), até 33-34 semanas, a partir de quando se planeja a resolução da gravidez. Instalando-se a hipóxia, abreviam-se os planos, e a resolução é imediata.

Naqueles conceptos em diástole zero, somos mais agressivos. Mantemos observação Doppler e rastreio de hipóxia (Doppler venoso ou cardiotocografia), ambos diários, buscando 32 semanas, a partir de quando se planeja a resolução da gravidez. Instalando-se a hipóxia, abreviam-se os planos, e a resolução é imediata.

Conduta na Faixa 4

Na faixa 4 (33-34 até 36 semanas), o primeiro grupo de centralizados é aquele com diástole umbilical presente e volume amniótico normal ou com índice de líquido amniótico (ILA) > 5. Nestes conceptos, mantemos observação Doppler a cada 2 a 3 dias, com rastreio diário de hipóxia (Doppler venoso ou cardiotocografia), por 7 dias, a partir de quando se planeja a resolução da gravidez. Instalando-se a hipóxia, abreviam-se os planos, e a resolução é imediata.

Em fetos com diástole presente, porém com oligoâmnio importante (ILA < 5), mantemos observação Doppler e rastreio de hipóxia (Doppler venoso ou cardiotocografia), ambos diários, também por 7 dias, a partir de quando se planeja a resolução da gravidez. Instalando-se a hipóxia, abreviam-se os planos, e a resolução é imediata.

Naqueles conceptos em diástole zero, somos mais agressivos. Mantemos observação Doppler e rastreio de hipóxia (Doppler venoso ou cardiotocografia), ambos diários, aguardando 72 horas para efeito pleno do corticoide (33 a 34 semanas). A partir de 35 semanas, não mais procede a utilização do corticoide, e a resolução pode ser planejada já a partir da segura configuração do quadro.

Conduta na Faixa 5

Na faixa 5 (feto a termo), nossa conduta é invariavelmente a resolução da gravidez.

SITUAÇÕES ESPECIAIS

- *Diástole reversa na artéria umbilical:* estes fetos já têm um fator de perda de eficiência de bomba (cardíaca), coadjuvante à rarefação vilositária, apresentando risco maior de resultados adversos, e mesmo de morte perinatal. Nessa situação, a partir da faixa 3, tornamos a conduta mais agressiva, com resolução imediata, caso confirmado o quadro por mãos experientes. Até a faixa 2, levamos a difícil discussão para a família e a equipe neonatal.
- *Quadros de CIUR tardios:* a vasodilatação cerebral reflete um mecanismo compensatório fetal.

Estudos revelam que entre 50% e 80% dos fetos possuem vasodilatação até duas semanas antes de uma deterioração aguda.[16] Na evolução clínica do CIUR tardio, o único parâmetro de vigilância que se torna anormal antes do natimorto é o IP da ACM. O intervalo médio entre um baixo IP da ACM e o natimorto sugere um intervalo de monitoração menor ou igual a cinco dias, o que indica que uma vigilância duas vezes por semana deve ser realizada.[14,17]

Quando um Doppler da ACM anormal é detectado em fetos PIG, próximo ao termo, com Doppler da AU normal, o curso clínico esperado é um parto precoce, baixo peso ao nascer, maior risco de cesariana e admissão do bebê em unidade de cuidados neonatais.

Portanto, quando o parto é induzido nestes fetos, aumenta em seis vezes a chance da necessidade de cesariana de emergência por causa de sofrimento fetal, e em quatro vezes o risco de acidose metabólica neonatal, quando comparados aos PIG com o IP normal da ACM.[14]

Esta anormalidade no Doppler é uma manifestação tardia, com uma especificidade aceitável, porém baixa sensibilidade para aplicação na prática clínica.[14]

REFERÊNCIAS BIBLIOGRÁFICAS

1. Figueiras F, Gratacós E. Update on the Diagnosis and Classification of Fetal Growth Restrictio and Proposa of a Stage-Based Manegement Protocol. Fetal Diagn Ther. 2014;36:86-98
2. Pereira DDS, Magalhães NRJ, Trajano AJB. In: Restrição de Crescimento Intrauterino. Revista Hupe Uerj. 2014 jul/set;13(3).
3. Neto ARM, Córdoba JCM, Peraçoli JC. Etiologia da restrição de crescimento intrauterino. In: Com Ciências Saúde, 2011;22(Sup 1):S21-S30.
4. Mansur CAA. Crescimento Intrauterino retardado in Medicina Materno Fetal. Diagnóstico Pré-Natal e Conduta, 2003. p. 483-497.
5. Lees C, Marlow N, Arabin B, Bilardo CM, Brezinka C, et al. Perinatal Morbidity and Mortality in early-onset fetal growth restriction: cohort outcomes of the trial of randomized umbilical and fetal flow in Europe (TRUFFLE) in Ultrasound Obstet Gynecol. 2013;42:400-8.
6. Allen RE, Morlando M, Thilaganathan B, Zamora J, Khan KS, et al. Predictive accuracy of second-trimester uterine artery Doppler índices for stillbirth: a systematic rewiew and meta analysis. Ultrasound Obstetric and Gynecol. 2016;47:22-7.
7. Marsál K. Obstetric management of intrauterine growth restriction. Best Pract Res Clin Obstet Gynaecol. 2009 dec;23(6):857-70.
8. Isfer EV. Perfil Hemodinâmico Fetal Modificado. PROAGO. Ciclo 12. 2016;4:55-94.
9. Crovetto F, et al. Performance of first –trimester integrated screening for early and late small for gestacional age newborns. Ultrasound Obstet Gynecol. 2013.
10. Turan OM, et al. Progression of Doppler abnormalities in intrauterine growth restriction. Ultrasound Obst Gynecol. 2008;32:160-7.
11. Llurba E, et al. Emergence of late-onset placental dysfunction: relationship to the change in uterine artery blood flow resistance between the first and third trimester. Am J Perinatol. 2013;30:505-12.
12. Yuan T, et.al. Placental vascularization alterations in hypertensive disorders complicating pregnancy (HDCP) and small for gestational age with HDCP using three-dimensional power doppler in a prospective case control study. Pregnancy and Childbirth. 2015;15:240.
13. Hernandez AE, Stampalija T, Figueras F. Cerebral blood flow studies in the diagnosis and management of intrauterine growth restriction. Curr Opin Obstet Gynecol. 2013;25(2):138-44.
14. O papel do Doppler da artéria cerebral média nos fetos com Crescimento Restrito Tardio Femina®. 2016;44(4):224-232.
15. Baschat AA. Neurodevelopment following fetal growth restriction and its relationship with antepartum parameters of placental dysfunction. Ultrasound Obstet Gynecol. 2011 May;37(5):501-14.
16. Thompson JL, Kuller JA, Rhee EH. Antenatal surveillance of fetal growth restriction. Obstet Gynecol Surv. 2012;67(9):554-65.
17. Crimmins S, Desai A, Block-Abraham D, Berg C, Gembruch U, Baschat AA. A comparison of Doppler and biophysical findings between liveborn and stillborn growth-restricted fetuses. Am J Obstet Gynecol. 2014;211(6):669e1-10.

BIBLIOGRAFIA

Llurba E, Carreras E, Gratacós E, Juan M, Astor J, et.al. Materna History and Uterine Artery Doppler in the Assessment of Risk for Development of Early-and Late-Onset Preeclampsia and Intrauterine Growth Restriction. Obst Gynecol Internat, 2009.

Oros D, et. al. Longitudinal changes in uterine, umbilical and fetal cerebral Doppler índices in late-onset small-for-gestational age fetuses. Ultrasound Obstet Gynecol. 2011;37:191-5.

CAPÍTULO 111

PERFIL HEMODINÂMICO FETAL MODIFICADO

Eduardo Valente Isfer

INTRODUÇÃO

Um dos principais objetivos da obstetrícia, atualmente, é aferir com precisão o bem-estar fetal com o intuito de diminuir a taxa de morbiletalidade perinatal. A dificuldade de acesso ao compartimento fetal, associada à falta de desenvolvimento de técnicas diagnósticas precisas, tem limitado de maneira importante a vigilância anteparto desse bem-estar. Sendo assim, essa vigilância era, até então, de responsabilidade restrita apenas à cardiotocografia (CTR) e ao perfil biofísico fetal (PBF), ou seja, a métodos de identificação tardios.

Com a introdução da Dopplervelocimetria (Doppler) na obstetrícia, tornaram-se possíveis a investigação e a avaliação do estado hemodinâmico do contexto da gravidez e, em particular, do concepto. Por meio desse método, pode-se determinar a qualidade do fluxo sanguíneo fetal, placentário e materno, possibilitando, assim, melhor entendimento da influência de patologias extrínsecas (maternas), gestacionais e fetais (intrínsecas) sobre a unidade fetoplacentária. Ademais, sabe-se que aproximadamente 50% dos casos que concorrem com asfixia perinatal são provenientes de gestações de baixo risco.

IMPORTÂNCIA

Sabe-se, hoje, que existem situações que concorrem com processos maternos de má adaptação placentária (p. ex., placentação anormal e a clássica insuficiência placentária) e que pode haver comprometimento dos componentes nutricional e/ou respiratório fetais. Este, por sua vez, pode refletir em restrição de crescimento intrauterino (RCIU) e/ou asfixia perinatal, respectivamente.

Tentando obter métodos mais precisos de avaliação fetal, Campbell *et al.* (1991) utilizaram o Doppler, mais especificamente as alterações do fluxo venoso (em particular, ducto venoso), na detecção de hipóxia e acidemia fetal, pois sabe-se que os fetos com RCIU têm risco aumentado para esses eventos, bem como resultados perinatais adversos.[1]

Ocorre, no entanto, que as diferentes modalidades de provas pré-natais que avaliam essas situações derivam da interação de vários parâmetros, tais como:

- Critérios diagnósticos dessas provas.
- Relação entre os resultados.
- Condição fetal no momento do exame; e
- Sa correlação com os efeitos em longo prazo.

Nessa esfera, a avaliação da circulação fetal pelo Doppler pode ser usada em várias condições, pois a sua pesquisa está baseada na relação entre mudanças circulatórias e a condição do concepto.

O objetivo principal do Doppler é detectar precocemente o comprometimento fetal para viabilizar a resolução obstétrica no momento mais oportuno, na tentativa de prevenir danos perinatais e em longo prazo.[2,3]

Tem-se observado, também, que as complicações perinatais são maiores nos fetos que permanecem no ambiente uterino desde o comprometimento da sua circulação (p. ex., centralização, que é um mecanismo "teórico" de autodefesa fetal – redistribuição fisiológica do sangue), até a alteração dos parâmetros biofísicos ou da CTR.[3-10]

A partir de então, o prognóstico fetal e pós-natal começou a ser alvo de pesquisas cada vez mais frequentes, com vistas a estabelecer o momento mais adequado para a resolução das gestações de alto risco e, assim, tentar evitar alterações que conduzam a morbidade fetal cerebral, metabólica, visual, intestinal e pulmonar.[3,11-13]

De modo sintético, a CTR e o PBF seriam exames de cunho "curativo" enquanto que o Doppler permitiria raciocinar de maneira "preventiva". Logo, a tendência atual também tem sido incluir o Doppler na avaliação biofísica fetal, constituindo um perfil hemodinâmico.[14-16]

A finalidade deste capítulo é, por meio de metodologia hemodinâmica, propor uma sistemática para avaliar a vitalidade fetal, agora tendo como parâmetros o Doppler e o volume de líquido amniótico (LA), constituindo o perfil hemodinâmico fetal modificado (PHFM).

METODOLOGIA

Para a utilização do PHFM, preconiza-se a realização do Doppler (mais especificamente, do Conjunto ou "Síndrome" Doppler) e da quantificação do volume de LA (índice de LA e/ou avaliação subjetiva) (Fig. 111-1).[3,9,16]

Para tanto, o protocolo FETUS preconiza a realização sistemática do que denominamos Conjunto ou "Síndrome" Doppler (Fig. 111-1), a qual é constituída dos itens expostos no Quadro 111-1.

Dentro do contexto do Doppler, recomenda-se o uso dos índices velocimétricos, a saber:

1. Índice de Pulsatilidade (IP), representado pela relação sístole-diástole/velocidade média.
2. Índice de Resistência (IR) ou índice de Pourcelot, representado pela relação sístole-diástole/diástole.
3. Relação Sístole/Diástole (S/D).

A escolha de um deles varia de serviço para serviço. Porém, esses índices não devem ser considerados como independentes das mudanças de outras variáveis fisiológicas, tais como frequência cardíaca, contratilidade cardíaca, pressão sanguínea e complacência da parede do vaso. Ou seja, todos esses fatores devem ser levados em consideração pelo examinador.

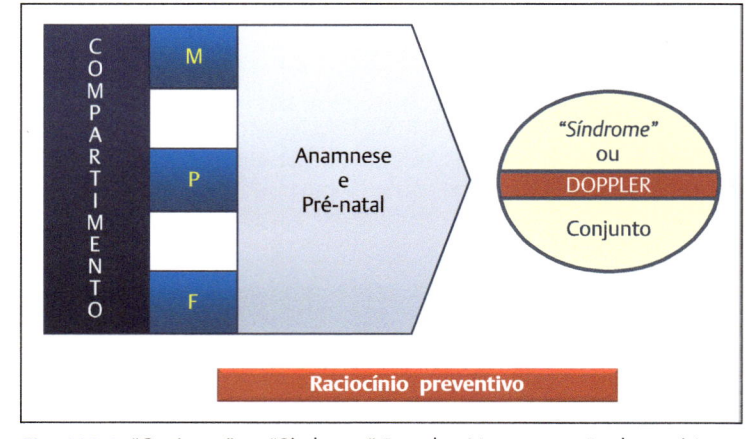

Fig. 111-1. "Conjunto" ou "Síndrome" Doppler. M: materno; P: placentário; F: fetal.

Quadro 111-1. Conjunto (ou "Síndrome") Doppler

Etapa 1 – Antecedentes Maternos + Evolução Pré-Natal (Gestação Atual)

- *Antecedentes pessoais (clínicos):* HA, DM, colagenoses, uso de drogas, outros
- *Antecedentes obstétricos:* peso fetal em gestação anterior, prematuridade, RCIU, sofrimento fetal
- *Gestação atual (evolução do período gestacional):* altura uterina, USG (biometria, morfologia)

Etapa 2 – Exame Fluxovelocimétrico ou Dopplervelocimétrico

- Compartimento materno → artérias uterinas
- Compartimento placentário → artérias umbilicais (avaliar as duas)
- Compartimento fetal → artérias cerebrais

HA: hipertensão arterial; DM: diabetes melito; USG: ultrassonografia; Ao: aorta; RCIU: restrição de crescimento intrauterino.
Isfer & Guidoni, 1997.[16]

Quadro 111-2. Perfil Hemodinâmico Fetal Modificado (Doppler + LA)

- Fase I – Fisiológica
- Fase II – Centralização (redistribuição fisiológica do sangue fetal frente ao estresse)
  - Estágio I: pré-centralização ou centralização inicial
  - Estágio II: centralização hemodinâmica
  - Estágio III: centralização clínica
- Fase III – Descentralização

LA: Líquido amniótico.
Isfer, 2010.[9]

Vale enfatizar, ainda, que o Doppler deve ser realizado, durante a gestação, em seus três leitos vasculares (compartimentos) principais, a saber:

- *Leito vascular materno (artérias uterinas):* compartimento materno.
- *Leito vascular placentário (artéria umbilical):* compartimento placentário.
- *Leito vascular fetal (artéria cerebral média):* compartimento fetal.

Inicialmente, Isfer & Guidone e, posteriormente, Isfer, em 2010 e 2016, interpretaram a evolução da etiopatogenia dos processos mórbidos que cursam com o comprometimento da unidade fetoplacentária, classificando-a de acordo com a resposta hemodinâmica fetal (obtida pelo "conjunto" Doppler) associada ao volume de LA, caracterizando o que chamam de PHFM (Quadro 111-2).[3,9,16]

Ao se configurar o estresse fetal, deve-se estabelecer qual o nível e o grau atual de comprometimento do concepto. Para tanto, propomos a inclusão da apreciação do volume de LA, o qual pode ser aferido pelo índice de LA (ILA) ou por sua avaliação subjetiva.

Para fins de praticidade, recomenda-se a utilização do ILA, tendo-se como padrão de normalidade o gráfico de Phelan. No entanto, salienta-se que, em mãos experientes, a avaliação subjetiva nos parece superior em termos de confiabilidade de interpretação, porém impraticável para fins casuísticos.[17]

ASPECTOS PROPEDÊUTICOS

Preconiza-se a realização do PHFM principalmente para aquelas gestações que apresentem qualquer intercorrência em sua evolução (em particular, as que manifestam padrão restritivo ou de obliteração e obstrução da microcirculação vilosa ou padrão materno de má adaptação) e que necessitem da avaliação da vitalidade fetal. Por outro lado, o PHFM pode também ser aplicado no acompanhamento pré-natal de qualquer gestante, inclusive naquela de baixo risco.

Do ponto de vista prático, em nosso meio, recomenda-se a avaliação do concepto pelo PHFM a partir da viabilidade fetal, ou seja, após a 26ª semana.

Quando o PHFM se mostra normal, rotula-se nova avaliação dentro de um período de 7 a 10 dias (intervalo de confiança) (Fig.

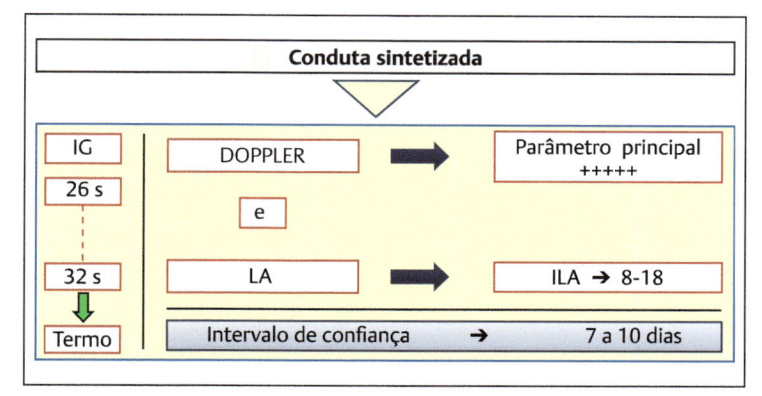

Fig. 111-2. Perfil hemodinâmico fetal modificado (PHFM). IG: idade materna; LA: líquido amniótico; ILA: índice de líquido amniótico; S: semanas.[9]

111-2). Porém, esse intervalo pode variar em função da anamnese e necessidade de cada caso, podendo ser até diário. Em contrapartida, quando o PHFM estiver anormal, deve-se de imediato identificar se o feto está frente ao processo de centralização ou de não centralização, pois o raciocínio clínico difere nitidamente entre ambos, bem como a respectiva gravidade.

PROCESSO DE CENTRALIZAÇÃO

Esse processo se refere a um mecanismo de defesa fetal, que consiste na redistribuição hemodinâmica do fluxo sanguíneo fetoplacentário frente a qualquer situação de hipoxemia fetal.

Tal mecanismo é uma resposta fetal que desvia sua circulação sanguínea (resposta hemodinâmica) para favorecer determinados órgãos considerados vitais (cérebro, coração e suprarrenal – que aqui serão denominados de compartimento fetal 1) e, por conseguinte, diminui a perfusão para outras áreas, como intestino, fígado, baço, rins, pâncreas e carcaça (pele e músculos), que serão denominados de compartimento fetal 2.[3,9,18,19]

Wladimiroff *et al.* (1986) foram os primeiros a reportar o que chamaram de "centralização" *(brain sparring effect)* como uma resposta fetal à hipóxia, definindo esse achado através da inversão da relação fetal cérebro-umbilical pelo Doppler (relação IR umbilical/ IR cerebral atingindo valores maiores que 1) (Fig. 111-3).[20]

Iguais achados de centralização foram encontrados pelo mesmo autor em 42 casos de RCIU, com 88% de sensibilidade em 1987. Outros trabalhos, envolvendo a avaliação da artéria cerebral média e da carótida interna, com o uso do Doppler colorido, confirmaram os dados de Wladimiroff.[5,21]

É importante mencionar que, quando 50% dos vasos terminais da circulação uteroplacentária estão comprometidos, começa o aumento do IP na artéria umbilical, denotando a rarefação vilositária.[22] De acordo com o grau de comprometimento dessa rarefação, observa-

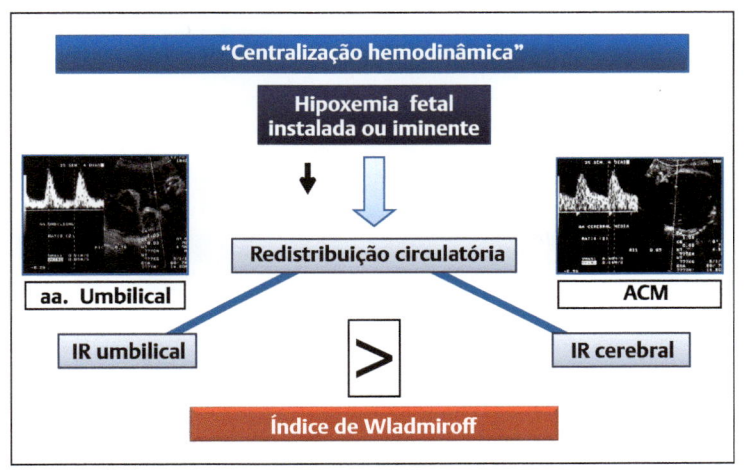

Fig. 111-3. Perfil hemodinâmico fetal modificado (PHFM). aa: artéria umbilical. IR: índice de resistência; ACM: artéria cerebral média.[9]

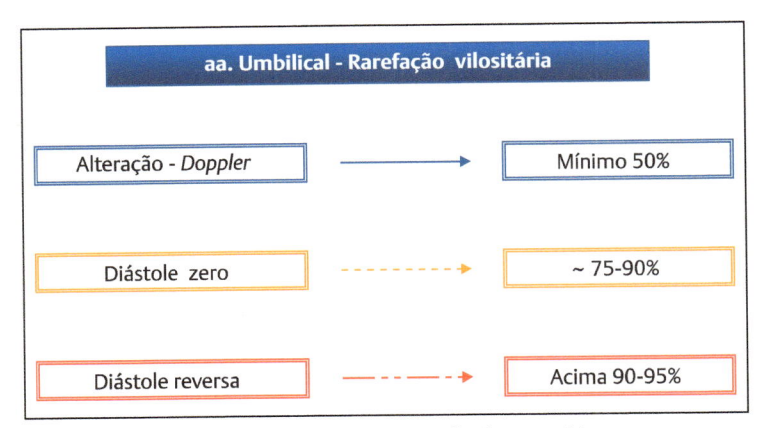

Fig. 111-4. Centralização fetal (*brain sparing effect*). aa: artéria.

-se também gradual perda do período diastólico nas artérias umbilicais. Estima-se que, na presença de diástole zero (ausência de fluxo diastólico nas artérias umbilicais), a rarefação vilositária acometa ao redor de 75 a 90% da massa placentária. Já na diástole reversa, esse comprometimento fica acima de 90 a 95% (Fig. 111-4).

Sabe-se, porém, que o aporte nutricional já se encontra diminuído em sua qualidade antes que esse evento ocorra. Essa sequência de eventos é controlada por mecanismos endócrinos e parácri-

nos, os quais, por sua vez, modulam as alterações hemodinâmicas pelos níveis de oxigênio, tensão de dióxido de carbono, atividade alfa-adrenérgica e beta-adrenérgica, sistema renina-angiotensina, opioides endógenos, prostaglandinas e outros reguladores não identificados (Fig. 111-5).[20,23,24]

Tem sido demonstrado em diferentes trabalhos que, desde quando ocorre a centralização, observam-se gradualmente perda potencial de crescimento e acidemia fetal, além de diminuição da produção de líquido amniótico e, no estágio final, edema cerebral. Tais consequências são caracterizadas apenas no estágio final do processo da centralização, mais especificamente no momento em que os achados do PBF se alteram ao ultrassom (US), tendo o seu tempo de aparição iniciado desde 48 horas até duas semanas após os achados do Doppler. Além disso, sabe-se, também, que as complicações perinatais são maiores em fetos que permanecem no ambiente uterino desde a sua centralização até a alteração da CTR e/ ou dos parâmetros biofísicos.[4-7,21]

Todo o processo de centralização possibilita ao concepto sobreviver por períodos relativamente longos de restrição de O$_2$, particularmente sem descompensação dos órgãos vitais. Porém, não permite apreciar se já houve algum dano, mesmo que discreto, a esses sistemas e, em particular, àqueles que ficam sob regime da vasoconstrição, principalmente quando se trata de prognóstico em longo prazo (vida adulta).[25]

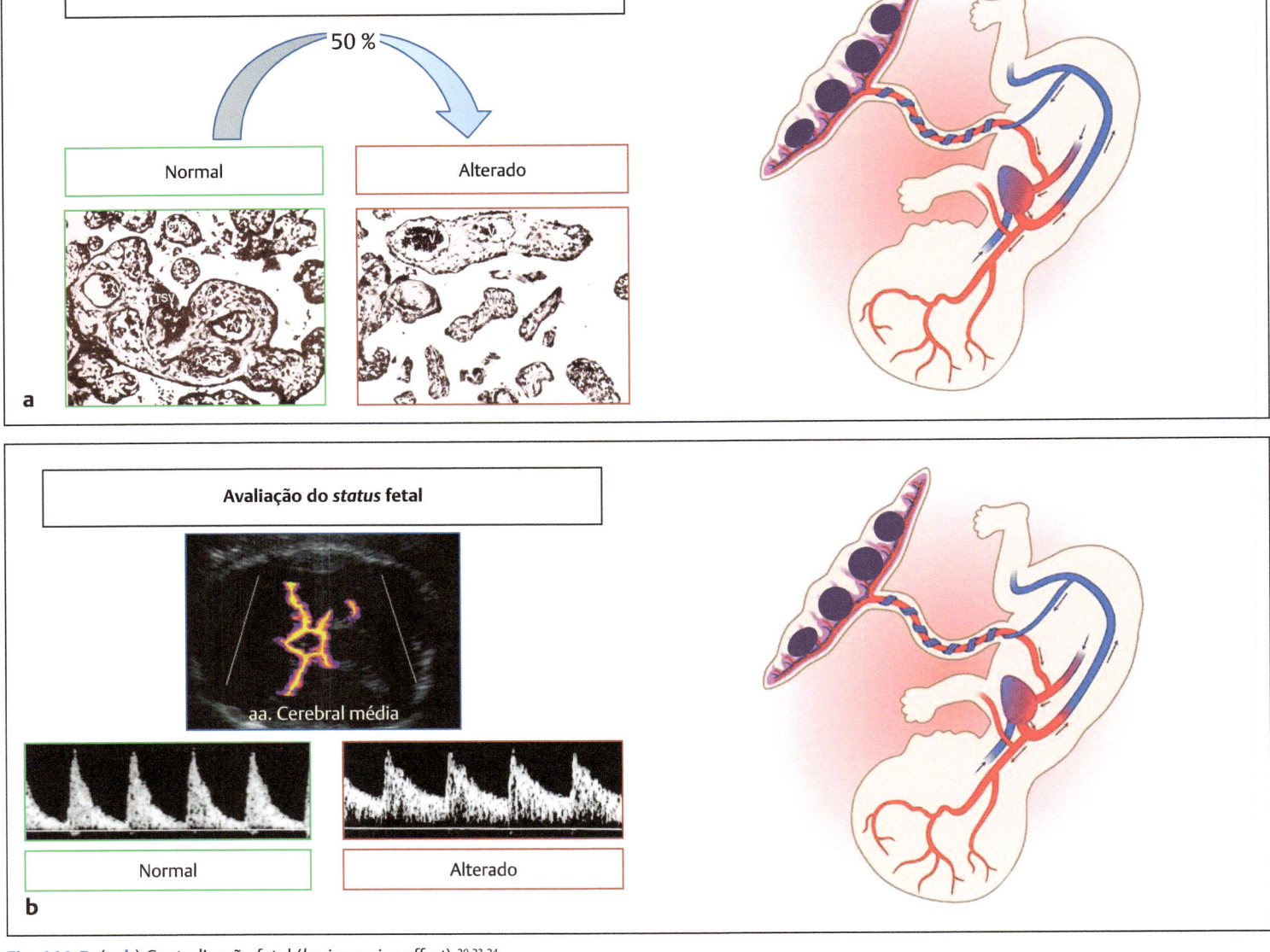

Fig. 111-5. (**a**, **b**) Centralização fetal (*brain sparing effect*).[20,23,24]

Quadro 111-3. Fatores Determinantes da Resistência Fetal à Centralização

- Massa Corporal → Quanto Menor, Maior a Resistência
- Líquido Amniótico → Quanto Menor, Menor a Resistência
- Diástole Zero → Quando Presente, Menor a Resistência
- Resposta Hematimétrica → Quando Maior, Maior a Resistência

Quadro 111-4. Danos Neonatais em 3 Subgrupos de Fetos Centralizados *vs.* Diástole da Aa. Umbilical

	Diástole Aa. Umbilical		
	Presente	**Ausente**	**Reversa**
Enterocolite necrosante	0%	26%	50%
Broncodisplasia	0%	22%	75%
Hemorragia PIV	7%	56%	75%

aa: artéria; PIV: peri e intraventricular.
Cardoso *et al.*, 2009.[26]

Quadro 111-5. Perfil Hemodinâmico Fetal Modificado

FASE II – Centralização Fetal	
Estágio I – Pré-centralização (Centralização Inicial)	
Doppler	
Artérias uterinas	Limite da normalidade ou alterada
Artérias umbilicais	Normal
Artéria cerebral	Normal/ vasodilatação (com início de resistência diminuída)
ILA	
Normal	
CTR	
Normal	

ILA: índice de líquido amniótico; CTR: cardiotocografia.
Isfer, 2016:3

Diante dos fatos relatados nos parágrafos anteriores, e tendo conhecimento da resposta fetal frente à hipoxemia, em nosso Serviço preconizamos uma avaliação preliminar que denominamos de "Fatores Determinantes da Resistência Fetal à Centralização", a saber (Quadros 111-3 e 111-4):[26]

- *Massa corpórea fetal:* quanto menor o peso fetal, maior é a tolerância do concepto à centralização (pois menor é a sua necessidade de oxigênio para nutrir sua massa corpórea).
- *Volume de LA:* quanto mais importante for o oligoidrâmnio, menor é a resistência do feto à centralização (pois denota maior período de privação de oxigenação intraútero).
- *Diástole zero (ou reversa) nas artérias umbilicais:* quando esse achado está presente no sonograma Doppler, observa-se nitidamente menor resistência fetal à centralização e, por consequência, maior índice de complicações perinatais (tais como enterocolite necrosante, broncodisplasia e outras) (Quadro 111-4).[25,26]
- *Resposta hematimétrica:* fetos centralizados que respondem com reticulocitose e aumento de eritroblastos suportam períodos mais prolongados à centralização. No entanto, essa propedêutica só tem interesse acadêmico, pois na prática não há justificativa plausível para submeter um feto sob o estágio de centralização a uma cordocentese apenas para avaliarmos o seu potencial de resistência.

Logo, como já enfatizado no início deste capítulo, o prognóstico fetal e pós-natal começou a ser alvo de pesquisas cada vez mais frequentes, com vistas a estabelecer o momento mais adequado para a resolução das gestações comprometidas pela insuficiência placentária e, assim, tentar evitar alterações que levem à morbidade fetal, tais como sequela cerebral e do desenvolvimento neuropsicomotor, além de desequilíbrio metabólico, sequela visual, intestinal ou pulmonar.[3,12,13,25,26,27]

Estágio I – Pré-Centralização ou Centralização Inicial

No estágio I, o fluxo sanguíneo (débito cardíaco) apresenta-se normal para o compartimento fetal 1, bem como a sua taxa de O_2. Para o compartimento fetal 2, observa-se que o fluxo sanguíneo se mantém ainda normal, porém já pode ocorrer decréscimo na sua taxa de O_2 (níveis discretos), instituindo o início de uma hipoxemia a esse nível.

Do ponto de vista biodinâmico, no estágio I, os compartimentos placentário e fetal 1 e 2 encontram-se normais (Doppler normal nas artérias umbilicais e início de vasodilatação para as artérias cerebrais, respectivamente). Em paralelo, o compartimento materno já apresenta sinais de comprometimento (Doppler do contexto das artérias uterinas estariam no limite da normalidade ou alteradas).

A diurese fetal ainda não se encontra prejudicada (LA normal ou com tendência a diminuir). Além disso, diante dessa situação, o concepto apresenta pressão de oxigênio (pO_2) e potencial hidrogeniônico (pH) normais, sendo que este último já tende à acidemia. Logo, a CTR não manifesta qualquer sinal de comprometimento fetal (Quadro 111-5).[3]

Do ponto de vista clínico-obstétrico, acredita-se que o estágio I seja o único com real possibilidade de reversão do quadro fetal. Para tanto, recomendam-se melhora dos cuidados maternos (repouso e, quando vigente, adequação do tratamento medicamentoso) e nova avaliação do PHFM em 5 dias.

Estágio II – Centralização Hemodinâmica

O estágio II configura-se na etapa seguinte, desde que não haja resolução do estágio precedente. Caracteriza-se pela existência de obstrução ao nível da microcirculação vilosa de, pelo menos, 50% da massa placentária total, a qual acarreta, por sua vez, a redistribuição hemodinâmica do fluxo sanguíneo fetoplacentário. Ou seja, a oferta de O_2 e de nutrientes cai a níveis significativos, suficientes para ativarem os quimiorreceptores fetais (atividade alfa-adrenérgica) e, por conseguinte, modificarem a hemodinâmica fetal (Fig. 111-6).[3,15,28]

Nesse estágio, observa-se que o fluxo de sangue (débito cardíaco) destinado ao compartimento 1 mantém-se ainda dentro dos limites normais, graças à vasodilatação das artérias coronarianas e cerebrais, cujo intuito é preservar a taxa adequada de O_2 (*brain sparing effect*) para os órgãos nobres. Por consequência, o concepto responde diminuindo o aporte de fluxo sanguíneo ao compartimento 2 (vasoconstrição), que por sua vez reduz ainda mais a taxa de O_2 liberada a esse nível (caracterizando hipóxia tecidual).

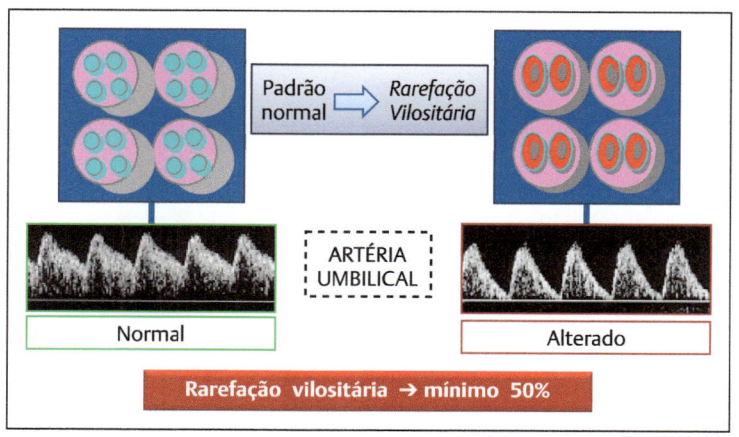

Fig. 111-6. Perfil hemodinâmico fetal modificado (PHFM). Centralização hemodinâmica.

Quadro 111-6. Perfil Hemodinâmico Fetal Modificado

FASE II – Centralização Fetal	
Estágio II – Centralização Hemodinâmica (Centralização Normoxêmica)	
Doppler	
Artérias uterinas	Alteradas (origem extrínseca da má adaptação placentária)
Artérias umbilicais	Limite/anormal
Artéria cerebral	Anormal (resistência diminuída)
Índice de Wladimirroff	Relação aa. umbilical/aa. cerebral > 1
ILA	
Normal para diminuído	Diminuição da diurese
CTR	
Normal	pO2 normal – pH diminuído

ILA: índice de líquido amniótico; CTR: cardiotocografia; >: maior que.
Isfer, 2016.[3]

Em relação aos achados do Doppler (Fig. 111-3), o Quadro 111-6 resume suas alterações.

Entre as alterações do fluxo venoso, aquele que vem merecendo maior atenção atualmente é o ducto venoso. Frente a um processo de estresse, aumenta o volume de sangue desviado por este *bypass* para a veia cava inferior, atingindo níveis ao redor de 70% do débito proveniente da veia umbilical, traduzindo o início da redistribuição do fluxo sanguíneo fetal.[7,29]

Em síntese, pode-se dizer que o estágio II – Centralização Hemodinâmica configuraria, neste seu início, um quadro fetal correspondente a uma centralização normoxêmica ou compensada.[3,30]

Estágio III – Centralização Clínica
Se não houver interferências no estágio anterior, o ambiente intrauterino tende a se tornar ainda mais desfavorável, agora, a ponto de manifestar sinais e/ou sintomas clínicos fetais, como oligoâmnio, diminuição dos movimentos respiratórios e até, de modo gradativo, RCIU.

No entanto, em relação à RCIU, recomenda-se muita cautela na sua interpretação ao Doppler, pois esta pode já estar presente antes mesmo das alterações do PHFM. Ou seja, a manifestação de RCIU, em razão da insuficiência placentária (classicamente tipo II ou assimétrico), pode traduzir duas situações distintas ao Doppler quando relacionadas ao seu aparecimento.

Na primeira situação, e possivelmente na maioria das situações, o concepto apresenta inicialmente RCIU para, posteriormente, manifestar as alterações do Doppler. Isso se deve ao fato de que a RCIU se refere a uma insuficiência placentária de caráter "**nutricional**" (déficit de aminoácidos essenciais, glicose, proteínas e outros). Acredita-se que isso já ocorra com pelo menos 20 a 30% de "massa placentária insuficiente". Logo, em primeira instância, não há ativação dos quimiorreceptores (centrais e periféricos), mantendo-se o Doppler dentro dos padrões da normalidade. Porém, a partir do momento em que pelo menos 50% dessa massa placentária ficar insuficiente, haverá sobreposição à RCIU de déficit de pO$_2$ ativando aí os quimiorreceptores (insuficiência placentária de caráter "**respiratório**"), traduzindo-se agora em alterações nos sonogramas do Doppler.

A segunda situação, menos frequente, seria aquela em que a RCIU se manifestaria justamente após a centralização hemodinâmica, refletindo uma insuficiência placentária aguda tanto do componente respiratório quanto do nutricional. Nessa eventualidade, a RCIU é diagnosticada em relação ao potencial de crescimento fetal entre um exame e outro, e não simplesmente quanto ao percentil do peso estimado abaixo do 10º em relação à idade gestacional re-

ferida. Isso se deve ao fato de a RCIU sempre se instalar de modo gradativo e lento.

Em resumo, a RCIU por insuficiência placentária pode estar presente em qualquer estágio do PHFM, denotando franca hostilidade do ambiente intrauterino ao bem-estar do concepto, independentemente do grau de comprometimento do componente respiratório fetal (ou seja, se há alteração ou não no Doppler).[5,31]

A propósito de diferenciação entre os aspectos evolutivos da etiopatogênese, podem-se observar dois quadros distintos, porém evolutivos entre si, em relação ao sonograma Doppler. Isso ocorre em razão da importância do reconhecimento ou não da diástole presente no fluxo das artérias umbilicais. Sendo assim, optou-se por subdividir este estágio (apenas para fins de raciocínio clínico) em duas situações: **clássica** e **máxima** (Fig. 111-7).[3,9,10]

1. *Centralização clínica – clássica:* refletiria uma primeira etapa em que ainda existiria fluxo diastólico nas artérias umbilicais, porém de elevada resistência (fora dos limites da normalidade).
2. *Centralização clínica – máxima:* refere-se àqueles casos em que haveria ausência do fluxo diastólico (diástole zero) nas artérias umbilicais.

Ambas as centralizações clínicas (clássica e máxima) denotam gravidade importante no que se refere à morbiletalidade perinatal. As alterações ao exame estão resumidas nos Quadros 111-7 e 111-8.

Todo o quadro até aqui descrito é consequente a um processo mórbido extrínseco e evolutivo, o qual gradativamente vai obliterando o sistema viloso terciário até comprometer aproximadamente de 75 até 90% da massa placentária, quando então configuraria

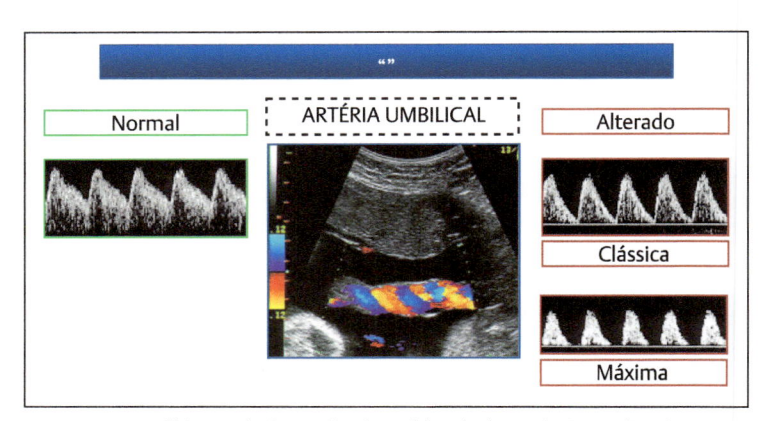

Fig. 111-7. Perfil hemodinâmico fetal modificado (PHFM). Centralização clínica.[9]

Quadro 111-7. Perfil Hemodinâmico Fetal Modificado

FASE II – Centralização Fetal	
Estágio III – Centralização Clínica (Clássica) (Centralização Normoxêmica → Hipoxêmica)	
Doppler	
Artérias uterinas	Alteradas
Artérias umbilicais	Anormal (resistência aumentada)
Artéria cerebral	Anormal (resistência diminuída)
Índice de Wladimirroff	Relação aa. umbilical/aa. cerebral >> 1
ILA	
Diminuído/oligoâmnio	
CTR	
Normal para não reativo	

ILA: índice de líquido amniótico; CTR: cardiotocografia.
Isfer, 2016.[3]

Quadro 111-8. Perfil Hemodinâmico Fetal Modificado

FASE II – Centralização Fetal	
Estágio III – Centralização Clínica (Máxima) **(Centralização Hipoxêmica)**	
Doppler	
Artérias uterinas	Alteradas
Artérias umbilicais	Diástole zero
Artéria cerebral	Anormal (resistência diminuída)
ILA	
Oligoâmnio moderado/acentuado	
CTR	
Não reativa/desacelerada (DIP tardio)	

ILA: índice de líquido amniótico; CTR: cardiotocografia.
Isfer, 2016.[3]

o estágio máximo da centralização clínica, traduzido pelo Doppler através de diástole zero nas artérias umbilicais (Fig. 111-7).[3,9]

Após a perda da velocidade final em artéria umbilical, observam-se forte declínio na saturação do oxigênio e surgimento da acidemia, iniciando-se uma deterioração adicional do Doppler na veia cava inferior ou do ducto venoso ou, ainda, presença de pulsações venosas na veia umbilical. A deterioração dos índices venosos pode ser relacionada a uma pós-carga aumentada e/ou a uma diminuição na função cardíaca, enquanto as pulsações venosas umbilicais seriam o último reflexo do aumento na pressão auricular direita.[5,8,32,33,34]

Paralelamente, as alterações fluxométricas não podem ser interpretadas ou separadas de outro fator importante quanto ao prognóstico fetal, que é a idade gestacional ou, mais especificamente, a prematuridade.[7,12] A prematuridade, sozinha ou associada às mudanças do Doppler, também conduz, por si só, a complicações perinatais, em especial quando esse feto tem idade gestacional inferior a 32 semanas. A prevalência de anormalidades cerebrais estruturais apresenta-se aumentada em adolescentes que nasceram antes das 33 semanas de gravidez, em razão da pobre interação inter-hemisférica, decorrente possivelmente de hemorragia ou hipóxia isquêmica.[35] Infelizmente, esses pacientes não tiveram avaliação hemodinâmica pré-natal, e os critérios utilizados para a resolução da gravidez são desconhecidos. Porém, sabe-se que eventos tais como hemorragia intracerebral e hipóxia isquêmica fazem parte da história natural da centralização.[3]

Tendo-se em mente esses aspectos da centralização clínica, torna-se evidente o fato de esses fetos manifestarem, no período pós-natal, elevados índices de mortalidade (acima de 50% dos casos) e morbidade (próximos de 75% dos casos), aqui representados principalmente por enterocolite necrotizante e necrose tubular renal.[36]

O estágio III – centralização clínica seria um estágio de pré-descompensação. Após este último mecanismo de "defesa" para os órgãos vitais, o concepto evolui para a chamada **descentralização ou descompensação cardiocirculatória**.

PROCESSO DE NÃO CENTRALIZAÇÃO

Esta situação, processo de não centralização, do diagnóstico do PHFM configura um aspecto peculiar do raciocínio médico, em que o concepto pode estar frente a uma etapa ou fase de descentralização ou de fator intrínseco fetal. Essa situação se caracterizaria pela presença de Doppler alterado ou simulando (falsamente) normalidade ao nível das artérias cerebrais, porém geralmente acompanhada de sinais e/ou sintomas fetais de notório interesse (p. ex., RCIU).

Para diferenciar as duas possibilidades citadas, o operador necessita realizar PHFM completo, tendo-se em mente que o vo-

lume do LA será o elemento chave para desvendar o tipo de acometimento fetal, o qual dentro desse contexto poderá manifestar-se de duas maneiras, como citado anteriormente: **processo de descentralização ou decorrente de acometimento de fator intrínseco fetal.**

Fase III – Descentralização

Trata-se da última etapa do fenômeno da centralização, quando todos os mecanismos de defesa do concepto se esgotaram pela não retirada da afecção mórbida que induziu à insuficiência placentária. Também é aqui que, às vezes, grandes equívocos acontecem, penalizando o método (Doppler).

Os equívocos devem-se ao fato de as artérias cerebrais se apresentarem "pseudamente normais" à visão do operador, pois a resistência dessas artérias retorna ao padrão considerado normal (padrão de "falsa normalidade") em consequência ao edema cerebral que se instala em virtude de hipóxia acentuada e contínua.[3,9]

Quando a centralização é iniciada, a progressão do quadro, com o posterior desenvolvimento de desacelerações tardias, está associada ao início das chamadas "pulsações venosas umbilicais", um fluxo venoso umbilical intermitente, o qual por sua vez se associa a uma normalização do IP das artérias cerebrais médias, em um mecanismo conhecido como "descentralização".[30]

Somando-se a isso, o equívoco poderá ser reforçado se o caso em questão for referente a um concepto que passou do estágio III (Centralização Clínica – Clássica) diretamente para a Fase de Descentralização (sem atingir a Centralização Clínica – Máxima, com diástole zero).

Enfim, um operador inexperiente poderá, frente a essa situação, interpretar o Doppler do compartimento fetal como normal, quando na realidade se trata de estágio terminal para o concepto. O aspecto que contribui para que isso ocorra é o fato de o desvio padrão (curva de normalidade) do Doppler ser demasiadamente alargado. Por outro lado, um dado de relevância e que ajuda de modo significativo o diagnóstico dessa fase é o sonograma do Doppler das artérias umbilicais, as quais têm por características apresentar fluxo diastólico **reverso** (Fig. 111-8).[3]

Para que esse equívoco não ocorra, aconselha-se a realização do PHFM de modo criterioso, ou seja, utilizando-se o conjunto Doppler e volume de LA. É particularmente aqui que o PHFM se mostrará útil, pois diante da Fase III – Descentralização o operador identificará níveis reduzidos de LA em grau importante (oligoâmnio acentuado).

Além disso, nesta fase o feto já manifesta Doppler alterado do sistema venoso, caracterizando a falência miocárdica. A veia cava inferior aumenta o seu fluxo reverso ao redor de 10%, e a veia umbilical apresenta padrão de pulsação (em geral, trifásica). Em relação ao ducto venoso, quando este apresenta perda do seu compo-

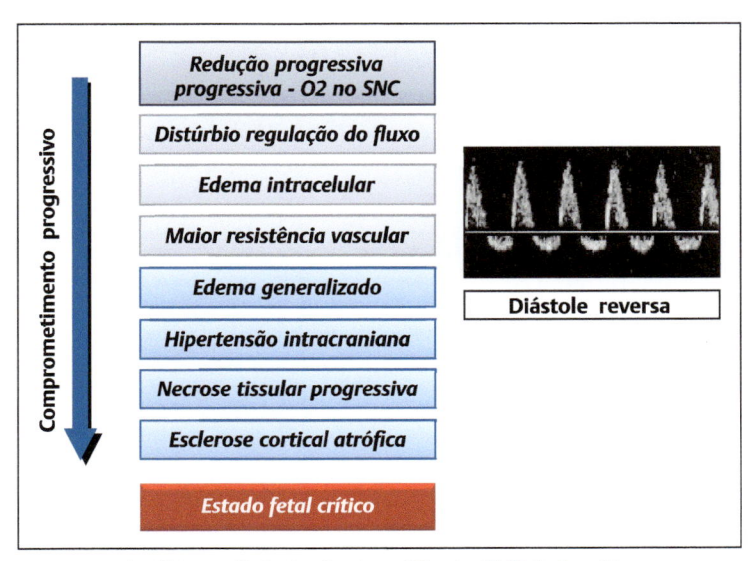

Fig. 111-8. Perfil hemodinâmico fetal modificado (PHFM). Fase III – descentralização.[3]

Quadro 111-9. Perfil Hemodinâmico Fetal Modificado

FASE III – Descentralização	
Fator Extrínseco (Modelo Obstrutivo)	
Doppler	
Artérias uterinas	Alteradas
Artérias umbilicais	Diástole reversa ou normal*
Artéria cerebral	Normal* (resistência aumentada)
ILA	
Oligoâmnio acentuado/ausência	
CTR	
Padrão terminal	Hipoxemia extrema, acidemia, hipercapnia

ILA: índice de líquido amniótico; CTR: cardiotocografia; * falsamente normal.
Isfer, 2016.[3]

nente sistólico atrial (onda A) ou o fato de tornar-se reverso, isso caracteriza a existência de descompensação cardiocirculatória no concepto (Fig. 111-8).[29,30,37]

A descentralização está relacionada com uma significante diminuição do aporte de O_2 pela artéria umbilical e pelos fluxos venosos anormais, com uma importante queda da pO_2, acidemia e dano fetal.[2]

Apesar de o padrão citado ser observado em algumas situações, pode-se dizer que na maioria das vezes a descentralização é um padrão hemodinâmico de relativa facilidade de diagnóstico pré-natal, pois o mesmo evolui frequentemente após a diástole zero nas artérias umbilicais (Quadro 111-9).

Enfim, para enfatizar, de maneira prática e didática, a importância da rarefação vilositária progressiva, que reflete o grau de comprometimento do tecido trofoblástico diante da hipoxemia intervilosa crônica, as Figuras 111-9 e 111-10 correlacionam o percentual estimado da rarefação vilositária com o sonograma do Doppler das artérias umbilicais.

Fator Intrínseco

Trata-se de uma situação peculiar à análise dos acontecimentos que podem envolver o concepto. O obstetra ou operador encontra-se diante de um caso bizarro por ocasião da avaliação da vitalidade fetal, ou seja, o feto apresenta seus exames subsidiários alterados nitidamente, porém sem manifestar sinais de sofrimento.[3,9]

O exemplo clássico de tal situação é traduzido por aquele concepto que apresenta sua resistência significativamente aumentada ao nível das artérias umbilicais (frequentemente, diástole zero), estando normal o compartimento materno (Doppler normal das artérias uterinas).

Quanto às artérias cerebrais, estas podem ou não se apresentar normais (em média, 50% das vezes estão normais); porém, mesmo naqueles casos em que exista alteração destas, não significa centralização, e sim um processo adaptativo fetal ao próprio do processo intrínseco.

O fator que melhor caracteriza a existência desse processo intrínseco é o volume do LA, o qual se apresenta normal ou até mesmo aumentado.[3,9,38]

O Quadro 111-10 resume o PHFM diante do Processo de Não Centralização consequente a fator intrínseco fetal.

Observa-se que, apesar da resistência da circulação placentária extremamente elevada, não há comprometimento do compartimento fetal, ou seja, não há estresse do concepto. Trata-se, na realidade, de um estado "anormal, porém fisiológico" para esses fetos, pois os mesmos foram gerados dentro desse ambiente com menor aporte de fluxo sanguíneo, o qual é geneticamente suficiente para mantê-los.

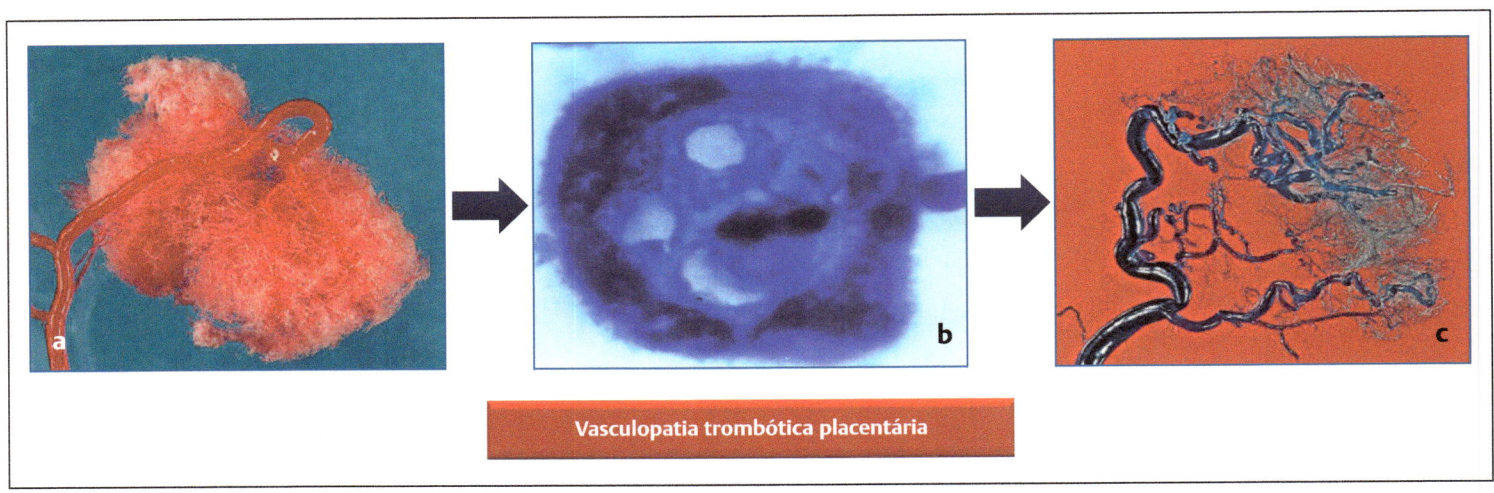

Vasculopatia trombótica placentária

Fig. 111-9. Rarefação vilositária. (**a**) Placenta normal; (**b**) rarefação vilositária progressiva; (**c**) insuficiência placentária.

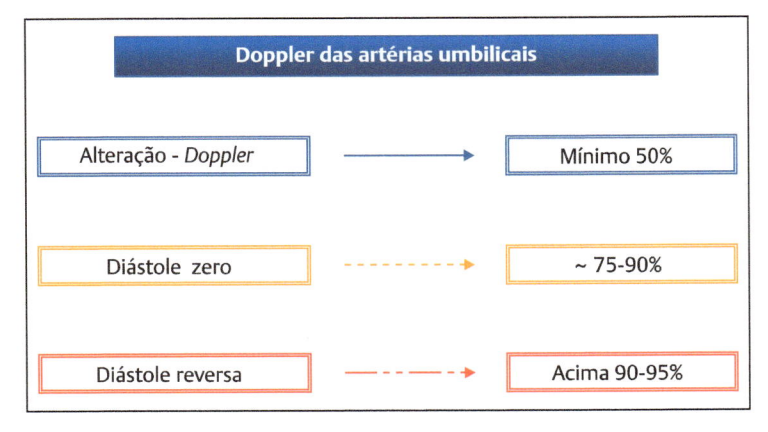

Fig. 111-10. Rarefação vilositária.

Quadro 111-10. Perfil Hemodinâmico Fetal Modificado

	Processo de Não Descentralização	
	Fator Intrínseco (Não Centralização)	
	Doppler	
Artérias uterinas	Normais	
Artérias umbilicais	Anormal/Diástole zero	
Artéria cerebral	Normal ou anormal	
	ILA	
	Normal	

ILA: índice de líquido amniótico.
Isfer, 2016.[3]

Na realidade, aventa-se que este quadro seja reflexo de retardo importante no desenvolvimento e amadurecimento da massa vilositária terciária e da sua respectiva circulação, permanecendo ambas em nível embrionário. Nesse contexto, incluem-se aqui os fetos portadores de cromossomopatia (aproximadamente 25% desses casos), síndromes gênicas (erros inatos do metabolismo e hemoglobinopatias) e alguns casos de malformações, em particular, as cardíacas.[9,38]

CONDUTA PRÉ-NATAL

Como explanado neste capítulo, o PHFM se refere a uma propedêutica diagnóstica não invasiva, cujo objetivo principal é avaliar o *status* do bem-estar fetal durante a gestação. Sua grande vantagem é poder avaliar a vitalidade do concepto por completo, ou seja, tanto do ponto de vista respiratório (principal aplicabilidade) quanto nutricional, proporcionando ao obstetra "raciocínio preventivo" na sua conduta pré-natal (incluindo o momento oportuno do parto).

Quanto à aplicabilidade clínica, o PHFM pode ser utilizado no acompanhamento pré-natal de todas as grávidas, inclusive as de baixo risco. Todavia, são nos casos considerados de alto risco, sugestivos de má adaptação placentária (modelo restritivo com obliteração da microcirculação vilositária), que reside a sua principal indicação.

Grupo de Baixo Risco

Pode-se recomendar o PHFM para toda e qualquer gestante como método rastreador do *status* de bem-estar fetal. Com esse intuito, o nosso Serviço (Protocolo FETUS) tem proposto, como base, quatro avaliações, a saber:

- **1ª Etapa → entre a 11ª e a 13ª semana**

Na primeira etapa, por ocasião da avaliação da translucência nucal (TN) e do osso nasal (ON), ambos para rastreio de aneuploidias (principalmente, trissomias), preconiza-se também a realização do Doppler do compartimento fetal (ducto venoso – DV e valva tricúspide – VT), do compartimento placentário (artérias umbilicais), bem como do compartimento materno (artérias uterinas).

Os dois primeiros, DV e VT, são úteis como rastreadores de cardiopatias congênitas (pois avaliam o *status da bomba cardíaca*) e como coadjuvantes à TN no rastreio de aneuploidias. Quanto às artérias umbilicais, estas "fisiologicamente" podem apresentar ausência de fluxo diastólico nesse período. Porém, a presença de fluxo reverso ou retrógrado deve ser sempre interpretada como anormal, com risco significativo do concepto ser portador de aneuploidia e/ou cardiopatia congênita.

Já as artérias uterinas (índice de Pulsatilidade) vêm despertando cada vez mais interesse da literatura, em especial, no rastreio de pré-eclâmpsia (PE) e de RCIU. Porém, o Doppler das artérias uterinas deve ser interpretado em conjunto com a pressão arterial média materna, com os dados maternos (peso

e altura materna, raça, uso de drogas ovulatórias, antecedentes pessoais e familiares) e marcadores bioquímicos (PE: proteína placentária A, fator de crescimento placentário, endoglina, inibina A e activina A; RCIU: proteína placentária A, β-hCG livre, fator de crescimento placentário, PP13 e ADAM12).

Aplicando algoritmo com esses marcadores biofísicos e bioquímicos descritos, entre 11 e 13 semanas, Akolekar *et al.* (2011) conseguiram identificar 90%, 80% e 60% das gestações que desenvolveram PE precoce (abaixo da 34ª semana), intermediária (entre a 34ª e a 37ª semana) e tardia (após 37ª semana), respectivamente (com falso positivo de 5%).[11,39]

Já em relação à RCIU, o potencial diagnóstico foi menor, sendo de 75% e de 45% quando nascidos antes e após a 37ª semana (taxa de falso positivo de 10%). Vale salientar que aqui foram excluídos os casos que apresentaram PE.[40,41]

No caso de toda essa avaliação se apresentar dentro da normalidade (US + Doppler), recomenda-se nova avaliação pelo Doppler ao redor da 20ª semana (**ver 2ª Etapa**).

- **2ª Etapa → entre a 18ª e a 23ª semana**

Nessa segunda etapa, recomenda-se essencialmente a realização do Doppler das artérias umbilicais (compartimento placentário) e uterinas (compartimento materno), pois é aqui que ocorre o ápice da segunda invasão trofoblástica (nível miometrial) com a destruição da camada musculoelástica das arteríolas espiraladas e o consequente desaparecimento da incisura protodiastólica (*notch*).

Caso isso não ocorra, observa-se a persistência desta, a qual traduz risco elevado para a paciente desenvolver PE e/ou RCIU. Apresentando-se o concepto adequado ao Doppler nesta etapa, recomenda-se nova avaliação por ocasião da viabilidade fetal (**3ª Etapa**).

- **3ª Etapa → entre a 26ª e a 28ª semana**

Nesse período, justamente pelo fato de o feto ser viável, preconiza-se a realização do PHFM na sua essência, ou seja, a avaliação do Doppler nos três compartimentos (materno, placentário e fetal) associada a do volume de líquido amniótico. Observando-se o PFHM alterado, a conduta pré-natal deverá ser personalizada em função do estágio da centralização em que o concepto se encontra.

Por outro lado, se o PHFM apresentar-se adequado para o período, recomenda-se uma última avaliação ao redor da 34ª semana (**4ª Etapa**).

- **4ª Etapa → ao redor da 34ª semana**

Na 4ª etapa, recomenda-se prioridade para a reavaliação da unidade fetoplacentária, ou seja, damos mais ênfase ao Doppler das artérias umbilicais (compartimento placentário) e cerebrais (compartimento fetal), em particular, na relação artéria umbilical/artéria cerebral média (a qual normalmente deverá ser menor que 1).

No caso dessa relação se apresentar alterada (maior que 1), como dito na etapa anterior, a conduta pré-natal deverá ser personalizada em função do estágio e do grau de comprometimento fetal.

Se houver necessidade ou interesse do obstetra, seria possível, ainda, indicar o Doppler no termo (**a partir da 37ª semana**).

Em síntese, quando o exame do PHFM se apresenta normal, postula-se nova avaliação dentro de 7 a 10 dias (intervalo de confiança). Esse intervalo pode variar, porém, em função da gravidade e necessidade de cada caso, podendo ser até diário (Fig. 111-10).

Grupo de Alto Risco

Como já referido, o PHFM pode ser aplicado a toda e qualquer gestante, porém é justamente naquele grupo de gestantes em que ocorre a má adaptação placentária (modelo obstrutivo ou restritivo) que essa metodologia diagnóstica apresenta seu maior benefício. As gestantes que compõem este grupo, denominado de alto risco, compreendem condições clínicas como: doenças hipertensivas (crônicas

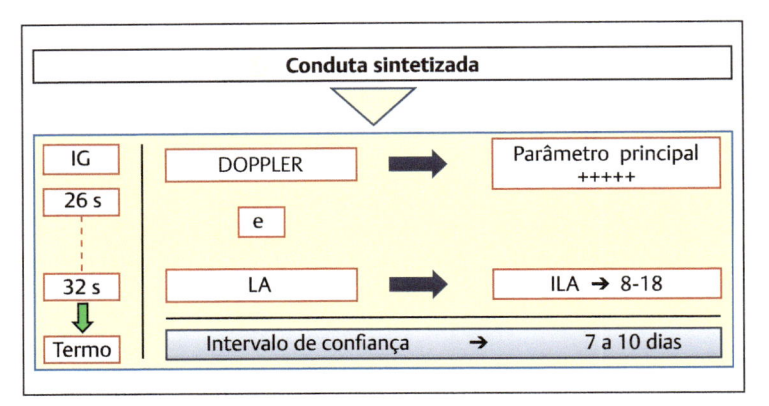

Fig. 111-11. Perfil hemodinâmico fetal modificado.[9]

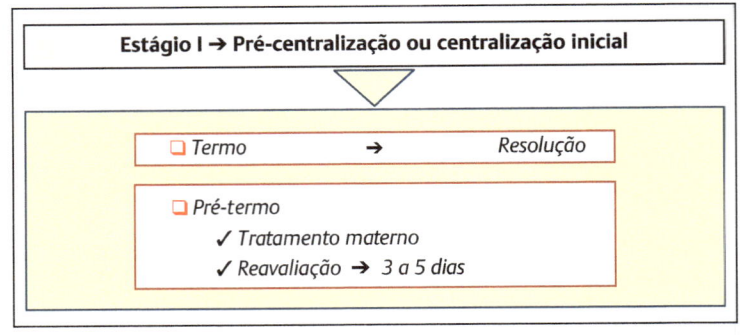

Fig. 111-13. Perfil hemodinâmico fetal modificado.[3]

ou específicas da gestação), colagenoses, tabagismo, diabetes melito com vasculopatia e outras. Para essas gestantes, a recomendação do PHFM é imperiosa.

Quanto a sua aplicabilidade clínico-obstétrica, o PHFM terá maior relevância a partir da viabilidade fetal (ou seja, em nosso meio, a partir da 26ª semana) (Fig. 111-11).

Já quando alterado, deve-se de imediato identificar se existe o processo de **centralização** ou de **não centralização**.

Processo de Centralização Fetal

Quando ocorre o processo de *centralização fetal*, de imediato recomenda-se classificá-lo (estágio) e, se possível, identificar o fator extrínseco responsável (fator causal da má adaptação placentária).

Utilizando-se corretamente a metodologia do PHFM, o especialista em medicina fetal e/ou o obstetra poderá diagnosticar adequadamente o *status* do bem-estar fetal. Além disso, para facilidade de raciocínio obstétrico, em nosso Serviço classifica-se a prematuridade em função da idade gestacional (Fig. 111-12).

Feita a classificação da prematuridade, a conduta pré-natal adotada (recomendada), em nosso Serviço (Protocolo FETUS), dependerá do binômio PHFM (estágios) *versus* idade gestacional do concepto, bem como seu peso estimado, modulando, ainda, com as condições do berçário (Quadro 111-2).

A seguir, esquematizam-se os respectivos estágios da centralização fetal *versus* o período da gestação.

Centralização Fetal Inicial ou Pré-Centralização

Como já enfatizado, acredita-se que **centralização fetal inicial** ou **pré-centralização** seja o único estágio em que ainda é possível a estabilização e até, talvez, regressão do quadro histopatológico, bem como do quadro clínico-obstétrico.

Levando-se em conta a particularidade desse estágio, a conduta recomendada seria a resolução da gravidez para todo feto que já

esteja no termo (acima da 37ª semana), por meio de parto eletivo em até 48h.

Para todos os outros períodos da gestação, cuja idade gestacional encontra-se abaixo da 37ª semana, indica-se melhoria da assistência pré-natal materna (repouso, adequação da medicação, quando for o caso, e até hospitalização, se necessária) e nova reavaliação pelo PHFM em 3 a 5 dias para posterior conduta.

Se houver melhora do PHFM, a gravidez deve seguir até o termo, quando possível. Caso contrário, deve-se reavaliar a conduta pré-natal considerando o feto como "centralizado hemodinamicamente" (Fig. 111-13).

Feto Centralizado – Centralização Hemodinâmica e/ou Clínica

Encontrando-se o concepto "centralizado", a proposta de conduta pré-natal e a posterior programação do momento oportuno do parto estarão diretamente relacionados com o período da gestação, o peso fetal e o Doppler, ou melhor, "Conjunto Doppler" (e, não menos importante, as condições de berçário) (Fig. 111-14).

Desse modo, pode-se resumir a conduta pré-natal do Protocolo FETUS da seguinte forma:

Termo & Pré-Termo (Idade Gestacional: igual ou acima da 35ª semana – Peso Fetal: igual ou acima de 2.500 g)

Preconiza-se a resolução eletiva da gestação (ideal: dentro de 48 até 72 horas), exceto se houver diástole zero nas artérias umbilicais, quando a resolução da gravidez deverá ocorrer em até 24 horas ou, em caráter de exceção, até 48 horas (Fig. 111-15).

Neste período gestacional, questiona-se a real necessidade de corticoterapia materna (não para maturação pulmonar fetal, mas talvez para prevenção de hemorragia intracraniana).

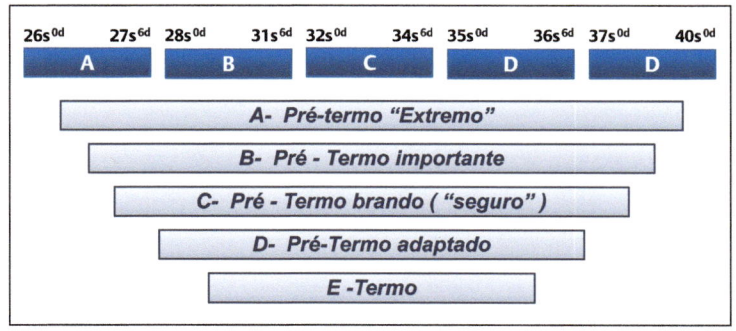

Fig. 111-12. Prematuridade (classificação).[9]

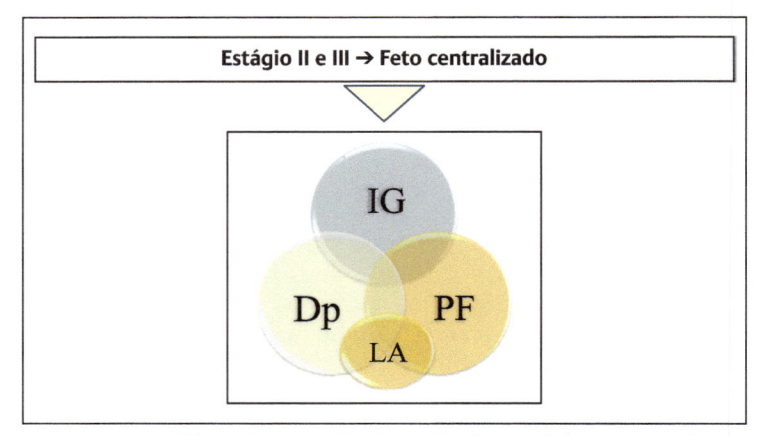

Fig. 111-14. Perfil hemodinâmico fetal modificado. IG: idade gestacional; Dp: Doppler; PF: peso fetal; LA: líquido amniótico.

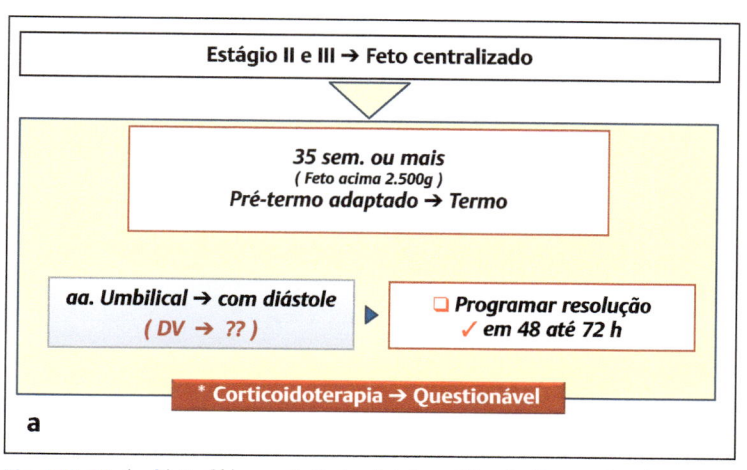
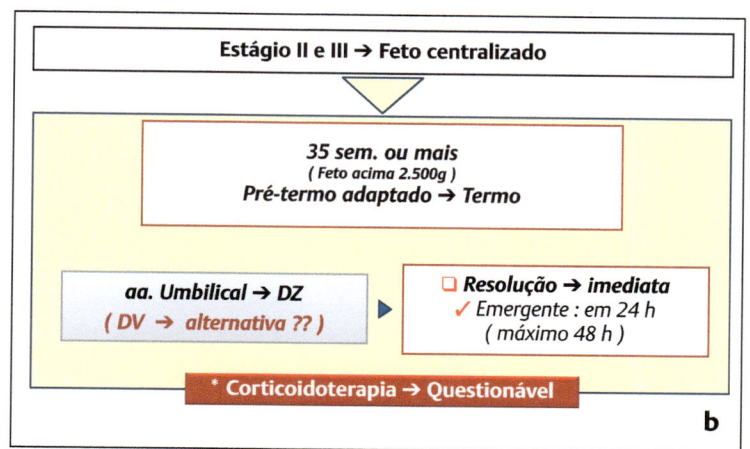

Fig. 111-15. (a, b) Perfil hemodinâmico fetal modificado. Termo & pré-termo. g: gramas; h: horas; DV: ducto venoso; DZ: diástole zero.

Pré-Termo "Brando ou Seguro" (Idade Gestacional: entre a 32ª e a 34ª semana + 6 dias – Peso Fetal: entre 1.500 e 2.499 g)

Conduta muito semelhante à anterior, ou seja, se houver fluxo diastólico nas artérias umbilicais, preconiza-se a resolução eletiva da gestação em até 72 horas, após administração da dose completa de corticoide para maturação pulmonar (Fig. 111-16a).

Se não houver fluxo diastólico nas artérias umbilicais (diástole zero), recomenda-se a resolução imediata da gravidez em 24 a 48 horas. Nessa última situação, por vezes também se utiliza o Doppler do DV, como metodologia complementar auxiliar, cujo intuito seria ampliar a segurança quanto ao *status* da bomba cardíaca, para certificar-se que a mesma pode, ainda, tolerar um tempo maior (48 horas) (Fig. 111-16b).

Neste período gestacional, como já referido, deve-se prescrever corticoterapia materna para auxílio da maturação pulmonar fetal.

Pré-Termo "Importante" (Idade Gestacional: entre a 28ª e a 31ª semana + 6 dias – Peso Fetal: entre 1.000 e 1.499 g)

Em situações em que há prematuridade importante (entenda-se idade gestacional abaixo da 32ª semana), deve-se desviar, ainda mais, as atenções à reserva diastólica das artérias umbilicais (Fig. 111-17a).

Se houver reserva diastólica, a gravidade do quadro fetoplacentário estará diretamente relacionada ao grau de volume de LA. Ou seja, se o ILA for igual ou superior a 5 (oligoâmnio leve), recomenda-se a realização do Doppler arterial (artérias umbilicais) diariamente, quando possível (ou a cada dois dias, como critério mínimo). Se a fração diastólica permanecer estável, recomenda-se a programação do parto em 5 a 7 dias, após a dose completa (48 horas) de corticoterapia materna. Se o quadro fetoplacentário piorar, indica-se

a corticoterapia materna e a resolução imediata da gestação – 24 horas (no máximo, 48 horas) (Fig. 111-17b).

Em contrapartida, se o ILA for menor que 5 (oligoâmnio importante), recomenda-se o monitoramento do fluxo diastólico, da artéria umbilical, diariamente, sendo que, se este permanecer estável, preconiza-se a resolução em 3 a 5 dias; mas se evoluir com piora, deve-se programar a resolução em 24 horas. Em ambas situações, recomenda-se também a realização de corticoterapia materna (Fig. 111-17c).

Nessas duas situações, em que há presença de fluxo diastólico nas artérias uterinas, pode-se também utilizar o Doppler do DV como método complementar auxiliar, com o objetivo de proporcionar uma maior segurança do *status* da bomba cardíaca, para se certificar que a mesma pode, ainda, tolerar um tempo maior intraútero.

A outra situação seria o feto centralizado, porém sem reserva diastólica nas artérias umbilicais, refletindo importante comprometimento da função placentária (com provável rarefação vilositária acometendo aproximadamente 75 a 90% da massa placentária).

Justamente diante dessa circunstância é que o Doppler do DV será útil, o qual deverá ser realizado diariamente (valor limite: IP menor que 1,0). Se o DV permanecer com o IP abaixo de 1,0, recomenda-se programar a resolução da gravidez em 48 horas ou até em 72 horas. Caso contrário, se IP igual ou maior que 1,0, recomenda-se a resolução imediata da gestação (em 24 horas) (Fig. 111-17d).

Em síntese, nas situações em que haja prematuridade importante (entenda-se idade gestacional abaixo da 32ª semana) e as condições de berçário não sejam adequadas, obrigando a equipe médica a "ganhar tempo extra intraútero", deve-se desviar a atenção à reserva diastólica das artérias umbilicais e incluir também o Doppler do DV. Se o quadro fetoplacentário evoluir para diástole zero nas artérias umbilicais ou aumentar a resistência do DV (IP igual ou acima de 1,0), indica-se a corticoterapia materna e a resolução imediata da gestação – em 24 horas.

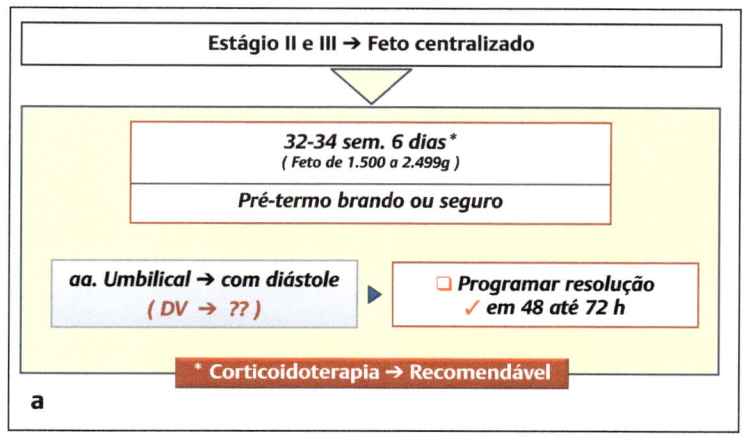
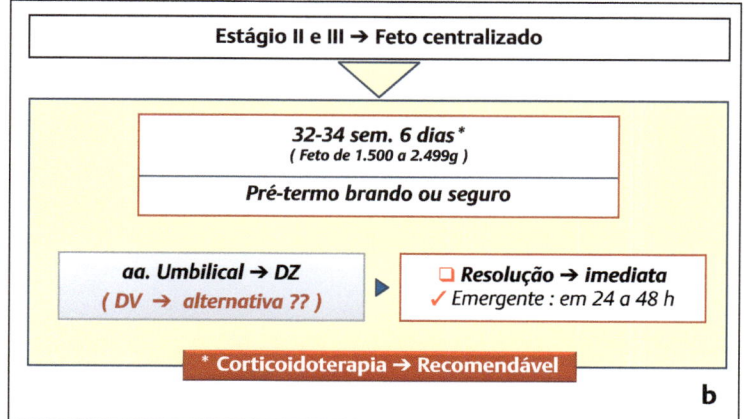

Fig. 111-16. (a, b) Perfil hemodinâmico fetal modificado. Pré-termo "brando ou seguro". g: gramas; h: horas; DV: ducto venoso; DZ: diástole zero.

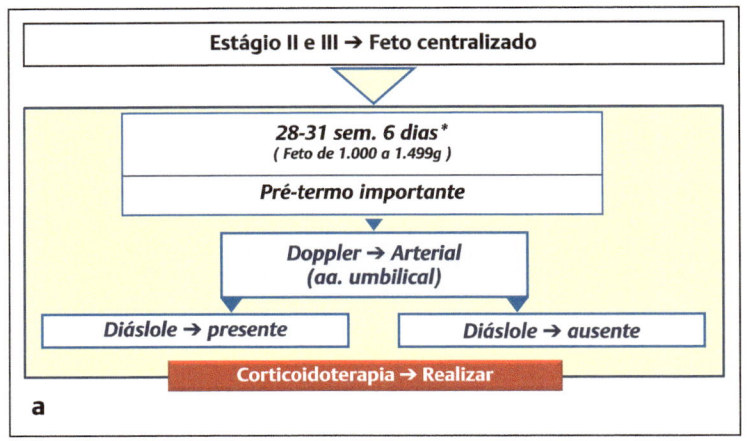
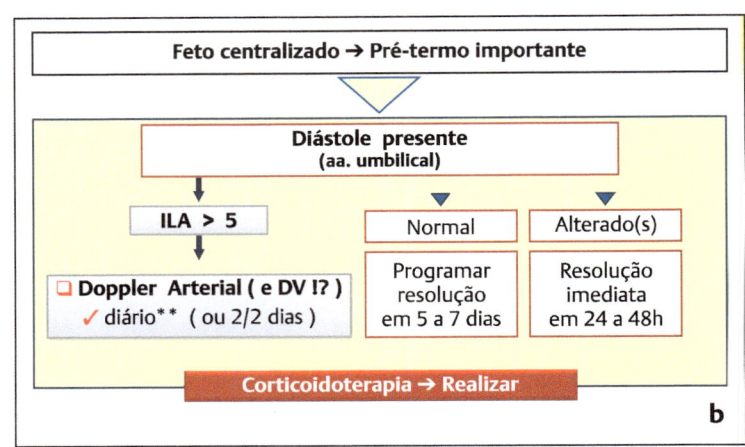
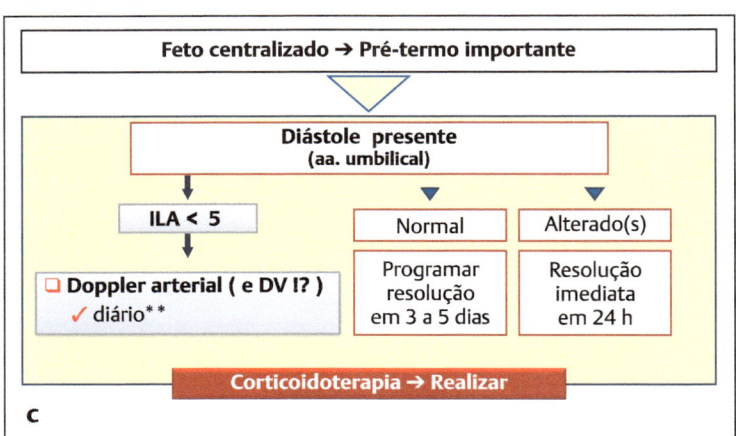
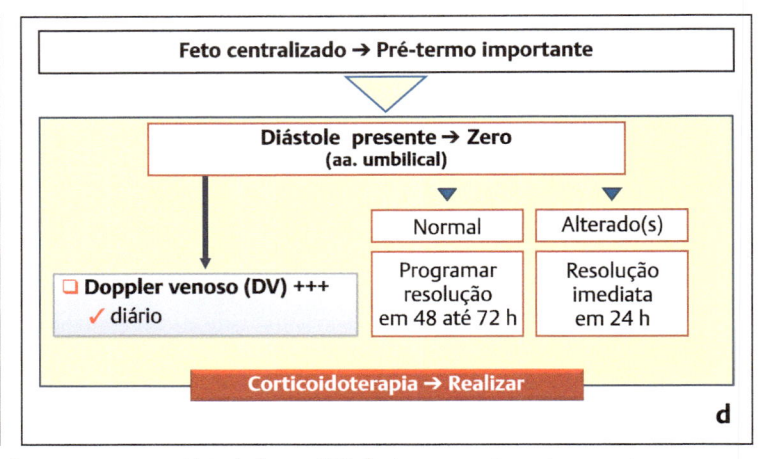

Fig. 111-17. (a-d) Perfil hemodinâmico fetal modificado. Pré-termo "importante". g: gramas; aa: artéria; h: horas; DV: ducto venoso; >: maior que; <: menor que.

Pré-Termo "Extremo" (Idade Gestacional: entre a 26ª e a 27ª semana + 6 dias – Peso Fetal: abaixo de 1.000 g)

Diante de situações em que a prematuridade é extrema (entenda-se idade gestacional abaixo da 28ª semana), recomenda-se monitorar o fluxo diastólico das artérias umbilicais em concomitância com o DV diariamente até a 28ª semana (momento da resolução).

Na eventualidade do concepto apresentar (ou evoluir) com diástole zero na artéria umbilical, mas ainda apresentar DV dentro dos padrões da normalidade, em nosso Serviço (Protocolo Fetus), recomenda-se a programação do parto em até 7 dias. Em contrapartida, se o Doppler do DV se tornar alterado (onda A negativa ou IP igual ou maior que 1,0), a resolução da gestação deve ser programada para as próximas 72 horas (independentemente da idade gestacional), mas após o uso de corticoterapia (Fig. 111-18).

Vale a pena frisar que, na prematuridade "extrema" (leia-se peso fetal abaixo de 1.000 g), a massa corpórea fetal é menor, logo esse concepto necessita de aporte de oxigênio muito menor e, com isso, poderá tolerar períodos muito mais prolongados de hipóxia.

Descentralização

Refere-se ao fenômeno terminal da centralização, quando todos os mecanismos de defesa do concepto se esgotaram e quando o volume de LA estará praticamente ausente. Trata-se de uma situação de extrema gravidade, ou seja, a resolução da gestação deve ser imediata, independente da prematuridade (idade gestacional) ou maturidade pulmonar fetal (Figs. 111-8 e 111-19).

Em resumo, recomenda-se a utilização do PHFM para toda e qualquer gestante, porém com interesse particular para aquelas que, porventura, cursem com síndrome de má adaptação placentária e progressiva insuficiência placentária.

Se for observado, pelo PHFM, que o feto está centralizado, recomenda-se avaliar a existência de maturidade pulmonar fetal, pois a sua presença permite a indicação da resolução da gestação. Por outro lado, se o concepto for imaturo, deve-se de imediato avaliar a reserva diastólica das artérias umbilicais.

Caso exista diástole umbilical, preconiza-se, como conduta, a melhora das condições maternas e a indução da maturidade fetal

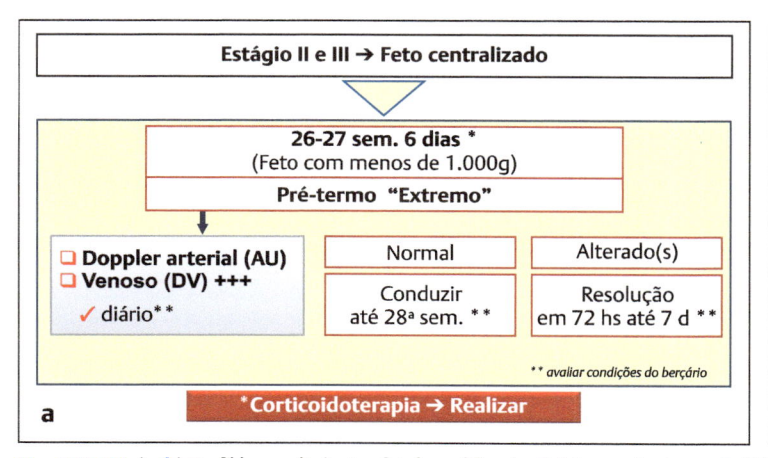
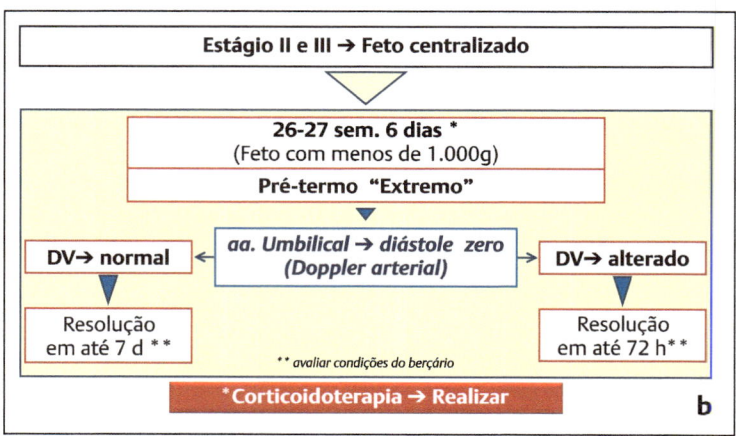

Fig. 111-18. (a, b) Perfil hemodinâmico fetal modificado. Pré-termo "extremo". AU: artéria umbilical; DV: ducto venoso; D: dias; g: gramas; h: horas; sem.: semanas.

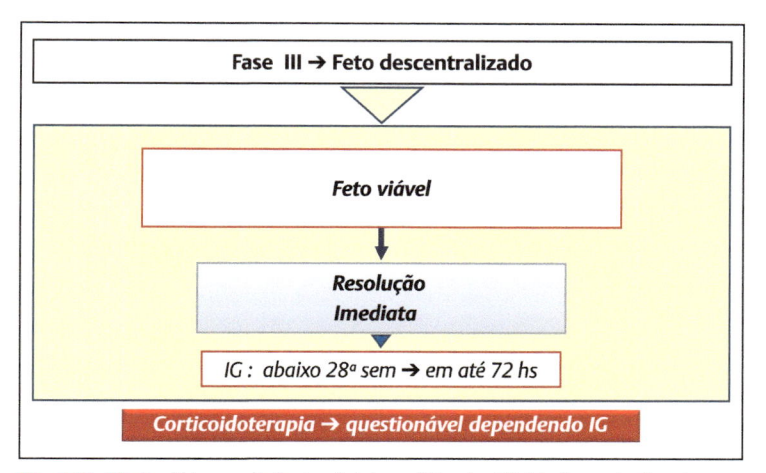

Fig. 111-19. Perfil hemodinâmico fetal modificado. IG: idade gestacional.

(administrando corticoterapia materna – betametasona), quando a idade gestacional se encontra abaixo da 34ª semana. Instituída essa assistência, programa-se o parto para os próximos dias (ao redor de 48 a 72 horas), porém sempre mediando essa atitude com a idade gestacional e as condições de berçário. Em termos práticos, trata-se de parto prematuro terapêutico (PPT) programado.

Não obstante, pode-se estar à frente de um concepto com diástole zero nas artérias umbilicais. Nessa eventualidade, em nosso Serviço (Protocolo FETUS), recomenda-se a resolução imediata da gestação quando a idade gestacional for igual ou superior a 32 semanas (PPT em 24 ou, no máximo 48 horas, após corticoterapia). Para aqueles casos cuja idade gestacional esteja abaixo da 32ª semana, a avaliação do DV se fará necessária.

Aqui, quando o DV se encontra normal e a idade gestacional está entre 28 e 32 semanas, deve-se programar o parto em 48 horas ou, preferencialmente, 72 horas (após utilizar a dose completa do corticoide).

Já para os casos em que a prematuridade é grave (abaixo da 28ª semana), recomenda-se monitorar o DV diariamente até a 28ª semana (momento da resolução). Em contrapartida, quando o Doppler do DV se tornar alterado (onda A negativa ou IP igual ou maior que 1,0), a resolução da gestação deve ser programada para as próximas 72 horas (independentemente da idade gestacional), mas após o uso de corticoterapia.

Os Quadros 111-11 e 111-12 e as Figuras 111-20 a 111-22 apresentam, de forma esquemática, a proposta do nosso Serviço (Protocolo FETUS) diante da centralização fetal, levando-se em conta a idade gestacional *versus* os achados do Doppler (em particular, das artérias umbilicais e DV) e do volume LA, sintetizando a aplicabilidade clínica do PHFM (Figs. 111-14 e 111-23).

Quadro 111-11. Centralização Fetal

Protocolo de conduta – FETUS		
Estágio (IG)	**Subgrupos**	**Conduta (parâmetros)**
Estágio I		
(< 37ª sem.) (≥ 37ª sem.)		Tto materno + reavaliar 3 a 5 dias resolução eletiva
Estágio II e/ou III		
	AU diástole presente	Resolução eletiva em 48 até 72 h
(≥ 35ª sem.)	AU diástole ausente	Resolução em 24 h (máx. 48 h)
	AU diástole reversa	Parto imediato
	AU diástole presente	Resolução eletiva (em até 72 h)
(32ª-34ª sem. 6 dias)	AU diástole ausente	Resolução em 24 a 48 h
	AU diástole reversa	Parto imediato

IG: idade gestacional; <: abaixo da; AU: artéria umbilical; máx.: máximo; d: dias; Tto: tratamento; ≥: igual ou acima da; h: horas; sem.: semana.

Quadro 111-12. Centralização Fetal

Protocolo de Conduta – FETUS		
Estágio (IG)	**Subgrupos**	**Conduta (Parâmetros)**
Estágio II e/ou III		
	AU diástole presente + LA nl	Resolução em até 7 dias
	AU diástole presente + LA –	Resolução em até 5 dias
(28ª-31ª sem. 6 dias)	AU DZ + IP DV diário nl	Resolução em 48 até 72 h
	AU DZ + IP DV diário alt	Resolução em 24 h
	AU diástole reversa	Parto imediato
	AU diástole presente	IP DV diário – conduzir até 28ª semana
(26ª-27ª sem. 6 dias)	AU DZ + IP DV diário nl	Resolução em até 7 dias
	AU DZ + IP DV diário alt	Resolução em até 72 h
	AU diástole reversa	Resolução em até 72 h

IG: idade gestacional; AU: artéria umbilical; -: diminuído; nl: normal; alt: alterado; h: horas; sem.: semana; IP: índice de pulsatilidade; DV: ducto venoso; +: mais.

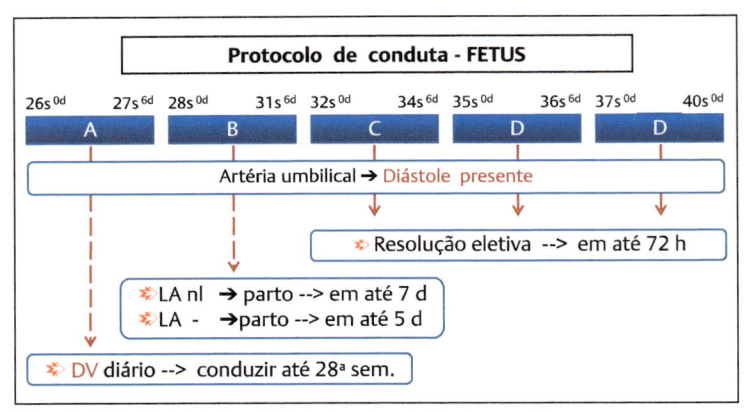

Fig. 111-20. Centralização fetal. Diástole presente. -: Diminuído; d: dias; -->: até; h: horas; s: semanas; DV: ducto venoso.

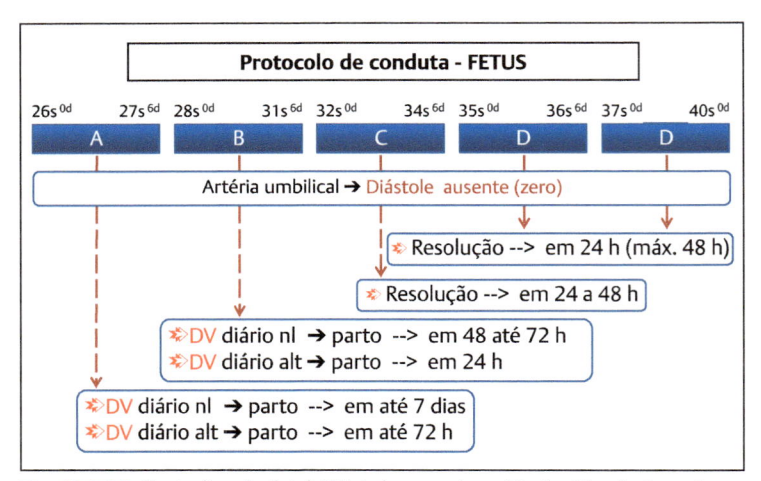

Fig. 111-21. Centralização fetal. Diástole ausente. -: Diminuído; d: dias; alt: aterado; h: horas; s: semanas; DV: ducto venoso.

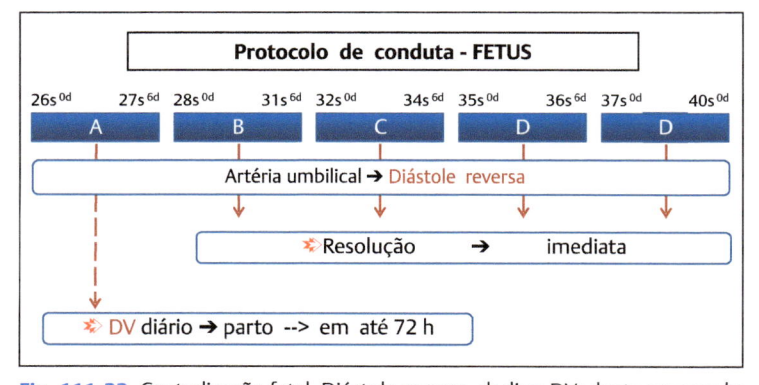

Fig. 111-22. Centralização fetal. Diástole reversa. d: dias; DV: ducto venoso; h: horas; s: semanas.

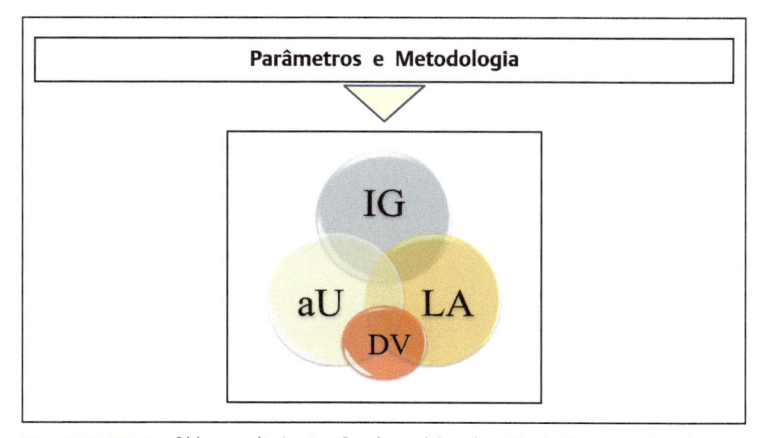

Fig. 111-23. Perfil hemodinâmico fetal modificado. IG: idade gestacional; AU: artéria umbilical; DV: ducto venoso; LA: líquido amniótico.

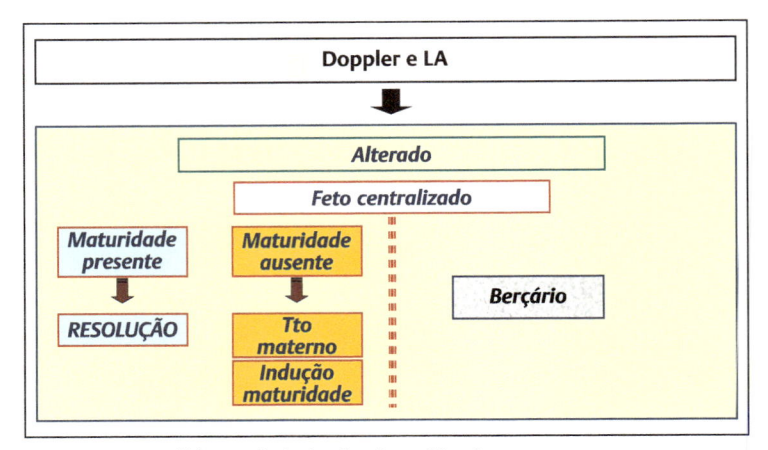

Fig. 111-24. Perfil hemodinâmico fetal modificado.

Cada caso deve ser individualizado, dependendo da experiência da equipe médica e das condições de berçário (Fig. 111-24)

Por fim, na descentralização, o concepto pode estar manifestando um processo de **não centralização**, ou seja, decorrente de um fator intrínseco. Nesse caso, a experiência do operador (especialista) será fundamental para identificar se o concepto está diante de uma situação de má adaptação placentária em sua fase final (**Fase III – Descentralização**) ou, contrariamente, frente a um fator intrínseco (mais bem denominado *"Não centralização"*). Um dos elementos essenciais para essa diferenciação é o volume de LA. Diante da primeira (descentralização), o LA estará praticamente ausente, e a situação será de extrema gravidade, ou seja, a resolução da gestação deve ser imediata, independente da prematuridade ou maturidade pulmonar fetal. Por ocasião da segunda situação (fator intrínseco), observa-se que o LA se encontra normal ou até aumentado, sendo que aqui há indicação formal de propedêutica invasiva (amniocentese e/ou cordocentese) para investigação da etiologia do processo: cromossomopatia, infecção congênita, malformação fetal.

CONCLUSÃO

O intuito atual da obstetrícia moderna é identificar, o mais precocemente possível, os fetos que apresentem alteração da sua vitalidade, diminuindo assim os índices de morbiletalidade perinatal (em particular, decorrentes da asfixia fetal).

Infelizmente, os critérios utilizados pela CTR e PBF não têm possibilitado segurança no diagnóstico pré-natal preventivo de sequelas ao concepto. Sendo assim, nossa finalidade, através do PHFM, é tentar interferir e determinar o período ótimo da resolução da gestação para os casos de alto risco, sem que haja, no entanto, prejuízo para o concepto.

Pode-se resumir, de modo prático, que hoje se prefere fornecer aos neonatologistas crianças prematuras, porém nomoxêmicas, em vez de "interrogadamente" mais maduras contudo acidóticas. Ou seja, prefere-se prezar um concepto com taxa mínima de O_2 (aceita como normal) para todos os seus órgãos (não apenas os vitais) do que retirá-lo apenas quando se configurar o quadro de sofrimento fetal (notoriamente com presença de hipóxia cerebral e/ou miocárdica), cujo intuito é tentar ganhar um pouco mais de maturidade e peso (os quais, na maioria das vezes, não são obtidos, em razão da grave insuficiência placentária já existente).

Ao encontro do raciocínio apresentado, enfatizam-se os aspectos levantados por Barker (1992 e 1998), em que o autor atesta que as condições de nascimento (oxigenação, peso, perímetro cefálico) são fatores prognósticos mais importantes para a qualidade de vida de um indivíduo do que seus respectivos hábitos de vida (p. ex., tabagismo, alimentação).[42,43]

Em síntese, esperamos que o PHFM possa vir a contribuir não apenas para diminuir a taxa de mortalidade perinatal, mas, principalmente, para aprimorar a qualidade de vida dos nascituros.

REFERÊNCIAS BIBLIOGRÁFICAS

1. Campbell S., Nicolaides K. H. Doppler investigation of the fetal circulation. J. Perinat. Med. 19: 21-6, 1991.
2. Baschat A. A., Gembruch U., Reiss I., Gortner L., Weiner C. P., Harman C. R. Relationship betwen arterial and venous Doppler and perinatal outcome in fetal growth restricton. Ultrasound Obstet Gynaecol 16: 407-13, 2000.
3. Isfer, E.V. – Perfil Hemodinâmico Fetal Modificado. PROAGO, Ciclo 12, Volume 4:55-94, 2016.
4. Yoshimura S., Masuzaki H., Gotoh H., Ishimaru T. Fetal redistribution of blood flow and amniotic fluid volume in growth-retarded fetuses. Early Hum Dev 47: 297-304, 1997.
5. Hecher, K. Snijders, R.; Campbell, S.; Nicolaides, K. – Fetal venous intracardiac, and arterial blood flow measurements in intrauterine growth retardation: relationship with fetal blood gases. Am J Obstet Gynecol, 1995, Jul;173(1):10-5.c
6. Jouppila P, Kirkinen P,. Non invasive assesment of fetal aortic blood flow in normal and abnormal pregnancies.Clin Obstet Gynaecol 32:703-9, 1989.
7. Hecher, K. & Hackeloer, B.J. – Cardiotocogram compared to Doppler investigation of the fetal circulation in the premature growth-retarded fetus: longitudinal observations. Ultrasound Obstet Gynecol, 1997, Mar; 9(3):152-61.b
8. Arduini, D., Rizzo G., Garcetti G. G., Romanini C. Analysis of risks factors influencing inminent distress in growth-retarded fetuses undergoing oxigen test. Biol Neonate 63: 341-48, 1993.
9. Isfer, E.V. – Doppler na Avaliação da Vitalidade Fetal. In: Pastore, A.R. & Cerri, G.G. Ultrassonografia em Ginecologia e Obstetrícia – Segunda Edição. Editora Revinter pag. 767-776, 2010.
10. Isfer, E.V. – Perfil Hemodinâmico Fetal Modificado - Novo ensaio para avaliação da vitalidade fetal. FETO 98 e I Congresso de Gestação de Alto Risco da FEBRASGO. Rio de Janeiro, Julho de 1998.
11. Akolekar, R.; Syngelaki A.; Sarquis, R.; Wright, D.; Nicolaides, K.H. - Prediction of preeclampsia from biophysical and biochemical markers at 11-13 weeks. Prenat Diagn 2011;31:66-74.
12. Chan F. Y., Pun T. C., Lam P., Lam C., Lee C. P., Lam Y. H. Fetal cerebral Doppler studies as a predictor of perinatal outcome and subsequent neurologic handicap. Obstet Gynaecol 87: 981-8, 1996.
13. Todros, T.; Ronco G.; Fianchino, O; Rosso, S.; Gabrielli, S. et al. – Accuracy of the umbilical arteries Doppler flow velocity waveforms in detecting adverse perinatal outcomes in a high-risk population. Acta Obstet Gynecol Scand, 1996 Feb; 75(2):113-9.
14. Carrera, J.M; Mallafré, J.; Torrents, M. – The fetal biophysical profile. In: Diagnosis and Therapy. The Parthenon Publishing Group, London, 1994, pp. 231-250.
15. Luzi, G.; Coata, G.; Caserta. G.; Cosmi, E.V.; Di Renzo, G.C. – Doppler velocimetry of different sections of the fetal middle cerebral artery in relation to perinatal outcome. J Perinat Med 1996;24(4)327-34.
16. Isfer, E.V.; Guidoni, R. G. R. – Perfil hemodinâmico modificado – Novo ensaio para avaliação da vitalidade fetal. III Encontro Internacional de Especialistas em Medicina Fetal. São Paulo, Frôntis Editora, Dezembro de 1997.
17. Phelan, J.P.; Ahn, M.O; Smith, C.V.; Rutheford, S.E.; Anderson, E. – Amniotic fluid index measurements during pregnancy. J Reprod Med, 1987 Aug; 32(8):601-4.
18. Harrington, K.; Hecher, K.; Campbell, S. – Doppler ultrasound in Obstetrics. In: Studd, J.; Jaedine-Brown, C. - RCOG Yearbook 1993, pp. 247-59.
19. Baschat, A A; Gembruch, U.; Reiss, I.; Gortner, L.; Diedrich, K. – Demonstration of fetal coronary blood flow by Doppler ultrasound in relation to arterial and venous flow velocity waveforms and perinatal outcome – the "heart – sparing effect". Ultrasound Obstet Gynecol, 1997, Mar; 9(3):162-72.
20. Wladimiroff J. W., Tonge H. M., Stewart P. A. Doppler ultrasound assesment of cerebral blood flow in the human fetus. Br J Obstet Gynaecol 93:471-5, 1986.
21. Arduini, D; Rizzo, G.; Romanini, C. – Fetal Cardiac Function. The Parthenon Publishing Group, London, 1995, pp. 1-2.
22. Trudinger, B. J.; Giles, W. B. – Clinical and pathologic correlations of umbilical and uterine artery waveforms. Clin Obstet Gynecol, 1989; 32(4):669-678.
23. Trudinger B J, Giles W B, Cook CM – Uteroplacental blood flow velocity-time waveforms in normal and complicated pregnancy. Br J Obstet Gynaecol, 1985 Jan;92(1):39-45
24. Wladimiroff J. W., Degani S., Noordam J., Tonge H. M. Cerebral and umbilical arterial blood flow velocity waveforms in normal and grouth-retarded pregnancies. Obstet Gynecol 69: 705-9, 1987.

25. Cardoso R, Lopes V; Cardona Ospina A, Souza E – Doppler no Modelo Obstrutivo: O Papel da Centralização. In: Saito M, Cardoso R, Cha Ss, Amaral WN. Medicina Fetal: Tratado de Ultrassonografia V – Atualidades e Perspectivas. Versailhes Comunicação pp. 176-188, 2015.
26. Cardoso R, Lopes V; Souza E, Camano L – Diferenças entre quadros de diástole-zero e diástole-reversa quanto a danos perinatais importantes na prematuridade eletiva – um ensaio descritivo. Rev Bras Ultrassonografia 9:13-16, 2009.
27. Alatas. C.; Aksoy, E.; Akarsu, C.; Yakin, K.; Bahceci, M. – Prediction of perinatal outcome by middle cerebral artery Doppler velocimetry. Arch Gynecol Obstet, 1996, 258(3):141-6.
28. Heymann, M. A. – Fetal cardio-vascular physiology. In: Creasy, R. K.; Resnik, R. eds.: Maternal Fetal Medicine. Principles and Practice. Philadelphia, Saunders, 1994; pp. 276.
29. Huisman, T. W. A .; Stewart, P. A . & Wladimiroff, J. W. – Ductus venosus blood flow velocity wafeform in the human fetus a Doppler study. Ultrasound Med Biol, 1192; 18:33.
30. Montenegro, C. A . B.; Rezende Fº.; J. Silva, L. G. P. – Centralização Fetal. Femina, 1994 Mar, nº 3, 22:203-215.
31. Arbeille, P. – Fetal arterial Doppler-IUGR and hypoxia. Eur J Obstet Gynecol Reprod Biol, 1997 Dec: 75(1):51-3.
32. Hecher K., Campbell S., Doyle P., Harrington K., Nicolaides K. Assesment of fetal compromise by Doppler ultrasound investigation of the fetal circulation. Arterial, intracardiac, and venous blood flow velocity studies . Circulation 91:129-38, 1995.a
33. Kiserud T., Eik-Nes S. H., Blaas H. G. K., Hellevik L. R., Simensen B. Ductus venosus blood velocity and the umbilical circulation in the seriously growth retarded fetus. Ultrasound Obstet Gynecol 4: 109-14, 1994.
34. Rizzo G, Capponi A, Talone PE, Arduini D, Romanini C. Doppler indices from inferior vena cava and ductus venosus in predicting pH and oxygen tension in umbilical blood at cordocentesis in growth retarded fetuses. *Ultrasound Obstet Gynecol* . 1996, Vol. 7.
35. Stewart AL, Rifkin L, Amess PN, Kirkbride V, Townsend JP, Miller DH, Lewis SW, Kingsley DP, Moseley IF, Foster O, Murray RM. Brain structure and neurocognitive and behavioural function in adolescents who were born very preterm. Lancet 1999, 353: 1653–7
36. Rochelson, B. – The clinical significance of absent end-diastolic velocity in the umbilical artery waveforms. Clinical Obstet Gynecol, 1989; 32(4):692-702.
37. De Vore, G.R. & Horenstein, J. – Ductus venosus index: a method for evaluating righ ventricular preload in the second trimester fetus. Ultrasound Obstet Gynecol, 1993; 3:338.
38. Nisand, I. – Apport du Doppler dans le dépistage des anomalies chromosomiques. In: Lewin, F.; Francoual, C.; Bargy, F. – Diagnostic et Prise en Charge des Affections Foetales III. Assoiation Saint-Vincent-de-Paul Prénatal, Diffusion Vigot Paris, 1989, pp.191-201.
39. Poon, L.C.; Karagiannis, G.; Staboulidou, I.; Shafiei, A.; Nicolaides, K.H. - Reference range of birth weight with gestation and first-trimester prediction of small for gestation neonates. Prenat Diagn 2011;31:58-65.
40. Karagiannis, G.; Akolekar, R.; Wright, D.; Nicolaides, K.H. - Prediction of small for gestation neonates from biophysical and biochemical markers at 11-13 weeks. Fetal Diagn Ther 2010, E-pub ahead of print. DOI: 10.1159/000321694.
41. Nicolaides, K.H. - Turning the Pyramid of Prenatal Care. Fetal Diagn Ther 2011 ;29 :183-196
42. Barker, D.J.P. – Fetal and Infant Origins of Adult Disease, Britsh Med J (ed), London, 1992.
43. Barker, DJP. Mothers, Babies, and Disease in Later Life. Edinburgh, UK. : Churchill Livingstone, 1998.

BIBLIOGRAFIA

Anteby, E.Y.; Tadmor, O; Revel, A; Yagel, S. – Post-term pregnancies with normal cardiotocographs and amniotic fluid columns: the role of Doppler evaluation in predicting perinatal outcome. Eur J Obstet Gynecol Reprod Biol, 1994 Apr; 54(2):93-8.

Baschat, A A; Cosmi, E.; Bilardo, C.M.; Wolf, H.; Berg, C.; Rigano, S. et al. – Predictors of neonatal outcome in early-onset placental dysfunction. Obstet. Gynecol.; 109(2 Pt 1): 253-261, 2007.

Favre R., Ditesheim J. Intérêt de la vélocimétrie Doppler ombilicale, aortique, cérébrale et uterine dans une population de grossesses pathologiques.J. Gynaecol. Obstet. Biol. Reprod. 20: 253-9, 1991.

Francisco, R.P.; Miyadahira, S.; Zugaib, M. – Predicting pH at birth in absent or reverse end-diastolic velocity in the umbilical arteries, Obstet. Gynecol.; 107(5): 1042-1048, 2006

Khong, T.Y.; De Wolf, F.; Robertson, W.B.; Brosens, I. - Inadequate maternal vascular response to placentation in pregnancies complicated by pre-eclampsia and by small-for-gestational age infants. BJOG 1986;93:1049-1059.

Low, J. A. ; Simpson, L. L.; Ramsey, D. A. – The clinical diagnosis of asphyxia responsible for brain damage in the human fetus. Am. J Obstet Gynecol, 1992; 167:11-15.

Meekins, J.W.; Pijnenborg, R.; Hanssens M.; Mc-Fayden, I.R.; Van Assche, A - A study of placental bed spiral arteries and trophoblastic invasion in normal and severe pre-eclamptic pregnancies. Bjog 1994;101:669-674.

Moreira de Sá, R.A.; Chaves Netto, H.; Lopes, L.M.; Barreto, M.J.V.; Cabral, A.C.V. – Dopplerfluxometria do Ducto Venoso – Relação com a Gasometria em Fetos Prematuros com Centralização de Fluxo Sanguíneo. RBGO, 25(4): 261-268, 2003

Peeters, L. L.H. – The effect of early maternal maladaption on fetal growth. J Perinat Med, 1994; 22(1): 9-16.

Pijnenborg, R. - The placental bed. Hypertens Pregnancy 1996;15:7-23.

Soothill, P.W.; Ajayi, R.A; Campbell, S.; Nicolaides, K.H. – Prediction of morbidity in small and normally grown fetuses by fetal heart rate variability, biophysical profile score and umbilical artery Doppler studies. Br J Obstet Gynecol, 1993 Aug; 100(8):742-5.

Van Asselt K.; Gudmundsson, S.; Lindqvist, P.; Marsal, K. – Uterine and umbilical artery velocimetry in pre-eclampsia. Acta Obstet Gynecol Scand, 1998 Jul; 77(6):614-9.

CAPÍTULO 112

DOPPLER NA AVALIAÇÃO DA CENTRALIZAÇÃO FETAL E CONDUTA OBSTÉTRICA

Viviane Lopes ▪ Viviane Vieira Francisco Habib
Marcele Maranhão Maia Ravagio ▪ Roberto Cardoso

INTRODUÇÃO

Nas últimas décadas temos observado um importante avanço dos recursos para a avaliação da vitalidade fetal, motivado pela necessidade de assegurar ao máximo a proteção do feto e de suas funções frente a condições adversas durante a gestação.

O estudo Doppler tem sido o principal recurso utilizado mundialmente para avaliação do bem-estar fetal, desde que Wladimiroff, em 1986,[1] avaliando o comportamento hemodinâmico de fetos com restrição de crescimento, relatou uma inversão da relação entre os índices Dopplervelocimétricos de artérias umbilicais e carótidas internas, sugerindo uma resistência vascular aumentada no corpo fetal e placenta, e uma redução compensatória na resistência vascular do cérebro fetal, frente ao comprometimento de sua vitalidade. Esse autor denominou tal evento hemodinâmico como *brain sparing effect*, sendo conhecido na língua portuguesa como "centralização hemodinâmica fetal". Podemos definir, portanto, a centralização hemodinâmica fetal através da inversão de fluxo cérebro-umbilical, onde a relação do índice de resistência (IR) cerebral/IR umbilical atinge valores menores que 1.

Este fenômeno consiste em um conjunto de alterações hemodinâmicas que ocorrem nos fetos sob condições adversas, a fim de preservar a perfusão de órgãos nobres (cérebro, coração e glândulas suprarrenais) em detrimento dos pulmões, sistema digestório, rins, baço e esqueleto.

Essas alterações hemodinâmicas são controladas pelos níveis de oxigênio, tensão de dióxido de carbono, atividade alfa-adrenérgica e beta-adrenérgica, sistema renina-angiotensina, opioides endógenos, prostaglandinas e vários outros reguladores. Enquanto a vasodilatação no leito vascular cerebral fetal durante a hipóxia aguda ocorre como resultado de aumentos locais na adenosina, óxido nítrico e prostanoides, enquanto a bradicardia e a vasoconstrição periférica fetal parecem ser desencadeadas por quimiorreceptores carotídeos.[2-4]

Os estudos sobre a centralização fetal se tornaram mais importantes quando foi observada uma associação da sua presença a eventos adversos no período neonatal, como consequência da progressão dos eventos hipóxicos intraútero.[5]

Os estudos, subsequentes à década de 1990, evidenciaram também efeitos da centralização hemodinâmica sobre os rins, pâncreas e também sobre o coração fetal.

A redistribuição persistente do fluxo sanguíneo está associado à redução do número de néfrons renais e das células β pancreáticas.[6,7] O aumento persistente da resistência vascular periférica aumenta a pós-carga cardíaca fetal, promovendo alterações estruturais nos miócitos cardíacos e remodelação das paredes do coração e dos vasos principais, comprometendo sua função.[8,9] Não nos surpreende, portanto, que condições adversas intrauterinas têm sido consistentemente associadas a um risco aumentado de doenças cardiovasculares, metabólicas e renais na vida adulta.[10,11]

Podemos concluir que a centralização hemodinâmica fetal, em seu estágio inicial, pode ser considerada como um evento protetor do feto diante da hipóxia, mas que frente a um sofrimento fetal prolongado, seus efeitos protetores são superados pelos danos tanto na vida intrauterina, quanto na vida adulta.

Diante de todas estas evidências, torna-se imperativo que as condutas obstétricas diante de fetos centralizados tenham como objetivo utilizar técnicas e parâmetros Dopplervelocimétricos mais acurados para melhor avaliar o grau de sofrimento fetal a fim de minimizar os danos da lesão intraútero.

RAREFAÇÃO VILOSITÁRIA E CORRELAÇÃO COM ESTUDO DOPPLER

A placenta, principal órgão extracorpóreo fetal, possui várias funções vitais ao feto, sendo as principais: a metabólica, a nutritiva e a respiratória. Cada uma destas funções demanda um gasto energético específico, a depender do tipo de processo que a placenta lança mão para realizar seu objetivo.

A função que mais despende gasto energético placentário, sem dúvida, é a função nutritiva. O transporte da maioria das proteínas que passam pela placenta se faz pelo processo de transporte ativo ou pinocitose, onde há consumo de ATP celular para que seja realizado. Outro processo que consume muita energia da placenta é a síntese de glicogênio, colesterol e ácidos graxos, que são importantes fontes nutricionais para o feto.

A função metabólica segue em segundo lugar no gasto energético placentário, com a síntese de diversos hormônios placentários, como, por exemplo, gonadotropina, progesterona e estrógenos.

Em último lugar, no quesito de gasto energético placentário, fica a função respiratória. Os gases passam através das membranas placentárias por difusão simples, que é o processo com menor gasto energético.

É de fundamental importância termos este conhecimento de gasto energético placentário, pois numa situação de insuficiência placentária, a função que demanda maior gasto é a que primeiro será prejudicada, e a função com menor gasto energético somente será atingida quando houver um comprometimento placentário mais avançado.

Portanto, nos estágios iniciais de insuficiência placentária, a primeira função acometida é a nutritiva, diminuindo a oferta de nutrientes para o feto, ocasionando uma diminuição da velocidade de crescimento fetal, e por conseguinte quadro de restrição de crescimento intrauterino (RCIU).

Quando a função metabólica está prejudicada, observamos queda na produção hormonal, principalmente de progesterona, o que pode acarretar a perda do bloqueio progesterônico no miométrio, deflagrando contração uterinas, culminando em trabalho de parto prematuro (TPP); ou até a diminuição da produção de prostaciclinas, aumentando a probabilidade de quadro de hipertensão materna (HAS).

Por último, na progressão do quadro de insuficiência placentária, a função respiratória pode ser atingida, dificultando a passagem dos gases pelas membranas placentárias, diminuindo a oferta de oxigênio para a circulação fetal, disparando o mecanismo de proteção fetal frente à hipóxia, podendo ser observado nestas ocasiões quadro de "centralização hemodinâmica fetal" (Fig. 112-1).

Alguns trabalhos foram realizados fazendo a correlação entre o estudo Doppler obstétrico, principalmente o Doppler de artérias umbilicais, e o grau de insuficiência placentária.

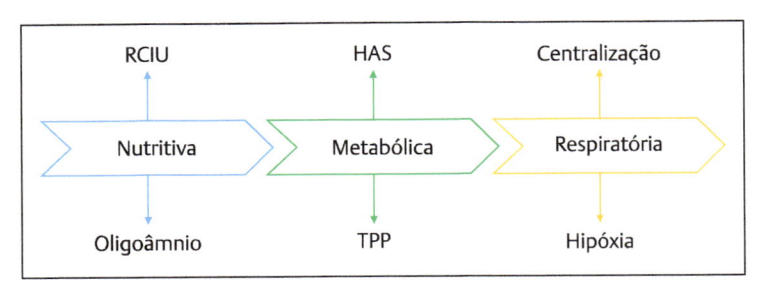

Fig. 112-1. Evolução temporal da insuficiência placentária com acometimento de suas funções e consequências clínicas.

Quadro 112-1. Correlação entre Alteração Doppler de Artérias Umbilicais e Rarefação Vilositária[12]

Alteração no Doppler de umbilicais	Percentual de rarefação vilositária
Aumento dos índices de resistência	40-50%
Diástole zero	80-90%
Diástole reversa	90-95%

Cardoso *et al.*, em 1994, observaram correlação direta entre o grau de insuficiência placentária (rarefação vilositária) e alteração do padrão Doppler das artérias umbilicais.[12] Foi observado também que o Doppler de artérias umbilicais se manteve normal mesmo com perda de cerca de 40%-50% da população vilositária, começando a se alterar, com aumento dos índices de resistência, após perda de mais da metade dos vilos placentários. A diástole zero foi observada quando houve perda de 80 a 90% dos vilos, e quando a perda foi de mais de 95% das vilosidades o Doppler umbilical mostrava diástole reversa (Quadro 112-1).

Portanto, no que se refere à centralização, podemos observar que o estudo Doppler tem como objetivo avaliar especialmente a função respiratória placentária, uma vez que a alteração do Doppler de artérias umbilicais ocorre somente quando o acometimento placentário é moderado ou grave. Diante de quadros de insuficiência placentária com preservação de pelo menos metade de sua população vilositária, o estudo Doppler de artérias umbilicais pode-se encontrar dentro da normalidade a despeito do prejuízo das demais funções placentárias, com consequente quadro instalado de RCIU e oligoâmnio.

AVALIAÇÃO DA VITALIDADE FETAL NO COMPROMETIMENTO PRECOCE (< 34 SEMANAS)

Um dos métodos pioneiros na avaliação da vitalidade fetal, o perfil biofísico fetal (PBF), foi apresentado por Manning, em 1982,[13,14] e avalia variáveis fetais, como tônus, movimentos fetais e respiratórios, volume de líquido amniótico e cardiotocografia basal, num sistema de escore. A utilização deste método na propedêutica antenatal no grupo de pacientes de alto risco naquela década obteve melhora dos resultados perinatais.[14]

O estudo Doppler nos fetos hipóxicos e/ou com restrição de crescimento intrauterino (RCIU) demonstra aumento de resistência das artérias umbilicais, vasodilatação em artéria cerebral média e deterioração do Doppler venoso precordial, e estes eventos precedem as alterações observadas no PBF em até 4 dias,[15] como podemos observar na Figura 112-2.[16]

Em gestações complicadas pela disfunção placentária, o feto corre o risco de deterioração da vitalidade fetal e comprometimento perinatal grave e até irreversível. Em reconhecimento a esse fato, o médico responsável pela avaliação da vitalidade fetal se depara com a tarefa de determinar a melhor abordagem de vigilância para permitir o prolongamento seguro da gravidez e identificar o limiar que favorece a intervenção.

Num modelo clássico de insuficiência placentária o evento inicial é um impedimento à circulação uteroplacentária. Ou seja, é alteração originária do compartimento materno. Neste modelo, algum fator, ao comprometer o fluxo em território de artérias uterinas-arqueadas-espiraladas, impede uma adequada perfusão placentária (em espaço interviloso). Podemos flagrar esta perfusão placentária inadequada na avaliação Doppler das artérias uterinas, onde se pode observar aumento de resistência e/ou presença de incisura protodiastólica.

Em sequência, há uma tendência à hipoxemia intervilosa continuada, com progressiva rarefação vilositária e crescente redução das trocas materno-fetais. Nesta fase, como já falamos anteriormente, quando há perda de mais de 50% da população vilositária, o Doppler de artérias umbilicais começa a mostrar aumento dos índices velocimétricos, que pode evoluir para diástole zero, e por fim reversa.

Mais tardiamente, estabelece-se a hipoxemia na circulação do concepto, e instala-se a centralização, quando a resistência das artérias umbilicais é maior que a resistência da artéria cerebral média. Por fim, culmina o processo, a hipóxia fetal instalada, com alteração do Doppler de ducto venoso, cardiotocografia e perfil biofísico.

Podemos nos basear na sequência de alterações dos métodos de avaliação da vitalidade fetal, que está bem descrita acima para fetos com idade gestacional inferior a 34 semanas, para sabermos em qual estágio cada feto se encontra e basear nossa conduta e tomada de decisão para evitarmos a hipóxia fetal. Para isso devemos levar em consideração os seguintes fatores para a tomada de decisão: idade gestacional, presença de diástole zero, presença de diástole reversa e alteração do Doppler venoso.

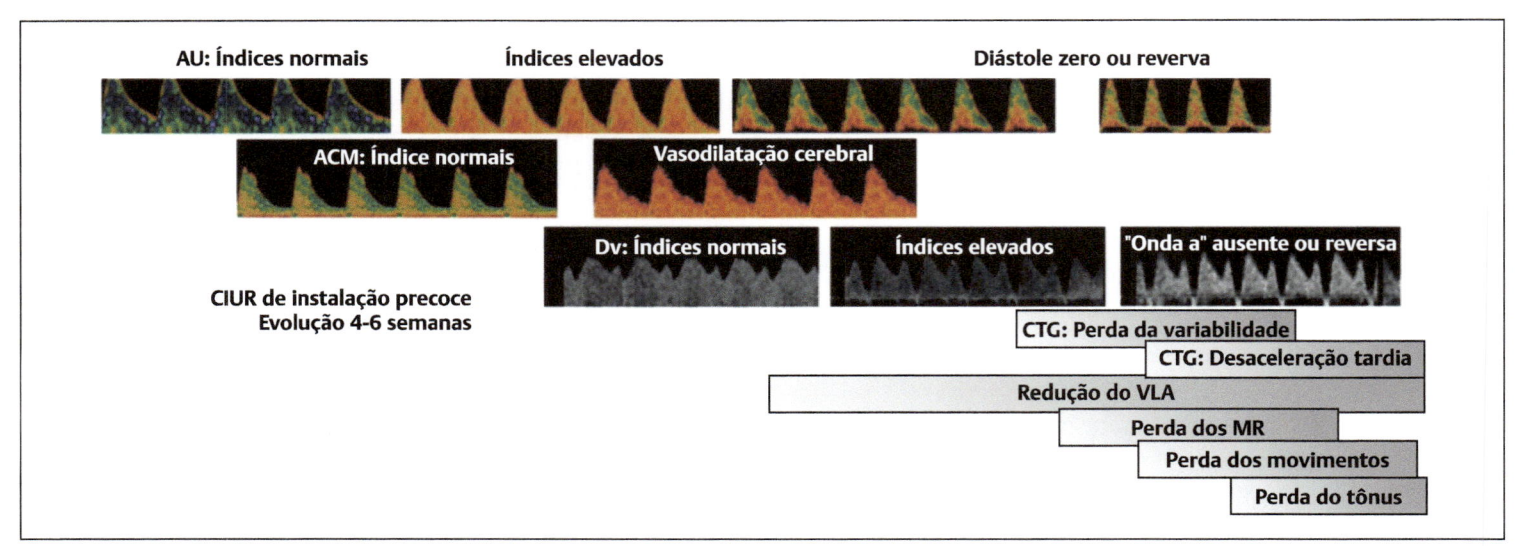

Fig. 112-2. Comparação entre a evolução do comprometimento fetal de instalação precoce (< 34 semanas). A figura sumariza a evolução temporal das alterações biofísicas observadas na dopplervelocimetria, volume do líquido amniótico, na cardiotocografia e no perfil biofísico fetal.

Em relação à idade gestacional as faixas poderiam se dividir da seguinte forma: faixa 0 – feto inviável (até 21-23 semanas); faixa 1 – limite da viabilidade (iniciando-se com 22-24 semanas); faixa 2 – pré-termo extremo (23-25 até 27-28 semanas); faixa 3 – pré-termo importante (28-29 até 32-33 semanas); faixa 4 – pré-termo "adaptado" ou moderado (33-34 até 36 semanas); faixa 5 – fetos a termo (a partir de 37 semanas).

A evidência de diástole zero em artérias umbilicais determina uma piora importante do quadro evolutivo do feto. Já foi observado por que o subgrupo de fetos centralizados com ausência de diástole em artérias umbilicais apresenta piores resultados perinatais quando comparados ao subgrupo de fetos centralizados ainda com diástole presente nas artérias umbilicais.[17] De forma semelhante, o subgrupo de fetos centralizados com diástole reversa em artérias umbilicais também evolui com quadros mais graves de eventos adversos perinatais se comparados ao subgrupo de fetos com diástole zero. Podemos concluir que devemos categorizar em grupos diferentes fetos centralizados com diástole presente, diástole zero e diástole reversa em artérias umbilicais.

Nas fases mais tardias do acometimento fetal a alteração Doppler de território venoso está associada à acidemia fetal e natimortalidade.[18] O primeiro evento que indica o início da descompensação fetal é o aumento dos índices velocimétricos, principalmente o índice de pulsatilidade (IP) do ducto venoso. Estima-se que, juntamente com a idade gestacional precoce, a elevação persistente do IP do ducto venoso está presente em mais de 50% das principais morbidades perinatais. Com a evolução da deterioração da vitalidade fetal a onda A do ducto venoso se torna zero ou reversa e nestas condições cada dia no útero duplica as chances de natimortalidade, independentemente da idade gestacional. Nesse cenário, os preparativos para o parto precisam ser feitos, já que cada dia dessa anormalidade do Doppler afeta o resultado, e a sobrevida fetal por mais de uma semana é improvável.[19]

Conduta na Vitalidade Fetal no Acometimento Precoce (< 34 semanas)

- *Faixa 0 e faixa 1:* nestas faixas a maioria dos fetos se encontra abaixo de 1.000 g e independentemente da idade gestacional, rastreamos o evento hipóxico incipiente, como o aumento dos índices velocimétricos do ducto venoso e agimos imediatamente, logo que ele se instale, propondo a resolução da gravidez.
- *Faixa 2:* até a faixa 2 de idade gestacional (27 a 28 semanas), alguns fetos podem ter ultrapassado 1.000 g, contudo, como se trata de quadro de insuficiência placentária, a maioria dos fetos pode não atingir esta marca, pois concomitantemente também apresenta quadro de RCIU. Por isso, também somos conservadores, rastreando a hipóxia incipiente e agimos imediatamente, logo que ela se acuse, propondo a resolução da gravidez. Isto se justifica pelo grande risco de danos – importantes – dada à prematuridade (ou dismaturidade) extrema nesta situação. Nos casos mais graves com fetos com diástole reversa em artérias umbilicais, tornamos a conduta mais agressiva, com resolução imediata da gravidez, por causa da gravidade destes casos, onde os fetos frequentemente já têm um fator de perda de eficiência de bomba cardíaca associada à importante rarefação vilositária, apresentando risco maior de resultados adversos, e mesmo de morte perinatal.
- *Faixa 3:* na faixa 3 (28-29 até 32-33 semanas) podemos subdividir, em alguns grupos, os fetos centralizados:
  - Fetos centralizados com diástole umbilical presente e volume amniótico normal ou com índice de líquido amniótico (ILA) > 5. Nestes conceptos, mantemos observação Doppler (umbilical e cerebral) a cada 2 a 3 dias, com rastreio diário de hipóxia (ducto venoso ou cardiotocografia), até 34-35 semanas, a partir de quando se planeja a resolução da gravidez. Instalando-se a hipóxia, abreviam-se os planos, e a resolução é imediata.
  - Fetos com diástole presente, porém com oligoâmnio importante (ILA < 5), recuamos em uma semana o nosso objetivo de tempo intrauterino. Mantemos observação Doppler (umbilical

e cerebral) a cada 2 a 3 dias, com rastreio diário de hipóxia (ducto venoso ou cardiotocografia), até 33-34 semanas, a partir de quando se planeja a resolução da gravidez. Instalando-se a hipóxia, abreviam-se os planos, e a resolução é imediata.
  - Fetos com diástole zero, somos mais agressivos. Mantemos observação Doppler e rastreio de hipóxia diário (Doppler venoso ou cardiotocografia), buscando 32 semanas, ou pelo menos mais uma semana intraútero, a partir de quando se planeja a resolução da gravidez. Instalando-se a hipóxia, abreviam-se os planos, e a resolução é imediata.
  - Fetos com diástole reversa em artérias umbilicais, tornamos a conduta mais agressiva, com resolução imediata da gravidez, por causa da gravidade destes casos onde os fetos frequentemente já têm um fator de perda de eficiência de bomba cardíaca associada à importante rarefação vilositária, apresentando risco maior de resultados adversos e mesmo de morte perinatal.
- *Faixa 4:* na faixa 4 (33-34 até 36 semanas) também subdividimos em grupos:
  - Fetos centralizados com diástole umbilical presente e volume amniótico normal ou com índice de líquido amniótico (ILA) > 5. Nestes conceptos, mantemos observação Doppler a cada 2 a 3 dias, com rastreio diário de hipóxia (Doppler venoso ou cardiotocografia), por 7 dias, a partir de quando se planeja a resolução da gravidez. Instalando-se a hipóxia, abreviam-se os planos, e a resolução é imediata.
  - Fetos com diástole presente, porém com oligoâmnio importante (ILA < 5), mantemos observação Doppler e rastreio de hipóxia (Doppler venoso ou cardiotocografia), ambos diários, também por 7 dias, a partir de quando se planeja a resolução da gravidez. Instalando-se a hipóxia, abreviam-se os planos, e a resolução é imediata.
  - Fetos com diástole zero, somos mais agressivos. Mantemos observação Doppler e rastreio de hipóxia (Doppler venoso ou cardiotocografia), ambos diários, aguardando 72 horas para efeito pleno do corticoide (33 a 34 semanas). A partir de 35 semanas, não mais procede a utilização do corticoide, e a resolução pode ser planejada já a partir da segura configuração do quadro.
  - Fetos com diástole reversa em artérias umbilicais, tornamos a conduta mais agressiva, com resolução imediata da gravidez, por causa da gravidade destes casos onde os fetos frequentemente já têm um fator de perda de eficiência de bomba cardíaca associada à importante rarefação vilositária, apresentando risco maior de resultados adversos e mesmo de morte perinatal.
- *Faixa 5:* na faixa 5 (feto a termo), nossa conduta é invariavelmente a resolução da gravidez.

AVALIAÇÃO DA VITALIDADE FETAL NO COMPROMETIMENTO TARDIO (> 34 SEMANAS)

Quando a insuficiência placentária ocorre na fase mais tardia da gravidez, após 34 semanas, o acometimento das funções placentárias parecem não ser tão graves, e a disfunção cardiovascular dos fetos em resposta à hipoxemia não ultrapassa a circulação cerebral. Nestes casos, ocorre uma redistribuição de fluxo cerebral em direção aos gânglios da base, à custa do lobo frontal.

Podemos observar uma diminuição dos índices velocimétricos da artéria cerebral média, mesmo com Doppler normal ou minimamente alterado em artérias umbilicais. Ultimamente, utiliza-se mais comumente a razão cerebroplacentária (CPR), para avaliar estes fetos, que se encontra diminuída. Ebbing *et al.*, em 2007, elaboraram uma curva de normalidade desta razão, e seus valores de normalidade constam no Quadro 112-2.[20]

Foi observado em alguns estudos prejuízo das funções cognitivas futuras de fetos que apresentaram CPR alterada após 34 semanas. Eixarch *et al.*, em 2008, concluíram que a redistribuição de fluxo cerebral nesta fase está associada à acidose neonatal, e nos casos também com RCIU houve uma associação significativa a baixos escores de comunicação, resolução de problemas e relacionamento social em longo prazo.[21]

Quadro 112-2. Valores de Normalidade da Razão Cerebroplacentária (CPR)

GA (semanas)	Percentil								
	2,5th	5th	10th	25th	50th	75th	90th	95th	97,5th
21	0,82	0,90	1	1,18	1,41	1,67	1,94	2,11	2,27
22	0,90	0,98	1,09	1,28	1,52	1,79	2,07	2,25	2,42
23	0,98	1,07	1,18	1,38	1,63	1,92	2,20	2,39	2,56
24	1,06	1,16	1,27	1,48	1,74	2,04	2,33	2,52	2,70
25	1,14	1,24	1,36	1,58	1,85	2,15	2,46	2,65	2,83
26	1,22	1,32	1,45	1,67	1,95	2,26	2,58	2,78	2,96
27	1,30	1,40	1,53	1,76	2,05	2,37	2,69	2,90	3,08
28	1,37	1,47	1,60	1,84	2,14	2,46	2,79	3	3,19
29	1,42	1,53	1,67	1,91	2,21	2,55	2,88	3,09	3,29
30	1,47	1,58	1,72	1,97	2,28	2,62	2,95	3,17	3,37
31	1,51	1,62	1,76	2,01	2,32	2,67	3,01	3,23	3,43
32	1,53	1,64	1,78	2,04	2,35	2,70	3,05	3,27	3,47
33	1,53	1,65	1,79	2,05	2,36	2,72	3,07	3,29	3,49
34	1,52	1,63	1,78	2,04	2,35	2,71	3,06	3,29	3,49
35	1,49	1,60	1,74	2	2,32	2,68	3,03	3,26	3,46
36	1,44	1,55	1,69	1,95	2,27	2,62	2,97	3,20	3,41
37	1,37	1,48	1,62	1,88	2,19	2,54	2,89	3,12	3,33
38	1,29	1,40	1,53	1,78	2,09	2,44	2,79	3,01	3,22
39	1,19	1,29	1,43	1,67	1,97	2,31	2,66	2,88	3,09

Adaptado de Ebbing et al.[20]
GA: Idade gestacional.

A alteração Doppler em artéria cerebral média em fetos com mais de 34 semanas associada à RCIU parece ter uma forte correlação com aumento da vulnerabilidade do labo frontal e alteração no neurodesenvolvimento futuro.[16]

Uma metanálise publicada, em 2018, mostrou que a CPR tem uma melhor *performance* na predição de eventos adversos perinatais e sofrimento fetal agudo, quando comparada ao Doppler isolado de artéria cerebral média. Contudo, os autores concluíram que a eficácia da CPR na orientação do manejo clínico precisa ser mais bem avaliada em ensaios clínicos futuros.[22]

CONDUTA NA VITALIDADE FETAL NO ACOMETIMENTO TARDIO (> 34 SEMANAS)

Como mencionado anteriormente, ainda não existe um consenso em relação à conduta frente aos casos de acometimento fetal de início tardio (> 34 semanas). Devemos levar em consideração que em uma RCIU de aparecimento tardio com Doppler normal ou minimamente alterado em artérias umbilicais, as alterações na impedância da artéria cerebral estão associadas a anormalidades nos testes comportamentais, psicológicos e cognitivos futuros.

Não podemos deixar de levar em consideração que a deterioração fetal nesta fase, ao contrário do que ocorre no acometimento precoce, pode ter um impacto independente, já que os fetos entregues em condições mais precárias tendem a apresentar pior desempenho na infância, enquanto os nascidos antes da deterioração têm testes similares aos fetos hígidos controle.

Nossa posição de momento é que, atingido o termo, não parecem sensatas a sustentação da gravidez e a manutenção dos riscos inerentes a essa situação pejorativa ao concepto.

REFERÊNCIAS BIBLIOGRÁFICAS

1. Wladimiroff JW, Tonge HM, Stewart P. Doppler ultrasound assesment of cerebral blood flow in the human fetus. Br J Obstet Gynaecol. 1986;93:471-5.
2. Blood AB, Hunter CJ, Power GG. The role of adenosine in regulation of cerebral blood flow during hypoxia in the near-term fetal sheep. J Physiol. 2002;543:1015-23.
3. Nishida N, Blood AB, Hunter CJ, Bragg S, Williams J, Pearce WJ, Power GG. Role of prostanoids in the regulation of cerebral blood flow during normoxia and hypoxia in the fetal sheep. Pediatr Res. 2006;60:524-9.
4. Giussani DA, Spencer JA, Moore PJ, Bennet L, Hanson MA. Afferent and efferent components of the cardiovascular reflex responses to acute hypoxia in term fetal sheep. J Physiol. 1993;461:431-49.
5. Campbell LS, Bewley S, Cohen-Overbeek T. Investigation of uteroplacental circulation by Doppler ultrasound. Semin Perinatol. 1987;11:362-8.
6. Dorey ES, Pantaleon M, Weir KA, Moritz KM. Adverse prenatal environment and kidney development: implications for programing of adult disease. *Reproduction.* 2014;147:189-98.
7. Limesand SW, Jensen J, Hutton JC, Hay WW Jr. Diminished β-cell replication contributes to reduced β-cell mass in fetal sheep with intrauterine growth restriction. Am J Physiol Regul Integr Comp Physiol. 2005;288:1297-305.
8. Skilton MR, Evans N, Griffiths KA, Harmer JA, Celermajer DS. Aortic wall thickness in newborns with intrauterine growth restriction. 2005;365:1484-86.
9. Salinas CE, Blanco CE, Villena M, Camm EJ, Tuckett JD, Weerakkody RA, et al. Cardiac and vascular disease prior to hatching in chick embryos incubated at high altitude. J Dev Orig Health Dis. 2010;1:60-6.
10. Barker DJP. Mothers, Babies, and Disease in Later Life. Edinburgh, UK: Churchill Livingstone; 1998.

11. Giussani DA, Davidge ST. Developmental programming of cardiovascular disease by prenatal hypoxia. J Dev Orig Health Dis. 2013;4:328-37.

12. Cardoso RAD, et al. Correlação entre Dopplervelocimetrias umbilicais normais, francamente alteradas e a estrutura circulatória da placenta: estudo preliminar. Belo Horizonte: s.n., 1994. II ENMF.

13. Manning FA, et al. Antepartum determination of fetal health. Composite biophysical profile scoring. Clinics in Perinatology. 1982;9.

14. Manning FA. Fetal biophysical profile. Obstet Gynecol Clin North Am. 1999;26.

15. Baschat AA, Gembruch U, Harman CR. The sequence of changes in Doppler and biophysical parameters as severe fetal growth restriction worsens. Ultrasound Obstet Gynecol. 2001;18.

16. Baschat AA. Neurodevelopment following fetal growth restriction and its relationship with antepartum parameters of placental dysfunction. Ultrasound Obstet Gynecol. 2011;37.

17. Cardoso, R, et al. Diástole-zero em fetos centralizados e danos perinatais na prematuridade eletiva – análise descritiva. Rev Soc Bras Med Fetal. 2006;11.

18. Rizzo G, Capponi A, Talone PE, Arduini D, Romanini C. Doppler indices from inferior vena cava and ductus venosus in predicting pH and oxygen tension in umbilical blood at cordocentesis in growth retarded fetuses. Ultrasound Obstet Gynecol. 1996;7.

19. Turan OM, Turan S, Berg C, Gembruch U, Nicolaides KH, Harman CR, Baschat AA. Duration of persistent abnormal ductus venosus flow and its impact on perinatal outcome in fetal growth restriction. 2011;38.

20. Ebbing, C, Rasmussen, S and T, Kiserud. Middle cerebral artery blood flow velocities and pulsatility index and the cerebroplacental pulsatility ratio: longitudinal reference ranges and terms for serial measurements. Ultrasound Obstet Gynecol. 2007;30.

21. Eixarch E, et al. Neurodevelopmental outcome in 2-year-old infants who were small-for-gestational age term fetuses with cerebral blood flow redistribution. Ultrasound Obstet Gynecol. 2008;32.

22. Vollgraff Heidweiller-Schreurs CA, et al. Prognostic accuracy of cerebroplacental ratio and middle cerebral artery Doppler for adverse perinatal outcome: systematic review and meta-analysis. Ultrasound Obstet Gynecol. 2018;51.

CAPÍTULO 113

DOPPLER VENOSO: APLICABILIDADE CLÍNICA

Alexandra Matias ■ Nuno Montenegro (*In Memorian*)

INTRODUÇÃO

A partir do momento em que o efeito Doppler teve aplicação clínica, foi possível a investigação hemodinâmica não invasiva do feto humano, nomeadamente em situações de "insuficiência" placentária. Na verdade, a ocorrência de um padrão fluxométrico anormal na artéria umbilical parece desde logo corresponder a um defeito importante na perfusão fetoplacentária e que se pode traduzir clinicamente como restrição de crescimento intrauterino, hipóxia fetal e acidemia (Fig. 113-1).[1-3]

Nas gravidezes consideradas de alto risco, o Doppler umbilical tem sido considerado um parâmetro útil na monitorização e vigilância do bem-estar fetal.[1-4] O padrão fluxométrico anômalo na artéria umbilical está associado a uma mortalidade perinatal aumentada, cerca de 360-500/oo em comparação à mortalidade perinatal em fetos com 1.000-1.500 g (50/oo) e fetos com 500-1.000 g (200/oo); acresce ainda que, aproximadamente, um terço destas gravidezes vai desenvolver pré-eclâmpsia.[5] O benefício da técnica de eco-Doppler parece, no entanto, estar confinado às gravidezes consideradas "clinicamente" de alto risco antes das 34 semanas, tal como aquelas afetadas por pré-eclâmpsia e/ou restrição de crescimento intrauterino (Fig. 113-2). A ausência de fluxo na artéria umbilical durante a telediástole ventricular é rara em fetos com desenvolvimento normal depois desta idade gestacional, dado que as consequências deletérias de uma perfusão placentária significativamente afetada (morte intrauterina, pré-eclâmpsia grave, restrição de crescimento intrauterino grave) já terão ocorrido previamente.

O fluxo telediastólico ausente ou invertido nas artérias umbilicais (fluxo ARED) parece resultar de um comprometimento de pelo menos 50% da árvore vascular vilositária (Fig. 113-1).[6] Em 1994, Karsdorp *et al.* publicaram os resultados da fluxometria Doppler umbilical num estudo multicêntrico europeu que englobava 459 gravidezes de alto risco.[1] Estes autores verificaram que, nas gravidezes com fetos afetados por restrição de crescimento intrauterino, a probabilidade destes desenvolverem fluxo ARED era três vezes maior que na população em geral, e que, nas gravidezes afetadas conjuntamente por restrição de crescimento intrauterino e hiper-

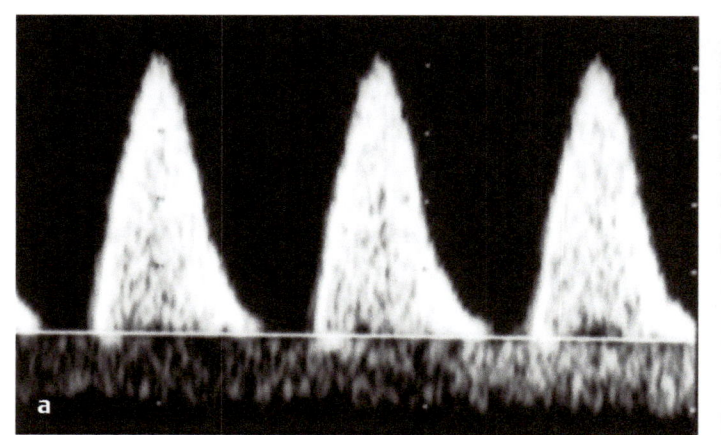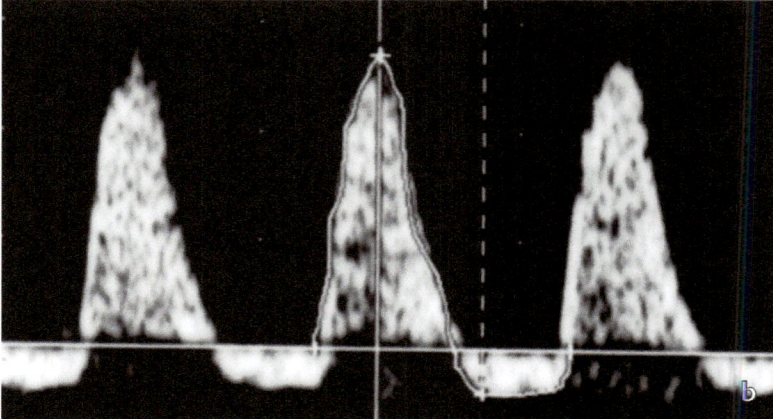

Fig. 113-1. Fluxo ARED: (**a**) fluxo telediastólico ausente na artéria umbilical; (**b**) fluxo telediastólico invertido na artéria umbilical (AU).

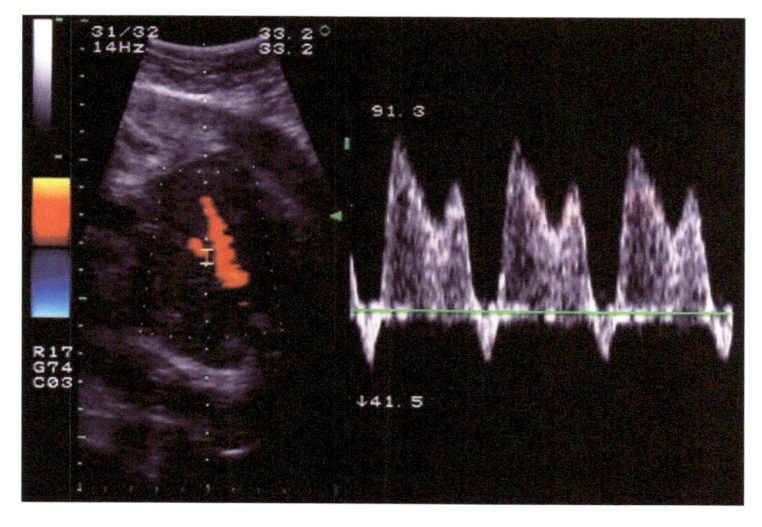

Fig. 113-2. Exemplo de padrão anormal da onda de fluxo no ducto venoso (fluxo invertido durante a contração auricular) em feto com restrição grave de crescimento intrauterino às 34 semanas.

tensão arterial, esse risco era 7,4 vezes maior. A probabilidade de ocorrer morte perinatal nas gravidezes com fluxo telediastólico ausente ou invertido era de 4 e 10,6, respectivamente, quando comparada às gravidezes com fluxo telediastólico presente.

As tentativas de rastrear alterações da perfusão placentária em gravidezes consideradas "clinicamente" de baixo risco, utilizando a onda de fluxo na artéria umbilical, revelaram-se ineficazes.[7-13] O número diminuto de grávidas destinadas a ter um desfecho desfavorável, causado por perfusão fetoplacentária comprometida, acaba por se diluir na maioria saudável das grávidas de baixo risco. Nestas circunstâncias, o baixo poder preditivo positivo da velocidade diminuída na artéria umbilical durante a telediástole origina, em última análise, intervenções, como a hospitalização, monitorização fetal, indução do trabalho de parto ou realização de cesariana, mais prejudicais do que benéficas.[14] Está sobejamente comprovado que a fluxometria Doppler na artéria umbilical é um teste fracamente preditivo do bem-estar de fetos leves para a idade gestacional após as 36 semanas e é clinicamente pouco relevante na monitorização de fetos pós-termo.[15]

Nos últimos anos, a tônica da vigilância do bem-estar fetal tem-se distanciado da avaliação dos compartimentos arterial e intracardíaco. Algumas investigações prévias demonstraram a importância das alterações nas velocidades ao nível do retorno venoso, como uma forma adequada de refletir a diminuição do débito ou da contratilidade do ventrículo direito em situações de aumento da pós-carga.[16-19]

Sabe-se que a existência de uma fluxometria Doppler umbilical "anormal" reflete a presença de lesão placentária, mas não a verdadeira extensão do compromisso fetal. Por isso, a fluxometria Doppler na artéria umbilical é mais um teste placentário do que um teste fetal. O sofrimento fetal está associado a alterações nos dois lados da circulação, isto é, quando a redistribuição do sangue oxigenado atinge o seu limite máximo no setor arterial, alterações características vão surgir no compartimento venoso, nomeadamente no ducto venoso que é o principal distribuidor de sangue oxigenado no feto.

Atendendo a que as alterações no setor venoso parecem ocorrer após o estabelecimento de redistribuição no setor arterial, a avaliação do retorno venoso poderá ser assim um expediente válido para monitorizar e categorizar o agravamento das condições hemodinâmicas nos fetos pré-termo em sofrimento crônico (Fig. 113-3).[18-26] Num estudo transversal Hecher et al. (1995) evidenciaram alterações significativas do retorno venoso em gravidezes de alto risco, provocadas por um aumento da pós-carga, que condicionaram a atuação clínica ainda antes da deterioração de outros parâmetros hemodinâmicos.[27,28] Por outro lado, a monitorização longitudinal

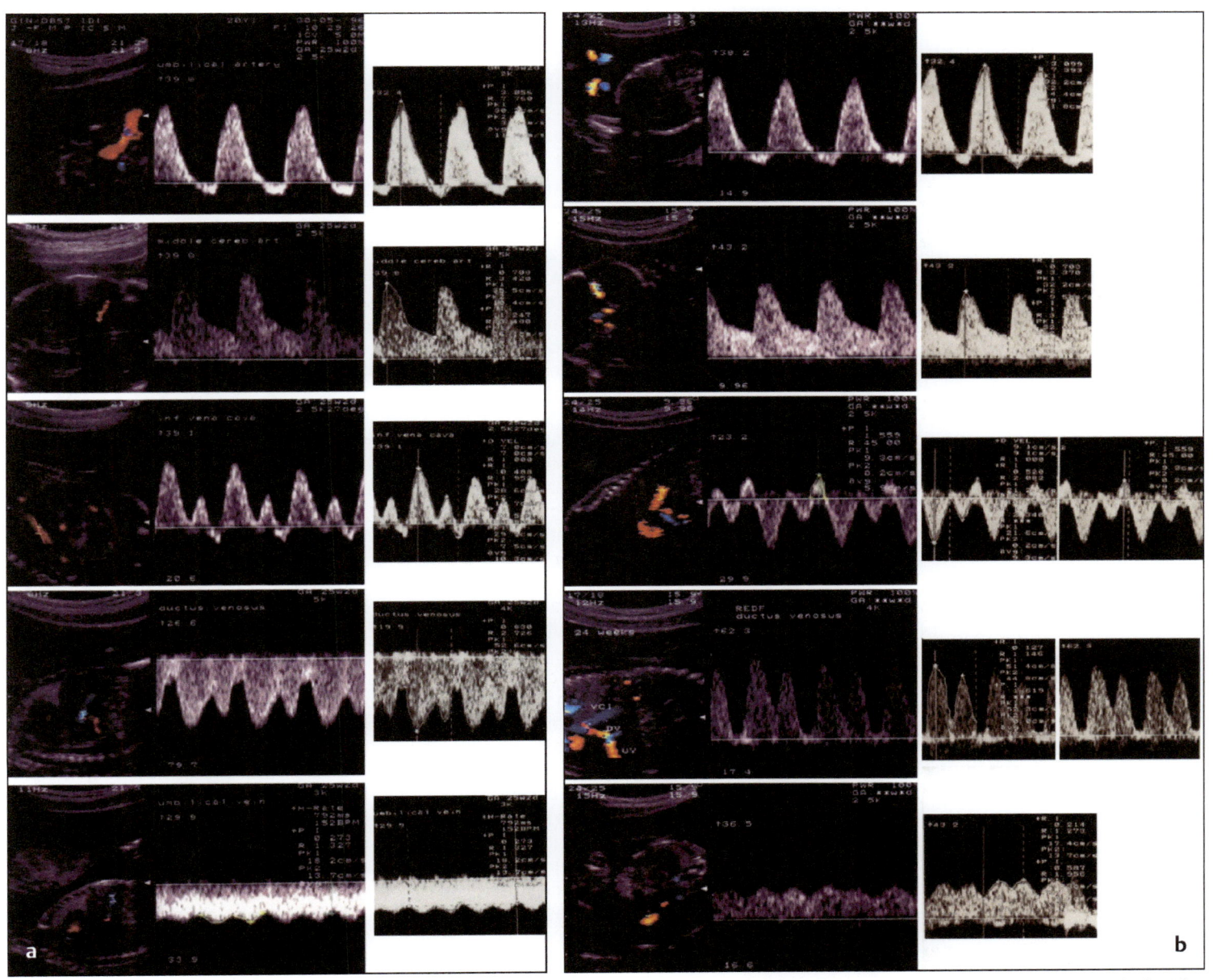

Fig. 113-3. (a) Padrão das ondas de fluxo sanguíneo obtido por Doppler às 25 semanas na artéria umbilical (fluxo telediastólico invertido): artéria cerebral média (padrão de redistribuição), veia cava inferior (padrão normal), ducto venoso (padrão normal) e veia umbilical (pulsatilidade dícrota); **(b)** realizado antes da morte intrauterina às 26 semanas + 6 dias, em que se nota aparecimento de fluxo nulo no ducto venoso durante a contração venosa.

de um feto com fluxo ARED de instalação precoce, até a sua morte *in utero,* efetuada pelo nosso grupo, revelou mais uma vez que as alterações observadas no setor venoso não só parecem marcar o início da descompensação hemodinâmica, como também se apresentaram como um sinal de mau prognóstico fetal.[29]

As alterações na pós-carga cardíaca, na contratilidade, o estado do volume intravascular e a frequência cardíaca podem afetar significativamente a forma de onda da velocidade do fluxo no ducto venoso. Por conseguinte, o ducto venoso Doppler é cada vez mais considerado o vaso charneira na orientação e no tratamento de condições que colocam o feto em risco de deterioração cardiovascular. A aplicação do DV Doppler na restrição do crescimento fetal, gestação múltipla monocoriônica complicada, hidropisia fetal e arritmia refinou a precisão da vigilância clínica e o *timing* de decisão para terminar uma gravidez afetada.[24-26]

RETORNO VENOSO NOS 2º E 3º TRIMESTRES: FLUXO ARED E HIPÓXIA FETAL CRÔNICA

Em condições normais, a placenta define-se como um território de baixa resistência, o que assegura um fluxo sempre anterógrado na artéria umbilical, aorta e vasos uteroplacentários ao longo do ciclo cardíaco.[30-32] Apesar de a diástole não ser um processo fundamentalmente "passivo", à medida que a impedância vascular aumenta, o fluxo diastólico diminui,[33,34] o mesmo se verificando com o aumento da impedância placentária que vai resultar na diminuição do fluxo diastólico placentário.[6,35-37] Deste modo, uma fluxometria Doppler anormal na artéria umbilical parece refletir uma impedância vascular placentária (capacitação vascular placentária) comprometida e poderá identificar não só situações de hipóxia fetal, mas[38,39] também as gravidezes em risco de prognóstico perinatal adverso.[1-3,41] Estudos de metanálise demonstraram que o recurso à fluxometria Doppler na artéria umbilical em gravidezes de risco poderá contribuir para a redução da mortalidade perinatal em aproximadamente 40%, sem aumento da morbilidade materna (Quadro 113-1).[3]

O primeiro ensaio controlado randomizado de avaliação do interesse clínico da fluxometria Doppler umbilical considerou um grupo de 300 grávidas de alto risco.[35,36] Concluíram, então, que a suplementação dos métodos tradicionais de vigilância fetal contribuiu para diminuir a taxa de cesarianas emergentes e de induções de trabalho de parto, conclusões similares às encontradas nos estudos de Hofmeyr (1991) e Almström (1992), bem como a permanência dos recém-nascidos na Unidade de Cuidados Intensivos.[5,41,42]

Johnstone *et al.* (1993) randomizaram 2.289 grávidas referidas para monitorização fetal só por métodos tradicionais (CTG, perfil biofísico e biometria fetal) ou adicionalmente, por fluxometria Doppler umbilical, e não conseguiram encontrar diferenças significativas.[43] Da mesma forma, Newnham *et al.* (1991) não encontraram

efeitos positivos na redução da morbilidade neonatal.[8] De qualquer modo, o conhecimento atempado do fluxo na artéria umbilical parece contribuir para facilitar a interpretação dos traçados cardiotocográficos e assim diminuir a taxa de falsos positivos (Almström *et al.,* 1992).

No estudo de Omtzigt *et al.* (1994), verificou-se um menor número de mortes intrauterinas no grupo monitorizado com base no fluxo na artéria umbilical, sem outras diferenças relativamente a outros indicadores de resultados perinatais.[44]

Alfirevic e Neilson (1995), ao analisarem os seis ensaios randomizados anteriormente revistos em conjugação com outros seis estudos randomizados, verificaram uma redução de aproximadamente 38% na mortalidade perinatal, de 44% no número de hospitalizações antenatais, de 20% na taxa de indução do trabalho de parto e de 52% no número de cesarianas por sofrimento fetal.[45] Maulik (1997) reanalisou os resultados destes doze estudos efetuados em gravidezes de alto risco, usando um modelo de efeitos aleatórios, e encontrou uma taxa de probabilidade para mortalidade perinatal similar (*odds ratio* = 0,64 [0,46-0,90]).[46,47] No trabalho de revisão do Cochrane Database Systematic Reviews (1998), apenas se consideraram onze destes estudos, e mais uma vez se demonstrou uma redução significativa (29%) da mortalidade perinatal e da taxa de cesarianas por sofrimento fetal.[48]

De forma contrastante, estudos controlados randomizados da fluxometria Doppler umbilical, aplicados à população grávida de baixo risco, demonstraram que esta metodologia não contribui para melhorar os resultados perinatais.[13,48]

FISIOPATOLOGIA DO FLUXO ARED

Se todas estas considerações de índole clínica levantarem problemas de difícil resposta, também a controvérsia sobre os mecanismos fisiopatológicos do fluxo ARED se mantém insolúvel. O conceito original de obliteração dos vasos placentários proposto por Giles (1985) continua aceito como a base fisiopatológica do fluxo ARED.[49] Trudinger *et al.* (1987) demonstraram que, quando se embolizava a circulação placentária do lado fetal, a velocidade na artéria umbilical durante a telediástole diminuía, enquanto a razão sístole/diástole se elevava.[35,36] Esta evidência foi comprovada por Thompson (1990) num modelo matemático, em que se verificou ser necessária a obliteração de pelo menos 50% dos vasos placentários terminais para se notar uma alteração significativa no índice de pulsatilidade umbilical.[6]

O estudo por nós realizado da histologia das placentas em fetos afetados por fluxo telediastólico ausente ou invertido na artéria umbilical (ARED) demonstrou uma diferença estatisticamente significativa no peso das placentas e dos fetos entre o grupo ARED e o grupo controle (p < 0,001). Encontramos ainda uma diferença significativa entre os achados Doppler e morfológicos relativamente aos depósitos perivilositários de fibrina (p < 0,05) e ao microenfarte (p < 0,0006) nos casos de ARED e restrição de crescimento intrauterino (Fig. 113-4). Deste modo, os depósitos perivilositários de fibrina parecem representar uma lesão clinicamente significativa, já que limitam a capacidade de troca da placenta. Estes dois marcadores morfológicos (com caráter de irreversibilidade) parecem ser úteis na detecção de doença vascular subjacente ao fluxo umbilical diminuído, como a restrição do crescimento intrauterino e a hipóxia fetal.[27,28,50]

No entanto, estas teorias não explicam satisfatoriamente por que é que fetos com fluxo ARED podem sobreviver mais de um mês sem sequelas importantes, enquanto outros se deterioram rapidamente, especialmente se coexiste uma situação de pré-eclâmpsia. Estudos estereológicos das vilosidades terminais, o principal local de troca dos gases respiratórios, demonstraram a redução na área transversal da placenta ocupada por estas vilosidades em fetos com restrição de crescimento intrauterino e fluxo ARED. Estudos complementares das vilosidades terminais de fetos afetados de fluxo ARED, efetuados por microscopia eletrônica de varrimento, mostraram que estas estruturas são alongadas, não tortuosas e não ramificadas, o que favorece um aumento da impedância vascular

Quadro 113-1. Efeito sobre a Mortalidade Perinatal da Fluxometria Doppler na Artéria Umbilical em Gravidezes de Alto Risco. Metanálise Cumulativa de 8 Estudos Controlados e Randomizados*

Trudinger *et al.,* 1987	n = 289	p = 0,17
Tyrell *et al.,* 1990	n = 789	p = 0,33
Hofmeyr *et al.,* 1991	n = 1686	p = 0,27
Newnham *et al.,* 1991	n = 2231	p = 0,26
Almström *et al.,* 1992	n = 2657	p = 0,13
Johnstone *et al.,* 1993	n = 4986	p = 0,11
Pattinson *et al.,* 1994	n = 5198	p = 0,10
Omtzigt *et al.,* 1994	n = 6838	p = 0,01

Divon, 1996[3]

*Verificou-se um Decréscimo Estatisticamente Significativo na taxa de Mortalidade Perinatal após a Inclusão do 8º Estudo, com uma Probabilidade de 0,66 para um Intervalo de Confiança de 0,46-0,94 (p = 0,013)

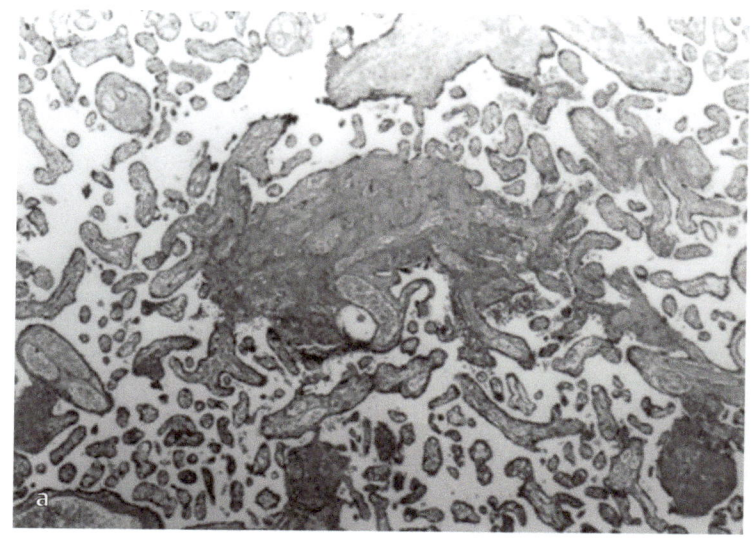
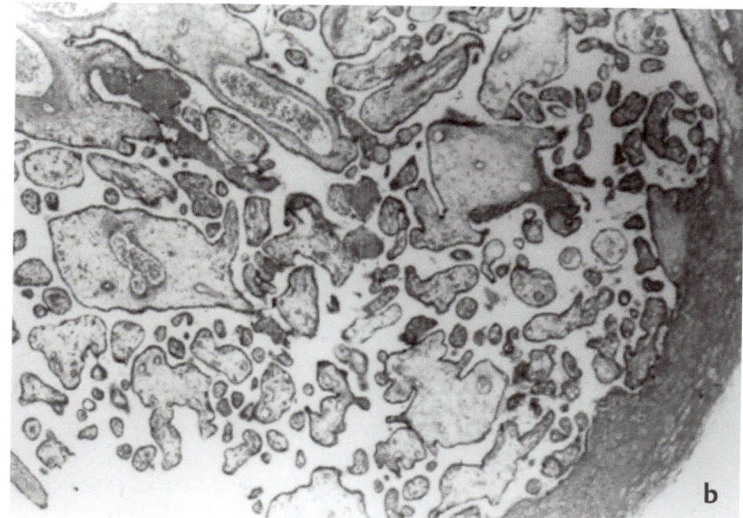
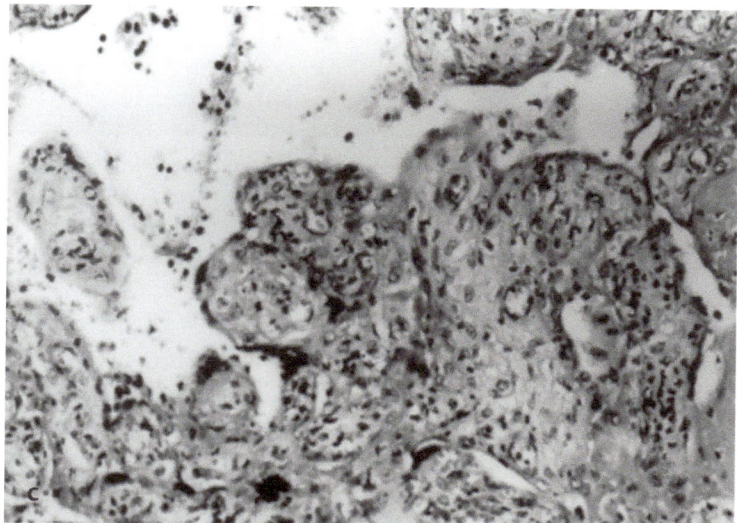

Fig. 113-4. Lesões placentárias subjacentes à existência de fluxo ARED: (**a**) depósitos perivilositários de fibrina; (**b**) edema vilositário; (**c**) vilite isquêmica. (Cortesia de Dr. Otília Brandão.)

mediada pelos capilares e dificulta a troca transplacentária de gases. O exame histológico das vilosidades terminais, conduzido em paralelo, evidenciou fibrose do estroma e paragem da proliferação trofoblástica, mais compatíveis com uma situação de aumento da tensão local de oxigênio do que com "hipóxia placentária".

Como complemento destes estudos sobre os fetos afetados por compromisso da circulação umbilical, pareceu-nos útil clarificar o resultado em longo prazo em termos de morbilidade perinatal e pós--natal destes fetos deficientemente "irrigados" durante a vida intrauterina. Num estudo prospetivo de *follow-up* foram avaliados 88 casos com fluxo ARED e confirmou-se o mau prognóstico associado às situações em que existe fluxo ARED.[51] Em experiências animais, verificou-se lesão permanente do sistema nervoso central, com diminuição do peso do cérebro e do conteúdo em ADN e desenvolvimento neuronal retardado nos casos com impedância placentária muito elevada. Os animais afetados vieram a apresentar mais tarde atraso no seu desenvolvimento e alterações comportamentais.

No entanto, os vários estudos que pretendem relacionar a restrição de crescimento com um neurodesenvolvimento desarmonioso têm apresentado conclusões conflituosas. Soothill *et al.* (1992) num estudo de acompanhamento de fetos com restrição de crescimento até a idade de 5 anos encontraram uma correlação significativa entre o grau de desenvolvimento e o grau de acidemia avaliado por cordocentese.[52] No entanto, não se verificou uma correlação importante entre o grau de restrição do crescimento e a acidemia fetal. Mais recentemente, outro estudo veio documentar uma associação estatisticamente significativa entre "insuficiência placentária" e desenvolvimento neurológico comprometido em longo prazo, nomeadamente em idade escolar.[53-55] Sabe-se que em resposta a situações de hipóxia intrauterina, traduzida na existência de fluxo

ARED, verifica-se uma vasodilatação do território cerebral, que resulta ocasionalmente numa hiperperfusão do cérebro fetal, e, em última análise, em hemorragia cerebral.[56]

Na Gravidez Única

A tônica da vigilância do bem-estar fetal tem-se centrado nas alterações das velocidades ao nível do retorno venoso, como uma forma adequada de refletir a diminuição do débito ou da contratilidade do ventrículo direito em situações de aumento da pós-carga.

Na verdade, nem a avaliação dos vasos arteriais nem do coração fornece uma categorização credível da deterioração fetal crônica. É mandatória a avaliação longitudinal do **compartimento venoso**, nomeadamente a quantificação do índice de pulsatilidade no DV. Um índice no DV elevado ou onda A invertida têm taxas semelhantes de mortes fetal, neonatal e perinatal, sendo estas superiores às verificadas nos fetos com fluxo no DV normal. Este parece ser assim o vaso mais clinicamente relevante em que o aumento do índice de pulsatilidade e/ou a ausência ou inversão da onda A apontam para a degradação do estado fetal. Sabe-se também que são os índices derivados das ondas de fluxo obtidas no setor venoso (nomeadamente no DV) aqueles que melhor se correlacionam com o pH fetal.[57]

No entanto, o reconhecimento da importância clínica da avaliação do retorno venoso no feto é relativamente recente.[18,19,58,59] O achado mais significativo neste trabalho, que pretende relacionar a função diastólica ventricular com o retorno venoso nos fetos com fluxo ARED, é a demonstração de que a insuficiência cardíaca diastólica poderá condicionar o aparecimento de padrões anômalos de fluxo na veia umbilical, veia cava inferior e ducto venoso. Dois padrões principais de enchimento ventricular podem ser definidos neste trabalho. No 1º exame em todos os fetos, a velocidade de fluxo transtricúspide durante a primeira fase da diástole (onda E) estava diminuída em relação à velocidade durante a contração auricular (onda A), o que é considerado no feto um padrão normal. À medida que se observou a deterioração do enchimento ventricular, verificou-se um aumento da velocidade máxima durante a diástole precoce com uma aceleração e desaceleração abruptas, o que poderá ser um indicador de um padrão restritivo de enchimento ventricular (Fig. 113-3). Este padrão é muito provavelmente o resultado de um aumento das pressões telediastólicas e de uma diminuição da distensibilidade ventricular.

A descompensação é um processo contínuo e não de estabelecimento abrupto que se estabelece de uma forma sequencial ao longo do tempo. À medida que se observou a deterioração do enchimento ventricular, verificou-se um aumento da velocidade máxima durante a diástole precoce com uma aceleração e desaceleração abruptas, o que poderá ser um indicador de um padrão restritivo de enchimento ventricular. Este padrão é muito provavelmente o resultado de um aumento das pressões telediastólicas e de uma diminuição da distensibilidade ventricular.

No feto, o canal arterial permite que o fluxo sanguíneo do ventrículo direito alcance na aorta descendente o sangue proveniente do arco aórtico. Por causa deste aspeto particular, o débito ventricular direito é fortemente influenciado pelas alterações na impedância vascular, nomeadamente em situações de aumento da resistência placentária que podem originar falência diastólica. Por outro lado, sabe-se que os ventrículos fetais são menos distensíveis: o miocárdio fetal desenvolve uma maior tensão quando é estirado e uma menor tensão ativa para qualquer comprimento em repouso, quando comparado ao miocárdio adulto.

Apenas nos fetos com fluxo telediastólico invertido na artéria umbilical foi observado um fluxo retrógrado na VCI maior que 15% do fluxo anterógrado.[60] Este padrão foi também descrito em fetos com aumento da resistência placentária, arritmias e hidropisia fetal não imune, com aumento da mortalidade perinatal.[21,60,61] Este achado parece ter origem no aumento da resistência placentária, que consequentemente eleva a pressão telediastólica ventricular (Fig. 113-2).

As velocidades das ondas S e D no ducto venoso mantiveram-se dentro dos parâmetros normais, provavelmente porque aumentou a proporção de sangue umbilical desviado para o DV. Nos fetos com pior prognóstico, verificou-se a diminuição da velocidade no DV durante a contração auricular, mas sempre subsequente às alterações na VU e na VCI. Nos fetos sobreviventes, os padrões de fluxo venoso apresentaram alterações mais discretas. Esta redução de velocidade durante a contração auricular observada no ducto venoso, também encontrada em fetos com defeitos cardíacos e em fetos com restrição do crescimento intrauterino, aparece sempre como um sinal de mau prognóstico e parece ser uma tradução indireta de falência cardíaca.[4,18,19,25,26,59,62]

Embora sem comprovação direta pela incapacidade de medir pressões, a diminuição da distensibilidade do ventrículo direito e o aumento das pressões de enchimento parecem causar a ocorrência de uma contração auricular contra um ventrículo com elevada pressão telediastólica, determinando um fluxo retrógrado no sistema venoso, que se estende para além do ducto venoso até a veia umbilical. A presença de pulsatilidade dícrota na veia umbilical foi geralmente coincidente ou subsequente à existência de fluxo tele-

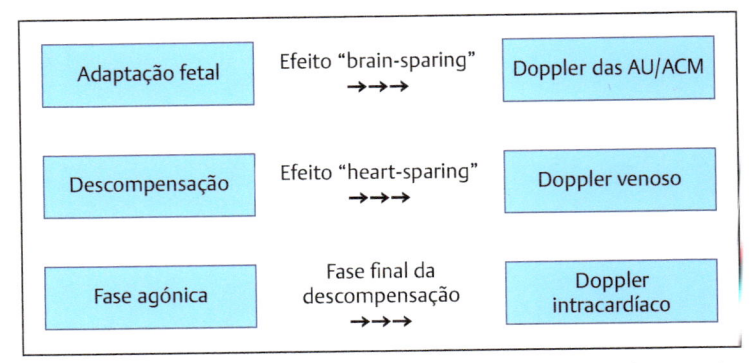

Fig. 113-5. Resumo da sequência de eventos hemodinâmicos de deterioração fetal em caso de hipóxia intrauterina sustentada e proposta dos respectivos métodos de avaliação e monitorização. AU: Artéria umbilical; ACM: artéria cerebral média; Ao: aorta descendente.

diastólico ausente na artéria umbilical. Nos casos com fluxo telediastólico invertido na artéria umbilical, esta pulsatilidade foi ainda mais marcada. Estas pulsações anormais foram descritas também nos fetos de ovelha quando da oclusão do cordão umbilical e em fetos humanos nos casos de hidropisia fetal não imune.[21,33,60,61,63] O padrão de fluxo na VU, imediatamente antes da morte fetal, pode aliás ter características muito similares ao da VCI, o que pode sugerir um DV aberto.

Em resumo, a sequência de eventos hemodinâmicos que traduz a deterioração fetal e a respectiva monitorização pode graficamente ser representada no seguinte quadro (Fig. 113-5).

Na Gravidez Gemelar com Placentação Bicoriônica

A existência de fluxo ARED na gravidez gemelar bicoriônica tem o mesmo significado clínico que na gravidez unifetal, isto é, traduz um defeito de perfusão placentária (Fig. 113-6). Deste modo, a orientação destes casos é sobreponível à de uma gravidez única com fluxo ARED.

Na Gravidez Gemelar com Placentação Monocoriônica

A existência de fluxo ARED na gravidez gemelar monocoriônica, excluindo a existência de síndrome de transfusão feto-fetal, pode estar relacionada com restrição seletiva de crescimento fetal. Os casos de gêmeos monozigóticos com fluxo presente na AU podem relacionar-se com fetos constitucionalmente pequenos, mas saudáveis, ser uma adaptação fisiológica à falta de espaço ou constituir uma antecipação de insuficiência placentária. Nestes casos, o prognóstico é geralmente bom.

Nos casos com fluxo ARED persistente, o risco de deterioração hipóxica é elevado, e o risco de morte intrauterina está aumentado, dado que se trata muito provavelmente de uma insuficiência placentária com lesões de vilite isquêmica e depósitos perivilositários de fibrina. Estas alterações condicionam uma diminuição irreversível da área de trocas vilositárias e comprometimento fetal.

Finalmente, nos casos com fluxo ARED intermitente, este parece ser causado pela presença de ondas transmitidas do gêmeo maior para o cordão do gêmeo menor (presença de anastomoses arterioarteriais volumosas) (Fig. 113-7). A evolução é atípica, existindo um risco aumentado de morte súbita do feto com restrição de crescimento e um risco aumentado de lesões cerebrais no gêmeo com crescimento normal.

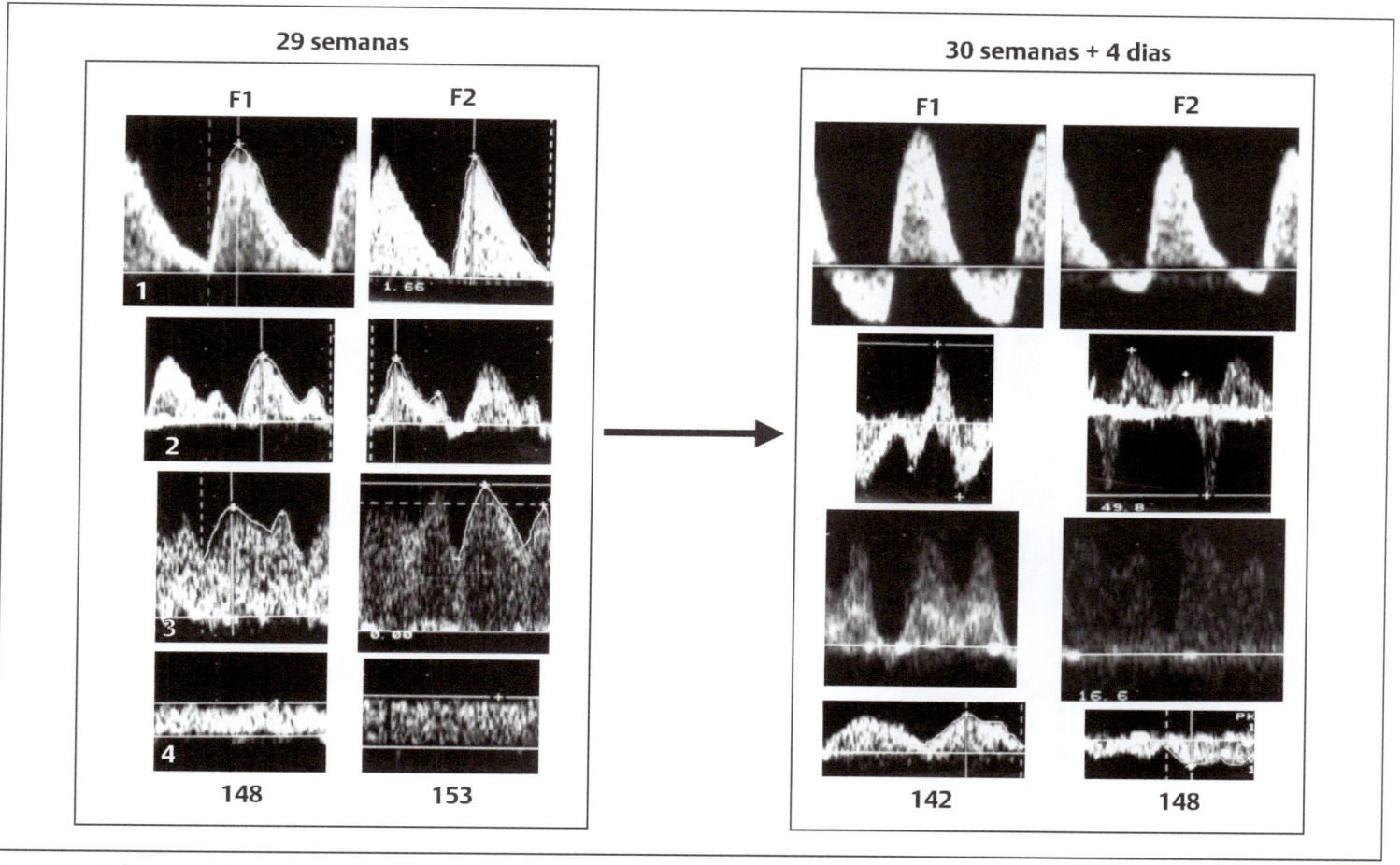

Fig. 113-6. Padrão das ondas de fluxo sanguíneo obtido por Doppler na artéria umbilical, veia cava inferior, ducto venoso e veia umbilical no 1º gêmeo (F1) e no 2º gêmeo (F2). Coluna da esquerda: 1º exame às 29 semanas, em que se observa fluxo telediastólico umbilical ausente em um dos fetos, com padrão normal na veia cava inferior, ducto venoso e veia umbilical; coluna da direita: último exame realizado às 30 semanas+ 4 dias, em que se observa fluxo telediastólico umbilical invertido em ambos os fetos, bem como fluxo retrógrado aumentado na veia cava inferior e ducto venoso, com pulsatilidade dícrota na veia umbilical.

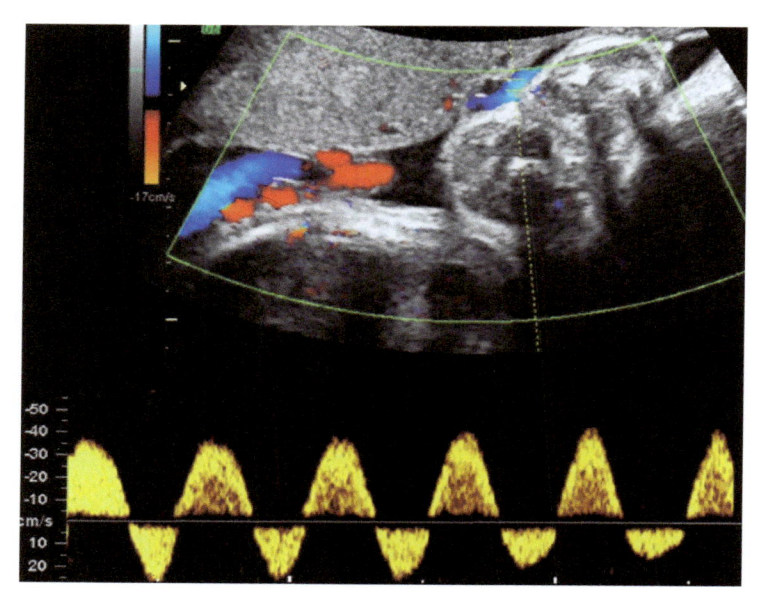

Fig. 113-7. Anastomose arterioarterial em gravidez monocoriônica com padrão fluxométrico bifásico.

CONCLUSÃO

Verifica-se assim que alterações no compartimento venoso são cruciais para a monitorização da progressiva deterioração hemodinâmica em fetos com fluxo ARED e para a discriminação de sinais de comprometimento fetal, seja em gravidezes unifetais ou múltiplas. A definição de corionicidade é, no entanto, fundamental para a compreensão e orientação dos casos de fluxo ARED na gravidez gemelar desde fases iniciais da gravidez.

REFERÊNCIAS BIBLIOGRÁFICAS

1. Karsdorp VHM, van Vugt JMG, van Geijn HP, Kostense PJ, Arduini D, Montenegro N, Todros T. Clinical significance of absent or reverse end-diastolic velocity waveform in the umbilical artery. Lancet 1994;344:1664-8.
2. Montenegro N, Beires J, Pereira Leite L. Reverse end-diastolic umbilical artery flow at 11 weeks'gestation. Ultrasound Obstet Gynecol 1995;5:141-2.
3. Divon MY. Umbilical artery Doppler velocimetry: clinical utility in high-risk pregnancies. Am J Obstet Gynecol 1996;174:10-4.
4. Seravalli V, Miller JL, Block-Abraham D, Baschat AA. Ductus venosus Doppler in the assessment of fetal cardiovascular health: an updated practical approach. Acta Obstet Gynecol Scand. 2016 Jun;95(6):635-44.
5. Pattinson RC, Norman K, Odendaal HJ. The role of Doppler velocimetry in the management of high risk pregnancies. Br J Obstet Gynecol 1994;101:114-20.
6. Thompson RS, Trudinger BJ. Doppler waveform pulsatility index and resistance pressure and flow in the umbilical placental circulation: an investigation using a mathematical model. Ultrasound Med Biol 1990;16:449-58.
7. Beattie RB, Dornan JC. Antenatal screening for intra-uterine growth retardation with umbilical artery Doppler ultrasonography. Br Med J 1989;298:378-84.
8. Newnham JP, O'Dea MR-A, Reid KP, Diepeveen DA. Doppler flow velocity waveform analysis in high risk pregnancies: a randomized controlled trial. B J Obstet Gynecol 1991; 98(10):956-63.
9. Davies JA, Spencer JAD, Gallivan S. Randomised controlled trial of doppler ultrasound screening of placental perfusion during pregnancy. Lancet 1992; 340:1299-303.
10. Mason GC, Lilford RJ, Porter J, et al. Randomized comparison of routine versus highly selective use of Doppler ultrasound in low risk pregnancies. Br J Obstet Gynaecol 1993;100:130-3.

11. Whittle MJ, Hanretty KP, Primrose MH, Neilson JP. Screening for the compromised fetus: A randomized trial of umbilical artery velocimetry in unselected. Am J Obstet Gynecol 1994; 170:555-559.

12. Doppler French Study Group. A randomised controlled trial of Doppler ultrasound velocimetry of umbilical artery in low risk pregnancies. Br J Obstet Gynecol 1997; 104: 419-24.

13. Goffinet F, Paris-Llado J, Nisand I, Bréart G. Umbilical artery Doppler velocimetry in unselected and low risk pregnancies: a review of randomised controlled trials. Br J Obstet Gynecol 1997;104:425-30.

14. Kingdom CP, Rodeck CH, Kaufmann P. Umbilical artery Doppler – more harm than good? Br J Obstet Gynecol 1997; 104: 393-6.

15. Chang TC, Robson SC, Spencer JAD, Gallivan S. Prediction of perinatal morbidity at term in small fetuses: comparison of fetal growth and Doppler ultrasound. Br J Obstet Gynecol 1994; 101:422-7.

16. Reuss ML, Rudolph AM. Selective distribution of microspheres injected into the umbilical venous and inferior vena cava of fetal sheep. Am J Obstet Gynecol 1981;141:427-31.

17. Appleton CP, Hatle LK, Popp RL. Demonstration of restrictive ventricular physiology by Doppler echocardiography. J Am Coll Cardiol 1988;11:757-61.

18. Kiserud T, Eik-Nes SH, Blaas H-G, Hellevik LR, Simensen B. Ductus venosus blood velocity and the umbilical circulation in seriously growth-retarded fetus. Ultrasound Obstet Gynecol 1994a;4:109-14.

19. Kiserud T, Hellevik LR, Eik-Nes LR, Angelsen BAJ, Blaas H-G. Estimation of the pressure gradient across the fetal ductus venosus based on Doppler velocimetry. Ultrasound Med Biol 1994b;20:225-32.

20. Rizzo G, Capponi A, Arduini D, Romanini C. Ductus venosus velocity waveforms in appropriate and small for gestational age fetuses. Early Hum Dev 1994;39:15-26.

21. Gudmundsson S, Huhta JC, Wood DC, Tulzer G, Cohen AW, Weiner S. Venous Doppler ultrasonography in the fetus with non-immune hydrops. Am J Obstet Gynecol 1991;164:33-7.

22. Areias JC, Matias A, Montenegro N. Venous return and right ventricular diastolic function in ARED flow fetuses. J Perinat Med 1998;26:156-67.

23. Ozcan T, Sbracia M, d'Ancona JA, Copel JA, Mari G. Arterial and venous Doppler velocimetry in severely growth-restricted fetus and associations with adverse perinatal outcome. Ultrasound Obstet Gynecol 1998;12:39-44.

24. Baschat AA. Ductus venosus Doppler for fetal surveillance in high-risk pregnancies. Clin Obstet Gynecol. 2010 Dec;53(4):858-68.

25. Baschat AA, Harman CR. Discordance of arterial and venous flow velocity waveforms in severe placenta-based fetal growth restriction. Ultrasound Obstet Gynecol. 2011a;37(3):369-70.

26. Baschat AA. Venous Doppler evaluation of the growth-restricted fetus. Clin Perinatol. 2011b;38(1):103-12.

27. Hecher K, Campbell S, Doyle P, Harrington K, Nicolaides KH. Assessment of fetal compromise by Doppler ultrasound investigation of the fetal circulation. Circulation 1995a; 91:129-38.

28. Hecher K, Snijders RJM, Campbell S, Nicolaides KH. Fetal venous, intracardiac, and arterial blood flow measurements in intrauterine growth retardation: relationship with fetal blood gases. Am J Obstet Gynecol 1995b;173:10-5.

29. Montenegro N, Bernardes J, Ayres-de-Campos D, Matias A, Areias JC. Monitoring of cardiac-extracardiac hemodynamics and automated fetal heart rate preceeding intrauterine death. Eur J Obstet Gynecol Reprod Biol 1996;64:3-6.

30. Lingman G, Marsal K. Fetal central blood circulation in the third trimester of normal pregnancy – a longitudinal study. I. Aortic and umbilical blood flow. Early Hum Dev 1986; 13:137-150.

31. Gudmundsson S, Marsal K. Umbilical artery and uteroplacental blood flow velocity waveforms in normal pregnancy – a cross-sectional study. Acta Obstet Gynecol Scand 1988b; 67:347-54.

32. Gudmundsson S, Marsal K. Umbilical and uteroplacental blood flow velocity waveforms in pregnancy with fetal growth retardation. Eur J Obstet Gynecol Reprod Biol 1988a;27:187-96.

33. Morrow RJ, Adamson SL, Bull SB, Knox Ritchie JW. Effect of placental embolization on the umbilical arterial velocity waveform in fetal sheep. Am J Obstet Gynecol 1989;161:1055-60.

34. Fairlie FM, Moretti M, Walker JJ, Sibai BM. Determinants of perinatal outcome in pregnancy-induced hypertension with absence of umbilical artery end-diastolic frequencies. Am J Obstet Gynecol 1991a;164:1084-9.

35. Trudinger BJ, Cook CM, Giles WB, Connely A. Umbilical artery flow velocity waveforms in high-risk pregnancy: prediction of perinatal distress by Doppler ultrasound. Lancet. 1987; 1: 415-9.

36. Trudinger BJ, Stevens D, Connelly A, Hales JRS, Alexander G, Bradley L, et al. Umbilical artery flow velocity waveforms and placental resistance: the effects of embolization of the umbilical circulation. Am J Obstet Gynecol. 1987a;157:1443-8.

37. Rochelson B, Schulman H, Farmakides G, Bracero L, Ducey J, Fleischer A, et al. The significance of absent end-diastolic velocity in umbilical artery waveforms. Am J Obstet Gynecol 1987;156:1213-18.

38. Bilardo CM, Nicolaides KH, Campbell S. Doppler measurements of fetal and uteroplacental circulations: relationship with umbilical venous blood gases measured at cordocentesis. Am J Obstet Gynecol 1990;162:115-20.

39. Okamura K, Watanabe T, Ando J, Yajima A. Blood gas profiles of fetuses with abnormal Doppler flow in the umbilical artery. Am J Perinatol 1996;13:297-300.

40. Mandruzzato GP, Bogatti P, Fischer L, Gigli C. The clinical significance of absent or reverse end-diastolic flow in the fetal aorta and umbilical artery. Ultrasound Obstet Gynecol 1991;1: 192-6.

41. Hofmeyr GJ, Pattinson R, Buckley D, Jennings J, Redman CW. Umbilical artery resistance index as a screening test for fetal well-being. II: Randomized feasibility study. Obstet Gynecol 1991; 78:359-362.

42. Almström H, Ekman G, Axelsson O, et al. Comparison of umbilical-artery velocimetry and cardiotocography for surveillance of small-for-gestational-age fetuses. Lancet 1992;340:936-40.

43. Johnstone FD, Prescott R, Hoskins PR, Greer IA, McGlew T, Compton M. The effect of introduction of umbilical Doppler recordings to obstetric practice. Br J Obstet Gynecol 1993; 100: 733-41.

44. Omtzigt AWJ. A randomized controlled trial on the clinical value of umbilical Doppler velocimetry in antenatal care. Am J Obstet Gynecol 1994; 170: 625-34.

45. Alfirevic Z, Neilson JP. Doppler ultrasonography in high-risk pregnancies: systematic review with meta-analysis. Am J Obstet Gynecol 1995; 172: 1379-87.

46. Maulik D. Doppler velocimetry for fetal surveillance: randomized clinical trials and implications for practice. In: Maulik D, editor. Doppler ultrasound in Obstetrics and Gynecology. New York: Springer-Verlag; 1997. p. 375-91.

47. DerSimonian R, Laird N. Meta-Analysis in clinical trials. Controlled clinical trials. 1986;7:177-88.

48. Neilson JP. Routine Doppler ultrasound screening of unselected pregnancies. In: Enkin MW, Keirse MJNC, Renfrew MJ, Neilson JP, editors. Pregnancy and childbirth module, cochrane database of systematic reviews. Review N°. 07357, disk issue. Cochrane Updates on Disk, Update Software. Oxford; 1994.

49. Giles WB, Trudinger BJ, Baird PJ. Fetal umbilical artery flow velocity waveforms and placental resistance: pathological correlation. Br J Obstet Gynaecol 1985;92:31-8.

50. Laurini J, Marsal, Persson PH, Lingman G. Ultrasound measurement of fetal blood flow in predicting fetal outcome. Br J Obstet Gynaecol 1987; 94: 940-8 .

51. Montenegro N, Santos F, Tavares E, Matias A, Barros H, Pereira Leite L. Outcome of 88 pregnancies with absent or reversed end-diastolic blood flow (ARED flow) in the umbilical arteries. Obstet Gynecol 1998; 79: 43-6.

52. Soothill PW, Ajayi RA, Campbell S, Ross EM, Candy DCA, Snijders RM, Nicolaides KH. Relationship between fetal acidemia at cordocentesis and subsequent neurodevelopment. Ultrasound Obstet Gynecol 1992; 2:80-83.

53. Marsal K, Gudmundsson S, Stale H. Doppler velocimetry in monitoring fetal health during late pregnancy. In: Kurjak A, Chervenak FA, editors. The fetus as a patient. Carnforth: Parthenon Publishing; 1994. p. 455-75.

54. Valcamonico A, Accorsi P, Battaglia S, Soregaroli M, Beretta D, Frusca T. Absent or reverse end-diastolic flow in the umbilical artery: intellectual development at school age. Eur J Obstet Gynecol Reprod Biol. 2004 May 10;114 (1):23-8.

55. Hartung J, Kalache KD, Heyna C, Heling KS, Kuhlig M, Wauer R, et al. Outcome of 60 neonates who had ARED flow prenatally compared with a matched control group of appropriate-for-gestational age preterm neonates. Ultrasound Obstet Gynecol. 2005 Jun;25(6):566-72.

56. Steiner H, Staudach A, Spitzer D, Schaffer KH, Gregg A, Weiner CP. Growth deficient fetuses with absent or reverse umbilical artery end-diastolic flow is metabolically compromised. Early Hum Dev 1995; 41: 1-9.

57. Rizzo G, Capponi A, Talone PE, Arduini D, Romanini C. Doppler indices from inferior vena cava and ductus venosus in predicting pH

58. Wladimiroff JW, Huisman TWA. Venous return in the human fetus. In: Kurjak A, Chervenak FA, editors. The fetus as a patient: advances in diagnosis and therapy. New York: The Parthenon Publishing Group; 1994. p. 425-34.

and oxygen tension in umbilical blood at cordocentesis in growth-retarded fetuses. Ultrasound Obstet Gynecol 1996;7:401-10.

59. Hofstaetter C, Gudmundsson S, Dubie M, Marsfi K. Ductus venosus velocimetry in high-risk pregnancies. Eur J Obstet Gynecol Reprod Biol 1996; 70:135-140.

60. Reed KL, Appleton CP, Anderson CF, Shenker L, Sahn DJ. Doppler studies of vena cava flows in human fetuses, insights into normal and abnormal cardiac physiology. Circulation 1990; 81: 498-505.

61. Tulzer G, Khowsathit P, Gudmundsson S, et al. Diastolic function of the fetal heart during second and third trimester: A prospective longitudinal Doppler-echocardiographic study. Eur J Pediatr 1994;153:151–154.

62. Kiserud T, Eik-Nes SH, Hellevik LR, Blaas H-G. Ductus venosus blood velocity changes in fetal cardiac diseases. J Matern Fetal Invest 1993;3:15-20.

63. de Haan HH, Gunn AJ, Gluckmann PD. Fetal heart rate changes do not reflect cardiovascular deterioration during brief repeated umbilical cord occlusions in near-term fetal lambs. Am J Obstet Gynecol 1997; 76: 8-15.

BIBLIOGRAFIA

Areias JC, Scott WA, Meyer R, Goldberg SJ. A serial Doppler echocardiographic study of early diastolic right ventricular events in full term neonates. Cardiol Young 1992;2:20-9.

Baschat AA, Gembruch U, Weiner CP, Harman CR. Qualitative venous Doppler waveform analysis improves prediction of critical perinatal outcomes in premature growth-restricted fetuses. Ultrasound Obstet Gynecol. 2003;22(3):240-5.

Baschat AA, Güclü S, Kush ML, Gembruch U, Weiner CP, Harman CR. Venous Doppler in the prediction of acid-base status of growth-restricted fetuses with elevated placental blood flow resistance. Am J Obstet Gynecol. 2004;191(1):277-84.

Baschat AA, Harman CR. Venous Doppler in the assessment of fetal cardiovascular status. Curr Opin Obstet Gynecol. 2006; 18(2):156-63.

Baschat AA, Turan OM, Turan S. Ductus venosus blood-flow patterns: more than meets the eye? Ultrasound Obstet Gynecol. 2012 May;39(5):598-9.

Baschat AA. Arterial and venous Doppler in the diagnosis and management of early onset fetal growth restriction. Early Hum Dev. 2005;81(11):877-87.

Baschat AA. Doppler application in the delivery timing of the preterm growth-restricted fetus: another step in the right direction. Ultrasound Obstet Gynecol. 2004;23(2):111-8.

Battaglia C, Artini PG, Galli PA, D'Ambrogio G, Droghini F, Genezzani AR. Absent or reversed end-diastolic flow in the umbilical artery and severe intra-uterine growth retardation. An ominous association. Acta Obstet Gynecol Scand 1993; 172: 167-71.

Behrman RE, Lees MH, Peterson EN, de Lannoy CW, Seeds AE. Distribution of the circulation in the normal and asphyxiated fetal primate. Am J Obstet Gynecol 1970; 108: 956-69.

Bell JG, Ludomirsky A, Bottalico J, Weiner S. The effect of improvement of umbilical artery absent end-diastolic velocity on perinatal outcome. Am J Obstet Gynecol 1992; 167: 1015-20.

Edelstone DI, Rudolph AM, Heymann MA. Effects of hypoxemia and decreasing umbilical flow on liver and ductus venosus blood flow in fetal lambs. Am J Physiol 1980; 238: H656-H663.

Edelstone DI, Rudolph AM, Heymann MA. Liver and ductus venosus blood flow in fetal lambs in utero. Cir Res 1978; 42: 426-33.

Edelstone DI, Rudolph AM. Preferential streaming of ductus venosus to the brain and heart in fetal lambs. Am J Physiol 1979; 237: H724-H729.

Edelstone DI. Regulation of blood flow through the ductus venosus. J Develop Physiol 1980; 2: 219-38.

Eik-Nes SH, Marsal K, Kristoffersen K. Methodology and basic problems related to blood flow studies in the human fetus. Ultrasound Med Biol 1984; 10: 329-37.

Farine D, Ryan G, Kelly EN, Morrow RJ, Laskin C, Ritchie JW. Absent end-diastolic flow velocity waveforms in the umbilical artery. The subsequent pregnancy. Am J Obstet Gynecol 1993;168:637-40.

Gembruch U, Krapp M, Baumann P. Changes of venous blood flow velocity waveforms in fetuses with supraventricular tachycardia. Ultrasound Obstet Gynecol 1995; 5: 394-9.

Hecher K, Campbell S, Snidjers R, Nicolaides KH. Reference ranges for fetal venous and atrioventricular blood flow parameters. Ultrasound Obstet Gynecol 1994;4:381-90.

Huisman TWA, Brezinka C, Stewart PA, Stijnen T, Wladimiroff JW. Ductus venosus flow velocity waveforms in relation to fetal behaviour states. Br J Obstet Gynecol 1994;101:220-4.

Huisman TWA, Gittenberg-de-Groot AC, Wladimiroff JW. Recognition of a fetal subdiaphragmatic venous vestibulum essential for fetal venous Doppler assessment. Pediatr Res 1992b;32:338-41.

Huisman TWA, Stewart PA, Stijnen T, Wladimiroff JW. Doppler flow velocity waveforms in late first- and early second-trimester fetuses: reproducibility of waveform recordings. Ultrasound Obstet Gynecol 1993a;3:260-3.

Huisman TWA, Stewart PA, Wladimiroff JW, Stijnen T. Flow velocity waveforms in the ductus venosus, umbilical vein and inferior vena cava in normal human fetuses at 12-15 weeks of gestation. Ultrasound Med Biol 1993b;19:441-5.

Huisman TWA, Stewart PA, Wladimiroff JW. Ductus venosus blood velocity waveforms in the human fetus. Ultrasound Med Biol 1992a;18:33-7.

Kagan KO, Gazzoni A, Sepulveda-Gonzalez G, Sotiriadis A, Nicolaides KH. Discordance in nuchal translucency thickness in the prediction of severe twin-to-twin transfusion syndrome. Ultrasound Obstet Gynecol 2007;29(5):527-32.

Kiserud T, Acharya G. The fetal circulation. Prenatal Diagn 2004;24:1049-59.

Kiserud T, Eik-Nes SH, Blaas H-G, Hellevik LR. Foramen ovale: an ultrasonographic study of its relation to the inferior vena cava, ductus venosus and hepatic veins. Ultrasound Obstet Gynecol 1992a;2:389-96.

Kiserud T, Eik-Nes SH, Blaas H-G, Hellevik LR. Ultrasonographic velocimetry of the fetal ductus venosus. Lancet 1991;338:1412-4.

Kiserud T, Eik-Nes SH, Hellevik LR, Blaas H-G. Ductus venosus: a longitudinal Doppler velocimetric study of the human fetus. J Matern Fetal Invest 1992b; 2: 5-11.

Kiserud T, Kessler J, Ebbing C, Rasmussen S. Ductus venosus shunting in growth-restricted fetuses and the effect of umbilical circulatory compromise. Ultrasound Obstet Gynecol. 2006; 28(2):143-9.

Kiserud T. Hemodynamics of the ductus venosus. Eur J Obstet Gynecol Reprod Biol 1999; 139-147.

Lau J, Antman FM, Jimenez-Silva J. Cummulative meta-analysis of therapeutic trials for myocardial infarction. N Eng J Med 1992; 327: 248-54.

Maiz N, Plasencia W, Dagklis T, Faros E, Nicolaides KH. Ductus venosus Doppler in fetuses with cardiac defects and increased NT. Ultrasound Obstet Gynecol 2008; 31(3):256-60.

Maiz N, Valencia C, Emmanuel EE, Staboulidou I, Nicolaides KH. Screening for adverse pregnancy outcome by ductus venosus Doppler at 11-13 weeks + 6 weeks of gestation. Ultrasound Obstet Gynecol 2008; 112(3):598-605.

Maiz N, Valencia C, Kagan KO, Wright D, Nicolaides KH. Ductus venosus Doppler screening for trisomies 21, 18 and 13 and Turner syndrome at 11-13 weeks + 6 weeks of gestation. Ultrasound Obstet Gynecol 2009; 33(5):512-7.

Matias A, Montenegro N, Areias JC, Barros H. Longitudinal Doppler study of fetal haemodynamic parameters throughout pregnancy: preliminary results. Rev Port Cardiol 1996; 15: 917-22 .

Matias A, Montenegro N, Areias JC, Pereira Leite L. Hemodynamic evaluation of the first trimester fetus with special emphasis on venous return. Human Reproduction Update 2000; 6 (2):177-189.

Meyer WW, Lind J. The ductus venosus and its mechanism of closure. Arch Dis Child 1966; 41:597-605.

Miller J, Turan S, Baschat AA. Fetal growth restriction. Semin Perinatol. 2008; 32(4): 274-80.

Montenegro N, Laurini R, Brandão O, Nogueira R, Matias A, Santos F, Barros H. Placental findings in fetuses with absent or reversed end-diastolic blood flow (ARED flow) in the umbilical artery: a reappraisal. J Maternal-Fetal Invest 1997b;7:175-9.

Montenegro N, Matias A, Areias JC, Barros H. Ductus venosus revisited: a Doppler blood flow evaluation in the first trimester of pregnancy. Ultrasound Med Biol 1997a; 23: 171-6.

Neilson JP, Alfirevic Z. Doppler ultrasound in high risk pregnancies. In: Enkin MW, Keirse MJNC, Renfrew MJ, Neilson JP, editors. Pregnancy and Childbirth Module, Cochrane Database of Systematic Reviews. Review Nº. 07357, disk issue. Oxford: Cochrane Updates on Disk, Update Software. Oxford: The Cochrane Library; 1998.

Pennati G, Belltti M, Ferrazzi E, Rigano S, Garberi A. Hemodynamic changes across the human ductus venosus: a comparison between clinical findings and mathematical calculations. Ultrasound Obstet Gynecol 1997; 9: 383-91.

Reuss ML, Rudolph AM. Distribution and recirculation of umbilical and systemic venous blood flow in fetal lambs during hypoxia. J Develop Physiol 1980; 2: 71-84.

Ribbert LSM, Visser GHA, Mulder EJH. Changes with time in fetal heart rate variation, movement indices and hemodynamics in intrauterine growth retarded fetuses – a longitudinal approach to the assessment of fetal wellbeing. Early Hum Dev 1993;31:195-208.

Rudolph AM, Heymann MA, Teramo K, Barrett C, Raïhä N. Studies on the circulation of the previable human fetus. Pediatr Res 1971; 5: 452-65.

Rudolph AM. Hepatic and ductus venosus blood flows during fetal life. Hepatology 1983;3: 254-8.

Schmidt KG, Silverman NH, Rudolph AM. Assessment of flow events at the ductus venosus – inferior vena cava junction and at the foramen ovale in fetal Sheep by use of multimodal ultrasound. Circulation 1996;93:826- 33.

Schwarze A, Gembruch U, Krapp M, Katalinic A, Germer U, Axt-Fliedner R. Qualitative venous Doppler flow waveform analysis in preterm intrauterine growth-restricted fetuses with ARED flow in the umbilical artery--correlation with short-term outcome. Ultrasound Obstet Gynecol. 2005;25(6):573-9.

Snijders RJM, Sherrod C, Gosden CM, Nicolaides KH. Fetal growth retardation: associated malformations and chromosomal abnormalities. Am J Obstet Gynecol 1993;168:547-55.

Turan OM, Turan S, Gungor S, Berg C, Moyano D, Gembruch U, Nicolaides KH, Harman CR, Baschat AA. Progression of Doppler abnormalities in intrauterine growth restriction. Ultrasound Obstet Gynecol. 2008 32 (2):160-7.

Van Mieghem T, Deprest J, Klaritsch P, Gucciardo L, Done E, Verhaegne J, Lewi L. Ultrasound prediction of intertwin birth weight discordance in monochorionic diamniotic twin pregnancies. Prenat Diagn 2009; 29(3): 240-4.

van Splunder IP, Stijnen T, Wladimiroff JW. Fetal pressure gradient estimations across the ductus venosus in early pregnancy using Doppler ultrasonography. Ultrasound Obstet Gynecol 1995;6:334-9.

Wijnberger LD, Bilardo CM, Hecher K, Stigter RH, Visser GH. Effect of antenatal glucocorticoid therapy on arterial and venous blood flow velocity waveforms in severely growth-restricted fetuses. Ultrasound Obstet Gynecol. 2004; 23 (6): 584-9.

CAPÍTULO 114

DIABETES MELITO: DIAGNÓSTICO E CONDUTA NO PRÉ-NATAL

Victor Hugo Saucedo Sanchez ▪ Virgilio Hugo Batista Saucedo ▪ Viviane Lopes
Viviane Vieira Francisco Habib ▪ Roberto Cardoso

EPIDEMIOLOGIA

Nos dias atuais 415 milhões de adultos aproximadamente apresentam Diabetes Melito (DM) em todo o mundo, e 318 milhões de adultos possuem intolerância à glicose, com risco elevado de desenvolver a doença no futuro.[1]

As estimativas populacionais de frequência de hiperglicemia na gestação no Brasil são conflitantes, porém estima-se que a prevalência de DMG no Sistema Único de Saúde (SUS) seja de aproximadamente 18%, utilizando-se os critérios diagnósticos atualmente propostos na literatura.[2,3]

DEFINIÇÃO

Diabetes melito gestacional (DMG) é definido como qualquer grau de Intolerância à glicose, com início ou primeiro reconhecimento durante a gestação.[4]

Deve-se explicar, no entanto, que esta definição não exclui a possibilidade de já existir uma intolerância à glicose não reconhecida anteriormente à gravidez.[4,5]

É importante mencionar que o Diabetes Melito Gestacional é uma condição diferente da gravidez complicada por diabetes melito (DM) tipo 1 ou 2. As consequências são distintas.

As mães com diabetes gestacional não têm um risco aumentado de ter filhos com alterações da organogênese em contraste com o DM tipos 1 e 2.[6]

FISIOLOGIA E FISIOPATOLOGIA (FIG. 114-1)

A grávida no início da gestação, em decorrência de alterações metabólicas e hormonais, apresenta hipoglicemia, hipoaminocidemia, e hipoinsulinismo de jejum.

Durante a gravidez ocorrem várias alterações hormonais que induzem um aumento da insulinorresistência e, consequentemente, das necessidades de insulina, na grávida. Estas alterações são próprias da gravidez e fazem parte do mecanismo fisiológico que permite suplantar as necessidades metabólicas do feto.[7]

Os principais hormônios produzidos, por ordem de início de produção durante a gestação, são: Gonadotrofina coriônica (hCG), estradiol, prolactina, lactogênio placentário humano (hPL), cortisol e progesterona.

DIABETES GESTACIONAL E A RESISTÊNCIA À INSULINA

No final do 2º trimestre e durante todo o 3º trimestre da gravidez, ocorre uma resistência à insulina fisiológica na gestante, em decorrência da presença dos hormônios anteriormente citados.[7]

AMBIENTE FETAL

Tendo em conta o que foi exposto sobre a fisiopatologia do Diabetes, a teoria explicativa mais aceita é a hipótese de Pedersen, propondo que a hiperglicemia materna causa uma hiperglicemia fetal, que por sua vez estimula a produção de insulina, provocando um estado de hiperinsulinemia fetal. É esta cadeia de acontecimentos que está na origem das morbidades fetais.[8]

Atualmente, o estudo multicêntrico Hyperglicemia and Adverse Pregnancy Outcomes (HAPO) reforça esta teoria ao encontrar, por exemplo, uma forte associação entre as hiperglicemias maternas e o aumento dos valores de peptídeo C no cordão umbilical.[9]

CLASSIFICAÇÃO

A caracterização etiopatológica da disglicemia permite o entendimento da fisiopatologia e proporciona o embasamento para adequado manejo de cada caso nas diversas fases da vida do indivíduo. A atual classificação etiológica geral do Diabetes melito está representada no Quadro 114-1.[10,11]

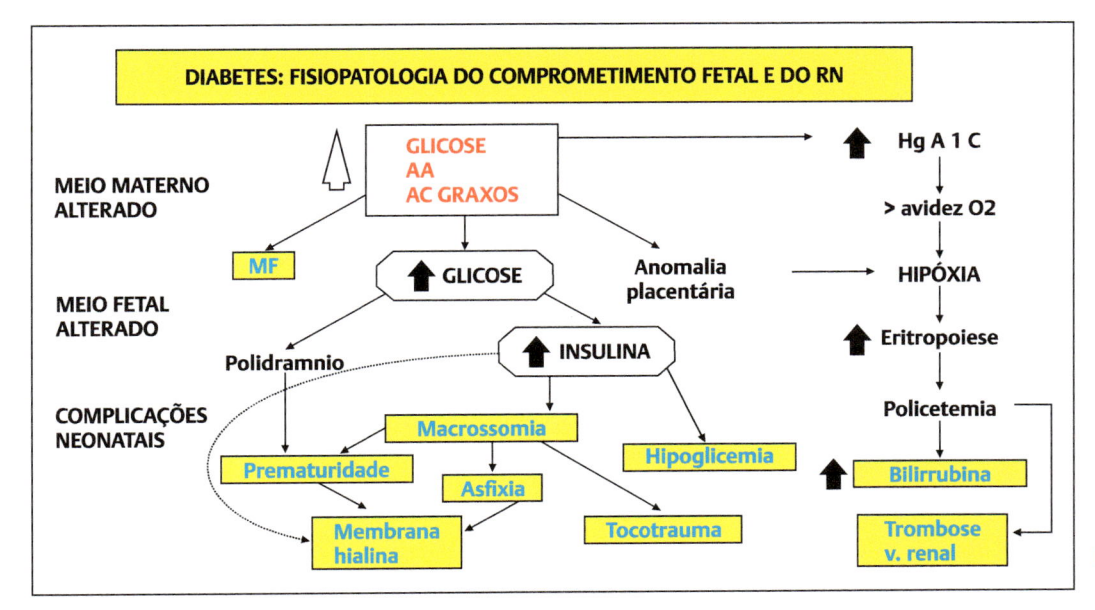

Fig. 114-1. Diabetes: fisiopatologia do comprometimento fetal e do RN.

Quadro 114-1. Classificação Etiológica do *Diabetes Mellitus*

DM tipo 1

- Autoimune
- Idiopático

DM tipo 2

Diabetes mellitus gestacional, outros tipos específicos
- Defeito genético da função da célula Beta (MODY)
- Defeito genético de ação da insulina
- Doenças pancreáticas (trauma, pancreatite, neoplasias, fibrose cística)
- Endocrinopatias (acromegalia, hipertireoidismo.)
- Induzido por drogas (glicocorticoide, hormônios tireoidianos, betamiméticos)
- Infecções (rubéola, CMV)
- Síndromes genéticas

Modificado por ADA 2016.[11]

DIAGNÓSTICO

Não existe consenso quanto ao diagnóstico de diabetes melito gestacional.

Na literatura internacional, encontram-se diferentes formas de realizar a curva glicêmica, bem como diversos pontos de cortes (OMS, American Diabetes Association, HAPO study).[5,12]

A tendência mundial é diagnosticar o diabetes gestacional, com base no estudo de HAPO (Hyperglicemia and Adverse Pregnancy Outcome), referendado pelo IADPSG (International Association of Diabetes and Pregnancy Study Group),[13] definindo como valores limítrofes as seguintes mensurações: glicemia de 92,180, e 153 mg/dL (jejum,1 e 2 horas após sobrecarga de 75 gramas de Glicose respectivamente). A paciente receberá o diagnóstico de diabetes melito gestacional se tiver um ou mais pontos da curva alterados, acima desses valores.

Se, na primeira consulta de pré-natal, a paciente apresentar critérios de diagnóstico iguais aos determinados fora da gestação (glicemia de jejum >126 mg/dL ou glicemia aleatória > 200 mg/dL) será diagnosticada como diabetes pré-gestacional.[13]

Já o diagnóstico de diabetes melito gestacional será estabelecido quando:

- A glicemia de jejum em qualquer momento do pré-natal for > 92 mg/dL e < 125 mg/dL.[13]
- Pelo menos um dos valores da curva de teste oral de tolerância à glicose (TOTG) de 75 gramas, realizado entre 24 a 28 semanas de idade gestacional, for maior ou igual do que 92 mg/dL, no jejum,180 mg/dL na 1ª hora, 153 mg/dL na 2ª hora. O TOTG é preconizado para todas as gestantes que tiveram glicemia de jejum < 92 mg/dL no início do pré-natal (Quadro 114-2).[13]

Em 2013, a OMS,[14] publicou os critérios diagnósticos do DMG, utilizando os mesmos pontos de corte apresentados pelo IADPSG, acrescentando que a glicemia de jejum igual ou maior que 126 mg/dL ou após sobrecarga acima de 200 mg/dL seriam critérios diagnósticos para o diabetes melito clínico e não o DMG. Estes pontos de corte, apesar de grande controvérsia quanto à sua aplicabilidade, têm sido progressivamente ratificados pelas diversas instituições científicas, como a OMS, FIGO, IDF, Endocrine Society, e parcialmente pela ADA.[11,14-17]

Quadro 114-2. Critérios Diagnósticos da IADPSG para Diabetes Melito Gestacional – 2010

Tempo	Valor máximo da normalidade
Basal	92 mg/dL
1 hora	180 mg/dL
2 horas	153 mg/dL

Diagnóstico de DMG com 1 ou mais valores ≥ aos acima.[2]

Ainda se considera importante a verificação, pela anamnese, da presença de um ou mais fatores de risco, para intensificar a busca do diagnóstico precoce.

São considerados fatores de risco:[18]

- Idade> 35 anos.
- Síndrome dos ovários policísticos.
- Sobrepeso.
- Familiares diabéticos de 1º grau.
- Hipertensão arterial crônica.
- Antecedente de diabetes gestacional.
- Antecedente obstétrico: malformação fetal, macrossomia, morte fetal sem causa aparente.
- Uso de medicamentos hiperglicêmicos (corticosteroides, diuréticos, tiazídicos).
- Na gestação atual, ganho excessivo de peso, suspeita clínica ou USG revelando peso fetal aumentado ou poli-hidrâmnio.

AVALIAÇÃO DO FETO

Malformações

O ambiente metabólico anormal provocado pela hiperglicemia tem impacto significativo na gravidez e no feto. Vários estudos têm relacionado o aumento de abortamentos espontâneos e anomalias fetais decorrentes do descontrole glicêmico. Valores de HbA1c (hemoglobina glicada) maiores que 8% são relacionados com risco de malformações três a seis vezes maior que quando a HbA1c está abaixo de 8%.[19]

Miller encontrou a incidência de malformações, diretamente proporcional aos valores da hemoglobina glicada, menor que 6,9 associado a 0% de anomalia, e de 7 a 8,5 associado a 5% de anomalias e acima de 10, com 22% de malformações.[20]

O risco relativo para anomalias do sistema nervoso central e do aparelho cardiovascular é de 15,5 a 18, respectivamente.[21] A síndrome de regressão

caudal, embora muito rara, ocorre quase exclusivamente em gestações complicadas pelo diabetes.[22] As malformações fetais são responsáveis por cerca de 50% das mortes perinatais nessa população.

Os fatores teratogênicos relacionados com a embriopatia diabética são muitos: insulina, hiperglicemia, corpos cetônicos radicais livres, déficit do ácido araquidônico, inibição da somatomedina. Parece que a hiperglicemia leva a uma produção aumentada de radicais livres a partir do influxo de glicose através das células lesionadas e membranas mitocondriais, sobrepondo-se à capacidade enzimática imatura de neutralizar este excesso de radicais livres. Este aumento de radicais livres pode ter efeito teratogênico direto ou através de uma cadeia de eventos, incluindo o aumento da peroxidação lipídica, levando finalmente a um rompimento do sinal de transcrição.[23]

A associação de diabetes melito materna a anomalias congênitas é bem conhecida, especialmente as dos sistemas cardiovascular, nervoso central (SNC), geniturinário e esquelético. Os estudos também mostram que os filhos de mulheres com diabetes gestacional, especialmente aqueles com hiperglicemia em jejum, tendem a ter maior incidência de malformações congênitas.[24,25]

Macrossomia

A macrossomia é a principal complicação da hiperglicemia materna nos segundo e terceiro trimestres da gestação, logo a terapêutica do diabetes gestacional sempre visou à correção deste distúrbio através do controle estrito da glicemia.[26]

A macrossomia, peso fetal superior a 4 kg, ocorre em 15 a 25% dos recém-nascidos de mães diabéticas, principalmente, nas pacientes precariamente controladas, por causa de uma superabundância de nutrientes; apenas em 3% dos casos é de origem constitucional.[27]

A macrossomia fetal afeta 10% de todas as gestações, considerada como um peso maior a 4.000 g no recém-nascido. Entre os múltiplos fatores associados temos a gestação pós-termo, obesidade materna, antecedente de feto macrossômico, multiparidade, feto masculino, diabetes gestacional ou pré-gestacional entre outros.

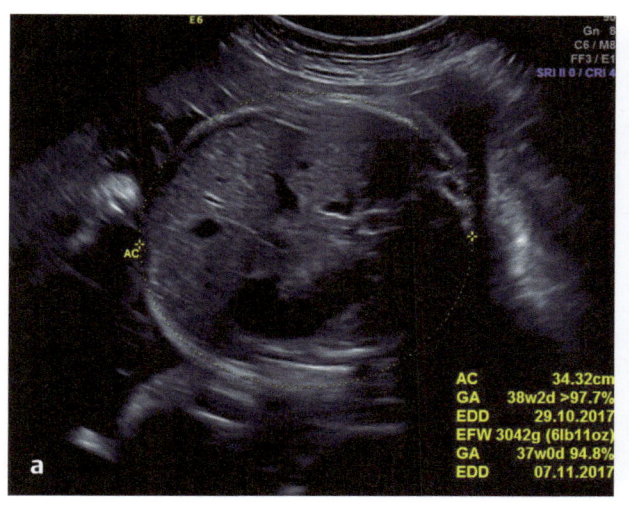

Fig. 114-2. (a, b) Mostrando circunferência abdominal > do percentil 97 em feto de mãe diabética.

Na macrossomia, podem-se apresentar complicações maternas ou perinatais, como trabalho de parto disfuncional, hemorragia pós-parto, lacerações perineais importantes, asfixia neonatal, distocia de ombros, paralisia de plexo braquial, fratura de clavícula, Apgar baixo e admissão em UTI.[28] Neste contexto cobra grande importância a capacidade para predizer a macrossomia antes do trabalho de parto, com a finalidade de poder decidir um adequado manejo e uma via adequada para o parto e assim minimizar os riscos.[28,29]

Atualmente se faz necessário corroborar a suspeita de macrossomia fetal com exame ultrassonográfico com base em fórmulas que avaliam distintos aspectos da morfologia fetal. A mais utilizada mundialmente é a proposta por Hadlock, em 1984, um modelo matemático que inclui o diâmetro biparietal (DBP) ou a circunferência cefálica (CC), a circunferência abdominal (CA), a medida longitudinal do fêmur (F), com uma variação de 6% a 15% posteriormente, numerosas fórmulas têm sido desenvolvidas com diferentes graus de exatidão; porém, nenhuma delas é consistentemente superior.[30]

Considera-se indicador de crescimento fetal excessivo e marcador indireto do hiperinsulinismo fetal a medida da circunferência abdominal fetal igual ou superior ao percentil 75 para a idade gestacional em pacientes gestantes diabéticas (Fig. 114-2).[31]

AVALIAÇÃO DO BEM-ESTAR FETAL

Considera-se que a avaliação simultânea e seriada do perfil glicêmico materno e da circunferência abdominal fetal (medida pela ultrassonografia) abaixo do percentil 75 é o método mais fidedigno para avaliação da vitalidade fetal.

Essa recomendação ocorre em virtude da falta de segurança em métodos, como a cardiotocografia, o perfil biofísico e o Doppler obstétrico.[32]

Aparentemente, o adequado controle metabólico, na ausência de vasculopatias ou outras intercorrências clínicas e/ou obstétricas, raramente resulta em sofrimento fetal na gestação com diabetes melito.[33]

Pode-se dizer que os atuais métodos de propedêutica da vitalidade fetal – somados – não superam a garantia de bom resultado perinatal oferecida pelo controle metabólico rigoroso.

A contagem dos movimentos fetais após as principais refeições, apesar de método tardio, pode ser útil, até mesmo pela motivação da gestante diabética. A gestante deve registrar os movimentos do feto durante 1 hora após café da manhã, almoço e jantar sendo normal uma contagem superior a 10 movimentos na soma das 3 horas.[34]

FATORES QUE PERMITEM AFERIR O CONTROLE METABÓLICO

- Perfil glicêmico.
- Crescimento fetal e avaliação do líquido amniótico ao exame ultrassonográfico.
- Valores da hemoglobina glicada (ao longo da gestação).

TRATAMENTO: CONDUTAS MÉDICA E OBSTÉTRICA

O atendimento deve ser feito por equipe multidisciplinar: médico obstetra, endocrinologista, nutricionista, psicólogo e profissional de atividades físicas, para atingir a meta da manutenção da glicemia plasmática e/ou capilar de jejum em valores inferiores a 90 mg/dL e glicemias de 1 hora pós-prandial inferior a 130 mg/dL todos os dias durante a gestação.

Dieta

A orientação nutricional é parte fundamental do tratamento de toda gestante portadora de diabetes melito. O cálculo calórico diário deve ser individualizado de acordo com IMC, nível de atividade física e crescimento fetal, a dieta deve ser composta por 50% de carboidratos, 30% de fibras e gorduras e 20% de proteínas.[35]

Atividade Física

Exercícios regulares de baixo impacto devem fazer parte da estratégia de tratamento do DMG.

A atividade física aumenta o consumo de glicose e reduz a resistência à ação periférica da insulina. Na ausência de contraindicações, deve-se recomendar a prática de atividade física por pelo menos 30 minutos, na maior parte dos dias da semana, evitando-se exercícios com risco de queda ou trauma abdominal.[36]

Insulinoterapia

A insulinoterapia é o tratamento padrão do diabetes gestacional por causa das comprovadas eficácia e segurança. O tratamento com insulina é iniciado nas gestantes que não atingem as metas de controle glicêmico com dieta, exercício físico ou apresentam falha do tratamento com medicação oral. A dose e o tipo de insulina utilizada dependem do padrão da hiperglicemia: o predomínio da hiperglicemia de jejum indica insulina de longa ação, como a NPH; o predomínio da hiperglicemia pós-prandial indica insulina de ação rápida.[37]

Hipoglicemiantes Orais

A glibenclamida pode ser utilizada, como uma alternativa à insulina, em mulheres com diabetes melito gestacional com mais de 25 semanas de gestação e que apresentem glicemia de jejum menor do que 110 mg/dL.[38,39]

Ao contrário da glibenclamida, a metformina atravessa a barreira placentária. No entanto, estudos recentes demonstram segurança no seu uso em portadoras de diabetes gestacional com mais de 24 semanas e, em seus filhos, até os dois anos de idade.[40,41]

As vantagens dos hipoglicemiantes são praticidade do uso, ausência de hipoglicemia e baixo custo. A segurança do uso da glibenclamida e da metformina na gestação em pacientes com diabetes pré-gestacional ainda não foi estabelecida. Não há dados sobre a eficácia e a segurança de outros hipoglicemiantes na gestação.

PARTO

Na ausência de complicações, o parto deve ser vaginal e a termo. Nas pacientes em que há dificuldade na obtenção de controle glicêmico, deve-se considerar indução do parto com 38 semanas.[42] A cesariana eletiva deve ser considerada apenas na presença de complicações, como peso fetal estimado pela ultrassonografia acima de 4 kg.

ACOMPANHAMENTO PÓS-PARTO

A insulina deve ser suspensa após o parto em mulheres com DMG, e estas devem ser orientadas a realizar um teste oral de tolerância à glicose com 75 g, com 6 a 12 semanas pós-parto para afastar a possibilidade de diabetes.

Pacientes com diabetes pré-gestacional devem ter a dose de insulina diminuída para metade a um terço da dose administrada ao final da gestação ou, opcionalmente, para a dose utilizada antes da gravidez. Mulheres com diabetes tipo 2 podem fazer uso de metformina ou glibencamida durante

a amamentação.[2,42] Deve-se orientar as pacientes sobre os possíveis métodos contraceptivos e aconselhar sobre a importância de planejamento de futuras gestações.

REFERÊNCIAS BIBLIOGRÁFICAS

1. IDF Diabetes Atlas. Seventh Edition ed. Brussels: International Diabetes Federation; 2015. Disponível em: http://www.diabetesatlas.org.
2. Negrato CA, Montenegro RM Jr., Mattar R, Zajdenverg L, Francisco RP, Pereira BG, et al. Dysglycemias in pregnancy: from diagnosis to treatment. Brazilian consensus statement. Diabetol Metab Syndr. 2010;24;2:27.
3. Trujillo J, Vigo A, Reichelt A, Duncan BB, Schmidt MI. Fasting plasma glucose to avoid a full OGTT in the diagnosis of gestational diabetes. Diabetes Res Clin Pract. 2016 Sep;105(3):322-6.
4. American Diabetes Association Gestational diabetes mellitus. Diabetes Care. 2003; 26(S1): S103–S105.
5. American Diabetes Association Diagnosis and Classification of diabetes mellitus. Diabetes Care. 2010; 33 (S1): S62–S69.
6. Jovanovic L Definition, size of the problem, screening and diagnostic criteria: who should be screened, cost-effectiveness, and feasibility of screening. Int J Gynaecol Obstet. 2009;104:S17-S19.
7. Cetin I, Santis MSN, Taricco E, et al. Maternal and fetal amino acid concentrations in normal pregnancies and in pregnancies with gestational diabetes mellitus. Am J Obstet Gynecol. 2005;192:610-17.
8. Pedersen J, Molsted P. Prognosis of the outcome of pregnancy in diabetes. Acta Endoc. 1965;1:70-50.
9. Metzger BE, et al. Hyperglycemia and adverse pregnancy outcomes. N Engl J Med. 2008;385(19):1991-2002.
10. Standards of Medical Care in Diabetes-2016 Abridged for Primary Care Providers. Clin Diabetes. 2016;34(1):3-21.
11. ADA. Standards of medical care in diabetes – 2016. Diabetes Care. January 2016.
12. HAPO Study Cooperative Research Group. Hyperglycemia and Adverse Pregnancy Outcome (HAPO) Study: Associations With Neonatal Anthropometrics. Diabetes. 2009;58:453-9.
13. Metzger BE, Gabbe SG, Persson B, International Association of Diabetes and Pregnancy Study Groups. International association of diabetes and pregnancy study groups recommendations on the diagnosis and classification of hyperglycemia in pregnancy. Diabetes Care. 2010;33:676-82.
14. WHO (World Health Organization). Diagnostic Criteria and Classification of Hyperglycemia First Detected in Pregnancy. Geneva. 2013.
15. Hod M, Kapur A, Sacks DA, Hadar E, Agarwal M, Di Renzo GC, et al. The International Federation of Gynecology and Obstetrics (FIGO) Initiative on gestational diabetes mellitus: A pragmatic guide for diagnosis, management, and care. Int J Gynaecol Obstet. 2015;131 Suppl 3:S173-211.
16. IDF GDM Model of care: Implementation protocol, guidelines for healthcare professionals – International Diabetes Federation. 2015.
17. Blumer I, Jovanovic L, Yogev Y, et al. Diabetes and pregnancy: an Endocrine Society Clinical Practice Guideline. The Journal of Clinical Endocrinology and metabolism. November 2013.
18. Klein B, Moss S, Klein R. Effect of pregnancy on progression of diabetic retinopathy. Diabetes Care.1990;13:34.
19. Ylinen K, Aula P, Steinman UH, et al. Risk of minor and major fetal malformations in diabetics with haemoglobin A1c values in early pregnancy. Br Med J (Clin Res Ed). 1984;289(6441):345-6.
20. Miller E, Hare JW, Cloherty JP, et al: Elevated maternal congenital hemoglobin A1c in early pregnancy and major congenital anomalies in infants of diabetes mothers. N Engl J Med. 1981;304:1331.
21. Becerra JE, Khoury MJ, Cordero JF, Erickson JD. Diabetes mellitus during pregnancy and the risks for specific birth defects:a population-based case-control study. Pediatrics. 1990;85(1):1-9.
22. Khoury MJ, Becerra JE, Cordero JF, Erikson JD. Clinical epidemiological assessment of pattern of birth defects associated with human teratogens: application to diabetic embryopathy. Pediatrics. 1989 Oct;84(4):658-65.
23. Uvena-Calabrezze J, Catalano P. The infant of the woman with gestational diabetes mellitus. Clin Obstet Gynecol. 2000;43:127-39.
24. Versiani BR, Gilbert-Barnes E, Giuliono LR, Peres LC, Pina-Neto M. Caudal dysplasia sequence. Severe phenoty presenting in offspring of patients with gestational and pregestacional diabetes. Clinical Dismorphology. 2004;13:1-5.
25. Shefield J, Buttler E, Casey B, McIntire D. Diabetes mellitus and infants malformations. Obstet & Gynecol. 2002;100:925-30. [Links]
26. Kjos SL, Shaeffer-Graf UM. Modified therapy for gestational diabetes using high-risk fetal abdominal circumference growth to select strict versus relaxed maternal glycemic targets. Diabetes care. 2007; 30 (Supplement 2): S200-S205.
27. Montenegro JRM, Paccola GMFG, Sales CMF APM, Montenegro APDR, Jorge SM, Duarte G, et al. Evolução Materno-Fetal de Gestantes Diabéticas Seguidas no HC-FMRP-USP no Período de 1992-1999. Arq Bras Endocrinol Metab. 2001;45(5):467-7.
28. Ju H, Chadha Y, Donovan T, O'Rourke P. Fetal macrosomia and pregnancy outcomes. Aust N Z J Obstet Gynaecol. 2009;49(5):504-9. [Links]
29. American College of Obstetricians and Gynecologists. Fetal macrosomia. Practice Bulletin No. 22. ACOG: Washington, DC, 2000. [Links]
30. Hadlock FP, Harrist RB, Sharman RS, Deter RL. Estimation of fetal weight with the use of head, body, and femur measurements – a prospective study. Am J Obstet Gynecol. 1985;151:333–7. [Links]
31. Metzger BE, Buchanan TA, Coustan DR, Leiva A, Dunger DB, Hadden DR, et al. Summary and recommendations of the fifth international workshop-conference on gestational diabetes mellitus. Diabetes Care. 2007;30(suppl2):S251-60.
32. Dudley DJ. Diabetic –associated stillbirth: incidence , pathophysiology, and prevention. Clin Perinatol. 2007;(4);611-26.
33. Silva J, Bertini A,Taborda W, Becker F, Bebber F, Aquim G, et al. Glibenclamida no tratamento do Diabetes Melito Gestacional em estudo comparado à insulina. Arq Bras Endocrinol Metab. 2007;51(4);541-6.
34. World Health Organization. Definition, diagnosis and classification of diabetes mellitus and its complication: Report of a WHO consultation . Geneva > World Health Organization. 1999.
35. Reader DM. Medical Nutrition Therapy and Lifestyle Interventions. Diabetes Care. 2007;30:S188-S93.
36. Colberg SR, Castorino K, Jovanovič L. Prescribing physical activity for gestational diabetes. World J Diabetes. 2013;4(6):256-62.
37. Metzger BE, Buchanan TA, Coustan DR, Leiva A, Dunger DB, Hadden DR, et al. Summary and recommendations of the fifth international workshop-conference on gestational diabetes mellitus. Diabetes Care. 2007;30(suppl2):S251-60.
38. Blumer I, Hadar E, Hadden DR, Jovanovic L, Mestman JH, Murad MH, et al. Diabetes and pregnancy: an endocrine society clinical practice guideline. J Clin Endocrinol Metab. 2013;98(11):4227-49.
39. Dhulkotia JS, Ola B, Fraser R, Farrell T. Oral hypoglycemia agents vs. insulin in management of gestational diabetes: a systemic review and metaanalysis. Am J Obstet Gynecol. 2009;203:457.e1-e9.
40. Rowan, JA. A Trial in Progress: Gestational Diabetes. Treatment with metformin compared with insulin (the Metformin in Gestational Diabetes [MiG] trial). Diabetes Care. 2007;30:S214-9.
41. Rowan JA, Rush EC, Obolonkin V, Battin M, Wouldes T, Hague WM. Metformin in gestational diabetes: the offspring follow-up (MiG TOFU): body composition at 2 years of age. Diabetes Care. 2011;34(10):2279-84.
42. Prutsky GJ, Domecq JP, Wang Z, Carranza Leon BG, Elraiyah T, Nabhan M, et al. Glucose targets in pregnant women with diabetes: a systematic review and meta-analysis. J Clin Endocrinol Metab. 2013;98(11):4319-24.

CAPÍTULO 115

DISLIPIDEMIAS: DIAGNÓSTICO E CONDUTA NO PRÉ-NATAL

Victor Hugo Saucedo Sanchez ■ Virgílio Hugo Batista Saucedo
Roberto Cardoso ■ Viviane Lopes
Viviane Vieira Francisco Habib

INTRODUÇÃO

A dislipidemia é caracterizada por uma dosagem anormalmente alta de colesterol e triglicerídeos. De modo geral, as alterações oriundas da dislipidemia aumentam gradativamente os índices de sobrepeso e apresentam como principal causa o desequilíbrio nutricional, que tanto afeta o homem contemporâneo quanto as gerações futuras, cuja tendência é enfrentar sérios problemas ao longo do tempo.[1]

Nas condições inerentes ao estado gestacional, o excesso de peso, quando associado à gestação, é uma alteração preocupante, principalmente quando a obesidade e o sobrepeso são condições desde o início do primeiro trimestre, aumentando os resultados adversos da gravidez.[2] Por conseguinte, a alta prevalência, a falta de controle de sobrepeso e a obesidade prévios à gravidez necessitam de procedimentos mais eficientes para conduzir o ganho de peso.[3,4]

Os riscos da obesidade são diversos, dentre eles a elevação isolada da colesterolemia, trigliceridemia e as alterações mistas hiperlipidêmicas.[5] O ganho de peso excessivo na gravidez tem maiores riscos tanto para mãe quanto para o feto. A diabetes melito gestacional, a pré-eclâmpsia e a maior frequência de cesarianas são as ocorrências para as gestantes; já para o recém-nascido, há os riscos de macrossomia e a maior possibilidade de internação de recém-nascidos na unidade de cuidados especiais.[2]

Historicamente, a dislipidemia na gravidez foi considerada fisiológica, com pouca relevância clínica. Os lipídios e as lipoproteínas não foram rotineiramente medidos em qualquer ponto do tempo durante a gravidez, independentemente do seu papel na doença cardiovascular ou nos resultados da gravidez. Evidências recentes que descrevem precursores de placas de ateroma em fetos entre 22 e 26 semanas de gestação de mães hipercolesterolêmicas e estudos em modelos animais desafiaram o pressuposto de que o colesterol materno não atravessa a barreira placentária.[1] O colesterol mal controlado, os triglicerídeos e os seus metabólitos associados à disfunção cardiometabólica parecem ter consequências vasculares significativas prejudiciais maternas e fetais. A disfunção cardiometabólica materna pode não só contribuir para os efeitos em longo prazo da mãe e da saúde vascular da criança, mas também potencialmente criar riscos cardiovasculares para progênies geracionais.

OBJETIVOS

Realizar uma revisão bibliográfica sobre o metabolismo lipídico fetal e as repercussões da hiperlipidemia na gestação em relação ao binômio mãe e feto em curto e longo prazos.

MÉTODOS

Para a obtenção dos objetivos, realizou-se uma busca sistemática da bibliografia publicada nas bases de dados MEDLINE, LILACS, Embase e da biblioteca Cochrane.

Foram selecionados os descritores *lipidic, pregnancy, obesity* e *newborn* associados ao operador booleano *"AND"* e *"OR"* de modo a obter artigos mais aderentes ao tema.

Os critérios para a inclusão dos artigos avaliados neste estudo ocorreram da seguinte forma:

- *Delineamento do estudo:* baseado em uma revisão sistemática; estudos de ensaios clínicos; estudos transversais; estudos de corte; estudos de caso-controle.
- *População:* gestantes com excesso de peso e com perfil dislipidêmico.
- *Intercorrências avaliadas:* relação entre alterações fisiológicas e metabolismo lipídico; obesidade e perfil lipídico gestacional; dislipidemia e desfechos gestacionais; metabolismo lipídico e transferências pela placenta; e os efeitos da dislipidemia materna para o bebê.
- *Critérios de exclusão:* artigos científicos não relevantes que abordaram dislipidemias em condições não gestacionais e artigos publicados em outros idiomas que não o português, o inglês ou o espanhol.

REVISÃO TEÓRICA E EMPÍRICA

Fisiopatologia

As concentrações de lipídios plasmáticos se alteram no meio hormonal da gravidez, mas raramente apresentam consequências clínicas.[6] Uma exceção rara é a hipertrigliceridemia relacionada à gravidez (HTG), cujas complicações, nomeadamente pancreatite aguda, síndrome de hiperviscosidade e, possivelmente, pré-eclâmpsia,[7] são ameaçadoras para a vida, mas podem ser evitáveis com a intervenção oportuna. A concentração plasmática de triglicerídeos (TG) normalmente aumenta de 2 a 5 na gestação tardia sem complicações,[8] mas, para a maioria das mulheres com níveis normais de triglicerídeos basal e sem comprometimento nas vias metabólicas, esses aumentos são bem tolerados. No entanto, em casos raros, às vezes associados a alterações genômicas que afetam as principais entidades metabólicas, as mulheres grávidas podem desenvolver hipertrigliceridemia relacionada à gravidez, definida como triglicerídeos de plasma acima do 95º percentil para a idade gestacional. Em particular, o subgrupo muito raro de mulheres grávidas que desenvolvem HTG severa, definida como triglicerídeos de plasma superior a 11,4 mmol/litro (1.000 mg/dl), mostra um risco aumentado de complicações agudas e corre o risco de expressar hiperlipidemia no futuro.[6]

Níveis normais de colesterol e triglicerídeos na gestação não excedem 250 mg/dl. Níveis de colesterol total em gestantes, de forma geral, acima de 337 mg/dl e simultaneamente o de triglicerídeos de 332 mg/dl podem levar a complicações maternas e fetais em curto e longo prazos.

O metabolismo das lipoproteínas sofre alterações características durante a gravidez. No estado fisiológico não gestacional, o transporte de triglicerídeos e o metabolismo incluem caminhos exógenos (dietéticos) e endógenos, onde os ácidos graxos de cadeia longa são englobados com apolipoproteína (apo) B, ésteres de colesterol, ésteres de retinil, fosfolipídios e colesterol para formar quilomícrons exógenos (com apo B-48) ou lipoproteínas endógenas de muito baixa densidade (VLDL) (com apo B-100). Apo E, C-I, C-II e C-III, sintetizados constitutivamente pelo fígado, também são incorporados ao VLDL. Cada um desempenha um papel funcional em etapas cruciais na via metabólica dos triglicerídeos. O transporte e a secreção de LPL são facilitados pelo fator 1 de maturação da lipase (LMF1), e LPL torna-se ligado aos proteoglicanos das superfícies endoteliais capilares no tecido adiposo, coração e músculo esquelético. A proteína de ligação de lipoproteínas de alta densidade fixada por Glicosilfosfatidilinositol 1 (GPIHBP1) também parece ser essencial para ancoragem e bom funcionamento catalítico de LPL. Apo C-II é um cofator necessário para a hidrólise mediada por LPL de lipoproteínas ricas em triglicerídeos. A presença de uma apolipoproteína mais caracterizada, a saber apo A-V, também parece ser essencial para a função normal de LPL.[9]

A concentração de todas as frações de lipoproteínas aumenta fisiologicamente durante a gravidez.[3] O colesterol VLDL e triglicerídeos aumentam aproximadamente 2,5 vezes em relação aos níveis pré-gestacionais, e o colesterol de lipoproteínas de baixa densidade aumenta aproximadamente 1,6 vezes, todos com níveis máximos ao longo do tempo. Há picos de colesterol de lipoproteínas de alta densidade (HDL) na metade da gestação em aproximadamente 1,5 vez e subsequentemente diminuem para cerca de 1,2 vez maior em fetos a termo. Essas alterações bioquímicas parecem ser principalmente mediadas hormonalmente.[10,11] Nos dois primeiros trimestres, o efeito das mudanças hormonais é direcionar os lipídios para depósitos de armazenamento para uso no terceiro trimestre. No terceiro trimestre, o estrogênio estimula a produção de VLDL hepático, reduz a remoção de triglicerídeos por LPL no fígado e tecido adiposo e reduz a atividade lipolítica pós-heparina. Em contraste, substratos de triglicerídeos endógenos, ácidos graxos livres e lipólise de tecido adiposo são aumentados por lactogênio placentário humano.[12] Além disso, os aumentos de triglicerídeos exógenos relacionados ao aumento do apetite e hiperfagia também contribuem para o aumento das concentrações plasmáticas de triglicerídeos, com um presumido papel de assegurar um substrato adequado para o desenvolvimento normal do feto.[13] Geralmente, essa elevação de triglicerídeos fisiológica na gravidez posterior não tem relevância clínica. No entanto, na presença de uma tendência endógena para o aumento da produção de lipoproteínas ricas em triglicerídeos ou de caminhos catabólicos comprometidos, a HTG grave pode se desenvolver, especialmente na gravidez posterior, com consequências potencialmente fatais.[9]

HTG grave caracteriza-se tipicamente por quilomicronemia em jejum, que se torna ainda mais marcada no pós-prandial. Quilomicronemia de jejum fora da gravidez é causada, por diversas vezes, por mutações nos genes que codificam os principais atores no metabolismo triglicéride,[14] incluindo mutações raras de perda de função de grande efeito em LPL, APOC2, APOA5, LMF1 e GPIHBP1, codificando LPL, apo C-II, apo AV, LMF1 e GP1HP1, respectivamente.[14,15] Além das mutações raras, uma carga de alelos triglicérides-elevação de polimorfismos comuns de nucleotídeos únicos em 32 loci genéticos distintos também contribui para a suscetibilidade à HTG severa.[14] A suscetibilidade genética à HTG pode ser exacerbada por causas secundárias não genéticas, como diabetes, consumo excessivo de álcool, síndrome metabólica, doença renal e certos medicamentos, tais como terapia com estrogênio oral, bloqueadores não cardiosseletivos, diuréticos tiazídicos, derivados do ácido retinoico, antirrejeição medicamentos e corticosteroides. No entanto, com exceção do diabetes, esses fatores secundários geralmente não são contribuintes para HTG severa na gravidez.[15]

O colesterol é necessário para o desenvolvimento normal do feto. Ele desempenha um papel fundamental na formação de membranas celulares, na integridade da membrana e na manutenção de domínios ricos em colesterol que são essenciais para a maioria das cascatas de sinalização associadas à membrana, incluindo a sinalização Sonic de *hedgehog*.[16] O colesterol também é um precursor de hormônios, como esteroides, vitamina D e ácidos biliares. As fontes de colesterol fetal parecem incluir a produção endógena, a circulação materna e síntese dentro do saco vitelino ou da placenta.[17]

Para que o colesterol exógeno esteja disponível para o uso fetal, o saco vitelino e a placenta devem absorver colesterol materno através de processos de transporte medidos por receptores ou independentes do receptor, transportar lipídios através de barreiras celulares e/ou secretar o colesterol derivado da mãe ou recentemente sintetizado na circulação fetal.[18,19] O colesterol materno demonstrou atravessar a placenta e entrar na circulação fetal.[20]

A hipercolesterolemia materna pode representar um risco significativo para o feto.[21] Um aumento substancial no colesterol materno mostrou aumentar significativamente a transferência de colesterol da mãe para o feto.[22] No entanto, a exposição do feto a níveis muito elevados de colesterol e produtos oxidativos de colesterol mostrou que resulta na predisposição à aterosclerose nas células arteriais na vida adulta do feto em questão. Casos similares foram observados em mulheres grávidas obesas, em diabéticas e naquelas que apresentam síndrome metabólica.[23] Estudos demonstram correlação direta entre a concentração de colesterol materno e a presença de indícios de aterosclerose fetal.[22]

É bem sabido que a obesidade materna contribui para outras condições de alto risco, tais como hiperlipidemia, diabetes gestacional, distúrbios hipertensivos, macrossomia neonatal e complicações perinatais.[24]

Manifestações Fetais

A dislipidemia materna induzida pela dieta causa uma aterogênese fetal e pós-natal dependente da dose, que foi reduzida pela diminuição do colesterol materno com a colestiramina.[25] No útero, o feto lida com o metabolismo lipídico de forma dinâmica. A gravidez está associada a uma maior permeabilidade do endotélio vascular por pequenas moléculas, o que pode levar à inflamação vascular. Essa permeabilidade é ainda maior na presença de diabetes. Além disso, é sabido agora que há transporte ativo de lipídios para o feto. Esse transporte parece variar em diferentes estágios da gravidez. No início da gestação, o feto parece usar lipídios preferencialmente para fins de desenvolvimento adequado da membrana e possivelmente para proteção.[26] O excesso de gordura pode, em seguida, ser depositado no fígado, dependendo da idade gestacional e da maturidade hepática. Além disso, a gordura epicárdica fetal pode ser identificada no início da gestação. Presumivelmente, esses mecanismos ocorrem na tentativa de proteger o cérebro fetal.[27]

Efeitos da Dislipidemia Materna para o Feto

O ganho de peso gestacional e a obesidade, por alterarem o ambiente intrauterino, são demarcados por fatores relevantes e podem ser associados a cardiopatias e a múltiplas anomalias entre recém-nascidos de mulheres obesas.[26] Todavia, a cientificidade dos estudos referentes à associação entre obesidade gestacional e características neonatais é de abordagem relativamente recente.[27]

Vale ressaltar que o início tardio do tratamento de dislipidemia, menor número de consultas e o maior valor da glicemia de duas horas no teste oral de tolerância a glicose (TOTG 75 g) em gestantes são fatores frequentemente relacionados a macrossomias neonatais.[15]

Sobre a relação ganho de peso excessivo e macrossomia em recém-nascidos, pesquisas concluem um percentual de 10,4% para os filhos de mulheres com ganho de peso gestacional excessivo e de 2,5% para os filhos de mulheres com ganho de peso gestacional normal e desfechos maior número de cesarianas e escore Apgar baixo.[7,13,24]

Macrossomia, doenças genéticas, morte neonatal, hipoglicemia e escore Apgar baixo ao primeiro ou quinto minuto foram os desfechos mais frequentes e concomitantemente correlacionados a um ganho de peso excessivo durante a gravidez.[25] Os bebês macrossômicos nascidos de mães obesas e diabéticas são propensos ao desenvolvimento de intolerância à glicose, ao desenvolvimento da obesidade na infância e na vida adulta.[7,16] Estudos ainda propõem que mães obesas podem desenvolver resistência à insulina precocemente no útero materno, podendo alterar o metabolismo fetal.[27]

Frantz *et al.*, observaram na hiperlipidemia um acúmulo de colágeno nos tecidos fetais, criando uma suscetibilidade à aterosclerose na vida adulta do recém-nascido, possibilitando um fator de desenvolvimento precoce da aterosclerose.

Estudo em primatas revelou que a dislipidemia pode estar presente mesmo em pacientes não obesos, ou seja, o consumo crônico de dieta rica em gordura pode resultar em uma maior transferência de lipídios para o feto, independentemente da obesidade materna e/ou diabetes. Portanto, a pesquisa sugere que o feto em desenvolvimento é altamente vulnerável ao excesso de lipídios aumentando os riscos para outras doenças.[25]

Manifestações Maternas

A gravidez é um estado de resistência à insulina refletido pelos perfis lipídicos e lipoproteicos da mãe. Dentro de 6 semanas de gestação, os níveis de lipídios caem ligeiramente, seguido por aumento durante cada trimestre de gravidez. Os níveis de triglicerídeos aumentam acentuadamente durante a gravidez, assim como os níveis de colesterol. LDL aumenta em um padrão semelhante ao do colesterol total. Em média, os níveis de colesterol e triglicerídeos não excedem 250 mg/dL. No entanto, quando as gestações anormais são incluídas, os níveis podem exceder 300 mg/dL.[28] Os níveis de triglicerídeos anormalmente elevados no primeiro trimestre estão significativamente associados a hipertensão gestacional, pré--eclâmpsia, parto pré-termo induzido e fetos considerados grandes para a idade gestacional.[29] Os estrogênios aumentam os níveis de triglicerídeos através da estimulação da produção hepática de lipoproteínas de baixa densidade (VLDL) e inibição da lipase lipoproteica hepática e adiposa. A progesterona opõe-se a essas ações, enquanto que citocinas e fatores inflamatórios são importantes contribuintes da resistência à insulina. No entanto, esse aumento fisiológico em lipídios e lipoproteínas é um mecanismo destinado a acomodar as demandas do feto para crescimento e desenvolvimento normais.[30]

As condições médicas que causam lipídios anormais e lipoproteínas devem ser investigadas e, se presentes, tratadas adequadamente. O hipotireoidismo, o consumo de álcool, a heparina de baixo peso molecular, os glicocorticoides, os medicamentos psicotrópicos, a doença renal e a lipodistrofia foram todos associados a dislipidemia; no entanto, seus efeitos durante a gravidez são mal caracterizados. Uma das razões mais comuns para níveis elevados de triglicerídeos durante a gravidez é o uso de medicamentos. Álcool, estrogênio, contraceptivos orais, glicocorticoides, β–bloqueadores, valproato, sertralina, ácidos retinoicos, ciclosporina e tacrolimus são alguns exemplos de causas potenciais. O uso de cocaína também pode causar dislipidemia. Os agentes ofensivos devem ser identificados e descontinuados, idealmente antes da concepção.[31]

As características clínicas da hipertrigliceridemia grave incluem xantoma eruptivo, hepatoesplenomegalia, dor abdominal, dispneia, neuropatia periférica, perda de memória e demência. Com hipertrigliceridemia grave, geralmente é necessária uma redução nas calorias de gordura de 15% a 20% por dia. A terapia com insulina pode ser usada mesmo na ausência de diabetes evidente. As cápsulas de óleo de peixe são frequentemente utilizadas quando os níveis de triglicerídeos são superiores a 500 mg/dL.[32]

Gemfibrozil ou fenofibrato são amplamente utilizados, apesar da sua classificação como medicamentos de classe C. O objetivo final é reduzir os níveis de triglicerídeos para menos de 400 mg/dL em um esforço para reduzir o risco de pancreatite. Outras terapias agudas relatadas nos estudos de caso incluem triglicerídeos de cadeia média, niacina, óleo de girassol, terapia genética e plasmaferise.[32]

Mudanças de estilo de vida e controle glicêmico devem ser instituídos quando necessário. A hipertrigliceridemia grave associada à pancreatite pode ser tratada com ácidos graxos ômega-3, nutrição parenteral, plasmaferese e outros agentes hipolipemiantes no último trimestre da gravidez, nomeadamente gemfibrozil. O monitoramento é recomendado, no mínimo, a cada trimestre ou dentro de 6 semanas após o início do tratamento. As estatinas são atualmente classificadas como categoria X, enquanto os fibratos, ezetimibe, niacina, colestiramina e omega-3 são categoria C. Colesevelam e mipomersen são classe B.[32]

As mulheres com sobrepeso e obesidade têm 6 vezes mais chances de exceder as recomendações de ganho de peso relacionadas à gravidez. Essas mulheres estão predispostas a maior ganho e retenção de peso pós-parto. Ganho de peso e sobrepeso durante a meia-idade foram fortes preditores independentes do desenvolvimento de síndrome metabólica, diabetes melito tipo II e mortalidade precoce.[33,34] Além disso, uma história obstétrica positiva para a pré-eclâmpsia duplica o risco em longo prazo de doença cardiovascular na mãe.[33] Uma história obstétrica que inclui diabetes gestacional aumenta o risco de 10 anos para o desenvolvimento de diabetes tipo II em aproximadamente 40%. A prevalência de uma dislipidemia significativa e tratável é de, aproximadamente, um terço dessas populações.[34]

Pancreatite Aguda na Gestação Decorrente da Hiperlipidemia

A pancreatite caracteriza-se por processo inflamatório do pâncreas decorrente da ruptura da membrana celular e proteólise tecidual, seguida da ativação de células da resposta imunológica.[35]

A etiologia mais recorrente da pancreatite durante a gestação é a litíase biliar, dominando quase todos os casos, precedida pela hipertrigliceridemia, fato justificado pela elevação dos triglicerídeos, durante a gestação, secundário ao efeito estrogênico.[35,36]

A elevação dos níveis de estrógeno sérico durante a gestação aumenta os níveis de colesterol de 25 a 50%, levando a maior predisposição a formar cálculos de tal componente. Aliado a isso, há hipomotilidade da vesícula biliar resultante do aumento dos níveis dos hormônios sexuais durante a gravidez.[36]

Uma desordem no metabolismo lipídico, resultando em níveis elevados de VLDL e quilomícrons (tipo V), pode resultar na patologia em questão. Deve-se ainda ressaltar que a mutação do gene LPL (lipase lipoproteína) vem sendo descrita como uma das causas do agravamento da hipertrigliceridemia na gravidez e consequente pancreatite aguda, principalmente em níveis superiores a 1.000 mg/dL.[37]

No tocante à etiologia, deve-se considerar ainda: aumento de enzimas pancreáticas no fim da gravidez (secundária à progesterona), esteatose hepática aguda da gravidez, hipercalcemia em geral, hiperparatireoidismo e pré-eclâmpsia14.[35,36]

Diagnóstico Clínico

O quadro inicial de pancreatite na gestação normalmente se apresenta com vômito acompanhado ou não de dor abdominal. Pode haver evolução para dor constante em epigástrio, que frequentemente irradia para o dorso (em geral, na altura onde se localiza o pâncreas). Normalmente, ocorre exacerbação da dor por ingestão de alimentos, sendo habitualmente acompanhada por náuseas e vômitos. No exame físico, podem-se observar febre baixa, taquicardia e hipertensão ortostática. Esta última pode estar presente em pancreatite hemorrágica, acompanhada dos sinais de Cullen (equimose periumbilical) e Turner (equimose em flancos). Em casos graves, há hipovolemia, efusão pleural, hipóxia com síndrome da angústia respiratória aguda, ascite leitosa, íleo paralítico e choque.[35,36]

O diagnóstico clínico, entretanto, é raro, e deve ser feito o diagnóstico diferencial com outras patologias, como colecistite aguda, apendicite aguda, infarto mesentérico, gravidez ectópica complicada, hiperêmese gravídica, pré-eclâmpsia e esteatose hepática aguda, entre outras.[37]

Laboratorial

Semelhante para pacientes não grávidas: grandes elevações de amilase sérica (cerca de quatro vezes o valor normal), da isoamilase pancreática e da lipase indicam alta probabilidade de pancreatite aguda. Assim, inicialmente, deve-se realizar a dosagem das enzimas pancreáticas amilase e lipase.[38,39]

A dosagem da lipase tem sensibilidade semelhante à da amilase, sendo mais específica, pois a maior parte de sua produção depende do pâncreas. Na pancreatite aguda, eleva-se em torno de três a quatro vezes o valor normal, e esse aumento permanece por cerca de três dias, enquanto a elevação da amilase sérica ocorre durante as primeiras 24 horas.[40]

Outras alterações laboratoriais: glicosúria, hipocalcemia, leucocitose, hiperglicemia e elevação das enzimas hepáticas AST (Aspartato Aminotransferase) e ALT (Alanina Aminotransferase).[41]

Diagnóstico por Imagem

A ultrassonografia é um excelente auxílio para detectar complicações da pancreatite, como presença de fluido peritoneal, sangue peripancreático, abscessos, formação de pseudocistos, presença de litíase, dilatação do ducto biliar comum, aumento do volume pancreático e alteração da ecotextura glandular.[42]

Tomografia computadorizada de abdome pode ser necessária em alguns casos para diagnóstico diferencial com patologias abdominais graves. Decidindo-se pela sua realização, é obrigatória a proteção fetal durante o exame.[43,44]

Prognóstico Materno

Para avaliação do prognóstico materno, são utilizados os critérios de Ranson. A presença de 3 a 5 critérios correlaciona-se com mortalidade entre 10 e 20%. Acima de 6 critérios, a mortalidade pode chegar a 50%, refletindo um quadro sistêmico.[45]

Critérios Prognósticos de Ranson

No ato do diagnóstico:

- Idade > 55 anos.
- Leucocitose acima de 16.000/mm³.
- Glicemia > 200 mg/dL.
- Desidrogenase láctica > 350 UI/L.
- Aspartato aminotransferase (AST) > 250 U/L.

    Durante as 48 horas iniciais:

- Queda do hematócrito > 10 mg/dL.
- Aumento da ureia > 5 mg/dL.
- Cálcio < 8 mg/dL.
- PaO2 < 60 mm Hg.
- Déficit de bases > 4 mEq/L.
- Sequestro de fluidos > 6L.

Tratamento
Medidas Gerais

O tratamento da pancreatite aguda durante a gravidez não difere do de pacientes não grávidas, sendo seu principal objetivo estabelecer o repouso da glândula por restrição de alimentos e líquidos, excetuando a utilização do recurso de nutrição suplementar parenteral, considerado essencial para o início do tratamento para proteger o feto.[46,47]

Medicamentoso

O tratamento inclui o uso de medicamentos como antiespasmódicos e analgésicos parenterais para alívio de dores, além do suporte com coloides, sucção nasogástrica, restrição alimentar e fluidos intravenosos para reposição hidroeletrolítica.[48-50]

Casos de hipertrigliceridemia recorrente durante a gravidez podem ter benefício se instituída a terapêutica profilática com dieta e ácidos graxos ômega-3.[48-50]

Interrupção da Gestação

A interrupção da gestação nos casos de pancreatite é raramente indicada, pois não influencia a melhora materna. A indução do parto no terceiro trimestre, nos casos de pancreatite aguda, ainda é controversa, também não oferecendo garantias de melhora materno-fetal. Deve ser realizada a monitorização cuidadosa nas pacientes em estado grave. Na evolução, cuidado especial deve ser dado à possibilidade de complicações, como pseudocistos e abscessos pancreáticos.[51]

Tratamento da Hiperlipidemia na Gestação
Equipe Multidisciplinar

A HTG severa na primeira gravidez da paciente deve ser gerenciada com controle de dieta e posteriormente com admissão hospitalar para reposição de líquido endovenoso e, finalmente, iniciação e monitoramento de gemfibrozil. A quilomicronemia foi abordada de forma mais prospectiva para apoiar questões endócrinas, dietéticas e obstétricas. Consulta dietética auxiliada na recomendação de estratégias de redução de gordura e suplementação calórica com ácidos graxos ômega-3. Níveis de triglicerídeos deverão ser monitorados a cada 1-2 semanas de forma ambulatorial, e as internações hospitalares de curto prazo foram consideradas quando os níveis de triglicerídeos excederam 20 a 30 mmol/litro. Recomendada monitorização endocrinológica para exacerbações clínicas, tais como xantomas eruptivos, retiniana de lipídios, hepatoesplenomegalia ou dor abdominal. Os níveis de triglicerídeos deverão ser monitorados a cada 2 a 3 dias. A abordagem da equipe multidisciplinar proporcionou suporte extra e ajudou o paciente a aderir a um conselho de estilo de vida mais saudável.[52]

Dieta de Baixo Teor de Gordura

O aconselhamento dietético continua a ser o alicerce da abordagem multidisciplinar. Uma dieta restrita em gordura, definida por gordura dietética abaixo de 10% da ingestão calórica, é o principal suporte do tratamento clínico da hipertrigliceridemia grave tanto nos estados gravídicos quanto nas não grávidas. A admissão hospitalar pode ser necessária para iniciar e/ou manter a dieta rigorosa. A consequência da adesão a tais restrições dietéticas pode ser a perda de peso, que tem riscos associados, como baixo peso ao nascer, prematuridade e complicações maternas.[53] A dextrose intravenosa (iniciada administração endovenosa de dextrose a 5% em solução de cloreto de sódio a 0,45% e continuada durante 2 a 4 dias, até que os níveis plasmáticos de triglicerídeos diminuíram pelo menos até a metade) ou a nutrição parenteral total foi usada para manter o equilíbrio calórico de maneira controlada, e essas intervenções foram associadas a reduções na concentração de triglicerídeos plasmáticos no contexto de HTG gestacional grave.[54,55]

Suplementos Nutricionais

As dietas com baixo teor de gordura representam um risco e, portanto, a administração oral de ésteres de etileno de ácido oromega-3 de cadeia média (MCT) tornou-se parte integrante do tratamento. MCT, ao contrário de triglicerídeos de cadeia longa, são transportados através da circulação portal diretamente para o fígado para oxidação rápida,[56] evitando incorporação em quilomícrons e absorção em tecido adiposo. Como esse mecanismo visa à via a montante para LPL, o MCT é teoricamente útil em HTG grave em razão do comprometimento genético da atividade LPL. Além disso, o MCT é densamente calórico (8,3 kcal/g em comparação com 3-4 kcal/g para carboidratos e proteínas), e seus produtos a jusante, como a acetil coenzima-A, podem desempenhar um papel na mielinização cerebral de um feto.[57]

Os concentrados prescritos de éster etílico de ácido ômega-3 contêm ácido eicosapentaenoico ativo e ácido docosa-hexaenoico. Essas substâncias estimulam a repartição de ácidos gordurosos por genes reguladores de lipogênese hepática e genes que regulam a elevação, estimulando a oxidação de ácidos graxos no fígado e no músculo esquelético.[58] Além disso, os ésteres etílicos de ácido ômega-3 podem estimular diretamente LPL, aumentando a remoção de lipoproteínas ricas em TG.[59] Clinicamente, os ácidos gordos ômega-3 foram relatados para reduzir o TG sérico em 25 a 30%.[60]

Fibratos

Os fibratos são ácidos carboxílicos que modulam a concentração de lipídios ativando o receptor ativado por proliferador de peroxissoma, levando à regulação da transcrição de proteínas envolvidas em lipoproteínas ricas em triglicerídeos e metabolismo LPL. A regulação ascendente de LPL, apo A-I e apo A-II melhora o catabolismo mediado por LPL de partículas de VLDL, enquanto a redução da expressão de apo C-III diminui a produção de apo B e VLDL.[61] Os fibratos parecem efetivamente reduzir as concentrações plasmáticas de triglicerídeos.[62]

Com base em estudos experimentais em animais, o gemfibrozil não deverá aumentar o risco de anomalias congênitas. Na verdade, entre todos os relatos de casos, não houve descrições de teratogenicidade em seres humanos quando os fibratos foram usados após o primeiro trimestre de gravidez. A dose recomendada é: 300 mg via oral 12/12 horas.[62]

Preparações à Base de Niacina

A niacina (também chamada de ácido nicotínico ou vitamina B3) mostrou reduzir os níveis plasmáticos de triglicerídeos por: 1) redução da síntese hepática; 2) aumento do transporte reverso de colesterol; e 3) redução da degradação hepática de ácidos graxos livres.[63] Nos hepatócitos, a niacina inibe a enzima diacilglicerol acil transferase 2, que esterifica etapas enzimáticas para a produção de triglicerídeos. Essa diminuição na síntese de triglicerídeos leva à degradação intracelular da apo B e, assim, à redução da secreção de partículas de VLDL.[64] A niacina também inibe os receptores de catabolismo de HDL de hepatócitos, o que diminui a degradação de HDL-apo A-I, aumentando a meia-vida e as concentrações, o que pode aumentar o transporte reverso de colesterol.[65] Os efeitos colaterais da niacina incluem rubor, testes anormais de função hepática, hiperglicemia e hiperuricemia.

Como suplemento nutricional, a dose diária recomendada de niacina durante a gravidez é de 18 mg/d.[66,67] No entanto, para conseguir a redução de lipídios, são necessárias doses farmacológicas de niacina (2 a 3 g/d), e os efeitos de altas doses farmacológicas de niacina na gravidez não foram estudados.[68,69]

Insulina

A insulina é necessária para o bom funcionamento do LPL na lipólise de lipoproteínas ricas em triglicerídeos. A redução dramática e imediata de triglicerídeos em pacientes com risco de pancreatite induzida por HTG foi mostrada usando-se uma dose única de insulina SC (0,1 U/kg) no contexto de hiperglicemia associada a baixa eficácia. No entanto, na ausência de hiperglicemia, não podemos recomendar a insulina para corrigir HTG associada à gravidez grave.[68,69]

Existem estudos utilizando o uso de transfusão de plasma sanguíneo e heparina, porém, dada a eficácia questionável e os riscos associados, estas não podem ser recomendadas como parte do tratamento de HTG severa na gravidez.[70]

CONCLUSÃO

A dislipidemia se caracteriza por altas dosagens de colesterol e triglicerídeos, seus principais fatores de risco compreendem o sobrepeso e a obesidade materna e, em casos mais raros, a hipertrigliceridemia da gestação induzida por causas genéticas.

Por muito tempo, a dislipidemia na gestação foi considerada fisiológica, sem relevância clínica. A gestação per si já se torna um meio hiperlipidêmico fisiologicamente, em que doses altas de colesterol e triglicerídeos são bem toleradas, porém, através de fatores intrínsecos (genéticos) e extrínsecos (patologias de base materna, medicamentos e drogas), elevam os valores lipídicos plasmáticos em níveis críticos, podendo ocasionar fatores mórbidos maternos e fetais em curto e longo prazos.

Níveis normais de colesterol e triglicerídeos na gestação não excedem 250 mg/dl. Níveis de colesterol total em gestantes, de forma geral acima de 337 mg/dl, e simultaneamente o de triglicerídeos de 332 mg/dl podem levar a complicações maternas e fetais em curto e longo prazos.

Níveis elevados de lipídios maternos predispõem ao desenvolvimento de diabetes gestacional e melito, doença hipertensiva específica da gestação (DHEG), doenças cardiovasculares e, em casos graves, pancreatite aguda na gestação. Em relação ao feto, a hiperlipidemia pode ocasionar aterogênese fetal e pós-natal, macrossomia fetal, hipoglicemia neonatal e morte neonatal.

Em relação ao tratamento da hiperlipidemia na gestação, propõe-se um acompanhamento multidisciplinar em ambiente ambulatorial em casos leves e moderados e ambiente hospitalar de internação em casos graves. O tratamento tem por objetivo atingir valores lipídicos abaixo de 300 mg/dL para diminuir os efeitos mórbidos da hiperlipidemia.

O tratamento da hiperlipidemia na gestação consiste em dieta gordurosa restritiva (gordura dietética abaixo de 10%), suplementação calórica com ácidos graxos ômega-3 e medicamentos redutores de níveis lipídicos plasmáticos, como os fibratos (gemfibrozil 300 mg VO 12/12 horas), dextrose a 5% em solução de cloreto de sódio a 0,45% EV, preparações à base de niacina (doses farmacológicas de 2 a 3 g/d), insulina dose única SC (0,1 U/kg – Não recomendada se não houver hiperglicemia).

REFERÊNCIAS BIBLIOGRÁFICAS

1. WHO (World Health Organization). WHO technical report series 894. Obesity: preventing and managing the global epidemic. Geneva; 2000.
2. Castano IB, Sanchez PH, Perez NA, Salvador JJG, Quesada AG, García-Hernández JA, Serra-Majem L. Maternal obesity in early pregnancy and risk of adverse outcomes. PLoS One. 2013;8:804-10.
3. Nucci LB, Duncan BB, Mengue SS, Branchtein L, Shimidt MI, Fleck ET. Assessment of weight gain during pregnancy in general prenatal care services in Brazil. Cad Saúde Pública. 2001;17:1367-74.
4. Stulbach TE, Benício MHD, Andreazza R, Kono S. Determinantes do ganho ponderal excessivo durante a gestação em serviço público de pré-natal de baixo risco. Rev Bras Epidemiol. 2007;10:99-108.
5. Herrera E, Amusquivar E, López-Soldado I, Ortega H. Maternal lipid metabolism and placental lipid transfer. Horm Res. 2006;65:59-64.
6. Basaran A 2009 Pregnancy-induced hyperlipoproteinemia: review of the literature. Reprod Sci 16:431-437.
7. Ray JG, Diamond P, Singh G, Bell CM 2006 Brief overview of maternal triglycerides as a risk factor for pre-eclampsia. BJOG 113:379-386.
8. Knopp RH, Warth MR, Charles D, Childs M, Li JR, Mabuchi H, Van Allen MI 1986 Lipoprotein metabolism in pregnancy, fat transport to the fetus, and the effects of diabetes. Biol Neonate 50:297-317.
9. Al-Shali K, Wang J, Fellows F, Huff MW, Wolfe BM, Hegele RA 2002 Successful pregnancy outcome in a patient with severe chylo- J Clin Endocrinol Metab, August 2012, 97(8):2589–2596 jcem.endojournals. org 2595 The Endocrine Society. Downloaded from press.endocrine. org by [${individualUser.displayName}] on 02 September 2016. at 13:51 For personal use only. No other uses without permission. All rights reserved. micronemia due tocompoundheterozygosity for mutant lipoprotein lipase. Clin Biochem 35:125-130.
10. HerreraE2002 Lipid metabolism in pregnancy and its consequences in the fetus and newborn. Endocrine 19:43-55.
11. Knopp RH 1997 Hormone-mediated changes in nutrient metabolismo in pregnancy: a physiological basis for normal fetal development. Ann NY Acad Sci 817:251-271.
12. Desoye G, Schweditsch MO, Pfeiffer KP, Zechner R, Kostner GM 1987 Correlation of hormones with lipid and lipoprotein levels during normal pregnancy and postpartum. J Clin Endocrinol Metab 64:704-712.
13. Thomas CR, Lowy C, St. Hillaire RJ, Brunzell JD 1984 Studies on the placental hydrolysis and transfer of lipids to the fetal guinea pig. Trophoblast Res 1:135-14
14. Johansen CT, Kathiresan S, Hegele RA 2011 Genetic determinants of plasma triglycerides. J Lipid Res 52:189-206.
15. Dallinga-ThieGM,Franssen R, Mooij HL, Visser ME, Hassing HC, Peelman F, Kastelein JJ, Pe´terfy M, Nieuwdorp M 2010 The metabolismo of triglyceride-rich lipoproteins revisited: new players, new insight. Atherosclerosis 211:1-
16. Napoli C, D'Armiento FP, Mancini FP, et al. Fatty streak formation occurs in human fetal aortas and is greatly enhanced by maternal hypercholesterolemia. Intimal accumulation of low density lipoprotein and its oxidation precede monocyte recruitment into early atherosclerotic lesions. J Clin Invest 1997;100(11):2680-90.
17. Woollett LA. Where does fetal and embryonic cholesterol originate and what does it do? Annu Rev Nutr 2008;28:97-114.
18. Woollett LA. Fetal lipid metabolism. Front Biosci 2001;6:D536-45.
19. Woollett LA. Maternal cholesterol in fetal development: transport of cholesterol from the maternal to the fetal circulation. Am J Clin Nutr 2005;82(6):1155-61.
20. Yoshida S, Wada Y. Transfer of maternal cholesterol to embryo and fetus in pregnant mice. J Lipid Res 2005;46(10):2168-74.

21. Narverud I, Iversen PO, Aukrust P, et al. Maternal familial hypercholesterolaemia (FH) confers altered haemostatic profile in offspring with and without FH. Thromb Res 2013;131(2):178-82.

22. Palinski W. Maternal-fetal cholesterol transport in the placenta: good, bad, and target for modulation. Circ Res 2009;104(5):569-71.

23. Palinski W, Napoli C. Impaired fetal growth, cardiovascular disease, and the need to move on. Circulation 2008;117(3):341-3.

24. Gunderson EP. Childbearing and obesity in women: weight before, during, and after pregnancy. Obstet Gynecol Clin North Am 2009;36(2):317-32, ix.

25. Napoli C, Witztum JL, Calara F, et al. Maternal hypercholesterolemia enhances atherogenesis in normocholesterolemic rabbits, which is inhibited by antioxidant or lipid-lowering intervention during pregnancy: an experimental model of atherogenic mechanisms in human fetuses. Circ Res 2000; 87(10):946-52.

26. Narverud I, Iversen PO, Aukrust P, et al. Maternal familial hypercholesterolaemia (FH) confers altered haemostatic profile in offspring with and without FH. Thromb Res 2013;131(2):178-82.

27. Palinski W. Maternal-fetal cholesterol transport in the placenta: good, bad, and target for modulation. Circ Res 2009;104(5):569-71.

28. Potter JM, Nestel PJ. The hyperlipidemia of pregnancy in normal and complicated pregnancies. Am J Obstet Gynecol 1979;133(2):165-70.

29. Wiznitzer A, Mayer A, Novack V, et al. Association of lipid levels during gestation with preeclampsia and gestational diabetes mellitus: a population-based study. Am J Obstet Gynecol 2009;201(5):482-8.

30. Herrera E. Metabolic adaptations in pregnancy and their implications for the availability of substrates to the fetus. Eur J Clin Nutr 2000; 54(Suppl 1):S47-51.

31. Toescu V, Nuttall SL, Martin U, et al. Changes in plasma lipids and markers of oxidative stress in normal pregnancy and pregnancies complicated by diabetes. Clin Sci (Lond) 2004;106(1):93-8.

32. Cleary KL, Roney K, Costantine M. Challenges of studying drugs in pregnancy for off-label indications: pravastatin for preeclampsia prevention. Semin Perinatol 2014;38(8):523-7.

33. Brown MC, Best KE, Pearce MS, et al. Cardiovascular disease risk in women with pre-eclampsia: systematic review and meta-analysis. Eur J Epidemiol 2013;28(1):1-19.

34. Nerenberg K, Daskalopoulou SS, Dasgupta K. Gestational diabetes and hypertensive disorders of pregnancy as vascular risk signals: an overview and grading of the evidence. Can J Cardiol 2014; 30(7):765-73.

35. Sekimoto M, Takada T, Kawarada Y, Hirata K, Mayumi T, Yoshida M, et al. JPN Guidelines for the management of acute pancreatitis: epidemiology, etiology, natural history, and outcome predictors in acute pancreatitis. J Hepatobiliary Pancreat Surg. 2006;13(1):10-24.

36. Kemppainen E, Puolakkainen P. Non-alcoholic etiologies of acute pancreatitis - exclusion of other etiologic factors besides alcohol and gallstones. Pancreatology. 2007;7(2-3):142-6.

37. Kim EJ, Baik JC, Chung JY, Kwon YI, Moon JS, Park YS. A case of acute pancreatitis of the pregnancy. Korean J Obstet Gynecol. 2005; 48(8):1967-70.

38. Angelini DJ. Obstetric triage revisited: update on non-obstetric surgical conditions in pregnancy. J Midwifery Womens Health. 2003;48(2):111-8.

39. Eddy JJ, Gideonsen MD, Song JY, Grobman WA, O'Halloran P. Pancreatitis in pregnancy. Obstet Gynecol. 2008;112(5):1075-81.

40. Casulari LA, Wesgueber M, Silva, RCB, Soares HF, Domingues L. Hipertrigliceridemia familiar grave durante a gestação. Rev Bras Ginecol Obstet. 2001;23(6):397-401.

41. Knopp RH, Warth MR, Carrol CJ. Lipid metabolism in pregnancy: changes in lipoprotein, triglyceride and cholesterol in normal pregnancy and the effects of diabetes mellitus. J Reprod Med. 1993;10:91-101.

42. Chebli JMF, Ferrari Jr AP, Silva MRR, Borges DR, Atallah AN, Neves MM. Microcristais biliares na pancreatite aguda idiopática: indício para etiologia biliar oculta subjacente. Arq Gastroenterol. 2000;37(2):93-101.

43. Creasy RK, Resnik R. Maternal-Fetal Medicine. 4th ed. Philadelphia: Sounders; 1999.

44. Hieronimus S, Benlian P, Bayer P, Bongain A, Fredenrich A. Combination of apolipoprotein E2 and lipoprotein lipase heterozygosity causes severe hypertriglyceridemia during pregnancy. Diabetes Metab. 2005;31:295-7.

45. Takaishi K, Miyoshi J, Matsumura T, Honda R, Ohba T, Katabuchi H. Hypertriglyceridemic acute pancreatitis during pregnancy: prevention with diet therapy and omega-3 fatty acids in the following pregnancy. Nutrition. 2009;25:1094–97.

46. Pitchumoni CS, Bordalo O. Evaluation of hypotheses on pathogenesis of alcoholic pancreatitis. Am J Gastroenterol. 1996;91(4):637-47. 13.

47. Hallberg P, Hallberg E, Amini H. Acute pancreatitis following medical abortion: Case report. BMC Womens Health. 2004;4(1):1.

48. Moldenhauer JS, O'brien JM, Barton JR, Sibai B. Acute fatty liver of pregnancy associated with pancreatitis: a life-threatening complication. Am J Obstet Gynecol. 2004;190:502-5.

49. Parmar MS. Pancreatic necrosis associated with preeclampsia-eclampsia. JOP. 2004;5(2):101-4.

50. Henriques PRF, Abrantes WL, Souza RG, Lima AS, Capuruço CEP, Pitella JEH. Pancreatite necro-hemorrágica por ascaridíase intraparenquimatosa: relato de um caso tratado cirurgicamente. Ver Med Minas Gerais. 1992;2(3):175-8.

51. Madsen RB, Djurhuus H. Acute pancreatitis caused by Ascaris lubricoides. Ugeskr Laeger. 2000;162(26):3730-1. 18. Triviño T, Lopes Filho GJ, Torrez FRA. Pancreatite aguda: o que mudou? Gastrenterol Endosc Digest. 2002,21(2):69-76.

52. Al-Shali K, Wang J, Fellows F, Huff MW, Wolfe BM, Hegele RA 2002 Successful pregnancy outcome in a patient with severe chylo-J Clin Endocrinol Metab, August 2012, 97(8):2589–2596 jcem.endojournals.org 2595.

53. Ehrenberg HM, Dierker L, Milluzzi C, Mercer BM 2003 Low maternal weight, failure to thrive in pregnancy, and adverse pregnancy outcomes. Am J Obstet Gynecol 189:1726-1730.

54. DenBesten L, Reyna RH, Connor WE, Stegink LD 1973 The diferente effects on the serum lipids and fecal steroids of high carbohydrate diets given orally or intravenously. J Clin Invest 52:1384-1393.

55. Hsia SH, Connelly PW, Hegele RA 1995 Successful outcome in severe pregnancy-associated hyperlipemia: a case report and literature review. Am J Med Sci 309:213-218.

56. Babayan VK 1987 Mediumchain triglycerides and structured lipids. 22:417-420

57. Bach AC, Babayan VK 1982 Medium-chain triglycerides: an update. Am J Clin Nutr 36:950-962.

58. Davidson MH 2006 Mechanisms for the hypotriglyceridemic effect of marine omega-3 fatty acids. Am J Cardiol 98:27i-33i.

59. Khan S, Minihane AM, Talmud PJ, Wright JW, Murphy MC, Williams CM, Griffin BA 2002 Dietary long-chain n-3 PUFAs increase LPL gene expression in adipose tissue of subjects with an atherogenic lipoprotein phenotype. J Lipid Res 43:979-985.

60. Skulas-Ray AC, Kris-Etherton PM, Harris WS, Vanden Heuvel JP, Wagner PR, West SG 2011 Dose-response effects of omega-3 fatty acids on triglycerides, inflammation, and endothelial function in healthy persons with moderate hypertriglyceridemia. Am J Clin Nutr 93:243-252.

61. Brisson D, Ledoux K, Bosse' Y, St-Pierre J, Julien P, Perron P, Hudson TJ, Vohl MC, Gaudet D 2002 Effect of apolipoprotein E, peroxisome proliferator-activated receptor _ and lipoprotein lipase gene mutations on the ability of fenofibrate to improve lipid profiles and reach clinical guideline targets among hypertriglyceridemic patients. Pharmacogenetics 12:313-320.

62. Fitzgerald JE, Petrere JA, de la Iglesia FA 1987 Experimental studies on reproduction with the lipid-regulating agent gemfibrozil. Fundam Appl Toxicol 8:454-464.

63. Kamanna VS, Kashyap ML 2008 Mechanism of action of niacin. Am J Cardiol 101:20B-26B.

64. Jin FY, Kamanna VS, Kashyap ML 1999 Niacin accelerates intracelular ApoB degradation by inhibiting triacylglycerol synthesis in human hepatoblastoma (HepG2) cells. Arterioscler Thromb Vasc Biol 19:1051-1059.

65. Jin FY, Kamanna VS, Kashyap ML 1997 Niacin decreases removal of high-density lipoprotein apolipoprotein A-I but not cholesterol ester by hep G2 cells. Implication for reverse cholesterol transport. Arterioscler Thromb Vasc Biol 17:2020–2028.

66. Food and Nutrition Board, Institute of Medicine 1999 Dietary reference intakes for thiamin, riboflavin, niacin, vitamin B6, folate, vitamin B12, pantothenic acid, biotin and choline. Washington, DC: National Academies Press; 123-149.

67. National Research Council 1989 Recommended dietary allowances. 10th ed. Washington, DC: National Academy Press; 140 63.

68. Rader JI, Calvert RJ, Hathcock JN 1992 Hepatic toxicity of unmodified and time-release preparations of niacin. Am J Med 92:77-81.

69. Jabbar MA, Zuhri-Yafi MI, Larrea J 1998 Insulin therapy for a non-diabetic patient with severe hypertriglyceridemia. J Am Coll Nutr 17:458-461.

70. Al Riyami NB, Frohlich J 2008 Extreme hypertriglyceridemia following intravenous heparin infusion. Clin Biochem 41:907-909.

Parte 15 TERAPÊUTICA FETAL CLÍNICA

CAPÍTULO 116

ARRITMIAS FETAIS: DIAGNÓSTICO E CONDUTA

Lilian M. Lopes

INTRODUÇÃO

As arritmias cardíacas fetais são diagnosticadas com precisão por meio da ecocardiografia fetal e, muitas vezes, tratadas por via transplacentária com digital ou antiarrítmicos. A literatura sobre o assunto é extensa.[1-3]

A importância clínica desse diagnóstico, ao contrário das cardiopatias congênitas, é tratar fetos por vezes muito comprometidos e com potencial de vida normal após o nascimento. Os resultados são especialmente animadores com as taquicardias fetais, que respondem ao tratamento pré-natal com melhora significativa de prognóstico. Portanto, a definição exata do tipo de arritmia é fundamental para estabelecer o prognóstico e a terapêutica fetal apropriada, quando houver indicação.

O sistema de condução está funcionalmente maduro ao redor da 16ª semana de gestação e é composto pelos seguintes elementos:

- Nó sinusal.
- Vias preferenciais atriais (feixe internodal anterior, médio e posterior).
- Nó atrioventricular (A-V).
- Bifurcação dos ramos do feixe de Hiss em direito e esquerdo.
- Rede ou fibras de Purkinje.
- Miocárdio ventricular.

O nó sinusal encontra sua própria artéria para irrigação na 10ª semana e apresenta um pouco menos de colágeno quando comparado ao nó sinusal da pessoa adulta. O nó A-V é formado na 10ª semana separadamente do feixe de Hiss, e a união de ambos é feita secundariamente.

Após o nascimento, o estímulo elétrico, ao se espalhar pela musculatura atrial, gera a onda "P" no eletrocardiograma e provoca a contração dessa musculatura. Do mesmo modo, o impulso elétrico, ao se espalhar pela musculatura ventricular, gera o complexo "QRS" no eletrocardiograma seguido pela contração ventricular. Em vida fetal, o estudo das arritmias é feito pela análise dos eventos mecânicos que sucedem os impulsos elétricos, uma vez que tecnicamente não é possível obter traçados eletrocardiográficos de boa qualidade técnica (onda "P" em fetos não é captada). A experiência mundial tem mostrado boa correlação entre os fenômenos elétrico e mecânico, sendo raras as situações de dificuldade diagnóstica (Fig. 116-1). Obviamente, o detalhamento eletrofisiológico de muitas arritmias e taquiarritmias não é possível pela ecocardiografia fetal. Entretanto, esse exame fornece as informações necessárias para o tratamento clínico e a condução segura do feto, especialmente se somarmos toda a propedêutica de vitalidade disponível nos bons serviços de medicina e cardiologia fetal.

A principal característica da fisiologia miocárdica, determinante dos mecanismos de arritmia, é a **automaticidade**, que deve ser entendida como uma propriedade exclusiva das fibras miocárdicas especializadas que formam o sistema de condução, e não do miocárdio contrátil como um todo. Refere-se à origem rítmica espontânea dos impulsos que são conduzidos para todas as partes do coração.

O miocárdio contrátil, por sua vez, apresenta como característica o período refratário relativo e absoluto. O período refratá-rio absoluto ocorre quando a fibra miocárdica, uma vez contraída, apresenta um intervalo de tempo finito durante o qual não pode ser estimulada novamente. Quando esse tempo termina, começa o período refratário relativo, quando volta a apresentar resposta ante um estímulo, porém não completa. É o período refratário absoluto que protege o coração das arritmias.

A frequência cardíaca fetal observada em gestações normais encontra-se na faixa de 90 bpm na sexta semana de gestação, aumentando para 180 bpm ao redor da nona semana. A frequência cai dessa faixa para níveis de 140 bpm ± 20 bpm em torno da 20ª semana e para 130 bpm ± 20 bpm próximo do termo.

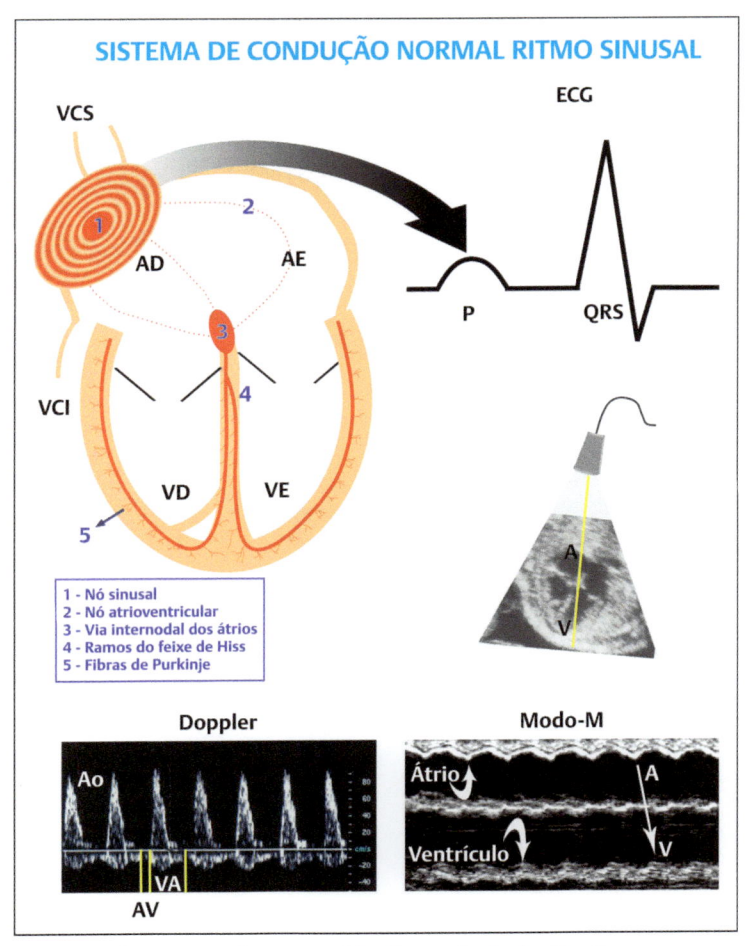

Fig. 116-1. Representação esquemática da sequência de ativação em um coração normal. A, O impulso elétrico se inicia no nó sinusal, que é o marca-passo fisiológico do coração (1), e se difunde sob a forma de ondas, estimulando ambos os átrios. No nó atrioventricular (A-V, 2), o estímulo sofre um atraso de 1/10 segundos e desce pelo feixe de Hiss e seus ramos (3). As fibras de Purkinje transmitem o impulso para o miocárdio ventricular, gerando a contração mecânica que é documentada pela ecocardiografia fetal Modo-M. O ritmo cardíaco fetal também pode ser estudado pelo Doppler, por meio da análise dos intervalos entre as atividades atrial e ventricular A-V e V-A (atividade ventricular-atrial). AD: átrio direito; AE: átrio esquerdo; VD: ventrículo direito; VE: ventrículo esquerdo.

A arritmia resulta, portanto, de automaticidade anormal, condução anormal ou da combinação de ambas.

As arritmias fetais são divididas em três grandes grupos:

- Ritmos irregulares, marcados basicamente por extrassístoles.
- Taquicardias.
- Bradicardias.

RITMOS IRREGULARES

Extrassístoles Atriais ou Supraventriculares

Ocorrem frequentemente no terceiro trimestre e representam 3% a 5% das arritmias que ocorrem durante o trabalho de parto. Costumam ser benignas e reverter espontaneamente antes ou logo após o parto (Fig. 116-2).

Toda extrassístole é sempre seguida de uma pausa, chamada de pausa pós-extrassistólica, que na extrassístole atrial é do tipo não compensatória (curta e com menos de dois ciclos cardíacos normais). A medida da pausa é necessária para se ter certeza de que se trata de extrassístole gerada em região supraventricular, pois a simples visualização direta da extrassístole em parede atrial ao Modo-M não afasta a possibilidade de se tratar de extrassístole ventricular com condução retrógrada para átrio.

As extrassístoles atriais podem, ainda, ser classificadas em relação à condução para musculatura ventricular em:

- *Conduzida para ventrículo:* quando a extrassístole atinge o nó atrioventricular fora de seu período refratário e consegue passar para ventrículo. Ocorre, então, contração ventricular precoce, que se registra e ausculta por meio do Doppler da aorta, artéria pulmonar e artéria umbilical.
- *Não conduzida:* quando a extrassístole atinge o nó atrioventricular dentro de seu período refratário e não consegue passar para o ventrículo. O ventrículo nessa situação permanece em "silêncio", ocorrendo uma pausa longa, que se registra e ausculta por meio do Doppler da aorta, da artéria pulmonar e da artéria umbilical. Essas "paradas" costumam ser percebidas pela gestante e gerar muita ansiedade, embora se trate de evento benigno.

Quanto à forma de apresentação e frequência, as extrassístoles atriais podem ser:

- Isoladas, raras, esporádicas.
- Frequentes, sem padrão definido.
- Frequentes com padrão definido: bigeminismo (cada batimento normal é seguido por uma extrassístole), trigeminismo (a cada dois batimentos normais ocorre uma extrassístole), quadrigeminismo (a cada três batimentos normais ocorre uma extrassístole).
- Bigeminismo atrial não conduzido para ventrículo: a extrassístole não é conduzida para ventrículo, gerando bradicardia ventricular em torno de 70 a 100 bpm, que pode ser confundida com bloqueio atrioventricular total. O diagnóstico diferencial se faz pela medida

da distância entre as ondas de contração atrial, que, nesse caso, vêm aos pares (o batimento normal próximo da extrassístole), e no bloqueio as distâncias entre as contrações são sempre iguais. Esse ritmo costuma alternar-se com: a) ritmo sinusal interrompido por extrassístoles frequentes; b) trigeminismo atrial não conduzido, que é o mesmo fenômeno, entretanto o ritmo que se "ausculta" no cordão é de bigeminismo ventricular (dois batimentos normais passam para o ventrículo, e a extrassístole não passa, gerando uma pausa na ausculta).

- Ritmo caótico: alguns fetos apresentam extrassístoles muito frequentes, intercalando rapidamente formas bigeminadas, trigeminadas e em salvas (várias extrassístoles seguidas). Esses fetos apresentam maior risco de desenvolver taquicardia supraventricular e *flutter* e devem ser acompanhados por ecocardiogramas seriados, alternados com ausculta de foco pelo obstetra, que deve reencaminhar as gestantes para o cardiologista fetal, caso surpreenda algum período de frequência cardíaca acima de 200 bpm.

O diagnóstico ecocardiográfico no feto deve ser feito em etapas, a saber:

- Fazer a "ausculta" cardíaca pelo Doppler de cordão, para estabelecer o ritmo e o padrão de frequência das extrassístoles, isto é, se raras, esporádicas, frequentes bigeminadas, trigeminadas ou de padrão misto caótico. Medida da pausa extrassistólica, para estabelecer se a extrassístole é atrial (pausa não compensatória) ou ventricular (pausa compensatória).
- Definir se a extrassístole é conduzida ou não para ventrículo.
- Analisar a atividade mecânica do átrio por meio do posicionamento do cursor na parede atrial e ventricular concomitantemente. No caso da extrassístole atrial, poderemos observar a contração precoce (extrassístole) em parede atrial. Deve-se medir a pausa novamente.
- Afastar associação com cardiopatia congênita (rara).
- Observar situação hemodinâmica. Se houver sinais de insuficiência cardíaca, deve-se observar por tempo prolongado e complementar com cardiotocografia, pois a primeira hipótese é de que períodos de taquicardia paroxística estejam ocorrendo, uma vez que extrassístoles não causam descompensação hemodinâmica.

Prognóstico e Conduta Obstétrica

As extrassístoles atriais não são decorrentes de hipóxia, e sua evolução é conhecidamente benigna; elas desaparecem espontaneamente durante a primeira semana de vida. Não indicam terapêutica antiarrítmica fetal. Mesmo frequentes, bigeminadas, trigeminadas ou quadrigeminadas não causam sofrimento fetal, porém atrapalham a condução do trabalho de parto por interferirem nas medidas de controle de frequência cardíaca da monitorização da vitalidade fetal intraparto.

Extrassístoles Ventriculares

São bem mais raras que as extrassístoles atriais, mas igualmente benignas. A causa é desconhecida, e não há indicação de terapêutica fetal.

A pausa pós-extrassistólica na extrassístole ventricular é do tipo **compensatória** (longa) por definição eletrofisiológica, caracterizando-se por apresentar mais de dois ciclos cardíacos normais. Raramente, apresentam condução retrógrada para átrio em fetos.

Quanto a forma de apresentação e frequência, as extrassístoles ventriculares podem ser:

- Isoladas, raras, esporádicas.
- Frequentes, mais comumente bigeminadas (cada batimento normal é seguido por uma extrassístole ventricular).

O diagnóstico ecocardiográfico no feto deve ser feito em etapas, a saber:

- "Ausculta" cardíaca pelo Doppler de cordão, para estabelecer o ritmo e o padrão de frequência das extrassístoles, isto é, se raras,

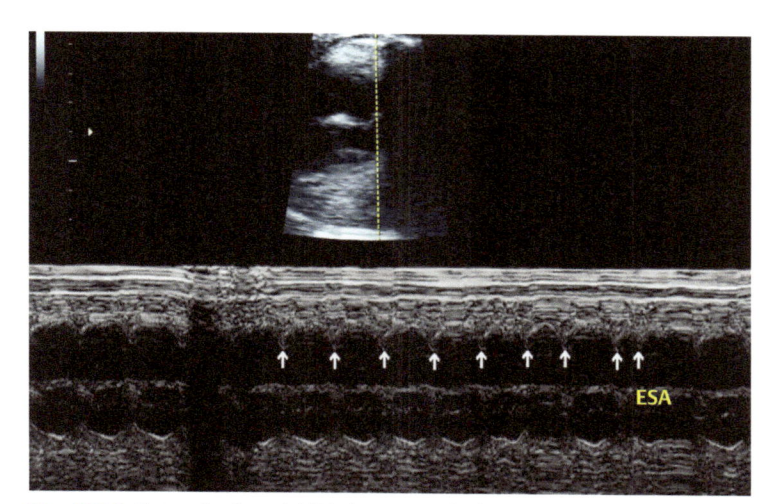

Fig. 116-2. Extrassístole atrial (ESA) em traçado de Modo-M. A *seta branca* indica a contração precoce da parede atrial, isto é, a extrassístole.

esporádicas, frequentes bigeminadas, trigeminadas ou de padrão misto caótico. Medida da pausa extrassistólica para estabelecer se a extrassístole é atrial (pausa não compensatória) ou ventricular (pausa compensatória)

■ Análise da atividade mecânica do átrio e ventrículo concomitantemente, verificando o posicionamento do cursor na parede atrial e ventricular. No caso da extrassístole ventricular, poderemos observar a contração precoce (extrassístole) em parede ventricular. Medir a pausa novamente.

■ Afastar associação com cardiopatia congênita e insuficiência cardíaca (rara).

Prognóstico e Conduta Obstétrica

Não há evidências de potencial patológico das extrassístoles ventriculares em vida fetal; nesta fase, elas não têm o mesmo significado que em adultos. Não apresentam risco de evolução para formas mais complexas de taquicardias, uma vez que a taquicardia ventricular é raríssima em fetos.

TAQUICARDIAS

Taquicardia Sinusal

Caracteriza-se por frequência cardíaca em torno de 180 bpm, às vezes intermitentes. Causas: hipóxia fetal, ansiedade materna, febre materna, ingestão materna de atropina, escopolamina ou isoxsuprina, infecção por citomegalovírus. Diagnóstico diferencial: taquicardia supraventricular.

Taquicardia Supraventricular

Apresenta frequência cardíaca acima de 200 bpm, com intervalos regulares entre os batimentos e condução atrioventricular 1:1 (Fig. 116-3). Em relação ao mecanismo eletrofisiológico, pode ocorrer por reentrada (reciprocante) ou por foco ectópico (automática).

No feto, o mecanismo mais comum é o da reentrada, que mostra início e término abruptos. A reentrada se inicia com uma extrassístole, que, após passar pelo nó atrioventricular, encontra uma via acessória fora de seu período refratário e em condições de conduzir o estímulo retrogradamente. Essa condição gera um movimento circular de estímulos elétricos repetitivos que continuamente reentram o átrio vindo do ventrículo, estabelecendo-se dessa maneira o curto-circuito de taquicardia. Esse movimento circular pode ocorrer: a) na musculatura atrial; b) no nó sinusal (mais raramente); c) no nó atrioventricular, em virtude da dissociação do tecido de condução que o compõe; ou d) no feixe ou na via anômala fora do nó atrioventricular, que conecta a musculatura atrial diretamente com a musculatura ventricular, sem nenhuma interposição do atraso fisiológico à condução, que é inerente ao tecido nodal atrioventricular normal, como ocorre na síndrome de Woff-Parkinson-White. Como o nó atrioventricular se caracteriza por apresentar condução lenta e a via anômala se caracteriza por apresentar condução rá-

pida e período refratário longo, se a condução do estímulo gerado pela extrassístole for lenta o suficiente para permitir a recuperação da via anômala e o término de seu período refratário, ocorrerá condução retrógrada do ventrículo para o átrio através desta via, estabelecendo-se, portanto, um circuito de reentrada caracterizado por movimento circular da atividade elétrica.

A taquicardia por foco ectópico (automática ou incessante) é gerada em um foco que toma para si a função de marca-passo do coração, porém com frequência muito mais elevada do que o normal. As taquicardias fetais automáticas geralmente apresentam início e término graduais.

Embora os mecanismos eletrofisiológicos sejam fatores de importância clínica e decisão terapêutica nas taquicardias após o nascimento, têm interesse apenas acadêmico em fetos. Independentemente do mecanismo, é protocolo aceito em todo o mundo que se inicie a terapêutica fetal com digoxina. Entretanto, as doses usadas dependem da forma de apresentação das taquicardias em relação ao tempo de duração, uma vez que, quanto mais prolongados os períodos de taquicardia, maior a possibilidade de hidropisia fetal. Isso porque a taquicardia provoca a perda da contração atrial efetiva em um miocárdio "duro" como o do feto, completamente dependente da contração atrial. A taquicardia causa diminuição do período de enchimento diastólico e rápida elevação da pressão venosa, com consequentes insuficiência cardíaca e hidropisia. Pode ser de dois tipos em relação ao tempo de duração:

■ Não sustentada (intermitente), predominando o ritmo sinusal no período de observação. A taquicardia interrompe o ritmo sinusal, sendo frequente a presença de extrassístoles atriais.

■ Sustentada (contínua), predominando a taquicardia, e são ausentes os períodos de ritmo sinusal normal. Costuma ser causa de insuficiência cardíaca fetal, hidropisia e morte súbita. Estudos com Doppler demonstram diminuição do débito cardíaco durante o período de taquicardia; portanto, quanto mais prolongada no feto, tanto mais rapidamente leva à hidropisia e ao risco de óbito fetal.

Flutter Atrial

Frequência atrial geralmente entre 300 e 500 batimentos por minuto, facilmente observada ao ecocardiograma pela demonstração de ondulações finas em parede atrial (Fig. 116-4). A frequência ventricular varia entre 200 e 300 batimentos por minuto e é usualmente irregular, em razão do bloqueio atrioventricular variável, sempre presente. Ritmo cardíaco regular ocorre somente quando o bloqueio atrioventricular é fixo. O *flutter* atrial é mais raramente diagnosticado em fetos e, na série de Kleinman e Copel (1994), apresenta mortalidade mais alta e mais difícil controle por meio de terapêutica antiarrítmica que as taquicardias supraventriculares.[1] Eletrofisiologicamente, resulta de um movimento de energia caótico dentro da própria musculatura atrial. A associação quase

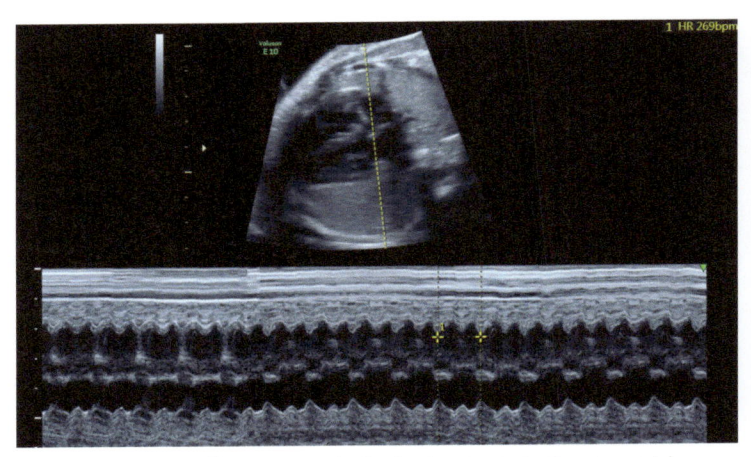

Fig. 116-3. Taquicardia supraventricular fetal sustentada. Paredes atrial e ventricular em frequência de 269 batimentos por minuto.

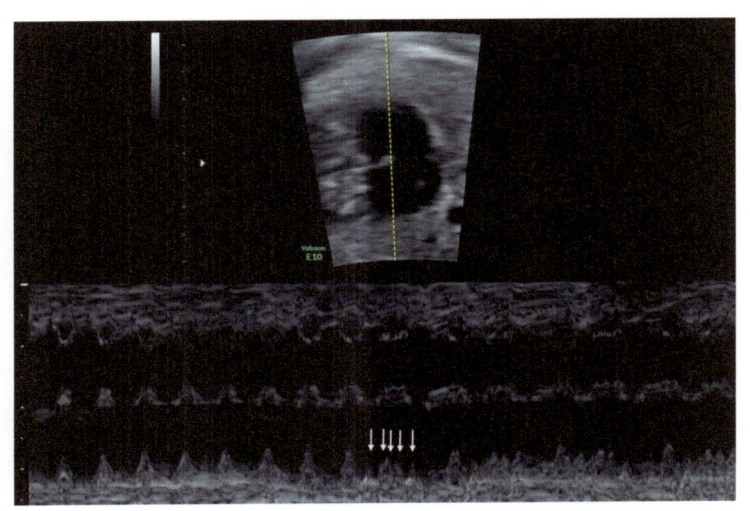

Fig. 116-4. *Flutter* atrial. Nesta situação, as paredes atriais tremulam com frequência de 406 batimentos por minuto (*setas*).

que invariável de algum grau de bloqueio atrioventricular é uma evidência importante de que o mecanismo de reentrada pelo nó atrioventricular não está envolvido.

Terapêutica Fetal

As taquicardias devem ser encaradas como "emergência" em cardiologia fetal, pois sabe-se que, uma vez instalada a insuficiência cardíaca com hidropisia, o prognóstico é muito pobre. Consequentemente, o tratamento com antiarrítmicos deve ser introduzido rapidamente, seja transplacentário ou por meio de cordocentese. O esquema mais empregado é o que utiliza a monoterapia com digoxina, sendo segunda opção terapêutica o sotalol ou a amiodarona.

É obrigatório realizar um eletrocardiograma de controle antes de se iniciar o tratamento, para afastar possíveis causas que contraindiquem a terapia com doses altas de digoxina. A digoxinemia materna deve ser monitorada no fim do terceiro dia de tratamento e a cada dois dias, se doses altas tiverem que ser administradas além dos três dias preconizados para a dose de ataque. A digoxinemia deve ser solicitada com urgência, e o resultado deve ser liberado no mesmo dia, ou no máximo em um dia, pois o objetivo é orientar a conduta e adequação de dose. A dose terapêutica fetal é atingida quando a digoxinemia materna atinge 1,5 a 2,0 ng/mL. A possibilidade de intoxicação digitálica materna é real, e é obrigatório que nessa fase de tratamento a gestante esteja em ambiente hospitalar, para que seja realizada adequada monitoração cardiológica com eletrocardiograma e nível sérico de digoxina.

Dose de ataque: 1,0 a 1,5 mg (4 a 6 comp.) de digoxina por via oral para a gestante durante 3 dias ou até o controle da taquicardia (desde que a digoxinemia materna não ultrapasse 2,5 µg/mL ou não haja sintomas de intoxicação digitálica). Esquema utilizado pela autora: 6 comprimidos de digoxina no primeiro dia (3 comp. de 12/12h), 5 comprimidos no segundo dia (3 comp. pela manhã e 2 comp. à noite) e 4 comprimidos no terceiro dia (2 comp. de 12/12h). Assim, é muito difícil que alguma forma de intoxicação digitálica ocorra, e os níveis séricos de digoxina na gestante na manhã do quarto dia costumam estar ao redor de 2,0 ng/mL. É importante colher o sangue para medir a dosagem de digoxina sérica em jejum e em torno de 12 horas após a última dose.

Dose de manutenção: 0,50 a 0,75 mg (2 a 3 comp.) até o parto. Raramente necessitamos usar como dose da manutenção 3 comprimidos diários. Isso ocorreu em algumas gestantes com dificuldade de absorção da droga.

Falha Terapêutica

Em caso de falha terapêutica, podemos tentar o sotalol, que é um β-bloqueador com propriedades antiarrítmicas adicionais e efeito inotrópico negativo discreto. A transferência placentária é rápida e quase completa, com os níveis fetais sendo quase idênticos ao do plasma materno. O sotalol é eficaz no tratamento das taquicardias supraventriculares refratárias à digoxina e tem sido proposto como terapia de primeira escolha para *flutter* atrial. Efeitos colaterais e risco de pró-arritmia são relatados.

Cuidados: A monitorização materna cuidadosa do intervalo QT no ECG, e de níveis de eletrólitos, especialmente durante o início do processo, é recomendada.

A dose recomendada inicial é de 80 ou 160 mg duas vezes por dia via oral. Tem sido proposto um esquema de doses crescentes, iniciando com 80 mg duas vezes por dia, aumentando 80 mg a cada três dias até se atingir um máximo de 160 mg três vezes por dia (total diário máximo de 480 mg). Não há relatos de restrição do crescimento fetal relacionados com esse protocolo.

Outra opção terapêutica muito boa é o esquema de impregnação com amiodarona. Dose: 1.600 mg por 4 dias (4 comprimidos a cada 12 horas), seguidos de 1.200 mg por três dias (3 comprimidos a cada 12 horas); dose de manutenção: 800 mg por seis semanas ou até o parto (2 comprimidos a cada 12 horas). Manter um comprimido de digoxina associado. Cuidados: observar aumento do intervalo QT da gestante. A monitorização com eletrocardiogramas diários na fase de ataque é obrigatória.

Prognóstico e Conduta Obstétrica

O prognóstico cardiológico costuma ser bom após a reversão da taquicardia/*flutter*. Com base em estudos que documentaram diminuição do nível de recidiva de taquicardia em neonatos tratados, é conduta manter a digoxina por 6 meses a 1 ano após o nascimento, embora não seja protocolo aceito universalmente.

Em relação a sequelas, existem muitas dúvidas em relação ao desenvolvimento neurológico dos fetos que ficaram expostos a longos períodos de taquicardia ou hidropisia fetal. Oudijk *et al.* descreveram sequelas neurológicas em fetos com taquicardia, como leucomalácia periventricular e hemorragia intracraniana.[4]

A conduta pode ser obstétrica, se a taquicardia tiver sido totalmente revertida para ritmo sinusal; caso contrário, o parto cesáreo estará indicado.

Taquicardia Ventricular

Define-se como a ocorrência de três ou mais extrassístoles ventriculares consecutivas. Quando a taquicardia ventricular apresenta condução retrógrada para o átrio, o aspecto ao ecocardiograma é o mesmo de uma taquicardia supraventricular, e, portanto, é impossível o diagnóstico diferencial por esse método.

Conduta Obstétrica

Resolução da gestação para instituir tratamento imediato nos casos de maturidade pulmonar associados a sinais de insuficiência cardíaca.

Amiodarona ou mexiletine por via oral são opções teóricas que poderiam ser usadas para gestantes nos casos de imaturidade pulmonar com ou sem sinais de insuficiência cardíaca.

BRADICARDIAS

Bradicardia Sinusal/Bradicardia Fisiológica Transitória do Segundo Trimestre

Frequência cardíaca igual ou inferior a 100 bpm. Causas: compressão de cordão umbilical ou cabeça fetal, hipotensão e convulsão materna; bloqueio anestésico paracervical, administração materna de propranolol ou reserpina. Diagnóstico diferencial: bloqueio atrioventricular.

Outro tipo muito comum de bradicardia é a chamada bradicardia fisiológica transitória, que ocorre geralmente no segundo trimestre da gestação. Consiste em períodos fugazes de desaceleração da frequência, que pode cair até 40 bpm. Duram em média de 15 a 20 segundos, às vezes até 1 minuto, fato que causa desconforto no ultrassonografista e/ou obstetra. Entretanto, é importante ter em mente que toda bradicardia fugaz e que retorna ao ritmo normal espontaneamente deve ser benigna, e a expressão de tônus vagal exacerbado é comum neste período da gestação. É um fenômeno fisiológico, e não compressão de cordão umbilical, como muitos acreditam.

Bloqueio Atrioventricular

O bloqueio atrioventricular total (BAVT) é uma arritmia rara, determinada pela alteração na condução do impulso elétrico cardíaco entre átrio e ventrículo, atrasando ou impossibilitando sua transmissão na forma total (Fig. 116-5). Relatado na literatura com incidência de 1:14.000 a 1:20.000 nascidos vivos, foi descrito em feto pela primeira vez em nosso país por Nacarato, em 1979. Relatou um caso em feto de 38 semanas de gestação, diagnosticado no Serviço de Ecocardiografia do Hospital Beneficência Portuguesa de São Paulo, que na época comprou um dos primeiros aparelhos de ecocardiografia disponíveis no mercado.[5] Em vida fetal, estima-se que essa incidência seja de aproximadamente o dobro da observada no período pós-natal (1:10.000 gestações), considerando-se que muitos casos são perdidos em consequência de abortamento espontâneo, óbito fetal e óbito neonatal precoce.

Esse bloqueio pode ocorrer e ser identificado nos diferentes sítios do sistema de condução, como nó sinusal, nó atrioventricular ou

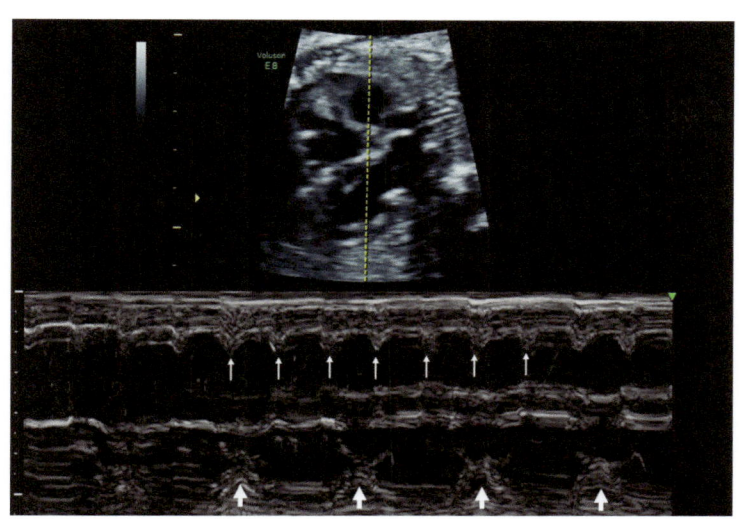

Fig. 116-5. Bloqueio atrioventricular total. Note a contração atrial (A) acima (*setas pequenas*) e a contração ventricular (V) abaixo (*setas grandes*), com frequência ventricular de 46 batimentos por minuto.

nas porções proximais do sistema His-Purkinje, e sua classificação é feita por meio da eletrocardiografia, podendo basear-se em vários critérios, como grau, sede, duração e causa. Levando em conta a relação temporal entre o estímulo atrial e a resposta ventricular, pode-se, então, dividir o BAV em três graus:

- ■ *1º grau:* forma inicial ou incompleta de bloqueio, caracterizada por lentificação anormal da condução através da região bloqueada, mas na qual cada impulso atrial consegue ser transmitido ao ventrículo. Ao eletrocardiograma, observa-se aumento do tempo da condução do estímulo entre a região atrial e ventricular, ou seja, intervalo P-R acima de 0,2 segundo, mantendo-se relação de 1:1 entre as frequências atrial e ventricular.
- ■ *2º grau:* forma incompleta de bloqueio, porém mais grave, na qual a lentificação da condução é tal que, em uma série de impulsos, pelo menos um estímulo é totalmente bloqueado. Muitas vezes a condução atrioventricular (A-V) apresenta frequência regular, como no caso do BAV 2:1, em que, de cada dois impulsos atriais, um passa para os ventrículos, o que resulta em uma contração ventricular a cada duas atriais.
- ■ *3º grau:* forma completa ou total, na qual a condução é acentuadamente lentificada, não havendo transmissão de nenhum impulso atrial para os ventrículos através do local de bloqueio. A interrupção completa da comunicação elétrica entre átrio e ventrículo leva os ventrículos a assumirem um ritmo determinado por marca-passo próprio, contraindo-se de forma independente do comando atrial, e com frequência menor.

Em geral, os bloqueios de 1º e 2º graus não causam desequilíbrio hemodinâmico no feto e são pouco sintomáticos em lactentes e crianças, enquanto o bloqueio de 3º grau, ou forma total (BAVT), determina maior frequência de complicações pré e pós-natais e maior frequência de associação com anomalia estrutural cardíaca congênita, o que aumenta sensivelmente a morbimortalidade. Associações raras de bloqueio atrioventricular, isomerismo esquerdo, defeito de septo e *flutter* atrial já foram descritas.

O bloqueio A-V de primeiro grau, além de ser raramente observado em fetos, é de difícil comprovação pela impossibilidade técnica de medir o intervalo P-R ao ecocardiograma, que, no caso, encontra-se aumentado. O bloqueio A-V de segundo grau tem sido documentado com facilidade e algumas vezes representa um estágio evolutivo de colagenose materna que termina por provocar o bloqueio A-V de terceiro grau ou total.

Maior atenção tem sido dada ao bloqueio A-V total, pois é o mais frequente em vida fetal. Pode ocorrer isoladamente ou associado à cardiopatia. Quando isolado, a mãe frequentemente é portadora de doença do tecido conectivo, clínica ou laboratorial, havendo presença de anticorpos anti-Ro, que atravessam a placenta e podem causar lesão do sistema de condução fetal. Lúpus neonatal causado por anticorpos maternos circulantes é evento de ocorrência rara, tendo sido documentado em um caso de nossa série. Quando associado à cardiopatia, o prognóstico é muito pobre, especialmente se houver hidropisia ou síndrome de isomerismo atrial esquerdo.

Terapêutica Fetal e Conduta Obstétrica

Relatos isolados sobre possíveis efeitos benéficos da dexametasona para o tratamento do bloqueio A-V total foram publicados,[6] entretanto esses protocolos levantaram muitos questionamentos entre a comunidade de cardiologistas fetais, culminando com dois grandes estudos retrospectivos que mostraram não haver qualquer tipo de benefício no uso de corticoides nos casos de bloqueio A-V fetal.[7,8] Na experiência da autora, a comparação entre os resultados perinatais dos fetos com bloqueio A-V sem o uso de corticoide não apresentou diferença com significado estatístico quando comparada à experiência de Jaeggi *et al.* (2004), que usou corticoide como protocolo em todos os casos de bloqueio A-V fetal.[6] Além do mais, a diretriz publicada recentemente sobre diagnóstico e tratamento das doenças cardíacas fetais estabelece que a utilidade do uso de corticoide em fetos sem insuficiência cardíaca ainda não foi estabelecida, mas "poderia ser considerada".[9]

Nenhum esquema terapêutico eficaz tem sido utilizado para tratar o bloqueio A-V total de baixa frequência, responsável por insuficiência cardíaca e hidropisia. Poucos trabalhos relatam o uso de simpaticomiméticos para aumentar a frequência cardíaca em fetos hidrópicos e sem maturidade pulmonar. A utilização de marca-passo diretamente no feto e a estimulação transabdominal aplicada no abdome materno não têm sido bem-sucedidas, mas, como este é um campo fértil para muitas pesquisas, provavelmente esse panorama será modificado no futuro.

A proposta de interrupção imediata da gestação para implante de marca-passo é a mais aceita para os fetos viáveis, com BAV isolado, que começam a apresentar hidropisia. Adota-se geralmente como rotina o parto cesáreo eletivo após a maturidade (38 semanas de gestação), que está justificado em razão da impossibilidade de monitorização da vitalidade fetal durante o trabalho de parto em razão de bradicardia fixa. Ao contrário, quando o bloqueio está associado a cardiopatia complexa e hidropisia grave, considera-se o risco materno ante o prognóstico fetal, e é recomendado o parto vaginal.

A resolução da gestação mais precoce, seguida de implante imediato de marca-passo definitivo, deve ser planejada com antecedência, se o feto apresentar evidências de comprometimento hemodinâmico grave e frequência cardíaca abaixo de 50 bpm. Nessas condições, o parto costuma ser planejado conjuntamente com a equipe de cardiologia pediátrica e marca-passo, que imediatamente assume o caso.

Por todas as razões expostas, é prudente que essa decisão não seja unilateral, devendo resultar da discussão das equipes de obstetrícia, neonatologia, cardiologia fetal e pediátrica, de forma integrada e coerente, para que condutas precipitadas não determinem outros riscos de morte. Devem-se evitar cesarianas intempestivas indicadas pela Dopplerfluxometria obstétrica em fetos hemodinamicamente estáveis, para se evitar riscos adicionais de prematuridade.

Portanto, a conduta nos bloqueios atrioventriculares deve seguir as etapas:

- ■ Bloqueio atrioventricular total com anatomia cardíaca normal:
  - • Solicitar dosagem materna de anticorpos anti-RO.
  - • Frequência cardíaca fetal acima de 55 bpm – acompanhar por ecocardiografia semanalmente, parto operatório com maturidade.
  - • Frequência cardíaca fetal abaixo de 55 bpm (com ou sem hidropisia) – se houver maturidade, resolver por parto operatório; se o feto for imaturo, tentar simpaticomiméticos visando elevar a frequência fetal (terbutalina, de 2,5 a 5 mg a cada 4 ou 6 horas).

▪ Bloqueio atrioventricular com cardiopatia complexa e síndrome de isomerismo atrial: prognóstico reservado, mortalidade próxima de 100%. Conduta obstétrica no parto.

Impacto da Ecocardiografia no Campo das Arritmias

Novas estratégias terapêuticas estão sendo desenvolvidas com base nos achados da ecocardiografia fetal.

A ecocardiografia, sem dúvida, é superior ao eletrocardiograma intrauterino, cujas ondas "p" são muito pequenas para serem analisadas, e apenas o complexo QRS é visível. A única limitação existente baseia-se no fato de estarmos analisando fenômenos mecânicos, e não elétricos. Mesmo assim, esta técnica tem se mostrado precisa no diagnóstico das arritmias fetais.

O diagnóstico do tipo de arritmia é importante porque determina não só o tipo de tratamento, como também a conduta obstétrica. À equipe multidisciplinar de Medicina Fetal importa o tipo de arritmia, a associação com cardiopatia, a associação com cardiopatia congênita ou outras malformações e a gravidade da arritmia, bem como seu comportamento diante da terapêutica antiarrítmica.

Devemos lembrar que, ao estudarmos uma arritmia fetal, é importante:

1. Distinguir de sofrimento fetal.
2. Afastar associação com cardiopatia congênita.
3. Pesquisar presença de insuficiência cardíaca (insuficiência tricúspide e/ou derrames ou ascite e/ou hidropisia).
4. Detectar as "emergências" e encaminhá-las para centro de referência treinado em tratamento antiarrítmico fetal.
5. Lembrar da associação entre bloqueio A-V fetal e doença materna do tecido conectivo.

Concluímos que, mediante o diagnóstico preciso do tipo de arritmia fetal e a indicação correta da terapêutica antiarrítmica, muitos partos operatórios e retiradas de prematuros poderão ser evitados, com consequente melhora do prognóstico perinatal.

COMENTÁRIOS FINAIS

Para finalizar, nossa experiência demonstra que a ecocardiografia fetal é um método preciso no diagnóstico das malformações, com grande impacto na conduta obstétrica, e beneficia atualmente um número significativo de pacientes.

REFERÊNCIAS BIBLIOGRÁFICAS

1. Kleinman CS, Copel JA. Fetal cardiac arrhythmias: diagnosis and therapy. In: Creasy RK, Resnik R, ed. Maternal-Fetal medicine: Principles and Practice. 3rd ed., 1994.
2. Krapp M, Kohl T, Simpson JM, Sharland GK, Katalinic A, Gembruch U. Review of diagnosis, treatment, and outcome of fetal atrial flutter compared with supraventricular tachycardia. Heart 2003;89:913.
3. Simpson JM, Sharland GK. Fetal tachycardias: management and outcome of 127 consecutive cases. Heart 1998;79; 576.
4. Oudijk MA, Gooskens RHJM, Stoutenbeek P, De Vries LS, Visser GHA, Meijboom EJ. Neurological outcome of children who were treated for fetal tachycardia complicated by hydrops. Ultrasound Obstet Gynecol 2004;24:154.
5. Nacarato AFP, Melo OH, Neves IPP. Bloqueio átrio-ventricu-lar total. Diagnóstico intra útero pela ecocardiografia convencional. Arq Bras Cardiol 1979;32(supl 1):58.
6. Jaeggi ET, Fouron JC, Silverman ED et al. Transplacental fetal treatment improves the outcome of prenatally diagnosed complete atrioventricular block without structural heart disease. Circulation 2004;110(12):1542.
7. Lopes LM, Tavares GMP, Damiano AP, Lopes MAB, Aiello VD, Schultz R, et al. Perinatal outcome of fetal atrioventricular block: 116 cases from one single institution. Circulation 2008;118:1268.
8. Eliasson H, Sonesson SE, Sharland G et al. Isolated Atrioventricular Block in the Fetus A Retrospective, Multinational, Multicenter Study of 175 Patients. Circulation 2011;124(18):1919.
9. Donofrio MT, Moon-Grady AJ, Hornberger LK et al. Diagnosis and Treatment of Fetal Cardiac Disease A Scientific Statement From the American Heart Association. Circulation 2014;129(21), 2183.

BIBLIOGRAFIA

Araujo LML, Silverman NH, Filly RA, Golbus MS, Finkbeiner WE, Schmidt KG. Prenatal diagnosis of left atrial isomerism by ultrasound J. Ultrasound Med 1987;6:667.
Lopes LM, Cha SC, Scanavacca MI, Tuma-Calil VML, Zugaib, M. Fetal idiopathic ventricular tachycardia with nonimmune hydrops: Benign Course Ped Cardiol 1996;17.
Lopes LM, Zugaib M. Arritmias fetais. In: Lopes LM, Zugaib M, eds. Atlas Comentado de Cadiologia Fetal. São Paulo, RR Donnelley, 2003. p. 366.
Lopes LM, Zugaib M. Fetal Tachyacchythmia: management, and outcome. Cardiol in the Young 2001;11(suppl 1):37.
Sonesson SE, Fouron JC, Wesslen-Eriksson E et al. Foetal supraventricular tachycardia treated with sotalol. Acta Paediatr 1998;87:584.
Strasburger JF, Cuneo BF, Michon MM et al. Amiodarone therapy for drug-refractory fetal tachycardia. Circulation 2004;109.

HIPO E HIPERTIREOIDISMO FETAL

Eugênio Marcelo Pita Tavares

O conteúdo deste capítulo (págs. 1157 a 1160), encontra-se disponível on-line.

Para acessá-lo, aponte a câmera do seu smartphone ou tablet para a imagem acima.

Parte 16

TERAPÊUTICA CIRÚRGICA FETAL

CIRURGIA FETAL: HISTÓRICO, EVOLUÇÃO E ANÁLISE CRÍTICA

Kevin C. Pringle ■ Hiroshi Kitagawa

INTRODUÇÃO

Operações em feto morto, por exemplo, craniotomia e morcelamento, datam da Antiguidade. Há relatos de que Celsus já recomendava essa prática.[1] No entanto, tais procedimentos têm ainda espaço, apesar de limitado, na obstetrícia moderna, especialmente em países em desenvolvimento onde ainda se observa trabalho de parto obstruído de vários dias em feto em apresentação anômala.[2,3]

Os procedimentos terapêuticos cirúrgicos fetais são com base na habilidade de se fazer um diagnóstico fetal preciso. As primeiras cirurgias fetais abertas ("a céu aberto") foram introduzidas na década de 1960, para tratar a isoimunização ao fator Rh. Esses procedimentos foram introduzidos quando se tornou possível prever a morte fetal iminente. Entretanto, esse tipo de procedimento cirúrgico foi abandonado quando as abordagens percutâneas se comprovaram superiores. A introdução do ultrassom permitiu também o diagnóstico de outras anomalias congênitas, algumas suscetíveis a intervenções fetais.

Por outro lado, a terapêutica cirúrgica fetal precisou esperar pelo desenvolvimento do diagnóstico fetal preciso, que não apareceu até a última metade do Século XX.

SALVANDO VIDAS

Os Primeiros Anos

A transfusão intraútero (TIU) fetal para eritroblastose fetal, em fetos com incompatibilidade de Rh, divulgada por Liley, representou a introdução da terapia fetal no cenário mundial.[4] Um dos alicerces de Liley em prosseguir com as transfusões fetais foi o alto grau de certeza com o qual ele conseguiu prever a morte fetal iminente, com base nos resultados da espectrofotometria do fluido amniótico, obtida por amniocentese.[5] É interessante refletir sobre o fato de que os três primeiros fetos que receberam a transfusão foram a óbito, mas Liley considerou justificável em persistir com seu tratamento com base no fato de que as terapias alternativas eram mais limitadas e também por ter detectado a hemoglobina adulta no sangue dos fetos falecidos.

Os métodos percutâneos de Liley foram refinados por ele mesmo e por Liggins com o desenvolvimento da "técnica de empalamento" e de um cateter autorretentor.[6,7] Esse cateter logo foi abandonado, pois resultava, frequentemente, no desenvolvimento de um quadro de corionamnionite e parto prematuro. Nos anos seguintes, os resultados melhoraram, embora essas transfusões ainda fossem conduzidas mediante orientação fluoroscópica.

Quase que simultaneamente, diversos grupos estavam desenvolvendo técnicas cirúrgicas fetais abertas para as transfusões fetais. Freda e Adamson e sua equipe na Columbia University, Nova York, realizaram a primeira transfusão "a céu aberto", em dezembro de 1963,[8] mas também continuaram a explorar transfusões intraperitoneais e intravasculares.[9] Em Porto Rico, em julho de 1965, Asensio e seu grupo realizaram uma transfusão fetal utilizando a veia safena longa esquerda através de histerotomia aberta, na 31ª semana de gestação.[10] As membranas romperam-se três semanas após a cirurgia, e o feto nasceu por parto cesáreo. A criança sobreviveu após várias transfusões no pós-parto.

Seelen *et al.* realizaram uma TIU por meio de histerotomia aberta após canulação de um vaso do feto na superfície fetal da placenta, na 34ª semana de gestação.[11] O feto nasceu por via vaginal logo após o procedimento, mas conseguiu sobreviver após várias transfusões pós-natais. Fato interessante a relatar, foi que esses autores observaram líquido amniótico vazando nos dos sítios das amniocenteses anteriores, o que faz, talvez, ser a primeira observação de que o âmnio humano possivelmente não cicatriza.

Boa parte dessa história prévia tem sido previamente relatada por esse autor e, assim, trazendo à tona um tema que se tornou recorrente de discussão entre as abordagens percutâneas potencialmente "menos invasivas", quando comparadas às cirurgias abertas "mais invasivas" e potencialmente mais arriscadas (para a mãe, pelo menos).[12] Esses debates, agora, se estenderam à discussão quanto aos méritos relativos dos procedimentos abertos e abordagens fetoscópicas.

Vale ressaltar que em uma época onde a comunicação formal mais rápida era feita por meio de carta por via aérea (ou em emergências extremas, por telegrama ou cabo), e quando as viagens aéreas não eram tão fáceis como atualmente, diversos pesquisadores de todo o mundo, que estavam à frente das TIU, reuniram-se em Aspen, Colorado, para discutir os aspectos médicos e técnicos desse tratamento intrauterino (isso três anos após o primeiro relatório de Liley ter sido publicado).[13] Vale a pena destacar também que com a introdução da transfusão percutânea intraperitoneal, Liley não só apresentou o conceito da terapia fetal, mas também, quase que simultaneamente, retardou de modo substancial o desenvolvimento da cirurgia fetal aberta.

À medida que as técnicas e resultados das transfusões percutâneas fetais melhoraram, os riscos da cirurgia fetal aberta, tanto para a mãe quanto para o feto, se tornaram maiores que aqueles associados aos procedimentos percutâneos, a tal ponto que as técnicas abertas foram abandonadas. Entretanto, deve-se salientar também que a maioria dos procedimentos abertos era executada em idade gestacional avançada. Do ponto de vista técnico, a sutura mais comum utilizada para fechar o útero era com categute cromado, logo, muitas mulheres davam à luz a seus bebês horas ou dias após o procedimento, quase sempre por parto vaginal. Embora alguma morbidade materna grave (mais usualmente a sepse) tenha sido mencionada em Aspen,[13] nenhum caso de deiscência ou ruptura uterina foi informado. A transfusão intraperitoneal foi, por fim, substituída pelas técnicas fetoscópicas defendidas por Rodeck e pela punção direta do vaso umbilical sob a orientação ultrassonográfica, cujo pioneiro foi Jens Bang.[14-16]

A Próxima Fase

A era "moderna" da cirurgia fetal teve início, efetivamente, graças à disponibilidade crescente dos diagnósticos fetais ao ultrassom, já no início da década de 1980. O ultrassom é excelente para distinguir as interfaces entre líquido/tecido, logo, não foi surpresa que os primeiros casos de tratamento intraútero tenham sido referentes a patologias do trato urinário e sistema nervoso central, mais especificamente, as uropatias obstrutivas e as hidrocefalias,[17,18] respectivamente.

A primeira reunião do que viria a se tornar a International Fetal Medicine and Surgery Society (IFMSS) foi realizada na Kroc Foundation, em Santa Ynez, Califórnia, em 1982. Muitas intervenções foram revisadas em detalhes e resultaram em uma declaração de consenso do grupo.[19] Esse grupo estabeleceu registros para informar os resultados do tratamento nas uropatias obstrutivas e nas hidrocefalias, sob a regência da IFMSS. Os resultados insatisfatórios, após a colocação percutânea de cateter nas derivações ventriculo-amnióticas, levaram ao abandono desse procedimento, apesar de que alguns desses resultados ruins tenham sido consequentes à seleção errônea de pacientes.

Experimentos com animais, a fim de estudar os vários aspectos do tratamento fetal, foram elaborados quase contemporaneamente com procedimentos experimentais em fetos humanos. Esta revisão se concentrará no desenvolvimento de ambos os modelos (experimentais) para o tratamento das diversas anomalias, que se pautaram em estudos de modelos animais (mais notadamente, obstrução urinária ao nível da bexiga, hérnia diafragmática e mielomeningocele) e a respectiva aplicação clínica dessas técnicas. Os resultados desses procedimentos experimentais, com animais e seres humanos, proporcionaram o desenvolvimento de abordagens cirúrgicas ao feto para outras anomalias que não poderiam ser facilmente estudadas em modelos animais, como o teratoma sacrococcígeo e o que foi chamado inicialmente de malformação adenomatoide cística congênita (MACC), mas que hoje é mais bem definida como malformação congênita das vias aéreas pulmonares (MCVAP). Essas entidades podem estar associadas a sequestros broncopulmonares (as chamadas lesões "híbridas"). Em todas essas situações, o objetivo é salvar a vida do bebê, porém com um risco materno compreendido e aceitável.

Ao mesmo tempo em que modelos animais estavam sendo desenvolvidos para hérnia diafragmática (HDC) e uropatia obstrutiva, também estavam sendo criados outros modelos animais para a criação e reparo da mielomeningocele. Michejda e Hodgen et al. desenvolveram um modelo confiável de hidrocefalia em um feto de macaco Rhesus, usando uma dose cronometrada de esteroides. Esse experimento conseguiu produzir um quadro de hidrocefalia grave, que foi adequadamente tratado pela derivação ventriculo-amniótica.[20-22] Em paralelo, para modelar o tratamento da mielomeningocele, também em macaco Rhesus, através um modelo de fechamento de um disrafismo espinal, Michejda pilotou um estudo que induziu uma dose de esteroides um pouco mais tarde na gestação.[23] Em quatro fetos, suas lesões espinais foram fechadas nos 115°-125° dias da gestação, não se observando disfunção dos membros inferiores, e esses bebês se desenvolveram normalmente nos primeiros meses de vida. Michejda, então, desenvolveu um modelo cirúrgico no macaco Rhesus e mostrou que, efetuando-se o reparo imediatamente após a lesão ter sido criada, o resultado mostrava função normal dos membros inferiores quando comparado aos fetos reparados após o nascimento, que apresentaram paraplegia.[24] A história da cirurgia fetal para essa lesão será mais detalhada na seção "Mudança Radical" a seguir.

A discussão acalorada entre os riscos e a eficácia, referentes aos procedimentos fetais abertos e as abordagens chamadas "minimamente invasivas" ou percutâneas, continua a ser o principal tema das abordagens cirúrgicas fetais para a maioria das anomalias congênitas que se prestam ao possível tratamento fetal. Isso será mais enfatizado por uma breve revisão das várias anomalias congênitas que são mais usualmente tratadas por abordagens cirúrgicas fetais. Salienta-se, ainda, que essas revisões também destacarão a dificuldade em garantir que o feto selecionado para tal tratamento teria, de fato, uma probabilidade elevada de ir a óbito no caso de ausência de algum tipo de intervenção fetal.

Uropatia Obstrutiva

A uropatia obstrutiva costuma ser causada pela válvula de uretra posterior (VUP) em fetos humanos. Como na maioria das malformações congênitas, existe um amplo espectro de gravidade, logo,

um dos problemas mais difíceis é a seleção correta dos pacientes que serão beneficiados com o tratamento.

Dentro do espectro mais grave, destacam-se a falta de líquido amniótico e a hipoplasia pulmonar como consequência, conduzindo ao óbito o recém-nascido logo após o parto. Em trabalhos experimentais, observou-se que os modelos animais apresentaram envolvimento da uretra e do úraco fetal. O tratamento fetal para a uropatia obstrutiva foi reportado pela primeira vez por Harrison et al.,[17] porém os estudos em longo prazo têm manifestado preocupações sobre a função do rim e da bexiga. Estima-se que as taxas de sobrevida e de função renal normal, após o nascimento, são de aproximadamente 40% e 50% após a derivação vesicoamniótica e de 65% e 75% após cistoscopia fetal, respectivamente.[25-28] Inicialmente, o grupo de Harrison sugeriu que o sódio urinário do feto [100 mmol/L] era sugestivo de prognóstico ruim.[29] Mais tarde Nicolini et al. demonstraram, de modo mais contundente,[30] que a idade gestacional devia ser considerada nessas avaliações, pois um sódio urinário [100 mmol/L] normal em fetos com 20 semanas de gestação e que após a 24ª semana apresentasse valores baixos (ao redor de 70-80 mmol/L), podiam evoluir com displasia renal importante. Mais tarde, Muller et al. introduziram a beta-2 microglobulina como indicador bioquímico mais preciso de prognóstico fetal para esses casos com uropatia obstrutiva congênita.[31]

Mais recentemente, Abdennadher et al. avaliaram o valor da bioquímica da urina fetal antes da 23ª semana de gestação nos casos de obstrução do trato urinário inferior (OTUI) para refinar melhor o prognóstico e selecionar os candidatos em potencial para intervenção in utero. Uma diferença significativa, entre os grupos, foi observada para beta-2-microglobulina (p = 0,0017), sódio (p = 0,0008), cloro (p = 0,0028) e cálcio (p = 0,0092) na urina, porém não para proteína, glicose ou fósforo. A sensibilidade e a especificidade na definição de um prognóstico renal ruim foram de 80,6% e 89% para beta-2-microglobulina, 61,3% e 100% para sódio, e 64,5% e 100% para cálcio, respectivamente.[32]

Quintero et al. foram um dos primeiros autores a relatar uma cistoscopia fetal, tendo sido realizada em um feto masculino com evidência ultrassonográfica de OTUI no segundo trimestre da gravidez.[33] Welsh et al. descreveram achados em 13 fetos na idade gestacional entre 14 e 28 semanas.[34] A passagem com fio-guia ou a hidroablação permitiu a ablação relativamente sem trauma da VUP in utero, sem a descompressão crônica da bexiga associada à derivação vesicoamniótica. Esses mesmos autores já tinham, anteriormente, relatado que ao se usar um tubo de derivação V-P de baixa pressão (15-54 mm H2O), como da derivação vesicoamniótica com válvula (VAS), podia-se preservar o ciclo de preenchimento/esvaziamento fisiológico da bexiga e, assim, permitir o desenvolvimento normal da bexiga.[35] A derivação vesicoamniótica padrão (clássica) pode resultar em disfunção da bexiga em até 60% dos casos.[36] Na presença de oligoidrâmnio, a intervenção pré-natal deverá ser realizada antes da 20ª semana de gestação para descomprimir a bexiga dilatada e restaurar o volume de líquido amniótico.[17,37] A derivação vesicoamniótica parece melhorar a função pulmonar, entretanto, ainda não está claro se essa melhora também ocorre na função renal. Ademais, a uropatia obstrutiva congênita pode levar à doença renal terminal, posteriormente, na infância.[38]

Em síntese e de modo enfático, a única abordagem apropriada para a uropatia obstrutiva congênita é a via percutânea, seja através da derivação vesical ou se fazendo a ablação fetoscópica da VUP. Entretanto, a seleção de pacientes e a melhor intervenção ainda não estão formalmente estabelecidas.

Hérnia Diafragmática Congênita (HDC)

O interesse que um especialista sênior tem em terapia fetal iniciou-se por ocasião de duas apresentações na 9ª Reunião Anual da Pacific Association of Pediatric Surgeons em Sidney, em 1977. Nessa Reunião, Garrett e Kossoff apresentaram um ensaio sobre o uso do ultrassom na gestação e mencionaram o fato de que haviam diagnosticado um caso de HDC. Na mesma reunião, German e Barrett apresentaram os seus primeiros quatro casos de HDC tratados com

ECMO,[39] porém todos os quatro foram a óbito. Isso acendeu e incentivou o desejo de se utilizar o melhor oxigenador de membrana conhecido pelo homem – a placenta. Harrison, em São Francisco, e Pringle e seu grupo, em Iowa, desenvolveram ambos um modelo de cordeiro fetal bem-sucedido para criar e reparar uma HDC.[40-42] Esses estudos levantaram a hipótese de que a hipoplasia pulmonar era reversível, desde que diagnosticada no útero e corrigida com a cirurgia fetal. O primeiro relato de um reparo *in utero* bem-sucedido foi descrito, em 1990, por Harrison e colaboradores.[43] Entretanto, após a experiência com sucessivas tentativas, observou-se que tanto a mortalidade quanto a morbidade eram elevadas, logo, essa técnica de reparo "a céu aberto" da HDC que tivesse herniação hepática foi abandonada. Posteriormente, o grupo de Harrison relatou um pequeno grupo de fetos tratados prospectivamente antes do nascimento, porém se tratava de fetos portadores de HDC sem o fígado herniado para o tórax.[44] Quatro fetos cujos pais concordaram com a cirurgia antenatal foram comparados a sete outros submetidos ao reparo pós-natal. Não houve diferença significativa entre a taxa de sobrevida entre o grupo da cirurgia fetal e o grupo tratado após o nascimento (75% *versus* 86%). Salienta-se, no entanto, que os pacientes da cirurgia fetal nasceram mais prematuramente que o grupo tratado no pós-natal (32 *versus* 38 semanas de gestação). Esses dados sugerem que os fetos diagnosticados antes do nascimento com HDC e sem evidência de herniação hepática devem ser tratados após o nascimento. Em paralelo, Wilson *et al.* descreveram o uso de um modelo de ovelha para determinar se o crescimento do pulmão pode ser restaurado ou mesmo acelerado no quadro de hipoplasia pulmonar experimental, comparando-se ovelhas com nefrectomia, com nefrectomia com ligação traqueal, com ligação traqueal isolada *versus* animais do grupo controle. Os autores demonstraram melhora significativa no crescimento do pulmão fetal no grupo submetido à ligação traqueal.[45] O DNA total do pulmão e as concentrações de proteína mostraram-se ambos elevados, de modo acentuado, nos grupos com obstrução da traqueia, assim como demonstraram uma aparência histologicamente imatura no grupo da nefrectomia e uma aparência histologicamente madura nos grupos com obstrução traqueal.

Em decorrência dos resultados extremamente pobres da cirurgia fetal aberta nos fetos com HDC com o fígado herniado no tórax, o grupo de Harrison explorou, inicialmente, procedimentos abertos para ocluir a traqueia nesses fetos.[46] A oclusão da traqueia (OT) realmente resultou em expansão dos pulmões fetais, com redução das vísceras (incluindo o fígado) para o abdome. Infelizmente, a maioria dos bebês foi a óbito logo após o procedimento fetal ou logo após o nascimento. Observou-se, também, que a OT reduzia o número de células dos pneumócitos tipo oII e,[47] por consequência, inibia a produção de surfactante.[48] Sendo assim, O grupo de Harrison se voltou para o uso de uma abordagem endoscópica, colocando-se um balão inflável na traqueia.[49] Ou seja, foi desenvolvido um balão que podia obstruir efetivamente a traqueia, levando ao crescimento do pulmão. Em um segundo estudo clínico prospectivo, mulheres com fetos entre 22 e 27 semanas de gestação e que tinham tido HDC do lado esquerdo (herniação do fígado e proporção pulmão-cabeça inferior a 1,4) e sem outras anomalias detectáveis foram designadas, aleatoriamente, à oclusão traqueal endoscópica fetal. O resultado inicial foi uma sobrevida de até 90 dias; já os resultados secundários foram as taxas de morbidades materna e neonatal. Esse estudo concluiu que as oclusões da traqueia não melhoraram os índices de sobrevida ou de morbidade nesses fetos com HDC.[49] Esse estudo clínico foi encerrado pelo Data Safety Monitoring Board por causa das preocupações de que o referido estudo não tinha a probabilidade de detectar a diferença na taxa de sobrevida aos 90 dias após o nascimento.

O grupo europeu, liderado por Jan Deprest, continuou a estudar e evoluir a técnica da oclusão endoscópica nos fetos com HDC, porém realizada com anestesia local. A complicação mais frequente do procedimento foi a rotura prematura das membranas (RPM), que decorre muito possivelmente à inabilidade do âmnio humano em cicatrizar-se, como já observado anteriormente.[11] A RPM tem

impacto na idade gestacional do parto e complica também a remoção do balão. Em um estudo preliminar, em que o ritmo e as técnicas foram aprimorados, a oclusão da traqueia fetal por endoscopia (FETO) foi associada ao aumento aparente na taxa de sobrevida, em particular quando comparada ao grupo de fetos que não preencheu os critérios de inclusão no estudo FETO.[50] As crianças com HDC que foram tratadas por FETO, o parto prematuro foi comum e esteve associado a uma mortalidade significativamente maior (sem nenhum sobrevivente nascido antes da 33ª semana de gestação). A sobrevida também esteve significativamente relacionada com a duração da FETO. Esses resultados enfatizam a necessidade de reduzir o parto prematuro após a FETO e são úteis para informar e aconselhar os pais que podem estar considerando essa técnica de tratamento.[51] Jan Deprest *et al.* iniciaram o estudo clínico denominado – Tracheal Occlusion To Accelerate Lung Growth trial (TOTAL) (http://www.totaltrial.eu), um estudo clínico internacional randomizado que investiga o papel da terapia fetal na hipoplasia pulmonar grave e moderada. No estudo TOTAL, os casos graves tiveram o balão inserido entre 27 e 30 semanas e removido, idealmente, com 34 semanas. A idade gestacional da inserção do balão foi referendada para ser um pouco mais tarde (27ª-30ª semana), quando comparada àquela preconizada anteriormente (26ª-28ª semana).[52,53] Os resultados preliminares mostraram que os índices de sobrevida insatisfatórios são, coerentemente, observados em bebês que nasceram antes da 32ª semana.

A cirurgia fetal para HDC pode, ainda, ter um papel relevante. Entretanto, como Lally tem enfatizado, em um ensaio recente apresentado na Reunião Anual da Canadian Association of Pediatric Surgeons,[54] os critérios de seleção dos pacientes que possam ser beneficiados pela intervenção fetal são, sem dúvida, pouco robustos, e "o fator prognóstico pré-natal mais comum utilizado, a proporção pulmão-cabeça (LHR), não tem sido validado em múltiplos centros." E continua declarando: "Em resumo, a intervenção fetal para HDC, em 2015, deverá e poderá ser considerada experimental. A cirurgia aberta e a oclusão da traqueia não devem ser recomendadas. Atualmente, existem vários estudos clínicos em andamento na Europa e Canadá com potencial de expansão para vários centros nos EUA. Dependendo dos resultados desses estudos, a intervenção fetal não mais se justificará." Em nossa opinião, essa declaração é um pouco rigorosa, porém os centros que consideram oferecer essa abordagem deverão considerar seriamente a sua adesão ao estudo clínico TOTAL. O outro fator de grande importância dessa abordagem é a falha do âmnio humano em não cicatrizar, o que resulta, com frequência, em vazamento contínuo de líquido amniótico após a intervenção fetal, resultando em parto prematuro com consequente aumento da morbidade e da mortalidade.[51]

Nitidamente, para HDC, o consenso é o de que as cirurgias fetais abertas estão proscritas. Entretanto, existe ainda controvérsia significativa sobre o uso das abordagens percutâneas para essa anomalia. Porém, como observado por Lally, a seleção dos pacientes continua a ser o principal problema.

Teratoma Sacrococcígeo (TSC)

O TSC tem sido diagnosticado, antes do nascimento, com frequência crescente, e sua importância reside no alto risco de complicações perinatais e óbito.[55,56] Fetos com TSC de grande volume e sólido têm probabilidade maior de desenvolver insuficiência cardíaca de alto débito e ir a óbito, seja intraútero ou mesmo no período neonatal.

O tratamento através da cirurgia fetal tem sido proposta para os casos de TSC que apresentam grande porte e/ou quando o feto evolui com hidropisia e/ou insuficiência cardíaca, especialmente em idade gestacional pré-viabilidade. A cirurgia fetal aberta com ressecção *in utero* do tumor foi descrita por Adzick *et al.*,[57] mas, como o grupo de Harrison enfatizou, existe alta morbidade materna relacionada com a incisão uterina (quando significativa),[58] sem necessariamente melhorar o resultado fetal, em particular naqueles fetos com hidropisia.

Mais recentemente, o grupo de Deprest demonstrou que a terapia fetal pode, potencialmente, melhorar os resultados perinatais para esses fetos com hidropisia e TSC sólido, porém isso é, com frequência, complicado pela morte intrauterina e/ou pelo nascimento pré-termo.[59] Portanto, o tratamento minimamente invasivo tem sido proposto como alternativa à ressecção do tumor, com o objetivo de impedir o crescimento da massa tumoral e interromper, ou até mesmo reverter, a hidropisia no feto.[60] Na revisão de Van Mieghem *et al.*,[59] em 2014, observou-se que "embora estudos clínicos randomizando de fetos hidrópicos submetidos à terapia fetal ou conduta expectante não sejam disponíveis (e nunca se tornarão disponíveis por causa da raridade da doença), a revisão atual da literatura sugere que as intervenções fetais poderiam, possivelmente, melhorar os resultados em casos rigorosamente selecionados. Na verdade, embora alguns dos efeitos observados possam ser decorrentes das alterações nos cuidados neonatais, nossa revisão mostra que a terapia fetal está associada a índices de sobrevida entre 30% e 50%, em contraste com o índice de 0% observado em dez fetos que não foram submetidos a essa terapia".[58,61] Porém, diante dos seus riscos significativos, os procedimentos fetais deverão ser reservados apenas para os casos que apresentem insuficiência cardíaca de alto débito e hidropisia fetal. Fetos hidrópicos nascidos antes de 30 semanas de gestação apresentam resultados muito ruins.[59] Por outro lado, a intervenção fetal em fetos não hidrópicos com TSC não deve, preferencialmente, ser indicada, dado que a maioria desses fetos conseguem sustentar um débito cardíaco elevado até que seja seguro realizar o parto prematuro.

Enfim, a revisão de Van Mieghem concluiu que "dada a evidência limitada na literatura e a impossibilidade de se estabelecerem estudos clínicos apropriadamente desenhados, em razão da raridade desta doença, as intervenções aqui descritas (intervenções fetais para TSC) continuam sendo de ordem experimental e só deverão ser realizadas por cirurgiões altamente treinados, em centros de terapia fetal, e bem versados nesses procedimentos".[59] Concordamos inteiramente com essa avaliação.

Malformação Congênita das Vias Aéreas Pulmonares (MCVAP)

As malformações adenomatoides císticas congênitas (MACCs), hoje mais corretamente conhecidas como malformações congênitas das vias aéreas pulmonares (MCVAPs), são lesões raras geralmente diagnosticadas durante o ultrassom de rotina no decorrer do período pré-natal. Essas anormalidades incluem: a malformação adenomatoide cística congênita (MACC), o sequestro broncopulmonar (SBP) e as lesões "híbridas" contendo características das duas primeiras.[62] Lesões menos comuns incluem: o enfisema lobar congênito e o cisto broncogênico.[63]

Se o feto evoluir com hidropisia, a sua mortalidade pode chegar a 100%.[64] O grupo de Harrison foi pioneiro na ressecção fetal aberta dos casos de MCVAP de volume importante e com hidropisia fetal.[65,66] Esse grupo demonstrou que a pneumonectomia (lobectomia) intrauterina em cordeiros fetais era tecnicamente viável, tanto no início quanto no meio da gestação, e podia induzir crescimento compensatório do pulmão remanescente.[67] Sendo assim, Mahle *et al.* sugeriram que os fetos candidatos à cirurgia fetal deveriam ter MCVAP associada à hidropisia, porém com cariótipo normal e nenhuma outra anormalidade anatômica presente ao ultrassom.[68]

As técnicas cirúrgicas fetais foram descritas, anteriormente, por Adzick e Harrison em detalhes, sendo enfatizado, também, a necessidade de administrar a indometacina e antibacterianos antes da operação.[69] Adzick publicou a experiência do seu grupo com ressecção cirúrgica de uma MACC maciça (multicística ou predominantemente sólida), através de lobectomia fetal em 24 casos (entre 21 a 31 semanas de gestação). Os autores tiveram 13 sobreviventes sadios, com acompanhamento do primeiro ano até os 16 anos. Os autores também relataram que "as ressecções envolveram uma única lobectomia em 18 casos, lobectomias média direita e inferior em quatro casos, ressecção de um SBP tipo extralobar em um caso e uma pneumonectomia esquerda para um caso de MACC. Todos os casos apresentaram confirmação histológica do diagnóstico. Em um caso

multicístico, a derivação toracoamniótica falhou em descomprimir adequadamente o efeito de massa, isso antes da cirurgia fetal aberta. Nos 13 fetos que sobreviveram, a ressecção de MACC fetal levou à resolução da hidropisia em 1 a 2 semanas, o retorno do mediastino à linha média em três semanas e um crescimento impressionante do pulmão *in utero*." Observou-se também que o desenvolvimento, no seguimento, foi normal em todos os sobreviventes.[70]

O procedimento *Ex Utero Intrapartum Treatment* (EXIT) pode ser, às vezes, considerado em casos altamente selecionados, usando o *bypass* placentário durante a toracotomia e lobectomia fetal. No momento do parto, no procedimento EXIT, somente a cabeça, o pescoço e o tórax são exteriorizados pela histerotomia. Adzick *et al.* publicaram que nove fetos fizeram a ressecção das lesões do pulmão durante o parto EXIT.[71] A idade gestacional média no parto EXIT foi de 35,4 semanas. Todas as massas pulmonares permaneceram volumosas até tardiamente na gestação, com CVR (relação volume do tumor pulmonar – MACC/circunferência cefálica fetal) médio de 2,5 na apresentação inicial e 2,2 no EXIT. A proporção do volume de MACC (CVR) foi introduzida por Crombleholme *et al.*, em 2002.[72] Essa relação tem sido utilizada para acompanhar o crescimento do tumor e/ou sua regressão durante a gestação. Um CVR elevado (acima de 1,6) tem sido correlacionado com o desenvolvimento de hidropisia (embora, neste estudo de Adzick, nenhum desses fetos tenha desenvolvido hidropsia), necessidade de intervenção fetal, necessidade de suporte ventilatório, necessidade de oxigenação com membrana extracorpórea (ECMO), além da duração do tempo de hospitalização pós-natal e taxa de sobrevivência.[72] Na série EXIT,[71] o tempo médio do *bypass* placentário foi de 65 minutos. As complicações pós-natais incluíram: reoperação por vazamento de ar, óbito por sangramento e prematuridade. O sucesso do EXIT, para ressecções de lesão pulmonar em casos cuidadosamente selecionados, confirmou que essa abordagem terapêutica permite a ressecção controlada de grandes massas pulmonares fetais no momento do parto, evitando, assim, a insuficiência respiratória aguda relacionada com desvio do mediastino, aprisionamento do ar e compressão do pulmão normal.[71]

A resposta ao tratamento antenatal com esteroides foi, originalmente, relatada em um grupo de pacientes que estava considerando a cirurgia fetal e decidiu contra a mesma após ter recebido esteroides de forma profilática.[58] A partir daí, estudos subsequentes em MCVAPs microcísticas demonstraram, também, benefício com o uso de esteroides, com taxa de sobrevivência, até o nascimento, superior a 85%.[73] Loh *et al.* publicaram seus resultados (análise retrospectiva) comparando o uso de esteroides *versus* cirurgia fetal aberta no tratamento de MCVAPs predominantemente microcísticas com hidropisia fetal.[74] Treze pacientes foram tratados com esteroides, e 11 foram submetidos à cirurgia fetal aberta. No grupo com esteroides, 12 (92%) dos 13 fetos sobreviveram ao parto *versus* 9 (82%) dos 11 fetos do grupo da cirurgia fetal aberta. Somente 5 (56%) dos nove pacientes do grupo da cirurgia fetal aberta nascidos vivos sobreviveram até a alta neonatal, em contrapartida com 10 (83%) dos 12 fetos no grupo com esteroides. Os autores concluíram, ainda, que a sobrevida foi melhor nos fetos com hidropisia fetal e MCVAP predominantemente microcística tratada com esteroides, quando comparada à cirurgia fetal aberta. Sendo assim, os autores recomendam que os esteroides devam ser considerados como terapia de primeira linha nesses casos. Mais recentemente, Derderian *et al.*, também de São Francisco, mostraram que cursos múltiplos de betametasona antenatal para MCVAPs fetais de alto risco fornecem, geralmente, resultados favoráveis em curto prazo, sem a necessidade da ressecção fetal aberta. Nos oito casos tratados com múltiplas doses de esteroides, as complicações da gravidez foram as habituais, no entanto, os autores recomendam que essas pacientes sejam estritamente monitoradas.[75]

Costanzo *et al.* revisaram, retrospectivamente, todos os casos com malformação pulmonar detectada e diagnosticada antes do parto e encaminhados ao seu serviço, no período de janeiro de 1999 a dezembro de 2014. A CVR superior a 1,6 e a presença de complicações fetais demonstraram ser prognósticas de insuficiência respiratória ao nascimento e da necessidade de cirurgia precoce. Entretanto, na série dessa equipe, a grande maioria de malformações pulmonares detectadas antes do nascimento se mostrou assintomática ao nascer.[76] Em paralelo, a equipe de Adzick também observou resultados similares, com o feto (raro) não respondendo às múltiplas doses de betametasona, demandando, com frequência, a ressecção fetal ou neonatal precoce do tumor pulmonar.[77]

Novamente, com o evoluir do tempo e com a experiência adquirida pelos diversos serviços ao redor do mundo, a tendência do tratamento das MCVAPs, diagnosticadas antes do nascimento, tem ficado cada vez mais distante da ressecção aberta e mais voltada para a derivação toracoamniótica, ocasional, em fetos com lesões macrocísticas volumosas e com a administração de esteroides antenatais nos fetos com CVR de 1,6 ou superior, especialmente se houver indícios de desenvolvimento de hidropisia.

Mudança Radical
Mielomeningocele

A decisão de tentar a correção ou tratamento fetal da mielomeningocele (MMC) mudou de forma radical a abordagem cirúrgica no feto. Até esse momento e como consenso geral, todos os procedimentos cirúrgicos fetais tinham sido oferecidos somente para aquelas lesões que se acreditava que teriam um resultado letal, caso a intervenção fetal não fosse realizada. E esse conceito foi, geralmente, obedecido, exceto pelas dificuldades em se determinar se uma dada lesão, diagnosticada em uma gestação de 20 semanas, tinha, de fato, probabilidade de ser letal ao nascimento. Assim, a decisão de se tentar a cirurgia fetal para MMC foi, no entanto, uma decisão de aceitar todos os riscos da cirurgia fetal na esperança não de salvar a vida do bebê, mas sim de reduzir a morbidade pós-natal.

Com base no trabalho inovador de Michejda, com fetos de macaco, vários grupos desenvolveram modelos animais para explorar a possibilidade do reparo fetal para MMC, usando principalmente fetos de cordeiros, porém embasados nos trabalhos prévios dos modelos de macacos Rhesus de Michejda. Paralelamente a essas experiências, havia já uma evidência crescente de que a lesão espinal na MMC a termo era o resultado do dano contínuo da medula exposta durante a gestação. Esse trabalho foi brilhantemente resumido por Mueli e Moehrlen.[78]

Nas reuniões iniciais da IFMSS, o autor sênior, deste capítulo, recorda as discussões robustas e frequentes sobre se a malformação de Arnold-Chiari era parte intrínseca do "defeito de campo" que resultava em MMC (um conceito defendido por Carys Bannister, uma neurocirurgiã pediátrica do Reino Unido) ou se era um efeito secundário do canal espinal aberto, que seria, portanto, possivelmente propenso ao reparo fetal. Esse último conceito foi defendido por Maria Michejda. Pode-se dizer que é possível que este debate e o conceito de que a cirurgia fetal deveria ficar restrita apenas às lesões consideradas como provavelmente letais sem o reparo fetal tenham retardado estudos experimentais complementares sobre a correção fetal da MMC.

Após o trabalho inicial de Michejda, outros modelos experimentais não apareceram até o início da década de 1990, quando apareceram os relatórios de Heffez *et al.*,[79,80] usando fetos de ratos e de porcos, e o grupo de Tulipan e Bruner, usando fetos de cordeiros.[81] Seguiram-se, a partir de então, vários ensaios realizados por Mueli *et al.*[82–84] Entre abril de 1994 e fevereiro de 1997, Bruner e Tulipan tentaram quatro reparos fetais, por via endoscópica, da MMC. Os primeiros dois casos foram relatados, pela primeira vez, em uma carta comentando a publicação anterior de Harrison *et al.*[85] Em seguida, esses estudiosos publicaram quatro casos tratados dessa forma,[86] sendo que apenas dois dos fetos sobreviveram, e ambos precisaram de correção neonatal de seus defeitos. Isso os conduziu a abandonarem essa abordagem, e após uma pequena série onde eles utilizaram a cirurgia fetal aberta para a correção da MMC,[87,88] eles continuaram com essa abordagem como sendo a técnica padrão do reparo fetal. Ao final da década de 1999, esse grupo foi capaz de informar que, entre abril de 1997 e o final de 1999, eles tinham realizado mais de 60 cirurgias fetais.[89] Vinte e nove desses fetos tinham sido seguidos por mais de seis meses após o nascimento e foram comparados a outros 23 casos controles tratados em Vanderbilt, entre 1990 e a metade da década de 1999. Os autores demonstraram redução significativa na necessidade de derivações ventriculoperitoneais (V-P), porém ao custo de um aumento significativo de partos prematuros e na incidência de 48% de oligoidrâmnios, fato que provavelmente aumentou a morbidade para os bebês prematuros.

Em 1998, Adzick *et al.*, da Filadélfia, relataram o que eles postulam ser o primeiro reparo fetal aberto de MMC.[90] No ano seguinte, esse grupo publicou 10 casos de reparo fetal aberto da MMC que fizeram ressonância magnética (RM) pré-operatória e que foram comparadas a outras RMs obtidas com 3 e 6 semanas após a cirurgia e logo após o nascimento.[91] Todos esses fetos, com exceção de um, mostraram melhora da herniação cerebelar em todas as RMs pós-operatórias. A exceção foi a de um bebê operado com 23 semanas de gestação, que nasceu na 25ª semana e foi a óbito logo após o parto. Apenas um dos nove sobreviventes precisou de derivação V-P. Um editorial redigido por Simpson,[92] na mesma edição da revista JAMA, postulou que tal como esse trabalho Adzick *et al.*, o referido pelo grupo de Bruner e Tulipan foi também muito cauteloso sobre o conceito da cirurgia fetal para MMC e afirmou que "um estudo ideal e randomizado de cirurgia fetal não seria possível.[89]" Essa afirmação ficou provada ser incorreta dois anos após.

O The Randomized Trial of Prenatal *versus* Postnatal Repair of Myelomeningocele (Estudo Clínico Randomizado de Reparo da Mielomeningocele Pré-natal *versus* Pós-natal, Estudo Clínico MOMS) publicado no New England Journal of Medicine, em 2011,[93] foi debatido pela primeira vez em novembro de 1999.[92] Múltiplas aplicações e discussões muito extensas foram críticas no refinamento do protocolo. No entanto, três decisões principais tornaram o estudo em possibilidade viável. A primeira foi um acordo fechado na 19ª Reunião Anual da IFMSS, em Nantucket, em setembro de 2000, que assegurou que somente três centros estariam envolvidos e que nenhum outro centro na América do Norte ofereceria esse tipo de reparo para MMC, durante o desenvolvimento do estudo clínico. A ética dessa decisão poderia ser questionada, pois significava que os pais eram forçados a escolher entre serem randomizados no trabalho ou, então, a abandonar a gestação ou serem forçados a ter o bebê tratado após o nascimento. Entretanto, a inviabilidade de qualquer possibilidade de um tratamento fetal fora do estudo clínico foi essencial para o sucesso desse estudo. A segunda decisão foi um acordo para padronizar as técnicas cirúrgicas. E a terceira decisão crítica foi de que as avaliações seriam conduzidas por um grupo independente sitiado na George Washington University. As áreas geográficas de encaminhamento, para os três centros (Filadélfia, Vanderbilt e São Francisco), garantiu que os pacientes de populações relativamente iguais fossem encaminhadas para cada um dos três centros. O estudo finalmente recebeu aprovação oficial em março de 2002, porém o primeiro paciente só foi inscrito um ano depois. O estudo foi fechado à inscrição de novos pacientes pelo Data Safety Monitoring Board (Conselho de Monitoramento de Segurança de Dados), em 7 de dezembro de 2010, por causa da nítida vantagem da cirurgia pré-natal.

Houve diversas razões para que o estudo demorasse mais do que deveria para acumular pacientes suficientes. Durante o estudo, 1.087 foram submetidas à triagem. Dessas, 530 preencheram os critérios de exclusão e, assim, não foram consideradas elegíveis. Duzentos e cinquenta e oito pacientes decidiram não participar e não foram encaminhadas aos centros de referência do estudo. Das 299 pacientes restantes encaminhadas aos centros de MOMS, somente 183 foram randomizadas. Esses dados são apresentados na Figura 2, no relatório sobre o Estudo Clínico MOMS.[93] Acredita-se que muitas das pacientes elegíveis contabilizaram, literalmente, os custos, tanto financeiros quanto emocionais, da participação e decidiram desistir. A necessidade das pacientes, randomizadas para o tratamento pré-natal, de permanecerem no centro de referência do estudo até darem à luz, possivelmente desempenhou um papel significativo na decisão de muitas famílias de não participarem do estudo. O National Institute of Child Health and Human Development (NICHD) deve ser elogiado pelo seu compromisso, incluindo o compromisso financeiro significativo, para a conclusão desse estudo clínico que se desenvolveu bem após sua duração esperada. Os três centros participantes também devem ser elogiados pelo seu compromisso com a conclusão do estudo.

O relatório inicial sobre o Estudo Clínico MOMS e a publicação subsequente desse grupo também enfatizaram a morbidade materna associada a essa abordagem, que foi significativa.[93,94] O *abstract* de Johnson, apresentado em nome do grupo,[94] enfatiza que o risco do parto prematuro, que é a morbidade neonatal mais importante, está diretamente relacionado com a duração da operação, com aumento de 20% no risco de parto prematuro para cada 10 minutos adicionais de tempo de operação. O grupo também notou que no parto cesariano, 31 das 88 histerotomias apresentaram cicatrização incompleta, apresentando deiscência parcial ou completa da cicatriz uterina em dez delas.

Enquanto o Estudo Clínico MOMS se desenvolvia, vários grupos na Europa e América do Sul estavam livres para explorar outras abordagens/técnicas em relação à correção fetal de MMC. Na Alemanha, Kohl *et al.* começaram a desenvolver uma técnica de reparo fetoscópico. No início de 2006, eles foram os pioneiros em uma abordagem fetoscópica modificada com insuflação intra-amniótica parcial com CO2.[95] Seguiu-se a isso uma experiência complementar limitada, publicada em 2009.[96] Desde julho de 2010, eles conduziram mais de 50 reparos fetoscópicos, 51 dos quais foram publicados em trabalhos coadjuvantes, em 2014.[97,98] Os procedimentos (excluindo um caso malsucedido que foi abandonado após 45 minutos) tiveram o tempo médio de 218 minutos (faixa 140-315 min). O vazamento de líquido amniótico foi observado em 43 das pacientes, com idade gestacional média de 29,7 semanas (faixa 22,6-37,3 semanas). Apesar da ocorrência frequente de perda de líquido, a idade gestacional média no parto foi de 33 semanas, com 45 bebês nascidos "na ou além da 30ª semana de gestação e 25 (49,0%) após completarem a 34ª semana de gestação." Houve um caso de óbito neonatal cujo bebê era portador de trissomia 13, cujos pais declinaram da amniocentese pré-operatória. Outro óbito ocorreu imediatamente após o parto na 24ª semana e 4 dias, como complicação de corionamnionite ocorrida uma semana após o procedimento. Dois outros bebês foram a óbito por complicações de suas malformações de Arnold-Chiari. Entretanto, nessas duas publicações, não houve informação de resultados detalhados quanto aos desfechos funcionais dessas crianças, além de nenhum dado fornecido sobre a necessidade de derivação V-P. As mortes das duas crianças por complicações das malformações de Arnold-Chiari fornecem uma dica preocupante. Um trabalho anterior desse grupo comparou os resultados funcionais de 13 crianças em relação a outro grupo de pacientes, cujos bebês nasceram por via vaginal e realizaram a correção da MMC no pós-natal.[99] Esses resultados detalharam um extenso conjunto de avaliações neurológicas, demonstrando um resultado melhor após o reparo intraútero em todas, menos em uma criança. Em uma das tabelas, os autores informam que a derivação V-P foi necessária em apenas 4 dos 13 casos. Em cinco dos nove casos remanescentes, no entanto, a avaliação tinha ocorrido aos 3 meses de idade.

Na Polônia, Zamlynski *et al.* começaram também a realizar cirurgias fetais de reparo para a MMC, cujo início parece ter sido em 2005. A partir de um trabalho mais abrangente desse grupo,[100] os autores compararam um pequeno grupo de crianças submetidas ao reparo fetal (Grupo de Estudo, GE) a outro grupo similar, cujos pais não aceitaram essa opção de tratamento (Grupo de Controle, GC). Dos 46 pacientes no GE, houve dois óbitos neonatais por prematuridade e mais 20 perdidos no seguimento. Dos 47 pacientes no GC, 17 tiveram seus reparos pós-natais conduzidos em outros centros, tendo sidos excluídos da análise complementar, e outros 10 foram perdidos no seguimento. Com isso, restaram disponíveis 24 crianças no GE e 20 no GC para análise entre os 14 e 53 meses de vida. Apesar do pequeno número de casos, observou-se redução significativa na necessidade de derivação V-P e um aumento significativo

na incidência de parto prematuro no GE. Em síntese, os resultados relatados são muito semelhantes àqueles do estudo clínico MOMS.

Durante esse mesmo período, Peiró *et al.* também estavam elaborando um programa de cirurgia fetal aberta em Barcelona. Infelizmente, esse projeto não foi adiante após a mudança desse estudioso para Cincinnati.

No Brasil, duas equipes foram estabelecidas. Moron e sua equipe iniciaram a realização de cirurgias fetais com a técnica "a céu aberto" em 2003. Os autores publicaram o seguimento de 3 anos e meio para seus seis primeiros casos, em 2012. Todos os pacientes nasceram prematuramente, embora apenas um pareça ter sofrido consequências adversas da prematuridade, cujo parto ocorreu na 28ª semana de gestação. Esse e outro paciente evoluíram como cadeirantes. Outros dois andavam normalmente, e os últimos dois precisaram de suporte ortopédico, além de apresentarem mobilidade limitada.[101] Um relato posterior comparou os resultados desses seis pacientes a sete crianças contemporâneas que não tinham sido submetidas à correção fetal.[102] Os resultados sugeriram que as crianças com a cirurgia fetal pré-natal tiveram alguma melhora na função, quando comparados seus níveis anatômicos de defeitos. Dois ensaios mais recentes, desse grupo, relatando os resultados urológicos após o reparo fetal da MMC,[103,104] confirmam que, desde o início de 2011, esse grupo já tinha realizado mais de 50 reparos fetais.

Já Pedreira e sua equipe iniciaram a correção fetal da MMC pela via fetoscópica, em São Paulo, em 2013, após trabalho preliminar extenso com vários modelos animais, que foi detalhado nos resultados preliminares dos seus primeiros quatro casos.[105] Esses autores relataram, recentemente, os resultados de uma série prospectiva de mais de seis casos, incluindo os quatro originais, perfazendo um total de 10 casos.[106] Em dois dos casos, a cirurgia fetal não foi concluída, e um deles resultou em natimorto. Houve outro óbito neonatal, cujo bebê nasceu prematuramente com 29 semanas e 6 dias (após reparo bem-sucedido na 27ª semana de gestação). Essa criança ficou bem por 15 dias, antes de evoluir a óbito por causa de enterocolite necrosante. Somente três dos oito sobreviventes precisaram de derivação (aos 15, 53 e 202 dias de vida). Nas discussões desse grupo, os autores apresentam uma comparação muito justa dos resultados de ambos os reparos (aberto e fetoscópico).

Tsunami

O encerramento do estudo MOMS resultou em um tsunami de centros nos EUA, estabelecendo equipes de cirurgia fetal para realizar as correções fetais para MMC. Provavelmente, isso foi reconhecido como sendo o encerramento desse Estudo Clínico MOMS. E, no final de 2011, uma Força-Tarefa de Medicina Materno-Fetal foi convocada pelo Eunice Kennedy Shriver National Institute of Child Health and Human Development, cuja equipe incluiu representantes da maioria dos serviços que estavam envolvidos no tratamento de MMC, seja antes ou após o nascimento. Por várias razões, a declaração da posição desse grupo só foi publicada dois anos depois.[107] Esse grupo também elaborou diretrizes para o estabelecimento de novos centros, incluindo a necessidade de um volume adequado de pacientes para manter a *expertise* do grupo, a necessidade de acompanhamento em longo prazo e a necessidade de uma abordagem cooperativa para o estabelecimento desses novos centros.

Os responsáveis recomendaram também que os novos centros continuassem a seguir o protocolo MOMS, até que se tornasse evidente que o número de equipes difundidas pudesse produzir resultados tão bons quanto os do Estudo MOMS. Eles também enfatizaram que qualquer desvio significativo do protocolo MOMS (protocolos alternativos) ou qualquer nova abordagem do reparo fetal da MMC "fosse desenvolvida por meio de uma série de estudos clínicos cooperativos." Na opinião dos autores, torna-se imperioso que o investimento (que foi considerável), feito para estabelecer e executar o Estudo Clínico MOMS, não seja desperdiçado por não financiar o acompanhamento contínuo do maior número possível de crianças, que foram originalmente randomizadas como viáveis até a vida adulta.

A maioria das novas equipes definidas, após o encerramento do Estudo Clínico MOMS, era de grupos que já realizavam terapias fetais invasivas, incluindo a cirurgia fetal fetoscópica ou aberta. Observou-se, então, um aumento significativo no número de cirurgias fetais sendo conduzidas nos EUA. No início, havia apenas três centros envolvidos no estudo MOMS e necessitou mais de oito anos para encontrar 557 pacientes que preenchessem os critérios de inclusão,[93] dos quais 183 foram randomizados. Uma pesquisa recente do Fetal Myelomeningocele Consortium (Consórcio de Mielomeningocele Fetal), patrocinada pela North American Fetal Therapy Network (Rede Norte-Americana de Terapia Fetal),[108] estimou que foram realizadas mais de 300 cirurgias fetais nos EUA em apenas quatro anos, desde que o Estudo MOMS foi encerrado. Nos dias atuais, existem pelo menos 17 centros considerando ativamente a realização de cirurgias fetais para MMC, 13 dos quais já tendo realizado um ou mais reparos. Alguns desses centros estão muito próximos uns dos outros, com dois deles instalados em um edifício na mesma cidade! De modo geral, a maioria dos novos centros está seguindo o protocolo MOMS, embora o grupo de Crombleholme, em Denver, esteja explorando prospectivamente reparos fetais abertos de MMC em mulheres com índice de massa corpórea superior a 35 (IMC). Esse grupo deve ser aplaudido por sua boa vontade em assumir essa tarefa, mediante a supervisão irrestrita do Institutional Review Board (IRB), e fornecer relatórios sobre os resultados à medida que os obtenham.

Recentemente, o grupo de Baylor publicou uma técnica inovadora de correção fetoscópica que, à época da publicação, tinha resultado em um bebê de cinco meses que não precisou da derivação V-P e que parecia estar progredindo bem.[109]

Na Europa tem havido um pouco mais de cooperação e reconhecimento do valor da regionalização, embora deva ser admitido que a tirania da distância é menos desafiadora que na América do Norte. Existem, atualmente, centros realizando correções fetais para a MMC (e outros procedimentos cirúrgicos fetais também) em Leuven, Zurique, Giessen, Polônia e Rússia. Mais centros ainda podem ser abertos, porém parece haver maior boa vontade em cooperar para o bem maior da comunidade europeia.

APÓS "MOMS"

Desde o encerramento do Estudo MOMS, tem havido várias outras publicações desse grupo apresentando alguns dos outros resultados do estudo. Foram publicados, por exemplo, os resultados urológicos aos 12 e 30 meses de idade para 115 dos bebês randomizados.[110] Embora tenham se observado algumas vantagens sutis da cirurgia fetal, essas foram mínimas. Os autores concluíram que o reparo fetal pode retardar a necessidade de aumento da bexiga, porém o acompanhamento contínuo desse grupo seria essencial. Esses resultados são semelhantes àqueles publicados pelo grupo do Brasil.[104,105] Por outro lado, Carr,[111] ao informar sobre os resultados urológicos dos pacientes submetidos ao reparo *in utero* na Filadélfia (The Children's Hospital of Philadelphia – CHOP), antes do Estudo MOMS, foi mais otimista, embora reconhecendo que o seguimento adicional em longo prazo seria necessário.

Os resultados sobre derivação V-P também foram reanalisados e publicados recentemente.[112] Esse relatório destaca que ao redor de 60% na redução na demanda da derivação pós-natal poderia ser atribuída a uma diferença significativa na frequência de vazamento de liquor ou líquido cefalorraquidiano (LCR) no sítio do reparo, favorecendo o grupo que recebe o reparo pré-natal. Os autores também relatam que, até o momento, pelo menos, crianças com diâmetro ventricular maior que 15 mm, na triagem fetal inicial, parecem não ter necessidade reduzida de derivação pós-natal. O outro benefício importante para crianças submetidas ao reparo pré-natal foi a redução na necessidade de revisões da derivação V-P naquelas que precisaram desse procedimento.

Desde que o Estudo MOMS foi concluído, o grupo de Vanderbilt modificou sua técnica para penetrar no útero e publicou os seus resultados em uma série abrangendo 41 pacientes.[113] Esse grupo foi comparado aos resultados relevantes do Estudo MOMS. Isso resultou em uma redução significativa na incidência tanto de RPM quanto de separação corionamniótica, mas sem alteração na incidência de oligoidrâmnio ou na idade gestacional média do parto, embora tenha havido aumento estatisticamente significativo no número de crianças nascidas com 37 ou mais semanas de gestação.

O grupo do CHOP também publicou seus resultados após o MOMS.[114] Em um grupo de pouco mais de 100 pacientes, os autores relataram resultados muito similares àqueles obtidos durante o Estudo MOMS, embora tenham expressado esperança de que futuras modificações técnicas teriam potencial de reduzir a morbidade perinatal.

CONCLUSÃO

A terapêutica cirúrgica fetal tem uma história que agora se estende por mais de 50 anos. Durante todo esse tempo, sempre houve debates e discussões sobre a seleção de pacientes e a melhor abordagem. Esses debates continuam até hoje, apesar dos incríveis avanços nas técnicas invasivas.

Entretanto, o verdadeiro calcanhar de Aquiles, para muitos tipos de cirurgia fetal, é o fato de o âmnio humano não cicatrizar, levando a uma incidência significativa de RPM, perda de líquido amniótico e parto prematuro. Possivelmente, essa situação permanecerá como problema até que se encontre uma maneira de ou induzir a cicatrização do âmnio ou, efetivamente, plugar os orifícios. Já, em 1974, Louw sugeriu que "o cirurgião pediátrico deveria, portanto, não parar nas anomalias neonatais nem fetais, mas poderia começar a adulterar o embrião: removendo um gene aqui e implantando outro lá... lutando eternamente para melhorar a qualidade de vida...".[115] Esta meta está ficando, inexoravelmente, mais perto. Pois oferece a possibilidade de prevenção ou tratamento muito precoce e poderá, ainda, resolver o problema da cicatrização da membrana amniótica.

Os primeiros pioneiros da cirurgia fetal devem ser aplaudidos por sua visão e persistência. A boa vontade de compartilhar informações no *forum* da IFMSS e seu comprometimento contínuo com a pesquisa e, onde foi possível, com a montagem e conclusão de estudos clínicos prospectivos, tem sido a marca registrada desse campo de atividade. O legado de orientação e visão, que caracterizou a carreira de Michael Harrison, é o grande número de equipes de cirurgia fetal, lideradas e/ou assessoradas por *trainees* que passaram seu tempo em São Francisco. Ressalte-se, também, que existem *trainees* anteriores da unidade de Harrison também em outros países, como Japão e Suíça. Continuar a seguir os ideais de colaboração e cooperação em todo o mundo permanece como um desafio para a próxima geração de cirurgiões fetais.

Em geral, todos esses procedimentos envolviam riscos significativos para a mãe, cujo objetivo era tentar salvar um bebê com elevada probabilidade de ir a óbito antes ou logo após o nascimento sem a intervenção fetal. O reparo fetal para MMC proporcionou uma "mudança radical" em termos de abordagem. Os mesmos riscos maternos foram assumidos, agora para melhorar a qualidade de vida do feto afetado, e não para salvar sua vida. Completar o "Estudo Clínico MOMS" ocasionou um "tsunami" de novos centros na América do Norte aplicando essa abordagem. Outros estão tentando reparos percutâneos, com resultados mistos. Este capítulo revisa a história da cirurgia fetal, concentrando-se nos temas de tensão entre diagnóstico preciso e prognóstico e abordagens abertas ("a céu aberto") *versus* aquelas "minimamente invasivas."

Os autores também apoiam fortemente o conceito de que, onde for possível, o progresso deverá se basear em estudos clínicos randomizados e prospectivos e, onde esses estudos não forem possíveis, em registros acessíveis. Espera-se que este conselho seja ouvido.

REFERÊNCIAS BIBLIOGRÁFICAS

1. Moir JC, Myerscough PR, Munro Kerr MJ. Operative obstetrics. 8th ed. London: Bailliere, Tindall and Cassell; 1971. p. 713.
2. Gupta D, Chitra S. Destructive operations still have a place in developing countries. Int J Gynaecol Obstet. 1994; 44:15-19.

3. Singhai SR, Chaudhry P, Sangwan K, Shighai SK. Destructive operations in modern obstetrics. Arch Gynecol Obstet. 2005; 273:107-9.

4. Liley AW. Intrauterine transfusion of foetus in haemolytic disease. Br Med J. 1963; 2:1107-9.

5. Liley AW. Errors in the assessment of haemolytic disease of the newborn. Am J Obstet Gynecol. 1963; 86:485-94.

6. Liggins GC. Fetal transfusion by the impaling technic. Obstet Gynecol. 1966; 27:617-21.

7. Liggins GC. A self-retaining catheter for fetal peritoneal transfusion. Obstet Gynecol. 1966; 27:323–326 PMID: 5909551.

8. Freda VJ, Adamsons Jr K. Exchange transfusion in utero. Report of a case. Am J Obstet Gynecol. 1964; 86:816-7.

9. Adamsons K Jr, Freda VJ, James LS, Towell . Fetal treatment of erythroblastosis fetalis following hysterotomy. Pediatrics. 1965;35:848-55.

10. Asensio SH, Figuero-Longo JG, Pelegrina IA. Intrauterine exchange transfusion. Am J Obstet Gynecol. 1966;95:1129-33.

11. Seelen J, van Kessel Eskes T, van Leusden H, Been J, Evers J, van Gent I, et al. A new method of exchange transfusion in utero. Cannulation of vessels on the fetal side of the human placenta. Am J Obstet Gynecol. 1966; 95:872-6.

12. Pringle KC. Fetal surgery. It has a past, has it a future? Fetal Ther. 1986;1:23-31.

13. Lucey JF, Butterfield LJ. Intrauterine transfusion and erythroblastosis fetalis: report of the 53rd Ross Conference on Pediatric Research, Aspen Co 14-15 March 1966. Ross Laboratories, Aspen.

14. Rodeck CH. Fetoscopy guided by real-time ultrasound for pure fetal blood samples, fetal skin samples and examination of the fetus in utero. Br J Obstet Gynaecol. 1980;87:449-56.

15. Bang J, Bock JE, Trolle D. Ultrasound-guided fetal intravenous transfusion for severe rhesus haemolytic disease. Br Med J Clin Res Ed. 1982; 284(6313):373-4.

16. Bock JE, Bang J, Trolle D, Skjaeraasen J. Successful ultrasound-guided intravascular transfusion in severe fetal anemia without blood group incompatability. Acta Obstet Gynecol Scand. 1985; 64:681–2.

17. Harrison MR, Golbus MS, Filly RA, et al. Fetal surgery for congenital hydronephrosis. N Engl J Med. 1982; 306:591-3.

18. Clewell WJ, Johnson ML, Meier PR, et al. A surgical approach to the treatment of fetal hydrocephalus. N Engl J Med. 1982; 306:1320-5.

19. Harrison MR, Filly RA, Golbus MS, Berkowitz RL, Callen PW, Canty TG, et al. Fetal treatment. N Engl J Med. 1982; 307:1651-2.

20. Hodgen GD. Antenatal diagnosis and treatment of fetal skeletal malformations: with emphasis on in utero surgery for neural tube defects and limb bud regeneration. JAMA. 1981; 246:1079-83.

21. Michejda M, Hodgen GD. In utero diagnosis and treatment of non-human primate fetal skeletal anomalies. I. Hydrocephalus. JAMA. 1981; 246:1093-7.

22. Michejda M, Patronas N, Di Chiro G, Hodgen GD. Fetal hydrocephalus II. Amelioration of fetal porencephaly by in utero therapy in non human primates. JAMA. 1984; 251:2548-52.

23. Michejda M, McCullough D, Bacher J, Queenan JT. Investigational approaches in fetal neurosurgery. Concepts Pediatr Neurosurg. 1983;4:44-54.

24. Michejda M. Intrauterine treatment of spina bifida: primate model. Z Kinderchir. 1984; 39:259–261

25. Freedman AL, Johnson MP, Smith CA, et al. Long term outcome in children after antenatal intervention for obstructive uropathies. Lancet. 1999;354:374-7.

26. Biard JM, Johnson MP, Carr MC, et al. Long-term outcomes in children treated by prenatal vesicoamniotic shunting for lower urinary tract obstruction. Obstet Gynecol. 2005;106:503-8.

27. Morris RK, Malin GL, Quinlan-Jones E, et al. The Percutaneous shunting in Lower Urinary Tract Obstruction (PLUTO) study and randomised controlled trial: evaluation of the effectiveness, cost-effectiveness and acceptability of percutaneous vesicoamniotic shunting for lower urinary tract obstruction. Health Technol Assess. 2013;17:1–232.

28. Ruano R. Fetal surgery for severe lower urinary tract obstruction. Prenat Diagn. 2011; 31:667-74.

29. Glick PL, Harrison MR, Golbus MS, et al. Management of the fetus with congenital hydronephrosis II: prognostic criteria and selection for treatment. J Pediatr Surg. 1985; 20(4):376-87.

30. Nicolini U, Fisk NM, Rodeck CH, et al. Fetal urine biochemistry: an index of renal maturation and dysfunction. Br J Obstet Gynaecol. 1992; 99:46–50.

31. Muller F, Dommergues M, Mandelbrot L, et al. Fetal urinary biochemistry predicts postnatal renal function in children with bilateral obstructive uropathies. Obstet Gynecol. 1993;82:813-20.

32. Abdennadher W, Chalouhi G, Dreux S, et al. Fetal urine biochemistry at 13-23 weeks of gestation in lower urinary tract obstruction: criteria for in-utero treatment. Ultrasound Obstet Gynecol. 2015; 46(3):306-11. doi:10.1002/uog.1

33. Quintero RA, Hume R, Smith C, Johnson MP, Cotton DB, Romero R, Evans MI. Percutaneous fetal cystoscopy and endoscopic fulguration of posterior urethral valves. Am J Obstet Gynecol. 1995; 172:206-9.

34. Welsh A, Agarwal S, Kumar S, Smith RP, Fisk NM. Fetal cystoscopy In the management of fetal obstructive uropathy: experience in a single European centre. Prenat Diagn. 2003; 23:1033-41.

35. Kitagawa H, Seki Y, Nagae H, et al. Valved shunt as a treatment for obstructive uropathy: does pressure make a difference? Pediatr Surg Int. 2013;29:381–6

36. Quintero RA, Gomez Castro LA, Bermudez C, et al. In utero management of fetal lower urinary tract obstruction with a novel shunt: a landmark development in fetal therapy. J Matern Fetal Neonatal Med. 2010; 23:806–12.

37. Colodny A. Antenatal diagnosis and management of urinary abnormalities. Pediatr Clin N Am. 1987; 34:1365-81.

38. Woolf AS, Thirchelvam N. Congenital obstructive uropathy: its origin and contribution to end-stage renal disease in children. Adv Ren Replace Ther. 2001. 8:157–63.

39. German JC, Gazzanga AB, Amilie R, Huxtable RF, Bartlett RH. Management of pulmonary insufficiency in diaphragmatic hernia using extracorporeal circulation with a membrane oxygenator (ECMO). J Pediatr Surg. 1977;12:905-12.

40. Harrison MR, Ross NA, de Lorimier AA. Correction of congenital diaphragmatic hernia in utero. III. Development of a successful surgical technique using abdominoplasty to avoid compromise of umbilical blood flow. J Pediatr Surg. 1981;16(6):934-42.

41. Soper Robert T, Pringle Kevin C, Scofield John C. Creation and repair of diaphragmatic hernia in the fetal lamb: techniques and survival. J Pediatr Surg. 1984;19(1):33-40.

42. Adzick NS, Outwater KM, Harrison MR, et al. Correction of congenital diaphragmatic hernia in utero. IV. An early gestational fetal lamb model for pulmonary vascular morphometric analysis. J Pediatr Surg. 1985; 20(6):673-80.

43. Harrison MR, Adzick NS, Longaker MT, et al. Brief report: successful repair in utero of a fetal diaphragmatic hernia after removal of herniated viscera from the left thorax. N Engl J Med. 1990; 322:1582-4.

44. Harrison MR, Adzick NS, Bullard KM, et al. Correction of congenital diaphragmatic hernia in utero VII: a prospective trial. J Pediatr Surg. 1997; 32:1637-42.

45. Wilson JM, DiFiore JW, Peters CA. Experimental fetal tracheal ligation prevents the pulmonary hypoplasia associated with fetal nephrectomy: possible application for congenital diaphragmatic hernia. J Pediatr Surg. 1993; 28(11):1433-9.

46. Harrison MR, Adzick NS, Flake AW, et al. Correction of congenital diaphragmatic hernia in utero VIII: response of the hypoplastic lung to tracheal occlusion. J Pediatr Surg. 1996; 31(10):1339-48.

47. Flageole H, Evrad EA, Piedboef B, et al. The plug–unplug sequence: an important step to achieve Type II pneumocyte maturation in the fetal lamb model. J Pediatr Surg. 1998; 33(2):299-303.

48. O'Toole S, Sharma A, Karamanoukian H, et al. Trachael ligation does not correct the surfactant deficiency associated with CDH. J Pediatr Surg. 1996; 31:1-16.

49. Harrison MR, Keller RL, Hawgood SB, et al. A randomized trial of fetal endoscopic tracheal occlusion for severe fetal congenital diaphragmatic hernia. N Engl J Med. 2003;349:1916-24.

50. Deprest J, Gratacos E, Nicolaides KH, et al. Fetoscopic tracheal occlusion (FETO) for severe congenital diaphragmatic hernia: evolution of a technique and preliminary results. Ultrasound Obstet Gynecol. 2004; 24:121-6.

51. Ali K, Grigoratos D, Cornelius V, et al. Outcome of CDH infants following fetoscopic tracheal occlusion—influence of premature delivery. J Pediatr Surg. 2013; 9:1831-6.

52. Deprest J, Brady P, Nicolaides K, et al. Prenatal management of the fetus with isolated congenital diaphragmatic hernia in the era of the TOTAL trial. Semin Fetal Neonatal Med. 2014; 19(6):338-48.

53. Jani JC, Nicolaides KH, Gratacos E, et al. Severe diaphragmatic hernia treated by fetal endoscopic tracheal occlusion. Ultrasound Obstet Gynecol 2009; 34:304e10.

54. Lally KP. Congenital diaphragmatic hernia- the past 25 (or so) years. J Pediatr Surg. doi:10.1016/j.jpedsurg.2016.02.005

55. Flake AW, Harrison MR, Adzick NS, et al. Fetal sacrococcygeal teratoma. J Pediatr Surg. 1986; 21:563-6.

56. Hedrick HL, Flake AW, Crombleholme TM, et al. Sacrococcygeal teratoma: prenatal assessment, fetal intervention, and outcome. J Pediatr Surg. 2004; 39:430-8.

57. Adzick NS, Crombleholme TM, Morgan MA, Quinn TM. A rapidly growing fetal teratoma. Lancet. 1997; 349(9051):538. doi:10.1016/S0140-6736(97)80088-8.

58. Grethel EJ, Wagner AJ, Clifton MS, et al. Fetal intervention for mass lesions and hydrops improves outcome: a 15-year experience. J Pediatr Surg. 2007; 42(1):117–123. doi:10.1016/j.jpedsurg.2006.09.060.

59. Van Mieghem T, Al-Ibrahim A, Deprest J, et al. Minimally invasive therapy for fetal sacrococcygeal teratoma: case series and systematic review of the literature. Ultrasound Obstet Gynecol. 2014;43(6):611-9.

60. Hecher K, Hackeloer BJ. Intrauterine endoscopic laser surgery for fetal sacrococcygeal teratoma. Lancet. 1996;347(8999):470.

61. Rodriguez MA, Cass DL, Lazar DA, et al. Tumor volume to fetal weight ratio as an early prognostic classification for fetal sacrococcygeal teratoma. J Pediatr Surg. 2011;46:1182-5.

62. Cass DL, Crombleholme TM, Howell LJ, et al. Cystic lung lesions with systemic arterial blood supply: a hybrid of congenital cystic adenomatoid malformation and bronchopulmonary sequestration. J Pediatr Surg. 1997; 32:986-90.

63. Stanton M, Davenport M. Management of congenital lung lesions. Early Hum Dev. 2006; 82:289-95.

64. Adzick NS, Harrison MR, Crombleholme TM, et al. Fetal lung lesions: management and outcome. Am J Obstet Gynecol. 1998;179:884-9.

65. Harrison MR, Adzick NS, Jennings RW, et al. Antenatal intervention for congenital cystic adenomatoid malformation. Lancet1990; 336:965.

66. Adzick NS, Harrison MR, Flake AW, et al. Fetal surgery for cystic adenomatoid malformation of the lung. J Pediatr Surg. 1993; 28:806.

67. Adzick NS, Harrison MR, Hu LM, et al. Compensatory growth after pneumonectomy in fetal lambs: a morphologic study. Surg Forum. 1986; 37:309-11.

68. Mahle WT, Rychik J, Tian ZY, et al. Echocardiographic evaluation of the fetus with congenital cystic adenomatoid malformation. Ultrasound Obstet Gynecol. 2000;16:620-4.

69. Adzick NS, Harrison MR. Fetal surgical techniques. Semin Pediatr Surg. 1993; 2:136-42.

70. Adzick NS. Management of fetal lung lesions. Clin Perinatol. 2009;36(2):363-76.

71. Hedrick HL, Flake AW, Crombleholme TM, et al. The ex utero intrapartum therapy (EXIT) procedure for high-risk fetal lung lesions. J Pediatr Surg. 2005; 40:1038-43.

72. Crombleholme TM, Coleman B, Hedrick H, et al. Cystic adenomatoid malformation volume ratio predicts outcome in prenatally diagnosed cystic adenomatoid malformation of the lung. J Pediatr Surg. 2002;37:331-8.

73. Curran PF, Jelin EB, Rand L, et al. Prenatal steroids for microcystic congenital cystic adenomatoid malformations. J Pediatr Surg. 2010;45:145-50.

74. Loh KC, Jelin E, Hirose S, et al. Microcystic congenital pulmonary airway malformation with hydrops fetalis: steroids vs open fetal resection. J Pediatr Surg. 2012; 47:36–39.

75. Derderian SC, Coleman AM, Jeanty C, et al. Favorable outcomes in high-risk congenital pulmonary airway malformations treated with multiple courses of maternal betamethasone. J Pediatr Surg. 2015; 50:515-18.

76. Costanzo S, Filisetti C, Vella C, et al. Pulmonary malformations: predictors of neonatal respiratory distress and early surgery. J Neonatal Surg. 2016; 5(3):27. doi:10.21699/jns.v5i3.375

77. Peranteau WH, Boelig MM, Khalek N, Moldenhauer JS, Martinez-Poyer J, Hedrick HL, et al. Effect of single and multiple courses of maternal betamethasone on prenatal congenital lung lesion growth and fetal survival. J Pediatr Surg. 2016;51(1):28–32. doi:10.1016/j.jped surg.2015.10.018.

78. Mueli M, Moehrlen U. Fetal surgery for myelomeningocele: a critical appraisal. Eur J Pediatr Surg. 2013; 23:103-9.

79. Heffez DS, Aryanpur J, Hutchins GM, Freeman JM. The paralysis associated with myelomeningocele: clinical and experimental data implicating a preventable spinal cord injury. Neurosurgery. 1990;26:987-92.

80. Heffez DS, Aryanpur J, Rotellini NAC, et al. Intra-uterine repair of experimental surgically created dysraphism. Neurosurgery. 1993; 32:1005–10.

81. Copeland ML, Bruner JP, Richards WO, et al. A model for in utero endoscopic treatment of myelomeningocele. Neurosurgery. 1993;33:542–5.

82. Meuli M, Meuli-Simmen C, Hutchins GM, et al. In utero surgery rescues neurological function at birth in sheep with spina bifida. Nat Med. 1995;1:342-7.

83. Meuli M, Meuli-Simmen C, Yingling CD, et al. Creation of myelomeningocele in utero: a model of functional damage from spinal cord exposure in fetal sheep. J Pediatr Surg. 1995; 30:1028-32 (Discussion 1032–1033).

84. Meuli M, Meuli-Simmen C, Yingling CD, et al. In utero repair of experimental myelomeningocele saves neurological function at birth. J Pediatr Surg. 1996;31:397-402.

85. Bruner JP, Tulipan NE, Richards WO. Endoscopic coverage of fetal open myelomeningocele in utero. Am J Obstet Gynecol. 1997; 176:256-7.

86. Bruner JP, Richards WO, Tulipan NB, Arney TL. Endoscopic coverage of myelomeningocele in utero. Am J Obstet Gynecol. 1999;180:153–8.

87. Tulipan N, Bruner JP. Myelomeningocele repair in utero: a report of 3 cases. Pediatr Neurosurg. 1998;28:177-80.

88. Bruner JP, Tulipan NB, Richards WO, et al. In utero repair of myelomeningocele: a comparison of endoscopy and hysterotomy. Fetal Diagn Ther. 2000;15:83–8.

89. Bruner JP, Tulipan NB, Paschall RL, et al. Fetal surgery for myelomeningocele and the incidence of shunt-dependant hydrocephalus. JAMA. 1999;282:1819-25.

90. Adzick NS, Sutton LN, Crombleholme TM, Flake AW. Successful fetal surgery for spina bifida. Lancet. 1998; 352:1675-6.

91. Sutton LN, Adzick NS, Bilaniuk LT, et al. Improv ement in hindbrain herniation demonstrated by serial fetal magnetic resonance imaging following fetal surgery for myelomeningocele. JAMA. 1999; 282:1826-31.

92. Simpson JL. Fetal surgery for myelomeningocele. Promise, progress and problems. JAMA. 1999; 282:1873-4.

93. Adzick NS, Thom EA, Spong CY, Brock JW III, Burrows PK, Johnson MP, et al. A randomized trial of prenatal versus postnatal repair of myelomeningocele. N Engl J Med. 2011; 364:993-1004.

94. Johnson MP, for the Eunice Kennedy Shriver NICHD and the MOMS Trial Group. Risk factors for preterm delivery and uterine dehiscence following prenatal surgery for myelomeningocele. Am J Obstet Gynecol. 2012; 206 Suppl S197 Abstract 427.

95. Kohl T, Hering R, Heep A, et al. Percutaneous fetoscopic patch coverage of spina bifida aperta in the human—early clinical experience and potential. Fetal Diagn Ther. 2006; 21:185-93.

96. Kohl T, Tchatcheva K, Walraut M, et al. Percutaneous fetoscopic patch closure of human spina bifida aperta: advances in fetal surgical may obviate the need for early postnatal neurosurgical intervention. Surg Endosc. 2009; 23:890-5.

97. Kohl T. Percutaneous minimally invasive fetoscopic surgery for spina bifida aperta. Part I: surgical technique and perioperative outcome. Ultrasound Obstet Gynecol. 2014;44:515–524 Pediatr Surg Int 123.

98. Degenhardt J, Schu R, Winaro A, et al. Percutaneous minimally invasive fetoscopic surgery for spina bifida aperta. Part II Maternal management and outcome. Ultrasound Obstet Gynecol. 2014; 44:525-31.

99. Verbeek RJ, Heep A, Maurits NM, et al. Fetal endoscopic myelomeningocele closure preserves segmental neurological function. Dev Med Child Neurol. 2009;54:15–22.

100. Zamlynski J, Olejek A, Koszutski T, et al. Comparison of prenatal and postnatal treatments of spina bifida in Poland—a non-randomized, single-center study. J Matern Fetal Neonatal Med. 2014; 27:1409-17.

101. Hisaba WJ, Cavalheiro S, Almodim CG, et al. Intrauterine myelomeningocele repair postnatal results and follow-up at 3.5 years of age- initial experience from a single reference service in Brazil. Childs Nerv Syst. 2012;28:461-7.

102. Faria TC, Cavalheiro S, Hisaba WJ, et al. Improvement of motor function and decreased need for postnatal shunting in children who had undergone intrauterine myelomeningocele repair. Arq Neuropsiquiatr. 2013; 71(9A):604-8.

103. Leal da Cruz M, Liguori R, Garrone G, et al. Categorization of bladder dynamics and treatment after fetal myelomeningocele repair: first 50 cases prospectively assessed. J Urol. 2015;193(5 Suppl):1808-11.

104. Macedo A Jr, Leal M, Rondon A, et al. Urological evaluation of patients that had undergone in utero myelomeningocele closure: a prospective assessment at first presentation and early follow-up Do their bladder benefit from it? Neurourol Urodyn. 2015;34:461.

105. Pedreira DA, Zanon N, de Sa RA, et al. Fetoscopic singlelayer repair of open spina bifida using a cellulose patch: preliminary clinical experience. J Mater Fetal Neonatal Med. 2014;27:1613-9

106. Pedreira DA, Zanon N, Nishikuni K, et al. Endoscopic surgery for the antenatal treatment of myelomeningocele: the CECAM trial. Am J Obstet Gynecol. 2016; 214:111.e1-111.e11.

107. Cohen AR, Couto J, Cummings JJ, et al. Position statement on fetal myelomeningocele repair. Am J Obstet Gynecol. 2014;210:107-11.

108. Moise KJ Jr, Moldenhauer JS, Bennett KA, et al. Current selection criteria and perioperative therapy used for fetal myelomeningocele surgery. Obstet Gynecol. 2016; 127:593-7.

109. Belfort MA, Whitehead WE, Shamshirsaz AA, et al. Fetoscopic repair of meningomyelocele. Obstet Gynecol. 2015;126:881-4.

110. Brock JW 3rd, Carr MC, Adzick NS, et al. Bladder function after fetal surgery for myelomeningocele. Pediatrics. 2015;136:e906-e913.

111. Carr MC. Urological results after fetal myelomeningocele repair in pre-MOMS trial patients at the Children's Hospital of Philadelphia. Fetal Diagn Ther. 2015; 37:211-8.

112. Tulipan N, Wellons JC 3rd, Thom EA, et al. Prenatal surgery for myelomeningocele and the need for cerebrospinal fluid shunt placement. J Neurosurg Pediatr. 2015;16:613-20.

113. Bennett KA, Carroll MA, Shannon CN, et al. Reducing perinatal complications and preterm delivery for patients undergoing in utero closure of fetal myelomeningocele: further modifications to the multidisciplinary surgical technique. J Neurosurg Pediatr. 2014;14:108-14.

114. Moldenhauer JS, Soni S, Rintoul NE, et al. Fetal myelomeningocele repair: the post-MOMS experience at the Children's Hospital of Philadelphia. Fetal Diagn Ther. 2015; 37:235-40.

115. Louw JH. Wither paediatric surgery? S Afr Med J. 1974; 48:1597-8.

116. Moon-Grady A, Baschat A, Cass D, et al. Fetal treatment 2016: the evolution of defined feto-maternal intervention centers. A joint statement from the IFMSS and NAFTNet. Fetal Diagnosis and Therapy (submitted). 2016.

TERAPÊUTICA CIRÚRGICA FETAL – CLASSIFICAÇÃO & METODOLOGIA

Eduardo Valente Isfer

O conteúdo deste capítulo (págs. 1173 a 1176), encontra-se disponível on-line.

Para acessá-lo, aponte a câmera do seu smartphone ou tablet para a imagem acima.

TRANSFUSÃO FETAL INTRAUTERINA

Eduardo Valente Isfer

O conteúdo deste capítulo (págs. 1177 a 1182), encontra-se disponível on-line.

Para acessá-lo, aponte a câmera do seu smartphone ou tablet para a imagem acima.

DERIVAÇÃO TORACOAMNIÓTICA FETAL

Eduardo Valente Isfer

O conteúdo deste capítulo (págs. 1183 a 1187), encontra-se disponível on-line.

Para acessá-lo, aponte a câmera do seu smartphone ou tablet para a imagem acima.

DERIVAÇÃO UROAMNIÓTICA

Adriano P. Chrisóstomo ▪ Cláudio Corrêa Gomes ▪ André Hadime Miyague

O conteúdo deste capítulo (págs. 1188 a 1190), encontra-se disponível on-line.

Para acessá-lo, aponte a câmera do seu smartphone ou tablet para a imagem acima.

ONFALOCELE E GASTROSQUISE

S. Beaudoin

O conteúdo deste capítulo (págs. 1191 a 1197), encontra-se disponível on-line.

Para acessá-lo, aponte a câmera do seu smartphone ou tablet para a imagem acima.

GASTROSQUISE EXIT SÍMILE

Gustavo Oliveira

O conteúdo deste capítulo (págs. 1198 a 1201), encontra-se disponível on-line.

Para acessá-lo, aponte a câmera do seu smartphone ou tablet para a imagem acima.

TERATOMA SACROCOCCÍGEO

Jean-Martin Laberge

INTRODUÇÃO

Tumores sacrococcígeos são responsáveis por 35 a 60% dos teratomas (incluindo os gonadais) de acordo com as grandes séries de estudos publicados.[1,2] Esse é o tumor mais comum em recém-nascidos, mesmo quando são considerados os natimortos. A incidência estimada é de 1 em 35.000 a 40.000 nascidos vivos.[3,4]

Há uma preponderância inexplicável para o gênero feminino de 3:1.

EMBRIOLOGIA E PATOLOGIA

Os teratomas são compostos de múltiplos tecidos estranhos ao órgão ou sítio em que surgem.[1,2] Embora os teratomas sejam, por vezes, definidos como tendo os três folhetos embrionários (endoderme, mesoderme e ectoderme), as recentes classificações incluem os tipos monodérmicos.[2,3]

Alguns pesquisadores consideram que os teratomas surgem de células germinativas primordiais totipotentes.[3,4] Essas células se desenvolvem entre as células endodérmicas do saco vitelínico, próximo à origem do alantoide, e migram para as cristas gonadais durante a 4ª e 5ª semanas de gestação.[5] Algumas células podem deixar de alcançar o seu destino alvo e dar origem a um teratoma em qualquer sítio, desde o cérebro até a área coccígea, geralmente na linha média. Outra teoria postula que os teratomas originam-se de remanescentes da linha primitiva ou nó primitivo.[5–7] Durante a 3ª semana de desenvolvimento, as células da linha média na extremidade caudal do embrião dividem-se rapidamente e, em um processo denominado *gastrulação*, dão origem às três camadas germinativas do embrião.[5] Ao fim da 3ª semana, a linha primitiva encurta e desaparece. Essa teoria explicaria o porquê de os teratomas ocorrerem com maior frequência na região sacrococcígea. Em ambas as teorias, as células totipotentes poderiam originar as neoplasias monoclonais. Evidências recentes revelam que, enquanto os teratomas imaturos podem ser monoclonais, os teratomas maduros podem ser policlonais, portanto mais semelhantes a um hamartoma do que a uma neoplasia.[8] Esse achado é compatível com uma terceira teoria, segundo a qual os teratomas seriam uma forma de geminação incompleta.[2,3]

Os teratomas são tumores fascinantes em razão da diversidade de tecidos que eles podem conter e do grau variável de organização desses tecidos. Muitos tumores contêm elementos de pele, tecido neural, dentes, tecido adiposo, cartilagem e mucosa intestinal, muitas vezes com células ganglionares normais. Normalmente, esses tecidos se apresentam como ilhas desorganizadas de células com espaços císticos. Às vezes, o tumor pode consistir em tecido mais organizado, como intestino delgado, membros e até um coração pulsante; estes têm sido denominados *teratomas fetiformes*.[2,3,6,9,10] Quando a massa inclui vértebras ou a notocorda e um alto grau de organização estrutural, o termo *fetus in fetu* é usado; isso é visto por alguns como uma variante da geminação conjunta, mas é classificado como teratoma por outros pela ausência de um cordão umbilical reconhecível em seu pedículo vascular.[3,11] Em paralelo, se os teratomas podem estar na extremidade de um espectro, o qual inclui *fetus in fetu*, gêmeos parasitas, gêmeos conjuntos e gêmeos normais, isso é considerado tema de controvérsia.[3] Por outro lado, certamente não se pode descartar diversos outros relatos de teratomas associados ao *fetus in fetu* na mesma paciente e em uma gravidez gemelar.[2,3,12–14]

Não apenas a arquitetura geral dos tecidos é variável nos teratomas, mas também há um espectro de diferenciação celular. A maioria dos teratomas benignos é composta de células maduras, mas 20 a 25% também contêm elementos imaturos, sendo na maioria das vezes o neuroepitélio.[2–4] O tecido imaturo é considerado normal e sem qualquer influência no prognóstico de teratoma neonatal.[2,6] De fato, a maturação espontânea de tumores malignos foi relatada após a excisão parcial de teratomas sacrococcígeos (TSCs) gigantes em dois fetos na 23ª e 27ª semanas de gestação.[15]

Os teratomas podem também conter ou desenvolver focos de malignidade, ou, alternativamente, um tumor maligno puro de células germinativas pode ser encontrado em sítios típicos de teratomas, tais como o mediastino ou a área sacrococcígea. Pode-se dizer que é difícil determinar se a lesão foi maligna desde o início ou se as células malignas destruíram e substituíram o componente benigno do teratoma. O componente maligno mais comum de um teratoma é o tumor do saco vitelínico, também denominado tumor do seio endodérmico. Outros tumores malignos de células germinativas também podem ocorrer, porém raramente se observa a malignidade de outros tecidos que compõem o teratoma, incluindo o neuroblastoma,[16,17] o carcinoma de células escamosas,[18] o carcinoide[19] e outros.

A malignidade ao nascimento é incomum, porém aumenta com a idade e com a ressecção incompleta. Um teratoma, aparentemente maduro, pode recidivar vários meses ou anos após a sua ressecção como um tumor maligno de saco vitelínico, ilustrando as dificuldades na amostragem histológica desses grandes tumores e a necessidade de um acompanhamento mais atento.[1–3]

A maioria dos tumores do saco vitelínico e de alguns carcinomas embrionários secreta alfa-fetoproteína (AFP), que pode ser mensurada no soro e observada nas células por imuno-histoquímica.[20] Esse marcador é particularmente útil para avaliar a presença da doença residual ou recorrente. Normalmente, os níveis são bastante elevados em neonatos e diminuem com o tempo.[20,21] A meia-vida pós-operatória é de aproximadamente 6 dias. Níveis persistentemente altos podem refletir a indicação de nova cirurgia ou quimioterapia. Outros marcadores que podem estar elevados são a gonadotrofina coriônica humana-β (β-hCG), produzida por coriocarcinomas, e, mais raramente, o antígeno carcinoembrionário. A secreção de β-hCG pelo tumor pode ser suficiente para causar uma puberdade precoce, mas é mais comum com os teratomas mediastinais do que com os sacrococcígeos.[22]

A base genética dos teratomas ainda não é bem compreendida. A maioria dos tumores de células germinativas parece ter uma amplificação ou isocromossomo em uma região do braço curto do cromossomo 12, denominada i (12p).[3,4,23] Isso foi bem descrito em adultos, mas por outro lado não pôde ser confirmado em uma série pediátrica, na qual as deleções nos cromossomos 1 e 6 foram observadas.[24] Os oncogenes e os genes supressores de tumores não parecem estar correlacionados ao prognóstico em um estudo,[25] enquanto a amplificação do gene N-myc estava presente em teratomas imaturos, porém ausente nos teratomas maduros, em outro relato.[26] A utilidade clínica desses achados ainda não foi determinada.

ANOMALIAS ASSOCIADAS

Os TCSs com extensão intrapélvica podem causar obstrução infra-vesical ou obstrução da junção ureterovesical, podendo provocar a uretero-hidronefrose. Por outro lado, a maioria dos TSCs é de lesões isoladas, sendo que menos de 20% dos pacientes apresentam ano-malias congênitas adicionais.[1-4] São raras as anomalias cromossô-micas ou que ameaçam a vida. Anomalias urogenitais como hipos-padias, refluxo vesicoureteral e duplicações vaginais ou uterinas podem, contudo, vir associadas aos teratomas.[27-29] O deslocamento congênito do quadril foi observado em 7% dos pacientes com TSCs em um relato, fato que também chamou a atenção para anomalias vertebrais e sequelas ortopédicas tardias.[30]

Lesões do sistema nervoso central, tais como anencefalia, trigonocefalia, malformações de Dandy-Walker, espinha bífida e mielomeningocele, podem também ocorrer.[2,3,31-33] Uma associação peculiar, aos TSCs, é a história familiar de gêmeos em até 10% dos pacientes.[34-36] Embora não tenha sido confirmado em todas as séries, esse achado, combinado com relatos de gravidez gemelar simultânea ou ocorrências familiares sequenciais de *fetus in fetu* e teratomas, apoia a teoria de que os teratomas são apenas uma ponta do iceberg que envolve o espectro da geminação conjun-ta.[2,3,10,12,14] Outra associação bem reconhecida é a tríade descrita por Curranino, em 1981, que consiste em malformação anorretal, anomalia sacral e uma massa pré-sacral.[37,38] Essa massa é, geral-mente, um teratoma ou uma meningocele anterior, porém também foram descritos cistos de duplicação e cistos dermoides, assim como combinações dessas lesões.

Uma extensa revisão da literatura inglesa e alemã, publicada em 1989[27], relatou 51 casos e destacou alguns fatos importantes. Vinte por cento dos pacientes tinham mais de 12 anos no período do diagnóstico, porém não houve relatos de malignidade, em contraste com uma taxa de malignidade de 75% nos pacientes com mais de 1 ano, os quais apresentavam os habituais TSCs.[28]

Recentemente, uma criança com estenose anal grave e tera-toma pré-sacral desenvolveu uma recorrência maligna e morreu aos 4 anos apesar da quimioterapia;[39] ele não tinha defeito ósseo sacral. A preponderância feminina tem sido de apenas 1,5:1, me-nos que a proporção de 3:1 observada nos TSCs isolados. A predis-posição familiar, reconhecida pela primeira vez por Ashcraft em 1974,[34] foi observada em 57% dos casos; a herança é autossômica dominante. Embora todas as variantes de malformações anorre-tais tenham sido descritas, a mais comum é, de longe, a estenose anal ou anorretal. Em um relato recente, essa tríade estava pre-sente em 38% de todos os pacientes com estenose anorretal e em

1,6% dos pacientes com ânus imperfurado baixo.[40] Anomalias anais também foram relatadas na ausência de defeitos sacrais. A doença de Hirschsprung tem sido erroneamente diagnosticada em alguns casos,[4,41,42] indicando a necessidade de se eliminar a presença de uma massa pré-sacral com exame digital do reto, por meio de um som metálico quando o ânus está muito apertado ou por técni-cas de imagem. Na triagem dos membros da família, radiografias simples normais do sacro não são suficientes, pois uma massa pré-sacral pode existir na ausência de um defeito ósseo.[43] A baixa incidência de malignidade levou um autor a concluir que a lesão pré-sacral neste contexto é um hamartoma, e não um teratoma.[44] Isso tem sido apoiado pela demonstração de deleções ou mutações do gene *homeobox HLXB9*, localizado em 7q36 em várias famílias afetadas.[45] Em um recente estudo, nenhuma deleção de 7q pôde ser detectada em uma família, porém os autores não comentaram sobre mutações *HLXB9*.[46]

CLASSIFICAÇÃO

Um importante trabalho, publicado em 1974, analisou os resultados de uma pesquisa dos membros da American Academy of Pediatri-cs' Surgical Section.[28] Durante o período de 10 anos, de 1962-1972, foram observados 405 casos. Os autores classificaram o TSC em quatro tipos (Fig. 125-1):

■ *Tipo I:* predominantemente externo.
■ *Tipo II:* se manifesta externamente, mas com uma extensão in-trapélvica significativa.
■ *Tipo III:* externamente aparente, mas a massa predominante é pélvica e com extensão no abdome.
■ *Tipo IV:* uma massa pré-sacral sem manifestação externa.

Essa classificação ainda está sendo referida como "Classifica-ção de Altman" ou "Classificação AAPSS". Ela tem sido utilizada para destacar o fato de que a maioria dos tumores intrapélvicos, ou aqueles considerados puros, foi muitas vezes detectada tar-diamente após o nascimento (depois de meses ou anos) e tinha, frequentemente, se tornado maligna no momento do diagnóstico, portanto esses tumores estavam associados a uma maior taxa de mortalidade. Vale a pena ressaltar que, nessa série pré-ultrasso-nografia, 90% dos bebês com TSC, atendidos por cirurgiões pedi-átricos, eram a termo e nascidos via parto vaginal, com apenas 9% de cesáreas. Embora o foco nesse período e até o início dos anos 1980 fosse a morte por malignidade, notou-se que alguns neona-tos com grandes tumores benignos (>10 cm) também evoluíram a óbito. No entanto, graças à quimioterapia, extremamente eficaz,

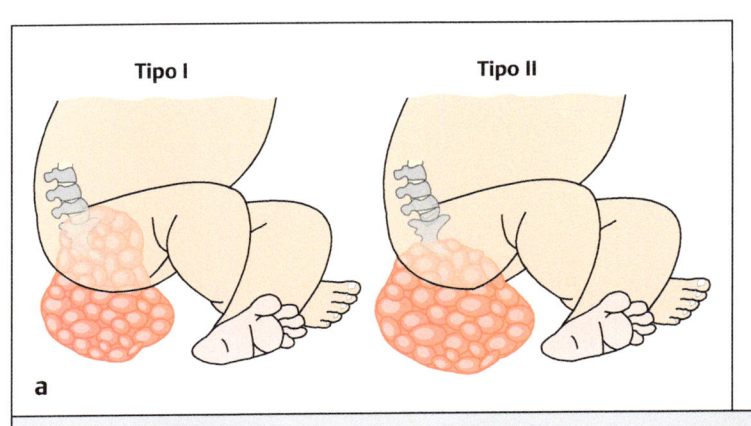
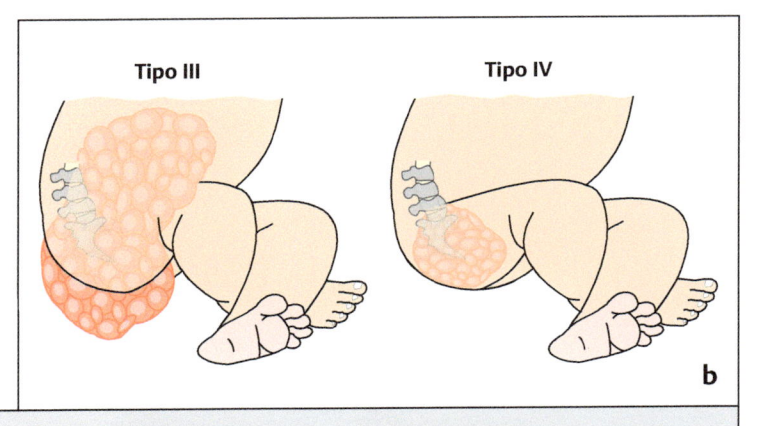

Tipo I → 47 %
■ Lesão predominantemente externa, com protrusão em direção ao períneo, coberta por pele, e com componente pré-sacral mínimo;
Tipo II → 35 %
■ Tumor predominantemente externo, com significante componente pré-sacral;
Tipo III → 8 %
■ Tumor com predominância de elementos pré-sacrais e componente externo;
Tipo IV → 10 %
■ Tumor inteiramente pré-sacral, sem componente externo.

Fig. 125-1. (a, b) Classificação dos teratomas sacrococcígeos. (Adaptada de Altman *et al.* (1974).)[28]

à base de platina e agora disponível para tumores de células germinativas, a morte por degeneração maligna consequente ao TSC tornou-se incomum.[47] Sendo assim, nos dias de hoje, a atenção está mais voltada, novamente, para a principal causa de morbidade e mortalidade dos TSCs, ou seja, os grandes tumores detectados na ultrassonografia (US) pré-natal.

A ERA DA ULTRASSONOGRAFIA

Os primeiros relatos de diagnóstico pré-natal de TSC datam de 1975. Em 1985, 27 casos haviam sido publicados, e nossa revisão, naquela época, destacou vários pontos que permanecem verdadeiros até hoje.[48] O mau prognóstico do SCT fetal, quando comparado com o TSC pós-natal, tornou-se óbvio, com apenas 7 dos 27 casos relatados conseguindo sobreviver; foram observadas 5 interrupções eletivas, 9 mortes intrauterinas e 6 ao nascimento ou após o nascimento. A apresentação (diagnóstico) após 30 semanas de gestação foi um bom sinal prognóstico (sobrevida de 6/8 quando comparada com 1/14 quando o diagnóstico foi realizado antes de 30 semanas). A presença de placentomegalia e/ou hidropisia também foi útil em predizer a morte fetal (7/7 casos de morte intrauterina). Já a classificação AAPSS não foi eficaz em prever a sobrevivência fetal.

Naquele período, a maioria dos casos era suspeitada entre a 22ª e a 34ª semanas, quando se observava um útero grande para a idade gestacional referida ou a gestante apresentava sintomas de poli-hidrâmnio agudo. Atualmente, a situação é diferente pelo fato de se realizar um ultrassom (US) de rotina, no segundo trimestre, na maioria dos países desenvolvidos.

DIAGNÓSTICO PRÉ-NATAL E DIAGNÓSTICO DIFERENCIAL

Embora existam alguns relatos referindo aumento de alfafetoproteína (AFP) no líquido amniótico, no geral, observa-se que os níveis de AFP maternos e no líquido amniótico são normais no TSC.[49]

O diagnóstico depende da detecção ao US. O TSC já pode ser identificado a partir da 13ª semana de gestação,[50] porém nota-se que, frequentemente, ele é indetectável antes da 14ª semana.[51] Entre 16 e 20 semanas, a maioria dos casos de TSC é encontrada incidentalmente no US de rotina, no entanto, em alguns casos, o US é feito por indicações maternas (útero apresentando volume acima da idade gestacional referida).

A maioria dos TSCs manifesta-se como uma massa exofítica na área do cóccix, observada durante o exame de rotina da coluna vertebral ao US. A extensão intrapélvica nem sempre é facilmente visualizada, a menos que contenha cistos ou cause obstrução do sistema urinário. Aproximadamente 10–15% dos TSCs são puramente císticos (Fig. 125-2);[52] em outros casos, aparecem como uma massa sólida de ecogenicidade mista (Fig. 125-3), às vezes com um componente cístico significativo (Fig. 125-4). O exame Doppler nos tumores sólidos demonstra, frequentemente, um fluxo vascular elevado caracterizando a presença de fístulas arteriovenosas. A principal artéria que alimenta é, geralmente, a artéria sacral média, a qual se origina da bifurcação da aorta. Ocasionalmente, um ramo de uma artéria ilíaca interna pode ser o vaso dominante.

O principal diagnóstico diferencial é a meningocele, que também pode ocorrer em posição anterior ou posterior ao sacro; porém, o disrafismo espinhal geralmente é evidente ao US. Malformações vasculares (linfáticas ou arteriovenosas), lipomas, hamartomas (remanescentes "tipo cauda"), pseudocisto meconial, cistos neuroentéricos e outras lesões raras também podem ser confundidas com o TSC.[1,53]

Outras modalidades de imagem, como o US-3D e a ressonância magnética (RM), desempenham papel limitado na avaliação do SCT. No entanto, esta última tem sido usada para planejamento operatório, em particular nos centros onde a cirurgia fetal aberta é oferecida, porém sua utilidade é questionável na maioria dos casos.[54] A RM fornece uma melhor avaliação da extensão intrapélvica ou intra-abdominal do tumor, mas isso não é essencial no período pré-natal.

Além do diagnóstico do TSC, a imagem pré-natal ajuda no monitoramento do bem-estar fetal. A investigação inclui o ecocardiograma fetal detalhado e estudos com Doppler para acessar as relações sístole/diástole das artérias umbilicais, o débito cardíaco combinado, o fluxo aórtico descendente e o diâmetro da veia cava inferior.[55] O coração deve também ser avaliado para buscar sinais de espessamento ou dilatação dos ventrículos (relação área cardíaca/torácica). Recomenda-se, também, pesquisar a presença de sinais precoces de hidropisia, como edema palpebral, edema de pele, derrame pleural ou pericárdico e ascite. A avaliação do índice de líquido amniótico (ILA) e da espessura da placenta deve completar o estudo.

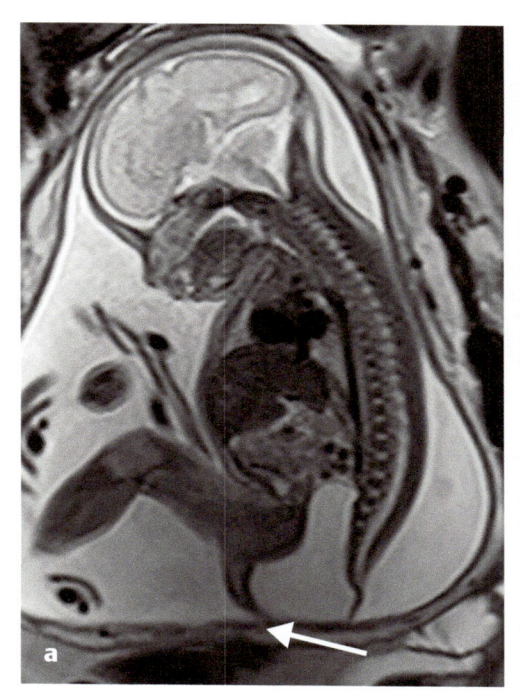 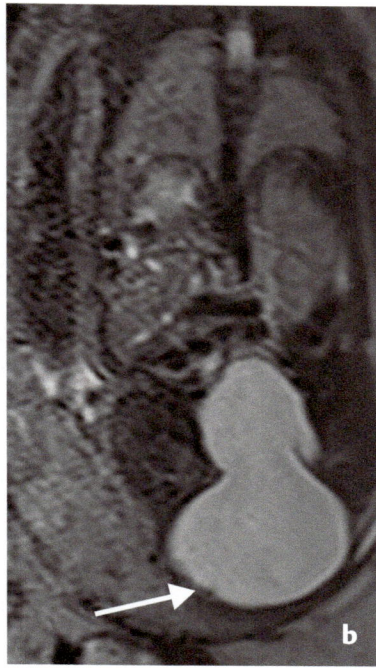

Fig. 125-2. Feto de 26 semanas portador de teratoma sacrococcígeo cístico (setas). Exame de ressonância magnética – Sagital T2 (a) e coronal T2 (b). Cortesia Dr. Heron Werner.

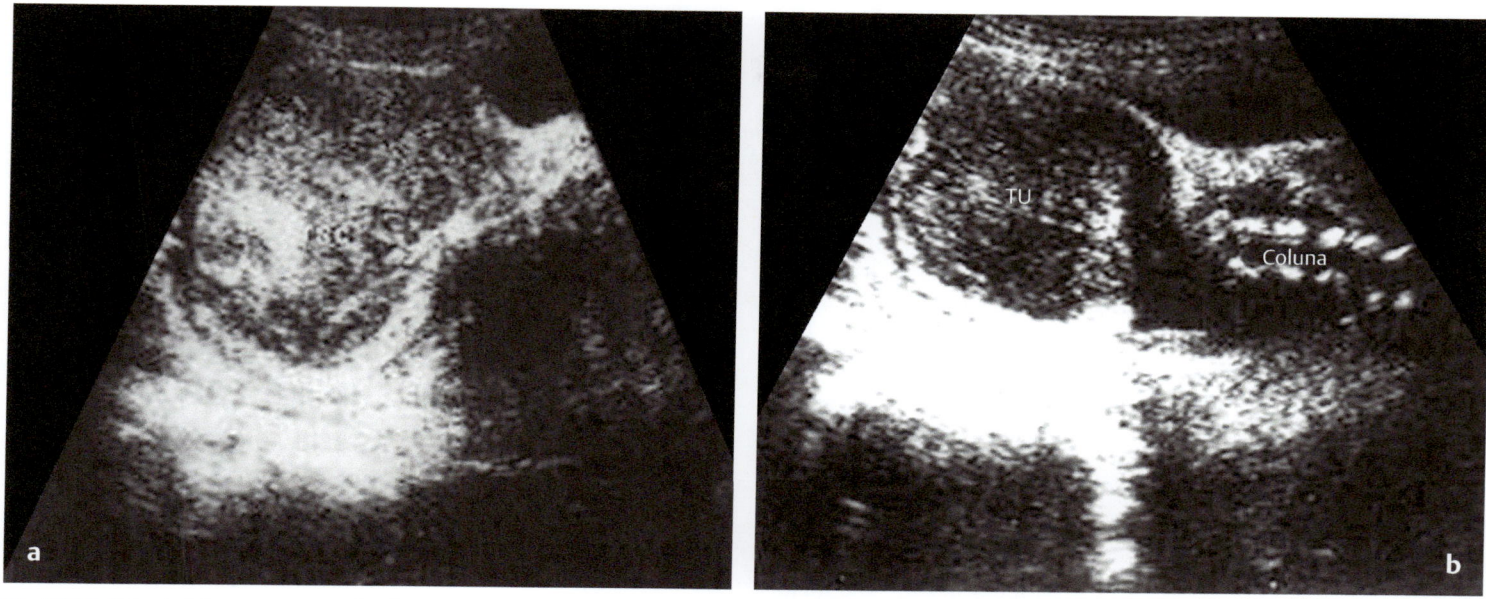

Fig. 125-3. Feto de 24 semanas portador de teratoma sacrococcígeo sólido ao ultrassom. (Fonte: Dr. Eduardo Isfer – FETUS.)

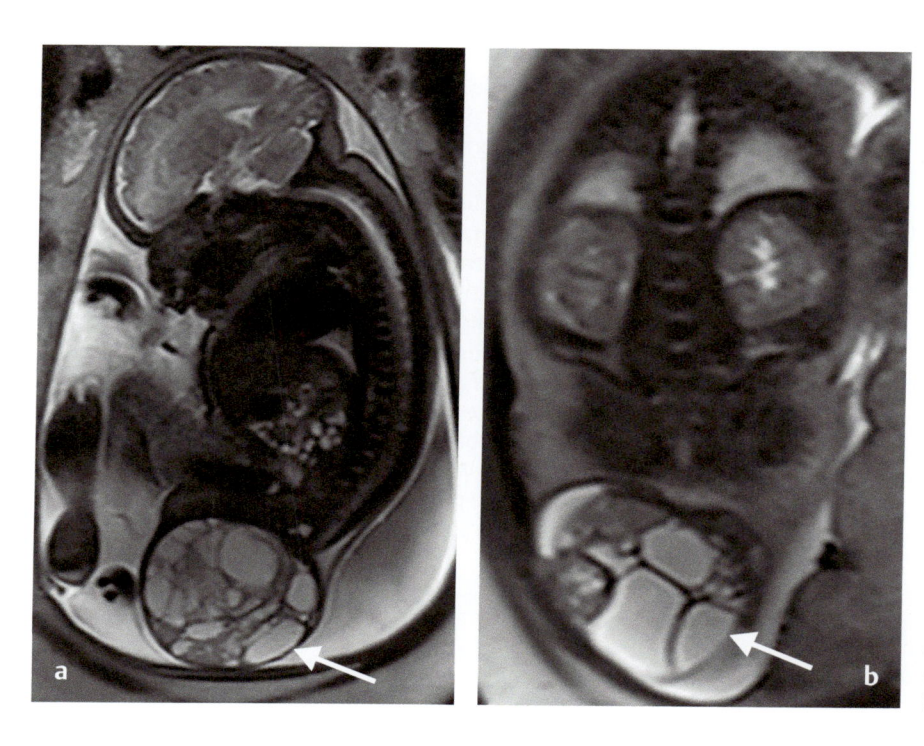

Fig. 125-4. Feto de 32 semanas portador de teratoma sacrococcígeo sólido/cístico com predomínio do componente cístico (setas). Notar pequena invasão da pelve. Exame de ressonância magnética: sagital T2 (**a**) e coronal T2 (**b**). Cortesia Dr. Heron Werner.

COMPLICAÇÕES

As complicações intrauterinas e perinatais mais significativas estão listadas nos Quadros 125-1 e 125-2.

Quadro 125-1. Teratoma Sacrococcígeo: Incidência, Potencial de Malignização & Metástase

	I	II	III	IV
Incidência	47%	35%	9%	10%
Potencial malignização	8%	21%	34%	38%
Metástase	0%	6%	20%	8%

Adaptado de Altman *et al.* (1974).[28]

Quadro 125-2. Complicações Intrauterinas e Perinatais

Útero muito aumentado de volume (polihidrâmnio ou TSC de grandes dimensões)	Parto prematuro	Imaturidade pulmonar, rotura do tumor
Tumor de grandes dimensões	Rotura ao nascimento Distocia durante a tentativa de parto vaginal	Exsanguinação
Crescimento rápido do tumor	Necrose e hemorragia intratumoral	Anemia fetal
Derivação A–V	Insuficiência cardíaca de alto débito	Hidropisia
Placentomegalia	Síndrome do espelho materno	
Morte súbita intrauterina (sem sinais de hidropisia)		
Tumor intrapélvico	Obstrução urinária, bexiga neurogênica	
Malignidade, metástase do tumor		

PROGNÓSTICO

A taxa geral de mortalidade fetal e perinatal do TSC, diagnosticado *in utero*, varia de 30 a 75%.[51,55,56] Esses números são, em sua maioria, de séries nas quais nenhum tratamento ativo foi realizado no útero. Sendo assim, vários aspectos devem ser considerados como fator prognóstico:

- Tipo do TSC (cístico *vs.* sólido).
- Justificativa para o diagnóstico (US de rotina *vs.* indicações maternas).
- Tamanho (volume do tumor) no diagnóstico, taxa de crescimento, tamanho (volume) no parto (> ou < 10 cm).
- Idade gestacional do diagnóstico (antes ou após 30 semanas).
- Idade gestacional do parto (< ou > 32–34 semanas).
- Presença de poli-hidrâmnio.
- Presença de alto débito, hidropisia, placentomegalia.
- Síndrome do espelho materno.

Os TSCs puramente císticos representam apenas 10 a 15% dos casos, mas têm praticamente 100% de sobrevida (Fig. 125-2).[52,55] Por outro lado, os tumores sólidos têm o pior prognóstico, em razão de sua natureza geralmente vascular. Já o desfecho (resultado) do TSC misto depende da quantidade relativa de tumor sólido.

Em uma série em que se avaliou o resultado do TSC fetal detectado na US de rotina, a mortalidade combinada, intrauterina e perinatal, foi de 33% (7/21), enquanto que taxas de mortalidade superiores a 50% são, em geral, relatadas quando indicações maternas levam ao diagnóstico do TSC ao US.[56]

Tumores de grandes dimensões (volumosos) têm um prognóstico pior do que os menores; isso inclui:

- tumores cujo diâmetro excede o diâmetro biparietal (DBP) do feto no momento do diagnóstico ou cresce mais rapidamente do que o DBP durante o US sequencial;
- tumores cujo peso supera mais da metade do peso fetal e;
- tumores maiores do que 10 cm no parto.[51,57,58]

Em relação a esse último tópico, há duas décadas é conhecido o fato de que estes estão mais sujeitos à ruptura durante o parto,[48] embora alguns autores ainda tentem realizar o parto vaginal.[51]

A idade gestacional inferior a 30 semanas, no momento do diagnóstico, está associada a uma sobrevida de 40%, em comparação com 80% para o TSC diagnosticado com 30 ou mais semanas.[53-56] Em um relato realizado com nove pacientes apresentando SCT fetal, todos os seis diagnosticados após 20 semanas sobreviveram no período neonatal, enquanto os três diagnosticados antes das 20 semanas foram a óbito.[59] A idade gestacional mais precoce no momento do diagnóstico também se correlaciona com maior risco de prematuridade, o que por si só tem implicações prognósticas. O parto prematuro pode ocorrer em aproximadamente 50% dos casos, muitas vezes em virtude do poli-hidrâmnio. O parto antes da 34ª semana de gestação está associado a um pior prognóstico (25 *vs.* 88% de sobrevida). Provavelmente, isso não se deve apenas a imaturidade pulmonar e outras complicações da prematuridade, pois em bebês prematuros com TSC de grandes dimensões, a rotura do tumor durante o trabalho de parto ou no parto é comum e pode também ocorrer no parto cesárea.[55,60]

O poli-hidrâmnio se desenvolve em 20 a 30% das gestações associadas ao TSC fetal.[55,56] Alguns autores observaram que o poli-hidrâmnio recém-estabelecido estava associado a 100% de risco de parto prematuro e a 25% de sobrevida, em comparação com 65% de sobrevida na ausência de poli-hidrâmnio.[56] Em outra revisão, observaram-se diferenças semelhantes (40 *vs.* 73% de sobrevida com e sem poli-hidrâmnio).[51]

Uma insuficiência cardiovascular de alto débito, como demonstrado pelo ecocardiograma fetal e pelos fluxos ao Doppler, invariavelmente conduz à hidropisia fetal, a qual apresenta uma mortalidade de 100%, se não tratada no contexto do TSC fetal.[54,55] De acordo com a literatura, além dos poucos fetos que sobreviveram com a intervenção fetal, os únicos sobreviventes foram tratados após uma cesárea de emergência. A placentomegalia é um achado ocasional neste contexto e em outros casos de fetos gravemente enfermos[53-55,57]; está também associada a um prognóstico grave, principalmente quando a "síndrome do espelho" materno se desenvolve. Essa condição de pré-eclâmpsia parece melhorar somente após o parto com a extração do feto e a expulsão da placenta.[55]

CONDUTA TERAPÊUTICA

Após o diagnóstico de TSC fetal, no US de rotina, deve ser realizado um aconselhamento adequado. Na presença de lesão pequena ou puramente cística, o resultado clínico final, geralmente, é favorável. No entanto, quando o TSC é principalmente sólido, altamente vascularizado ao estudo com Doppler e se já for maior que o DBP fetal ou maior que 10 cm no momento do diagnóstico, o prognóstico é mais reservado. O mesmo se aplica aos casos que apresentam sintomas maternos consequente a um útero de grandes dimensões para a idade gestacional referida. Contudo, com monitoramento pré-natal cuidadoso e intervenção oportuna, pode-se, ainda, esperar um bom desfecho em mais da metade dos casos, com baixo risco de morbidade em longo prazo nos sobreviventes. Uma minoria dos TSCs tem um grande componente pélvico e obstrução urinária; estes podem causar sequelas em longo prazo em termos de continência urinária e/ou fecal.[55,61]

O US realizado toda semana é útil inicialmente para avaliar a taxa de crescimento do tumor. Em pacientes com TSC puramente císticos, naqueles com pouco fluxo sanguíneo direcionado ao tumor, naqueles em que o tumor não está crescendo mais rápido do que o feto e na ausência de poli-hidrâmnio, a frequência do US pode, provavelmente, diminuir entre a 24ª e a 32ª semanas.

O monitoramento fetal cuidadoso pode evitar algumas das complicações. A prematuridade tem sido observada em 50% dos TSCs diagnosticados no US de rotina e tem sido uma das principais causas de morbidade.[56] O parto prematuro pode se tornar necessário por causa do sofrimento fetal, porém o parto prematuro espontâneo e/ou a rotura prematura das membranas ocorrem, com certa frequência, como consequência do crescimento uterino (distensão), seja em razão de poli-hidrâmnio ou do volume (importante) do TSC. Embora a causa do poli-hidrâmnio seja ainda desconhecida, uma amniorredução pode ser necessária para prevenir o trabalho de parto prematuro. Para os TSCs císticos volumosos, a descompressão temporária pode ser obtida, com riscos mínimos, por meio de uma punção com agulha (cistocentese).[52,55] O repouso absoluto e o uso de tocolíticos podem também ajudar a prevenir o parto prematuro. Hedrick *et al.* (2004) publicaram que o parto prematuro pode ter causado a rotura do tumor, ainda intraútero, em três fetos, entre a 25ª e a 28ª semanas de gestação, levando-os à morte neonatal.[55]

A fim de evitar distocia e/ou rotura do tumor ao nascimento, o parto cesárea deve ser indicado para aqueles tumores de grandes dimensões. Alguns autores utilizam um diâmetro de 5 cm como ponto de corte, porém outros usam 10 cm, como outros utilizam o DBP fetal ou simplesmente avaliam o tamanho do TSC em relação à pelve fetal.[56,57] O tumor pode, em alguns casos, ser muito frágil e romper durante a cesárea,[60] portanto recomenda-se ter extremo cuidado durante a parturição. Em fetos com tumores muito volumosos, recomenda-se considerar o uso de uma histerotomia clássica em vez da histerotomia no segmento baixo.

O TSC cístico, que ocorre em 15% dos casos, permite, muitas vezes, ser descomprimido por punção com agulha, possibilitando, assim, o parto vaginal.[52] Sobretudo, se a massa remanescente ainda for excessiva nesses tumores císticos/sólidos mistos, a descompressão através da drenagem por cistocentese facilitará a cesárea.

A distocia durante o parto vaginal pode, ainda, ocorrer em países onde as grávidas não têm acesso ao US de rotina. Entre as opções para administrar esse pesadelo obstétrico evitável, inclui-se a realização de uma cesárea de emergência com o feto sendo exteriorizado parcialmente no parto.[57]

A questão da anemia fetal causada por uma hemorragia intratumoral e que pode levar à hidropisia do concepto é mais teórica do que um fenômeno frequentemente observado. Se houver suspeita desse evento, recomenda-se a cordocentese para confirmar a anemia fetal, a qual, por sua vez, poderia ser tratada por meio de uma transfusão fetal.

A complicação mais temida do TSC fetal é o desenvolvimento de placentomegalia e hidropisia. Isso ocorre, mais frequentemente, com tumores sólidos de grandes dimensões e de crescimento rápido, os quais desenvolvem anastomoses arteriovenosas. Essas anastomoses podem levar ao aumento do débito cardíaco e, eventualmente, à insuficiência cardíaca com hidropisia.[48,50,53–55] A insuficiência cardíaca iminente pode ser detectada por ecocardiograma fetal e US detalhado com o Doppler, como descrito anteriormente.

Quando há insuficiência cardíaca de alto débito ou sinais precoces de hidropisia, o óbito fetal é praticamente 100%, caso não haja qualquer intervenção. As duas únicas opções que podem levar à sobrevida são: a intervenção fetal para interromper o fluxo de sangue para o tumor ou a cesárea de emergência com cirurgia pós-natal. Há relatos de vários sucessos descritos com esta última opção, desde a 28ª semana de gestação (e até mesmo com 26 semanas).[62] Por outro lado, um serviço com experiência em cirurgia fetal pode considerar que a opção de tratamento pode ser mais segura do que o parto prematuro terapêutico, em feto hidrópico até 32 semanas de gestação.[54] Para a maioria dos fetos que consegue sobreviver após uma intervenção fetal, o tumor tem sido removido usando-se técnicas da cirurgia fetal "aberta" ("a céu aberto"), a saber: após a abertura do útero (histerotomia), o TSC é exposto e tem sua base fixada para limitar a perda de sangue; a pele fetal é aberta enquanto se protege o ânus e o reto; uma vez que a base é suficientemente fina, um *stapler* (grampeador) é aplicado, e a exérese da maior parte do tumor é realizada, deixando-se atrás o cóccix e o componente pré-sacral (Fig. 125-5). O feto é reinserido de volta ao útero e a gravidez é mantida o máximo do tempo possível, se feto e mãe permanecerem bem. A ressecção do teratoma é concluída no período neonatal, uma vez que o bebê esteja estável. O procedimento fetal pode ser complicado por sangramento e até mesmo

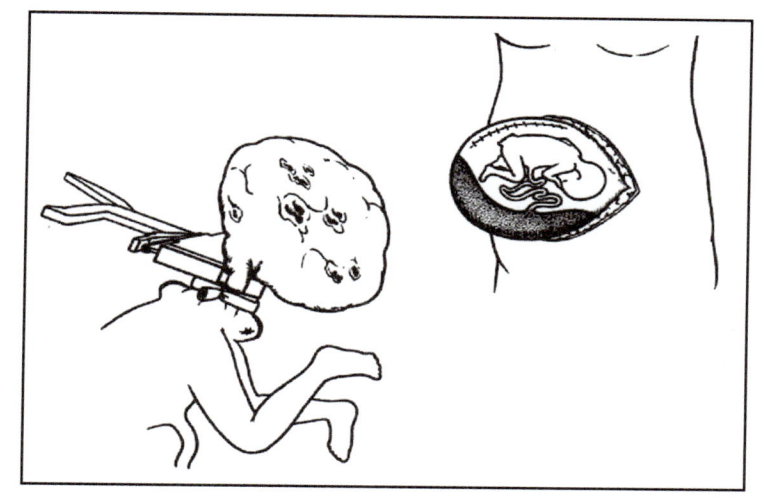

Fig. 125-5. Teratoma sacrococcígeo – tratamento intrauterino "a céu aberto".

por parada cardíaca, exigindo, nesse caso, transfusão, massagem cardíaca e ressuscitação farmacológica. Posteriormente, a rotura prematura das membranas (RPM) e o parto prematuro são muito frequentes e requerem tocólise.[55]

Na literatura, foram observados quatro sobreviventes em longo prazo entre oito fetos tratados com cirurgia fetal aberta.[55,63] Mais dois fetos (em quatro tentativas) sobreviveram após a remoção do tumor, usando-se ablação percutânea por radiofrequência.[64] Esta última foi desenvolvida como uma técnica menos invasiva para minimizar o trabalho de parto prematuro, porém resultou em importantes efeitos colaterais em um dos fetos que sobreviveu.[65] Um óbito fetal foi relatado dois dias após a termocoagulação dos principais vasos de alimentação.[66] Isso destaca o fato de que a necrose parcial do tumor pode, possivelmente, causar a morte do feto caso algum retorno venoso seja mantido. Paralelamente, outro caso bem-sucedido de intervenção fetal foi o uso de *laser*; porém, ao contrário de todas as outras tentativas, o feto não era hidrópico, e o tumor era parcialmente cístico.[67] Além disso, esse procedimento resultou em hemorragia com anemia fetal (hemoglobina de 6 g/dL), sendo necessária a transfusão intrauterina.

No que diz respeito à placentomegalia, a etiopatogenia exata é desconhecida, porém tem sido frequentemente associada a poli--hidrâmnio, hidropisia e mau prognóstico. Em raros casos, a mãe pode desenvolver sintomas de pré-eclâmpsia, que parece piorar até o nascimento do bebê. Esse evento tem sido denominado de "síndrome do espelho" materno ou "síndrome de Ballantyne", na qual o estado de saúde da mãe espelha o do feto doente.[53–55] O mecanismo etiopatogênico permanece desconhecido, mas parece ser causado pela liberação de hormônios e/ou substâncias da placenta (toxinas), uma vez que não se consegue revertê-lo mesmo que a remoção do tumor seja bem-sucedida por meio da cirurgia fetal, ao contrário da insuficiência cardíaca de alto débito e hidropisia.[54,55,57] A cesárea de emergência parece ser o único tratamento possível para a "síndrome do espelho" materno.

O óbito fetal súbito pode ocorrer *in utero*, mesmo na ausência de sinais de insuficiência cardíaca ou hidropisia (Fig. 125-6). Tal evento pode ser causado por hemorragia maciça para dentro do próprio tumor, rotura do tumor, hipercalemia ou outras complicações metabólicas associadas aos tumores que sequestram seu próprio suprimento de sangue ou até à embolização do tumor.

Em pacientes com TSC cístico intrapélvico de volume importante e que possam causar obstrução urinária, a colocação de um cateter com o intuito de fazer uma derivação cístico-amniótica tem sido defendida para prevenir danos renais e preservar a função da bexiga.[68,69] No relato anterior, a rotura prematura de membranas ocorreu na 26ª semana e 2 dias de gestação, 9 dias após a colocação da derivação; o bebê nasceu com 29 semanas e sobreviveu.[69] A derivação vesicoamniótica também foi relatada em um paciente com tumor sólido importante, porém infelizmente este morreu de insuficiência respiratória após a rotura prematura das membranas, que, por sua vez, induziu o parto prematuro com 30 semanas.[70]

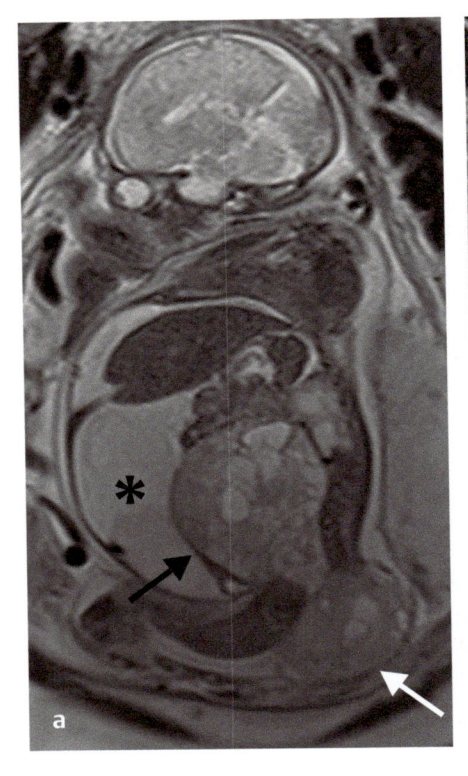 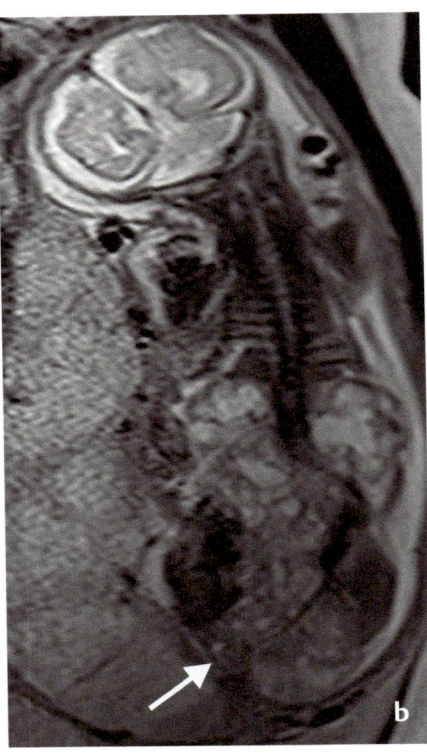

Fig. 125-6. Feto de 27 semanas portador de teratoma sacrococcígeo do tipo III. Notar grande invasão até as lojas renais. O componente interno (seta preta) é maior que o componente externo (seta branca). Notar presença de ascite (*) - feto hidrópico. Exame de ressonância magnética:sagital T2 (**a**) e coronal T2 (**b**).

Por fim, a malignidade do TSC intrauterino não é uma preocupação real. Casos raros com metástase presente ao nascimento têm sido relatados, mesmo na placenta,[71] porém esta não tem sido uma causa significativa de morbidade e/ou mortalidade. De fato, um tumor maligno no feto pode se tornar espontaneamente maduro.[15] Entretanto, para os 10% ou mais dos bebês, nos quais o tumor é maligno, a ressecção completa no momento do nascimento tem sido o tratamento satisfatório e suficiente para a maioria dos casos. No entanto, se a AFP permanecer elevada (indicando tumor residual de saco vitelínico localmente ou em sítios distantes), a quimioterapia se faz necessária, bem como para aqueles casos onde permaneça massa tumoral residual, que também requererá quimioterapia com ou sem cirurgia.[1]

CONCLUSÃO

O TSC fetal está associado a uma ampla gama de desfechos possíveis. As complicações mais significativas são: parto prematuro, rotura do tumor ao nascer e hidropisia. O monitoramento cuidadoso pelo US está indicado, bem como o ecocardiograma fetal naqueles fetos com tumor volumoso vascular.

A seguir, resumem-se as intervenções fetais/perinatais que podem ser indicadas:

- Prevenir ou parar o parto prematuro: repouso absoluto, tocolíticos, amniorredução, descompressão de TSC cístico.
- Prevenir a distocia e a rotura do tumor: cesárea para os tumores de grandes dimensões, especialmente se o parto for prematuro.
- Insuficiência cardíaca de alto débito/hidropisia: cesárea de emergência *vs.* remoção do tumor no útero.
- Síndrome do espelho materno: pode-se tentar o manejo clínico, mas geralmente se faz necessária uma cesárea de emergência.
- Diminuir a morbidade materna: descompressão intrauterina do TSC cístico para permitir o parto vaginal ou tornar a cesárea mais fácil e segura.
- Prevenir complicações de malignidade: ressecção completa (incluindo cóccix) após o nascimento, uma vez que o bebê tenha sido estabilizado, e monitorar os níveis de AFP no pós-operatório.
- Transfusão fetal em caso de anemia por sangramento dentro do tumor.
- Melhorar a função de bexiga/rins através da derivação (*shunt*) cístico-amniótica intrauterina ou vesicoamniótica.

REFERÊNCIAS BIBLIOGRÁFICAS

1. Laberge J-M, Nguyen L T, Shaw K S: Teratomas, Dermoids, and other Soft Tissue Tumors. In Ashcraft KW (ed): Pediatric Surgery 3rd edition. Philadelphia, WB Saunders, 2000. p. 905-926.
2. Dehner LP: Gonadal and extragonadal germ cell neoplasms: Teratomas in childhood. In Finegold M (ed): Pathology of Neoplasia in Children and Adolescents. Philadelphia, WB Saunders, 1986. p. 282-312.
3. Isaacs H: Germ cell tumors. In Isaacs H (ed): Tumors of the Fetus and Newborn. Philadelphia, WB Saunders, 1997, p. 15-38.
4. Skinner MA: Germ cell tumors. In Oldham KT, Colombani PM, Foglia RP (eds): Surgery of Infants and Children: Scientific Principles and Practice. Philadelphia, Lippincott-Raven, 1997, p. 653-662.
5. Moore KL, Persaud TVN: The Developing Human: Clinically oriented embryology, 7th edition, Philadelphia, WB Saunders, 2003.
6. Isaacs H: Tumors. In Gilbert-Barness E (ed): Potter's Pathology of the Fetus and Infant. St Louis, CV Mosby, 1997, p. 1242-1331.
7. Bale PM: Sacrococcygeal developmental abnormalities and tumors in children. Perspect Pediatr Pathol 1:56, 1984.
8. Sinnock KL, Perez-Atayde AR, Boynton KA, et al: Clonal analysis of sacrococcygeal "teratomas." Pediatr Pathol Lab Med 16:865-875, 1996.
9. Chadha R, Bagga D, Malhortra CJ, et al: Accessory limb attached to the back. J Pediatr Surg 28:1615-1617, 1993.
10. de Lagausie P, de Napoli Cocci S, Stempfle N, et al: Highly differentiated teratoma and fetus-in-fetu: A single pathology? J Pediatr Surg 32:115-116, 1997.
11. Heifetz SA, Alrabeeah A, Brown BS, et al: Fetus in fetu: A fetiform teratoma. Pediatr Pathol 8:215-226, 1988.
12. Hanquinet S, Damry N, Heimann P, et al: Association of a fetus in fetu and two teratomas: US and MRI. Pediatr Radiol 27:336-338, 1997.
13. Drut RM, Drut R, Fontana A, et al: Mature presacral sacrococcygeal teratoma associated with a sacral "epignathus." Pediatr Pathol 12:99-103, 1992.
14. Parizek J, Nemecek S, Pospisilova B, et al: Mature sacrococcygeal teratoma containing the lower half of a human body. Childs Nerv Syst 8:108-110, 1992.
15. Graf JL, Housely HT, Albanese CT, et al: A surprising histological evolution of preterm sacrococcygeal teratomas. J Pediatr Surg 33:177-179, 1998.
16. Azizkhan RG, Haase GM, Applebaum H, et al: Diagnosis, management, and outcome of cervicofacial teratomas in neonates: A Children's Cancer Group Study. J Pediatr Surg 30:312-316, 1995.
17. Ohtsuka M, Satoh H, Inoue M, et al: Disseminated metastasis of neuroblastomatous component in immature mediastinal teratoma: a case report. Anticancer Research 20:527-530, 2002.

18. Hijiya N, Horikawa R, Matsushita T, et al: Malignant mediastinal germ-cell tumors in childhood: A report of two cases achieving long-term disease-free survival. Am J Pediatr Hematol-Oncol 11:437-440, 1989.

19. Stringer DA, Sprigg A, Kerrigan D: Malignant carcinoid within a recurrent sacrococcygeal teratoma in childhood. Can Assoc Radiol J 41:105-107, 1990.

20. Tsuchida Y, Endo Y, Saito S, et al: Evaluation of alpha fetoprotein in early infancy. J Pediatr Surg 13:155-162, 1978.

21. Wu JT, Book L, Sudar K: Serum alpha fetoprotein (AFP) levels in normal infants. Pediatr Res 15:50-52, 1981.

22. Derenoncourt AN, Castro-Magana M, Jones KL: Mediastinal teratoma and precocious puberty in a boy with mosaic Klinefelter syndrome. Am J Med Genet 55:38-42, 1995.

23. Rodriguez E, Reuter VE, Mies C, et al: Abnormalities of 2q: A common genetic link between rhabdomyosarcoma and hepatoblastoma? Genes Chromosom Cancer 3:122-127, 1991.

24. Perlman EJ, Cushing B, Hawkins E, et al: Cytogenetic analysis of childhood endodermal sinus tumors: A Pediatric Oncology Group Study. Pediatr Pathol 14:695-708, 1994.

25. Kruslin B, Hrascan R, Manojlovic S, et al: Oncoproteins and tumor suppressor proteins in congenital sacrococcygeal teratomas. Pediatr Pathol Lab Med 17:43-52, 1997.

26. Ishiwata I, Ishiwata C, Soma M, et al: N-myc gene amplification and neuron specific enolase production in immature teratomas. Virchows Arch A Pathol Anat Histopathol 418:333-338, 1991.

27. Tsuchida Y, Watanasupt W, Nakajo T: Anorectal malformations associated with a presacral tumor and sacral defect. Pediatr Surg Int 4:398-402, 1989.

28. Altman RP, Randolph JG, Lilly JR: Sacrococcygeal teratoma: American Academy of Pediatrics Surgical Section Survey—1973. J Pediatr Surg 9:389-398, 1974.

29. Subbarao P, Bhatnagar V, Mitra DK: The association of sacrococcygeal teratoma with high anorectal and genital malformations. Aust N Z J Surg 64:214-215, 1994.

30. Lahdenne P, Heikinheimo M, Jaaskelainen J, et al: Vertebral abnormalities associated with congenital sacrococcygeal teratomas. J Pediatr Orthop 11:603-607, 1991.

31. Werb P, Scurry J, Ostor A, et al: Survey of congenital tumors in perinatal necropsies. Pathology 24:247-253, 1992.

32. Sadove AM, Kalsbec JE, Ellis FD, et al: Orbital teratoma associated with trigonocephaly. Plast Reconstr Surg 88:1059-1063, 1991.

33. Aughton DJ, Sloan CT, Milad MP, et al: Nasopharyngeal teratoma ("hairy polyp"), Dandy-Walker malformation, diaphragmatic hernia, and other anomalies in a female infant. J Med Genet 27:788–790, 1990.

34. Ashcraft KW, Holder TM: Hereditary presacral teratoma. J Pediatr Surg 9:691–697, 1974.

35. Rowe MI, O'Neill JA, Grosfeld JL, et al: Teratomas and germ cell tumors. In Rowe MI, O'Neill JA, Grosfeld JL, et al (eds): Essentials of Pediatric Surgery. St Louis, CV Mosby, 1995, pp 296–305.

36. Gross RE, Clatworthy HW Jr, Meeker IA Jr: Sacrococcygeal teratomas in infants and children: A report of 40 cases. Surg Gynecol Obstet 92:341–354, 1951.

37. Currarino G, Coln D, Votteler T: Triad of anorectal, sacral, and presacral anomalies. AJR Am J Roentgenol 137:395–398, 1981.

38. Ng WT, Ng TK, Cheng PW: Sacrococcygeal teratoma and anorectal malformation: Case reports. Aust N Z J Surg 67:218–220, 1997.

39. Tander B, Baskin D, Bulut M: A case of incomplete Currarino triad with malignant transformation. Pediatr Surg Int 15: 409-410, 1999.

40. Lee S-C, Chun Y-S, Jung S-E, et al: Currarino triad: Anorectal malformations, sacral bony abnormality, and presacral mass—a review of 11 cases. J Pediatr Surg 32:58–61, 1997.

41. Shaija JK: Anorectal malformation presenting as Hirschsprung's disease: A case report. East Afr Med J 72:130–131, 1995.

42. Sonnino RE, Chou S, Guttman FM: Hereditary sacrococcygeal teratoma. J Pediatr Surg 24:1074–1075, 1989.

43. Singh SJ, Rao P, Stockton V: Familial presacral masses: Screening pitfalls. J Pediatr Surg 36: 1841-1844, 2001.

44. Weinberg AG: "Teratomas" in the Currarino triad: a misnomer. Pediatr Develop Pathol, 3:110-11, 2000.

45. Ross AJ, Ruiz-Perez V, Wang Y, et al: A homeobox gene, HLXB9, is the major locus for dominantly inherited sacral agenesis. Nat Genet 20:358-361, 1998.

46. Iinuma Y, Iwafuchi M, Uchiyama M, et al: A case of Currarino triad with familial sacral bony deformities. Pediatr Surg Int, 16:134-135, 2000.

47. Rescorla FJ, Sawin RS, Coran AG, et al: Long-term outcome of infants and children with sacrococcygeal teratomas: A report from the Children's Cancer Group. J Pediatr Surg 33:171–176, 1998.

48. Flake AW, Harrison MR, Laberge J-M, et al. Fetal Sacrococcygeal Teratoma. J Pediatr Surg 21:563-566, 1986.

49. Kirkinen P, Heinonen S, Vanano K, et al. Maternal serum alpha-fetoprotein and epithelial tumor marker concentrations are not increased by fetal sacrococcygeal taratoma. Prenat Diagn 17:47-50, 1997.

50. Bond SJ, Harrison MR, Schmidt KG, et al. Death due to high-output cardiac failure in fetal sacrococcygeal teratoma. J Pediatr Surg 25:1287-1291, 1990.

51. Brace V, Grant SR, Brackley KJ, et al. Prenatal diagnosis and outcome in sacrococcygeal teratomas: a review of cases between 1992 and 1998. Prenat Diagn 20:51-55, 2000.

52. Kay S, Khalife S, Laberge JM, et al. Prenatal percutaneous needle drainage of cystic sacrococcygeal teratomas. J Pediatr Surg 34:1148-1151, 1999.

53. Graf JL, Albanese CT. Fetal sacrocoggygeal teratoma. World J Surg 27:84-86, 2003.

54. Flake AW. The fetus with sacrococcygeal teratoma. In: Harrison MR, Evans MI, Adzick NS, Holzgreve W, (eds). The Unborn Patient: The art and Science of Fetal Therapy. Philadelphia, PA, WB Saunders, 2001, p. 315-323.

55. Hedrick HL, Flake AW, Crombleholme TM, et al. Sacrococcygeal teratoma: Prenatal assessment, fetal intervention, and outcome. J Pediatr Surg, in press.

56. Holterman A-X, Filiatrault D, Lallier M, et al. The natural history of sacrococcygeal teratomas diagnosed through routine obstetric sonogram: A single institution experience. J Pediatr Surg 33:899-903, 1998.

57. Flake AW. Fetal sacrococcygeal teratoma. Semin Pediatr Surg 2:113-120, 1993.

58. Veschambre R, Wantanian B, Lebouvier L, et al. Facteurs pronostiques anténatals des tératomes sacro-coccygiens. Rev Fr Gynecol Obstét 88:325-330, 1993.

59. Chisholm CA, Heider AL, Kuller JA, et al: Prenatal diagnosis and perinatal management of fetal sacrococcygeal teratoma. Am J Perinatol 16:47-50, 1999.

60. Hoehn T, Krause MF, Wilhelm C, et al: Fatal rupture of a sacrococcygeal teratoma during delivery. J Perinatol 18:596-598, 1999.

61. Schmidt B, Haberlik A, Uray E, et al. Sacrococcygeal teratoma: clinical course and prognosis with a special view to long-term functional results. Pediatr Surg Int 15:573-576, 1999.

62. Robertson FM, Crombleholme TM, Frantz ID, et al. Devascularization and staged resection of giant sacrococcygeal teratoma in the premature infant. J Pediatr Surg 30:309-311, 1995.

63. Graf JL, Albanese CT, Jennings RW, et al. Successful fetal sacrococcygeal teratoma resection in a hydropic fetus. J Pediatr Surg 35:1489-1491, 2000.

64. Paek BW, Jennings RW, Harrison MR, et al. Radiofrequency ablation of human fetal sacrocoggyeal teratoma. Am J Obstet Gynecol 184:503-507, 2001.

65. Ibrahim D, Ho E, Scherl SA, et al: Newborn with an open posterior hip dislocation and sciatic nerve injury after intrauterine radiofrequency ablation of a sacrococcygeal teratoma. J Pediatr Surg 38:248-250, 2003.

66. Lam YH, Tang MHY, Shek TWH. Thermocoagulation of fetal sacrococcygeal teratoma. Prenat Diagn 22:99-101, 2002.

67. Hecher K, Hackeloer B-J: Intrauterine endoscopic laser surgery for fetal sacrococcygeal teratoma. Lancet 347:470, 1996.

68. Jouannic JM, Dommergues M., Auber F, et al: Successful intrauterine shunting of a sacrococcygeal teratoma (SCT) causing fetal bladder obstruction. Prenatal Diagnosis 21:824-826, 2001.

69. Garcia AM, Morgan WM III, Bruner JP: In utero decompression of a cystic grade IV sacrococcygeal teratoma. Fetal Diagn Ther 13:305-308, 1998.

70. Goto M, Makino Y, Tamura R, et al: Sacrococcygeal teratoma with hydrops fetalis and bilateral hydronephrosis. J Perinat Med 28:414-418, 2000.

71. Leung JC, Mann S, Salafia C, et al: Sacrococcygeal teratoma with vascular placental dissemination. Obstet Gynecol 93:856, 1999

CAPÍTULO 126

MALFORMAÇÃO ADENOMATOSA CÍSTICA PULMONAR (TIPO III)

Nahla Khalek ■ Juliana Gebb ■ Mark P. Johnson

INTRODUÇÃO

A malformação congênita das vias aéreas pulmonares (MCVAP) é um diagnóstico que engloba um espectro de lesões pulmonares que incluem malformação adenomatosa cística pulmonar congênita (MACP), sequestro broncopulmonar (SBP) e massas híbridas de MACP/SBP.

A MACP é uma massa multicística benigna de tecido pulmonar não funcional que geralmente está restrita a um lobo do pulmão. O comprometimento multilobar, incluindo o envolvimento pulmonar bilateral, tem sido observado, mas é incomum. O suprimento arterial e a drenagem venosa normalmente derivam da circulação pulmonar. O exame macroscópico demonstra uma massa intrapulmonar discreta que contém cistos com diâmetro que variam de < 1,0 mm a > 10 cm. Histologicamente, esta categoria de lesão pulmonar é caracterizada por um crescimento excessivo de bronquíolos respiratórios terminais que formam cistos de vários tamanhos e carecem de alvéolos normais, que não funcionam nas trocas gasosas normais. Entretanto, existem comunicações dentro da árvore traqueobrônquica observadas clinicamente por aprisionamento aéreo, que ocorre durante os esforços de ressuscitação pós-natal.

O sequestro broncopulmonar (SBP) também é uma massa pulmonar não funcional, a qual surge como uma evaginação aberrante a partir da porção anterior do intestino em desenvolvimento com suprimento arterial sistêmico, que pode ser mal identificado como MACP. As lesões do SBP são classificadas em formas extralobares e intralobares. A forma extralobar consiste em tecido pulmonar que está envolvido em sua própria pleura, porém sem comunicação com a árvore traqueobrônquica normal. Essas lesões podem ocorrer acima ou abaixo do diafragma. A forma intralobar é observada dentro do tecido pulmonar normal e pode ou não se comunicar com a árvore brônquica normal. Um híbrido da MACP e SBP também foi descrito, demonstrando características clinicopatológicas de ambos os tipos de lesão. A ultrassonografia (USG) pré-natal demonstra que essas lesões híbridas parecem ser lesões pulmonares císticas com suprimento sistêmico de sangue arterial.

HISTÓRIA NATURAL

A história natural e o espectro clínico da MACP diagnosticada durante o pré-natal podem ser extremamente variáveis. A lesão pulmonar pode ser assintomática e acidentalmente diagnosticada na vida pós-natal, quando uma radiografia de tórax é realizada para outras indicações, tais como infecções respiratórias recorrentes. Contudo, um pequeno contingente de pacientes no pós-natal pode apresentar, ao nascer, um comprometimento cardiorrespiratório significativo. Até 15% das MACPs irão regredir e podem "desaparecer" completamente no exame de ultrassom (US), tornando-se isoecoicas dentro do tecido pulmonar normal circundante. Entretanto, essas lesões são, praticamente, sempre identificadas no exame de tomografia computadorizada (TC) pós-natal com contraste.

As MACPs fetais demonstram crescimento potencial imprevisível durante a segunda metade da gestação. Essas massas podem atingir tamanho considerável, podendo causar um efeito de massa que pode obstruir o esôfago, levando ao desenvolvimento de poli-hidrâmnio, hipoplasia pulmonar e até mesmo causar desvio cardíaco e mediastinal grave, interferindo com o retorno venoso e podendo levar à insuficiência cardíaca e ao desenvolvimento de hidropisia.

Em MACPs predominantemente microcísticas que desenvolvem hidropisia, a ressecção da massa *in utero* pode salvar a vida do concepto, porém essa atitude está associada a um potencial significativo de morbidade materna e risco de parto prematuro. Em geral, a maior parte dos tumores apresenta estabilização em seu crescimento entre 28-30 semanas de gestação, e, caso o feto não desenvolva complicações secundárias, o efeito de massa dentro do tórax diminui à medida que a gravidez progride e o feto "cresce ao redor" do tumor. Geralmente, as recomendações para o parto são determinadas entre a 32ª e 34ª semana de idade gestacional, com base na presença do efeito de massa residual dentro do tórax, demonstrado pelo deslocamento de estruturas cardíacas e mediastinais. Se for observado um efeito de massa significativo, então as recomendações para o parto podem variar desde um procedimento EXIT com ressecção da massa tumoral, como também o parto cesáreo eletivo e avaliação cirúrgica pediátrica imediata para determinar a necessidade da ressecção cirúrgica do tumor. O parto deve ser sempre programado para ser realizado em hospitais terciários, com serviços de neonatologia e de cirurgia pediátrica no local (*on-site*), no caso do recém-nascido se tornar sintomático após o nascimento. Em muitos casos, tais massas estabilizam no início de sua fase de crescimento e, além de ocupar um pequeno espaço dentro do tórax fetal, nunca proporcionam risco significativo de hipoplasia pulmonar ou comprometimento hemodinâmico. Inevitavelmente, tais casos não mostram nenhum efeito de massa na 32ª semana e, portanto, seriam assintomáticos no momento do nascimento, não necessitando de planejamento especial do parto. Logo, esses casos poderiam ter acompanhamento ambulatorial com cirurgião pediátrico entre 4 e 6 semanas de idade, para avaliar melhor a massa com um exame de TC do tórax para, posteriormente, programar a remoção cirúrgica de modo eletivo.

O sequestro intralobar pode ser de risco, caso se torne infectado no período pós-natal. De forma semelhante às lesões da MACP, as lesões no SBP podem também aumentar com um período de pico de crescimento ocorrendo em até 28-32 semanas de gestação. Depois dessa idade gestacional, parecem regredir em tamanho, com algumas lesões se tornando, até mesmo, isoecoicas à medida que são monitoradas durante o terceiro trimestre. O SBP extralobar pode desenvolver derrame pulmonar secundário ao desenvolvimento linfático anormal dentro dele mesmo, bem como aqueles que apresentam pedículos vasculares pequenos com um alimentador arterial maior em comparação com o menor retorno venoso e linfático combinado. Tais derrames podem causar um hidrotórax compressivo e subsequente hidropisia, os quais podem ser efetivamente tratados com a colocação de um cateter através de uma derivação (*shunt*) toracoamniótica. A TC torácica com angiografia, após 4-6 semanas de idade em pacientes com SBP assintomático, auxilia em determinar se a ressecção será ou não necessária. Em alguns casos, as lesões do SBP tipo extralobar não necessitam de remoção, particularmente se o recém-nascido for assintomático e a massa tumoral for pequena e não cística. Essas massas parecem involuir e, eventualmente, desaparecem, provavelmente pela perda de suprimento sanguíneo pós-natal.

EMBRIOLOGIA E FISIOPATOLOGIA

O desenvolvimento do pulmão humano é subdividido em cinco períodos distintos, os quais se baseiam nas mudanças anatômicas que ocorrem na arquitetura pulmonar:

1. Embrionária (3-7 semanas);
2. Pseudoglandular (7-17 semanas);
3. Canalicular (17-29 semanas);
4. Sacular (24-36 semanas) e;
5. Alveolar (36 semanas até a maturidade).

A MACP se desenvolve durante o período pseudoglandular (7-17 semanas). Inicialmente, os túbulos traqueobrônquicos são formados a partir do divertículo pulmonar, o qual se forma no sulco traqueolaríngeo medial na parede ventral da porção anterior do intestino. A ramificação da traqueia produz dois brônquios lobares à esquerda e três do lado direito, definindo a anatomia lobar do pulmão humano. O esôfago e a traqueia se separam, e os túbulos brônquicos subdividem--se para formar os segmentos pulmonares brônquicos. Em paralelo, o mesênquima esplâncnico sofre diferenciação e organização para formar os vasos sanguíneos, os vasos linfáticos e outras estruturas de suporte. No período pseudoglandular (7-17 semanas) há rápida expansão das vias aéreas condutoras e dos túbulos pulmonares periféricos, que continuam a ramificar-se e a brotar para formar túbulos do tipo acinoso. A expansão desses pequenos túbulos na periferia do pulmão produz uma aparência glandular. O mesênquima pulmonar periférico afina e se torna cada vez mais vascularizado. Corpos neuroendócrinos, nervos e o músculo liso são observados nas áreas em desenvolvimento. Anéis de cartilagem se formam ao redor dos brônquios segmentares. A pleura comum e a cavidade peritoneal se fecham, ocorrendo o espessamento do diafragma, que, por sua vez, se torna cada vez mais muscularizado.

Whitsett *et al.* e Groenman *et al.* examinaram a base genética e molecular que influenciam a formação dos pulmões e o desenvolvimento pulmonar anormal. A MACP é caracterizada por um padrão anormal das vias aéreas durante a sua morfogênese da ramificação pulmonar e é caracterizada por uma ramificação anormal dos bronquíolos imaturos. Em 2003, Volpe *et al.* identificaram que um dos genes que pode ter uma influência potencial no desenvolvimento deste distúrbio é o HOXB5, já que sua expressão é mantida em um nível típico para o desenvolvimento pulmonar precoce. Os diferentes tipos de MACP refletem o bloqueio no desenvolvimento, o qual pode ocorrer nos diferentes estágios do desenvolvimento pulmonar. Se a inibição do desenvolvimento pulmonar ocorrer na fase pseudoglandular, a MACP envolve o epitélio brônquico (Stocker tipo I–III); no entanto, se esse bloqueio ocorrer posteriormente, nas semanas entre 22-36, a lesão resultará em uma MACP tipo acinoso alveolar (Stocker tipo IV) do epitélio (Quadro 126-1). Esta última entidade patológica poderia ser explicada como um distúrbio de desenvolvimento e maturação distal em vez de um bloqueio de desenvolvimento. A superexpressão do gene Fgf7, usando o promotor SP-C em camundongos, resulta em um pulmão com lesões do tipo MACP. Essa observação aventa a possibilidade de que a ruptura de uma interação dependente de Fgf7, entre o epitélio e o mesênquima, possa estar envolvida na patogênese da MACP em humanos. Lesões do tipo MACP ocorrem em camundongos transgênicos que superexpressam o fator de crescimento de queratinócitos (KGF), porém Liechty *et al.* não observaram diferenças na expressão da proteína KGF ou do mRNA do KGF na MACP e no pulmão normal. Por outro lado, as MACPs fetais que cresceram rapidamente, progrediram para hidropisia e necessitaram de ressecção *in utero* mostraram um aumento da expressão gênica do fator de crescimento derivado de plaquetas (PDGF-B) e da produção de proteína PDGF-B, quando comparadas com as dos espécimes de pulmão fetal normal ou de MACP a termo.

Outros investigadores exploraram o fator de crescimento fibroblástico-10 (FGF10), que é um fator de crescimento mesenquimal, envolvido em interações epiteliais e mesenquimais durante a morfogênese da ramificação pulmonar. A superexpressão do FGF10 foi induzida transitoriamente de forma temporária e espacialmente restrita, durante os estágios pseudoglandular ou canalicular do desenvolvimento pulmonar em ratos, através de microinjeções intraparenquimatosas guiadas por USG transuterina do vetor adenoviral que codifica o transgene rFGF10. As classificações morfológicas e histológicas das malformações resultantes dependeram do estágio de desenvolvimento e da localização. A superexpressão do FGF10 restrita à árvore traqueobrônquica proximal, durante a fase pseudoglandular, resultou em grandes cistos revestidos por um epitélio colunar alto composto, principalmente, de células de Clara com escassez de pneumócitos tipo II, assemelhando-se ao epitélio tipo bronquiolar. Por outro lado, a superexpressão de FGF10 no parênquima pulmonar distal, durante a fase canalicular, resultou em pequenos cistos revestidos por células epiteliais cuboides compostas, principalmente, de pneumócitos tipo II, que se assemelham à diferenciação do epitélio do tipo acinoso. As malformações císticas induzidas pela superexpressão do FGF10 parecem assemelhar-se muito à morfologia e à histologia do espectro da MACP humana. Esses achados apoiam o papel do FGF10 na indução da MACP humana e fornecem uma visão mecanicista adicional sobre o papel do FGF10 no desenvolvimento pulmonar normal e anormal.

DIAGNÓSTICO PRÉ-NATAL

A base fundamental do diagnóstico pré-natal para essas lesões pulmonares é o US, porém a ressonância magnética (RM) fetal pode ajudar na identificação de diagnósticos alternativos, incluindo atresia brônquica, cistos broncogênicos, enfisema lobar ou comprometimento multilobar. As lesões da MACP podem se manifestar como sólidas e/ou císticas (Fig. 126-1). Em contraste, as lesões do SBP são homogeneamente ecogênicas, geralmente em forma de cunha, localizadas logo acima do hemidiafragma, e derivam seu suprimento sanguíneo da aorta descendente (Fig. 126-2). A classificação original, por Stocker *et al.*, da MACP em três tipos é baseada nas características patológicas. Uma revisão recente dessa classificação histopatológica acrescentou mais dois tipos, resultando em um total de cinco tipos (Quadro 126-1). A classificação de Stocker é uma classificação histopatológica que foi extrapolada para uso no diagnóstico ao US. Um esquema de classificação alternativo, também usado no diagnóstico por US, foi proposto por Adzick, que dividiu a MACP em duas categorias baseadas na anatomia macroscópica e nos achados ultrassonográficos. As lesões macrocísticas da MACP contêm cistos ≥ 5 mm de diâmetro e apresentam aspecto cístico na ultrassonografia (USG) pré-natal (Fig. 126-3). As lesões microcísticas contêm cistos com < 5 mm de diâmetro e são ecogênicas na ultrassonografia pré-natal. O prognóstico geral depende de tamanho, volume e efeito de massa da MACP, e não do tipo da MACP, pois as características de crescimento subjacentes são mais importantes do que o próprio tipo histológico. Em 2002, a relação de volume da MACP (CVR) foi desenvolvida como uma ferramenta de prognóstico, sendo calculada medindo-se três dimensões da lesão pulmonar com o uso da fórmula para o volume de uma elipse alongada (comprimento × largura × altura × 0,52) e dividindo-se essa medida pela circunferência da cabeça fetal, para correção das diferenças na idade gestacional. Uma CVR ≥ 1,6, no diagnóstico inicial, pode prever de forma confiável um subgrupo de fetos com risco aumentado de evoluir com hidropisia fetal. Sendo assim, a CVR é, atualmente, utilizada como um marcador ultrassonográfico útil para determinar a frequência das avaliações ultrassonográficas no seguimento desta afecção, em particular naquelas pacientes que foram medicadas com a betametasona em um esforço para atenuar o efeito de massa da MACP.

Quadro 126-1. Classificação de Stocker Revisada para Malformação Adenomatosa Cística do Pulmão Congênita (MACP) (2002)

MACP Tipo 0	Displasia brônquica
MACP Tipo I	Brônquica/bronquiolar
MACP Tipo II	Bronquiolar
MACP Tipo III	Bronquiolar/alveolar
MACP Tipo IV	Periférica

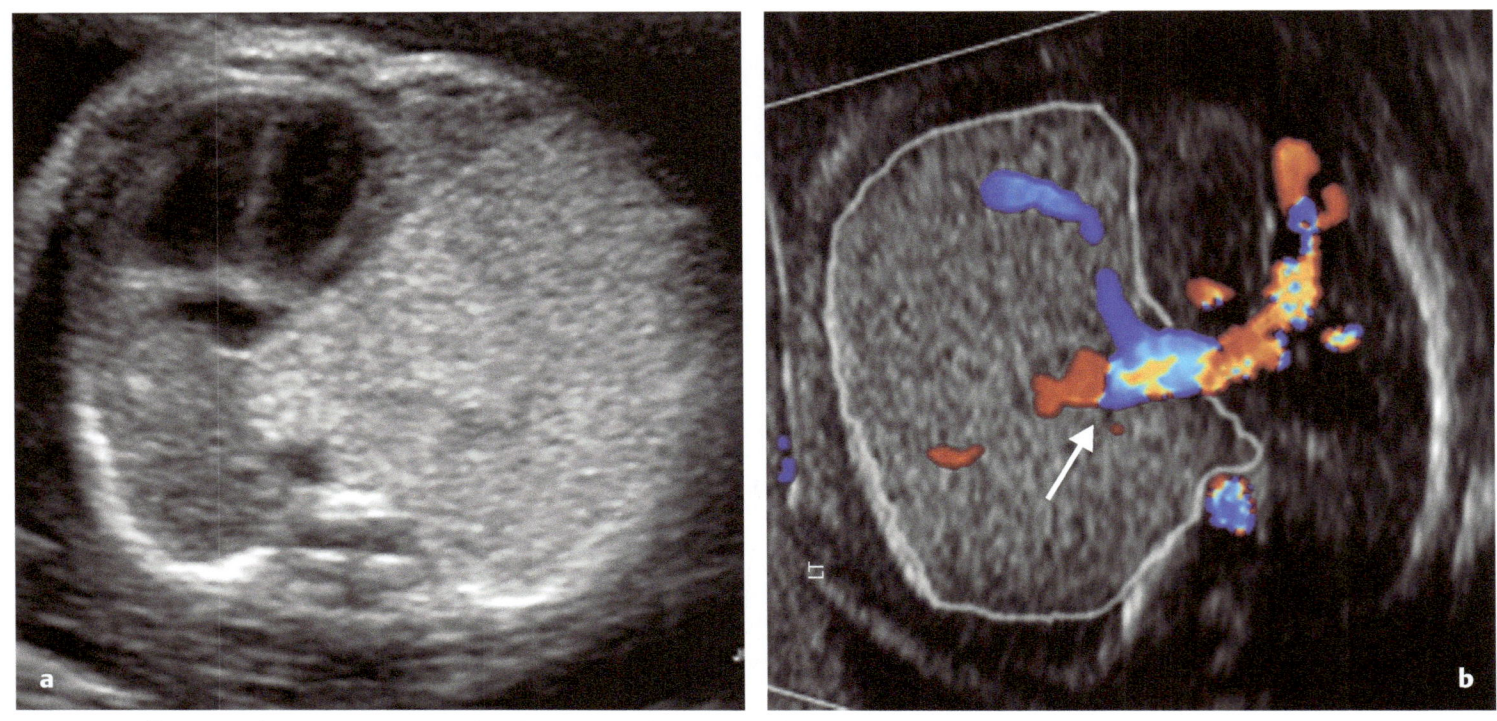

Fig. 126-1. Malformação adenomatosa congênita do pulmão (MACP) de aspecto sólido (Tipo III ou microcístco). (**a**) Imagem ao ultrassom. H: coração; L: pulmão; C: MACP de aspecto sólido. (**b**) Vascularização do MACP ao Doppler colorido.

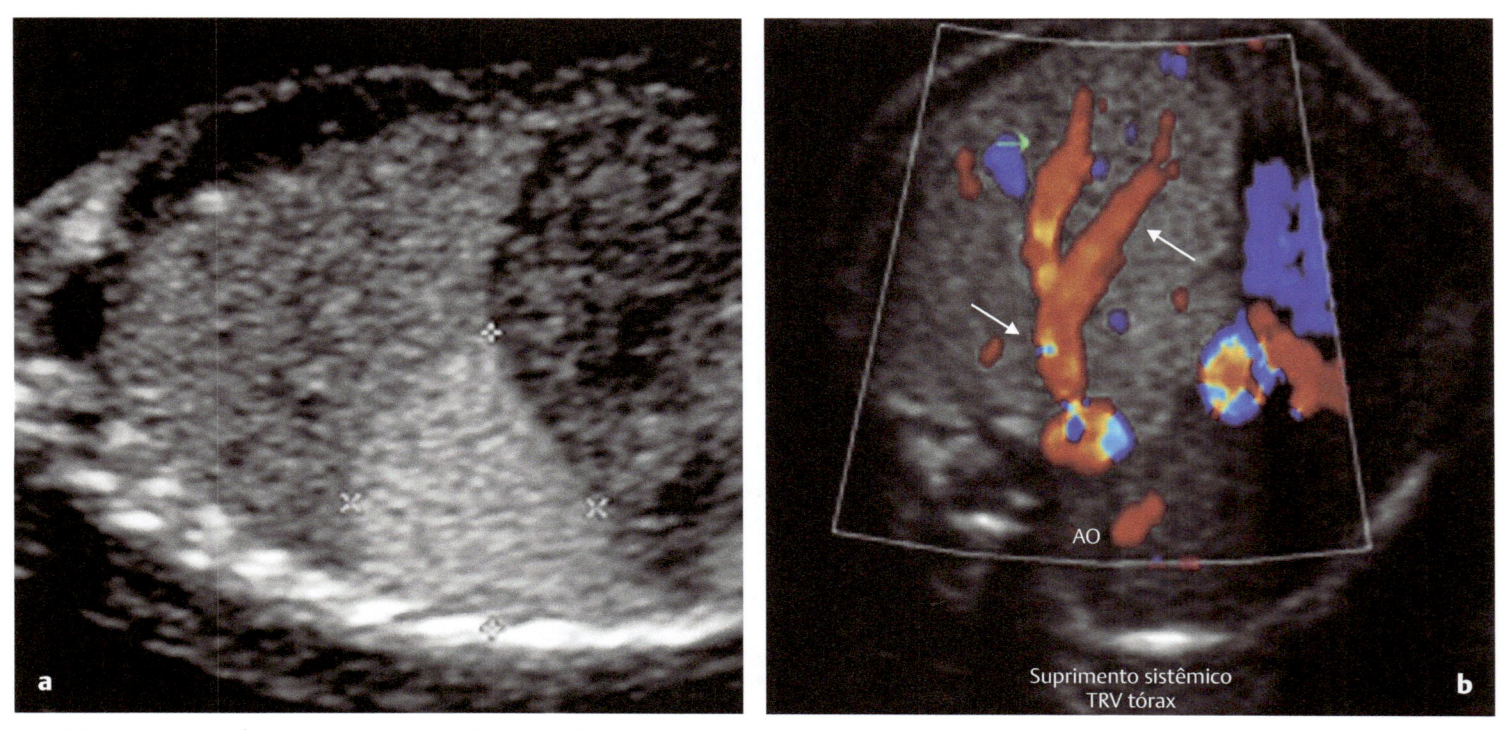

Fig. 126-2. Sequestro pulmonar. (**a**) Imagem ao ultrassom. (**b**) Suprimento vascular ao Doppler colorido.

ADMINISTRAÇÃO DE CORTICOSTEROIDES PRÉ-NATAIS (ACS) MATERNOS E DESFECHOS CLÍNICOS

As evidências anedóticas iniciais sugerem que fetos com lesões pulmonares e hidropisia que receberam corticosteroides antenatais ou pré-natais (ACS) em preparação para o parto, frequentemente, evoluíram com reversão da hidropisia e na estabilização do crescimento da massa tumoral pulmonar. Esse fato observado, conduziu à avaliação da administração de 12,5 mg de betametasona a cada 24 horas, em duas doses, como tratamento para fetos com lesões pulmonares de alto risco em vários centros fetais. Em virtude de casos em que um curso de ACS resultou, inicialmente, na resolução da hidropisia, mas com recidiva posterior, ou falhou na resolução da hidropisia, vários esquemas de administração têm

sido utilizados. Os resultados desses estudos estão resumidos no Quadro 126-2.

No Children's Hospital of Philadelphia (CHOP) foi realizada uma revisão retrospectiva dos fetos que receberam ACS para lesões pulmonares fetais de alto risco, incluindo aqueles com CVR > 1,6 ou qualquer outra evidência de hidropisia. Foram excluídos os fetos submetidos à punção aspirativa do cisto ou à derivação toracoamniótica no momento da administração de ACS ou após a mesma. Vinte e oito fetos receberam um esquema de administração, enquanto 15 receberam múltiplos esquemas. A média da idade gestacional no período da administração inicial de ACS, naqueles que receberam esquema único, foi de 24 semanas, em comparação com aqueles que receberam vários cursos de administração, cuja idade gestacional

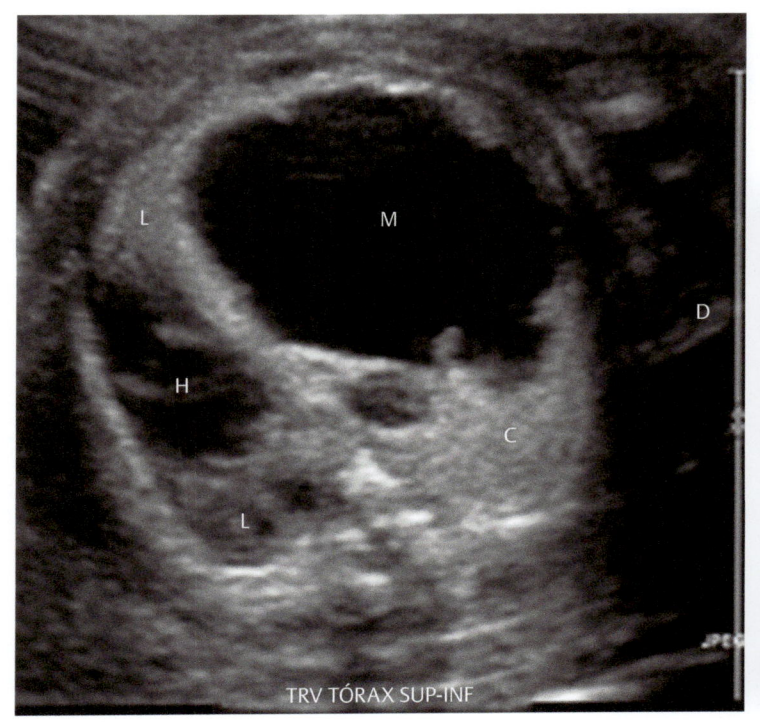

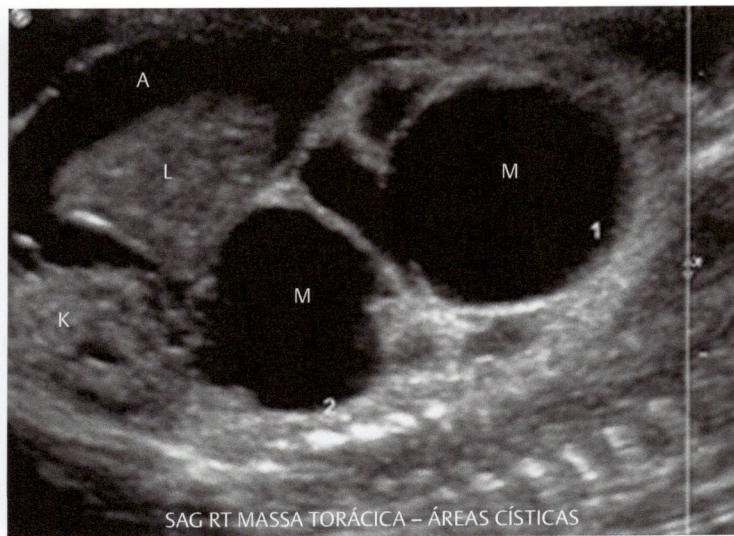

Fig. 126-3. Malformação adenomatosa congênita do pulmão (MACP) (segundo classificação de Adzik *et al.*, 1985). MACP tipo macrocístico.

foi na 22ª semana. Oitenta e dois por cento e 68% dos pacientes demonstraram resultados negativos na CVR e na taxa de crescimento do volume das lesões, respectivamente, sugerindo que o uso de ACS pode alterar os fatores que impulsionam o crescimento dessas lesões. Além disso, a resolução da hidropisia foi observada em 88% dos fetos que receberam um único esquema de administração e em 47% dos fetos que receberam múltiplos cursos de tratamento, durante uma média de 8 ± 6 dias e 33 ± 32 dias, respectivamente. Não houve diferença na sobrevida após a alta hospitalar entre os dois grupos, com 93% de sobrevida no primeiro grupo e 86% de sobrevida no segundo grupo. Como consta no Quadro 126-2, três outros centros fetais também publicaram seus resultados utilizando ACS materno para lesões pulmonares de alto risco.

Os investigadores da University of California, no San Francisco Fetal Treatment Center, publicaram três estudos avaliando o tratamento com ACS para fetos com grandes lesões pulmonares. Os dois primeiros parecem representar o mesmo *co-hort*, além do fato de quatro fetos não apresentarem hidropisia e nascerem a termo com 100% de sobrevida. Os demais fetos tratados com ACS apresentaram hidropisia. Treze pacientes foram tratados com esquema único de tratamento (betametasona), com idade gestacional média de 23 semanas (variação de 21-26 semanas). A resolução da hidropisia foi observada em 77% dos casos, com um tempo médio de resolução de 28 dias. Noventa e dois por cento dos fetos sobreviveram até o parto, enquanto 77% sobreviveram até a alta neonatal. O feto que não sobreviveu no parto foi a óbito na 27ª semana de gestação, e os dois bebês que faleceram no pós-parto foram a óbito no primeiro dia de vida, ambos após um parto prematuro com 24 semanas de gestação. Nenhum dos não sobreviventes apresentou resolução da hidropisia. Um achado adicional observado foi que não houve diferença significativa na CVR entre os grupos com ACS e cirurgia fetal aberta (2,68 ± 0,29 *versus* 2,95 ± 0,31), porém não foram observados mais sobreviventes no grupo com ACS (10/13 *versus* 5/11).

O terceiro foi um estudo bi-institucional realizado em conjunto com o Cincinnati Fetal Center e avaliou oito fetos tratados com múltiplos esquemas de administração de ACS, após resposta inadequada a um curso inicial de terapia. A hidropisia estava presente

Quadro 126-2. Lesões Pulmonares Fetais Tratadas com Corticoesteroides Antenatal (ACS)

Autor	Regimes: únicos ou múltiplos de tratamento	Inclusão	N	Diminuição da CVR	Resolução da hidropisia	Taxa de Sobrevida na alta
Loh (2011) Curran (2010) (*co-hort* da UCSF não descrita em Loh 2011)	Único	CVR > 1,6 (nove com hidropisia) CVR > 1,6	13 4	Dados não disponíveis	10 (77%) N/A	10 (76,9%) 4 (100%)
Derderian (2014)	Múltiplo	Aumento da CVR ou piora da hidropisia após regime único terapêutico com betametasona	8	Dados não disponíveis		5 (63%)
Peranteau (2015)	Ambos		28 único 15 múltiplo	82% único 47% múltiplo	88% único 46% múltiplo	26 (93%) único 13 (86%) múltiplo
Morris (2008)	Único	CVR > 1,6 (seis com hidropisia)	8	Dados não disponíveis	5/6 (83%)	6 (75%)
Compilação de todos (acima)						64/76 (84%) geral 46/53 (87%) único 18/23 (78%) múltiplo

em cinco fetos; no entanto, três deles apresentaram derrame seroso em apenas um compartimento fetal. A idade gestacional média durante o primeiro curso de administração de ACS foi de 22 semanas (variação de 19–30 semanas). Em todos os casos observou-se progressão para hidropisia com exceção de um, o qual foi submetido a um segundo esquema de tratamento de ACS, administrado com uma idade gestacional média de 25 semanas (variação de 21-35). Em um feto, a hidropisia foi resolvida após o primeiro curso de tratamento com ACS, porém a CVR permaneceu persistentemente elevada, tendo então sido submetido a um segundo curso, cujo esforço foi para evitar a recorrência de hidropisia. Após o segundo esquema de tratamento com ACS, houve melhora em três casos, estabilização em outros três e progressão em dois casos. Os dois casos que progrediram foram submetidos à ressecção cirúrgica fetal aberta na 27ª semana. Um deles nasceu quatro dias após a lobectomia fetal aberta, secundária à corioamnionite, e foi a óbito após o nascimento. O outro foi a óbito fetal na 30ª semana. No total, cinco de oito (63%) fetos que receberam esquemas múltiplos de ACS sobreviveram. Dos sobreviventes, dois foram assintomáticos, dois manifestaram doença pulmonar crônica leve e um foi submetido a traqueostomia e gastrostomia.

Antes do estudo bi-institucional, os investigadores do Cincinnati Fetal Center relataram seus resultados em 15 pacientes que apresentavam lesões micro e macrocísticas com CVR > 1,6 e que foram tratados com ACS. Cinco dos sete fetos com lesões macrocísticas não responderam à terapia com ACS. Dos oito fetos com lesões microcísticas, a idade gestacional média, da administração de betametasona, foi de 23 semanas e 4 dias (variação de 19-31 semanas). Seis fetos tinham hidropisia, enquanto os outros dois tinham uma CVR

elevada, mas sem hidropisia (CVR de 1,85 e 1,9). Setenta e cinco por cento dos fetos tratados com o esquema único de administração de ACS responderam ao tratamento, e todos esses recém-nascidos sobreviveram. Dois fetos não responderam e foram submetidos à cirurgia fetal aberta. Ambos os bebês morreram. O primeiro foi a óbito intrauterino após 6 semanas da cirurgia fetal aberta, e o segundo morreu durante a lobectomia fetal aberta.

Enfim, reunindo os dados sobre a terapia com ACS para lesões pulmonares fetais de alto risco de todos os centros, a sobrevida geral foi de 84%, com 87% de sobrevida em fetos que necessitam de um único regime terapêutico com ACS e contra 78% de sobrevida naqueles que necessitam de vários esquemas de tratamento. Esses resultados denotam uma melhora significativa em relação à sobrevida histórica, que era de aproximadamente 0–53% em um *co-hort* semelhante, tanto com hidropisia ou CVR > 1,6. O efeito observado do tratamento pré-natal com ACS no crescimento da MACP e na resolução da hidropisia alterou profundamente nosso algoritmo de manejo na MACP (Fig. 126-4). Muitos fetos que, historicamente, teriam sido candidatos à cirurgia fetal aberta agora são tratados de forma bem-sucedida, com um ou mais regimes terapêuticos com betametasona (proporcionalizando a estabilização da CVR e a resolução da hidropisia). A cirurgia materno-fetal está, atualmente, reservada para aqueles fetos com grandes lesões e evidências de hidropisia e que não responderam ao tratamento clínico com ACS até a 32ª semana de idade gestacional.

No feto com MACP, a presença de hidropisia fetal é um indicador de mau prognóstico fetal sem intervenção pré-natal. O efeito observado do tratamento com ACS no crescimento de MACP é variável. O mecanismo exato da sua ação ainda não é claro, porém acredita-se

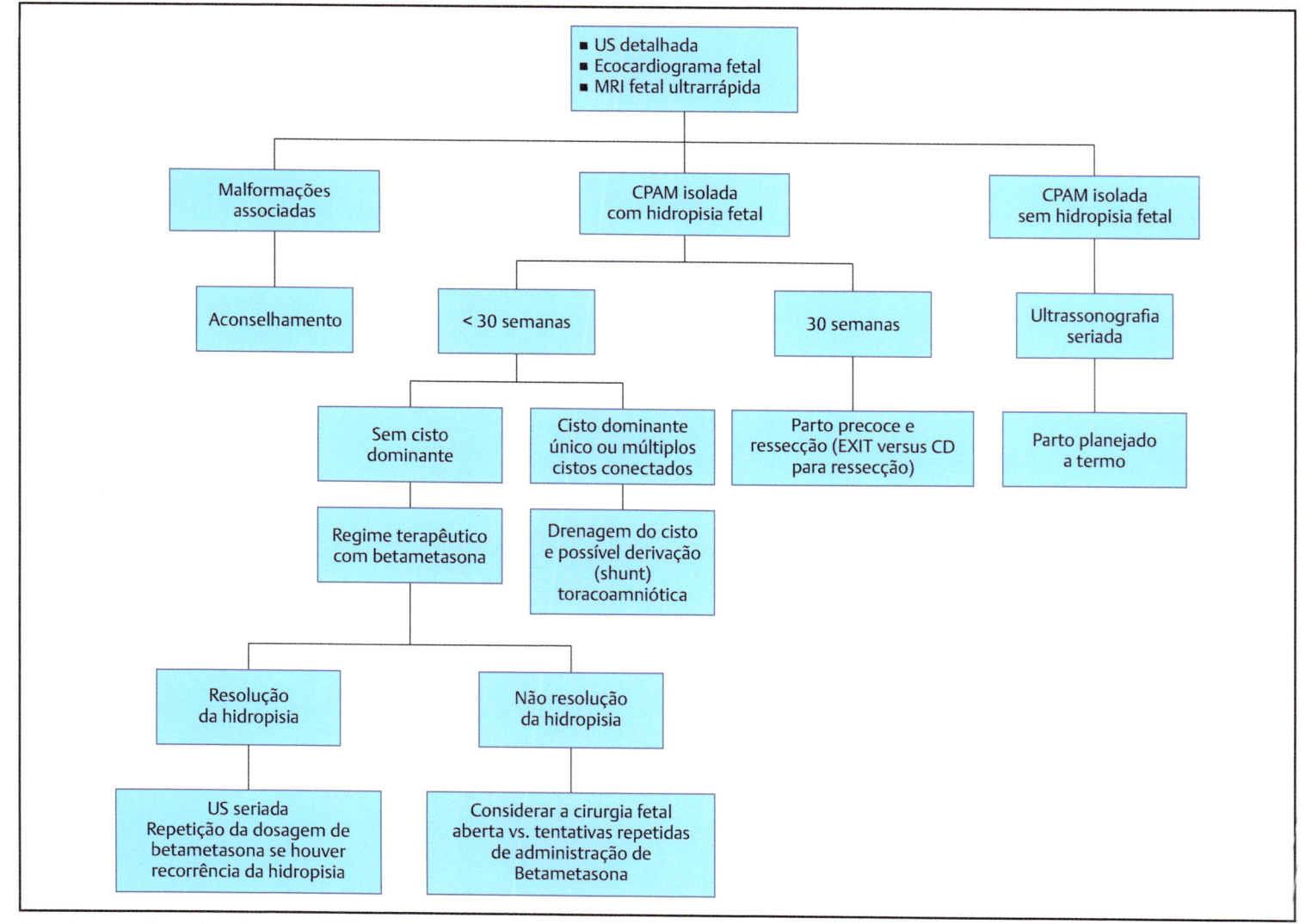

Fig. 126-4. Malformação adenomatosa congênita do pulmão (MACP). Algoritmo (fluxograma ou protocolo) de conduta.

que envolva a inibição da expressão gênica anormal dentro das lesões e/ou maturação acelerada do tecido com MACP. Entretanto, o potencial do tratamento com ACS para melhorar a sobrevida nesses grupos de alto risco com lesões predominantemente microcísticas é encorajador. Infelizmente, a terapia com ACS não se mostrou útil para alterar o crescimento de massa e/ou a resolução de hidropisia em lesões predominantemente macrocísticas.

PROCEDIMENTO DE DERIVAÇÃO (*SHUNT*) TORACOAMNIÓTICA

As derivações (*shunts*) toracoamnióticas (DTA) podem ser oferecidas para aquelas gestações complicadas por hidropisia secundária à presença de macrocistos comunicantes de grandes dimensões ou múltiplos, ou, ainda, aos derrames pleurais graves relacionados ao SBP (Fig. 126-5).

A colocação de *shunt* tem diminuído, segundo os relatos, os volumes de massa da MACP em média 50% e até mesmo 80% em alguns casos. Em 2004, Wilson *et al.* reportaram 23 fetos com hidropisia consequente a lesões pulmonares macrocísticas e que foram tratados pela DTA. Dezessete fetos sobreviveram, tendo o parto sido realizado com uma idade gestacional média de 33 semanas e com uma média de 10 semanas após a colocação do *shunt*. As complicações da derivação pós-procedimento incluem: ruptura prematura de membranas, parto prematuro, separação de membrana corioamniótica, corioamnionite ou repetição da derivação secundária à oclusão ou deslocamento do *shunt*.

No pós-natal, uma revisão retrospectiva das derivações pré-natais para MACPs macrocísticas de grandes dimensões avaliou a presença de deformidades nas costelas resultantes dessa terapia. Anomalias na parede torácica foram identificadas em 77% dos recém-nascidos, variando de concavidade grave e fraturas (em dois fetos cuja derivação foi realizada na 18ª e 20ª semana de gestação) a adelgaçamento das costelas. A gravidade da deformidade na parede torácica correlacionou-se com a idade gestacional mais precoce na derivação. Como tal, uma derivação que seja realizada com menos de 21 semanas de idade gestacional pode resultar em deformidade da parede torácica pós-natal, fato que também deve ser discutido durante o aconselhamento para esse procedimento. Outra revisão realizada em 2014, por Peranteau *et al.*, investigou os desfechos de uma única instituição em 75 casos de DTA por um período de 15

anos. A sobrevida global foi de 68%, sendo que os principais fatores identificados como influenciadores de sobrevida, além idade gestacional ao nascimento, foram a redução percentual do volume da lesão e a resolução de hidropisia após o procedimento.

CIRURGIA MATERNO-FETAL

Para fetos com lesões pulmonares predominantemente microcísticas e hidrópicos com menos de 32 semanas, a cirurgia materno-fetal pode ser a única opção, se não houver resposta adequada à terapia materna com ACS.

Os candidatos à cirurgia materno-fetal devem preencher critérios rigorosos (Quadro 126-3) para que possam se qualificar para a cirurgia pré-natal. Além disso, cada família é submetida a um extenso aconselhamento, que inclui uma discussão detalhada dos riscos maternos e fetais em curto e longo prazos. Para os candidatos apropriados e que optam por este tratamento (cirurgia materno-fetal), uma laparotomia materna e uma histerotomia com grampeamento das bordas uterinas são realizadas sob anestesia endotraqueal com relaxamento uterino. O tórax fetal é exposto, e o braço fetal é exteriorizado. O acesso intravenoso fetal é obtido, um oxímetro de pulso deve ser colocado, e o feto é pré-tratado com atropina intra-

Quadro 126-3. Critérios para Cirurgia Materno-Fetal

Critérios de exclusão materna
▪ Idade materna < 18 anos de idade
▪ História de incompetência cervical e/ou colo uterino curto < 20 mm na ultrassonografia transvaginal
▪ Placenta prévia
▪ Outras condições médicas maternas graves
▪ Parto espontâneo prévio de feto único < 37 semanas de gestação
▪ Aloimunização Rh materno-fetal
▪ Anomalia uterina
▪ Limitações psicossociais
▪ Incapacidade para cumprir com viagens e acompanhamentos

Critérios de inclusão materna
▪ Sem anomalias fetais adicionais não relacionadas à lesão pulmonar
▪ Cariótipo normal
▪ Marcadores ultrassonográficos de disfunção cardíaca e hidropisia
▪ Idade gestacional menor que 32 semanas

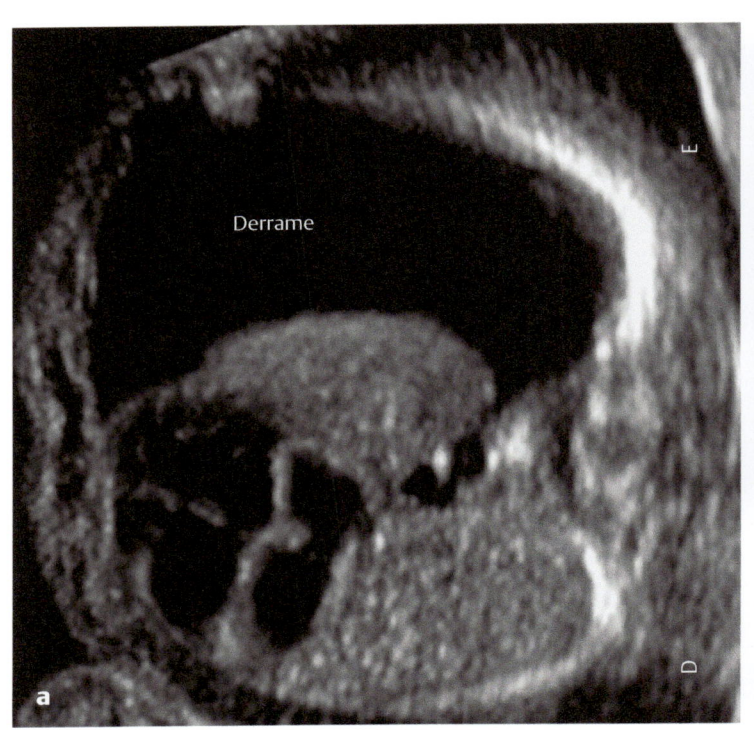
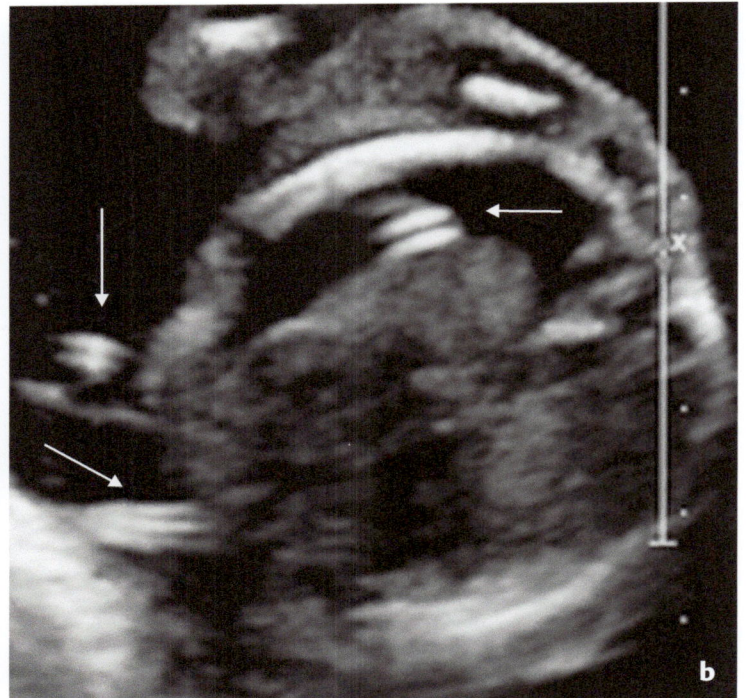

Fig. 126-5. Sequestro pulmonar com derrame pleural (relacionado com MACP). (**a**) Pré-tratamento. (**b**) Pós-tratamento (*shunt* ou derivação pleuroamniótica); Setas brancas: cateter.

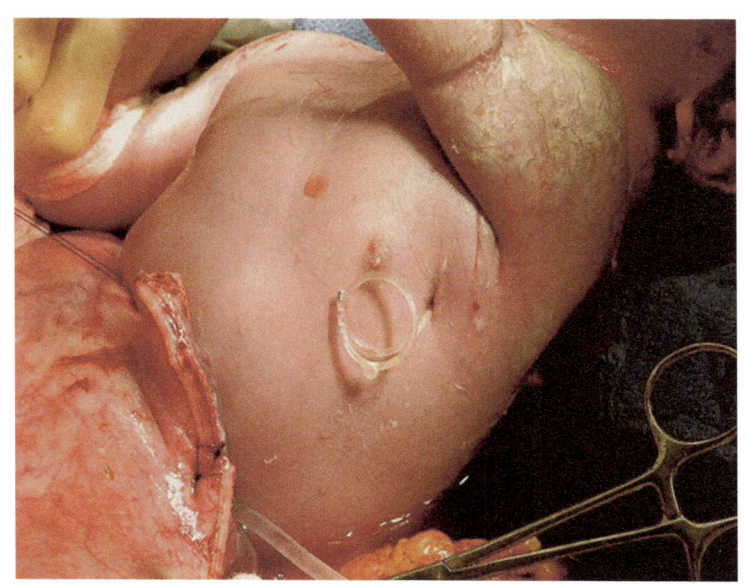

Fig. 126-6. Malformação adenomatosa congênita do pulmão (MACP) – tipo macrocística. Recém-nascido no pós-natal. Deformidade ao nível das costelas (após tratamento com *shunt* ou derivação pleuroamniótica intraútero).

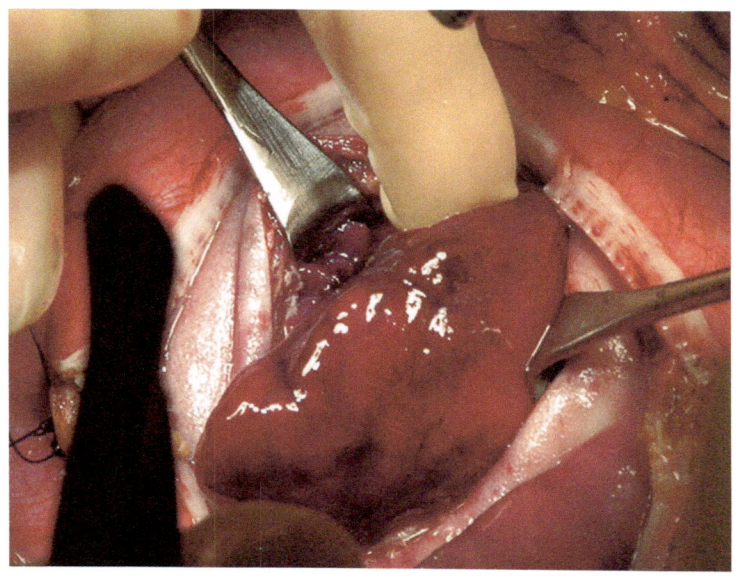

Fig. 126-7. Malformação adenomatosa congênita do pulmão (MACP) – Tipo microcística. Tratamento fetal através de "Cirurgia a Céu Aberto" (ou EXIT). Toracotomia com exteriorização do lobo pulmonar afetado (submetido à lobectomia). EXIT (*Ex Utero Intrapartum Therapy*): Tratamento intraparto com útero exteriorizado (com a placenta *in loco*).

venosa e volume (geralmente, através de uma transfusão), uma vez que a descompressão do tórax fetal pode levar a bradicardia fetal, enchimento ventricular deficiente e queda precipitada no débito cardíaco. O ecocardiograma intraoperatório contínuo do feto deve ser realizado, pois a anestesia geral materna tem causado um efeito depressor do miocárdio fetal. A toracotomia fetal é realizada, e a lesão pulmonar deve ser exteriorizada lenta e cuidadosamente através do local da toracotomia, enquanto a função cardíaca do feto continua sendo monitorizada (Fig. 126-7). Resseca-se a lesão utilizando as técnicas de lobectomia cirúrgica pediátrica padrão. A toracotomia é fechada, e o braço fetal (usado para acesso intravenoso) é devolvido ao útero. Durante toda a cirurgia, solução de Ringer lactato aquecida é infundida para manter a temperatura e o volume do líquido amniótico, e antibióticos são instilados na cavidade amniótica imediatamente antes do fechamento completo da histerotomia. O omento materno é suturado cirurgicamente sobre a histerotomia uterina, e a laparotomia materna é fechada em camadas.

O conhecimento de que a hidropisia é altamente preditiva de morte fetal ou neonatal nos conduziu à ressecção cirúrgica fetal das MACPs multicísticas muito extensas, ou predominantemente microcísticas, por lobectomia fetal em 24 casos, em nosso Centro, entre 21-31 semanas de gestação. Desse *co-hort*, observaram-se 13 sobreviventes saudáveis com 1-16 anos de seguimento. Lobectomia foi realizada em 18 casos, lobectomias médias e inferiores direitas em outros quatro casos, ressecção de SBP extralobar em um caso, e uma MACP exigiu uma pneumonectomia esquerda. Dos 13 fetos que sobreviveram, a remoção da massa fetal proporcionou a resolução da hidropisia em 1–2 semanas, o retorno das estruturas mediastinais à linha média em 3 semanas e o crescimento significativo do pulmão *in utero*. Os exames de controle durante o seguimento foram normais em todos os sobreviventes. Onze mortes fetais ocorreram após a ressecção na cirurgia fetal. Em um caso, a mãe já apresentava sintomas da síndrome do espelho materno, uma forma grave de pré-eclâmpsia na qual a mãe desenvolve complicações que refletem ou "espelham" as mudanças hidrópicas do feto, antes mesmo da cirurgia fetal. A operação fetal foi bem-sucedida, com melhora da hidropisia; entretanto, a placentomegalia e a hipertensão materna com proteinúria persistiram, tendo sido necessário indicar a resolução da gravidez uma semana depois (por indicação materna). Dois fetos de 21 semanas tornaram-se bradicárdicos e foram a óbito em 8 a 12 horas após a operação. A autópsia foi inconclusiva em ambos os casos. Em um caso, a morte fetal foi causada por contrações uterinas intraoperatórias não controladas, que evoluiu para parto prematuro. Um caso desenvolveu corioamnionite 10 dias após o parto, resultando em parto prematuro e óbito neonatal. Finalmente, em seis outros casos, a hidropisia maciça estava presente no pré-operatório com 21-24 semanas de gestação, e todos os fetos morreram no intraoperatório, geralmente após desenvolverem profunda disfunção cardíaca, possivelmente consequente à liberação da massa derivada do tórax fetal. Nesses casos, acreditamos que a remoção da massa resultou em descompressão cardíaca, provocando uma fisiopatologia semelhante ao alívio agudo do tamponamento pericárdico com colapso hemodinâmico fetal e bradicardia reativa. Diante disso, atualmente modificamos nossa abordagem e agora obtemos acesso intravenoso fetal e pré-tratamento com atropina intravenosa e volume de fluido (geralmente sangue aquecido e fresco) antes da toracotomia fetal. Também utilizamos o ecocardiograma fetal contínuo em todos os casos, independentemente da indicação, para monitorizar o desempenho do miocárdio fetal durante os procedimentos cirúrgicos fetais abertos. Quinze outros casos de cirurgia fetal para lesões pulmonares foram relatados na literatura. Em três casos relatados do Texas Children's Fetal Center, dois fetos sobreviveram, e em 11 casos descritos pela University of California, San Francisco, cinco sobreviveram. Em conjunto com nossos dados, a sobrevida global dos fetos, com justificativa de cirurgia fetal aberta para lesões pulmonares com hidropisia, foi de 53% (20/38 pacientes) (Quadro 126-4).

Na experiência do Texas Children's Fetal Center, três fetos com lesões pulmonares grandes, hidropisia e insuficiência cardíaca em evolução foram submetidos à ressecção cirúrgica fetal. Um dos fetos, com lesão macrocística grande do lado direito e hidropisia/anasarca, foi submetido à ressecção fetal na 25ª semana, porém foi a óbito no intraoperatório. Os outros dois foram submetidos à ressecção fetal, com 22 semanas e 24 semanas, em virtude de grandes lesões dos lados esquerdo e direito com hidropisia, respectivamente. O primeiro feto nasceu na 32ª semana e teve desfechos clínicos normais no desenvolvimento neurológico e pulmonar até presente

Quadro 126-4. Cirurgia Materno-Fetal para Lesões Pulmonares no Feto

Autores	Critérios de Inclusão	N	Taxa de Sobrevida na Alta
Cass 2011	Hidropisia	4	3 (75%)
Loh 2011	Hidropisia	11	5 (45,5%)
Adzick	Hidropisia	24	13 (54%)
Sobrevida geral			21/39 (54%)

momento (4 anos). O segundo feto nasceu com 33 semanas e teve uma evolução pós-natal complicada consequente a uma significativa traqueobroncomalácia e insuficiência respiratória, para a qual foi necessária ventilação e traqueostomia. Em três anos de acompanhamento, a criança estava fora da ventilação e teve discreto atraso motor, mas sem déficit neurocognitivo.

No estudo descrito anteriormente da UCSF, o grupo de fetos com MACP e hidropisia que fez tratamento com ACS foi comparado com o grupo que foi submetido à ressecção cirúrgica fetal aberta. Este último incluiu 11 fetos. Oitenta e dois por cento desses fetos sobreviveram ao parto, porém apenas 56% sobreviveram à alta neonatal. Além disso e em contraste com o grupo tratado com ACS, apenas 18% tiveram resolução da hidropisia (num período médio de 26 dias). Esses dois fetos sobreviveram na alta neonatal. Dois fetos morreram durante a tentativa da ressecção fetal. Os outros não sobreviventes morreram de insuficiência respiratória no período pós-natal. Vale destacar que oito de nove fetos que sobreviveram até o parto no grupo de cirurgia fetal aberta, em comparação com somente um de 12 fetos no grupo com ACS, necessitaram de suporte ventilatório após o nascimento. O tempo médio entre a cirurgia e o nascimento foi inferior ao intervalo de tempo entre o tratamento com ACS e o nascimento (35,7 ± 9,5 dias *versus* 87,6 ± 12,6 dias, p < 0,01). A idade gestacional média do parto foi de 34 semanas no grupo com ACS e de 31 semanas no grupo com cirurgia materno-fetal.

PLANEJAMENTO DO PARTO

Um componente significativo no aconselhamento pré-natal, para gestações complicadas por lesões pulmonares fetais, envolve o planejamento do parto. Para lesões pequenas, sem deslocamento mediastinal residual e sem componentes macrocísticos de grandes dimensões, recomenda-se o parto vaginal em uma unidade de cuidados terciários, incluindo acesso imediato à neonatologia. Nesse caso, o parto por cesárea deve ser reservado para indicações materno-fetais de rotina.

Para fetos com lesões maiores, incluindo aqueles com desvio mediastinal persistente e/ou componentes macrocísticos significativos, um plano de parto especializado (parto programado) é recomendado pelo risco aumentado de desconforto respiratório neonatal e restrição aérea após o nascimento. Esses partos vão desde o parto vaginal planejado, em um centro terciário com neonatologia especializada e cirurgia pediátrica, até a cesárea com estabilização e ressecção imediata, se clinicamente sintomática, até o tratamento extraútero intraparto (EXIT) com ressecção da massa, enquanto se mantém a circulação placentária ao feto/recém-nascido (derivação placentária).

TRATAMENTO EXTRAÚTERO INTRAPARTO (EXIT)

As indicações para o parto com EXIT incluem: desvio mediastinal significativo e compressão pulmonar de curto prazo com CVR persistentemente elevada (de, pelo menos, 1,6).

Normalmente, a idade gestacional na qual o EXIT é planejado é de 37-38 semanas, se o parto prematuro não ocorrer antes disso. A histerotomia com o grampeamento das bordas uterinas pode ser frequentemente realizada no segmento inferior do útero; porém, como na cirurgia materno-fetal, o local certo da histerotomia é determinada pela localização da placenta, sendo que uma margem de pelo menos 6 cm da borda placentária se faz necessária. Na presença de poli-hidrâmnio, a amniorredução pode ser necessária antes de se determinar o local da histerotomia, cujo intuito é descomprimir o útero de forma controlada e permitir um mapeamento preciso da placenta. Uma anestesia geral materna é administrada, e a histerotomia é realizada somente quando o relaxamento uterino completo é alcançado, bem como os limites da placenta são confirmados pelo US intraoperatório (estéril). A saída da cabeça e do pescoço do feto deve ser realizada através da histerotomia, e uma via aérea é estabelecida, colocando-se um tubo endotraqueal suturado na porção superior da gengiva. O feto recebe uma dose intramuscular de relaxante muscular e um narcótico com base no peso fetal estimado. O acesso periférico intravenoso deve ser sempre estabe-

lecido para fins de ressuscitação. Enquanto o feto é parcialmente exposto, o volume uterino e a temperatura são mantidos por uma infusão contínua de solução aquecida de Ringer lactato. Cuidados são tomados para evitar a compressão da placenta e do cordão umbilical. A oxigenação fetal é monitorizada por oximetria de pulso. A ultrassonografia e/ou ecocardiograma intraoperatório contínuo são realizados para monitorizar a função cardíaca durante o suporte da placenta. O tempo do suporte placentário (derivação placentária), durante os procedimentos de EXIT, variou de 17 minutos a quase duas horas. Durante o procedimento, o monitoramento intraoperatório materno e fetal se faz necessário para o diagnóstico de sinais de instabilidade, descompensação cardíaca fetal ou deslocamento prematuro da placenta, os quais exigiriam o parto imediato do recém-nascido. Toracotomia, lobectomia e fechamento do tórax são realizados durante a manutenção e suporte da placenta ao concepto, após o qual é realizado o clampeamento do cordão umbilical, e o bebê é levado para a sala de ressuscitação (Fig. 126-7).

Em 2005, relatamos os resultados de nove casos de ressecção pulmonar fetal durante o EXIT. A idade média gestacional do EXIT foi de 35,4 semanas (variação de 27-39), e o peso médio de nascimento foi de 3,2 quilogramas (variação de 1,5-4,0 kg). Todas as massas pulmonares permaneceram volumosas, com efeito de massa significativo no fim da gestação e uma CVR média de 2,5 na apresentação e 2,2 no procedimento do EXIT. O tempo médio da permanência da derivação placentária foi de 65 minutos (variação de 50-82 minutos). O ecocardiograma fetal contínuo foi realizado durante o procedimento; como resultado, seis (66,7%) fetos receberam soro fisiológico, sangue ou medicamentos no intraoperatório. A sobrevida geral dessa série foi de 89%. O número médio de dias de ventilação foi de 34 (variação de 3-103), e o tempo médio de hospitalização foi de 60 dias (variação de 11-175). Tivemos um óbito neonatal que ocorreu em um feto de 27 semanas submetido a uma reoperação por hemorragia. Esse feto atingiu saturações transitórias de oxigênio acima de 90%, porém faleceu em consequência de sepse fulminante e coagulopatia de consumo em 12 horas, presumivelmente pela presença de corioamnionite no momento do parto. Até o fim de 2017, realizamos um total de 27 procedimentos de EXIT em fetos apresentando MACPs extensas, com sobrevida de 22 casos na alta e com um paciente ainda no hospital após um parto recente. Isto resulta em uma taxa de sobrevida geral de 85%.

Em 2013, o Texas Children's Fetal Center relatou sua experiência com EXIT para ressecção de lesões pulmonares fetais volumosas e compressão mediastinal persistente (com ou sem hidropisia). O tempo médio da derivação placentária foi de 43,2 minutos (intervalo de 18-93 minutos). A taxa de sobrevida geral na série foi de 100% (9/9). O número médio de dias de ventilação foi de 3 (variação de 2-27), e o tempo médio de internação hospitalar foi de 10 dias (variação de 6-69). A taxa de sobrevida de 71% foi comparada à obtida em sete fetos tratados com parto padrão em vez de EXIT.

De acordo com os dados publicados, observa-se que há 94% (17/18) de sobrevida nos fetos que foram submetidos ao EXIT em lesões pulmonares fetais (Quadro 126-5). Em paralelo, também existem vários casos relatando o tratamento pelo EXIT-para-ECMO, porém essa não é uma abordagem amplamente utilizada.

Quadro 126-5. EXIT (Tratamento Extraútero Intraparto) para Lesões Pulmonares no Feto

Autores		N	Procedimento	
Cass 2012	Compressão mediastinal persistente próxima ao nascimento	9	EXIT/ressecção	9 (100%)
Hedrick 2004	Lesões pulmonares de grandes dimensões (sete com hidropisia)	9	EXIT/ressecção	8 (90%)
Sobrevida geral				17/18 (94%)

RECOMENDAÇÕES CIRÚRGICAS NO PÓS-NATAL

Para os neonatos com MACP, a ressecção completa, geralmente por lobectomia, é o tratamento de escolha. Portanto, mesmo para os fetos que não requerem intervenções pré-natais agressivas, são planejados controles através do diagnóstico por imagens e ressecções após o nascimento. Há duas principais abordagens pós-natais baseadas no tamanho da massa a termo: a presença de desvio mediastinal mais brando e a presença de macrocistos significativos que possam representar risco de restrição/expansão aérea.

Em fetos com lesões relativamente grandes (volumosas), desvio mediastinal persistente e/ou macrocistos significativos que atendem ou não aos critérios para o EXIT (ou optam por não realizar o EXIT), recomenda-se a realização do parto cesárea para ressecção neonatal imediata. O nascimento do feto deve ser realizado por cesárea padrão, com anestesia espinhal, sendo encaminhado para a sala de ressuscitação neonatal para avaliação e preparo pré-operatório. O neonato é, então, levado para a sala de cirurgia, onde a toracotomia e a lobectomia são imediatamente realizadas. Desde 2010, no CHOP, realizamos um total de 27 procedimentos de cesárea-para-ressecção em fetos apresentando grandes MACPs, com taxa de sobrevida na alta hospitalar em 25 (93%).

Em fetos com lesões pequenas, sem desvio mediastinal significativo e sem macrocistos importantes, antecipamos que os bebês estejam assintomáticos ao nascer. Geralmente, recomendamos o parto local para estas pacientes com neonatologia presente no momento da parturição, caso haja algum problema respiratório não suspeito. Esses recém-nascidos ainda devem ser submetidos a uma avaliação pós-natal com 4-6 semanas de idade, para que possam ser submetidos a um exame de imagem adicional por TC do tórax com contraste para determinar o tamanho e a distribuição da massa dentro do tórax.

Recomendamos ressecção cirúrgica da MACP, de SBP intralobar ou lesões híbridas, pois essas massas servem como foco de infecções recorrentes. Além disso, as lesões com histologia de MACP têm o potencial de degeneração maligna, como tem sido observado em vários casos relatados. Geralmente, a cirurgia envolve uma toracotomia ou toracoscopia com preservação muscular e ressecção do lobo pulmonar afetado, com hospitalização pós-operatória (média de 3 dias). Quando realizada com 4-8 semanas de idade, os lactentes toleram bem o procedimento, com baixa incidência de complicações pós-operatórias. Após a lobectomia, o pulmão normal remanescente demonstra crescimento compensatório para enchimento do tórax, e essas crianças geralmente não apresentam problemas respiratórios residuais.

Em uma revisão retrospectiva de 105 pacientes assintomáticos com lesões pulmonares diagnosticadas no pré-natal tratadas por ressecção, a mortalidade foi de 0% e a morbidade de 6,7%. As morbidades incluíram 2,9% de casos com um significativo escape de ar pós-operatório e 3,8% com necessidade de transfusão. Nove pacientes apresentaram um diagnóstico patológico que diferia dos achados radiológicos pré-operatórios, e nove pacientes tinham achados patológicos adicionais. Essa série demonstra que a cirurgia pode ser realizada com segurança em pacientes assintomáticos ao nascimento, com morbidade mínima e sem mortalidade.

BIBLIOGRAFIA

Adzick NS, Harrison MR, Glick PL et al. Fetal cystic adenomatoid malformation: prenatal diagnosis and natural history. J Pediatr Surg 1985;20:483-8

Adzick NS, Harrison MR, Anderson JV, et al. Fetal surgery in the primate. III. Maternal outcome after fetal surgery. J Pediatr Surg 1986;21:477-80.

Adzick NS, Harrison MR, Hu LM et al. Compensatory growth after pneumonectomy in fetal lambs: a morphological study. Surg Forum 1986;37:309-311.

Adzick NS, Harrison MR, Flake AW, et al. Fetal surgery for cystic adenomatoid malformation of the lung. J Pediatr Surg. 1993;28;806-812.

Adzick NS, Harrison MR, Crombleholme TM, et al. Fetal lung lesions: management and outcome. AM J Obstet Gynecol. 1998;179:884-889.

Adzick NS. Management of fetal lung lesions. Clin Perinatol 2009;36:363-376.

Albanese CT. The EXIT strategy. Neonat Reviews 2005;6:e431-45.

Carter R. Pulmonary sequestration. Ann thoracic Surg 1959;7:68.

Cass DL, Crombleholme TM, Howell LJ, et al. Cystic lung lesions with systemic arterial blood supply: a hybrid of congenital cystic adenomatoid malformation and bronchopulmonary sequestration. J Pediatr Surg 1997;32:986-990.

Cass DL, Olutoye OO, Cassady CI et al. Prenatal Diagnosis and outcome of fetal lung masses. J Pediatr Surg 2011;46:292-8.

Cass DL, Olutoye OO, Cassady CI et al. EXIT-to-resection for fetuses with large lung masses and persistent mediastinal compression near birth. J Pediatr Surg 2013;48:138-44.

Collin P, Desjardin JG, Khan AH. Pulmonary sequestration. J Pediatr Surg. 1987;22:750-753.

Creasy R. Mirror syndromes, in Goodlin RC (ed): Care of the fetus. New York: Masson; 1979, pp 48-50.

Crombleholme TM, Coleman B, Hedrick et al. Cystic adenomatoid malformation volume ratio predicts outcome in prenatally diagnosed cystic adenomatoid malformation of the lung. J Pediatr Surg 2002;37(3):331-338.

Curran PF, Jelin EB, Rand L, et al. Prenatal steroids for microcystic congenital cystic adenomatoid malformations. J Pediatr Surg 2010;45(1):145-50.

Derderian SC, Coleman AM, Jeanty C et al. Favorable outcomes in high-risk congenital pulmonary airway malformations treated with multiple courses of maternal betamethasone. J Pediatr Surg 2015;50:515-8.

Gilbert-Barness E. The respiratory system. In: Gilbert-Barness E, Debich-Sicer D (eds): Embryo and Fetal Pathology. Cambridge UK, Cambridge University Press, 1994;470-489.

Gonzaga S, Henriques-Coelho T, Davey M et al. Cystic adenomatoid malformations are induced by localized FGF10 overexpression in fetal rat lung. Am J Respir Cell Mol Biol 2008;39(3):346-55.

Groenman F, Unger S, Post M. 2005. The molecular basis for abnormal human lung development. Biol Neonate 2005;87:164-177.

Hedrick HL, Flake AW, Crombleholme TM, et al. The ex utero intrapartum therapy for high-risk fetal lung lesions. J Pediatr Surg 2005;40:1038-44.

Khalek N, Johnson MP. Management of prenatally diagnosed lung lesions. Sem Pediatr Surg 2013;22:24-9

Liechty KW, Quinn TM, Cass DL, et al. Elevated PDGF-B in congenital cystic adenomatoid malformations requiring fetal resection. J Pediatr Surg 1999;34:805-810.

Loh KC, Jelin E, Hirose, S et al. Microcystic congenitalpulmonary airway malformation with hydrops fetalis: steroids vs open fetal resection. J Pediatr Surg 2012;47:36-9.

Merchant AM, Peranteau W, Wilson RD et al. Postnatal chest wall deformities after fetal thoracoamniotic shunting for congenital cystic adenomatoid malformation. Fetal Diagn Therapy 2007;22(6):435-9.

Morotti RA, Cangiarella J, Gutierrez MC, et al. Congenital cystic adenomatoid malformation of the lung (CCAM): Evaluation of the cellular components. Hum Pathol 1999;30:618-625.

Morris LM, Lim FY, Crombleholme TM. Ex utero intrapartum treatment procedure: a peripartum management strategy in particularly challenging cases. J Pediatr Surg 2009;154:126-31.

Morris LM, Lim FY, Livingston JC et al. High-risk fetal congenital pulmonary airway malformations have a variable response to steroids. J Pediatr Surg 2009;44:60-5.

Peranteau WH, Wilson RD, Liechty KW et al. Effect of maternal betamethasone administration on prenatal congenital cystic adenomatoid malformation growth and fetal survival. Fetal Diagn Therapy 2007;22(5):365-71.

Peranteau WH, Adzick NS, Boelig MM et al. Thoracoamniotic shunts for the management of fetal lung lesions and pleural effusions: a single institution review and predictors of survival in 75 cases. J Pediatr Surg 2015;50:301-305.

Peranteau WH, Boelig MM, Khalek N et al. Effect of single and multiple courses of maternal betamethasone on prenatal congenital lung lesion growth and fetal survival. J Pediatr Surg 2016;51:28-32.

Rychik J, Tian Z, Ewing S, et al. Acute cardiovascular effects of fetal surgery in the human. Circulation. 2004;110:1549-46.

Simonet WS, DeRose Ml, Bucay N, et al. Pulmonary malformation in transgenic mice expressing human keratinocyte growth factor in the lung. Proc Natl Acad Sci USA 1995;92:12461-12465.

Stephanapoulos C, Castaros H. Myxosarcoma complicating a cystic hamartoma. Thorax 1963;18:144-145.

Stocker JT, Madewell JER, Drake RM. Congenital cystic adenomatoid malformation of the lung: classification and morphologic spectrum. Hum Pathol 1977;8:155-171.

Stocker JT. Congenital pulmonary airway malformation: a new name and an expanded classification of congenital cystic adenomatoid malformation of the lung. Histopathology 2002;41:424-431.

Tsai AY, Liechty KW, Hedrick HL, et al. Outcomes after postnatal resection of prenatally diagnosed asymptomatic cystic lung lesions. J Pediatr Surg 2008;43(3):513-7.

Volpe MV, Pham L, Lessin M, et al. Expression of Hoxb-5 during human lung development and in congenital lung malformations. Birth Defects Research 2003;67:550-556.

Vu LT, Farmer DL, Nobuhara KK, et al. Thoracoscopic versus open resection for congenital cystic adenomatoid malformations of the lung. J Pediatr Surg 2008;43:35-39.

Wecla K, Grippo R, Unger R, et al. Rhabomyosarcoma of lung arising in a congenital cystic adenomatoid malformation. Cancer 1977;40:383-388.

Whitsett JA, Wert SE, Trapnell BC. 2004. Genetic disorders influencing lung formation and function at birth. Human Mol Genet 2004;13:R207-215.

Wilson RD, Baxter JK, Johnson MP et al. Thoracoamniotic shunts: fetal treatment of pleural effusions and congenital cystic adenomatoid malformations. Fetal Diagn Therapy 2004;19:413-420.

CAPÍTULO 127

ESPINHA BÍFIDA (MIELOMENINGOCELE)

Jair Roberto da Silva Braga ■ Cristos Pritsivelis ■ João Ricardo Penteado Gonçalves

A mielomeningocele (MMC) é um defeito de fechamento do tubo neural (disrafismo espinhal), considerado uma das malformações congênitas mais comuns, com sequelas físicas e de desenvolvimento neurológico complexas, associada a mortalidade por complicações pós-natais. Sua prevalência é de cerca de 1 a cada 1.000 nascidos vivos. A MMC resulta em déficits motores e sensoriais, sendo sua extensão associada ao nível superior do defeito anatômico, porém sem correspondência funcional estrita. Estes déficits podem ir desde a bexiga, intestino e disfunção sexual, ao envolvimento das extremidades inferior e superior e deficiências ortopédicas secundárias. Crianças com MMC quase invariavelmente têm herniação cerebelar pelo forame magno (malformação de Chiari tipo II ou malformação de de Arnold-Chiari) e ventriculomegalia, resultante da obstrução ao fluxo do líquido cefalorraquidiano no quarto ventrículo, sendo necessária a realização de derivação ventriculoperitoneal para a descompressão cerebral. Apesar das melhorias na prevenção com suplementação de ácido fólico, no diagnóstico e manejo pós-natal, a MMC continua sendo uma importante fonte de morbimortalidade em todo o mundo. Estima-se que aproximadamente 150.000 bebês nascem em todo o mundo a cada ano com espinha bífida, resultando em aproximadamente 44.000 mortes (29% das mortes neonatais ocorrem em países de baixa renda). Apesar das intervenções médicas e cirúrgicas após o nascimento, a malformação de Chiari II permanece como a causa principal de morte nos primeiros 5 anos de vida.[1,2]

Classicamente, a correção da mielomeningocele (MMC) é feita logo após o nascimento. Aproximadamente 80% das crianças operadas no período neonatal necessitam da colocação de drenos ventrículoperitoneais com intuito de impedir a piora da ventriculomegalia cerebral e assim minimizar o comprometimento no desenvolvimento intelectual. No entanto, aproximadamente 45% das crianças que necessitam da colocação de drenos têm complicações subsequentes (obstruções, deslocamento dos drenos e infecções), o que acarreta trocas sucessivas destes drenos e piora progressiva da capacidade intelectual destes indivíduos. As alterações cerebrais mencionadas e as complicações de seu tratamento (em especial a necessidade de colocação de drenos e a obstrução destes) são responsáveis por óbito de até 15% dessas crianças até´ o 5º ano de vida.[3-7]

Desde 2004, tem sido proposta a correção intrauterina da MMC. Vários foram os motivos que levaram ao desenvolvimento deste procedimento. Como mencionado anteriormente, o dano neurológico na MMC é primariamente devido a uma anormalidade no desenvolvimento do tubo neural durante o período embrionário. No entanto, a exposição crônica deste tecido nervoso ao ambiente intrauterino (líquido amniótico, trauma contra a parede do útero, pressão hidrodinâmica sobre o tecido nervoso sem a proteção de uma pele normal) piora a lesão neurológica. Esta teoria é chamada de teoria das duas agressões (*the two-hit hypothesis*), sendo várias as observações que a suportam. Alguns estudos sobre avaliação histológica desses defeitos de fechamento da coluna demonstram que o tecido nervoso exposto diretamente ao líquido amniótico (medula, meninges e raízes nervosas) apresenta diferentes graus de perda de tecido neural, ao mesmo tempo que as porções menos expostas (cornos ventrais e dorsais, especialmente das porções proximais da lesão) têm aspecto histológico normal. Além disso, vários estudos observacionais têm demonstrado que grande parte dos fetos com MMC que apresentam movimentos em membros inferiores em exames ultrassonográficos, não apresentam função motora logo após o nascimento. Estes aspectos reforçam a teoria das duas agressões e suportam a racionalidade da correção pré-natal da MMC. O fechamento intrauterino do defeito tem a finalidade de minimizar a segunda agressão, minimizando a exposição do tecido nervoso ao ambiente uterino, e assim melhorar o prognóstico neurológico dessas crianças.[8-11]

Após uma série de estudos experimentais que demonstraram reversão do Chiari II em modelos animais com MMC operadas intraútero foram iniciados estudos em seres humanos. Inicialmente, algumas séries de casos demonstraram redução significativa da necessidade de colocação de drenos ventrículo-peritoneais após o nascimento nas crianças que haviam sido operadas no período pré-natal, principalmente pela reversão intrauterina do Chiari II.[12-21]

Estes resultados positivos levaram ao desenvolvimento de um ensaio clínico randomizado nos Estados Unidos da América, chamado de MOMs trial (Management of Myelomeningocele study), cujos resultados foram publicados no periódico The New England Journal of Medicine, em 2011.[22]

Neste estudo, 183 gestantes cujos fetos apresentavam MMC foram randomizadas para o tratamento intrauterino (correção da MMC através de histerotomia – abertura no útero) ou para o tratamento pós-natal (grupo controle - conduta expectante durante a gestação e correção da MMC no neonato). Os principais critérios para inclusão das pacientes neste estudo foram: idade gestacional entre 18 e 26 semanas, MMC com nível superior da lesão entre T1 (primeira vértebra torácica) e S1 (primeira vértebra sacral), ausência de outras malformações fetais graves ou anomalias cromossômicas, presença de Chiari II e ausência de tortuosidades graves na coluna fetal. O estudo necessitou ser finalizado após o recrutamento de 183 gestantes pois a análise estatística intermediária demonstrou resultados neurológicos significativamente melhores para as crianças operadas no pré-natal através de uma cirurgia aberta para o reparo intrauterino da MMC, em comparação àquelas que foram tratadas após o nascimento.[22,23]

A correção do defeito no feto era feita através de histerotomia corporal de 6 a 10 cm de comprimento, com finalidade de permitir adequada exposição da lesão fetal para que o neurocirurgião pudesse realizar a clássica cirurgia de fechamento por camadas da MMC. Houve significativa redução na necessidade de instalação de drenos ventriculoperitoneais no grupo da cirurgia fetal (40%) em relação às crianças operadas após o nascimento (82%), devido à reversão do Chiari II ainda na vida fetal e melhora pontuações neurológicas globais e motoras de lactentes.[22]

O grupo das crianças submetidas à cirurgia intrauterina também apresentou, até o seguimento de 30 meses, significativo aumento na chance de deambular sem uso de órteses e melhora significativa no desenvolvimento intelectual, quando comparado ao grupo de crianças que foram operadas após o nascimento.[23]

Apesar dos resultados favoráveis para a criança, a cirurgia fetal foi acompanhada de algumas complicações maternas controláveis, mas não negligenciáveis. As mais frequentemente observadas foram a ruptura prematura de membranas ovulares (RPMPT) (46%), o trabalho de parto prematuro (TPPT) (38%), deiscência completa ou parcial da histerotomia observada no momento da resolução da gravidez (30%), separação corioamniótica (26%), necessidade de transfusão sanguínea materna no parto (9%), edema agudo de pulmão (6%) após a cirurgia fetal e descolamento prematuro de placenta (6%) durante a cirurgia fetal. Essas complicações acabaram por limitar a difusão da cirurgia fetal para mielomeningocele em todo o mundo.[22]

A cirurgia aberta para MMC fetal, classicamente realizada através da histerotomia corporal de 6 a 10 cm, permite a correção em multicamadas do DTN, conforme realizada no pós-natal.[17-21,23]

Tendo em vista que os resultados adversos maternos são as maiores preocupações referentes à abordagem intrauterina da correção fetal da disrafia espinhal, uma inovação técnica foi descrita em 2016 com intuito de minimizar estas complicações.[24]

A técnica chamada de mini-histerotomia ou técnica de Peralta consiste em uma modificação da cirurgia aberta clássica para MMC fetal, em que a mesma correção multicamada do defeito da coluna vertebral é realizada através de uma histerotomia de 2,5 - 3,5 cm. (Fig. 127-1)

Foi realizado estudo descritivo de casos de correção de MMC fetal por mini-histerotomia realizados entre 2014 e 2016. Resultados: Quarenta e cinco mulheres foram submetidas à cirurgia fetal e destas, 87% (39/45) pariram. Uma correção multicamadas completa da MMC foi possível em todos os casos. Não houve mortes maternas, fetais ou neonatais. Nenhuma complicação materna ou fetal ocorreu desde a correção da MMC fetal até a alta hospitalar materna. A média de idade gestacional (IG) no momento da cirurgia foi de 24,5 semanas (desvio padrão, DP: 1,7; variação: 20,7-26,9). A mediana do comprimento da histerotomia foi de 3,05 cm (DP: 0,39; variação: 2,50-3,50). Uma paciente (1/39; 2,6%) apresentou separação corioamniótica. Nove pacientes (9/39; 23,1%) tiveram RPMPT em uma IG mediana de 34,1 semanas (variação: 31,1-36,0). A média de IG no parto foi de 35,3 semanas (DP: 2,2; variação: 27,9-39,1). Noventa e cinco por cento (37/39) dos pacientes tinham o local da histerotomia intacta no parto. A colocação de derivação ventriculoperitoneal foi necessária para 7,7% (3/39) dos neonatos. Desse modo, os autores concluíram que a reparação da MMC fetal é viável através de uma mini-histerotomia. Esta abordagem parece estar associada a riscos reduzidos de parto muito prematuro e complicações maternas, fetais e neonatais.[24]

Esta técnica consiste em uma laparotomia em que o útero em exteriorizado e protegido. Nesse momento, através da ultrassonografia perioperatória é feita a redefinição da tática cirúrgica de acordo com a posição fetal, posição da placenta, vascularização uteroplacentária e extensão da lesão. Através de manobra bimanual é feita a versão fetal externa, com estabilização da posição fetal e determinação do local da histerotomia. A incisão uterina é feita com tamanho entre 2,5 e 3,5cm. O feto é posicionado de forma que a lesão da coluna seja exposta na incisão uterina, momento em que a equipe de neurocirurgia inicia a correção da MMC (Figs. 127-2 e 127-3). Durante esse tempo cirúrgico, é mantida a monitorização fetal por ultrassonografia e Doppler.

Estudo publicado em 2020 analisou o impacto da idade gestacional no momento da cirurgia e suas repercussões perinatais e pós-natais. No período do estudo, foram incluídas 190 pacientes submetidas a correção intrauterina de MMC pela técnica de mini--histerotomia. Os resultados mostraram que quanto menor a idade gestacional no momento da cirurgia, menor a incisão uterina, menor o tempo cirúrgico, maior reversão da herniação cerebelar (Chiari II) e maior período de latência entre cirurgia e parto.[25]

Alguns centros no Brasil têm realizado a correção intrauterina da mielomenigocele à céu aberto pela técnica de Peralta com resultados animadores e cada vez mais tal técnica torna-se consolidada como opção viável e com força de evidência ciêntifica na abordagem da mielimeningocele fetal (Fig. 127-4). Estabelecer qual a técnica, aberta ou fechada, oferece os melhores resultados ainda é uma questão sem resposta. Com as evidências que temos hoje, o ideal é que os centros especializados em medicina fetal ofereçam as duas técnicas e a escolha deve ser individualizada de acordo com cada paciente e idade gestacional. Lesões extensas e idade gestacionais mais precoces, por exemplo, podem se beneficiar da técnica de correção aberta. Por outro lado, o diagnóstico da MMC em idade gestacional mais avançada, pode ter como alternativa cirúrgica a fetoscopia. Saber qual técnica beneficia cada paciente, qual a melhor idade gestacional para a cirurgia com os melhores resultados

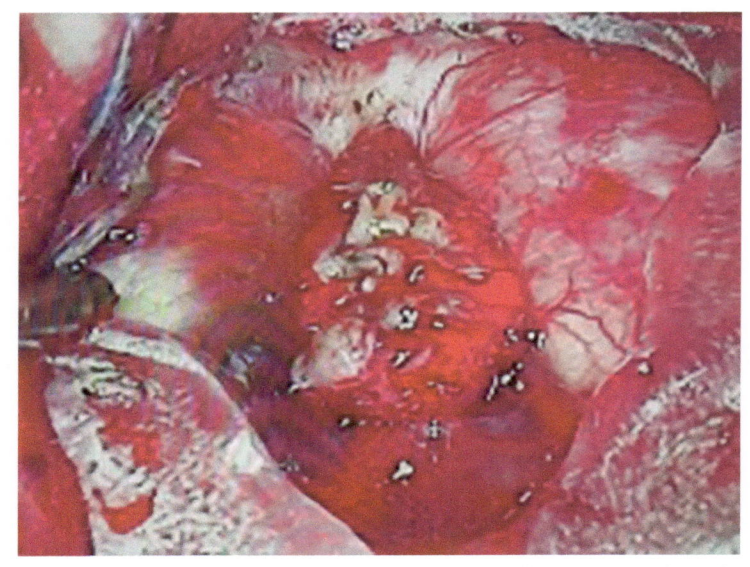

Fig. 127-2. Fechamento da placa neural com reparo da dura-máter e pele fetal.

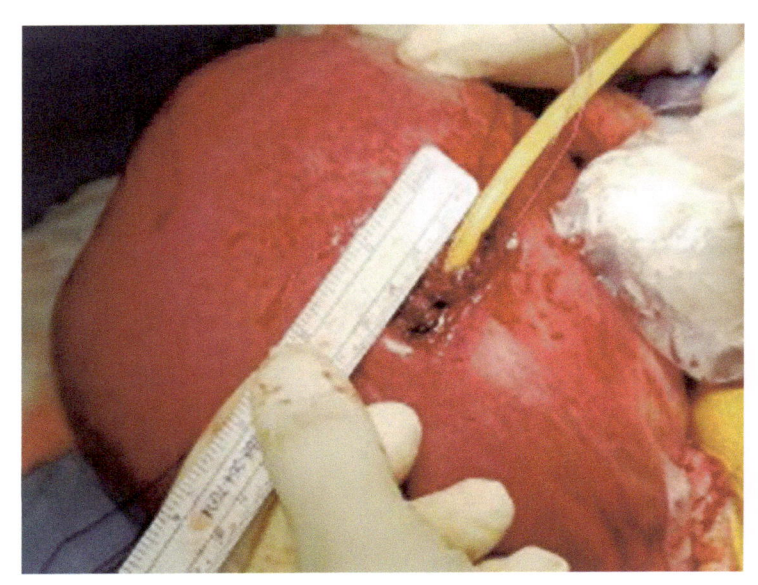

Fig. 127-1. Mini-histerotomia. Incisão uterina de 3 cm.

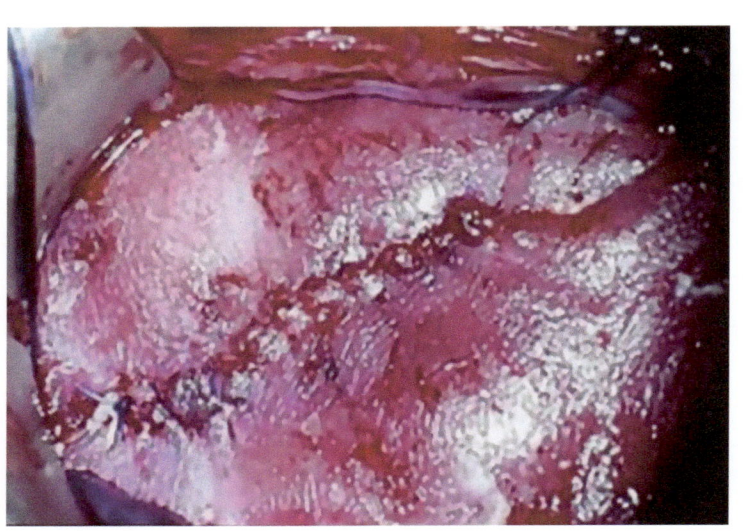

Fig. 127-3. Pele fetal fechada ao final da cirurgia.

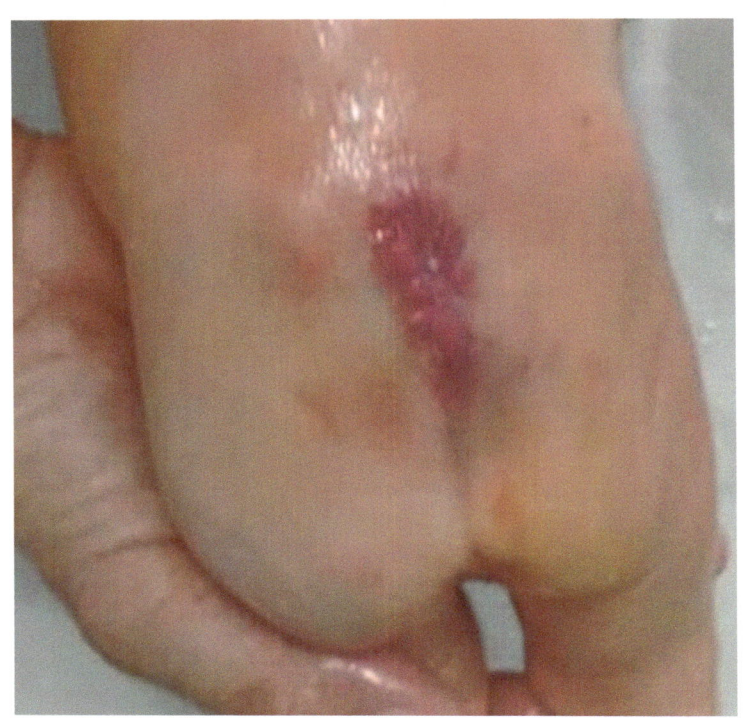

Fig. 127-4. Cicatriz neonatal.

pós-natais e qual melhor técnica de fechamento da lesão neural (*patchs* ou fechamento por camadas com sutura), dentre outras dúvidas, são questões que permeiam a correção intraútero da MMC e estudos futuros são necessários para elucidá-las.

REFERÊNCIAS BIBLIOGRÁFICAS

1. Joyeux L, Danzer E, Flake AW, Deprest J. Fetal surgery for spina bifida aperta. Arch Dis Child Fetal Neonatal Ed. 2018 Nov;103(6):F589-F595. doi: 10.1136/archdischild-2018-315143. Epub 2018 Jul 13. Review. PubMed PMID.
2. Zaganjor I, Sekkarie A, Tsang BL *et al.* Describing the Prevalence of Neural Tube Defects Worldwide: A Systematic Literature Review. PLoS One 2016;11:e0151586.
3. Oakeshott P, Hunt GM. Long-term outcome in open spina bifida. Br J Gen Pract 2003;53:632–6.
4. Hunt GM. Open spina bifida: outcome for a complete co-hort treated unselectively and followed into adulthood. Dev Med Child Neurol 1990;32:108–88.
5. Dias MS, Mc Lone DG. Hydrocephalus in the child with dysraphism. Neurosurg Clin N Am 1993;4:715–26.
6. McLoneDG. Results of treatment of children born with a myelomeningocele. Clin Neurosurg 1983;30:407–12.
7. Caldarelli M, DiRocco C, LaMarca F. *Shunt* complications in the first postoperative year in children with meningomyelocele. Childs Nerv Syst 1996;12:748–54.
8. Hutchins GM, Meuli M, Meuli-Simmen C, Jordan MA, Heffez DS, Blakemore KJ. Acquired spinal cord injury in human fetuses with myelomeningocele. Pediatr Pathol Lab Med 1996;16:701–12.
9. Meuli M, Meuli-Simmen C, Hutchins GM, Seller MJ, Harrison MR, Adzick NS. The spinal cord lesion in human fetuses with myelomeningocele: implications for fetal surgery. J Pediatr Surg 1997;32:448–52.
10. Korenromp MJ, Van Good JD, Bruinese HW, Kriek R. Early fetal movements in myelomeningocele. Lancet 1986;1:917–8.
11. Sival DA, Begeer JH, Staal-Schreinemachers AL, Vos-Niel JM, Beekhuis JR, Prechtl HF. Perinatal motor behaviour and neurological outcome in spina bifida aperta. Early Hum Dev 1997;50:27–37.
12. Meuli M, Meuli-Simmen C, Yingling CD *et al.* Creation of myelomeningocele *in utero*: a model of functional damage from spinal cord exposure in fetal sheep. J Pediatr Surg 1995;30:1028–32.
13. Meuli M, Meuli-Simmen C, Hutchins GM *et al. In utero* surgery rescues neurologic function at birth in sheep with spina bifida. Nat Med 1995;1:342–7.
14. Meuli M, Meuli-Simmen C, Yingling CD *et al. In utero* repair of experimental myelomeningocele saves neurologic function at birth. J Pediatr Surg 1996;31:397–402.
15. Bouchard S, Davey MG, Rintoul NE,Walsh DS, Rorke LB, Adzick NS. Correction of hindbrain herniation and anatomy of the vermis after *in utero* repair of myelomeningocele in sheep. J Pediatr Surg 2003;38:451–8.
16. Bruner JP, Tulipan NB, Richards WO. Endoscopic coverage of fetal open myelomeningocele *in utero*. Am J Obstet Gynecol 1997;176:256–7.
17. Tulipan N, Hernanz-Schulman M, Bruner JP. Reduced hindbrain herniation after intrauterine myelomeningocele repair: a report of four cases. Pediatr Neurosurg 1998;29:274–8.
18. Adzick NS, Sutton LN, Crombleholme TM, Flake AW. Successful fetal surgery for spina bifida. Lancet 1998;352:1675–6.
19. Sutton LN, Adzick NS, Bilaniuk LT, Johnson MP, Crombleholme TM, Flake AF. Improvement in hindbrain herniation by serial fetal MRI following fetal surgery for myelomeningocele. J Am Med Assoc 1999;282:1826–31.
20. Bruner JP, Tulipan N, Paschall RL *et al.* Intrauterine repair of myelomeningocele, 'hindbrain restoration' and the incidence of *shunt*-dependent hydrocephalus. J Am Med Assoc 1999;282:1819–25.
21. Johnson MP, Adzick NS, Rintoul N *et al.* Fetal myelomeningocele repair: shortterm clinical outcomes. Am J Obstet Gynecol 2003;189:482–7.
22. Adzick NS, Thom EA, Spong CY, Brock III JW, Burrows PK, Johnson MP, Howell LJ, Farrell JA, Dabrowiak ME, Sutton LN, Gupta N, Tulipan NB, D'Alton ME, Farmer DL, for the MOMS Investigators. A randomized trial of prenatal *versus* postnatal repair of myelomeningocele. N Engl J Med 2011; 364:993-1004.
23. Moldenhauer JS, Soni S, Rintoul NE, Spinner SS, Khalek N, Martinez-Poyer J, Flake AW, Hedrick HL, Peranteau WH, Rendon N, Koh J, Howell LJ, Heuer GG, Sutton LN, Johnson MP, Adzick NS. Fetal myelomeningocele repair: the post-MOMS experience at the Children's Hospital of Philadelphia. Fetal Diagn Ther. 2015; 37:235-240.
24. Botelho RD, Imada V, Rodrigues da Costa KJ, Watanabe LC, Rossi Júnior R, De Salles AAF, Romano E, Peralta CFA. Fetal Myelomeningocele Repair through a Mini-Hysterotomy. Fetal Diagn Ther. 2017;42(1):28-34. doi: 10.1159/000449382. Epub 2016 Sep 23. PubMed PMID: 27656888.
25. Peralta CFA, Botelho RD, Romano E, Imada V, Lamis F, Rossi Júnior R, Nani F, Stoeber GH, De Salles AA. Fetal open spinal dysraphism repair through a mini-hysterotomy: Influence of gestational age at surgery on the perinatal outcomes and postnatal shunt rates. Prenatal Diagnosis. 2020;40:689–697.

FENDA LABIAL E PALATINA

Nicholas Papadoulos ▪ Moschos A. Papadopoulos

O conteúdo deste capítulo (págs. 1223 a 1264), encontra-se disponível on-line.

Para acessá-lo, aponte a câmera do seu smartphone ou tablet para a imagem acima.

CIRURGIA FETAL MINIMAMENTE INVASIVA (FETOSCOPIA)

François I. Luks

PERSPECTIVA HISTÓRICA

O uso de telescópios para examinar a anatomia interna tem suas raízes no início do século XIX, quando tubos rígidos de metal contendo lentes foram descritos para examinar a bexiga (origem da cistoscopia). A óptica era rude, e a iluminação era um problema – inicialmente resolvido com o uso da luz de velas.[1] O desenvolvimento de lentes em forma de bastão por Hopkins e a introdução de fibras ópticas e as chamadas fontes de "luz fria", na metade do século XX, tornaram possível o exame endoscópico (cistoscopia, perioneoscopia, toracoscopia, além de broncoscopia rígida e esofagoscopia).[2] Alguns relatos de fetoscopia apareceram no início da década de 1960,[3,4] com o uso dos menores telescópios disponíveis, mas a ampla aceitação foi prejudicada pela qualidade invasiva do procedimento e seu valor diagnóstico limitado. Quando a ultrassonografia se tornou disponível, essa modalidade diagnóstica não invasiva tornou a visualização direta do feto desnecessariamente agressiva.

A introdução de câmeras com dispositivo de carga acoplada (CCD) em miniatura e o aprimoramento óptico dos telescópios modernos abriram o caminho para procedimentos endoscópicos, como artroscopia e laparoscopia ginecológica,[5-9] os quais, por sua vez, originaram a "revolução da laparoscopia" do começo da década de 1990.[10,11] A colecistectomia laparoscópica "explodiu" na cena cirúrgica e criou um incentivo para o desenvolvimento da instrumentação (mais sofisticada), que permitiu a rápida expansão da cirurgia minimamente invasiva. Quando os telescópios e os instrumentos foram miniaturizados, essa abordagem cirúrgica se tornou disponível também para pacientes pediátricos.[12,13] O primeiro procedimento laparoscópico descrito em recém-nascidos foi a pilorotomia, para estenose pilórica hipertrófica.[14] O caráter pioneiro desse novo procedimento é ilustrado pelo fato de que os primeiros instrumentos laparoscópicos apropriados para bebês tiveram que ser adaptados de antenas de carro – o único tubo de metal disponível suficientemente estreito para ser usado em um bebê de 3 kg. Quando a indústria entendeu a importância disso, uma posterior miniaturização dos instrumentos abriu caminho para novas aplicações de cirurgia minimamente invasiva em crianças pequenas. Se procedimentos laparoscópicos e aliados permitiram que as intervenções cirúrgicas fossem realizadas de forma minimamente invasiva em crianças pequenas, ficou bem claro que o feto, o paciente mais frágil de todos, também poderia se beneficiar com essa abordagem. Em 1995, vários pesquisadores descreveram modelos animais de endoscopia intrauterina e cirurgia fetoscópica.[15-21]

PRINCÍPIOS DE CIRURGIA FETAL ENDOSCÓPICA E FETOSCOPIA

Inicialmente, a fetoscopia foi considerada como um meio para se observar o ambiente intrauterino e diagnosticar anomalias fetais. Em virtude da crescente sofisticação da ultrassonografia, poucas indicações, ou nenhuma, justificavam a invasão até mesmo mínima da cavidade amniótica unicamente com o objetivo de diagnóstico. Por outro lado, a cirurgia fetal aberta começou a se tornar uma realidade na segunda metade da década de 1980, e a ideia de realizar esses procedimentos de uma forma minimamente invasiva era atraente.

Assim sendo, as pesquisas iniciais em cirurgia fetal endoscópica seguiram um caminho similar ao da cirurgia fetal aberta, e suas indicações se assemelhavam às da sua contrapartida mais invasiva. As dificuldades da pesquisa da cirurgia fetal aberta se mostraram aplicáveis ao campo da cirurgia endoscópica, além dos entraves específicos da endoscopia. A intervenção fetal guiada por ultrassom já se encontrava amplamente em uso antes do advento da cirurgia minimamente invasiva e continuou a expandir seu papel e indicações. Muitas das técnicas para avaliar o útero grávido já estavam em prática muito antes de serem relatados os primeiros experimentos fetoscópicos. Desse modo, o desenvolvimento da cirurgia fetal endoscópica pode ser rastreado até os três campos cirúrgicos que se intersectam como no diagrama de Venn (Fig. 129-1).

Os princípios fundamentais da cirurgia fetal, que foram introduzidos há mais de três décadas,[22,23] ainda se aplicam à cirurgia fetal endoscópica. Uma intervenção cirúrgica no feto só é aceitável se forem preenchidos os seguintes pré-requisitos:[24]

- O diagnóstico da condição (anomalia/malformação) é possível de ser feito corretamente.
- A condição (anomalia/malformação) pode ser diferenciada de outras anomalias não cirúrgicas.
- A evolução natural da doença, se não for tratada, deve ser previsível, tendo-se em conta que a condição (anomalia/malformação) deve ser letal ou gravemente debilitante.
- Não há tratamento pós-natal adequado disponível para tal condição (anomalia/malformação).
- A operação *in utero* proposta é tecnicamente viável.

Esta última condição tem sido a mais desafiadora e a mais interessante, pois os aspectos técnicos da cirurgia *in utero* (intrauterina)

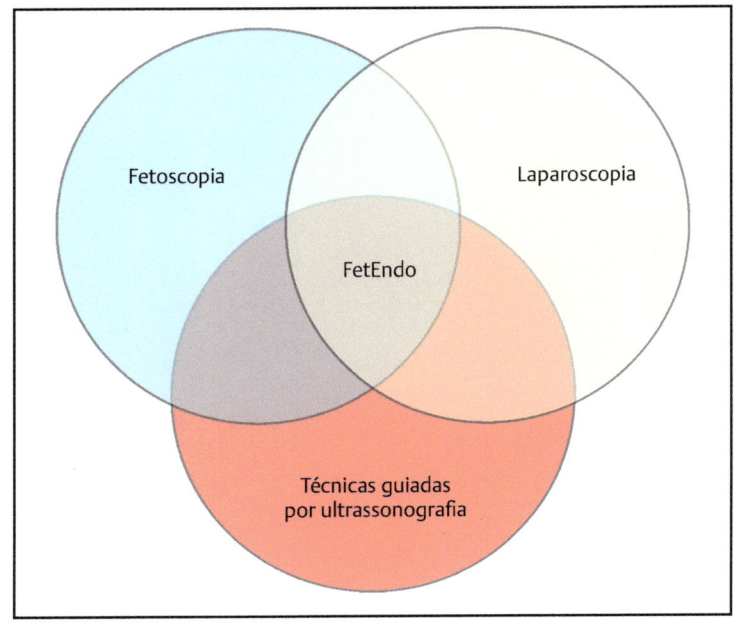

Fig. 129-1. O campo da cirurgia fetal endoscópica, ou FetEndo, foi construído com base na amnioscopia, procedimentos intrauterinos guiados por ultrassonografia e laparoscopia.

em questão, que já são difíceis, foram agora adaptados para uma abordagem guiada. Em alguns casos, as limitações desta abordagem minimamente invasiva desencadearam o desenvolvimento de tratamentos alternativos e mudaram o foco na temporização dos efeitos da anomalia, em vez de uma cura definitiva intraútero.

TÉCNICAS DA CIRURGIA FETAL ENDOSCÓPICA
Acesso e Saída

O aspecto mais difícil da cirurgia fetal aberta é a criação de uma histerotomia sem sangue e, ao mesmo tempo, a preservação da integridade das membranas coriônica e amniótica. Isso foi originalmente obtido pelos pesquisadores na Universidade da Califórnia de São Francisco (UCSF) usando instrumentos e aparelhos especialmente projetados, incluindo pinças para grampear as bordas uterinas e grampos absorvíveis para minimizar a perda sanguínea e preservar a relação entre o miométrio e as membranas.[16,25,26] Além do esforço para minimizar a perda sanguínea materna, entende-se que a separação das membranas atua como um estímulo potente para o trabalho de parto prematuro e que a integridade da membrana é essencial para assegurar o maior intervalo possível entre a cirurgia e o parto. O acesso minimamente invasivo da cavidade amniótica representa menos trauma ao miométrio bem vascularizado, porém existe o risco de criar uma "tenda amniótica" e/ou a rotura da membrana por ocasião da inserção das cânulas. Diversos investigadores aperfeiçoaram suas técnicas para minimizar esse efeito na colocação do trocarte. Os métodos que minimizam o trauma na membrana incluem cânulas com paredes finas (proporção máxima do diâmetro interno-externo),[22,27-29] técnica de Seldinger (agulha e fio guia para acesso à cavidade amniótica) e cânulas com expansão lateral que permitem a dilatação de uma cavidade específica até o tamanho da cânula sem deformar ou lacerar a estrutura alvo.[30-32] A fixação da cânula também foi motivo de pesquisa (a partir de modelos animais), sendo que as cânulas com balão demonstraram uma abordagem mais segura e menos traumática, ao mesmo tempo que mantiveram uma posição rígida das membranas e o miométrio (Fig. 129-2).[33-35]

No entanto, quando a cirurgia fetal endoscópica "saiu" do laboratório e ingressou na prática clínica, muitas dessas técnicas sofisticadas foram abandonadas, com exceção daquelas que permitiam manter um diâmetro mínimo externo da(s) cânula(s). De fato, diversos estudos demonstraram que o índice de rotura prematura das membranas (iRPM) pós-operatória (iatrogênica) é proporcional ao diâmetro, bem como ao número de cânulas e instrumentos.[27,30,36-38] Em vez de desenvolverem cânulas específicas para fetoscopia, muitos centros utilizam dispositivos existentes projetados para outros usos, tais como dispositivos com parede fina para acesso vascular (Check-Flo®, Cook Medical, Bloomington, IN; Sheath Introducers, Cordis®, Milpitas, CA; ou bainhas Peel-Away®, Cook Medical) (Fig. 129-3).[28]

Atualmente, a maioria dos procedimentos fetoscópicos é realizada por meio de introdução percutânea da cânula, ou cânulas, com orientação ultrassonográfica. Entretanto, há evidências teóricas de que a minilaparotomia possa ser menos traumática para o miométrio e as membranas, pois como as paredes do útero e do abdome materno se movem independentemente uma da outra (p. ex., durante o ciclo respiratório), prender o miométrio à parede abdominal, por um ou mais trocartes, pode atuar como um fulcro (sustento de apoio), o qual poderá exercer força na parede do útero e, por consequência, cortá-la ou lacerá-la. Logo, permitir que o instrumento ou cânula se movimente livremente dentro da parede abdominal ajuda a reduzir essas forças, particularmente em manipulações intensivas ou na presença de múltiplos trocartes.[39-42]

Em paralelo, os cuidados em relação à saída dos trocartes sempre foram menos preocupantes, pois sempre foi aventada a hipótese de que pequenos orifícios no miométrio se fecham espontaneamente, apesar de poder ocorrer algum sangramento no miométrio ou vazamento do líquido amniótico, porém muitos autores veem isso como uma consequência leve. Já outros, no entanto, preocupam-se com os potenciais riscos das técnicas de acesso do endoscópio, particularmente de separação das membranas corioamnióticas, vazamento amniótico, danos no miométrio e início de iRPM. Com o intuito de minimizar essas complicações, várias técnicas foram desenvolvidas em coelhos,[43-46] ovelhas e em modelos primatas não humanos e aplicadas também na área clínica.[27,30,32,47] Diversos materiais, desde esponjas de colágeno ou gelatina e amnioadesivos até cola de fibrina e outros selantes, foram utilizados nesses estudos (Fig. 129-4).[30,43,47-54] Embora alguns reivindiquem que houve redução na incidência de iRPM, outros não observaram diferença.[27,38,48,55]

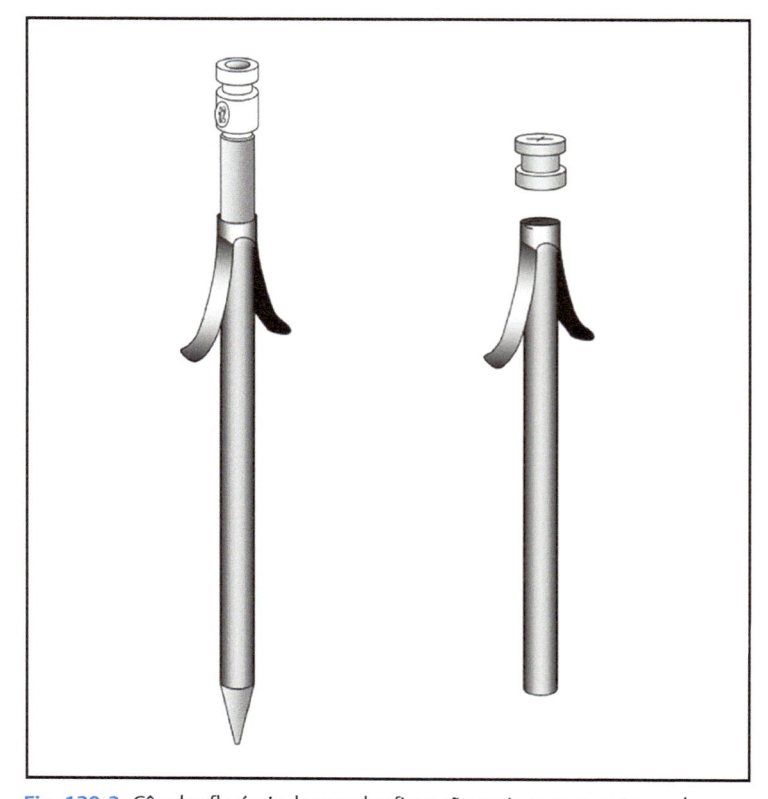

Fig. 129-3. Cânulas flexíveis de paredes finas são mais comumente usadas para cirurgia fetal endoscópica. Aqui, uma bainha Peel-Away é inserida com o uso de uma técnica de Seldinger com fio guia e montada com um tampão de borracha de silicone fenestrado. (Fonte: Chang J, Tracy Jr TF, Carr SR, Sorrells Jr DL, Luks FI. Port insertion and removal techniques to minimize premature rupture of the membranes in endoscopic fetal surgery. J Pediatr Surg 2006;41(5):905-9.)

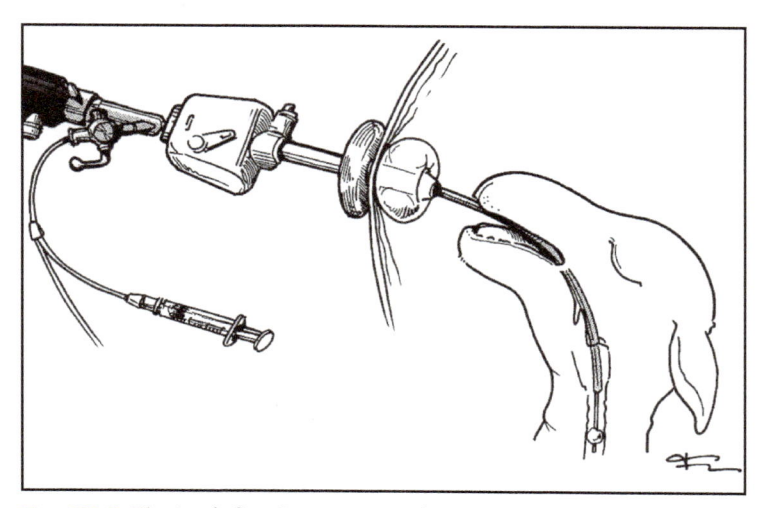

Fig. 129-2. Técnica de fixação experimental para cânulas uterinas durante endoscopia fetal no modelo ovino: fixação de balão para manter unidas a parede uterina e as membranas. (Fonte: Papadakis K, Luks FI, Deprest JA, Evrard VE, Flafeole H, Miserez M, Lerut TE. Single-port tracheoscopic surgery in the fetal lamb. J Pediatr Surg 1998;33(6):918-20.)

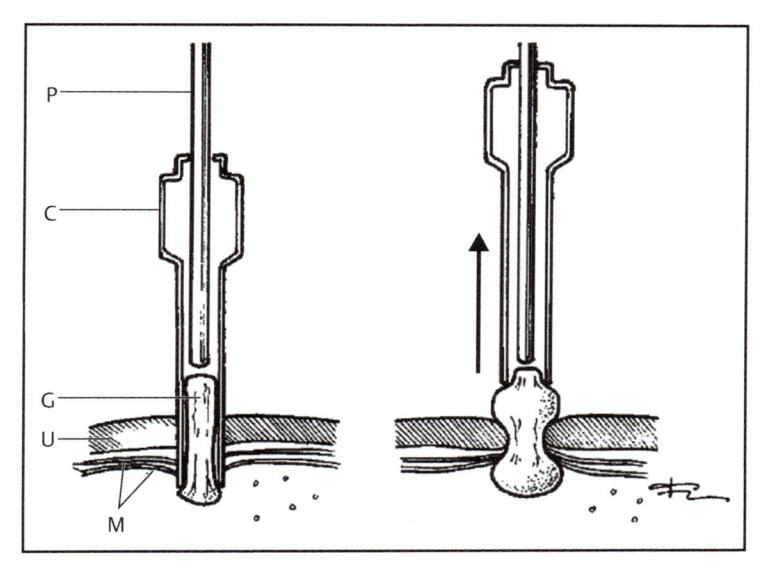

Fig. 129-4. Esponja de gelatina usada para fechar a porta da cânula depois de cirurgia fetal endoscópica. Esquerda: representação sistemática da técnica de inserção. Direita: aparência do plugue na ultrassonografia (seta), dois dias de pós-operatório. P: Êmbolo; C: Cânula; G: Plugue de gelatina; U: Parede uterina; M: Membranas. (*Imagem da esquerda de*: Luks F.I, Deprest JA, Peers KH, Steegers EA van Der Wildt B. Gelatine sponge plug to seal fetoscopy port sites: technique in ovine and primate models. Am J Obstet Gynecol 1999;181(4):995-6. *Imagem da direita de*: Bussey J.G, Luks F, Carr SR, Plevyak M, Tracy Jr TF. Minimal-access fetal surgery for twin-to-twin transfusion syndrome. Surg Endosc 2004;18(1):83-6.)

Campo Cirúrgico

A cirurgia laparoscópica requer distensão da cavidade abdominal para criar um espaço de trabalho. Isso é obtido, tradicionalmente, por insuflação de dióxido de carbono (CO_2), embora outras técnicas tenham também sido descritas (incluindo insuflação de hélio e elevação mecânica da parede abdominal).[56] Os primeiros experimentos na cirurgia endoscópica fetal utilizaram CO_2, porém diversos investigadores apontaram os efeitos prejudiciais da absorção de CO_2 pelo feto.[57-59] Com insuflação prolongada, fetos de cordeiros apresentaram uma elevação linear e substancial na concentração sérica de CO_2 e uma piora progressiva na acidose metabólica. Embora parte do excesso de CO_2 possa ser eliminada através da placenta e por hiperventilação materna, aparentemente (pelo menos, em um modelo ovino) a troca do HCO_3^- que é dependente da anidrase carbônica em nível placentário, é uma etapa limitada, que evita a evacuação de cargas suprafisiológicas de CO_2. Mais recentemente, essa situação foi rediscutida, e vários pesquisadores passaram a usar o ambiente com CO_2 para determinados procedimentos fetoscópicos, como o fechamento dos defeitos abertos no tubo neural.[34,60,61] Por outro lado, os efeitos em longo prazo no desenvolvimento fetal e neonatal são desconhecidos; logo, este método deve ser utilizado com cautela. Também foi proposto realizar a distensão uterina usando-se outros gases, como ar ou óxido nitroso.[62,63] Resultados preliminares sugerem que esses meios são mais seguros para o status ácido-base do feto, embora um ambiente gasoso ainda possa expor o feto a desidratação e hipotermia mais rapidamente. Além disso, a pneumonia dificulta muito o monitoramento ultrassonográfico do feto.

Mais frequentemente, as cirurgias fetais feitas por fetoscopia (e endoscópicas) são realizadas em um ambiente líquido, que, é claro, é o meio natural do feto. Como a pele fetal é não queratinizada, o feto é particularmente vulnerável a desidratação e hipotermia. Trabalhar dentro do líquido amniótico existente, seja ele suplementado ou não com soluções fisiológicas em temperatura corporal (solução de Ringer com lactato, solução de Hartmann ou solução salina normal), parece oferecer melhor proteção durante uma fetoscopia prolongada.[64] Lamentavelmente, certos procedimentos cirúrgicos, como sutura ou colação de adesivos e enxertos, são muito desafiadores no meio líquido. Além do mais, um

sangramento significativo pode fazer com que o líquido amniótico se torne rapidamente opaco, tornando manobras cirúrgicas adicionais quase impossíveis. A rápida irrigação e a troca de fluidos podem ajudar a clarear o líquido amniótico manchado de sangue ou turvo; logo, foram desenvolvidos irrigadores fetoscópicos, especialmente projetados para isso.[65]

Por fim e obviamente, a conversão para cirurgia aberta, que é mais frequentemente realizada quando a cirurgia laparoscópica se torna perigosa, não deve ser uma opção usual em cirurgia fetal.

Instrumentos

Boa parte das primeiras pesquisas em cirurgia fetoscópica foi dedicada ao desenvolvimento de instrumentos apropriados. Enquanto instrumentos com 3 e 5 mm são frequentemente usados em cirurgia minimamente invasiva em crianças, atualmente, a cirurgia fetal requer instrumentos ainda menores.

Os telescópios mais frequentemente usados, em cirurgia, são telescópios com lentes em forma de bastão (Hopkins®). Sua óptica e transmissão de luz são ideais em diâmetros que variam de 5 a 10 mm, mas a qualidade da imagem é perdida significativamente quando seu diâmetro diminui muito abaixo de 3 mm. Por outro lado, a maioria dos fetoscópios contém fibras ópticas em vez de lentes. A transmissão da luz e imagem ocorre sem a necessidade de lentes, maximizando dessa forma a intensidade da luz. A resolução está diretamente relacionada ao número de fibras ópticas individuais (mais de 50.000) compactadas dentro da haste do telescópio. O uso de fibras ópticas também permite que os telescópios sejam curvados. Essa característica facilita determinadas manobras, como ablação por laser dos vasos da superfície placentária, particularmente quando a placenta é anterior; ou traqueoscopia fetal, para tratar hipoplasia pulmonar ou formas raras de atresia traqueal. Telescópios de fibra óptica oferecem um ângulo de visão de 0°, enquanto telescópios com lentes em forma de bastão permitem visualizações anguladas (30°, 45° ou mais).[28] A maioria dos telescópios (e instrumentos) usados em fetoscopia tem um comprimento de 20-30 cm. Enquanto a óptica evoluiu de modo significativo, permitindo uma qualidade de imagem notável com telescópios com diâmetro de 1-2 mm ou menos, os demais instrumentos cirúrgicos requerem rigidez e força de pinçamento, os quais são difíceis de miniaturizar. Essas restrições de fabricação e o espaço/campo de trabalho muito pequeno, oferecido pelo útero grávido, tornam qualquer manobra cirúrgica endoscópica particularmente desafiadora. Além do mais, a presença do ambiente líquido torna a sutura quase impossível e exclui o uso de eletrocautério e outros aparelhos hemostáticos. Em contrapartida, pode-se utilizar o laser embaixo d'água, fato que torna essa fonte de energia a mais comumente usada em cirurgia fetal endoscópica. Em paralelo, a coagulação bipolar e a ablação por radiofrequência (RFA) são passíveis de serem realizadas para procedimentos ablativos, como no caso do gêmeo parasita acárdico causando uma sequência de **perfusão arterial reversa nos gêmeos** (ou TRAP – *Twin Reversed Arterial Perfusion*).

Em muitos casos, a instrumentação foi elaborada e individualizada para determinadas indicações. Por exemplo, uma fibra de *laser* passando através do canal lateral de um fetoscópio é usada para ablação dos vasos placentários na síndrome da transfusão feto-fetal grave (STFF), bem como para indicações menos comuns, como a sequência de TRAP e a síndrome da banda amniótica. Outra situação é um balão destacável em um cateter usado para oclusão traqueal fetal para tratar hérnia diafragmática congênita (HDC) grave. Lamentavelmente, a cirurgia fetal endoscópica é um campo muito especializado da medicina, e, assim, poucos fabricantes de instrumentos cirúrgicos acham suficientemente lucrativo produzir instrumentos cuja finalidade única é para uso em fetoscópio. Em consequência, a cirurgia fetal fica dependente, muitas vezes, de instrumentos desenvolvidos para outros campos da cirurgia, como otorrinolaringologia, endoginecologia e urologia (pediátrica).

Monitoramento

Todos os procedimentos cirúrgicos requerem o monitoramento adequado do paciente, porém a dificuldade em acessar o feto, diretamente, tem dificultado elaborar técnicas de monitoramento intraoperatório. A maior parte dos procedimentos fetoscópicos, se não todos, é realizada sob a orientação de ultrassom: primeiro, para permitir o acesso seguro à cavidade amniótica; depois, para monitorar o bem-estar do feto durante e imediatamente após o procedimento cirúrgico. Para procedimentos na placenta propriamente dita (veja a seguir), o monitoramento do feto, pelo ultrassom, usualmente está limitado à frequência cardíaca fetal e, em poucas ocasiões, durante o procedimento. Em operações mais avançadas no feto (como endoscopia traqueal ou reparo de espinha bífida), é necessário um monitoramento mais regular do bem-estar fetal.

Foram feitas tentativas experimentais de adaptar técnicas de monitoramento mais contínuas do ambiente endoscópico. Estas incluíram temperatura, pressão amniótica, oximetria de pulso e técnicas invasivas com cateter (Fig. 129-5).[17,66,67] No entanto, nenhuma delas se mostrou clinicamente prática, pois seriam necessárias inserções de trocartes adicionais ou instrumentação fetal, somadas ao caráter invasivo da operação oficial.

INDICAÇÕES PARA CIRURGIA FETAL ENDOSCÓPICA

Obstrução do Trato Urinário

Muitas das indicações "clássicas" para cirurgia fetal aberta foram adaptadas para uma abordagem minimamente invasiva, porém com sucesso variado.

A primeira condição a ser tratada com cirurgia fetal foi a obstrução do trato urinário inferior bilateral (LUTO - *Lower Urinary Tract Obstruction*), que é mais comumente causada pelas válvulas uretrais posteriores ou, menos frequentemente, por atresia uretral. A colocação percutânea de um cateter duplo *pigtail* (ou rabo de porco), guiada por ultrassom, foi utilizada por muito tempo,[23,68-70] porém o alto índice de complicações e deslocamento foi incentivo para a cirurgia aberta ("a céu aberto") de uma vesicostomia.[71-73] A vesicostomia e a cistostomia, guiadas por fetoscopia, foram descritas há várias décadas,[15,74] mas seus resultados em longo prazo foram variados, independentemente do tipo do desvio urinário.[75-77]

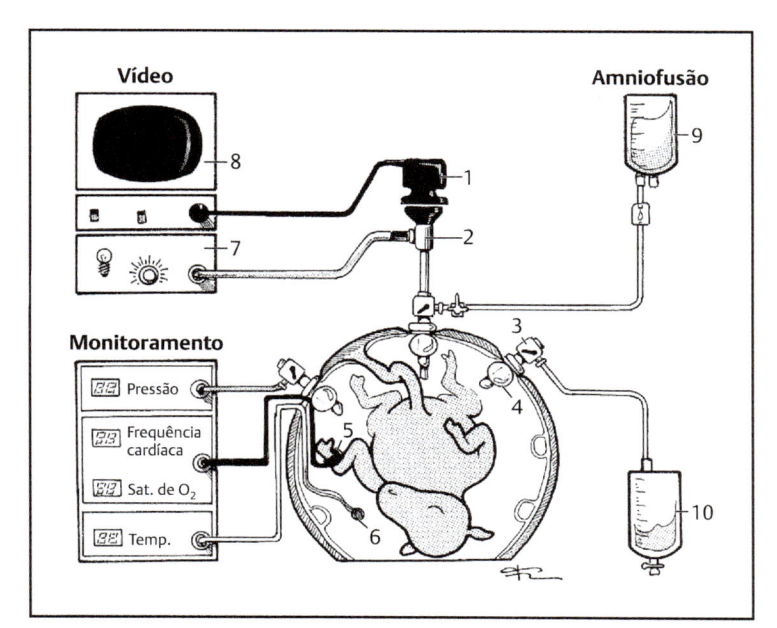

Fig. 129-5. Representação esquemática de uma configuração experimental de cirurgia fetal endoscópica no modelo ovino: (1) câmera CCD e (2) telescópio; (3) cânula de trabalho com (4) fixação do balão; (5) oximetria de pulso fetal e (6) sonda de temperatura; (7) fonte de luz fria e (8) unidade de controle da câmera; (9) amnioinfusão salina e (10) sistema de drenagem. (Fonte: Luks FI, Deprest JA, Vandenberghe K, Brosens IA, Lerut T. A model for fetal surgery through intrauterine endoscopy. J Pediatr Surg 1994;29(8):1007-9.)

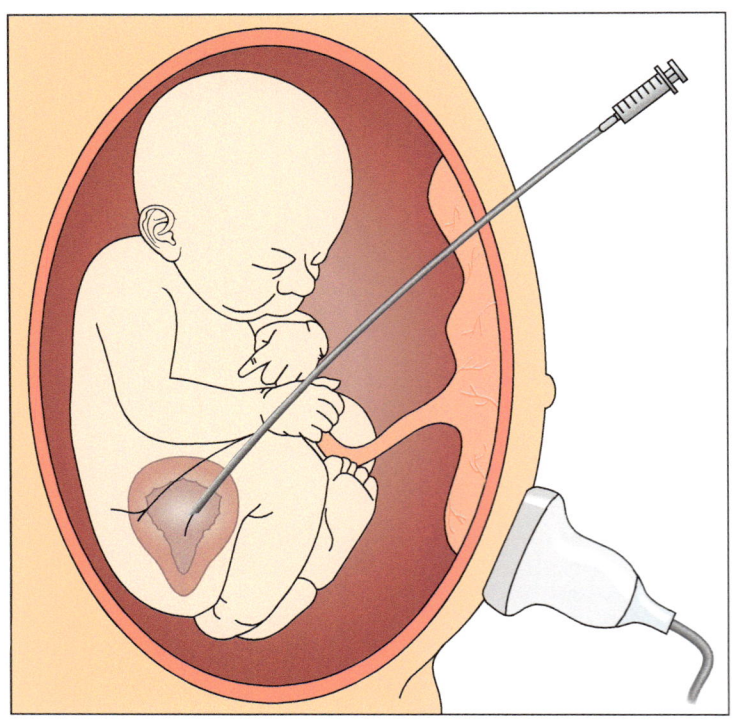

Fig. 129-6. Cistoscopia fetal e ablação das válvulas uretrais posteriores. Fonte: Kilby MD, Morris RK. Fetal therapy for the treatment of congenital bladder neck obstruction. (Nat Rev Urol 2014;11(7):412-19 (ver Fig. 129-4).)

Desse modo, a natureza menos invasiva da derivação (*shunt*) vesicoamniótica, guiada por ultrassom, eliminou a necessidade de vesicostomia cirúrgica, independentemente da técnica cirúrgica utilizada.

Mais recentemente, alguns cirurgiões fetais exploraram a possibilidade de tratar diretamente a condição subjacente (válvulas uretrais posteriores), realizando uma cistoscopia fetal e a ablação das válvulas usando laser (Fig. 129-6).[77-82] Os resultados em longo prazo dessa abordagem ainda não estão disponíveis, mas esta pode ser uma técnica promissora em mãos qualificadas. As dificuldades incluem o ponto de entrada na bexiga fetal, que deve ser mais cefálico do que aquele utilizado para o *shunt* vesicoamniótico, para permitir uma inspeção mais direta do trígono e da abertura uretral,[83] além do ponto de impacto da energia do *laser*, que deve ser direcionado exatamente na linha com o lúmen uretral (para evitar dano colateral).[84] Na literatura, foram reportados pequenos estudos comparando a derivação vesicoamniótica e ablação cistoscópica fetal das válvulas uretrais posteriores,[82] porém grandes estudos randomizados ainda não estão planejados.

Síndrome da Transfusão Feto-Fetal (STFF)

A STFF é uma afecção quase [85] exclusiva das gestações de gêmeos monozigóticos monocoriônicos.[36,41,85,86] Virtualmente, todos os gêmeos idênticos compartilham anastomoses placentárias na superfície da placenta, além da sua própria circulação cardioplacentária. Na maioria dos casos, o fluxo através destas anastomoses bidirecionais compartilhadas é equilibrado. Entretanto, em aproximadamente 15% das gestações monocoriônicas, o fluxo é desequilibrado, e um dos fetos atua como doador, enquanto o outro é o receptor. Se a síndrome for leve e crônica, o tamanho fetal e a discordância no peso fetal estimado são os únicos sinais. No entanto, se for avançada, severa e progressiva, poderá levar a morte fetal de um ou dos dois ou perda da gravidez.

Até o fim da década de 1990, o tratamento de STFF limitava-se à drenagem repetida do poli-hidrâmnio severo. A causa do poli-hidrâmnio no receptor é o aumento da pré-carga cardíaca (da transfusão feto-fetal crônica), que leva à poliúria. Independentemente da causa, o poli-hidrâmnio aumenta o risco de RPM e, portanto, ameaça a gravidez. Além disso, pode causar desconforto respiratório materno significativo. A amniorredução, isto é, a remoção de

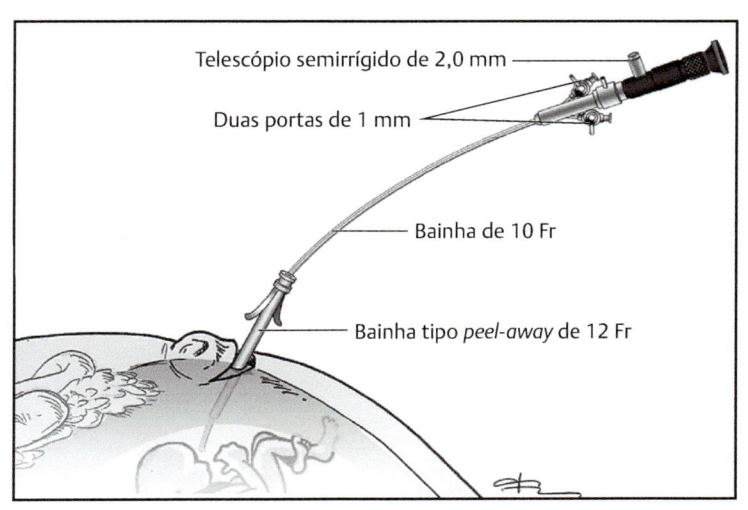

Fig. 129-7. Configuração clínica de cirurgia fetal endoscópica com o uso de um fetoscópio semiflexível e bainha curvada. (Fonte: Lombardo ML, D. J. Watson-Smith DJ,. Muratore CS, Carr SR, O'Brien BM,Luks FI. Laser ablation of placental vessels in twin-to-twin transfusion syndrome: a paradigm for endoscopic fetal surgery. J Laparoendosc Adv Surg Tech A 2011;21(9):869-72.)

grandes quantidades de líquido amniótico da cavidade amniótica do receptor (frequentemente 2 L ou mais por sessão), demonstrou aumentar a idade gestacional no parto e melhorar o resultado fetal e neonatal, quando comparada com a conduta expectante.[87] Entretanto, o procedimento não se direciona ou trata a fisiopatogênese da STFF, propriamente dita, e precisa ser repetido regularmente quando o líquido amniótico torna a acumular. Além disso, a amniorredução repetida (com agulha percutânea) aumenta os riscos de ruptura iatrogênica das membranas e de corioamnionite. Por fim, a síndrome avançada exerce pressão na função cardíaca tanto do doador quanto do receptor, e esses problemas não são tratados pela amniorredução.

Na década de 1990, Julian DeLia demonstrou a viabilidade da intervenção endoscópica para a oclusão das anastomoses placentárias, usando um laser de Neodymium-doped Yttrium-Aluminum--Garnet (Nd-YAG).[88] Os primeiros experimentos com primatas não humanos envolveram a oclusão dos vasos que se uniam aos lobos placentários primários e secundários,[89] os quais se mostraram muito símiles aos vasos anastomóticos observados em gravidezes de gêmeos humanos. Depois dos primeiros relatos clínicos de DeLia, em 1995,[90] os grupos em Londres,[91] Hamburgo,[92] Paris e Leuven publicaram suas próprias séries.[93,94] Alguns anos mais tarde, vários centros nos Estados Unidos (Tampa,[95] São Francisco,[96] Filadélfia e Providência) adotaram o procedimento,[97,98] antes que ele se espalhasse para muitos mais centros pelo mundo. A técnica evoluiu substancialmente, e a instrumentação varia entre os centros.[28,86,99,100] A maioria dos telescópios tem 1,2-2,0 mm de diâmetro, e as cânulas e bainhas dos telescópios variam de 3 a 4 mm de diâmetro. Eles podem ser categorizados segundo duas abordagens, particularmente com placentas anteriores:

A) Telescópios de lentes rígidas com ponta angulada (30 ou 45 graus) e um defletor, que permite que a ponta da fibra do *laser* seja curvada para ocluir os vasos nas placentas anteriores; e

B) Telescópios semiflexíveis (fibra óptica) dentro de uma bainha curvada, permitindo retrorreflexão na superfície de uma placenta anterior (Fig. 129-7).[94]

Os telescópios tornaram-se menores e sua óptica melhorou significativamente nas duas últimas décadas. O tipo de *laser* também evoluiu de Nd-YAG (comprimento de onda de 1.064 nm) para *lasers* de diodo (comprimento de onda de 940 nm), que são mais portáteis, e, menos comumente, *laser* de fosfato de titanil de potássio (KTP) (comprimento de onda de 532 nm).[28,41,101]

Sequência da Perfusão Arterial Reversa do Gemelar (TRAP)

Um dos primeiros relatos de cirurgia fetal endoscópica envolveu um gêmeo anencéfalo acárdico (feto parasita) e a necessidade de ocluir o seu cordão umbilical, para salvar o gêmeo "bomba" sadio.[102-105] As técnicas utilizando injeção de cloreto de potássio ou outro medicamento para feticídio, obviamente, não são possíveis em gestações monocoriônicas. A interrupção do fluxo sanguíneo no gêmeo acárdíaco era, inicialmente, obtida pela ligadura (ou clampeamento) do cordão umbilical. No entanto,[104] isso requeria uma técnica com duas inserções intrauterinas (uma para o telescópio e outra para uma garra ou outro instrumento endoscópico). Desde então, a técnica evoluiu, e alternativas de oclusão do cordão foram desenvolvidas, como o *laser* (usando uma técnica similar à da ablação dos vasos placentários para STFF),[106-108] a coagulação bipolar e a ablação por radiofrequência (RFA).[105,109-112]

O *laser* é o menos efetivo, exceto no começo da gestação, quando o tamanho e a velocidade do fluxo da artéria umbilical do gêmeo acárdico ainda são limitados.[110] Como o número e o diâmetro das cânulas endoscópicas correlacionam-se com o risco de iRPM, a ligação do cordão (técnica com duas inserções intrauterinas) e a coagulação bipolar tornaram-se menos frequentes que RFA. Diferentes agulhas de RFA foram descritas (dispositivos com uma, três ou cinco pontas), sendo que a ponta do dispositivo é colocada na inserção do cordão umbilical do gêmeo acárdico, mais especificamente, dentro da massa tumoral do parasita. Essa técnica não requer visualização endoscópica direta, sendo usualmente guiada pelo ultrassom.

Síndrome da Banda Amniótica

Já existem diversos relatos e pequenas séries de tratamento cirúrgico fetal endoscópico para bandas amnióticas utilizando instrumentos finos ou *laser* para liberar as bandas constritivas,[113-117] na esperança de restaurar a perfusão vascular e a drenagem venosa e linfática dos tecidos distais. Embora a técnica possa ser bem-sucedida, as indicações nem sempre são claras. Em particular, é difícil prever o grau de comprometimento vascular de um membro pela banda ou brida amniótica. Se as partes distais da banda estiverem cronicamente edemaciadas, isso sugere alguma congestão venosa ou ruptura linfática, sendo que esta última, com frequência, não tem sido corrigida após a intervenção intrauterina.[118,119]

Esses bebês requerem, ainda, tratamento pós-natal do linfedema ou das malformações linfáticas da extremidade distal. Por outro lado, se a banda amniótica causar comprometimento arterial, é improvável que a intervenção cirúrgica seja suficientemente rápida para evitar necrose e reabsorção do tecido, ou seja, muito provavelmente haverá uma atresia distal. Dentro desse contexto, as bridas amnióticas em torno do cordão umbilical são uma exceção, já que qualquer constrição coloca o feto em risco de morte abrupta intrauterina.[116,120]

Hérnia Diafragmática Congênita (HDC)

A pesquisa mais extensa e inovadora em cirurgia fetoscópica tem sido no campo da HDC e sua consequente hipoplasia pulmonar. A técnica da cirurgia fetal aberta ("a céu aberto") consistia de laparotomia fetal (e toracotomia), redução manual das vísceras intratorácicas e colocação de um adesivo (*patch*) diafragmático.[121-124] Essa abordagem reproduzia, mais ou menos, a forma pós-natal do reparo diafragmático. Como seria uma tarefa muito desafiadora realizar tais procedimentos endoscopicamente, buscaram-se outras opções.

O acesso endoscópico à traqueia fetal (broncoscopia fetal) foi, inicialmente, descrito em um modelo com cordeiro, em 1994.[19] Simultaneamente, a pesquisa da hipoplasia pulmonar (como consequência direta da HDC e a hipertensão pulmonar persistente, como causa de morte pós-natal em casos severos) mostrou que a oclusão traqueal fetal provocava crescimento e maturação acelerados do pulmão fetal.[125-128] A primeira aplicação clínica e cirúrgica desse princípio consistia na colocação de um clipe cirúrgico na traqueia fetal, por meio de uma abordagem cirúrgica "a céu aberto" e da

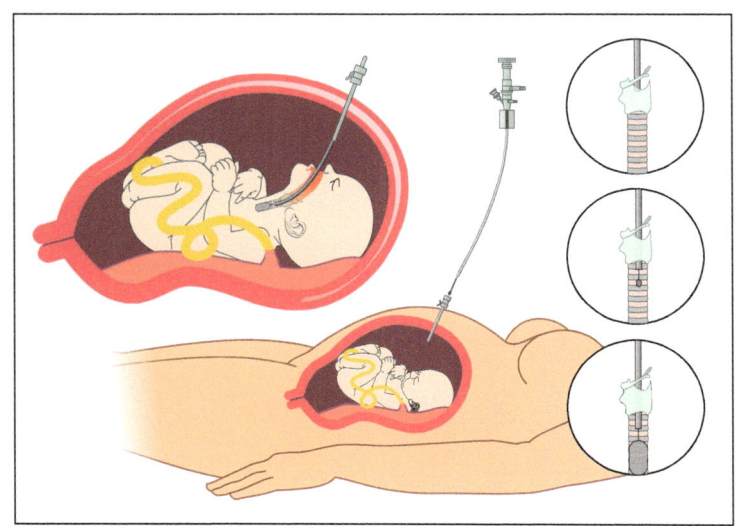

Fig. 129-8. Oclusão traqueal fetal endoscópica (FETO) para o tratamento *in utero* de hérnia diafragmática congênita severa. (Fonte: Deprest J, Brady P, Nicolaides K, Benachi A, Berg C, Vermeesch J, Gardener G, Gratacos E. Prenatal management of the fetus with isolated congenital diaphragmatic hernia in the era of the TOTAL trial.

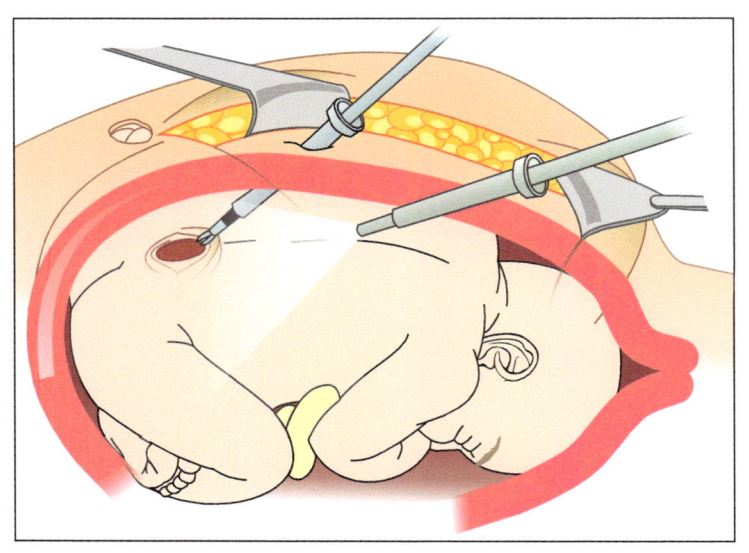

Fig. 129-9. Descrição inicial de fechamento *in utero* minimamente invasivo de defeito aberto no tubo neural.

dissecção anterior do pescoço.[129] Posteriormente, essa técnica foi adaptada à fetoscopia, com o uso de uma abordagem através de três inserções intrauterinas, e,[130] mais tarde, um plugue intratraqueal expansível foi utilizado.[131] Várias outras técnicas de oclusão traqueal fetal (temporária) foram também desenvolvidas em modelos animais.[35,132,] Por fim, a técnica mais efetiva provou ser a colocação de um balão removível dentro da traqueia, através de um cateter de 1 mm de diâmetro, o qual vai por dentro de uma via acessória (cânula lateral) da bainha do fetoscópio (similar ao utilizado na cirurgia a *laser* para STFF) (Fig. 129-8).[22,133-138]

Mielomeningocele (Defeito Aberto do Tubo Neural – DFTN)

A segunda indicação mais comum para intervenção cirúrgica intrauterina, hoje em dia (depois de STFF), é a correção da mielomeningocele fetal (MMCf) ou DFTN (espinha bífida).

Desde a sua descrição inicial, e[139] posterior validação pelo ensaio MOMS,[140] essa correção cirúrgica tem sido realizada principalmente por meio da cirurgia fetal aberta. No entanto, houve uma tentativa inicial de fechar o defeito usando técnicas minimamente invasivas (Fig. 129-9).[60] Dois dos quatro casos (50%) resultaram em morte fetal ou perda da gravidez, levando ao abandono da abordagem endoscópica. Desde então, diversos centros pelo mundo continuaram a experimentar o reparo endoscópico de MMCf em animais e aplicaram suas técnicas em pacientes.[61,141-147]

A maior dificuldade reside em conseguir cobrir ou obliterar o defeito com uma cobertura à prova d'água, já que essa é a melhor maneira de interromper o vazamento do líquido cerebrospinal (liquor) e reverter a malformação de Chiari, a qual está quase sempre presente. Várias técnicas foram propostas, variando desde o reparo direto até a implantação de uma membrana biocompatível sobre o defeito. Porém, manter o adesivo (*patch*) requer sutura fetoscópica, o que é extremamente difícil, ou um selante subaquático, mas este último ainda não foi otimizado. Um candidato potencial é a cola, semelhante à fixação do mexilhão, que possibilita colar na água.[148]

Embora a experiência cirúrgica endoscópica de MMCf esteja crescendo no mundo inteiro, os resultados ainda não são comparáveis aos da cirurgia fetal aberta do ensaio MOMs.[149] Por outro lado, a correção da MMCf não visa conseguir a cura, mas sim uma melhora na morbidade pós-natal. Dada a significativa morbidade materna (e neonatal) associada ao reparo aberto, não é desproposital a procura por alternativas menos invasivas, mesmo que seus resultados não se igualem completamente.

Outras Indicações

As técnicas de cirurgia fetal endoscópica foram aperfeiçoadas durante as últimas três décadas, mas sua aplicação mais ampla ficou limitada pela falta de indicações sólidas. A fetoscopia tem sido uma abordagem útil em condições muito raras e letais, incluindo aqui o teratoma sacrococcígeo,[150,151] a atresia traqueal membranosa e a atresia laríngea (sólida).[22,151,152]

Enfim, a fetoscopia também se revelou útil para o diagnóstico de condições muito raras e que possam requerer visualização direta (p. ex., biópsia de pele).[153]

RESULTADOS DE CIRURGIA FETAL ENDOSCÓPICA

O objetivo da cirurgia fetal endoscópica é corrigir anomalias fetais que, de outro modo, levariam à morte fetal ou neonatal, ao mesmo tempo minimizando o trauma e o risco para o binômio mãe-feto e a própria gravidez.

A histerotomia necessária para cirurgia fetal aberta ou "a céu aberto" torna inevitável uma laparotomia materna. Embora possa causar dor e desconforto à gestante, esta técnica cirúrgica apresenta um risco calculado, bem como uma morbidade temporária; logo, todas as medidas para garantir a segurança da mãe e sua rápida recuperação devem ser tomadas. Contudo, a gravidez continua com risco considerável depois de cirurgia fetal aberta. Ruptura iatrogênica das membranas, perda de líquido amniótico e parto prematuro são todos consequências de uma histerotomia em um útero grávido. Experimentos iniciais em modelo ovino demonstraram viabilidade de uma abordagem minimamente invasiva do feto e com menor morbidade. O modelo ovino foi escolhido pelo fato de seu útero ser quiescente e, portanto, acabou não sendo adequado para avaliar se a cirurgia fetal endoscópica reduziria os riscos da técnica "a céu aberto". Entretanto, foram reportadas algumas indicações iniciais da natureza minimamente invasiva da fetoscopia. Após histerectomia, o fluxo sanguíneo na artéria uterina da ovelha, e, por conseguinte, a entrega do oxigênio uteroplacentário, diminuiu significativamente a cada contração miometrial, conforme a mensuração realizada pela eletromiografia (EMG). Por outro lado, esse decréscimo no fluxo arterial uterino não foi observado depois do acesso endoscópico no útero grávido.[154]

Dados experimentais adicionais em primatas não humanos confirmaram a superioridade do acesso endoscópico sobre a histerotomia, particularmente no que se refere às contrações miométricas.[155] Desde então, esses resultados em modelos animais têm sido confirmados na prática clínica. Embora tocolíticos sejam ministrados de rotina no período perioperatório, a incidência de trabalho de parto pós-operatório e iRPM foram significativamente reduzidas com a cirurgia fetal endoscópica,[22] bem como o trauma no miométrio,

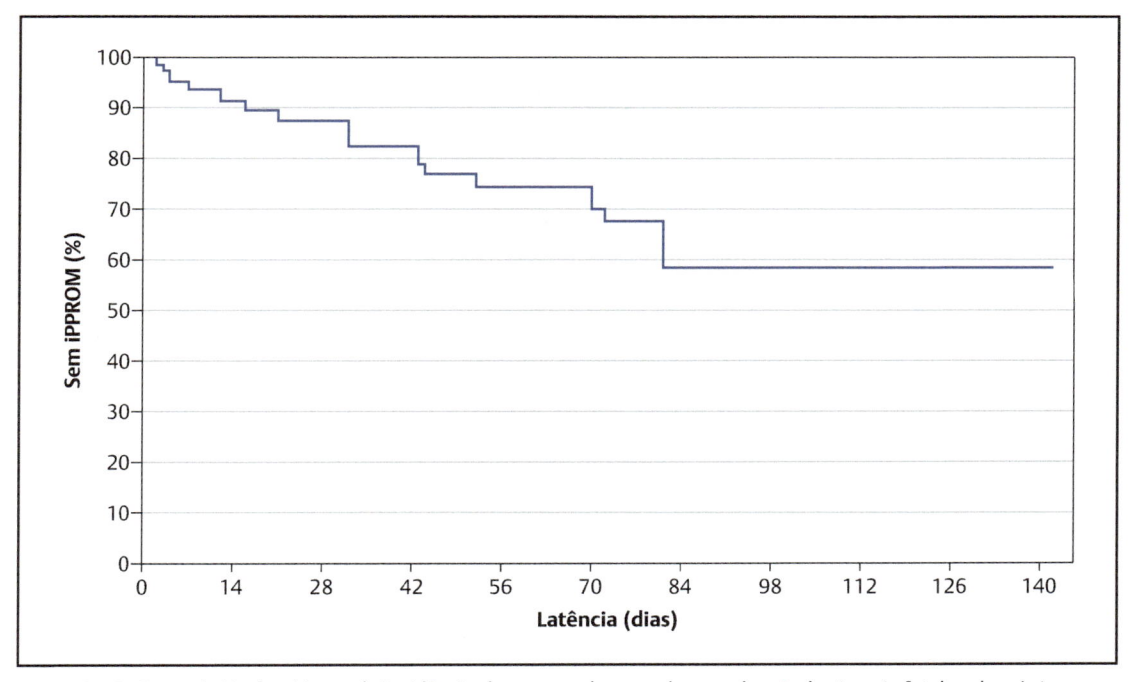

Fig. 129-10. Curva de Kaplan-Meyer da incidência de ruptura das membranas depois de cirurgia fetal endoscópica para STFF severa. Embora a incidência inicial de iPROM (dentro de 4 semanas da cirurgia) provavelmente esteja relacionada à própria intervenção, ocorrências posteriores provavelmente estão relacionadas a outros fatores, como gestação gemelar. (Fonte: Maggio L, Carr SR, Watson-Smith D, B, M. O'Brien BM, Lopes V, Muratore CS, Luks FI. Iatrogenic preterm premature rupture of membranes after fetoscopic laser ablative surgery. Fetal Diagn Ther 2015;38(1):29-34.)

que também é mínimo. Em paralelo, a cirurgia fetal aberta exige a realização do parto por via alta (cesariana) obrigatoriamente nessa gravidez, bem como nas subsequentes.[140,156] Já na cirurgia fetoscópica, o parto vaginal não está contraindicado.

Embora os riscos maternos sejam mantidos no mínimo, a cirurgia fetal aberta foi associada a morbidades que não podem ser desconsideradas, incluindo a permanência prolongada no hospital, as transfusões de sangue e as complicações respiratórias.[157] Essas comorbidades foram reduzidas substancialmente com cirurgia fetal endoscópica.

Os riscos maternos da cirurgia fetal aberta foram, em parte, atribuídos à anestesia geral. Já em relação à cirurgia fetal endoscópica ou minimamente invasiva, a maioria dos centros no mundo a realizam com anestesia local ou locorregional. Em contrapartida, alguns autores relataram risco aumentado de complicações quando a anestesia geral foi evitada – em particular, observaram risco reduzido de hemorragia significativa (a qual necessitaria de transfusão sanguínea), assim como de outras complicações maternas e fetais.[158,159] Apesar desses relatos, alguns poucos centros ainda oferecem a anestesia geral, mesmo para cirurgia fetal endoscópica, pelo menos em determinadas circunstâncias, como a presença de uma placenta anterior que requer laparotomia materna mais substancial.[160,161] Duron *et al.*[42] demonstraram, no entanto, que o manejo criterioso dos anestésicos no perioperatório pode reduzir significativamente as complicações respiratórias e outras, e que o resultado para os fetos que foram submetidos a cirurgia fetal endoscópica com anestesia geral foi semelhante ao de pacientes que receberam anestesia locorregional.

Uma das complicações mais frustrantes da cirurgia fetal aberta foi a elevada incidência de trabalho de parto prematuro e RPM pós-operatoriamente.[38,51,162] Embora o trauma uterino da cirurgia endoscópica pareça ser reduzido, a incidência de iRPM permanece alta. Diversas revisões sistemáticas relataram taxas de iRPM de 20-30% e até mesmo 40-50%.[37,163-166] A reprodutibilidade desses resultados é prejudicada pelas variações na definição de iRPM, que variou de 2 ou 4 semanas pós-operatórias até a ruptura das membranas em qualquer momento antes da 36ª semana da gestação. Uma das dificuldades é diferenciar os riscos de RPM inerentes à doença subjacente (como STFF, em que a presença da gestação gemelar e o poli-hidrâmnio já aumentam a probabilidade de RPM e parto pré-termo) da intervenção cirúrgica propriamente (Fig. 129-10).[55]

Muitos pesquisadores estudaram estratégias para reduzir a incidência de iRPM, a qual continua sendo o calcanhar de Aquiles da cirurgia fetal (endoscópica).[164] Dentre as possíveis soluções, incluíram gel e outros plugues de espuma no momento da remoção da cânula,[27,38] amnioadesivos,[50,51,167] cola de fibrina e outras técnicas.[54,168] Alguns autores relataram incidências significativamente mais baixas de iRPM depois dessas abordagens,[49,55,166] porém esses resultados, algumas vezes, foram difíceis de reproduzir.[48] Entretanto, está claro que o problema das membranas rotas não é simplesmente o do dano mecânico no sítio de entrada. Papanna *et al.*[165] demonstraram refinadamente que a integridade das membranas é afetada em toda a sua superfície, mesmo em áreas muito distantes do sítio de inserção da cânula – e mesmo nas membranas do gêmeo contralateral. Além do mais, RPM com "ocorrência natural" não é um resultado incomum de corioamnionite (subclínica).[55] Vale frisar, ainda, que a incidência de corioamnionite após a cirurgia fetal endoscópica (ou de algum outro procedimento invasivo no útero grávido) não é negligenciável.

DIREÇÕES FUTURAS

Depois dos resultados encorajadores do ensaio MOMS sobre a correção intrauterina dos defeitos abertos no tubo neural, muitos centros buscaram uma abordagem menos invasiva.[140] Pedreira *et al.*, bem como outros centros, apresentaram resultados muito promissores e que se aproximam daqueles da cirurgia fetal aberta, conforme relatado no ensaio MOMS.[147,149]

Os principais objetivos de pesquisa permanecem, ainda, sendo o selante e o material adesivo ideal, o risco real da cirurgia endoscópica em meio gasoso (em vez de líquido) e o desenvolvimento de melhor instrumental miniaturizado. O meio (ambiente) de trabalho é, em particular, muito importante também: não apenas em relação à dissecção e à sutura subaquática, que são particularmente desafiadoras, mas também por ocasião de qualquer sangramento, o qual pode causar rápida piora do campo visual, tornando muito difícil conseguir a hemóstase (mesmo com métodos de irrigação de alto fluxo para substituir o líquido manchado de sangue).[65]

À medida que se amplia o escopo das indicações para intervenções fetais, outros caminhos podem se prestar para fetoscopia, tais como a entrega de vetores na terapia genética pré-natal.[22,69,170,171,172]

REFERÊNCIAS BIBLIOGRÁFICAS

1. Modlin, IM, Kidd M, Lye KD. From the lumen to the laparoscope. Arch Surg 2004;139(10):1110-26.
2. Muratore CS, Ryder BA, Luks FI. Image display in endoscopic surgery. J Soc Inf Display 2007;15:349-56.
3. Morris ED, Beard RW. The rationale and technique of foetal blood sampling and amnioscopy. J Obstet Gynaecol Br Commonw 1965;72:489-95.
4. Mandelbaum B, Pontarelli DA, Brushenko A. Amnioscopy for prenatal transfusion. Am J Obstet Gynecol 1967;98(8):1140-3.
5. Mariani PP, Gillquist J. The blind spots in arthroscopic approaches. Int Orthop 1981;5(4):257-64.
6. Tregonning RJ. Arthroscopy of the knee. N Z Med J 1981;94(697): 430.
7. Semm K. Laparoscopy in gynecology. Geburtshilfe Frauenheilkd 1967;27(11):1029-42.
8. Semm K, Mettler L. Technical progress in pelvic surgery via operative laparoscopy. Am J Obstet Gynecol 1980;138(2):121-7.
9. Semm K, O'Neill-Freys I. Conventional operative laparoscopy (pelviscopy). Baillieres Clin Obstet Gynaecol 1989;3(3):451-85.
10. Spaw AT, Reddick EJ, Olsen DO. Laparoscopic laser cholecystectomy: analysis of 500 procedures. Surg Laparosc Endosc 1991;1(1):2-7.
11. Reddick EJ. Laparoscopic abdominal surgery: an update. Overview of recent publications. Endoscopy 1994;26(5):493-501.
12. Lobe TE. The applications of laparoscopy and lasers in pediatric surgery. Surg Annu 1993;25 Pt 1: 175-191.
13. Holcomb GW 3rd. Indications for laparoscopy in children. Int Surg 1994;79(4):322-7.
14. Alain JL, Grousseau D,Terrier G. Extramucosal pylorotomy by laparoscopy. J Pediatr Surg 1991;26(10):1191-2.
15. Estes JM, MacGillivray TE, Hedrick MH, Adzick NS, Harrison MR. Fetoscopic surgery for the treatment of congenital anomalies. J Pediatr Surg 1992;27(8): 950-4.
16. Estes JM, Szabo Z, Harrison MR. Techniques for in utero endoscopic surgery. A new approach for fetal intervention. Surg Endosc 1992;6(5):215-18.
17. Jennings RW, Adzick NS, Longaker MT, Lorenz HP, Estes JM, Harrison MR. New techniques in fetal surgery. J Pediatr Surg 1992;27(10):1329-33.
18. Luks FI, Deprest JA. Endoscopic fetal surgery: a new alternative? Eur J Obstet Gynecol Reprod Biol 1993;52(1):1-3.
19. Luks FI, Deprest JA, Vandenberghe K, Brosens IA, Lerut T. A model for fetal surgery through intrauterine endoscopy. J Pediatr Surg 1994;29(8):1007-9.
20. Luks FI, Deprest JA, Vandenberghe K, Laermans I, De Simpelaere L, I. A. Brosens IA, Lerut T. Fetoscopy-guided fetal endoscopy in a sheep model. J Am Coll Surg 1994;178(6):609-12.
21. Luks FI. Fetal surgery. BMJ 1995;311(7018):1449-50.
22. Deprest JA, Flake AW, Gratacos E, Ville Y, Hecher K, Nicolaides K, Johnson MP, Luks FI, Adzick NS, Harrison MR. The making of fetal surgery. Prenat Diagn 2010;30(7):653-67.
23. Harrison MR, Filly RA, Golbus MS, Berkowitz RL, Callen PW, Canty TG, Catz C, Clewell WH, Depp R, Edwards MS, Fletcher JC, Frigoletto FD, Garrett WJ, Johnson ML, Jonsen A, De Lorimier AA, W. A. Liley WA, Mahoney MJ, Manning FD, Meier PR, Michejda M, Nakayama DK, Nelson L, Newkirk JB, Pringle K, Rodeck C, Rosen MA, Schulman JD. Fetal treatment 1982. N Engl J Med 1982;307(26):1651-2.
24. Luks FI. Requirements for fetal surgery: the diaphragmatic hernia model. Eur J Obstet Gynecol Reprod Biol 2000;92(1):115-18.
25. Bond SJ, Harrison MR, Slotnick RN, Anderson J, Flake AW, Adzick NS. Cesarean delivery and hysterotomy using an absorbable stapling device. Obstet Gynecol 1989;74(1): 25-8.
26. Harrison MR, Adzick NS. Fetal surgical techniques. Semin Pediatr Surg 1993;2(2):136-42.
27. Chang J, Tracy Jr TF, Carr SR, Sorrells Jr DL, Luks FI. Port insertion and removal techniques to minimize premature rupture of the membranes in endoscopic fetal surgery. J Pediatr Surg 2006;41(5):905-9.
28. Klaritsch P, Albert K, Van Mieghem T, Gucciardo L, Done E, Bynens B, Deprest J. Instrumental requirements for minimal invasive fetal surgery. BJOG 2009;116(2):188-97.
29. Lombardo ML, Watson-Smith DJ, Muratore CS, Carr SR, O'Brien BM, Luks FI. Laser ablation of placental vessels in twin-to-twin transfusion syndrome: a paradigm for endoscopic fetal surgery. J Laparoendosc Adv Surg Tech A 2011;21(9):869-72.
30. Luks FI, J. A. Deprest JA, Gilchrist BF, Peers KH, van der Wildt B, Steegers EA, Vandenberghe K. Access techniques in endoscopic fetal surgery. Eur J Pediatr Surg 1997;7(3):131-4.
31. Sydorak RM, Nijagal A, Albanese CT. Endoscopic techniques in fetal surgery. Yonsei Med J 2001;42(6): 695-710.
32. Hajivassiliou CA, Nelson SM, Dunkley PD, Cameron AD, Frank TG, Cuschieri A, Haddock G. Evolution of a percutaneous fetoscopic access system for single-port tracheal occlusion. J Pediatr Surg 2003;38(1): 45-50; discussion 45-50.
33. VanderWall KJ, Meuli M, Szabo Z, Bruch SW, Kohl T, Hoffman WY, Adzick NS, Harrison MR. Percutaneous access to the uterus for fetal surgery. J Laparoendosc Surg 1996;6 Suppl 1:S65-67.
34. Kohl T, Szabo Z, Suda K, Quinn TM, Petrossian E, Harrison MR, Hanley FL. Percutaneous fetal access and uterine closure for fetoscopic surgery. Lessons learned from 16 consecutive procedures in pregnant sheep. Surg Endosc 1997;11(8): 819-24.
35. Papadakis K, Luks FI, Deprest JA, Evrard VE, Flageole H, Miserez M,and Lerut TE. Single-port tracheoscopic surgery in the fetal lamb. J Pediatr Surg 1998;33(6): 918-20.
36. Ville Y, Hyett J, Hecher K, Nicolaides K. Preliminary experience with endoscopic laser surgery for severe twin-twin transfusion syndrome. N Engl J Med 1995;332(4): 224-7.
37. Papanna R, Block-Abraham D, Mann LK, Buhimschi IA, Bebbington M, Garcia E, Kahlek N, Harman C, Johnson A, Baschat A, Moise Jr KJ. Risk factors associated with preterm delivery after fetoscopic laser ablation for twin-twin transfusion syndrome. Ultrasound Obstet Gynecol 2014;43(1): 48-53.
38. Petersen SG, Gibbons KS,. Luks FI, L. Lewi L,. Diemert A, Hecher K, J. E. Dickinson JE, Stirnemann JJ, Ville Y, Devlieger R, Gardener G, Deprest JA. The impact of entry technique and access diameter on prelabour rupture of membranes following primary fetoscopic laser treatment for twin-twin transfusion syndrome. Fetal Diagn Ther 2016;40(2):100-109.
39. Bussey JG, Luks F, Carr SR, Plevyak M, Tracy Jr TF. Minimal-access fetal surgery for twin-to-twin transfusion syndrome. Surg Endosc 2004;18(1):83-6.
40. Luks FI, Carr SR, De Paepe ME, Tracy Jr TF. What and why the pediatric surgeon should know about twin-to-twin transfusion syndrome. J Pediatr Surg 2005;40(7): 1063-9.
41. Luks FI, Carr SR, Muratore CS,. O'Brien BM, Tracy TF. The pediatric surgeons' contribution to in utero treatment of twin-to-twin transfusion syndrome. Ann Surg 2009;250(3):456-62.
42. Duron VD, Watson-Smith D, Benzuly SE, Muratore CS, O'Brien BM, Carr SR, Luks FI. Maternal and fetal safety of fluid-restrictive general anesthesia for endoscopic fetal surgery in monochorionic twin gestations. J Clin Anesth 2014;26(3): 184-90.
43. Papadopulos NA, Van Ballaer PP, Ordonez JL, Laermans IJ, Vandenberghe K, Lerut TE, Deprest JA. Fetal membrane closure techniques after hysteroamniotomy in the midgestational rabbit model. Am J Obstet Gynecol 1998;178(5):938-42.
44. Deprest JA, Papadopulos NA, Decaluw H, Yamamoto H, Lerut TE, Gratacos E. Closure techniques for fetoscopic access sites in the rabbit at mid-gestation. Hum Reprod 1999;14(7):1730-4.
45. Gratacos E, Yamamoto H, Papadopulos NA, Adriaenssens T, Phlips T, Lerut TE, Deprest JA. The midgestational rabbit as a model for the creation of membrane defects after needle fetoscopy. Am J Obstet Gynecol 1999;180(5):1263-7.
46. Gratacos E, Wu J, Yesildaglar N, Devlieger R, Pijnenborg R, Deprest JÁ. Successful sealing of fetoscopic access sites with collagen plugs in the rabbit model. Am J Obstet Gynecol 2000;182(1 Pt 1):142-6.
47. Luks FI, Deprest JA, Peers KH, Steegers EA, van Der Wildt B. Gelatin sponge plug to seal fetoscopy port sites: technique in ovine and primate models. Am J Obstet Gynecol 1999;181(4): 995-6.
48. Papanna R, Mann LK, Moise KY, Johnson A, Moise Jr KJAbsorbable gelatin plug does not prevent iatrogenic preterm premature rupture of membranes after fetoscopic laser surgery for twin-twin transfusion syndrome." Ultrasound Obstet Gynecol 2013;42(4):456-60.
49. Engels AC, Van Calster B, Richter J, DeKoninck P, Lewi L, De Catte L, Devlieger R, Deprest JA. Collagen plug sealing of iatrogenic fetal membrane defects after fetoscopic surgery for congenital diaphragmatic hernia. Ultrasound Obstet Gynecol 2014;43(1): 54-9.
50. Quintero RA, Morales WJ, Allen M, Bornick PW, Arroyo J, LeParc G. Treatment of iatrogenic previable premature rupture of membranes with intra-amniotic injection of platelets and cryoprecipitate (amniopatch): preliminary experience. Am J Obstet Gynecol 1999;181(3):744-9.

51. Deprest J, Emonds MP, Richter J, DeKoninck P, Van Mieghem T, D. Van Schoubroeck D, Devlieger R, De Catte L, Lewi L. Amniopatch for iatrogenic rupture of the fetal membranes. Prenat Diagn 2011;31(7): 661-6.

52. Chmait RH, Kontopoulos EV, Chon AH, Korst LM, Llanes A, Quintero RA. Amniopatch treatment of iatrogenic preterm premature rupture of membranes (iPPROM) after fetoscopic laser surgery for twin-twin transfusion syndrome. J Matern Fetal Neonatal Med 2016: 1-6.

53. Cortes RA, Wagner AJ, Lee H, Clifton MS, Grethel E, Yang SH, Ball R, Harrison MR. Pre-emptive placement of a presealant for amniotic access. Am J Obstet Gynecol 2005;193(3 Pt 2):1197-203.

54. Carnaghan HK, Harrison MR. Presealing of the chorioamniotic membranes prior to fetoscopic surgery: preliminary study with unfertilized chicken egg models. Eur J Obstet Gynecol Reprod Biol 2009;144 Suppl 1:S142-5.

55. Maggio L, Carr SR, Watson-Smith D, O'Brien BM, Lopes V, Muratore CS, Luks FI. Iatrogenic preterm premature rupture of membranes after fetoscopic laser ablative surgery. Fetal Diagn Ther 2015;38(1): 29-34.

56. Luks FI, Peers KH, Deprest JA, Lerut TE. Gasless laparoscopy in infants: the rabbit model. J Pediatr Surg 1995;30(8):1206-8.

57. Luks FI, Deprest J, Marcus M, Vandenberghe K, Vertommen JD, Lerut T, Brosens I. Carbon dioxide pneumoamnios causes acidosis in fetal lamb. Fetal Diagn Ther 1994;9(2):105-9.

58. Saiki Y, Litwin DE, Bigras JL, Waddell J, Konig A, Baik S, Navsarikar A, Rebeyka IM.(1997). "Reducing the deleterious effects of intrauterine CO2 during fetoscopic surgery." J Surg Res 1997;69(1):51-4.

59. Gratacos E, Wu J, Devlieger R, Van de Velde M, Deprest JA. Effects of amniodistention with carbon dioxide on fetal acid-base status during fetoscopic surgery in a sheep model. Surg Endosc 2001;15(4):368-72.

60. Bruner JP, Richards WO, Tulipan NB, Arney TL. Endoscopic coverage of fetal myelomeningocele in utero. Am J Obstet Gynecol 1999;180(1 Pt 1):153-8.

61. Belfort MA, Whitehead WE, Shamshirsaz AA, Ruano R, Cass DL, Olutoye OO. Fetoscopic repair of meningomyelocele. Obstet Gynecol 2015;126(4):881-4.

62. Kohl T, Reckers J, Strumper D, Grosse Hartlage M, Gogarten W, Gembruch U, Vogt J, Van Aken H, Scheld HH, Paulus W, Rickert CH. Amniotic air insufflation during minimally invasive fetoscopic fetal cardiac interventions is safe for the fetal brain in sheep. J Thorac Cardiovasc Surg 2004;128(3):467-71.

63. Gratacos E, Wu J, Devlieger R, Bonati F, Lerut T, Vanamo K, Deprest JA.Nitrous oxide amniodistention compared with fluid amniodistention reduces operation time while inducing no changes in fetal acid-base status in a sheep model for endoscopic fetal surgery." Am J Obstet Gynecol 2002;186(3):538-43.

64. Evrard VA, Verbeke K, Peers KH, Luks FI, Lerut AE, Vandenberghe Kand Deprest JA. Amnioinfusion with Hartmann's solution: a safe distention medium for endoscopic fetal surgery in the ovine model. Fetal Diagn Ther 1997;12(3):188-92.

65. Bonati F, Perales A, Novak P, Barki G, Gratacos E, Nicolini U, Deprest JA. Ex vivo testing of a temperature- and pressure-controlled amnio-irrigator for fetoscopic surgery. J Pediatr Surg 2002;37(1):18-24.

66. Luks FI, Johnson BD, Papadakis K, Traore M, Piasecki GJ. Predictive value of monitoring parameters in fetal surgery. J Pediatr Surg 1998;33(8):1297-301.

67. Hedrick MH, Jennings RW, MacGillivray TE, Rice HE, Flake AW, Adzick NS, Harrison MR. Chronic fetal vascular access. Lancet 1993;342(8879): 1086-7.

68. Manning FA, M. R. Harrison MR, Rodeck C. Catheter shunts for fetal hydronephrosis and hydrocephalus. Report of the International Fetal Surgery Registry. N Engl J Med 1986;315(5):336-40.

69. Nicolini U, Rodeck CH, Fisk NM. Shunt treatment for fetal obstructive uropathy. Lancet 1987;2(8571):1338-9.

70. Ayida GA,. Soothill PW, Rodeck CH. Survival in non-immune hydrops fetalis without malformation or chromosomal abnormalities after invasive treatment. Fetal Diagn Ther 1995;10(2):101-5.

71. Glick PL, Harrison MR, Golbus MS, Adzick NS, Filly RA, Callen PW, Mahony BS, Anderson RL, deLorimier AA. Management of the fetus with congenital hydronephrosis II: Prognostic criteria and selection for treatment. J Pediatr Surg 1985;20(4):376-87.

72. Adzick NS, Harrison MR, Glick PL, deLorimier AA. Temporary cutaneous umbilical vesicostomy in premature infants with urethral obstruction. J Pediatr Surg 1986;21(2):171-2.

73. Holmes N, Harrison MR, Baskin LS. Fetal surgery for posterior urethral valves: long-term postnatal outcomes. Pediatrics 2001;108(1): E7.

74. MacMahon RA, Renou PM, Shekelton PA, Paterson PJ. In-utero cystostomy. Lancet 1992;340(8829):1234.

75. Lissauer D, Morris RK, Kilby MD. Fetal lower urinary tract obstruction. Semin Fetal Neonatal Med 2007;12(6):464-70.

76. Morris RK, Quinlan-Jones E, Kilby MD, Khan KS. Systematic review of accuracy of fetal urine analysis to predict poor postnatal renal function in cases of congenital urinary tract obstruction. Prenat Diagn 2007;27(10):900-11.

77. Nassr AA, Shazly SA, Abdelmagied AM, Araujo Junior E, Tonni G,. Kilby MD, Ruano R. Effectiveness of vesico-amniotic shunt in fetuses with congenital lower urinary tract obstruction: An updated systematic review and meta-analysis. Ultrasound Obstet Gynecol 2016.

78. Quintero RA, Johnson MP, Romero R, Smith C, Arias F, Guevara-Zuloaga F, Cotton DB, Evans MI. In-utero percutaneous cystoscopy in the management of fetal lower obstructive uropathy. Lancet 1995;346(8974):537-40.

79. Ruano R, Duarte S, Bunduki V, Giron AM, Srougi M, Zugaib M. Fetal cystoscopy for severe lower urinary tract obstruction--initial experience of a single center. Prenat Diagn 2010;30(1):30-9.

80. Morris RK, Ruano R, Kilby MD. Effectiveness of fetal cystoscopy as a diagnostic and therapeutic intervention for lower urinary tract obstruction: a systematic review. Ultrasound Obstet Gynecol 2011;37(6):629-37.

81. Martinez JM, Masoller N, Devlieger R, Passchyn E, Gomez O, Rodo J, Deprest JA, Gratacos E. Laser ablation of posterior urethral valves by fetal cystoscopy. Fetal Diagn Ther 2015;37(4):267-73.

82. Sananes N, Cruz-Martinez R, Favre R, Ordorica-Flores R, Moog R, Zaloszy A, Giron AM, Ruano R. Two-year outcomes after diagnostic and therapeutic fetal cystoscopy for lower urinary tract obstruction. Prenat Diagn 2016;36(4):297-303.

83. Kilby MD, Morris RK. Fetal therapy for the treatment of congenital bladder neck obstruction. Nat Rev Urol 2014;11(7):412-19.

84. Ruano R, Sananes N, Sangi-Haghpeykar H, Hernandez-Ruano S, Moog R, Becmeur F, Zaloszyc A, Giron AM, Morin B, Favre R. Fetal intervention for severe lower urinary tract obstruction: a multicenter case-control study comparing fetal cystoscopy with vesicoamniotic shunting. Ultrasound Obstet Gynecol 2015;45(4):452-8.

85. Assaf SA, Randolph LM, Benirschke K, Wu S, Samadi R, Chmait RH. Discordant blood chimerism in dizygotic monochorionic laser-treated twin-twin transfusion syndrome. Obstet Gynecol 2010;116 Suppl 2:483-5.

86. Ahmed S, Luks FI, O'Brien BM, Muratore CS, Carr SR. Influence of experience, case load, and stage distribution on outcome of endoscopic laser surgery for TTTS--a review. Prenat Diagn 2010;30(4):314-19.

87. Mari G, Roberts A, Detti L, Kovanci E, Stefos T, Bahado-Singh RO, Deter RL, Fisk NM. Perinatal morbidity and mortality rates in severe twin-twin transfusion syndrome: results of the International Amnioreduction Registry. Am J Obstet Gynecol 2001;185(3):708-15.

88. De Lia, JE, Cruikshank DP, Keye Jr WR. Fetoscopic neodymium:YAG laser occlusion of placental vessels in severe twin-twin transfusion syndrome. Obstet Gynecol 1990;75(6):1046-53.

89. DeLia JE, Cukierski MA, Lundergan DK, Kochenour NK.Neodymium:yttrium-aluminum-garnet laser occlusion of rhesus placental vasculature via fetoscopy. Am J Obstet Gynecol 1989;160(2):485-9.

90. De Lia JE, Kuhlmann RS, Harstad TW, Cruikshank DP. Fetoscopic laser ablation of placental vessels in severe previable twin-twin transfusion syndrome. Am J Obstet Gynecol 1995;172(4 Pt 1):1202-8; discussion 1208-11.

91. Ville Y,. Hecher K, Ogg D, Warren R, Nicolaides K. Successful outcome after Nd : YAG laser separation of chorioangiopagus-twins under sonoendoscopic control. Ultrasound Obstet Gynecol 1992;2(6):429-31.

92. Hecher K, Diehl W, Zikulnig L, Vetter M, Hackeloer BJ. Endoscopic laser coagulation of placental anastomoses in 200 pregnancies with severe mid-trimester twin-to-twin transfusion syndrome. Eur J Obstet Gynecol Reprod Biol 2000;92(1):135-9.

93. Ville Y, Hecher K, Gagnon A, Sebire N, Hyett J, Nicolaides K. Endoscopic laser coagulation in the management of severe twin-to-twin transfusion syndrome. Br J Obstet Gynaecol 1998;105(4):446-53.

94. Deprest JA, Van Schoubroeck D, Evrard VA, Flageole H, Van Ballaer P, Vandenberghe K. Fetoscopic Nd:YAG laser coagulation for twin-twin transfusion syndrome in cases of anterior placenta. J Am Assoc Gynecol Laparosc 1996;3(4, Supplement):S9.

95. Quintero RA, Bornick PW, Morales WJ, Allen MH. Selective photocoagulation of communicating vessels in the treatment of monochorionic twins with selective growth retardation. Am J Obstet Gynecol 2001;185(3):689-96.

96. Sydorak RM, Feldstein V, Machin G, Tsao K, Hirose S, Lee H, Farmer DL, Harrison MR, Albanese CT. Fetoscopic treatment for discordant twins. J Pediatr Surg 2002;37(12):1736-9.

97. Milner R, Crombleholme TM. Troubles with twins: fetoscopic therapy. Semin Perinatol 1999;23(6):474-83.

98. Luks FI, Carr SR, Ponte B, Rogg JM, Tracy Jr TF. Preoperative planning with magnetic resonance imaging and computerized volume rendering in twin-to-twin transfusion syndrome. Am J Obstet Gynecol 2001;185(1):216-19.

99. Senat MV, Deprest J, Boulvain M, Paupe A, Winer N, Ville Y. Endoscopic laser surgery versus serial amnioreduction for severe twin-to-twin transfusion syndrome. N Engl J Med 2004;351(2):136-44.

100. Crombleholme TM, Shera D, Lee H, Johnson M, D'Alton M, Porter F, Chyu J, Silver R, Abuhamad A, Saade G, L. Shields L, Kauffman D, Stone J, Albanese CT, Bahado-Singh R, Ball RH, Bilaniuk L, Coleman B, Farmer D, Feldstein V, Harrison MR, Hedrick H, Livingston J, Lorenz RP, Miller DA, Norton ME, Polzin WJ, Robinson JN, Rychik J, Sandberg PL, Seri I, Simon E, Simpson LL, Yedigarova L, Wilson RDYoung B. A prospective, randomized, multicenter trial of amnioreduction vs selective fetoscopic laser photocoagulation for the treatment of severe twin-twin transfusion syndrome. Am J Obstet Gynecol 2007;197(4):396 e391-399.

101. Chalouhi GE, Essaoui M, Stirnemann J, Quibel T, Deloison B, Salomon L, Ville Y. Laser therapy for twin-to-twin transfusion syndrome (TTTS). Prenat Diagn 2011;31(7):637-46.

102. McCurdyJr CM, Childers JM, Seeds JW. Ligation of the umbilical cord of an acardiac-acephalus twin with an endoscopic intrauterine technique. Obstet Gynecol 1993;82(4 Pt 2 Suppl):708-11.

103. Deprest JA, Van Ballaer PP, Evrard VA, Peers KH, Spitz B, Steegers EA, Vandenberghe K. Experience with fetoscopic cord ligation. Eur J Obstet Gynecol Reprod Biol 1998;81(2):157-64.

104. Challis D, Gratacos E,. Deprest JA. Cord occlusion techniques for selective termination in monochorionic twins." J Perinat Med 1999;27(5):327-38.

105. Deprest JA, Audibert F, Van Schoubroeck D, Hecher K, Mahieu-Caputo D. Bipolar coagulation of the umbilical cord in complicated monochorionic twin pregnancy. Am J Obstet Gynecol 2000;182(2):340-5.

106. Hecher K., Hackeloer BJ, Ville Y. Umbilical cord coagulation by operative microendoscopy at 16 weeks' gestation in an acardiac twin. Ultrasound Obstet Gynecol 1997;10(2): 130-2.

107. Nakata M, Sumie M, Murata S, Miwa I, Matsubara M, Sugino N. Fetoscopic laser photocoagulation of placental communicating vessels for twin-reversed arterial perfusion sequence. J Obstet Gynaecol Res 2008;34(4 Pt 2):649-52.

108. O'Donoghue K, Barigye O, Pasquini L, Chappell L, Wimalasundera RC, Fisk NM. Interstitial laser therapy for fetal reduction in monochorionic multiple pregnancy: loss rate and association with aplasia cutis congenita. Prenat Diagn 2008;28(6):535-43.

109. Diehl W, Hecher K. Selective cord coagulation in acardiac twins. Semin Fetal Neonatal Med 2007;12(6):458-63.

110. Spadola AC, Simpson LL. Selective termination procedures in monochorionic pregnancies. Semin Perinatol 2005;29(5):330-7.

111. Moise Jr KJ, Johnson A, Moise KY, Nickeleit V. Radiofrequency ablation for selective reduction in the complicated monochorionic gestation. Am J Obstet Gynecol 2008;198(2):198 e191-195.

112. Lee H, Bebbington M, Crombleholme TM and N. North American Fetal Therapy. The North American Fetal Therapy Network Registry data on outcomes of radiofrequency ablation for twin-reversed arterial perfusion sequence. Fetal Diagn Ther 2013;33(4):224-9.

113. Quintero RA, Morales WJ, Phillips J, Kalter CS, Angel JL. In utero lysis of amniotic bands. Ultrasound Obstet Gynecol 1997;10(5): 316-20.

114. Keswani SG, Johnson MP, Adzick NS, Hori S, Howell LJ, Wilson RD, Hedrick H, Flake AW, Crombleholme TM. In utero limb salvage: fetoscopic release of amniotic bands for threatened limb amputation. J Pediatr Surg 2003;38(6):848-51.

115. Belfort MA, W. E. Whitehead WE, Ball R, Silver R, Shamshirsaz A, Ruano R, Espinoza J, Becker J, Olutoye O, Hollier L. Fetoscopic amniotic band release in a case of chorioamniotic separation: An innovative new technique. AJP Rep 2016;6(2): e222-225.

116. Peiro JL, Carreras E, Soldado F, Sanchez-Duran MA, Aguirre M, Barber IMartinez-Ibanez V. Fetoscopic release of umbilical cord

117. amniotic band in a human fetus. Ultrasound Obstet Gynecol 2009;33(2):232-4.

117. Soldado F, Aguirre M, Peiro JL, Carreras E, Arevalo S, Fontecha CG, Velez R, Barber I, Martinez-Ibanez V. Fetoscopic release of extremity amniotic bands with risk of amputation. J Pediatr Orthop 2009;29(3): 290-3.

118. Husler MR, Wilson RD, Horii SC, Bebbington MW, Adzick NS, Johnson MP. When is fetoscopic release of amniotic bands indicated? Review of outcome of cases treated in utero and selection criteria for fetal surgery. Prenat Diagn 2009;29(5):457-63.

119. Javadian P, Shamshirsaz AA, Haeri S, Ruano R, Ramin SM, Cass D, Olutoye OO, Belfort MA. Perinatal outcome after fetoscopic release of amniotic bands: a single-center experience and review of the literature. Ultrasound Obstet Gynecol 2013;42(4):449-55.

120. Richter J, Wergeland H, DeKoninck P, De Catte L, Deprest JA. Fetoscopic release of an amniotic band with risk of amputation: case report and review of the literature. Fetal Diagn Ther 2012;31(2):134-7.

121. Bargy F, Rouquet Y, Toubas F, Esteve C, Gaudiche O, Sapin E, Wakim A. Fetal surgery: future perspectives. Ann Pediatr (Paris) 1989;36(9):644-6.

122. Harrison MR, Langer JC, Adzick NS, Golbus MS, Filly RA, Anderson RL, Rosen MA, Callen PW, Goldstein RB, deLorimier AA. Correction of congenital diaphragmatic hernia in utero, V. Initial clinical experience. J Pediatr Surg 1990;25(1):47-55; discussion 56-7.

123. Harrison MR, Adzick NS, Flake AW. Congenital diaphragmatic hernia: an unsolved problem. Semin Pediatr Surg 1993;2(2):109-12.

124. Harrison MR, Adzick NS, Flake AW, Jennings RW. The CDH two-step: a dance of necessity. J Pediatr Surg 1993;28(6):813-16.

125. Hedrick MH, Estes JM, Sullivan KM, Bealer JF, Kitterman JA, Flake AW, Adzick NS, Harrison MR. Plug the lung until it grows (PLUG): a new method to treat congenital diaphragmatic hernia in utero. J Pediatr Surg 1994;29(5):612-17.

126. DiFiore JW, Fauza DO, Slavin R, Wilson JM. Experimental fetal tracheal ligation and congenital diaphragmatic hernia: a pulmonary vascular morphometric analysis. J Pediatr Surg 1995;30(7):917-23; discussion 923-4.

127. Papadakis K, Luks FI, De Paepe ME, Piasecki GJ,and Wesselhoeft Jr CW. Fetal lung growth after tracheal ligation is not solely a pressure phenomenon. J Pediatr Surg 1997;32(2):347-51.

128. De Paepe ME, Johnson BD, Papadakis K, Sueishi K, Luks FI. Temporal pattern of accelerated lung growth after tracheal occlusion in the fetal rabbit. Am J Pathol 1998;152(1):179-90.

129. VanderWall KJ, Bruch SW, Meuli M, Kohl T, Szabo Z, Adzick NS, Harrison MR. Fetal endoscopic ('Fetendo') tracheal clip. J Pediatr Surg 1996;31(8):1101-3; discussion 1103-4.

130. Graf JL, Gibbs DL, Adzick NS Harrison MR. Fetal hydrops after in utero tracheal occlusion. J Pediatr Surg 1997;32(2): 214-15; discussion 216.

131. Harrison MR, Mychaliska GB, Albanese CT, Jennings RW, Farrell JA, Hawgood S, Sandberg P, Levine AH, Lobo E, Filly RA. Correction of congenital diaphragmatic hernia in utero IX: fetuses with poor prognosis (liver herniation and low lung-to-head ratio) can be saved by fetoscopic temporary tracheal occlusion. J Pediatr Surg 1998;33(7):1017-22; discussion 1022-3.

132. Luks FI, Gilchrist BF, Jackson BT, Piasecki GJ. Endoscopic tracheal obstruction with an expanding device in a fetal lamb model: preliminary considerations. Fetal Diagn Ther 1996;11(1): 67-71.

133. Deprest J, Jani J, Gratacos E, Vandecruys H, Naulaers G, Delgado J, Greenough A, Nicolaides K, Grp FT. Fetal intervention for congenital diaphragmatic hernia: the European experience. Semin Perinatol 2005;29(2): 94-103.

134. Deprest JA, Nicolaides K, Gratacos E. Fetal surgery for congenital diaphragmatic hernia is back from never gone. Fetal Diagn Ther 2011;29(1):6-17.

135. Deprest J, Nicolaides K, Done E, Lewi P, Barki G, Largen E, DeKoninck P, Sandaite I, Ville Y, Benachi A, Jani J, Amat-Roldan I, Gratacos E. Technical aspects of fetal endoscopic tracheal occlusion for congenital diaphragmatic hernia. J Pediatr Surg 2011;46(1):22-32.

136. Ruano R, Peiro JL, da Silva MM, J. A. Campos JA, Carreras E, Tannuri U, Zugaib M. Early fetoscopic tracheal occlusion for extremely severe pulmonary hypoplasia in isolated congenital diaphragmatic hernia: preliminary results. Ultrasound Obstet Gynecol 2013;42(1):70-6.

137. Ruano R, Ali RA, Patel P, Cass D, Olutoye O, Belfort MA. Fetal endoscopic tracheal occlusion for congenital diaphragmatic hernia: indications, outcomes, and future directions. Obstet Gynecol Surv 2014;69(3):147-58.

138. Deprest J, Brady P, Nicolaides K, Benachi A, Berg C, Vermeesch J, Gardener G, Gratacos E. Prenatal management of the fetus with isolated congenital diaphragmatic hernia in the era of the TOTAL trial. Semin Fetal Neonatal Med 2014;19(6):338-48.

139. Tulipan N, Bruner JP. Fetal surgery for spina bifida. Lancet 1999;353(9150):406; author reply 407.

140. Adzick NS, Thom EA, Spong CY, Brock 3rd JW, Burrows PK, Johnson MP, Howell LJ, Farrell JA, Dabrowiak ME, Sutton LN, Gupta N, Tulipan NB, D'Alton ME, Farmer DL, Investigators M. A randomized trial of prenatal versus postnatal repair of myelomeningocele. N Engl J Med 2011;364(11):993-1004.

141. Kohl T, Hartlage MG, Kiehitz D, Westphal M, Buller T, Achenbach S, Aryee S, Gembruch U, Brentrup A. Percutaneous fetoscopic patch coverage of experimental lumbosacral full-thickness skin lesions in sheep. Surg Endosc 2003;17(8):1218-23.

142. Pedreira DA, Oliveira RC, Valente PR, Abou-Jamra RC, Araujo A, Saldiva PH, Gasless fetoscopy: a new approach to endoscopic closure of a lumbar skin defect in fetal sheep. Fetal Diagn Ther 2008;23(4):293-8.

143. Abou-Jamra RC, Valente PR, Araujo A, Oliveira RCS, Saldiva PH, Pedreira DA. Simplified correction of a meningomyelocele-like defect in the ovine fetus. Acta Cir Bras 2009;24(3):239-44.

144. Fontecha CG, Peiro JL, Sevilla JJ, Aguirre M, Soldado F, Fresno L, Fonseca C, Chacaltana A, Martinez V. Fetoscopic coverage of experimental myelomeningocele in sheep using a patch with surgical sealant. Eur J Obstet Gynecol Reprod Biol 2011;156(2):171-6.

145. Herrera SR, Leme RJ, Valente PR, Caldini EG, Saldiva PH, Pedreira DA. Comparison between two surgical techniques for prenatal correction of meningomyelocele in sheep. Einstein (Sao Paulo) 2012;10(4):455-61.

146. Pedreira DA, Zanon N, de Sa RA, Acacio GL, Ogeda E, Belem TM, Chmait RH, Kontopoulos E, Quintero RA. Fetoscopic single-layer repair of open spina bifida using a cellulose patch: preliminary clinical experience. J Matern Fetal Neonatal Med 2014;27(16):1613-19.

147. Pedreira DA,. Zanon N, Nishikuni K, Moreira de Sa RA, Acacio GL, Chmait RH, Kontopoulos EV, Quintero RA. Endoscopic surgery for the antenatal treatment of myelomeningocele: the CECAM trial. Am J Obstet Gynecol 2016;214(1):111 e111-111 e111.

148. Kivelio A, Dekoninck P, M. Perrini M, Brubaker CE, Messersmith PB, Mazza E, Deprest J, Zimmermann R, Ehrbar M, Ochsenbein-Koelble N. Mussel mimetic tissue adhesive for fetal membrane repair: initial in vivo investigation in rabbits. Eur J Obstet Gynecol Reprod Biol 2013;171(2):240-5.

149. Pedreira DA, Reece EA, Chmait RH, Kontopoulos EV, Quintero RA. Fetoscopic repair of spina bifida: safer and better? Ultrasound Obstet Gynecol 2016;48(2): 141-7.

150. Van Mieghem T, Al-Ibrahim A, Deprest J, Lewi L, Langer JC, Baud D, O'Brien K, Beecroft R, Chaturvedi R, Jaeggi E, Fish J, Ryan G. Minimally invasive therapy for fetal sacrococcygeal teratoma: case series and systematic review of the literature. Ultrasound Obstet Gynecol 2014;43(6):611-19.

151. Mathis J, Raio L, Baud D. Fetal laser therapy: applications in the management of fetal pathologies. Prenat Diagn 2015;35(7):623-36.

152. Bel S, Sananes N, Gaudineau A, Akladios C, Favre R. Treatment of a fetal tracheal obstruction by fetoscopy and laser. Fetal Diagn Ther 2016;40(1):63-6.

153. Seubert DE, Feldman B, Krivchenia EL, Evans MI, Barki G, Leach R, Johnson MP. Molecular and fetal tissue biopsy capabilities are needed to maximize prenatal diagnosis of junctional epidermolysis bullosa: fetal skin biopsy using a 1-mm microendoscope. Fetal Diagn Ther 2000;15(2):89-92.

154. Luks FI, Peers KH, Deprest JA, Lerut TE, Vandenberghe K. The effect of open and endoscopic fetal surgery on uteroplacental oxygen delivery in the sheep. J Pediatr Surg 1996;31(2):310-14.

155. van der Wildt B, Luks FI, Steegers EA, Deprest JA, Peers KH. Absence of electrical uterine activity after endoscopic access for fetal surgery in the rhesus monkey. Eur J Obstet Gynecol Reprod Biol 1995;58(2):213-14.

156. Adzick NS, Harrison MR, Glick PL, Anderson J, Villa RL, Flake AW, Laberge JM.(1986). "Fetal surgery in the primate. III. Maternal outcome after fetal surgery. J Pediatr Surg 1986;21(6): 477-80.

157. Golombeck K, Ball RH, Lee H, Farrell JA, Farmer DL, Jacobs VR, Rosen MA, Filly RA, Harrison MR. Maternal morbidity after maternal-fetal surgery. Am J Obstet Gynecol 2006;194(3):834-9.

158. Rosen MA. Anesthesia for fetal procedures and surgery. Yonsei Med J 2001;42(6):669-80.

159. Deprest JA, Done E, Van Mieghem T, Gucciardo L. Fetal surgery for anesthesiologists. Curr Opin Anaesthesiol 2008;21(3):298-307.

160. De Lia JE, Worthington D. Long-term neurodevelopmental outcome after intrauterine laser treatment for twin-twin transfusion syndrome (TTTS). Am J Obstet Gynecol 2004;190(4):1170-1; author reply 1171-2.

161. Tworetzky W, Wilkins-Haug L, Jennings RW, van der Velde ME, Marshall AC, Marx GR, Colan SD, Benson CB, Lock JE, Perry SB. Balloon dilation of severe aortic stenosis in the fetus: potential for prevention of hypoplastic left heart syndrome: candidate selection, technique, and results of successful intervention. Circulation 2004;110(15): 2125-31.

162. Devlieger R, Millar LK, Bryant-Greenwood G, Lewi L, Deprest JA. Fetal membrane healing after spontaneous and iatrogenic membrane rupture: a review of current evidence. Am J Obstet Gynecol 2006;195(6):1512-20.

163. Lewi L, Gucciardo L, Van Mieghem T, de Koninck P, Beck V, Medek H, Van Schoubroeck D, Devlieger R, De Catte L, Deprest J. Monochorionic diamniotic twin pregnancies: natural history and risk stratification. Fetal Diagn Ther 2010;27(3):121-33.

164. Papanna R. The problem of preterm delivery after laser surgery. Am J Perinatol 2014;31 Suppl 1: S47-50.

165. Papanna R, Mann LK, Moise Jr KJ, Kyriakides T, Johnson A, Garcia E, Buhimschi CS, Buhimschi IA. Histologic changes of the fetal membranes after fetoscopic laser surgery for twin-twin transfusion syndrome. Pediatr Res 2015;78(3):247-55.

166. Snowise S, Mann LK, Moise Jr KJ, Johnson A, Bebbington MW, Papanna R. Preterm premature rupture of membranes after fetoscopic laser surgery for twin-twin transfusion syndrome. Ultrasound Obstet Gynecol 2016.

167. Crowley AE, Grivell RM, Dodd JM. Sealing procedures for preterm prelabour rupture of membranes. Cochrane Database Syst Rev 2016;7: CD010218.

168. Young BK, Roman AS, MacKenzie AP, Stephenson CD, Minior V, Rebarber A, Timor-Tritsch I. The closure of iatrogenic membrane defects after amniocentesis and endoscopic intrauterine procedures. Fetal Diagn Ther 2004;19(3):296-300.

169. Yang EY, Flake AW, Adzick NS. Prospects for fetal gene therapy. Semin Perinatol 1999;23(6):524-34.

170. Abi-Nader KN, Boyd M, Flake AW, Mehta V, Peebles D, David AL. Animal models for prenatal gene therapy: the sheep model. Methods Mol Biol 2012;891: 219-48.

171. Joyeux L, Danzer E, Limberis MP, Zoltick PW, Radu A, Flake AW, Davey MG. In utero lung gene transfer using adeno-associated viral and lentiviral vectors in mice. Hum Gene Ther Methods 2014;25(3):197-205.

172. Loukogeorgakis SP, Flake AW. In utero stem cell and gene therapy: current status and future perspectives. Eur J Pediatr Surg 2014;24(3):237-45.

BIBLIOGRAFIA

Deprest JA, Van Schoubroeck D, Van Ballaer PP, Flageole H,. Van Assche FA, Vandenberghe K. Alternative technique for Nd: YAG laser coagulation in twin-to-twin transfusion syndrome with anterior placenta. Ultrasound Obstet Gynecol 1998;11(5):347-52.

CAPÍTULO 130

HÉRNIA DIAFRAGMÁTICA CONGÊNITA

Ingrid Schwach Werneck Britto ■ Rodrigo Ruano

A hérnia diafragmática congênita (HDC) corresponde a defeito precoce de fechamento e da formação do diafragma responsável pela herniação do conteúdo da cavidade abdominal para o tórax fetal, causando alterações no desenvolvimento pulmonar. Sua incidência é de aproximadamente 1 em 2.500 nascidos vivos e está associada à elevada taxa de morbidade e mortalidade, dependendo da gravidade da hipoplasia pulmonar e hipertensão arterial pulmonar.[1-5] Apesar dos avanços nos tratamentos médico e cirúrgico, a sobrevivência dos recém-nascidos com HDC permanece entre 60% e 70%.

O diagnóstico pré-natal normalmente é feito no 2º trimestre, no entanto, em torno de 11% são diagnosticados apenas no período pós-natal.

O diagnóstico de HDC deve suspeitado na ausência de estômago intra-abdominal; presença de massa intratorácica, alças ou estômago no tórax fetal; ou ainda por evidência indireta, como desvio do eixo cardíaco, desvio do mediastino e poli-hidrâmnio.

A avaliação dos marcadores ultrassonográficos de prognóstico no pré-natal é de interesse já que permite o aconselhamento adequado e o manejo pré-natal, em que se pode optar por conduta expectante e, nos casos graves, oclusão traqueal endoscópica fetal (FETO).[6-9]

O fator prognóstico mais amplamente utilizado é a medida ultrassonográfica da relação da área pulmonar sobre a circunferência cefálica do feto, conhecida como LHR (*lung-to-head ratio*).

No entanto, sua eficácia na previsão do prognóstico neonatal varia em diferentes estudos.[10-13] Os resultados conflitantes das medidas obtidas na relação LHR podem ser explicados pelo uso de diferentes métodos na sua obtenção,[14] ou ainda pelo aumento progressivo do LHR no decorrer da gestação.[15]

A medida do LHR pode ser feita por três técnicas: a partir da multiplicação do maior diâmetro longitudinal por sua diagonal; a partir da multiplicação dos dois maiores diâmetros no sentido anteroposterior e pela medida do contorno manual da área pulmonar (Fig. 130-1).[14,16] Apesar de alguns resultados conflitantes, considera-se que o valor do LHR obtido no 2º trimestre de gestação menor do que 1 está associado à elevada taxa de mortalidade neonatal.[12]

Estudos subsequentes ao LHR observaram que a avaliação do valor observado/esperado (O/E) da relação LHR, sendo o valor esperado a medida do percentil 50 para aquela idade gestacional, não se altera significativamente durante a gestação. A relação O/E LHR é usada para a predição de morbidade neonatal.[17] Valores da relação O/E LHR abaixo de 25 são considerados graves; 26-35, moderados, e acima de 36 casos, leves.[17]

Além das medidas bidimensionais na ultrassonografia, autores também já propuseram avaliar o crescimento pulmonar pela medida na ultrassonografia tridimensional.[7,18]

Como vantagem, a tecnologia da USG 3D permite o cálculo volumétrico do pulmão, já que possibilita o delineamento da superfície externa do órgão.

O valor da relação O/E do volume pulmonar direito e O/E do volume pulmonar total permanece relativamente constante ao longo da gravidez em fetos com HDC esquerda, sugerindo que a origem das anormalidades de crescimento pulmonar ocorre antes da 20ª semana de gestação. A relação O/E do volume pulmonar pode ser útil na predição de prognóstico neonatal em fetos com HDC já que é independente da idade menstrual.[19]

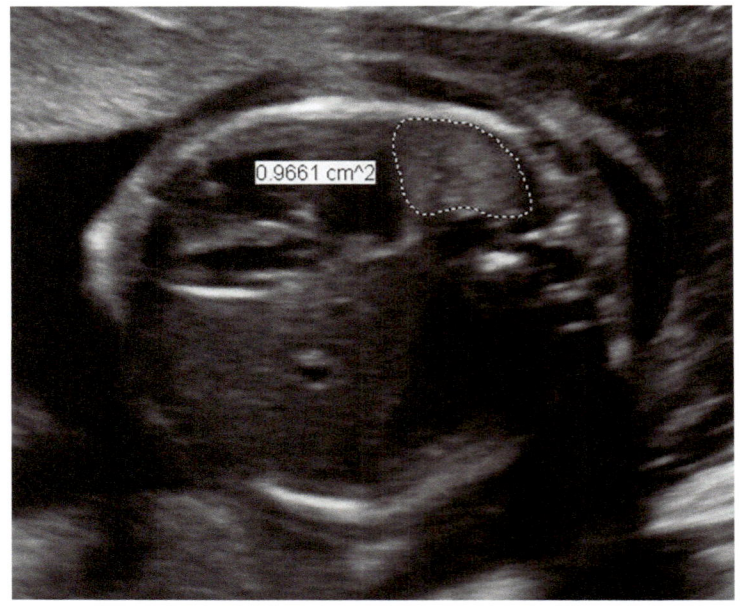

Fig. 130-1. Medida ultrassonográfica da área do pulmão contralateral ao defeito diafragmático sobre a circunferência cefálica (*lung-to-head ratio*) em feto com hérnia diafragmática esquerda com 26 semanas de gestação.

Além do volume pulmonar, a presença de lobo hepático herniado no tórax fetal é considerada fator independente de mau prognóstico. A avaliação da herniação hepática pode ser obtida por RNM ou por ultrassonografia.[20,21] A ultrassonografia avalia os métodos diretos e indiretos de herniação hepática. A avaliação indireta consiste na análise da posição do estômago no tórax fetal, e a avaliação direta é obtida pela relação entre medida da área de fígado herniado e a área torácica (USLitr) (Fig. 130-2).[22-24] A herniação do fígado e a área torácica são medidas em um plano transversal do tórax fetal ao nível do corte de quatro câmaras do coração, a mesma altura usada para medir a relação LHR. A medida bidimensional do ultrassom da herniação hepática em fetos com HDC isolada esquerda demonstrou-se factível e apresenta acurácia semelhante à RNM na determinação do prognóstico neonatal.

Todos os parâmetros ultrassonográficos foram estudados para auxiliar na determinação do prognóstico neonatal dos fetos com HDC.

Os casos de HDC isolada cujos fetos possuem LHR entre 0,70 e 1,0; fígado herniado para cavidade torácica, relação do volume pulmonar fetal observado/esperado entre 0,29 e 0,31 apresentam risco de óbito neonatal de aproximadamente 85%. Aqueles fetos com LHR < 0,70; fígado herniado para cavidade torácica, relação do volume pulmonar fetal observado/esperado < 0,29 apresentam risco de óbito neonatal de aproximadamente 95%.[5]

Por causa da alta mortalidade neonatal, a intervenção fetal passou a ser aplicada e estudada. Estudos sugerem que a oclusão traqueal promove o crescimento dos pulmões hipoplásicos, melhorando a sobrevida neonatal.[1,6,25-29] Um estudo randomizado já demonstrou benefício com o procedimento fetal nos casos graves, melhorando a sobrevida destes fetos de 5% para 55% (p < 0,01).[25] Um trabalho recente reafirmou o benefício da realização do procedi-

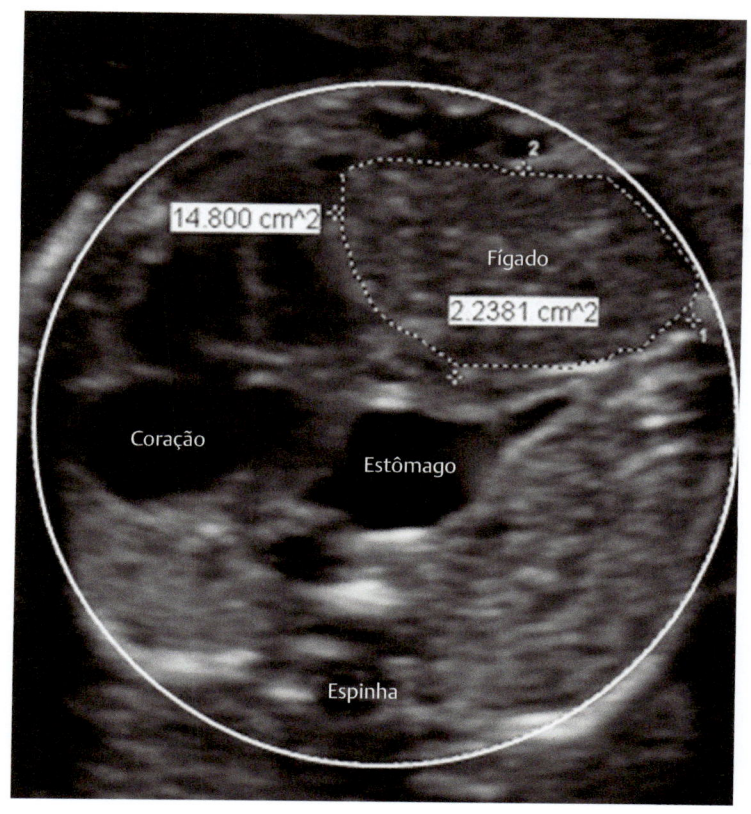

Fig. 130-2. Medida ultrassonográfica da área do fígado herniado dentro do tórax sobre área do tórax (*ultrasound liver-to-thoracic area*) em feto com hérnia diafragmática esquerda com 26 semanas de gestação.

mento intraútero nos casos de HDC esquerda grave isolada. As taxas de sobrevida em 6 meses, 1 ano e 2 anos foram significativamente maiores em fetos com HDC esquerda grave tratados com FETO em comparação ao grupo de fetos graves não tratado (80% *versus* 11%, p = 0,01; 70% *versus* 11%, p = 0,02 e 67% *versus* 11%, p = 0,04). Além disso, ocorre uma redução na necessidade de utilização de ECMO (30% *versus* 70%, p = 0,05).[30]

A indicação do FETO (Fig. 130-3) é para fetos com diagnóstico de HDC grave isolada. Considera-se que a definição de HDC grave isolada é obtida pela relação LHR < 1 (ou menos que 25% do valor esperado – O/E-LHR) e herniação hepática no tórax fetal no exame morfológico de 2º trimestre. As gestantes devem ser orientadas a realizar ecocardiografia fetal e cariótipo. O procedimento é realizado sob anestesia fetal e anestesia local materna. O balão intra-

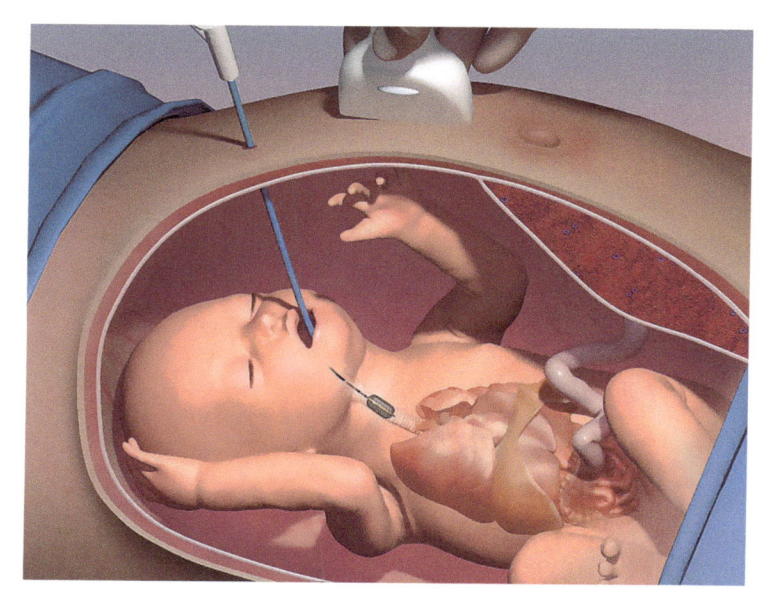

Fig. 130-3. Imagem do procedimento "oclusão endoscópica da traqueia fetal" em feto com hérnia diafragmática congênita.

traqueal fetal é colocado sob visão direta endoscópica, guiado pela ultrassonografia.

O fetoscópio de 1,0 a 1,2 mm (11505AA e 11530AA, Storz, Alemanha) e o balão destacável de 1,3 mm (GOLDBAL4, Balt, França) são introduzidos na cavidade amniótica por via transcutânea, cavidade oral fetal até a região da traqueia. O balão é insuflado com solução fisiológica e deixado no local. A retirada do balão traqueal deve ser realizada preferencialmente na 34ª semana de gestação. Nos casos de trabalho de parto prematuro, o balão deve ser removido por punção guiada pela ultrassonografia ou no momento do parto pela cirurgia "EXIT".

Apesar dos bons resultados, nem todos os casos respondem da mesma maneira após o procedimento invasivo.

REFERÊNCIAS BIBLIOGRÁFICAS

1. Cannie MM, Jani JC, De Keyzer F, Allegaert K, Dymarkowski S, Deprest J. Evidence and patterns in lung response after fetal tracheal occlusion: clinical controlled study. Radiology. 2009;252(2):526-33.
2. Gucciardo L, Deprest J, Done E, Van Mieghem T, Van de Velde M, Gratacos E, et al. Prediction of outcome in isolated congenital diaphragmatic hernia and its consequences for fetal therapy. Best practice & research Clinical obstetrics & gynaecology. 2008;22(1):123-38.
3. Langham MR Jr, Kays DW, Ledbetter DJ, Frentzen B, Sanford LL, Richards DS. Congenital diaphragmatic hernia. Epidemiology and outcome. Clinics in perinatology. 1996;23(4):671-88.
4. Jani JC, Benachi A, Nicolaides KH, Allegaert K, Gratacos E, Mazkereth R, et al. Prenatal prediction of neonatal morbidity in survivors with congenital diaphragmatic hernia: a multicenter study. Ultrasound in obstetrics & gynecology : the official journal of the International Society of Ultrasound in Obstetrics and Gynecology. 2009;33(1):64-9.
5. Ruano R, Takashi E, da Silva MM, Campos JA, Tannuri U, Zugaib M. Prediction and probability of neonatal outcome in isolated congenital diaphragmatic hernia using multiple ultrasound parameters. Ultrasound in obstetrics & gynecology : the official journal of the International Society of Ultrasound in Obstetrics and Gynecology. 2012;39(1):42-9.
6. Jani JC, Nicolaides KH, Gratacos E, Valencia CM, Done E, Martinez JM, et al. Severe diaphragmatic hernia treated by fetal endoscopic tracheal occlusion. Ultrasound Obstet Gynecol. 2009;34(3):304-10.
7. Peralta CF, Jani JC, Van Schoubroeck D, Nicolaides KH, Deprest JA. Fetal lung volume after endoscopic tracheal occlusion in the prediction of postnatal outcome. Am J Obstet Gynecol. 2008;198(1):60 e1-5.
8. Ruano R, da Silva MM, Campos JA, Papanna R, Moise K Jr, Tannuri U, et al. Fetal pulmonary response after fetoscopic tracheal occlusion for severe isolated congenital diaphragmatic hernia. Obstet Gynecol. 2012;119(1):93-101.
9. Ruano R, Duarte SA, Pimenta EJ, Takashi E, da Silva MM, Tannuri U, et al. Comparison between fetal endoscopic tracheal occlusion using a 1.0-mm fetoscope and prenatal expectant management in severe congenital diaphragmatic hernia. Fetal Diagn Ther. 2011;29(1):64-70.
10. Metkus AP, Filly RA, Stringer MD, Harrison MR, Adzick NS. Sonographic predictors of survival in fetal diaphragmatic hernia. Journal of pediatric surgery. 1996;31(1):148-51; discussion 51-2.
11. Arkovitz MS, Russo M, Devine P, Budhorick N, Stolar CJ. Fetal lung-head ratio is not related to outcome for antenatal diagnosed congenital diaphragmatic hernia. Journal of pediatric surgery. 2007;42(1):107-10; discussion 10-1.
12. Laudy JA, Van Gucht M, Van Dooren MF, Wladimiroff JW, Tibboel D. Congenital diaphragmatic hernia: an evaluation of the prognostic value of the lung-to-head ratio and other prenatal parameters. Prenatal diagnosis. 2003;23(8):634-9.
13. Lipshutz GS, Albanese CT, Feldstein VA, Jennings RW, Housley HT, Beech R, et al. Prospective analysis of lung-to-head ratio predicts survival for patients with prenatally diagnosed congenital diaphragmatic hernia. Journal of pediatric surgery. 1997;32(11):1634-6.
14. Jani JC, Peralta CF, Nicolaides KH. Lung-to-head ratio: a need to unify the technique. Ultrasound in obstetrics & gynecology : the official journal of the International Society of Ultrasound in Obstetrics and Gynecology. 2012;39(1):2-6.
15. Peralta CF, Cavoretto P, Csapo B, Vandecruys H, Nicolaides KH. Assessment of lung area in normal fetuses at 12-32 weeks. Ultrasound in obstetrics & gynecology : the official journal of the

International Society of Ultrasound in Obstetrics and Gynecology. 2005;26(7):718-24.

16. Britto IS, Sananes N, Olutoye OO, Cass DL, Sangi-Haghpeykar H, Lee TC, et al. Standardization of Sonographic Lung-to-Head Ratio Measurements in Isolated Congenital Diaphragmatic Hernia: Impact on the Reproducibility and Efficacy to Predict Outcomes. J Ultrasound Med. 2015;34(10):1721-7.

17. Jani J, Nicolaides KH, Keller RL, Benachi A, Peralta CF, Favre R, et al. Observed to expected lung area to head circumference ratio in the prediction of survival in fetuses with isolated diaphragmatic hernia. Ultrasound in obstetrics & gynecology : the official journal of the International Society of Ultrasound in Obstetrics and Gynecology. 2007;30(1):67-71.

18. Ruano R, Benachi A, Joubin L, Aubry MC, Thalabard JC, Dumez Y, et al. Three-dimensional ultrasonographic assessment of fetal lung volume as prognostic factor in isolated congenital diaphragmatic hernia. BJOG : an international journal of obstetrics and gynaecology. 2004;111(5):423-9.

19. Ruano R, Britto IS, Sananes N, Lee W, Sangi-Haghpeykar H, Deter RL. Growth Patterns of Fetal Lung Volumes in Healthy Fetuses and Fetuses With Isolated Left-Sided Congenital Diaphragmatic Hernia. J Ultrasound Med. 2016;35(6):1159-66.

20. Cannie MM, Cordier AG, De Laveaucoupet J, Franchi-Abella S, Cagneaux M, Prodhomme O, et al. Liver-to-thoracic volume ratio: use at MR imaging to predict postnatal survival in fetuses with isolated congenital diaphragmatic hernia with or without prenatal tracheal occlusion. European radiology. 2013;23(5):1299-305.

21. Lazar DA, Ruano R, Cass DL, Moise KJ, Jr., Johnson A, Lee TC, et al. Defining "liver-up": does the volume of liver herniation predict outcome for fetuses with isolated left-sided congenital diaphragmatic hernia? Journal of pediatric surgery. 2012;47(6):1058-62.

22. Cordier AG, Jani JC, Cannie MM, Rodo C, Fabietti I, Persico N, et al. Stomach position in prediction of survival in left-sided congenital diaphragmatic hernia with or without fetoscopic endoluminal tracheal occlusion. Ultrasound Obstet Gynecol. 2015;46(2):155-61.

23. Kitano Y, Okuyama H, Saito M, Usui N, Morikawa N, Masumoto K, et al. Re-evaluation of stomach position as a simple prognostic factor in fetal left congenital diaphragmatic hernia: a multicenter survey in Japan. Ultrasound in obstetrics & gynecology : the official journal of the International Society of Ultrasound in Obstetrics and Gynecology. 2011;37(3):277-82.

24. Werneck Britto IS, Olutoye OO, Cass DL, Zamora IJ, Lee TC, Cassady CI, et al. Quantification of liver herniation in fetuses with isolated congenital diaphragmatic hernia using two-dimensional ultrasonography. Ultrasound Obstet Gynecol. 2015;46(2):150-4.

25. Ruano R, Yoshisaki CT, da Silva MM, Ceccon ME, Grasi MS, Tannuri U, et al. A randomized controlled trial of fetal endoscopic tracheal occlusion versus postnatal management of severe isolated congenital diaphragmatic hernia. Ultrasound Obstet Gynecol. 2012;39(1):20-7.

26. Deprest J, Brady P, Nicolaides K, Benachi A, Berg C, Vermeesch J, et al. Prenatal management of the fetus with isolated congenital diaphragmatic hernia in the era of the TOTAL trial. Semin Fetal Neonatal Med. 2014;19(6):338-48.

27. Deprest J, Nicolaides K, Done E, Lewi P, Barki G, Largen E, et al. Technical aspects of fetal endoscopic tracheal occlusion for congenital diaphragmatic hernia. J Pediatr Surg. 2011;46(1):22-32.

28. Harrison MR, Keller RL, Hawgood SB, Kitterman JA, Sandberg PL, Farmer DL, et al. A randomized trial of fetal endoscopic tracheal occlusion for severe fetal congenital diaphragmatic hernia. N Engl J Med. 2003;349(20):1916-24.

29. Jani J, Gratacos E, Greenough A, Piero JL, Benachi A, Harrison M, et al. Percutaneous fetal endoscopic tracheal occlusion (FETO) for severe left-sided congenital diaphragmatic hernia. Clin Obstet Gynecol. 2005;48(4):910-22.

30. Belfort MA, Olutoye OO, Cass DL, Olutoye OA, Cassady CI, Mehollin-Ray AR, et al. Feasibility and Outcomes of Fetoscopic Tracheal Occlusion for Severe Left Diaphragmatic Hernia. Obstet Gynecol. 2017;129(1):20-9.

CAPÍTULO 131

ESPINHA BÍFIDA (MIELOMENINGOCELE)

Denise A. Lapa

A mielomeningocele (MMC) é o tipo mais comum de espinha bífida. É definida como protrusão dos elementos neurais e das meninges através de arcos vertebrais que não se fecharam durante a embriogênese. Um segundo tipo de espinha bífida, também frequente, é a raquísquise ou mielosquise; é um defeito considerado mais grave, e nele há exposição dos elementos neurais, porém não há protrusão do placódio ou das meninges.

A espinha bífida é um dos principais defeitos abertos do tubo neural (DATN), sua associação com a deficiência de folato na gestação está bem documentada, porém aproximadamente 30% dos casos não têm causa bem estabelecida, e a hereditariedade é um fator de risco conhecido. A incidência dos DATN na América do Sul é de aproximadamente 1,5:1.000 nascimentos, segundo o Estudo Colaborativo Latino-Americano de Malformações Congênitas (ECLAMC). No Brasil, o DataSUS, no ano de 2015, registrou 4.110 nascidos vivos portadores de MF do sistema nervoso central e espinha bífida, aproximadamente 1,4:1.000.

Os indivíduos afetados podem apresentar variados graus de dificuldade de locomoção, incontinência urinária e fecal. A associação com hidrocefalia, que era bastante frequente antes da cirurgia fetal, pode levar a alterações do desenvolvimento cognitivo, principalmente quando ocorrem complicações do seu tratamento, quando é necessária a realização de derivação ventrículo-peritoneal (DVP). As complicações mais frequentes da DVP são a parada de funcionamento da válvula, normalmente por obstrução, ou a infecção, ambas associadas a um aumento de risco de morte antes dos dois anos de idade.

Uma complicação tardia do tratamento da mielomeningocele é o desenvolvimento da síndrome da medula presa ou medula ancorada. A aderência da medula aos tecidos adjacentes (pele e músculo) no momento da correção pré ou pós-natal leva a um estiramento medular progressivo, consequente ao crescimento normal das estruturas ósseas da coluna. Esse estiramento progressivo pode levar a perda de funções adquiridas, alteração de marcha, dor local e escoliose, necessitando de novo tratamento cirúrgico para liberação da medula.

DIAGNÓSTICO ULTRASSONOGRÁFICO

A mielomeningocele é geralmente diagnosticada através da ultrassonografia entre 16 e 22 semanas de gestação. Os achados que mais frequentemente fazem suspeitar do diagnóstico são os sinais cerebrais, consequentes à presença do defeito aberto na coluna, denominados de malformação de Chiari 2 (Figs. 131-1 e 131-2); a saber: o "sinal do limão", que corresponde a alteração do formato do crânio, associado à herniação do cerebelo que também muda de forma ("sinal da banana").

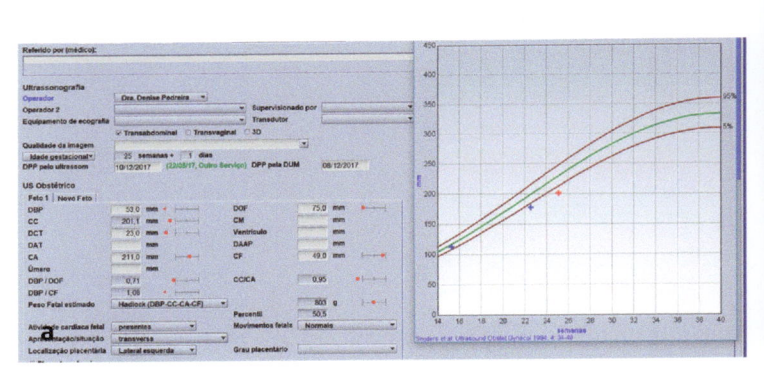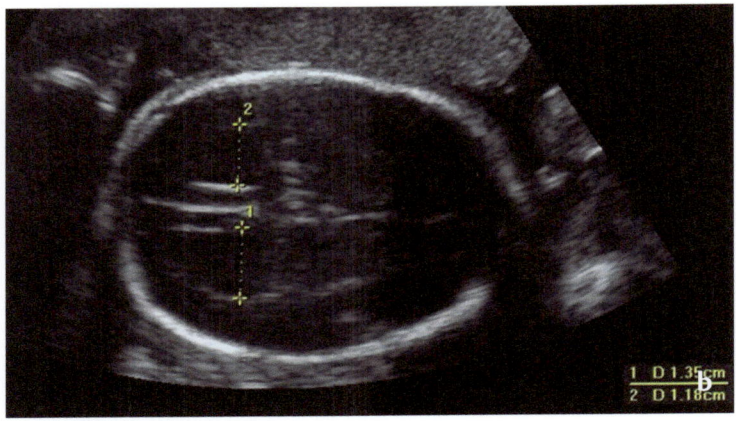

Fig. 131-1. (**a**) Microcefalia com "hidrocefalia". (**b**) Cérebro "seco" (*dried up brain*).

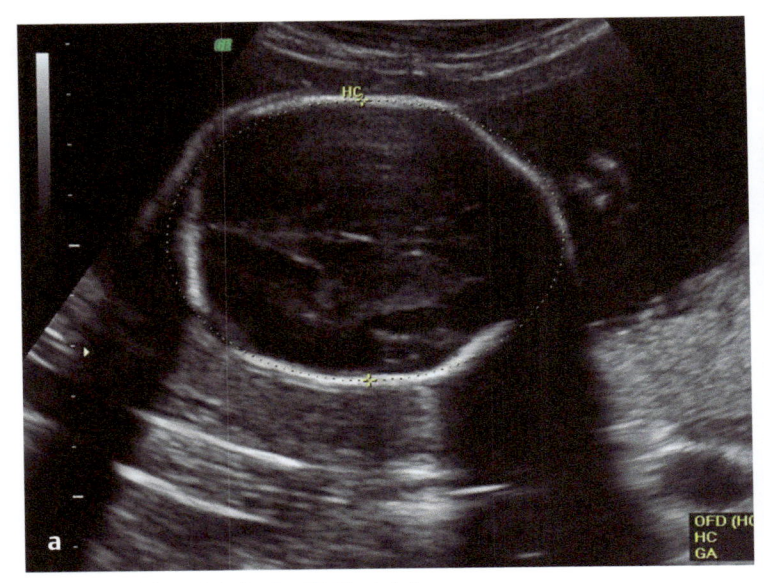
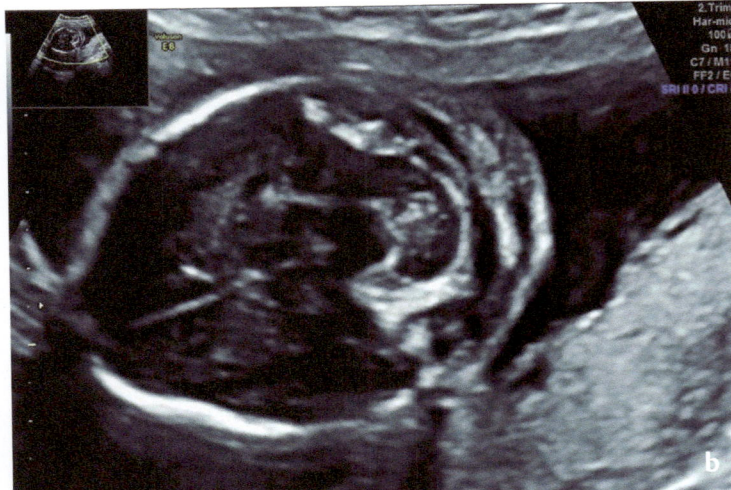

Fig. 131-2. (**a**) Sinal de limão. (**b**) Sinal de banana.

DIFERENCIAL ENTRE MIELOMENINGOCELE E RAQUÍSQUISE

Ao nível medular, sempre se pode observar a falta de fechamento dos arcos posteriores da coluna, associada ou não à presença de uma bolsa de conteúdo anecoide que corresponde à protrusão da medula e meninges contendo líquor (Fig. 131-3). Porém, em aproximadamente um terço dos casos, a lesão pode ser plana ou até "deprimida", tornando o diagnóstico pré-natal mais difícil. Essas lesões correspondem a raquísquises, em que não há coleção líquida deslocando o placódio para fora do canal medular, normalmente há espículas ósseas em seus limites laterais, e existe pouca pele para um fechamento através de sutura do defeito na linha média (Figs.

131-3 a 131-13). São lesões de correção tecnicamente mais desafiadoras, que exigem rotação de retalhos ou uso de substitutos de pele.

Recentemente, foi descrito o sinal que indica a presença de herniação do cerebelo já na ultrassonografia de primeiro trimestre. Em alguns casos, o próprio defeito na coluna já foi identificado nessa idade gestacional. Em alguns anos, o diagnóstico da meningomielocele pode migrar para o exame morfológico realizado entre 12 e 13 semanas de gestação, já que a objetivação da avaliação da fossa posterior deve ser validada na literatura em breve, através da mensuração de uma relação entre o tronco cerebral e a fossa posterior, que costuma ser inferior a 0,45, estudo ainda em fase de publicação (Figs. 131-14 a 131-17).

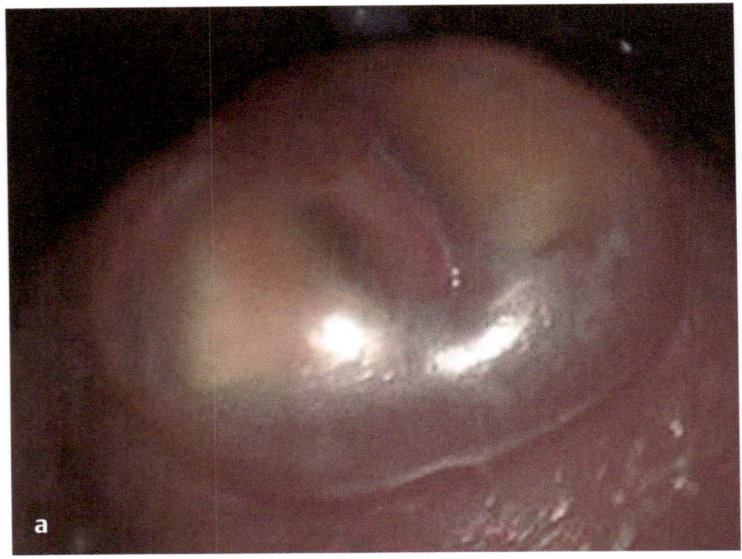
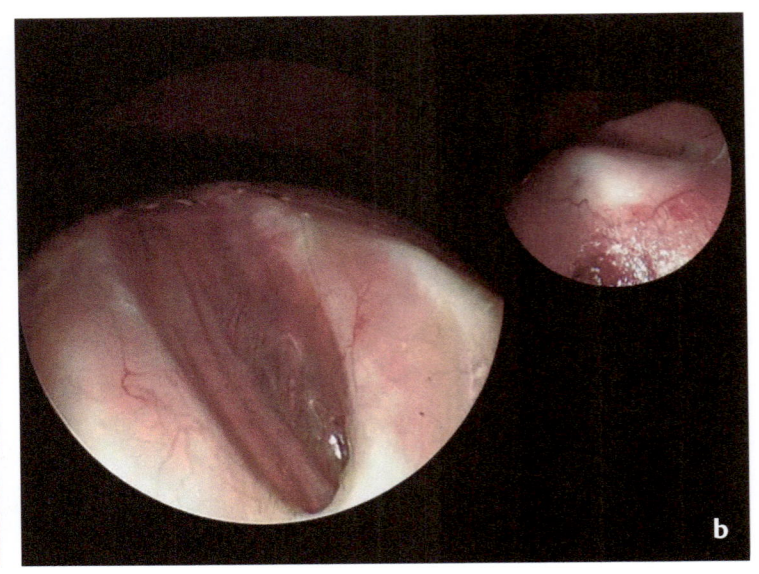

Fig. 131-3. Imagens de fetoscopia. (**a**) Mielomeningocele. (**b**) Raquísquise. Nota-se que na mielomeningocele a lesão é cística e abaulada, enquanto na raquísquise ela é deprimida e as espículas ósseas ficam proeminentes.

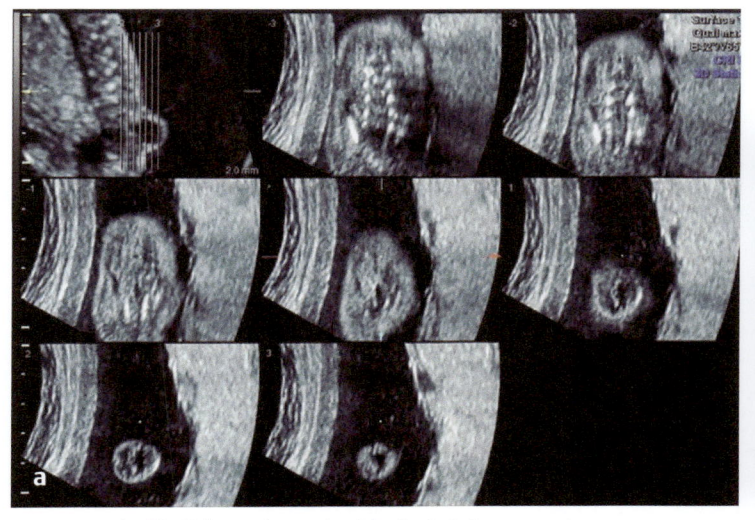

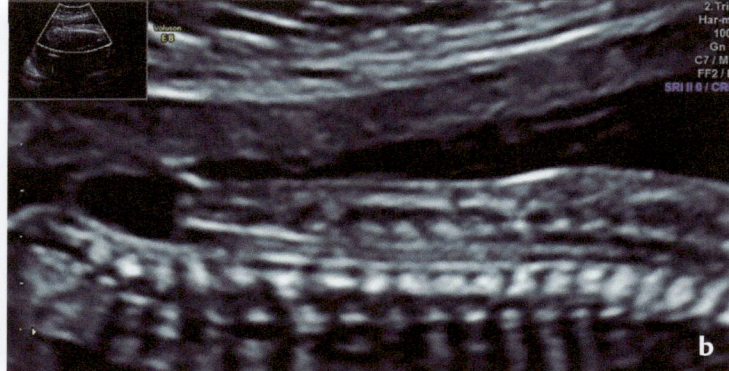

Fig. 131-4. (a, b) Mielomeningocele. A lesão é cística e sacral.

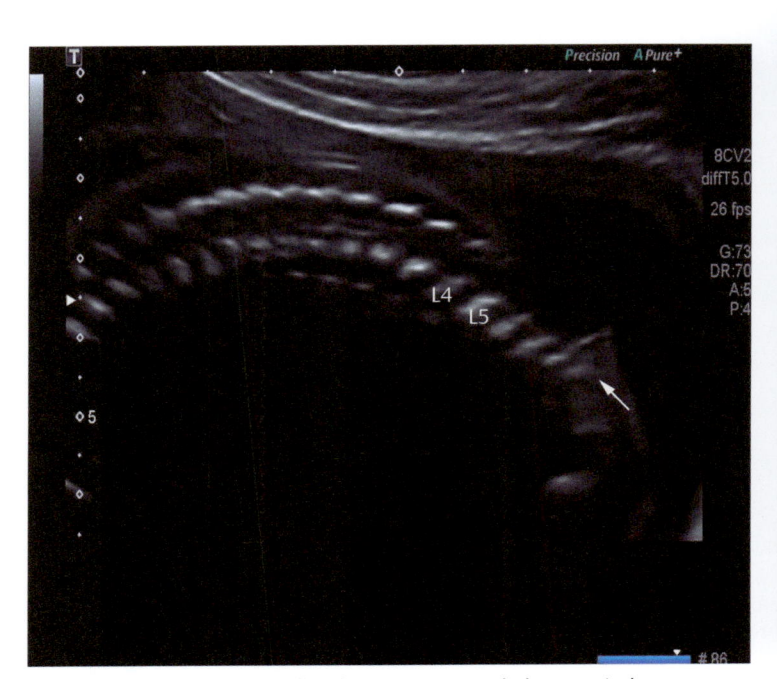

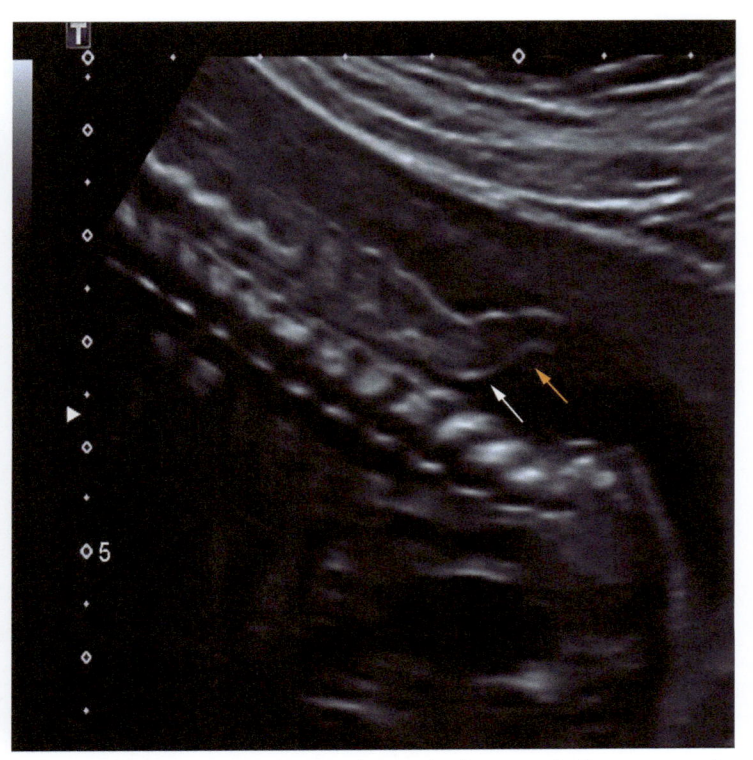

Fig. 131-5. Corte longitudinal onde se permite estabelecer o nível anatômico do defeito, a partir de onde não existe mais a correspondência entre as apófises posteriores e o corpo vertebral. Contando a partir de S5, podemos determinar o nível anatômico como L5, pois L4 tem sua apófise correspondente visível.

Fig. 131-6. Mielomeningocele. Corte longitudinal; as setas indicam a protusão do placódio através da falha de fechamento dos arcos posteriores da coluna ao nível lombossacral.

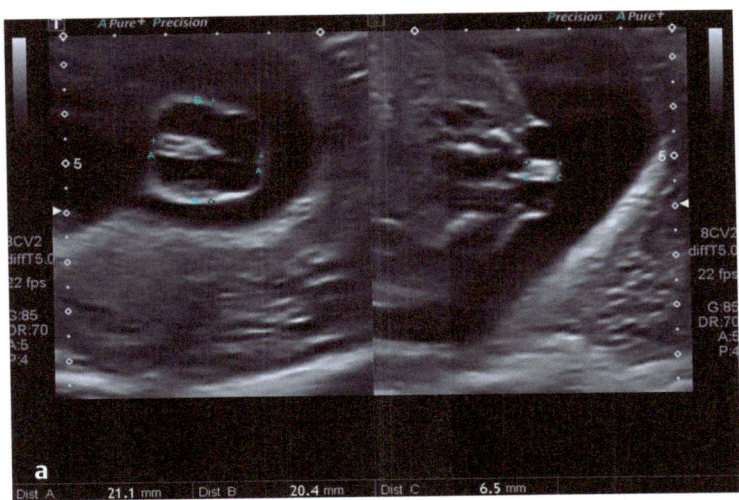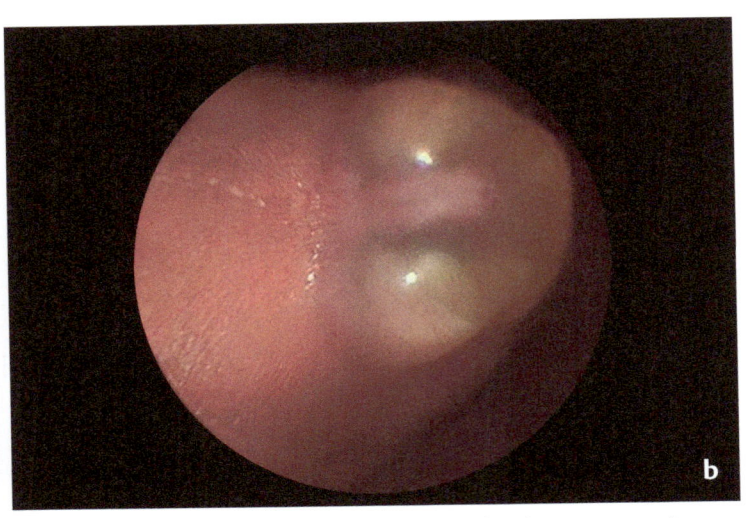

Fig. 131-7. US mielomeningocele na 23ª semana de gestação. (a) Corte coronal e transversal do defeito onde se observa a protusão dos elementos neurais contidos no interior de uma estrutura cística. (b) Imagem direta da lesão obtida por fetoscopia no momento da correção realizada na 25ª semana onde se observa o aspecto abaulado da lesão e o placódio exposto.

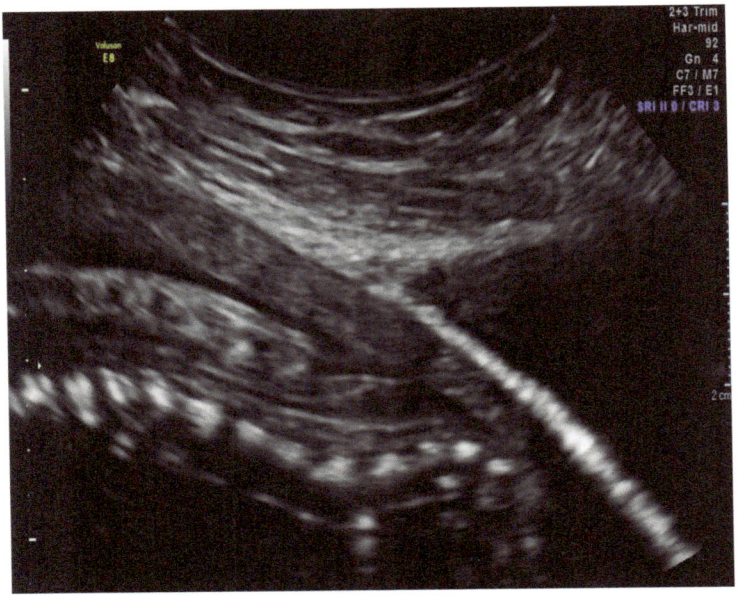

Fig. 131-8. US de raquísquise na 27ª semana de gestação. Corte longitudinal; observa-se a falha de fechamento dos arcos posteriores da coluna ao nível lombossacral, porém a medula está contida no canal, não há abaulamento, a lesão é plana.

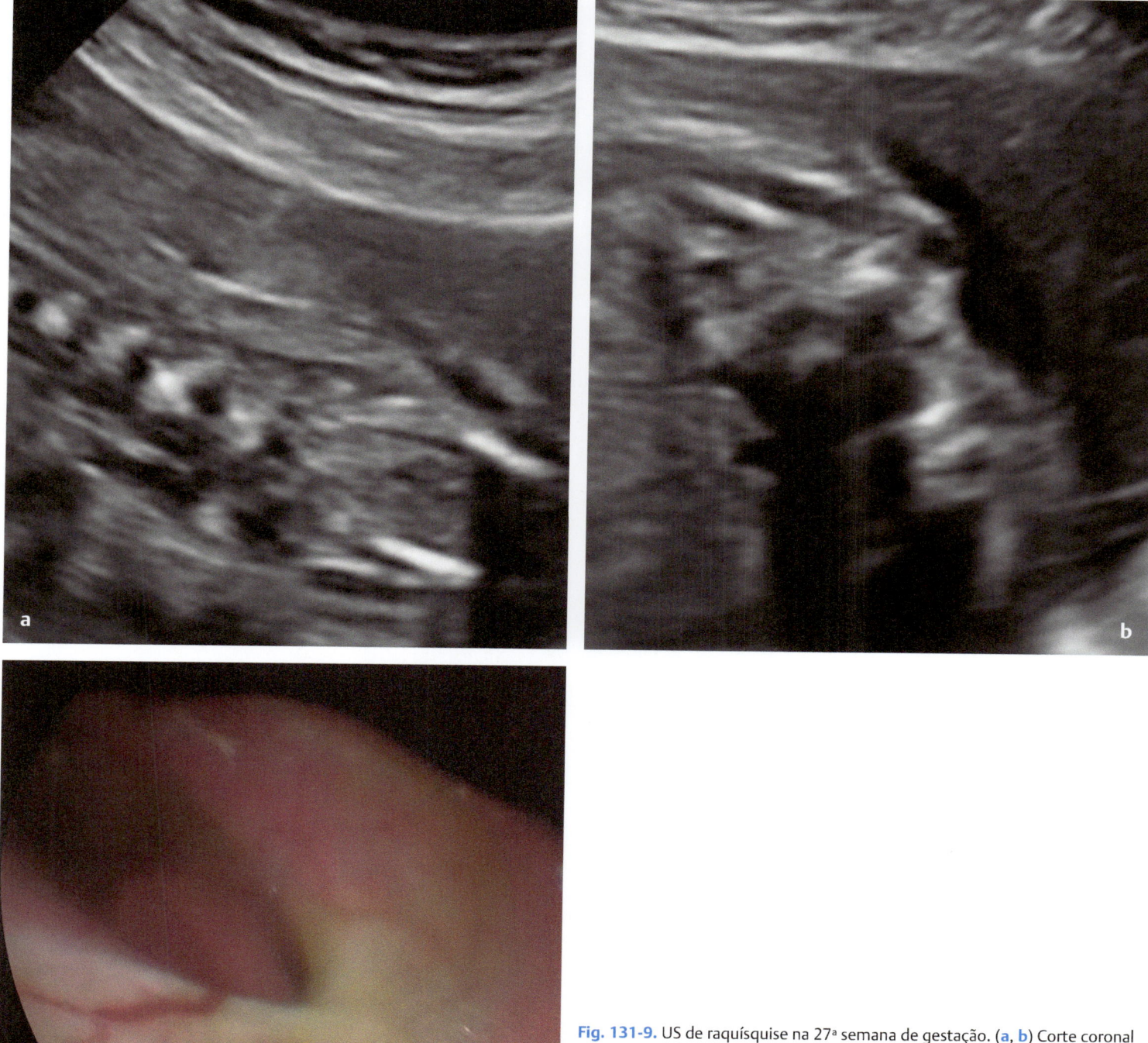

Fig. 131-9. US de raquísquise na 27ª semana de gestação. (a, b) Corte coronal e transversal do defeito onde não se observa protusão dos elementos neurais, não há estrutura cística. (c) Obtida por fetoscopia no momento da correção realizada na 27ª semana, onde se observa aspecto "deprimido" da lesão e as espículas ósseas.

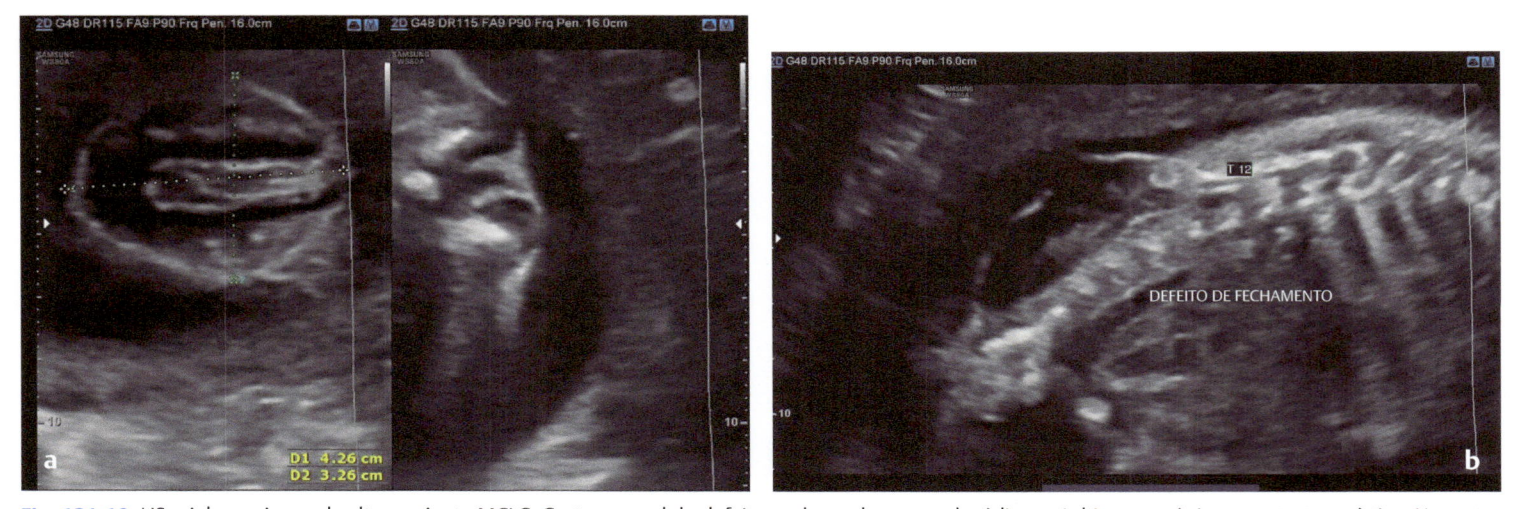

Fig. 131-10. US mielomeningocele alta, paciente MCLC. Corte coronal do defeito onde se observa o placódio, mais hiperecogênico na estrutura cística. No corte transversal, se observa o placódio na estrutura cística. No corte transversal, se observa o placódio na superfície do defeito e as raízes nervosas indo em direção ao canal medular. (Imagens cedidas Dr. Renato Sá.)

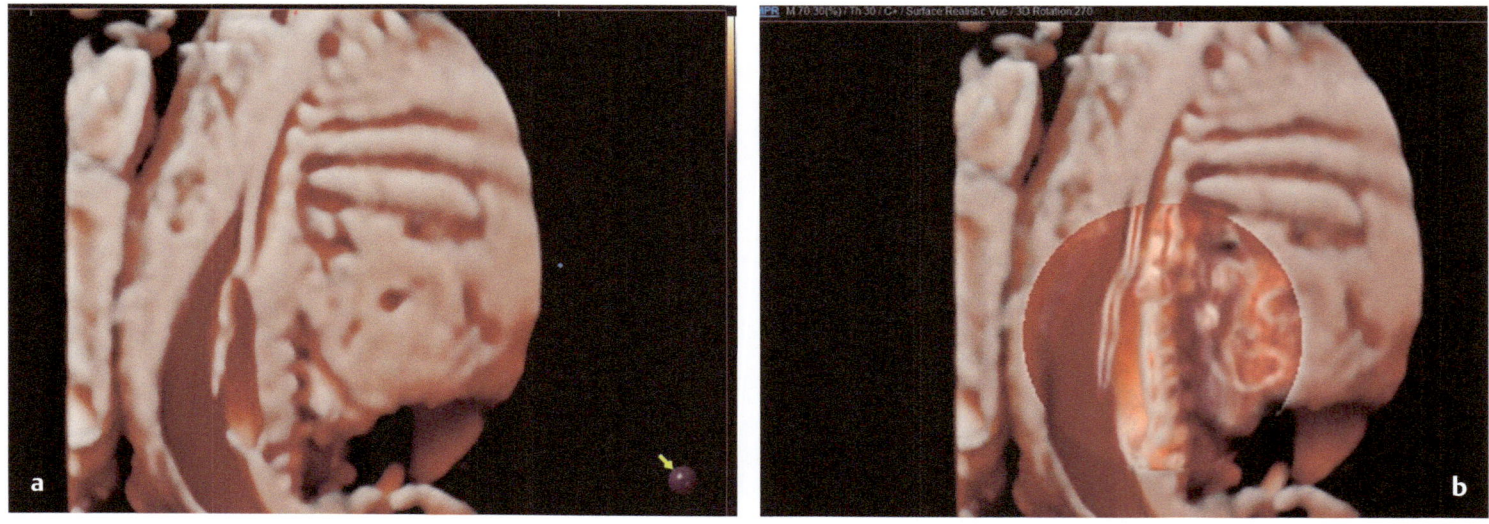

Fig. 131-11. US mielomeningocele alta, paciente MCLC. Reconstrução tridimensional, modo de superfície; nota-se que a medula hernia para a superfície do "cisto", que não fica bem caracterizado neste tipo de reconstrução. (Imagens cedidas Dr. Renato Sá.)

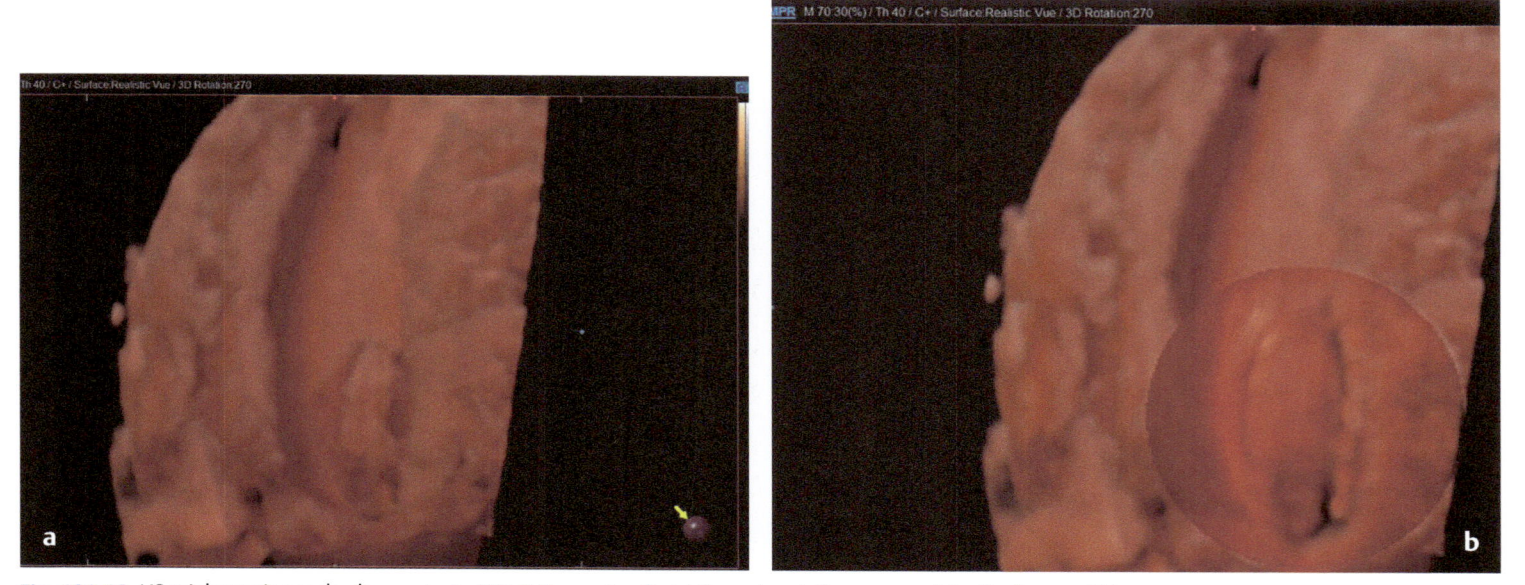

Fig. 131-12. US mielomeningocele alta, paciente MCLC. Reconstrução tridimensional. (Imagens cedidas Dr. Renato Sá.)

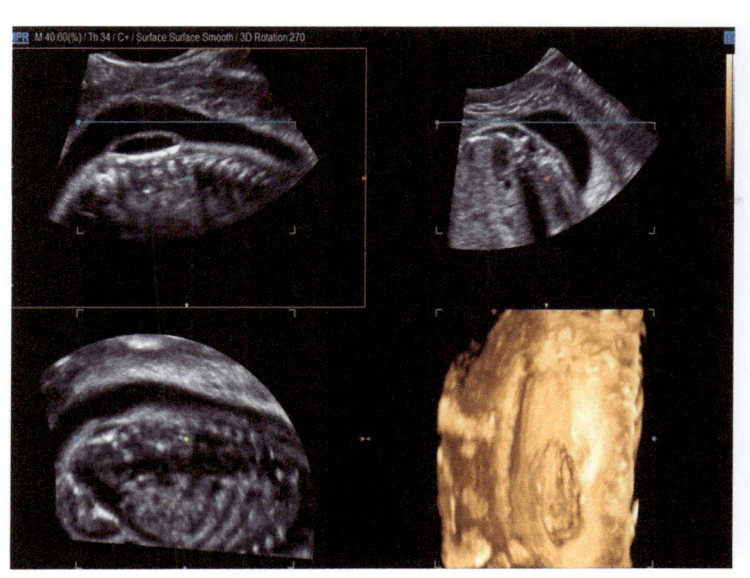

Fig. 131-13. US mielomeningocele alta, paciente MCLC. Reconstrução tridimensional; nota-se que o aspecto cístico não fica evidente neste tipo de reconstrução. (Imagens cedidas Dr. Renato Sá.)

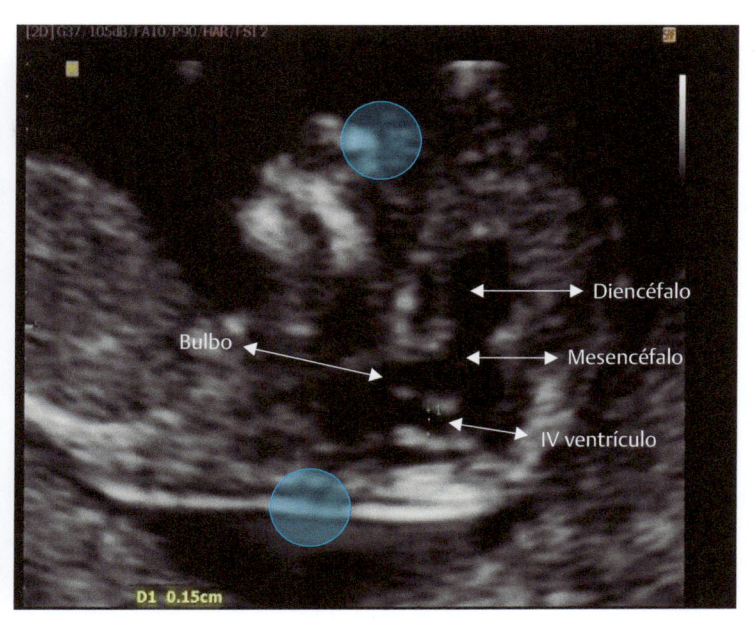

Fig. 131-14. Rastreamento no primeiro trimestre.

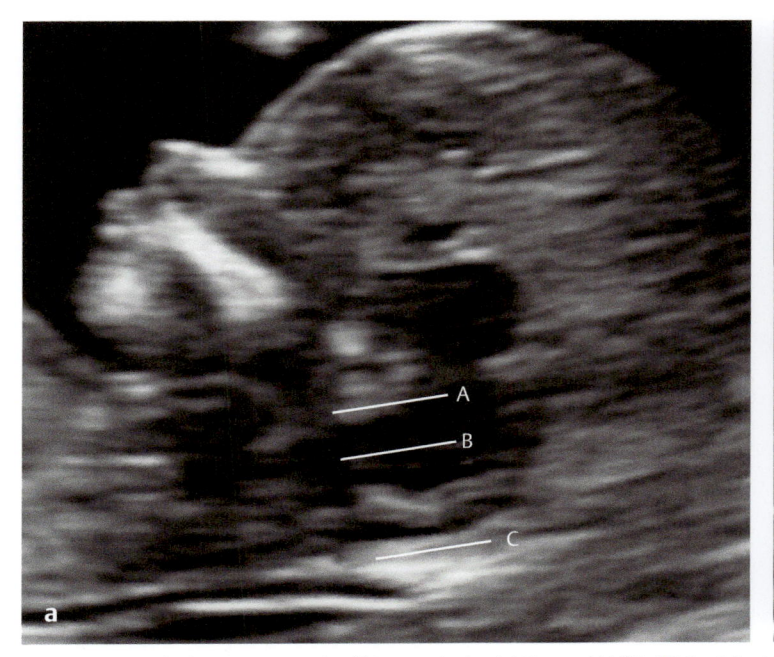
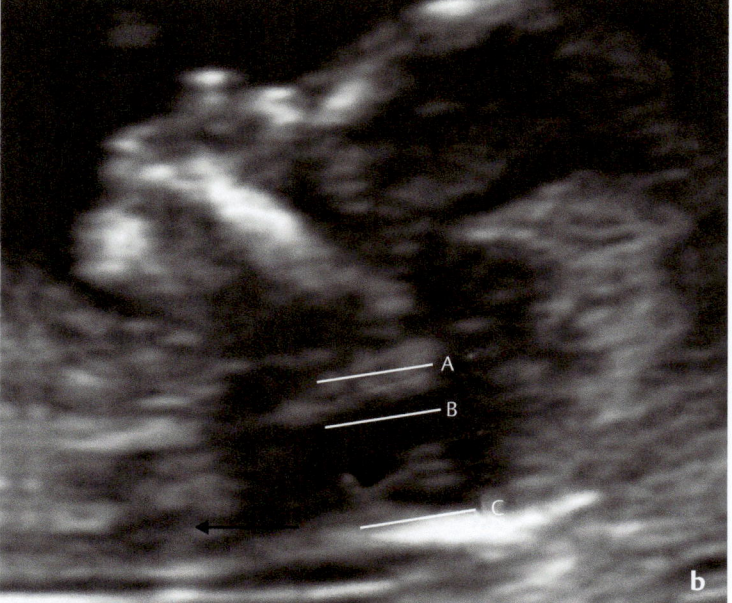

Fig. 131-15. Relação tronco cerebral/4º ventrículo. (a) Normal (1/3). (b) Espinha bífida (2/3).

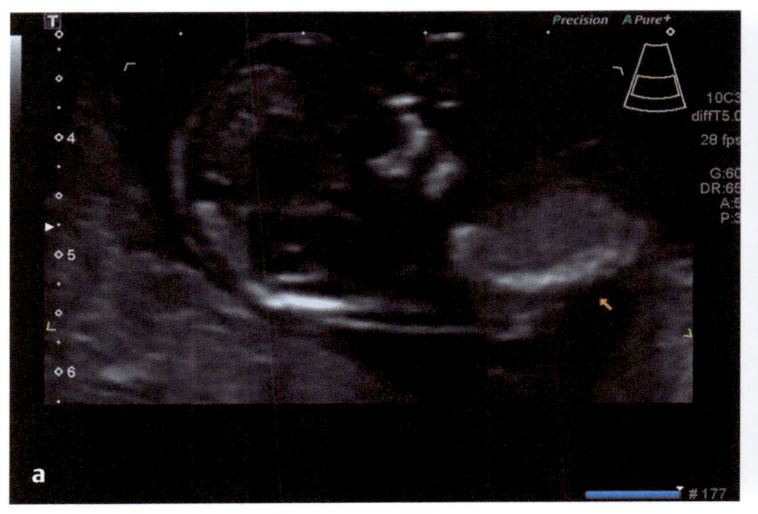
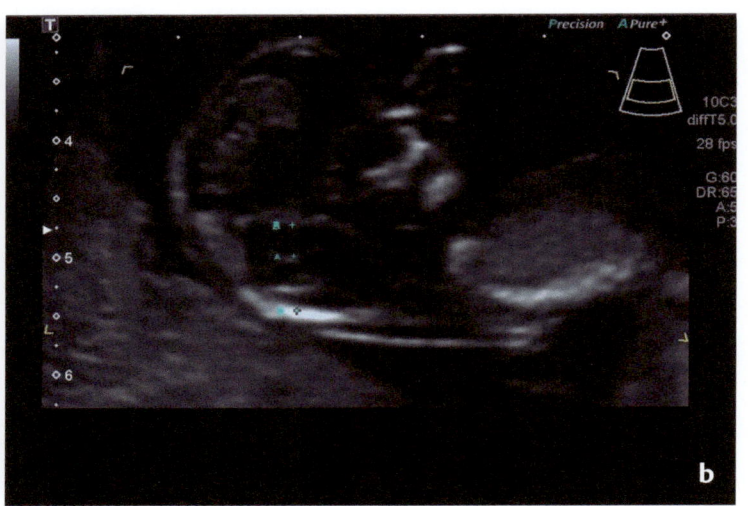

Fig. 131-16. (a) Necessidade "inclusão e padronização". (b) Rastreamento US 12 a 13 semanas.

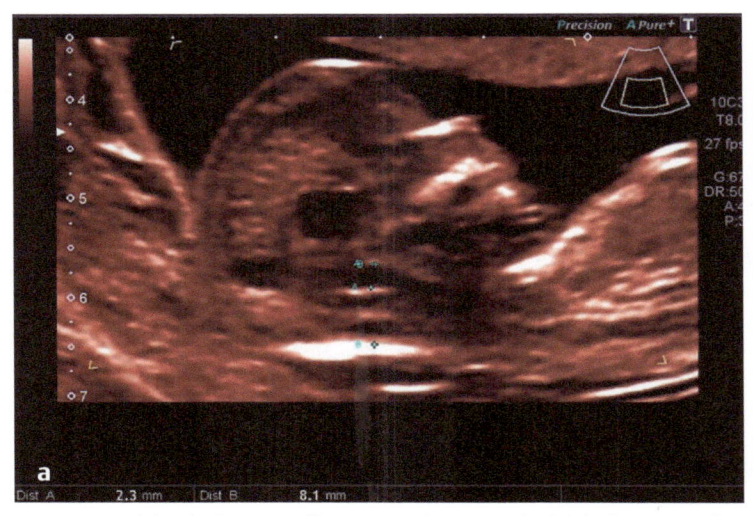
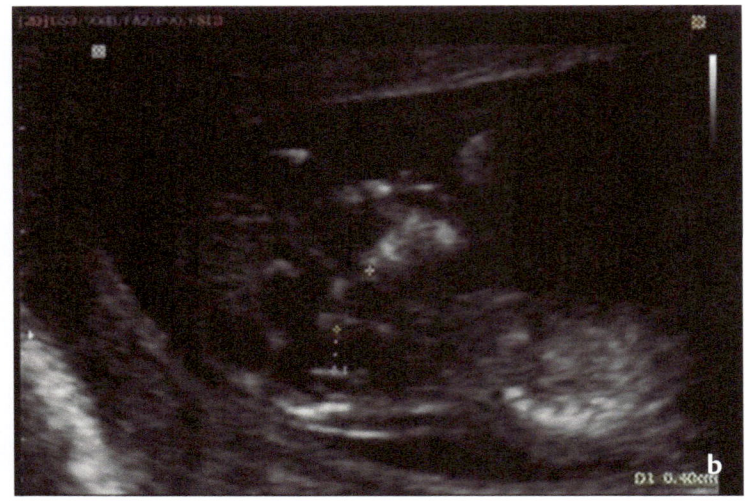

Fig. 131-17. (a) Relação tronco/fossa posterior: Normal ~0,3 (Relação = 2,3/8,1 = 0,28); **(b)** Anormal (Relação = 4,0/6,0 = 0,67).

RESSONÂNCIA FETAL NA AVALIAÇÃO DO CHIARI II

A ressonância magnética fetal pode ser útil, particularmente, na demonstração e mensuração da herniação cerebelar para dentro do canal medular (Figs. 131-18 a 131-20). No entanto, ela não é necessária para confirmar o diagnóstico, visto que a ultrassonografia realizada por operador experiente pode dar as mesmas informações de forma segura.

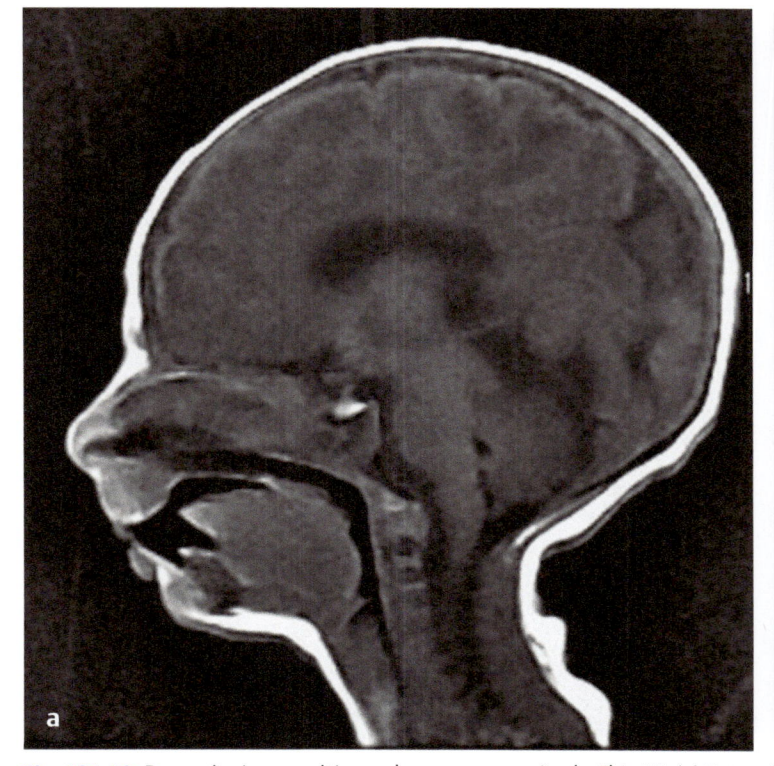
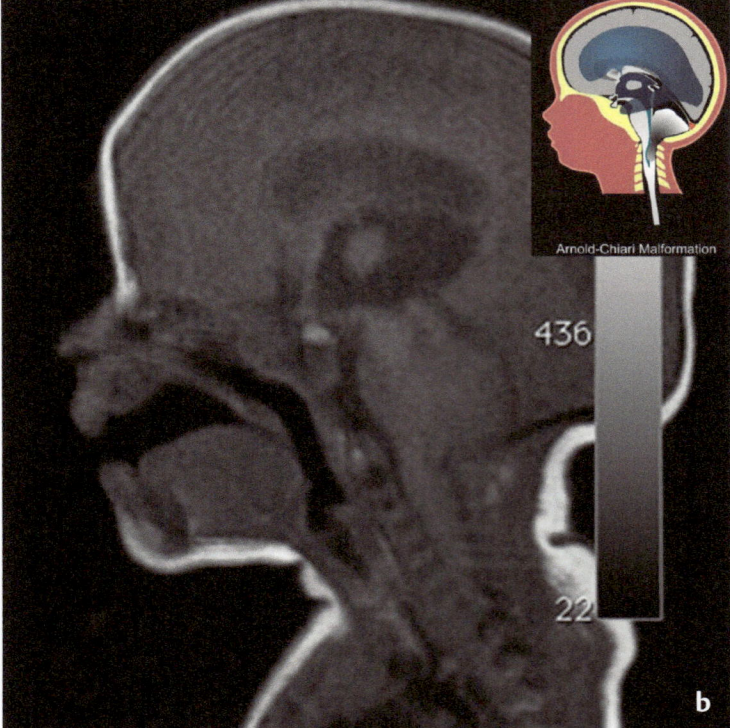

Fig. 131-18. Ressonância magnética – observar a reversão do Chiari II. **(a)** Feto submetido a correção fetal. **(b)** Recém-nascido submetido a correção pós-natal.

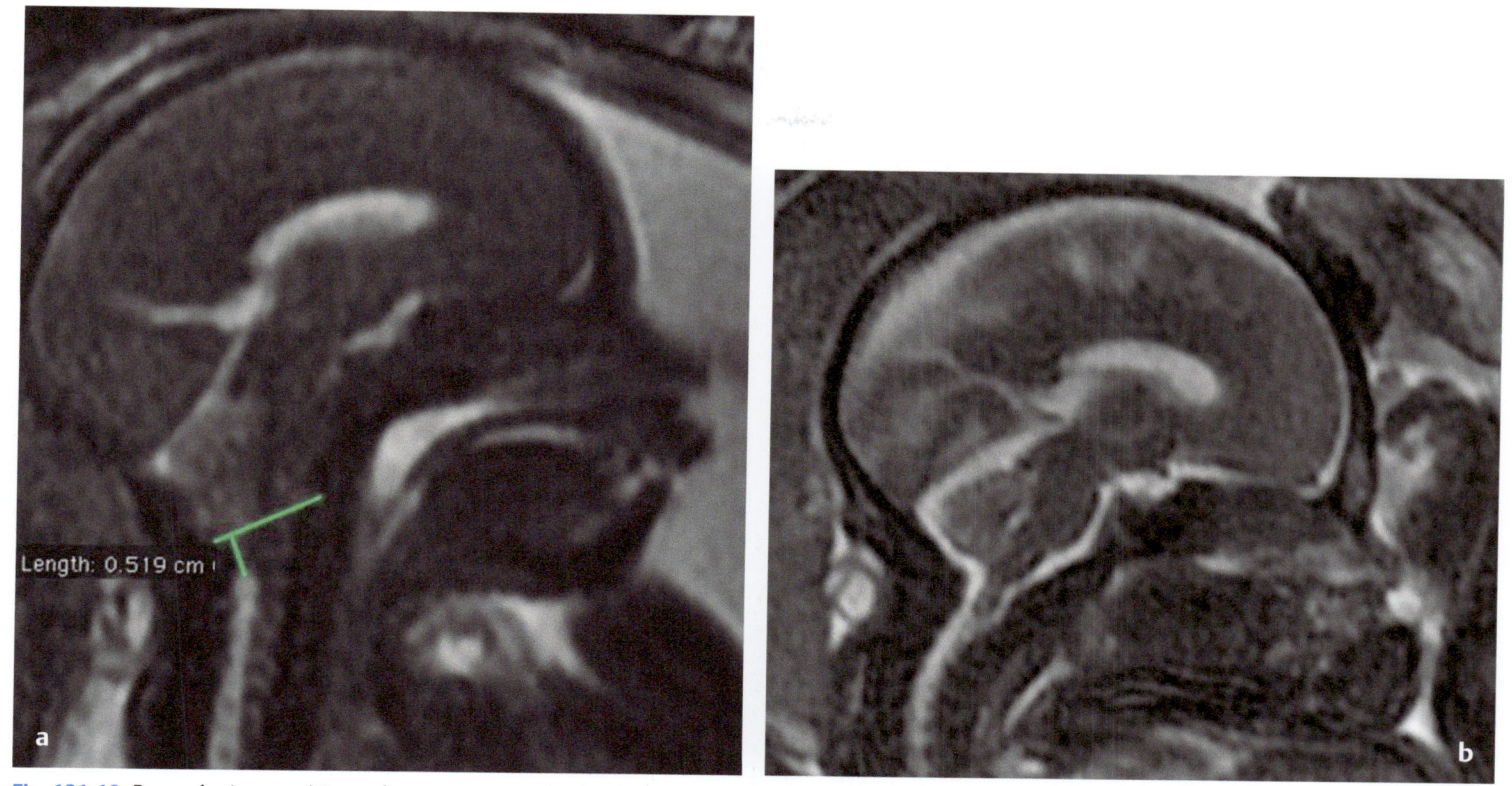

Fig. 131-19. Ressonância magnética – observa-se a reversão do Chiari II. (**a**) PREop 25s: cerebelo 1 cm abaixo FMagno *dried-up brain*. Espaços periencefálicos "secos". (**b**) POSop 29s: cerebelo acima FMagno LCR nos espaços periencefálicos.

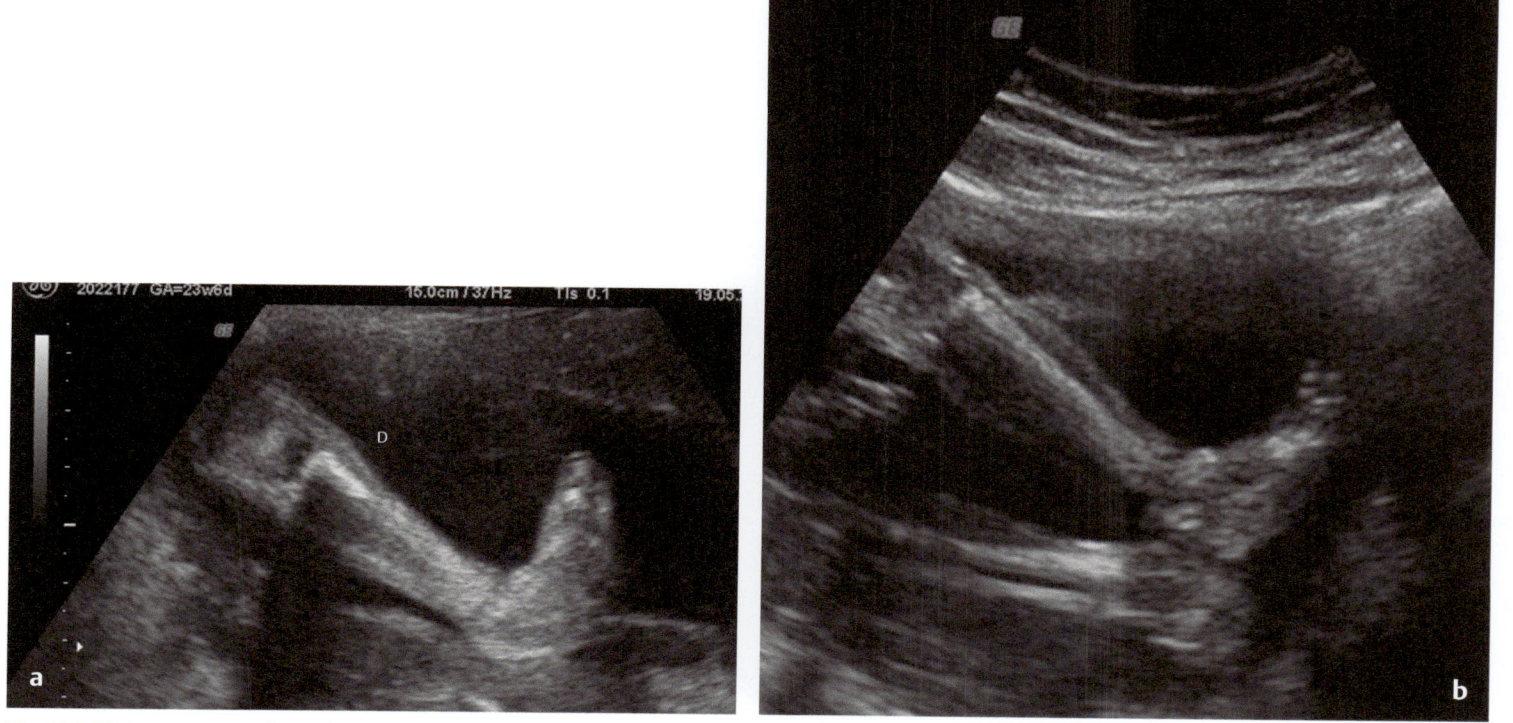

Fig. 131-20. Imagem US onde se observa a postura dos membros inferiores em fetos portadores de mielomeningocele. (**a**) Postura alterada. (**b**) Postura normal.

CARIÓTIPO FETAL

A indicação de cariótipo fetal em fetos portadores de mielomeningocele tem sido controversa, pois a associação com aneuploidias fetais, principalmente quando se trata de um achado isolado, é baixa. No entanto, este autor defende que, se houver indicação de correção cirúrgica do defeito, não se deve submeter a gestante ao risco cirúrgico sem afastar as principais aneuploidias fetais. Particularmente, a trissomia 18, que tem associação com a mielo; pelo seu prognóstico reservado, não deveria ser candidata à correção cirúrgica pré-natal. Ao nosso ver, todos os fetos candidatos à correção cirúrgica devem ser submetidos à avaliação do cariótipo.

AVALIAÇÃO DA POSTURA DOS MEMBROS INFERIORES

A postura dos membros inferiores pode estar normal ou alterada na dependência das raízes nervosas afetadas.

AVALIAÇÃO DO NÍVEL MOTOR PELA ULTRASSONOGRAFIA

Em 2016, Carreras *et al.* demonstraram que é possível determinar o nível motor da lesão antes da cirurgia e, portanto, avaliar o prognóstico de marcha após o nascimento, pois aparentemente o nível se mantém com a correção cirúrgica (Figs. 131-20 a 131-23).[1]

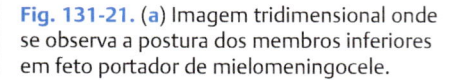

Fig. 131-21. (a) Imagem tridimensional onde se observa a postura dos membros inferiores em feto portador de mielomeningocele.

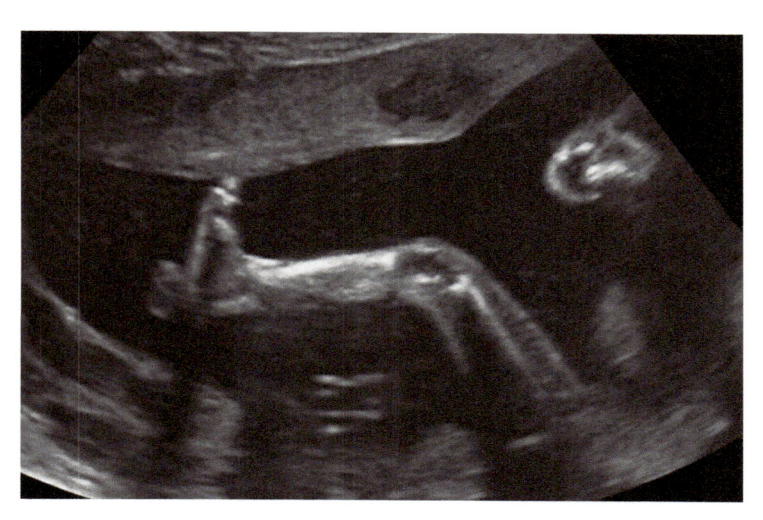

Fig. 131-22. Avaliação do nível motor pelo US. Nível motor representa as raízes motoras mais baixas que estão preservadas. Os músculos distais estão ativos.[1]

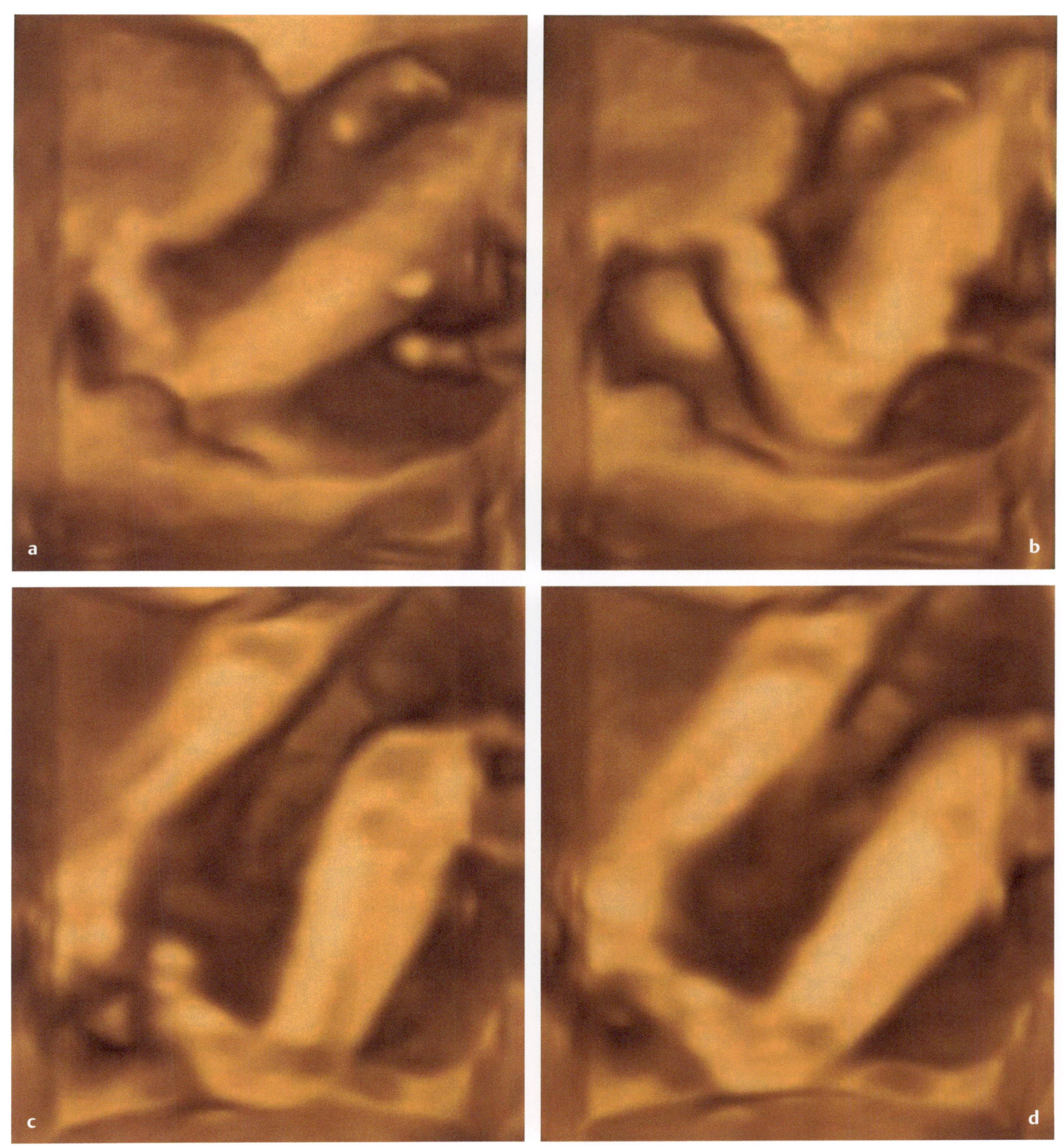

Fig. 131-23. Imagem US 4D onde se pode avaliar o nível motor em feto portador de mielomeningocele. No caso em questão, o nível pode ser classificado como S1. Pela presença de flexão e extensão plantares. Observa-se que os joelhos também apresentaram extensão L3 e flexão L4. (**a**, **b**) Flexão dorsal do calcanhar – nível L5. (**c**, **d**) Flexão plantar – nível S1.

TRATAMENTO ATRAVÉS DE CIRURGIA FETAL

O objetivo da terapia fetal é evitar a progressão da lesão neurológica, resultante da exposição da medula ao líquido amniótico, assumindo-se que essa lesão é progressiva durante a vida intrauterina. Vários estudos em modelo animal suportavam essa teoria em 2011; foram publicados os resultados do estudo MOMS (www.spinabifida-moms.com), que mostrou a superioridade ao nível motor dos fetos operados antes do nascimento, quando comparados aos corrigidos após o nascimento.[2] Por isso, hoje a **terapia fetal é considerada o padrão-ouro no tratamento da meningomielocele.**

Experiência Inicial

Em 1999, foi realizada a primeira tentativa de correção da meningomielocele em fetos humanos, quando utilizaram uma técnica endoscópica para a correção pré-natal.[3] No entanto, pela alta taxa de complicações e alta mortalidade fetal, a técnica endoscópica foi abandonada, em favor da correção a céu aberto (Figs. 131-24 a 131-26).

Na técnica a céu aberto, o útero materno é exposto através de laparotomia, sendo realizada a abertura do miométrio e das membranas amnióticas até a exposição direta do feto. A técnica neurocirúrgica clássica é utilizada para a correção do defeito através da dissecção e sutura em 3 planos. Porém, os riscos maternos associados a esse procedimento utilizando a técnica a céu aberto são consideráveis, e novas alternativas menos invasivas vêm sendo desenvolvidas.

Estudos em Animal

A ovelha é considerada um excelente modelo para o estudo de cirurgia fetal da mielomeningocele, tanto pela semelhança do defeito criado com o humano, quanto pelo tamanho do feto no momento da cirurgia.

Nos últimos dez anos, várias técnicas foram desenvolvidas para simplificar a correção do defeito, propriamente dito, com o objetivo de atingir um reparo minimamente invasivo. Várias interfaces foram estudadas para "cobrir" o defeito, protegendo a medula da exposição ao líquido amniótico.

Em nosso meio, foi testada uma película de celulose biossintética (Biofill® - Fibrocel, Paraná-Brasil ou o Bionext®- Bionext, Paraná-Brasil) produzida em nosso país. Após a validação do modelo de criação do defeito em ovino, o material foi testado em ovelhas. A celulose estimulou a formação de uma camada de fibroblastos envolvendo a película, em continuidade anatômica com a dura-máter, uma neodura-máter. Esse material evitou a aderência entre a medula e a cicatriz, apresentando uma vantagem teórica de evitar a "síndrome da medula presa", que acomete de 20 a 30% das crianças operadas de mielo ao longo de suas vidas.

Posteriormente, o grupo comparou a técnica que emprega a celulose com a técnica de correção neurocirúrgica do defeito que foi utilizada no estudo MOMS. O estudo demonstrou que a técnica nova, além de induzir a formação da neodura-máter, evitava aderências entre a medula e a cicatriz da pele e tinha uma superioridade incomparável na preservação da citoarquitetura medular. Tudo levava a crer que a preservação neuronal seria superior na técnica com celulose, que poderia se traduzir por melhor preservação motora dos recém-nascidos.

O Estudo MOMS

Em 2011, os resultados do estudo MOMS foram publicados. Nesse estudo foram analisados efeitos primários (morte fetal ou neonatal ou necessidade de DVP até 12 meses) e efeitos secundários (complicações cirúrgicas e gestacionais, morbidade e mortalidade neonatal, componentes de Malformação de Arnold-Chiari II, necessidade de colocação de DVP, locomoção, desenvolvimento psicomotor pela escala Bayley, grau de concordância funcional entre nível da lesão e nível de funcionalidade). O critério de inclusão dos casos foi: lesão entre T1 e S1; evidência de herniação cerebelar; idade gestacional entre 19 e 25,9 semanas no momento da randomização; cariótipo normal; residente nos Estados Unidos; idade materna de 18 anos ou mais.

Ele foi um estudo prospectivo e randomizado, que acabou sendo interrompido pelo melhor prognóstico no grupo de fetos operados antes do nascimento. No grupo de cirurgia fetal, foi demonstrada a regressão ainda intraútero da herniação do cerebelo, que se traduziu por uma redução de 50% da necessidade de derivação ventriculo-peritoneal na evolução pós-natal. A derivação parece ser um fator importante de piora do prognóstico, quando se compararam fetos com lesões de mesmo nível, submetidos ou não à derivação pós-natal. Do ponto de vista motor, a correção intrauterina dobrou as chances de deambulação, sem qualquer auxílio, das crianças submetidas à cirurgia pré-natal. No entanto, o estudo MOMS utilizou a via a "céu aberto" para cirurgia fetal, que consiste em histerotomia e exposição direta do dorso fetal. A lesão é submetida a reparo convencional pelo neurocirurgião, utilizando a mesma técnica de correção pós-natal, ou seja, o fechamento por planos: dura-máter, aponeurose/musculatura e pele.

Risco Materno

O estudo MOMS demonstrou alto risco de complicações maternas, a saber: um quarto das pacientes tiveram deiscência ou cicatriz uterina muito fina, sendo que 6% tiveram que receber sangue no momento do parto e 6% tiveram edema agudo de pulmão após a cirurgia fetal, consequente à associação de anestesia profunda com a necessidade de inibição agressiva das contrações uterinas.

A esses riscos se somam o risco de deiscência e rotura uterina em gestações subsequentes, que atingem 14% para essas complicações.[4] Além disso, a cicatriz da histerotomia constitui uma contraindicação formal a partos vaginais, limitando o futuro reprodutivo das gestantes submetidas a este tipo de cirurgia invasiva. Esses resultados demonstram a importância de se pesquisar uma técnica com menor morbidade materna. Ao nosso ver, essa alternativa seria a abordagem fetoscópica, baseada em princípios de videocirurgia.

Os autores do MOMS ainda ressaltaram a importância de essas cirurgias serem realizadas em centros adequadamente equipados e por uma equipe treinada, para que os resultados fossem semelhantes. A introdução dessa técnica de forma menos padronizada poderia levar a riscos maternos ainda maiores. Segundo os autores, foi importante notar que nem todos os pacientes foram beneficiados pela cirurgia fetal com a técnica empregada, e somente um seguimento em longo prazo dessas crianças poderá estabelecer se os resultados positivos serão duradouros. Esse seguimento de longo prazo ainda ocorre no presente momento.

Após a publicação do MOMS, pelo menos dois centros na Europa passaram a oferecer a cirurgia fetal pela via a céu aberto: a Suíça e a Bélgica. Porém, o Brasil já havia sido pioneiro na aplicação desta técnica fora dos Estados Unidos, desde 2002, pelo grupo de Moron *et al.*,[5] seguido por Peralta *et al.* em 2015.[6] Em 2013, o Brasil era o segundo país no mundo com maior casuística na utilização da via a céu aberto para correção da meningomielocele.

Cirurgia Fetal Endoscópica

A correção endoscópica da meningomielocele já havia sido tentada por dois grupos americanos independentes. Em 1998, Bruner *et al.*[3] publicaram os resultados da correção em 4 fetos humanos. Porém, somente 2 fetos sobreviveram, e ambos necessitaram de correção neurocirúrgica, imediatamente após o nascimento. Em 2003, Farmer *et al.*[7] descreveram a tentativa de correção em 3 casos humanos, sendo que apenas 1 dos fetos sobreviveu. O terceiro caso dessa série foi convertido para uma correção neurocirúrgica clássica, realizada a céu aberto. Após esse fracasso inicial, ambos os grupos partiram para uma correção definitiva utilizando essa via, sem testar os efeitos desta correção neurocirúrgica clássica sobre o feto. Vale lembrar que, após 1995, a segurança na utilização da via a céu aberto para correção fetal estava sendo bastante questionada pelo risco de lesão neurológica associado à técnica per se. Bealer *et al.* haviam encontrado aproximadamente 20% de sequelas neurológicas em recém-nascidos submetidos à cirurgia fetal.[8]

Somente em 2005, Kohl *et al.* obtiveram sobrevida de todos os 3 fetos operados utilizando a via endoscópica.[9] A dissecção do defeito por planos não foi realizada, e a correção neurocirúrgica pós-natal foi necessária em todos os casos. Subsequentemente, a técnica de correção foi modificada, permitindo uma correção definitiva, sem a necessidade de cirurgia após o nascimento. Em 2012, Kohl relatou 16 sucessos na correção, de um total de 19 casos. O seguimento pós-natal dos 13 fetos sobreviventes mostrou o mesmo benefício fetal encontrado no estudo MOMS, porém sem as principais morbidades maternas graves relatadas neste estudo.

Em 2011, o mesmo grupo na Alemanha publicou os resultados do tratamento de 19 gestantes cujos fetos eram portadores de espinha bífida, utilizando a via endoscópica percutânea com três orifícios de entrada para o tratamento fetal. A técnica levou à redução do risco materno, quando comparada ao estudo MOMS, sem qualquer prejuízo aos ganhos fetais, que foram semelhantes. Embora os números ainda fossem pequenos, não houve casos de hemorragia materna que necessitassem de histerectomia ou transfusão de sangue, não foi observado edema agudo de pulmão ou embolia materna em nenhum dos casos. Em 2014, mais de 50 casos foram reportados pelo mesmo grupo, e os resultados foram mantidos.[10-12]

Em nosso meio, Pedreira *et al.*, em fevereiro de 2013, realizaram a primeira cirurgia endoscópica para tratamento da meningomielocele no Brasil utilizando a técnica alemã, tornando-se o segundo centro do mundo a oferecer a técnica minimamente invasiva. Em maio do mesmo ano, após a liberação do estudo em humanos pela CONEP, foi operado o primeiro feto com a técnica brasileira, utilizando a celulose por via fetoscópica, dentro do estudo piloto chamado CECAM, cujos resultados finais foram publicados em 2016.[13]

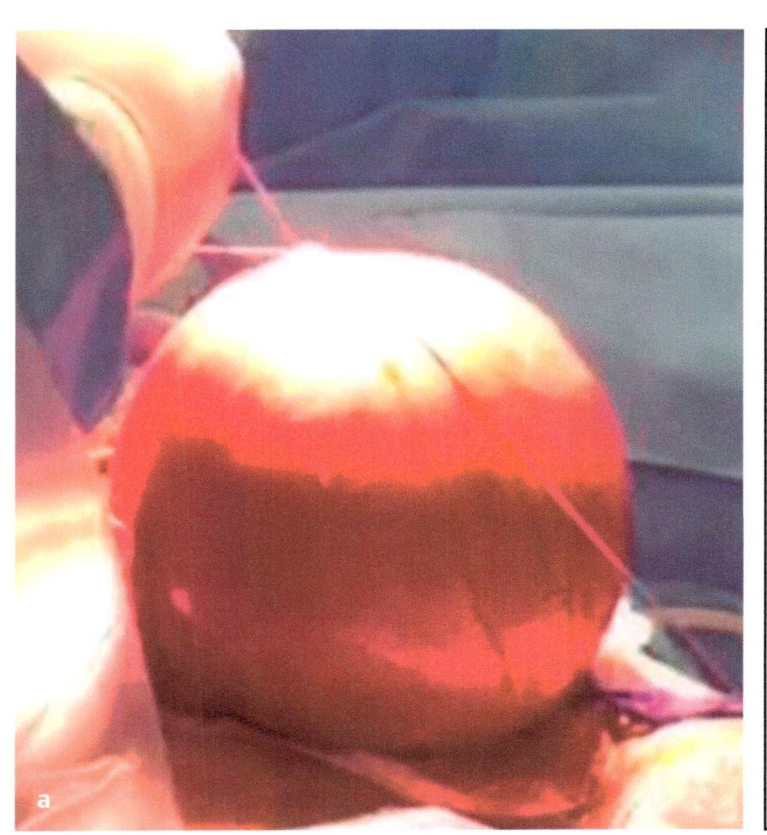
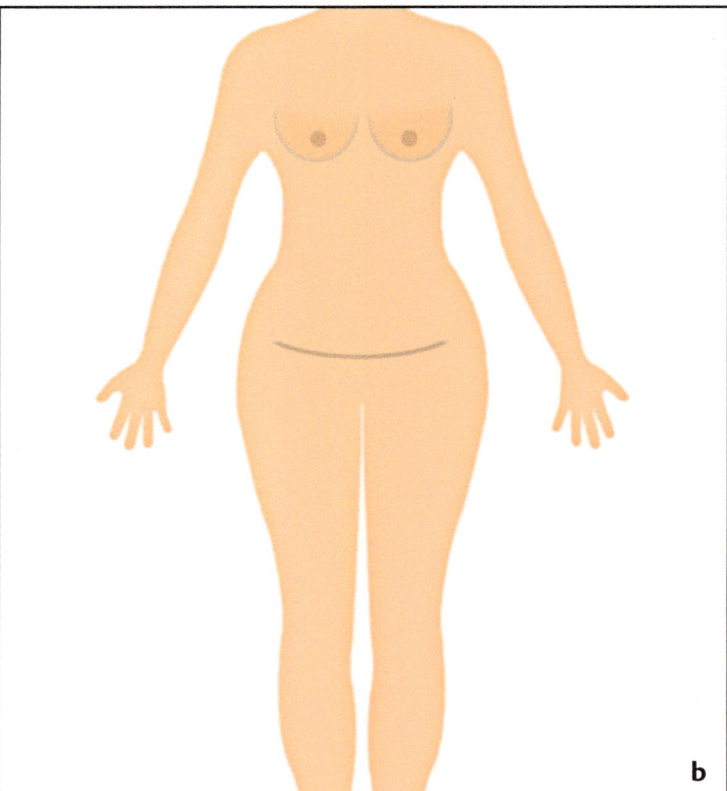
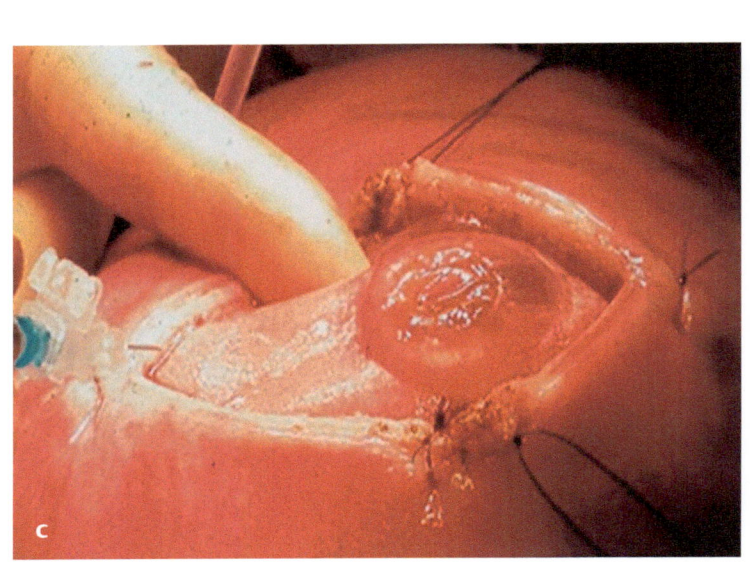
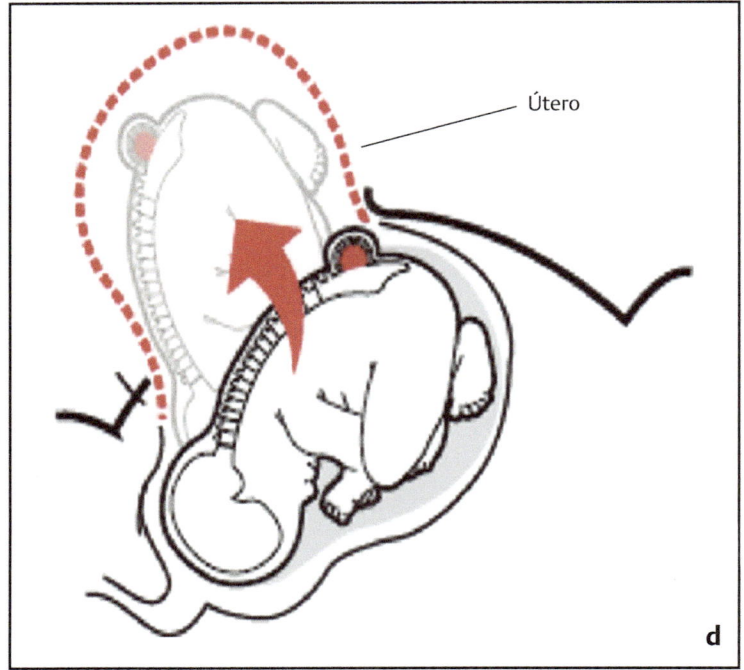

Fig. 131-24. (a-d) Via a céu aberto. No estudo MOMS a correção era realizada através da via a céu aberto: laparotomia, histerotomia e exposição do feto para reparo direto. Os cortes: uma incisão de 25 a 30 centímetros de comprimento (o dobro de uma cesárea) no abdômen da mãe. Expõe-se cerca de 80% do útero. Faz-se um corte de 3 a 6 centímetros no órgão. A cirurgia é conduzida, portanto a céu aberto.

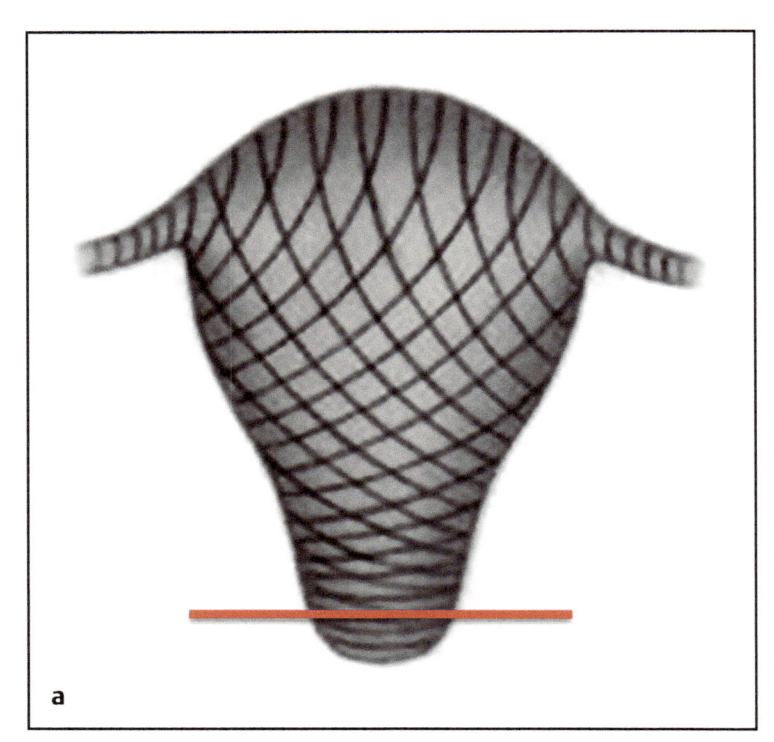 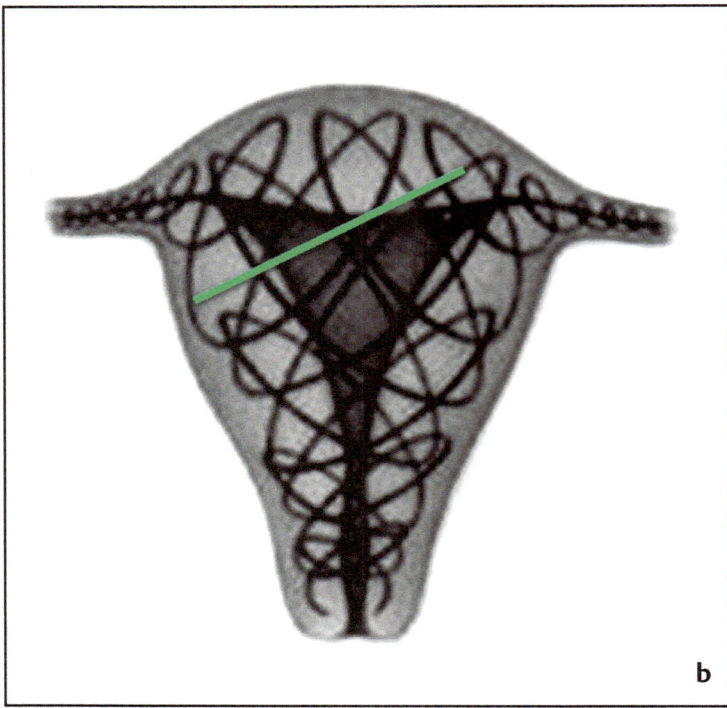

Fig. 131-25. Cirurgia fetal aberta X cesárea. *The Double Spiral Arrangement of Most Myometrial Fibers Along the Uterus.* (**a**) Cesárea: segmento mais fino; bebê nasce; cicatriza **sem** tensão; melhor cicatrização. (**b**) Cirurgia fetal: corpo útero – mais espesso; bebê fica e **cresce**; cicatriza **com** tensão; pior cicatrização.

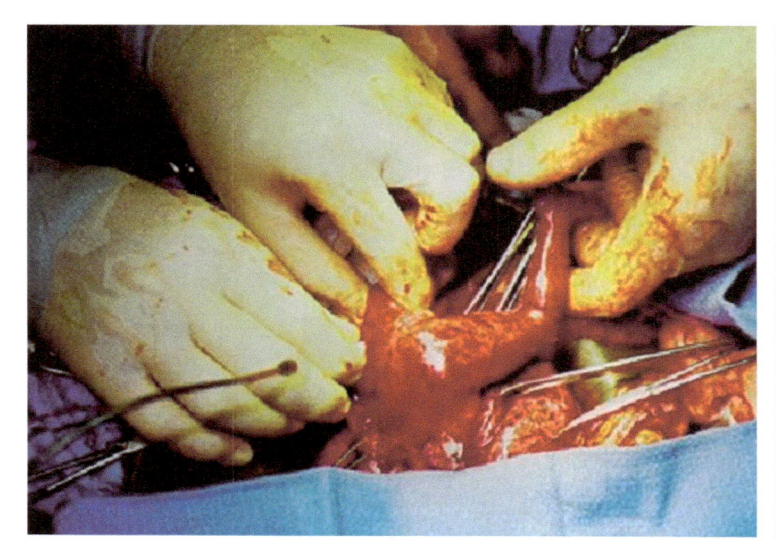 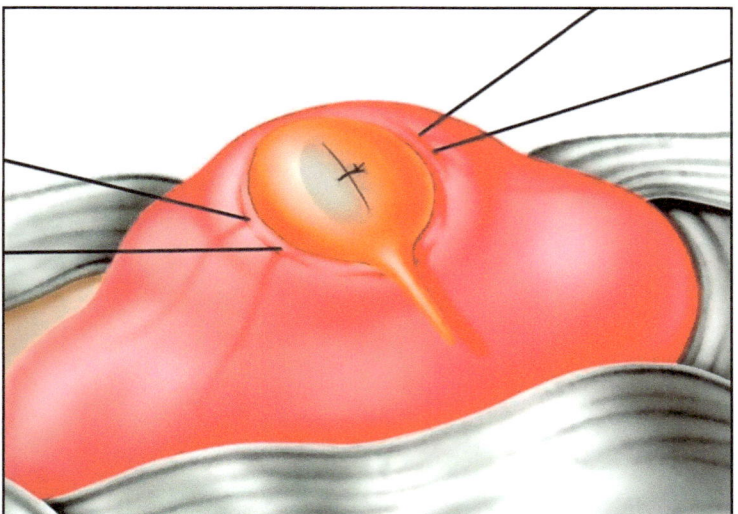

Fig. 131-26. Fetoscopia.

ESTUDO CECAM – SAFER UMA TÉCNICA BRASILEIRA
Estudos Experimentais

Em nosso meio, com o objetivo de desenvolver uma nova metodologia endoscópica para o tratamento pré-natal, este autor e seu grupo estudaram a simplificação da técnica cirúrgica para a correção do defeito, tornando-a de mais fácil aplicação por via endoscópica (Figs. 131-27 a 131-31). O sucesso na correção do defeito desta nova técnica de correção foi demonstrado inicialmente em feto de coelho e, recentemente, em feto de ovelha.[14-19]

Esta nova técnica utiliza um produto nacional, a celulose biossintética (Bionext®, Bionext, Brasil), para proteger a medula da ação deletéria do líquido amniótico e pressupõe o fechamento da pele para tratamento do defeito. A interposição deste material pode evitar também a "medula presa" no futuro. Nossos estudos ainda demonstraram um efeito favorável adicional deste produto, que foi a formação de uma camada de fibroblastos envolvendo a película de celulose. Pela sua continuidade física com a dura-máter fetal remanescente, esta nova dura-máter ou "neodura-máter" traduziria a capacidade de autorreparação do feto, dispensando o reparo neurocirúrgico clássico de fechamento por planos, incluindo a sutura da dura-máter.[20]

Em 2012, comparamos a técnica simplificada utilizando apenas a interposição da biocelulose com a técnica neurocirúrgica clássica utilizada no estudo MOMS, para o fechamento do defeito em ovelhas.[19] A técnica com biocelulose demonstrou resultados superiores em todos os aspectos estudados: preservação neuronal, ausência de aderência da medula à cicatriz e indução da formação de neodura-máter.

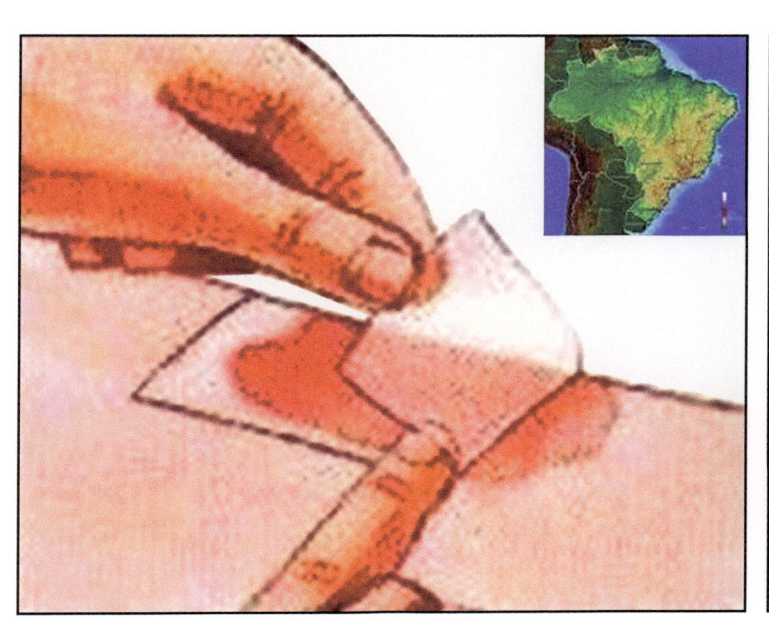
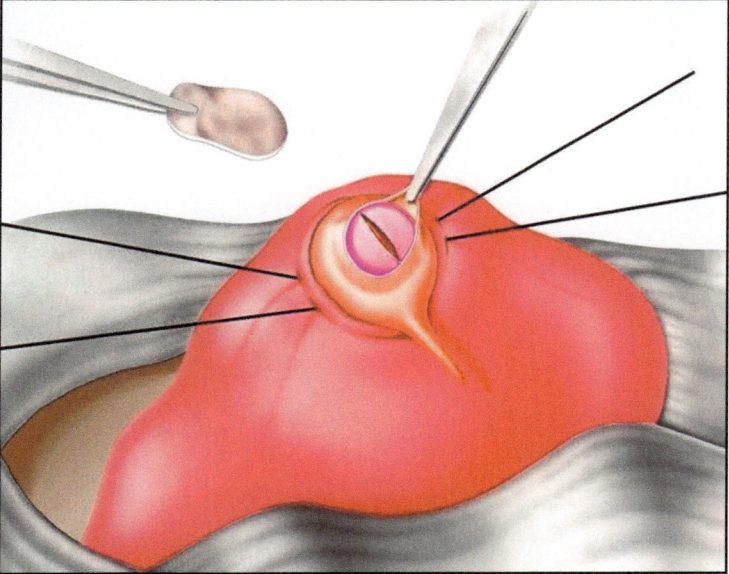

Fig. 131-27. Método. Dissecar pele em volta "Patch" interface evita adesão medular. Celulose biossintética – Biofill/Nexfill/Bionext®. Custo ~US$200 - Made in Brazil.

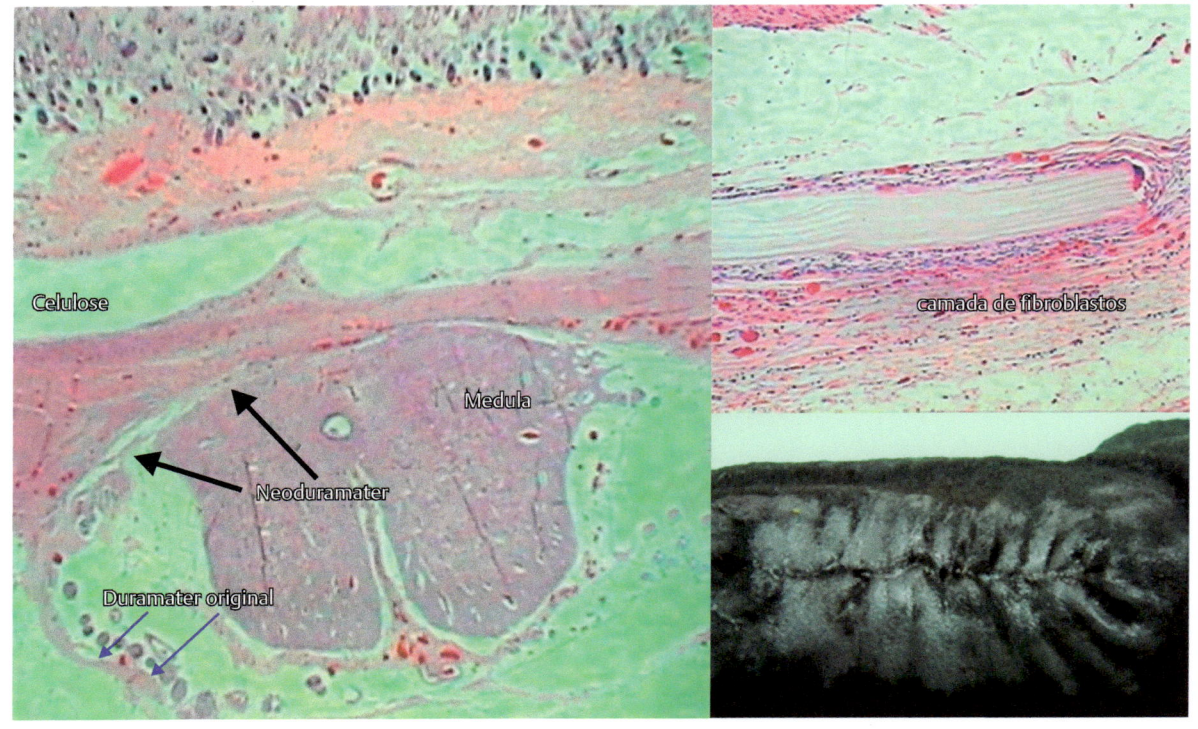

Fig. 131-28. Neodura-máter induzida pela celulose.

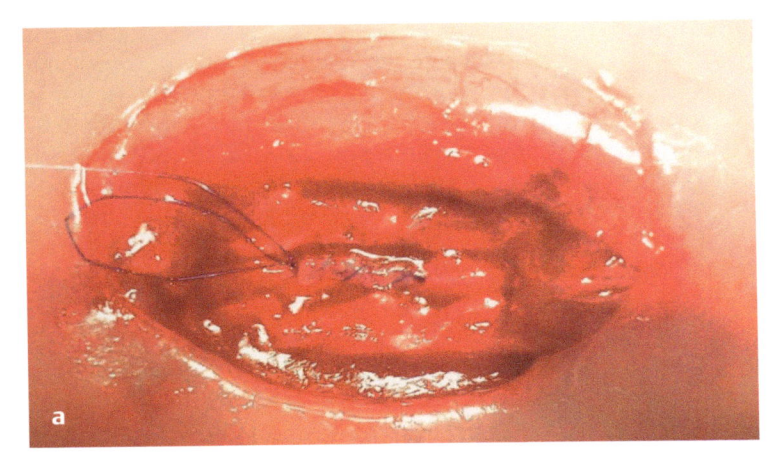

Fig. 131-29. Correção da espinha bífida fetal – 132 dias – sacrifício e análise patológica. (a) Grupo 1 - neurocirurgiões; técnica clássica: três planos de sutura com prolene 6-0. (b) Grupo 2 – especialistas MF; técnica simplificada: um plano sutura e celulose.

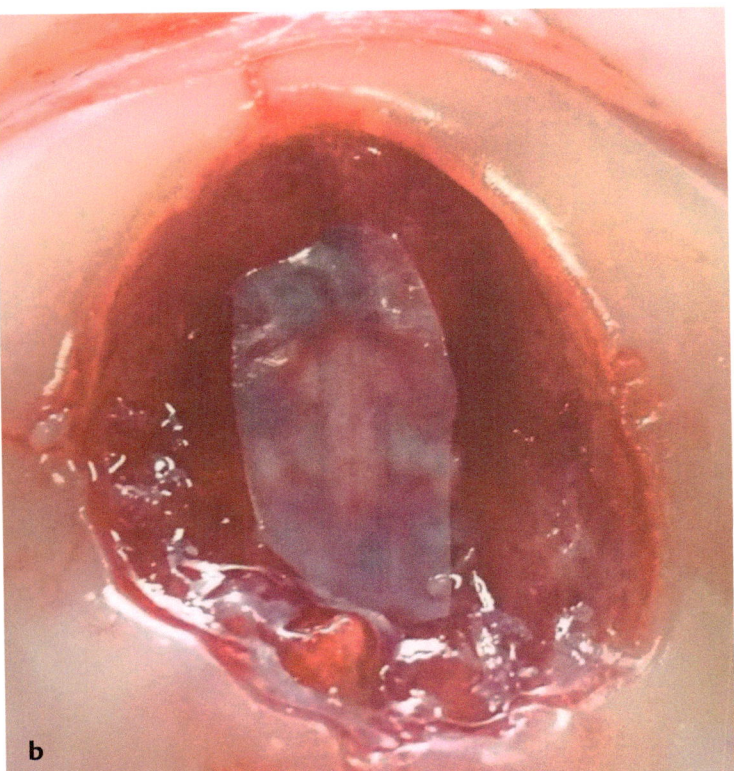

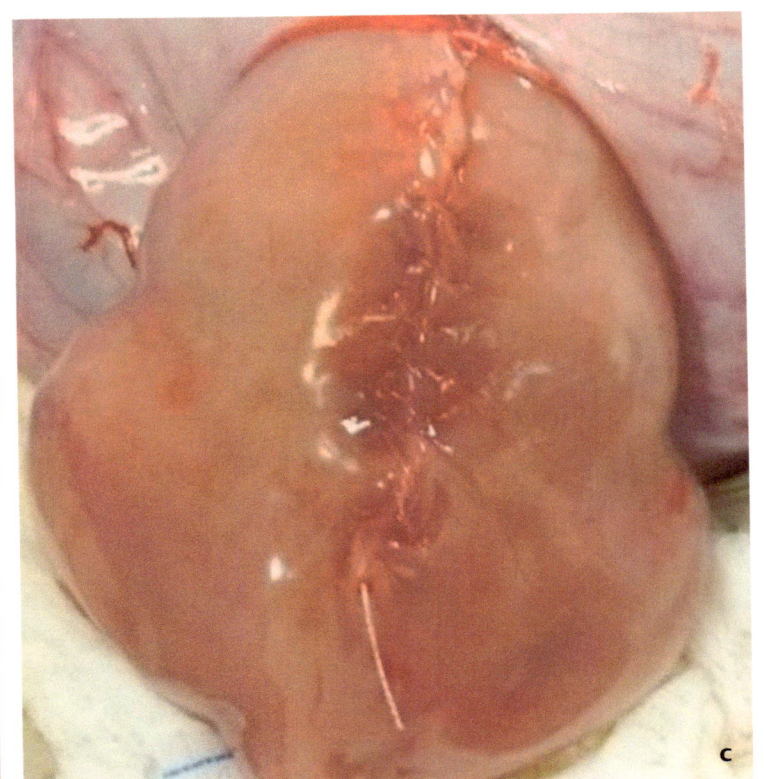

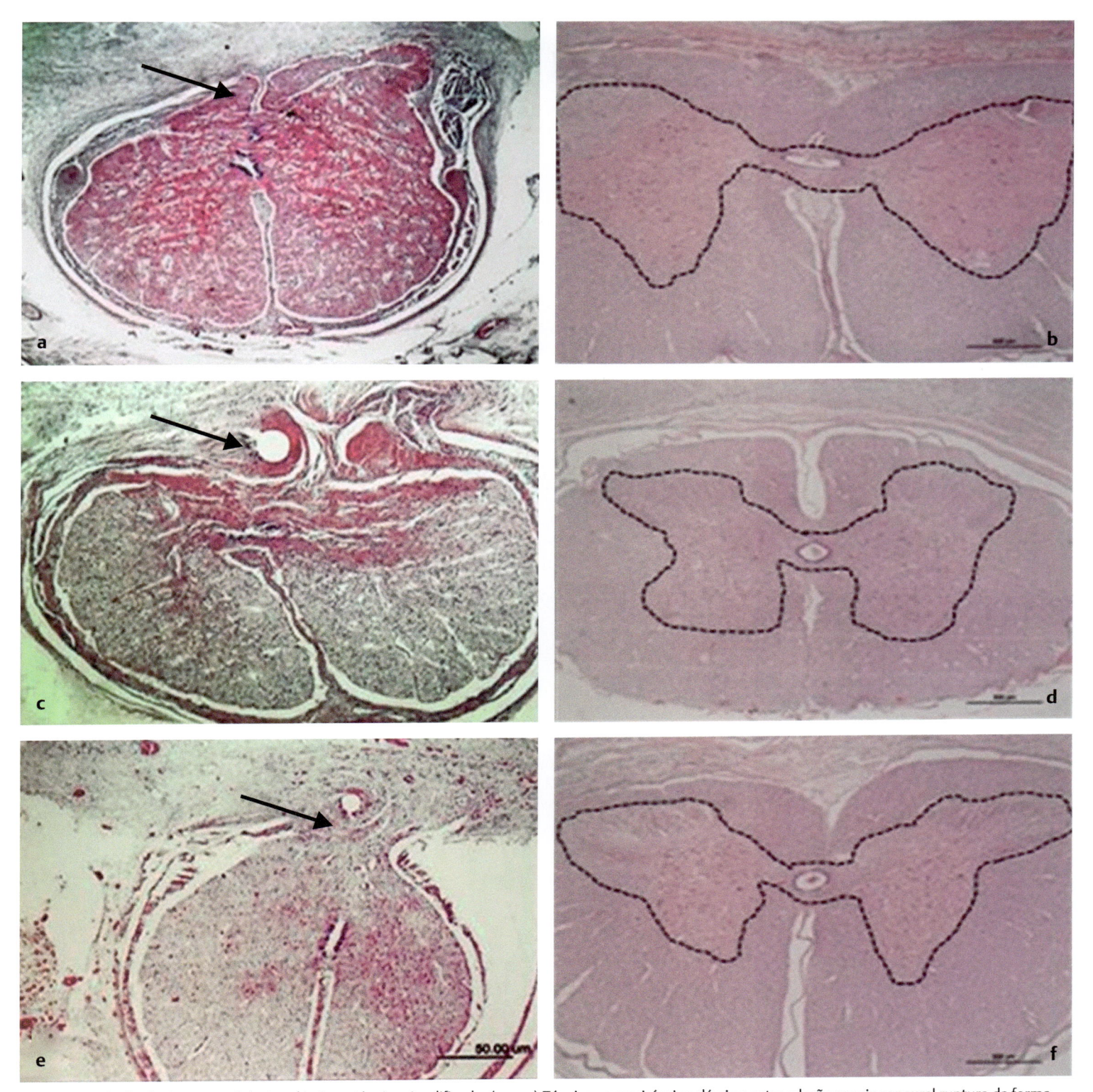

Fig. 131-30. (a-f) Técnica neurocirúrgica clássica e técnica simplificada. (a, c, e) Técnica neurocirúrgica clássica: seta: adesão meningoneural ruptura da forma "H". (b, d, f) Técnica simplificada: **sem** adesão meningoneural forma "H" **preservada**.

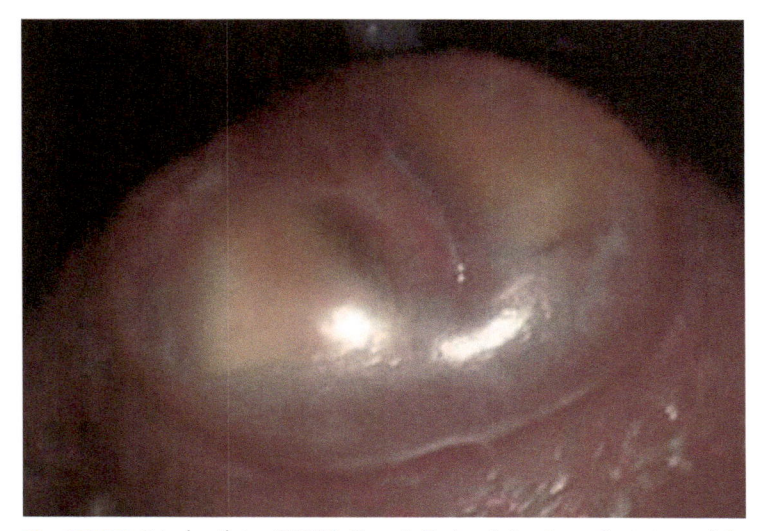

Fig. 131-31. Estudo piloto. CECAM: Cirurgia Endoscópica Correção Antenatal da Mielomeningocele. Critério inclusão: IG 19 a 27 semanas 6 dias; Nível T1 a S1; Herniação cerebelar (Chiari II); Cariótipo normal; sem outras malformações. ≠ MOMS; Limite superior IG > 26 weeks; Cesárea prévia NÃO EXCLUI.

Em 2014, foram publicados os resultados iniciais e, posteriormente, em 2016, os resultados finais do nosso estudo denominado CECAM, no qual utilizamos a técnica fetoscópica nomeada SAFER,[21,22] sigla retirada do inglês *Skin-over-biocellulose for the Antenatal FEtoscopic Repair*. Em dez gestações consecutivas, a correção por fetoscopia completamente percutânea foi realizada através da introdução de 3 trocartes de 11 a 14Fr, guiados pela ultrassonografia. Após a retirada do líquido amniótico, injetou-se CO_2 na cavidade amniótica, e após posicionamento do feto o defeito foi corrigido. O placódio foi solto da pele através da dissecção das meninges na zona de transição. A pele foi dissecada ao redor do defeito para acomodação da biocelulose, e a pele foi suturada na linha média através de sutura contínua utilizando fio que dispensa a realização de nós cirúrgicos (Figs. 131-32 a 131-41).

Após a cirurgia, as gestantes não necessitaram de inibição de contrações ou de UTI, tendo alta após 2-3 dias para seguimento semanal ambulatorial, sem necessidade de repouso absoluto. Apenas progesterona era mantida até o parto. Do ponto de vista materno, não houve complicações significativas, e o sucesso na correção fetal ocorreu em 8 casos. A rotura prematura da membrana ocorreu em todos os casos, porém, apesar disso, a idade gestacional média do parto foi de 32 3/7 semanas. Ocorreu uma morte fetal e uma morte neonatal, restando 7 fetos corrigidos para análise de longo prazo. A reversão completa do cerebelo ocorreu em 6/7 casos, 3 bebês foram submetidos à derivação ventriculoperitoneal, e um deles, a terceiro-ventriculostomia. O nível motor foi o mesmo ou melhor que o nível anatômico da lesão em 6/7 casos.[22]

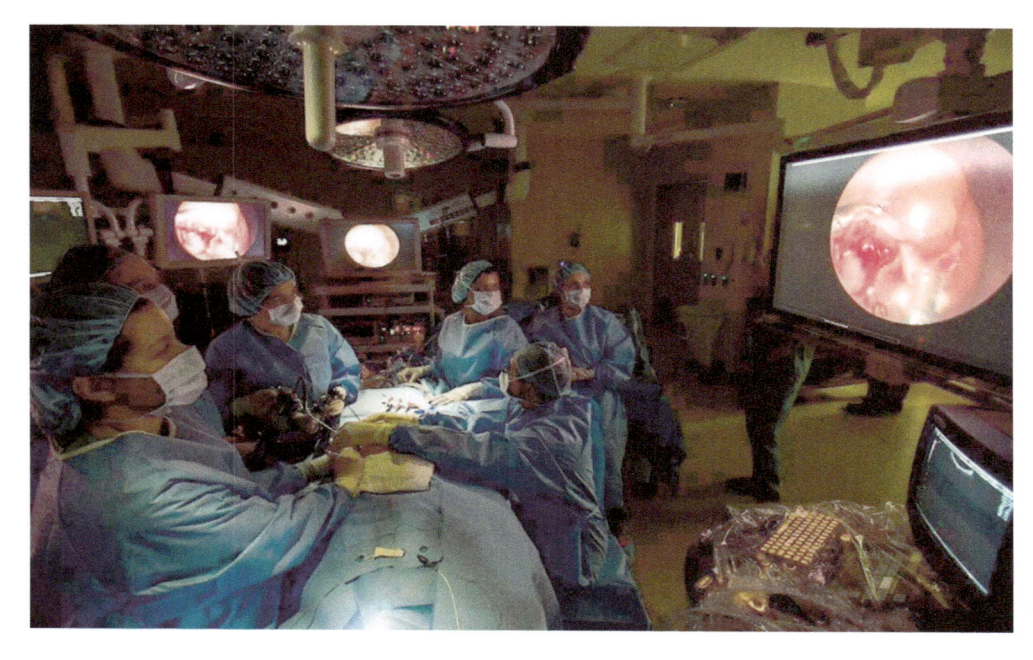

Fig. 131-32. Anestesia geral materno-fetal: propofol, remifentanil, sevoflurane e rocurônio.

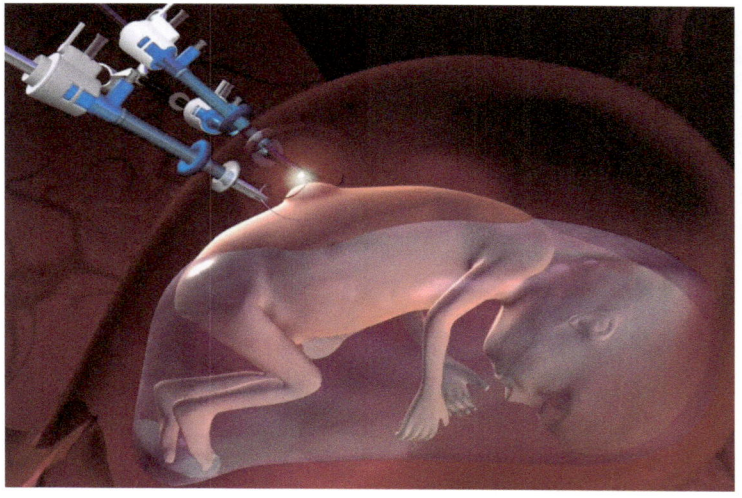

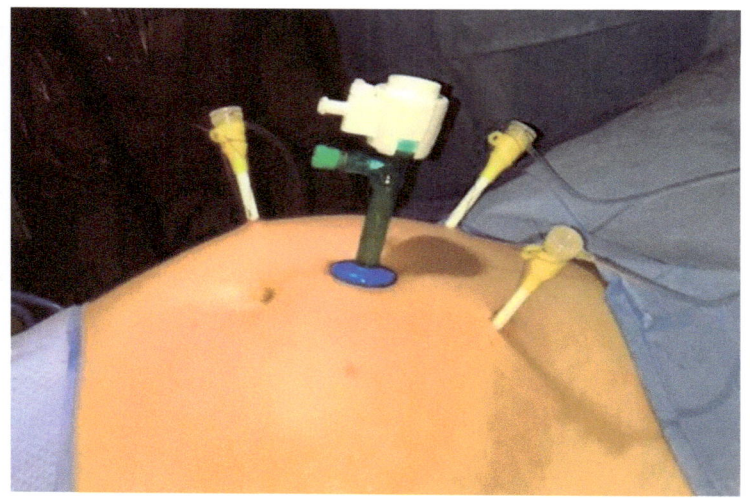

Fig. 131-33. Acesso totalmente percutâneo. US guiado - Seldinger 4 trocars (11Fr e 5mm) LA removido Insuflação parcial CO2.

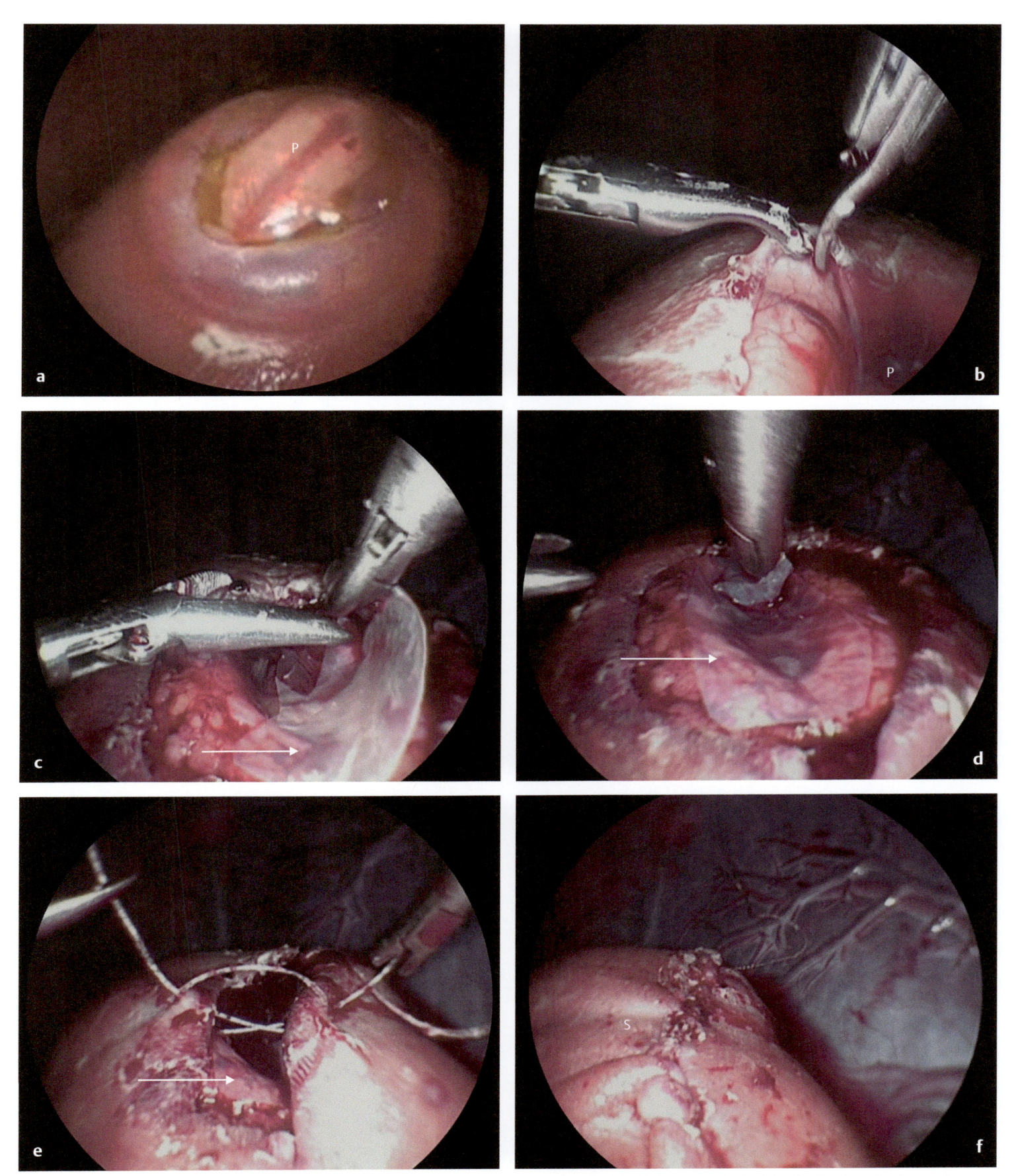

Fig. 131-34. Correção Cirúrgica da Mielomeningocele - Técnica SAFER. (**a**) Exposição do placódio (P); (**b**) dissecção do placódio; (**c, d**) colocação da membrana de celulose; (**e, f**) fechamento da mielomeningocele (mielorrafia) (S: sacro).

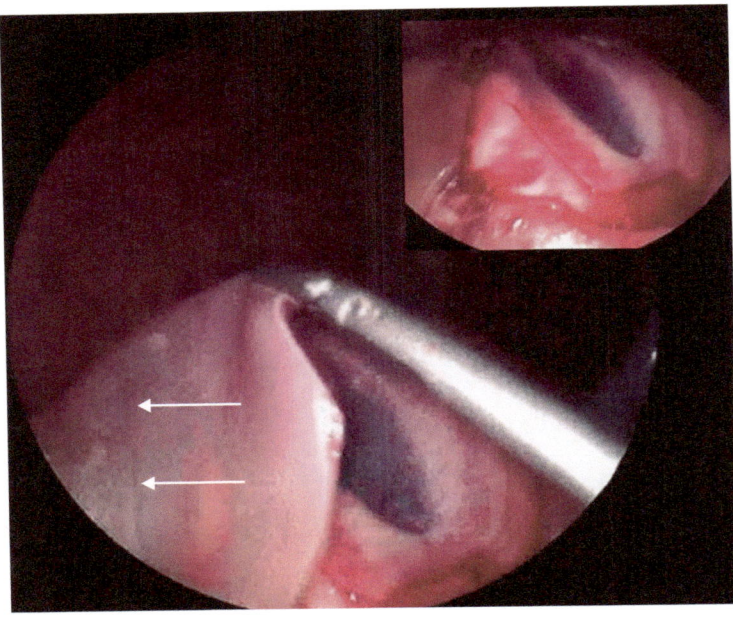 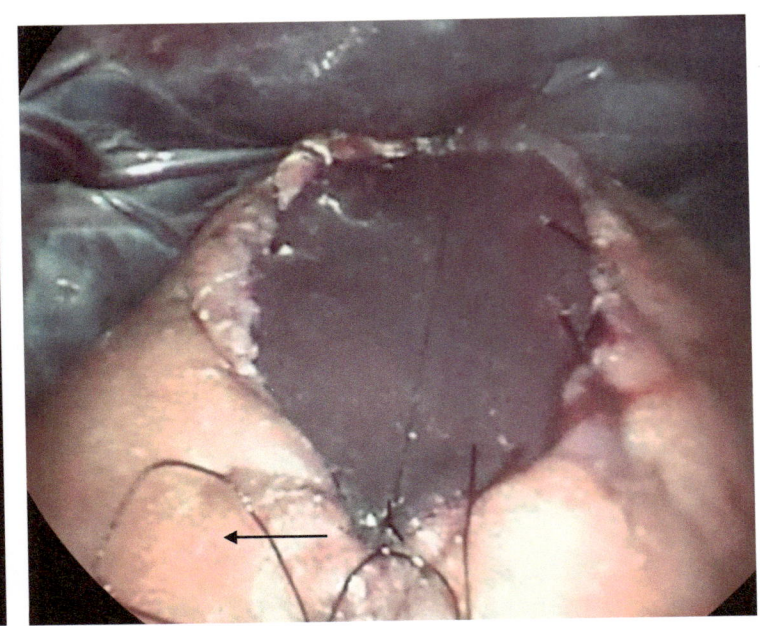

Fig. 131-35. Correção de dois "patches". Pele artificial sobre a biocelulose.

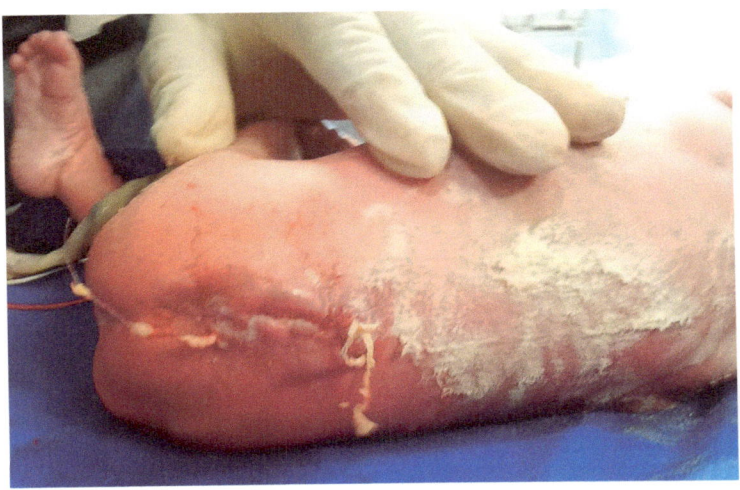 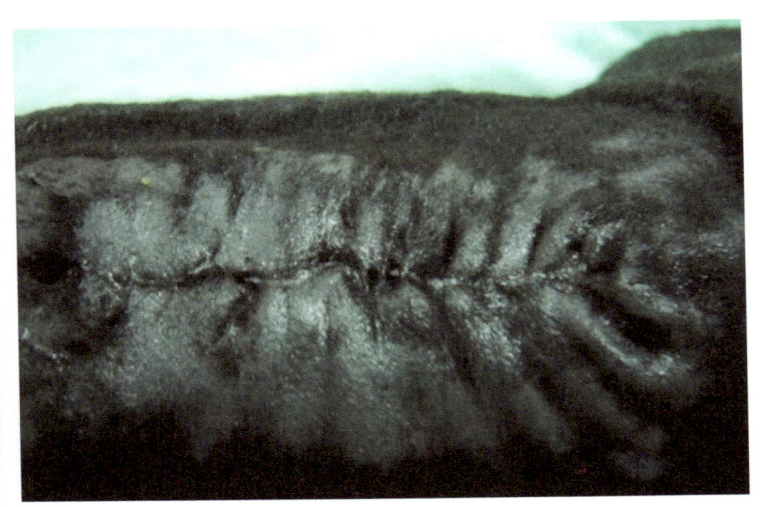

Fig. 131-36. Correção definitiva. Parto com 32sem., 1.500 g, 06/16/2013.

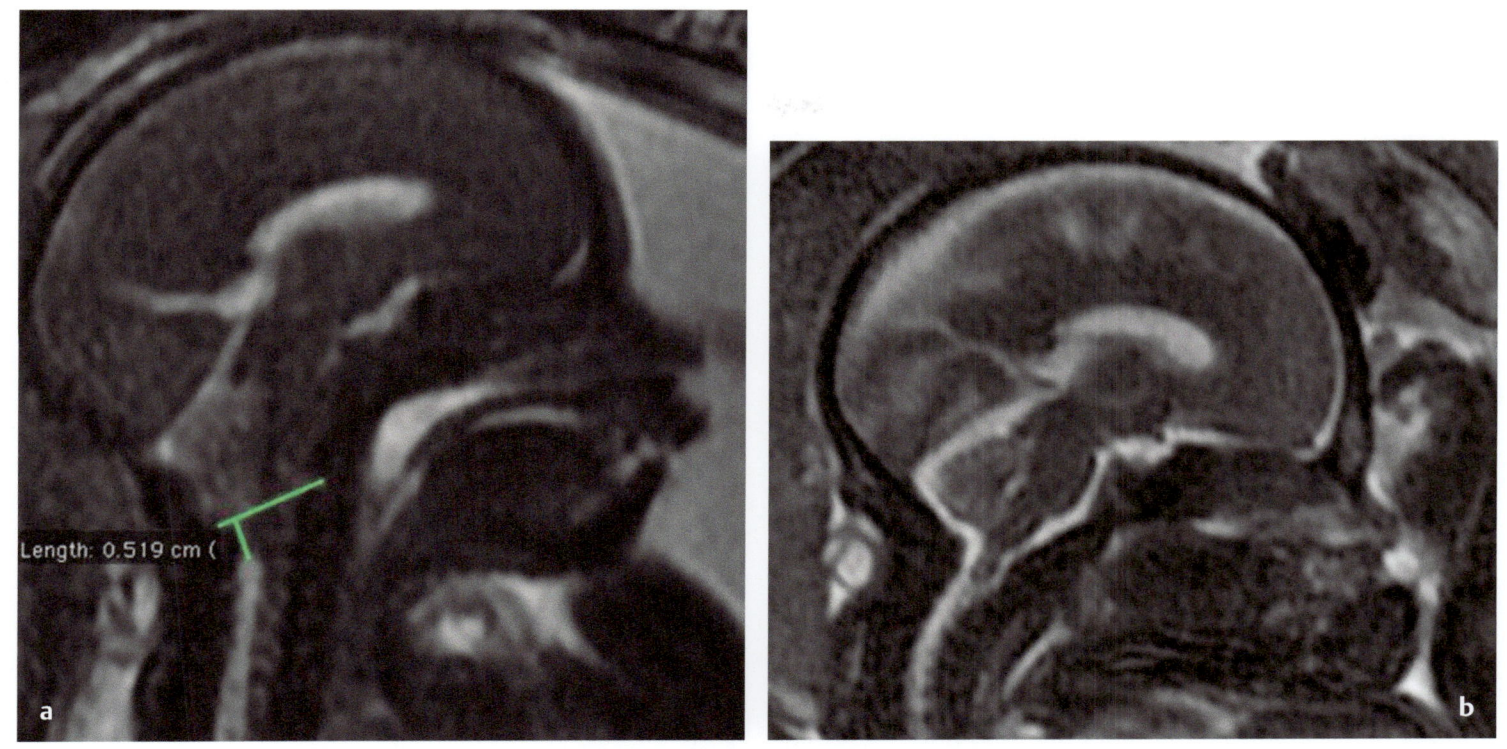

Fig. 131-37. Caso 1. (**a**) PREop 25sem. Cerebelo 1cm abaixo FMagno "dried-up brain". Espaços periencefálicos "secos". (**b**) POSop 29sem. Cerebelo acima FMagno. LCR nos espaços periencefálicos.

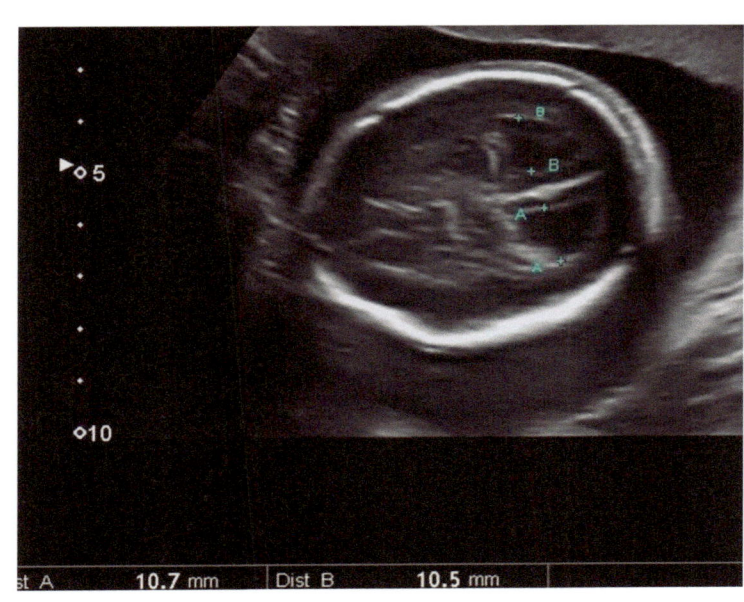

Fig. 131-38. Reversão da microcefalia após a cirurgia fetal.

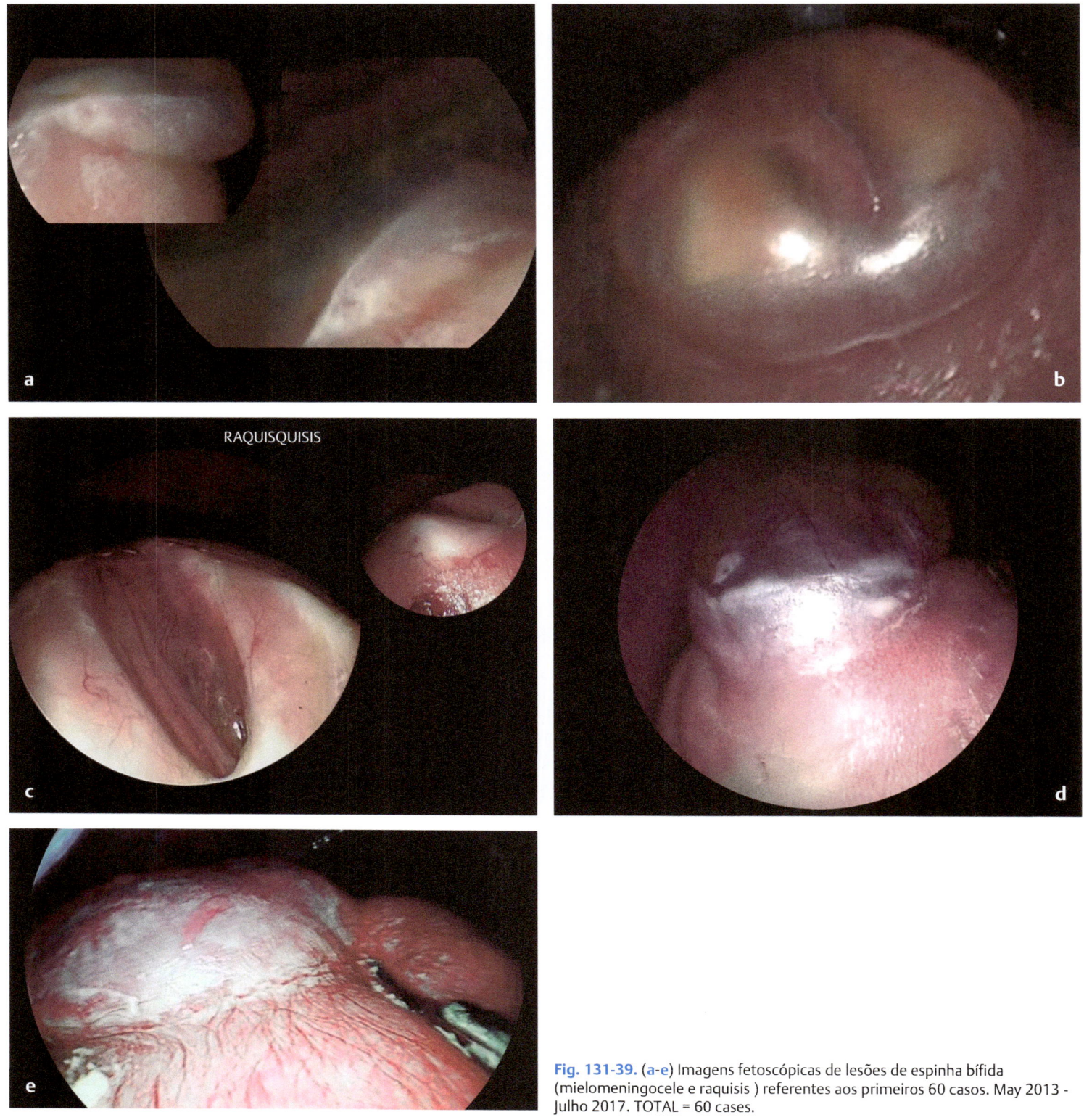

Fig. 131-39. (a-e) Imagens fetoscópicas de lesões de espinha bífida (mielomeningocele e raquisis) referentes aos primeiros 60 casos. May 2013 - Julho 2017. TOTAL = 60 cases.

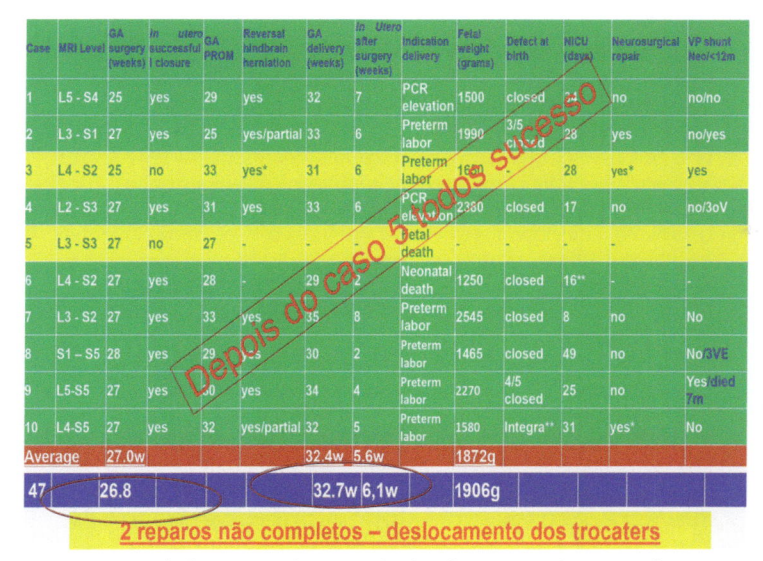

Case	MRI Level	GA surgery (weeks)	In utero successful closure	GA PROM	Reversal hindbrain herniation	GA delivery (weeks)	In Utero after surgery (weeks)	Indication delivery	Fetal weight (grams)	Defect at birth	NICU (days)	Neurosurgical repair	VP shunt Neol<12m
1	L5 - S4	25	yes	29	yes	32	7	PCR elevation	1500	closed	-	no	no/no
2	L3 - S1	27	yes	25	yes/partial	33	6	Preterm labor	1990	3/5 closed	28	yes	no/yes
3	L4 - S2	25	no	33	yes*	31	6	Preterm labor	1660	-	28	yes*	yes
4	L2 - S3	27	yes	31	yes	33	6	PCR elevation	2360	closed	17	no	no/3oV
5	L3 - S3	27	no	27	-	-	-	Fetal death	-	-	-	-	-
6	L4 - S2	27	yes	28	-	-	29	Neonatal death	1250	closed	16**	-	-
7	L3 - S2	27	yes	33	yes	35	8	Preterm labor	2545	closed	8	no	No
8	S1 – S5	28	yes	29	-	30	2	Preterm labor	1465	closed	49	no	No/3VE
9	L5-S5	27	yes	-	yes	34	4	Preterm labor	2270	4/5 closed	25	no	Yes died 7m
10	L4-S5	27	yes	32	yes/partial	32	5	Preterm labor	1580	Integra**	31	yes*	No
Average		27.0w				32.4w	5.6w		1872g				
47		26.8				32.7w	6,1w		1906g				

Depois do caso 5 todos sucesso

2 reparos não completos – deslocamento dos trocaters

Fig. 131-40. Tabela mostrando os resultados de 47 casos (10 casos de maio/2013 a outubro/2014) (37 casos de novembro/2014 a fevereiro/2017).

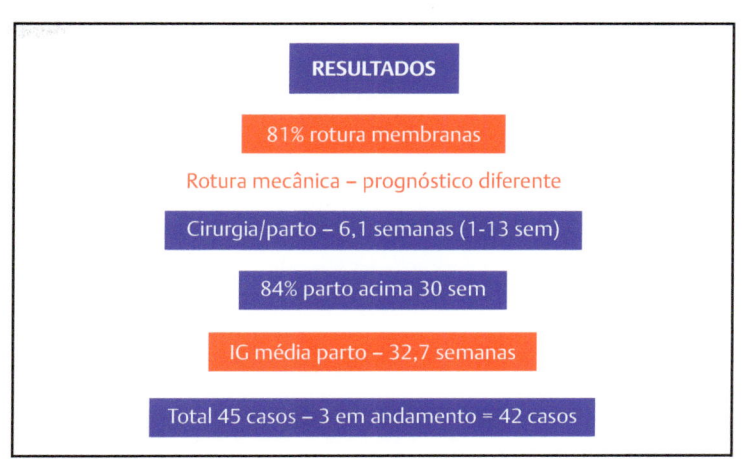

RESULTADOS

81% rotura membranas

Rotura mecânica – prognóstico diferente

Cirurgia/parto – 6,1 semanas (1-13 sem)

84% parto acima 30 sem

IG média parto – 32,7 semanas

Total 45 casos – 3 em andamento = 42 casos

Fig. 131-41. Resultado obstétrico de 45 casos.

Atualmente, nosso grupo operou um total de 60 casos, e não houve falha de fechamento em nenhum deles, exceto os dois relatados no estudo CECAM. A evolução favorável se comprova, e os resultados dos primeiros 47 casos foram submetidos à publicação. Comparando os nossos resultados atuais em 23 fetos avaliados em longo prazo, observamos 67% de reversão completa da herniação cerebelar e 70% de nível motor melhor ou igual ao nível anatômico. Nossos resultados do ponto de vista fetal já são estatisticamente superiores aos do estudo MOMS, e do ponto de vista materno, já temos 6 casos de parto vaginal sem complicações maternas. A pele fetal estava completamente fechada em quase 90% dos casos, e ne-

nhuma correção adicional foi necessária após o parto. Isso mostra que essa técnica pode atingir a **correção definitiva** em apenas um tempo cirúrgico, ao contrário do que havíamos teorizado inicialmente, que a cirurgia teria de ser realizada em dois tempos (Figs. 131-42 a 131-44).

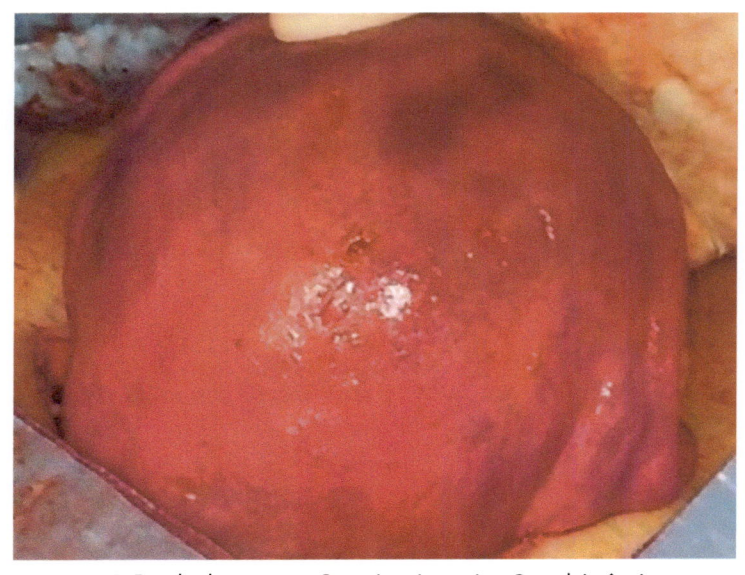

Fig. 131-43. Resultado materno. Sem cicatriz uterina. Sem deiscência ou rotura uterina. Três partos vaginais sem qualquer complicação. n = 26,2% cesárea anterior (11/42 casos).

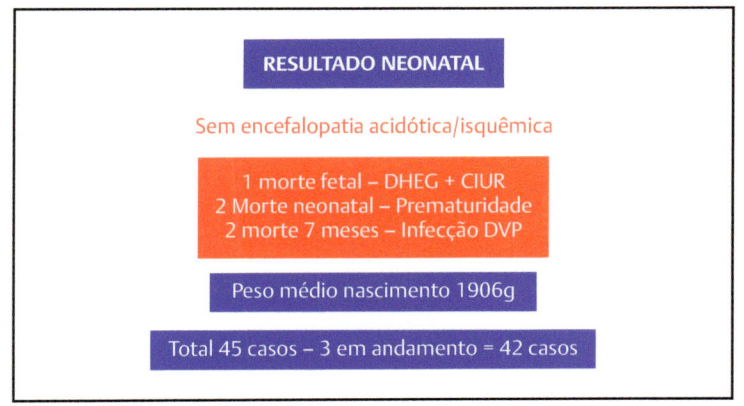

RESULTADO NEONATAL

Sem encefalopatia acidótica/isquêmica

1 morte fetal – DHEG + CIUR
2 Morte neonatal – Prematuridade
2 morte 7 meses – Infecção DVP

Peso médio nascimento 1906g

Total 45 casos – 3 em andamento = 42 casos

Fig. 131-42. Resultado neonatal de 45 casos.

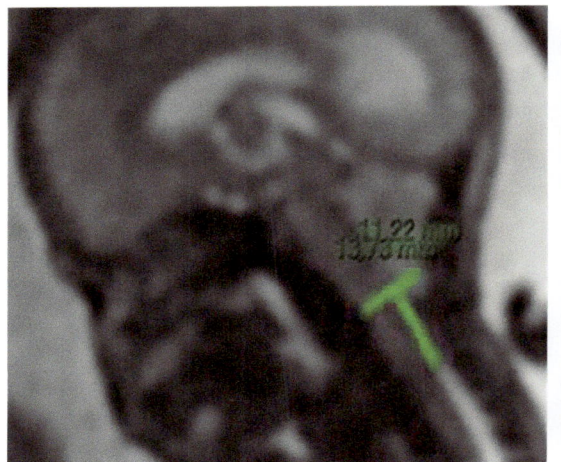
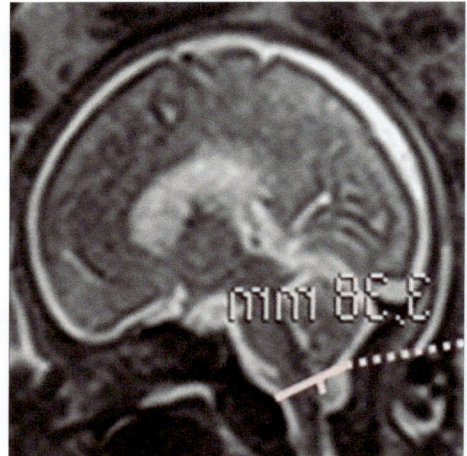
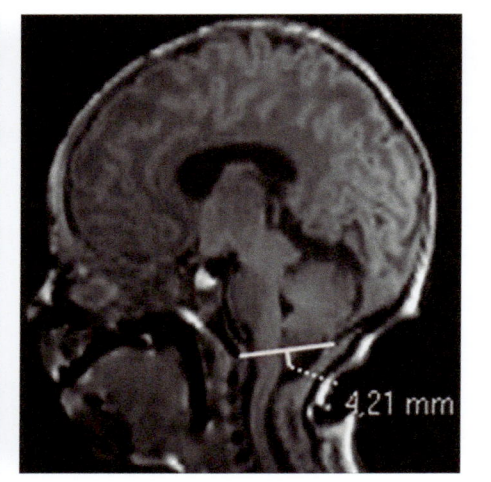

Fig. 131-44. Técnica Saffer. Reversão completa de herniação cerebelar. 64% (14 de 22). Reversão completa herniação cerebelar. Total = 22 seguimento.

A nossa abordagem difere da alemã por ser de aplicação técnica mais simples, apenas um plano de sutura simples e contínua é utilizado, e a celulose empregada facilita que a reparação seja realizada pelo próprio feto (neodura-máter demonstrada em animais). Além de mais barata, esta técnica demonstrou maior preservação neuronal, ao nível medular, traduzida pela melhora do nível motor na maioria dos casos operados. Ela tem também o potencial de reduzir a ocorrência de medula presa, pela presença da própria celulose entre a medula e a cicatriz da pele.

Outros grupos, Carreras *et al.* e Belfort *et al.* estão iniciando seus estudos com outras técnicas menos invasivas, que poderíamos denominar de semifetoscópica, pois o acesso não é percutâneo, mas sim através de laparotomia.[1,23] Em outubro de 2017, será formado um consórcio internacional para o estudo da correção fetoscópica da mielomeningocele, e o nosso centro será um dos importantes pilares desse grupo, que tem o apoio da Fetal Medicine Foundation de Londres.

Acreditamos que a técnica brasileira seja a mais promissora, pois une baixo risco materno ao maior benefício fetal, em virtude da utilização da biocelulose. Ela vem se mostrando melhor e mais segura, dando origem a um editorial intitulado: SAFER *and better*.[24] Esta técnica desenvolvida 100% no país pode levar a uma mudança de paradigma na correção intrauterina desse defeito nos próximos anos.

Critérios de Indicação de Cirurgia pela Técnica SAFER

- Mielomeningocele ou raquísquise de até 5,5 cm de extensão com ou sem herniação cerebelar.
- Mielocistocele com presença de herniação cerebelar.
- Idade gestacional inferior a 30 semanas.
- Cariótipo fetal normal.

Diferente da Cirurgia a Céu Aberto, os Seguintes de Exclusão NÃO se Aplicam

- Cesárea anterior ou histerotomia prévia.
- IMC acima de 35.
- Diabetes e hipertensão arterial, desde que bem controladas.
- Sifose fetal superior a 30 graus.
- Presença de outras malformações fetais não associadas a síndromes genéticas, exceto sequência VACTERL.
- História de incompetência istmo-cervical.
- Parto espontâneo abaixo de 37 semanas em gestação anterior.
- Presença de mioma ou anomalia mulleriana.

Critérios de Exclusão Mantidos

- IMC acima de 45.
- Colo abaixo de 1,0 cm.
- Presença de aloimunização por antígenos irregulares ou plaquetários.
- Antígenos virais presentes para Hepatites B e C e HIV.
- Malformações combinadas sugerindo síndromes com prognóstico reservado.
- Contraindicações clínicas maternas para cirurgia ou anestesia.

REFERÊNCIAS BIBLIOGRÁFICAS

1. Carreras E, et al. Prenatal ultrasound evaluation of segmental level of neurological lesion in fetuses with myelomeningocele: development of a new technique. Ultrasound Obstet Gynecol. 2016;47(2):162-7.

2. Adzick N S, et al. A randomized trial of prenatal versus postnatal repair of myelomeningocele. N Engl J Med. 2011;364(11):993-1004.

3. Bruner JP, et al. Endoscopic coverage of fetal myelomeningocele in utero. American Journal of Obstetrics and Gynecology. 1999;180(1):153-158.

4. Wilson RD, et al. Reproductive outcomes in subsequent pregnancies after a pregnancy complicated by open maternal-fetal surgery (1996-2007). Am J Obstet Gynecol. 2010;203(3):209.e1-6.

5. Hisaba WJ, et al. Intrauterine myelomeningocele repair postnatal results and follow-up at 3.5 years of age--initial experience from a single reference service in Brazil. Childs Nerv Syst. 2012;28(3):461-7.

6. Peralta CF, Barini R. [Fetal surgery in Brazil]. Rev Bras Ginecol Obstet. 2011;33(4):153-6.

7. Farmer DL, et al. In utero repair of myelomeningocele: experimental pathophysiology, initial clinical experience, and outcomes. Arch Surg. 2003;138(8):872-8.

8. Bealer JF, Raisanen J, Skarsgard ED, Long SR, Wong K, Filly RA, et al. The incidence and spectrum of neurological injury after open fetal surgery. J Pediatr Surg 1995;30(8):1150-4.

9. Kohl T, et al. Percutaneous fetoscopic patch coverage of spina bifida aperta in the human--early clinical experience and potential. Fetal Diagn Ther. 2006;21(2):185-93.

10. Degenhardt J, et al. [Peri- and postoperative management for minimally invasive fetoscopic surgery of spina bifida]. Z Geburtshilfe Neonatol. 2014;218(6):244-7.

11. Degenhardt J, et al. Percutaneous minimal-access fetoscopic surgery for spina bifida aperta. Part II: maternal management and outcome. Ultrasound Obstet Gynecol. 2014;44(5):525-31.

12. Kohl T. Percutaneous minimally invasive fetoscopic surgery for spina bifida aperta. Part I: surgical technique and perioperative outcome. Ultrasound Obstet Gynecol. 2014;44(5):515-24.

13. Pedreira DAL, Zanon N, Nishikuni K, et al. Endoscopic surgery for the antenatal treatment of myelomeningocele: the CECAM trial. Am J Obstet Gynecol. 2016;214(1):111.e1-111.e11.

14. Pedreira DAL, Valente PR, et al. A different technique to create a 'myelomeningocele-like' defect in the fetal rabbit. Fetal Diagnosis and Therapy. 2002;17(6):372-376.

15. Pedreira DAL, Valente PR, et al. Successful fetal surgery for the repair of a 'myelomeningocele-like' defect created in the fetal rabbit. Fetal Diagn Ther. 2003;18(3):201-6.

16. Pedreira DAL, Oliveira RCS, et al. Validation of the ovine fetus as an experimental model for the human myelomeningocele defect. Acta Cir Bras. 2007;22(3):168-73.

17. Pedreira DAL, et al. Gasless fetoscopy: A new approach to endoscopic closure of a lumbar skin defect in fetal sheep. Fetal Diagnosis and Therapy. 2008;23(4):293-298.

18. Abou-Jamra RC, et al. Simplified correction of a meningomyelocele-like defect in the ovine fetus. Acta Cir Bras. 2009;24(3):239-44.

19. Herrera SR, et al. Comparison between two surgical techniques for prenatal correction of meningomyelocele in sheep. Einstein (Sao Paulo). 2012;10(4):455-61.

20. Sanchez E Oliveira REC, et al. Biosynthetic cellulose induces the formation of a neoduramater following pre-natal correction of meningomyelocele in fetal sheep. Acta Cir Bras. 2007;22(3):174-81.

21. Pedreira DAL, Zanon N, Sá RAM, Acacio GL, et al. Fetoscopic single-layer repair of open spina bifida using a cellulose patch: preliminary clinical experience. J Matern Fetal Neonatal Med. 2014 Nov;27(16):1613-9.

22. Pedreira DAL, Zanon N, Nishikuni K, et al. Endoscopic surgery for the antenatal treatment of myelomeningocele: the CECAM trial. Am J Obstet Gynecol. 2016;214(1):111.e1-111.e11.

23. Belfort MA, et al. Fetoscopic Repair of Meningomyelocele. Obstet Gynecol. 2015;126(4):881-4.

24. Pedreira DA, Reece EA, Kontopoulos EV, Quintero RA. Fetoscopic repair of spina bifida: safer and better? Ultrasound Obstet Gynecol. 2016;48(2):141-7.

CAPÍTULO 132

VÁLVULA DE URETRA POSTERIOR – LUTO

Ingrid Schwach Werneck Britto ■ Rodrigo Ruano

A obstrução do trato urinário baixa (LUTO – lower urinary tract obstruction) representa menos de 10% das uropatias congênitas diagnosticadas no útero e é uma condição que incluiu um grupo heterogêneo de patologias. A incidência estimada é de 2,2 casos em 10.000 nascimentos.[1] Apesar da baixa incidência, sua presença tem um impacto significativo na saúde perinatal e infantil.[2] LUTO está associado à alta taxa de mortalidade por causa da presença de oligoâmnio – anidrâmnio que determina o desenvolvimento de hipoplasia pulmonar. Além da hipoplasia pulmonar, a retenção urinária determina comprometimento progressivo da função renal.[3,4]

Se não tratada, a taxa de mortalidade perinatal estimada é de 90%, e os sobreviventes apresentam risco significativo de insuficiência renal (50%) com necessidade de realização de diálise ou transplante renal ao longo da vida.[4-6]

A obstrução do trato urinário baixa pode ser determinada pela presença de válvula de uretra posterior (VUP) ou pela atresia da uretra (AU), que correspondem a respectivamente 60 e 40% dos casos das uropatias obstrutivas completas. Os casos já podem ser suspeitados no primeiro trimestre de gravidez pela presença de megabexiga, caracterizada pela medida do diâmetro longitudinal vesical maior do que 7 mm.[7,8] As formas severas de megabexiga no primeiro trimestre, onde o maior diâmetro longitudinal da bexiga é maior do que 15 mm, estão relacionadas com maior risco de associação a anomalias cromossômicas.[8] A definição de megabexiga nos segundo e terceiro trimestres é mais subjetiva. O diagnóstico pode ser feito pela medida acima do percentil 95 para a idade gestacional.[9] O aumento da idade gestacional no diagnóstico é significativamente correlacionado com aumento da taxa de sobrevida. O impacto do tempo pode ser explicado pelo fato de que os casos mais obstrutivos e, portanto, os mais graves, são detectados mais precocemente. Normalmente casos de AU são diagnosticados no 1º trimestre e VUP nos 2º e 3º trimestres.

A VUP é a causa mais comum de obstrução uretral e afeta apenas o sexo masculino.[10] A origem fetal da formação de PUV ainda é mal definida. Acredita-se que ocorra decorrente de uma inserção anormal do ducto de Wolff na cloaca durante o desenvolvimento inicial, resultando na formação de sulcos ou pregas anormais na uretra posterior.[11]

As anomalias congênitas da uretra que atingem o sexo feminino são mais graves e frequentemente estão associadas à atresia uretral (AU), defeitos congênitos da bexiga, vagina e reto.[12]

Outras alterações menos frequentes podem estar relacionadas com o desenvolvimento do LUTO. A síndrome conhecida como *Prune belly* consiste em uma tríade de características – musculatura da parede abdominal anterior deficiente ou ausente, dilatação do trato urinário proximal e distal e criptorquidia bilateral no período neonatal.[13] A síndrome megabexiga microcólon hipoperistaltismo intestinal (SMMHI) é uma anomalia cloacal, mais frequente em mulheres e é caracterizada pela presença de megabexiga, hidronefrose e líquido amniótico normal ou aumentado. Esta síndrome está associada à disfunção da musculatura lisa da bexiga e do intestino distal. SMMHI deve ser suspeitada na presença de achados ultrassonográficos de obstrução do trato urinário inferior associada à medida normal de líquido amniótico.[14]

Os fatores pré-natais que se correlacionam com o desfecho pós-natal são idade gestacional do diagnóstico, anomalias associadas (estruturais e/ou cromossômicas) e grau do oligoâmnio. Além disso,

a evidência de displasia renal pode predizer o desfecho ruim. Os rins hiperecogênicos estão altamente correlacionados com a displasia renal em 95% dos casos.[7]

Na ultrassonografia obstétrica se observam a dilatação vesical associada à hipertrofia muscular (bexiga de esforço); hidroureter bilateral e hidronefrose bilateral. A anatomia referente ao local da obstrução uretral com a distensão vesical determina uma imagem semelhante a uma fechadura, conhecida com *keyhole sign* ou "sinal de fechadura".[15] O diagnóstico definitivo da etiologia que determinou o LUTO não é possível pela ultrassonografia obstétrica, já que não é possível diferenciar a VUP da AU.[7,15] Em alguns fetos pode ocorrer resolução espontânea do LUTO por aumento da pressão na bexiga e desobstrução da VUP.[15,16]

A urina fetal é utilizada na triagem fetal como fator de prognóstico para programar a terapêutica intraútero.[17] A disfunção tubular pode ser indicada pelos níveis aumentados de sódio na urina, com valores > 90 mmol/L entre 20-30 semanas de gestação. Valores de cloreto de sódio urinário fetais acima de 100 mmol/L também são altamente preditivos de morte fetal ou perinatal.[18]

Uma revisão sistemática para avaliar a utilidade clínica da análise da urina fetal na predição de função renal pós-natal concluiu que os dois testes mais precisos foram cálcio > percentil 95 e sódio > percentil 95 para a idade gestacional.[19]

A função glomerular pode ser avaliada pela microglobulina β2 filtrada pelos glomérulos. Alguns autores sugerem que a função renal pré-natal pode ser avaliada pela β2-microglobulina urinária fetal ou pela β2-microglobulina sérica fetal.[1,18] A β2-microglobulina sérica fetal não parece variar com a idade gestacional, mas é necessária a realização de cordocentese para obtenção do resultado.[1,20]

A intervenção fetal no LUTO é indicada na presença dos sinais ultrassonográficos de obstrução na bexiga, a presença de oligodrâmnio ou anidrâmnio e análise de urina 'favorável'. Não há consenso quanto ao valor da intervenção cirúrgica em um feto com os achados ultrassonográficos de LUTO e líquido amniótico normal. No entanto, os casos precoces de LUTO podem-se apresentar com volume normal de líquido amniótico e desenvolver oligodrâmnio no decorrer da gestação.

A análise de urina "favorável" é considerada quando o sódio urinário é < 100 mEq/L, cloreto < 90 mEq/L, osmolaridade < 200 mOsm/L e β2-microglobulina < 6 mg/L.[21] A bioquímica deve ser interpretada com extremo cuidado, já que pode prever o prognóstico apenas após a 20ª semana de gestação. A bioquímica urinária fetal não deve ser considerada na avaliação dos casos que se apresentaram antes deste período gestacional. Além disso, após a 20ª semana, a urina estagnada na bexiga pode não representar a verdadeira função renal fetal, e deve ser proposta uma nova punção para análise da função renal.

Em razão da dificuldade para determinar os casos que podem se beneficiar com o tratamento intraútero, Ruano *et al.* desenvolveram um método de estadiamento ultrassonográfico.[22,25-26]

Estádio I é relacionado com fenótipo leve com prognóstico positivo, onde a intervenção fetal não é recomendada. Deve-se programar o monitoramento semanal por ultrassonografia como medida de precaução. Na ultrassonografia, o índice de líquido amniótico deve permanecer normal após 18 semanas sem associação a cisto renal ou displasia renal.

A bioquímica da urina fetal quando realizada deve cair na faixa favorável: sódio < 100 meq/L, cloreto < 90 meq/L, osmolalidade < 200 mOsm/L e β-2-microglobulina < 6 mg/L. A produção urinária adequada (quantidade normal de líquido amniótico) promove o desenvolvimento pulmonar fetal normal, e a hipoplasia pulmonar é extremamente improvável.

No estádio II, os fetos se apresentarão com oligoidrâmnio ou anidrâmnio após 18 semanas de gestação. Rins hiperecogênicos estarão presentes, mas cistos renais corticais ou displasia renal devem estar ausentes nesses casos. Os resultados da bioquímica da urina devem ser favoráveis. Se as medidas da urina estiverem limítrofes, e as imagens ultrassonográficas não mostrarem displasia, a amostragem seriada deve ser realizada para garantir o diagnóstico correto. A intervenção para essa forma moderada de LUTO é justificada e pode incluir *shunt* vesicoamniótico ou cistoscopia fetal, com o objetivo de prevenir a hipoplasia pulmonar grave e a doença renal terminal. A citoscopia pode ser a melhor opção, pois a causa mais comum de LUTO é a VUP, já que possibilita fornecer um diagnóstico definitivo e o tratamento que restaure a função fisiológica do sistema urinário.

No estádio III LUTO, ocorrem obstrução grave e função renal anormal. No ultrassom, observa-se anidrâmnio severo, rins hiperecogênicos com cistos e displasia renal. A bioquímica da urina demonstra uma função renal pobre com o enchimento da bexiga após a vesicocentese. O uso da cistoscopia não é sugerido nessa situação por causa do pequeno tamanho da bexiga. Nessa fase da doença, a indicação do *shunt* vesicoamniótico ainda está sob investigação. O *shunt* vesicoamniótico pode melhorar o desenvolvimento pulmonar. A análise de sobrevida e os desfechos renais em um estudo de coorte mostraram resultados ruins e pouco benefício para pacientes LUTO de estádio III submetidos à intervenção. Portanto, há uma necessidade de melhorar as abordagens de tratamento para esses pacientes.

No estádio IV, ocorrerá falência renal intraútero, com óbito neonatal na primeira semana de vida por hipoplasia pulmonar e insuficiência renal. No ultrassom, observa-se enchimento reduzido da bexiga fetal após dois dias de uma vesicocentese (<27%). Nestes casos, a cistoscopia e o *shunt* vesicoamniótico não são recomendados. Recentemente, uma série de casos neste estádio foi submetida a amnioinfusões seriadas como uma opção de tratamento para diminuir o risco de hipoplasia pulmonar. Deve-se salientar que esta fase avançada da doença está relacionada com tratamento de diálise ao longo da vida e/ou transplante renal no início da vida.

Atualmente, dois métodos cirúrgicos terapêuticos são utilizados para tratar o LUTO, o *shunt* vesicoamniótico da bexiga fetal e a cistoscopia fetal.[10, 16, 23-26] O objetivo da intervenção é aliviar a obstrução e, assim, preservar a função renal, a produção de urina e aumentar o líquido amniótico, com seus efeitos no desenvolvimento pulmonar.[17,25]

Derivação Vesicoamniótica é o método mais utilizado para aliviar a obstrução do trato urinário. O procedimento é realizado por via percutânea guiado por ultrassom. A técnica consiste na colocação de um cateter duplo conhecido como *pig tail* sob orientação de ultrassom e com anestesia local. A extremidade distal do cateter é colocada dentro da bexiga fetal e a parte proximal na cavidade amniótica. Este procedimento permite a drenagem da urina fetal. Nos casos em que a quantidade de líquido amniótico não é restaurada após o procedimento, a mortalidade neonatal é quase 100%. O deslocamento do *shunting* pode acontecer no decorrer da gestação, sendo necessária a colocação de novo *shunt*. Por esta razão, existe uma variedade de cateteres para derivação vesicoamniótica.[27,28]

O estudo PLUTO foi um ensaio clínico randomizado que avaliou a eficácia clínica do *shunt* vesicoamniótico no pré-natal em fetos com LUTO. Um total de 31 mulheres foi randomizado para o ensaio PLUTO. As complicações mais comuns relacionadas com o *shunt* vesicoamniótico foram a obstrução e o deslocamento do *shunt*, a ruptura prematura de membranas ovulares e corioamnionite. Este estudo mostrou que o tratamento com utilização do *shunt* melhorou a sobrevida perinatal até o 1º ano de vida das crianças com LUTO.

No entanto, não comprovou melhora da morbidade relacionada com função renal neste período.[29]

A maioria dos estudos demonstrou que o *shunt* vesicoamniótico aumenta significativamente a sobrevida das crianças com LUTO já que reduz o risco de hipoplasia pulmonar.[17] O impacto do tratamento na função renal é mais difícil de ser comprado por causa da heterogeneidade da doença. No entanto, com a seleção adequada dos casos, pode-se obter melhora da função renal com o tratamento fetal.[25,30]

A cistoscopia fetal pode-se permitir uma drenagem fisiológica da bexiga obstruída e um exame endoscópico da parte posterior dilatada. A cistoscopia fetal é realizada sob anestesia materna e fetal. O trocarte é inserido na parte superior da bexiga fetal sob orientação do ultrassom O fetoscópio permite a avaliação da dilatação da uretra posterior.[2,16] O diagnóstico de VUP é confirmado se for identificada uma membrana no lúmen uretral, sendo possível seu tratamento.[16] Existem diferentes métodos para perfurar a membrana, como a hidroablação, utilização do fio-guia ou fulguração por *laser*. No entanto, se nenhum tipo de membrana for identificado, o diagnóstico de AU é confirmado, e nenhuma tentativa de perfurar esta estrutura deve ser realizada. Portanto, a cistoscopia fetal percutânea é útil tanto para fins de diagnóstico, quanto terapêutico.[11,31-39] As complicações descritas do procedimento são danos no tecido periférico, ruptura prematura das membranas ovulares, prematuridade e infecção.

Desta forma, LUTO representa uma condição heterogênea que pode ser detectada por ultrassonografia em diferentes momentos da gravidez. Em razão de sua alta taxa de mortalidade e morbidade, a intervenção fetal tem como objetivo evitar a hipoplasia pulmonar e atuar na prevenção do dano renal.

REFERÊNCIAS BIBLIOGRÁFICAS

1. Anumba DO, Scott JE, Plant ND, Robson SC. Diagnosis and outcome of fetal lower urinary tract obstruction in the northern region of England. Prenat Diagn. 2005;25(1):7-13.
2. Agarwal SK, Fisk NM. In utero therapy for lower urinary tract obstruction. Prenat Diagn. 2001;21(11):970-6.
3. Gloor JM, Ogburn PL, Jr., Breckle RJ, Morgenstern BZ, Milliner DS. Urinary tract anomalies detected by prenatal ultrasound examination at Mayo Clinic Rochester. Mayo Clin Proc. 1995;70(6):526-31.
4. Freedman AL, Bukowski TP, Smith CA, Evans MI, Johnson MP, Gonzalez R. Fetal therapy for obstructive uropathy: diagnosis specific outcomes [corrected]. J Urol. 1996;156(2 Pt 2):720-3; discussion 3-4.
5. Parkhouse HF, Barratt TM. Investigation of the dilated urinary tract. Pediatr Nephrol. 1988;2(1):43-7.
6. Freedman AL, Johnson MP, Smith CA, Gonzalez R, Evans MI. Long-term outcome in children after antenatal intervention for obstructive uropathies. Lancet. 1999;354(9176):374-7.
7. Robyr R, Benachi A, Daikha-Dahmane F, Martinovich J, Dumez Y, Ville Y. Correlation between ultrasound and anatomical findings in fetuses with lower urinary tract obstruction in the first half of pregnancy. Ultrasound Obstet Gynecol. 2005;25(5):478-82.
8. Sebire NJ, Von Kaisenberg C, Rubio C, Snijders RJ, Nicolaides KH. Fetal megacystis at 10-14 weeks of gestation. Ultrasound Obstet Gynecol. 1996;8(6):387-90.
9. Maizels M, Alpert SA, Houston JT, Sabbagha RE, Parilla BV, MacGregor SN. Fetal bladder sagittal length: a simple monitor to assess normal and enlarged fetal bladder size, and forecast clinical outcome. J Urol. 2004;172(5 Pt 1):1995-9.
10. Morris RK, Kilby MD. An overview of the literature on congenital lower urinary tract obstruction and introduction to the PLUTO trial: percutaneous shunting in lower urinary tract obstruction. Aust N Z J Obstet Gynaecol. 2009;49(1):6-10.
11. Hodges SJ, Patel B, McLorie G, Atala A. Posterior urethral valves. Scient World J. 2009;9:1119-26.
12. Warne SA, Wilcox DT, Creighton S, Ransley PG. Long-term gynecological outcome of patients with persistent cloaca. J Urol. 2003;170(4 Pt 2):1493-6.
13. Morris RK, Kilby MD. Long-term renal and neurodevelopmental outcome in infants with LUTO, with and without fetal intervention. Early Hum Dev. 2011;87(9):607-10.
14. Richardson CE, Morgan JM, Jasani B, Green JT, Rhodes J, Williams GT, et al. Megacystis-microcolon-intestinal hypoperistalsis syndrome and

the absence of the alpha3 nicotinic acetylcholine receptor subunit. Gastroenterology. 2001;121(2):350-7.

15. Bernardes LS, Aksnes G, Saada J, Masse V, Elie C, Dumez Y, et al. Keyhole sign: how specific is it for the diagnosis of posterior urethral valves? Ultrasound Obstet Gynecol. 2009;34(4):419-23.

16. Ruano R, Duarte S, Bunduki V, Giron AM, Srougi M, Zugaib M. Fetal cystoscopy for severe lower urinary tract obstruction--initial experience of a single center. Prenat Diagn. 2010;30(1):30-9.

17. Morris RK, Kilby MD. Congenital urinary tract obstruction. Best Pract Res Clin Obstet Gynaecol. 2008;22(1):97-122.

18. Abdennadher W, Chalouhi G, Dreux S, Rosenblatt J, Favre R, Guimiot F, et al. Fetal urine biochemistry at 13-23 weeks of gestation in lower urinary tract obstruction: criteria for in-utero treatment. Ultrasound Obstet Gynecol. 2015;46(3):306-11.

19. Morris RK, Quinlan-Jones E, Kilby MD, Khan KS. Systematic review of accuracy of fetal urine analysis to predict poor postnatal renal function in cases of congenital urinary tract obstruction. Prenat Diagn. 2007;27(10):900-11.

20. Craparo FJ, Rustico M, Tassis B, Coviello D, Nicolini U. Fetal serum beta2-microglobulin before and after bladder shunting: a 2-step approach to evaluate fetuses with lower urinary tract obstruction. J Urol. 2007;178(6):2576-9.

21. Nicolini U, Tannirandorn Y, Vaughan J, Fisk NM, Nicolaidis P, Rodeck CH. Further predictors of renal dysplasia in fetal obstructive uropathy: bladder pressure and biochemistry of 'fresh' urine. Prenat Diagn. 1991;11(3):159-66.

22. Enninga EA, Ruano R. Fetal surgery for lower urinary tract obstruction: the importance of staging prior to intervention. Minerva Pediatr. 2018;70(3):263-9.

23. Coplen DE. Prenatal intervention for hydronephrosis. J Urol. 1997;157(6):2270-7.

24. Morris RK, Khan KS, Kilby MD. Vesicoamniotic shunting for fetal lower urinary tract obstruction: an overview. Arch Dis Child Fetal Neonatal Ed. 2007;92(3):F166-8.

25. Ruano R. Fetal surgery for severe lower urinary tract obstruction. Prenat Diagn. 2011;31(7):667-74.

26. Ruano R, Dunn T, Braun MC, Angelo JR, Safdar A. Lower urinary tract obstruction: fetal intervention based on prenatal staging. Pediatr Nephrol. 2017;32(10):1871-8.

27. Won HS, Kim SK, Shim JY, Lee PR, Kim A. Vesicoamniotic shunting using a double-basket catheter appears effective in treating fetal bladder outlet obstruction. Acta Obstet Gynecol Scand. 2006;85(7):879-84.

28. Quintero RA, Gomez Castro LA, Bermudez C, Chmait RH, Kontopoulos EV. In utero management of fetal lower urinary tract obstruction with a novel shunt: a landmark development in fetal therapy. J Matern Fetal Neonatal Med. 2010;23(8):806-12.

29. Morris RK, Malin GL, Quinlan-Jones E, Middleton LJ, Diwakar L, Hemming K, et al. The Percutaneous shunting in Lower Urinary Tract Obstruction (PLUTO) study and randomised controlled trial: evaluation of the effectiveness, cost-effectiveness and acceptability of percutaneous vesicoamniotic shunting for lower urinary tract obstruction. Health Technol Assess. 2013;17(59):1-232.

30. Shimada K, Hosokawa S, Tohda A, Matsumoto F, Suzuki M, Morimoto Y. Follow-up of children after fetal treatment for obstructive uropathy. Int J Urol. 1998;5(4):312-6.

31. Quintero RA, Hume R, Smith C, Johnson MP, Cotton DB, Romero R, et al. Percutaneous fetal cystoscopy and endoscopic fulguration of posterior urethral valves. Am J Obstet Gynecol. 1995;172(1 Pt 1):206-9.

32. Quintero RA, Morales WJ, Allen MH, Bornick PW, Johnson P. Fetal hydrolaparoscopy and endoscopic cystotomy in complicated cases of lower urinary tract obstruction. Am J Obstet Gynecol. 2000;183(2):324-30; discussion 30-3.

33. Quintero RA, Shukla AR, Homsy YL, Bukkapatnam R. Successful in utero endoscopic ablation of posterior urethral valves: a new dimension in fetal urology. Urology. 2000;55(5):774.

34. Canning DA. Fetal cystoscopy in the management of fetal obstructive uropathy: experience in a single European centre. J Urol. 2005;173(1):238.

35. Jung E, Won HS, Shim JY, Lee PR, Kim A, Kim KS. Successful outcome following prenatal intervention in a female fetus with bladder outlet obstruction. Prenat Diagn. 2005;25(12):1107-10.

36. Clifton MS, Harrison MR, Ball R, Lee H. Fetoscopic transuterine release of posterior urethral valves: a new technique. Fetal Diagn Ther. 2008;23(2):89-94.

37. Ruano R, Pimenta EJ, Duarte S, Zugaib M. Four-dimensional ultrasonographic imaging of fetal lower urinary tract obstruction and guidance of percutaneous cystoscopy. Ultrasound Obstet Gynecol. 2009;33(2):250-2.

38. Ruano R, Sananes N, Sangi-Haghpeykar H, Hernandez-Ruano S, Moog R, Becmeur F, et al. Fetal intervention for severe lower urinary tract obstruction: a multicenter case-control study comparing fetal cystoscopy with vesicoamniotic shunting. Ultrasound Obstet Gynecol. 2015;45(4):452-8.

39. Ruano R, Yoshisaki CT, Salustiano EM, Giron AM, Srougi M, Zugaib M. Early fetal cystoscopy for first-trimester severe megacystis. Ultrasound Obstet Gynecol. 2011;37(6):696-701.

ROTURA PREMATURA DAS MEMBRANAS

Ieda Paula Kaiut

O conteúdo deste capítulo (págs. 1306 a 1313), encontra-se disponível on-line.

Para acessá-lo, aponte a câmera do seu smartphone ou tablet para a imagem acima.

GEMELARIDADE: SÍNDROME DA TRANSFUSÃO FETO-FETAL (SFF)

Marianna Amaral Pedroso ■ Juliana Moyses Leite Abdalla ■ Cleisson Fábio Andrioli Peralta

INTRODUÇÃO

As gestações monocoriônicas diamnióticas (MCDA) correspondem a 20% das gestações gemelares espontâneas e 5% do total de gestações obtidas por meio de técnicas de reprodução assistida. Quando comparadas às gestações gemelares dicoriônicas, as gestações monocoriônicas apresentam mais complicações fetais e neonatais.

A síndrome da transfusão feto-fetal (STFF) afeta 10% a 30% das gestações gemelares MCDA. Ocorre em duas formas clínicas, a sequência oligopolidrâmnio (SOP) e a sequência anemia-policitemia (SAP). Neste capítulo serão abordados somente os aspectos relacionados com o tratamento da SOP. Esta condição, que ocorre em 10%-15% das gestações gemelares MCDA, leva ao óbito pelo menos um dos fetos em até 90% dos casos. Em meio aos sobreviventes, 50% a 100% apresentam morbidade grave, em especial comprometimento no desenvolvimento neuropsicomotor. O diagnóstico precoce permite o tratamento da doença, o que aumenta a sobrevida de pelo menos um e de ambos os fetos em 80%-90% e 60%-70% dos casos, respectivamente.

CONCEITO

Na gestação gemelar monocoriônica há anastomoses vasculares placentárias que permitem a comunicação entre as circulações dos dois fetos. Estas anastomoses podem ser dos tipos artério-arteriais (AA), venovenosas (VV) ou arteriovenosas (AV). Estudos anatômicos demonstram que as anastomoses AA e as VV são sempre superficiais (ocorrem na superfície da placa corial da placenta) e permitem fluxo sanguíneo bidirecional. Por outro lado, as anastomoses AV são sempre profundas, ocorrendo no nível das vilosidades e possibilitando apenas fluxo de sangue unidirecional, sempre no sentido arterial–venoso. Apesar de profundas, as anastomoses AV são formadas por vasos que caminham inicialmente na superfície da placenta e mergulham em direção à topografia das vilosidades, onde ocorre a comunicação.

Em cerca de 10%-30% das gestações MCDA há desequilíbrio na troca sanguínea entre os gêmeos através das anastomoses mencionadas, o que leva ao desenvolvimento da STFF. A forma clínica mais frequente da STFF é a SOP. Nesta condição, o feto denominado doador perde sangue para o feto receptor através das anastomoses AV. O feto doador pode ficar anêmico, mas sua principal alteração hemodinâmica é a hipovolemia, que leva ao oligoidrâmnio/anidrâmnio. O feto receptor pode ficar pletórico, mas sua principal característica é a hipervolemia, que resulta no poli-hidrâmnio.

Bermúdez *et al.* compararam as placentas de gestações gemelares MCDA que desenvolveram SOP às daquelas que não apresentaram a complicação. Observaram que em 81% dos casos que tiveram SOP havia somente anastomoses AV entre os fetos, ao passo que este tipo de comunicação vascular não foi encontrado isoladamente nos casos que não desenvolveram a doença. Por outro lado, em aproximadamente 18% dos casos que tiveram SOP e 19% daqueles que não apresentaram a doença foram observadas anastomoses profundas (AV) e superficiais (AA e/ou VV) associadas. Esses resultados reforçaram a teoria de que a presença de anastomoses AV é condição fundamental para o desenvolvimento da STFF e que talvez as anastomoses superficiais contribuam para a proteção contra a doença, ou eventualmente para sua atenuação.[1]

ESTÁGIOS CLÍNICOS

A SOP pode ter apresentação clínica variável. Quintero *et al.* (1999) sugeriram classificá-la em estágios (Quadro 134-1).[1]

Estágio I

Discrepância entre os tamanhos das bexigas fetais e entre as quantidades de líquido nas cavidades amnióticas. O feto doador apresenta oligoidrâmnio (maior bolsão de líquido amniótico < 2 cm) e o receptor poli-hidrâmnio (maior bolsão de líquido amniótico > 8 cm até a 20ª semana de gravidez e > 10 cm após esta idade gestacional). Não há alterações Dopplervelocimétricas em ambos os fetos.

Estágio II

Feto doador permanece com a bexiga permanentemente vazia e em anidrâmnio, comprimido contra a parede uterina (*stuck twin*), enquanto o receptor apresenta bexiga distendida e poli-hidrâmnio (mesmos critérios definidos para o estágio I). Não há alterações Dopplervelocimétricas em ambos os fetos.

Estágio III

Caracterizado por alterações Dopplervelocimétricas em um ou ambos os fetos, além do anidrâmnio/poli-hidrâmnio descritos no estágio II. O feto doador pode evoluir com fluxo diastólico ausente ou reverso na artéria umbilical. O feto receptor pode apresentar ducto venoso com onda A ausente ou reversa (Fig. 134-1a).

Estágio IV

O feto receptor desenvolve insuficiência cardíaca e hidropsia, além dos sinais observados no estágio III (Fig. 134-1b, c).

Quadro 134-1. Estadiamento de Acordo com Quintero *et al.* (1999)[1]

Estágio	Classificação
I	Sequência oligoidrâmnia-poli-hidrâmnia Feto receptor: maior bolsão > 8 cm até a 20ª semana de gravidez e > 10 cm após esta idade gestacional Feto doador: maior bolsão < 2 cm
II	Bexiga do feto doador permanentemente vazia, anidrâmnio e feto comprimido contra parede uterina (*stuck twin*) Bexiga do receptor distendida e poli-hidrâmnio
III	Alterações dopplervelocimétricas: ■ Fluxo diastólico em artéria umbilical ausente ou reverso no feto doador ■ Onda A reversa em ducto venoso no feto receptor
IV	Hidropsia em um ou ambos os fetos
V	Decesso de um ou ambos os fetos

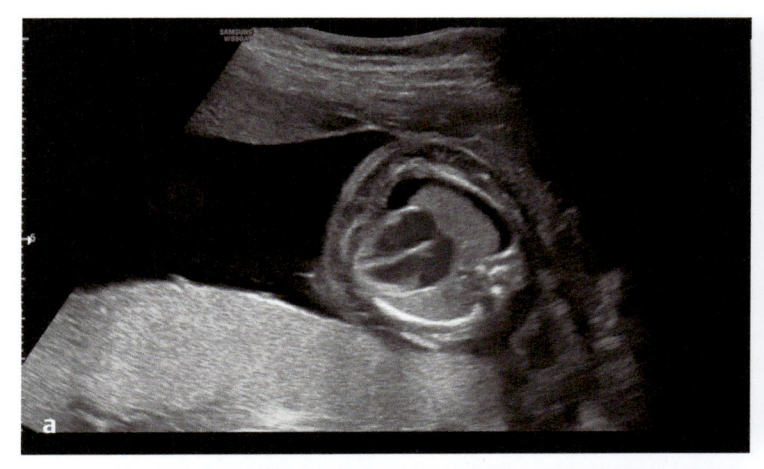
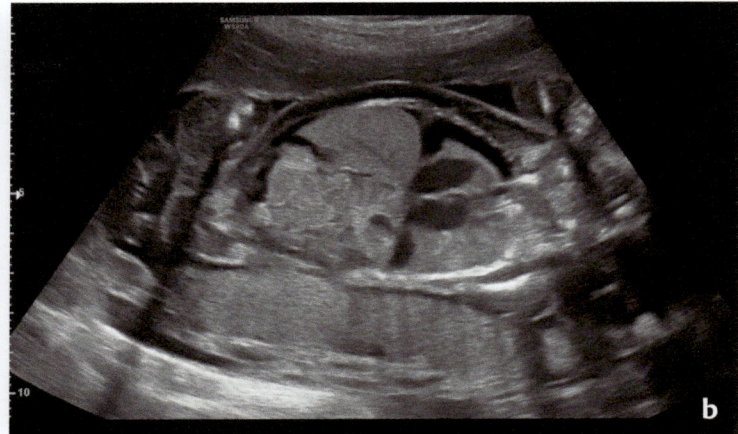
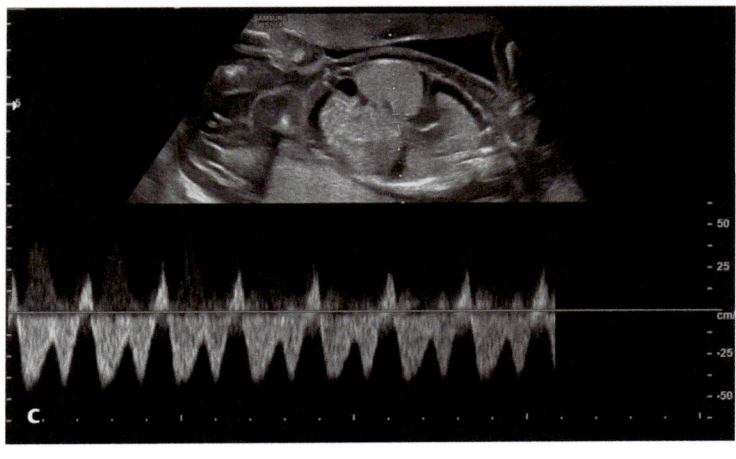

Fig. 134-1. Feto hidrópico apresentando estágio IV da SOP. Observe o edema pleural (**a**), ascite (**b**) e o fluxo reverso no estudo Dopplervelocimétrico do ducto venoso (**c**).

Estágio V

Decesso de um ou ambos os fetos.

Os estágios II, III e IV são considerados graves e, se a conduta expectante for adotada, ocorre óbito de pelo menos um dos gêmeos em 95% dos casos. O dano neurológico pode ocorrer em 50% a 100% dos sobreviventes, sendo atribuído à hipóxia aguda cerebral no momento da morte do par monocoriônico. O dano neurológico pode ser também agravado pela prematuridade.[2-4]

TRATAMENTO

As opções terapêuticas para SOP são a septostomia, a amniodrenagem seriada e a ablação dos vasos placentários com *laser*.

A septostomia foi abandonada pela maioria dos centros em decorrência de suas possíveis complicações, como a banda amniótica e o aprisionamento do cordão umbilical por entre as lâminas de âmnio. Apenas um estudo randomizado, realizado por Moise Jr. *et al.* (2005), demonstrou não haver diferença significativa na sobrevida entre os casos tratados com septostomia e aqueles tratados com amniodrenagem seriada.[5]

A amniodrenagem seriada foi por muito tempo o tratamento de escolha para a SOP e ainda vem sendo utilizada em centros onde a ablação vascular com *laser* não é disponível. Tem a vantagem de ser procedimento tecnicamente fácil e barato. Proporciona a diminuição do poli-hidrâmnio e permite o prolongamento da gravidez, mas não elimina a causa da doença. Estudos mais recentes mostram sobrevida de 47% a 91% de pelo menos um dos fetos, com danos neurológicos em 22% a 55% dos sobreviventes.[2,3,6,7]

Em 1996, De Lia descreveu a técnica de ablação dos vasos placentários com *laser*, por visibilização endoscópica dos mesmos na superfície placentária.[8] Desde então este método tem sido estudado e comparado aos demais no tratamento da SOP.

O mais importante estudo randomizado, comparando os resultados da amniodrenagem seriada àqueles do *laser* para tratamento da SOP, foi realizado por Senat *et al.* (2004).[9] Neste trabalho, após randomização de 142 pacientes (72 para *laser* e 70 para amniodrenagem), foi demonstrado que os resultados do *laser* são significa-

tivamente melhores do que os observados com a amniodrenagem seriada. A sobrevida de pelo menos um gêmeo foi de 76% no grupo de fetos submetidos ao *laser* e de 56% no grupo submetidos à amniodrenagem. A presença de leucomalácia periventricular foi de 7% no grupo de *laser*, e 35% no grupo submetido à amniodrenagem. A idade gestacional da interrupção foi superior no grupo submetido ao *laser* (33 semanas x 29 semanas).

O estudo anterior ratifica resultados de trabalhos prévios e coloca a ablação a *laser* dos vasos placentários como principal opção terapêutica em casos de SOP grave. Esta conduta é adotada nos mais importantes centros de medicina fetal do mundo, sendo hoje um consenso de que deve ser realizada como tratamento de escolha nos casos em que a SOP grave se desenvolve até a 26ª semana de gravidez.[10-13]

Desde o relato pioneiro de De Lia sobre a factibilidade do *laser* nos casos de SOP, a técnica sofreu várias modificações, que culminaram gradativamente na melhora dos resultados perinatais.[8] Inicialmente, a técnica mais utilizada era a ablação não seletiva dos vasos placentários, originalmente descrita por Ville *et al.* Neste procedimento, todos os vasos da placa corial placentária que cruzavam a inserção da membrana interamniótica eram indiscriminadamente coagulados. Subsequentemente, Quintero *et al.* propuseram o mapeamento endoscópico das anastomoses entre os gêmeos e a coagulação somente das anastomoses superficiais e profundas. Tal procedimento foi chamado de ablação seletiva dos vasos placentários e, ao ser comparado à técnica não seletiva, demonstrou uma tendência (p = 0,05) da redução de perdas fetais de ambos os fetos depois do procedimento. A melhora na sobrevida de dois gêmeos foi conseguida por uma modificação da técnica seletiva com a coagulação sequencial dos vasos placentários proposta por Quintero *et al.*, em que os vasos deveriam ser coagulados na seguinte ordem: anastomoses AV do doador para o receptor, anastomoses AV do receptor para o doador e, por último, as anastomoses superficiais (AA e VV).[14] Embora a técnica seletiva e suas variações tivessem permitido bons resultados, a ocorrência de algumas complicações após o procedimento, como persistência da transfusão feto-fetal, transfusão feto-fetal reversa (o doador passa a ser receptor e vice-versa) e sequência da anemia-policitemia nos gêmeos, não era negligenciável.

Na tentativa de minimizar essas complicações e melhorar os resultados perinatais, foi proposta uma nova técnica, denominada Solomon, em que é feita uma linha de coagulação com *laser* na placa corial, ligando os pontos inicialmente cauterizados de forma seletiva. Um ensaio clínico randomizado multicêntrico, conduzido na Europa, denominado Solomon *trial* avaliou 274 gestantes, sendo 139 submetidas ao *laser* pela técnica de Solomon, e 134 submetidas ao *laser* pela ablação seletiva.[15] O estudo evidenciou uma menor taxa da sequência da anemia-policitemia (SAP) nos gêmeos submetidos à técnica de Solomon (3% × 16%) e menor taxa de recorrência de STFF (1% × 7%) quando comparado à técnica tradicional seletiva, reduzindo a morbidade pós-operatória em fetos com síndrome com STFF grave. Uma segunda análise foi realizada com o objetivo de analisar as placentas e determinar a ocorrência de anastomoses residuais. Foram avaliadas 151 placentas: 74 (49%) placentas no grupo da técnica de Solomon, e 77 (51%) no grupo da ablação seletiva. O grupo submetido à técnica de Solomon apresentou uma redução nas anastomoses residuais (19% × 34%). O estudo confirmou os achados de estudos anteriores retrospectivos em que os autores já haviam descrito uma diminuição na ocorrência de SAP e na recorrência de SOP com o uso da técnica de Solomon (Figs. 134-2 e 134-3).[13,16,17]

Estudos mais recentes reforçaram a menor taxa de complicações pós-operatórias e menor necessidade de repetição do procedimento quando comparadas às técnicas de Solomon *versus* ablação seletiva.[18] Não foi demonstrada redução na mortalidade e na morbidade neurológica dos fetos com o uso da técnica de Solomon.[19] Apesar

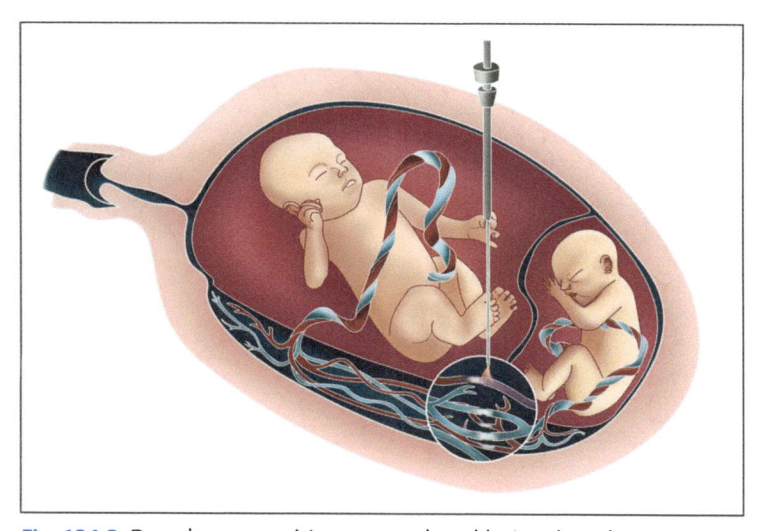

Fig. 134-2. Desenho esquemático mostrando a ablação a *laser* das anastomoses arteriovenosas entre os fetos.

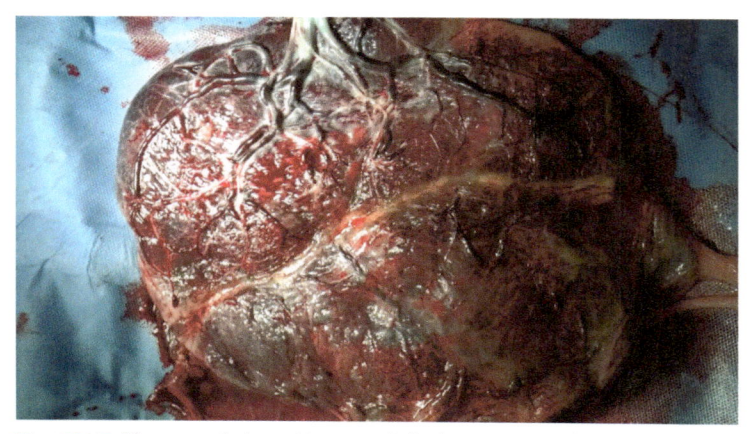

Fig. 134-3. Placenta *pós-laser*. Nota-se a linha branca cruzando a placenta que corresponde à ablação com *laser* das anastomoses da sequência oligopoli-hidrâmnio (SOP).

dos resultados otimistas, esta técnica não garante a completa separação das circulações fetais, sendo necessário acompanhamento ultrassonográfico criterioso.

COMPLICAÇÕES RELACIONADAS COM O TRATAMENTO COM *LASER*

As intercorrências mais comuns decorrentes da ablação dos vasos placentários com *laser* são a rotura prematura pré-termo de membranas (9%-12%), a corioamnionite (2%-8%), o abortamento (2%-7%) e a perda de líquido amniótico para a cavidade peritoneal materna (2%-7%). Complicações mais graves, como descolamento prematuro de placenta normalmente inserida e sangramento intraperitoneal materno, têm sido consideradas eventos raros, ocorrendo em menos de 2% dos casos.

Importante salientar a relevância do comprimento do colo uterino no momento do tratamento da SOP. Este parece ser um dos principais fatores que limitam os bons resultados do tratamento e reflete, de certa forma, a adequação do acompanhamento dessas gestantes. Peralta *et al.* relataram que a ocorrência de parto prematuro pré-termo/abortamento logo após a ablação dos vasos placentários com *laser* está diretamente relacionada com o comprimento do colo uterino materno medido antes da cirurgia. Cinco entre sete pacientes (71,4%) que tiveram medidas do colo uterino menores do que 15 mm evoluíram para parto/abortamento nas primeiras seis horas após o *laser*.[11] A idade gestacional por ocasião da resolução da gravidez neste subgrupo de gestantes foi de 21,3 semanas. Em todos estes casos, não houve complicações durante os procedimentos que foram realizados em tempo adequado (menos de 20 minutos cada um) e sem dificuldades técnicas. Recentemente, Salomon *et al.* relataram experiência semelhante em um estudo onde avaliaram o impacto da cerclagem de emergência nos resultados perinatais de pacientes com SOP grave com colo uterino curto (<15 mm) tratadas com o uso do *laser*. Referem que, em meio às pacientes que não foram submetidas à cerclagem imediatamente após o procedimento, a idade gestacional média por ocasião do parto foi de 23,1 semanas, ao passo que no grupo de gestantes em que a cerclagem foi realizada, a idade gestacional por ocasião do parto foi de 30,5 semanas. Apesar de a intervenção no colo uterino não ter impedido a prematuridade extrema, aparentemente contribui para o prolongamento da gravidez. A amostra estudada, no entanto, foi pequena (14 pacientes: 9 submetidos à cerclagem e 5 não submetidos ao procedimento) e, apesar de otimistas, os resultados obtidos requerem confirmação por estudos randomizados.[20]

Estudos recentes têm avaliado a eficácia do uso do pessário vaginal na diminuição das taxas de prematuridade em pacientes submetidas ao tratamento com *laser*. Pacientes que apresentam comprimento de colo uterino inferior a 28 mm no pré-operatório apresentam aumento no risco de parto prematuro antes das 34 semanas.[21] Carreras *et al.*, 2012, realizaram uma análise retrospectiva de pacientes com STFF grave que foram submetidas à cirurgia com *laser*. Nesse estudo o objetivo primário foi comparar a idade gestacional no nascimento entre pacientes com colo uterino curto que tiveram conduta expectante e as que colocaram pessário. O grupo com pessário teve uma média de idade gestacional significativamente maior. Esse resultado sugere o potencial do pessário para o prolongamento da gestação nos casos de gestantes com colo curto que serão submetidas ao *laser* e para testar essa hipótese está em andamento um estudo clínico randomizado, denominado PECEP LASER, cujo objetivo é avaliar a redução da incidência de parto prematuro (antes de 32 semanas) com o uso profilático do pessário. O fato de ser um método não invasivo, operador independente, fácil de manipular, não requer anestesia e pode ser facilmente removido quando necessário, torna o pessário bastante interessante frente a outros métodos.[22]

Quando a técnica seletiva de ablação dos vasos placentários com *laser* era a mais utilizada para o tratamento da SOP, a SAP era observada como complicação no acompanhamento em até 13% dos casos. Isso acontecia pela permanência de anastomoses AV extremamente finas (< 1 mm de calibre) entre os fetos, especialmente nas bordas da placenta, que passavam despercebidas durante a inspeção endoscópica para o tratamento com *laser*. Com a inovação proposta na técnica de Solomon ou dicorionização da placenta houve importante redução na ocorrência de SAP *pós-laser* para SOP. A SAP pode ocorrer espontaneamente em 5% das gestações MCDA, sem associação a qualquer tipo de tratamento da SOP.[13,23] O diagnóstico pré-natal da SAP baseia-se na Dopplervelocimetria da artéria cerebral média (ACM). O feto doador (anêmico) apresenta aumento na velocidade do pico sistólico (PVS) da ACM [> 1,5 múltiplo da mediana (MoM) de intervalos de referência] e o feto receptor (policitêmico) apresenta PVS-ACM < 1,0 MoM. A conduta nestes casos deve ser individualizada e dependerá da idade gestacional no diagnóstico, da gravidade da doença e da viabilidade técnica. O rastreamento da SAP deve ser realizado a partir de 16 semanas em todas as gestações gemelares MCDA (faz parte do acompanhamento ultrassonográfico quinzenal destas gestações) e no acompanhamento dos casos de SOP tratados com *laser*.

RASTREAMENTO

O rastreamento da STFF (SAP e SOP) deve começar com 16 semanas de gestação. A ultrassonografia deve ser repetida quinzenalmente até o parto. Cada avaliação deve incluir as medidas dos maiores bolsões das cavidades amnióticas e o estudo Dopplervelocimétrico arterial e venoso, com medida do PSV-ACM. Se houver diferença significativa entre as medidas dos bolsões de líquido amniótico, avaliações ultrassonográficas mais frequentes e individualizadas devem ser consideradas a fim de excluir ou confirmar progressão para STFF. O encaminhamento precoce das pacientes com suspeita de STFF para centros de referência em tratamento de gestação gemelar deve ser realizado a fim de diminuir a alta mortalidade associada à doença.

ACOMPANHAMENTO E IDADE GESTACIONAL IDEAL PARA PARTO

Não há evidências sobre determinada frequência para acompanhamento ultrassonográfico das gestantes submetidas ao tratamento com *laser* para SOP. Espera-se que as quantidades de líquido amniótico fiquem semelhantes em 14 dias após o tratamento, e a função cardíaca do receptor melhore em torno de 30 dias. Avaliação semanal até normalização dos parâmetros clínicos e a cada 2 semanas depois disso parece razoável. A medida do maior bolsão, a biometria, os estudos Dopplervelocimétricos arterial e venoso devem ser sempre realizados. Atenção especial nas avaliações do cérebro, coração e membros (risco de amputação secundária a trombos ou bandas amnióticas).

Há evidências limitadas sobre a melhor idade gestacional e via de parto para gestações tratadas com *laser*. Alguns autores sugerem interrupção na 34ª semana, após um curso de esteroides. No entanto, é possível adotar uma estratégia semelhante à das gestações monocoriônicas não complicadas, com parto até a 37ª semana, se resolução clínica dos parâmetros alterados pela STFF e ausência de complicações pós-operatórias. A via de parto ideal após terapia com *laser* não é definida na literatura.

CONCLUSÃO

A STFF é uma complicação grave das gestações gemelares MCDA e deve ser diagnosticada o mais precocemente possível para que o tratamento adequado seja discutido com os pais e realizado em momento oportuno. Atualmente, o tratamento de escolha é a ablação dos vasos placentários com *laser* por fetoscopia, e o objetivo principal da cirurgia é a sobrevivência de ambos os fetos.

O acompanhamento pós-cirúrgico com Doppler da artéria umbilical, ducto venoso e PVS-ACM de ambos os fetos para detecção de complicações, como SAP e recorrência da SOP, é mandatório nestas gestações.

REFERÊNCIAS BIBLIOGRÁFICAS

36. Quintero RA, Morales WJ, Allen MH, Bornick PW, Johnson PK, Kruger M. Staging of twin-twin transfusion syndrome. J Perinatol. 1999;19:550-5.
37. Denbow ML, Battin MR, Cowan F, Azzopardi D, Edwards AD, Fisk NM. Neonatal cranial ultrasonographic findings in preterm twins complicated by severe fetofetal transfusion syndrome. Am J Obstet Gynecol. 1998;178:479-83.
38. Cincotta RB, Gray PH, Phythian G, Rogers YM, Chan FY. Long term outcome of twin-twin transfusion syndrome. Arch Dis Child Fetal Neonatal. 2000;83:171-6.
39. Peralta CF, Ishikawa LE, Passini Júnior R, Bennini Júnior JR, Nomura ML, Rosa IR, Barini R. Natural history of monochorionic diamniotic twin pregnancies with and without twin-twin transfusion syndrome. Rev Bras Ginecol Obstetr. 2009;31:273-8.
40. Moise Jr KJ, Dorman K, Lamvu G, Saade GR, Fisk NM, Dickinson JE, et al. A randomized trial of amnioreduction versus septostomy in the treatment of twin-twin transfusion syndrome. Am J Obstet gynecol. 2005;193:701-7.
41. Haverkamp F, Lex C, Hanish C, Fahnenstich H, Zerres K. Nerodevelopmental risks in twin-to-twin transfusion syndrome: Prelimirary findings. Eur J Paediatr Neurol. 2001;5:21-7.
42. Lopriore E, Nagel HT, Vandenbussche FP, et al. Long-term neurodevelopmental outcome in twin-to-twin transfusion syndrome. Am J Obstet Gynecol. 2003;189:1314-9.
43. De Lia JE. Surgery of the Placenta and Umbilical Cord. Clin Obstet and Gynecol. 1996;39(3):607-25.
44. Senat MV, Deprest J, Boulvain M, Paupe A, Winer N, Ville Y. Endoscopic laser surgery versus serial amnioreduction for severe twin-to-twin transfusion syndrome. N Engl J Med. 2004;351:182-4.
45. Peralta CF, Sbragia L, Corrêa-Silva EP, Young Oh GH, Braga Ade F, Gomes DA, Barini R. Maternal complications following endoscopic surgeries in fetal Medicine. Rev Bras Ginecol Obstet. 2010;32:260-6.
46. Peralta CF, Ishikawa LE, Bennini JR, Braga Ade F, Rosa IR, Biondi MC. Laser ablation of placental vessels for treatment of severe twin-twin transfusion syndrome--experience from an university center in Brazil. Rev Bras Ginecol Obstet. 2010;32:214-21.
47. Peralta CF, Barini R. Fetal surgery in Brazil. Rev Bras Ginecol Obstet. 2011;33:153-6.
48. Peralta CF, Molina FS, Gómez LF, Bennini JR, Gomes Neto O, Barini R. Endoscopic laser dichorionization of the placenta in the treatment of severe twin-twin transfusion syndrome. Fetal Diagn Ther. 2013;34:206-10.
49. Quintero RA, Dickinson JE, Morales WJ, Bornick PW, Bermúdez C, Concotta R, et al. Stage-based treatment of twin-twin transfusion syndrome. Am J Obstet Gynecol. 2003;188:1333-40.
50. Slaghehhe F, Lewi L, Middeldorp JM, Weingertner AS, Klumper FJ, DeKoninck P, et al. Residual anastomoses in twin-twin transfusion syndrome after laser: the Solomon randomized trial. American Journal of Obstetrics and Gynecology. 2014 May 8;211(3):285.e1-7.
51. Baschat AA, Barber J, Pedersen N, Turan OM, Harman CR. Outcome after fetoscopic selective laser ablation of placental anastomoses vs. equatorial laser dichorionization for the treatment of twin-to-twin transfusion syndrome. Am J Obstet Gynecol. 2013;209:234-8.
52. Ruano R, Rodo C, Peiro JL Fetoscopic laser ablation of placental anastomoses in twin-to-twin pregnancy transfusion syndrome using ´Solomon technique´. Ultrasound Obstet Gynecol. 2013;42:434-9.
53. Gil Guevara E, Pazos A, Gonzalez O, Carretero P, Molina FS. Doppler assessment of patients with twin-to-twin transfusion syndrome and survival following fetoscopic laser surgery. Int J Gynaecol Obstet. 2017 Jun;137(3):241-245.
54. Dhillon RK, Hillman SC, Pounds R, Morris RK, Kilby MD. Comparison of Solomon technique with selective laser ablation for twin-twin transfusion syndrome: a systematic review. Ultrasound Obstet Gynecol. 2015 Nov;46(5):526-33.
55. Salomon LJ, Nasr B, Nizard J, Bernard JP, Essaoui M, Bussieres L, Ville Y. Emergency cerclage in cases of twin-to-twin transfusion syndrome with a short cervix at the time of surgery and relationship to perinatal outcome. Prenat Diagn. 2008;28:1256-61.
56. Papanna R, Mann LK, Baschat AA, Bebbington MW, Khalek NJ, Snowise S, et al. Cervical length in prediction of preterm birth after laser surgery for twin-twin transfusion syndrome. Ultrasound Obstet Gynecol. 2015;45:175-82.
57. Carreras E, Arévalo S, Bello-Muñoz JC, Goya M, Rodó C, Sanchez-Duran MA, et al. Arabin cervical pessary to prevent preterm birth in severe twin-to-twin transfusion syndrome treated by laser surgery. Prenat Diagn. 2012 Dec;32(12):1181-5.

58. Slaghehhe F, Loprione E, Lewi L, Middeldorp JM, Zwet EW, Weingertner AS, et al. Fetoscopic laser coagulation of the vascular equator versus selective coagulation for twin-to-twin transfusion syndrome: an open-label randomised controlled trial. The Lancet. 2014;383(9935):2144-51.

BIBLIOGRAFIA

Camano L, Moron AF, Passos JP. Síndrome da Transfusão Gêmeo-Gemelar. Femina. 1999;27(5):415-19.

Galea P, Jain V, Fisk NM. Insights into the pathophysiology of twin–twin transfusion syndrome. Prenat Diagn. 2005;25:777-85.

Ishii K, Hayashi S, Mabuchi A, Taguchi T, Yamamoto R, Murata M, Mitsuda N. Therapy by laser equatorial placental dichorionization for early-onset spontaneous twin anemia-polycythemia sequence. Fetal diag ther. 2014;35:65-68.

Khalil A, Rodgers M, Baschat A, Bhide A, Gratacos E, Hecher K, et al. ISUOG Practice Guidelines: role of ultrasound in twin pregnancy. Ultrasound Obstet Gynecol. 2016;47:247-63.

Rodó C, Arévalo S, Lewi L, Couck I, Hollwitz B, Hecher K, Carreras E. Arabin cervical pessary for prevention of preterm birth in cases of twin-to-twin transfusion syndrome treated by fetoscopic laser coagulation: the PECEP LASER randomised controlled trial. BMC Pregnancy Childbirth. 2017 Aug 1;17(1):256.

Rodrigues JG, Porter H, Stirrat GM, Soothill PW. Twin-to-twin blood transfusion in a dichorionic pregnancy without the oligohydramnios-polyhydramnios sequence. Br J Obstet Gynecol. 1996;103:1056.

CAPÍTULO 135

SEQUESTRO PULMONAR

Francisco Herlânio Costa Carvalho ■ Francisco Edson de Lucena Feitosa
Igor Studart de Lucena Feitosa

O sequestro broncopulmonar (SBP) foi descrito pela primeira vez em 1946 por Pryce.[1] SBP é uma porção de massa pulmonar que não se comunica com a árvore traqueobrônquica ou vascularização arterial pulmonar; assim, não desempenha qualquer papel na função de oxigenação exercida pelos pulmões. Como um SBP não tem conexão para a circulação pulmonar normal, ele tem seu próprio sistema de suprimento de sangue.

INCIDÊNCIA

O SBP compreende 0,15% a 6,4% de todas as malformações pulmonares congênitas. Aproximadamente 75% de todos os SBP são intralobares (SPIL), com os restantes 25% compreendendo sequestros extralobares (SPEL). SPIL tende a ocorrer igualmente em homens e mulheres, enquanto o SPEL é predominantemente encontrado no sexo masculino.[2] Oitenta por cento dos casos ocorre à esquerda.[3]

ETIOLOGIA

A etiologia do SBP é predominantemente congênita. A hipótese é que algum insulto aos pulmões e ao fornecimento de sangue fetais em desenvolvimento ocorra no início da gestação. Quando adquirido, acredita-se que uma obstrução brônquica acione infecções pulmonares recorrentes que resultam em uma alteração do fornecimento normal de sangue pulmonar. Hipertrofia de pequenos vasos que nutrem o tecido pulmonar afetado podem se desenvolver e levar à formação de um SBP.

CLASSIFICAÇÃO

Existem dois tipos de SBP: sequestro pulmonar extralobar (SPEL) e sequestro pulmonar intralobar (SPIL). SBP, especialmente SPEL, pode ser associado a outras malformações congênitas, incluindo hérnia diafragmática, outras malformações broncopulmonares, malformação adenomatoide cística, doença cardíaca, hipoplasia pulmonar, anomalias vertebrais e duplicações colônicas.[4]

Sequestro Pulmonar Intralobar

SPIL é uma massa pulmonar encontrada dentro do lobo normal do pulmão (geralmente no segmento basal posterior do lóbulo inferior esquerdo). Um SPIL não possui sua própria pleura visceral, mas sim compartilha a pleura visceral com o pulmão anatômico normal. SPIL pode ser diagnosticado na primeira infância, mas é mais tipicamente descoberto na adolescência e na idade adulta.

Antes da era do diagnóstico pré-natal, aproximadamente 50% dos pacientes com SPIL eram diagnosticados por volta dos 20 anos de idade. Um paciente com SPIL geralmente possui infecções pulmonares recorrentes, e este pode ser o sintoma de apresentação. Também podem aparecer complicações secundárias às alterações vasculares facilitadas pelas infecções recorrentes: formações aneurismáticas e aterosclerose que podem se apresentar com hemoptise ou hemorragia pulmonar.

Sequestro Pulmonar Extralobar

O SPEL, às vezes, é referido como "lobo de Rokitansky". É uma massa com sua própria pleura externamente à pleura visceral normal do pulmão. A lesão extralobar pode ocorrer entre o pescoço e o diafragma, no diafragma, ou infradiafragmaticamente, onde pode imitar um neuroblastoma suprarrenal. A localização mais comum é entre o lobo inferior esquerdo e diafragma (80%). Dez a 15 por cento são subdiafragmáticos, geralmente no espaço suprarrenal esquerdo (90%).[5-7]

Quando examinados histologicamente, alvéolos, brônquios e cartilagens são vistos na massa do SPEL. O paciente com SPEL geralmente não experimenta infecções pulmonares repetidas porque está contido no próprio saco pleural.

O SPEL é frequentemente diagnosticado no início da infância em decorrência de sintomas pulmonares agudos. Aproximadamente 60% dos SPELs são diagnosticados no primeiro ano de vida. Associam-se, mais frequentemente que o SPIL, a outras malformações, hidropisia fetal, polidrâmnio e morte fetal.[8]

SUPRIMENTO SANGUÍNEO

O pulmão sequestrado deriva seu suprimento de sangue arterial da aorta, torácica ou abdominal, embora outras origens, como a artéria esplênica ou a artéria gástrica, tenham sido descritas.[9] Aproximadamente 75% dos pacientes com SBP têm seu suprimento arterial de aorta torácica, e 25% do suprimento sanguíneo surge da aorta abdominal. Drenagem venosa para a massa SPIL se dá através da veia pulmonar no átrio esquerdo. A drenagem venosa também pode ocorrer através da veia ázigo, veia porta e veia cava inferior. A drenagem venosa no SPEL se dá através das veias sistêmicas no átrio direito, veia cava inferior e sistemas ázigos ou sistemas hemiázigos. Este padrão circulatório pode criar um *shunt* de esquerda para direita, e o grau de derivação pode levar a comprometimento cardíaco.[10]

As combinações híbridas de malformação cística congênita das vias aéreas pulmonares (MACP) e SBP são relativamente comuns e têm conexões com o suprimento arterial pulmonar e sistêmico.

DIAGNÓSTICO PRÉ-NATAL

Ultrassom

O diagnóstico de SBP é sugerido pela presença de uma massa sólida, triangular e ecogênica, que geralmente está localizada no hemitórax inferior adjacente ao diafragma (Fig. 135-1). As lesões híbridas possuem componentes císticos e sólidos. SBP geralmente é unilateral, mas casos bilaterais foram descritos. A característica fundamental é a visualização de uma artéria sistêmica para a lesão do pulmão fetal. As avaliações de *color* e *power* Doppler são críticas para a identificação do suprimento vascular sistêmico, que normalmente surge da aorta, abdominal ou torácica (Fig. 135-2). Mesmo com avaliação minuciosa, no entanto, o suprimento vascular pode não ser visualizado durante o pré-natal.[11]

Quando o diagnóstico ocorre no período gestacional, é importante avaliar presença de anomalias associadas, deslocamento da linha média, derrames pleurais e outros sinais de hidropisia.[11]

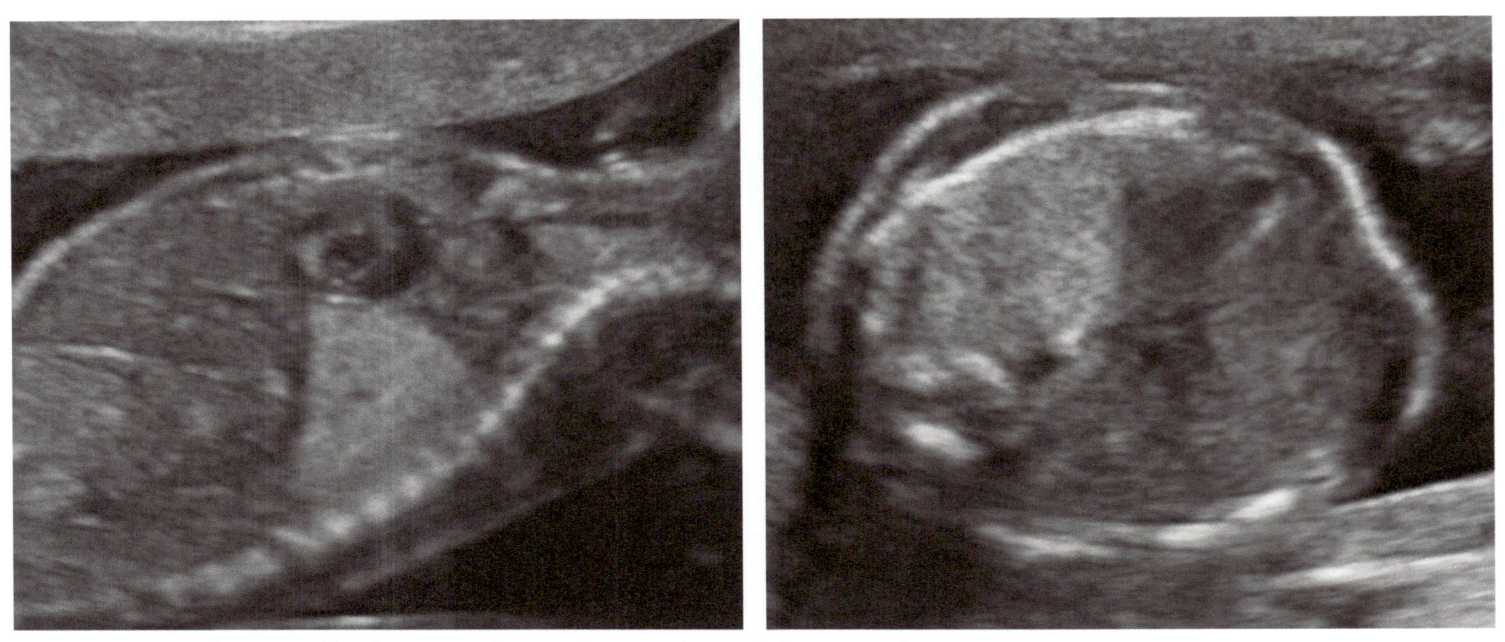

Fig. 135-1. Imagem ultrassonográfica de sequestro broncopulmonar – plano sagital e transversal.

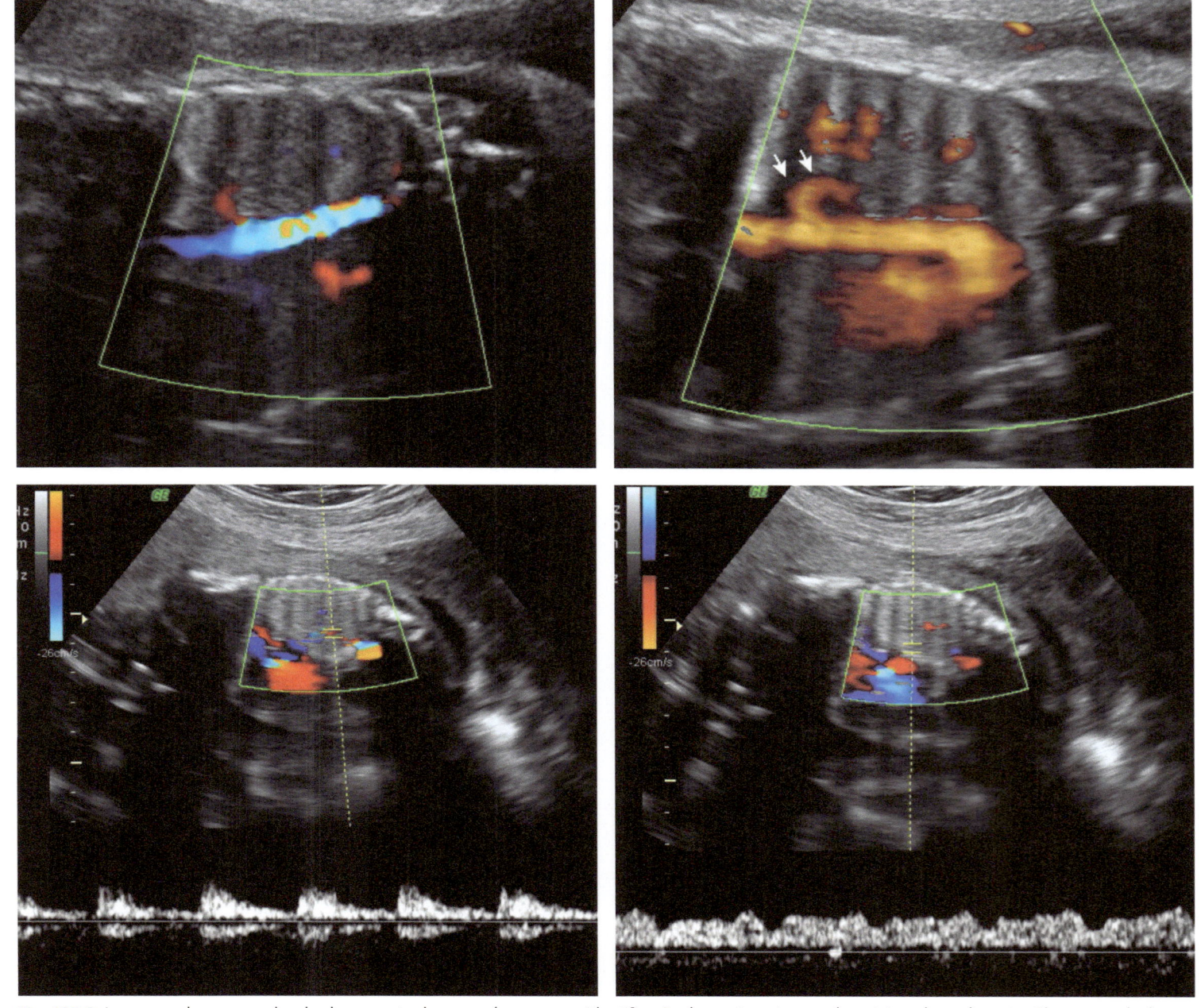

Fig. 135-2. Imagem *color* e *power doppler* de sequestro broncopulmonar com identificação de suprimento vascular originando-se da aorta. Observar onda de velocidade de fluxo da drenagem arterial e venosa.

Ressonância Magnética

As imagens de ressonância magnética (RM) geralmente revelam uma massa com hipersinal em T2 no lobo inferior (Fig. 135-3). O vaso de alimentação pode ser identificado como uma linha de sinal baixo que cursa da aorta para a massa. A RM nem sempre demonstra os vasos anormais, mas é útil na delimitação da massa e da sua localização (tórax, diafragma ou infradiafragma), avaliação do pulmão contralateral e avaliação de outras anormalidades congênitas.[12,13]

Não há clara superioridade de um exame sobre o outro (RM × US) na avaliação do SBP. A ultrassonografia/Doppler parece detectar melhor os vasos nutridores da lesão e a RM detecta mais lesões císticas adjacentes à massa principal.[14]

DIAGNÓSTICO DIFERENCIAL

O diagnóstico diferencial do SBP, no período pré-natal, inclui:

- Malformação adenomatoide cística pulmonar (MACP).
- Hérnia diafragmática congênita.
- Enfisema lobar congênito.
- Neuroblastoma.
- Hemorragia adrenal.
- Nefroma mesoblástico.
- Tumores pulmonares.

EVOLUÇÃO NATURAL DURANTE A VIDA FETAL

SBP muito frequentemente (aproximadamente 75%) diminui de tamanho no final da gravidez e o prognóstico geralmente é muito bom na ausência de hidropisia. As lesões grandes podem causar desvio do mediastino e hidropisia, o que acarreta um mau prognóstico. Os exames de ultrassonografia pré-natal devem ser realizados para avaliar a mudança no tamanho da massa pulmonar e o desenvolvimento de hidropisia, embora isso seja raro.[11,15,16]

A resolução aparente foi atribuída à descompressão no pulmão normal, crescimento da circulação sistêmica ou torção em torno do pedículo vascular, resultando em obstrução vascular e linfática. À medida que essas lesões regridem, elas se tornam mais difíceis de visualização ao ultrassom. Na RM, as lesões podem aparecer com menor intensidade de sinal para pulmão em T2 à medida que regridem.[12,13]

Quando o SBP se apresenta como uma grande massa intratorácica, o feto corre o risco de compressão do coração, estruturas venosas torácicas e esôfago, resultando em hidropisia e polidrâmnio. As hidropisias também podem resultar de *shunt* quando há um suprimento arterial sistêmico e a massa drena através da circulação pulmonar. No entanto, grandes lesões com deslocamento do mediastino, dextroposição cardíaca ou compressão cardíaca nem sempre causam hidropisia. O prognóstico geralmente é muito bom na ausência de hidropisia. A sobrevivência cai para 20 a 30 por cento para fetos com derrame pleural ou polidrâmnio, mas esses casos são incomuns.[11,15]

O uso da razão de volume da malformação adenomatoide cística congênita (MACP) também foi estudado no sequestro pulmonar. A relação volume-cabeça (CVR) é obtida multiplicando a altura, comprimento e largura da lesão pulmonar, e dividindo-se pela circunferência da cabeça. Permite a comparação direta de fetos de diferentes idades gestacionais. No sequestro pulmonar, uma CVR > 1,6 está associada a um maior risco de hidropisia. Mais da metade dos fetos com uma CVR alta desenvolvem hidropisia. Assim, a CVR pode ser usada para identificar fetos que precisam de um acompanhamento mais próximo.[16]

Outras relações também têm sido descritas para estimar possibilidade de regressão: relação da área de massa/circunferência cefálica e volume de massa/peso fetal estimado.[17]

CONDUTA

A incidência de anormalidades cromossômicas não está aumentada na presença de SBP isolado. Isso deve ser considerado ao pesar os riscos e os benefícios dos estudos genéticos pré-natais invasivos. Por outro lado, a frequência de anormalidades genéticas está aumentada em fetos com anomalias adicionais e/ou hidropisia não imune. O *microarray* deve ser oferecido nesses casos, e antes de iniciar a terapia fetal.[18,19]

Os pais devem ser aconselhados sobre o possível curso do SBP durante a gravidez (provavelmente diminuição no tamanho, mas pode aumentar - potencial para desenvolvimento de hidropisia), as opções para a intervenção pré-natal, o diagnóstico diferencial e problemas pós-natais (manifestações clínicas, avaliação pós-natal, complicações potenciais e prognóstico de anomalias associadas). Na apresentação inicial, no segundo trimestre, é difícil prever com precisão o resultado.[18,19] Todos os pacientes devem ter exames de acompanhamento pré-natal em série para avaliar a mudança no tamanho da massa pulmonar e desenvolvimento de hidropisia. A frequência depende do tamanho da lesão; as lesões maiores devem ser seguidas de forma mais próxima. Realizar, nos ultrassons de seguimento, a CVR e a relação do volume da massa com peso fetal estimado (para observar sua diminuição progressiva descrita em casos de regressão).[17] O ultrassom de acompanhamento pode não identificar a lesão pulmonar, uma vez que o SBP adquire a mesma ecogenicidade do pulmão normal, mas permite a avaliação da hidropisia e da mudança da linha média.

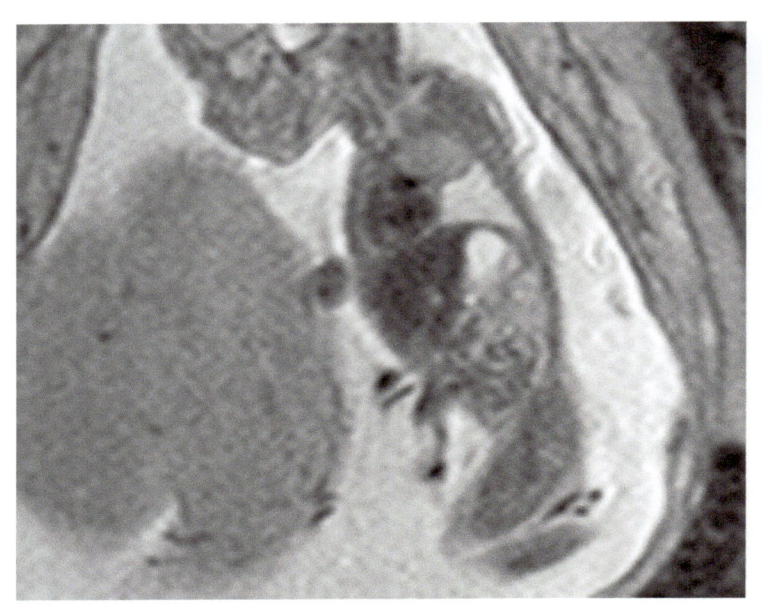
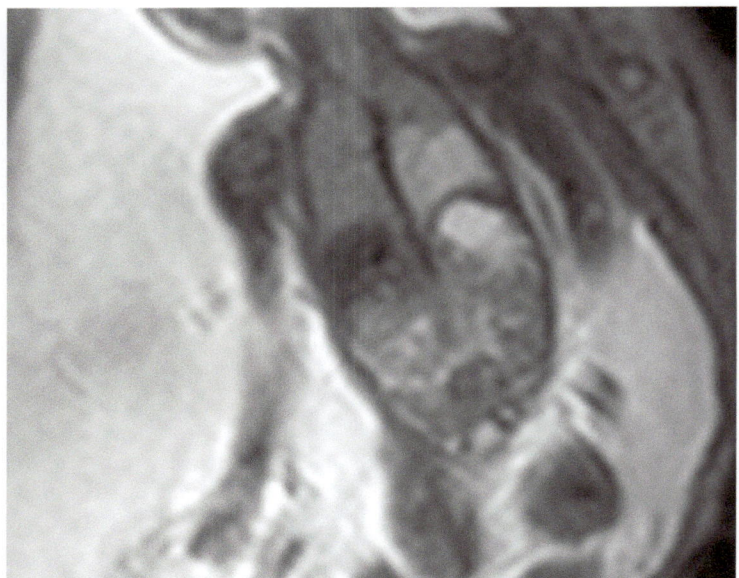

Fig. 135-3. Imagem de sequestro broncopulmonar pela ressonância magnética fetal: plano sagital e coronal.

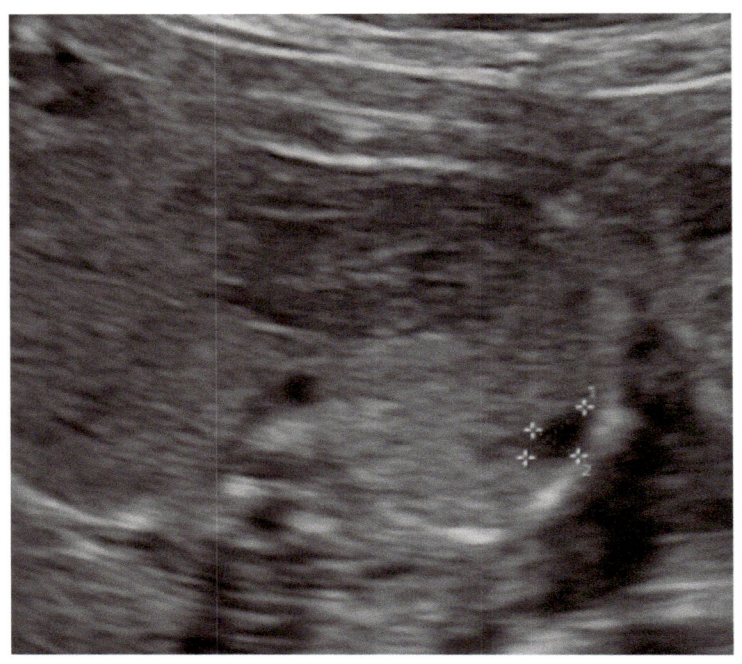

Fig. 135-4. Lesão híbrida – associação de sequestro broncopulmonar e malformação cística congênita.

A presença de hidropisia é um sinal de morte fetal iminente e indicação para a intervenção fetal. Para fetos maiores que 32 a 34 semanas de idade, o parto precoce com ressecção pós-natal imediata é uma opção razoável. A terapia intraparto ex-útero (EXIT) foi utilizada para estabilizar fetos com lesões grandes que se espera tenham dificuldade em respirar no parto.[20,21]

Para gestações entre 20 e 32 semanas, várias intervenções com o objetivo de melhorar a hemodinâmica fetal e prevenir a hipoplasia pulmonar foram descritas e realmente parecem melhorar a sobrevida. Essas intervenções só devem ser realizadas em centros com experiência em cirurgia fetal. A intervenção pré-natal requer aconselhamento extensivo aos pais sobre os riscos potenciais em relação aos benefícios da cirurgia.[22]

Uma revisão sistemática que incluiu fetos com lesões pulmonares císticas (MACP e SBP) encontrou taxas de sobrevivência significativamente maiores entre os fetos hidrópicos submetidos à terapêutica intraútero que nos controles hidrópicos que não apresentaram essas intervenções (OR 19,3 - IC 95% 3,7-101,3).[23] Do contrário, quando foram comparados os grupos sem hidropisia, houve redução na sobrevida para o grupo submetido à terapêutica (OR 0,04 - IC 95% 0,01-0,32). Na análise da terapia específica, houve tendência à melhoria para toracocentese (OR 1,43 - IC 95% 0,22-9,50) e *shunt* toracoamniótico (OR 1,64 - IC 95% 0,65-4,15), e piora da sobrevida quando a opção terapêutica foi cirurgia (OR 0,21 - IC 95% 0,08-0,53, p = 0,001). Concluiu-se que drenagem percutânea intraútero de fetos com lesões pulmonares melhora a sobrevida somente em casos de hidropisia.

A toracentese para prevenir a hipoplasia pulmonar é boa opção, mas a reacumulação rápida do líquido limita sua utilidade. Pode ser usada como uma manobra temporizadora para fornecer informações prognósticas sobre o possível resultado da colocação de uma derivação toracoamniótica.

A ablação por *laser* percutânea do vaso de alimentação é um procedimento menos invasivo e tem sido relatada para diminuir o tamanho do tumor, aumentar a massa do parênquima pulmonar normal e derrame pleural reverso ou hidropisia em mais de 75% dos casos relatados em vários estudos com pequenas casuísticas.[3,24] A escleroterapia fetal percutânea guiada por ultrassom também foi descrita. Às vezes, dois procedimentos eram necessários. Após o parto, os pacientes eram frequentemente assintomáticos e não requeriam intervenção cirúrgica.[25]

Estudo comparando ablação a *laser* com colocação de *shunt* toracoamniótico para fetos com SBP e hidropisia mostrou maior efetividade para o tratamento a *laser*: maior sobrevida, menos complicações, maior taxa de regressão completa (0 × 80%), maior idade gestacional no parto (39,1 × 37,2 semanas) e menor necessidade de ressecção neonatal (20 × 83%).[26]

Presença de lesões macrocísticas dentro do SBP sugere uma lesão híbrida (MACP associada a SBP) (Fig. 135-4). Nestes casos, um curso materno de betametasona pré-natal (duas doses de 12 mg intramuscular com 24 horas de intervalo) e drenagem de cisto são opções, como ocorre com a CPAM.

REFERÊNCIAS BIBLIOGRÁFICAS

1. Pryce DM. Lower accessory pulmonary artery with intralobar sequestration of lung: a report of seven cases. J Pathol Bacteriol 1946;58(3):457-67.
2. Hansell DM, Lynch DA, McAdams HP, Bankier AA. Congenital anomalies. In: Hansell DM, Lynch DA, McAdams HP, Bankier AA, editors. Imaging of diseases of the chest. 5th ed. Philadelphia, PA: Mosby Elsevier; 2009.
3. Cruz-Martinez R, Méndez A, Dueñas-Riaño J, et al. Fetal laser surgery prevents fetal death and avoids the need for neonatal sequestrectomy in cases with bronchopulmonary sequestration. Ultrasound Obstet Gynecol 2015;46(5):627-8.
4. Langston C. New concepts in the pathology of congenital lung malformations. Semin Pediatr Surg 2003;12(1):17-37.
5. Nijagal A, Jelin E, Feldstein VA, et al. The diagnosis and management of intradiaphragmatic extralobar pulmonary sequestrations: a report of 4 cases. J Pediatr Surg 2012;47(8):1501-5.
6. Houda el M, Ahmed Z, Amine K, et al. Antenatal diagnosis of extralobar pulmonary sequestration. Pan Afr Med J 2014;19-54.
7. Maki E, Oh K, Rogers S, Sohaey R. Imaging and differential diagnosis of suprarenal masses in the fetus. J Ultrasound Med 2014;33(5):895-904.
8. Cakir U, Kahvecioglu D, Alan S, et al. Extra-lobar pulmonary sequestration requiring intrauterine thoracentesis. APSP J Case Rep 2015;6(1):3.
9. Gomez L, Robert JA, Sepulveda W. Fetal retroperitoneal pulmonary sequestration with an atypical vascular pattern. Prenat Diagn 2009;29(3):290-1.
10. Vijayaraghavan SB, Rao PS, Selvarasu CD, Rao TM. Prenatal sonographic features of intralobar bronchopulmonary sequestration. J Ultrasound Med 2003;22(5):541-4.
11. Sepulveda W. Perinatal imaging in bronchopulmonary sequestration. J Ultrasound Med 2009;28(1):89-94.
12. Hubbard Am, Adzick NS, Crombleholme TM, et al. Congenital chest lesions: diagnosis and characterization with prenatal MR imaging. Radiology 1999;212(1):43-8.
13. Daltro P, Werner H, Gasparetto TD, et al. Congenital chest malformations: a multimodality approach with emphasis on fetal MR imaging. Radiographics 2010;30(2):385-95.
14. Beydon N, Larroquet M, Coulomb A, et al. Comparison between US and MRI in the prenatal assessment of lung malformations. Pediatr Radiol 2013;43(6):685-96.
15. Adzick NS, Harrison MR, Crombleholme TM, et al. Fetal lung lesions: management and outcome. Am J Obstet Gynecol 1998;179(4):884-9.
16. Zhang H, Tian J, Chen Z, et al. Retrospective study of prenatal diagnosed pulmonary sequestration. Pediatr Surg Int 2014;30(1):47-53.
17. Pinto RM, Araujo Júnior E, Augusto LC, et al. Spontaneous regression of intralobar pulmonary sequestration during the pregnancy: report of two cases through relationships between mass and fetal biometry and review of the literature. J Matern Fetal Neonatal Med 2016;29(11):1720-4.
18. Azizkhan RG, Crombleholme TM. Congenital cystic lung disease: contemporary antenatal and postnatal management. Pediatr Surg Int 2008;24(6):643-57.
19. Bush A, Hogg J, Chitty LS. Cystic lung lesions - prenatal diagnosis and management. Prenat Diagn 2008;28(7):604-11.
20. Grethel EJ, Wagner AJ, Clifton MS, et al. Fetal intervention for mass lesions and hydrops improves outcome: a 15-year experience. J Pediatr Surg 2007;42(1):117-23.
21. Mychaliska GB, Bryner BS, Nugent C, et al. Giant pulmonary sequestration: the rare case requiring the EXIT procedure with resection and ECMO. Fetal Diagn Ther 2009;25(1):163-6.
22. Lecomte B, Hadden H, Coste K, et al. Hyperechoic congenital lung lesions in a non-selected population: from prenatal detection till perinatal management. Prenat Diagn 2009;29(13):1222-30.

23. Knox EM, Kilby MD, Martin WL, Khan KS. In-utero pulmonary drainage in the management of primary hydrothorax and congenital cystic lung lesion: a systematic review. Ultrasound Obstet Gynecol 2006;28(5): 726-34.

24. Ruano R, da Silva MM, Salustiano EM, et al. Percutaneous laser ablation under ultrasound guidance for fetal hyperechogenic microcystic lung lesions with hydrops: a single center cohort and a literature review. Prenat Diagn 2012;32(12):1127-32.

25. Bermúdez C, Pérez-Wulff J, Bufalino G, et al. Percutaneous ultrasound-guided sclerotherapy for complicated fetal intralobar bronchopulmonary sequestration. Ultrasound Obstet Gynecol 2007;29(5):586-9.

26. Mallmann MR, Geipel A, Bludau M, et al. Bronchopulmonary sequestration with massive pleural effusion: pleuroamniotic shunting vs intrafetal vascular laser ablation. Ultrasound Obstet Gynecol 2014;44(4):441-6.

SEQUÊNCIA DE BRIDA AMNIÓTICA

Francisco Edson de Lucena Feitosa ▪ Francisco Herlânio Costa Carvalho
Igor Studart de Lucena Feitosa

O conteúdo deste capítulo (págs. 1324 a 1326), encontra-se disponível on-line.

Para acessá-lo, aponte a câmera do seu smartphone ou tablet para a imagem acima.

TRATAMENTO INTRAÚTERO DOS TUMORES PLACENTÁRIOS

Mauricio Saito ▪ Larah Geloisse de Melo Santillo Aiza
Reisson Serafim Cruz ▪ Alexandra Pires Grossi

O conteúdo deste capítulo (págs. 1327 a 1330), encontra-se disponível on-line.

Para acessá-lo, aponte a câmera do seu smartphone ou tablet para a imagem acima.

Parte 17 ASSISTÊNCIA NEONATAL

SALA DE PARTO E CONDUTA ESPECIALIZADA DO RECÉM-NASCIDO COM ALOIMUNIZAÇÃO ERITROCITÁRIA & PLAQUETÁRIA

Lílian dos Santos Rodrigues Sadeck

No período neonatal, dentre as causas de doença hemolítica (DH), têm particular importância as decorrentes de incompatibilidade materno-fetal pelo sistema Rh, por sua maior gravidade, e as pelo sistema ABO, por sua maior frequência. Considera-se que estas sejam responsáveis por aproximadamente 98% dos casos de DH nesse período, especialmente no momento atual, com a incorporação no pré-natal da aplicação de Rhogan (anticorpo anti-D) na gestante com 28 semanas de idade gestacional, quando for necessário procedimentos invasivos e após o nascimento do Recém-Nascido (RN), se este for Rh positivo.

DOENÇA HEMOLÍTICA PELO SISTEMA RH

A DH-RH, sem dúvida alguma, foi um dos distúrbios que mais se beneficiou com os avanços ocorridos nas últimas décadas na medicina fetal, em especial o aprimoramento das técnicas de ultrassom, que permitiram uma visualização mais segura do feto, propiciando o aperfeiçoamento de procedimentos dirigidos a este, que contribuíram significativamente para reduções de suas taxas de morbimortalidade peri e neonatal.[1,2]

A evolução das taxas de mortalidade perinatal em Manitoba, no Canadá, em função da incorporação ao longo do tempo de novos procedimentos na DH-Rh, reforçam esse conceito. Desta maneira, ocorreram variações de 50,0% a 25,0%, após a introdução da exsanguíneo-transfusão neonatal, que se reduziram a 13,0%, com as indicações do parto prematuro terapêutico e de amniocentese, atingindo 2,0%, com o advento das transfusões intraperitoneais, aperfeiçoamento do ultrassom, cordocentese e transfusão intravascular (TIV).[3]

A DH-Rh no recém-nascido (RN) caracteriza-se pela presença de anemia hemolítica consequente à ação de anticorpos (AC) maternos anti-D, do tipo IgG, dirigidos aos antígenos (Ag) presentes nos eritrócitos do feto e ausentes nos eritrócitos maternos, com manifestações clínicas variáveis, de acordo com a intensidade do processo.

A condição básica para que ocorra esta patologia consiste na presença de fetos cujos eritrócitos contenham o antígeno D (Rh), na ausência dos mesmos nos eritrócitos maternos, acompanhada de sensibilização materna.

A exposição a antígenos eritrocitários não compatíveis causa sensibilização imunológica. Na gestante, isto pode resultar de transfusão de sangue incompatível ou hemorragia transplacentária.

Antes da descoberta do fator Rh, a transfusão de sangue Rh incompatível era a causa mais frequente da sensibilização materna pelo sistema Rh, porém, atualmente, as transfusões são responsáveis pelas aloimunizações atípicas, devido ao cuidado com as provas cruzadas ABO e Rh realizadas antes deste procedimento.

A gestação de feto Rh positivo em gestante Rh negativo, é a principal causa de sensibilização Rh, devido à ocorrência de transfusão feto-materna (TFM). Estudos prospectivos de Bowman *et al.* (1998) demonstraram que 75% das gestantes apresentam TFM em algum momento da gestação ou após o parto, sendo 45% destas no terceiro trimestre de gestação e 64% no pós-parto.[2]

A detecção de eritrócitos fetais na circulação materna poderá ocorrer a partir da 10ª semana de gestação, sendo o risco de sensibilização após abortamento de 2,0%, se espontâneo e de 4,0 a 5%, se induzido.

O risco de sensibilização após uma prenhez ectópica não é bem conhecido, porém a TFM está presente, devendo-se realizar a profilaxia com imunoglobulina Rh após a sua resolução, bem como após a realização de procedimentos, tipo amniocentese, cordocentese e a biópsia de vilo corial, que podem provocar TFM de grau variável.

O contato de sangue incompatível através de transfusão ou TFM leva a uma resposta imune primária materna contra o antígeno D, causando à formação de IgM anti–D, num prazo de oito semanas a seis meses. A resposta imune secundária segue-se a uma nova exposição de sangue incompatível, com rápida produção de IgG anti-D, que cruza a placenta e vai aderir à membrana eritrocitária do feto Rh positivo, levando à hemólise.

O mecanismo básico é a hemólise extravascular, que ocorre principalmente no baço, em decorrência da ação de anticorpos (AC) maternos tipo IgG (anti-D) sobre as células vermelhas fetais Rh positivas. Estes AC fixam-se aos antígenos presentes na membrana celular das células fetais, aumentando a quimiotaxia de macrófagos, que se aderem a esses complexos Ag-AC no baço. A circulação mais lenta e o maior hematócrito neste local irão favorecer a ruptura da mebrana celular, que irá liberar fragmentos e modificar sua forma (esferócitos), que têm maior fragilidade osmótica. Quando a hemólise for muito intensa, poderá ocorrer hemólise intravascular no período pré-natal.[4,5]

Como consequência, o feto desenvolve uma anemia, causando uma hipoxemia tecidual e estimulando a eritropoese medular, que poderá estender-se a locais extra medulares, como baço e fígado. O controle da maturação eritroide torna-se comprometido e aparecem células vermelhas nucleadas na circulação.

À medida que o processo se intensifica, a eritropoese hepática causa alterações em sua arquitetura, modificando a circulação local e podendo causar hipertensão portal e comprometimento da função celular, com redução da produção de albumina. Em consequência, diminui a pressão coloido-osmótica e desenvolve-se edema generalizado. A placenta também edemacia, agravando ainda mais a hipoxemia tecidual já existente. Outras alterações se sucedem, como efusões pleurais, com hidrotórax e edema pulmonar, podendo chegar até à hipoplasia pulmonar, pela compressão dos orgãos edemaciados.

A hidropisia fetal decorre de uma somação de fatores associados à doença hemolítica grave, como a redução da pressão coloido-osmótica, em parte devido à diminuição das proteínas séricas, mas também devido a outros fatores, ainda não bem conhecidos. Neste processo também está envolvida a descompensação cardíaca secundária à hemólise e a elevação da pressão venosa devido à diminuição no retorno venoso.

Os casos mais graves também se acompanham de trombocitopenia e neutropenia, por provável diminuição de produção, desde que a atividade medular está desviada para a produção de células da linhagem vermelha. Além disso, outros órgãos, como o fígado e o pâncreas apresentam alterações patológicas. Hiperplasia das células das Ilhotas de Langerhans pode ser observada no pâncreas, e necrose celular focal com colestase podem ser vistas no fígado.

Quadro Clínico

As manifestações clínicas ao nascimento irão depender da intensidade da hemólise ocorrida intraútero e da capacidade do feto de reagir a este agravo através de hematopoese efetiva.

Segundo Bowman, podem ser identificados três níveis de gravidade:

- **Leve**, no qual a anemia pode estar ausente ou ser muito leve, com níveis de hemoglobina maiores do que 12 a 13,0 g/dl em cordão umbilical e concentrações de bilirrubinas menores do que 3 a 3,5 mg/dl. Durante o período neonatal não são atingidos níveis de indicação de exsanguíneotransfusão (EXT) e não se verifica níveis de hemoglobina inferiores a 7 a 8 g/dl após o período neonatal. Ocorre em cerca de 50% dos casos.
- **Moderada**, que corresponde a aproximadamente 25% dos casos e caracteriza-se por uma hiperbilirrubinemia mais intensa. Os RN podem apresentar uma palidez discreta, hepatoesplenomegalia e níveis de bilirrubina indireta em cordão umbilical indicativos de EXT imediata e/ou icterícia precoce, com progressão rápida nas primeiras horas de vida.
- **Grave**, com anemia progressiva e possibilidade de evolução para edema generalizado, caracterizando uma hidropisia fetal. A hipoglicemia constitui um achado frequente e está associada à hipertrofia e hiperplasia das Ilhotas de Langerhans no pâncreas. Manifestações hemorrágicas também costumam ocorrer, provavelmente como manifestação de trombocitopenia.

Na evolução dos processos mais intensos, tem se verificado uma colestase associada e, entre a 2ª e a 4ª semanas de vida, uma anemia, que se acompanha de menor sobrevida das células vermelhas e menores níveis de eritropoietina e reticulócitos. Observa-se regressão espontânea desta anemia, por volta de 6 a 8 semanas de vida, na maioria dos casos.

Diagnóstico

O diagnóstico da DH-Rh, em geral, baseia-se no diagnóstico fetal que, em consequência aos avanços da medicina fetal, tem sido cada vez o mais frequente.

Diagnóstico Fetal

Tem importância para a detecção precoce na gestação da doença, as informações relativas aos antecedentes maternos, de ocorrência da doença em gestações anteriores ou mesmo de perdas fetais anteriores ou de icterícia neonatal grave em outros filhos, desde que do mesmo pai, pois a doença tende a ser da mesma forma ou mais grave nessa situação.

A titulação de anticorpos na mãe constitui um dos exames obrigatórios no pré-natal de uma gestante Rh negativa. O teste de Coombs indireto, embora seja um teste inespecífico para a detecção dos AC anti-eritrocitários, indica um título, que poderá indicar o risco da doença naquela gestação. Atualmente realiza-se a pesquisa de anticorpos irregulares (PAI), no qual são realizados o teste de Coombs, a identificação e a titulagem dos anticorpos.

O título tem grande importância na primeira gestação sensibilizada ou quando este se eleva durante a gestação. Estima-se que os dados de história pregressa associados ao título de anticorpos permitem avaliar o grau de comprometimento fetal em 65% dos casos.

Os recursos da biologia molecular têm sido a base para o desenvolvimento de técnicas que facilitem a identificação e determinação precoce deste distúrbio.

Nesse sentido, a detecção materna do tipo sanguíneo fetal usando amplificação de DNA pela reação em cadeia de polimerase em células amnióticas, realizada por Bennett, em 2003, em 15 fetos com idades gestacionais entre 18 e 22 semanas, sem dúvida constituiu um passo importante. Some-se a este os estudos de Lo, em 1998, que demonstraram a possibilidade de diagnóstico pré-natal da presença do AgD no feto a partir de análise molecular de plasma materno do segundo trimestre de gestação.

Por outro lado, a espectrofotometria do líquido amniótico poderá tornar essa avaliação ainda mais adequada. Liley, em 1961, desenvolveu uma metodologia para determinação da concentração de bilirrubina no líquido amniótico (LA), através da leitura da diferença de densidade óptica a 450nm (DDO 450nm), elaborando um gráfico de prognóstico fetal, que poderá ser realizado precocemente.[6] A zona 1 indica doença leve ou eventualmente feto Rh negativo, com seguimento feito a cada três a quatro semanas; a zona 2 indica maior comprometimento fetal e, à medida que se aproxima da zona 3, deve-se fazer um estudo a cada uma a duas semanas para estabelecer-se uma tendência. A zona 3 indica feto hidrópico ou possibilidade de hidropisia em sete a dez dias, indicando uma terapêutica fetal imediata. A precisão desse método é apontada como sendo de 95%.

É importante lembrar que a presença de sangue ou mecônio no LA, ou contaminação com luz, ou presença de anomalias congênitas, como: anencefalia, meningomielocele, obstrução do trato gastrointestinal superior, onfalocele, fistula traqueoesofagica e outras causas de hemólise fetal, como: a talassemia, deficiência de G6PD, esferocitose congênita, podem alterar a espectrofotometria.

O aprimoramento das técnicas de ultrassonografia associadas ao doppler tem-se constituído um instrumento muito útil para a detecção de anemia fetal, podendo inclusive aumentar sua eficiência, se for realizada de forma seriada durante a gestação. Vários sinais podem indicar o início do processo, como a presença de espessamento da placenta, com aumento da sua ecogenicidade, duplo contorno da bexiga fetal e às vezes do estômago e vesícula, podem indicar ascite incipiente.

Também aumentos da circunferência abdominal fetal e/ou hepatoesplenomegalia, podem indicar eritropoese extramedular.

No entanto, o grande referencial para o diagnóstico de anemia fetal tem sido obtido a partir da realização de cordocentese para a determinação da concentração de hemoglobina em artéria ou veia umbilical. Este procedimento inclui um risco de perda fetal de 1,4%, além de maior possibilidade de ocorrência de TFM.

Devido à necessidade, portanto, de se obter parâmetros confiáveis e menos invasivos, para a avaliação do processo e indicação de procedimentos frente a um feto com DH-Rh em evolução, como para a indicação de TIV, têm sido pesquisados vários parâmetros avaliados através de dopplerfluxometria.

Dentre estes, o estudo de Dukler *et al.*, em 2003, observou que a velocidade sistólica de pico em artéria cerebral média, obtida por imagem através do doppler, foi o melhor indicador de anemia fetal, seguida pela velocidade em veia umbilical intra-hepática, enquanto o perímetro esplênico e comprimento hepático, foram os menos sensíveis em fetos com DH-Rh.[7]

Diagnóstico Neonatal

O diagnóstico de isoimunização Rh costuma ser feito durante o período pré-natal, com a verificação da tipagem sanguínea materna e detecção dos casos Rh negativos. A sensibilização materna é indicada pela presença de AC anti D e sua evolução durante a gestação. A determinação da gravidade da doença irá depender das avaliações feitas durante a gestação e das condições clínicas do recém-nascido (RN) ao nascimento.

Ao nascimento, a confirmação do tipo sanguíneo Rh positivo do RN e negativo da mãe, acompanhada de positividade do Teste de Coombs Direto, constituem elementos para o diagnóstico de isoimunização Rh ou DH-Rh. Deve ser ressaltado que a negatividade do Teste de Coombs não afasta o diagnóstico em RN submetidos à transfusão intrauterina.

A intensidade do processo poderá ser avaliada pelo grau de anemia e hiperbilirrubinemia no período neonatal imediato, além da presença de hepatoesplenomegalia, extensão do edema, petéquias e sufusões hemorrágicas.

No hemograma, observa-se anemia, número aumentado de eritroblastos e de reticulócitos. Valores de hemoglobina inferiores a 13 g/dl no sangue de cordão umbilical são considerados anormais. A contagem de reticulócitos geralmente é superior a 6% e pode alcançar 30 a 40%.

Tratamento

O tratamento da DH-RH inicia-se intraútero, através de sua detecção e acompanhamento de sua evolução, para a indicação de intervenções, que possam contribuir para um melhor controle do processo e prognóstico pós-natal dos RN com a doença.

Tratamento Intraútero

A introdução da transfusão intraperitoneal (TIP) por Liley (1963), alterou de forma significativa o prognóstico destes fetos, mas o marco decisivo foi a introdução da TIV, que se baseia na punção de vaso fetal com o auxílio da ultrassonografia (veia hepática, coração fetal, cordocentese) e transfusão ou EXT com sangue contendo hemácias sem o Ag D, o que constitui uma medida eficaz de redução do processo hemolítico.[8]

A transfusão intraútero (TIU) está indicada na presença de:

- Concentração de hemoglobina fetal inferior a 10,0 g/dL.
- DDO 450 em zona 3 ou 2 superior (Gráfico de Lilley).
- Hidropisia fetal imune.

O objetivo da TIU é corrigir a anemia e inibir a eritropoese extramedular, permitindo a reversão dos casos de hidropisia e a realização do parto com a maturidade pulmonar presente (35ª - 36ª semana de gestação). Deve-se atingir uma hemoglobina final acima de 15.0 g/dL em 1 a 3 transfusões e, a partir de então, o intervalo para a próxima transfusão é calculado de acordo com a taxa de hemoglobina e a expectativa de queda de 0,4 g/dL por dia. A monitorização pela ultrassonografia e dopplervelocimetria podem antecipar a TIU na presença de comprometimento do estado fetal.

No Centro Neonatal do Hospital das Clínicas da Faculdade de Medicina da Universidade de São Paulo a introdução da TIU se traduziu em diferenças marcantes nas condições de nascimento dos RN, com a observação de que houve uma diminuição significativa das formas clínicas mais graves, o que permitiu que a terapêutica neonatal pudesse ser menos agressiva, com o incremento da utilização de fototerapia, em oposição à diminuição acentuada do número de exsanguíneo-transfusões realizadas.

Os efeitos hematológicos da TIU sobre as características dos RN com DH-Rh foram comparados RN com DH-Rh, submetidos ou não à TIU. Verificou-se que a idade gestacional média dos RN mais graves e, portanto, que foram submetidos ao procedimento intraútero, foi de 35,6 semanas, o que demonstra uma aproximação da duração das gestações, com esta patologia, ao termo, reduzindo-se, assim, os riscos decorrentes da prematuridade. Além disso, não foram observadas diferenças entre os grupos quanto às concentrações de hemoglobina, bilirrubina total e hematócrito, ao nascimento, o que indica a eficácia do tratamento intraútero, que foi capaz de, do ponto de vista hematológico, aproximar as condições de nascimento dos casos mais graves aos menos comprometidos. De acordo com isto, também se verificou uma taxa de reticulócitos e níveis de eritropoetina significativamente maiores no grupo de RN submetidos à TIU.

Em situações de hidropisia fetal precoce, poderá ser utilizada a plasmaferese enquanto não houver condições para a TIU.

Já o tratamento da gestante com imunoglobulina por via endovenosa em altas doses (400 mg/kg/dia durante cinco dias) objetiva a redução das taxas de hemólise e permitir que o feto atinja idades gestacionais mais avançadas para a realização de TIU.

Os mecanismos de ação propostos são inúmeros, mas os mais importantes são: inibição da produção de anti-D materno através de um feedback negativo, ou por saturação dos receptores Fc no trofoblasto, impedindo a passagem do anti-D para a circulação fetal, ou por saturação dos receptores Fc do sistema reticuloendotelial do feto, impedindo a destruição dos eritrócitos recobertos de anticorpos.

O seu uso na prática clínica ainda está para ser determinado devido ao seu alto custo e às divergências nos resultados obtidos.

Tratamento no Período Neonatal

Tem por objetivo obter uma diminuição da hemólise e dos níveis de bilirrubinas, além de correção da anemia e das alterações hemodinâmicas presentes.

Ao nascimento considera-se importante:

- Conhecimento prévio das condições materno- fetais.
- Preparo de sangue fresco tipo ORH(-) e papa de hemácias para possível utilização imediata. É necessário que a tipagem do sangue esteja confirmada e que suas características bioquímicas obedeçam aos seguintes critérios: pH > 6,8; K< 7 mEq/l; Na < 170 mEq/l e 12,0 g% < Hb < 16 g%.
- A reanimação do RN deverá ser realizada por equipe experiente, procurando estabilizar as condições cardiorrespiratórias e hemodinâmicas o mais rapidamente possível.
- Amostras de sangue de cordão umbilical deverão ser enviadas para realização de concentração de hemoglobina, contagem de reticulócitos, tipagem sanguínea, teste de Coombs direto e concentração de bilirrubinas totais e frações.
- A indicação de EXT logo após o nascimento pode ocorrer nas seguintes situações: RN com sinais de hidropisia fetal; aqueles cujas mães têm antecedentes de perdas fetais ou neonatais por DH-Rh ou que nesta gestação já tenham indícios de DH-Rh grave e que tenham sinais clínicos ou laboratoriais da doença ; antecedentes maternos de sensibilização pelo antígeno Rh (Coombs indireto positivo) e Coombs direto do RN positivo e bilirrubina indireta maior ou igual a 4,0 mg/dl e/ou hemoglobina menor ou igual a 13,0 g% em cordão umbilical.
- As indicações mais tardias de EXT baseiam-se em:
  - Aumento da concentração de bilirrubina indireta superior a 0,5 mg/dl/hora nas primeiras 24 horas de vida.
  - Níveis de bilirrubina indireta correspondentes a 1% do peso de nascimento, para RN com até 1800 g ao nascimento.
  - Níveis de bilirrubina indireta >18,0 mg/dl em RN com peso superior a 1.800 g.
  - Imediatamente após a EXT devemos iniciar a fototerapia e a monitorização das concentrações de bilirrubinas, hemoglobinas, plaquetas, glicemia e eletrólitos (Na, K, Ca, Mg).
  - A EXT deverá ser repetida quando forem atingidas as indicações acima citadas.
  - Devemos administrar 1U de plaquetas imediatamente após a EXT.
  - Concomitantemente, deverá ser instalado suporte nutricional e medidas necessárias à manutenção do equilíbrio térmico e hidroeletrolítico.

Particularmente nos RN com hidropisia fetal, outros recursos terapêuticos deverão ser utilizados, além de cuidados intensivos:

- Estabilização das condições respiratórias o mais rapidamente possível após o nascimento, realizando, quando necessário para obter expansão pulmonar, punção de ascite e/ou hidrotórax.
- Monitorização das pressões arterial sistêmica e venosa central, que deverão orientar quanto à infusão de fluidos.
- Realização de EXT com papa de hemácias o mais precocemente possível, após normalização das condições cardiocirculatórias.
- Correção da acidose, se estiver presente.
- Utilização de albumina para correção da hipoalbuminemia, na dose de 1 g/kg, sempre com controle rigoroso das condições hemodinâmicas associada ao uso de diuréticos tipo furosemide (1 mg/kg).
- Infusão de líquidos de forma criteriosa, restringindo o volume de infusão a 60 ml/kg/dia.
- Se o RN evoluir para colestase (bilirrubina direta superior a 30% do total) iniciar fenobarbital, na dose de 5 mg/kg/dia, com intervalos de 12 horas.

Prevenção

A prevenção da doença baseia-se na administração de imunoglobulina antiD (Ig Rh) à mãe. Esta prevenção se baseou na observação de que a incompatibilidade ABO oferece proteção contra o desenvolvimento da sensibilização Rh, provavelmente por permitir a destruição dos eritrócitos fetais na mãe antes que possam estimular a formação dos AC contra o D. A utilização da gamaglobulina humana anti-D (RhoGam®) no momento do parto é considerada eficaz em mais de 90% dos casos. A falha deve ocorrer devido hemorragias ocorridas antes do termo ou por hemorragias maciças superiores aos 30 ml de sangue total, as quais não são neutralizadas pelas doses habituais do produto (300 g). Estima-se que em 1 entre 250 gestações este volume é superado, necessitando de doses suplementares de imunoglobulina anti-D.

O uso da profilaxia está indicado em toda gestante Rh negativa não sensibilizada, com 28 semanas de gestação, repetindo o procedimento após 12 semanas, caso não tenha ocorrido o parto neste período e dentro das primeiras 72 horas após o parto, quando a criança for Rh positivo.

Segundo Bowman, a profilaxia na 28ª semana de gestação reduz a sensibilização de 1,8% a menos de 0,11%. Outras indicações da profilaxia, incluem: aborto espontâneo, prenhez ectópica, biópsia de vilo coriônico, amniocentese, punção percutânea de cordão umbilical, descolamento de placenta, placenta prévia e trauma abdominal em mães Rh (-).

DOENÇA HEMOLÍTICA POR INCOMPATIBILIDADE PELO SISTEMA ABO

A doença hemolítica por incompatibilidade pelo sistema ABO vem tomando uma importância relativamente maior com a melhor atenção dada aos cuidados de pré-natal frente à gestante Rh negativa, com a prevenção da sensibilização pelo uso de Rhogan. No estudo realizado por Adeagbo *et al.* (2003), avaliando a frequência e a necessidade de exsanguíneo-transfusão (EXT), entre as doenças hemolíticas neonatais, verifica-se que em 13266 recém-nascidos 913 (6,9%) apresentavam anticorpo contra o sistema ABO e 26 (0,2%) anti-D e ou anti-C.[9] Neste período foram realizadas 13 exsanguíneos-transfusões, sendo 6 por incompatibilidade ABO (0,65%), 6 por anti-D e 1 por anti-C (27,0%). A proporção de RN com incompatibilidade ABO que necessitaram de EXT foi bem menor do que a de RN com anti-D e ou anti-C, porém em número absoluto foi semelhante, já que a incidência de incompatibilidade ABO é 36 vezes mais elevada do que as demais.

Prevalência

A incompatibilidade pelo sistema ABO com doença hemolítica está limitado às mães do grupo sanguíneo O e afetam os RN do grupo A ou B, sendo a doença hemolítica bem menos frequente do que a incompatibilidade. Dependendo do grupo étnico e definição utilizada, 0,33 a 2,2% de todos os RN apresentam manifestações clínico-laboratoriais de doença hemolítica ABO, enquanto cerca de 15% dos nascidos vivos, cujas mães são do grupo O, apresentam grupo sanguíneo A ou B. No estudo de Bowman (1989), em 9000 RN do grupo A ou B, filhos de mães do grupo O, apenas 2000 (28%) apresentaram coombs direto positivo e destes, 41 (1,6%) necessitaram de EXT. Em outro estudo realizado no Berçário Anexo à Maternidade do Hospital das Clínicas da FMUSP, a prevalência de incompatibilidade ABO foi de 3,6% dos nascidos vivos e destes apenas 22,2% evoluíram com quadro clínico-laboratorial de doença hemolítica.

O diagnóstico de incompatibilidade ABO é fácil de ser feito, a grande dificuldade é de saber quais os casos que poderão evoluir para doença hemolítica e que necessitarão de tratamento. O uso de critérios diferentes para diagnosticar a doença hemolítica, o conhecimento incompleto dos mecanismos de hemólise, assim como a falta de métodos laboratoriais precisos para o diagnóstico dificultam muito a comparação dos dados entre os vários autores de prevalência e gravidade.

Fisiopatologia

A fisiopatologia da doença hemolítica pelo sistema ABO é descrita nos casos de transfusão de sangue incompatível, como tendo a formação de complexos antígeno-anticorpo e complemento, que causam hemólise intravascular violenta com hemoglobinúria. No entanto, nos casos de incompatibilidade materno-fetal é muito raro observar-se quadros desta gravidade, existindo poucos casos descritos na literatura, com quadro de hepatoesplenomegalia, anemia, hemoglobinúria e insuficiência renal. A grande maioria dos casos apresenta um quadro mais relacionado a hemólise extravascular, mediada pela ação de imunoglobulinas da classe IgG que atravessaram a barreira placentária. A hemólise ocorre predominantemente no baço, pelo mecanismo de formação de complexos antígeno-anticorpo e Fração Fc do macrófago, gerando uma deformidade da membrana da hemácea com formação de esferócitos e destruição local destas células deformadas. Vários fatores parecem influenciar os mecanismos de hemólise nos casos de incompatibilidade sanguínea materno-fetal pelo sistema ABO, atenuando o impacto clínico. Pode-se agrupar estes fatores em três grupos.

- *Disponibilidade de Ac materno na circulação fetal:* os títulos de anticorpos maternos, anti-A e anti-B, são 4 a 8 vezes mais elevados do que os encontrados no sangue de cordão, pois grande parte destes anticorpos são da classe IgM. É importante salientar que os indivíduos com tipagem sanguínea "O" produzem anticorpo anti-A e anti-B da classe IgM, mas cerca de 20 a 25% destes indivíduos produzem também anti-A e anti-B da classe IgG. Possivelmente, estes indivíduos se sensibilizam pelo contato com antígenos naturais A e ou B presentes em outros locais que não as hemácias, tais como parasitas, alimentos, polens, bactérias, vírus e vacinas. Os anticorpos que atravessam a barreira placentária podem ser neutralizados por antígenos presentes em outros tecidos, tais como, placenta, epitélio do trato gastrointestinal, pâncreas, rins, glândulas salivares, endotélio vascular, diminuindo sua ação sobre as hemácias.
- *Potencial hemolítico dos anticorpos:* dependendo da subclasse de IgG existem variações na capacidade hemolítica, sendo o mais hemolisando os anticorpos da subclasse IgG2, enquanto a IgG1 e IgG3 apresentam poder semelhantes. A ação do complemento na hemólise causada pela incompatibilidade ABO no período neonatal tem pouca expressão.
- *Peculiaridades das hemácias fetais:* as hemácias fetais apresentam uma baixa densidade de locus antigênicos em sua membrana, sendo cerca de 600 a 700 locus por célula, enquanto nas hemácias de adulto pode chegar a 26000 por célula. Esta menor densidade de locus protege as hemácias de uma hemólise mais grave. Como as hemácias fetais têm poucos locos e a molécula de IgG é pequena ocorre dificuldade de formação de pontes o que interfere com o Coombs direto, sendo frequentemente negativo ou fracamente positivo, na doença hemolítica ABO.

Quadro Clínico e Laboratorial

O sinal clínico que faz suspeitar de doença hemolítica pelo sistema ABO é a detecção de icterícia, nas primeiras 24 horas de vida (precoce) ou logo após, de maior intensidade. Em um estudo de Kaplan (2008) pode-se observar que os RN com doença hemolítica ABO apresentam pico de bilirrubina indireta nas primeiras 24 horas em 10% dos casos, 30% em 48 horas e 40% com 72 horas.[10] Geralmente o RN é saudável e não apresenta anemia associada. Raramente pode-se encontrar casos de hidropisia fetal, anemia intensa, plaquetopenia e hemoglobinúria. São raros, mas já foram descritos casos de kernicterus pelo ABO.

Frente a um RN com icterícia mais acentuada é necessário coleta de exames laboratoriais para confirmação da hiperbilirrubinemia patológica e tentar elucidar a causa.

Os exames iniciais são tipagem sanguínea da mãe e RN, com pesquisa de anticorpo direto no sangue do RN, identificação e titulagem de anticorpos no sangue do RN, dosagem de bilirrubina total e frações, lactato desidrogenase (DHL), hemoglobina, hematócrito e reticulócitos. Nos casos de doença hemolítica por ABO pode-se encontrar: o grupo sanguíneo da mãe é "O" e do RN é "A" ou "B", pesquisa direta de anticorpo (coombs direto) raramente positiva, eluato positivo para anti-A ou anti-B, aumento de bilirrubina indireta, Hb e HT normais, mas com reticulócitos elevados e DHL com níveis superiores ao dobro do valor normal. Em um estudo realizado por Leone, no BAM comparando-se os casos de RN com doença hemolítica pelo ABO e os com incompatibilidade ABO, encontrou uma maior frequência de icterícia precoce, coombs direto positivo, eluato positivo e bilirrubina indireta elevada nos casos classificados como doença hemolítica, mas nenhum exame, isoladamente, apresenta alta sensibilidade e especificidade. Para o diagnóstico é necessário analisar todos estes exames e a clínica.[11]

Tratamento

O tratamento visa diminuir os níveis de bilirrubina indireta, para evitar a toxicidade da mesma. Com a elevação da bilirrubina acima dos níveis fisiológicos indica-se a coleta de exames acima para confirmação diagnóstica e inicia-se a fototerapia baseada no nível de bilirrubina. Nos casos mais graves, de acordo com o nível de bilirrubina indireta, pode-se realizar a exsanguíneo-transfusão. Os níveis de bilirrubina indireta que orientam a fototerapia e/ou exsanguíneo transfusão são semelhantes aos indicados para tratamento da incompatibilidade Rh.

ALOIMUNIZAÇÃO PLAQUETÁRIA

Síndrome aloimunização plaquetária (SAP) ocorre quando uma mulher torna-se sensibilizada contra antígenos de plaquetas fetais herdadas do pai, que se encontram ausentes em plaquetas maternas, levando a trombocitopenia fetal (< 150.000 plaquetas/µL). A maioria dos casos é leve, apresentando petéquias generalizadas e outras lesões de pele. No entanto, casos graves podem causar hemorragia intracraniana (HIC), resultando em morte ou déficit neurológico.[10] A longo prazo, ao contrário dos eritrócitos, a aloimunização plaquetária pode aparecer durante a primeira gravidez, com uma taxa de recorrência elevada e muitas vezes com manifestações progressivamente mais graves em gestações subsequentes.[12,13] A SAP é a principal causa de trombocitopenia grave no recém-nascido, e não deve ser confundido com trombocitopenia autoimune, em que a mãe e o feto são afetados devido a autoanticorpos plaquetários maternos.[14]

A prevalência de SAP varia entre 1 em 350 e 1 em 5000 nascidos vivos (NV),[15,16] ao vivo, no entanto, com base em probabilidades genéticas,[17,18] alguns autores acreditam que esta entidade é subdiagnosticada e estima uma prevalência mais perto de 1 em 1200 NV.[19] Não existe programa de rastreio para SAP e uma história de um irmão afetado é atualmente o melhor indicador de risco para essa gravidez.[20]

Etiopatogenia

A SAP é produzida pela transferência placentária de anticorpos maternos, imunoglobulina (IgG), contra antígenos de plaquetas fetais herdados do pai. Já foram descritos 24 antígenos específicos de plaquetas humanas (HPAs).[21,22] Os anticorpos contra esses antígenos são designadas anti-HPA. Em populações brancas, o anticorpo mais comum é o anti-HPA-1a (75 – 80%) e o segundo mais comum é anti-HPA-5b (10%-15%).[22,23] Outros anticorpos foram identificados, mas são raros.[10,18] Na população geral 1,6% a 4,6% são negativos para o antígeno HPA-1a, mas apenas cerca de 10% destes desenvolverão o anticorpo anti-HPA-1. O momento e o mecanismo de imunização não são totalmente claros. Kumpel, *et al.* (2008) propuseram que o antígeno HPA-1a não só presente apenas em plaquetas fetais, mas também em outras células fetais.[24] Essa hipótese é decorrente ao fato de que o número de plaquetas fetais transferidas através da placenta durante a gravidez pode não ser suficiente para produzir a imunização, e que os anticorpos anti-HPA raramente são produzidos após a transfusão alogênica, sugerindo que um mecanismo diferente de simples exposição de plaquetas é necessário para explicar a aloimunização. Em mulheres grávidas suscetíveis, essa interação pode resultar em uma resposta imune HPA-1, levando ao desenvolvimento de aloanticorpos que cruzam a placenta e podem produzir trombocitopenia fetal. Essa reação ao trofoblasto no primeiro trimestre poderia explicar como SAP pode apresentar-se clinicamente durante a primeira gravidez incompatível. Em estudos de triagem prospectivos, a frequência de aloimunização durante a primeira gravidez, onde há a incompatibilidade plaquetária, era de 24% e pode ser vista a partir de 17 semanas.[13,15]

Quadro Clínico

A SAP deve ser suspeita nos do RN apresentar petequias ou equimoses e após confirmação de trombocitopenia ou nos casos em que a mãe refere um filho afetado anteriormente.[25] A apresentação clínica varia de acordo com o tempo de início e a gravidade da trombocitopenia. A manifestação mais comum é sangramento na pele, que pode ser o único sinal clínico em até 47% dos casos,[26] podendo se apresentar com petéquias localizadas ou generalizadas e/ou aparecimento de equimoses dentro de algumas horas após o nascimento, ou, em alguns casos, com formação de hematoma nos locais de injeção ou sangramento depois circumcisão,[26] em casos graves. A SAP grave pode apresentar hemorragia em órgãos importantes, tais como gastrintestinais, pulmão, ou HIC, resultando em óbito ou invalidez a longo prazo. HIC afeta entre 7% e 26% de todos os casos de SAP. A maioria destes (quase 80%) ocorrem durante a vida intrauterina e, destes, 42% ocorre antes de 30 semanas de gestação.[13,14] As taxas de mortalidade variam entre 1% e 10% e as complicações a longo prazo, incluindo as sequelas neurológicas tais como retardo mental, paralisia cerebral, cegueira cortical e convulsões, pode ocorrer em 14% a 26% dos casos.[13,14,17] A trombocitopenia decorrente da alomunização anti-HPA-1a é geralmente mais grave do que a devido ao anti-HPA-5b, que geralmente produz trombocitopenia moderada e poucas manifestações clínicas. No entanto, HIC pode ser observado em ambos as situações.[10,14] Se a trombocitopenia é suspeitada em um recém-nascido, deve ser colhido um hemograma completo imediatamente para documentar a contagem de plaquetas e determinar se é uma trombocitopenia isolada ou parte de uma síndrome de pancitopenia. Deve se colher também uma amostra de sangue materno para excluir plaquetopenia na mãe, afastando a trombocitopenia autoimune. Devem ser realizados testes imunológicos de plaquetas para confirmar o diagnóstico de SAP baseado na presença de aloanticorpos maternos contra antígenos plaquetários fetais.[10,14,17]

A detecção de anticorpos antiplaquetários específicos pode ser feito usando o teste de imunofluorescência indireta de plaquetas ou teste de anticorpo monoclonal de antígeno plaquetário.[14,17]

Diagnóstico Diferencial

Trombocitopenia neonatal é uma condição relativamente rara com uma prevalência de 0,9% na população geral.[10] SAP é a causa mais comum de trombocitopenia grave no recém-nascido, representando 3% de todos os casos de trombocitopenia fetal e neonatal e 27% dos casos graves (definidos como < 50.000 plaquetas/µL ou a presença de HIC).[13,27]

A maioria das outras causas de trombocitopenia neonatal pode ser excluída após um exame cuidadoso do recém-nascido e revisão dos antecedentes maternos. Essas outras causas são infecção, trombocitopenia autoimune, destruição de plaquetas por drogas, coagulação intravascular disseminada, enterocolite necrosante, hiperesplenismo, síndrome de Kasabach-Merritt e thrombose.[28] E causas menos comuns incluem anormalidades genéticas (p. ex., trombocitopenia congênita amegacariocítica, transtorno congênito de plaquetas), doença infiltrativa de medula óssea (p. ex., metástases de medula óssea, leucemia neonatal), ou lesão tóxica megacariócito. Outra causa de trombocitopenia é a relacionada com síndrome hipertensiva materna.

Trombocitopenia autoimune é muitas vezes confundida com SAP, por isso é importante enfatizar as diferenças. Na SAP, apenas as plaquetas fetais são afetadas por causa da natureza dos anticorpos. Trombocitopenia autoimune é caracterizada pela presença de autoanticorpos na mãe devido a doença materna, tais como Lúpus eritematoso sistêmico, púrpura trombocitopênica idiopática ou hipertireoidismo, em que esses anticorpos afetam tanto as plaquetas da mãe como do feto.

Para o feto e recém-nascido, a gravidade da trombocitopenia é geralmente maior na SAP porque está associada com uma redução do número de plaquetas, bem como com disfunção plaquetária, devido à presença de aloanticorpos. Por outro lado, as manifestações clínicas da trombocitopenia autoimune são tipicamente mais leves e apresenta-se com quadro de púrpura petequial vários dias após o parto.

Neste momento, não há nenhum marcador laboratorial materno que prediz a gravidade da SAP. A história de uma criança previamente afetada, especialmente se essa criança desenvolveu HIC, é o mais forte preditor de recorrência e gravidade de SAP em uma futura gestação.[26,29,30] Nesse caso a determinação de Alo-anticorpo materno (HPA) deve ser considerada. No entanto, o título de anticorpos HPA em si não se correlaciona com a gravidade clínica e a doença grave pode ocorrer mesmo com títulos de anticorpos baixos. Portanto, não há nenhum teste de rastreio simples, seguro, preciso e validado para SAP, e triagem universal não é recomendada.

Abordagem Pré-Natal

A abordagem pré-natal de gestações de risco para SAP inclui medidas gerais como parto planejado e evitar o consumo de anti-inflamatórios e aspirina. Porém o manejo específico permanece controverso e atualmente envolve três opções de tratamento: imunoglobulina intravenosa (IVIG) para a gestante, administração de esteroides materna ou transfusão de plaquetas intrauterina seriada (TPIU). Estudos têm mostrado que IVIG materna e IUPT podem prevenir trombocitopenia grave no feto e suas complicações.[31,32] Mas a IUPT está associada a complicações adicionais, tais como hemorragia ou óbito fetal.[32,33] Portanto, a abordagem mais adequada permanece obscura, sendo necessários mais ensaios clínicos para determinar o algoritmo de tratamento ideal para esta condição. Atualmente a literatura existente sugere que a abordagem não invasiva é uma estratégia inicial mais sensata.[10,14,20,22]

Abordagem Neonatal

A abordagem neonatal depende da apresentação clínica. A avaliação inicial deve incluir um exame ultrassom de crânio para excluir HIC, além de exames de sangue para avaliar a gravidade da trombocitopenia. A transfusão de plaquetas é o tratamento de escolha, devendo ser indicada em recém-nascidos de termo com sinais de sangramento ou se a contagem de plaquetas é < 30.000/μL durante as primeiras 24 horas de vida. Em RN prematuros ou com evidência de HIC ou outros locais de sangramento, a transfusão deve ser considerada se a contagem de plaquetas estiver abaixo de 100000/μL nos primeiros 7 dias de vida.[28,30]

Existem várias opções disponíveis para transfusão de plaquetas. As plaquetas devem ser compatíveis com a especificidade de anticorpos maternos, para elas não serem destruídas na circulação do recém-nascido, é por isso que a mãe é considerada a melhor doadora. Plaquetas, primeiro devem ser lavadas e irradiadas para remover anticorpos antiplaquetários maternos e evitar a doença enxerto-*versus*-hospedeiro.[10,14,28] A desvantagem dessa abordagem é que geralmente demora de 12 a 24 horas para preparar as plaquetas para transfusão, e então ele não é frequentemente usado na prática clínica nos casos de emergência. Se o RN tem trombocitopenia grave e está com hemorragia, uma transfusão de plaquetas de doador, com ou sem IVIG pode ser iniciada enquanto as plaquetas maternas estão sendo processadas.[10,14,17] A melhor opção seria a administração de concentrados de plaquetas que são HPA-1a-negativo/HPA-5b-negativo, mas geralmente não são disponíveis e são caros.[26,30,34]

Como terapia adicional, alguns autores têm sugerido adicionando IVIG altas doses (400 mg/kg/dia por 3 a 4 dias ou 1 g/kg/d por 1 a 3 dias) para reduzir o tempo necessário para a contagem de plaquetas se recuperar.[10,17,28] Embora este seja um tratamento complementar razoável, a infusão de IVIG não deve ser considerada como o único tratamento porque demora de 18 a 24 horas para atuar.

Administração de metilprednisolona por via venosa (1 mg/kg cada 8 horas por 1 a 3 dias) também tem sido proposto, mas esteroides geralmente não são recomendados como terapia de rotina para o manejo neonatal de SAP.[34] É importante acompanhar de forma seriada a contagem de plaquetas do recém-nascido, especialmente se a contagem de plaquetas inicial é < 30.000/μL, pois a contagem de plaquetas tende a piorar durante os primeiros dias de vida.

Se o ultrassom de crânio excluir HIC o prognóstico da SAP é favorável e a contagem de plaquetas geralmente alcança valores normais dentro de 8 a 10 dias de vida.[10,28,35]

REFERÊNCIAS BIBLIOGRÁFICAS

1. Bowman JM. Historical overview hemolytic disease of the fetus and newborn. IN Kennedy M, Wilson SM, Kelton JG (ed). Perinatal Transfusion Medicine. pág. 1-52. Arliington, Virginia. American Association of Blood Banks, 1990.
2. Bowman JM. RhD Hemolytic Disease of the newborn.N Engl J Med 1998; 339, 1775-1777.
3. Joseph KS, Kramer MS. The decline in Rh Hemolytic Disease: should Rh prophylaxis get all the credit? Am J Pub Health 1998; 88: 209-215.
4. Oski, FA; Naiman, JL Hematologic problems in the newborn, 3rd ed. Philadelphia WB Sauders; 1982; 283-346.
5. Fanaroff A. A e Martin RJ – "Neonatal-perinatal Medicine. Diseases of the Fetus and Infant". 6 ed. St Louis, 1997,pag 300-311.
6. Liley, A.W. Liquor amnio analyses in the management of pregnancy complicated by Rhesus sensitization. Am. J. Obstet. Gynecol., 82:1359-1370, 1961.
7. Dukler D, Oepkes D, Seaward G, Windrim R, Ryan G. Noninvasive tests to predict fetal anemia: A study comparing Doppler and ultrasound parameters. A J Obstet Gynecol 2003;188:1310-4
8. Liley, A.W. Intrauterine transfusion of foetus in haemolytic disease. Br. Med. J., 2:1107 - 1109,1963.
9. Adeagbo, BA; Delaflor-weiss, E; Esagui, D – Prospective evaluation of maternal red cell antibodies and correlation with severity of hemolytic disease of the newborn at community hospital in New Jersey: a 4 year experience. Transfusion, 2003; 43:39A.
10. Kaplan C. Neonatal alloimmune thrombocytopenia. Haematologica. 2008;93:805–807. [PubMed]
11. Leone, C.R. "Perfil hemolítico da incompatibilidade sangüínea materno-fetal tipo ABO". Tese de Livre Docência (F.M.U.S.P., 1989).
12. Radder CM, Brand A, Kanhai HH. Will it ever be possible to balance the risk of intracranial hemorrhage in fetal or neonatal alloimmune thrombocytopenia against the risk of treatment strategies to prevent it? Vox Sang. 2003;84:318–325. [PubMed]
13. Kamphuis M, Paridaans N, Porcelijn L, et al. Screening in pregnancy for fetal or neonatal alloimmune thrombocytopenia: systematic review. BJOG. 2010;117:1335–1343. [PubMed]
14. Muñiz-Díaz E, Ginovart Galiana G. [Fetal-neonatal alloimmune thrombocytopenia] [in Spanish] An Pediatr (Barc) 2003;58:562–567. [PubMed]
15. Skogen B, Killie MK, Kjeldsen-Kragh J, et al. Reconsidering fetal and neonatal alloimmune thrombocytopenia with a focus on screening and prevention. Expert Rev Hematol. 2010;3:559–566.[PubMed]
16. Turner ML, Bessos H, Fagge T, et al. Prospective epidemiologic study of the outcome and cost-effectiveness of antenatal screening to detect neonatal alloimmune thrombocytopenia due to anti-HPA-1a. Transfusion. 2005;45:1945–1956. [PubMed]
17. Rodríguez Wilhelmi P, Aranguren A, Muñiz E, et al. Trombocitpnenia fetal/neonatal aloinmune. Revisión a propósito de un caso. An Sist Sanit Navar. 2008;31:281–287. [PubMed]
18. Davoren A, Mcparland P, Barnes CA, Murphy WG. Neonatal alloimmune thrombocytopenia in the Irish population: a discrepancy between observed and expected cases. J Clin Apheresis. 2002;55:289–292.[PMC free article] [PubMed]
19. Blanchette VS, Chen L, de Friedberg ZS, et al. Alloimmunization to the PLA1 platelet antigen: results of a prospective study. Br J Haematol. 1990;74:209–215. [PubMed]
20. Rayment R, Brunskill SJ, Stanworth S, et al. Antenatal interventions for fetomaternal alloimmune thrombocytopenia. Cochrane Database Syst Rev. 2005;1:CD004226. [PubMed]
21. Metcalfe P, Watkins NA, Ouwehand WH, et al. Nomenclature of human platelet antigens. Vox Sang. 2003;85:240–245. [PubMed]
22. Rayment R, Brunskill SJ, Soothill PW, et al. Antenatal interventions for fetomaternal alloimmune thrombocytopenia. Cochrane Database Syst Rev. 2011;5 CD004226. [PubMed]

23. Spencer JA, Burrows RF. Feto-maternal alloimmune thrombocytopenia: a literature review and statistical analysis. Aust N Z J Obstet Gynaecol. 2001;41:45–55. [PubMed]
24. Kumpel B, Sibley K, Jackson DJ, et al. Ultrastructural localization of glycoprotein IIIa (GPIIIa, beta 3 integrin) on placental syncytiotrophoblast microvilli: implications for platelet alloimmunization during pregnancy. Transfusion. 2008;48:2077–2086. [PubMed]
25. Scheffer P, Ait Soussan A, Verhagen O, et al. Noninvasive fetal genotyping of human platelet antigen-1a. BJOG. 2011;118:1392–1395. [PubMed]
26. Ghevaert C, Campbell K, Walton J, et al. Management and outcome of 200 cases of fetomaternal alloimmune thrombocytopenia. Transfusion. 2007;47:901–910. [PubMed]
27. Serrarens-Janssen VM, Semmekrot BA, Novotny VM, et al. Fetal/neonatal alloimmune thrombocytopenia (FMAIT): past, present and future. Obstet Gynecol Surv. 2008;63:239–252. [PubMed]
28. Kaplan C. Foetal and neonatal alloimmune thrombocytopaenia. Orphanet J Rare Dis. 2006;1:39.[PMC free article] [PubMed]
29. Vinograd CA, Bussel JB. Antenatal treatment of fetal alloimmune thrombocytopenia: a current perspective. Haematologica. 2010;95:1807–1811. [PMC free article] [PubMed]
30. Kiefel V, Bassler D, Kroll H, et al. Antigen-positive platelet transfusion in neonatal alloimmune thrombocytopenia (NAIT) Blood. 2006;107:3761–3763. [PubMed]
31. Bussel JB, Berkowitz RL, Lynch L, et al. Antenatal management of alloimmune thrombocytopenia with intravenous gamma-globulin: a randomized trial of the addition of low-dose steroid to intravenous gammaglobulin. Am J Obstet Gynecol. 1996;174:1414–1423. [PubMed]
32. Birchall JE, Murphy MF, Kaplan C, Kroll H European Fetomaternal Alloimmune Thrombocytopenia Study Group, authors. European collaborative study of the antenatal management of feto-maternal alloimmune thrombocytopenia. Br J Haematol. 2003;122:275–288. [PubMed]
33. Overton TG, Duncan KR, Jolly M, et al. Serial aggressive platelet transfusion for fetal alloimmune thrombocytopenia: platelet dynamics and perinatal outcome. Am J Obstet Gynecol. 2002;186:826–831.[PubMed]
34. Bassler D, Greinacher A, Okascharoen C, et al. A systematic review and survey of the management of unexpected neonatal alloimmune thrombocytopenia. Transfusion. 2008;48:92–98. [PubMed]
35. Roberts I, Stanworth S, Murray NA. Thrombocytopenia in the neonate. Blood Rev. 2008;22:173–186.[PubMed]

BIBLIOGRAFIA

Cleary AG, Brown B, Minards J, Sills J, Bolton-Maggs P. Systematic review of intravenous immunoglobulin in haemolytic disease of the newborn. Arch Dis Child Fetal Neonatal 2003; 88: F444-F445.

Greenough A. Rhesus disease:postnatal management and outcome.Eur J Pediatr 1999; 158: 689-693.

Harman, CR'- "Ultrasound in the management of the alloimunized pregnancy" IN Fleischer, AC e col. "The principles and practice of ultrasonography in obstetrics and gynecology". 4ª ed. Prentice Hall Internacional Inc, 1991.

Kondo, MM; Okumura, M; Kondo, AM;Cha, SC e Zugaib, M. - "Transfusão intravascular na terapêutica da doença hemolítica perinatal pelo fator Rh(D). Anais, II Encontro Nacional de Medicina fetal. Belo Horizonte,MG, 1994.

Liley HG. Rescue in inner space:management of Rh hemolytic disease. J Pediatr 1997; 131: 340 – 342.

Stockman JA. Overview of the state of the art of Rh Disease: history, current clinical management and recent progress. Pediatr Hematol/Oncol 2001; 23: 554-562.

Waldron, P; Alarcon, P – ABO hemolytic disease of the newborn: a unique constellation of findings in siblings and review of protective mechanisms in the fetal-maternal system. Am J Perinatology, 1999; 16:391-398.

CAPÍTULO 139

SALA DE PARTO E CONDUTA ESPECIALIZADA DO RECÉM-NATO PREMATURO

José Maria Rodriguez Perez

INTRODUÇÃO

Sabemos que aproximadamente entre 8 a 10% dos recém-nascidos nascem antes de que completem 38 semanas de idade gestacional, e, portanto, são prematuros; nos dias atuais a sobrevida de crianças com idade gestacional maior do que 32 semanas é muito parecida à dos recém-nascidos de termo; já a os resultados em crianças menores de 32 semanas de idade gestacional são muito piores.

Nos últimos anos tem se investido muitos recursos na tentativa de prevenir ou tratar os fatores desencadeantes do trabalho de parto prematuro, sem, entretanto, obter sucesso, de uma forma inequívoca, neste objetivo.

Os custos estimados de gastos com atendimento de recém-nascidos pré-termo são altíssimos; a incidência de paralisia cerebral em recém-nascidos pré-termo nos EUA é de 60 recém-nascidos para cada 1000 nascidos vivos, com um custo estimado de aproximadamente 51.2 bilhões de dólares; e de 4,6 bilhões de dólares no tratamento de outras sequelas (deficiência auditiva, visual).[1]

Sem dúvida esta situação que vem se agravando nos últimos anos, deve ser um motivo de preocupação de todas as pessoas envolvidas na gestão deste processo.

PERIODOS DE TRANSIÇÃO FISIOLÓGICA DO RECÉM-NASCIDO

O período de transição de feto à vida extra uterina é fundamental, sendo que devemos concentrar nossos esforços para que esse período ocorra da forma mais natural possível. O feto não é um recém-nascido, ao nascer ocorrem muitas mudanças circulatórias, hormonais e pulmonares, como por exemplo eliminação do liquido pulmonar fetal via capilares pulmonares, expansão gasosa dos alvéolos, diminuição da resistência vascular pulmonar e aumento do fluxo sanguíneo pulmonar, secreção de hormônios(TSH, renina-angiotensina, catecolaminas); no tocante à parte circulatória o canal arterial fecha-se entre 1 a 2 dias de vida, e hoje sabemos que a saturação parcial de $O_2(SpO_2)$ não supera 70-75% no primeiro minuto de vida e aos 5 minutos de vida está entre 83-96% se medida na região pré-ductal e 75-85% na região pós-ductal; entendendo claramente este processo adaptativo do recém-nascido fica clara a não necessidade de administração de oxigênio à todos os recém-nascidos, muito menos o uso indiscriminado de oxigênio à 100% sem uma necessidade clara. Nos dias de hoje fica claro que o uso de oxigênio deve ser feito de uma maneira restrita, somente `recém-nascidos que claramente o solicitem.

No primeiro período de reatividade (nos primeiros 15 a 20 minutos de vida) predomina o sistema nervoso simpático, com manifestações clínicas como frequência cardíaca variável(bradicardia/taquicardia), respiração irregular, tiragem intercostal e batimento de asa de nariz; diminuição temperatura corporal. Após cerca duas horas de vida as respostas orgânicas diminuem, e o recém-nascido tende a dormir e podemos observar ondas peristálticas no seu abdome; este intervalo de baixas respostas pode variar entre 6 até 12 horas de vida. A seguir surge o segundo período de reatividade, neste período as respostas podem ser exageradas, como taquicardia, taquipnéia ou bradipnéia, hipo ou hipertonia, secreções bucais; o recém-nascido está cada vez mais sensível a estímulos endógenos e exógenos. A maioria dos recém-nascidos superarão esses períodos sem dificuldade; porém se tratamos de recém-nascidos pré-termo, o risco de serem afetados pela duração e dificuldade do trabalho de parto, o estresse durante o parto é muito maior.

EQUIPAMENTOS PARA ATENDER O RECÉM-NASCIDO PRÉ-TERMO EM SALA DE PARTO

Desde a década de 1970, com o advento do berço de calor radiante, em todo o mundo passa-se a usar este equipamento para atendimento dos recém-nascidos em sala de parto, já que com o berço de calor radiante transmite-se calor de uma forma rápida por radiância, com a criança totalmente livre para o seu manuseio, situação ideal vista a necessidade de manejo do recém-nascido, o que é totalmente inviável com uma incubadora pois esta não é capaz de manter calor e umidade estando aberta. Para o atendimento do recém-nascido de termo este equipamento atende as necessidades de uma maneira adequada, já para o recém-nascido pré-termo temos o problema que por estes bebês apresentarem uma pele fina e com pouca gordura subcutânea, a ação deste tipo de calor leva a um aumento das perdas insensíveis como comprovam os estudos de Flennady Cochrane 2009.[2] Adicionalmente o berço de calor radiante é incapaz de oferecer umidade e qualquer nível de isolamento ao paciente.

Após 15 anos de estudos publiquei artigos em várias revistas médicas de alto impacto (Dove Press, Acta Paediatrica, Neoreviews) do uso da unidade neonatal de fluxo laminar (Neonatflow - Figs. 139-1 e 139-2) para atendimento ao recém-nascido de termo e prematuro, com a capacidade de fornecer calor por convecção com umidade de até 70% e um isolamento do microambiente (por fluxo laminar) muito superior ao isolamento mecânico oferecido pelas incubadoras.[3-5]

Acreditamos serem incomparáveis as vantagens do uso da unidade neonatal de fluxo laminar frente ao berço de calor radiante e mesmo às incubadoras, particularmente no atendimento do recém-nascido pré-termo na sala de parto.

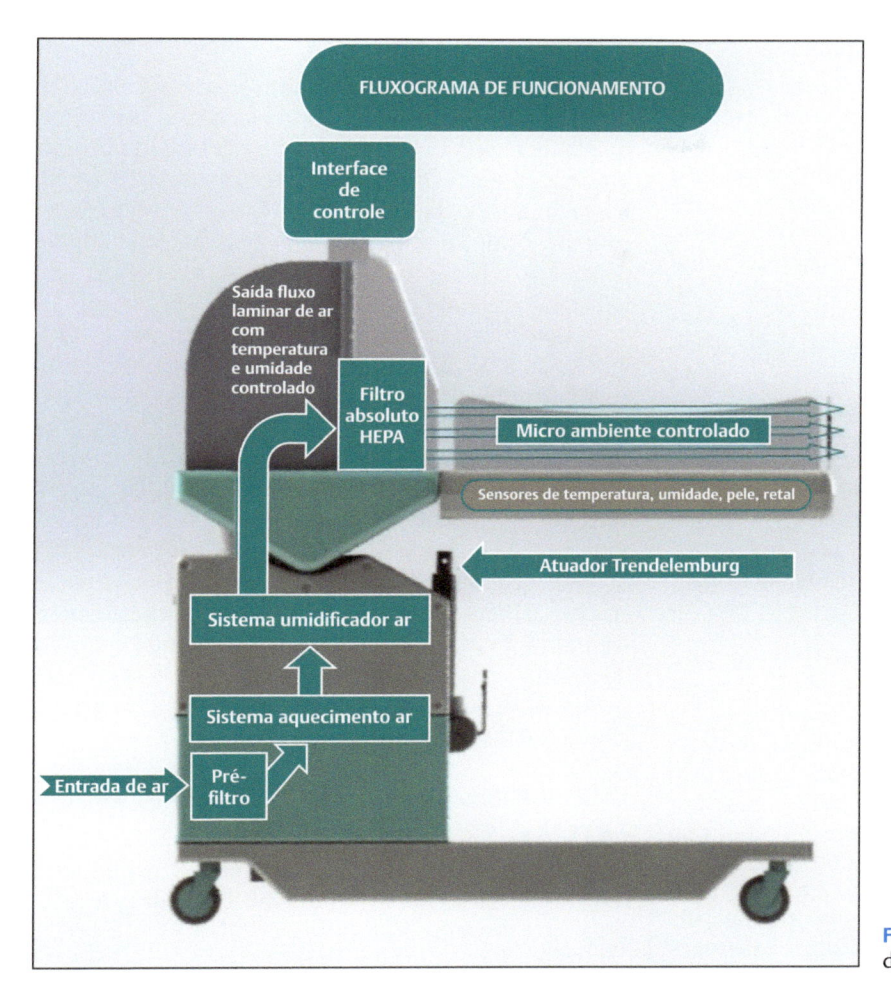

Fig. 139-1. Desenho do funcionamento do neonatflow.

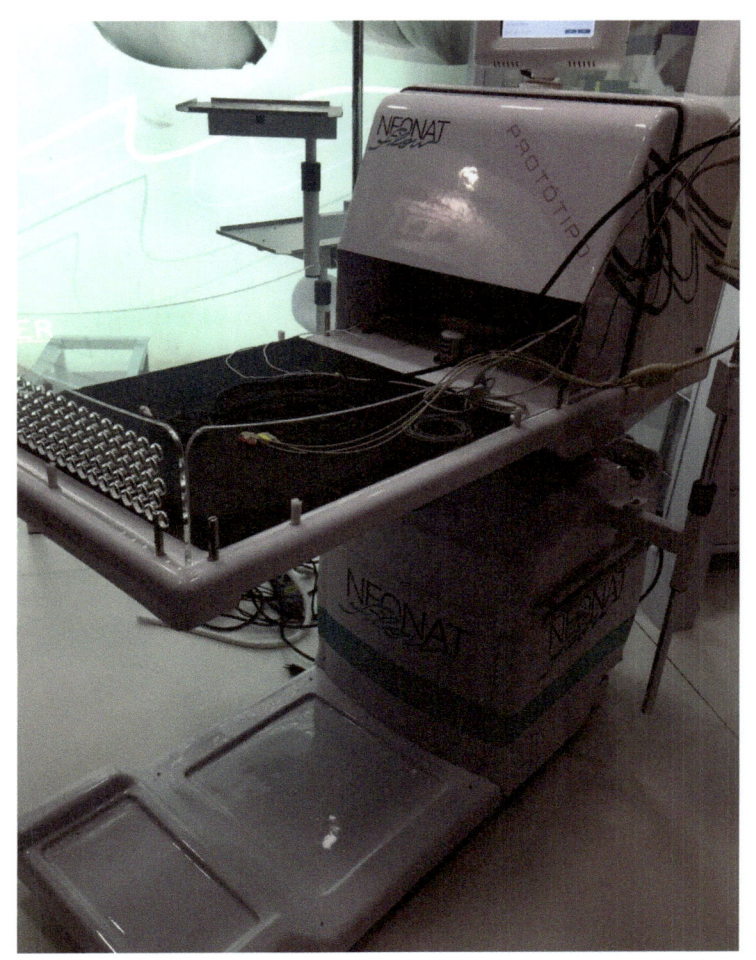

Fig. 139-2. Neonatflow.

CLAMPEAMENTO DO CORDÃO UMBILICAL

O momento oportuno do clampeamento do cordão umbilical no recém-nascido pré-termo, diferentemente do recém-nascido de termo, não está claro; se avaliamos estudos em meta-análise da base Crochane de dados, o clampeamento tardio (1 a 3 minutos após cessarem a pulsação do cordão umbilical) diminui o risco de hemorragia peri-intraventricular e a uma menor necessidade de transfusões sanguíneas; entretanto os recém-nascidos pré-termo com retardo de crescimento intrauterino tendem a ter um maior risco de policitemia e portanto o clampeamento tardio agrava este risco; já em pré-termo asfixiados naturalmente já existe um maior aporte sanguíneo da mãe para o feto, e o clampeamento tardio pode agravar o quadro pelo aumento da volemia. Em suma podemos dizer que em geral, para recém-nascidos pré-termo com condições clínicas favoráveis, o tempo de 1 a 2 minutos de vida seria bastante oportuno; já em condições clínicas desfavoráveis a opção será sempre pelo clampeamento precoce (até 10 segundos após o nascimento).

REANIMAÇÃO CARDIOPULMONAR NO RECÉM-NASCIDO PRÉ-TERMO

Controle da Temperatura do Recém-Nascido

Após o nascimento do recém-nascido pré-termo, a primeira providência é a secagem do recém-nascido para evitar a perda de calor por evaporação; a seguir devemos expô-lo a uma fonte de calor com rápida transmissão, como o berço de calor radiante, com a desvantagem de que o uso de calor por radiancia em recém-nascidos pré-termo aumenta as perdas insensíveis, já que estes bebes tem uma pele fina e com pouca gordura marrom no subcutâneo, o que dificulta a retenção de calor. Uma outra alternativa é o uso da Unidade neonatal de fluxo laminar (Neonatflow – Fig. 139-1) lançada recentemente, que fornece calor por convecção e é capaz de manter uma umidade do microambiente ao redor de 70%; cremos que essa seja uma alternativa muito mais vantajosa pois além de não aumentar as perdas insensíveis o equipamento fornece um isolamento do microambiente cem vezes superior ao das incubadoras, pelo sistema de fluxo laminar.

Posicionamento do Recém-Nascido Prematuro e Cuidado com a Via Aérea

Ao posicionarmos o recém-nascido devemos evitar a hiperextensão ou flexão do pescoço, que podem dificultar a adequada ventilação por obstrução da via aérea.

Em geral devemos evitar as aspirações, se forem necessárias devem ser feitas rapidamente, primeiro da boca e depois do nariz, com pressões não superiores a 100 mm Hg. A aspiração profunda e repetida da orofaringe pode desencadear o reflexo vagal, produzindo bradicardia e/ou apneia.

Uso do Oxigênio no Recém-Nascido Prematuro

O uso do oxigênio deve ser feito de uma maneira restrita, de acordo com as necessidades do recém-nascido; nos dias de hoje recomenda-se a administração de oxigênio através de misturadores, que nos permitem dosar a quantidade que queremos oferecer ao recém-nascido, ao contrário do que foi feito por muitos anos com o uso do oxigênio a 100%.

Outro detalhe importante é que devemos administrar oxigênio aquecido e umidificado, para não aumentarmos a perda de calor do recém-nascido e não ressecarmos as vias aéreas.

Temos que ter paciência e não nos apressarmos na utilização do oxigênio, acompanhando a saturação de oxigênio do recém-nascido através de oxímetro de pulso, sabendo que esta saturação sobe gradualmente de 60 a 85% nos primeiros 10 minutos de vida.

O uso indiscriminado do oxigênio está relacionado com o aumento da mortalidade neonatal, aumento do estresse oxidativo e alterações miocárdicas e renais no recém-nascido pré-termo.

Ventilação

É importante recordar que o recém-nascido pré-termo demora um tempo a mais que recém-nascido de termo para a saturação adequada de oxigênio (94-95%); este ponto é importante para lembrar-nos que a reanimação do recém-nascido prematuro deve ser iniciada usando-se ar ambiente. Em recém-nascidos prematuros com menos de 30 semanas de idade gestacional frequentemente é necessário o uso inicial de oxigênio na ventilação, para a seguir ir baixando gradualmente.

De acordo com os programas de reanimação, em vigor desde janeiro de 2017, não se recomenda estimular com o toque para possível "estimulação respiratória"; e recomenda-se o uso de pressão positiva intermitente, com máscara ou bolsa, naqueles que apresentem dificuldade respiratória *gasping*, com uma frequência cardíaca menor que 100batimentos/minuto e que mantenham uma saturação de O_2 abaixo dos limites esperados; iniciando-se com uma fração inspirada de oxigênio (FiO_2) entre 21 a 30%.

A ventilação com pressão positiva, na reanimação de recém-nascidos prematuros, é essencial na sala de parto; pois ela favorece a eliminação de líquido pulmonar resultando em uma oxigenação adequada e consequente diminuição das resistências vasculares e no aumento do fluxo sanguíneo pulmonar. Tudo isto favorece o fechamento do forame oval e duto arterioso.

CUIDADOS GERAIS COM O RECÉM NASCIDO PREMATURO

Implementação de protocolos de cuidados, mantendo todas as medidas conhecidas que podem levar a melhores resultados e evitar todas que possam ser nocivas.

Unidades de atendimento sem horário de visita pré estabelecidos para os pais do paciente (pais não são visita).

Fundamental no cuidado do recém-nascido prematuro é o balanço hídrico. O pré aquecimento todos os insumos que entrarão em contato com o recém-nascido, como por exemplo balanças, estetoscópio, eletrodos, gases etc. farão com que este recém-nascido tenha menor perda de calor por condução, evitando o aumento de perdas insensíveis.

É fundamental que a oferta de líquidos a estes recém-nascidos seja feita com bomba de infusão, para obtermos uma oferta segura do volume de líquidos a ser infundido.

Garantir umidade e temperatura adequadas a todo recém-nascido prematuro que recebe oxigênio.

Controle rigoroso de peso e volume urinário é fundamental para que tenhamos ideia adequada das necessidades liquidas deste recém-nascido.

Controle rigoroso dos sinais vitais, capazes de identificar aumento de perdas insensíveis.

Uma vez o recém-nascido se encontre em um ambiente térmico neutro e estável, recomenda-se o mínimo de manipulação a este recém-nascido.

É fundamental a instalação de um acesso venoso seguro, o que nos facilitará a oferta de líquidos de uma maneira adequada.

Evitar estímulos dolorosos.

CONCLUSÃO

Atender este tipo de pacientes pode nos trazer grandes alegrias, mas também grandes frustrações; creio ser fundamental que estejamos permeáveis às mudanças de conceitos que possam nos levar ao amadurecimento profissional e humano, assim como a melhora da técnica na administração das melhores terapias, para alcançarmos o máximo potencial no atendimento destes recém-nascidos e suas famílias.

REFERÊNCIAS BIBLIOGRÁFICAS

1. Economic Costs Associated With Mental Retardation, Cerebral Palsy, Hearing Loss And Vision Impairment. Usa 2003. Mmwr Morb Mortal Wkly Rep. 2004.
2. Radiant Warmers Versus Incubators For Regulating Body Temperature In Newborn Infants. Cochrane Database Syst Rev 2014 Flenady V, Woodgate Pg.
3. Perez JMR, et al. A Laminar flow Unit For The Care Of Critically Ill Newborn Infants. Med Devices 2013;6:163-7
4. Perez JMR, et al. Treating Hypoxic Ischemic Encephalopathy With Hypothermia. Neoreviews Vol. 16 N July 2015.
5. Perez JMR, et al. Using A Novel Laminar flow Unit Provided Effective Total Body Hypothermia For Neonatal Hypoxic Encephalopathy. Acta Paediatrica August 2015.

BIBLIOGRAFIA COMPLEMENTAR

Cuidados Neonatais – Descobrindo A Vida De Um Recém-Nascido Enfermo- Vários Autores- 2012-Edimed.
Cuidando O Recém-Nascido À Maneira Siben- Vários Autores-2017- Edições Siben.

Parte **18** AVALIAÇÃO ANATOMOPATOLÓGICA EM MEDICINA FETAL

CAPÍTULO 140

EXAME DA PLACENTA E SEUS ANEXOS EM MEDICINA FETAL

Achiléa Lisboa Bittencourt

IMPORTÂNCIA

O exame da placenta e de seus anexos constitui elemento de valor em Medicina Fetal. São estruturas quase que exclusivamente fetais, cujo exame representa, muitas vezes, importante fonte de informação sobre problemas do concepto. Por outro lado, várias patologias maternas, como o diabetes, a hipertensão, a síndrome do anticorpo anticoagulante lúpico, o lúpus eritematoso e as infecções, têm repercussão na placenta, imprimindo-lhe alterações que acarretam transtornos para o concepto.

Este exame pode permitir:

1. Explicar causas de abortamento, parto prematuro e óbito intrauterino ou pós-natal, nestas últimas eventualidades, devendo sempre que possível, associar-se ao exame necroscópico do nati ou neomorto.
2. Esclarecer a natureza do sofrimento fetal.
3. Evidenciar alterações não detectadas pelo especialista em Medicina Fetal, pela ultrassonografia (US) ou pelo exame do sangue fetal (cordocentese). Tanto possibilita o diagnóstico de lesões que passaram despercebidas como daquelas que ainda não podem ser detectadas *in utero* pelos métodos atuais. O exame da placenta deve também ser utilizado como controle de qualidade do exame ultrassonográfico. Constitui elemento de aprimoramento dos profissionais que trabalham com US, que devem sempre indicar o exame anatomopatológico na presença de alterações ultrassonográficas importantes na placenta e/ou cordão umbilical.
4. Explicar anemia fetal de natureza obscura pelo encontro de trombose intervilosa ou corioangioma.
5. Esclarecer a natureza de aumento ou redução excessiva do peso placentário.
6. Suspeitar de possíveis malformações fetais internas, trissomias ou diabetes melito materno pela verificação de artéria umbilical única (AUU).
7. Esclarecer causas de crescimento intrauterino retardado (RCIU).
8. Diferenciar as infecções congênitas daquelas adquiridas no canal de parto ou após o nascimento e fazer o diagnóstico diferencial entre as infecções ascendentes e hematogênicas.
9. Determinar, em gravidez gemelar com placenta única, se esta é bi ou monocoriônica.
10. A defesa do profissional em casos de litígio, principalmente naquelas crianças que apresentem problemas neurológicos ao nascer ou posteriormente. A placenta constitui muitas vezes um importante meio de identificar se um término indesejável da gravidez foi resultante de problemas materno-fetais ou de atendimento médico-hospitalar inadequado.[1,2] Representa, pois, um meio de avaliação da qualidade de assistência perinatal.
11. Alertar para problemas maternos não diagnosticados por falta de um pré-natal adequado ou por passarem despercebidos ao obstetra, como, por exemplo, acontece nas infecções e na síndrome do anticorpo anticoagulante lúpico.

SELEÇÃO

Como na grande maioria das gestações, a placenta é normal ou apresenta alterações sem interesse clínico, apenas em casos selecionados o seu exame deve ser realizado de modo completo e pelo patologista, com macro e microscopia.

A seleção das placentas a serem submetidas a exame pelo patologista deve ser feita na sala de parto pelo obstetra, neonatologista ou ambos. Deve ser com base em critérios preestabelecidos para cada serviço e sempre na dependência de problemas maternos, do aspecto da placenta e das condições do recém-nascido até as primeiras 72 horas. Existem, na literatura estrangeira, poucos trabalhos sobre critérios de seleção,[3-5] mas estes dependem também da população atendida na maternidade em questão e por isso devem ser adaptados para cada local. Alguns autores recomendam que sejam examinadas, anatomopatologicamente, todas as placentas de partos prematuros e gestações múltiplas,[2] enquanto outros aconselham este exame apenas em prematuros com idade igual ou inferior a 32 semanas e em partos gemelares com placenta única. No Quadro 140-1 estão relacionados os critérios que julgamos importantes para seleção das placentas.

O exame rotineiro da placenta e anexos na sala de parto deveria ser obrigatório em todas as maternidades, pois a detecção imediata de certas alterações permite adotar medidas bem precoces em relação ao recém-nascido. Este exame deve compreender a inspeção do volume placentário, das superfícies maternas, verificando sua integridade, coloração e presença de hematoma, e da fetal, observando sua transparência e coloração. Devem, também,

Quadro 140-1. Critérios Recomendados para o Exame Anatomopatológico da Placenta e Anexos

1	História obstétrica de perdas perinatais
2	Suspeita ou comprovação de infecção materna que tenha potencial de se transmitir ao feto
3	Doenças maternas não infecciosas de repercussão sistêmica
4	Mãe fumante, usuária de drogas ou de medicações de uso contínuo durante a gestação
5	Uso de métodos diagnósticos ou terapêuticos invasivos na presente gestação
6	Patologia fetal detectada ao US, pela cordocentese ou pela biópsia de vilosidade corial
7	Variações extremas do volume do líquido amniótico
8	Sofrimento intrauterino inexplicado
9	Ruptura precoce da bolsa (mais de 48 h)
10	Óbitos perinatais (sempre que possível associados à necroscopia do nati/neomorto)
11	Gravidez múltipla com placenta única
12	Alterações da placenta e anexos evidenciadas pelo US ou ao nascer e que têm repercussão no feto
13	RN PIG e pré-termo com idade < 32 semanas ou pós-termo (> 42 semanas)
14	Patologia do recém-nascido (suspeita de infecção ou infecção comprovada, malformações importantes, doenças metabólicas, lesões cutâneas extensas, Apgar baixo etc.

ser verificados a transparência das membranas extraplacentárias (MEP) e o comprimento e número de vasos do cordão, examinando sua superfície de corte pelo menos, nas duas extremidades. As alterações do volume placentário somente têm valor clínico quando são acentuadas sendo, geralmente, perceptíveis ao obstetra apenas pela inspeção do órgão. Nesta eventualidade, a placenta deve ser enviada ao patologista que se encarregará da pesagem. A pesagem do órgão com cordão umbilical e membranas, como geralmente se faz na sala de parto, não tem valor porque apresenta grande alteração do peso real e não existem tabelas para a comparação com os valores normais.

Em um hospital de Salvador que atende, principalmente, pacientes conveniadas, em geral, de classes média e média alta (Hospital Santo Amaro - Fundação José Silveira) tem-se conseguido um trabalho satisfatório de seleção de placentas pelo grupo de neonatologia, com a colaboração dos obstetras. Neste hospital, o grupo de neonatologia é pequeno e, por isso, pode ser mais facilmente treinado pelo patologista. A frequência de solicitação de exame anatomopatológico tem sido em torno de 11% do total de nascimentos (dados não publicados). Autores norte-americanos referem frequência de solicitação de exame anatomopatológico da placenta entre 5% e 15%.[3,4,6]

As placentas não enviadas para exame anatomopatológico devem ser devidamente identificadas e estocadas, pelo menos durante 72 horas, dando a possibilidade de serem remetidas para exame, posteriormente, caso o recém-nascido venha a apresentar manifestações clínicas ou patologia importante.

O obstetra e o neonatologista devem, sempre que necessário, colher ainda na sala de parto, material para cultura de microrganismos, estudos citogenéticos ou investigação de doenças metabólicas.

EXAME PELO PATOLOGISTA

As placentas devem ser enviadas para exame em sacos plásticos, devidamente etiquetados com o nome da mãe, registro e hora do parto. Nas solicitações de exame anatomopatológico devem constar sempre a idade e cor maternas, o motivo da solicitação, história pregressa e obstétrica da mãe, idade e dados da gestação atual, tensão arterial, volume do líquido amniótico, emprego de métodos invasivos e resultados da glicemia, reações sorológicas e US. Devem constar, também, dados do parto, peso e condições da criança ao nascer, incluindo os valores do Apgar, manifestações clínicas e dados do exame físico.

Quando as placentas selecionadas não podem ser examinadas pelo patologista nas primeiras 48 horas ou quando têm que ser remetidas para longe, é preferível fixá-las previamente em formol a 10% (diluição 1:10 do formol comercial a 40%), de preferência tamponado, tendo-se o cuidado de retirar antes os coágulos e colocar uma camada de algodão entre o órgão e a parede do recipiente. A quantidade de formol deve ser suficiente para recobrir todo o material (5 vezes ou mais o volume da placenta e anexos). Deve-se, contudo, levar em conta que o peso da placenta aumenta com a fixação 7,67%, em média. Nesta circunstância, o peso real do órgão pode ser avaliado multiplicando-se o peso do órgão fixado pelo índice 0,929.[7]

A placenta deve ser medida e pesada após a retirada do cordão umbilical e das MEP. Devem ser anotados o tipo de inserção do cordão e as características das superfícies fetal, materna e de corte. As superfícies de corte devem ser examinadas após a realização de cortes paralelos e bem próximos (intervalo de aproximadamente 1 cm). O cordão deve ser inspecionado cuidadosamente, medido e cortado em vários níveis para avaliar o número de vasos (a ausência de uma artéria pode ser segmentar). É importante verificar, através da geleia, se há espessamento, necrose ou calcificação da parede dos vasos umbilicais. As membranas devem ser observadas contra a luz, para melhor verificar a sua transparência. As alterações que podem ser encontradas na placenta e anexos mais frequentemente serão descritas a seguir.

Devem ser submetidos a exame histológico um mínimo de quatro secções da placenta, tomadas de diferentes quadrantes em áreas mais centrais, incluindo toda a sua espessura, uma secção do cordão e uma do rolinho das MEP (na feitura do rolinho a superfície amniótica deve ficar para dentro). Este "rolinho" deve ser feito a partir do ponto de ruptura das membranas mais próximo da margem placentária. Como o âmnio destaca-se facilmente no final da gestação e, muitas vezes, escapa durante o processamento do material, deve-se também incluir uma secção do "rolinho" de âmnio da superfície fetal. Ambos os rolinhos podem ser feitos, facilmente, enrolando-se uma faixa de membrana de cerca de 4 cm de largura em uma tentacânula, amarrando-se as extremidades e retirando-se, posteriormente, a mesma. O processamento de um corte transversal dos "rolinhos" após fixação vai permitir examinar as membranas em espiral, ocupando pequeno espaço na lâmina.

ALTERAÇÕES MACROSCÓPICAS DA PLACENTA
Volume

Nos Quadros 140-2 e 140-3 estão referidos os pesos da placenta em diferentes idades gestacionais. O Quadro 140-2 é baseado no estudo de grande número de placentas e é melhor para comparar pesos tomados logo após o parto.[8] O Quadro 140-3, embora com base em menos casos, tem a vantagem de avaliar os pesos em grupos diferentes de recém-nascidos, adequados (AIG), pequenos (PIG) e grandes para a idade gestacional (GIG). Por outro lado, é ideal para comparar pesos tomados após 24-36 horas.[9]

Quadro 140-2. Pesos da Placenta em Várias Idades Gestacionais. Avaliação de 38.351 Placentas

Idade gestacional (semanas)	Valores basais dos pesos das placentas* (g)		Alterações do peso basal			
			Peso materno pré-gravídico		Ganho ponderal na gravidez (mães)	
			< 48 kg	> 66 kg	< 6 kg	> 14 kg
Brancas						
27-28	243 ± 43	(31)	−13	+ 5	-9	–
29-30	293 ± 40	(33)	−17	+ 6	−10	–
31-32	336 ± 51	(57)	−17	+ 9	−12	–
33-34	379 ± 63	(135)	−20	+ 13	−14	+ 3
35-36	406 ± 72	(475)	−21	+ 19	−14	+ 5
37-38	427 ± 75	(1.743)	−21	+ 27	−15	+ 7
39-44	447 ± 7	(10.325)	−24	+ 28	−16	+ 10
Negras						
27-28	248 ± 76	(43)	−5	+ 6	−10	–
29-30	259 ± 43	(57)	−7	+ 8	−12	–
31-32	325 ± 65	(108)	−8	+ 9	−12	–
33-34	349 ± 62	(236)	−9	+ 15	−13	+ 8
35-36	383 ± 76	(818)	−13	+ 24	−14	+ 10
37-38	432 ± 73	(7.515)	−21	+ 25	−15	+ 14
39-44	445 ± 69	(4.953)	−23	+ 28	−15	+ 20

*N° de placentas estudadas em cada idade gestacional entre parênteses. Valores basais são os pesos da placenta na categoria de peso materno pré-gravídico de 48 a 66 kg e de ganho ponderal na gravidez na categoria de 6 a 14 kg. Média dos pesos ± 1 do desvio-padrão.
Segundo Naeye[8] (com permissão).

Quadro 140-3. Pesos do Feto e Placenta e Relação F/P em Cada Idade Gestacional[+]

Idade gestacional em semanas	Nº de recém-nascidos	Peso fetal (média ± EPM em g)		Peso da placenta (média ± EPM em g)		Média de relação F/P com intervalo de confiança de 95%	
Adequado para a idade gestacional (AIG)							
23	5	468 ±	49,1	126,0 ±	9,38	4,44 ±	0,476
24	3	660 ±	71,0	158,1 ±	6,53	3,70 ±	0,088
25	5	666 ±	36,1	158,3 ±	13,88	4,01 ±	0,128
26	4	712 ±	32,1	187,5 ±	14,28	3,91 ±	0,478
27	2	714 ±	43,8	151,5 ±	4,83	4,94 ±	0,413
28	11	951 ±	54,9	213,6 ±	24,70	5,34 ±	0,749
29	4	1038 ±	42,0	220,4 ±	12,40	4,91 ±	0,532
30	10	1219 ±	58,2	260,3 ±	19,05	5,65 ±	0,668
31	6	1240 ±	88,9	286,3 ±	21,35	5,11 ±	0,559
32	13	1529 ±	65,8	306,6 ±	21,44	5,41 ±	0,562
33	16	1603 ±	49,2	292,2 ±	11,85	6,39 ±	0,511
34	22	2013 ±	73,4	333,0 ±	12,86	6,53 ±	0,353
35	28	2220 ±	52,8	353,2 ±	15,44	6,54 ±	0,393
36	59	2489 ±	50,5	383,2 ±	8,72	6,89 ±	0,301
37	59	2719 ±	53,0	405,6 ±	10,90	6,93 ±	0,339
38	184	2935 ±	29,0	406,9 ±	5,44	7,37 ±	0,151
39	310	3140 ±	22,4	425,7 ±	4,26	7,52 ±	0,112
40	598	3297 ±	15,6	437,1 ±	3,39	7,68 ±	0,090
41	143	3329 ±	34,1	450,7 ±	7,17	7,53 ±	0,194
42	68	3463 ±	45,6	465,0 ±	10,30	7,36 ±	0,232
43	3	3925 ±	176,3	489,0 ±	8,92	7,90 ±	0,132
Pequeno para a idade gestacional (PIG)							
27	2	645 ±	45,1	136,5 ±	2,48	4,58 ±	0,179
28	2	725 ±	5,1	154,9 ±	39,64	4,68 ±	0,454
29	1	915	–	178,2	–	4,70	–
30	2	975 ±	18,2	208,3 ±	24,57	4,67 ±	1,518
31	4	981 ±	37,5	241,7 ±	22,05	5,12 ±	0,963
32	3	1079 ±	79,7	*195,0 ±	0,81	4,96 ±	1,649
33	4	1200 ±	71,6	260,0 ±	35,90	5,24 ±	0,963
34	4	1220 ±	56,6	*211,5 ±	12,15	5,53 ±	0,313
35	4	1522 ±	47,5	292,5 ±	26,40	6,45 ±	1,597
36	13	1744 ±	57,5	*294,8 ±	16,04	6,25 ±	0,614
37	9	1990 ±	59,1	*322,4 ±	31,33	6,45 ±	1,127
38	23	2206 ±	44,0	*315,3 ±	7,85	7,05 ±	0,412
39	28	2344 ±	50,8	*305,1 ±	11,06	7,65 ±	0,469
40	31	2415 ±	38,2	*309,7 ±	8,04	7,98 ±	0,480
41	13	2368 ±	40,9	*332,3 ±	14,52	7,32 ±	0,703
42	3	2460 ±	55,1	*328,6 ±	26,07	7,38 ±	0,732
Grande para a idade gestacional (GIG)							
34	1	2780	–	420		–	8,71–
35	1	3420	–	503		–	7,33–
36	3	3587 ±	101,8	*489	±	21,39	7,50 ± 1,317
37	7	3600 ±	101,7	457	±	26,75	7,64 ± 0,818
38	18	3766 ±	66,7	*510	±	21,34	7,32 ± 0,661
39	48	3922 ±	31,4	*523	±	10,79	7,52 ± 0,273
40	96	3980 ±	24,9	*547	±	8,09	7,40 ± 0,179
41	36	4043 ±	53,5	*575	±	14,08	7,55 ± 0,360
42	24	4026 ±	54,3	*588	±	18,00	7,34 ± 0,345
43	2	4147 ±	77,7	*594	±	65,67	7,10 ± 1,171

Estatisticamente diferente (p = < 0,001) dos pesos placentários dos AIG na mesma idade gestacional.
+Reproduzido de Molteni[9] (com permissão).

Quadro 140-3. Pesos do Feto e Placenta e Relação F/P em Cada Idade Gestacional[+]

Idade gestacional em semanas	Nº de recém-nascidos	Peso fetal (média ± EPM em g)		Peso da placenta (média ± EPM em g)		Média de relação F/P com intervalo de confiança de 95%	
Adequado para a idade gestacional (AIG)							
23	5	468 ±	49,1	126,0 ±	9,38	4,44 ±	0,476
24	3	660 ±	71,0	158,1 ±	6,53	3,70 ±	0,088
25	5	666 ±	36,1	158,3 ±	13,88	4,01 ±	0,128
26	4	712 ±	32,1	187,5 ±	14,28	3,91 ±	0,478
27	2	714 ±	43,8	151,5 ±	4,83	4,94 ±	0,413
28	11	951 ±	54,9	213,6 ±	24,70	5,34 ±	0,749
29	4	1038 ±	42,0	220,4 ±	12,40	4,91 ±	0,532
30	10	1219 ±	58,2	260,3 ±	19,05	5,65 ±	0,668
31	6	1240 ±	88,9	286,3 ±	21,35	5,11 ±	0,559
32	13	1529 ±	65,8	306,6 ±	21,44	5,41 ±	0,562
33	16	1603 ±	49,2	292,2 ±	11,85	6,39 ±	0,511
34	22	2013 ±	73,4	333,0 ±	12,86	6,53 ±	0,353
35	28	2220 ±	52,8	353,2 ±	15,44	6,54 ±	0,393
36	59	2489 ±	50,5	383,2 ±	8,72	6,89 ±	0,301
37	59	2719 ±	53,0	405,6 ±	10,90	6,93 ±	0,339
38	184	2935 ±	29,0	406,9 ±	5,44	7,37 ±	0,151
39	310	3140 ±	22,4	425,7 ±	4,26	7,52 ±	0,112
40	598	3297 ±	15,6	437,1 ±	3,39	7,68 ±	0,090
41	143	3329 ±	34,1	450,7 ±	7,17	7,53 ±	0,194
42	68	3463 ±	45,6	465,0 ±	10,30	7,36 ±	0,232
43	3	3925 ±	176,3	489,0 ±	8,92	7,90 ±	0,132
Pequeno para a idade gestacional (PIG)							
27	2	645 ±	45,1	136,5 ±	2,48	4,58 ±	0,179
28	2	725 ±	5,1	154,9 ±	39,64	4,68 ±	0,454
29	1	915	–	178,2	–	4,70	–
30	2	975 ±	18,2	208,3 ±	24,57	4,67 ±	1,518
31	4	981 ±	37,5	241,7 ±	22,05	5,12 ±	0,963
32	3	1079 ±	79,7	*195,0 ±	0,81	4,96 ±	1,649
33	4	1200 ±	71,6	260,0 ±	35,90	5,24 ±	0,963
34	4	1220 ±	56,6	*211,5 ±	12,15	5,53 ±	0,313
35	4	1522 ±	47,5	292,5 ±	26,40	6,45 ±	1,597
36	13	1744 ±	57,5	*294,8 ±	16,04	6,25 ±	0,614
37	9	1990 ±	59,1	*322,4 ±	31,33	6,45 ±	1,127
38	23	2206 ±	44,0	*315,3 ±	7,85	7,05 ±	0,412
39	28	2344 ±	50,8	*305,1 ±	11,06	7,65 ±	0,469
40	31	2415 ±	38,2	*309,7 ±	8,04	7,98 ±	0,480
41	13	2368 ±	40,9	*332,3 ±	14,52	7,32 ±	0,703
42	3	2460 ±	55,1	*328,6 ±	26,07	7,38 ±	0,732
Grande para a idade gestacional (GIG)							
34	1	2780	–	420		–	8,71–
35	1	3420	–	503		–	7,33–
36	3	3587 ±	101,8	*489	±	21,39	7,50 ± 1,317
37	7	3600 ±	101,7	457	±	26,75	7,64 ± 0,818
38	18	3766 ±	66,7	*510	±	21,34	7,32 ± 0,661
39	48	3922 ±	31,4	*523	±	10,79	7,52 ± 0,273
40	96	3980 ±	24,9	*547	±	8,09	7,40 ± 0,179
41	36	4043 ±	53,5	*575	±	14,08	7,55 ± 0,360
42	24	4026 ±	54,3	*588	±	18,00	7,34 ± 0,345
43	2	4147 ±	77,7	*594	±	65,67	7,10 ± 1,171

Estatisticamente diferente (p = < 0,001) dos pesos placentários dos AIG na mesma idade gestacional.
+Reproduzido de Molteni[9] (com permissão).

O tempo decorrido entre o parto e a pesagem da placenta é importante, porque se sabe que este órgão pode perder, em razão da eliminação de sangue, até 4% do seu peso em 12 horas e 10% após 48 horas. No entanto, apesar destas perdas, peso de placenta abaixo do percentil 10º ou acima do percentil 90º, para a idade gestacional devem chamar a atenção para problemas maternos ou fetais (Figs. 140-1 e 140-2).[10]

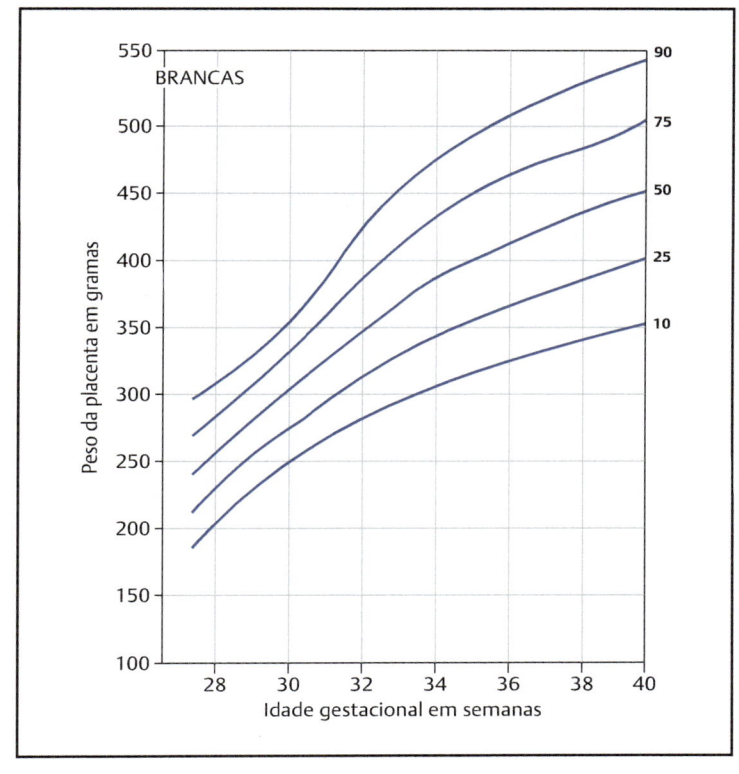

Fig. 140.1. Curvas de percentis de crescimento placentário para mulheres brancas obtidos dos dados do Quadro 140-2. Para determinar o percentil para um peso placentário, primeiro verificar no Quadro 140-2 se o peso materno pré-gravídico e o ganho ponderal são os mesmos dos valores basais usados para construir os percentis. Se diferentes, usar os valores do mesmo quadro para ajustar o peso da placenta.

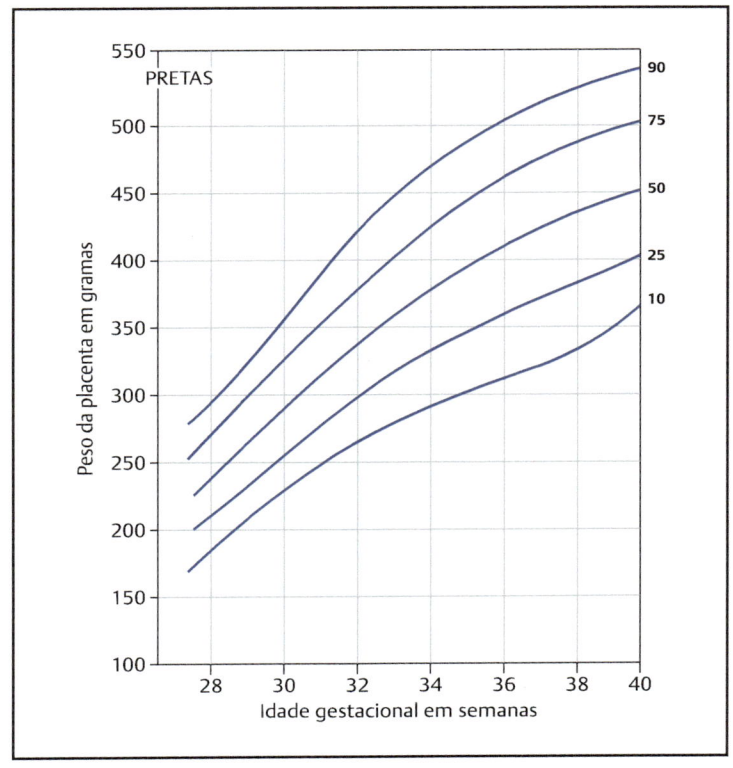

Fig. 140-2. Percentis para mulheres negras.

Quadro 140-4. Principais Causas de Alteração do Volume Placentário

I. Redução do peso da placenta

- Insuficiência vascular uteroplacentária (DHEG, hipertensão, síndrome do anticorpo anticoagulante lúpico, falcemia materna, lúpus eritematoso)
- Anomalias fetais importantes

II. Aumento de peso da placenta

- Infecções hematogênicas graves (sífilis, parvovirose, doença de Chagas etc.)
- Eritroblastose fetal
- Diabetes melito materno
- Edema placentário (congestão passiva crônica) em casos de insuficiência cardíaca fetal ou de tumores que comprimem a veia cava inferior ou a umbilical
- Anemia severa fetal ou materna
- Hidropisia fetal
- Corioangiomatose
- Trombose intervilosa maciça

DHEG: Doença hipertensiva específica da gravidez.

Em um estudo de 38.351 placentas, observou-se que o excesso de peso placentário é responsável por baixo *escore* Apgar, síndrome de angústia respiratória, anormalidades neurológicas e óbito neonatal. Por outro lado, o baixo peso placentário está geralmente associado a níveis muito elevados de hemoglobina no RN.[8]

No Quadro 140-4 estão relacionadas as principais causas de aumento ou diminuição significativos do volume da placenta. É muito importante levar em consideração, também, a relação peso fetal/peso placentário (F/P), cujas variações têm importância clínica. Em condições normais esta relação varia, sendo a partir da 38ª semana em torno de 7 a 7,5 (Quadro 140-3). Um recém-nascido, com relação F/P > 10 tem muita possibilidade de apresentar *escore* Apgar abaixo de 6 no 1º minuto.[9]

Forma

Embora seja, geralmente, arredondada ou ovoide, a placenta pode apresentar variações morfológicas dentre as quais, destacaremos as placentas extracoriais do tipo circunvalado e as membranáceas, pela sua importância clínica. As placentas extracoriais são assim chamadas porque apresentam um anel periférico em que a superfície fetal não é revestida pelas membranas, uma vez que as MEP não saem da margem placentária. Assim sendo, a superfície fetal é bem menor que a materna (Fig. 140-3). A redução da superfície fetal pode ser muito acentuada, e, nestes casos, as repercussões no feto são mais graves (Fig. 140-4). Esta anomalia placentária pode constituir causa de prematuridade, abortamento, óbito perinatal, RCIU, hemorragia marginal e hemorragia intra-amniótica. Pode ser diagnosticada pela US.[11] Tem sido também relacionada com AUU e com anomalias fetais.[12] O outro tipo de placenta extracorial é a circunmarginada que não tem importância clínica.

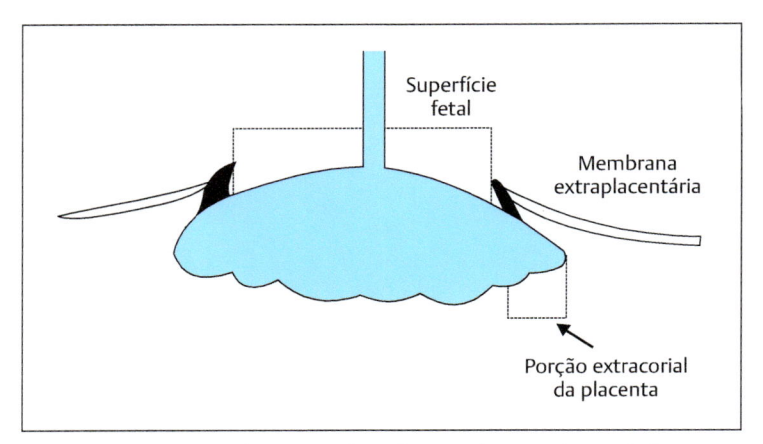

Fig. 140-3. Representação esquemática de uma placenta circunvalada.

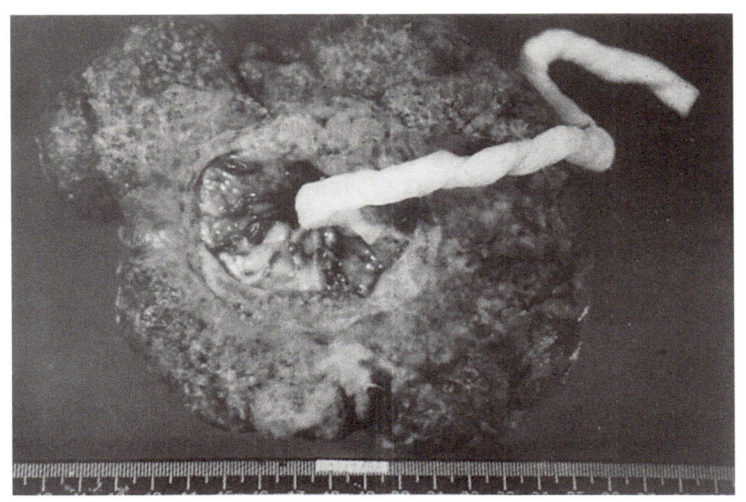

Fig. 140-4. Placenta circunvalada com acentuada redução da superfície fetal. Recém-nascido PIG que nasceu bem.

A placenta membranácea é de rara ocorrência (Fig. 140-5). Neste tipo de anomalia, toda ou quase toda a superfície do saco fetal é revestida por tecido viloso. A placenta é muito delgada e, geralmente, apresenta soluções de continuidade. Constitui sempre um tipo de placenta prévia e por isso ocasiona hemorragia materna. Representa também causa de prematuridade e de deformações decorrentes da moldagem fetal por acentuada redução da cavidade amniótica (Fig. 140-6).

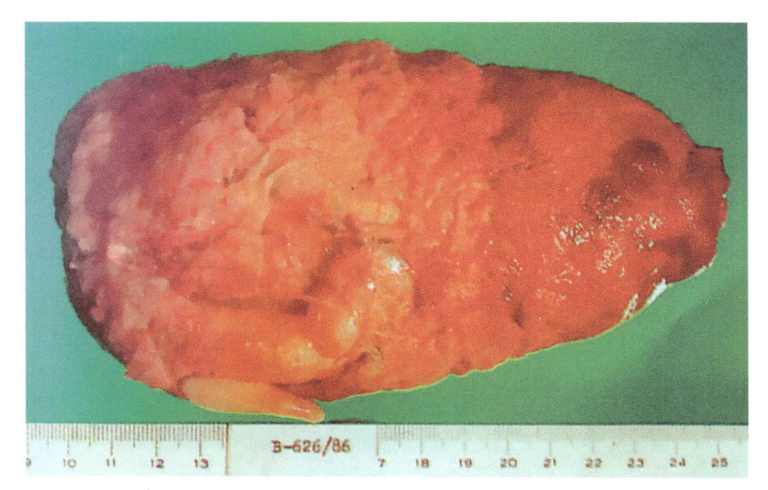

Fig. 140-5. Placenta membranácea com um feto encarcerado em que se vê a área de ruptura.

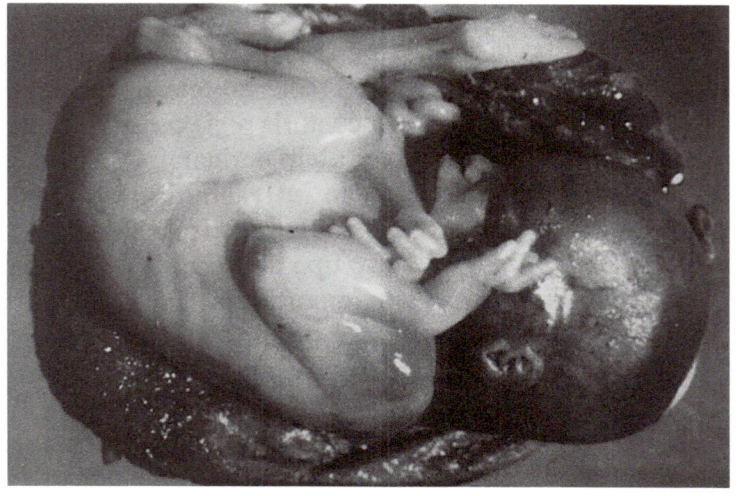

Fig. 140-6. Mesmo caso da Figura 140-5. Verificar as deformações fetais decorrentes da redução da cavidade amniótica.

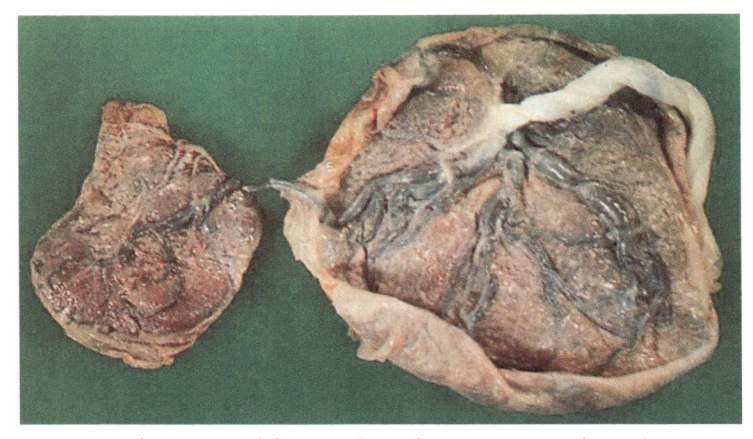

Fig. 140-7. Placenta com lobo acessório. Observar os vasos placentários que percorrem as membranas até alcançar o lobo.

A placenta pode apresentar pequenos lobos acessórios junto a sua margem ou separados da placenta pelas MEP (Fig. 140-7). Os vasos que atravessam as MEP para irrigar o lobo podem romper-se durante o trabalho de parto, ocasionando hemorragia. Podem ser visualizados pela US.[11]

Outra alteração que pode ser documentada pela US é a placenta acreta, em que, por deficiência da decídua basal, a placenta fica aderida ao miométrio, dificultando ou impedindo a sua separação do útero no final do parto.[12] Há três variedades: *acreta vera* quando a placenta adere, mas não invade o miométrio; *increta* quando o invade e *percreta* quando o invade até a serosa. Constituem causa de hemorragias pré e pós-parto.

Superfície Fetal

A superfície fetal é composta de duas membranas, o âmnio (avascular), revestido pelo epitélio amniótico e que se destaca facilmente, e o córion que aloja as artérias e veias coriais, as artérias sempre dispostas por cima das veias.

A superfície fetal da placenta a termo exibe uma discreta irregularidade, de aspecto reticulado (trabeculação) que é normal e devida a finos depósitos de fibrina no espaço interviloso subcorial (Fig. 140-8). É um aspecto que denota maturidade.

Abaixo são indicadas as alterações que podem ser encontradas na superfície fetal. Estão assinaladas com asterisco as lesões que podem ser suspeitadas ou diagnosticadas pela US.[11]

■ *Perda ou diminuição da transparência:* as membranas mostram-se leitosas e sem brilho por causa de edema e infiltrado inflamatório. Resulta, principalmente, de infecção ascendente, mas pode ocorrer também nas infecções hematogênicas. Nestas, além da perda de transparência, pode-se observar, em torno da superfície fetal, excesso de tecido viloso (Fig. 140-9).

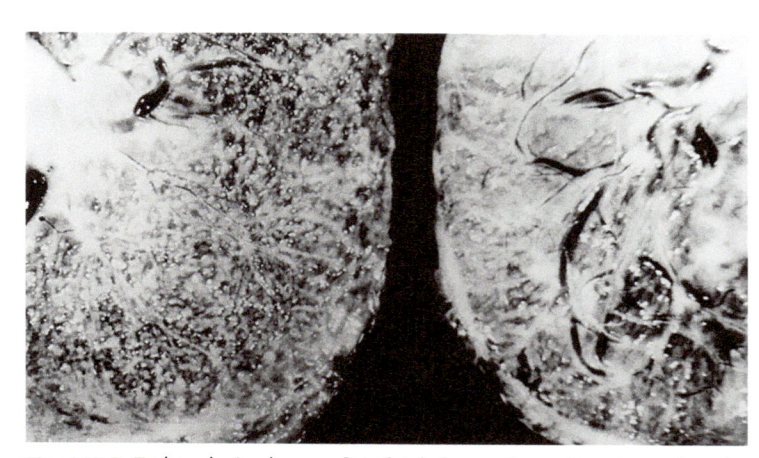

Fig. 140-8. Trabeculação da superfície fetal observada na placenta madura, à direita. A outra placenta, com 30 semanas, exibe superfície fetal lisa.

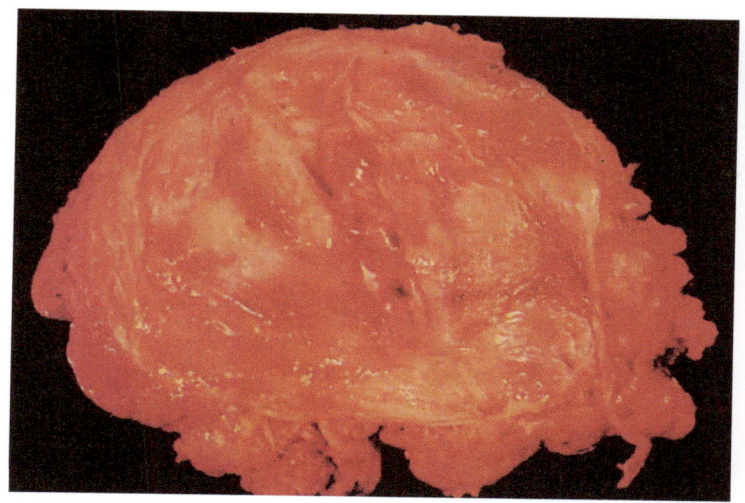

Fig. 140-9. Placenta com infecção chagásica associada a natimorto. A superfície fetal exibe total perda de transparência e, em torno dela, observa-se tecido esponjoso.

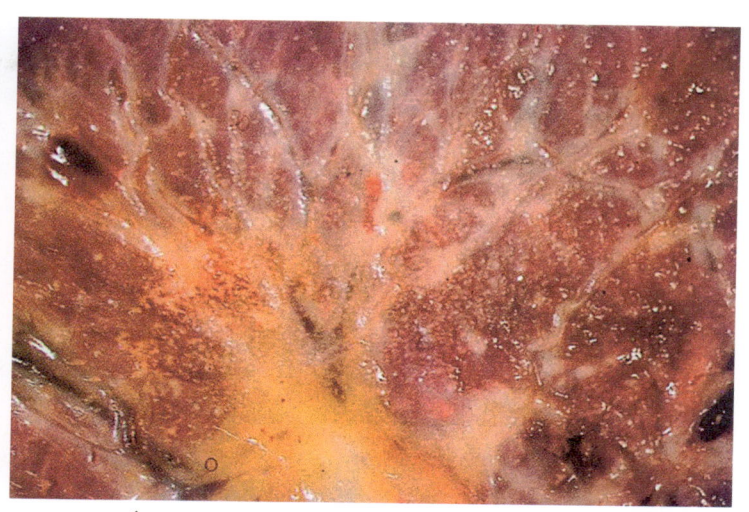

Fig. 140-11. Âmnio nodoso. Placenta de um caso de displasia renal bilateral. Observar as lesões que fazem relevo na superfície fetal.

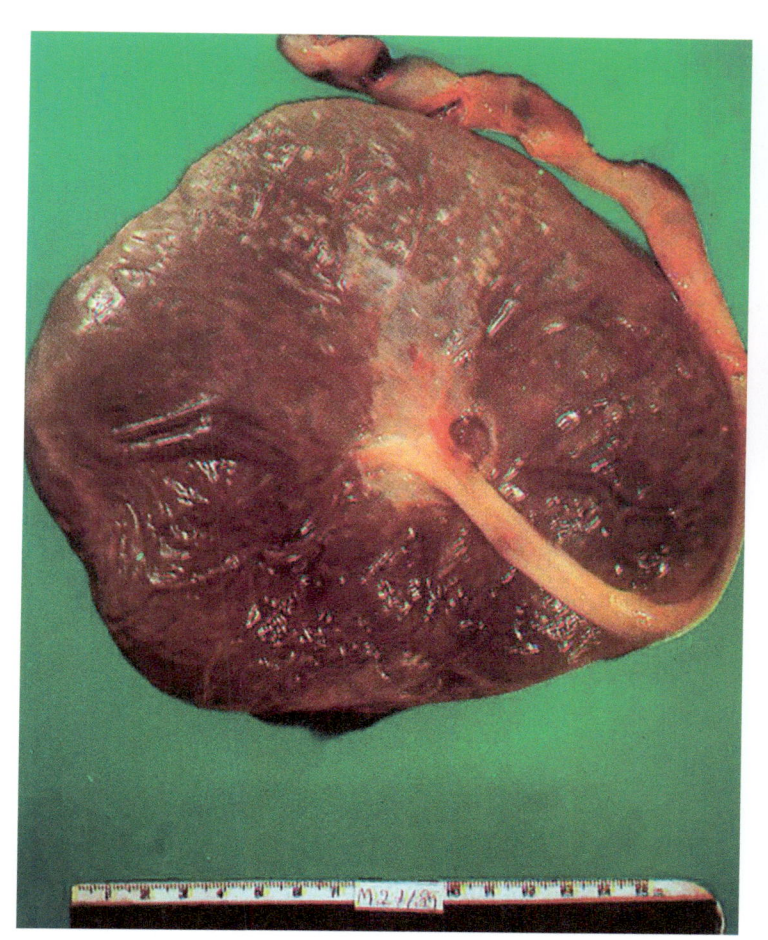

Fig. 140-10. Sofrimento fetal crônico associado a natimorto. Observar a tonalidade esverdeada da superfície fetal da placenta.

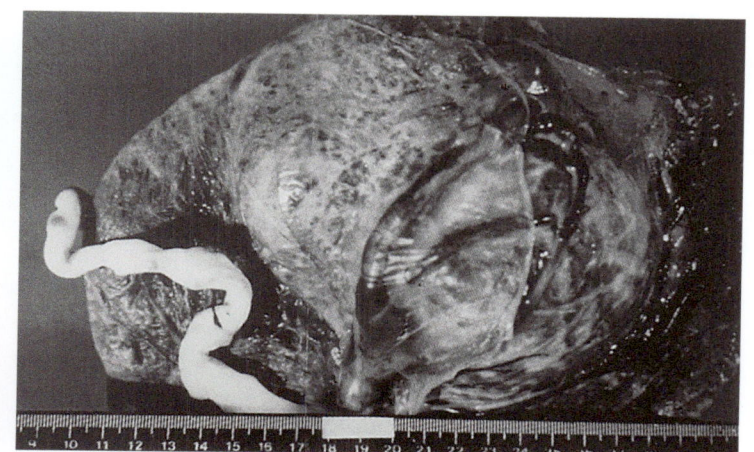

Fig. 140-12. Corioangioma. Volumosa tumoração fazendo relevo na superfície. Apesar do volume do tumor, a criança nasceu sem complicações.

- *Impregnação meconial:* tonalidade esverdeada ou amarelo-esverdeada em caso de anóxia prolongada (Fig. 140-10). Indica sofrimento fetal crônico e é, geralmente, observada apenas no final da gestação. No entanto, na listeriose, pode-se encontrar bem mais precocemente.[13] Microscopicamente, em placentas com impregnação meconial, encontra-se pigmento pardo-esverdeado em macrófagos no âmnio e, também, no córion, quando o sofrimento é mais prolongado. Quando o mecônio permanece mais de três horas no líquido amniótico, ele se difunde na geleia de Wharton do cordão umbilical e no córion e âmnio da superfície fetal, atingindo os vasos destas estruturas em que pode causar necrose. Acredita-se, contudo, que antes de causar necrose vascular é capaz de ocasionar contração vascular e hipoperfusão fetal.[1] O

pigmento de mecônio pode ser confundido com hemossiderina, que resulta da hemólise de hemácias. Em casos de dúvida, faz-se a coloração de Perls na qual a hemossiderina torna-se de tonalidade azul. A hemossiderina pode ser vista em placentas circunvaladas, de eritroblastose fetal, com tromboses ou associadas a hemoidrâmnio.[12] A presença de mecônio na superfície fetal, observada na macroscopia, sem impregnação das membranas, significa sofrimento fetal agudo.

- *Âmnio nodoso:* nódulos bem pequenos e salientes aderidos ao âmnio (Fig. 140-11). Quando destacados, deixam pequenas depressões. São resultantes de excessiva concentração de material córneo no líquido amniótico em casos com oligoidrâmnio ou de ictiose.[14] Faz parte da sequência acinesia-hipocinesia (próximo capítulo).
- *Corioangioma (hemangioma de placenta)*: tumorações que fazem relevo na superfície fetal, situando-se, de preferência, próximo à inserção do cordão. Têm maior repercussão clínica quando volumosos (Fig. 140-12). Em razão da presença de fístulas arteriovenosas nestes tumores, eles podem reter ou enviar para o feto grande volume de sangue, ao nascer, podendo, por isso, causar no recém-nascido anemia grave ou insuficiência cardíaca. Estas alterações são de caráter momentâneo, mas podem levar a óbito neonatal imediato. O feto/recém-nascido pode apresentar também alterações de caráter menos agudo, como hidropisia, cardiomegalia, hipoproteinemia e anemia, assim como hipóxia e RCIU.[15] Os corioangiomas podem associar-se a pequenas malformações, nevos pigmentados cutâneos e a hemangiomas. Tem sido referida, também, a associação de corioangiomas grandes (superiores a 5 cm) com púrpura trombocitopênica e coagulação

intravascular disseminada. Os corioangiomas maiores que 5 cm ocorrem frequentemente associados a poli-hidrâmnio. Raramente estes tumores são muito extensos ou múltiplos, quando passam a ser referidos como corioangiomatose. Os corioangiomas, em geral, ocorrem na frequência de 1,3%, mas a maioria mede menos de um centímetro e por isso somente é detectada na superfície de corte da placenta.

■ *Trombose de vasos coriais:* os vasos (artérias ou veias) aparecem aumentados de calibre, endurecidos e de coloração diferente variando do vermelho-enegrecido ao branco, a depender da idade da lesão. Estas lesões são, frequentemente, associadas à RCIU e podem ser causadas por distúrbios de coagulação ou infecções.[12]

■ *Hematoma subamniótico:* representa coleção de sangue entre o âmnio e o córion e acredita-se que seja decorrente da ruptura de vasos coriais por excesso de tração do cordão umbilical, durante o parto (Figs. 140-13 e 140-14).[12] Geralmente, não tem importância clínica.[16] Podem ser causados, também, por métodos invasivos.[10,12]

■ *Hematomas tuberosos subcoriônicos ("mola de Breus"):* aparecem como múltiplas elevações enegrecidas na superfície fetal. Constitui alteração de causa desconhecida. São associadas a abortamento e, menos frequentemente, a óbito intrauterino tardio. Raramente são vistos em placentas de nativivos.[16] Constituem, provavelmente, o resultado e não a causa do abortamento ou óbito intrauterino tardio.[10]

■ *Depósitos de fibrina subcoriais*:* áreas leitosas elevadas, únicas ou múltiplas (Fig. 140-15). Considera-se que são decorrentes de estase do sangue materno no espaço interviloso subcorial. Não têm nenhum valor clínico.

■ *Cistos subcoriais:* cistos recobertos por âmnio e córion causando acentuado relevo na superfície (Fig. 140-16). Geralmente múltiplos, contendo líquido claro ou sanguinolento. São formados na extremidade corial dos septos da placenta e constituem lesão sem importância clínica. Estes cistos podem resultar, também, de degeneração cística de trombos intervilosos subcoriais.[12]

■ *Metaplasia escamosa ou epidermoide do âmnio:* são placas leitosas discretamente elevadas e bem aderentes, que aparecem por causa do espessamento do epitélio amniótico por metaplasia e desaparecem apenas quando se destaca o âmnio (Fig. 140-17). São mais frequentes próximo à inserção do cordão umbilical. Não têm importância clínica. Deve-se, contudo, fazer diagnóstico diferencial com placas de candidíase e âmnio nodoso. As primeiras são branco-amareladas, friáveis e facilmente destacáveis. As formações do âmnio nodoso são mais salientes e quando destacadas deixam depressões.

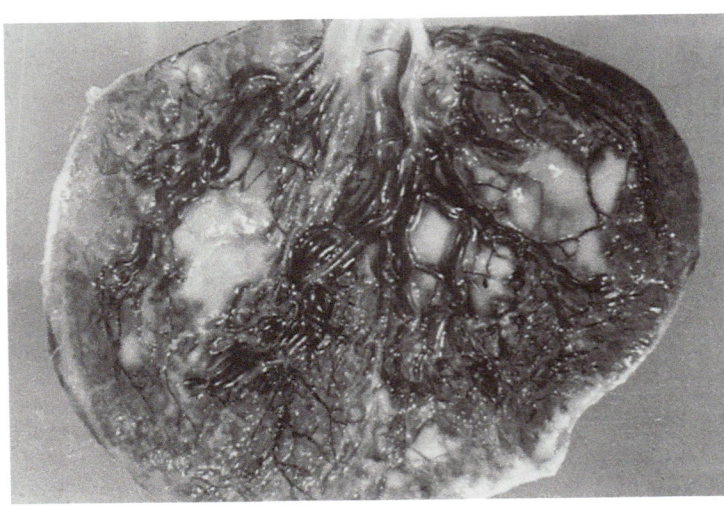

Fig. 140-15. Placenta com vários depósitos de fibrina subcoriais (aspecto sem valor clínico).

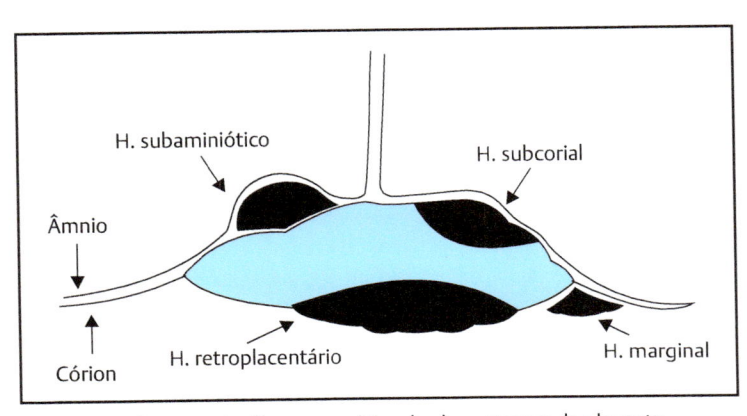

Fig. 140-13. Representação esquemática dos hematomas da placenta.

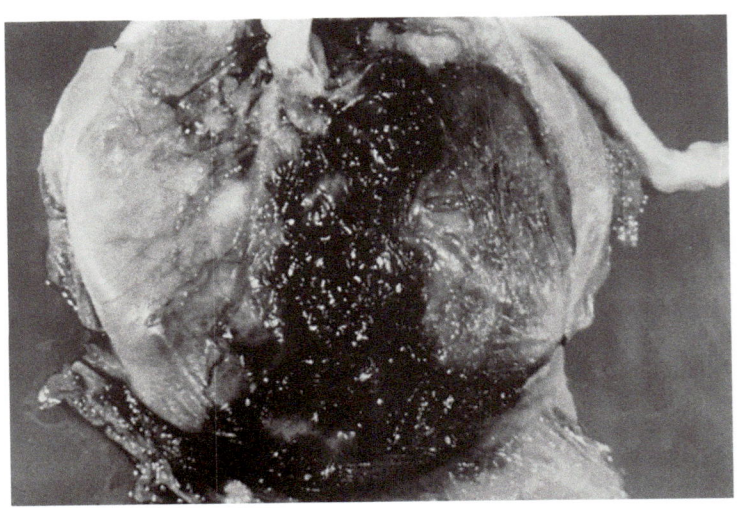

Fig. 140-14. Hematoma subamniótico de causa não esclarecida. Pode-se verificar que não foi contaminação com sangue materno porque as membranas extraplacentárias vizinhas estão livres de sangue.

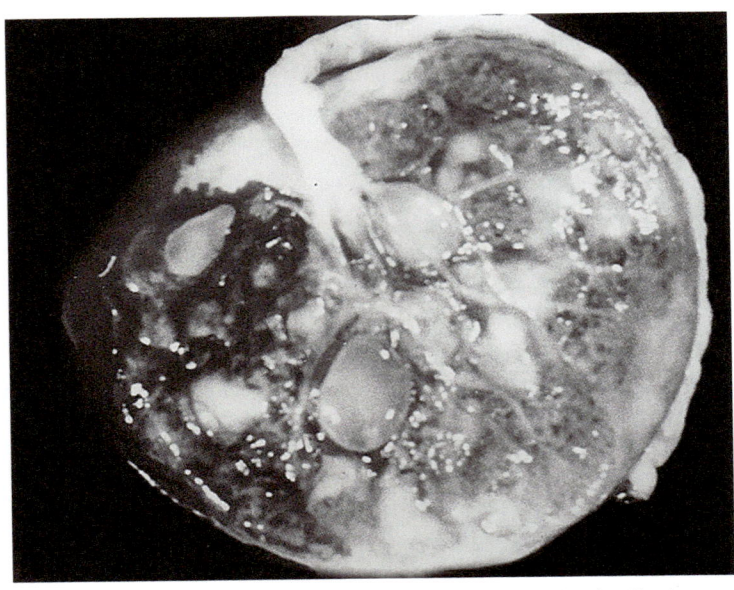

Fig. 140-16. Placenta a termo com . Observar na superfície fetal múltiplos cistos subcoriais.

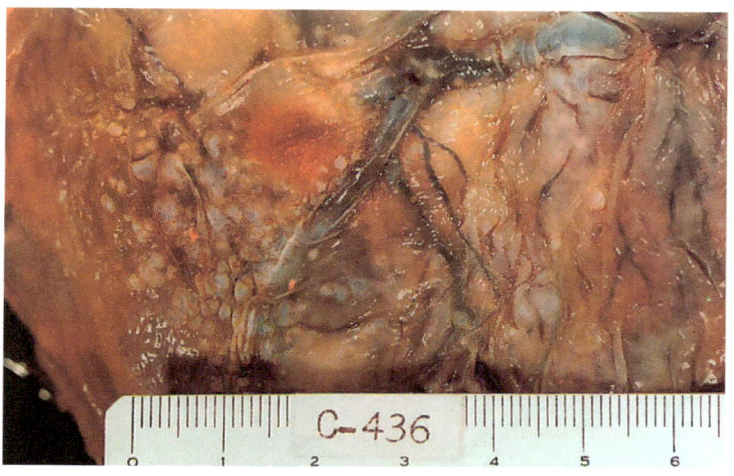

Fig. 140-17. Placas leitosas de metaplasia epidermoide na superfície amniótica. A superfície fetal exibe também sofrimento fetal crônico.

Superfície Materna

Serão descritas as principais alterações observadas na superfície materna e indicadas com asterisco as que podem ser detectadas pela US.[11]

- *Edema e palidez dos lobos placentários:* aspecto observado na placentite difusa (Fig. 140-18), em casos de infecção hematogênica grave, frequentemente associada a óbito intrauterino. Aspecto semelhante pode ser observado na doença hemolítica perinatal, na congestão passiva crônica do órgão e associado à hidropisia fetal não imune e não infecciosa.

- *Hematoma retroplacentário*:* é resultante de descolamento prematuro da placenta. O hematoma é firmemente aderido ao parênquima placentário, em que deixa depressão crateriforme, com área infartada em torno (Fig. 140-13). Cinquenta por cento dos casos são associados a tabagismo, idade materna avançada, corioamnionite aguda e hipertensão. Correlaciona-se, também, com trauma, amniocentese e abuso de cocaína. Ocorre em cerca de 4,4% das placentas, porém é, na maioria das vezes, pequeno e sem repercussão clínica.[10] A depender do volume e das lesões associadas pode ser causa de hipóxia e de mortalidade perinatal, principalmente porque é lesão de evolução rápida que não permite uma adaptação da placenta à redução de sua capacidade fisiológica. Na ausência de outras patologias, este tipo de hematoma pode ser responsável por óbito perinatal quando abrange mais de 30% da placa basal materna.[10]

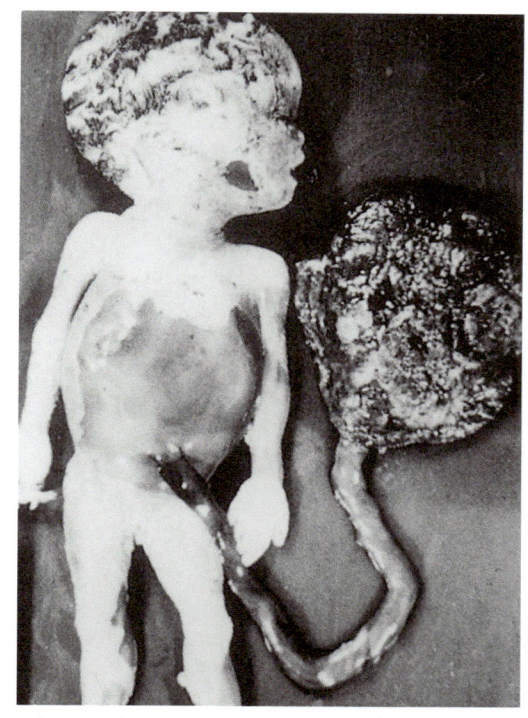

Fig. 140-19. Placenta de natimorto prematuro macerado. Mãe com DHEG. Superfície materna irregular decorrente de múltiplos infartos que substituem quase totalmente o parênquima placentário.

- *Infartos múltiplos*:* superfície materna irregular com áreas elevadas, firmes, branco-amareladas ou vermelho-escuras (Fig. 140-19). No relatório macroscópico da placenta, deve-se sempre referir, além do número e tamanho dos infartos, também, de modo aproximado, o percentual de tecido placentário envolvido. As áreas branco-amareladas podem ser confundidas com as lesões branco-amareladas da infecção por *Listeria*. Os infartos são decorrentes da acentuada redução do fluxo sanguíneo materno para a placenta. São geralmente associados à hipertensão essencial, DHEG, lúpus eritematoso sistêmico e falcemia materna. Na ausência destas patologias, deve-se pesquisar a presença de anticorpo anticoagulante lúpico ou anticardiolipina.

- *"Infarto" do soalho materno:* a superfície materna mostra-se amarelada e cerebriforme em decorrência da deposição de espessa faixa de material fibrinoide na placa basal e, por isso (Fig. 140-20), o termo infarto é impróprio. Em algumas placentas, faixas de depósitos de fibrina estendem-se também para dentro

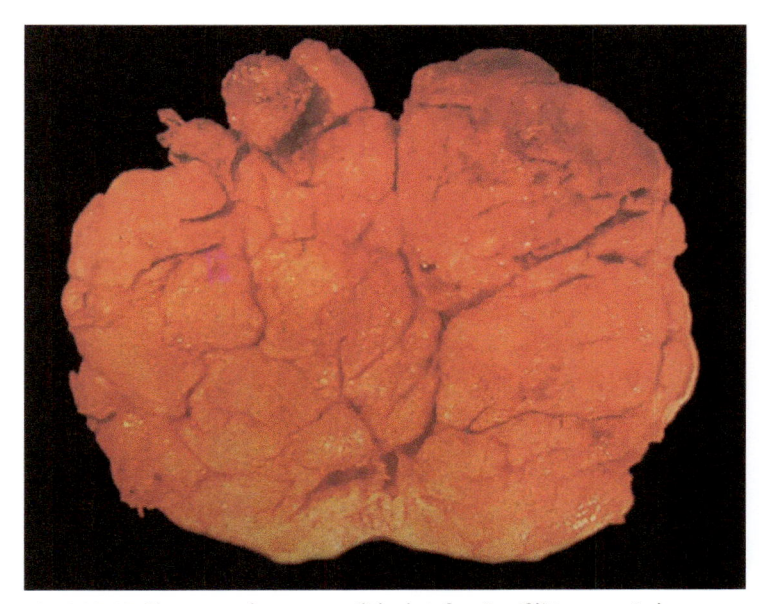

Fig. 140-18. Placenta volumosa e pálida de infecção sifilítica associada a natimorto infectado.

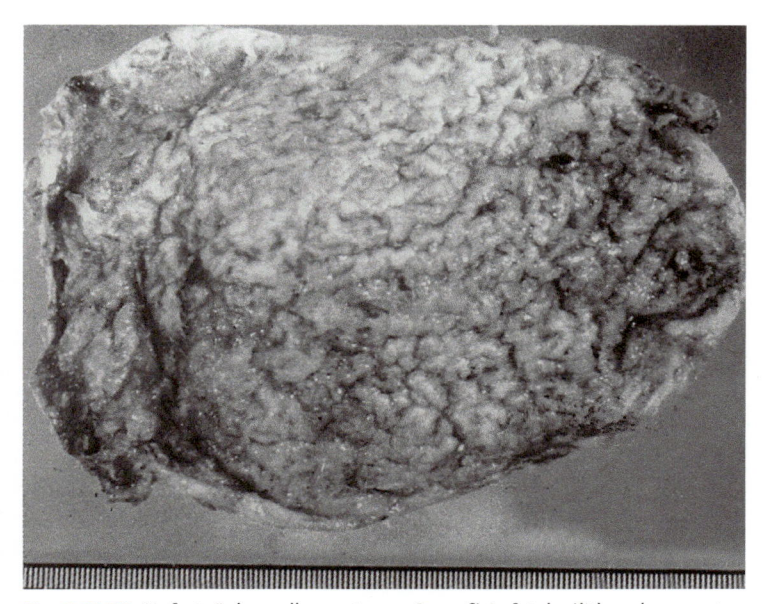

Fig. 140-20. "Infarto" do soalho materno. Superfície fetal pálida e de aspecto cerebriforme.

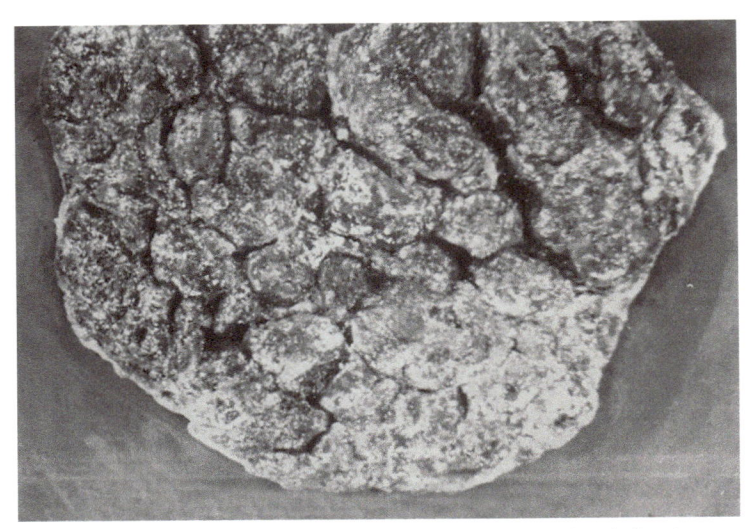

Fig. 140-21. Placenta de gravidez a termo. Pontos miliares de calcificação.

do parênquima placentário. Esta patologia parece ser resultante de uma interação anormal entre o feto e a placenta.[12] Constitui causa de abortamento, perdas fetais tardias e RCIU. Trata-se de lesão que pode ser recorrente nas gestações subsequentes e, infelizmente, não há até agora meios de evitá-la. Pode ser suspeitada em pacientes com história de perdas fetais e que apresentam na gravidez elevação de alfafetoproteína sérica.[12]

- *Hematoma marginal:* em forma decrescente, situa-se entre a face materna das membranas extraplacentárias e a parede externa dos lobos marginais (Fig. 140-13). É bem aderido, mas não causa depressão na superfície materna. Parece ser decorrente da ruptura das veias uteroplacentárias na borda placentária em consequência da separação das camadas esponjosa e compacta da decídua, causada por tração no momento do parto. Ocorre, principalmente, em placentas com implantação baixa e não tem maior significado para o feto. No entanto, pode ser causa de hemorragia pré-parto.[10]

- *Calcificações*:* mínimos pontos branco-amarelados difusamente distribuídos na superfície materna (Fig. 140-21). Não tem importância clínica, quando observados no final da gestação, não merecendo por isso estudo anatomopatológico. São raramente observadas antes de 32 semanas.[10] Associa-se, por vezes, a múltiplas calcificações do parênquima placentário.

Superfície de Corte da Placenta

As alterações que podem ser diagnosticadas ou suspeitadas pela US são assinaladas com asterisco.[11]

- *Trombose intervilosa*:* aparece como um trombo único ou múltiplo, laminado, friável, vermelho-escuro a branco-amarelado, envolvido por tecido viloso (Fig. 140-22). Inicialmente, aparece como sangue fluido ou semifluido. Acredita-se que é decorrente da hemorragia

fetal para dentro do espaço interviloso, por ruptura de membranas vásculo-sinciciais das vilosidades. A frequência destas lesões aumenta no 3º trimestre. A hemorragia feto-materna pode constituir causa de anemia fetal, causando edema e cardiomegalia e, até mesmo, óbito intrauterino. Prováveis causas deste tipo de hemorragia são trauma, amniocentese e versão externa. É interessante assinalar que tem sido constatada correlação entre o número de trombos intervilosos e a quantidade de células fetais presentes na circulação materna. Outro problema que pode ser causado pela transfusão feto-materna é a formação de anticorpos maternos anticélulas fetais, resultando em doença hemolítica no feto.[16] A trombose intervilosa pode aparecer desde a 19ª semana.[11]

- *Infartos*:* aparecem como áreas de tecido esponjoso mais compacto, variando do vermelho-escuro ao branco-amarelado (Fig. 140-23), e são localizados, principalmente, junto à placa basal. Infartos localizados no centro da placenta ou múltiplos, distribuídos de maneira irregular, são geralmente decorrentes de DHEG ou da presença do anticorpo anticoagulante lúpico na circulação materna. Por outro lado, quando aparecem precocemente (1º e 2º trimestres) são geralmente decorrentes desta última condição ou da trombose de vasos uterinos e do espaço interviloso placentário por hemácias falciformes (observação pessoal).[12] Os de localização central ou maiores de 3 cm são os que têm pior repercussão no concepto.[10] Quando extensos e múltiplos, substituindo 10% ou mais do parênquima placentário, associam-se a RCIU, hipóxia, óbito perinatal e morbidade neonatal.

- *Corioangioma*:* aparece, na superfície de corte, como lesão arredondada, vermelha ou esbranquiçada, a depender da quantidade de estroma e do calibre dos vasos, sendo demarcada do tecido esponjoso por delgada cápsula (Fig. 140-24). Podem ser confundidos macroscopicamente com infartos ou tromboses intervilosas. No entanto, os corioangiomas podem ser distinguidos destas patologias por serem elásticos, situarem-se junto à placa fetal e à inserção do cordão umbilical. Por outro lado, são demarcados por delgada cápsula e não apresentam, ao corte, as estriações da trombose intervilosa (Fig. 140-24).[15]

- *Trombose arterial fetal:* área pálida no parênquima sem alteração da textura. Resulta de trombose de artérias fetais na placa corial ou nos troncos vilosos. Ocorre em 4,5% a 10% das placentas a termo, sendo mais frequente no diabetes melito. Somente tem repercussão clínica quando envolve áreas extensas (50% ou mais) da placenta.[10]

- *Hematomas tuberosos subcoriais (mola de Breus):* aparecem, na superfície de corte, como espessa faixa de sangue coagulado separando a membrana corial do parênquima placentário. Podem estender-se para dentro da parte esponjosa, eventualmente atingindo a placa basal. É comumente associado à monossomia X (síndrome de Turner).[12]

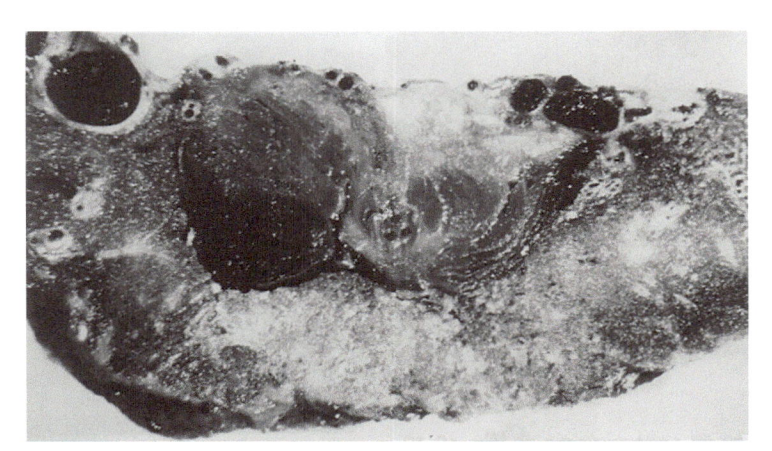

Fig. 140-22. Placenta de gravidez de termo com volumosa trombose subcorial. Observar as linhas de Zahn.

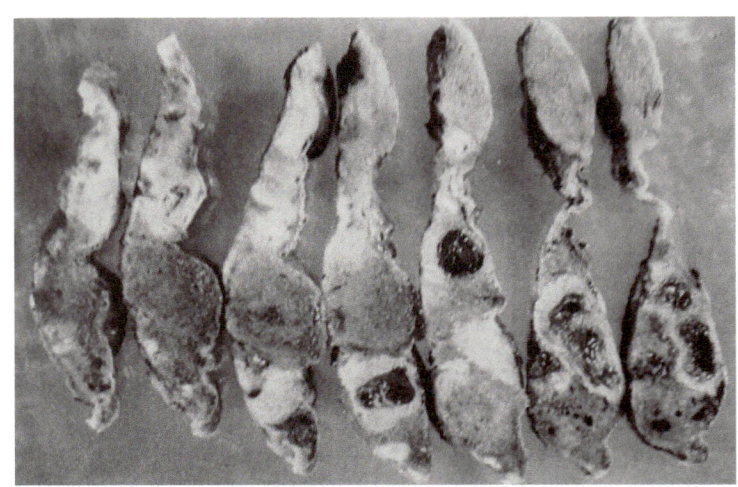

Fig. 140-23. Infartos múltiplos. Estão representados por áreas de tecido mais compacto e pálido.

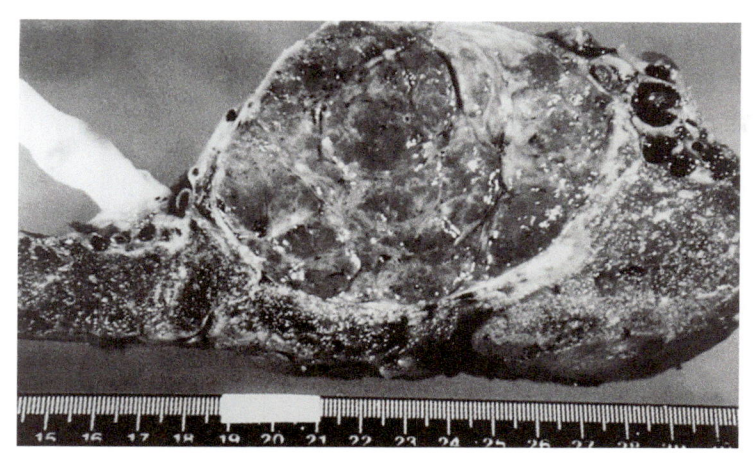

Fig. 140-24. Superfície de corte do corioangioma da Figura 140-12. Observar o delgado septo que envolve o tumor.

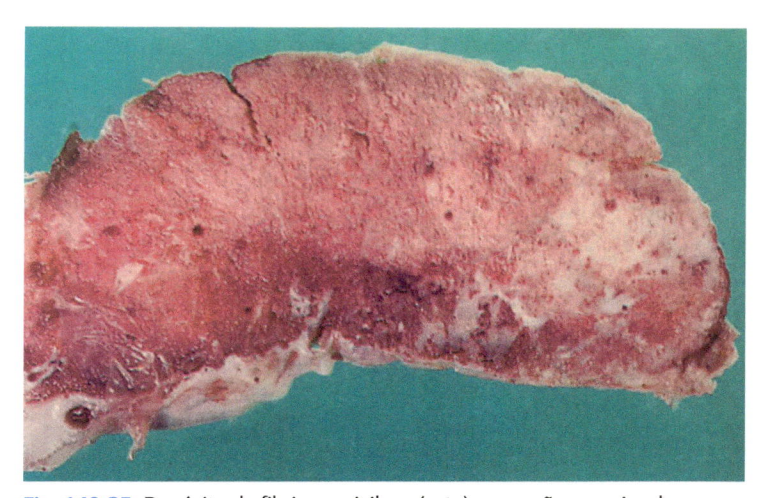

Fig. 140-25. Depósito de fibrina periviloso (seta) na secção superior da placenta. Na secção inferior, área de infarto (seta).

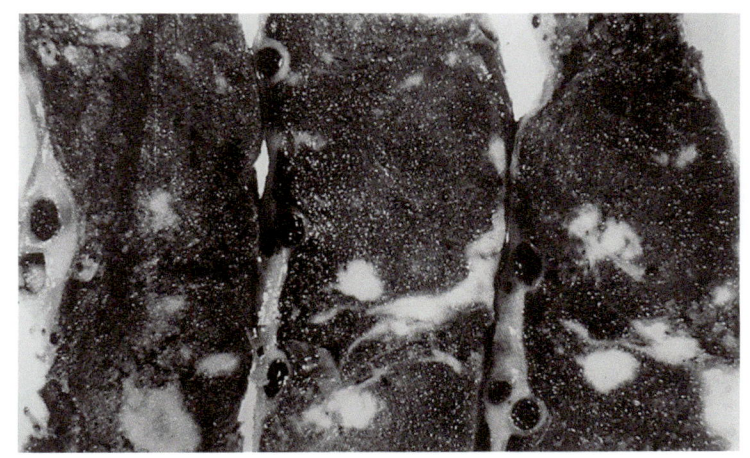

Fig. 140-26. Abscessos (áreas pálidas) decorrentes de listeriose.

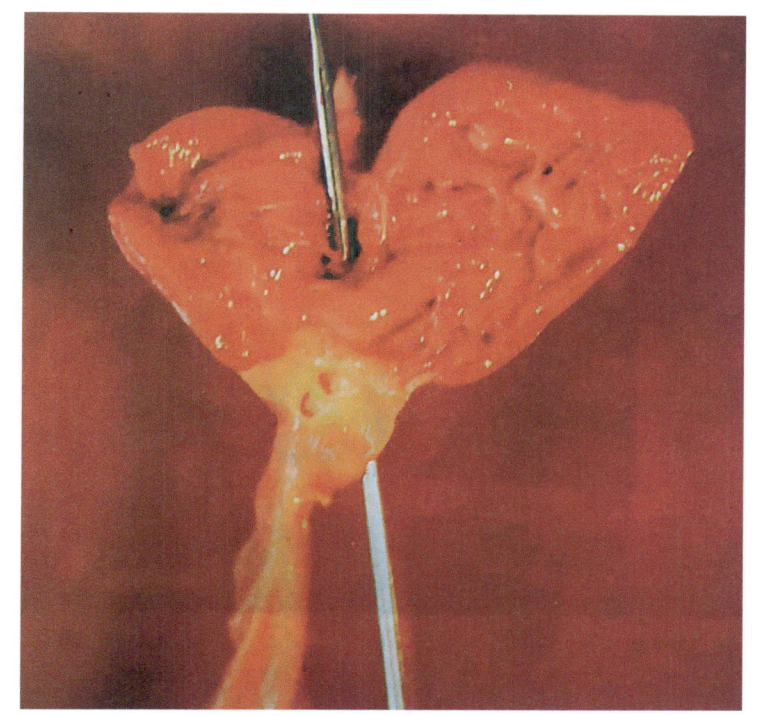

Fig. 140-27. Hematoma retroplacentário causando compressão no parênquima placentário.

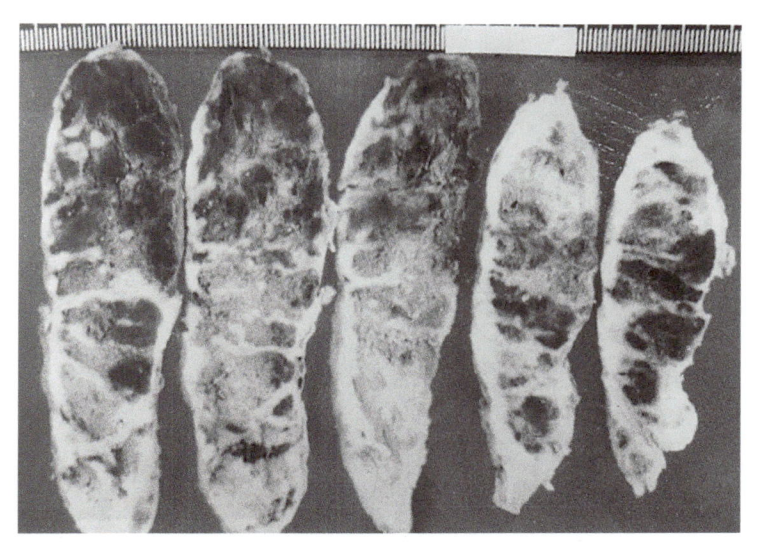

Fig. 140-28. Secções de placenta com "infarto" do soalho materno. Observar espessamento leitoso da superfície materna e faixas com o mesmo aspecto no interior do parênquima.

▪ *Depósito de fibrina periviloso*:* aparecem como áreas compactas e leitosas (porcelânicas) e são devidas à estase sanguínea no espaço interviloso. Não têm nenhuma repercussão no concepto, exceto quando são extensas envolvendo mais de 40% do parênquima, o que ocorre raramente (Fig. 140-25).[10]
▪ *Cistos septais:* são pequenos cistos nos septos interlobulares contendo líquido claro, secundários à obstrução da drenagem venosa nos septos.[11] Não tem repercussão clínica. São, frequentemente, associados ao diabetes melito e à incompatibilidade sanguínea materno-fetal.[10]
▪ *Abscessos:* aparecem como áreas arredondadas, branco-amareladas, friáveis no interior do tecido esponjoso (Fig. 140-26). São de origem bacteriana, causados por infecção hematogênica, principalmente pela *Listeria monocytogenes* e, menos frequentemente, por *Staphylococcus* e pela *Escherichia coli.*[12]
▪ *Hematoma retroplacentário:* adere firmemente ao parênquima, que aparece comprimido e infartado (Fig. 140-27).
▪ *Infarto do soalho materno:* na superfície de corte, nota-se faixa do tecido leitoso na decídua que, por vezes, estende-se sob forma de septos para o interior da placenta (Fig. 140-28).

ALTERAÇÕES MACROSCÓPICAS DO CORDÃO UMBILICAL

■ *Inserção:* deve-se observar o tipo de inserção (central, paracentral, marginal e velamentosa). A inserção velamentosa ocorre nas MEP e os vasos umbilicais a percorrem do ponto de inserção até alcançar a margem placentária. Lesão destes vasos, por ocasião da ruptura das membranas, ou por trombose, pode, raramente, acarretar problemas para o feto.[17] As inserções velamentosa e marginal são muito mais frequentes em gestações múltiplas.[12] Por outro lado, a inserção velamentosa associa-se, frequentemente, à AUU e a placentas extracorial e gemelar fusionada (Fig. 140-29).[16] Raramente, o cordão pode perder a geleia numa pequena extensão junto à placenta, inserindo-se os vasos isoladamente e ficando assim desprotegidos (inserção *furcata*) e sujeitos a trauma e trombose. Este tipo de inserção pode ser causa de hemorragia intra-amniótica por ocasião do parto.[12]

■ *Comprimento e alterações decorrentes de cordões longos ou curtos:* o cordão, normalmente, mede em fetos a termo entre 54 e 61cm.[16] No Quadro 140-5 estão relacionados os comprimentos normais em diferentes idades gestacionais. Os cordões longos, iguais ou maiores que 72 cm, apresentam mais facilmente nós verdadeiros (Fig. 140-30), prolapsos e espiralamento

e circulares em torno de partes fetais (Figs. 140-31 e 140-32). Estas condições podem levar a óbito fetal por causa da compressão dos vasos umbilicais ou trombose.[10] Convém lembrar, contudo, que um moderado grau de espiralamento do cordão umbilical é normal e resulta da movimentação do feto. Os nós e o prolapso são mais frequentes quando há poli-hidrâmnio. Cordões curtos, iguais ou menores que 32 cm, podem acarretar ruptura, descolamento prematuro da placenta ou dificultar a eliminação do feto, durante o parto.[2,17] Por outro lado, em recém-nascidos com cordão curto, os valores de Apgar são bem inferiores.

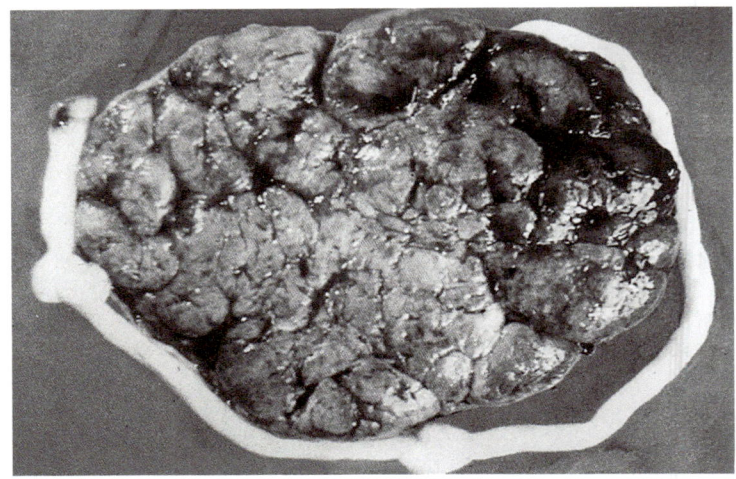

Fig. 140-30. Presença simultânea de dois nós verdadeiros que constitui aspecto raro.

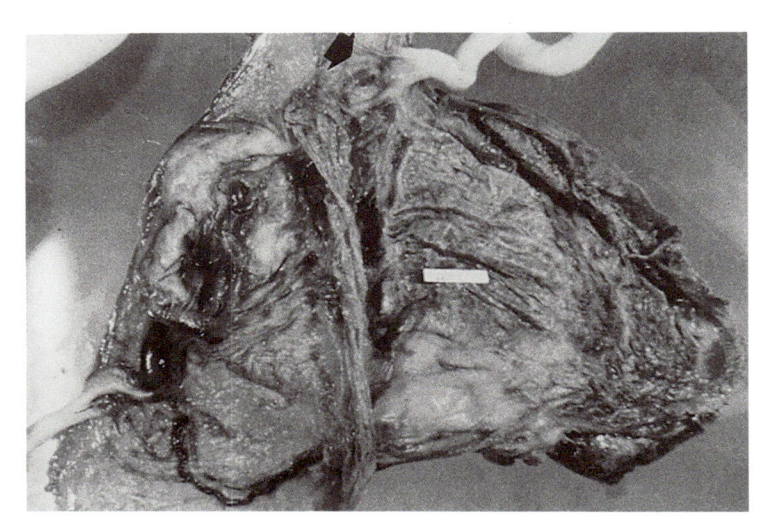

Fig. 140-29. Inserção velamentosa do cordão umbilical em uma das metades (direita) de placenta gemelar fusionada biamniótica monocoriônica. Observar as anastomoses vasculares.

Quadro 140-5. Comprimento do Cordão Umbilical em Várias Idades Gestacionais

Idade gestacional (semanas)	Comprimento do cordão (cm)
20-21	32 ± 9
22-23	36 ± 9
24-25	40 ± 10
26-27	43 ± 11
28-29	45 ± 10
30-31	49 ± 11
32-33	50 ± 12
34-35	53 ± 11
36-37	56 ± 13
38-39	57 ± 13
40-41	60 ± 13
>41	60 ± 13

Naeye[17] - reproduzido com permissão.

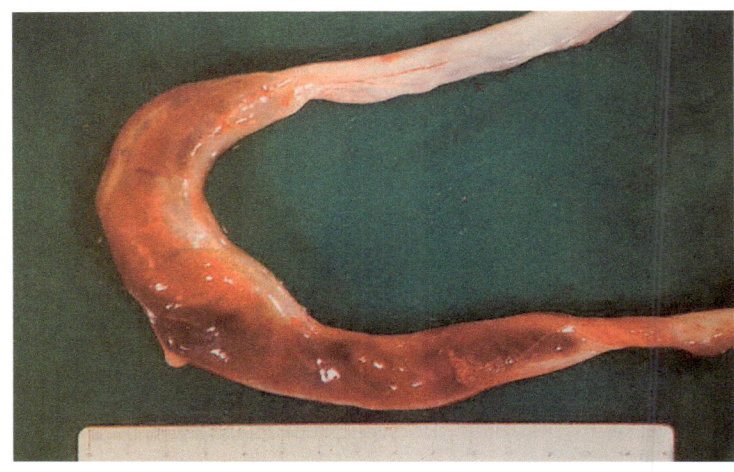

Fig. 140-31. Cordão umbilical com área de edema e hemorragia causados por prolapso de cordão.

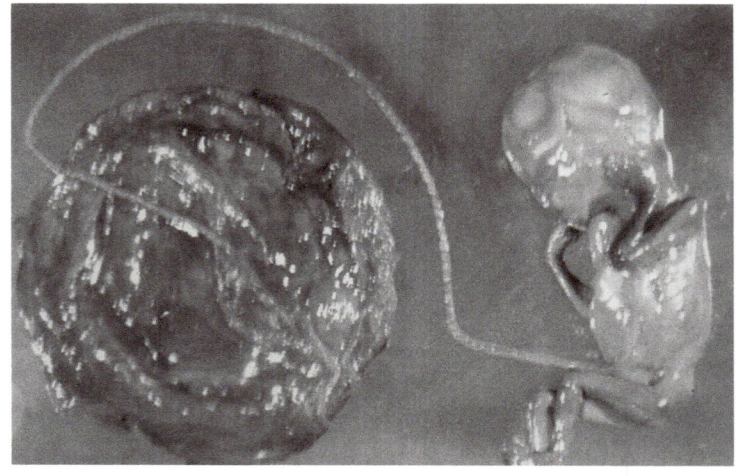

Fig. 140-32. Acentuado espiralamento de cordão umbilical que é muito longo.

Tem sido observada estreita relação entre comprimento do cordão, coeficiente intelectual e alterações neurológicas precoces ou tardias na criança.[10] Na sequência acinesia/hipocinesia fetal, seja por lesão do sistema nervoso central, dos músculos esqueléticos, das articulações ou por intensa e precoce redução do líquido amniótico, o cordão é sempre mais curto. Isto ocorre porque o desenvolvimento do cordão depende diretamente da movimentação fetal.[18] Cordões extremamente curtos, iguais ou inferiores a 15 cm ou mesmo ausentes (acordia) são encontrados em fetos com gastrosquise ou acárdicos (Fig. 140-33).

■ *Superfície:* coloração verde ou amarelada do cordão umbilical indica impregnação por mecônio e, consequentemente, sofrimento fetal crônico. Em casos de infecção ascendente ou hematogênica que levam a intenso processo inflamatório, pode-se observar perda de brilho da superfície e da transparência da geleia de Wharton, assim como placas de calcificação. Por outro lado, vasos umbilicais leitosos são indício de vasculite (Fig. 140-34). Âmnio nodoso, metaplasia escamosa ou epidermoide e placas de candidíase podem também ser visualizados na superfície do cordão.

■ *Números de vasos:* AUU ocorre em cerca de 0,7% dos partos em geral (Fig. 140-35). Associa-se, com frequência, a malformações fetais (50% dos casos), trissomias, diabetes, hipertensão e tabagismo maternos.[16,17] Ocorre, também, associada a recém-nascidos PIG, placenta circunvalada, inserção velamentosa do cordão e placenta hipotrófica.[16,17] É mais frequente em pacientes negras e em gestações que subsequentemente terminam em abortamento ou em trissomias.[11] AUU pode ocorrer, também, sem associação a problemas no recém-nascido. Em placentas monoamnióticas e monocoriônicas, o cordão pode apresentar quatro vasos.[19] O tipo de inserção do cordão umbilical, AUU, circulares, falsos nós e hematomas do cordão podem ser detectados pela US.[19]

■ *Outras alterações do cordão umbilical:* a estritura do cordão umbilical ocorre, geralmente, junto ao abdome fetal e pode ser causa de óbito precoce. Aparece como área com ausência de geleia e com acentuadíssima redução do calibre dos vasos. Outra alteração encontrada no cordão, e frequentemente associada a malformações fetais, é a ausência segmentar ou extensa da geleia de Wharton (Fig. 140-36a).

■ *Falsos nós do cordão (Fig. 140-36b):* não devem ser confundidos com os nós verdadeiros. Representam varizes dos vasos umbilicais e parecem como protrusões da superfície umbilical. São identificados pela US como elevações irregulares desta estrutura e não têm importância clínica.

Um aumento de volume localizado do cordão é, em geral, decorrente de hematoma da geleia de Wharton que, secundariamente, leva à compressão dos vasos, trombose e a problemas fetais. É um achado raro (1 em 5.505 partos) podendo ocorrer por causa da tração do cordão curto ou circulares, ou ser secundário à cordocentese, amniocentese ou à compressão do cordão entre as partes fetais e maternas (Fig. 140-31).[2,12,20,21] É, geralmente, resultante de ruptura da veia umbilical. Além de traumatismo e necrose por compressão, a ruptura pode também ser decorrente do enfraquecimento congênito da parede da veia.[19]

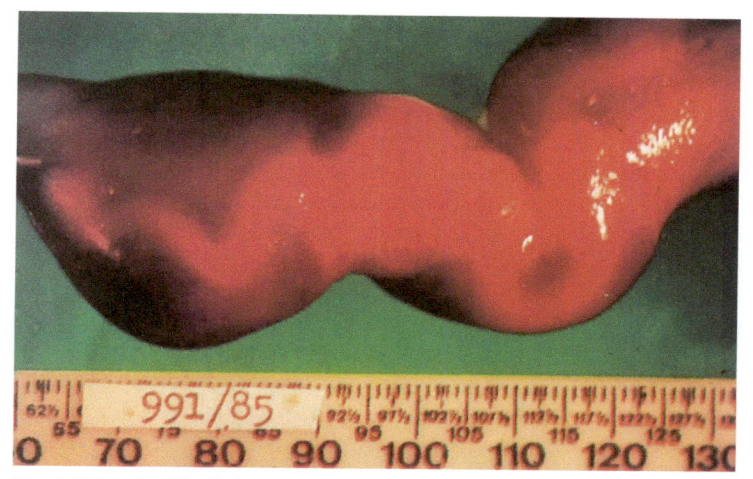

Fig. 140-34. Cordão de feto macerado com infecção hematogênica exibindo vasos leitosos.

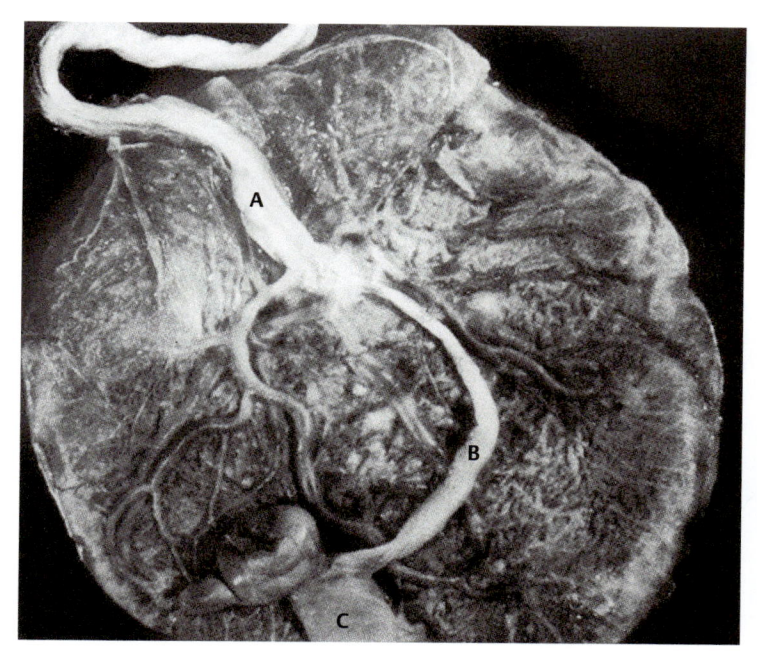

Fig. 140-33. Gravidez gemelar MonoMono com os dois cordões (A e B) inserindo-se no mesmo local. Um dos conceptos é acárdio (C) e exibe cordão curto e reduzido de calibre.

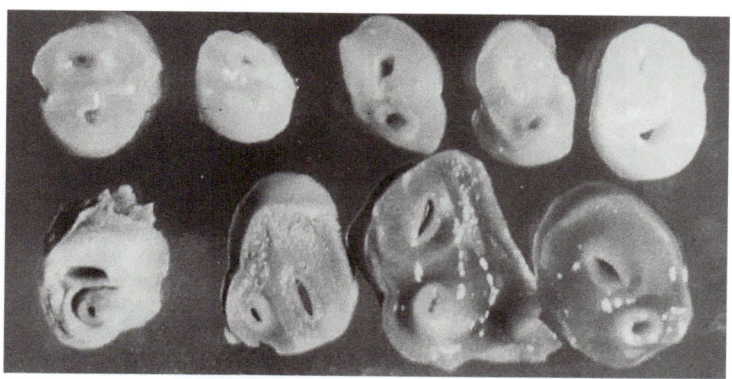

Fig. 140-35. Artéria umbilical única. Caso associado à malformação cardíaca (atresia da tricúspide e hipertrofia do ventrículo direito).

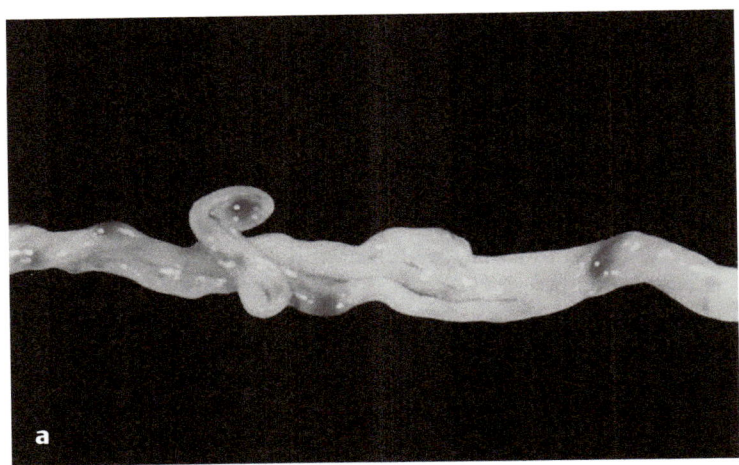
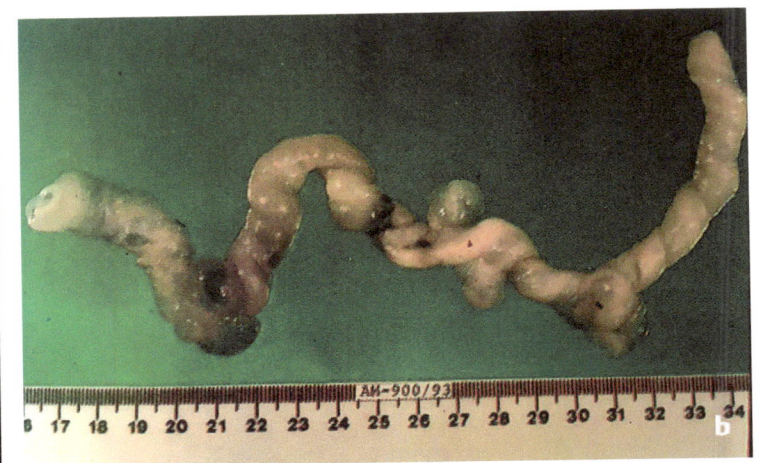

Fig. 140-36. Cordão umbilical. (a) Acentuada redução da geleia de Wharton em gravidez a termo, com acentuado retardo de crescimento intrauterino. (b) Falso nó de cordão. (Cortesia da Dra. Aparecida Garcia.)

ALTERAÇÕES MACROSCÓPICAS DAS MEMBRANAS EXTRAPLACENTÁRIAS

À primeira inspeção das membranas, devem-se verificar a distância entre o ponto mais próximo da ruptura e a margem placentária a fim de verificar se se trata de placenta prévia.

Nas membranas devem ser feitas as mesmas pesquisas referidas em relação à superfície fetal da placenta: se há perda da transparência (infecção), impregnação de mecônio (sofrimento fetal crônico), depósitos de mecônio que saem sem deixar impregnação (sofrimento fetal agudo), âmnio nodoso ou placas de candidíase.

Deve-se observar também se há aderências entre o âmnio e o cordão umbilical ou a superfície fetal da placenta. Ruptura do âmnio, no início da gestação, pode levar a estas aderências. Faixas de âmnio (bandas amnióticas) podem enrolar-se no cordão, causando constrição e interrupção da circulação, assim como em partes do feto, levando a amputações nos membros. A aderência a outras regiões do corpo pode gerar grandes alterações na morfogênese (Fig. 140-37). É a chamada "sequência da banda amniótica".[10]

GRAVIDEZ MÚLTIPLA

As placentas gemelares podem ser biamnióticas-bicoriônicas (Bi-Bi), biamnióticas-monocoriônicas (Bi-Mono) e monoamnióticas-monocoriônicas (MonoMono) (Figs. 140-29 e 140-33). Os gêmeos com

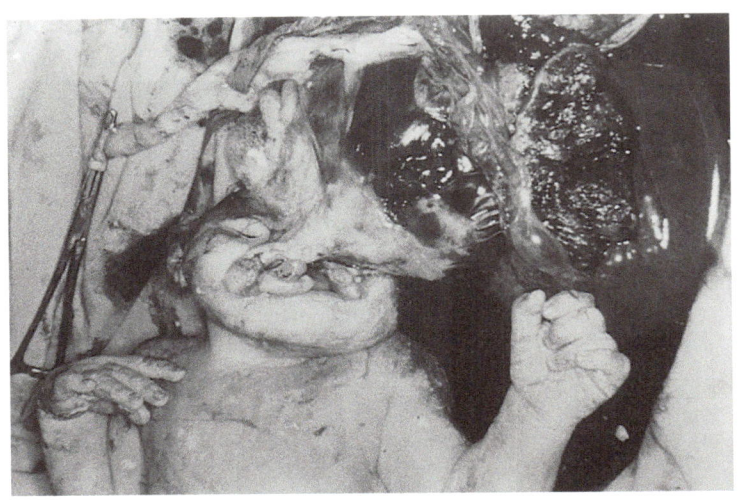

Fig. 140-37. Sequência da banda amniótica que causou extensa deformação do segmento cefálico.

placentas Bi-Bi são dizigóticos (fraternos) em 90% dos casos, sendo monozigóticos (idênticos) em apenas 10%.[12] No entanto, todos os gêmeos com placentas monocoriônicas (Bi-Mono ou MonoMono) são monozigóticos. Deste modo, percebe-se que o exame das placentas fusionadas é muito importante na determinação do tipo de gêmeos. Por outro lado, sabe-se que a morbidade, a mortalidade e os problemas neurológicos são muito mais frequentes nos gêmeos com placentas do tipo Bi-Mono e MonoMono.

A diferença entre estes tipos placentários pode ser feita, com exatidão, nas placentas fusionadas pela identificação do número de membranas que separam os dois sacos amnióticos. Na placenta de tipo MonoMono existe apenas um saco amniótico que contém ambos os fetos (Fig. 140-33).

O septo que separa as placentas fusionadas Bi-Bi é pouco transparente e constituída por dois âmnios e dois córions (Fig. 140-38a). Por outro lado, no ponto de separação entre as duas metades placentárias existe um relevo, neste tipo de placenta. Na placenta Bi-Mono, o septo é bem transparente porque é constituído por apenas dois âmnios (Fig. 140-38b). As placentas fusionadas Bi-Bi e Bi-Mono podem ser diferenciadas pela US por causa das diferentes espessuras da membrana septal.[19]

Nas gestações múltiplas, com mais de dois fetos, ocorre uma combinação destes diferentes tipos de placenta.

As placentas múltiplas inclusive as fusionadas devem ter seus cordões identificados de acordo com os fetos correspondentes e numerados. Nas fusionadas cada parte pertencente a determinado feto deve ser pesada, medida e examinada separadamente. Antes de separá-las, deve-se medir a distância entre as inserções dos cordões e pesquisar o tipo de membrana septal, fazendo da mesma um "rolinho" para ser submetido a exame histológico. Deve-se observar, também, se há anastomoses entre os vasos das diferentes superfícies fetais (Fig. 140-29). Este tipo de observação torna-se mais fácil quando se injetam soluções corantes, de cores diferentes, nos vasos umbilicais.

Nas gestações gemelares, há maior mortalidade perinatal causada pela infecção ascendente, infartos placentários volumosos, descolamento prematuro da placenta e malformações.[17] Na gravidez Bi-Mono, pode ocorrer transfusão feto-fetal que é causa frequente de óbito.

As gestações com placentas MonoMono são muito raras, mas apresentam elevadíssimo índice de mortalidade, principalmente, em razão da formação de nós e entrelaçamento entre os dois cordões.[16] As placentas MonoMono quando pertencem a gêmeos fusionados podem ter apenas um cordão umbilical (Fig. 140-39).

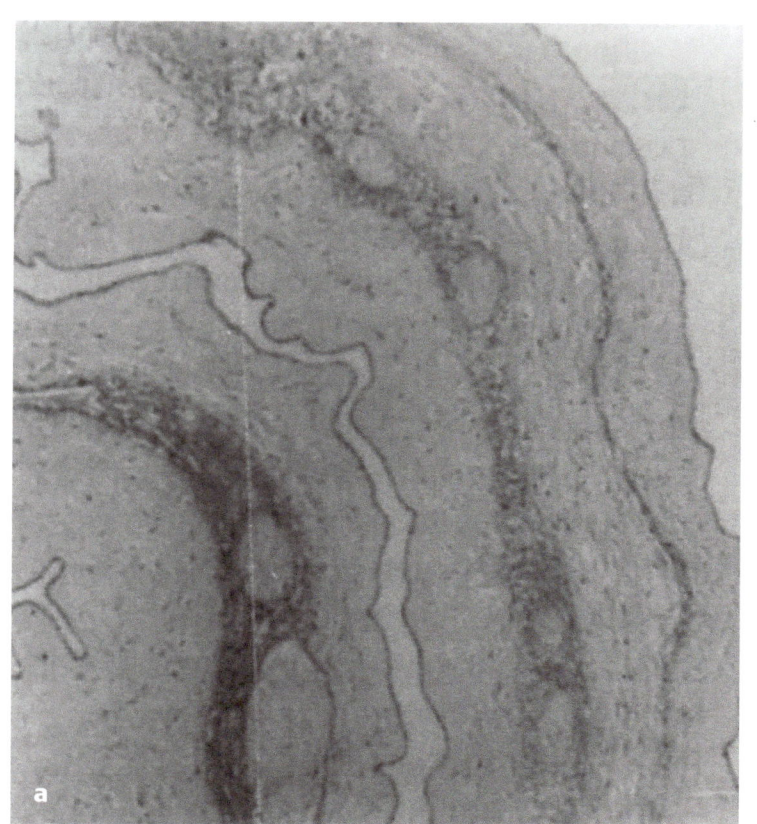
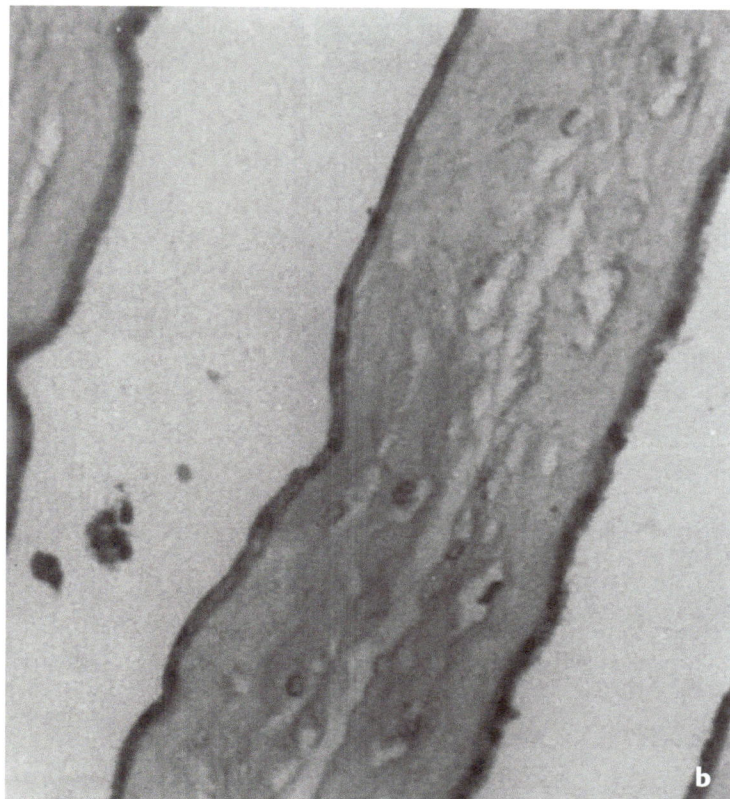

Fig. 140-38. Rolinho de membrana septal de placenta (**a**) Bi-Bi. Observar dois âmnios, dois córions e, no centro, trofoblasto e raras vilosidades hialinizadas. (**b**) Bi-Mono. Há apenas dois âmnios.

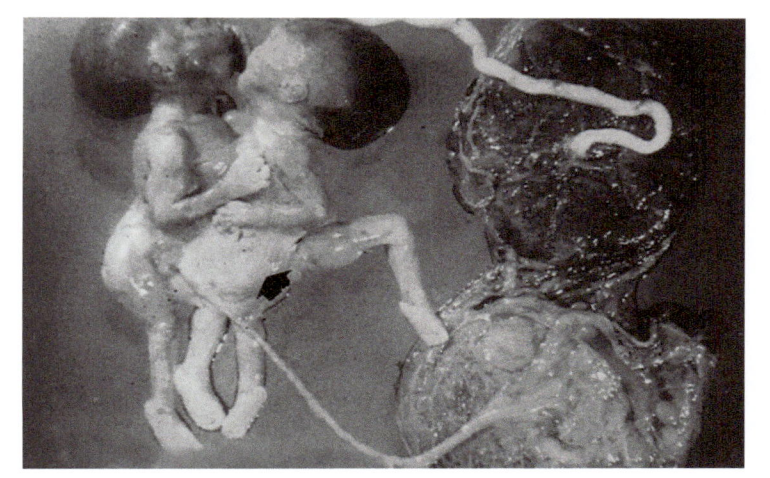

Fig. 140-39. Gravidez com quadrigêmeos. Dois gêmeos fusionados com placenta e cordão único que se insere em uma volumosa onfalocele (seta). A placenta acima situada é de outro gêmeo.

MOLA HIDATIFORME

Na mola hidatiforme completa, há acentuado edema e transformação cística de todas as vilosidades (Figs. 140-40 e 140-41), que são desprovidas de vasos. Esta alteração ocorre associada a graus variados de hiperplasia trofoblástica. A placenta transformada em mola completa pode pesar até 2.000 g. Com raras exceções, não se encontra embrião/feto, nem âmnio, neste tipo de patologia. Enquanto nos EUA a sua frequência é em torno de 1/2.000 gestações, na América do Sul encontra-se um caso para cada 1.000 gestações. Pode ocorrer em gestações sucessivas em aproximadamente 2,3% dos casos e pode ser encontrada em apenas um dos produtos de gravidez gemelar.[22] É importante o diagnóstico diferencial deste tipo de patologia com a mola hidatiforme parcial (Fig. 140-42), uma vez que, com raras exceções, apenas a mola completa tem potencial de

Fig. 140-40. Mola hidatiforme completa constituída por numerosas vesículas.

se transformar em coriocarcinoma e dar metástases. A mola parcial apresenta vilosidades hidrópicas e não hidrópicas e está associada a embrião/feto, âmnio e cordão, na grande maioria dos casos.[22] Por outro lado, quando apresenta hiperplasia trofoblástica, esta é bem menos acentuada que a da mola completa. Além da diferenciação macro e microscópica entre estes dois tipos de mola, pode-se fazer o diagnóstico diferencial com estudos citogenéticos. A mola completa é diploide, 46 XX e, menos frequentemente, 46 XY, enquanto as molas parciais são, na grande maioria dos casos, triploides e tetraploides. Pode-se recorrer também a citometria de fluxo, até mesmo usando material obtido de blocos de parafina, para verificar se as molas são di, tri ou tetraploides.[12]

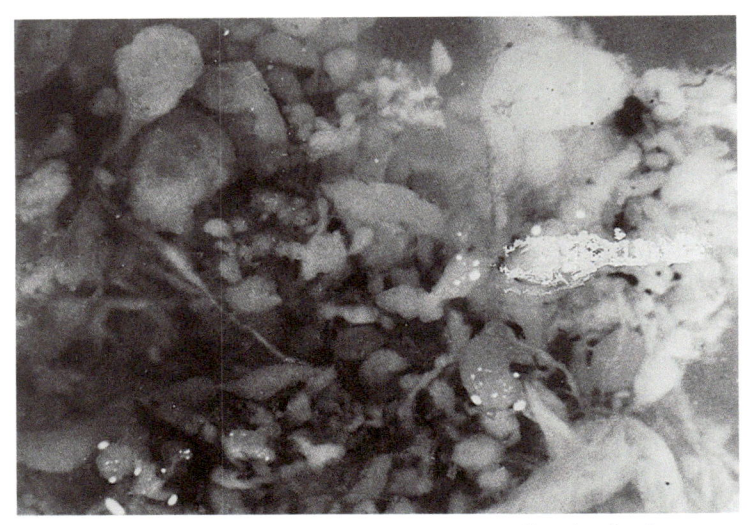

Fig. 140-41. Maior aumento da figura anterior com melhor detalhe das vilosidades hidrópicas.

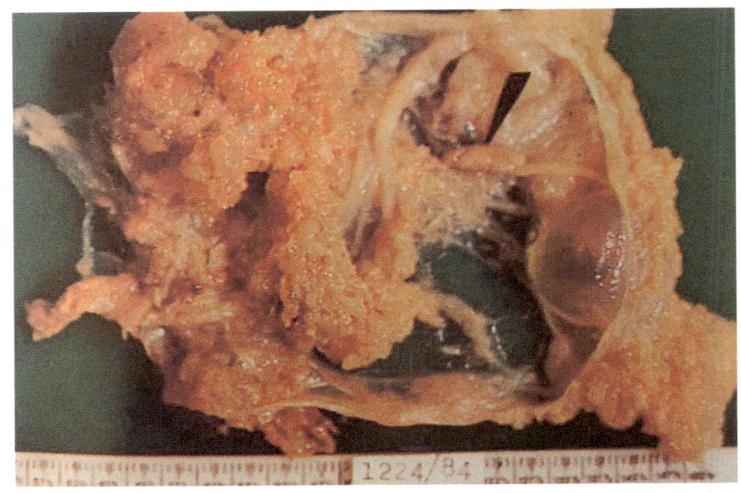

Fig. 140-42. Mola parcial com feto. Placenta com mais de 50% constituído de vilosidades hidrópicas.

INFECÇÕES

As principais vias de infecção fetal são a ascendente e a hematogênica (Quadro 140-6). Na infecção ascendente, agentes, principalmente bacterianos, presentes no canal vaginal e na cérvix infectam as MEP e o líquido amniótico e, posteriormente, o feto. Este tipo de infecção apresenta-se com maior frequência, após a ruptura da bolsa amniótica, muito embora possa ocorrer mesmo com as membranas intactas. Pode resultar, também, do emprego de métodos invasivos.[20,21]

Os agentes bacterianos mais frequentemente cultivados nas infecções ascendentes são *Escherichia coli,* estafilococos coagulase-positivos, *Streptococcus, Proteus mirabilis, Klebsiella, Pseudomonas* e fusobactérias.[1,16] Muitas culturas de corioamnionites são negativas, certamente porque as técnicas usadas de rotina não são capazes de detectar microrganismos, como micoplasma, clamídia, *Listeria monocytogenes* e *Clostridium difficile,* agentes que são também responsáveis por infecções ascendentes.[16]

Estas infecções são menos frequentemente causadas por fungos (*Candida*) e raramente por vírus.[5] Em casos de candidíase congênita, encontra-se frequente associação ao uso de dispositivos intrauterinos, e algumas infecções ocorrem mesmo com bolsa íntegra.[12] A infecção por *Candida* é sempre ascendente. Há referência na literatura a um caso de candidíase fetal e placentária com todas as características de infecção ascendente na qual também se encontrou vilosite com presença do fungo em tronco viloso.[23] Este caso constitui um raro exemplo de placentite hematogênica por via retrógrada, ou seja, com infecção vilositária a partir do sangue fetal e não do sangue materno, como geralmente acontece.

As infecções hematogênicas fetais ocorrem, principalmente, por via transplacentária. O agente etiológico presente no espaço interviloso atravessa o epitélio trofoblástico e vai infectar o córion das vilosidades, do tronco viloso ou da superfície fetal e a partir daí pode chegar até o feto. Quando há infecção da placenta, na ausência de infecção fetal, considera-se como transmissão congênita ao nível placentário.[5,24]

As infecções hematogênicas podem ser causadas por bactérias, protozoários e vírus. As infecções que se transmitem por via transplacentária são, com maior frequência, a sífilis, a listeriose, a rubéola, a citomegalovirose, a parvovirose B-19, a AIDS, a toxoplasmose e a doença de Chagas. A malária, embora se transmita com pouca frequência, tem muita importância na patologia placentária porque pode causar RCIU mesmo na ausência de vilosite. Nesta infecção, observa-se no espaço interviloso grande quantidade de macrófagos e hemácias parasitadas.[25] Curiosamente, em estudos feitos no norte do Brasil, não se encontrou correlação entre este envolvimento placentário e RCIU.[26]

Outros agentes infecciosos com maiores dimensões, como o *Schistosoma mansoni, o Paracoccidioides braziliensis, o Cryptococcus neoformans e o Coccidioides immitis,* podem invadir o espaço interviloso, causar reações inflamatórias, mas não atingem o feto.[27]

Quadro 140-6. Principais Diferenças entre as Infecções Ascendente e Hematogênica

	Ascendente	Hematogênica
Agentes	Bactérias, *Candida* e raramente vírus	Bactérias, protozoários e vírus
Volume da placenta	Normal	Aumentado nos casos com placentite difusa
Líquido amniótico	Com infecção	Geralmente sem infecção. O líquido pode infectar-se secundariamente nos pulmões de fetos com infecção sistêmica
Superfície materna	Sem alterações	Pálida, principalmente nos casos de placentite difusa
Superfície fetal	Sempre com perda de transparência	Pode ter perda de transparência, principalmente perivascular
Membranas extraplacentárias	Com perda de transparência	Sem perda de transparência
Retardo de maturação da placenta	Ausente	Frequentemente presente
Tipos de inflamação	Aguda	Aguda, crônica ou crônica granulomatosa
Achados histológicos	Intervilosite subcoriônica, corioamnionite, coriovasculite, membranite e onfalite	Vilosite e perivilosite. Pode haver também corioamnionite, coriovasculite e onfalite. Abscessos no parênquima placentário em infecções bacterianas
Tipo de desenvolvimento fetal	Pneumonia, oftalmite, otite, infecção cutânea ou intestinal	Sistêmico, podendo haver disrupções

No Quadro 140-6 estão referidas as principais diferenças entre as infecções ascendentes e hematogênicas.[24]

O estudo microscópico da placenta permite diagnosticar estes dois tipos de infecção, avaliar o grau de envolvimento do órgão e, menos frequentemente, fazer o diagnóstico etiológico.

Com raras exceções, a inflamação da infecção ascendente é de natureza aguda. Microscopicamente, veem-se neutrófilos no espaço interviloso subcorial (intervilosite subcoriônica), nas membranas corial e amniótica (corioamnionite) e na parede dos vasos coriais da placa fetal (coriovasculite). Os neutrófilos da coriovasculite e da onfalite são de origem fetal, por isso, em casos de natimortos, quando estas alterações estão presentes, tem-se a certeza de que a infecção ocorreu ainda com o feto vivo. Nas infecções mais intensas, o processo inflamatório associa-se ao acentuado edema do córion e âmnio e à necrose do epitélio amniótico. Menos frequentemente, há grandes coleções de neutrófilos no espaço interviloso subcorial, formando abscessos subcoriais. Nestes casos, os agentes mais frequentemente observados são a *Listeria* e o *Campylobacter*.[12] Além da coloração de rotina de *hematoxilina-eosina*, deve-se fazer, também, nas infecções ascendentes, o método de Brown-Hopps que permite visualizar facilmente a *Candida* e, nas infecções bacterianas, detectar a morfologia dos agentes bacterianos e se são gram-negativos ou positivos.

Nos raros casos de infecção ascendente pelo herpes simples, o infiltrado observado na placa fetal é de natureza mononuclear e sempre associado à necrose.[5]

Nas infecções ascendentes, as membranas extraplacentárias estão sempre envolvidas pelo mesmo processo inflamatório (membranite), assim como o cordão umbilical. No cordão, o infiltrado é visto na parede dos vasos podendo propagar-se para a geleia de Wharton (onfalite ou funiculite). A presença de infiltrado inflamatório nas duas extremidades do cordão indica placentite grave. Curiosamente, a inflamação dos vasos umbilicais, mesmo presente na extremidade fetal do cordão, não se propaga para os vasos fetais do abdome fetal.[28]

Em algumas infecções ascendentes, o odor da placenta faz suspeitar do agente etiológico. Por exemplo, odor fecal sugere infecção por fusobactérias ou bacterioides, enquanto o odor adocicado fala a favor de infecção por *Listeria*.[12]

Sabe-se que o feto começa a "respirar" líquido amniótico logo no início do segundo trimestre e, por isso, as infecções transmitidas pela placenta, quando comprometem os pulmões do feto, podem infectar o líquido amniótico. Este fato já foi documentado, mas não se sabe com que frequência ocorre.[29,30] Por isso, a cultura do líquido amniótico constitui um dos métodos para diagnóstico pré-natal de infecções hematogênicas.[31,32]

A vilosite e a perivilosite são os principais achados histológicos das placentites hematogênicas. Nas vilosites, vê-se infiltrado de linfócitos e por vezes também de plasmócitos e neutrófilos, ao lado de proliferação macrofágica. Podem-se observar necrose do trofoblasto ou de toda vilosidade e, menos frequentemente, reação granulomatosa.[28] Os vasos vilosos podem mostrar necrose e neutrófilos em cariorrexe (vasculite), algumas vezes associada à presença de hemossiderina. Este aspecto é observado, principalmente, nas infecções virais. Este quadro é, geralmente, representativo de infecção hematogênica. Por vezes, nas placentites hematogênicas, encontram-se apenas vilosidades fibrosadas resultantes de um processo inflamatório exsudativo prévio. A presença de hemossiderina em vilosidades fibrosadas, pesquisada pela técnica de Perls, faz suspeitar de vasculite.

As placentites, quando intensas e difusas, são geralmente associadas a natimortos e mostram alterações macroscópicas bem evidentes. No entanto, nos recém-nascidos infectados e assintomáticos, a placenta é, frequentemente, de aspecto normal, e a inflamação é focal e, por vezes, discreta, podendo até passar despercebida. Convém frisar que infecção fetal hematogênica na ausência de envolvimento histológico da placenta indica que o número de secções incluído para exame foi insuficiente para detectar os focos de inflamação, e que novos cortes devem ser processados.

A presença de abscessos no espaço interviloso, com repercussão macroscópica ou não, indica sempre infecção bacteriana, sendo um dos principais agentes a *Listeria monocytogenes* (Fig. 140-26).

O diagnóstico etiológico das placentites hematogênicas faz-se pelo encontro do agente parasitário ou bacteriano ou de inclusões virais. Mas, infelizmente, na maioria das placentites hematogênicas não se chega ao diagnóstico etiológico mesmo através de um exame microscópico minucioso. Por isso, sempre que possível, deve-se, nos casos suspeitos de infecção, coletar material da placenta para cultura e inoculação em animais. Atualmente, pela imuno-histoquímica e por técnicas de hibridização *in situ* tem sido possível detectar o agente etiológico em alguns casos não diagnosticados pelo exame anatomopatológico.[5]

Um número razoável de placentites hematogênicas fica sem causa esclarecida mesmo nas pacientes que fazem o rastreamento sorológico durante a gravidez e cujas placentas são submetidas à cultura e a outras técnicas, constituindo o grupo das vilosites de causa desconhecida. Este grupo de vilosites ocorre em frequência variável em diferentes estatísticas. Na Bahia, sua frequência é em torno de 13% em placentas estudadas apenas anatomopatologicamente.[33] Alguns autores acreditam que muitos exemplos de vilosite de causa desconhecida representam processos inflamatórios modulados imunologicamente e não são resultantes de infecção. Este tipo de lesão pode ser recorrente e associado a RCIU.[5]

EXAME MICROSCÓPICO

No relatório microscópico do patologista devem ser confirmados os achados macroscópicos importantes, como, por exemplo, de infecção ascendente ou hematogênica, sofrimento fetal crônico, âmnio nodoso, infartos, corioangiomas etc.

Outra informação importante é se as vilosidades coriais são compatíveis com a idade gestacional ou se há retardo ou aceleração da maturação. Para isso, o patologista tem de ter experiência com a histologia normal da placenta nas diferentes idades gestacionais.

O retardo de maturação pode ser de maior ou menor intensidade e associa-se, frequentemente, às infecções hematogênicas, diabetes melito, doença hemolítica perinatal, anemia materna grave, anomalias congênitas e a RCIU. No entanto, pode ocorrer também em gestações normais. As vilosidades mostram-se grandes, com vasos pequenos, muito estroma e muitos macrófagos na ausência de membranas vásculo-sinciciais. Nos casos mais intensos, pode haver também persistência da camada de citotrofoblasto e hemácias nucleadas nos vasos fetais. As placentas com retardo de maturação associam-se, mais frequentemente, à hipóxia fetal que as completamente maduras.[10]

A aceleração de maturação é encontrada, frequentemente, na DHEG e nas mães com hipertensão essencial. As vilosidades são bem menores que as normais para a idade gestacional, têm escasso estroma, muitas membranas vásculo-sinciciais e muitos nós sinciciais. Como esta condição está, geralmente, associada à redução da perfusão placentária (por insuficiência vascular uteroplacentária ou outras causas), com frequência, mostra também espessamento da membrana basal das vilosidades e presença descontínua de citotrofoblasto (por proliferação das que permanecem imperceptíveis à microscopia óptica, após o quarto mês de gestação). A diminuição da perfusão placentária ocorre na DHEG, nas mães com doença hipertensiva, fumantes, com lúpus eritematoso, diabete melito juvenil ou com a síndrome do anticorpo anticoagulante lúpico. Pode ser decorrente, também, da trombose dos vasos uteroplacentários por alterações da viscosidade sanguínea, que ocorre, por exemplo, na anemia falciforme e na hipergamaglobulinemia.

Existe uma condição placentária chamada de deficiência das vilosidades terminais na qual há uma acentuada redução da ramificação das vilosidades intermediárias que se apresentam reduzidas de calibre, tendo o mesmo diâmetro dos elementos terminais. Histologicamente, há um aspecto monótono de vilosidades que aparecem de igual tamanho e com orientação idêntica. Este quadro associa-se a RCIU e é encontrado nas gestações prolongadas.[12]

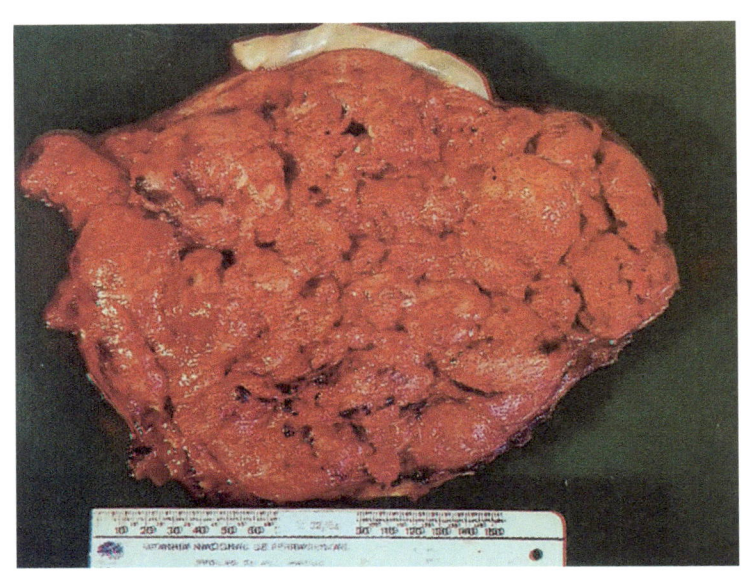

Fig. 140-43. Hipertrofia da placenta decorrente da congestão e edema. O feto apresentou tumor adenomatoide de pulmão que comprimia o coração e a veia cava inferior.

O aspecto microscópico das infecções já foi referido no item anterior.

De referência ao sofrimento fetal crônico, a presença de pigmento pardo no âmnio deve sempre ser cuidadosamente pesquisada, uma vez que nos casos com discreta impregnação ela pode passar despercebida ao exame macroscópico. Pela coloração de Luna Ishak, o mecônio pode ser mais bem evidenciado.[1] Menos frequentemente, o pigmento pardo em macrófagos do âmnio pode ser hemossiderina, como já foi referido anteriormente. A confirmação deste tipo de pigmento pode ser feita pela reação de Perls.

Outra alteração que pode ser detectada na placenta é a corioangiose que representa um aumento difuso do número de vasos das vilosidades coriais. Alguns autores recomendam que se diagnostique corioangiose apenas quando se encontre 10 ou mais vasos em 10 vilosidades, em 10 áreas diferentes vistas em aumento de 10 vezes. A corioangiose correlaciona-se, de modo significativo, com mortalidade perinatal e com anomalias congênitas. Sua etiologia não é conhecida.[12]

O edema generalizado das vilosidades pode causar redução do espaço interviloso, diminuindo a perfusão placentária ou,[10] segundo Naeye *et al.*, levando à compressão dos capilares vilositários e à hipóxia fetal.[34] Estes autores encontraram uma marcante associação entre edema de vilosidades e corioamnionite e consideraram que o edema constitui um dos mecanismos que levam à hipóxia fetal nas infecções ascendentes. Encontra-se, também, edema de vilosidades quando há dificuldade no retorno sanguíneo da placenta para o feto, o que acontece quando há insuficiência cardíaca fetal e obstrução da veia umbilical e/ou da veia cava inferior por tumores fetais. Na Figura 140-43, vê-se placentomegalia associada a feto com volumoso tumor adenomatoide do pulmão direito. Foi decorrente da congestão passiva crônica da placenta causada por compressão do átrio direito pelo tumor.

Obliteração generalizada dos vasos fetais com fibrose de vilosidades é secundária a óbito fetal e é, geralmente, encontrada em placentas de natimortos macerados. Quando a lesão é localizada, envolvendo poucas vilosidades, é, em geral, por causa da trombose arterial num tronco viloso ou na placa fetal. No entanto, deve-se ter sempre em mente que a fibrose focal de vilosidades pode representar cicatrizes de vilosites. Como já foi dito, nos casos de dúvida, a pesquisa de hemossiderina pode ajudar no diagnóstico diferencial, que nestes casos é muito importante.

Endarterite obliterativa consiste em edema, proliferação da íntima e espessamento e duplicação da membrana basal subendotelial, alterações que levam à obstrução vascular. É resultante da redução da perfusão sanguínea placentária que acontece na DHEG e na hipertensão essencial.[10]

Endovasculite hemorrágica é uma condição de natureza desconhecida que tem sido responsabilizada por morbidade e mortalidade perinatais, mas ainda sem comprovação adequada. As alterações patológicas consistem em degeneração endotelial, trombose e diapedese de hemácias.[11]

O encontro de células isoladas, grandes, de provável origem trofoblástica ou de aglomerado de células trofoblásticas (inclusões) em vilosidades sugere associação a anomalias cromossômicas (trissomias e triploidias) aparecendo, mais frequentemente, em abortos.[16]

A presença de hemácias falciformes no espaço interviloso deve ser sempre referida. Pode aparecer em placentas de mulheres com traço falcêmico ou com anemia falciforme e nestas mães deve ser feito uma avaliação laboratorial adequada. A falcização de hemácias pode causar obliteração do espaço interviloso ou dos vasos uterinos, levando à acentuada redução do fluxo sanguíneo no espaço interviloso, à hipóxia e ao óbito intrauterino (Fig. 140-23).

As alterações dos vasos uteroplacentários que ocorrem na hipertensão materna, no lúpus eritematoso e DHEG (aterose aguda, aterosclerose hiperplásica e arteriolite necrotizante) somente podem ser adequadamente avaliadas em biópsias do leito placentário.[10]

REFERÊNCIAS BIBLIOGRÁFICAS

1. Altshuler G. Placental within the medicolegal imperative. Arch Pathol Lab Med. 1991;115:688-95.
2. Schindler NR. Importance of the placenta and cord in the defense of neurologically impaired infant claims. Arch Pathol Lab Med. 1991;115:685-7.
3. Altshuler G. College of American Pathologists. Conference XIX on the examination of the placenta: Report of the Working Group on indications for placental examination. Arch Pathol Lab Med. 1991;115:701-3.
4. Driscoll SG. Placental examination in a clinical setting. Arch Pathol Lab Med. 1991;115:668-71.
5. Kaplan C. The placenta and viral infections. Clin Obst Gyn. 1990;33:232-41.
6. Perrin C, Sander CH. Introduction: How to examine the placenta and why. In: Perrin E, editor. Pathology of the placental. New York: Churchill Livingstone; 1984. p.1.
7. Fox GE, Van Wesep R, Resau JH, Sun CJ. The effect of immersion formaldehyde fixation on human placental weight. Arch Pathol Lab Med. 1991;115:726-8.
8. Naeye RL. Do placental weights have clinical significance? Human Pathol. 1987;18:387-92.
9. Molteni RA, Stys SJ, Battaglia FC. Relationship of fetal and placental weight in human beings: fetal/placental weight ratios at various gestational ages and birth weight distributions. J Reprod Med. 1978;21:327-34.
10. Macpherson T. Fact and fancy. Arch Pathol Lab Med. 1991;115:62-681.
11. Spirt BA, Gordon LP. Sonography of the placenta. In: Fleischer AC, Romero R, Manning FA, Jeanty P, James J AEJ, editors. The principles and practice of ultrasonography in Obstetrics and Gynecology. Connecticut: Appleton & Lange; 1991. p. 133-57.
12. Benirschke K, Kaufmann P. Pathology of the human placenta. New York: Springer-Verlag; 1995.
13. Bortolussi R, Seeliger HPR. Listeriosis. In: Remington JS, Klein JO, editors. Infectious diseases of the fetus and newborn infant. Philadelphia: W B Saunders Co.; 1990. p. 812-27.
14. Garcia AGP, Consorte SM, Lana AM, Friede R. Amnion nodosum and congenital ichthyosis. Am J Clin Path. 1977;67: 567-72.
15. Bittencourt AL. Tumores primários da placenta. Não trofoblásticos. In: Garcia A, Azoubel R, editors. A placenta humana. Morfologia e patologia fetal e perinatal. Rio de Janeiro: Atheneu; 1986. p. 187-92.
16. Gersell D, Klaus FT. Diseases of the placenta. In: Kurman R, editor. Blaustein's Pathology of the female genital tract. 1994. p. 975 -1048.
17. Naeye RL. Functionally important disorders of the placenta umbilical cord and fetal membranes. Human Pathol. 1987;18:680-91.
18. Hall JG. Invited Editorial Comment: Analysis of Pena Shokeir Phenotype. Am J Med Gen.1986;25:99-117.
19. Graham D, Fleischer AC, Sacks GA. Sonography of the umbilical cord and intrauterine membranes. In: Fleischer AC, Romero R, Manning FA, Jeanty P, James Jr AEJ, editors. The principles and practice of

ultrasonography in Obstetrics and Gynecology. Connecticut: Appleton & Lange, 1991; p. 159-70.

20. Romero R, Pupkin M, Oyarzun E, Avila C, Moretti M. Amniocentesis. In: Fleischer AC, Romero R, Manning FA, Jeanty P, James Jr AEJ, editors. The principles and practice of ultrasonography in Obstetrics and Gynecology. Connecticut: Appleton & Lange; 1991. p. 439-53.

21. Romero R, Athanasiadis AP, Inati M. Fetal blood sampling. In: Fleischer AC, Romero R, Manning FA, Jeanty P, James Jr AEJ, editors. The principles and practice of ultrasonography in Obstetrics and Gynecology. Connecticut: Appleton & Lange; 1991. p. 455-73.

22. Bittencourt AL. Tumores primários da placenta. Trofoblásticos. In: Garcia A, Azoubel R, editors. A placenta humana. morfologia e patologia fetal e perinatal. Rio de Janeiro: Atheneu; 1986. p.175-86.

23. Bittencourt AL, Santos WLC, Oliveira CH. Placental and fetal candidiasis: presentation of a case of an abortus. Mycopathologia. 1984;87:181-7.

24. Bittencourt AL. Mecanismos de transmissão. In: Bittencourt AL, editor. Infecções congênitas placentárias. Rio de Janeiro: Revinter; 1995. p. 9-13.

25. Araujo MOG. Morfologia placentária associada à infecção malárica da gestante: microscopia ótica, eletrônica e estudo imuno-histológico. Tese de Doutorado. Belo Horizonte: 1992.

26. Urdaneta MG. Avaliação da influência dos fatores de proteção sobre a infecção malárica em crianças menores de 12 meses de idade em Costa Marques, Rondônia, Brasil. Tese de Mestrado. Univ. Brasília, 1990.

27. Garcia GP, Bittencourt AL. A placenta nas infecções hematogênicas. In: Bittencourt AL, editor. Infecções congênitas placentárias. Rio de janeiro: Revinter; 1995. p. 154-37.

28. Garcia AGP. A placenta na infecção. In: Farhat C, Kopelman B. Infecções perinatais. São Paulo: Atheneu; 1992. p. 69-95.

29. Yambao TJ, Clark D, Weiner L, Aubry R. Isolation of cytomegalovirus from the amnionic fluid during the third trimester. Am J Obst Gyn. 1981;139:937-8.

30. Bittencourt AL, Freitas LAR, Galvão MO, Jacomo K. Pneumonitis in congenital Chagas disease: a study of ten cases. Am J Trop Med Hyg. 1981;30:38-42.

31. Preblud SR, Alford Jr C, Rubella A. In: Remington JS, Klein JO, editors. Infectious diseases of the fetus and newborn infant. V. II. Philadelphia: W.B. Saunders Co; 1990. p.196-240.

32. Remington JS, Desmonts G. Toxoplasmosis. In: Remington JS, Klein JO, editors. Infectious diseases of the fetus and newborn infant. V. II. Philadelphia: W.B. Saunders Co; 1990. p. 89-195.

33. Bittencourt AL, Mota E, Barbosa JAA, Ferreira MR. Placentite hematogênica em mães chagásicas. Rev Soc Bras Med Trop. 1986;19:239-42.

34. Naeye RL, Maisels J, Lorenz RP, Botti JJ. The clinical significance of placental villous edema. Pediatrics. 1983;71:588-94.

CAPÍTULO 141

NECROSCOPIA EM MEDICINA FETAL E NEONATAL

Achiléa Lisboa Bittencourt

IMPORTÂNCIA

A necroscopia fetal e neonatal além de esclarecer a causa de morte, permite indicar possíveis patologias maternas e informar aos pais sobre o destino das futuras gestações. Por outro lado, quando o estudo necroscópico não esclarece a causa de morte, pelo menos, exclui uma série de prováveis causas, o que é muito importante.

Mesmo nos casos com diagnóstico intrauterino de patologia fetal, a necroscopia serve para confirmar ou modificar o diagnóstico e para avaliar a extensão da doença. Em uma avaliação inglesa de 150 autópsias de natimortos e de igual número de neomortos, realizadas no período de 1981-1985, observaram-se importantes diferenças entre os diagnósticos clínico e anatomopatológico em 36% dos natimortos e em 44% dos neomortos,[1] o que atesta a importância do exame necroscópico. Nos casos com malformações ou síndromes genéticas, o relatório anatomopatológico é de primordial ajuda para o geneticista.

A necroscopia fetal e neonatal serve também como controle de qualidade dos exames ultrassonográficos e ecocardiográficos e da assistência perinatal. É também de grande valor, como fonte de pesquisa e ensino.

CONSIDERAÇÕES TÉCNICAS

Já foi mostrada, no capítulo anterior, a importância do exame de placenta e de seus anexos no esclarecimento da causa mortis do nati/neomorto. Este exame deve sempre associar-se ao estudo necroscópico do natimorto e do neomorto falecido nos primeiros dias de vida.

A necroscopia perinatal deve ser completa incluindo exame externo minucioso, exame das cavidades e macro e microscópico de todos os órgãos, inclusive de pele e músculo esquelético. Há algumas diferenças entre as técnicas de necroscopia do período perinatal, do adulto e da criança maior, as quais são descritas em livros de patologia perinatal e de técnica de necroscopia.[2-4]

Indica-se a retirada da medula espinhal sempre que possível e obrigatoriamente nos casos com malformações do sistema nervoso central (SNC), na síndrome de acinésia/hipocinésia e nas infecções hematogênicas. Quando há infecção hematogênica, deve-se retirar também o globo ocular e os ouvidos médio e interno, para o que é necessário o consentimento dos familiares. Nos casos com anomalias do esqueleto, é importante fazer radiografia anteroposterior e retirar alguns ossos longos e a junção condrocostal para exame histológico.[4] As malformações devem ser sempre fotografadas.

Para estudo histológico, devem ser feitas secções dos pulmões, coração, timo, lobos direito e esquerdo do fígado, pâncreas, esôfago, estômago, intestinos, baço, rins, suprarrenais e de qualquer outro órgão ou tecido de aspecto anormal. Nos neomortos, deve-se obter também secção através da tireoide e traqueia. Na ausência de alterações macroscópicas, recomenda-se incluir secções da região frontal do cérebro, englobando área entre as artérias cerebrais anterior e média, da cabeça do núcleo caudado com a parede do ventrículo lateral, do tálamo e hipocampo, do mesencéfalo ao nível dos colículos (corpos quadrigêmeos) inferiores, da medula oblonga ao nível das olivas e de parte do hemisfério cerebelar com o núcleo denteado.[4] Devem ser incluídas secções de músculo esquelético para estudo microscópico nos óbitos perinatais com história clínica de acinésia ou hipocinésia pré-natal, flacidez ao nascer ou que apresentem artrogripose.

É importante fazer estudo necroscópico completo dos natimortos macerados, qualquer que seja a idade fetal e o grau de maceração. É possível calcular, de modo aproximado, o tempo *pós-mortem* do natimorto pelos aspectos da pele, cavidades e órgãos. Os órgãos que ficam melhor preservados são os pulmões, pele, musculo esquelético, SNC (apesar do aspecto macroscópico de friabilidade) e todos os órgãos com arcabouço muscular (coração, bexiga e tubo digestivo). Nestes órgãos, é possível visualizar, microscopicamente, mesmo nos fetos com intensa maceração, infiltrado inflamatório, focos de calcificação e de eritropoese, parasitos e até inclusões. Por outro lado, já se documentou que o antígeno parasitário pode ser observado pelas técnicas de imunohistoquímica em órgãos de fetos muito macerados. Em casos de maceração menos intensa, infiltrado inflamatório, focos de eritropoese e de calcificação e hemorragia podem ser visualizados em todos os órgãos. Secções de fígado e suprarrenal podem ser úteis para pesquisa do *Treponema pallidum*, quando há suspeita de infecção sifilítica, pelo método de Levaditi em tecido ou pela técnica de Starry-Warthin, esta última realizada em cortes de parafina.

Deve-se colher, quando necessário, material para estudos citogenéticos, bacteriológicos, parasitários, virológicos e bioquímicos.

O peso e o comprimento do nati/neomorto, os pesos dos órgãos e as circunferências craniana (occipito-frontal), torácica e abdominal podem ser comparados com os valores normais nas diferentes idades gestacionais nas tabelas existentes.[4] A circunferência craniana corresponde aproximadamente ao comprimento craniocaudal durante os segundo e terceiro trimestres da gestação.[2] Nos casos de fetos macerados ou de nati/neomortos com malformações que alteram o comprimento, deve-se obter a medida do pé que é correlacionada com a idade fetal na tabela de Streeter.[4] Há uma tabela mais recente onde são comparados os valores de Streeter com os obtidos ultrassonograficamente.[5] Na tabela de Lubchenko,[6] pode-se verificar se o concepto é adequado ou não para a idade gestacional.

Toda solicitação de necroscopia deve ser acompanhada de um documento com o consentimento dos responsáveis, obtido após o nascimento ou óbito do recém-nascido (RN) e de um relatório detalhado com a história obstétrica e condição clínica da mãe, dados da presente gestação, do parto e do RN. Devem ser também fornecidos ao patologista, os resultados de exames ultrassonográficos, citogenéticos e de detecção de microrganismos feitos previamente, assim como a realização de técnicas invasivas no período pré-natal.

Os dados macro e microscópicos de necroscopia devem ser analisados levando em consideração a idade gestacional, uma vez que há diferenças morfológicas macro e microscópicas nas diferentes idades fetais.[2]

CAUSAS DE MORTE

Com a melhoria da assistência pré-natal e intraparto, houve redução da mortalidade perinatal por várias causas, com um aumento relativo das causas de morte devido às anomalias. Na Escócia, por exemplo, a frequência desta causa de morte cresceu de 10% para 25%.[7] Segundo Benirschke e Kaufman,[8] a causa mortis é esclarecida pelo exame da placenta em 16% dos óbitos. Outras causas de óbito perinatal são a hipóxia pré e intraparto, as infecções, a síndrome da membrana hialina, o traumatismo craniano e a isoimunização, estas duas últimas de frequência muito diminuída nas últimas décadas. Doenças metabólicas e hematológicas como causa de óbito perinatal são de rara ocorrência.

ASFIXIA

É causa frequente de óbito intrauterino. Em 765 necroscopias consecutivas de natimortos no Canadá, a hipóxia foi responsável por 43% dos óbitos seguindo-se, por ordem decrescente de frequência, a hemorragia pré-parto (16%) e anomalias congênitas (10%).[9]

Em casos de hipóxia, observa-se, ao estudo necroscópico, congestão visceral generalizada, hemorragias petequiais ou maiores nas superfícies serosas e na superfície de vários órgãos, principalmente, timo, coração e pulmões. Nos casos de hipóxia mais intensa, pode-se encontrar muco tingido de mecôneo no estômago, laringe, traqueia e brônquios e à compressão do parênquima pulmonar, flui muco espesso e esverdeado dos bronquíolos, na superfície de corte.

Hematomas subcapsulares de fígado são encontrados em natimortos submetidos a intensa hipóxia e podem romper levando a hemoperitôneo e morte.

A hemorragia no espaço subaracnoide pode resultar de asfixia, mas pode também ser causada por trauma ou trombocitopenia (Fig. 141-1). É focal ou difusa, podendo haver formação de hematoma.[10] Em casos com intensa hipóxia, podem-se encontrar congestão e edema cerebrais associados, por vezes, com herniação das amígdalas cerebelares, através do forame magno.

A asfixia prolongada e intensa pode causar focos necróticos no cérebro com graves sequelas. Os quadros mais graves constituem a leucomalácia periventricular e a encefalopatia multilocular cística (poliporencefalia) (Fig. 141-2). A leucomalácia periventricular aparece, em nati/neomortos, como pontos leitosos (necrose) na substância branca vizinha dos ventrículos, os quais depois se transformam em pequenas cavidades císticas. A encefalopatia multilocular cística resulta de hipóxia muito mais intensa que causa necrose múltipla uni ou bilateral, na substância branca subcortical. Menos frequentemente, estas alterações podem ser decorrentes de lesões vasculares no curso de infecções congênitas graves.[11]

Outra forma de hemorragia, frequentemente associada a parto pélvico, ocorre nas suprarrenais e pode ser responsável por extensos hematomas retroperitoneais. Nesta forma de hemorragia, tanto o trauma como a asfixia parecem ter papel de relevância.

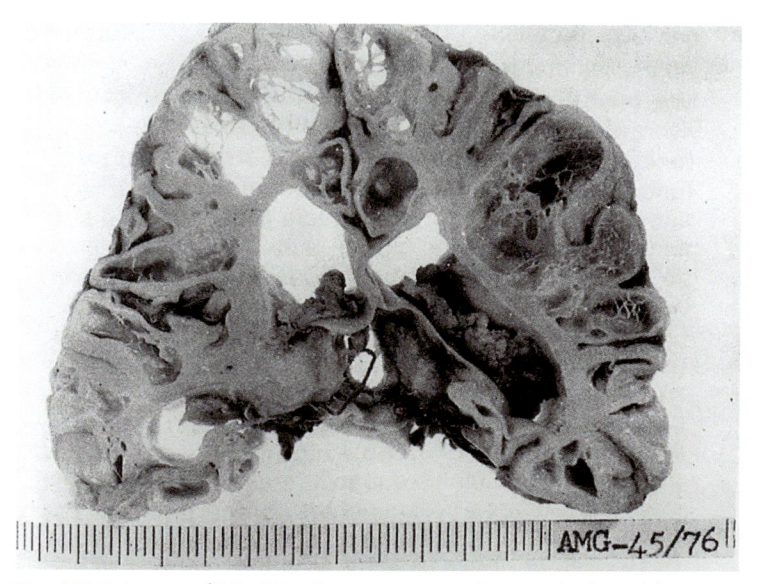

Fig. 141-2. Leucomalácia. RN pré-termo com paralisia cerebral que faleceu aos 3 meses. No cérebro, dilatação do sistema ventricular e numerosas formações císticas, principalmente, na substância branca cerebral.

Quando há asfixia prolongada, o feto tem aspecto sugestivo de restrição de crescimento intrauterino (RCIU), exibindo escasso tecido celular subcutâneo, desenvolvimento muscular precário e volume cefálico relativamente aumentado em relação ao corpo (circunferência cefálica com mais de 1 centímetro que o comprimento craniocaudal).[4]

TRAUMATISMO

Com a melhoria da assistência obstétrica e o abandono de fórceps "alto", houve uma acentuada redução na frequência dos óbitos perinatais devidos a traumatismo craniano.

As lesões traumáticas cranianas podem levar a hemorragias subdurais devido à laceração da foice do cérebro, da tenda do cerebelo ou a osteodiastase do osso occipital, com ruptura das veias vizinhas. Para poder evidenciar estas alterações, o crânio deve ser aberto segundo técnica diferente da rotineiramente usada para crianças e adultos.[3,4] Pode-se observar, também, fratura óssea, principalmente, dos parietais com hemorragia extradural secundária (entre o plano ósseo e o periósteo da superfície interna do crânio). Outras formas de hemorragia craniana traumática são o *caput succedaneum* (Fig. 141-3), o céfalohematoma e a hemorragia subaponeurótica. Estas últimas formas de lesão não ocasionam o óbito por si só, mas indicam que houve um parto difícil, certamente associado a intensa hipóxia fetal.

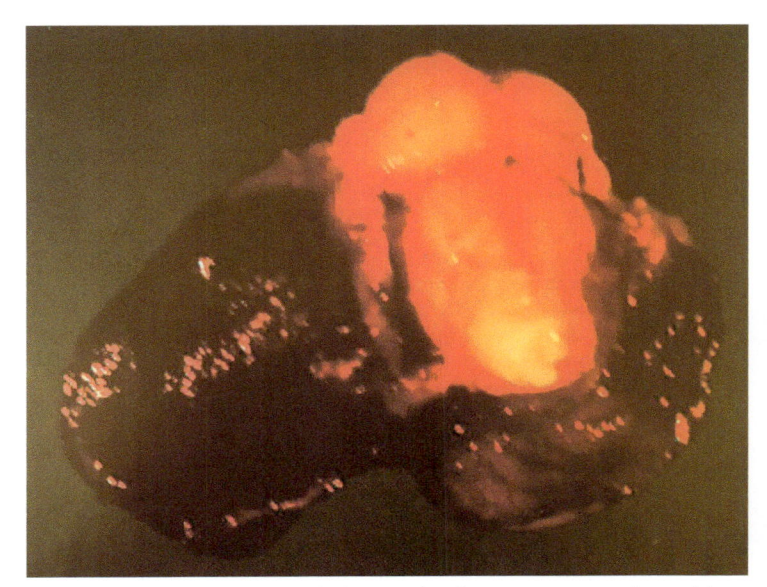

Fig. 141-1. RN pré-termo, com hidropisia devido a angiomatose placentária. Desenvolveu trombocitopenia secundária que levou à hemorragia subaracnoideana cerebelar com formação de hematoma e destruição parcial do hemisfério cerebelar esquerdo.

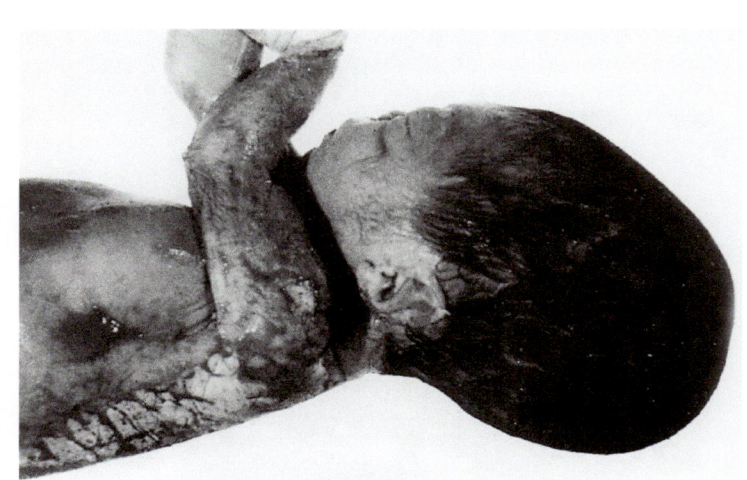

Fig. 141-3. *Caput sucedaneum*. RN que faleceu logo após o nascimento devido à intensa hipóxia intrauterina (trabalho de parto demorado). Há moldagem do crânio com acentuado aumento do diâmetro anteroposterior.

No *caput sucedaneum*, há moldagem da cabeça fetal devido à compressão demorada do crânio no canal de parto. A mudança de forma da cabeça associa-se a intenso edema hemorrágico das partes moles. Na hemorragia subaponeurótica, grande quantidade de sangue recobre todo o crânio, e infiltra-se nas partes moles. No céfalohematoma, a coleção sanguínea situa-se entre o periósteo e a tabua óssea, externamente, e fica restrita a cada osso. Envolve, em geral, os parietais, podendo ser bilateral.[4]

É sempre importante investigar a relação da hemorragia intracraniana com trauma, mas alguns tipos desta hemorragia podem ocorrer devido a asfixia intrauterina ou a trombocitopenia fetal (Fig. 141-1).

ANOMALIAS DE DESENVOLVIMENTO
Conceito
Dentre as anomalias temos que considerar as malformações, as disrupções, as deformações, as displasias, as sequências e as síndromes.[12]

Malformação é um defeito morfológico de um órgão ou de parte de um órgão ou de região maior do corpo resultante de um processo anormal e intrínseco de desenvolvimento. Intrínseco significa que o primórdio do órgão foi anormal. A aplasia radial é um exemplo de malformação.[12]

Disrupção é um defeito morfológico de um órgão, parte de um órgão ou de região maior do corpo resultante de interferência extrínseca no processo inicialmente normal de desenvolvimento. As embriopatias causadas pela talidomida são exemplos de disrupção.[12]

Deformação é uma alteração da forma e ou da posição de parte do corpo, previamente bem formada causada por forças mecânicas. Os pés em "cadeira de balanço" constituem um exemplo de deformação.

A displasia constitui uma organização anormal das células nos tecidos e seus resultados morfológicos. Podem ser dados como exemplos a displasia renal e a osteogênese imperfeita.

Sequência representa o conjunto de uma anomalia com suas resultantes alterações estruturais. A agenesia renal, por exemplo, levando às deformações externas do feto, devido a oligoidramnia, constitui um exemplo de sequência.

Síndrome corresponde a um conjunto de anomalias consideradas como sendo patogenicamente relacionadas. Exemplos de síndrome são as alterações presentes nas trissomias.

Nos Quadros 141-1 e 141-2 estão referidas as principais alterações que podem ser observadas ao exame externo, nos diversos tipos de anomalias, e que devem ser pesquisadas cuidadosamente nas necroscopias e fotografadas. No Quadro 141-3, estão resumidos os principais achados morfológicos de algumas síndromes importantes.

Quadro 141-1. Anomalias Craniofaciais nas Síndromes

Anomalias cranianas
■ Hidrocefalia, microcefalia, achatamento das bordas supraorbitárias, proeminência da glabela, fronte proeminente ou oblíqua, proeminência ou achatamento da região occipital, fechamento prematuro das suturas (sinostose), fontanelas amplas

Anomalias faciais
■ Olhos: microftalmia, criptoftalmia, coloboma, catarata, hipertelorismo ou hipotelorismo ocular (aumento ou diminuição da distância entre os cantos internos dos olhos), epicanto interno (prega cutânea saliente), fendas mongolóides (inclinadas para cima, do ângulo interno ou externo) ou antimongolóides, aniridia, ptose palpebral
■ Pavilhões auriculares: implantação baixa (abaixo de uma linha imaginária horizontal que passa pelo canto interno do olho), obliquidade, anomalias da hélice e anti-hélice, ausência ou anomalias do lóbulo, papilomas pré auriculares, estenose do conduto auditivo externo
■ Nariz: hipoplástico ou ausente (arrinia), probóscida, atresia das coanas, alargamento e achatamento da base, em bico de papagaio
■ Boca: microstomia ou macrostomia, boca de peixe (repuxamento do lábio superior e filtro curto), lábio leporino, fenda palatina, palato em ogiva, macroglossia e ptose da língua, micrognatia

Frequência
As anomalias do SNC são as mais frequentes. A anencefalia, a espinha bífida e o encefalocele representam cerca de 68% das anomalias encontradas após o término da gestação, sendo que a anencefalia é responsável por 35% delas. As doenças cromossômicas correspondem a 16% dessas anomalias, sendo a trissomia 21 a mais frequente, seguida, por ordem de frequência, pelas trissomias 18 e 13.[11]

Anomalias do Sistema Nervoso Central
Na **anencefalia**, há ausência da abóbada craniana, e de todo o encéfalo ou apenas do cérebro, persistindo as órbitas, os ossos da base do crânio e, por vezes, o tronco cerebral. Os olhos são protusos e os pavilhões malformados (Fig. 141-4). Nariz amplo, língua volumosa e pescoço curto são outras alterações observadas ao exame externo. Pode-se associar à espinha bífida, meningocele ou meningomielocele. Por vezes, na base do crânio, vê-se massa avermelhada rica em vasos.

Na **acrânia** existe encéfalo na ausência de abóbada craniana. Não deve ser confundida com a destruição parcial do crânio por banda amniótica (vide capítulo anterior).

A **acefalia** e acardia constitui extensa malformação com ausência do segmento cefálico e do coração e, muitas vezes, também do tórax e membros superiores (Fig. 141-5). Por vezes, estes produtos da gestação são representados por massa de tecido mal definida. Constitui sempre um dos gêmeos de gestação múltipla com placenta fusionada. Esta malformação parece ser resultante de perfusão arterial reversa através de anastomoses presentes entre as artérias umbilicais dos dois lados placentários, durante a embriogênese (sequência da perfusão arterial reversa em gêmeos). A deficiência de oxigênio e nutrientes para um dos conceptos levaria à destruição extensa de suas estruturas.[13]

Na **hidranencefalia**, o crânio é íntegro, mas faltam os hemisférios cerebrais, de modo completo ou parcial (Fig. 141-6). O espaço que seria ocupado pelos hemisférios cerebrais é delimitado pelas leptomeninges, e fica preenchido por líquido cefalorraquiano (LCR). Acredita-se que, na maioria dos casos, resulte de obstrução das artérias carótidas internas, mas pode também ocorrer devido à extensa destruição de tecido cerebral no curso de infecções provocadas pelo vírus rubeólico e pelo citomegalovírus (CMV) dentre outros.[14]

Quadro 141-2. Anomalias do Pescoço, Tronco, Membros e Genitália nas Síndromes

Anomalias do pescoço
Pescoço curto, presença de pterígio bilateral (pescoço alado), espessamento da pele da nuca, higroma cístico

Anomalias do tronco
Externo curto, tórax estreito com costelas pouco desenvolvidas (alterações da medula espinhal), tórax largo e muito expandido (geralmente associado à hérnia diafragmática), hipertelorismo dos mamilos, diástase dos retos, hérnia umbilical ou inguinal, espinha bífida (oculta ou não)

Anomalias dos membros
Micromelia (membros curtos de modo uniforme), risomelia (encurtamento de braços e coxas), mesomelia (encurtamento de antebraços e pernas), acromelia (encurtamento de mãos e pés), focomelia (implantação das mãos e pés no tronco), apodia (ausência dos pés), acheiria (ausência das mãos), acheiropodia (ausência de mãos e pés) clinodactilia (desvio de um ou mais dedos), braquidactilia (dedos curtos), ectrodactilia (ausência de parte ou de todo um dedo), polidactilia (mais de cinco dedos), sindactilia (dedos unidos entre si), linha simiesca (linha palmar transversa e única), campodactilia (dedos recurvados para dentro, principalmente o 5º dedo), hiperplasia das cristas papilares nas palmas e outras alterações das linhas da mão, calcanhares proeminentes, prega poplítea, pés tortos (em cadeira de balanço, equinusvarus e valgus), hipoplasia de unhas, e linha profunda entre o 1º e 2º pododáctilos

Anomalias da genitália externa
Hipoplasia, genitália ambígua, hipospádia, escroto bífido, criptorquidia

Quadro 141-3. Principais Aspectos das Síndromes Genéticas mais Frequentes

Trissomia 21 (Sind. Down) 1/660 RN	Braquicefalia, microcefalia discreta, face achatada, fendas palpebrais mongoloides, epicanto interno, occipital achatado, pavilhões pequenos e malformados, língua protusa, pescoço curto. Dedo mínimo curto com uma só dobra transversal. Espaço aumentado entre o 1º e 2º artelho. Linha simiesca	Malformação cardíaca (40%) Geralmente, não fatal no período neonatal
Trissomia 18 (Sind. Edwards) 0,1/1000 RN	AUU. Hipoplasia das partes moles (pele e músculos esqueléticos). Occipital proeminente, diminuição do diâmetro bifrontal, pavilhões malf. com implantação baixa, fendas palpebrais estreitas, microstomia, micrognatia, palato em ogiva, mãos fechadas com sobreposição do 2º sobre o 3º dedos, cristas em arcos nas pontas dos dedos, 1º artelho curto, esterno curto, pé equinovaro ou em mataborrão CIUR.	Malformação cardíaca (50% ou mais) e anomalias do tubo digestivo. Óbito nas primeiras semanas
Trissomia 13 (Patau) 1/5.000 RN	Microcefalia, fronte inclinada, microftalmia, coloboma da íris, lábio leporino, fenda palatina, pavilhões anormais, polidactilia nas mãos, linha simiesca. Pele redundante no pescoço. Holoprosencefalia, meningomielocele	Malformações cardíacas e renais. Óbito no 1º mês de vida
Triploidia muito raro em RN Frequente em abortos PIG	Maior volume do crânio em relação à face. Fontanela ampla, malformações oculares com hipertelorismo, pavilhões malformados com implantação baixa, micrognatia, sindactilia (2º e 3º dedos), linha simiesca e pé equinovaro. Mola hidatiforme parcial. Hidrocefalia e holoprosencefalia	Malformações cardíacas e renais. Os raros que nascem vivos falecem no período neonatal
Síndrome XO (Turner) 1/2.500 a 1/5000 RN Frequente em abortos	Pequena estatura, implantação baixa dos cabelos no pescoço, pterígio da nuca, pavilhões anormais, maxila estreita, micrognatia, tórax alargado com hipertelorismo dos mamilos, linfedema. Disgenesia gonadal	Malformações renais (60%) e cardíacas (20%). Óbito no período neonatal somente relacionado a gravidade da malformação cardíaca

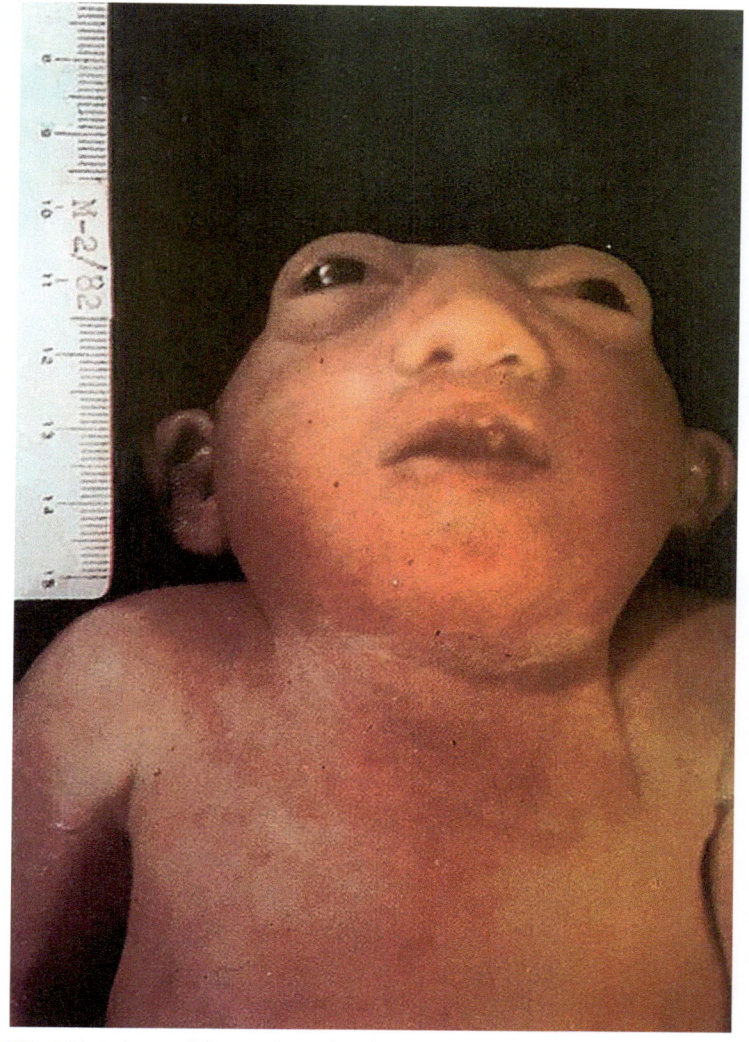

Fig. 141-4. Anencefalia. Ausência da calota craniana e de todo o encéfalo. Olhos protrusos e pescoço curto.

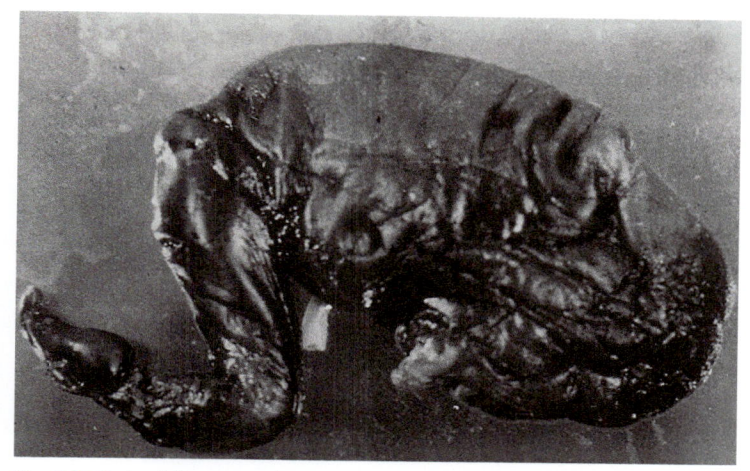

Fig. 141-5. Acefalia ou acardia. Ausência do segmento cefálico, pescoço, coração e membros superiores.

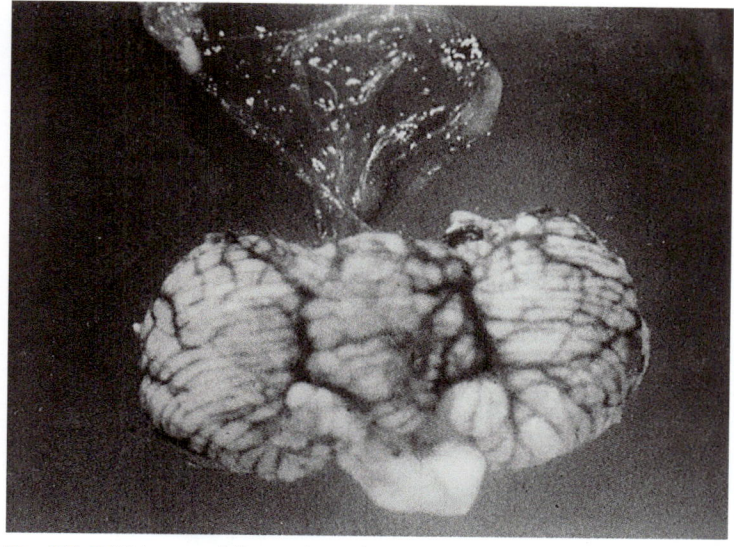

Fig. 141-6. Hidranencefalia. Ausência de todo o cérebro. Acima do cerebelo, vêm-se as leptomeninges que, à abertura do crânio, estavam distendidas pelo líquido cefalorraquidiano, ocupando a cavidade craniana.

Na **holoprosencefalia** existe um ventrículo único, central, associado a intensas anomalias faciais, como a ciclopia, que apresenta órbita central e probóscida. Pode não haver divisão do cérebro em hemisférios ou esta é apenas parcial. Outro tipo de holoprosencefalia é a cebocefalia, na qual há acentuado hipotelorismo e nariz rudimentar ou ausente (Fig. 141-7). Nas formas mais intensas, o cérebro pode apresentar-se reduzido de volume. Esta anomalia é, frequentemente, associada a aberrações cromossômicas, sendo as mais comuns as trissomias 13, 15 e 18.[15]

A **microcefalia** é devida à redução do volume cerebral e está associada a doenças cromossômicas (trissomias 13 e 21) (Fig. 141-8), à síndrome de Meckel-Gruber e pode ser secundária a infecções ocorrendo precocemente na vida intrauterina, principalmente, causadas pelo *Toxoplasma gondii*, vírus da rubéola e CMV. A craniosinostose constitui também outra causa da microcefalia.

Serão abordados apenas os tipos de hidrocefalia que podem ser diagnosticados no pré-natal. Por vezes, é difícil o diagnóstico precoce da hidrocefalia pela ultrassonografia (US) porque a macrocrânia aparece mais tardiamente.[15] De um modo geral, pode ser não comunicante ou comunicante, dependendo de haver ou não obstrução do sistema ventricular. A hidrocefalia não comunicante (obstrutiva) é causada, mais frequentemente, por estreitamento ou oclusão do aqueduto de Silvius, que comunica entre si os 3º e 4º ventrículos. Por isso, é chamada de hidrocefalia triventricular. Pode ser secundária a infecções congênitas graves, como a toxoplasmose, a citomegalovirose e a rubéola. Este tipo de alteração, nas infecções, é secundária à necrose que ocorre em torno do aqueduto e que depois se organiza com gliose causando estreitamento ou obstrução do mesmo. No entanto, este estreitamento pode ser de origem intrínseca, sem gliose, como acontece no aqueduto em "forquilha". Existe um tipo de hidrocefalia por estenose do aqueduto que constitui síndrome de herança recessiva ligada ao sexo (Fig. 141-9) que ocorre, principalmente, no sexo masculino.[16] Esta síndrome associa-se a assimetria facial, outras malformações cerebrais e flexão dos polegares sobre as palmas.[17] A hidrocefalia assim como a holoprosencefalia podem fazer parte também da síndrome da triploidia e do mosaico triploide/diploide.[16]

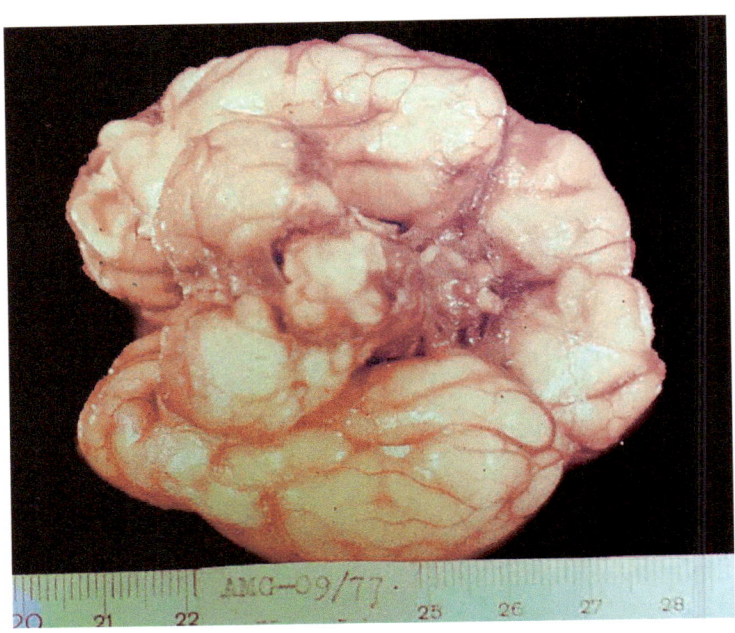

Fig. 141-8. RN pré-termo com RCIU e microcefalia associada à sinostose craniana e anomalias faciais. Acentuada redução do volume cerebral, principalmente, dos lobos frontais.

Fig. 141-7. Cebocefalia. Acentuada microcefalia com hipotelorismo ocular, redução das fendas palpebrais e anoftalmia. Ausência de nariz e pavilhões auriculares malformados.

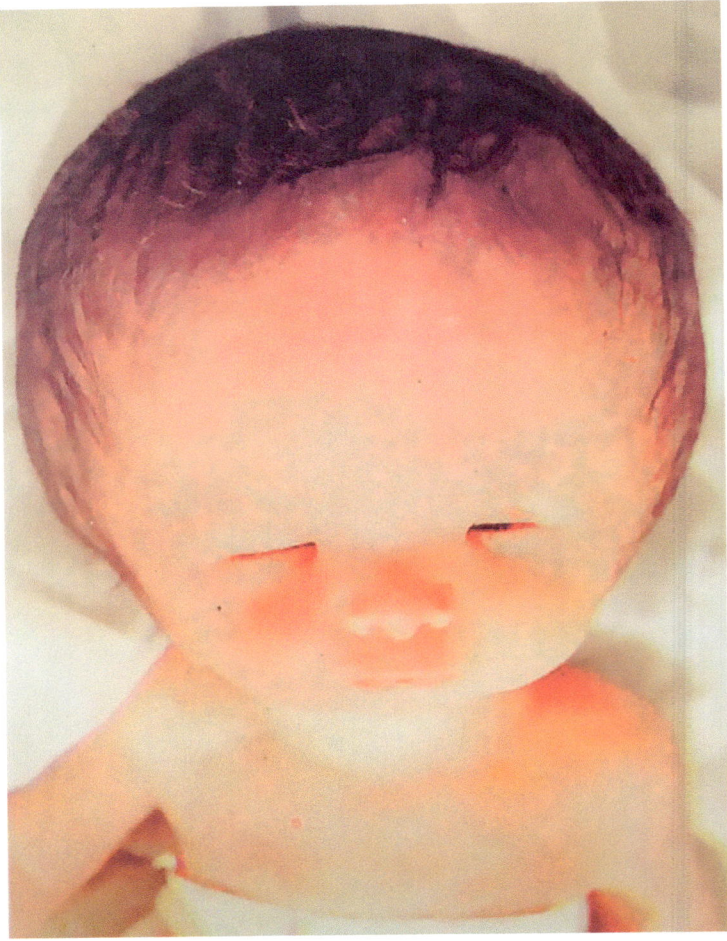

Fig. 141-9. RN masculino a termo. Hidrocefalia devido a ramificação e estenose do aqueduto de Silvius, associada à microftalmia, hipertelorismo ocular, epicanto, implantação baixa dos pavilhões, nariz achatado, micrognatia, palato em ogiva e linha semiesca bilateral.

Outro tipo de hidrocefalia por obstrução do sistema ventricular é representada pela malformação de Dandy-Walker que parece ser secundária à obstrução de um ou mais foramens do 4º ventrículo, ou de outros defeitos em sua estrutura, não permitindo a drenagem adequada do LCR. Há dilatação de todo o sistema ventricular e o 4º ventrículo sofre dilatação cística (Fig. 141-10). Esta malformação faz parte de uma síndrome onde se pode observar aumento da fossa posterior, agenesia ou hipoplasia do vérmis cerebelar, e, por vezes, também ausência do corpo caloso, heterotopias e distribuição anormal das circunvoluções cerebrais.[11,15]

Um exemplo de hidrocefalia comunicante presente ao nascer é a malformação de Arnold-Chiari do tipo II que é geralmente associada à meningomielocele lombossacral (Fig. 141-11). Consiste em um alongamento do bulbo, 4º ventrículo, vérmis e amígdalas cerebelares que se deslocam para dentro do canal raquidiano, através o foramen magno. Neste tipo de patologia, a fossa posterior e a tenda do cerebelo mostram-se hipoplásicos.

Nas hidrocefalias, há progressiva atrofia da substância branca do cérebro, sendo o adelgaçamento mais intenso ao nível dos cornos temporais e occipitais dos ventrículos laterais. Por vezes, há desaparecimento da substância cerebral em extensas áreas (Fig. 141-12). O plexo coroide desloca-se da porção mediana da parede ventricular para adiante e reduz-se de volume. Estas alterações constituem, nas formas iniciais, elemento de valor para o diagnóstico ultrassonográfico intrauterino de hidrocefalia.[14]

Podem ocorrer, raramente, outras formas de hidrocefalia como a secundária à lesões anóxicas de leucomalácia que é, geralmente, unilateral.[15] Há também formas de causa imprecisa associadas a malformações cerebrais complexas, como cistos, sem que haja entre elas relação de causa e efeito. Raramente, pode-se observar hidrocefalia obstrutiva devida a infiltração difusa da tela coróidea por células névicas melonocíticas, em associação com igual infiltração de outras áreas do SNC e com nevo melanocítico gigante da pele (Fig. 141-13).[18]

Na **megaloencefalia**, há um aumento de volume do cérebro na ausência de hidrocefalia. Os pacientes podem ter inteligência normal ou superior, mas podem apresentar também retardo mental. Pode associar-se a acondroplasia ou fazer parte de síndromes como a de Beckwith-Wiedemann.

Na **iniencefalia**, há uma solução de continuidade da porção escamosa do occipital e vértebras cervicais malformadas e reduzidas

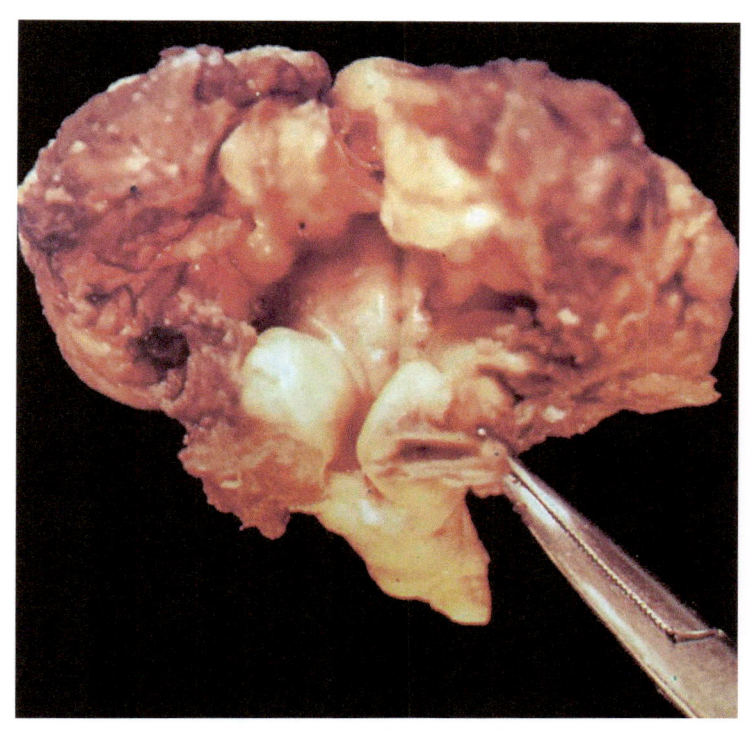

Fig. 141-10. Malformação de Dandy Walker associada à agenesia do corpo caloso e septo pelúcido, cistos aracnoides, desorganização da estrutura lobar cerebral e anomalias em outras áreas. Vê-se o 4º ventrículo dilatado, após ruptura da membrana cística que o recobria.

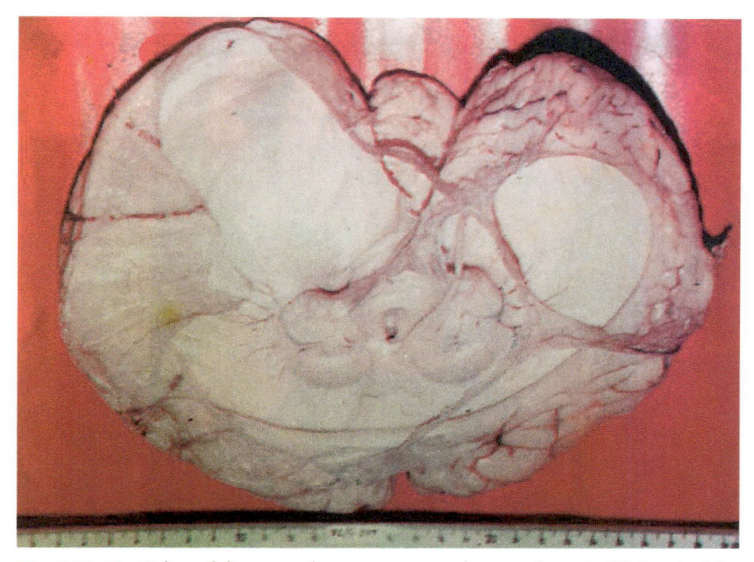

Fig. 141-12. Hidrocefalia causada por estenose do aqueduto de Silvius devido à ramificação do mesmo. Há extensa destruição de tecido cerebral.

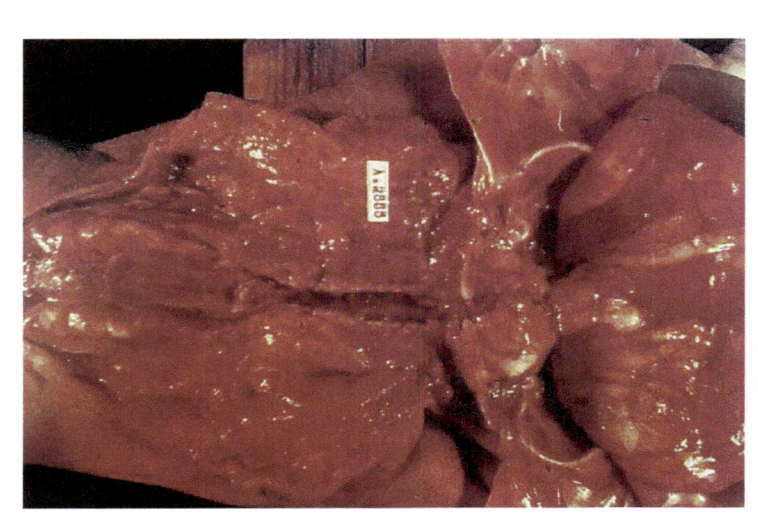

Fig. 141-11. Malformação de Arnold Chiari II. As amígdalas cerebelares estão no interior do canal raquiano, o qual está alargado e aberto. Gentileza da Drª Aparecida Garcia, Fiocruz, RJ.

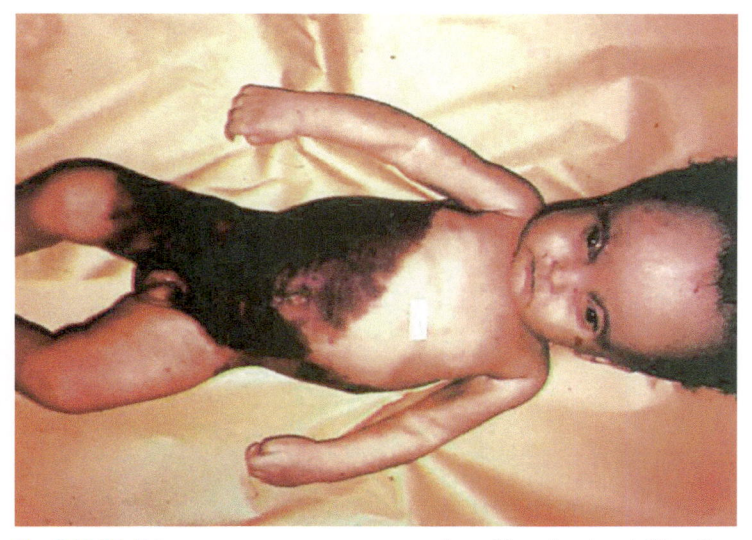

Fig. 141-13. Criança que nasceu com nevo melanocítico gigante e infiltração de tipo tumoral no cerebelo e na tela coroídea, causando dilatação de todo o sistema ventricular.

em número. A porção mais superior do canal raquiano fica aberta e em continuidade com a abertura craniana. As sequências desta anomalia são: retroflexão da extremidade superior da coluna, malformações da caixa torácica, espinha bífida anterior, anomalias do diafragma acompanhadas ou não de hérnia e hipoplasia dos pulmões e coração.[16]

A meningoencefalocele pode aparecer isolada ou associada a outras anomalias. Representa uma herniação das meninges e/ou substância cerebral através de defeito de oclusão da abóbada craniana. É observado, principalmente, na linha média occipital (síndrome de Meckel-Gruber) podendo aparecer também nas regiões front nasal (Fig. 141-14) e parietal.[13]

A herniação das meninges e/ou medula espinhal através de defeito nos arcos vertebrais (espinha bífida) é chamada respectivamente de meningocele (Fig. 141-15) ou meningomielocele. No local da lesão, na face posterior do tronco, vê-se formação saculiforme constituída pelas meninges. As áreas mais frequentes de envolvimento são lombar, toracolombar e sacrolombar (Fig. 141-16).[14] Este tipo de espinha bífida (aberta) pode ser detectada pela US. Na espinha bífida oculta, o defeito ósseo é recoberto por pele íntegra. Como já foi dito, a meningomielocele lombossacra associa-se à malformação de Arnold-Chiari. Pode fazer parte, também, das síndromes da trissomia 18 e triploidia e, frequentemente, causa deslocamento do quadril e pés tortos.[4,13]

Outra anomalia do SNC é a agenesia do corpo caloso que pode ser associada à trissomia 18 e a várias outras anomalias como microcefalia, alterações das circunvoluções cerebrais e aplasia ou hipoplasia dos tratos piramidais. Há alteração na morfologia e alar-

gamento do sistema ventricular (colpocefalia), fato que possibilita o diagnóstico desta patologia pela US.[15]

Pouco frequentemente, podem ser encontrados cistos no cérebro (aracnoides e do plexo coroide), os quais podem ser confundidos pela US com lesões de poroencefalia. Designa-se como poroencefalia a presença de cavidades dentro do tecido cerebral, simétricas ou não, isoladas ou múltiplas, que podem ser de natureza anóxica, infecciosa ou resultar de anomalia do desenvolvimento cerebral. Os cistos aracnoides ocorrem na frequência de 1/600 necroscopias perinatais. Eles situam-se sobre a convexidade cerebral, nas fissuras cerebrais ou na base do cérebro (Fig. 141-17).[4]

O plexo coroide pode apresentar papilomas e cistos. Os papilomas são mais frequentes nos ventrículos laterais, mas podem ocorrer também nos 3º e 4º ventrículos. Podem associar-se às hidrocefalias comunicante e não comunicante, quando há possibilidade de diagnóstico pela US. A mortalidade em pacientes com este tipo de lesão é em torno de 30%, mas há recuperação em 60% dos casos.[14] Os cistos também podem ser diagnosticados pela US. Têm sido observados em 4% dos exames US de rotina durante o segundo trimestre de gestação. É importante a detecção destes cistos mesmo pequenos, sem importância clínica, porque a sua presença alerta para a possibilidade de associação com trissomia 18, que ocorre em 7% dos casos.[14]

O conhecimento das anomalias de desenvolvimento do SNC aqui referidas é de muito valor para o profissional da área de Medicina Fetal, uma vez que podem ser diagnosticadas ou suspeitadas pelo US.

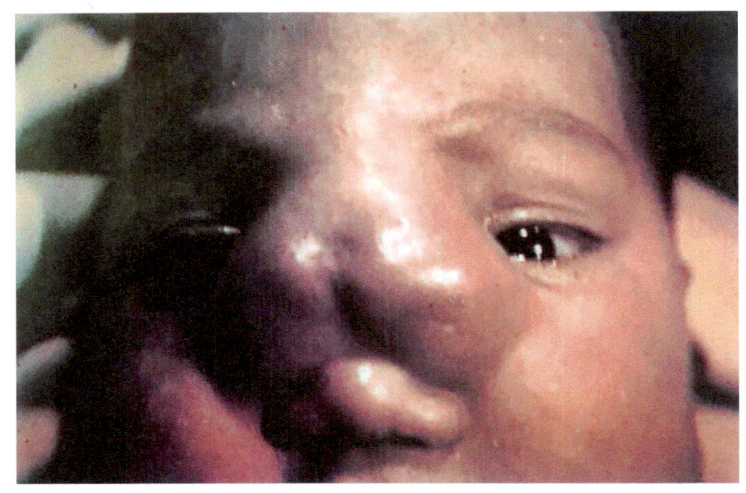

Fig. 141-14. Encefalocele front nasal.

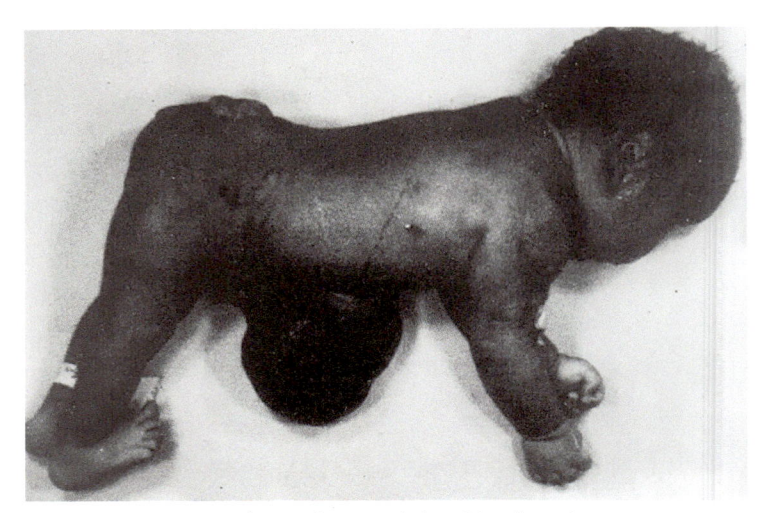

Fig. 141-16. Meningocele sacral associada à onfalocele e pés tortos.

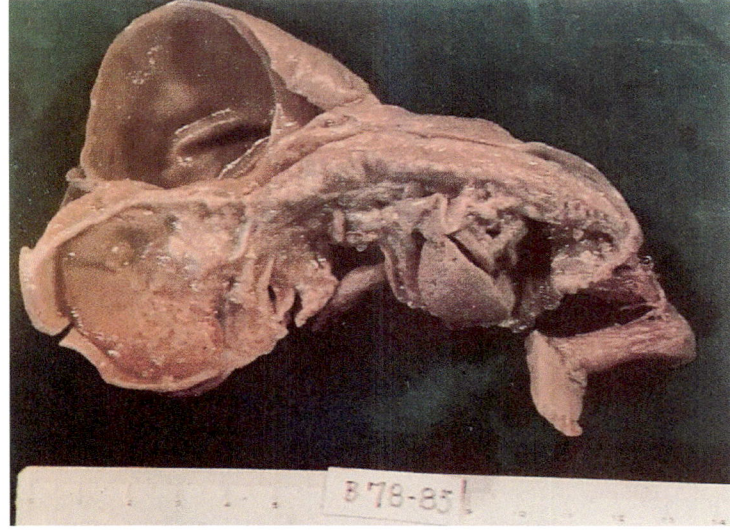

Fig. 141-15. Aborto macerado com volumosa meningocele cervical.

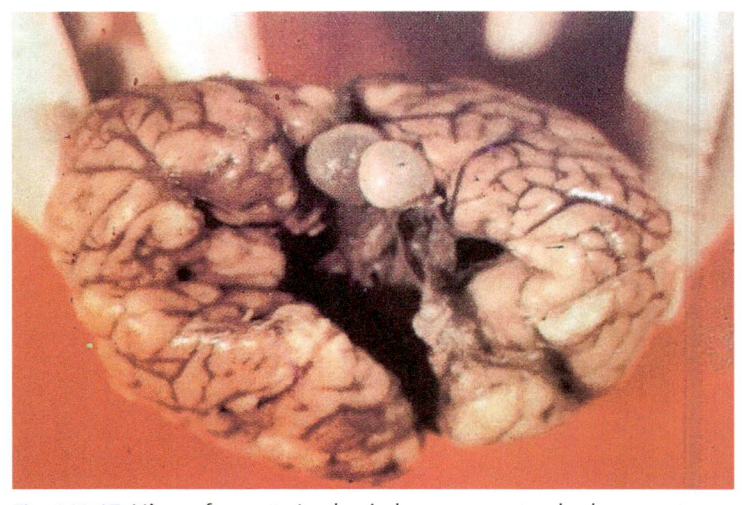

Fig. 141-17. Vê-se a face anterior do cérebro com acentuado alargamento do sulco inter-hemisférico onde notam-se cistos. Há acentuada alteração na morfologia dos hemisférios cerebrais com hipoplasia dos lobos frontais.

Anomalias do Pescoço, Caixa Torácica e Parede Abdominal

Pescoço

Dar-se-á destaque ao **higroma cístico** que quando suspeitado ou diagnosticado ao US deve levantar a suspeita de síndromes genéticas (trissomias 13, 18 ou 21 e síndrome de Turner). Consiste na distensão dos sacos jugulares linfáticos, localizados lateralmente no pescoço e resulta da falta de comunicação entre o saco linfático e a veia jugular (Fig. 141-18), à qual, normalmente, ocorre aos 40 dias de vida intrauterina. Incide, principalmente, em abortos.[13]

Caixa Torácica

A hérnia diafragmática ocorre em cerca de 0,5/1.000 nascimentos e representa uma solução de continuidade localizada, geralmente, na porção posterolateral do lado esquerdo do diafragma.[13] Há herniação do intestino delgado, estômago, e por vezes também do baço e lobo esquerdo do fígado, com desvio do mediastino para a direita (Fig. 141-19). Ocorre nestes casos hipoplasia dos pulmões, mais acentuada à esquerda.

Em algumas patologias, há redução da caixa torácica (comprimento e circunferência), como na síndrome de *prune-belly* (abdome em ameixa) e em várias anomalias do esqueleto. Esta redução causa insuficiência respiratória neonatal e óbito devido à severa hipoplasia pulmonar.

Anomalias da Parede Abdominal

Deve-se fazer a diferenciação das diferentes anomalias da parede abdominal porque têm prognósticos diversos.

O **exônfalo** ou onfalocele representa uma herniação de órgãos abdominais através de defeito da parede, na base do cordão umbilical. Forma-se no interior da porção inicial do cordão um saco revestido internamente por peritôneo (Fig. 141-16). Pode conter apenas porção de intestino delgado ou, nos casos mais extensos, até parte do fígado. Em 39% a 47% dos casos de onfalocele, há outros defeitos (geniturinários, cardíacos, do tubo neural ou gastrointestinais). Em 35 a 58% deles, encontram-se aberrações cromossômicas (trissomias). A **gastrosquise** é um defeito pequeno, para-umbilical, geralmente situado à direita do cordão umbilical, através do qual há herniação de órgãos abdominais. O intestino delgado é o órgão mais frequentemente herniado (Fig. 141-20). Como não se forma bolsa, há frequentemente irritação da serosa intestinal pelo líquido amniótico. Quando ocorre herniação também do fígado, o prognóstico é muito mais grave, sendo fatal em 50% dos casos. Há frequente associação com RCIU.[13] Pode associar-se, em 25% dos casos, a problemas gastrointestinais (má rotação, atresia e estenose).[13]

O **defeito do pedículo embrionário** é bem mais extenso, com herniação do intestino e de quase todo o fígado. Os órgãos abdominais ficam no interior de formação saculiforme coberta pelo âmnio e placenta. O cordão é muito curto ou ausente. Associa-se à acentuada deformidade da coluna vertebral e dos membros inferiores e a outras anomalias (Fig. 141-21).

A extrofia ou ectrópio da bexiga representa uma solução de continuidade da parede abdominal logo acima da sínfise pubiana (Fig. 141-22), através da qual o interior da bexiga abre-se na superfície externa. É associada a anomalias da genitália.

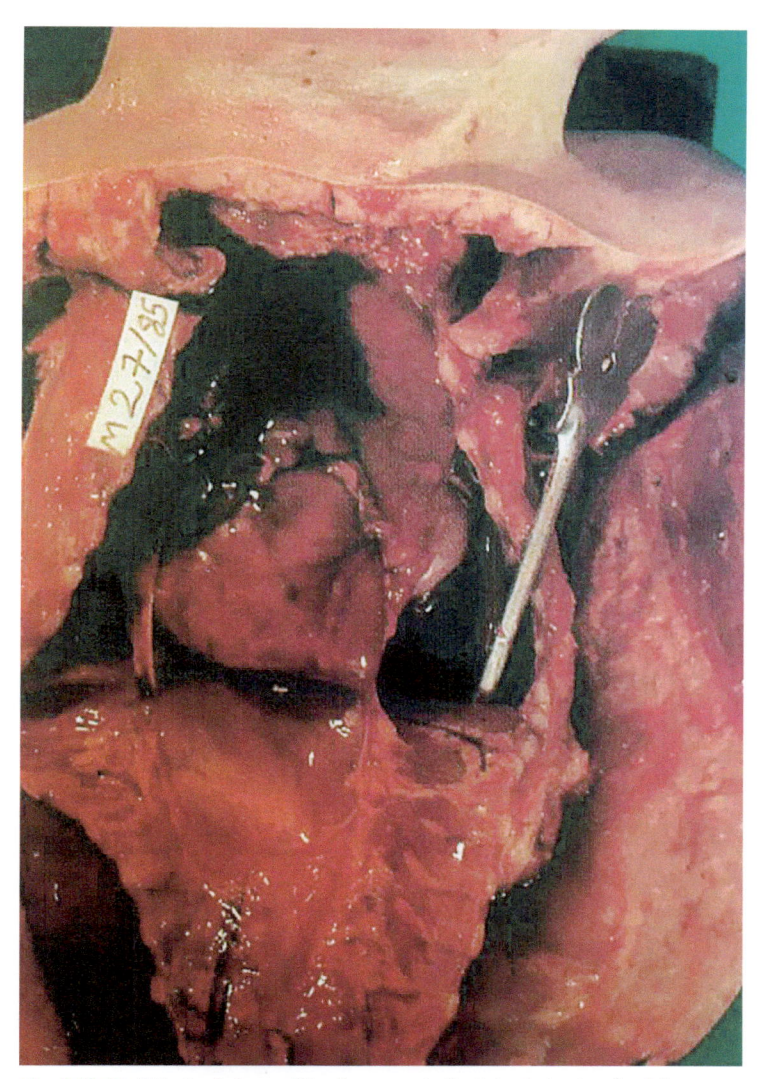

Fig. 141-19. Hérnia diafragmática à esquerda (trajeto da tenta-cânula) desviando os órgãos torácicos para a direita. Vê-se parte do lobo esquerdo do fígado no tórax. Associação com artéria umbilical única.

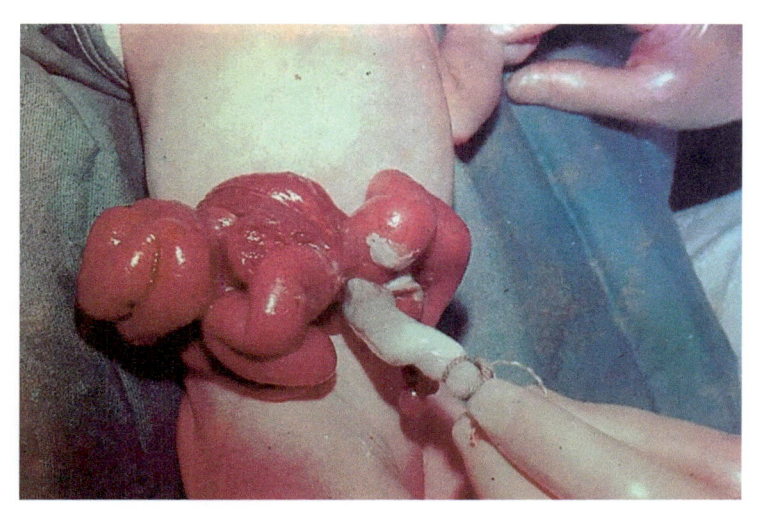

Fig. 141-20. RN pré-termo que faleceu com 3 dias de peritonite. Gastrosquise com exposição das alças intestinais.

Fig. 141-18. Aborto macerado e hidrópico com volumoso higroma cístico.

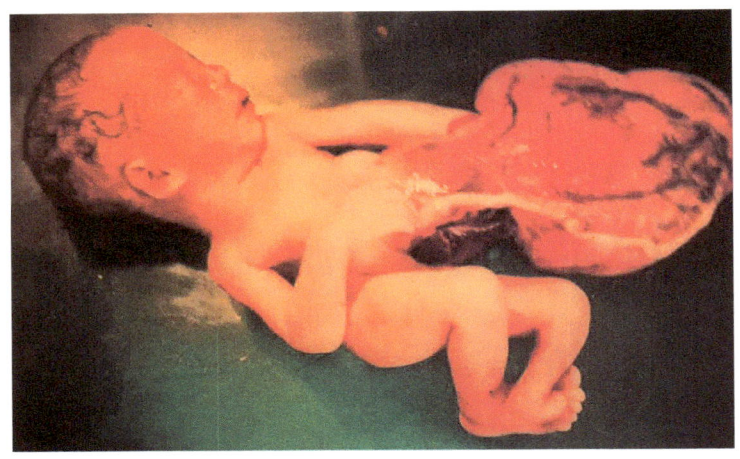

Fig. 141-21. Defeito do pedículo embrionário. Extenso defeito da parede abdominal com exteriorização dos intestinos e fígado que está aderido à placenta. Cordão curtíssimo. Acentuados defeitos na coluna vertebral e nos membros inferiores. Pés em "cadeira de balanço".

Quadro 141-4. Síndromes Associadas com Malformações do Aparelho Genitourinário[4]

1 *Prune-belly* (abdome em ameixa): principalmente no sexo masculino. Deficiência da musculatura da parede abdominal associada a grande distensão da bexiga, criptorquidia e ausência de próstata

2 Beckwith-Wiedemann: macrossomia, macroglossia, sulcos nos lóbulos das orelhas e onfalocele. Rins volumosos (displasia da medular renal), hipertrofia pancreática (com excesso das ilhotas) e citomegalia da córtex supra-renal. O óbito pode ocorrer devido à macroglossia e ou hipoglicemia

3 Meckel-Gruber: à displasia cística renal, associam-se encefalocele posterior, polidactilia e hipoplasia pulmonar. Óbito nos primeiros dias

4 Zellweger (cérebro-hepato-renal): macro ou polimicrogiria, desenvolvimento incompleto da substância branca cerebral, hepatomegalia e displasia renal com fibrose e cistos. Fontanela ampla, achatamento das cristas supraorbitárias, região occipital achatada. Contratura dos membros, campodactilia, linha simiesca e pés equinovarus. Óbito nas primeiras semanas

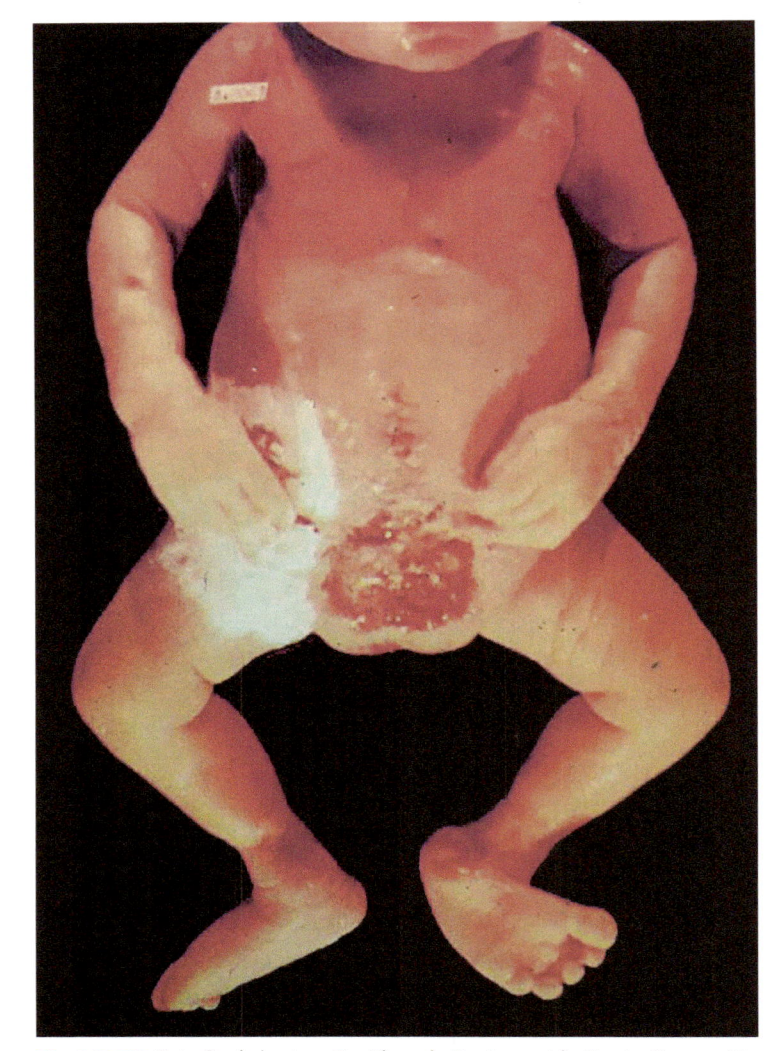

Fig. 141-22. Extrofia da bexiga. Gentileza da Drª Aparecida Garcia, Fiocruz, RJ.

Quando há grande distensão da parede abdominal precocemente na vida intrauterina por acentuada dilatação da bexiga e ou ascite, ocorre severa atrofia da musculatura da parede abdominal, ocasionando posterior flacidez e pregueamento. Este fenótipo faz parte da síndrome de *prunne-belly* (Quadro 141-4 e Fig. 141-23).

Anomalias Pulmonares

A hipoplasia pulmonar bilateral associa-se a várias condições: oligoidramnia prolongada, qualquer que seja a causa, redução da caixa

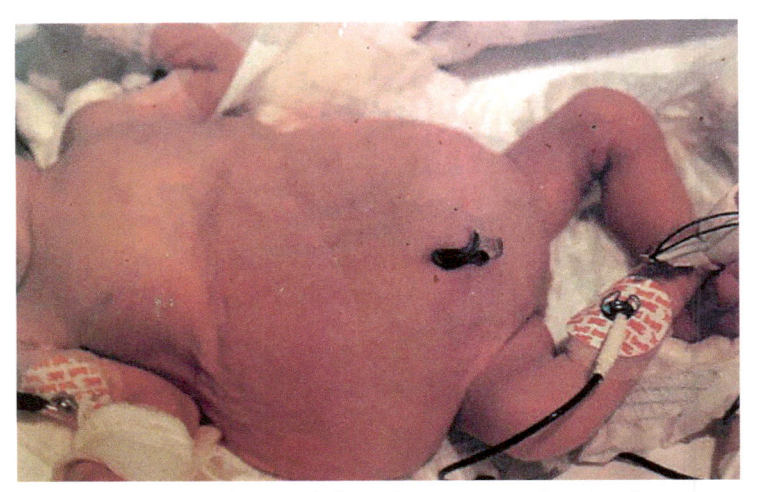

Fig. 141-23. Fenótipo de *prune-belly*. RN feminina, portadora de volumosa ascite desde cedo na vida intrauterina e que desenvolveu atrofia da musculatura do abdome com distensão, flacidez e enrugamento da parede abdominal. Observar a redução da caixa torácica.

torácica, hidropisia (Fig. 141-24), hérnia diafragmática, anomalias graves do SNC (iniencefalia e na anencefalia com ausência do bulbo), síndrome de Meckel Gruber, distrofia muscular congênita, doença de Werdnig Hoffmann, lesões anóxicas intensas do SNC e polidramnio severo.[4] Hipoplasia pulmonar unilateral pode ocorrer devido à pequena hérnia diafragmática, sequestração pulmonar ou malformação adenomatoide pulmonar.

A sequestração pulmonar é representada pela presença de parênquima pulmonar anormal que não se comunica com a árvore brônquica. É intra ou extralobar e pode comunicar-se com o esôfago.

A malformação adenomatoide é uma transformação hamartomatosa, de um ou mais lobos pulmonares com acentuado aumento de volume dos mesmos (Fig. 141-25). Pode ser de três tipos: tipo I, de bom prognóstico, constituído por cistos grandes (Fig. 141-26). Causa compressão nos lobos vizinhos e no pulmão contralateral; tipo II com cistos pequenos (menos que 1 cm), e tipo III que consiste em massa sólida, sem cistos. Devido à compressão do esôfago e do coração pela tumoração, há frequente associação com hidrâmnio e hidropisia. A hidropisia resulta de uma deficiência no retorno venoso ao coração e o hidrâmnio da falta ou redução da deglutição do líquido amniótico pelo feto. O tipo II é frequentemente associado a outras anomalias. Os recém-nascidos com lesão do tipo III falecem sempre pouco tempo após o nascimento.[13]

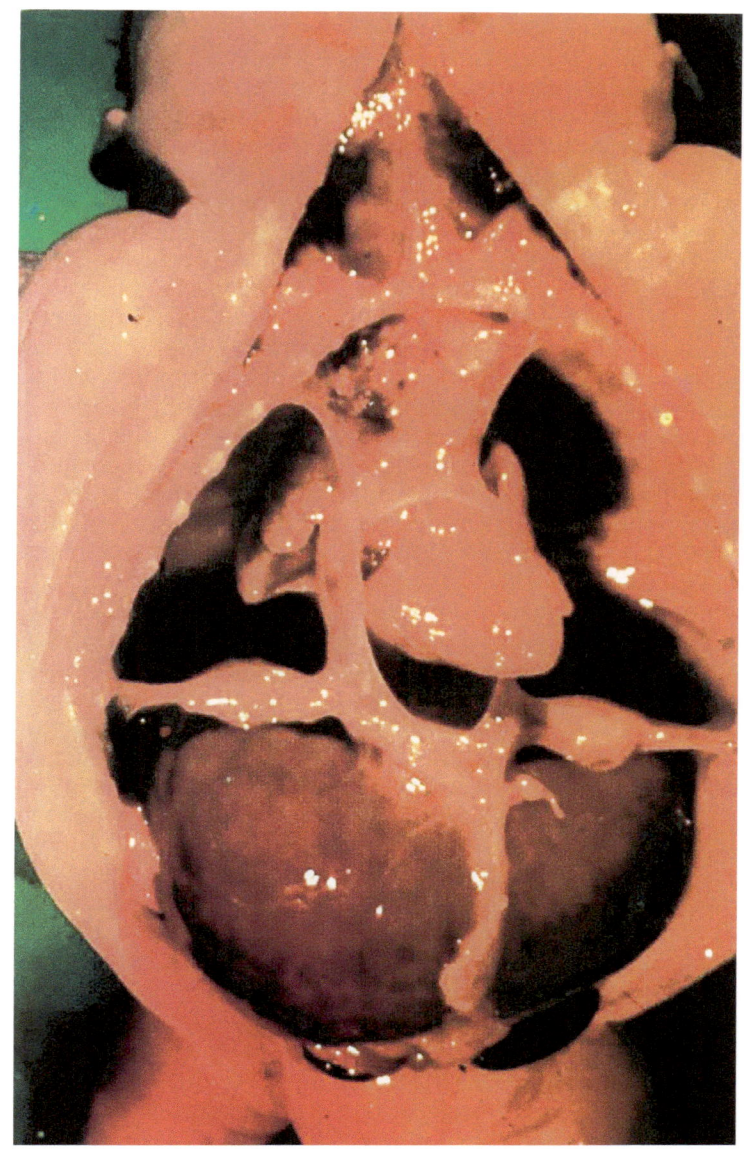

Fig. 141-24. Acentuadíssima hipoplasia pulmonar secundária à derrame pleural bilateral. Hidropisia devido à hemangiomatose placentária.

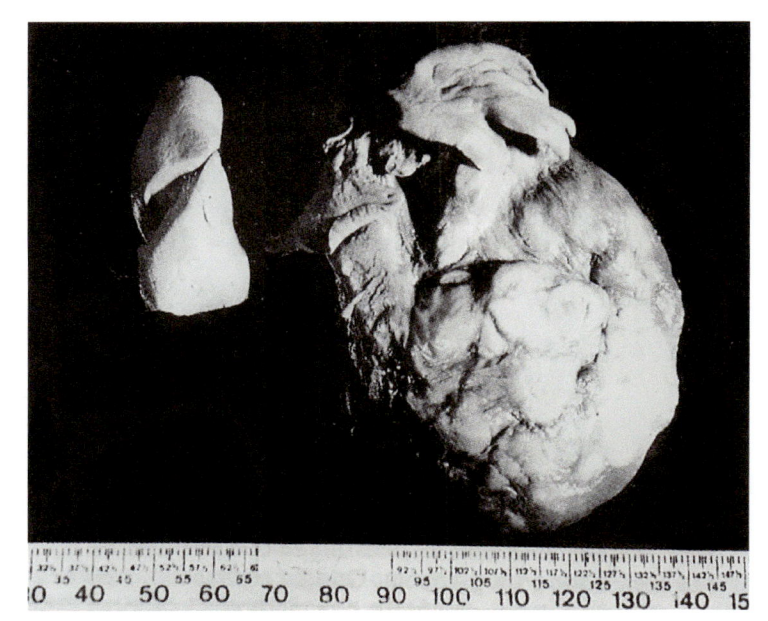

Fig. 141-25. Malformação adenomatoide do pulmão direito.

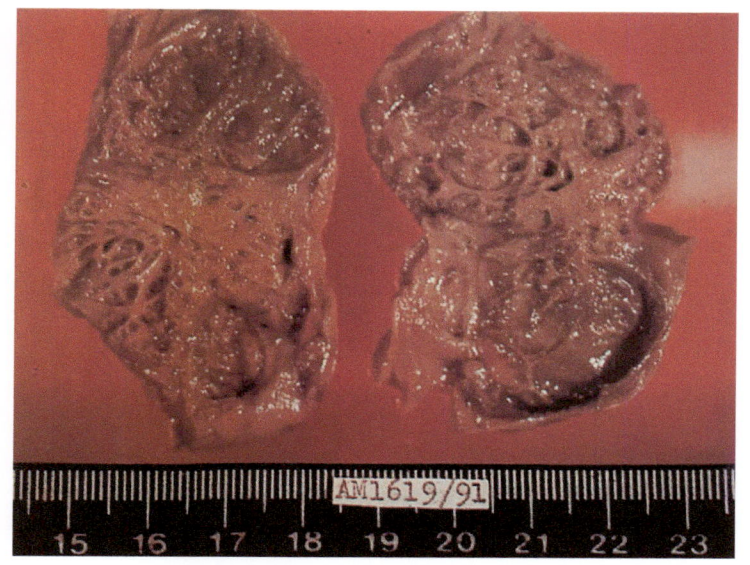

Fig. 141-26. Superfície de corte de um caso de malformação adenomatoide de pulmão, tipo I, com cavidades grandes.

Anomalias Cardíacas

As anomalias cardíacas e dos grandes vasos ocorrem na frequência de 8 a 9/1000 nativivos. Contudo, sua frequência na vida intrauterina é bem mais elevada. Allan *et al.* (1984) estudando ecocardiograficamente 1.600 gestações, encontrou 2,1% de fetos com malformações cardíacas.[17] As mais comuns são os defeitos septais ventriculares, patência do ducto arterial, estenose da artéria pulmonar e defeitos interatriais.[13,17] As malformações cardíacas são muito frequentes nas cromossomopatias, principalmente nas trissomias 18 (99%), 13 (90%) e 22 (67%). São também muito comuns na infecção rubéolica (35%), quando do uso de certas drogas (talidomida, trimetadiona, lítio, anfetaminas e hidantoína) e no diabete materno.

No exame do coração, para avaliação das anomalias, é importante verificar, previamente, a morfologia das quatro câmaras e suas conexões com as artérias aorta e pulmonar, determinando a relação espacial entre estas estruturas, no sentido de estabelecer se há *situs sólitus*, in*versus* ou ambíguos e concordâncias ou discordâncias atrioventricular e arterial.[19] É importante investigar, também, a patência das comunicações normalmente presentes ao nascer, (ducto arterial e forame oval). O forame oval pode fechar precocemente causando hipoplasia do ventrículo esquerdo, dilatação e insuficiência direitas e hidropisia. O fechamento prematuro do ducto arterial é causa de insuficiência cardíaca severa.[19] Por outro lado, deve-se, no exame cardíaco, diferenciar entre o forame oval, comunicação normal e os defeitos septais interatriais.

Nos casos de óbito perinatal com diagnóstico ecocardiográfico de malformação cardíaca, aconselha-se cortar o coração de acordo com os planos usados neste exame para um melhor estudo comparativo pós morte (Fig. 141-27).[20] Nos nati/neomortos com diagnóstico pré-natal de patologia do sistema de condução, deve ser feito um estudo desta estrutura, para o que é necessária a realização de outras secções do coração ao longo deste sistema.[19]

Serão descritas algumas importantes malformações cardíacas:

Atresia da Válvula Aórtica

Há hipoplasia do arco aórtico e do ventrículo esquerdo (Fig. 141-28), o qual pode ser muito pequeno, com válvula mitral estenosada (Fig. 141-27). Por vezes, o ventrículo esquerdo aparece como pequena fenda na parede do miocárdio. Esta malformação leva ao óbito nos primeiros dias de vida devido a intensa insuficiência cardíaca.

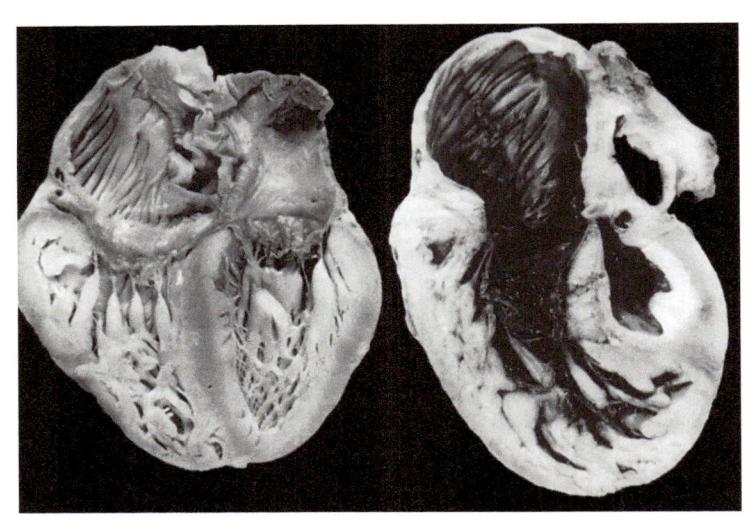

Fig. 141-27. Cortes (anatômicos) do coração para demonstração das quatro câmaras. (**a**) Coração normal. (**b**) Hipoplasia do lado esquerdo. VE reduzido de volume e com fibrose endomiocárdica (seta). Gentileza da Drª Sandra Matos, INCOR, Recife, PE.

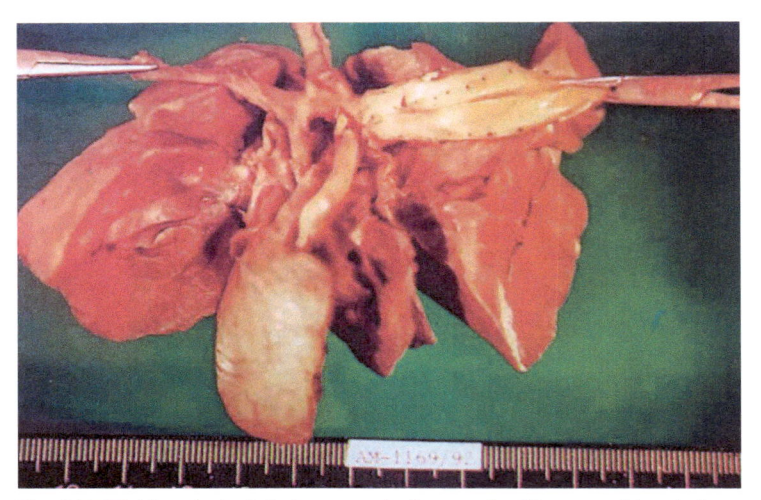

Fig. 141-28. Hipoplasia do lado esquerdo do coração. Observar a hipoplasia da porção ascendente e da crossa da aorta.

Atresia da Válvula Pulmonar

1. Com septo interventricular íntegro: O tronco da artéria pulmonar é hipoplásico, enquanto o arco aórtico é alargado e as artérias pulmonares são abastecidas por um fluxo reverso de sangue vindo do ducto arterial. O ventrículo direito é pequeno, de parede espessa e a válvula tricúspide é displásica. O átrio direito pode ser hipo ou hipertrofiado. Há intensa cianose e o RN falece nas primeiras duas semanas de vida.

2. Com defeito septal: A aorta monta sobre o defeito septal e o ventrículo direito não fica hipoplásico. Constitui uma variante extrema da tetralogia de Fallot (defeito do septo interventricular, cavalgamento do orifício septal pela aorta, estenose infundibular da pulmonar e hipertrofia do ventrículo direito). Há artérias aorta pulmonares colaterais cujo volume e patência podem influenciar o prognóstico destes casos. A tetralogia de Fallot clássica, geralmente não aparece em necroscopias neonatais, a não ser quando associada a cromossomopatias.[4]

Transposição dos Grandes Vasos

Na forma comum de transposição, há concordância atrioventricular e apenas discordância ventrículo arterial. É a doença cardíaca cianótica mais frequente no período neonatal. A oxigenação do sangue sistêmico depende da patência do foramen oval e do ducto arterial. Quando não há associação com defeito septal atrial ou ventricular, e não se diagnostica e trata é fatal nas primeiras duas semanas de vida.[4]

Anomalias do Aparelho Digestivo

A atresia do esôfago é a anomalia mais frequente do aparelho digestivo. Ocorre de modo isolado ou associada à fístula traque esofágica. A fístula pode ocorrer na porção proximal ou distal em relação à atresia ou pode ser dupla (Fig. 141-29), comunicando-se com ambas porções esofágicas. O tipo de fístula mais frequente é a que conecta a traqueia com a porção distal do esôfago. Pode também haver fístula traqueo- esofágica sem atresia do esôfago. Cinquenta e oito por cento dos pacientes apresentam anomalias associadas (cromossômicas, gastrointestinais e geniturinárias).[13]

A atresia duodenal é frequentemente associada a outras anomalias, principalmente do esqueleto, cardíacas ou de outras áreas do tubo digestivo. É o tipo mais frequente de atresia intestinal. Por outro lado, a atresia do jejuno-íleo é em geral múltipla e ocorre, principalmente, nas porções proximal do jejuno e distal do íleo. Pode ser associada com má-rotação do intestino, duplicação intestinal, atresia esofágica e hipoplasia do intestino a jusante. A atresia ou mesmo a estenose pode levar à dilatação da porção proximal do intestino podendo ocorrer ruptura e, secundariamente, peritonite meconial.

A peritonite meconial pode causar aderências entre as alças intestinais, com ruptura e bloqueio da perfuração. Quando não há este bloqueio, a eliminação contínua de mecôneo leva à formação de um pseudocisto, com múltiplas calcificações. No diagnóstico diferencial com outras causas de ruptura intestinal secundária à obstrução, deve-se considerar a obstrução por íleo meconial que ocorre na doença fibrocística do pâncreas (mucoviscidose).

O megacólon congênito ocorre devido à aganglionose dos plexos mioentéricos (doença de Hirschsprung). Geralmente a aganglionose ocorre em um pequeno segmento de reto ou sigmoide, mas, pode envolver todo o intestino grosso e até mesmo porção do delgado. Devido a aganglionose, o segmento intestinal envolvido não transmite a onda peristáltica e, por isso, há dilatação do órgão à montante.

Anomalias do Aparelho Urinário

As anomalias renais mais frequentes são as doenças císticas e as displasias. Anomalias renais menos frequentes são a agenesia renal bilateral (síndrome de Potter) ou unilateral, a hipoplasia renal e variações na forma e posição. As anomalias renais são frequentemente associadas à artéria umbilical única, o que pode ser constatado ao exame da cavidade abdominal (Fig. 141-30).

As doenças císticas são classificadas de acordo com Osathanondh e Potter em:

■ *Tipo I:* doença policística infantil, de herança autossômica recessiva, com aumento bilateral e uniforme do órgão. Aos cortes, notam-se muitos cistos pequenos de 1 a 2 mm, conferindo um aspecto esponjoso (Fig. 141-31). Não há aumento de tecido conjuntivo e a pelvis, ureteres e bexiga são normais. Há também associação com dilatação cística dos ductos biliares intra-hepáticos e fibrose hepática congênita.[4]

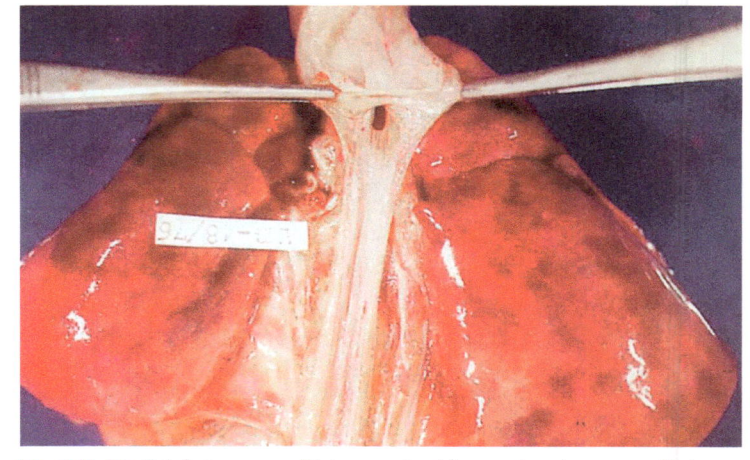

Fig. 141-29. Fístula traque esofágica proximal à zona de estenose esofágica.

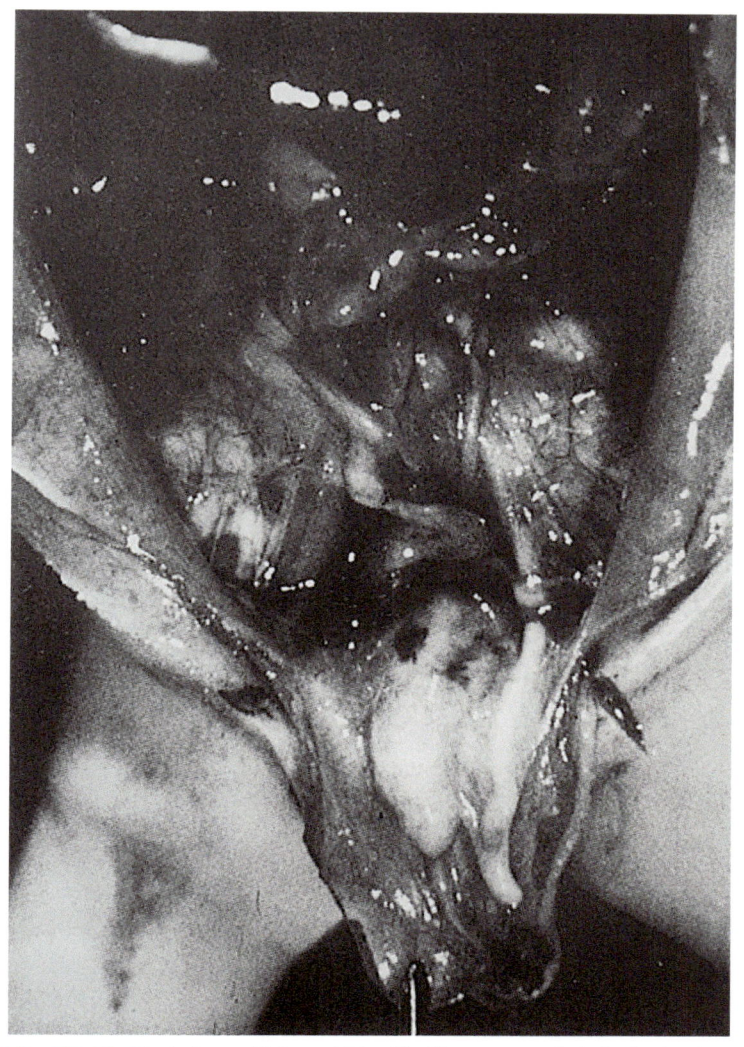

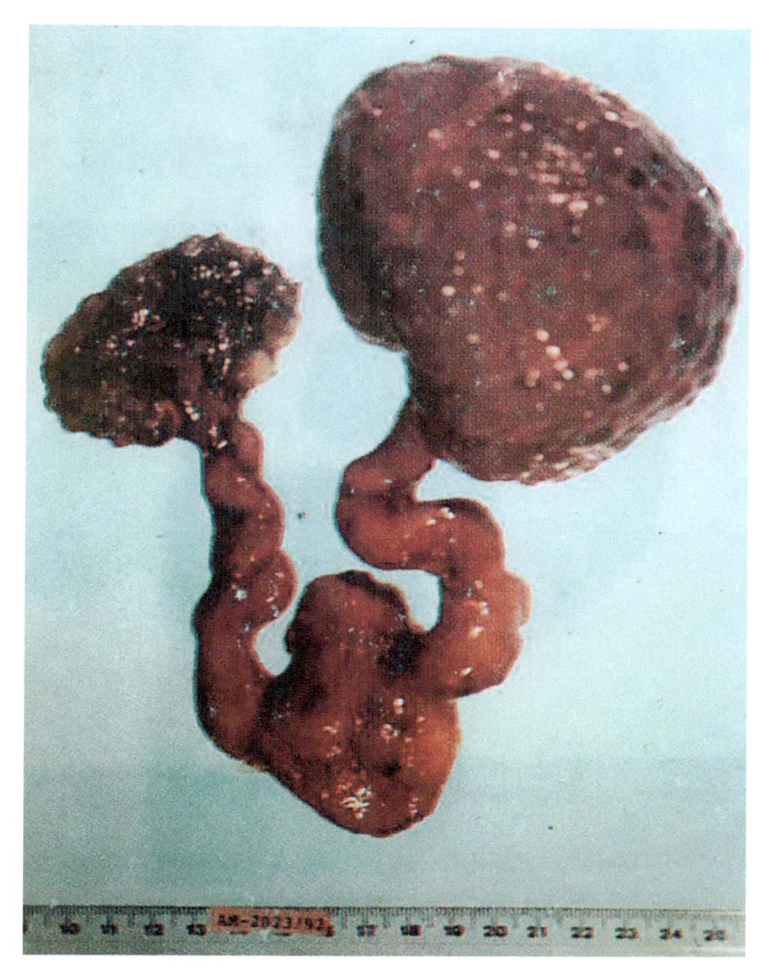

Fig. 141-32. Doença renal policística tipo II bilateral. Rins policísticos e displásicos com megaureterios e dilatação da bexiga.

Fig. 141-30. Displasia renal bilateral (tipo II). Observar que do lado direito da bexiga falta uma artéria umbilical.

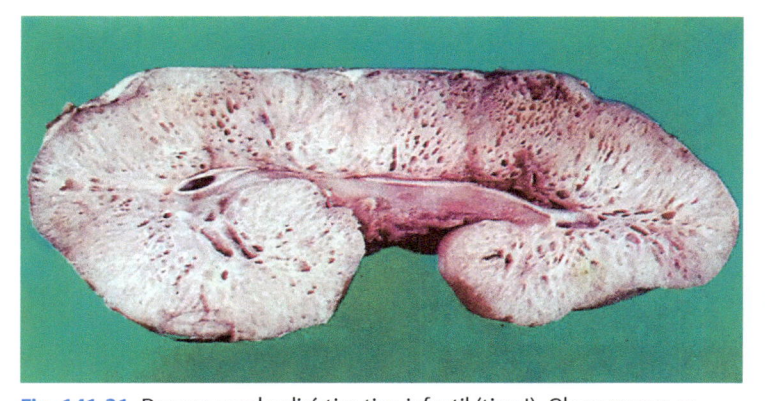

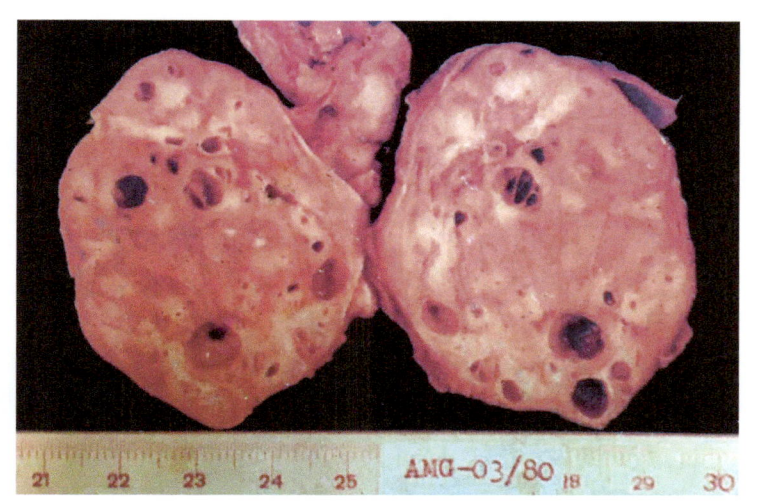

Fig. 141-31. Doença renal policística tipo infantil (tipo I). Observar que os cistos são pequenos e conferem um aspecto esponjoso à superfície de corte.

Fig. 141-33. Superfície de corte de rim displásico. Há alguns cistos e muito tecido conjuntivo.

■ *Tipo II:* rins policísticos e displásicos. É o tipo mais frequente. A lesão pode ser bilateral (Fig. 141-32), unilateral ou segmentar. Os rins podem mostrar-se aumentados de volume (Tipo II A) ou pequenos (Tipo II B), sem pelvis e com alterações ureterais e vesicais. Esta patologia pode fazer parte de várias síndromes, tais como, síndromes de Zellweger, Dandy Walker e Meckel Gruber (Quadro 141-4).[13] A doença bilateral associa-se com anomalias cardíacas, do SNC e do trato digestivo.[13] Os rins mostram, aos cortes, cistos de volume variado e com aumento do tecido conjuntivo (Fig. 141-33). Microscopicamente, não há glomérulos e túbulos normais e, apenas, tecido renal embrionário e ilhotas de cartilagem. A displasia renal pode ocorrer sem o componente cístico.

■ *Tipo III:* rins policísticos do tipo adulto. É incomum no RN. É doença autossômica dominante que afeta ambos os rins, de modo simétrico, causando geralmente aumento de volume do órgão. As demais porções do aparelho urinário são normais. O parênquima renal aparece substituído por cistos de volume variado, ao lado de uma mistura de néfrons normais e anormais. O fígado pode apresentar fibrose periportal ou doença cística que também pode ser observada em pâncreas, baço, pulmões, testículos, ovários e epidídimo (Fig. 141-34). O tipo III pode fazer parte da síndrome de Meckel Gruber, da esclerose tuberosa e da síndrome de von Hippel Lindau. Esta patologia pode cursar com oligoidramnia ou com volume normal de líquido amniótico (LA), ao contrário dos tipos I e II que sempre apresentam redução do LA.[13]

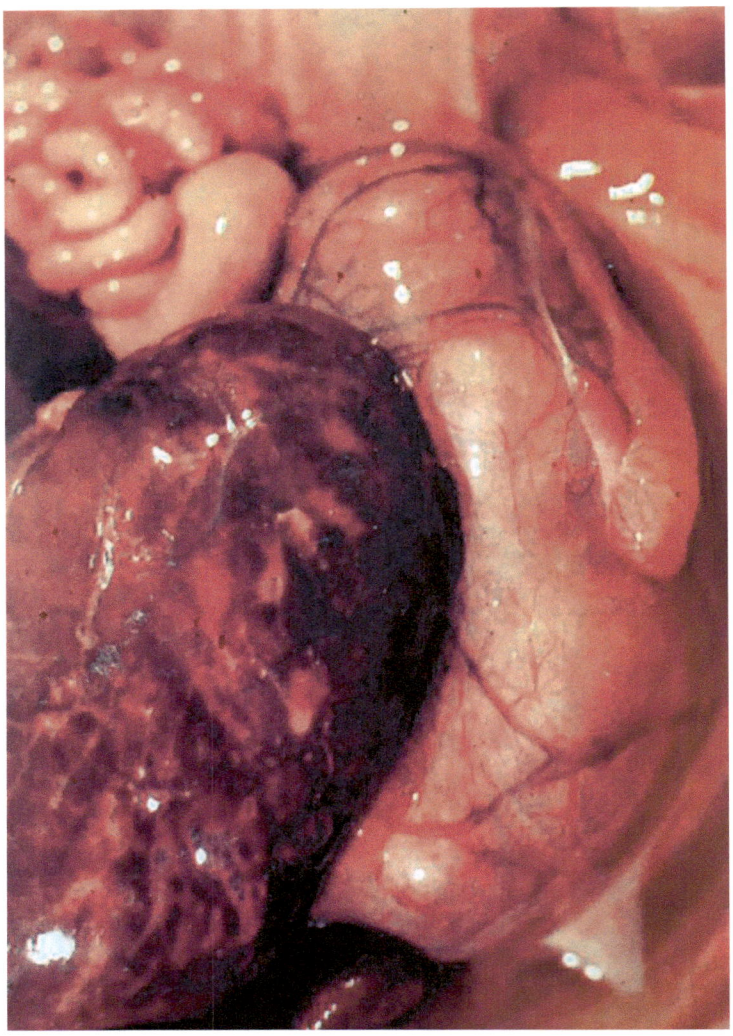

Fig. 141-34. Forma grave da doença policística tipo III do adulto, associada com fígado e epidídimo policísticos (seta). Há acentuada hipoplasia intestinal.

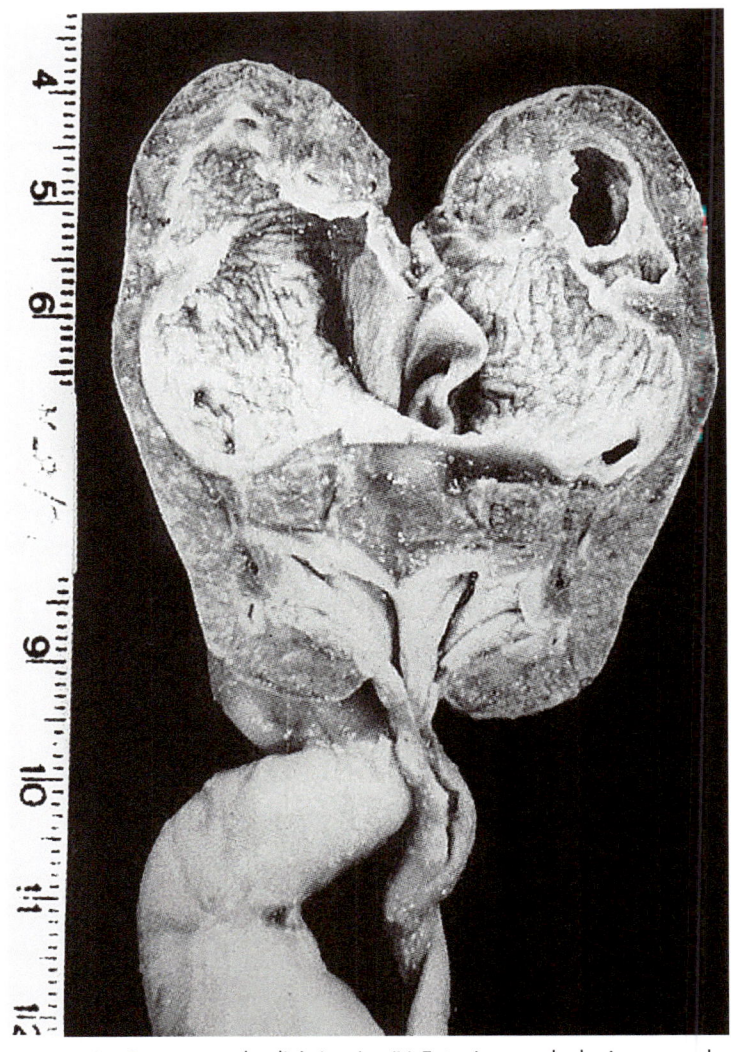

Fig. 141-35. Doença renal policística tipo IV. Ectopia cruzada do rim esquerdo que montou sobre o direito, ambos hidros nefróticos. Presença de válvula de uretra posterior.

■ *Tipo IV:* doença cística obstrutiva. Secundária à obstrução do trato urinário, principalmente, à obstrução valvular da uretra posterior. Há associação com hidronefrose, mega-ureter e dilatação da bexiga (Fig. 141-35). Os cistos são visíveis externamente, na superfície renal, e localizam-se, principalmente, na cortical renal.

Na vida intrauterina, os rins podem mostrar-se aumentados de volume e, por vezes, com lobulação anormal, de modo uni ou bilateral, devido a desorganização de sua estrutura pela presença de restos nefrogênicos distribuídos de modo anárquico. Quando os restos distribuem-se de modo difuso ou multifocal, denomina-se esta alteração de nefroblastomatose (Fig. 141-36). Acredita-se que, a partir destes restos, origina-se o tumor de Wilms. Esta lesão pode aparecer isoladamente ou fazer parte da síndrome de Beckwith-Wiedemann.

Os uretéricos podem apresentar duplicação, dilatação ou hipoplasia. As anomalias da bexiga incluem agenesia, extrofia, duplicação e septação. Dilatação da bexiga pode ser secundária a obstrução valvular da uretra posterior ou a atresia da uretra junto à bexiga.

No Quadro 141-4, estão relacionadas as síndromes mais importantes associadas à malformações do aparelho urinário: *prune-belly* (Fig. 141-23), Beckwith-Wiedemann, Meckel-Gruber e Zellweger.

Anomalias Osteocartilaginosas

Estas anomalias são divididas em cinco grupos:[13]

1. Osteocondrodisplasias que representam anormalidades da cartilagem ou do crescimento ósseo e de seu desenvolvimento.
2. Disostoses que são malformações de ossos individuais ou em combinação.
3. Osteólises idiopáticas devidas a reabsorção óssea multifocal.

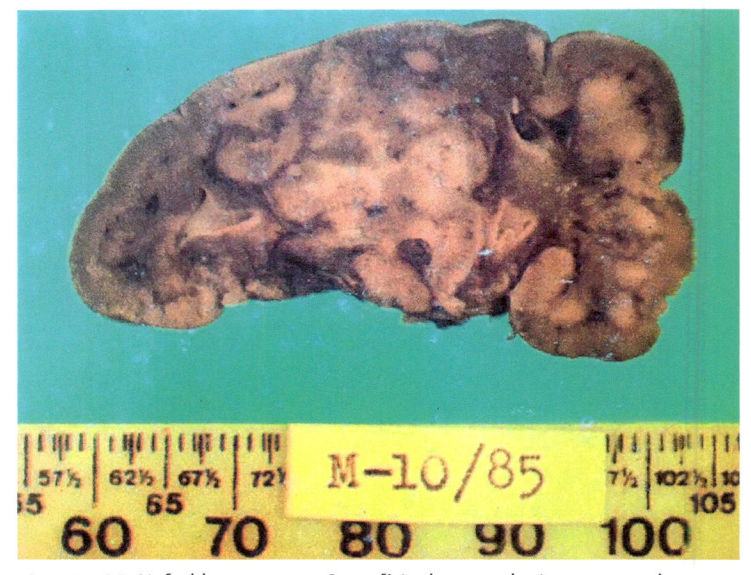

Fig. 141-36. Nefroblastomatose. Superfície de corte de rim aumentado de volume e com sua estrutura desorganizada pela presença de restos nefrogênicos.

4. Anomalias associadas a cromossomopatias.
5. Doenças metabólicas primárias.

Como já foi referido, nas anomalias ósseas é muito importante radiografar o feto/RN e anotar cuidadosamente as alterações externas, nomeando-as de modo correto (Quadros 141-1 e 141-2). As

Quadro 141-5. Anomalias Ósseas Letais no Período Perinatal

- Acondrogênese
- Displasia tanatofórica
- Síndromes das costelas curtas/polidactilia (Tipo I, II e III)
- Fibrocondrogênese
- Atelosteogênese
- Acondroplasia homozigota
- Osteogênese imperfeita tipo perinatal
- Hipofosfatemia tipo perinatal

medidas do perímetro cefálico, do tórax (circunferência e altura), dos membros e de suas diversas partes são muito importantes nestes casos e há tabelas com valores normais para comparação.[13] O diagnóstico destas condições tem que ser preciso para que se avalie a possibilidade de repetição em gestações futuras.

As anomalias ósseas são muito numerosas. No Quadro 141-5, estão relacionadas as principais anomalias ósseas letais no período neonatal. Todas são entidades raras. Daremos uma descrição sucinta de algumas formas.

A displasia tanatofórica caracteriza-se por extrema rizomelia, encurvamento dos ossos longos, tórax estreito e cabeça grande. É a displasia óssea mais frequente (0,7/10.000 nascimentos). Sugere-se que a herança seja autossômica recessiva.[13] Na displasia diastrófica, observa-se baixa estatura e micromelia, principalmente do tipo rizomélico, associada à artrogripose e deformações nos pés e mãos (Fig. 141-37).

A acondrogênese consiste de extrema micromelia, tórax curto e crânio muito grande (Fig. 141-38). Há quatro tipos e a herança é autossômica recessiva.

As síndromes das costelas curtas/polidactilia são de três tipos e apresentam membros curtos, constrição torácica e polidactilia pós-axial e é associada a malformações internas. São, também, de herança autossômica recessiva.

A osteogênese imperfeita constitui um grupo heterogêneo de doenças do colágeno que levam à desmineralização óssea. O tecido cartilaginoso é normal, mas há redução no número e volume das trabéculas ósseas. São descritos quatro tipos, mas apenas o tipo II é letal no período neonatal. Transmite-se de modo autossômico recessivo. Ocorre com frequência aproximada de 0,2/10.000 nascimentos. Os fetos apresentam múltiplas fraturas e os ossos longos são curtos e largos. O tórax é curto, mas sem estreitamento. Os fetos são PIG (pequenos para a idade gestacional) e apresentam, também, escleróticas azuis e crânio com deficiência de ossificação.[13]

SEQUÊNCIA DA ACINÉSIA/HIPOCINÉSIA

Esta sequência (fenótipo de Pena Shokeir) tem as seguintes características, presentes de modo parcial ou completo: RCIU, artrogripose em flexão ou em extensão hipoplasia pulmonar (Fig. 141-39), alterações craniofaciais e pescoço curto, com ou sem pterígio bilateral ao lado de cordão umbilical curto e hidramnia.[21] As alterações craniofaciais típicas são: hipertelorismo ocular, nariz achatado, micrognatia, fenda palatina, ou palato em ogiva e implantação baixa dos pavilhões (Figs. 141-39 e 141-40). Os membros mostram-se hipoplásticos e os pés e mãos têm posição anômala. Pterígios podem também ser observados nas articulações dos membros (Fig. 141-40), quando os

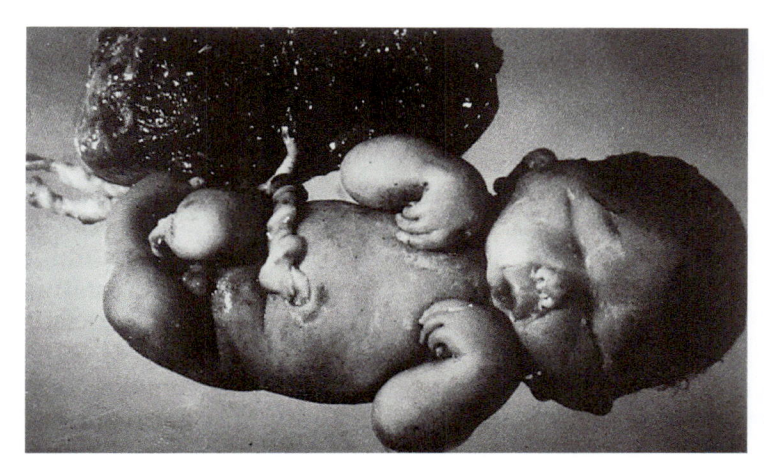

Fig. 141-37. Displasia diastrófica. Natimorto de 30 semanas. Cabeça relativamente grande, pescoço curto, micromelia, artrogripose em flexão ao lado de micrognatia, implantação baixa dos pavilhões e pés tortos.

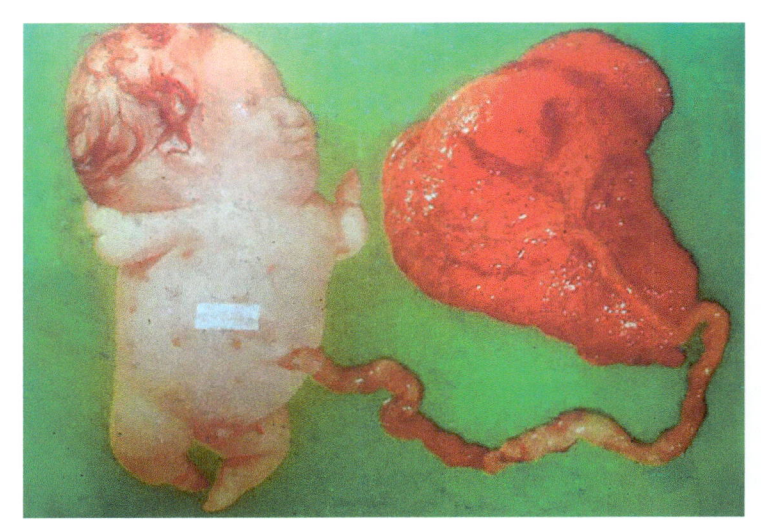

Fig. 141-38. Acondroplasia. Cabeça volumosa, tronco curto e acentuadíssima micromelia. Placenta de forma irregular.

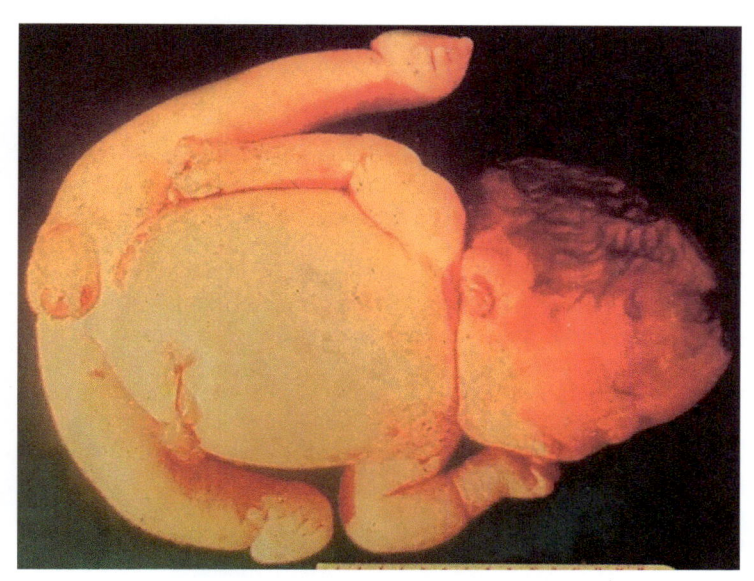

Fig. 141-39. Artrogripose do membro superior direito em flexão e dos membros inferiores em extensão. Observar implantação oblíqua e baixa dos pavilhões auriculares, achatamento da ponta do nariz, micrognatia, pescoço curto e pés tortos.

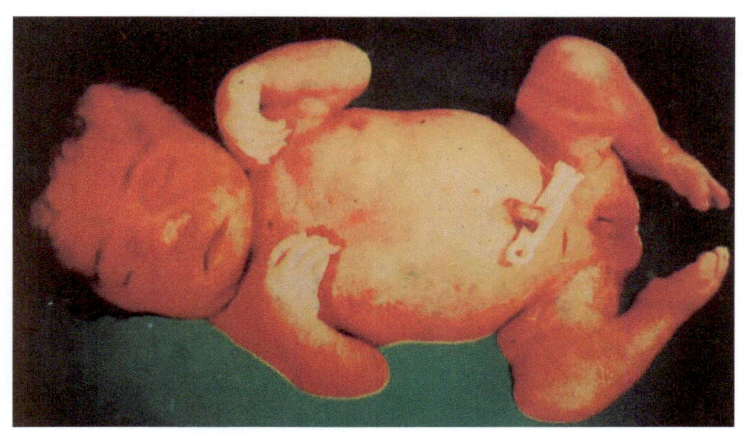

Fig. 141-40. Artrogripose com pterígios nas articulações dos membros e no pescoço.

Quadro 141-6. Etiologia da Sequência da Acinesia/Hipocinesia

I. Patologia muscular primária (distrofias, amioplasias e outras miopatias)
II. Patologia muscular secundária (hipotrofias e atrofias)
    1. Por fatores intrínsecos
      A. Distúrbios neurológicos (anomalias ou degenerações do SNC)
      B. Alterações dos tecidos ósseo/conjuntivo
    2. Por fatores extrínsecos
      Oligoidramnia, bandas amnióticas, gravidez múltipla, placenta membranácea com redução do saco amniótico etc.

distúrbios da movimentação fetal ocorrem muito precocemente na vida intrauterina. As anomalias observadas são secundárias à falta de movimentação dos músculos do feto a qual é fundamental para o desenvolvimento harmonioso do corpo fetal. Por outro lado, a redução da movimentação dos músculos torácicos leva a incapacidade do feto "respirar" e deglutir o líquido amniótico, causando hipoplasia pulmonar e hidramnia. Como já foi referido no capítulo anterior, o crescimento do cordão umbilical depende também da movimentação fetal. As alterações são mais severas quanto mais precocemente ocorre o processo patológico que leva a acinésia/hipocinésia.

Este fenótipo aparece em vários tipos de patologia, com etiologias diferentes, mas que levam à redução ou parada da movimentação fetal (Quadro 141-6).[21,22] Quando a patologia incide tardiamente na vida intrauterina pode não ocorrer a artrogripose e predominar ao nascer a flacidez, (hipotonia congênita), como se vê na doença de Werdnig Hoffmann. Nesta patologia, há redução de neurônios nos cornos anteriores da medula espinhal e, por vezes, também em áreas do encéfalo. No entanto, ocasionalmente, pode haver artrogripose na doença de Werdnig Hoffmann.

HIDROPISIA

Após a introdução da prevenção e tratamento adequados para a incompatibilidade sanguínea materno fetal, diminuíram consideravelmente os casos de hidropisia de causa imunológica e passou a crescer a importância da hidropisia não imune (HNI). Hidropisia ou anasarca corresponde a um edema cutâneo generalizado com derrame pleural bilateral e ascite (Fig. 141-41), cuja principal complicação é a hipoplasia pulmonar que constitui, geralmente, a causa de morte (Fig. 141-24). Esta é uma alteração que deve ser diagnosticada bem cedo na vida intrauterina, uma vez que, em alguns casos, pode ser tratada.

Há registro de que cerca de 70%-90% dos fetos hidrópicos falece no período perinatal.[23] A hidropisia resulta de anormalidades fetais, placentárias ou maternas (Quadro 141-7), no entanto, cerca de 30%-40% dos casos são devidas as anomalias estruturais ou funcionais do feto. As causas mais frequentes de HNI são malformações cardíacas, arritmias e cromossomopatias. Quarenta e quatro por cento das hidropisias são idiopáticas. Em 75% dos casos, há associação com hidramnia.[13]

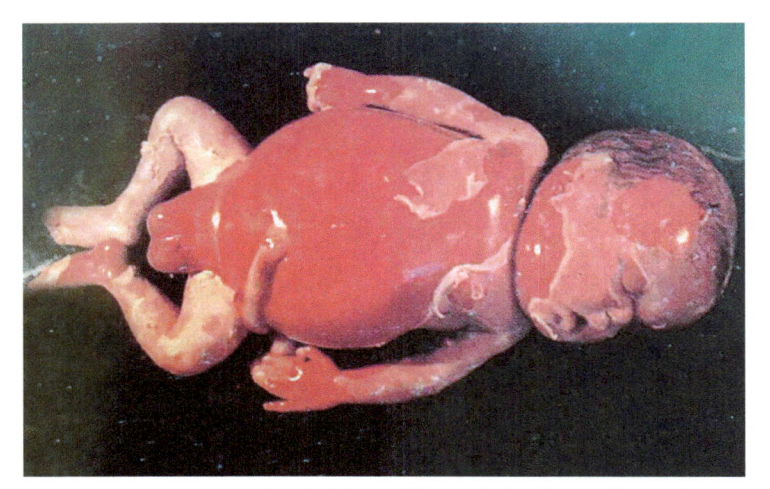

Fig. 141-41. Feto macerado e hidrópico. Hidropisia devida a malformação adenomatoide do pulmão direito.

Quadro 141-7. Condições Associadas com Hidropisia Fetal

I. Fetais

1. Neurológicas
   Hemorragia intracraniana, poroencefalia etc.
2. Cardiovasculares
   Malformações cardíacas graves, malformações arteriovenosas, fechamento prematuro do ducto arterial ou do forame oval, taqui ou bradiarritmias (bloqueio completo), fibroelastose, trombose da veia cava etc..
3. Pulmonares
   Linfangiectasia, quilotórax e sequestro pulmonar
4. Urinárias
   Síndrome nefrótica congênita, trombose da veia renal, anomalias do aparelho urinário
5. Hematológicas
   Alfatalassemia homozigota, hemorragia feto-materna, transfusão feto-fetal (gravidez biamniótica mono coriônica) e hemólise por deficiência de G-6DP
6. Gastrointestinais e hepáticas
   Hérnia diafragmática, atresias de esôfago e duodeno, peritonite meconial, cirrose com hipertensão portal, necrose hepática etc..
7. Osteoarticulares
   Acondroplasia, osteogênese imperfeita, displasia tanatofórica etc.
8. Metabólicas
   Doença de Gaucher, mucopolisacaridoses etc.
9. Cistos e tumores volumosos
   Higroma cístico, teratoma sacrococcígeo e tumores torácicos, abdominais e retroperitoneais
10. Infecções
   Parvovirose, sífilis, toxoplasmose, citomegalovírus, Doença de Chagas etc.

II. Placentárias e do Cordão Umbilical

Corioangioma, trombose da veia umbilical e nós do cordão

III. Maternas

Diabete melito e anemia grave

IV. Idiopática

INFECÇÕES

As infecções intrauterinas ocorrem por duas vias principais: a hematogênica e a ascendente.

As infecções adquiridas por via ascendente são, principalmente, de natureza bacteriana e, menos frequentemente, de natureza micótica (candidíase), sendo, raramente, causadas por vírus. Os organismos presentes na vagina e canal cervical infectam as membranas, o líquido amniótico e secundariamente o feto. Na pele, podem ser encontradas lesões eritêmato-exulcerativas de natureza bacteriana ou micótica ou placas esbranquiçadas de candidíase. Como o feto "respira" e deglute o líquido amniótico, podem ocorrer também pneumonia e enterite.

As infecções hematogênicas são, em geral, transplacentárias e podem envolver quase todos os órgãos fetais. No Quadro 141-8, estão relacionadas as principais lesões encontradas nas infecções hematogênicas de transmissão mais frequente. As lesões são mais graves no período da embriogênese, quando podem causar disrupções. São considerados como teratogênicos apenas o vírus da rubéola e o da varicela-zóster. O citomegalovírus já foi considerado como teratogênico, no entanto, sabe-se que não há relação entre esta infecção e as disrupções.[24] Porém, ele pode causar anomalias graves como microcefalia, hidrocefalia e microftalmia (Quadro 141-8).[25]

Além das disrupções, as infecções hematogênicas podem acarretar também abortamento, parto prematuro, RCIU, óbito intrauterino, doença e óbito pós-natais. As lesões encefálicas podem ser muito graves, com extensa necrose (Fig. 141-42), tendo como sequelas hidrocefalia ou microcefalia (Fig. 141-43). Mesmo na ausência destas alterações e de calcificações intracranianas, registram-se, em várias infecções intrauterinas, graus variados de retardo psicomotor, inclusive de paralisia cerebral (Fig. 141-44).[26] Outras vezes, o RN infectado é assintomático ao nascer e somente vai apresentar

Quadro 141–8. Lesões do Concepto nas Principais Infecções Intra–Uterinas

	Rubéola	CMV	Toxo	Herpes	Sífilis	D. Chagas
Malformações	+	–	–	–	–	–
Meningoencefalite	+	+	+	+	+	+
Microcefalia	+	+	+	+	–	+
Hidrocefalia	+	+	+	+	+	–
Calcificações intracranianas	+	+	+	+	–	+
Déficit de audição	+	+	–	–	+	–
Pneumonite	+	+	+	+	+	+
Miocardite	+	–	+	+	–	+
Lesões de pele não purpúricas	–	–	+	+	+	+
Lesões ósseas	+	–	+	–	+	–
Lesões do trato digestivo	+	+	–	–	+	+
Fibrose pancreática	–	–	–	–	+	–
Lesões hepáticas	+	+	+	+	+	+
Lesões do timo	+	+	–	–	+	–
Lesões oculares						
Coriorretinite	+	+	+	+	+	+
Catarata	+	+	+	+	–	–
Glaucoma	+	–	–	–	+	–
Atrofia ótica	–	+	+	+	–	–
Microftalmia	+	+	+	–	–	–
Ceratoconjuntivite	–	–	–	+	–	–

Modificado de Bittencourt e Garcia, 1995.[25]

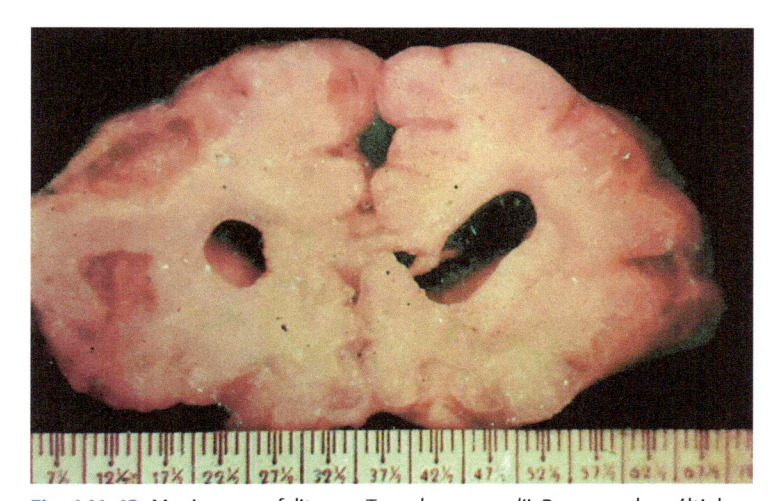

Fig. 141-42. Meningoencefalite por *Toxoplasma gondii*. Presença de múltiplas áreas de necrose na superfície de corte do cérebro (cavidades e áreas esbranquiçadas).

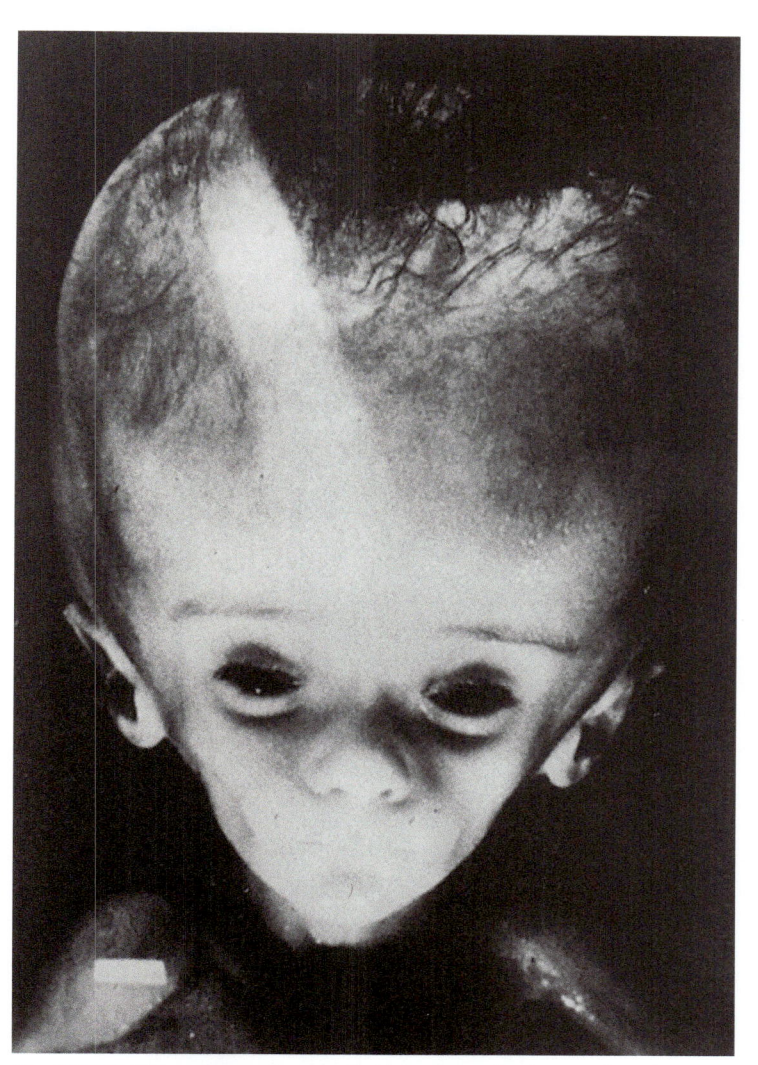

Fig. 141-43. Hidrocefalia volumosa devido a obstrução do aqueduto de Silvius como sequela de meningoencefalite toxoplasmótica. Fig. 141-46. Criança com 3 meses com paralisia cerebral pós-meningoencefalite chagásica congênita. A cabeça da criança está apoiada no braço da mãe.

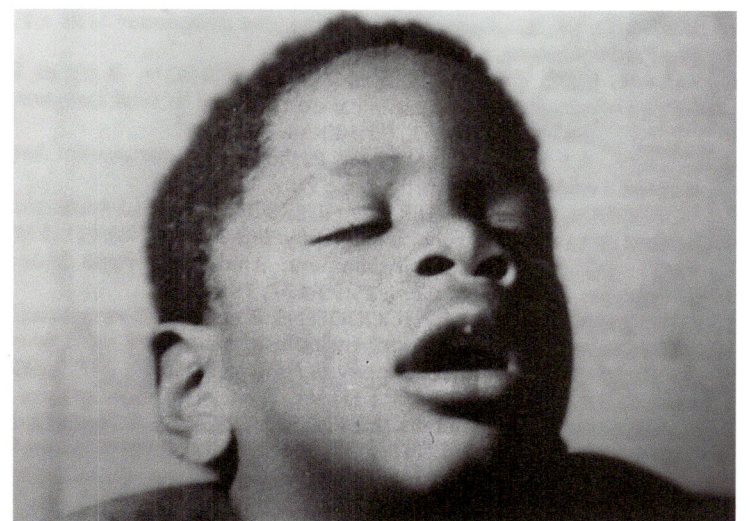

Fig. 141-44. Paralisia cerebral secundária a meningoencefalite chagásica congênita.

lesões tardiamente, como ocorre em doenças com infecção pós-natal persistente, tais como rubéola, infecção pelo CMV, pelo vírus do herpes simples, da síndrome da imunodeficiência adquirida (AIDS), da hepatite viral B e da varicela-zóster e, também, da sífilis, toxoplasmose, doença de Chagas, malária e tuberculose.

TUMORES

São raros os tumores aparecendo no período perinatal. Os mais frequentes são os hemangiomas, linfangiomas, hamartomas e teratomas. Os hamartomas são tumores constituídos pelos mesmos tecidos do local onde se origina, dispostos desorganizadamente. Os teratomas são constituídos por tecidos derivados de mais de um folheto embrionário. Os benignos têm elevado grau de diferenciação e de organização com formação de estruturas como pele e anexos, ossos, dentes, glândulas salivares, tecido cerebral etc. Menos frequentemente, podem apresentar componente embionário e ou malígno. A localização mais frequente é a região sacrococcígea (Fig. 141-45), mas podem localizar-se, também, no palato, mediastino e retroperitôneo.

Outros tumores benignos deste período são os nevos melanocíticos que podem ser múltiplos e extensos, constituindo os nevos pigmentados gigantes. Esta lesão, além de representar sério problema estético (Fig. 141-13), associa-se, com certa frequência, a tumores malignos, tais como, rabdomiossarcoma, melanoma e schwanoma maligno.[27] Pode, também, associar-se a outros tumores benignos tais como hemangiomas e tumores constituídos por tecido nervoso (Fig. 141-46).

Os tumores embrionários malignos, que podem estar presentes ao nascer, são: neuroblastoma, hepatoblastoma, medulobastoma, retinoblastoma, rabdomiossarcoma e tumor de Wilms (nefroblastoma). São, contudo, de rara ocorrência. O neuroblastoma, embora raro, é o tumor intra-abdominal mais encontrado no período perinatal.

Alguns tumores associam-se à malformações ou fazem parte de síndromes. O teratoma sacrococcígeo, por exemplo, associa-se com espinha bífida, uropatia obstrutiva, fenda palatina etc.. A esclerose tuberosa é uma doença autossômica dominante, caracteri-

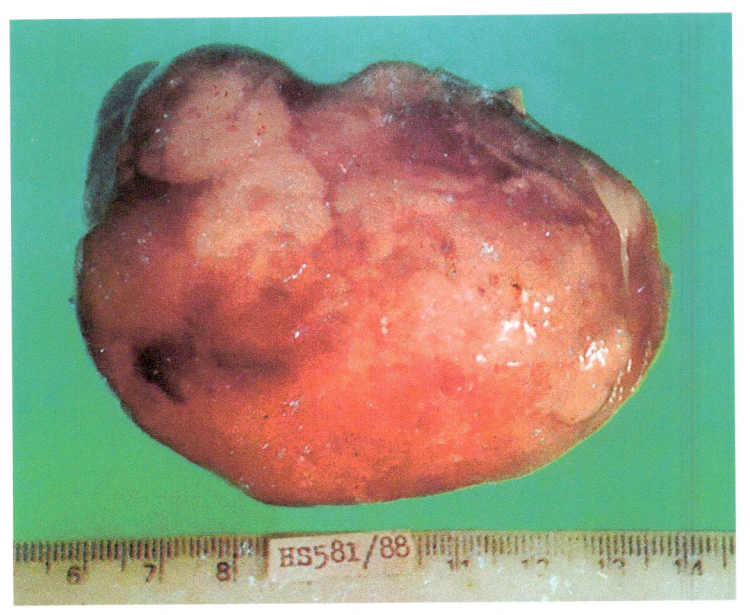
Fig. 141-47. Nefroma mesoblástico. Tumor diagnosticado ao nascer.

zada por múltiplos tumores fibroangiomatosos, podendo também associar-se a rabdomioma cardíaco. Há um tumor renal de rara ocorrência, sempre congênito e, geralmente, benigno, denominado de nefroma mesoblástico ou hamartoma fetal renal (Fig. 141-47), que se associa a anomalias em 14% dos casos.[13] Por outro lado, na síndrome de Beckwith Wiedmann, há frequente desenvolvimento de tumor de Wilms.

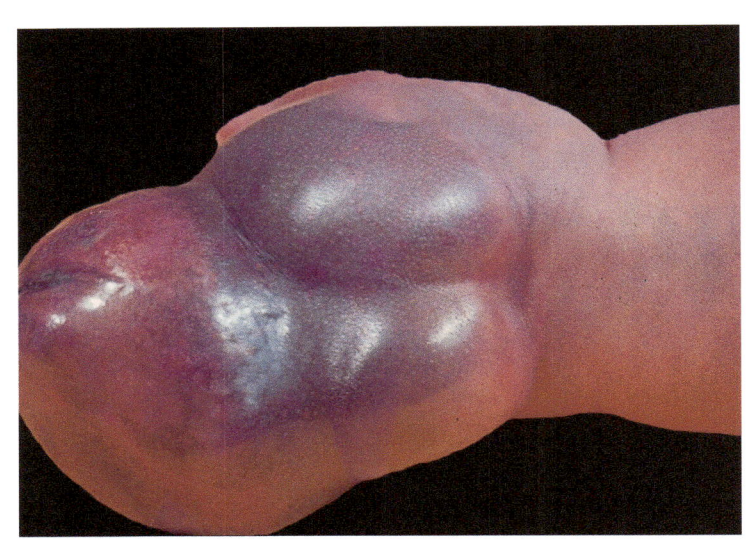
Fig. 141-45. Volumoso teratoma sacrococcígeo.

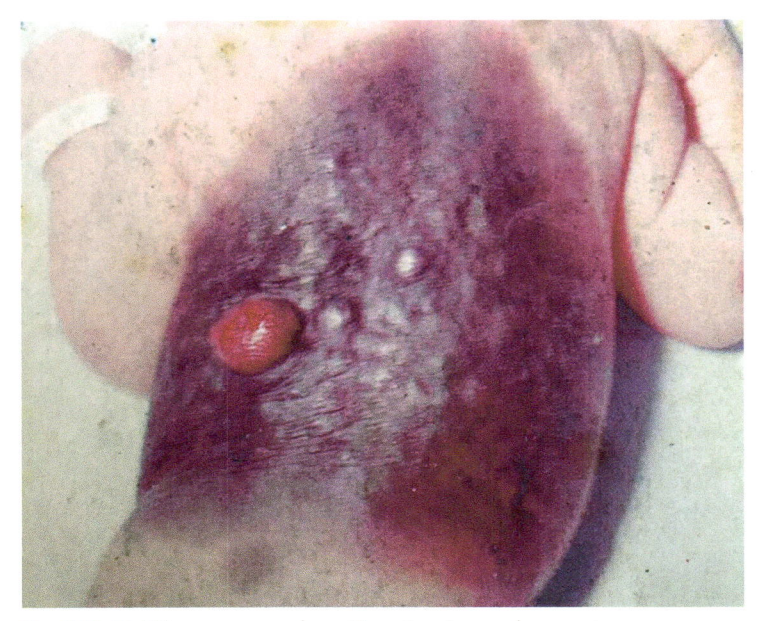
Fig. 141-46. RN com nevo melanocítico gigante com hemangioma.

REFERÊNCIAS BIBLIOGRÁFICAS

1. Porter, H. J. & Keeling, J. W. Value of perinatal necropsy examination. J. Clin. Pathol., 40:180-184, 1987.
2. Keeling, J.W. The perinatal necropsy. In: Keeling, J.W. (Ed.) Fetal and neonatal pathology. London: Springer-Verlag, 1993. p. 146.
3. Valdez-Dapena, M. & Huff, D. Perinatal autopsy material. Washington: AFIP, 1983.
4. Wigglesworth, J. S. Perinatal Pathology. London: W.B. Saunders Co., 1984.
5. Mercer, B. M.; Sklar, S.; Shariatmadar, A. et al. Fetal foot lenght as a predictor of gestational age. Am. J. Obstet. Gynecol., 156: 350-355, 1987.
6. Lubchenko, L.O. Assessment of gestacional age and development at birth. Pediatric Clinics of North America, 17:125 145, 1970.
7. Romero, R.; Oyarzun, E.; Sirtori & Hobbins, J. C. Perinatal Detection of Anatomical Congenital Anomalies. In: Fleischer, A. C.; Romero, R.; Manning, F. A. et al. (Eds). The principles and practice of ultrasonography in Obstetrics and Gynecology. Connecticut: Appleton & Lange, 1991. p. 193-210.
8. Benirschke, K. & Kaufmann, P. Pathology of the human placenta. New York: Springer-Verlag, 1995.
9. Morrison, i.; Olsen, J. Weight-specific stillbirths and associated causes of death. An analysis of 765 stillbirths. Am. J. Obstet. Gynecol., 152:975-980, 1985.
10. Larroche, J.C. Perinatal brain damage. In: Adams, J.; Corsellis, J.A.N.; Duchen, L.W. (Eds.) Greenfield's Neuropathology. Edward Arnold Editor, 1984. p. 451-489.
11. Gibson, A.A.M. & Patrick, W.J.A. Fetal Pathology. In: White, J.J.; Connor, J.M. Prenatal diagnosis in Obstetric Pratice. Oxford: Blackwell Scient. Publ. Oxford, 1989.
12. Spranger, J.; Benirsckke, K.; Hall, J. G. et al. Errors of morphogenesis: concept and terms. J. Pediatr., 100:160-165, 1982.
13. Romero, R.; Pilu, G.; Jeanty, P.; Ghidini A.; Hobbins, J. Perinatal diagnosis of congenital anomalies. Connecticut: Appleton & Lange, 1988.
14. Pilu, G.; Romero, R.; Rizzo, N. et al. Prenatal diagnosis of cerebrospinal anomalies. In: Fleisher, A. C.; Romero, R.; Manning, F. A. et al. (Eds). The principles and practice of ultrasonography in Obstetrics and Gynecology. Connecticut: Appleton & Lange, 1991. p. 193-210.
15. Larroche, J.C. Malformations of the nervous system. In: Adams, J.; Corsellis, J.A.N.; Duchen, L.W. (Eds). Greenfield's Neuropathology. Edward Arnold Editor, 1984. p. 386-450.

16. Smith, D. W. Síndromes de malformações congênitas (tradução). São Paulo: Manole, 1985.

17. Allan, L.D.; Crawford, D.C.; Anderson, R.H. et al. Echocardiographic and anatomical correlations in fetal congenital heart disease. Brit. Heart. J., 52:542-548, 1984.

18. Bittencourt, A.L.; Queiroz, A.C. Nevo pigmentado do sistema nervoso central associado à hidrocefalia e a nervo pigmentado gigante de pele. Patologia, 14:207-213, 1976.

19. Becker, A.E.; Andersen, R.H. Pathology of congenital heart disease. London: Butterworths & Co Publ. Ltd, 1981.

20. Silverman, N. H.; Hunter, S.; Anderson, R.H. et al. Anatomical basis of cross sectional echocardiography. Brit. Heart J., 50:421, 1983.

21. Hall, J.G. Invited editorial comment: Analysis of Pena Shokeir phenotype. Am. J. Med. Gen., 25:99-177, 1986.

22. Moerman, P.; Fryns, J. P.; Goddeens, P. et al. Multiple ankyloses, facial anomalies, and pulmory hypoplasia associated with severe antenatal spinal muscular atrophy. J. Pediatr., 103:238-241, 1983.

23. Fleischer, A.C.; Jeanty, P.; Shah, D.M. et al. Sonography of nonimmune hydrops fetalis. In: Fleischer, A.C.; Romero, R.; Manning, F.A. et al. (Eds). The principles and practice of ultrasonography in Obstetrics and Gynecology. Connecticut: Appleton & Lange, 1991. p. 381-391.

24. Stagno, S. Cytomegalovirus. In: Remington, J. S. & Klein, J. O. (Eds). Infectious diseases of fetus and newborn infant. London:W.B. Saunders Co, 1990. p. 241-249.

25. Bittencourt, A.L.; Garcia,A.G.P. Patogenia e patologia das infecções hematogênicas do concepto. In: Bittencourt, A.L. Infecções congênitas transplacentárias. Rio de Janeiro: Revinter, 1995. p. 39-79.

26. Vieira G.O.; Bittencourt AL. Doença de Chagas Congênita. Apresentação de um caso com paralisia cerebral. Rev. Inst. Med. Trop. São Paulo, 25:305-309, 1983.

27. Schmitt, F. C.; Bittencourt, A. L.; Mendonça, N. rabdomyosarcoma in a congenital pigmented nevus. Pediat. Pathol., 12: 93-98, 1992.

Parte 19

ASPECTOS SOCIAIS & PSICOLÓGICOS DA MEDICINA FETAL

MEDICINA FETAL: A FAMÍLIA E A EQUIPE INTERDISCIPLINAR

Angela Gonçalves da Silva Hiluey

O conteúdo deste capítulo (págs. 1387 a 1397), encontra-se disponível on-line.

Para acessá-lo, aponte a câmera do seu smartphone ou tablet para a imagem acima.

Parte 20 · ÉTICA & MEDICINA FETAL

ORIENTAÇÕES PARA REDUZIR DEMANDAS JUDICIAIS EM MEDICINA FETAL

Manuel Gallo Vallejo ▪ Ricardo De Lorenzo y Montero
Ernesto Fabre González ▪ José Maria Carrera Maciá

O conteúdo deste capítulo (págs. 1401 a 1412), encontra-se disponível on-line.

Para acessá-lo, aponte a câmera do seu smartphone ou tablet para a imagem acima.

CAPÍTULO 144

ASPECTOS ÉTICOS EM MEDICINA FETAL

Marconi de Souza Tavares ▪ José Antônio Siqueira de Arruda Camara
Ieda Paula Kaiut ▪ Carolina Maria Lopes

INTRODUÇÃO

Até poucas décadas a única forma de saber se o concepto tinha alguma alteração na formação e desenvolvimento era no nascimento.

Com o advento de tecnologias, como a ultrassonografia, a possibilidade de detectar alterações na morfologia fetal cresceu exponencialmente, permitindo ao obstetra saber, ainda intraútero, se o concepto possuía alguma patologia estrutural.

Com o avanço tecnológico do diagnóstico por imagem o diagnóstico foi ainda mais longe. Atualmente já podemos detectar anomalias que nos dão a perspectiva de possibilidade de sobrevivência extrauterina ou de impossibilidade.

Diante deste fato iniciou-se também uma grande polêmica: "Quando, na impossibilidade de vida extrauterina, torna-se possível, permitido, aconselhável e legal a interrupção médica gestacional?" Nesse momento é que uma equipe multidisciplinar se faz importante, nasceu então o especialista em Medicina Fetal e também a necessidade de avaliação dos poderes legislativo e judiciário para acompanhar as situações envolvendo o trinômio mãe-feto-pai.

O feto, portanto, não é mais visto como inalcançável, ele pode e deve ser considerado paciente, com a prudência e a delicadeza que cada caso exigir. Desde transfusões sanguíneas de rotina até quando diante de alterações fetais graves.

Há momentos tão delicados, em que a possibilidade de risco é tal, que o médico passou a omitir-se. Criou-se assim uma medicina defensiva e cercada de muitos meios de justificação.[21]

Já se chegou até a dizer que, da mesma forma como a sociedade é beneficiada pelo progresso, apesar dos riscos, a sociedade deve aceitar as falhas advindas desse mesmo progresso. Não é por outra razão que a medicina antiga, tão espiritual e tão solitária, e, também, incapaz de grandes feitos, era menos danosa simplesmente porque gerava pouco risco. E, por isso, menos contestada. Portanto, no caso em discussão, poderíamos fazer as seguintes indagações:

▪ Qual a certeza do benefício que determinado procedimento iria trazer ao feto? – será essa intervenção apenas mais uma manobra especulativa ou uma proposta já estatisticamente consagrada? – esse risco é considerado mais que mínimo para a mãe ou para o feto? – qual o montante de benefícios que tal intervenção bem-sucedida poderia contribuir para a futura criança? – não poderia ser aguardado o nascimento da criança para se intervir com mais condições e com mais segurança? – enfim, essa intervenção atenderia aos princípios da beneficência, da autonomia e da justiça?

É certo que nem sempre temos respostas objetivas e imediatas para tantos questionamentos. O bom posicionamento ético começa pela análise de cada caso, pesando-se racionalmente os interesses da mãe, nos seus direitos de liberdade e de integridade corporal, com os interesses da criança que vai nascer em condições saudáveis – e ver o que é mais plausível.

Na relação médico-paciente, cada especialidade médica possui um modelo de paciente, fazendo com que haja uma peculiaridade inerente ao comportamento do médico diante do seu paciente e as patologias que se apresentam, principalmente no binômio materno-fetal.

Na maioria das vezes o obstetra lida com boas notícias relacionadas com a vida, com o acompanhamento pré-natal e parto que gira em torno de 85%-95% de gestações de baixo risco. O restante cursa com gestações de alto risco em que podem ocorrer momentos difíceis com notícias de difícil assimilação pela gestante e familiares.

Em relação à epidemiologia das gestações no Brasil (levando em consideração os riscos maternos e fetais encontramos que, para cada 100 gestações:

▪ 10 a 15% terminaram em abortamento (50% decorrente de algum tipo de defeito genético).
▪ 3 a 5 destes bebês nasceram com algum defeito isolado ou não (a grande maioria em nosso país não terá diagnóstico pré-natal).
▪ 15% das gestações serão de alto risco (7% a 10% terão parto antes de 37 semanas).
▪ 12-20/1.000 bebês morrerão no 1º ano de vida (60% no 1º mês).
▪ 85% de óbitos ocorrerem entre 22 semanas e 6 dias de vida.

Vemos, portanto, a importância do diagnóstico pré-natal das alterações morfológicas no feto e a presença de equipe especializada com fetólogo para condução dos casos de gestação de alto risco que cursam com malformações e síndromes fetais.

Na medicina fetal há necessidade de uma equipe coesa, pois na lida com gestações de alto risco há sempre uma grande possibilidade de ter que lidar com notícias desagradáveis e pesadas. Nesse momento há a necessidade de noções bem estabelecidas de ética e bioética pela equipe para realizar uma abordagem e condução dos casos.

O advento de novas metodologias, visando a avaliar e identificar as condições intraútero do concepto, seguiu-se de situações em que os interesses fetais e maternos nem sempre são concordantes. Eventualmente, inclusive, além de discordantes, eles são até antagônicos. Daí surgiram dúvidas assistenciais com implicações éticas, cuja solução, por vezes até o momento, carece de resguardos legal e jurídico, cabendo à equipe médica assumir atitudes em relação à terapêutica fetal nem sempre concordantes.

A competência para acompanhamento de casos em medicina fetal é das equipes especializadas, onde cada membro tem sua função específica e responsabilidade devida.

Dentro da equipe há um responsável para organizar as ações e avaliar os resultados.

Nesse momento torna-se interessante a formação dos comitês de bioética. Esse comitê é um grupo interdisciplinar, composto por profissionais de saúde e de outras áreas, assim como de representantes da comunidade, que tem por objetivo auxiliar na reflexão de dilemas morais que surgem na atenção individual de pacientes, prestar consultorias, ensinar, pesquisar e sugerir normas institucionais em assuntos que envolvam questões éticas.

Vários aspectos devem ser considerados, como responsabilidades ética e legal dos profissionais envolvidos, momento adequado para intervenções, avaliação do risco materno-fetal, obter o consentimento esclarecido da gestante ou representante legal, obrigações da sociedade com a criança que vai nascer.

O mau resultado não deve ser considerado como erro médico, pois há risco em todo procedimento, principalmente em medicina fetal.

Esse resultado pode decorrer de situação sem possibilidade de controle pela equipe e de resultado inevitável.

No âmbito da Medicina Fetal existem condições em que os resultados da terapêutica intraútero já se firmaram como útil para o concepto e de risco inexpressivo para a grávida. Entretanto, outras anomalias ou situações fetais passíveis de tratamento, além de nem sempre serem bem-sucedidas, cercam-se de razoável ou sério risco materno, impondo-se delicado e necessário intercâmbio de ideias e esclarecimentos entre os familiares e a equipe assistencial.

A terapêutica fetal, como é atualmente encarada, teve início, em 1963, com Liley, ao propor e realizar a transfusão intrauterina em casos de gestantes Rh negativo sensibilizadas, e em fetos comprometidos. Desde então, evoluiu muito. A primeira conferência norte-americana sobre o tema ocorreu, em 1982,[1] na California, havendo a terapêutica fetal sido considerada de real utilidade, quando bem indicada. Entretanto, ainda, em 1986, Pringle recomendava, quando possível, postergá-la preferindo o tratamento extrauterino do concepto.[2]

Em 1986, Andrews salientou alguns preceitos a serem considerados na vigência de situações que sugiram terapêutica fetal:[3]

1. O concepto, embora não tenha a condição de pessoa, deve ser tratado com respeito.
2. A terapêutica fetal deve ser desconsiderada ou restrita, quando se seguirá de comprometimento ou sequela tardia do concepto.
3. A tecnologia utilizada na terapêutica fetal não deve carrear riscos para as pessoas envolvidas, cuja participação deve ser voluntária.
4. O tocólogo e os demais componentes da equipe assistencial não devem encorajar métodos que implicam em riscos para os participantes. E, não devem elogiar, além do razoável, a tecnologia a ser utilizada e os seus resultados.
5. A tecnologia utilizada não deve condicionar prejuízos psíquicos aos participantes e nem à sociedade.

A obediência a tais princípios demonstra à sociedade como são ainda reticentes e sujeitas a interpretações contraditórias as indicações da terapêutica fetal. Fletcher, em 1989, referia ser a transfusão fetal a única condição, plenamente aceitável, para a terapêutica intraútero, embora salientando a atual tendência para o alargamento de suas indicações.[4] Até 1982, segundo Duccket (1982) e Hecht & Grix (1982),[5,6] inclusive para as atuais indicações tidas como úteis (uropatias obstrutivas, hérnia diafragmática e hidrocefalia), não havia consenso sobre suas vantagens. Aceitas, atualmente, as referidas indicações, Fletcher recomenda distinguir a terapêutica fetal dita inovadora daquela considerada experimental. A primeira é indicada quando os seus fundamentos técnicos sugerem menor risco e maior vantagem e se pratica por imperiosa necessidade em casos desesperadores. Quanto à experimental, segundo nosso entendimento, ela apenas se justificaria em casos de fetos absolutamente inviáveis (anencéfalos) e quando isenta de risco materno. Na Inglaterra, segundo Fletcher (1989),[7] uma Comissão Especial, convocada para se manifestar a respeito, admitiu, em 1984, sua realização apenas quando fosse limitada e controlada.

Segundo Robertson (1989),[8] desde 1988, foram realizadas, com êxito, mais de 500 terapêuticas fetais. Entretanto, quando a tecnologia a ser utilizada é nova e até experimental, implicando em riscos maternos e para o concepto (imediatos ou tardios), a gestante pode recusar sua realização optando pelo abortamento (feto inviável) ou por conduta conservadora para posterior assistência neonatal.

CONSENTIMENTO PARA A TERAPÊUTICA FETAL

Para a realização da terapêutica fetal, além da presença e consultoria de médico, afeito à Medicina Fetal, devem ser consideradas as opiniões das seguintes pessoas:

1. Haver discussão com médicos não envolvidos e confrontar os pontos de vista, apresentando à gestante e seus familiares.

2. Profissionais ligados aos aspectos éticos e legais.
3. Haver possibilidade de cura e que a intervenção seja em níveis aceitáveis de segurança.
4. A patologia fetal ter sido diagnosticada pelos meios propedêuticos atuais, incluindo a ultrassonografia.
5. Ter conhecimento respaldado pela literatura da fisiopatologia da patologia em questão.

PRECEITOS PARA REALIZAÇÃO DE TERAPÊUTICA FETAL

Embora muitas anomalias fetais possam ser detidas intraútero, é consensual o preceito de que, quando possível, o melhor tratamento se fará após o parto. De outro lado a maior dificuldade para indicar a oportunidade do tratamento resulta, às vezes, de se conhecer o quanto ele será útil para o concepto, se realizado intraútero ou após o parto. Com exceção de fetos com uropatia obstrutiva (em prenhez gemelar), o concepto deve ser único e não apresentar outras anomalias detectáveis por técnicas ultrassonográficas e de cariotipagem avançadas.

Gillett (1991) salientou a necessidade de considerar-se até onde a terapêutica fetal será útil, improfícua e/ou arriscada.[9]

De outro lado, uma vez indicada, a realização de terapêutica fetal impõe as seguintes condições:

A) Presença de equipe multidisciplinar (técnicos em medicina e terapêutica fetal, tocólogo, neonatologista, anestesista).
B) Serviço de assistência neonatal de excelência.

RECUSA EVENTUAL DA GESTANTE OU DO CASAL

Recusas por parte de gestantes para a realização de terapêutica fetal, relacionam-se principalmente, com as duas situações:

A) Risco materno inerente à tecnologia a ser praticada.
B) Preocupação perfeccionista da gestante ou do casal, em relação aos resultados tardios do concepto (sequelas).

Nesse particular deve ser considerada a condição de autonomia individual da gestante sem, entretanto, descurar o concepto.

Cria-se, então, situação delicada, em que estão presentes os eventuais e contraditórios direitos da gestante e/ou do casal e os do concepto. E, nessa condição, pergunta-se qual a postura do obstetra?

Tratando-se de feto inviável, nos países em que é legal o abortamento, a gestante pode exigir que a interrupção da prenhez se realize, inclusive, à revelia do marido. Entretanto, se o concepto atingiu a vitalidade (após 24ª e 26ª semanas), o consorte deve ser consultado, respeitando-se sua manifestação.[8]

Situação mais constrangedora coloca-se quando o feto é viável, e sua terapêutica intraútero é factível e se cerca de êxito. Nesse caso, em respeito aos direitos legais do concepto, a jurisprudência insiste na realização da devida terapêutica.[8] Nesse particular o Comitê de Ética do Colégio Americano de Obstetrícia e Ginecologia, recomenda que sejam esgotados todos os esforços para a obtenção do consentimento da gestante, antes de serem tomadas e obtidas as necessárias medidas legais, para garantia dos direitos dos fetos viáveis.[10]

Como escrito do Código Civil Art. 2.º "A personalidade civil da pessoa começa do nascimento com vida, mas a lei põe a salvo, desde a concepção, os direitos do nascituro."[21]

No que tange à eventual recusa da gestante em aceitar a prática da operação cesárea, quando a segurança imediata e tardia do concepto a exige, há consenso de que a intervenção deve ser praticada.[11,12]

Considera-se como especial a condição em que conceptos de muito baixo peso e ou de idade gestacional muito precoce (24ª a 28ª semanas), apresentam risco de morte intraútero (sofrimento fetal crônico). Nesses casos a sobrevida neonatal é mínima e a prática da cesárea incorre em maior morbiletalidade materna.[13] Tal situação deverá ter resolução após criterioso esclarecimento do casal, no que importa ao risco-benefício da conduta a ser tomada.[14] Ao tocólogo cabe, a nosso ver, atender, sempre que possível, o interesse fetal, sem descurar da segurança materna: *In dubio pro reo* e *primo non nocere* serão os preceitos a serem considerados e atendidos.

A CESÁREA EM GESTANTE MORIBUNDA

É pacífica a conduta da cesárea pós-morte, tratando-se de feto ainda vivo e viável. Entretanto, perduram discussões quanto à indicação de cesárea em gestante moribunda com concepto vivo e viável.[15]

Considerando que uma vez comprovada a morte cerebral da grávida, a manutenção intraútero de feto viável não lhe trará benefício e se cercará de seu eventual comprometimento, somos totalmente favoráveis à sua extração pela cesárea.

Nesses casos os familiares e, particularmente, o pai do concepto serão ouvidos. Entretanto, apesar da sua recusa, cabe ao tocólogo persuadi-los a concordarem com a intervenção e, quando necessário, solicitar a cooperação da justiça para preservar os interesses fetais.

ÉTICA EM PATOLOGIAS FETAIS

Algumas situações passíveis de terapêutica cirúrgica fetal merecem considerações particulares no âmbito da medicina fetal: a anencefalia, a obstrução uretral, a prenhez múltipla, a hérnia diafragmática e os defeitos do tubo neural.

No que tange à **anencefalia**, quando o diagnóstico é precoce (até a primeira metade da gestação), a conduta, ouvidos os familiares, em geral resulta em interrupção. Quando a sua identificação é tardia (no terceiro trimestre), além da interrupção da gestação, deve ser considerado e discutido com os familiares o eventual prosseguimento da prenhez até o termo, visando ao interesse do aproveitamento dos órgãos desse concepto para transplantes.[16]

Nos casos de gestação múltipla, a questão ética apresenta-se quando se trata de prenhez gemelar ou com mais de três embriões. Esta última condição tem-se tornado mais incidente, após o emprego de terapêutica potente, visando à obtenção de vários óvulos (na fecundação natural ou *in vitro*).

Quando na prenhez gemelar um dos conceptos apresentar anomalia grave ou incompatível com a vida ou concorrer para o prejuízo ou morte do outro, surge a necessidade de se considerar eventual terapêutica intraútero, em benefício do feto normal ou que está sendo comprometido (transfusão feto-fetal). A morte do concepto anômalo ou do incriminado de prejudicar o seu irmão poderá ser utilizada.

Essa conduta, entretanto, implica em algum risco para o gêmeo normal (aborto, parto prematuro). Daí a necessária e criteriosa ponderação da equipe assistencial, para indicar e praticar a conduta mais condizente em cada situação.[18]

Tratando-se de prenhez múltipla com mais de três embriões, a indicação de restringir seu número resulta do conhecimento que nessa situação o êxito da prenhez e a sobrevida dos conceptos se comprometem, pela ocorrência frequente de abortamento e de parto prematuro. Daí decorre a indicação da redução da vitalidade de alguns embriões.

No Brasil, até o momento, segundo resolução do **CFM nº 2.121/2015:**

> *"Em caso de gravidez múltipla, decorrente do uso de técnicas de RA (reprodução assistida), é proibida a utilização de procedimentos que visem à redução embrionária."*

Em países onde tal conduta médica tem sido tomada, em que pese envolver e atingir interesses fetais. Qual ou quais embriões devem ser reduzidos? Com que direito moral pratica-se a intervenção? Nesse particular, além dos preceitos já enumerados, devemos considerar:[18]

A) O respeito à vida desses embriões.
B) O benefício da conduta aplicada.
C) O preceito do risco-benefício envolvido.
D) O espírito de justiça que envolve a situação.

Nos países onde esse procedimento é permitido, no atendimento a essas considerações, apesar da injustiça que se acomete contra os embriões a serem excluídos, resta o consolo de saber que a não aplicação da conduta, em geral ou quase sempre, resulta na perda de todos os conceptos.

Em relação aos defeitos do tubo neural, há o consenso de que em caso de anencefalia, face à inviabilidade absoluta de vida extraútero, a interrupção se faça, inclusive no terceiro trimestre, quando o eventual aproveitamento de seus órgãos para transplantes é desconsiderado.[19] Entretanto, não há consenso, pelo menos nos Estados Unidos, quanto a essa última conduta.[20]

No que respeita a encefalocele occipital (hérnia do encéfalo e microcefalia), tratando-se de herniação restrita, Strong refere que dentre 242 casos, em 123, ocorreu sobrevida (51%) e desses, 85 apresentaram evolução razoável. Assim, presente tal condição, a extração oportuna do concepto justifica-se para a devida terapêutica extraútero.[20]

Finalmente, em casos de hidrocefalia, outras anomalias são encontradas em 70%-86% (mielomeningocele, malformações cerebrais, cardiopatias). A resolução de prenhez pela via vaginal leva a trauma fetal e pela via abdominal à maior morbidade materna. Strong refere que em 254 casos, atendidos pela cesárea, 41 persistiram vivos em condições normais (casos de discreta hidrocefalia).

MEDICINA DEFENSIVA

Faremos aqui um breve comentário desse assunto relativamente novo e bastante extenso. Não há como esgotar o assunto, nem é a pretensão nesse capítulo.

Atualmente vivemos, na área da saúde e em muitas outras, um momento de grandes avanços na tecnologia diagnóstica e descoberta de novos medicamentos; os fatos mudam e são interpretados de diferentes maneiras; novas fronteiras são alcançadas, e a interação entre ciências impulsiona uma evolução cada vez maior e mais rápida da medicina.

Com esses avanços podemos realizar diagnósticos mais precemente, iniciar tratamentos com maior efetividade e preservar, além de prolongar, a vida de maneira mais efetiva e com melhor qualidade.

Infelizmente a natureza Humana não evoluiu na mesma velocidade quando pensamos em coletividade. Citando Florêncio Escardo (médico sanitarista e pediatra argentino do século XX):

> *Ele dizia: "A coletividade fiel aos seus padrões usuais avaliará vossos méritos pelo vosso sucesso material, aferirá vossa capacidade técnica pelo vosso poder econômico. Começa aí sempre a triste confusão entre valor e valores. É uma situação de equívocos generalizados que contribuirá de modo decisivo para que tantas boas intenções sejam relegadas e para que os desvios de ética e dos bons costumes sejam cometidos".*

Não podemos modificar a mentalidade coletiva errônea sem mudar os hábitos de vida que criam os alicerces dessa coletividade.

Nos dias atuais vivemos uma judicialização da saúde, consequência de uma mentalidade coletiva que considera o médico somente como um prestador de serviço. Dessa forma, excluindo e desconsiderando a possibilidade de insucessos, que, por vezes, são inerentes a determinadas terapêuticas e tratamentos, passando a considerá-los, erroneamente, como "erro médico."

Vivemos, portanto, a **judicialização da saúde**. Uma grande quantidade de processos, alegando erro médico, imperícia, negligência e imprudência, caiu como avalanche dentro do sistema judiciário. Grande parte desses processos sem fundamento, levando transtornos para as vidas de médicos e pacientes, bem como uma congestão do sistema judiciário, causando a lentificação e retardo de sentenças importantes em outros processos. Causando também uma ruptura da relação médico-paciente. O médico tem receio do paciente, e alguns pacientes olham o médico como o fornecedor de serviço e querendo resultados exatos de uma profissão que lida com variáveis que tornam a área da saúde uma ciência inexata.

A forma que a classe médica encontrou de diminuir a possibilidade de ser envolto em um processo foi solicitar exames para complemento diagnóstico de doenças, que antes se fazia o mesmo diagnóstico com uma propedêutica apurada, anamnese e exame físico detalhado.

Assim surgiu a **Medicina Defensiva**; o médico para se defender passou a solicitar vários exames complementares, boa parte desnecessário para fechar o diagnóstico suspeitado por ele e dar ao paciente uma satisfação de que tudo foi feito. Isso por causa da mentalidade coletiva de que só pode fazer diagnóstico se tiver exame que comprove.

Outro fator que muito contribuiu para essa judicialização da saúde foi a colocação do serviço médico dentro do Código de Proteção e Defesa do Consumidor - CPDC (Lei n.º 8.078, de 11 de setembro de 1990).

Essa lei que aplica o CPDC veio para defender os direitos do consumidor, portanto na "linguagem deste Código, o paciente é o consumidor para quem se presta um serviço; o médico, o fornecedor que desenvolve atividades de prestação de serviços; e o ato médico, uma atividade mediante remuneração a pessoas físicas ou jurídicas sem vínculo empregatício."[21]

A intenção desse código é dar condições para que o lado menos favorecido (consumidor) tenha condições de reclamar, frente ao serviço prestado, quando esse não se mostrar adequado. Porém, lembrando a **mentalidade coletiva errônea**, o que vemos é a utilização inadequada desse direito. Já que o CPDC também oferece a inversão do ônus da prova a favor do consumidor, nesse caso o paciente, como está no artigo 6.º, VIII, do Código de Proteção e Defesa do Consumidor (CPDC), quando institui que são direitos básicos do consumidor "a facilitação da defesa de seus direitos, inclusive com a inversão do ônus da prova, a seu favor, no processo civil, quando, a critério do juiz, for verossímil a alegação ou quando for ele hipossuficiente, segundo as regras ordinárias de experiência".[21]

Iniciou-se uma grande demanda de processos na área da saúde, como dito antes, muitos deles sem fundamento adequado, gerando enorme desconforto na relação médico-paciente e na relação do médico com empresas e hospitais.

Não somente a classe médica, mas as entidades da área de saúde e o próprio poder judiciário viram a necessidade de maior interação entre as áreas de saúde e jurídica.

Tanto o Direito como a Medicina são ciências fundadas em enunciados e fundamentos básicos que estão em constante melhoria e evolução, sendo cada vez maior seu aprimoramento. Por vezes esses fundamentos e enunciados são de difícil interpretação e polêmicos, dificultando sua aplicação.

Como o Direito afeta diretamente o exercício da Medicina, o médico tem o direito e o dever de conhecer alguns enunciados do Direito que refletem diretamente no exercício de sua profissão. Dessa forma podendo diminuir a possibilidade de cursar com problemas jurídicos.

Dessa maneira o médico deve-se inteirar de como conduzir seu relacionamento com o paciente, deve ser diligente ao informar e esclarecer todos os fatos, possibilidade de sucesso e insucesso de cada procedimento ou tratamento a ser realizado. No relacionamento médico-paciente é prudente dialogar e junto ao paciente chegar às decisões relativas ao seu tratamento (dentro do que é possível para o paciente participar). Devem-se manter prontuários e arquivos bem montados, com todas as informações relativas ao paciente e suas patologias e tratamentos.

O consentimento informado e esclarecido deve ser utilizado sempre que houver a necessidade de algum procedimento. Esse consentimento deve ser apresentado durante aas consultas e não somente no momento da realização do procedimento, pois seu valor legal torna-se menor.

Não há mais espaço para o "médico paternalista". A relação de prestador de serviço e consumidor, pelo menos atualmente, leva à extinção dessa conduta.

É prudente o médico em sua lida com o paciente observar algumas orientações.

Como consta no "Manual de Medicina Defensiva."[22]

Essas orientações são inerentes ao adequado exercício da medicina, porém citar algumas para que possamos lembrar e sedimentar.

São dez mandamentos para evitar a má prática em serviço de saúde (Manual de Medicina Defensiva):[22]

- **Observar a técnica**, ou seja, esgotar a pesquisa semiológica, fazer registros de todas as etapas da pesquisa com letra legível ou em prontuário eletrônico. Não agir fora da especialidade registrada no conselho federal de medicina.
- **Não inventar**, o profissional da área de saúde carrega consigo a responsabilidade de transmitir segurança e esperança. Porém esse limiar é tênue e deve-se tomar muito cuidado para não o ultrapassar e levar falsas esperanças na intensão de amenizar a dor emocional dos familiares. É preciso ser técnico, profissional e atento.
- **Cuidar do prontuário do paciente**; o prontuário do paciente é o principal e o mais importante dos documentos no caso de uma acusação de má prática. Por esse motivo deve-se dar especial atenção na formulação do prontuário; fazer anotações legíveis, completas e detalhadas. É a principal arma de defesa frente a uma acusação de má prática.
- **Informar o paciente e/ou familiar**; o Código de Ética Médica que entrou em vigor recentemente no Brasil privilegiou de forma intensa o princípio da autonomia do paciente. Assim, sempre que, de forma consciente, um paciente no pleno gozo da capacidade jurídica de expressar claramente sua vontade, assim o fizer, é direito seu e obrigação do prestador de serviço observar esta vontade em todos os sentidos, intensidade, frequência e amplitude, naquilo que esta vontade não contrariar a lei. Esse ainda é um conceito relativamente novo no Brasil.
- **Consultar colegas**; quando um profissional estiver diante de um quadro de difícil diagnóstico ou diagnóstico diferenciado ou ausência de diagnóstico, ou ainda, quando determinada terapêutica, embora condizente e indicada para certos procedimentos, não apresentar respostas, é sempre recomendável integrar mais de um profissional nos cuidados dispensados ao paciente.

Ou seja, traga um colega para ajudar na avaliação, com isso beneficiará o paciente. Avise ao paciente e familiares que irá solicitar o parecer de outro colega ou, até mesmo, que irá solicitar uma junta médica para avaliar o caso.

- **Conscientizar e treinar a equipe**; essa conduta leva à melhor qualidade e, consequentemente, melhorando os resultados e aumentando a credibilidade do serviço frente aos pacientes.
- **Sigilo e discrição**; os profissionais de saúde devem-se ater para uma regra de suma importância no exercício da sua profissão: a saúde, a autonomia e a intimidade do paciente devem ser preservadas e protegidas.

Esse é um dever do profissional da área de saúde.

- **Esclarecer os custos**; a prestação de serviços de saúde é, na maioria das vezes, a expressão de um contrato de trabalho entre o profissional e/ou o serviço de saúde e seu paciente. Também na maior parte dos casos, este é um contrato que, em Direito Médico e da Saúde, chamamos de contrato bilateral de vontades.

É necessário que estejam esclarecidas todas as dúvidas em relação aos custos, inclusive se houver a possibilidade de algum custo extra, esse deve ser manifestado ao paciente, antes de realizar qualquer procedimento. Sempre que possível fazer um contrato por escrito.

- **Uma boa relação com o paciente**; boa parte dos processos se iniciam em razão de um relacionamento médico-paciente ruim. Não existe uma conduta padrão que evite uma demanda judicial, porém se o atendimento ao paciente for ruim, sem um pouco de humanidade, carinho, educação e atenção, é certo que haverá maior possibilidade de ocorrer uma demanda judicial.

Apesar de todo o cuidado e seguindo as orientações citadas anteriormente, haverá um momento em que o médico se encontrará diante de uma acusação de má prática ou de falha ética. Como se comportar nesse momento?

Nesse caso o médico não deve tentar se autodefender. Nesse momento deve-se procurar ajuda jurídica (advogado). Em saúde defensiva não existem questões simples, todas são complexas.

Devem-se expor todos os detalhes para o advogado que irá organizar e orientar como proceder. Mesmo diante dos conselhos regionais e federal de medicina não podemos ter a ilusão de que serão "corporativos", há um trabalho a ser feito e será. Um caso de má prática, além de reflexos junto ao Conselho Profissional, pode acarretar, também, processo cível e penal ou todos.

Em relação ao paciente é sabido que:

> *Todo o consumidor, diante de um dano decorrente de uma relação de consumo, deve provar minimamente que: – Efetuou um consumo – no caso de serviço médico ou hospitalar ou de saúde; - Que em decorrência deste consumo, sofreu um dano (em qualquer das suas modalidades).*[22]

Desde que haja nexo causal (o que o paciente alega tem relação com as atitudes tomadas pelo médico que o atendeu), está comprovada a relação de prestação de serviço e consumidor.

Em relação ao comportamento do médico frente à Imprensa. Nesse ponto deve-se evitar confrontar repórteres ou dar extensos depoimentos tentando se defender. Sua defesa deve ser diante dos organismos oficiais.

O acusado pode manifestar-se diante da imprensa, de preferência uma única vez, por escrito, para estabelecer o contraditório, prestando informações sucintas em linguagem simples, direcionado aos principais órgãos que divulgaram o fato ou a todos os órgãos de imprensa, se o fato foi público. Essa manifestação deve ser previamente avaliada e aprovada pelo advogado.

Desse ponto em diante o acusado deve exercer um **silêncio defensivo** até o julgamento final. Desse ponto em diante, qualquer manifestação pública deve ser por seu advogado.

O acusado pode atender pessoalmente a imprensa, porém explicando que quem fala sobre o assunto é a defesa (seu advogado).

Evitar sempre ações agressivas de natureza impulsiva com repórteres e fotógrafos.

Não há como esgotar esse assunto neste capítulo, porém deve-se seguir, no exercício da medicina, no acompanhamento das gestantes de risco e com fetos que apresentem alterações morfológicas, sempre com atitude profissional, humana, diligente e mantendo toda documentação bem detalhada para, no caso de uma demanda jurídica, o médico ter provas de sua inocência.

Nenhum profissional, por mais bem preparado que seja, está isento de cometer erros, que são ingredientes da conduta humana. Por isso, a conscientização da fragilidade profissional é um elemento importante na adoção de medidas que visam a prevenir o erro e a má prática.

CONCLUSÕES

A prática da Medicina Fetal carece, ainda, de evolução das leis para o devido resguardo legal. A jurisprudência atual não tem acompanhado na mesma velocidade os avanços relacionados com a fisiopatologia perinatal e com as medidas assistenciais que o seu conhecimento impõe.

Nessas condições, os aspectos éticos e morais na terapêutica fetal têm sido atendidos no âmbito restrito da assistência obstétrica e, de certo modo, segundo as características morais, éticas e religiosas dos indivíduos envolvidos na sua indicação e realização. Entretanto, à medida que a experiência clínica se enriquece e à vista dos resultados auferidos, o conceito e a prática da Medicina e Terapêutica Fetais vão-se ampliando, justificando-se, a partir de hoje, o advento de nova subespecialidade em Obstetrícia: o médico responsável pelo setor de "Medicina Fetal".

REFERÊNCIAS BIBLIOGRÁFICAS

1. Harrison MR, et al. Fetal treatment. N Engl J Med. 1982;307:1651.
2. Pringle KC. In utero surgery. Adv Surg. 1986;19:101.
3. Andrewsm LB. Legal and ethical aspects of new reproductive technologies. Clin Obstet Gynecol. 1986;29:190.
4. Fletcher JC. Ethics and Reproductive Technologies. In: Evans MI, et al. Fetal diagnosis and therapy. Philadelphia: J.B. Lippincontt Co.; 1989. p. 4.
5. Duckett JW. Fetal intervention for obstructive uropathy. Dial Pediat Urol. 1982;5:8.
6. Hetch F, Grix A. Treatment of fetal hydrocephalus. N Engl J Med. 1982;307:1211.
7. Fletcher JC. Ethics in experimental fetal therapy. Is there an early consensus? In: Evans MI. Fetal diagnosis and therapy. Philadelphia: J.B. Lippincontt Co.; 1989. p. 4.
8. Robertson JA. Legal Issues in Fetal therapy. In: Evans MI. Fetal Diagnosis and Therapy. Philadelphia: J.B. Lippincott Co.; 1989. p. 431.
9. Gillett GR. Hippocratic Advice. Hospimedica. 1991 maio 19.
10. Robertson JA. Legal Issues in Fetal Therapy. Semin Perinatal 1985;9:140.
11. Kolder VB, Gallaghrt J, Parsons MT. Court-ordered obstetrical interventions. N Engl J Med. 1987;316:1192.
12. Poland UL. Ananthropological Perspective. In: Evans MI, et al. Fetal Diagnosis and Therapy. Philadelphia: J.B. Lippincott Co.; 1989. p. 4.
13. Petiti DB, et al. In: Hospital maternal mortality in the United State. Time trends and relation to method of delivery. Obstet. Gynecol. 1982;59:6.
14. Barcia D. Ethical aspects of the doctor-patient relationship. Soc Med. 1993;2:301.
15. Shannon TA (ethical Issues). In: Evans MI, et al. Philadelphia: J.B. Lippincott Co.; 1989. p. 311.
16. Gillett GR. The Problem of Anencephalic Infants. Hospimedica. 1991 March 19.
17. Déves FT. Cirurgia intraútero: fato ou ficção. Temas de Med. 1992;5.
18. Evans MI, Fletcher JC, Rodeck C. Ethical problems in multiple gestations. In: Evans MI, et al. Fetal diagnosis and therapy. Philadelphia: J.B. Lippincontt Co.;1989. p. 266.
19. Chervenak FA, et al. When is termination of pregnancy during the third trimester morally justifiable. New Engl J Med. 1984;310:501.
20. Strong C. An Ethical Frammework for Managing Fetal Anomalles in the Third Trimester. Clin Obstet Gynecol. 1992;35:792.
21. Veloso de França G. Direito Médico. 12ª ed. 2014.
22. Nemetz LC. Manual de Odontologia defensiva. Blumenau: Associação Brasileira de Odontologia; 2002.

ÍNDICE REMISSIVO

Entradas acompanhadas por um *f* ou *q* itálico indicam figuras e quadros, respectivamente.